ATLAS DE
ENDOSCOPIA
DIGESTIVA
A SOBED

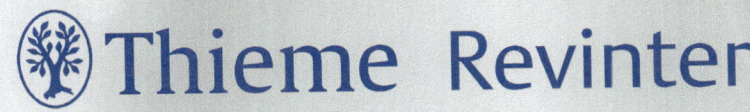

Marcelo Averbach
Livre-Docente em Cirurgia pela Faculdade de Medicina da Universidade de São Paulo (FMUSP)
Cirurgião e Colonoscopista do Hospital Sírio-Libanês

Huang Ling Fang
Médica do Serviço de Gastroenterologia e Endoscopia Digestiva do
Hospital Universitário Clementino Fraga Filho da Universidade Federal do Rio de Janeiro (HUCFF-UFRJ)
Mestre em Gastroenterologia pelo HUCFF-UFRJ
Membro Titular da SOBED

Luís Masúo Maruta
Chefe do Serviço Auxiliar de Especialidades e Apoio do
Hospital Universitário da Faculdade de Medicina da Universidade de São Paulo (HCFMUSP)
Chefe do Serviço de Endoscopia do Hospital Santa Cruz, SP

Rodrigo Roda Rodrigues da Silva
Doutorando pela Faculdade de Medicina da Universidade de São Paulo (FMUSP)
Mestre em Gastroenterologia pela Faculdade de Medicina da
Universidade Federal de Minas Gerais (UFMG)
Médico Endoscopista do Instituto Alfa de Gastroenterologia do
Hospital das Clínicas da Universidade Federal de Minas Gerais (IAG – UFMG)
Membro Titular da SOBED
Médico Endoscopista e Coordenador da Especialização em
Endoscopia Digestiva do Hospital Mater Dei Santo Agostinho
Coordenador do Serviço de Endoscopia do Hospital Mater Dei Betim – Contagem, MG

Fábio Segal
Mestre e Doutor em Gastroenterologia pela Universidade Federal do Rio Grande do Sul (UFRGS)
Coordenador do Núcleo de Gestão e Planejamento Estratégico da SOBED Nacional

Angelo Paulo Ferrari Jr.
Livre-Docente pelo Departamento de Cirurgia da Faculdade de
Medicina da Universidade de São Paulo (FMUSP)
Cirurgião e Colonoscopista do Hospital Sírio-Libanês

Marco Aurélio D'Assunção
Cirurgião e Colonoscopista do Hospital Sírio-Libanês, SP
Membro Titular da SOBED
Titular da Sociedade Brasileira de Coloproctologia (SBCP)
Titular da Sociedade Brasileira de Cirurgia Minimamente Invasiva e Robótica (SOBRACIL)
FCBCD

Gustavo Andrade de Paulo
Mestre em Gastroenterologia pela Universidade de Londres, Inglaterra
Pós-Graduado em Endoscopia Terapêutica pela Clinique de l'Alma, Paris, França
Doutor e Pós-Doutor pela Escola Paulista de Medicina da
Universidade Federal de São Paulo (EPM-Unifesp)
Gerente Médico do Centro de Endoscopia do Hospital Israelita Albert Einstein
Médico Assistente do Setor de Endoscopia do Instituto do Câncer do
Estado de São Paulo (ICESP – FMUSP)

SEGUNDA EDIÇÃO

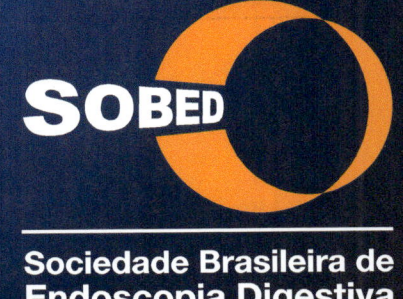
SOBED
Sociedade Brasileira de
Endoscopia Digestiva

ATLAS DE ENDOSCOPIA DIGESTIVA DA SOBED

Marcelo Averbach | Huang Ling Fang | Luís Masúo Maruta
Rodrigo Roda Rodrigues da Silva | Fábio Segal | Angelo Paulo Ferrari Jr.
Marco Aurélio D'Assunção | Gustavo Andrade de Paulo

Thieme
Rio de Janeiro • Stuttgart • New York • Delhi

Dados Internacionais de Catalogação na Publicação (CIP)

AV952a

Averbach, Marcelo
 Atlas de Endoscopia Digestiva da SOBED/Marcelo Averbach, Huang Ling Lang, Luis Masúo Maruta et al. – 2. Ed. – Rio de Janeiro – RJ: Thieme Revinter Publicações, 2020.

 728 p.: il; 23 x 31,4 cm.
 Inclui Índice Remissivo e Bibliografia
 ISBN 978-65-990191-0-4
 eISBN 978-65-990191-1-1

 1. Endoscopia Digestiva. 2. Aparelho Digestivo. 3. Doenças. 4. Diagnóstico. 5. Tratamento. I. Lang, Huang Ling. II. Maruta, Luis Masúo. III. Título.

CDD: 616.3307545
CDU: 616-072.1

Contato com os autores:
contato@sobed.org.br

Nota: O conhecimento médico está em constante evolução. À medida que a pesquisa e a experiência clínica ampliam o nosso saber, pode ser necessário alterar os métodos de tratamento e medicação. Os autores e editores deste material consultaram fontes tidas como confiáveis, a fim de fornecer informações completas e de acordo com os padrões aceitos no momento da publicação. No entanto, em vista da possibilidade de erro humano por parte dos autores, dos editores ou da casa editorial que traz à luz este trabalho, ou ainda de alterações no conhecimento médico, nem os autores, nem os editores, nem a casa editorial, nem qualquer outra parte que se tenha envolvido na elaboração deste material garantem que as informações aqui contidas sejam totalmente precisas ou completas; tampouco se responsabilizam por quaisquer erros ou omissões ou pelos resultados obtidos em consequência do uso de tais informações. É aconselhável que os leitores confirmem em outras fontes as informações aqui contidas. Sugere-se, por exemplo, que verifiquem a bula de cada medicamento que pretendam administrar, a fim de certificar-se de que as informações contidas nesta publicação são precisas e de que não houve mudanças na dose recomendada ou nas contraindicações. Esta recomendação é especialmente importante no caso de medicamentos novos ou pouco utilizados. Alguns dos nomes de produtos, patentes e design a que nos referimos neste livro são, na verdade, marcas registradas ou nomes protegidos pela legislação referente à propriedade intelectual, ainda que nem sempre o texto faça menção específica a esse fato. Portanto, a ocorrência de um nome sem a designação de sua propriedade não deve ser interpretada como uma indicação, por parte da editora, de que ele se encontra em domínio público.

© 2020 Thieme
Todos os direitos reservados.
Rua do Matoso, 170, Tijuca
20270-135, Rio de Janeiro – RJ, Brasil
http://www.ThiemeRevinter.com.br

Thieme Medical Publishers
http://www.thieme.com
Capa: Paulo Vermelho e Thieme Revinter Publicações Ltda.

Impresso no Brasil por BMF Gráfica e Editora Ltda.
5 4 3 2 1
ISBN 978-65-990191-0-4

Também disponível como eBook:
eISBN 978-65-990191-1-1

Todos os direitos reservados. Nenhuma parte desta publicação poderá ser reproduzida ou transmitida por nenhum meio, impresso, eletrônico ou mecânico, incluindo fotocópia, gravação ou qualquer outro tipo de sistema de armazenamento e transmissão de informação, sem prévia autorização por escrito.

APRESENTAÇÃO

Quando recebi de nosso presidente Jairo Silva Alves a incumbência de organizar a 2ª Edição do Atlas de Endoscopia Digestiva da SOBED, já imaginava as dificuldades que teria à frente.

Estes desafios residiam no fato de as publicações da nossa Sociedade terem altíssima qualidade em relação ao conteúdo, à iconografia e à perfeição na diagramação e impressão. Especificamente, o Atlas de Endoscopia da SOBED que, em sua primeira edição, foi agraciado com a primeira colocação do reconhecido Prêmio Jabuti em 2011, o que tornou o desafio ainda maior.

Dificuldades também relativas ao prazo de execução, sempre apertado, para que a publicação já não nasça desatualizada em decorrência da rápida evolução científica, obrigaria-nos a ter os capítulos escritos, ilustrados, revisados de forma muito ágil para só então serem diagramados, novamente revisados e finalmente enviados para impressão.

Sem dúvida, a altíssima qualidade dos membros da comissão editorial, que foi inicialmente formada, e dos colaboradores, que redigiram cada capítulo, acabou sendo determinante no sucesso da execução.

Esta segunda edição, além de estar muito bem ilustrada, ainda é composta por vídeos que, sem dúvida, auxiliarão na compreensão dos procedimentos diagnósticos e terapêuticos.

Este Atlas aborda tanto os assuntos básicos da endoscopia diagnóstica quanto as tecnologias e os procedimentos avançados. Assim, espero que esta obra seja útil a todos aqueles que trabalham na especialidade, desde os mais experientes como também aqueles que se iniciam no vasto e desafiador mundo da endoscopia digestiva.

Marcelo Averbach

PREFÁCIO À SEGUNDA EDIÇÃO

Caros colegas,

Em 2011, na gestão do Professor Carlos Alberto Cappellanes, a SOBED publicou seu primeiro Atlas de Endoscopia Digestiva. Um grande projeto, capitaneado pelo Dr. Marcelo Averbach que, junto com um corpo editorial e uma equipe de sobedianos competentes, conquistou o prêmio Jabuti, na área de literatura médica.

Após 8 anos, a SOBED tem a honra de apresentar seu novo Atlas de Endoscopia Digestiva, também organizado pelo Dr. Marcelo Averbach. Esta obra buscou trazer, para todos os médicos endoscopistas, as evoluções/revoluções que ocorreram após a última publicação. Constitui assim o segundo Atlas SOBED, aonde encontraremos, impressa ou em vídeo, a tradução em imagens de alta definição da revolução tecnológica dos novos aparelhos de endoscopia de todos os grandes fabricantes, dos acessórios utilizados para procedimentos simples e avançados e do extenso conhecimento produzido pelas inúmeras pesquisas científicas em nossa área, realizadas nos últimos anos.

Em todas as seções do Atlas, contamos com colaboradores, endoscopistas pesquisadores ou professores da especialidade. Em vários capítulos, endoscopistas jovens foram convidados a colaborar com os endoscopistas mais experientes. E, assim, trazemos para a SOBED, nossos jovens talentos, essenciais à evolução de uma sociedade forte e bem estruturada.

As oito partes em que foi dividida esta obra apresentam, em 73 capítulos, todos os temas da especialidade endoscopia digestiva, estruturados de forma didática e com conteúdo fotográfico de alta qualidade. Nosso novo Atlas de Endoscopia SOBED seguirá um longo e belo caminho até as bibliotecas de todos os endoscopistas brasileiros.

Jairo Silva Alves
Presidente da SOBED
Gestão: 2019-2020

PREFÁCIO À PRIMEIRA EDIÇÃO

Caros Sobedianos,

A ideia de que a SOBED possuísse seu Atlas de Endoscopia era mais do que um projeto desta Diretoria Executiva. Era um desafio.

Desafio porque uma publicação desta envergadura exigiu a seleção de imagens com uma resolução excepcional, uma excelente qualidade editorial e a competência da nossa Comissão Científica, que tornou este projeto uma realidade em um exíguo espaço de tempo.

O objetivo era um trabalho onde, com texto prático, fossem apresentadas imagens endoscópicas de procedimentos diagnósticos e terapêuticos.

O maravilhoso resultado deste trabalho está em nossas mãos. O primeiro Atlas de Endoscopia da SOBED acaba de nascer.

Este é mais um "filho" da SOBED que, como todo filho, necessita ser cuidado, orientado, educado, atualizado, para que sirva de exemplo às futuras gerações.

O desafio foi vencido.

Parabéns a todos nós da SOBED.

Carlos Alberto Cappellanes
Presidente (2009-2010)
SOBED – Sociedade Brasileira de Endoscopia Digestiva

COLABORADORES

ADMAR BORGES DA COSTA JUNIOR
Coordenador da Residência do Centro de Ensino e Treinamento (CET/SOBED) e do Serviço de Endoscopia do Hospital da Restauração – Recife, PE
Presidente do Núcleo de Endoscopia do Intestino Delgado da SOBED
Vice-Presidente da SOBED – Gestão: 2015-2016

ADORISIO BONADIMAN
Endoscopista e Cirurgião pelo Hospital do Servidor Público Estadual de São Paulo (IAMSPE)
Mestre em Cirurgia pelo IAMSPE
Titular pela SOBED-CBC-CBCD

ADRIANA VAZ SAFATLE-RIBEIRO
Professora Livre-Docente em Cirurgia do Aparelho Digestivo e Coloproctologia do Departamento de Gastroenterologia da Faculdade de Medicina da Universidade de São Paulo (FMUSP)
Médica Assistente do Serviço de Endoscopia do Instituto do Câncer da FMUSP e do Serviço de Endoscopia do Hospital Sírio-Libanês
Coordenadora do Serviço de Colonoscopia da Disciplina de Coloproctologia do Hospital das Clínicas da FMUSP

AFONSO PAREDES
Assistente da Clínica de Gastroenterologia do Hospital Naval Marcílio Dias – Rio de Janeiro, RJ
Membro do Núcleo de Intestino Delgado da SOBED
Membro Titular da SOBED

ALBERTO MACHADO NETO
Médico Preceptor do Serviço de Endoscopia Gastrointestinal do Hospital das Clínicas da Faculdade de Medicina da Universidade de São Paulo (HCFMUSP)

ALEXANDRE DIAS PELOSI
Médico da Seção de Endoscopia Digestiva do Instituto Nacional de Câncer (INCA I) – Rio de Janeiro, RJ
Mestre em Medicina pela Universidade Federal do Estado do Rio de Janeiro (UNIRIO)
Membro Titular da SOBED/ASGE

ALEXANDRE TELLIAN
Membro Titular da SOBED
Médico Assistente do CDG do Hospital das Clínicas da Faculdade de Medicina da Universidade de São Paulo (HCFMUSP)
Médico Coordenador do Serviço de Endoscopia do Hospital Universitário São Francisco de Assis da Faculdade de Bragança Paulista

ANA PAULA SAMY TANAKA KOTINDA
Graduada em Medicina pela Faculdade de Medicina da Universidade de São Paulo (FMUSP)
Residência em Cirurgia Geral pelo Hospital das Clínicas da FMUSP
Médica-Residente do Primeiro Ano de Endoscopia do Serviço de Endoscopia Gastrointestinal do Hospital das Clínicas da FMUSP

ANDRESSA ABNADER MACHADO
Médica-Endoscopista pelo Instituto de Assistência Médica ao Servidor Público Estadual (HSPE)
Médica-Residente em Endoscopia Oncológica pelo Instituto do Câncer do Estado de São Paulo (ICESP)

ANNA CAROLINA GATTO POLO BATISTA
Membro Titular da SOBED
Especialista em Gastroenterologia e Clínica Médica
Endoscopista do Hospital Municipal de Contagem, Clínica Biogastro e Clínica Gastrus

ANTÔNIO CARLOS COELHO CONRADO
Membro Titular da SOBED
Preceptor da Residência Médica em Endoscopia do Hospital da Restauração – Recife, PE

APARECIDA ANDRADE FRANCISCANI PEIXOTO
Membro Titular da SOBED
Especialista em Cirurgia Geral e Cirurgia do Trauma
Endoscopista da Clínica Biogastro

ARI BEN-HUR STEFANI LEÃO
Médico do Serviço de Gastroenterologia e Endoscopia do Hospital São Lucas da Pontifícia Universidade Católica do Rio Grande do Sul (PUCRS)
Diretor Técnico da Clínica do Aparelho Digestivo Coloprocto – Canoas, RS
Mestre em Gastroenterologia pela Universidade Federal do Rio Grande do Sul (UFRGS)

ARTUR ADOLFO PARADA
Chefe do Serviço de Endoscopia do Hospital Nove de Julho – São Paulo, SP
Ex-Presidente da SOBED

BÁRBARA DE OLIVEIRA MOREIRA
Gastroenterologista e Residente em Endoscopia Digestiva no Instituto Alfa de Gastroenterologia do Hospital das Clínicas da Universidade Federal de Minas Gerais (IAG-HCUFMG)
Membro Aspirante da SOBED

BRUNA SANTOS MARIANELLI
Especializanda do Primeiro Ano em Endoscopia Digestiva do Centro de Ensino e Treinamento da SOBED – Hospital Madre Teresa – Belo Horizonte, MG

BRUNO CHAVES SALOMÃO
Gastroenterologista e Endoscopista
Ex-Diretor SOBED
Diretor do Serviço de Endoscopia do Hospital HOME, DF

CAMILA ANDRADE MARINHO FARIAS
Médica do Serviço de Gastroenterologia e Endoscopia Digestiva da Rede D'Or São Luiz (Hospitais Copa D'Or e Quinta D'Or)
Médica do Serviço de Endoscopia do Hospital Municipal Lourenço Jorge – Rio de Janeiro, RJ
Membro Titular da SOBED
Membro Titular da Federação Brasileira de Gastroenterologia (FBG)

CAMILA MARQUES MADUREIRA
Graduada em Medicina pela Faculdade de Ciências Médicas de Minas Gerais (FCMMG)
Residência Médica em Endoscopia Digestiva pelo Hospital Mater Dei
Endoscopista do Hospital Mater Dei Betim – Contagem, MG

CARLOS ALBERTO CAPPELLANES
Membro Titular da SOBED
Coordenador do Serviço de Endoscopia do Hospital Santa Catarina– São Paulo, SP
Assistente do Serviço de Endoscopia do Hospital Sírio-Libanês

CARLOS EDUARDO OLIVEIRA DOS SANTOS
Diretor Científico da Sociedade Interamericana de Endoscopia Digestiva – Gestão: 2018-2020
Presidente SOBED, Estadual RS – Gestão: 2014-2016
Mestre pela Faculdade Evangélica do Paraná

CARLOS SAUL
Doutor e Mestre em Gastroenterologia pela Faculdade de Medicina da Universidade Federal do Rio Grande do Sul (UFRGS)
Professor Adjunto de Gastroenterologia do Departamento de Clínica Médica da Faculdade de Medicina da Universidade Federal de Pelotas (UFPel)
Coordenador do Curso de Pós-Graduação em Gastroenterologia da Faculdade IPEMED de Ciências Médicas

CARMEN RUTH MANZIONE NADAL
Doutora em Cirurgia pela Santa Casa de São Paulo
Responsável pela Residência e Ensino na Sociedade Brasileira de Coloproctologia (SBCP)
Diretora da Associação Brasileira de Prevenção de Câncer de Intestino
Ex-*Staff* da Equipe de Proctologia e Colonoscopia do Instituto de Infectologia Emílio Ribas

CÉSAR AUGUSTO DA FONSECA LIMA AMORIM
Médico do Serviço de Gastroenterologia e Endoscopia Digestiva do Hospital Universitário Clementino Fraga Filho da Universidade Federal do Rio de Janeiro (HUCFF-UFRJ)
Médico do Serviço de Gastroenterologia e Endoscopia Digestiva da Rede D'Or São Luiz (Hospitais Copa D'Or e Quinta D'Or)
Mestre e Doutor em Gastroenterologia pelo HUCFF-UFRJ

CESAR VIVIAN LOPES
Gastroenterologista e Endoscopista Digestivo
Mestre, Doutor e Pós-Doutor em Medicina
Ecoendoscopista da Santa Casa de Porto Alegre

CIRO GARCIA MONTES
Professor da Disciplina de Gastroenterologia Clínica da Faculdade de Ciências Médicas da Universidade Estadual de Campinas (Unicamp)
Responsável pelo Serviço de Endoscopia Digestiva e Coordenador Geral do Gastrocentro da Unicamp

CLÁUDIO L. HASHIMOTO
Residência em Clínica Médica no Hospital das Clínicas da Universidade Federal do Paraná (HC-UFPR)
Residência em Gastroenterologia no Hospital das Clínicas da Faculdade de Medicina da Universidade de São Paulo (HCFMUSP)
Residência em Endoscopia no HCFMUSP
Research Fellow do National Cancer Center Hospital – Tóquio, Japão
Doutor em Gastroenterologia pela FMUSP
MBA Gestão de Clínicas e Hospitais na Fundação Getúlio Vargas (FGV)
Coordenador Médico do Centro de Diagnóstico em Gastroenterologia do HCFMUSP

CRISTIANE KIBUNE NAGASAKO
Professora da Disciplina de Gastroenterologia Clínica da Faculdade de Ciências Médicas da Universidade Estadual de Campinas (Unicamp)
Médica Endoscopista do Grupo Fleury

CRISTINA FLORES
Médica Gastroenterologista e Endoscopista
Membro Titular da SOBED
Mestre e Doutora em Gastroenterologia pela Universidade Federal do Rio Grande do Sul (UFRS)
Membro Titular do Grupo de Estudos da Doença Inflamatória Intestinal do Brasil (GEDIIB)
Coordenadora do Ambulatório e Centro de Referência de Doenças Inflamatórias Intestinais do Hospital de Clínicas de Porto Alegre

DANIELA MEDEIROS MILHOMEM CARDOSO
Médica Endoscopista
Titular da SOBED e do Colégio Brasileiro de Cirurgia Digestiva (CBCD)
Mestre em Ciências da Saúde pela Universidade Federal de Goiás (UFG)
Endoscopista do Hospital Geral de Goiânia (HGG) e do Instituto do Aparelho Digestivo (IAD) de Goiânia, Goiás

DANIELE MALAMAN
Gastroenterologia pela Universidade de São Paulo (USP)
Membro Titular da SOBED
Endoscopista do Serviço de Endoscopia da Santa Casa de Caridade de Bagé, RS

DÉBORA LUCCIOLA COELHO
Membro Titular da SOBED
Professora do Curso de Medicina da Faculdade Ciências Médicas de Minas Gerais (FCMMG)
Coordenadora do Serviço de Endoscopia do Hospital Vera Cruz

DURVAL PESSOTTI JUNIOR
Médico Assistente do Serviço de Endoscopia da Santa Casa de São Paulo
Médico do Serviço de Endoscopia do Hospital Israelita Albert Einstein
Médico do Serviço de Endoscopia do Hospital Samaritano Higienópolis

EDIVALDO FRAGA MOREIRA
Diretor da Unidade Avançada de Endoscopia Digestiva do Hospital Felício Rocho – Belo Horizonte, MG
Membro Titular da SOBED
Presidente da Comissão de Diretrizes e Protocolos SOBED – Gestão: 2007/2008, 2009/2010
Presidente da Comissão de Avaliação de Centros de Ensino e Treinamento da SOBED – Gestão: 2011/2012

EDUARDO AIMORÉ BONIN
Mestre em Clínica Cirúrgica pela Universidade Federal do Paraná (UFPR)
Doutor em Ciências Cirúrgicas pela Universidade Federal do Rio Grande do Sul (UFRGS)
Médico Endoscopista do Complexo Hospital de Clínicas (UFPR), do Hospital Erasto Gaertner, e do Hospital Nossa Senhora das Graças – Curitiba, PR

EDUARDO GUIMARÃES HOURNEAUX DE MOURA
Professor Livre-Docente do Departamento de Gastroenterologia da Faculdade de Medicina da Universidade de São Paulo (FMUSP)
Diretor do Serviço de Endoscopia Gastrointestinal do Hospital das Clínicas da Faculdade de Medicina da Universidade de São Paulo (HCFMUSP)

EDUARDO KOJI MARCHI OGAWA
Assistente do Serviço de Endoscopia do Hospital Santa Cruz – São Paulo, SP
Assistente do Serviço de Endoscopia do Plano de Saúde *Prevent Senior*

EDUARDO MADEIRA
Médico do Serviço de Endoscopia do Hospital Universitário Clementino Fraga Filho da Universidade Federal do Rio de Janeiro (HUCCF – UFRJ)
Médico do Serviço de Endoscopia Digestiva do Hospital Federal de Bonsucesso, RJ

EDUARDO MICHELLS OPPITZ
Médico Gastroenterologista
Pós-Graduado em Endoscopia Digestiva pelo Hospital das Clínicas da Faculdade de Medicina da Universidade de São Paulo (HCFMUSP)
Membro Titular da SOBED

EDUARDO RACHMAN VIEGAS
Médico do Serviço de Endoscopia Digestiva dos Hospitais Quinta D'Or e Copa D'Or

EDWARD ESTEVES
Professor Doutor Adjunto 3 na Universidade Federal de Goiás (UFG)
Chefe do Serviço de Cirurgia Pediátrica da UFG
Professor de Pediatria e Cirurgia na Faculdade de Medicina da Universidade Alfredo Nasser (Unifan) – Goiânia, GO

ELAINE JÉSSICA LARANJEIRA LIMA
Especialista em Clínica Médica pelo Hospital Regional de Barbacena da Fundação Hospitalar do Estado de Minas Gerais (FHEMIG)
Médica-Residente em Gastroenterologia da Universidade Federal de Juiz de Fora (UFJF)

ELAINE TOMITA HOFFMANN
Médica Graduada pela Universidade Federal do Paraná (UFPR)
Membro Titular da SOBED
Membro Titular da Federação Brasileira de Gastroenterologia (FBG)

ELI KAHAN FOIGEL
Diretor do Serviço de Endoscopia do Hospital da Luz e do Hospital do Servidor Público Estadual de São Paulo (IAMSPE)
Titular pela SOBED

ELISA RYOKA BABA
Médica Assistente do Serviço de Endoscopia Gastrointestinal do Hospital das Clínicas da Faculdade de Medicina da Universidade de São Paulo (HCFMUSP)
Médica Assistente do Serviço de Endoscopia Digestiva do Instituto do Câncer da Faculdade de Medicina da Universidade de São Paulo (ICESP – FMUSP)
Colaboradora da Divisão de Patologia Cirúrgica do HCFMUSP

EPIFANIO SILVINO DO MONTE JUNIOR
Médico-Residente do Serviço de Endoscopia do Hospital das Clínicas da Faculdade de Medicina da Universidade de São Paulo (HCFMUSP)
Residência em Cirurgia Geral pelo Hospital Universitário Onofre Lopes da Universidade Federal do Rio Grande do Norte (UFRN)

ERIKA PEREIRA MACEDO
Doutora em Gastroenterologia da Disciplina de Gastroenterologia da Escola Paulista de Medicina da Universidade Federal de São Paulo (EPM-Unifesp)
Médica Endoscopista do Hospital Albert Einstein

ERMELINDO DELLA LIBERA JR
Doutor em Gastroenterologia pela Escola Paulista de Medicina da Universidade Federal de São Paulo (EPM-Unifesp)
Médico-Endoscopista do Hospital São Paulo da Unifesp, no Hospital Israelita Albert Einstein, no Fleury Medicina e Saúde – São Paulo, SP

ERNESTO QUARESMA MENDONÇA
Residência em Endoscopia Digestiva pelo Hospital das Clínicas da Faculdade de Medicina da Universidade de São Paulo (HCFMUSP)
Especialização em Endoscopia Oncológica pelo Instituto do Câncer do Estado de São Paulo (ICESP – FMUSP)
Mestre em Ciências em Gastroenterologia pela FMUSP

EVANDRO DE OLIVEIRA SÁ
Médico do Serviço de Endoscopia Digestiva do Hospital Federal de Ipanema – Rio de Janeiro, RJ
Membro Titular da SOBED

FÁBIO GUERRAZZI
Médico Assistente do Serviço de Endoscopia Digestiva do Centro de Diagnóstico de Doenças do Aparelho Digestivo (Gastrocentro – Unicamp)

FAUZE MALUF-FILHO
Livre-Docente do Departamento de Gastroenterologia da Faculdade de Medicina da Universidade de São Paulo (FMUSP)
Coordenador do Serviço de Endoscopia do Instituto do Câncer do Estado de São Paulo (ICESP – FMUSP)
Editor Associado do Periódico *Gastrointestinal Endoscopy*
Presidente da Comissão Científica da SOBED

FELIPE ALVES RETES
Mestre em Gastroenterologia pela Faculdade de Medicina da Universidade de São Paulo (USP)
Professor do Internato de Cirurgia da Faculdade Ciências Médicas de Minas Gerais (FCMMG)
Membro Titular da SOBED
Médico Assistente do Serviço de Endoscopia Digestiva dos Hospitais Felício Rocho, Vera Cruz, *Lifecenter* e do Instituto Alfa de Gastroenterologia do Hospital das Clínicas da Universidade Federal de Minas Gerais (HC-UFMG)

FELIPE FERREIRA PIMENTEL
Médico Endoscopista da Rede Mater Dei – Unidade Santo Agostinho, da Clínica Gastrocenter Belo Horizonte e da Santa Casa de Misericórdia de Belo Horizonte
Titular da SOBED
Cirurgião Geral e do Trauma

FERNANDA PRATA MARTINS
Doutora em Gastroenterologia pela Escola Paulista de Medicina da Universidade Federal de São Paulo (EPM-Unifesp)
Pós-Doutora em Gastroenterologia pela EPM-Unifesp e Brigham and Women's Hospital, Boston, MA
Médica do Serviço de Endoscopia do Hospital Israelita Albert Einstein – São Paulo e do Hospital Sírio-Libanês – Unidade Itaim, SP

FERNANDO ANTÔNIO CASTRO CARVALHO
Graduado em Medicina pela Universidade Federal de Minas Gerais (UFMG)
Residência Médica em Endoscopia Digestiva pelo Instituto Alfa de Gastroenterologia da UFMG
Endoscopista do Hospital Mater Dei Betim – Contagem, MG

FERNANDO LANDER MOTA
Membro Titular da SOBED
Médico Endoscopista do Hospital Sírio-Libanês – São Paulo, SP
Médico Endoscopista do Hospital Santa Catarina – São Paulo, SP

FERNANDO PAVINATO MARSON
Titular da SOBED
Fellow da Sociedade Americana de Endoscopia Gastrointestinal (ASGE)
Médico Endoscopista do Hospital Sírio-Libanês

FLÁVIO HAYATO EJIMA
Membro Titular da SOBED
Membro Titular da Federação Brasileira de Gastroenterologia (FBG)
Coordenador de Gastroenterologia e Endoscopia dos Hospitais Santa Luzia, Santa Helena e Brasília, DF
Gastroenterologista no Instituto Hospital de Base do Distrito Federal

FRANK SHIGUEO NAKAO
Mestre em Gastroenterologia pela Escola Paulista de Medicina da Universidade Federal de São Paulo (EPM-Unifesp)
Médico Endoscopista no Hospital São Paulo da Unifesp, Fleury Medicina e Saúde, SP

FRANK WEILERT
Clinical Director, Department of Gastroenterology, Waikato Hospital, Hamilton, New Zealand
Fellow of the American Society for Gastrointestinal Endoscopy (ASGE)

FREDERICO FONSECA CAMPOS
Cirurgião Geral e Residente em Endoscopia Digestiva no Instituto Alfa de Gastroenterologia do Hospital das Clínicas da Universidade Federal de Minas Gerais (IAG/HC-UFMG)
Membro Aspirante da SOBED

GALILEU FERREIRA AYALA FARIAS
Médico Preceptor do Serviço de Endoscopia Gastrointestinal do Hospital das Clínicas da Faculdade de Medicina da Universidade de São Paulo (HCFMUSP)

GERALDO HENRIQUE GOUVEA DE MIRANDA
Membro Titular da SOBED
Membro Associado da Sociedade Americana de Endoscopia Gastrointestinal (ASGE)
Médico Assistente do Serviço de Endoscopia Digestiva do Hospital Vera Cruz, Hospital da Polícia Militar de MG e da Clínica SEDIG

GIOVANA BIASIA DE SOUSA
Mestre em Gastroenterologia pela Escola Paulista de Medicina da Universidade Federal de São Paulo (EPM-Unifesp)

GIUSEPPE D'IPPOLITO
Professor Adjunto e Livre Docente da Escola Paulista de Medicina da Universidade Federal de São Paulo (EPM-Unifesp)
Radiologista do Grupo Fleury

GLAUCO NAJAS SAMMARCO
Gastroenterologista e Endoscopista pela Escola Paulista de Medicina da Universidade Federal de São Paulo (EPM-Unifesp)
Especialista em Endoscopia Digestiva pela SOBED
Membro da equipe de Endoscopia Terapêutica da Clínica Scope – Campo Grande, MS

GUILHERME AUGUSTO DE OLIVEIRA SCHREINER
Médico Assistente do Serviço de Endoscopia do Hospital do Servidor Público Estadual de São Paulo (IAMSPE)
Médico Assistente do Serviço de Endoscopia do Hospital Santa Catarina de São Paulo
Titular pela SOBED

GUSTAVO DE OLIVEIRA LUZ
Médico Assistente do Serviço de Endoscopia do Hospital das Clínicas da Faculdade de Medicina da Universidade de São Paulo (HCFMUSP)
Mestre em Ciências em Gastroenterologia do Departamento de Gastroenterologia da USP
Membro Titular da SOBED

GUSTAVO ROSA DE ALMEIDA LIMA
Médico Endoscopista pelo Hospital das Clínicas de Botucatu (HCFMB – Unesp)
Estagiário de Endoscopia Oncológica do Instituto do Câncer do Estado de São Paulo (ICESP – FMUSP)

GUSTAVO WERNECK EJIMA
Graduando do 12º Semestre de Medicina do Uniceub

HEINRICH SEIDLER
Doutor em Patologia Gastrointestinal pela Tokyo Medical em Dental University
Professor de Patologia da Universidade Católica de Brasília
Diretor do Laboratório Brasiliense

COLABORADORES

HUGO GONÇALO GUEDES
Cirurgião Geral e Endoscopista do Hospital das Clínicas da Faculdade de Medicina da Universidade de São Paulo (HCFMUSP)
Doutor em Clínica Cirúrgica pela FMUSP
Médico Assistente da Endoscopia da Rede D'Or e Hospital Sírio-Libanês, DF

IATAGAN ROCHA JOSINO
Residência Médica em Cirurgia Geral no Hospital das Clínicas da Faculdade de Medicina da Universidade de São Paulo (HCFMUSP)
Residência Médica em Endoscopia Digestiva no HCFMUSP
Complementação Especializada em Endoscopia Oncológica pelo Instituto do Câncer do Estado de São Paulo (ICESP – FMUSP)
Graduado em Medicina pela Universidade Federal do Ceará (UFC)
Membro Titular da SOBED

JAIRO SILVA ALVES
Doutor em Gastroenterologia pela Faculdade de Medicina da Universidade Federal de Minas Gerais (UFMG)
Membro Titular da SOBED
Preceptor do Centro de Treinamento em Endoscopia do Instituto Alfa de Gastroenterologia do Hospital das Clínicas da UFMG (IAG – HCUFMG)
Presidente da SOBED - Gestão: 2019-2020

JARBAS FARACO M. LOUREIRO
Doutor pela Faculdade de Medicina da Universidade de São Paulo (FMUSP)
Médico do Serviço de Endoscopia Digestiva do Hospital Sírio-Libanês
Médico do Serviço de Endoscopia Digestiva do Hospital Alemão Oswaldo Cruz

JOÃO AUTRAN NEBEL
Médico do Serviço de Gastroenterologia do Hospital Universitário Clementino Fraga Filho da Universidade Federal do Rio de Janeiro (HUCFF/UFRJ) e do Serviço de Endoscopia do Hospital São Vicente de Paulo, RJ

JOÃO GUILHERME GUERRA DE ANDRADE LIMA CABRAL
Médico Endoscopista do Hospital AC Camargo Cancer Center – São Paulo, SP

JOÃO PAULO DE SOUZA PONTUAL
Residência Médica em Endoscopia Digestiva pelo Instituto Materno Infantil de Pernambuco (IMIP)
Residência Médica em Cirurgia do Aparelho Digestivo pela Universidade Federal de Pernambuco (UFPE)
Residência Médica em Cirurgia Geral pela UFPE
Graduado em Medicina pela UFPE
Membro Titular da SOBED
Comissão Não Estatutária do Núcleo de Endoscopia Bariátrica SOBED
Comissão de Avaliação de Centros de Ensino e Treinamento SOBED

JOAQUIM ALVES DE CARVALHO JUNIOR
Médico Endoscopista do Centro de Endoscopia Cuiabá (CEC) e Vida Endoscopia
Especialista e Membro Titular da SOBED
Preceptor da Residência do Serviço de Endoscopia da Santa Casa de São Paulo

JOEL FERNANDEZ DE OLIVEIRA
Mestre em Gastroenterologia pela Faculdade de Medicina da Universidade de São Paulo (FMUSP)
Especialização em Endoscopia Oncológica pelo Instituto do Câncer do Estado de São Paulo (ICESP – FMUSP)
Residência em Endoscopia Gastrointestinal pelo Hospital das Clínicas da FMUSP

JOSÉ ANTONIO NOGUEIRA BARROSO JR
Residência Médica em Endoscopia Digestiva no Hospital Federal de Ipanema – Rio de Janeiro, RJ
Membro Aspirante da SOBED

JOSÉ CELSO ARDENGH
Livre-Docente de Cirurgia e Anatomia pela Faculdade de Medicina de Ribeirão Preto da Universidade de São Paulo (FMRP-USP)
Orientador da Pós-Graduação do Departamento de Diagnóstico por Imagem da Escola Paulista de Medicina da Universidade Federal de São Paulo (EPM-Unifesp)
Médico Assistente do Serviço de Endoscopia do Hospital 9 de Julho

JOSÉ CELSO CUNHA GUERRA PINTO COELHO
Diretor Geral da Faculdade de Ciências Médicas de Minas Gerais (FCMMG)
Professor Assistente de Semiologia da FCMMG
Membro Titular da SOBED
Mestre em Cirurgia pela Faculdade de Medicina da Universidade de São Paulo (FMUSP)

JOSÉ DAYRELL DE LIMA ANDRADE
Vice-Presidente da SOBED-MG
Preceptor da Residência de Clínica Médica do Hospital Regional de Barbacena – FHEMIG
Professor da Faculdade de Medicina de Barbacena

JOSE DE ÁVILA FERNANDES
Médico-Radiologista – Atuação em Tomografia Computadorizada e Ressonância Magnética Abdominal e Pélvica
Hospital Santa Catarina
Hospital Beneficência Portuguesa de São Paulo (BP)
Membro Titular do Colégio Brasileiro de Radiologia (CBR)

JOSE FRANCISCO DE MATOS FARAH
Diretor do Serviço de Cirurgia Geral Avançada do Hospital do Servidor Público Estadual de São Paulo (IAMSPE)
Doutor em Gastroenterologia Cirúrgica pela Universidade Federal de São Paulo (Unifesp)
Cirurgião do Hospital Israelita Albert Einstein
Titular pelo CBC-CBCD e Sobracil

JOSÉ GUILHERME NOGUEIRA DA SILVA
Doutor em Gastroenterologia pela Faculdade de Medicina da Universidade de São Paulo (FMUSP)
Assistente do serviço de Endoscopia do Hospital Universitário da USP
Assistente do Serviço de Endoscopia do Hospital Santa Cruz – São Paulo, SP

JOSÉ LUIZ PACCOS
Titular da SOBED
Titular da Sociedade Brasileira de Coloproctologia (SBCP)
Coloproctologista e Colonoscopista do Hospital Sírio-Libanês e do Hospital Miguel Soeiro, SP

JOSÉ OLYMPIO MEIRELLES DOS SANTOS
Médico Assistente do Serviço de Endoscopia Digestiva do Centro de Diagnóstico de Doenças do Aparelho Digestivo (Gastrocentro – Unicamp)

JUAN PABLO ROMÁA SERRANO
Especialização em Gastroenterologia pelo Hospital das Clínicas da Universidade de São Paulo (USP)
Especialização em Endoscopia Gastrointestinal pelo Hospital das Clínicas da USP
Especialização em Ecoendoscopia e Endoscopia das Vias Biliares pelo Hospital 9 de Julho

JULIANA SILVEIRA LIMA DE CASTRO
Título de Especialista em Endoscopia Digestiva pela SOBED
Especialização em Ecoendoscopia e Endoscopia das Vias Biliares pelo Hospital 9 de Julho
Residência em Endoscopia Digestiva pelo Hospital AC Camargo Cancer Center – São Paulo, SP

JULIO CESAR AMORIM LOBO
Graduando de Medicina do Terceiro Ano da Pontifícia Universidade Católica do Paraná (PUCPR)

JULIO CESAR SOUZA LOBO
Médico Graduado pela Universidade Federal do Paraná (UFPR)
Membro Titular da SOBED
Membro Titular da Federação Brasileira de Gastroenterologia (FBG)

LAURA HELMAN
Doutora em Medicina (Técnica Operatória e Cirurgia Experimental) pela Universidade Federal de São Paulo (Unifesp)
Médica do Serviço de Endoscopia Digestiva do Hospital Federal dos Servidores do Estado do Rio de Janeiro (HFSE)
Médica do Serviço de Gastroenterologia do Hospital Universitário Clementino Fraga Filho da Universidade Federal do Rio de Janeiro (HUCFF-UFRJ)

LAYCE ALVES DA CRUZ TEIXEIRA
Especializanda de Segundo Ano em Endoscopia Digestiva na Unidade Avançada de Endoscopia Digestiva do Hospital Felício Rocho – Centro de Treinamento SOBED
Membro Adjunto do Colégio Brasileiro de Cirurgiões (CBC)
Membro da SOBED

LILIAN MACHADO SILVA
Chefe do Serviço de Endoscopia Digestiva do Hospital Central da Aeronáutica, RJ
Médica Coordenadora do Serviço de Endoscopia Digestiva dos Hospitais Copa D'Or e Quinta D'Or, RJ
Sócia Titular da SOBED

LUCAS SANTANA NOVA DA COSTA
Gastroenterologista e Endoscopista
Membro Titular da SOBED
Médico Assistente da Endoscopia do Hospital de Base, Hospital Brasília, Rede D'Or e Hospital Sírio-Libanês, DF

LUCIANO LENZ
Médico Endoscopista do Fleury Medicina e Saúde
Médico Assistente do Instituto do Câncer do Estado de São Paulo (ICESP – FMUSP)
Doutor em Gastroenterologia pela Universidade Federal de São Paulo (Unifesp)
Membro do Programa Emerging Star da Organização Mundial de Endoscopia (WEO)

LUDMILA RESENDE GUEDES
Graduada em Medicina pela Universidade Federal de Minas Gerais (UFMG)
Residência Médica em Endoscopia Digestiva pelo Instituto Alfa de Gastroenterologia da Universidade Federal de Minas Gerais (IAG – UFMG)
Endoscopista do Hospital Mater Dei Betim – Contagem, MG

LUIZ CLAUDIO MIRANDA DA ROCHA
Médico Endoscopista da Rede Mater Dei – Unidade Santo Agostinho e Diretor da Clínica Gastromed em Belo Horizonte, MG
Mestre em Gastroenterologia pela Universidade Federal de Minas Gerais (UFMG)
Titular da SOBED

LUIZ HENRIQUE DE SOUZA FONTES
Mestre em Gastroenterologia Cirúrgica pela Universidade Federal de São Paulo (Unifesp)
Médico Assistente do Departamento de Gastroenterologia, Setor de Fisiologia do Hospital das Clínicas da Faculdade de Medicina da Universidade de São Paulo (HCFMUSP)
Coordenador Médico do Serviço de Fisiologia Digestiva do Hospital do Servidor Público Estadual de São Paulo

LUIZ JOÃO ABRAHÃO JUNIOR
Professor Adjunto do Departamento de Clínica Médica da Faculdade de Medicina da Universidade Federal do Rio de Janeiro (UFRJ)
Vice-Presidente da SOBED Subcapítulo Rio de Janeiro
Vice-Presidente da Sociedade Brasileira de Motilidade Digestiva e Neurogastroenetrologia (SBMDN), RJ

LUIZ RONALDO ALBERTI
Professor-Associado da Faculdade de Medicina da Universidade Federal de Minas Gerais (UFMG)
Mestre e Doutor em Medicina pela UFMG
Assistente do Serviço de Endoscopia Digestiva do Hospital Felício Rocho – Belo Horizonte, MG
Membro Titular da SOBED
Membro Titular da Federação Brasileira de Gastroenterologia (FBG)

MARCELLA SALAZAR SOUSA
Residência em Clínica Médica no Hospital São Paulo da Universidade Federal de São Paulo (Unifesp)
Residência em Gastroenterologia no Hospital das Clínicas da Faculdade de Medicina da Universidade de São Paulo (HCFMUSP)
Complementação Especializada em Endoscopia Avançada no Centro Diagnóstico em Gastroenterologia do HCFMUSP

MARCELO DE SOUZA CURY
Doutor em Gastroenterologia e Endoscopia pela Universidade Federal de São Paulo (Unifesp)
Pós-Doutor BIDMC/Harvard Medical School
Membro da Equipe de Endoscopia Terapêutica da Clínica Scope – Campo Grande, MS

MARCELO SOARES NEVES
Médico do Serviço de Gastroenterologia e Endoscopia Digestiva do Hospital Universitário Clementino Fraga Filho da Universidade Federal do Rio de Janeiro (HUCFF-UFRJ)
Médico do Serviço de Gastroenterologia e Endoscopia Digestiva do Hospital Universitário Antonio Pedro da Universidade Federal Fluminense (HUAP-UFF)
Mestre e Doutor em Gastroenterologia pelo HUCFF-UFRJ

MARCIO DE CARVALHO COSTA
Coordenador da Residência Médica de Gastroenterologia do Hospital Universitário Clementino Fraga Filho da Universidade Federal do Rio de Janeiro (HUCFF-UFRJ) e Médico do Serviço de Gastroenterologia e Endoscopia Digestiva do HUCFF-UFRJ
Médico do Serviço de Endoscopia Digestiva do Complexo Hospitalar de Niterói (HCN) - RJ
Membro Titular da Federação Brasileira de Gastroenterologia (FBG)
Membro Titular da SOBED

MÁRCIO ROBERTO FACANALI JÚNIOR
Pós-Graduando da Faculdade de Medicina da Universidade de São Paulo
Médico Assistente dos Serviços de Gastroenterologia e Endoscopia da Irmandade da Santa Casa da Misericórdia de Santos

MARCO ANTONIO RIBEIRO CAMUNHA
Médico-Instrutor do Centro Franco Brasileiro de Ecoendoscopia – Santa Casa de São Paulo
Médico do Corpo Clínico do Hospital Israelita Albert Einstein
Médico Assistente do Grupo de Endoscopia na Rede D'Or – São Paulo

MARCOS EDUARDO LERA DOS SANTOS
Médico Assistente do Serviço de Endoscopia do Hospital das Clínicas da Faculdade de Medicina da Universidade de São Paulo (HCFMUSP)
Mestre em Ciências em Gastroenterologia do Departamento de Gastroenterologia da USP
Membro Titular da SOBED

MARIA CRISTINA SARTOR
Professora do Departamento de Cirurgia do Hospital de Clínicas da Universidade Federal do Paraná (HC-UFPR)
Chefe do Serviço de Coloproctologia do HC-UFPR
Coordenadora do Comitê de Ética em Pesquisa do HC-UFPR
Responsável Técnica pelo Serviço de Endoscopia do Hospital Pilar – Curitiba, PR

MARÍLIA NOVAES FERREIRA
Médica pela Universidade Federal de Pernambuco (UFPE)
Especialista em Gastroenterologia pela UFPE
Residente de Endoscopia Digestiva do Hospital Sírio-Libanês

MARIZA RODRIGUES DE FARIA
Doutora em Medicina (Cirurgia Vascular Cardíaca, Torácica e Anestesiologia) pela Universidade Federal de São Paulo (Unifesp)
Médica do Serviço de Cirurgia Pediátrica e do Serviço de Endoscopia Digestiva do Hospital de Clínicas da Universidade Federal de Uberlândia (HC-UFU)

MATHEUS CAVALCANTE FRANCO
Gastroenterologista e Endoscopista, Hospital Sírio-Libanês – Brasília, DF
Advanced Endoscopy Fellowship, Cleveland Clinic, Ohio, EUA
Mestre pela Escola Paulista de Medicina da Universidade Federal de São Paulo (EPM-Unifesp)

MATHEUS MENEZES GOMES
Residência Médica em Radiologia e Diagnóstico por Imagem no Instituto de Medicina Integral Professor Fernando Figueira (IMIP)
Título de Especialista em Radiologia e Diagnóstico por Imagem pelo Colégio Brasileiro de Radiologia (CBR)
Fellow do Programa de Radiologia Abdominal da Escola Paulista de Medicina da Universidade Federal de São Paulo (EPM-Unifesp)

MAURICIO KAZUYOSHI MINATA
Médico Assistente do Serviço de Endoscopia do Hospital das Clínicas da Faculdade de Medicina da Universidade de São Paulo (HCFMUSP)
Mestre em Ciências em Gastroenterologia do Departamento de Gastroenterologia da USP
Membro Titular da SOBED

MAURÍCIO PAULIN SORBELLO
Cirurgião e Colonoscopista do Hospital Sírio-Libanês e do Instituto do Câncer do Estado de São Paulo da Faculdade de Medicina da Universidade de São Paulo (ICESP-FMUSP)
Médico-Colaborador da Disciplina de Coloproctologia da FMUSP
TESOBED, TCBCD, TSBC

MÔNICA MONNERATT
Médica do Serviço de Gastroenterologia do Hospital Universitário Clementino Fraga Filho da Universidade Federal do Rio de Janeiro (HCFF-UFRJ)

COLABORADORES

MONICA SOLDAN
Médica do Serviço de Gastroenterologia e Endoscopia Digestiva do Hospital Universitário Clementino Fraga Filho da Universidade Federal do Rio de Janeiro (HCFF-UFRJ)
Mestre em Gastroenterologia pelo HUCFF-UFRJ
Doutora em Ciências pela Coppe, UFRJ

NARA LUIZA ABREU E LIMA
Residente em Endoscopia Digestiva pelo Hospital da Restauração, PE

NATAN KENJI WATANABE
Médico Assistente do Setor de Endoscopia do Hospital Santa Casa de São Paulo
Médico Endoscopista da Rede D'Or Hospital São Luiz Itaim

NATHÁLIA DA SILVA BRAGA
Graduada em Medicina pela Universidade Estadual de Campinas (Unicamp)
Residência Médica em Endoscopia Digestiva pelo Instituto Alfa de Gastroenterologia da Universidade Federal de Minas Gerais (IAG – UFMG)
Endoscopista do Hospital Mater Dei Betim – Contagem, MG

OSCAR A. AYUB PEREZ
Médico Endoscopista da Rede Mater Dei – Unidade Santo Agostinho, Belo Horizonte, MG
Titular da SOBED
Titular da Federação Brasileira de Gastroenterologia (FBG)

OSSAMU OKAZAKI
Complementação Especializada em Endoscopia Oncológica pelo Instituto do Câncer do Estado de São Paulo (ICESP-FMUSP)
Residência Médica em Endoscopia Digestiva pelo Hospital das Clínicas da Faculdade de Medicina da Universidade de São Paulo (HCFMUSP)
Fellow em Endoscopia Digestiva pela Universidade de Juntendo Tokyo
Residência em Cirurgia Geral pelo Hospital dos Servidores do Estado de Pernambuco
Graduação em Medicina pela Universidade Federal de Pernambuco (UFPE)
Membro Titular da SOBED

OSWALDO WILIAM MARQUES JR
Membro Titular do Colégio Brasileiro de Cirurgia Digestiva (CBCD)
Membro Titular da Sociedade Brasileira de Coloproctologia (SBCP)
Mestre pela Fundação Antonio Prudente, SP

PATRICIA ABRANTES LUNA
Médica da Seção de Endoscopia Digestiva do Instituto Nacional do Câncer (INCA II)
Médica do Serviço de Endoscopia Digestiva do Hospital São Vicente de Paulo
Membro Titular da SOBED

PATRICIA COELHO FRAGA MOREIRA
Assistente do Serviço de Endoscopia Digestiva do Hospital Felício Rocho – Belo Horizonte, MG
Assistente do Serviço de Endoscopia Digestiva do Hospital da Unimed Betim, MG
Membro Titular da SOBED

PAULA BECHARA POLETTI
Assistente do Serviço de Endoscopia do Hospital Nove de Julho, SP
Diretora do serviço de Gastroenterologia e Hepatologia do Hospital do Servidor Público Estadual de São Paulo
Especialista em Endoscopia pela SOBED

PAULA NOVAIS ZDANOWSKI
Médica e Coordenadora Assistencial do Serviço de Gastroenterologia e Endoscopia Digestiva do Hospital Universitário Clementino Fraga Filho da Universidade Federal do Rio de Janeiro (HUCFF-UFRJ)
Médica Gastroenterologista e Endoscopista Digestiva da Clínica Gastrolife, RJ
Membro Titular da SOBED
Membro Titular da Federação Brasileira de Gastroenterologia (FBG)

PAULA PERUZZI ELIA
Mestre e Doutora em Clínica Médica – Setor de Gastroenterologia pela Universidade Federal do Rio de Janeiro (UFRJ)
Chefe do Serviço de Endoscopia Digestiva Pediátrica do Instituto Fernandes Figueira – Fiocruz e do Hospital Estadual da Criança
Sócia Titular da SOBED

PAULO ALBERTO FALCO PIRES CORRÊA
Cirurgião e Colonoscopista do Hospital Sírio-Libanês, SP
TSOBED, TSBCP, TSOBRACIL, FCBCD

PAULO FERNANDO SOUTO BITTENCOURT
Mestre e Doutor em Medicina pela Faculdade de Medicina da Universidade Federal de Minas Gerais (UFMG)
Membro Titular da SOBED
Endoscopista dos Hospitais Felício Rocho, Hospital Infantil João Paulo II da Fundação Hospitalar do Estado de Minas Gerais e Instituto Alfa de Gastroenterologia do Hospital das Clínicas da UFMG

PEDRO AVERBACH
Médico Residente em Cirurgia do Hospital das Clínicas da Faculdade de Medicina da Universidade de São Paulo (HCFMUSP)

PEDRO BOTHREL NOGUEIRA
Especializando do Segundo Ano em Endoscopia Digestiva do Centro de Ensino e Treinamento da SOBED – Hospital Madre Teresa – Belo Horizonte, MG

PEDRO HENRIQUE FERREIRA GROSSI
Graduado em Medicina pela Universidade José do Rosário Vellano (UNIFENAS)
Residência Médica em Endoscopia Digestiva pelo Hospital Mater Dei
Endoscopista do Hospital Mater Dei Betim – Contagem, MG

PEDRO IVO CARMO CAMPOS
Médico residente em Clínica Médica pelo Hospital Regional de Barbacena (FHEMIG)

RAFAEL OLIVEIRA XIMENES
Título de Especialista em Gastroenterologia pela Federação Brasileira de Gastroenterologia (FBG)
Título de Especialista em Hepatologia pela Sociedade Brasileira de Hepatologia (SBH)
Pós-Doutor em Gastroenterologia pela Faculdade de Medicina da Universidade de São Paulo (FMUSP)

RAPHAEL SEGATO VAZ DE OLIVEIRA
Cirurgião Geral e Residente em Endoscopia Digestiva no Hospital Mater Dei Santo Agostinho

REGINA RIE IMADA
Médica Assistente do Serviço de Endoscopia da Santa Casa de São Paulo
Médica do Serviço de Endoscopia do Hospital Samaritano Higienópolis
Médica do Serviço de Endoscopia Hospital São Luiz Itaim
Médica do Serviço de Endoscopia do Laboratório Fleury

RENATO LUZ CARVALHO
Endoscopista e Cirurgião pela Universidade Estadual de Campinas (Unicamp)
Mestre em Gastroenterologia Cirúrgica pela Universidade Federal de São Paulo (Unifesp)
Responsável pelo Setor de Colonoscopia do Hospital Santa Catarina, SP
Chefe de Clínica Endoscópica do Serviço de Endoscopia do Hospital do Servidor Público Estadual de São Paulo (IAMSPE)
Presidente Atual da SOBED-SP – Gestão: 2019 e 2020
Titular pela SOBED/CBC/CBCD

RENATO TAKAYUKI HASSEGAWA
Médico Assistente do Serviço de Endoscopia do Hospital Universitário da Universidade de São Paulo (USP)
Médico Assistente do Serviço de Endoscopia do Hospital Santa Cruz, SP

RICARDO HANNUM RESENDE
Médico Gastroenterologista Formado pela Universidade de São Paulo (USP)
Especialista em Gastroenterologia pela Federação Brasileira de Gastroenterologia (FBG)
Residência em Endoscopia Gastrointestinal do Hospital das Clínicas da Faculdade de Medicina da Universidade de São Paulo (HCFMUSP)

RICHARD CALANCA
Médico Assistente e Responsável Técnico pela Seção de Endoscopia do Instituto de Infectologia Emílio Ribas – São Paulo, SP
Especialista em Endoscopia Digestiva pela SOBED

ROBERTA CAMBRALA CUNHA FERREIRA
Médica Assistente do Serviço de Endoscopia e do Serviço de Gastroenterologia do Hospital do Servidor Público Estadual de São Paulo (IAMSPE)
Especialista em Endoscopia Digestiva pela SOBED

ROBERTO CARLOS FRAIFE BARRETO
Médico Endoscopista do Centro de Endoscopia Cuiabá (CEC) e Vida Endoscopia
Especialista e Membro Titular da SOBED
Presidente da SOBED-MT – Gestão: 2019-2020

ROBERTO GARDONE GUIMARÃES
Graduado em Medicina pela Universidade Federal de Juiz de Fora (UFJF)
Residência Médica em Endoscopia Digestiva pelo Instituto Alfa de Gastroenterologia da Universidade Federal de Minas Gerais (IAG – UFMG)
Endoscopista do Hospital Mater Dei Betim – Contagem, MG

ROBERTO MOTTA PEREIRA
Coordenador Médico do Centro de Ensino e Treinamento da SOBED – Hospital Madre Teresa – Belo Horizonte, MG

RODRIGO MACEDO ROSA
Membro Titular da SOBED
Membro Titular da Federação Brasileira de Gastroenterologia (FBG)
Mestre em Gastroenterologia pela Universidade Federal de Minas Gerais (UFMG)
Endoscopista Assistente do Instituto Alfa de Gastroenterologia do Hospital das Clínicas da Universidade Federal de Minas Gerais (IAG – UFMG)

ROGÉRIO COLAIÁCOVO
Mestre em Cirurgia pela Faculdade de Ciências Médicas da Santa Casa de São Paulo
Médico Endoscopista do Hospital Israelita Albert Einstein, Rede D'Or Hospital São Luiz Itaim, Rede D'Or Hospital e Maternidade Brasil, Beneficência Portuguesa de São Paulo
Instrutor no Brasil do Centro Franco Brasileiro de Ecoendoscopia (CFBEUS – Santa Casa de São Paulo)

ROGÉRIO KUGA
Mestre em Ciências em Gastroenterologia do Departamento de Gastroenterologia da Universidade de São Paulo (USP)
Membro Titular da SOBED

SÉRGIO BARBOSA MARQUES
Mestre em Gastroenterologia pela Universidade de São Paulo (USP)
Médico Assistente do Serviço de Endoscopia Gastrointestinal do Hospital das Clínicas da Faculdade de Medicina da USP (HCFMUSP)
Gastroenterologia e Clínica Médica pela USP

SIDNEY ROBERTO NADAL
Livre-Docente em Cirurgia Geral pela Santa Casa de São Paulo
Ex-Supervisor da Equipe de Proctologia do Instituto de Infectologia Emílio Ribas
Presidente da Sociedade Brasileira de Coloproctologia (SBCP) – Gestão: 2020

SILVIA MANSUR REIMÃO SELETTI
Doutora em Medicina pela Universidade de São Paulo (USP)
Médica Endoscopista do Hospital Israelita Albert Einstein
Médica Endoscopista da Unidade Itaim do Hospital Sírio-Libanês

SIMONE DINIZ DE CARVALHO
Mestre em Saúde da Criança e do Adolescente pela Faculdade de Medicina da Universidade Federal de Minas Gerais (UFMG)
Especialista em Pediatria e Gastroenterologia Pediátrica pela Sociedade Brasileira de Pediatria (SBP) e AMB
Gastroenterologista e Endoscopista Pediátrica do Instituto Alfa de Gastroenterologia da UFMG

STHELA MURAD REGADAS
Professora Associada de Cirurgia
Chefe do Serviço de Coloproctologia no Hospital Universitário da Universidade Federal do Ceará (UFC)
Chefe da Unidade de Fisiologia Anorretal e Assoalho Pélvico do Hospital São Carlos – Fortaleza, CE

THIAGO FESTA SECCHI
Assistente do Serviço de Endoscopia do Hospital Nove de Julho (SP)
Especialista em Endoscopia pela SOBED

THICIANIE FAUVE ANDRADE CAVALCANTE
Gastroenterologista do Hospital Sírio-Libanês, DF
Gastroenterologia pela Santa Casa de São Paulo (ISCMSP)
Título de Especialista em Gastroenterologia pela Federação Brasileira de Gastroenterologia (FBG)

TULIO RIGUETTI
Residência em Clínica Médica no Hospital Santa Casa de Misericórdia de Vitória (ES)
Residência em Gastroenterologia no Hospital Universitário Cassiano Antônio Moraes da Universidade Federal do Espírito Santo (UFES)
Complementação Especializada em Endoscopia Avançada no Centro Diagnóstico em Gastroenterologia do Hospital das Clínicas da Faculdade de Medicina da Universidade de São Paulo (HCFMUSP)

VICTOR LIMA DE MATOS
Membro Titular da SOBED
Membro Titular da Federação Brasileira de Gastroenterologia (FBG)
Médico Assistente do Serviço de Endoscopia Digestiva do Hospital Vera Cruz e Hospital da Polícia Militar de MG
Mestrando em Ciências Aplicadas ao Câncer pela Ciências Médicas de Minas Gerais

VITOR MASSARO TAKAMATSU SAGAE
Residência Médica em Endoscopia pelo Serviço de Endoscopia Gastrointestinal do Hospital das Clínicas da Faculdade de Medicina da Universidade de São Paulo (HCFMUSP)

WALTON ALBUQUERQUE
Doutor em Medicina pela Universidade Federal de Minas Gerais (UFMG)
Membro Titular da SOBED

SUMÁRIO

MENU DE VÍDEOS xxi

PARTE I
ESÔFAGO

1 ESÔFAGO – ASPECTO NORMAL.............................. 3
César Augusto da Fonseca Lima Amorim ■ Camila Andrade Marinho Farias
Marcio de Carvalho Costa ■ Paula Novais Zdanowski

2 ESOFAGITE POR DOENÇA DO REFLUXO GASTROESOFÁGICO .. 8
Evandro de Oliveira Sá ■ José Antonio Nogueira Barroso Jr

3 DISTÚRBIOS MOTORES DO ESÔFAGO E HÉRNIA HIATAL 15
Luiz João Abrahão Junior

4 ESÔFAGO DE BARRETT E ADENOCARCINOMA...................... 24
Sérgio Barbosa Marques ■ Ana Paula Samy Tanaka Kotinda

5 CARCINOMA ESCAMOCELULAR E OUTRAS NEOPLASIAS MALIGNAS DO ESÔFAGO 40
Andressa Abnader Machado ■ Iatagan Rocha Josino ■ Fauze Maluf-Filho

6 TUMORES BENIGNOS DO ESÔFAGO 52
Monica Soldan ■ João Autran Nebel

7 LESÕES VASCULARES NO ESÔFAGO 59
Eduardo Madeira

8 LESÕES EXTERNAS... 65
Vitor Massaro Takamatsu Sagae ■ Eduardo Guimarães Hourneaux de Moura

9 ESOFAGITE EOSINOFÍLICA E OUTRAS ESOFAGITES NÃO INFECCIOSAS 71
Huang Ling Fang ■ Mônica Monneratt
Paulo Fernando Souto Bittencourt ■ Laura Helman

10 ESOFAGITES INFECCIOSAS..................................... 81
Paula Peruzzi Elia

11 AFECÇÕES CONGÊNITAS DO ESÔFAGO........................ 89
Laura Helman ■ Mariza Rodrigues de Faria ■ Edward Esteves

12 DIVERTÍCULOS ESOFAGIANOS................................ 101
Marcelo Soares Neves

13 ASPECTOS PÓS-OPERATÓRIOS 104
Lilian Machado Silva ■ Eduardo Rachman Viegas

PARTE II
ESTÔMAGO

14 ESTÔMAGO NORMAL 113
Cristiane Kibune Nagasako ■ José Olympio Meirelles dos Santos
Fábio Guerrazzi ■ Ciro Garcia Montes

15 GASTRITES, INFECÇÃO POR *HELICOBACTER PYLORI* E METAPLASIA INTESTINAL....................................... 122
José Guilherme Nogueira da Silva ■ Eduardo Koji Marchi Ogawa

16 CÂNCER GÁSTRICO PRECOCE................................ 135
Renato Takayuki Hassegawa ■ Luís Masúo Maruta

17 CÂNCER GÁSTRICO AVANÇADO E LINFOMAS PRIMÁRIOS DE ESTÔMAGO E DUODENO 155
João Paulo de Souza Pontual ■ Ossamu Okazaki ■ Iatagan Rocha Josino

18 AFECÇÕES VASCULARES DO ESTÔMAGO E DUODENO 161
Cláudio L. Hashimoto ■ Marcella Salazar Sousa ■ Tulio Riguetti

19 ÚLCERA PÉPTICA GASTRODUODENAL....................... 167
Jairo Silva Alves ■ Débora Lucciola Coelho ■ Victor Lima de Matos
Bárbara de Oliveira Moreira ■ Frederico Fonseca Campos

20 ESTÔMAGO OPERADO.. 173
Renato Luz Carvalho ■ Luiz Henrique de Souza Fontes
Eli Kahan Foigel ■ Guilherme Augusto de Oliveira Schreiner

21 TUMORES ESTROMAIS E TUMORES BENIGNOS GÁSTRICOS ... 185
Matheus Cavalcante Franco ■ Thicianie Fauve Andrade Cavalcante

22 DOENÇAS INFECCIOSAS E PARASITÁRIAS EM ESTÔMAGO 190
Elisa Ryoka Baba ■ Richard Calanca
Roberta Cambrala Cunha Ferreira ■ Ricardo Hannum Resende

PARTE III
DUODENO

23 AVALIAÇÃO ENDOSCÓPICA DO DUODENO NORMAL: ANATOMIA, TÉCNICA DE EXAME E DESCRIÇÃO ENDOSCÓPICA . 215
Roberto Gardone Guimarães ■ Camila Marques Madureira
Fernando Antônio Castro Carvalho ■ Ludmila Resende Guedes
Nathália da Silva Braga ■ Pedro Henrique Ferreira Grossi

24 DUODENITES: DIAGNÓSTICOS DIFERENCIAIS E CONDUTA..... 218
José Dayrell de Lima Andrade ■ Elaine Jéssica Laranjeira Lima
Pedro Ivo Carmo Campos

25 LESÕES DUODENAIS BENIGNAS 228
Luiz Claudio Miranda da Rocha ■ Oscar A. Ayub Perez
Felipe Ferreira Pimentel

26 TUMORES NEUROENDÓCRINOS DUODENAIS: DIAGNÓSTICO E CONDUTA.. 235
Walton Albuquerque ■ Pedro Bothrel Nogueira
Bruna Santos Marianelli ■ Roberto Motta Pereira

27 DOENÇA CELÍACA E ATROFIAS VILOSITÁRIAS 240
Rodrigo Macedo Rosa

PARTE IV
INTESTINO DELGADO

28 ENTEROSCOPIA: EXAME NORMAL, TÉCNICAS E EQUIPAMENTOS.. 253
Afonso Paredes

29 CÁPSULA ENDOSCÓPICA 256
Thiago Festa Secchi ■ Paula Bechara Poletti ■ Artur Adolfo Parada

30 LESÕES VASCULARES... 263
Carlos Alberto Cappellanes

31 POLIPOSES E TUMORES DE INTESTINO DELGADO 268
Paula Bechara Poletti ■ Thiago Festa Secchi ■ Artur Adolfo Parada

32 TUMORES DO INTESTINO DELGADO 280
Carlos Saul

33 DOENÇAS INFLAMATÓRIAS E ATROFIAS.................. 295
Adriana Vaz Safatle-Ribeiro ■ Márcio Roberto Facanali Júnior

34 ANATOMIA CIRURGICAMENTE MODIFICADA E ACESSO ENDOSCÓPICO 303
Mauricio Kazuyoshi Minata ■ Rogério Kuga

PARTE V
VIA BILIAR E PÂNCREAS

35 ANATOMIA NORMAL (PAPILAS E DUCTOS)..................... 311
Ernesto Quaresma Mendonça ▪ Erika Pereira Macedo
Angelo Paulo Ferrari Junior

36 CÁLCULOS 321
César Augusto da Fonseca Lima Amorim ▪ Huang Ling Fang
Marcelo Soares Neves ▪ Monica Soldan

37 ESTENOSE BENIGNA BILIAR... 329
Silvia Mansur Reimão Seletti ▪ Fernanda Prata Martins

38 ESTENOSE MALIGNA BILIAR 336
Flávio Hayato Ejima ▪ Bruno Chaves Salomão
Lucas Santana Nova da Costa ▪ Hugo Gonçalo Guedes
Gustavo Werneck Ejima

39 ADENOMA E TUMORES PAPILARES 343
Rodrigo Roda Rodrigues da Silva ▪ Roberto Gardone Guimarães
Bárbara de Oliveira Moreira ▪ Frederico Fonseca Campos
Raphael Segato Vaz de Oliveira

40 ANOMALIAS DUCTAIS E CISTOS BILIOPANCREÁTICOS............ 349
Marcelo de Souza Cury ▪ Glauco Najas Sammarco
Matheus Menezes Gomes ▪ Giuseppe D'Ippolito ▪ Alexandre Tellian

41 FÍSTULAS BILIOPANCREÁTICAS 356
Alexandre Dias Pelosi ▪ Patricia Abrantes Luna

42 COLANGIOSCOPIA E PANCREATOSCOPIA 364
Fernanda Prata Martins

43 PANCREATITE CRÔNICA... 376
Renato Luz Carvalho ▪ Jose de Avila Fernandes
Adorisio Bonadiman ▪ Jose Francisco de Matos Farah

PARTE VI
CÓLON

**44 ANATOMIA ENDOSCÓPICA DO ÍLEO TERMINAL,
CÓLON E RETO 389**
Carlos Eduardo Oliveira dos Santos ▪ Ari Ben-Hur Stefani Leão
Cesar Vivian Lopes ▪ Daniele Malaman

45 DOENÇA DIVERTICULAR DO CÓLON 393
Julio Cesar Souza Lobo ▪ Elaine Tomita Hoffmann
Julio Cesar Amorim Lobo

46 LESÕES VASCULARES DO CÓLON 399
Edivaldo Fraga Moreira ▪ Patricia Coelho Fraga Moreira
Luiz Ronaldo Alberti ▪ Felipe Alves Retes ▪ Layce Alves da Cruz Teixeira

47 DOENÇAS INFLAMATÓRIAS INTESTINAIS 405
Cristina Flores

48 COLITES INFECCIOSAS.. 414
Carmen Ruth Manzione Nadal ▪ Sidney Roberto Nadal
José Luis Paccos

49 COLOPATIA ISQUÊMICA 420
Daniela Medeiros Milhomem Cardoso ▪ Maria Cristina Sartor

50 PÓLIPOS COLORRETAIS 426
Paulo Alberto Falco Pires Corrêa ▪ Jarbas Faraco M. Loureiro
Maurício Paulin Sorbello

51 LESÕES NÃO POLIPOIDES DE CÓLON 447
Luís Masúo Maruta ▪ Marcelo Averbach

52 ENDOSCOPIA NO CÂNCER COLORRETAL AVANÇADO 462
Maria Cristina Sartor ▪ Eduardo Aimoré Bonin ▪ Sthela Murad Regadas

53 AFECÇÕES ANORRETAIS... 472
Marcelo Averbach ▪ Oswaldo Wiliam Marques Jr
Fernando Lander Mota ▪ Pedro Averbach

PARTE VII
HEMORRAGIA DIGESTIVA

54 HEMORRAGIA DIGESTIVA ALTA NÃO VARICOSA 485
Eduardo Michells Oppitz ▪ Epifanio Silvino do Monte Junior
Gustavo de Oliveira Luz ▪ Marcos Eduardo Lera dos Santos
Mauricio Kazuyoshi Minata

55 HEMORRAGIA DIGESTIVA ALTA VARICOSA 494
Rafael Oliveira Ximenes ▪ Marília Novaes Ferreira ▪ Marco Aurélio D'Assunção

56 HEMORRAGIA DIGESTIVA MÉDIA................................... 502
Admar Borges da Costa Junior

57 HEMORRAGIA DIGESTIVA BAIXA.................................... 507
José Luiz Paccos ▪ Jarbas Faraco M. Loureiro

PARTE VIII
PROCEDIMENTOS TERAPÊUTICOS

58 HEMOSTASIAS ENDOSCÓPICAS 515
Joaquim Alves de Carvalho Junior ▪ Marco Antonio Ribeiro Camunha
Roberto Carlos Fraife Barreto

59 MUCOSECTOMIAS 525
Gustavo Rosa de Almeida Lima ▪ Luciano Lenz

60 DISSECÇÃO ENDOSCÓPICA DA SUBMUCOSA 540
Durval Pessotti Junior ▪ Regina Rie Imada

61 RETIRADA DE CORPOS ESTRANHOS.............................. 553
Paulo Fernando Souto Bittencourt ▪ Simone Diniz de Carvalho
Anna Carolina Gatto Polo Batista ▪ Aparecida Andrade Franciscani Peixoto

**62 TRATAMENTO POR MEIO DA TUNELIZAÇÃO
ENDOSCÓPICA SUBMUCOSA 562**
Antônio Carlos Coelho Conrado
João Guilherme Guerra de Andrade Lima Cabral ▪ Nara Luiza Abreu e Lima

63 ACESSOS NUTRICIONAIS.. 570
Felipe Alves Retes ▪ Débora Lucciola Coelho ▪ Victor Lima de Matos
Geraldo Henrique Gouvea de Miranda ▪ José Celso Cunha Guerra Pinto Coelho

**64 TRATAMENTO ENDOSCÓPICO DA OBESIDADE E
DOENÇA METABÓLICA 578**
Alberto Machado Neto ▪ Eduardo Guimarães Hourneaux de Moura

**65 TRATAMENTO ENDOSCÓPICO DAS COMPLICAÇÕES
DAS CIRURGIAS BARIÁTRICAS 599**
Galileu Ferreira Ayala Farias ▪ Eduardo Guimarães Hourneaux de Moura

66 DRENAGEM ENDOSCÓPICA DE PSEUDOCISTOS 615
Ermelindo Della Libera Jr ▪ Giovana Biasia de Sousa ▪ Frank Shigueo Nakao

**67 TRATAMENTO ENDOSCÓPICO DA PANCREATITE
AGUDA NECROSANTE 625**
José Celso Ardengh ▪ Juliana Silveira Lima de Castro
Juan Pablo Romáa Serrano

68 TRATAMENTO ENDOSCÓPICO DO ESÔFAGO DE BARRETT 631
Matheus Cavalcante Franco ▪ Thicianie Fauve Andrade Cavalcante

**69 DRENAGEM ECOGUIADA DAS VIAS BILIARES E
DA VIA PANCREÁTICA 635**
Gustavo Andrade de Paulo

70 ANASTOMOSES ECOGUIADAS...................................... 647
Fernando Pavinato Marson ▪ Frank Weilert

71 NEURÓLISE DO PLEXO CELÍACO 651
Rogério Colaiácovo ▪ Natan Kenji Watanabe

72 DILATAÇÕES ENDOSCÓPICAS 654
Joel Fernandez de Oliveira

73 ANATOMIA PATOLÓGICA DE INTERESSE AO ENDOSCOPISTA.... 660
Heinrich Seidler

ÍNDICE REMISSIVO... 677

MENU DE VÍDEOS

Vídeo	QR Code	Vídeo URL
Vídeo 2-1 Posicionamento do fio de Savary através da estenose e dilatação do esôfago. Autoria: Dr. Evandro Sá – HFI/MS.		https://www.thieme.de/de/q.htm?p=opn/cs/20/2/11220482-cd55b7ec
Vídeo 2-2 Estenose péptica de esôfago e grande hérnia hiatal. Em programa de dilatação de esôfago. A estenose não permite ultrapassagem do endoscópio para posicionamento seguro do fio-guia de Savary. O posicionamento às cegas do fio-guia através da estenose é possível, porém nos casos de estenoses irregulares e longas ou presença de hérnia hiatal grande pode ser difícil e tem maior risco de falso trajeto e perfuração na dilatação. A progressão de fios mais flexíveis, tais como fios-guia biliares mais calibrosos (0,35"), é mais fácil, além de sua ponta ser atraumática. Estes casos devem ser feitos, preferencialmente, guiados por radioscopia, pois permite maior segurança quanto ao posicionamento do fio. Autoria: Dra. Huang Ling Fang – HUCFF/UFRJ.		https://www.thieme.de/de/q.htm?p=opn/cs/20/2/11220483-791c0281
Vídeo 4-1 Cromoscopia digital com BLI (*Blue Laser Imaging*) e magnificação em EB com adenocarcinoma.		https://www.thieme.de/de/q.htm?p=opn/cs/20/2/11221219-371c8582
Vídeo 4-2 Ressecção mucosa endoscópica com ligadura elástica em EB com displasia de alto grau.		https://www.thieme.de/de/q.htm?p=opn/cs/20/2/11220484-17dd7a3d
Vídeo 4-3 Ressecção endoscópica de adenocarcinoma intramucoso em EB por dissecção endoscópica submucosa.		https://www.thieme.de/de/q.htm?p=opn/cs/20/2/11220485-596b2b0b
Vídeo 4-4 Ablação por radiofrequência de esôfago de Barrett longo (Praga C8M10) com displasia de baixo grau.		https://www.thieme.de/de/q.htm?p=opn/cs/20/2/11220486-3c8dd9d1
Vídeo 4-5 Ablação por radiofrequência de esôfago de Barrett longo (Praga C6M7) com displasia de alto grau.		https://www.thieme.de/de/q.htm?p=opn/cs/20/2/11220487-c67b6475

Vídeo	QR Code	Vídeo URL
Vídeo 5-1 Cromoscopia esofágica.		https://www.thieme.de/de/q.htm?p=opn/cs/20/2/11220488-8b42fb3d
Vídeo 5-2 Magnificação.		https://www.thieme.de/de/q.htm?p=opn/cs/20/2/11220489-883c8a8d
Vídeo 5-3 ESD modificado.		https://www.thieme.de/de/q.htm?p=opn/cs/20/2/11220490-23e95a82
Vídeo 5-4 PMAE esôfago.		https://www.thieme.de/de/q.htm?p=opn/cs/20/2/11220491-f9fbb4c7
Vídeo 6-1 EDA com lesão elevada, de coloração amarelada e consistência elástica, medindo cerca de 9 mm no esôfago distal. Ressecada através de mucosectomia por ligadura elástica, confirmando o diagnóstico de tumor de células granulares. Autoria: Dr. Alexandre Pelosi.		https://www.thieme.de/de/q.htm?p=opn/cs/20/2/11220492-514c884c
Vídeo 6-2 EDA mostra lesão pediculada e lobulada, com cerca de 100 mm, com inserção abaixo do esfíncter esofagiano superior e que se estende até o esôfago distal. A superfície mucosa é lisa junto ao pedículo e irregular no grande polo cefálico da lesão. A cromoscopia digital realizada, evidencia o padrão vascular submucoso da lesão. Realizada ressecção da lesão com alça diatérmica, após colocação de 2 hemoclipes no pedículo. Autoria: Dr. Evandro Sá e Dra. Andrea Queiroga – H. Federal de Ipanema		https://www.thieme.de/de/q.htm?p=opn/cs/20/2/11220493-4e0b23c8
Vídeo 6-3 EDA com abaulamento no esôfago médio, consistência amolecida. USE mostra formação anecoica, sem sinal de Doppler e com paredes bem definidas, ao nível dos brônquios-fonte. Deve tratar-se de cisto broncogênico ou de duplicação. Vídeo: Dr. João Nebel –HUCFF/UFRJ.		https://www.thieme.de/de/q.htm?p=opn/cs/20/2/11220494-d1503ba7
Vídeo 7-1 Varizes de pequeno e grosso calibre sem sinais da cor vermelha. Autoria: Dra. Huang Ling Fang – Serviço de Gastroenterologia – HUCFF/UFRJ.		https://www.thieme.de/de/q.htm?p=opn/cs/20/2/11220495-3d1a2826
Vídeo 7-2 Varizes de esôfago de grosso calibre com sinais da cor vermelha. Autoria: Dr. Eduardo Madeira – Serviço de Gastroenterologia – HUCFF/UFRJ.		https://www.thieme.de/de/q.htm?p=opn/cs/20/2/11220496-b9b97c26
Vídeo 7-3 Ligadura elástica em varizes de grosso calibre. Evolução com 7 e 30 dias. Autoria: Dr. Evandro Sá – Hospital Federal de Ipanema – MS.		https://www.thieme.de/de/q.htm?p=opn/cs/20/2/11220497-9159178f

Vídeo	QR Code	Vídeo URL
Vídeo 7-4 Varizes de esôfago erradicadas. Autoria: Dr. Eduardo Madeira – Serviço de Gastroenterologia – HUCFF/UFRJ.		https://www.thieme.de/de/q.htm?p=opn/cs/20/2/11220498-db3c2998
Vídeo 7-5 Hemorragia digestiva aguda por variz, com sangramento em jato. Tratamento com ligadura elástica. Autoria: Dr. Marcelo Neves.		https://www.thieme.de/de/q.htm?p=opn/cs/20/2/11220499-90f405d4
Vídeo 7-6 Hemorragia digestiva aguda por varizes esofagianas – identificação de estigma de sangramento varicoso agudo. Traduz fibrina aderida ao sítio de sangramento recente (sinal de *white nipple*). Autoria: Dr. Márcio Carvalho- Serviço de Gastroenterologia – HUCFF/UFRJ.		https://www.thieme.de/de/q.htm?p=opn/cs/20/2/11220500-8681ca3a
Vídeo 7-7 Tratamento do sangramento na hemorragia digestiva aguda por ligadura elástica. Autoria: Dr. Márcio Carvalho- Serviço de Gastroenterologia – HUCFF/UFRJ.		https://www.thieme.de/de/q.htm?p=opn/cs/20/2/11220501-bd5629a4
Vídeo 7-8 Esclerose de varizes esofagianas em sangramento agudo. Autoria: Dr. Evandro Sá – Hospital Federal de Ipanema – MS.		https://www.thieme.de/de/q.htm?p=opn/cs/20/2/11220502-d53bc0fe
Vídeo 8-1 Estenose actínica pós-dilatação.		https://www.thieme.de/de/q.htm?p=opn/cs/20/2/11220503-a396b0cd
Vídeo 8-2 Injuria aguda de ácido.		https://www.thieme.de/de/q.htm?p=opn/cs/20/2/11220504-c4f10212
Vídeo 8-3 Lesão aguda por soda cáustica.		https://www.thieme.de/de/q.htm?p=opn/cs/20/2/11220505-2b23096a
Vídeo 8-4 Dilatação esofágica com balão.		https://www.thieme.de/de/q.htm?p=opn/cs/20/2/11220506-ea74e6bc
Vídeo 9-1 Aspecto de traqueização do esôfago na esofagite eosinofílica – correspondem a áreas de fibrose com estenose da luz. O termo "felinização" tem sido aplicado neste achado, devido à semelhança com o esôfago dos felinos.		https://www.thieme.de/de/q.htm?p=opn/cs/20/2/11220507-77fde4db

Vídeo	QR Code	Vídeo URL
Vídeo 9-2 Esofagite eosinofílica – laceração da mucosa com a passagem do endoscópio, observada na sua retirada. Estenoses se estendem por todo o esôfago, também chamado de "esôfago de pequeno calibre", características de EE. A estenose longa pode passar despercebida na esofagografia, pois não existe uma transição abrupta na redução do calibre normal. O segmento estenosado pode não ser percebido pelo endoscopista, além de uma discreta a moderada resistência à progressão do endoscópio. A fragilidade da parede esofagiana deve-se ao estreitamento da luz e à redução da complacência causada pela fibrose subepitelial.		https://www.thieme.de/de/q.htm?p=opn/cs/20/2/11220508-a983bc66
Vídeo 9-3 Epidermólise bolhosa adquirida. Aspecto do esôfago na endoscopia digestiva alta.		https://www.thieme.de/de/q.htm?p=opn/cs/20/2/11220509-157348eb
Vídeo 9-4 Pênfigo – achados endoscópicos – lesões eritematosas, estrias longitudinais, erosões e ulcerações, até uma esofagite esfoliativa ou dissecante superficial, envolvendo predominantemente o terço superior do esôfago.		https://www.thieme.de/de/q.htm?p=opn/cs/20/2/11220510-62237c8b
Vídeo 9-5 Necrose esofagiana aguda (*black esophagus*) ou esofagite necrotizante aguda – imagem endoscópica clássica é o aspecto enegrecido da mucosa, circunferencial em esôfago, predominantemente distal, com interrupção na junção gastroesofagianas. Resulta de alterações isquêmicas decorrentes de complicações hemodinâmicas, com hipoperfusão, associado a maior fragilidade e redução da função reparadora da mucosa em pacientes graves e desnutridos. Favorece refluxo gastroesofagiano pela gastroparesia, comum nestes casos de disfunção de múltiplos órgãos, sepses, pós-operatórios, fenômenos tromboembólicos e malignidades.		https://www.thieme.de/de/q.htm?p=opn/cs/20/2/11220511-dac49fb1
Vídeo 10-1 Esofagite herpética. Imagens: Dr. Alexandre Pelosi.		https://www.thieme.de/de/q.htm?p=opn/cs/20/2/11220512-4f040a4c
Vídeo 10-2 Esofagite herpética. Autoria: Dr. Marcelo Neves.		https://www.thieme.de/de/q.htm?p=opn/cs/20/2/11220513-86f9bde2
Vídeo 10-3 HIV – úlcera – fístula esofagiana. Autoria: Dra. Laura Helman.		https://www.thieme.de/de/q.htm?p=opn/cs/20/2/11220514-6d25adec
Vídeo 11-1 Fístula traqueoesofágica congênita em H. 7 anos, com história de múltiplas pneumonias atribuídas a doença do refluxo gastroesofágico, refratária ao tratamento clínico. Fez endoscopia digestiva pré-operatória para fundoplicatura, onde na retirada do aparelho, após as biópsias de rotina, observou-se o orifício fistuloso com secreção no esôfago superior. A seguir foi realizada broncoscopia que confirmou a presença da fístula traqueoesofágica congênita. Autoria: Mariza Rodrigues de Faria.		https://www.thieme.de/de/q.htm?p=opn/cs/20/2/11220515-5ebfe617
Vídeo 11-2 Técnica de estenotomia em estenose de anastomose esofágica. Autoria: Paulo Bittencourt.		https://www.thieme.de/de/q.htm?p=opn/cs/20/2/11220516-87e1e862

Vídeo	QR Code	Vídeo URL
Vídeo 11-3 Ecoendoscopia de paciente com remanescente cartilaginoso no esôfago. Autoria: Paulo Bittencourt.		https://www.thieme.de/de/q.htm?p=opn/cs/20/2/11220517-527fa556
Vídeo 11-4 Endoscopia digestiva com perfuração de esôfago após dilatação com balão. Autoria: Paulo Bittencourt.		https://www.thieme.de/de/q.htm?p=opn/cs/20/2/11220518-a2895fc5
Vídeo 11-5 Paciente de 3 anos com pneumonia de repetição tosse e suspeita de DRGE. A endoscopia digestiva mostra formação diverticular no esôfago médio. A biópsia da mucosa no fundo do divertículo mostrou mucosa gástrica, fazendo o diagnóstico de duplicação esofágica congênita do tipo cística incompleta. Autoria: Mariza Rodrigues de Faria.		https://www.thieme.de/de/q.htm?p=opn/cs/20/2/11220519-15425c7f
Vídeo 12-1 Diverticulotomia endoscópica sem o diverticuloscópio.		https://www.thieme.de/de/q.htm?p=opn/cs/20/2/11220520-626ad194
Vídeo 12-2 Aspecto endoscópico dos divertículos intramurais.		https://www.thieme.de/de/q.htm?p=opn/cs/20/2/11220521-6a2443be
Vídeo 13-1 Anastomose esofagogástrica normal.		https://www.thieme.de/de/q.htm?p=opn/cs/20/2/11220522-3d18935b
Vídeo 13-2 Anastomose faringoesofagiana. Autoria: Dr. Alexandre Pelosi – INCA		https://www.thieme.de/de/q.htm?p=opn/cs/20/2/11221220-6850a3a6
Vídeo 13-3 Prótese fonatória. Autoria: Dr. Alexandre Pelosi – INCA		https://www.thieme.de/de/q.htm?p=opn/cs/20/2/11221221-126a7e7d
Vídeo 13-4 Dilatação com balão de estenose de anastomose esofagocolônica.		https://www.thieme.de/de/q.htm?p=opn/cs/20/2/11220523-e4bc76b6
Vídeo 13-5 Dilatação com balão de estenose esofagogástrica.		https://www.thieme.de/de/q.htm?p=opn/cs/20/2/11220524-92e654be
Vídeo 13-6 Efeitos pós-dilatação com vela de estenose esofagiana.		https://www.thieme.de/de/q.htm?p=opn/cs/20/2/11221199-c808e24b

Vídeo	QR Code	Vídeo URL
Vídeo 13-7 Infusão de triancinolona.		https://www.thieme.de/de/q.htm?p=opn/cs/20/2/11220525-d6fe798f
Vídeo 13-8 Deiscência de anastomose esofagojejunal.		https://www.thieme.de/de/q.htm?p=opn/cs/20/2/11220526-91040c89
Vídeo 13-9 Fixação externa de prótese esofagiana. Técnica anti-migratória de Shim. Autoria: Dra. Cláudia Zitron – AC Camargo.		https://www.thieme.de/de/q.htm?p=opn/cs/20/2/11220527-2ade3c50
Vídeo 13-10 Tratamento com EVAC.		https://www.thieme.de/de/q.htm?p=opn/cs/20/2/11221200-42ccef72
Vídeo 13-11 Tratamento com EVAC.		https://www.thieme.de/de/q.htm?p=opn/cs/20/2/11221211-6b12e159
Vídeo 13-12 Tratamento com EVAC.		https://www.thieme.de/de/q.htm?p=opn/cs/20/2/11221212-f732ed7f
Vídeo 13-13 Tratamento com EVAC.		https://www.thieme.de/de/q.htm?p=opn/cs/20/2/11221213-a7766db1
Vídeo 13-14 Tratamento com EVAC.		https://www.thieme.de/de/q.htm?p=opn/cs/20/2/11221214-dd7e5093
Vídeo 18-1 H.N.T., feminino, 64 anos. Internada para avaliação por anemia ferropriva intensa, com melena e enterorragia. Antecedente de hipertensão arterial sistêmica, DM, esteatohepatite não alcoólica.		https://www.thieme.de/de/q.htm?p=opn/cs/20/2/11221215-55d7cf86
Vídeo 18-2 D.C., feminino, 53 anos. Avaliação por hematêmese e hipotensão. Em tratamento para HAS. Nega uso de AINE. Endoscopia digestiva alta demonstra lesão tipo 2b (lesão de Dieulafoy), protusão vermelha pulsátil, sem dilatação venosa ao redor, com sangramento ativo pulsátil em pequena curvatura de corpo proximal/médio (Centro de Diagnóstico em Gastroenterologia, HC-FMUSP).		https://www.thieme.de/de/q.htm?p=opn/cs/20/2/11220528-0b365ed5
Vídeo 18-3 Tratamento endoscópico com injeção de solução milesimal de adrenalina e aplicação de clipe.		https://www.thieme.de/de/q.htm?p=opn/cs/20/2/11220529-4f6556c7

MENU DE VÍDEOS

Vídeo	QR Code	Vídeo URL
Vídeo 22-1 Paciente masculino, 49 anos, com queixa de epigastralgia, náusea e vômitos. Emagrecimento de 8 kg em 9 meses. À EDA foi identificada lesão ulceroinfiltrativa estenosante sugestiva de Borrmann II, com invasão do bulbo. O anatomopatológico resultou processo inflamatório crônico granulomatoso, com intensa plasmocitose. Exame sorológico foi positivo para sífilis. Após antibioticoterapia, houve melhora do aspecto endoscópico e da sintomatologia.		https://www.thieme.de/de/q.htm?p=opn/cs/20/2/11220530-22657605
Vídeo 22-2 Paciente masculino de 23 anos, com anorexia, vômitos pós-prandiais, epigastralgia e melena. Emagrecimento de 11 kg em 9 meses. Foi diagnosticado sífilis secundária após exames laboratoriais.		https://www.thieme.de/de/q.htm?p=opn/cs/20/2/11220531-8a14044e
Vídeo 22-3 Aspecto endoscópico de infecção gástrica por *Anisakis* sp. e sua remoção com pinça de biópsia. (Vídeo gentilmente cedido pelo Dr. Shigeharu Kato, Japão.)		https://www.thieme.de/de/q.htm?p=opn/cs/20/2/11220532-8cfc6bcf
Vídeo 22-4 Paciente masculino, 27 anos, sorologia positiva para HIV há 8 anos. Evolui há 4 meses com epigastralgia, adenopatia, tosse, sudorese noturna e emagrecimento de 10 kg. Feito diagnóstico endoscópico de sarcoma de Kaposi.		https://www.thieme.de/de/q.htm?p=opn/cs/20/2/11220533-e9c02a36
Vídeo 26-1 Eco-TNE de acometimento ampular.		https://www.thieme.de/de/q.htm?p=opn/cs/20/2/11220534-0b2c9e3a
Vídeo 26-2 Papilectomia de TNE com acometimento ampular.		https://www.thieme.de/de/q.htm?p=opn/cs/20/2/11220535-9b6cabf8
Vídeo 26-3 Inserção de prótese pós-ressecção de TNE ampular.		https://www.thieme.de/de/q.htm?p=opn/cs/20/2/11220536-46df9247
Vídeo 26-4 Exame de controle pós-papilectomia de TNE ampular.		https://www.thieme.de/de/q.htm?p=opn/cs/20/2/11220537-3ac6186c
Vídeo 26-5 Mucosectomia assistida por ligadura de TNEs-D múltiplos complicada com perfuração duodenal.		https://www.thieme.de/de/q.htm?p=opn/cs/20/2/11220538-c11543dd
Vídeo 26-6 Ressecação endoscópica de TNE duodenal por mucosectomia com ligadura, ecoendoscopia e exame de controle.		https://www.thieme.de/de/q.htm?p=opn/cs/20/2/11220539-636afd9d

MENU DE VÍDEOS

Vídeo	QR Code	Vídeo URL
Vídeo 28-1 Enteroscopia com balão único.		https://www.thieme.de/de/q.htm?p=opn/cs/20/2/11220540-7d99f705
Vídeo 28-2 Enteroscopia com duplo balão.		https://www.thieme.de/de/q.htm?p=opn/cs/20/2/11220541-498b17ff
Vídeo 28-3 Enteroscopia com espiral.		https://www.thieme.de/de/q.htm?p=opn/cs/20/2/11220542-3e6f9739
Vídeo 30-1 Angioectasias APC.		https://www.thieme.de/de/q.htm?p=opn/cs/20/2/11220543-4f638682
Vídeo 30-2 Enteroscopia com duplo balão.		https://www.thieme.de/de/q.htm?p=opn/cs/20/2/11220544-65e52ebf
Vídeo 32-1 *Ascaris lumbricoides*.		https://www.thieme.de/de/q.htm?p=opn/cs/20/2/11220545-a24d5d1b
Vídeo 32-2 Doença de Whipple 1.		https://www.thieme.de/de/q.htm?p=opn/cs/20/2/11221216-aa4c23a2
Vídeo 32-3 Doença de Whipple 2.		https://www.thieme.de/de/q.htm?p=opn/cs/20/2/11221217-2eb68528
Vídeo 32-4 *Dyphilobotrium*.		https://www.thieme.de/de/q.htm?p=opn/cs/20/2/11220546-830edcfa
Vídeo 32-5 *Enterobius vermicularis*.		https://www.thieme.de/de/q.htm?p=opn/cs/20/2/11220547-e7fb0308
Vídeo 32-6 Tênia (p-cápsula).		https://www.thieme.de/de/q.htm?p=opn/cs/20/2/11220548-f0c3c82b

MENU DE VÍDEOS

Vídeo	QR Code	Vídeo URL
Vídeo 32-7 *Trichiuris trichiura*.		https://www.thieme.de/de/q.htm?p=opn/cs/20/2/11220549-4945e3f7
Vídeo 33-1 Paciente com doença de Crohn: úlceras jejunais e estenose anelar causando dilatação à montante.		https://www.thieme.de/de/q.htm?p=opn/cs/20/2/11220550-170e85ac
Vídeo 33-2 Paciente com doença de Crohn: úlceras jejunais e estenose.		https://www.thieme.de/de/q.htm?p=opn/cs/20/2/11220551-4072f26d
Vídeo 33-3 Paciente com doença de Crohn: úlceras e estenose de íleo observadas em enteroscopia via retrógrada.		https://www.thieme.de/de/q.htm?p=opn/cs/20/2/11220552-a0e3c0ff
Vídeo 33-4 Paciente com doença de Crohn: estenose jejunal segmentar longa, cujo paciente foi enviado para tratamento cirúrgico.		https://www.thieme.de/de/q.htm?p=opn/cs/20/2/11220553-e8f42c03
Vídeo 33-5 Paciente com doença de Crohn: retrações cicatriciais em jejuno proximal e úlceras em jejuno distal.		https://www.thieme.de/de/q.htm?p=opn/cs/20/2/11220554-ca269380
Vídeo 33-6 Paciente com doença de Crohn: extensa úlcera jejunal recoberta por fibrina.		https://www.thieme.de/de/q.htm?p=opn/cs/20/2/11220555-d0e521da
Vídeo 33-7 Paciente com doença de Crohn: dilatação com balão de estenose ileal através de enteroscopia via retrógrada		https://www.thieme.de/de/q.htm?p=opn/cs/20/2/11220556-649fa5e1
Vídeo 33-8 Paciente com doença celíaca: duas sequências de cápsula endoscópica demonstrando aspecto serrilhado em jejuno. (Cedidos gentilmente pelo Dr. Thiago Sechi.)		https://www.thieme.de/de/q.htm?p=opn/cs/20/2/11220557-18267b74
Vídeo 33-9 Paciente com doença celíaca: duas sequências de cápsula endoscópica demonstrando aspecto serrilhado em jejuno. (Cedidos gentilmente pelo Dr. Thiago Sechi.)		https://www.thieme.de/de/q.htm?p=opn/cs/20/2/11220558-47f55f32
Vídeo 33-10 Paciente com doença celíaca: enteroscopia de duplo balão evidenciando o aspecto serrilhado do duodeno e jejuno.		https://www.thieme.de/de/q.htm?p=opn/cs/20/2/11220559-caf66aa4

MENU DE VÍDEOS

Vídeo	QR Code	Vídeo URL
Vídeo 33-11 Paciente com doença celíaca: imagem de lesão ulcerada e infiltrativa de quarta porção duodenal com fístula para o cólon, cujo exame anatomopatológico da biópsia foi de linfoma T enteropático.		https://www.thieme.de/de/q.htm?p=opn/cs/20/2/11220560-3fdbd3e4
Vídeo 39-1 Papilectomia endoscópica em adenoma de papila duodenal maior.		https://www.thieme.de/de/q.htm?p=opn/cs/20/2/11220561-c24a8241
Vídeo 42-1 Colangioscopia realizada para avaliação de estenose biliar no hepatocolédoco. A visão direta da via biliar identificou a presença de uma lesão na mucosa ductal, de aspecto papilífero, sugestiva de neoplasia. A biópsia realizada com pinça (SpyBite™) confirmou a presença de células atípicas e o diagnóstico final foi de adenocarcinoma de pâncreas.		https://www.thieme.de/de/q.htm?p=opn/cs/20/2/11220562-5a8ee36e
Vídeo 42-2 A colangioscopia direta constatou a presença de um cálculo biliar impactado no orifício do ducto cístico, confirmando o diagnóstico de síndrome de Mirizzi. Com o auxílio da colangioscopia foi possível a realização da litotripsia à *laser*, seguida da remoção completa dos fragmentos do cálculo com balão extrator.		https://www.thieme.de/de/q.htm?p=opn/cs/20/2/11220563-801013b8
Vídeo 42-3 CPRE realizada em paciente pós-transplante hepático, mostrou estenose anastomótica grave da anastomose biliar, não sendo possível a passagem do fio-guia orientado pela fluoroscopia. A colangioscopia destacou a presença de uma estenose puntiforme, de aspecto cicatricial, com convergência de pregas. A seguir, a passagem do fio-guia foi possível sob visão colangioscópica direta, possibilitando a terapêutica endoscópica da estenose biliar.		https://www.thieme.de/de/q.htm?p=opn/cs/20/2/11220564-dbe1d626
Vídeo 42-4 CPRE em paciente pós-transplante hepático revela anastomose biliar patente, com dilatação importante na região do hilo hepático, além de inúmeras falhas de enchimento em seu interior, sugerindo *Cast Syndrome*. A colangioscopia comprovou a presença de grande quantidade de material descamativo na região da dilatação da via biliar confirmando a suspeita diagnóstica. Distalmente à área de descamação do epitélio biliar, a mucosa da via biliar apresenta-se esbranquiçada com fina rede capilares de pequeno calibre, porém não há estenose da anastomose biliar.		https://www.thieme.de/de/q.htm?p=opn/cs/20/2/11220565-2c668201
Vídeo 42-5 Pancreatoscopia realizada em paciente portador de pancreatite crônica revelou diversos aspectos característicos da doença, dentre eles: mucosa ductal brancacenta e áspera em algumas porções do ducto, eritematosa e friável em outras, com suco pancreático turvo e presença de cálculo brancacentos. Os cálculos pancreáticos foram removidos com auxílio de balão extrator e a pancreatoscopia realizada ao término do procedimento mostra a mucosa friável, com alguns capilares finos, porém já sem imagens de cálculos.		https://www.thieme.de/de/q.htm?p=opn/cs/20/2/11220566-997e9276
Vídeo 48-1 NIA curto.		https://www.thieme.de/de/q.htm?p=opn/cs/20/2/11220567-480b27fe
Vídeo 50-1 Pólipo pediculado do cólon sigmoide.		https://www.thieme.de/de/q.htm?p=opn/cs/20/2/11220568-36978d4d

Vídeo	QR Code	Vídeo URL
Vídeo 50-2 Pólipo séssil com câncer.		https://www.thieme.de/de/q.htm?p=opn/cs/20/2/11220569-39f5dae7
Vídeo 54-1 Ligadura elástica para hemostasia de lesão de Dieulafoy em parede anterior de bulbo duodenal.		https://www.thieme.de/de/q.htm?p=opn/cs/20/2/11220570-78e224f6
Vídeo 54-2 Coagulação com plasma de argônio para tratamento de lesões vasculares planas em estômago e duodeno.		https://www.thieme.de/de/q.htm?p=opn/cs/20/2/11220571-62eb3c80
Vídeo 54-3 Eletrocoagulação com alça diatérmica para tratamento de úlcera Forrest IIb.		https://www.thieme.de/de/q.htm?p=opn/cs/20/2/11220572-8118d639
Vídeo 54-4 Terapia endoscópica com *hemospray*, injeção endoscópica e clipes metálicos para úlcera bulbar extensa.		https://www.thieme.de/de/q.htm?p=opn/cs/20/2/11220573-023b5661
Vídeo 55-1 Ligadura elástica de varizes esofágicas.		https://www.thieme.de/de/q.htm?p=opn/cs/20/2/11220574-9eb8955b
Vídeo 55-2 Injeção de cianoacrilato em varizes de fundo gástrico.		https://www.thieme.de/de/q.htm?p=opn/cs/20/2/11220575-a2bd6174
Vídeo 57-1 HDB adrenalina: óstio diverticular apresenta um coágulo aderido a sua superfície com discreto sangramento em porejamento. Realizada a remoção do coágulo, em seguida, injeção de solução milesimal de adrenalina (1:20.000) e tatuagem endoscópica com tinta da china a 0,5%.		https://www.thieme.de/de/q.htm?p=opn/cs/20/2/11220576-cff3d897
Vídeo 57-2 HDB clipe: óstio diverticular com coágulo aderido a sua superfície sem sangramento ativo, após remoção do coágulo este apresenta sangramento ativo sendo instilada solução milesimal de adrenalina (1:20.000) no fundo do óstio sem exposição da agulha. Observa-se parada temporária do sangramento e neste momento injetamos pequena quantidade da mesma solução milesimal na camada muscular sem deformar o óstio. Com a parada do sangramento, identificamos o vaso roto no seu interior e aplicamos dois hemoclipes sobre o vaso e a parede lateral do óstio, finalizando o procedimento.		https://www.thieme.de/de/q.htm?p=opn/cs/20/2/11220577-2f7c92f9
Vídeo 59-1 Etapas da técnica da mucosectomia convencional.		https://www.thieme.de/de/q.htm?p=opn/cs/20/2/11220578-bf2e143d

Vídeo	QR Code	Vídeo URL
Vídeo 59-2 Ressecção sob imersão d'água – passo a passo.		https://www.thieme.de/de/q.htm?p=opn/cs/20/2/11220579-c5b38a3f
Vídeo 59-3 Ressecção sob imersão d'água – passo a passo.		https://www.thieme.de/de/q.htm?p=opn/cs/20/2/11220580-15d7a1b0
Vídeo 60-1 ESD em extensa LST mista de reto baixo. Adenoma tubuloviloso com displasia de alto grau.		https://www.thieme.de/de/q.htm?p=opn/cs/20/2/11221218-4c719555
Vídeo 60-2 ESD em lesão (IIa+c) de *incisura angularis*. Adenocarcinoma bem diferenciado e restrito a mucosa.		https://www.thieme.de/de/q.htm?p=opn/cs/20/2/11220581-b964eeaa
Vídeo 61-1 Lesão esofágica após ingestão de bateria.		https://www.thieme.de/de/q.htm?p=opn/cs/20/2/11222944-ef19585b
Vídeo 61-2 Retirada de corpo estranho pontiagudo (palito) em duodeno.		https://www.thieme.de/de/q.htm?p=opn/cs/20/2/11222942-dfc641da
Vídeo 61-3 Retirada de corpo estranho pontiagudo (espinha de peixe) em duodeno.		https://www.thieme.de/de/q.htm?p=opn/cs/20/2/11222943-aaf6d480
Vídeo 61-4 Retirada de corpo estranho pontiagudo em ceco.		https://www.thieme.de/de/q.htm?p=opn/cs/20/2/11280336-4081cdcc
Vídeo 61-5 Retirada de corpo estranho pontiagudo (alfinete de fralda) em esôfago.		https://www.thieme.de/de/q.htm?p=opn/cs/20/2/11219610-44e5f67b
Vídeo 61-6 Retirada de corpo estranho pontiagudo (prego) do esôfago.		https://www.thieme.de/de/q.htm?p=opn/cs/20/2/11220461-1a35bec4
Vídeo 61-7 Retirada de corpo estranho metálico (imã) do esôfago.		https://www.thieme.de/de/q.htm?p=opn/cs/20/2/11220462-ea8f8cd4

MENU DE VÍDEOS

Vídeo	QR Code	Vídeo URL
Vídeo 61-8 Retirada de corpo estranho (bolo alimentar) do esôfago.		https://www.thieme.de/de/q.htm?p=opn/cs/20/2/11220463-8d1ff88d
Vídeo 61-9 Corpo estranho (tricobezoar) gástrico.		https://www.thieme.de/de/q.htm?p=opn/cs/20/2/11220464-d0f19325
Vídeo 66-1 Drenagem de pseudocisto por ecoendoscopia com protese plástica.		https://www.thieme.de/de/q.htm?p=opn/cs/20/2/11220465-ee6add75
Vídeo 66-2 Drenagem endoscópica de pseudocisto com visão direta sem a ecoendoscopia com prótese plástica.		https://www.thieme.de/de/q.htm?p=opn/cs/20/2/11220466-663b6579
Vídeo 66-3 Drenagem de pseudocisto por ecoendoscopia com prótese metálica autoexpansível tipo LAMS.		https://www.thieme.de/de/q.htm?p=opn/cs/20/2/11220467-9ab5b89f
Vídeo 67-1 Imagens tomográficas de um PP de grandes proporções, que geralmente se desenvolve adjacente ao pâncreas e nesse caso comprime o estômago. Trata-se de uma área hipodensa, homogênea e preenchida por líquido sem detritos sólidos.		https://www.thieme.de/de/q.htm?p=opn/cs/20/2/11220468-60456028
Vídeo 67-2 Imagens ecoendoscópicas do caso anterior. Trata-se de uma área anecoica, homogênea e preenchida por grande quantidade de líquido sem detritos sólidos no seu interior.		https://www.thieme.de/de/q.htm?p=opn/cs/20/2/11220469-f93c6e0c
Vídeo 67-3 Vídeo que avalia os aspectos técnicos da NED convencional com o uso de prótese plástica tipo *pig tail* para a manutenção da fístula gastrocística.		https://www.thieme.de/de/q.htm?p=opn/cs/20/2/11220470-5eaae576
Vídeo 67-4. NED guiada pela USE com a utilização da Hot AXIOS e auxílio de fluoroscopia.		https://www.thieme.de/de/q.htm?p=opn/cs/20/2/11220471-a788f66c
Vídeo 67-5 NED guiada pela USE com a utilização da Hot AXIOS sem o auxílio da fluoroscopia, dilatação do lúmen da prótese e inserção de prótese tipo *pigtail* após a inspeção da cavidade.		https://www.thieme.de/de/q.htm?p=opn/cs/20/2/11220472-e5fbb906
Vídeo 68-1 Procedimento de ablação circunferencial com radiofrequência do esôfago de Barrett.		https://www.thieme.de/de/q.htm?p=opn/cs/20/2/11220473-8efe113f

Vídeo	QR Code	Vídeo URL
Vídeo 68-2 Procedimento de ablação focal com radiofrequência do esôfago de Barrett.		https://www.thieme.de/de/q.htm?p=opn/cs/20/2/11220474-67aed1b4
Vídeo 69-1 Coledocoduodenostomia.		https://www.thieme.de/de/q.htm?p=opn/cs/20/2/11220475-26faa6b0
Vídeo 69-2 Drenagem hepatogástrica.		https://www.thieme.de/de/q.htm?p=opn/cs/20/2/11220476-a0b13476
Vídeo 70-1 Coledocoduodenostomia ecoguiada com uso de fio-guia.		https://www.thieme.de/de/q.htm?p=opn/cs/20/2/11220477-7270e7d9
Vídeo 70-2 Drenagem ecoguiada da vesícula biliar (coledododuodenostomia não factível devido a presença de vasos interponentes).		https://www.thieme.de/de/q.htm?p=opn/cs/20/2/11220480-e9205e90
Vídeo 70-3 Litotripsia hidroeletro-hidráulica intravesicular biliar transprótese LAMS em anastomose colecistoduodenal ecoguiada.		https://www.thieme.de/de/q.htm?p=opn/cs/20/2/11220478-00d7441f
Vídeo 70-4 Remoção de cálculos biliares intravesiculares transanatomose colecistoduodenal ecoguiada após retirada de LAMS.		https://www.thieme.de/de/q.htm?p=opn/cs/20/2/11220479-37da6b62
Vídeo 71-1 Neurólise ecoguiada do plexo celíaco.		https://www.thieme.de/de/q.htm?p=opn/cs/20/2/11220481-c9648484

Parte I ESÔFAGO

ESÔFAGO – ASPECTO NORMAL

CAPÍTULO 1

César Augusto da Fonseca Lima Amorim ▪ Camila Andrade Marinho Farias
Marcio de Carvalho Costa ▪ Paula Novais Zdanowski

INTRODUÇÃO

Previamente ao exame endoscópico, a boca e a faringe devem ser avaliadas quanto à presença de alterações anatômicas decorrentes de processos inflamatórios, tumores, deformidades congênitas ou agudas infecciosas.[1] Após isso, o exame endoscópico inicia-se tradicionalmente com o paciente sedado em decúbito lateral esquerdo (Fig. 1-1) ou, em algumas situações, em decúbito dorsal. A determinação da localização das paredes do órgão tem relação com o posicionamento inicial.

O endoscópio é introduzido sobre a base da língua (Fig. 1-2a), visualizando-se também a úvula e o palato. A seguir, notam-se a hipofaringe sob visualização direta (Fig. 1-2b) e, então, a porção proximal da epiglote (Figs. 1-2c, d). Com a progressão do aparelho, observam-se a laringe com as cordas vocais, as cartilagens aritenoides e os seios piriformes (Figs. 1-3 e 1-4). Posicionando o aparelho em um dos seios piriformes, é possível pedir ao paciente que faça o movimento de deglutição, escorregando de forma delicada o aparelho em direção ao esôfago. Outra opção, especialmente quando houver sedação moderada ou profunda, é progredir lentamente o aparelho com movimento de rotação contrária ao lado do seio piriforme escolhido. Cuidado especial deve ser tomado naqueles casos acidentais nos quais a intubação do esôfago é tentada em linha reta, e não lateralmente, onde se localizam os seios piriformes. Nessa situação, há maior chance de intubação da traqueia e laceração da mucosa do revestimento do seio.[3,4]

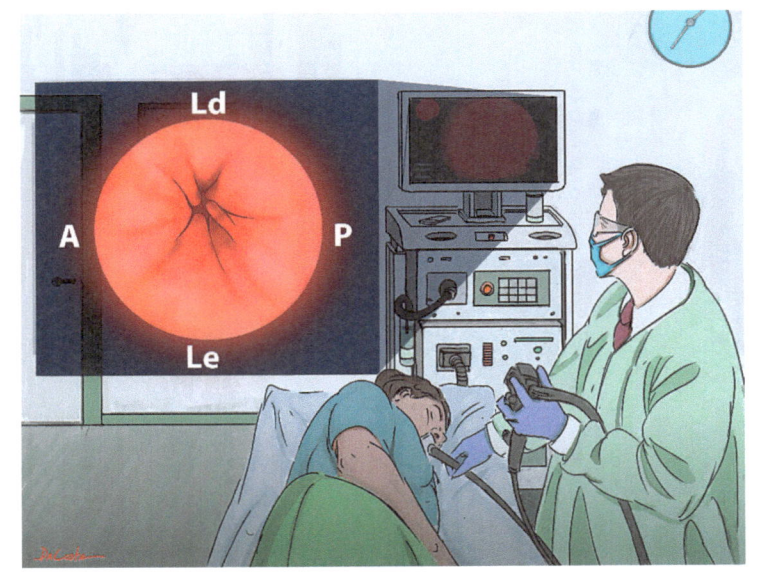

Fig. 1-1. Posicionamento do paciente para o exame e a orientação das paredes do esôfago em relação ao paciente em decúbito lateral esquerdo. A: anterior; P: posterior; Ld: lateral direita; Le: lateral esquerda. (Ilustração: Carlos Augusto Costa.)

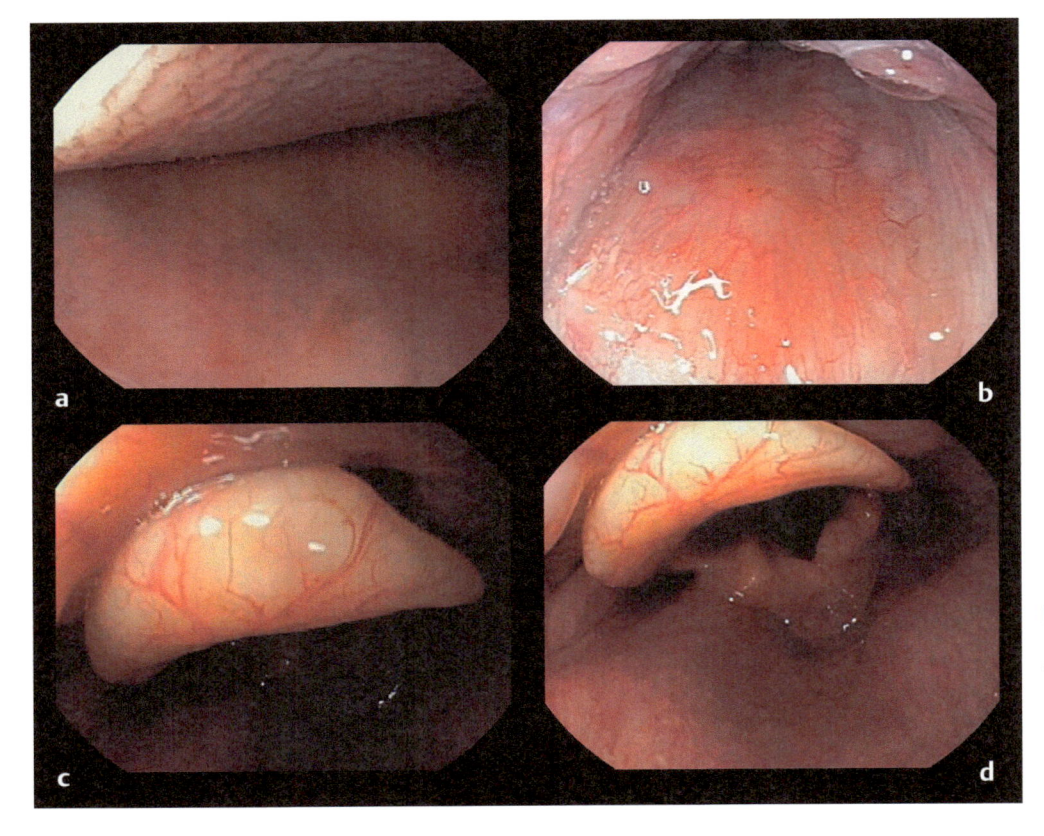

Fig. 1-2. Sequências de imagens durante a passagem do endoscópio pela boca. (**a**) Língua no campo visual superior e palato no inferior. (**b**) Visão da parede posterior da hipofaringe, com base da língua no canto superior (12 horas). (**c**) Visão da parede posterior da hipofaringe, com extremidade cranial da epiglote no campo superior. (**d**) Laringe.

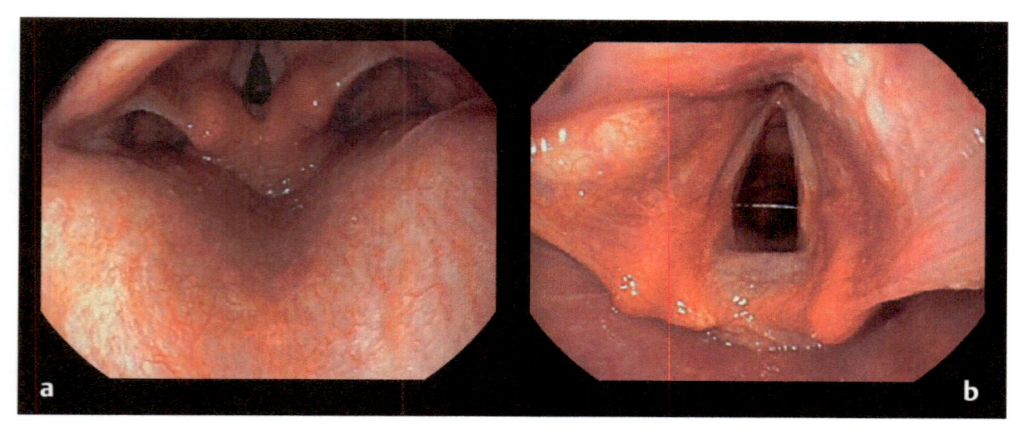

Fig. 1-3. (a, b) Aspectos normais da laringe.

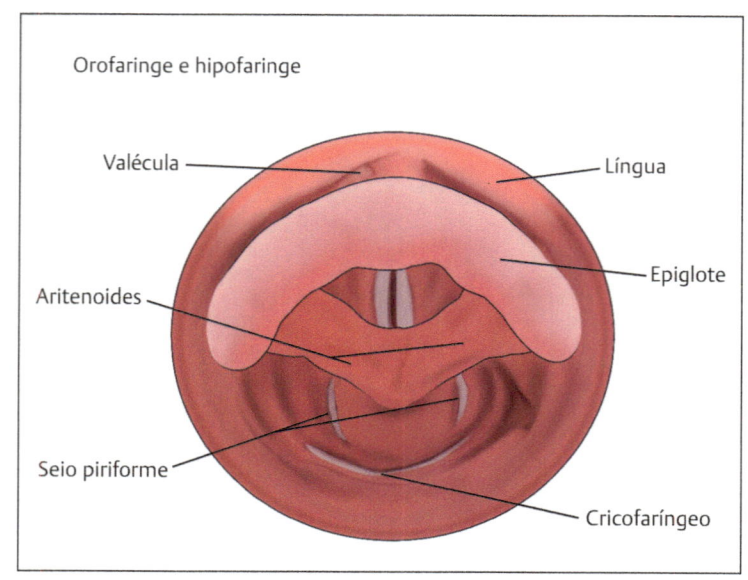

Fig. 1-4. Esquema com identificação das estruturas principais da laringe. (Ilustração: Carlos Augusto Costa.)

ESÔFAGO NORMAL

O esôfago tem cerca de 20-25 cm de extensão. Começa a cerca de 14-16 cm da arcada dentária superior (ADS) com o esfíncter esofagiano superior (EES), na altura do músculo cricofaríngeo, e termina a cerca de 38-41 cm da ADS, ao nível da cárdia. O esôfago faz relação anatômica com outros órgãos (Fig. 1-5a), que, uma vez apresentando alterações patológicas, podem repercutir na apresentação estrutural do próprio esôfago – como no caso de compressões extrínsecas (Fig. 1-5b).

O EES indica o início do órgão, região bastante estreita, determinando a primeira constrição esofágica, localizada na quinta ou sexta vértebra cervical. É uma região de alta pressão, com cerca de 2 a 4 cm de extensão, o que por vezes dificulta a intubação endoscópica. No movimento de deglutição habitual, essa pressão diminui, e a passagem é facilitada. Quando fechado, o EES apresenta-se como uma constrição envolta por pregas orientadas longitudinalmente (Fig. 1-6). Por outro lado, quando aberto, mostra-se com mucosa rósea e lisa, sendo ainda possível visualizar fina trama vascular (Figs. 1-6a, b).

O esôfago pode ser dividido em regiões: cervical, torácico superior, médio e inferior. O esôfago cervical inicia-se ao nível do EES e termina aproximadamente aos 20 cm da ADS, na altura do manúbrio esternal, com cerca de 5-6 cm de extensão. Essa é uma região em que o lúmen apresenta-se arredondado e simétrico (Fig. 1-7). A seguir, encontra-se o esôfago torácico (Fig. 1-8). Aos 23 cm da ADS, nota-se a segunda constrição, determinada pelo contato do arco aórtico com a parede lateral esquerda do órgão. A carina, apesar de não determinar impressão visível no órgão, é a marca do fim do esôfago torácico superior – localizada a cerca de 25 cm da ADS. Logo após, a cerca de 1-3 cm abaixo, destaca-se a terceira constrição – na parede anterior, causada pelo brônquio fonte esquerdo. De 30-35 cm da ADS, verifica-se a transmissão dos ba-

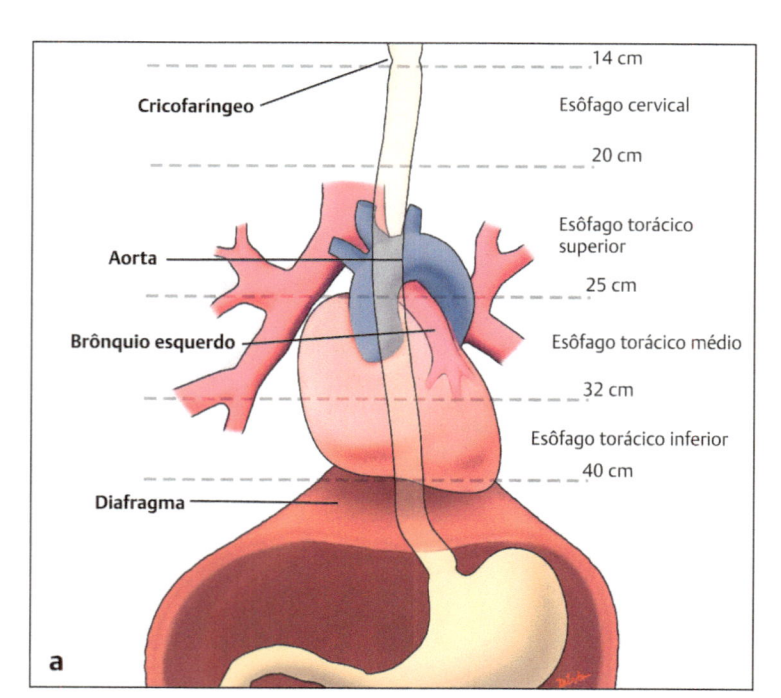

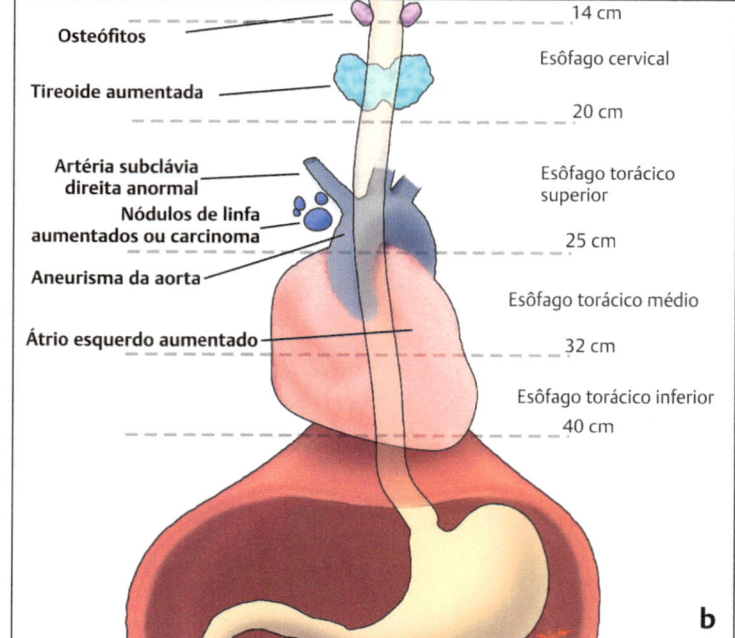

Fig. 1-5. (a, b) Divisão didática do órgão e relações anatômicas com outros órgãos de forma habitual e na presença de doenças em órgãos adjacentes. (Ilustração: Carlos Augusto Costa.)

CAPÍTULO 1 ■ ESÔFAGO – ASPECTO NORMAL

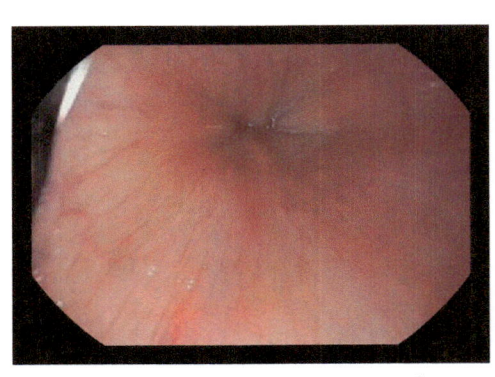

Fig. 1-6. Músculo cricofaríngeo age como esfíncter – limitando campo de visão inicialmente.

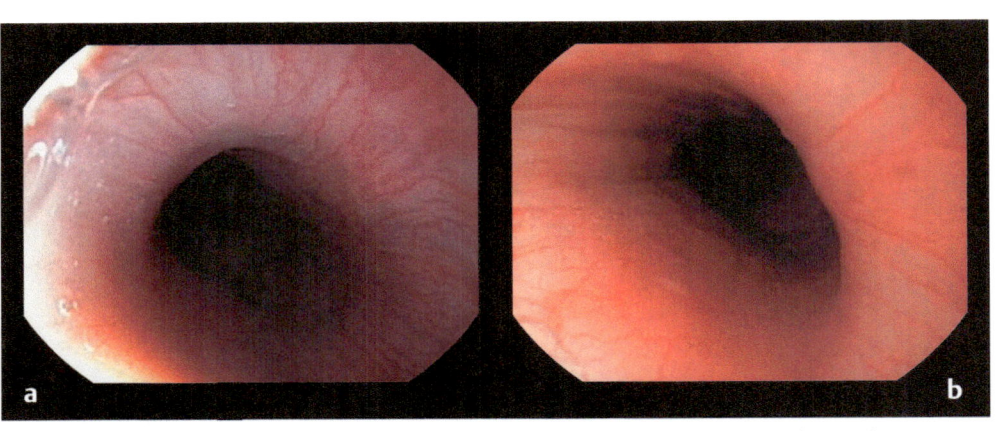

Fig. 1-7. (**a**, **b**) Imagens endoscópicas da região do cricofaríngeo com fina trama vascular em direção ao esôfago.

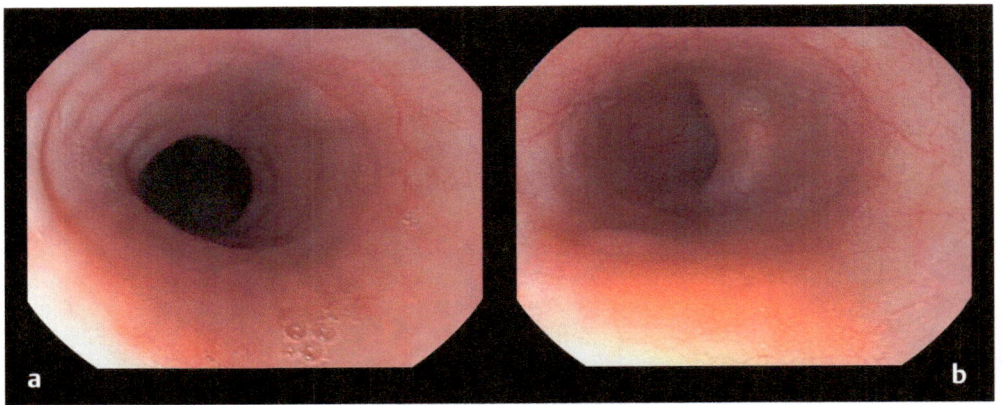

Fig. 1-8. (**a**, **b**) O esôfago torácico é um órgão tubular e arredondado com mucosa rósea e vasos subepiteliais visíveis.

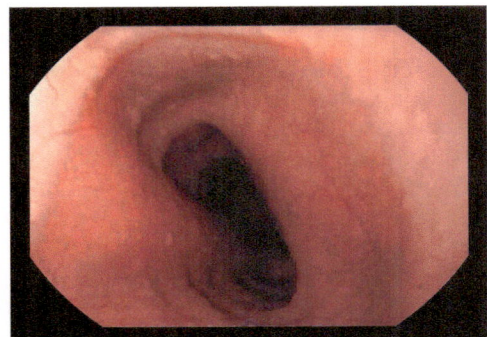

Fig. 1-9. Esôfago torácico com compressão da aorta com o átrio – aspecto elíptico.

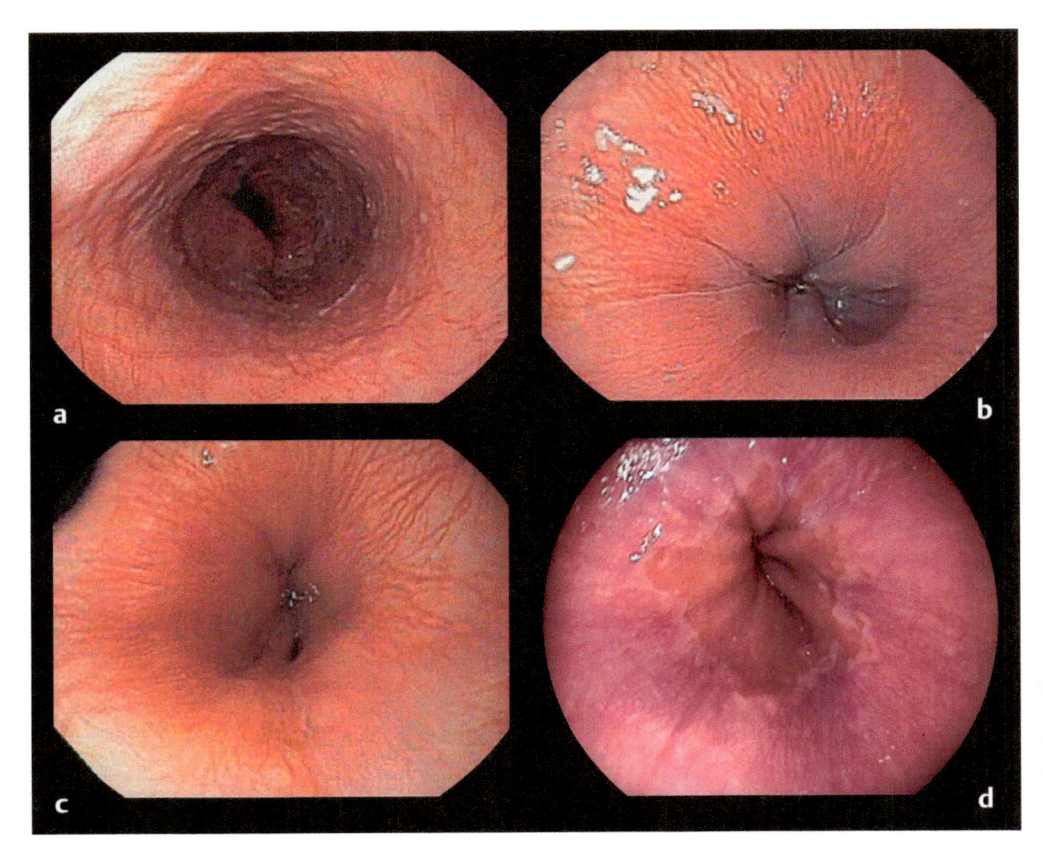

Fig. 1-10. (**a**) Esôfago distal com aspecto arredondado e visualização do EEI ao fundo. (**b**, **c**) Região do EEI fechado. (**d**) Imagem das pregas longitudinais com estreitamento do luminal – identificação da "roseta" na região distal do esôfago na região do EEI.

timentos do átrio esquerdo. Nessa porção, o esôfago apresenta-se de forma elíptica, em virtude da compressão na parede anterior pelo átrio e na parede posterior pela aorta (Fig. 1-9).

Dos 36 aos 42 cm da ADS, visualiza-se a quarta constrição do órgão: combinação do esfíncter esofagiano inferior (EEI) e pressão extrínseca do hiato diafragmático (Fig. 1-10a). Endoscopicamente, nota-se uma imagem de pregas longitudinais com estreitamento luminal concêntrico – formando uma roseta que inclui quatro a seis pregas de mucosa (Fig. 1-10b-d).

Após a inspeção dessa região, o aparelho é avançado até o relaxamento do esfíncter, que gradualmente se abre, em direção ao estômago (Fig. 1-11).

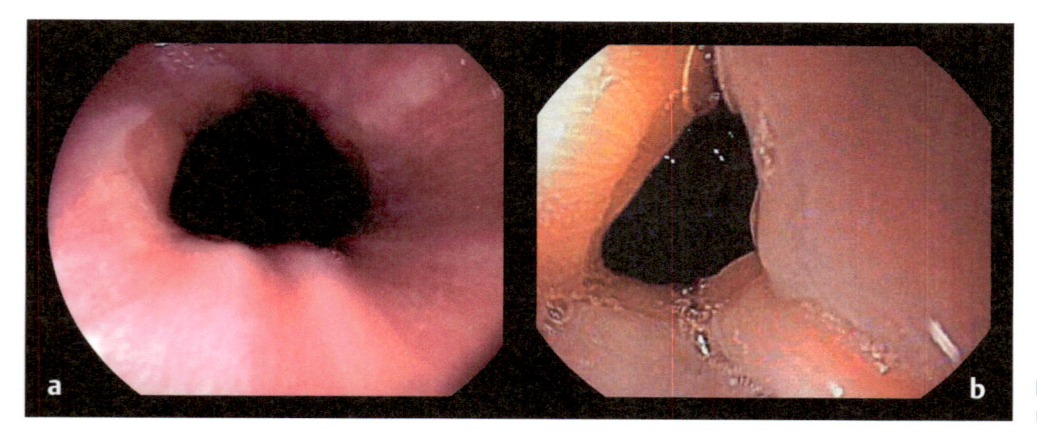

Fig. 1-11. (a, b) EEI no momento do seu relaxamento e transição escamocolunar.

ACANTOSE GLICOGÊNICA

A acantose glicogênica (AG) do esôfago é uma entidade benigna comum, caracterizada por placas multifocais de epitélio escamoso hiperplásico com abundante depósito de glicogênio intracelular. Na endoscopia digestiva alta com luz branca, aparecem como numerosas lesões levemente elevadas, branco-acinzentadas, geralmente com diâmetro entre 2 e 10 mm (normalmente menores que 3 mm) e que podem ser confluentes (Fig. 1-12). Embora possam envolver qualquer segmento do esôfago, a literatura sugere que sejam mais comuns no terço distal do órgão. Na cromoscopia, as lesões são iodo-positivas, exibindo coloração marrom após administração de lugol a 2,5% sobre as mesmas.[4]

A incidência da AG parece aumentar com a idade, sem predileção por sexo. As séries de endoscopia variam de 5-15%, enquanto as séries de autópsia variam de 15-100%. Embora essa condição seja comumente vista nas endoscopias, são irrelevantes clinicamente. Logo, não há necessidade de biópsias ou terapêutica.[1,4]

FLEBECTASIA

As flebectasias são pequenas dilatações venosas focais cobertas por mucosa de aspecto normal que se projetam para o lúmen do esôfago. Assemelham-se às lesões subepiteliais, mas, em geral, são pequenas e têm coloração azulada, compatíveis com sua origem vascular. Apresentam-se tipicamente como lesões nodulares, a maioria delas menor que 0,5 cm, podendo ser únicas ou múltiplas (Fig. 1-13). As flebectasias são mais frequentes em idosos, e seu achado não tem significado clínico. O diagnóstico é apenas endoscópico, não sendo indicada a realização de biópsias – até pelo risco de sangramento.[1]

HETEROTOPIA DE MUCOSA GÁSTRICA

São caracterizadas por ilhas de mucosa lisa de coloração róseo-alaranjada, bem delimitadas, na maior parte das vezes ovaladas, e que se apresentam com tamanhos variados de 2-50 mm, podendo ser únicas ou múltiplas. Geralmente são planas, mas podem ser levemente deprimidas ou elevadas (Fig. 1-14a). O diagnóstico deve ser feito pela inspeção cuidadosa utilizando recursos de cromoscopia e biópsias. O histopatológico revela, na maior parte das vezes, a mucosa gástrica do tipo oxíntica.[1,5,6]

A prevalência descrita é de 0,18-14%, provavelmente subestimada, uma vez que são encontradas predominantemente no esôfago superior, logo abaixo do esfíncter esofagiano superior e por isso, muitas vezes, não são visualizadas na intubação rápida do esôfago. Todavia, com o advento da cromoscopia digital, nota-se aumento progressivo das taxas de detecção[5,6] (Fig. 1-14b, c).

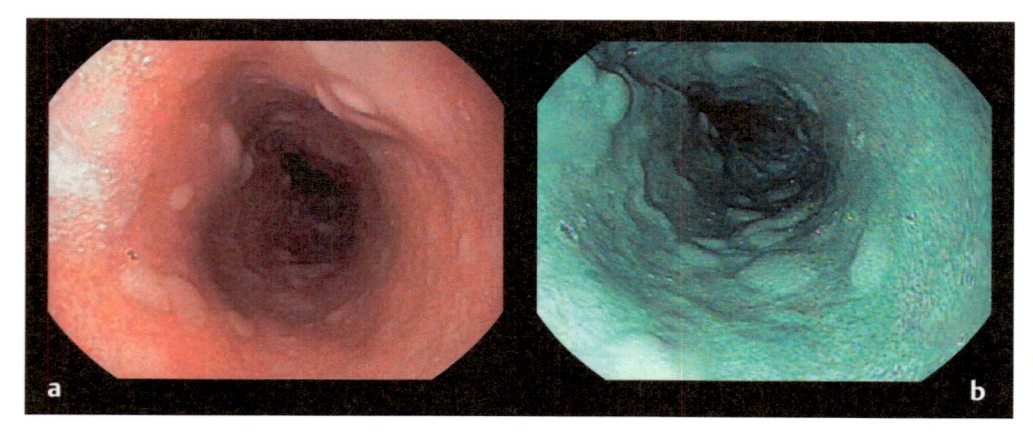

Fig. 1-12. (a) Acantose glicogênica com luz branca e (b) com cromoscopia digital. (NBI: *narrow-band imaging*).

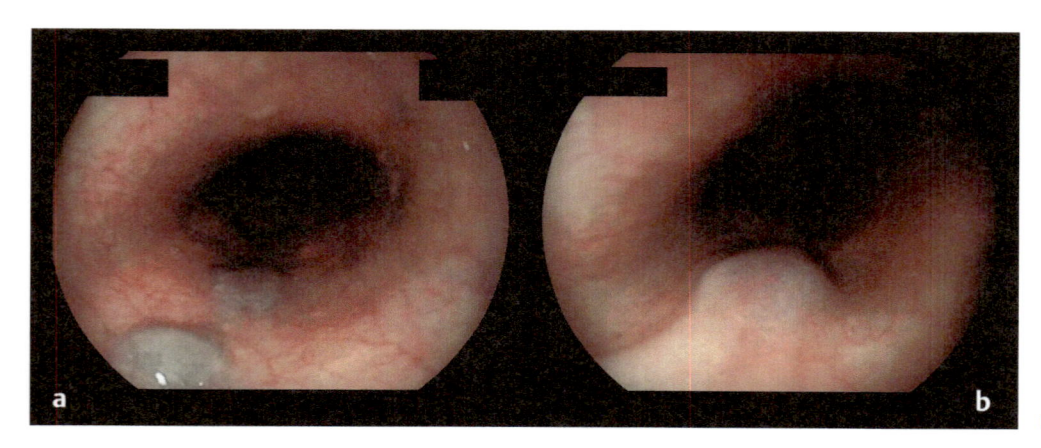

Fig. 1-13. (a, b) Flebectasias.

CAPÍTULO 1 ▪ ESÔFAGO – ASPECTO NORMAL

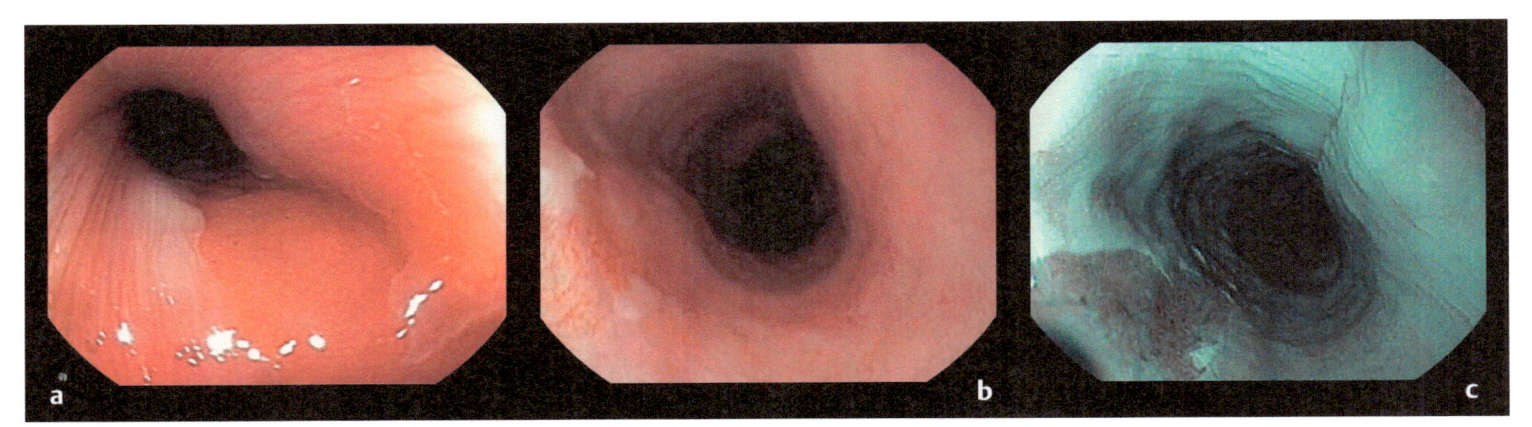

Fig. 1-14. (a-c) Heterotopia com luz branca e com cromoscopia digital (NBI: *narrow-band imaging*).

São consideradas por muitos um achado normal na endoscopia digestiva alta. No entanto, devem ser valorizadas e documentadas pela chance de estar associadas a sintomas como tosse, sensação de globus, pirose, disfagia e distúrbios motores e, também, a possibilidade de desenvolvimento de adenocarcinoma esofágico.[7] Há ainda estudos sugerindo associação variável com refluxo laringofaríngeo. A presença do *H. pylori* pode ser documentada na mucosa gástrica ectópica em 23-82%, e a necessidade de erradicação da bactéria não é consensual. Existem também estudos sugerindo associação com esôfago de Barrett em até 20% dos casos.[8]

Por falta de evidências científicas, com análises estatísticas limitadas, não há consenso em relação à necessidade de tratamento e acompanhamento dessas lesões.[7,8]

REFERÊNCIAS BIBLIOGRÁFICAS

1. Tsai SJ, Lin CC, Chang CW, Hung CY, Shieh TY, Wang HY et al. Benign esophageal lesions: Endoscopic and pathologic features. World J Gastroenterol. 2015;21(4):1091-1098.
2. Sakai P, Ishioka S, Maluf Filho F. Moura EGH, Martins BC. Tratado de Endoscopia Digestiva Diagnóstica e Terapêutica: o exame endoscópico do esôfago – Esôfago 1. São Paulo: Atheneu; 2014. p. 3-12.
3. Nakao FS, Cury MS, Ferrari AP. Esôfago, estômago e duodeno normais. In: Ferrari Jr AP. Atlas de endoscopia de endoscopia. 2. ed. Rio de Janeiro: Rubio; 2009. p. 1-16.
4. Nazligül Y, Aslan M, Esen R, Yeniova AÖ, Kefeli A, Küçükazman M et al. Benign glycogenic acanthosis lesions of the esophagus. Turk J Gastroenterol. 2012;23(3):199-202.
5. Poyrazoglu OK, Bahcecioglu IH, Dagli AF, Ataseven H, Celebi S, Yalniz M. Heterotopic gastric mucosa (inlet patch): endoscopic prevalence, histopathological, demographical and clinical characteristics. Int J Clin Pract. 2009;63:287-291.
6. Maconi G, Pace F, Vago L, Carsana L, Bargiggia S, Bianchi Porro G. Prevalence and clinical features of heterotopic gastric mucosa in the upper oesophagus. Eur J Gastroenterol Hepatol. 2000;12:745-749.
7. Kadota T, Fujii S, Oono Y, Imajoh M, Yano T, Kaneko K. Adenocarcinoma arising from heterotopic gastric mucosa in the cervical esophagus and upper thoracic esophagus: two case reports and literature review. Expert Rev Gastroenterol Hepatol. 2016;10(3):405-14.
8. von Rahden BH, Stein HJ, Becker K, Liebermann-Meffert D, Siewert JR. Heterotopic gastric mucosa of the esophagus: literature-review and proposal of a clinicopathologic classification. Am J Gastroenterol. 2004;99(3):543-51.

ESOFAGITE POR DOENÇA DO REFLUXO GASTROESOFÁGICO

Evandro de Oliveira Sá ▪ José Antonio Nogueira Barroso Jr

INTRODUÇÃO

A doença do refluxo gastroesofágico (DRGE) é definida como afecção crônica decorrente do fluxo retrógrado do conteúdo do estômago para o esôfago e/ou órgãos adjacentes, levando a espectro variável de sintomas e/ou sinais esofagianos e/ou extraesofagianos, associados ou não a lesões teciduais.[1]

A DRGE tem uma prevalência mundial estimada em 8 a 33%, envolvendo todas as faixas etárias e ambos os sexos. Possui um custo estimado em 9 a 10 bilhões de dólares somente nos Estados Unidos da América, grande parte relacionado ao uso de inibidores da bomba de prótons (IBP) e exames diagnósticos.[2]

No Brasil, um inquérito populacional abrangendo 13.959 indivíduos (6.672 homens e 7.287 mulheres) em 22 cidades revelou prevalência anual de pirose em torno de 11,8%.[3]

O diagnóstico da DRGE depende da identificação de doenças esofágicas, lesões da mucosa ou sintomas causados pelo refluxo.[4]

Além de interferir na qualidade de vida, a DRGE predispõe a sintomas como pirose, regurgitação e pode ainda causar alterações na mucosa do esôfago, como a esofagite erosiva, a metaplasia intestinal levando ao esôfago de Barrett e adenocarcinoma, além de estenoses, necessitando de diagnóstico e tratamento adequados.[5]

FISIOPATOLOGIA

Apesar da existência de um mecanismo antirrefluxo eficaz entre o esôfago e o estômago, o refluxo fisiológico pode ocorrer após qualquer refeição. Porém, o refluxo patológico ocorre por vários fatores, principalmente pela perda de mecanismos como a capacidade funcional do esfíncter esofágico inferior (EEI) e mecanismos de clareamento, como a peristalse esofágica. Algumas alterações anatômicas, como o ângulo de His e os pilares diafragmáticos, entre outras, também atuam proporcionando uma barreira antirrefluxo eficaz.

O terço distal do esôfago é formado por musculatura lisa, que se mantém contraída e tem aproximadamente 3-4 cm. Durante a deglutição, essa região fisiologicamente relaxa, permitindo a passagem do alimento, voltando a se contrair logo após. Alterações nesse mecanismo levam ao aumento do refluxo.

A peristalse esofágica, associada à produção de saliva, é o fator mais importante para o clareamento esofágico. Alterações na peristalse estão diretamente ligadas à DRGE.

Quando o clareamento é lento, o material refluído permanece mais tempo em contato com a mucosa esofágica, às vezes alcançando o esôfago superior e a faringe.

Alterações anatômicas como as hérnias hiatais por deslizamento rompem os mecanismos naturais antirrefluxo e são fortemente relacionadas à DRGE, predominando na forma erosiva.

Outros fatores que aumentam a pressão intrabdominal, como a obesidade, bem como fatores que reduzem o esvaziamento gástrico também estão diretamente ligados à DRGE. Essas situações favorecem o contato da secreção ácida na mucosa esofágica, que resulta em dano tecidual na forma erosiva da doença ou complicações como estenoses, úlceras e esôfago de Barrett. Em alguns casos, ocorre exposição ácida anormal no esôfago, sem a presença de erosões ou complicações, sendo considerados portadores da doença do refluxo não erosiva (DRNE) ou endoscopicamente negativos, ocorrendo em 60-70% dos pacientes.

MANIFESTAÇÕES CLÍNICAS

As principais manifestações clínicas da DRGE são pirose (referida por muitos pacientes como azia, que pode ser considerada sinônimo) e regurgitação ácida. Em geral, ocorrem entre 30-60 minutos após as refeições, principalmente após refeições gordurosas.

Porém, outros sintomas extraesofágicos também podem ocorrer, como dor torácica retroesternal; queixas respiratórias, como asma, tosse, pneumonias de repetição; manifestações otorrinolaringológicas, como rouquidão; e até alterações da cavidade oral, como desgastes dentários, halitose e aftas.

DIAGNÓSTICO[6]

Embora o diagnóstico de DRGE seja essencialmente clínico, a endoscopia digestiva alta é o exame de escolha para o diagnóstico das lesões decorrentes do refluxo esofágico, embora apresente sensibilidade de 60% mesmo em pacientes com DRGE. Outros métodos, tais como manometria e pHmetria esofagiana, podem auxiliar no diagnóstico.

Entre as indicações de endoscopia, destacam-se a permanência ou piora de sintomas a despeito do tratamento clínico, sinais de alarme como disfagia ou odinofagia, história de sangramento ou anemia, achados de estenose, massas ou úlceras em exame de imagem.

Há divergências interpretativas quanto ao real impacto dos achados de enantema e friabilidade da mucosa, pela baixa correlação entre esses achados clínicos e histológicos.

A classificação endoscópica das esofagites é um recurso útil na análise comparativa do grau de gravidade da doença com a eficácia do tratamento.[7] Dentre as classificações, as mais utilizadas são as classificações de Los Angeles (Quadro 2-1 e Fig. 2-1) e a de Savary-Miller (modificada, sendo que a segunda é mais utilizada na Europa) (Quadro 2-2).

A classificação de Los Angeles tem sido a referência na maioria das publicações e estudos em DRGE desde 2000, pois, além de ser confiável, existe excelente concordância intra e entre observadores.[8] Ela padroniza os termos descritivos, a graduação da intensidade das lesões e o diagnóstico endoscópico (Figs. 2-2 a 2-4). Entre as limitações dessa classificação, está que ela abrange apenas as esofagites erosivas ou soluções de continuidade da

CAPÍTULO 2 ▪ ESOFAGITE POR DOENÇA DO REFLUXO GASTROESOFÁGICO

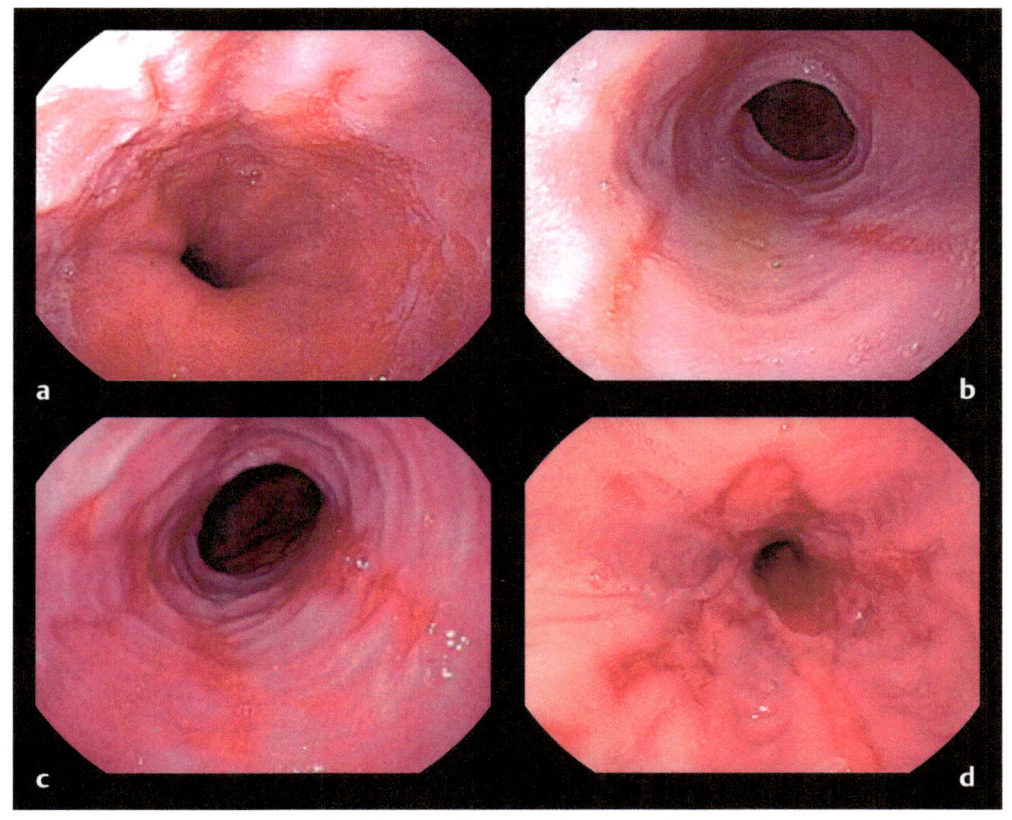

Fig. 2-1. Classificação de Los Angeles. (**a**) grau A; (**b**) grau B; (**c**) grau C; (**d**) grau D. (Imagens: Dr. Evandro Sá.)

Quadro 2-1. Classificação de Esofagites segundo Critérios de Los Angeles

Grau A	1 ou + soluções de continuidade da mucosa (erosões) menores ou iguais a 5 mm que não se estendem por 2 pregas longitudinais.
Grau B	1 ou + soluções de continuidade da mucosa (erosões) maiores que 5 mm que não se estendem por 2 pregas longitudinais.
Grau C	1 ou + soluções de continuidade da mucosa (erosões) que têm continuidade entre 2 ou + pregas esofágicas, comprometendo menos de 75% da circunferência do órgão.
Grau D	1 ou + soluções de continuidade da mucosa (erosões) que têm continuidade entre 2 ou + pregas esofágicas, comprometendo mais de 75% da circunferência do órgão.

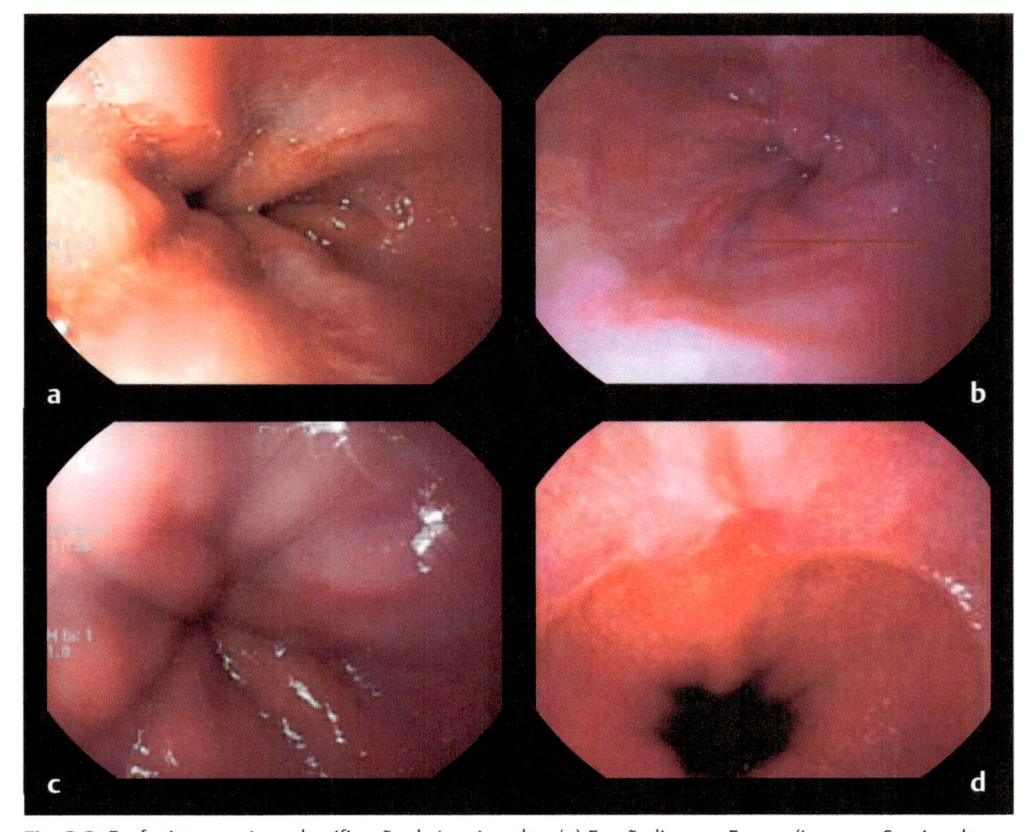

Fig. 2-2. Esofagite grau A na classificação de Los Angeles. (**a**) Erosão linear < 5 mm. (Imagem Serviço de Gastroenterologia HUCFF – UFRJ. (**b**) Esofagite grau A de Los Angeles – erosão única de 5 mm. (Imagem Dra. Huang Ling Fang.) (**c**) Esofagite grau A de Los Angeles – duas erosões < 5 mm. (Imagem Serviço de Gastroenterologia HUCFF – UFRJ.) (**d**) Esofagite grau A de Los Angeles – erosões linear em hérnia hiatal por deslizamento. (Imagem Dr. Evandro Sá.)

Quadro 2-2. Classificação de Savary-Miller Modificada

Grau I	Erosão única ou isolada, oval ou linear, envolvendo somente 1 prega longitudinal.
Grau II	Múltiplas erosões, não circunferenciais, envolvendo + de 1 prega longitudinal, confluentes ou não, mas que não ocupam toda a circunferência do esôfago.
Grau III	Erosões confluentes que se estendem por toda a circunferência do esôfago.
Grau IV	Lesões crônicas incluindo úlceras, estenoses, isoladas ou associadas às lesões I, II e III.
Grau V	Epitélio colunar em continuidade com a linha Z, circunferencial ou não, de extensão variável, isolado ou associado às lesões de I a IV.

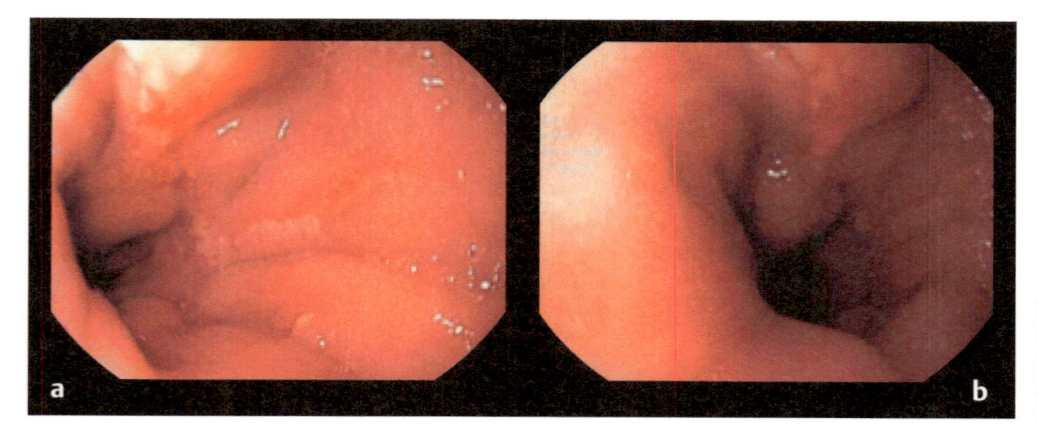

Fig. 2-3. (a, b) Esofagite grau B na Classificação de Los Angeles. (a) Esofagite grau B de Los Angeles com 2 erosões lineares > 5 mm em 2 pregas distintas. (Imagem Serviço de Gastroenterologia HUCFF – UFRJ.)

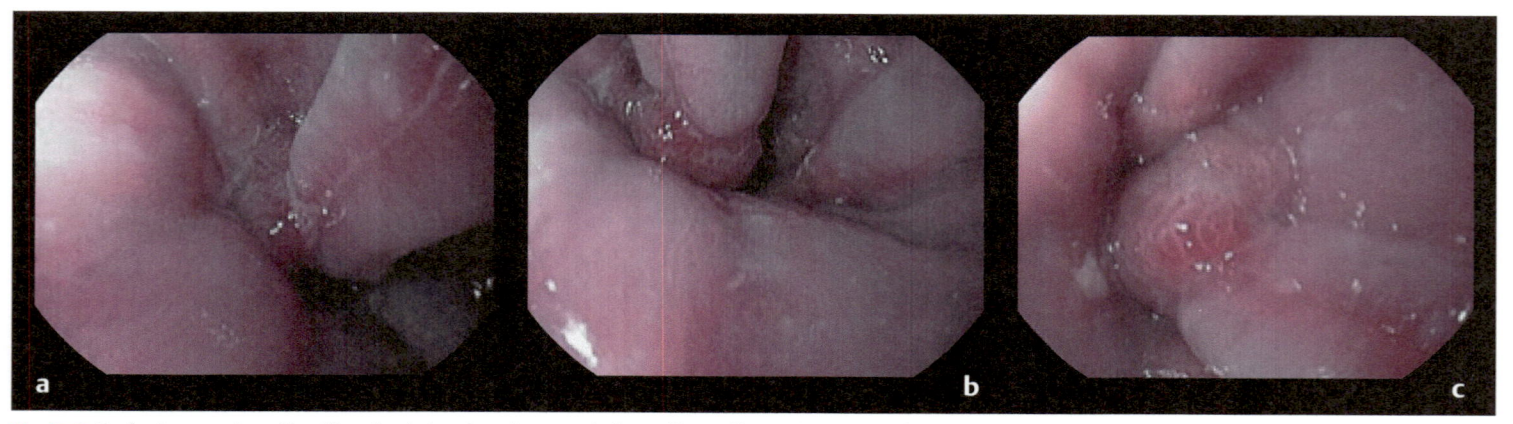

Fig. 2-4. Esofagite grau B na Classificação de Los Angeles associada a pólipo inflamatório. (a) Esofagite grau B de Los Angeles – erosão linear > 5 mm. (b) Esofagite grau B de Los Angeles com 2 erosões lineares sendo uma delas > 5 mm, associada a pólipo sentinela – pólipo de características inflamatórias. (c) Esofagite grau B de Los Angeles associada a pólipo sentinela – pólipo de características inflamatórias. (Imagens Dra. Huang Ling Fang.)

mucosa (*mucosal breaks*), não incluindo as complicações (esôfago de Barrett e estenoses pépticas), que devem ser descritas separadamente (Figs. 2-5 e 2-6). A outra dificuldade na classificação é a distinção entre úlceras (mais profundas e que ultrapassam a camada *muscularis mucosa*) e erosões (não ultrapassam a camada *muscularis mucosa*).[9]

Algumas alterações endoscópicas muito frequentes, como o enantema e o aspecto leitoso esbranquiçado e espessado da mucosa, que "apaga" o padrão vascular no esôfago distal, não estão incorporadas oficialmente ao sistema de Los Angeles. Histologicamente, as alterações correspondem ao aumento da camada basal e à acantose, alterações da espessura do epitélio escamoso, porém estudos clínicos não conseguiram validar esses critérios (Fig. 2-7).

O achado incidental e isolado de hérnia de hiato no exame endoscópico (ou radiológico) não deve, necessariamente, constituir diagnóstico de DRGE, assim como alguns estudos demonstraram que 40 a 60% dos pacientes com DRGE apresentam exame endoscópico do esôfago normal.[8,10,11] Neles, poucos pacientes com pirose tinham esofagite leve, e o esôfago de Barrett foi diagnosticado em somente 1,2% dos casos.[12] Com base no componente clínico da doença, nas formas não complicadas, especialmente quando fazem uso empírico de medicação antissecretora para DRGE, é apropriado tentar o tratamento clínico inicial antes de se indicar a EDA.[13] Frequentemente, a dispepsia é confundida com DRGE, sendo entidades clínicas distintas.

Vale lembrar, entretanto, que o diagnóstico de esofagite é observado em apenas 40% dos pacientes com a DRGE, e a gravidade da esofagite não mostra correlação com a intensidade dos sintomas.[14]

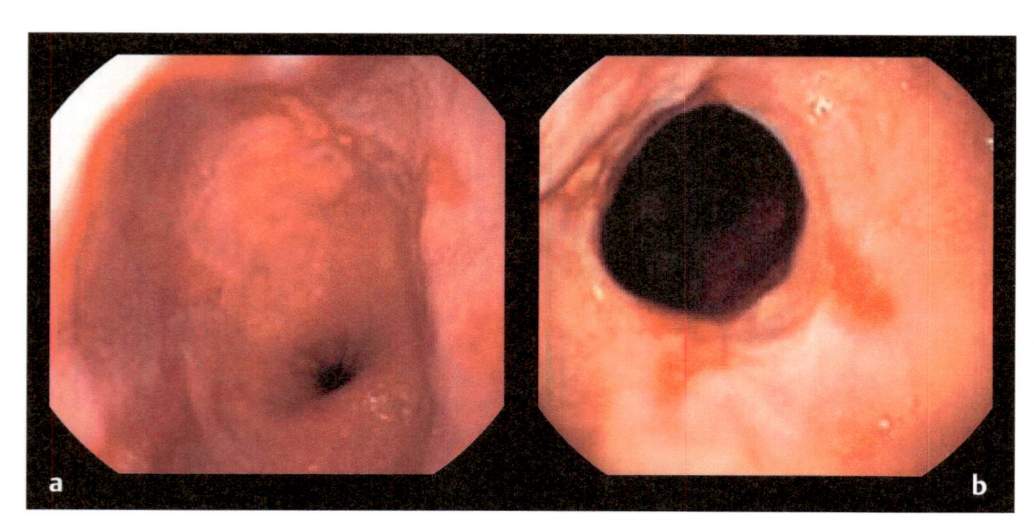

Fig. 2-5. Esofagite grau C na Classificação de Los Angeles. (a) Erosões lineares acometendo 4 pregas, maiores que 5 mm e confluentes, acometendo menos que 75% do lúmen em hérnia hiatal por deslizamento. (b) Erosões lineares acometendo 3 pregas, confluentes, acometendo menos que 75% do lúmen. (Imagens Dr. Evandro Sá.)

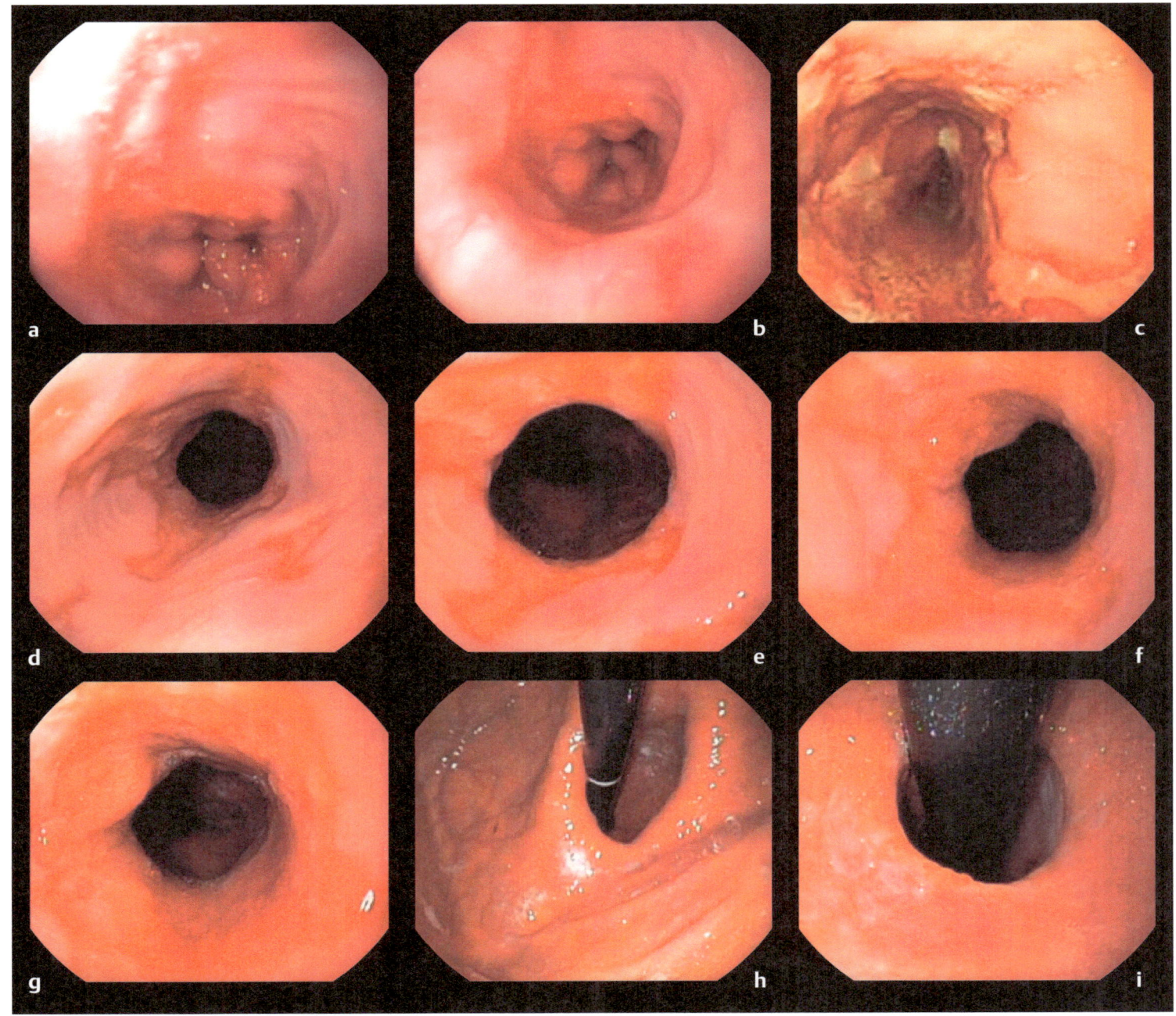

Fig. 2-6. Esofagite grau D na Classificação de Los Angeles. (**a**, **b**) Erosões lineares, ulcerações e retrações acometendo toda a circunferência do lúmen em esôfago distal. (Imagens Serviço de Gastroenterologia HUCFF – UFRJ.) (**c**) Ulcerações e retrações acometendo toda a circunferência do lúmen em esôfago distal, determinando estreitamento. (**d-i**) Erosões lineares, ulcerações confluentes acometendo toda a circunferência do lúmen em esôfago distal em paciente com hérnia hiatal e esôfago de Barrett. (Imagens Dr. Evandro Sá.)

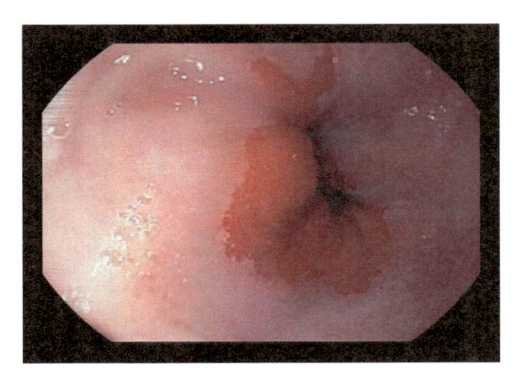

Fig. 2-7. Paciente com história de DRGE de longa data – esôfago distal – aspecto leitoso esbranquiçado e espessado da mucosa que "apaga" o padrão vascular. (Imagem Dr. César Amorim.)

O PAPEL DA BIÓPSIA

A biópsia em fase aguda da DRGE não está indicada. Do mesmo modo, não há indicação de biópsia rotineira em pacientes que apresentam pirose e endoscopia normal. O Consenso Brasileiro da DRGE recomenda biópsias esofágicas nas seguintes situações, e não aleatoriamente:[15]

1. Presença de úlcera e/ou estenose.
2. Mucosa com aparente reepitelização exibindo mucosa avermelhada, circunferencial ou não, com extensão ≥ 2 cm acima do limite das pregas gástricas, com suspeita de metaplasia intestinal (o enunciado do pedido de biópsia deve conter a expressão "sugestivo de esôfago de Barrett").
3. Pacientes refratários ao tratamento medicamentoso (dilatação dos espaços intercelulares – DIS – *dilated intercellular spaces* – como marcador da DRNE no diagnóstico da doença do refluxo, mesmo na forma não erosiva). No entanto, ainda precisam ser definidos os parâmetros histológicos da DIS na DRGE.

Por outro lado, indica-se biópsia em situações especiais como:[16]

4. Pacientes imunocomprometidos: quando há esofagite, as biópsias são necessárias para excluir doenças infecciosas virais, como *Cytomegalovirus* e *Herpes simplex*.
5. Quando ocorre distribuição proximal da esofagite.
6. Quando há presença de nódulos ou massas visíveis.
7. Quando há suspeita de penfigoide bolhoso vulgar.
8. No diagnóstico diferencial com a esofagite eosinofílica. Biópsias em 3 segmentos do esôfago. Outros achados endoscópicos adicionais ainda podem ser encontrados nessa afecção, como anéis na mucosa do esôfago (aspecto traqueiforme), placas brancas, sulcos longitudinais e ausência de hérnia de hiato (ver Capítulo 9).

O seguimento dos pacientes com DRGE fica reservado àqueles que não respondem à terapêutica instituída, naqueles com esofagite intensa, com úlceras ou que necessitem de biópsias adicionais para esclarecimento de lesões suspeitas de Barrett ou displasia, em que a esofagite pode mascarar o diagnóstico.

COMPLICAÇÕES DA DRGE

As principais complicações da DRGE são a estenose péptica e o esôfago de Barrett. Os corantes vitais como o azul de metileno e o índigo-carmim, associados ao ácido acético e ao uso de magnificação eletrônica e sistema cromoscópico digital, com base no uso de filtros eletrônicos ou óticos especiais – NBI (*Narrow Band Image*) da Olympus, o FICE (*Fuji Intelligent Chromo Endoscopy*) da Fujinon e o *I-SCAN* da Pentax, ajudam no reconhecimento de complicações na DRGE, tais como identificação de áreas suspeitas de displasia e realizar biópsias dirigidas[17] (ver Capítulo 5).

Estenose Péptica

A estenose péptica constitui a fase final da esofagite crônica de refluxo, responsável por cerca de 90% das estenoses esofagianas benignas e com prevalência de 7 a 23% nos pacientes com esofagite de refluxo. A estenose se desenvolve como consequência do intenso dano à mucosa pelo refluxo (lesões graus C e D da classificação de Los Angeles) – (Fig. 2-1, Fig. 2-5b, Fig. 2-6a, b). Deve ser diagnosticada ou tratada precocemente, quando reversível sob medicação supressora de ácido. Ao refluxo ácido persistente é atribuída uma das causas de formação de anel em esfíncter esofagiano inferior conhecido como anel de Schatzki (Fig. 2-8), que poderá se manifestar na forma de disfagia, sendo tratada com dilatação mecânica com balão hidrostático. À medida que o refluxo persiste, ocorre infiltrado inflamatório na lâmina própria da mucosa esofagiana e desta para o tecido periesofagiano, com subsequente formação de fibrose e cicatrização. O resultado final é o estreitamento luminal e o encurtamento do esôfago. O diâmetro normal do esôfago é de aproximadamente 30 mm. Na estenose sintomática, este mede < 13 mm, na maioria dos casos esta é situada próxima à junção escamocolunar e tem entre 1 e 4 cm de extensão.

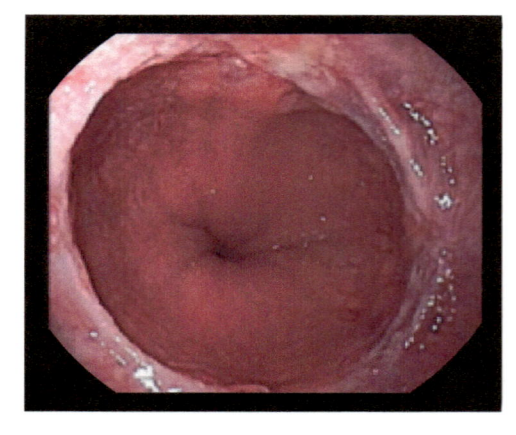

Fig. 2-8. Anel de Schatzki, hérnia hiatal por deslizamento e sinais de esofagite grau A de Los Angeles. (Imagem da Dra. Huang Ling Fang.)

O objetivo do tratamento endoscópico é:

1. Melhorar a disfagia, com restauração do lúmen do órgão.
2. Tratar o refluxo para promover a cicatrização da esofagite.
3. Prevenir a recorrência da estenose.

Para a dilatação endoscópica, são utilizados dilatadores (bugias de polivinil com calibres progressivos denominadas dilatadores de Savary-Gilliard) ou balões hidrostáticos de polietileno, ambos introduzidos sobre um fio-guia através da estenose e posicionado no estômago (Fig. 2-9 e Vídeo 2-1). Em teoria, estes são mais eficientes que as bugias por sua força ser radial em vez de axial (bugia); impressão não comprovada cientificamente. Um programa de dilatações progressivas (maior calibre a cada sessão de dilatação) é realizado até que se consiga um diâmetro que melhore a disfagia, em torno de 15 mm, porém o melhor parâmetro é o estado nutricional do paciente. Na maioria dos casos, essa melhora é alcançada quando 80% da estenose é dilatada.[18] Por outro lado, cerca de 30 a 50% desses pacientes necessitarão de dilatações periódicas, mesmo com terapia supressora ácida adequada. Complicações como perfuração e sangramento podem ocorrer a cada sessão de dilatação em aproximadamente 0,1 a 0,5%.[19] O tratamento varia com o caso, por abordagem cirúrgica ou através de próteses metálicas recobertas. A recorrência das estenoses mais graves pode ser tratada com a associação de injeções locais de corticoides (acetato de triancinolona em 4 quadrantes) por endoscopia após sessão de dilatação com o intuito de redução de formação de tecido cicatricial inibindo a deposição de colágeno.[20]

A estenose pode ser importante, não permitindo a progressão do endoscópio. A tortuosidade ou a presença de hérnia hiatal volumosa pode dificultar o posicionamento do fio-guia de Savary, por vezes necessitando do auxílio de orientação por radioscopia, pelo risco de falso trajeto e perfuração na dilatação nos casos de mau posicionamento do fio (Fig. 2-10 e Vídeo 2-2).

O uso temporário de próteses metálicas autoexpansíveis totalmente recobertas pode ser uma opção terapêutica, porém com resultados discutíveis, sendo reservadas aos casos mais refratários.

A abordagem cirúrgica nas esofagites graves deve ser avaliada nos pacientes com baixo risco cirúrgico.

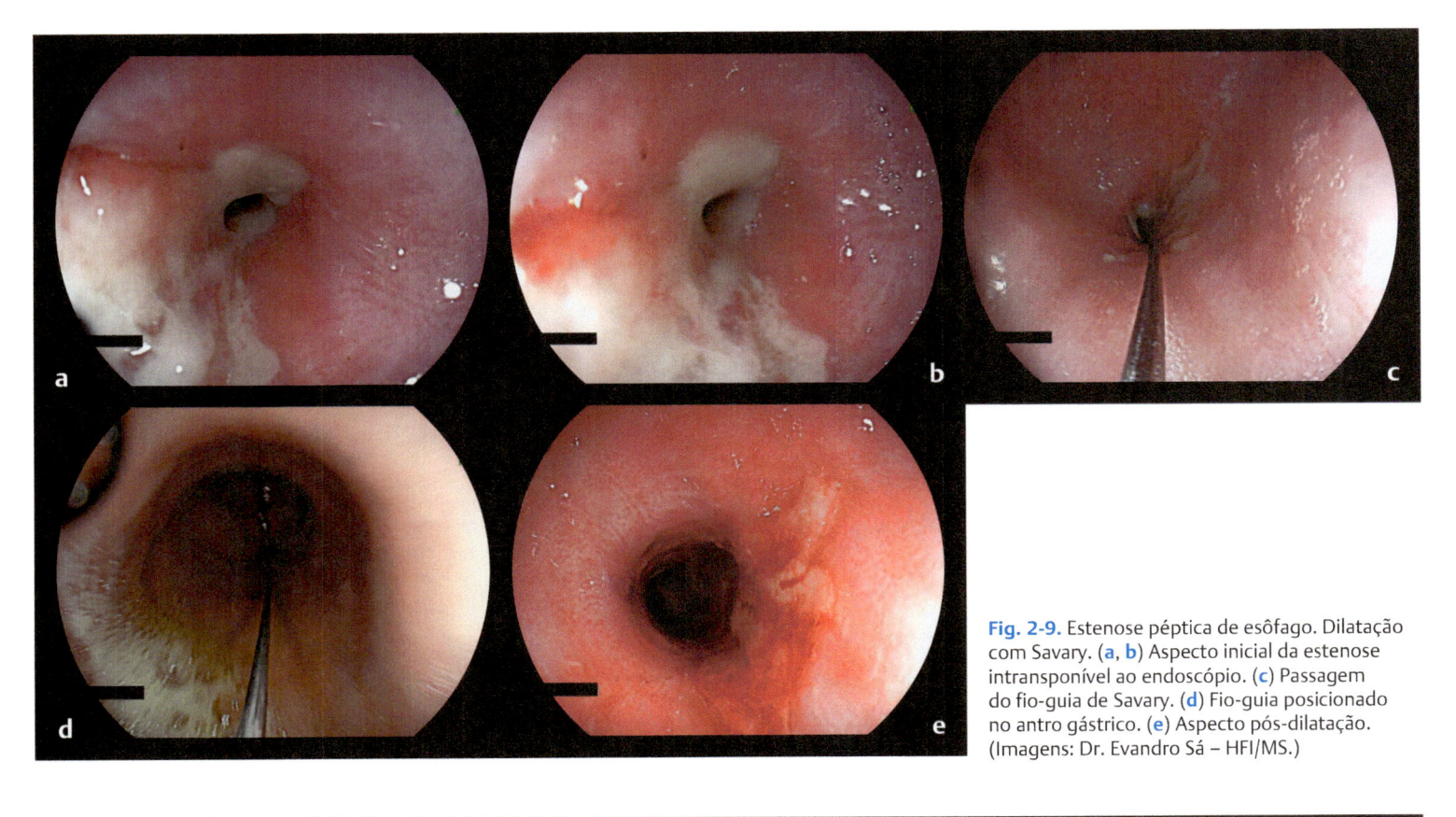

CAPÍTULO 2 ▪ ESOFAGITE POR DOENÇA DO REFLUXO GASTROESOFÁGICO

Fig. 2-9. Estenose péptica de esôfago. Dilatação com Savary. (**a**, **b**) Aspecto inicial da estenose intransponível ao endoscópio. (**c**) Passagem do fio-guia de Savary. (**d**) Fio-guia posicionado no antro gástrico. (**e**) Aspecto pós-dilatação. (Imagens: Dr. Evandro Sá – HFI/MS.)

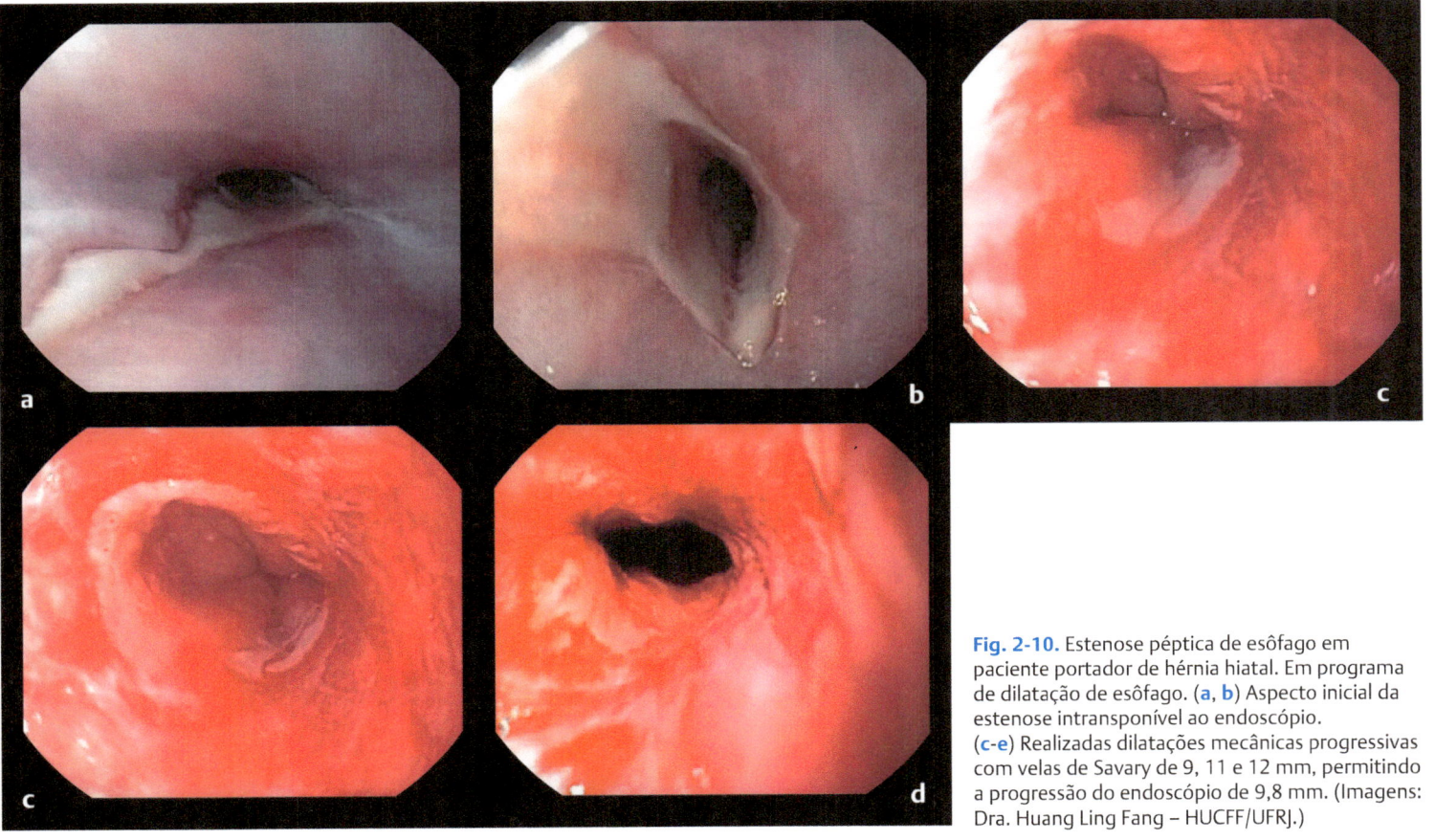

Fig. 2-10. Estenose péptica de esôfago em paciente portador de hérnia hiatal. Em programa de dilatação de esôfago. (**a**, **b**) Aspecto inicial da estenose intransponível ao endoscópio. (**c-e**) Realizadas dilatações mecânicas progressivas com velas de Savary de 9, 11 e 12 mm, permitindo a progressão do endoscópio de 9,8 mm. (Imagens: Dra. Huang Ling Fang – HUCFF/UFRJ.)

Esôfago de Barrett

O esôfago de Barrett, definido como a substituição do epitélio escamoso estratificado do esôfago pelo epitélio colunar com células intestinalizadas (metaplasia intestinal), é outra complicação decorrente do refluxo crônico. Será descrito melhor no Capítulo 4: *Esôfago de Barrett e Adenocarcinoma*.

REFERÊNCIAS BIBLIOGRÁFICAS

1. Moraes-Filho JP, Navarro-Rodrigues T, Barbuti R, Eisig J, Chinzon D, Bernardo W. Brazilian GERD Consensus Group. Guidelines for the diagnosis and management of gastroesophageal reflux disease: an evidence-based consensus. Arq Gastroenterol. 2010;47:99-115.
2. Shaheen NJ, Hansen RA, Morgan DR, Gangarosa LM, Ringel Y, Thiny MT et al. The burden of gastrointestinal and liver diseases, 2006. Am J Gastroenterol. 2006;101:2128-38.
3. Moraes-Filho JJP, Chinzon D, Eisig JN, Quilici F, Zaterka S. Brazilian surveillance on heartburn. Gastroenterology. 2003;124(Suppl. A):16.
4. Vakil N, van Zanten SV, Kahrilas P, Dent J, Jones R; Global Consensus Group. The Montreal definition and classification of gastroesophageal reflux disease: a global evidence-based consensus. Am J Gastroenterol. 2006;101:1900-20; quiz 1943.
5. William D Chey. The global GERD epidemic: Definitions, demographics, and the clinical implications of changing population trends. Medscape Education; 2007.
6. Averbach M, Ferrari Jr. AP, Segal F, Ejima FH, Paulo GA, Fang HL et al. Tratado Ilustrado de Endoscopia Digestiva. Rio de Janeiro: Thieme Revinter Publicações Ltda; 2018.
7. Lacy BE, Weiser K, Chertoff J, Fass R, Pandolfino JE, Richter JE et al. The diagnosis of gastroesophageal reflux disease. Am J Med. 2010;123(7):583-92.
8. Hatlebakk JG, Hyggen A, Madsen PH, Walle PO, Schulz T, Mowinckel P et al. Heartburn treatment in primary care: randomised, double blind study for 8 weeks. BMJ. 1999;319(7209):550-3.
9. Dent J. Endoscopic grading of reflux oesophagitis: the past, present and future. Best Pract Res Clin Gastroenterol. 2008;22(4):585-99.
10. Hatlebakk JG. Endoscopy in gastro-oesophageal reflux disease. Best Pract Res Clin Gastroenterol. 2010;24(6):775-86.
11. Johansson KE, Ask P, Boeryd B, Fransson SG, Tibbling L. Oesophagitis, signs of reflux and gastric acid secretion in patients with symptoms of gastro-oesophageal reflux disease. Scand J Gastroenterol. 1986;21:837-847.
12. Azzam RS, Sallum RAA, Brandão JF, Navarro-Rodrigues T, Nasi A. Comparative study of two modes of gastroesophageal relux measuring: conventional esophageal monitoring and wireless pH monitoring. Arq Gastroenterol. 2012;49(2):107-112.
13. Muthusamy VR, Lightdale JR, Acosta RD, Chandrasekhara V, Chathadi KV, Eloubeidi MA et al. Guideline. The role of endoscopy in the management of GERD. Gastrointest Endosc. 2015;81(6):1305-10.
14. Nasi A, Moraes-Filho JPP, Zilberstein B, Cecconelo I, Gama-Rodrigues J. Doença do refluxo gastroesofágico: comparação entre as formas com e sem esofagite, em relação aos dados demográficos e às manifestações sintomáticas. Arq Gastroenterol. 2001;38(2):109-115.
15. Moraes-Filho JPP, Navarro-Rodriguez T, Barbuti R, Eisig J, Chinzon D, Bernardo W. Diretrizes para o diagnóstico e tratamento da doença do refluxo gastroesofágico: um consenso baseado em evidências. Arq Gastroenterol. 2010;47(1):99-115.
16. Rastogi A, Puli S, El-Serag HB, Bansal A, Wani S, Sharma P. Incidence of esophageal adenocarcinoma in patients with Barrett's esophagus and high-grade dysplasia: a meta-analysis. Gastrointest Endosc. 2008;67(3):394-8.
17. Seguro FCBC, Martins BC. Esofagite de Refluxo e Estenose Péptica. In Sakai P, Ishioka S, Maluf-Filho F, Moura EGH, Martins BC. Tratado de Endoscopia Diagnóstica e Terapêutica. Esôfago Parte 1. 3. ed. São Paulo: Atheneu; 2014. p. 67-75.
18. Kuo WH, Kalloo AN. Reflux strictures of the esophagus. Gastrointest Endosc Clin N Am. 1998;8(2):273-81.
19. Mönkemüller K, Kalauz M, Fry MKLC. Endoscopic Dilation of Benign and Malignant Esophageal Strictures. Front Gastrointest Res. 2010;27:91-105.
20. Lee M, Kubik CM, Polhamus CD, Brady CE 3rd, Kadakia SC. Preliminary experience with endoscopic intralesional steroid injection therapy for refractory upper gastrointestinal strictures. Gastrointest Endosc. 1995;41(6):598-601.

DISTÚRBIOS MOTORES DO ESÔFAGO E HÉRNIA HIATAL

Luiz João Abrahão Junior

DISTÚRBIOS MOTORES DO ESÔFAGO

Os distúrbios motores do esôfago (DME) podem causar sintomas crônicos e típicos de doença esofagiana na ausência de base orgânica ou metabólica identificável.[1] Surgem quando o complexo mecanismo fisiológico responsável pela integridade da deglutição se altera. O esôfago é dotado de musculatura estriada em seu terço proximal e musculatura lisa em seus dois terços distais. Possui dois esfíncteres, o esfíncter esofagiano superior (EES), que o separa da faringe, e o esfíncter esofagiano inferior (EEI), que o separa do estômago. No ato da deglutição, ocorre abertura do EES, e a onda peristáltica primária se propaga pelo esôfago em sentido distal, encontrando o EEI aberto, permitindo a passagem do bolo alimentar. Após a deglutição, os esfíncteres assumem seu tônus basal de repouso, funcionando, portanto, como elementos de defesa contra refluxo gastroesofágico (EEI) e aspiração pulmonar (EES).

Os DME de **musculatura estriada** são consequentes a alterações da faringe e/ou esfíncter esofagiano superior, e nos de **musculatura lisa** existe acometimento no corpo esofagiano e/ou do esfíncter esofagiano inferior. Ambos podem ser **primários**, quando a alteração motora esofagiana é a própria manifestação da doença, e **secundários**, se a doença de base for sistêmica e o comprometimento esofagiano apenas uma de suas manifestações.[1]

A classificação dos DME primários mais frequentemente utilizada e baseada na manometria convencional está no Quadro 3-1.[1] No Quadro 3-2, está a classificação de Chicago dos distúrbios motores do esôfago baseada na manometria de alta resolução.[2]

Quadro 3-1. Classificação dos DME Primários[1]

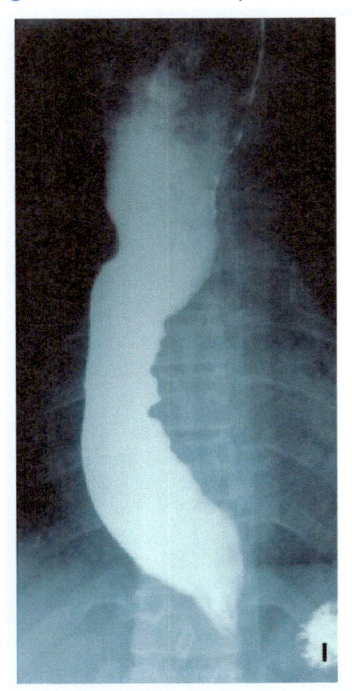

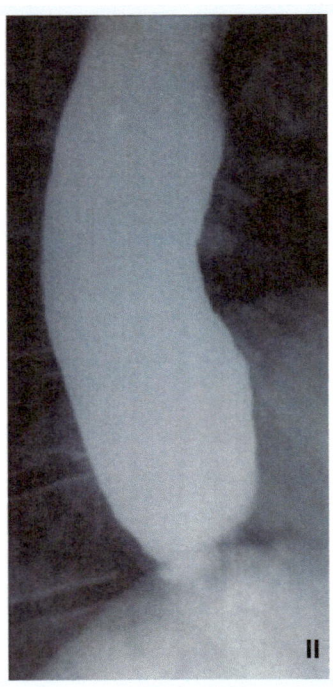

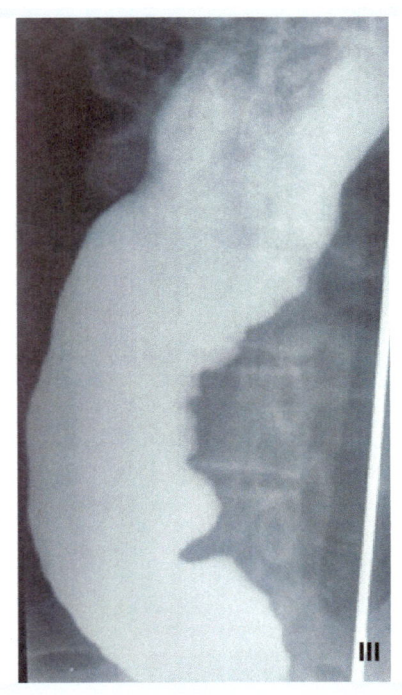

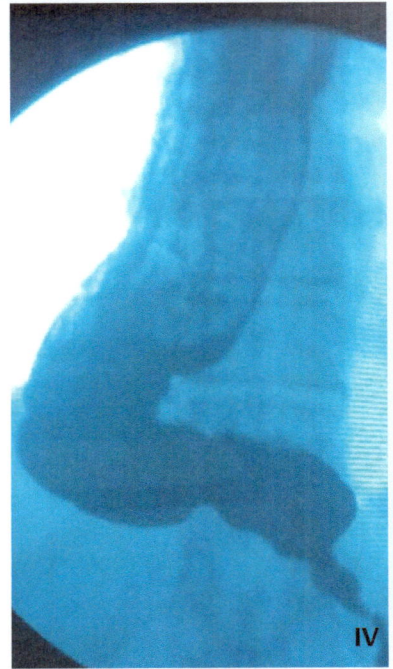

I	Acalasia
II	Espasmo esofagiano difuso
III	Esôfago hipercontrátil • Esôfago em quebra-nozes • Esfíncter esofagiano inferior hipertenso
IV	Esôfago hipocontrátil • Motilidade esofagiana ineficaz • Esfíncter esofagiano inferior hipotenso

Acalasia

A acalasia é uma doença de etiologia desconhecida, caracterizada manometricamente pela ausência de relaxamentos do EEI associada a aperistalse do corpo esofágico.[3]

Sua incidência é de aproximadamente 1 caso para cada 100.000 habitantes e sua prevalência de 10 para cada 100.000 habitantes.[3] Não há preferência por sexo, e pode ocorrer em qualquer idade, embora seu pico de incidência seja entre 20-40 anos e na sétima década.[4]

Estudos imuno-histoquímicos de esôfago de pacientes com acalasia demonstram que ocorre perda de células ganglionares do plexo mioentérico do EEI e do corpo esofágico acompanhada de infiltrado inflamatório linfocítico.[5] Não se sabe o motivo pelo qual ocorre a perda seletiva de fibras de óxido nítrico (inibitórias), acarretando hipertonia e relaxamentos incompletos do EEI e a perda de peristalse do corpo esofágico.

Várias teorias foram formuladas na tentativa de explicar a etiologia da acalasia idiopática, que serviria de gatilho para o início da degeneração neural do plexo esofágico, dentre elas as teorias obstrutivas, autoimune, viral imune ou neurodegenerativa.

Evidências que sustentam a teoria genética seriam a associação com o HLA classe II DQw1,[6] anticorpos antiplexo mioentérico[7] e o polimorfismo gênero-específico associado a mulheres com acalasia.[8]

O mimetismo molecular com alguns vírus, tais como sarampo, herpes, varicela, poliovírus e papilomavírus humano, também foi estudado como possível gatilho de reação imune em um indivíduo geneticamente suscetível.[3] Evidências sugerem que o vírus *herpes simplex* poderia causar plexite mioentérica e destruição neuronal autoimune em um indivíduo geneticamente suscetível.[9] No entanto, estudos utilizando a técnica de PCR não foram capazes de identificar partículas virais em esôfago de pacientes com acalasia.[3]

O achado de anticorpos antineuronais e anticorpos anti-M2 (muscarínicos) em pacientes com acalasia idiopática e chagásica, respectivamente, aponta para a possibilidade de etiologia autoimune, embora esses resultados não sejam universais em pacientes com acalasia.

Causas secundárias de acalasia podem ocorrer como associação com doenças genéticas (síndrome de Allgrove), degenerativas (doença de Parkinson), doenças infiltrativas (amiloidose), pela doença de Chagas, pós-fundoplicatura ou secundária a neoplasias malignas da junção esofagogástrica ou mesmo fora do aparelho digestivo (pulmão, mama).[3]

Clinicamente, a acalasia se manifesta por disfagia para sólidos e líquidos e regurgitação alimentar. Dor torácica, pirose e emagrecimento também podem ocorrer.

O diagnóstico pode ser sugerido por meio da esofagografia, que pode demonstrar trânsito lentificado, graus variados de dilatação do esôfago e afilamento distal da junção esofagogástrica (Quadro 3-1).

Na endoscopia digestiva, pode haver dilatação esofágica, presença de resíduos no lúmen esofágico, resistência à passagem pela junção esofagogástrica e, principalmente, ela demonstra causas secundárias de acalasia, como o câncer da junção esofagogástrica. Em estágios iniciais, a endoscopia pode ser normal. Uma classificação endoscópica de megaesôfago foi proposta por Cury *et al.* e compreende quatro estágios de I a IV (Quadro 3-2 e Fig. 3-1).

A esofagomanometria convencional é considerada padrão ouro para o diagnóstico da acalasia por permitir a demonstração dos relaxamentos incompletos do EEI e da ausência de peristalse no corpo esofágico (Fig. 3-2). A pressão basal do EEI na acalasia idiopática pode estar normal ou elevada, e, em alguns casos, a manometria convencional falha em demonstrar relaxamentos completos do EEI, tornando difícil o diagnóstico definitivo da doença.[3]

A manometria de alta resolução, surgida nos últimos anos, representa um avanço na avaliação dos distúrbios motores esofágicos e utiliza transdutores de pressão radiais espaçados a cada centímetro, permitindo a aquisição das variações pressóricas ao longo de todo o esôfago simultaneamente.

Uma nova classificação de acalasia idiopática foi proposta por Pandolfino *et al.* utilizando a manometria de alta resolução. A nova

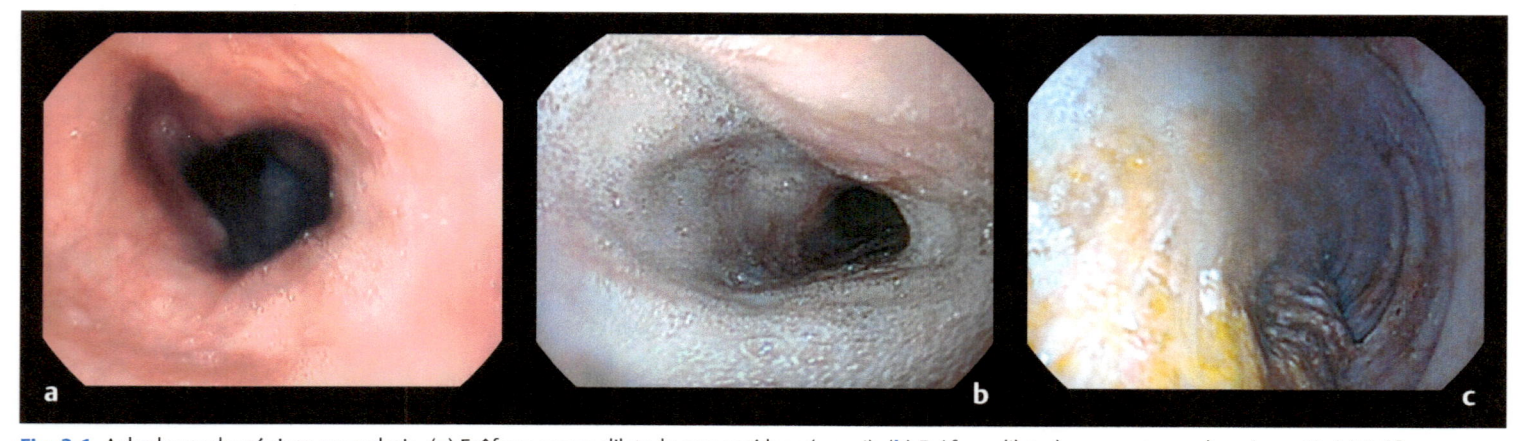

Fig. 3-1. Achados endoscópicos na acalasia. (**a**) Esôfago pouco dilatado sem resíduos (grau I). (**b**) Esôfago dilatado com estase salivar (grau II). (**c**) Esôfago dilatado com estase de sólidos (grau III).

Quadro 3-2. Classificação de Chicago 3.0 dos DME Primários de acordo com a Manometria de Alta Resolução[2]

- Acalasia
  - tipo I (clássica)
  - tipo II (com pressurização)
  - tipo III (espástica)
- Obstrução funcional da junção esofagogástrica
- Aperistalse
- Espasmo esofagiano distal (20% ou mais de contrações prematuras)
- Esôfago em britadeira (*"jackhammer"*) (2 ou mais peristalses hipertensivas)
- Motilidade ineficaz (50% ou mais de peristalse fraca ou falha peristáltica)
- Peristalse fragmentada (50% ou mais de peristalse fragmentada)

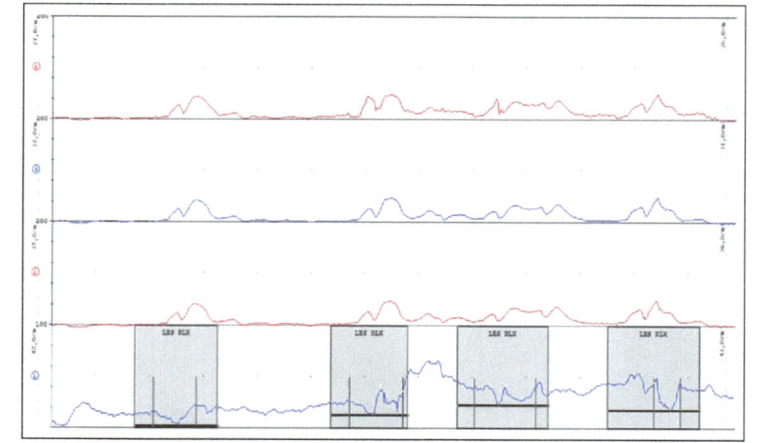

Fig. 3-2. Manometria convencional de acalasia.

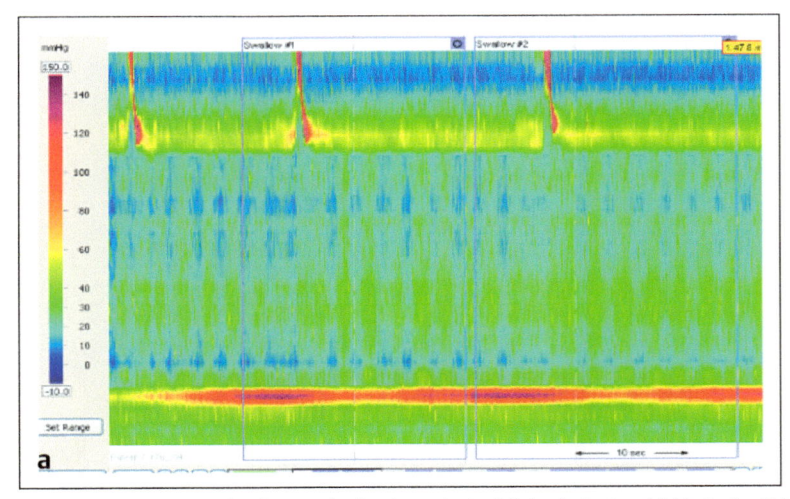

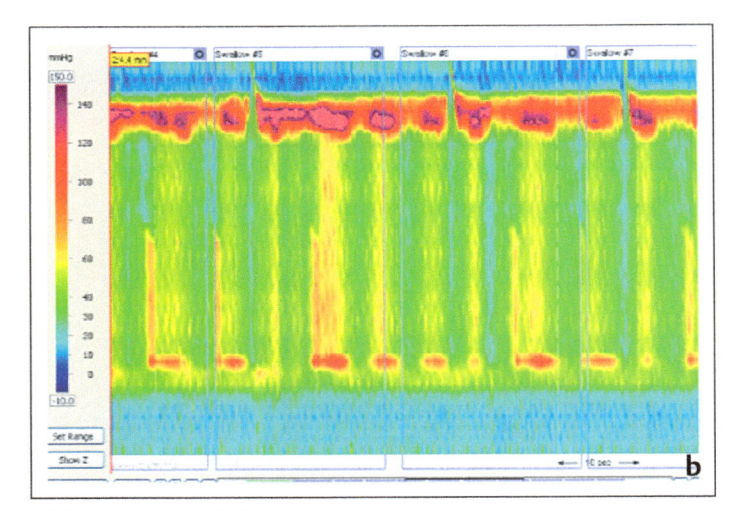

Fig. 3-3. Manometria de alta resolução de acalasia. (**a**) Acalasia tipo I (clássica) e (**b**) tipo II (com pressurização).

classificação subdivide a doença em três: o subtipo I, em que não há pressurização esofágica e que apresenta boa resposta à miotomia; o subtipo II, em que há pressurização esofágica superior a 30 mmHg e que responde bem à miotomia e à dilatação endoscópica; e o subtipo III, em que há contrações espásticas alternadas com pressurizações compartimentalizadas e que apresenta resposta ruim a qualquer forma de tratamento (Fig. 3-3).[10]

Espasmo Esofagiano Difuso

O espasmo esofagiano difuso (EED) é um DME que pode se manifestar por dor no peito e disfagia. Foi descrito há mais de um século em pacientes hipocondríacos que apresentavam dor no peito inexplicada. Embora seja comum a crença de que dor no peito de origem esofagiana possa ser devida a "espasmo" de esôfago, trata-se de um DME de diagnóstico exclusivamente manométrico, porém bastante infrequente em laboratórios de motilidade.

O termo espasmo esofagiano difuso é o mais empregado na maior parte dos trabalhos, porém admite-se que ele não seja o mais apropriado, visto que as alterações da contratilidade se restringem quase que exclusivamente à metade ou ao terço distal, enquanto que o terço proximal, com musculatura estriada, é poupado. Portanto, o nome mais adequado para designar este distúrbio motor e atualmente mais utilizado é espasmo esofagiano distal.[11]

A doença predomina no sexo feminino, na faixa etária entre 50-60 anos e se apresenta com disfagia e/ou dor torácica.[12] A disfagia é intermitente, súbita, com parada transitória do alimento, frequentemente acompanhada de forte dor retrosternal baixa, irradiada para o dorso ou a mandíbula. Para obter alívio, o paciente ingere líquidos, executa determinadas manobras e, o que é mais comum, provoca vômitos ou tenta regurgitar. A dor pode ser desencadeada por líquidos quentes ou gelados, também surge em repouso, fora das refeições, acorda o paciente à noite e pode piorar ou ser desencadeada por situações de tensão emocional. Com frequência, muitos são submetidos à investigação cardiológica, principalmente aqueles em que a dor é o único sintoma ou domina o quadro clínico, alarmando o paciente. Alguns pacientes com dor e/ou disfagia diárias, ou muito frequentes, apresentam perda de peso devida ao receio de se alimentar. O EED pode estar associado à DRGE, quando pirose e regurgitações ácidas vêm associadas ao quadro clínico, sendo importante a sua pesquisa pelas implicações terapêuticas.[11]

O diagnóstico do espasmo difuso é feito exclusivamente pela esofagomanometria. Na dependência da queixa que motive a investigação, os pacientes realizam inicialmente endoscopia digestiva, na investigação de dor torácica, ou DRGE e/ou estudo radiológico, quando a queixa dominante é a disfagia. A esofagite é incomum nesses pacientes.

Em sua maioria, os achados à esofagografia são representados por incoordenação, presença de contrações terciárias, que com frequência segmentam a coluna do meio de contraste. Em cerca de 30%, é encontrado o esôfago em saca-rolhas, quando essas contrações se tornam pronunciadas, porém esse aspecto não é patognomônico ou exclusivo do EED (Fig. 3-4). Menos comumente, ocorrem atraso no tempo de trânsito da substância baritada e associação com divertículos do esôfago torácico.[12]

As principais anormalidades na esofagomanometria convencional são restritas ao esôfago distal. Em resposta às deglutições, surgem contrações simultâneas de amplitude normal ou elevada, podendo ter duração aumentada, múltiplos picos ou serem repetidas.[12] As contrações simultâneas são intercaladas por ondas peristálticas, sendo que o diagnóstico manométrico do EED requer a presença de contrações simultâneas (acima de 30 mmHg) em, pelo menos, 20% das deglutições úmidas empregadas para estudo do corpo esofagiano, em todo o corpo ou em esôfago distal, a 3 e 8 cm acima do limite superior do esfíncter inferior (Fig. 3-5).[2,3] Contrações repetidas, ondas de longa duração, contrações espontâneas, mesmo podendo estar presentes, não são requeridas para diagnóstico.[12]

A maioria dos pacientes com EED tem pressão basal do EEI normal e 1/3 exibe relaxamento incompleto.[12]

O EED é um distúrbio relativamente incomum em laboratórios de motilidade, sendo observado em, no máximo, 10% dos exames anormais de pacientes com DTNC ou portadores de disfagia funcional.[2]

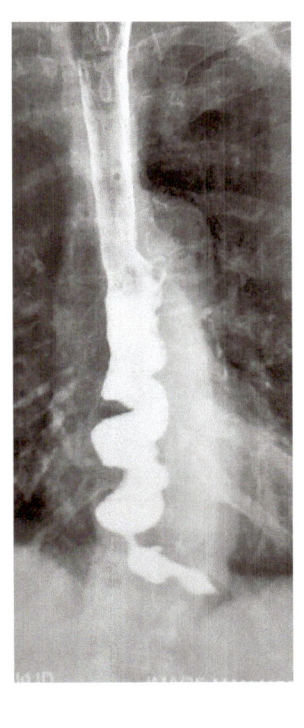

Fig. 3-4. Esôfago em "saca-rolhas" em paciente com espasmo difuso.

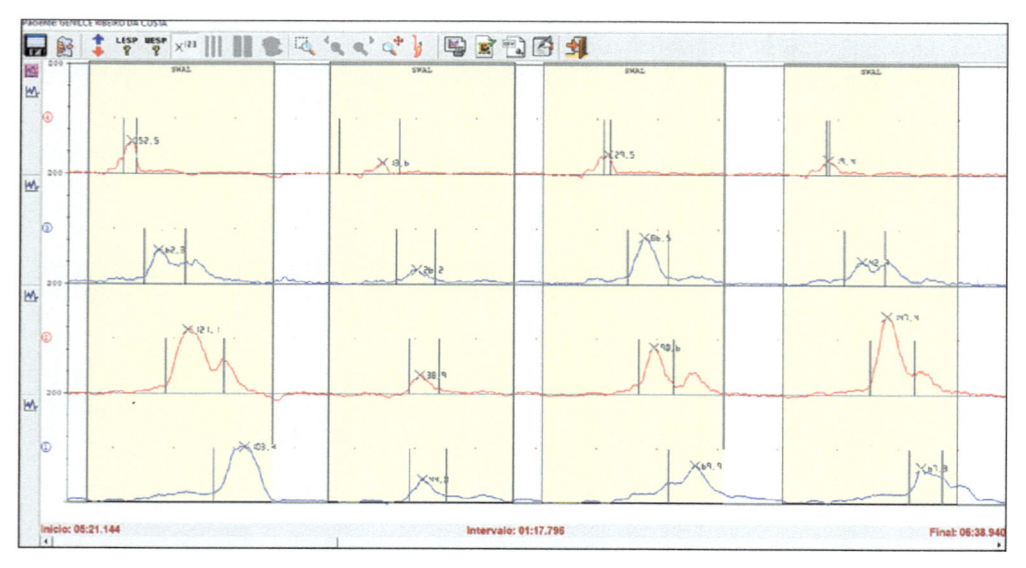

Fig. 3-5. Esofagomanometria convencional de espasmo difuso – contrações simultâneas (S) X ondas peristálticas (P) distância entre os canais de registro 5 cm.

Manometria de Alta Resolução (MAR)

Com a introdução da MAR na prática clinica, observou-se que as contrações rapidamente propagadas (simultâneas) não são específicas do espasmo difuso. Uma variável definida à MAR, a **latência distal**, mede o período de inibição que precede a contração no esôfago distal, definida como o intervalo de tempo entre o relaxamento do esfíncter superior e o início da contração no **ponto de desaceleração da contração (PDC)**. Contrações prematuras, definidas como as de **latência distal reduzida** (< 4,5 s), são mais específicas para o diagnóstico de EED à MAR. Contrações prematuras (latência distal reduzida) em 20% ou mais das deglutições, com relaxamento normal da JEG, constituem o EED, enquanto que contrações prematuras com anormalidade no relaxamento da JEG fariam o diagnóstico da acalasia tipo III ou acalasia espástica (Fig. 3-6).[11]

Esôfago em Quebra-Nozes (EQN)/Esôfago em Britadeira

A denominação "esôfago em quebra-nozes" foi proposta por Benjamin et al.,[13] embora a afecção, de diagnóstico exclusivamente manométrico, tenha sido descrita por Brand et al. em 1977.[14] Empregando a esofagomanometria no estudo de pacientes com dor torácica não cardíaca (DTNC), a anormalidade manométrica mais frequentemente encontrada por esses autores foi a elevada amplitude de ondas peristálticas em esôfago distal, a que denominaram de **peristalse esofagiana sintomática**. O esôfago em quebra-nozes (EQN) foi descrito posteriormente como o DME mais frequentemente encontrado em DTNC.[15,16]

O EQN predomina no sexo feminino, principalmente da sexta década, e seu principal sintoma é a dor torácica.[17] A dor se localiza na região retroesternal, com irradiação para a região cervical, o dorso e os braços. Pode ser desencadeada por tensão emocional, surgir após esforço físico e ser atenuada pelo uso de vasodilatadores, sendo de difícil diferenciação com a dor de origem coronariana, implicando que esta última seja sempre excluída por avaliação cardiológica apropriada.

A disfagia é o segundo sintoma mais frequente, descrito em 10 a 30% dos pacientes.[17] É intermitente na maioria dos pacientes, frequentemente referida na região cervical e, em sua maioria, tanto para sólidos como para líquidos.

A pirose é o terceiro sintoma mais prevalente, encontrada em 14 a 45% dos pacientes com EQN e pode se associar à disfagia em 20% dos pacientes.[17]

A EDA é importante para a exclusão de lesões inflamatórias da mucosa esofagiana, não havendo qualquer achado endoscópico característico. Esofagite erosiva leve tem sido encontrada em 7-8%[16,17] e hérnia hiatal em 25%.[16]

O papel fundamental da radiologia é afastar causas orgânicas, estruturais ou compressivas para os sintomas, em especial a disfagia. A avaliação radiológica do esôfago é normal em 50% dos casos e demonstra alterações inespecíficas, como contrações terciárias em 16 a 40% dos pacientes.[13] A normalidade radiológica era de se esperar, uma vez que a peristalse primária não é perdida nos pacientes com EQN. Divertículos epifrênicos e menos frequentemente os de terço médio podem ser encontrados em associação com EQN.[16]

O diagnóstico do EQN é exclusivamente manométrico, a partir da demonstração de ondas peristálticas em esôfago distal, isto é, aquelas registradas a 3 e 8 cm acima do limite superior do esfíncter inferior, de amplitude maior que o valor da média, mais dois desvios-padrão do valor encontrado em indivíduos saudáveis (Fig. 3-7), ou seja, acima de 180 mmHg.

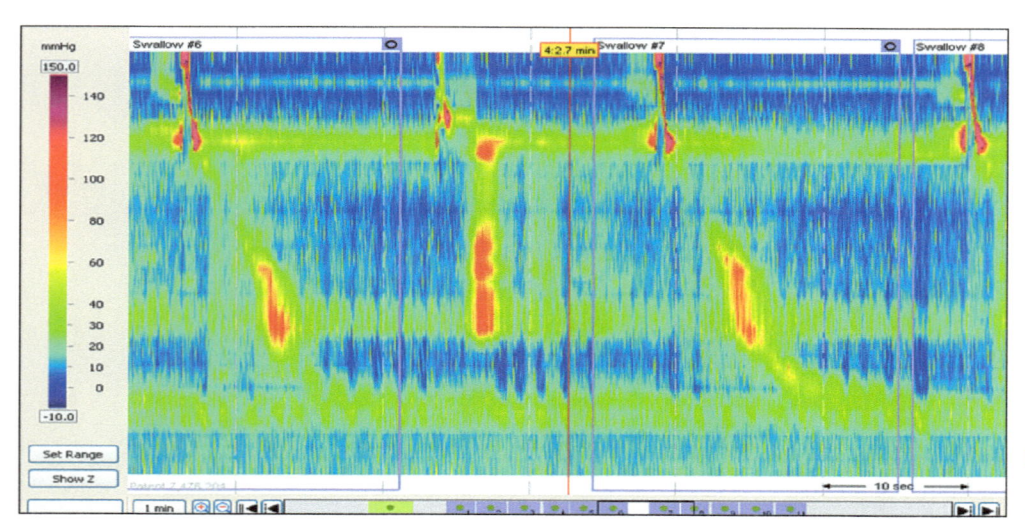

Fig. 3-6. Manometria de alta resolução demonstrando contrações prematuras intercaladas com ondas peristálticas normais.

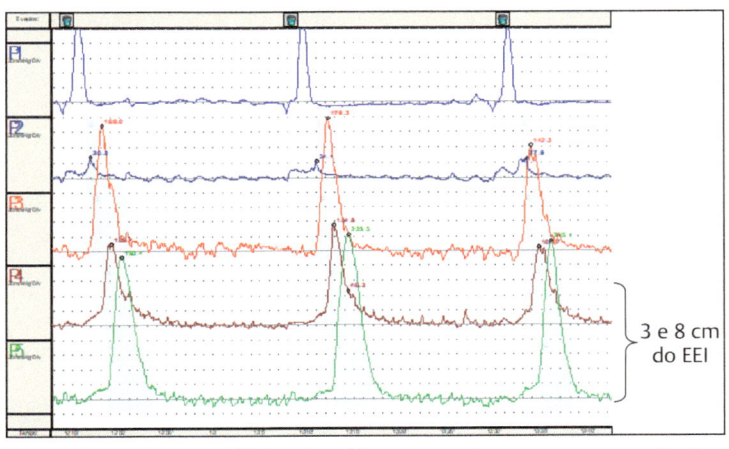

Fig. 3-7. Manometria esofágica de esôfago em quebra-nozes com amplitude distal (canais P4 e P5) > 180 mmHg.

As anormalidades manométricas do EQN podem se situar em apenas um dos segmentos do esôfago distal, quer a 3 ou a 8 cm do limite superior do EEI, sendo proposta para este último a denominação de EQN segmentar.[18] Não há diferença significativa entre os achados clínicos dos pacientes com EQN clássico e EQN segmentar.[18]

A duração das ondas peristálticas, em geral, também é prolongada, o esfíncter esofagiano inferior é normal na maioria dos pacientes, mas pode apresentar-se com aumento da sua pressão de repouso ou redução ou, mais raramente, com relaxamentos incompletos.[16]

pHmetria Esofagiana Prolongada

Há poucos relatos do emprego sistemático da pHmetria esofagiana prolongada no EQN. Achem et al.[18] caracterizaram refluxo anormal em 13 de 20 pacientes (65%).

Silva & Lemme[17] encontraram pHmetria anormal em 41% de 52 pacientes com diagnóstico de EQN. Apenas um deles apresentava esofagite erosiva. O estudo comparativo entre portadores de EQN com e sem refluxo à pHmetria não demonstrou diferenças significativas entre eles em relação à amplitude das contrações. A maioria dos pacientes apresentava queixa principal de dor torácica, tanto no grupo com refluxo como no sem refluxo, não sendo possível distinguir os dois grupos pelo quadro clínico.

A estratificação de pacientes por faixas de amplitude de contração, no estudo já referido, demonstrou que a associação com refluxo é menos frequente naqueles com média de amplitude de ondas distais (MAOD) mais elevada, como, por exemplo, acima de 260 mmHg (mais de 4 DP acima da média obtida em indivíduos saudáveis).[19]

Todas essas observações sugerem que a DRGE deva ser sempre excluída em pacientes com EQN antes de ser instituída a terapêutica.

Manometria de Alta Resolução

No EQN, a MAR permite distinguir dois tipos, empregando variável própria intitulada integral da contração distal (ICD): o EQN clássico com DCI acima de 5.000 e o *jackhammer*, com DCI acima de 8.000, em qualquer deglutição (Fig. 3-8).[2]

Obstrução Funcional da Junção Esofagogástrica

A obstrução funcional da junção esofagogástrica (OFJEG) representa um "novo" distúrbio motor esofágico, revelado pela manometria de alta resolução, de difícil caracterização pela manometria convencional, embora já se descrevesse com essa tecnologia a disfunção do esfíncter inferior (relaxamentos incompletos do esfíncter inferior com peristalse de corpo intacta).[20]

Manifesta-se clinicamente por disfagia e, em menor frequência, dor torácica, pirose e regurgitação. Este distúrbio motor também tem sido descrito em indivíduos assintomáticos, o que torna seu significado incerto nesses casos.[21]

Várias etiologias podem causar a OFJEG, que pode ser primária ou secundária (hérnia hiatal, esofagite eosinofílica, estenoses, anéis, tumores, compressões extrínsecas, pós-operatórias ou medicamentos [opioides]).[21]

A endoscopia digestiva alta tem importante papel na diferenciação da forma primária de causas secundárias, e, em alguns casos, a ecoendoscopia e a tomografia computadorizada podem ser necessárias para diagnóstico de lesões infiltrativas da JEG.

O diagnóstico da OFJEG se baseia na observação de uma IRP média (pressão de relaxamento integrada) acima de 15 mmHg (quando utilizado equipamento da Medtronic) e peristalse de corpo intacta (Fig. 3-9). Esse valor varia entre os diferentes fabricantes de equipamentos e mesmo em diferentes posições, sendo menores com o paciente sentado e maiores no decúbito.[2]

Motilidade Esofagiana Ineficaz

Em 1997, Leite *et al.*[22] propuseram o termo motilidade esofagiana ineficaz (MEI) para designar os pacientes portadores de ondas de amplitude inferior a 30 mmHg e/ou contrações não transmitidas em esôfago distal, em número superior a 20% das deglutições empregadas para estudo do corpo esofagiano. Esses autores demonstraram que portadores de MEI apresentavam refluxo mais intenso em posições ereta e supina e retardo na depuração esofagiana em relação a pacientes sem MEI.

A MEI tem sido encontrada com igual prevalência na DRGE com e sem esofagite,[23] sendo mais prevalente no esôfago de Barrett,[24] confirmando a acentuação das anormalidades motoras com a gravidade da doença.

O emprego da impedanciomanometria tem contribuído para clarificar certas anormalidades da função esofagiana, uma vez que permite o registro pressórico (manometria) simultâneo à deter-

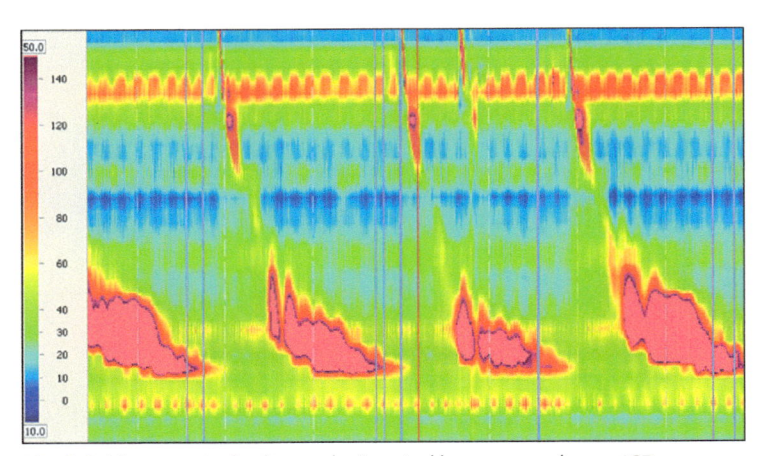

Fig. 3-8. Manometria de alta resolução – *jackhammer esophagus*. ICD – integral da contração distal.

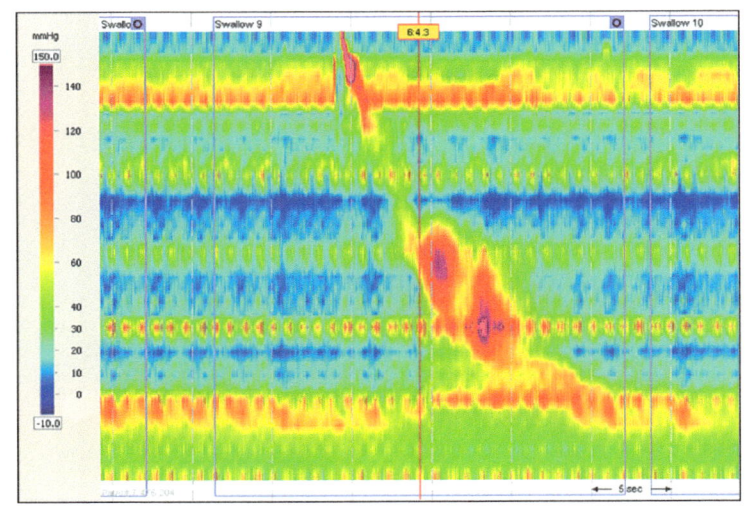

Fig. 3-9. Manometria de alta resolução demonstrando obstrução funcional da junção esofagogástrica e peristalse de corpo intacta.

minação do tempo de trânsito de um bolo líquido ou viscoso (impedância). Foi avaliada a correlação entre os dois exames em 350 pacientes portadores de distúrbios motores do esôfago.[25] Observou-se uma excelente correlação entre o diagnóstico manométrico e o tempo de trânsito em portadores de acalasia e distúrbios motores com peristalse normal (EQN, esfíncter hipotenso). Entretanto, o tempo de trânsito foi normal em 55% dos portadores de espasmo difuso e em 51% dos pacientes com MEI, demonstrando que a MEI nem sempre atrasa o tempo de trânsito.

Outro trabalho empregando impedanciomanometria associada à determinação do pH esofagiano analisou a relevância da MEI durante a depuração esofágica de ácido.[26] Foram estudados voluntários saudáveis antes e depois de disfunção da peristalse induzida por sildenafil, que provoca redução gradual e reversível da amplitude da contração peristáltica, sem inibição do volume de saliva. A MEI foi considerada moderada, se 30-80% das sequências peristálticas fossem anormais e intensas, se mais de 80% das mesmas fossem anormais. O tempo de depuração de ácido foi semelhante nas posições ortostática e supina, quando foram comparados pacientes com peristalse normal e MEI moderada. Na posição ortostática, o volume de ácido depurado foi discretamente reduzido apenas na MEI intensa, porém, na posição supina, a MEI intensa retardou significativamente a depuração. É possível que somente em casos de intenso distúrbio da peristalse se possa documentar atraso do tempo de trânsito e do tempo de depuração esofágica.

Entretanto, ainda está para ser determinado se essas observações têm importância prática em influenciar condutas diagnósticas e terapêuticas na DRGE, principalmente em relação aos resultados de cirurgia antirrefluxo.

A MEI é encontrada também em pacientes com outras queixas esofagianas, como disfagia e dor torácica,[4] sendo a primeira ou segunda anormalidade manométrica mais frequentemente registrada nesses pacientes, e pode não estar associada a refluxo.[27]

Manometria de Alta Resolução (MAR)

Os parâmetros empregados na MAR foram usados para definir as deglutições ineficazes encontradas na MEI. Exames de 150 pacientes com queixas de refluxo ou disfagia foram revistos, e a função peristáltica foi definida pela classificação de Chicago.[28] Os gráficos correspondentes avaliados separadamente foram empregados no encontro dos valores para a integral da contração distal (ICD), tradicionalmente considerada deglutição ineficaz, e para as falhas de contração. A MEI à MAR é uma mistura de falhas de deglutição e de deglutições fracas, sendo definida como mais de 50% das deglutições com baixa amplitude ou falhas na peristalse (Fig. 3-10).[2]

HÉRNIA DE HIATO

A hérnia de hiato (HH) ocorre quando parte dos órgãos abdominais se insinuam para o interior do tórax através do hiato esofagiano.

Existem quatro tipos de hérnias de hiato demonstradas na Figura 3-11.[29]

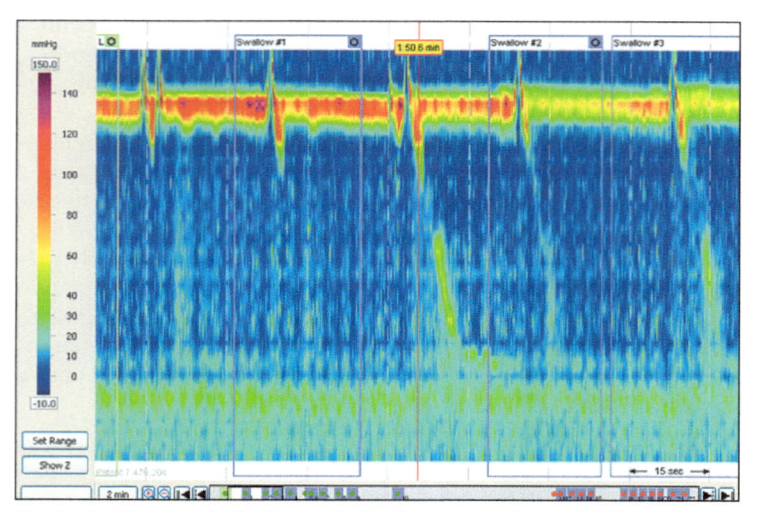

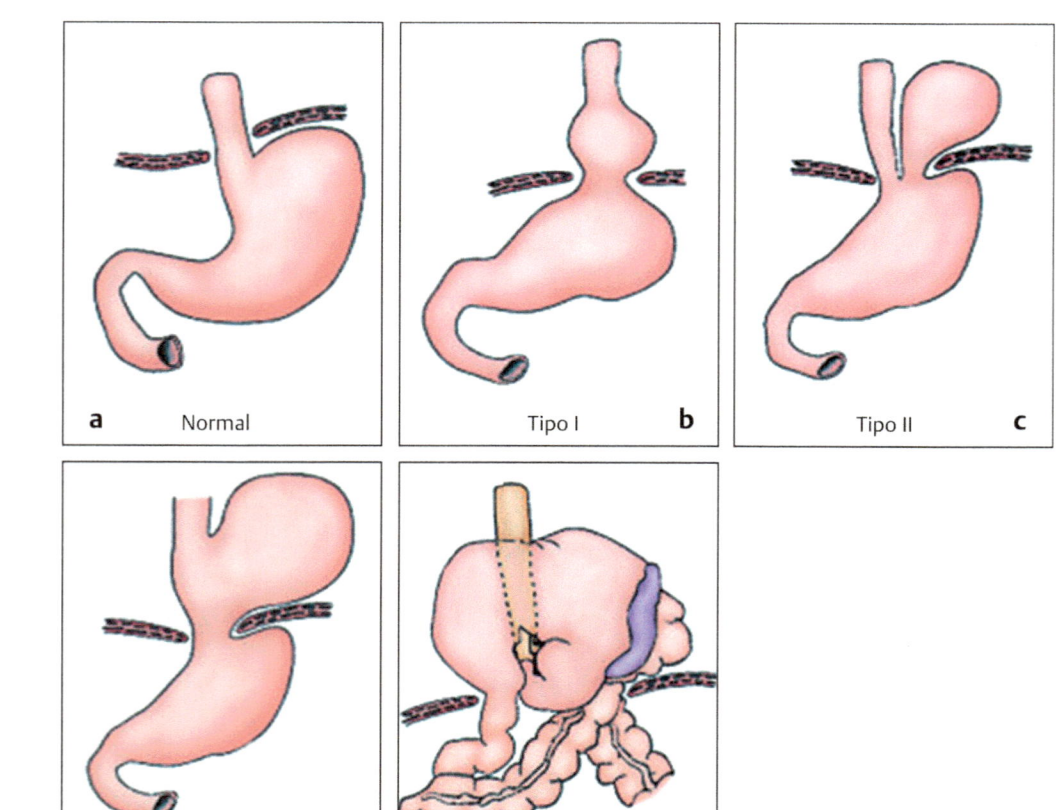

Fig. 3-10. Manometria de alta resolução demonstrando motilidade esofagiana ineficaz.

Fig. 3-11. Tipos de hérnia de hiato. (**a**) Normal, (**b**) deslizamento, (**c**) paraesofágica, (**d**) mista, (**e**) insinuação de outros órgãos.

Tipo I

Ocorre quando parte da cárdia se insinua através do hiato, decorrente do alargamento da abertura hiatal ou pelo relaxamento do ligamento frenoesofágico. Também chamada de hérnia por deslizamento, apresenta tamanho variável, uma vez que pode entrar e sair do tórax. É uma condição adquirida, e sua prevalência na população adulta varia de 2,2 a 49%, sendo maior entre obesos, idosos e na população ocidental.[30] Há indícios de predisposição genética por herança autossômica dominante.[31,32]

A maioria dos portadores de HH é assintomática, mesmo quando estas são volumosas, podendo predispor ao desenvolvimento de DRGE. Alguns pacientes podem exibir erosões dentro do saco herniário, conhecidas como lesões de Cameron, o que pode causar sangramento digestivo oculto e anemia e cuja fisiopatologia é a isquemia da mucosa gástrica secundária à compressão pelo diafragma.

O exame considerado padrão ouro para o diagnóstico da hérnia por deslizamento é a esofagografia, embora atualmente a maioria das hérnias seja diagnosticada por endoscopia (distância entre a impressão diafragmática e a junção epitelial escamocolunar superior a 2 cm) (Fig. 3-12). Em alguns pacientes, pode-se observar um estreitamento mucoso da junção escamocolunar, chamado anel de Schatzki ou anel B, que pode causar disfagia, principalmente quando inferior a 13 mm de diâmetro (Fig. 3-13); ou formação de pólipo inflamatório em região da esofagite (Fig. 3-14).

Na manometria convencional, suspeita-se de hérnia hiatal quando se observam duas zonas de alta pressão, a mais distal correspondendo à impressão diafragmática, e a proximal, ao esfíncter esofagiano inferior.

A manometria de alta resolução permite identificar com precisão os componentes da junção esofagogástrica, o intrínseco (o esfíncter esofagiano inferior) e o extrínseco (a crura diafragmática), que se sobrepõem em indivíduos normais. A separação entre eles inferior a 2 cm (JEG tipo II) pode ser observada e talvez represente um estágio inicial do desenvolvimento de hérnia de hiato. Separação maior que 2 cm é observada em pacientes com hérnia de hiato (JEG tipo III) (Fig. 3-15).[33]

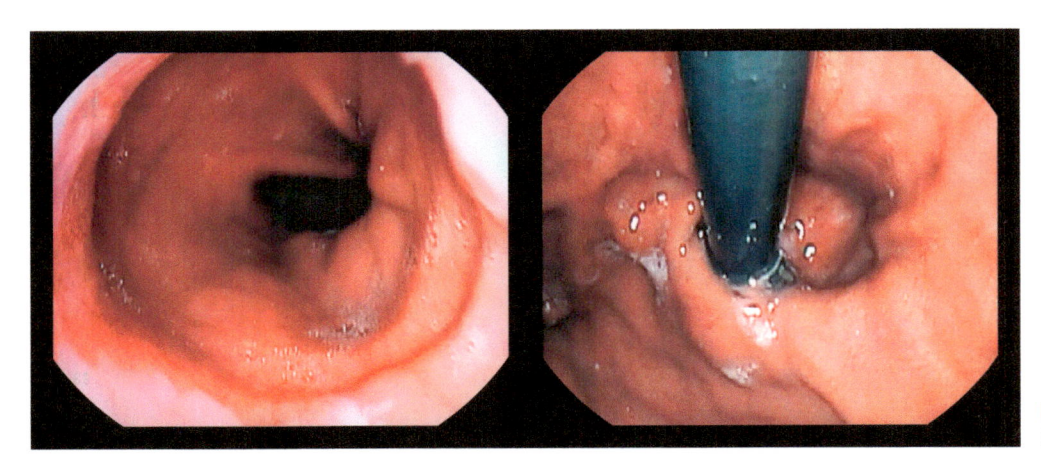

Fig. 3-12. Hérnia de hiato por deslizamento com hiato alargado.

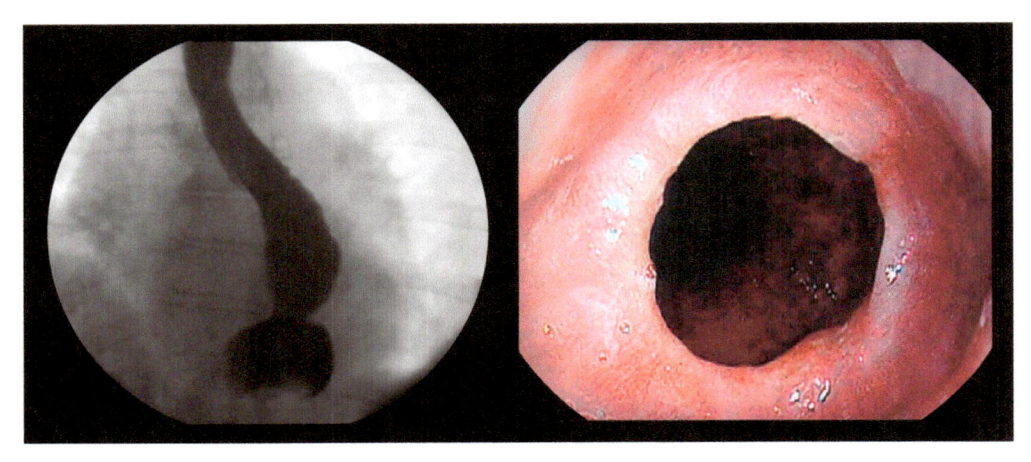

Fig. 3-13. Hérnia de hiato por deslizamento com formação de anel de Szhatzki.

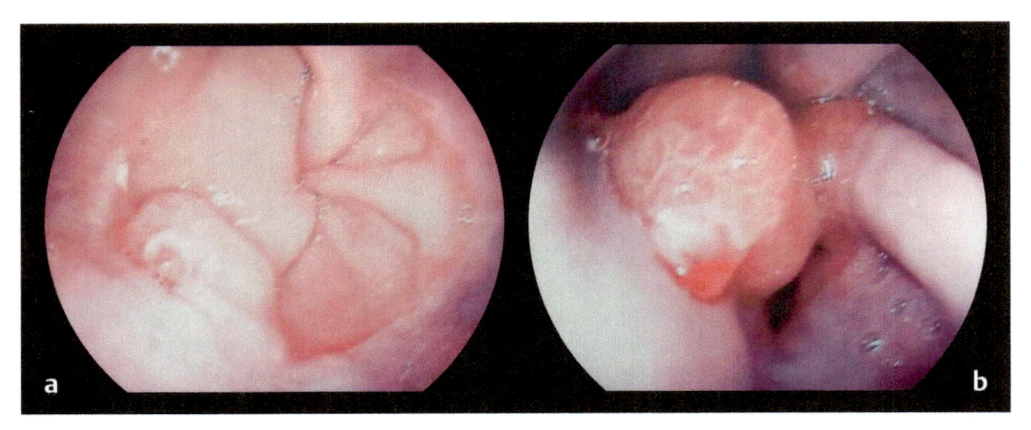

Fig. 3-14. (a, b) Hérnia de hiato por deslizamento com formação de anel de pólipo sentinela (pólipo inflamatório).

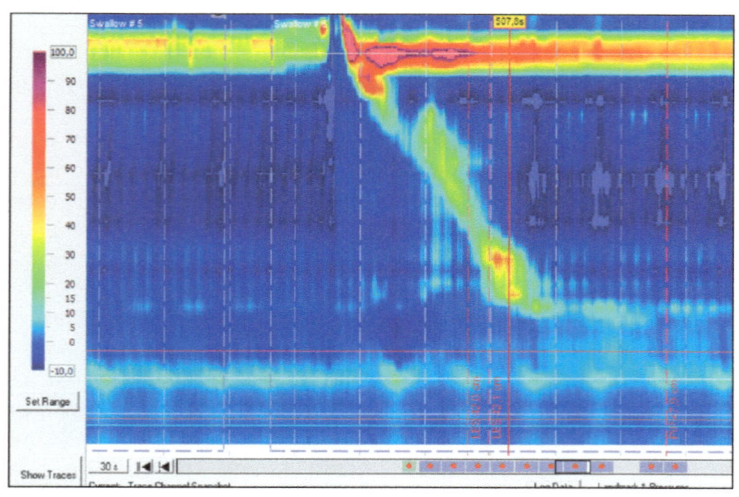

Fig. 3-15. Separação dos componentes intrínseco (EEI) e extrínseco (crura diafragmática) em paciente com hérnia de hiato, na manometria de alta resolução.

Tipos II e III

A hérnia tipo II resulta de um defeito localizado no ligamento frenoesofágico, acarretando a herniação de parte do fundo gástrico para o tórax e formando uma hérnia paraesofágica (Fig. 3-16). Compreende 10% das hérnias de hiato e, embora estas possam causar DRGE, sua importância está no potencial para complicações mecânicas. Quando volumosas, podem predispor à rotação do eixo axial do estômago e à formação de vólvulo axial e, mais raramente, a vólvulo mesenteroaxial.

A hérnia tipo III é uma combinação de uma hérnia por deslizamento (tipo I) e paraesofágica (tipo II) (Figs. 3-17 e 3-18).[29]

Tipo IV

As hérnias tipo IV ocorrem quando outros órgãos (cólon, baço, delgado, omento e pâncreas), além do estômago, se insinuam através de um grande defeito no ligamento frenoesofágico. Sua causa é desconhecida, embora possa ocorrer como complicação tardia de dissecção cirúrgica do hiato para fundoplicatura ou esofagectomia, por exemplo.

A maioria dos pacientes é assintomática, e quando produz sintomas, geralmente é por obstrução ou isquemia.[29]

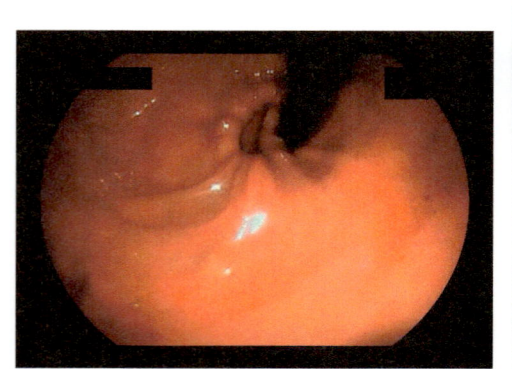

Fig. 3-16. Hérnia paraesofágica (tipo II).
(Imagem: Hospital Federal Servidores do Estado – Dra. Laura Helman.)

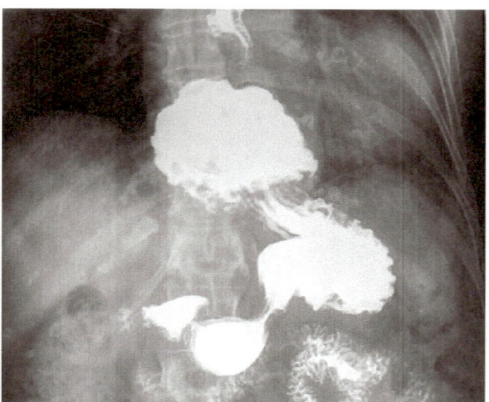

Fig. 3-17. Volumosa hérnia mista (tipo III).

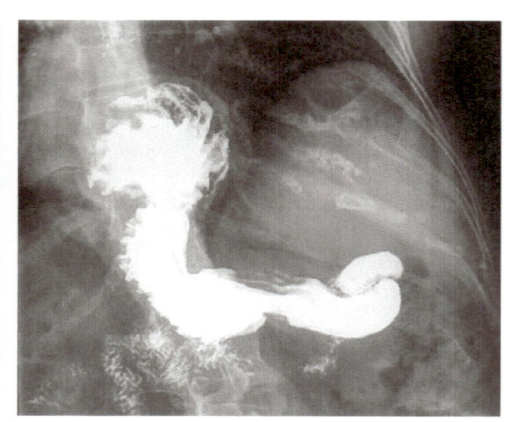

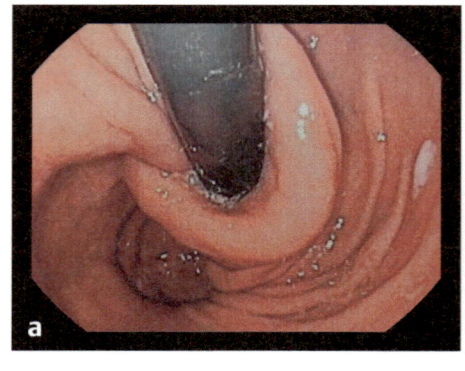

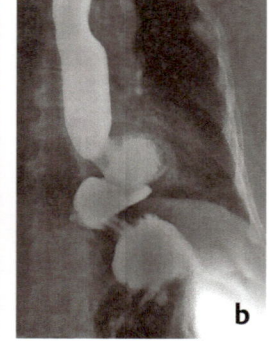

Fig. 3-18. Hérnia de hiato mista com fundoplicatura. (**a**) Visão endoscópica – fundoplicatura com desgarramento parcial e hérnia paraesofágica. (**b**) Visão radiológica.

REFERÊNCIAS BIBLIOGRÁFICAS

1. Richter JE. Oesophageal motility disorders. Lancet. 2001;358(9284):823-8.
2. Kahrilas PJ, Bredenoord AJ, Fox M, Gyawali CP, Roman S, Smout AJ et al. International High Resolution Manometry Working Group. The Chicago Classification of esophageal motility disorders, v3.0. Neurogastroenterol Motil. 2015;27(2):160-74.
3. Francis DL, Katzka DA. Achalasia: update on the disease and its treatment. Gastroenterology. 2010;139(2):369-74.
4. Stein, DT, Knauer CM. Achalasia in monozygotic twins. Dig Dis Sci. 1982;27(7):636-40.
5. Sonnenberg A. Hospitalization for achalasia in the United States 1997-2006. Dig Dis Sci. 2009;54(8):1680-5.
6. Clark SB, Rice TW, Tubbs RR, Richter JE, Goldblum JR. The nature of the myenteric infiltrate in achalasia: an immunohistochemical analysis. Am J Surg Pathol. 2000;24(8):1153-8.
7. Wong RK, Maydonovitch CL, Metz SJ, Baker JR Jr. Significant DQw1 association in achalasia. Dig Dis Sci. 1989;34(3):349-52.
8. Ruiz-de-León A, Mendoza J, Sevilla-Mantilla C, Fernández AM, Pérez-de-la-Serna J, Gónzalez VA et al. Myenteric antiplexus antibodies and class II HLA in achalasia. Dig Dis Sci. 2002;47(1):15-9.
9. Facco M, Brun P, Baesso I, Costantini M, Rizzetto C, Berto A et al. T cells in the myenteric plexus of achalasia patients show a skewed TCR repertoire and react to HSV-1 antigens. Am J Gastroenterol. 2008;103(7):1598-609.
10. Pandolfino JE, Kwiatek MA, Nealis T, Bulsiewicz W, Post J, Kahrilas PJ. Achalasia: a new clinically relevant classification by high resolution manometry. Gastroenterology. 2008;135(5):1526-33.
11. Roman S, Kahrilas PJ. Distal esophageal spasm. Dysphagia. 2012;27(1):115-23.
12. Tutuian R, Castell DO. Review article: oesophageal spasm – diagnosis and management. Aliment Pharmacol Ther. 2006;23(10):1393-402.

13. Benjamin SB, Gerhardt DC, Castell DO. High amplitude peristaltic esophageal contractions associated with chest pain and/or dysphagia. Gastroenterology. 1979;77(3):478-83.
14. Brand DL, Martin D, Pope CE 2nd. Esophageal manometrics in patients with angina-like chest pain. Am J Dig Dis. 1977;22(4):300-4.
15. Herrington JP, Burns TW, Balart LA. Chest pain and dysphagia in patients with prolonged peristaltic contractile duration of the esophagus. Dig Dis Sci. 1984;29(2):134-40.
16. Achem SR, Kolts BE, Burton L, Richter JE. Chest pain associated with nutcracker esophagus: A preliminary study of the role of gastroesophageal reflux. Am J Gastroenterol. 1993;88(2):187-92.
17. Silva LFD, Lemme EMO. Esôfago em quebra-nozes – avaliação clínica de 97 pacientes. Arq. Gastroenterol. 2000;37(4):217-224.
18. Achem SR, Kolts BE, Burton L. Segmental versus diffuse nutcracker esophagus: An intermittent motility pattern. Am J Gastroenterol. 1993;88(6):847-51.
19. Silva LF, de Oliveira Lemme EM. Are there any differences between nutcracker esophagus with and without reflux? Dysphagia. 2007;22(3):245-50.
20. Freidin N, Traube M, Mittal RK, McCallum RW. The hypertensive lower esophageal sphincter. Manometric and clinical aspects. Dig Dis Sci. 1989 Jul;34(7):1063-7.
21. Samo S, Qayed E. Esophagogastric junction outflow obstruction: Where are we now in diagnosis and management? World J Gastroenterol. 2019;25(4):411-417.
22. Leite LP, Johnston BT, Barrett J, Castell JA, Castell DO. Inefective esophageal motility (IEM): the primary finding in patients with nonspecific esophageal motility disorder. Dig Dis Sci. 1997;42(9):1859-65.
23. Abrahão-Junior LJ, Lemme EMO, Carvalho BB. Ineffective esophageal motility (IEM) increases reflux in nonerosive reflux disease (NERD) patients?. Am J Gastroenterol. 2002;97(suppl):S28.
24. Lemme EM, Domingues GR, Abrahão-Junior LJ et al. Gastroesophageal reflux, lower esophageal sphincter pressure and inffective esophageal motility in Barrett' s esophagus: a comparative study. In: Pinotti HW, Ceconello I,Felix VN,Oliveira MA. Recent Advances in Diseases of the Esophagus, Ed. Bolonha, Itália: Monduzzi; 2001. p. 39-44.
25. Tutuian R, Castell DO. Combined multichannel intraluminal impedance and manometry clarifies esophageal function abnormalities: study in 350 patients. Am J Gastroenterol. 2004;99(6):1011-9.
26. Simrén M, Silny J, Holloway R, Tack J, Janssens J, Sifrim D. Relevance of ineffective oesophageal motility during oesophageal acid clearance. Gut. 2003;52(6):784-90.
27. Kim JH, Rhee PL, Son HJ, Song HJ, Kim JJ, Rhee JC. Is all ineffective esophageal motility the same? A clinical and high-frequency intraluminal US study. Gastrointest Endoscopy. 2008;68:422-431.
28. Xiao Y, Kahrilas PJ, Kwasny MJ, Roman S, Lin Z, Nicodème F et al. High resolution manometry correlates of ineffective esophageal motility. Am J Gastroenterol. 2012;107(11):1647-54.
29. Bredenoord AJ, Smout AJPM. Hiatus hernia and gastroesphgaeal refluxo disease In Richetr JE, Castell DO. The esophagus. Ed. Wiley-Blackwell; 2012. p. 394-404.
30. Dutta SK, Arora M, Kireet A, Bashandy H, Gandsas A. Upper gastrointestinal symptoms and associated disorders in morbidly obese patients: a prospective study. Dig Dis Sci. 2009;54(6):1243-6.
31. Goodman RM, Wooley CF, Ruppert RD, Freimanis AK. A possible genetic role in esophageal hiatus hernia. J Hered. 1969;60(2):71-4.
32. Carré IJ, Johnston BT, Thomas PS, Morrison PJ. Familial hiatal hernia in a large five generation family confirming true autosomal dominant inheritance. Gut. 1999;45(5):649-52.
33. Pandolfino JE, Kim H, Ghosh SK, Clarke JO, Zhang Q, Kahrilas PJ. High-resolution manometry of the EGJ: an analysis of crural diaphragm function in GERD. Am J Gastroenterol. 2007;102(5):1056-63.

CAPÍTULO 4
ESÔFAGO DE BARRETT E ADENOCARCINOMA

Sérgio Barbosa Marques ▪ Ana Paula Samy Tanaka Kotinda

DEFINIÇÃO DE ESÔFAGO DE BARRETT

Esôfago de Barrett (EB) foi descrito inicialmente por Norman Rupert Barrett, na década de 1950, e é definido como substituição do epitélio escamoso da mucosa esofágica por epitélio tipo colunar metaplásico (Fig. 4-1), com confirmação de células caliciformes nas biópsias, e extensão igual ou superior a 1 cm (Fig. 4-2).[1,2] Não deve ser confundido com mucosa gástrica ectópica, caracterizada por ilhas de mucosa colunar, localizadas principalmente no terço proximal do esôfago, e tem origem durante a embriogênese (Fig. 4-3).

Área de epitelização colunar com extensão inferior a 1 cm e confirmação histológica de metaplasia intestinal devem ser nomeadas como metaplasia intestinal especializada da junção esofagogástrica (SIM-EGJ – do inglês, *specialized intestinal metaplasia at the esophagogastric junction*), que tem baixo risco para transformação em carcinoma (Fig. 4-4).

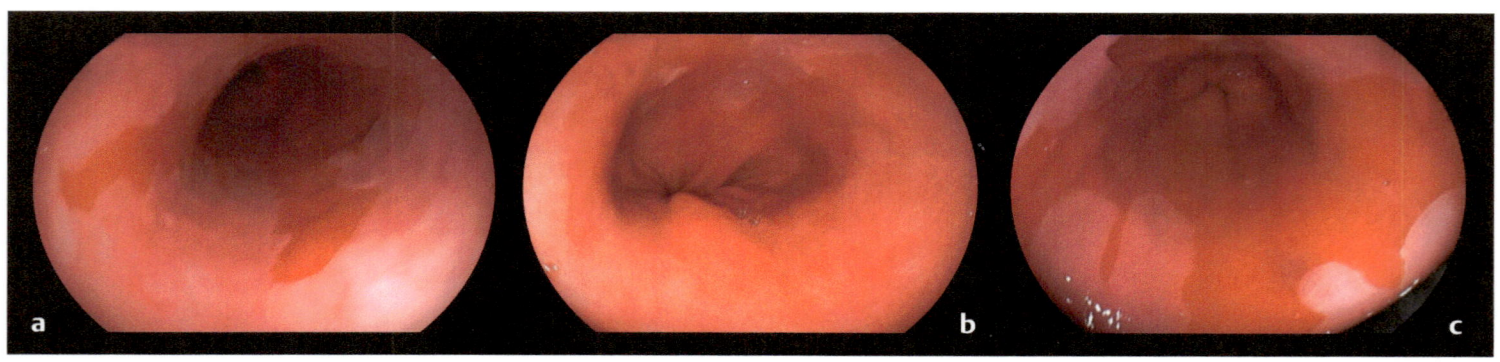

Fig. 4-1. (a-c) Área de epitelização colunar em esôfago distal.

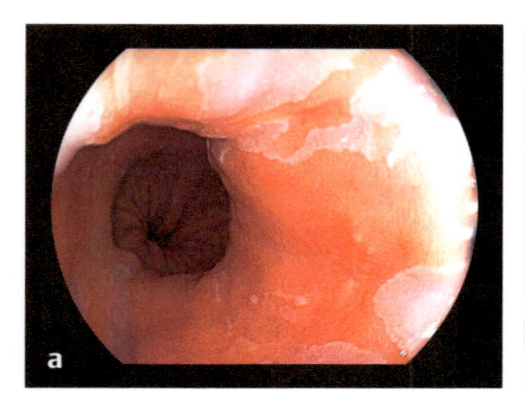

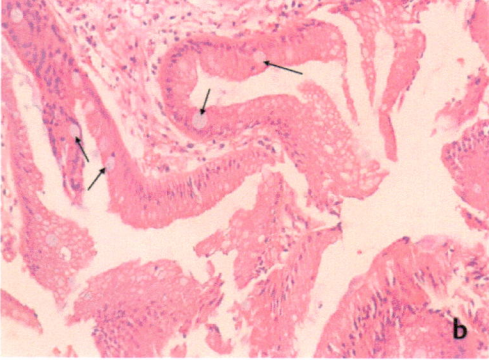

Fig. 4-2. (a) Esôfago distal revestido por mucosa avermelhada de cor salmão. (b) Epitélio colunar não estratificado apresentando células basais com núcleos afilados e células caliciformes, caracterizando a metaplasia intestinal (*setas*).

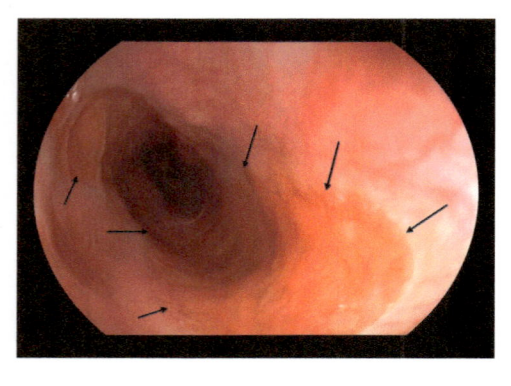

Fig. 4-3. Ilhas de mucosa gástrica ectópica em esôfago proximal (*setas*).

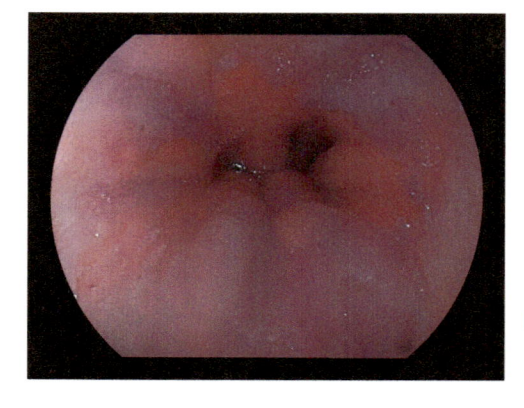

Fig. 4-4. JEC irregular com epitelização colunar inferior a 1 cm.

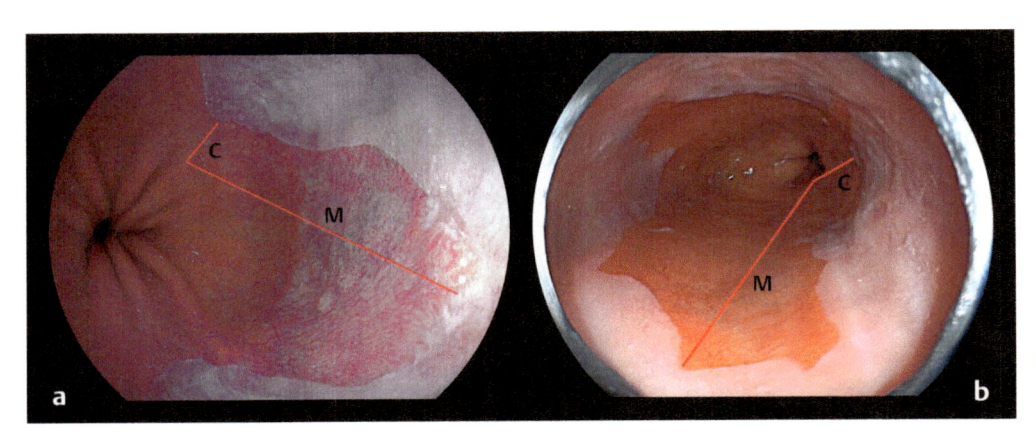

Fig. 4-5. Área de epitelização colunar em esôfago distal inferior a 3 cm (EB curto) (a) e acima de 3 cm (EB longo) (b).

De acordo com a sua extensão, é denominado EB curto, quando sua extensão é menor que 3 cm, e EB longo, quando superior a 3 cm (Fig. 4-5).

EPIDEMIOLOGIA

O EB é considerado uma complicação da doença do refluxo gastroesofágico e ocorre em aproximadamente 1 a 2% dos indivíduos submetidos à endoscopia por sintomas dispépticos e em cerca de 8 a 15% dos indivíduos com sintomas crônicos de refluxo.[3] O EB predispõe ao surgimento do adenocarcinoma de esôfago (AE), que ocorre em torno de 0,5% ao ano em EB não displásico (EBND), mas pode atingir 10% ao ano ou mais naqueles grupos com displasia de baixo grau (DBG) e displasia de alto grau (DAG) bem definidas.[4-6]

O rastreamento populacional para diagnóstico de EB não é recomendado de rotina, contudo pode ser considerado para pacientes de risco e inclui aqueles com sintomas frequentes (> 1 vez por semana) de pirose e/ou regurgitação há mais de 5 anos, associados a, pelo menos, dois outros fatores de risco, como:

a) Gênero masculino.
b) Branco.
c) Idade > 50 anos.
d) Obesidade central.
e) Fumante.
f) História familiar de EB ou AE.
g) Esofagite com graus avançados (graus C e D na classificação de Los Angeles).

TRANSIÇÃO ESOFAGOGÁSTRICA E JUNÇÃO ESCAMOCOLUNAR

A transição esofagogástrica (TEG) é uma região da parte anatômica definida como a junção muscular transmural entre o esôfago e o estômago. Endoscopicamente, localiza-se junto à margem proximal das pregas gástricas (Fig. 4-6). A junção escamocolunar (JEC) refere-se à área na qual a mucosa escamosa do esôfago e a colunar do estômago (ou do esôfago de Barrett) se encontram, também denominada linha Z. O limite inferior dos vasos em paliçada do esôfago também pode ser um bom marcador desse limite (Fig. 4-7). Pequenas variações e irregularidades na JEC < 1 cm são comuns e com baixo risco para câncer, logo devem ser cuidadosamente avaliadas mas não biopsiadas de rotina para confirmação de EB, a menos que haja alterações da superfície.

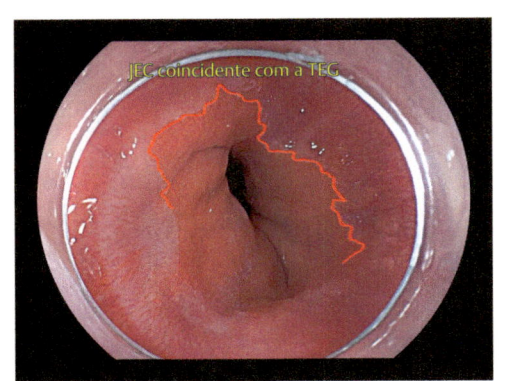

Fig. 4-6. JEC coincidente com a TEG.

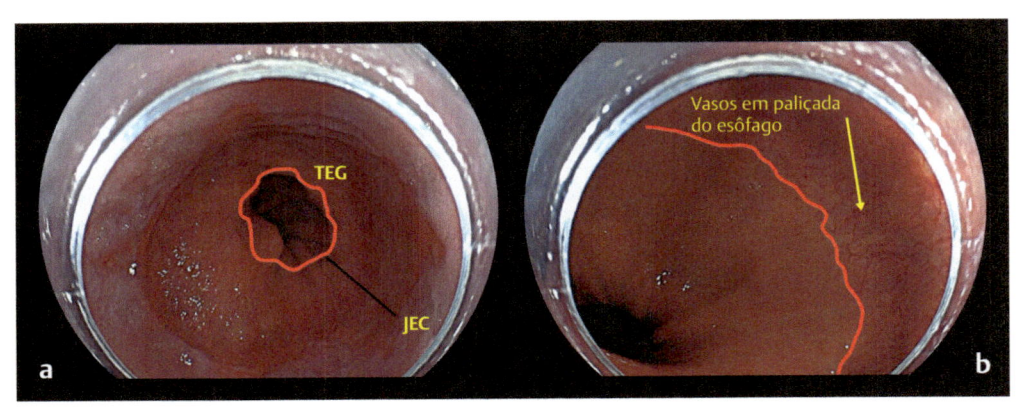

Fig. 4-7. (a, b) Epitelização colunar com marcos anatômicos da TEG e JEC (esquerda) e término dos vasos em paliçada junto à TEG sobre área de epitelização colunar (direita).

ESTUDO ENDOSCÓPICO

O objetivo inicial da endoscopia é avaliar, nos pacientes de risco, a presença de esôfago de Barrett, avaliar sua extensão (um preditor do risco para câncer) e estudo detalhado do revestimento mucoso.

A vigilância endoscópica deve ser realizada com endoscópios de alta definição (endoscópio, processadora e tela), pois as alterações mínimas para diagnóstico precoce de neoplasia dificilmente são visibilizadas com os aparelhos de baixa resolução (Fig. 4-8).

O uso de *cap* transparente na extremidade distal do endoscópio pode auxiliar na avaliação do esôfago distal e da transição esofagogástrica, mantendo afastadas as paredes e proporcionando melhor exposição da mucosa. Ele também é indispensável na magnificação de imagem, pois ajuda a manter uma distância focal adequada e com menores oscilações no foco. O ajuste da distância distal do *cap* à ponta do endoscópio deve ser em torno de 3,2-3,5 mm vista perpendicularmente, utilizando-se magnificação óptica máxima, idealmente com *cap* de cor preta, que ajuda a reduzir a dispersão da luz (Fig. 4-9).

Algumas lesões junto à cárdia podem ser de difícil avaliação na visão frontal e são mais bem avaliadas na retrovisão em fundo gástrico, com visão circunferencial da cárdia (Fig. 4-10).

A mucosa deve ser minuciosamente avaliada à procura de alterações de coloração (enantema, em especial) e irregularidades de superfícies (granulosidades, depressões e áreas elevadas) com diferentes graus de insuflação e, se disponível, cromoscopia óptica e magnificação.

ENDOSCOPIA NA VIGÊNCIA DE ESOFAGITE EROSIVA

As esofagites erosivas com graus avançados (C e D) são fatores preditivos de evolução para EB, e são recomendados controles endoscópicos após seu tratamento (Fig. 4-11). Além disso, nos casos com EB, a sua extensão pode ser superestimada ou subestimada. O processo inflamatório também pode interferir no diagnóstico histológico de displasias, especialmente as de baixo grau. O tratamento com os inibidores de secreção gástrica deverá ser otimizado, e uma nova endoscopia repetida em 2 a 3 meses, permitindo, assim, avaliação correta da extensão do EB e coleta de biópsias sem ação do processo inflamatório.

Nas situações de controle do refluxo gastroesofágico, é comum o surgimento de ilhotas de mucosa escamosa de permeio à epitelização colunar, como ocorre no *status* pós-fundoplicatura (Fig. 4-12).

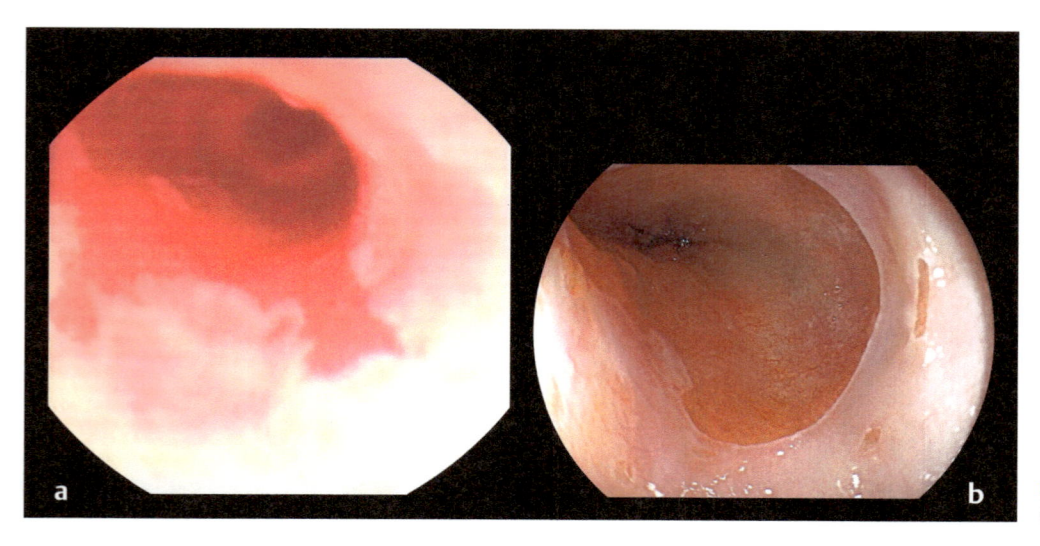

Fig. 4-8. Imagens de endoscópios de baixa (a) e alta definição (b).

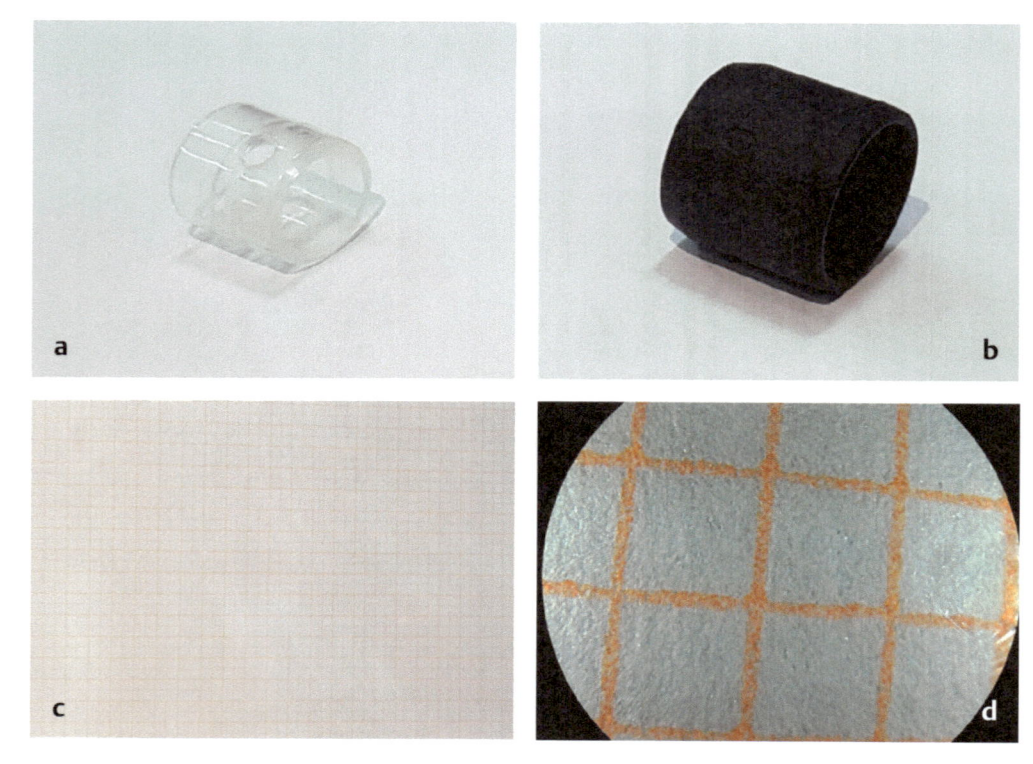

Fig. 4-9. (a) *Cap* transparente para auxílio na avaliação do EB. (b) *Cap* preto para magnificação de imagem. (c) Papel milimetrado para ajuste de distância do *cap*. (d) Ajuste do *cap* em 3,2-3,5 mm com magnificação óptica máxima.

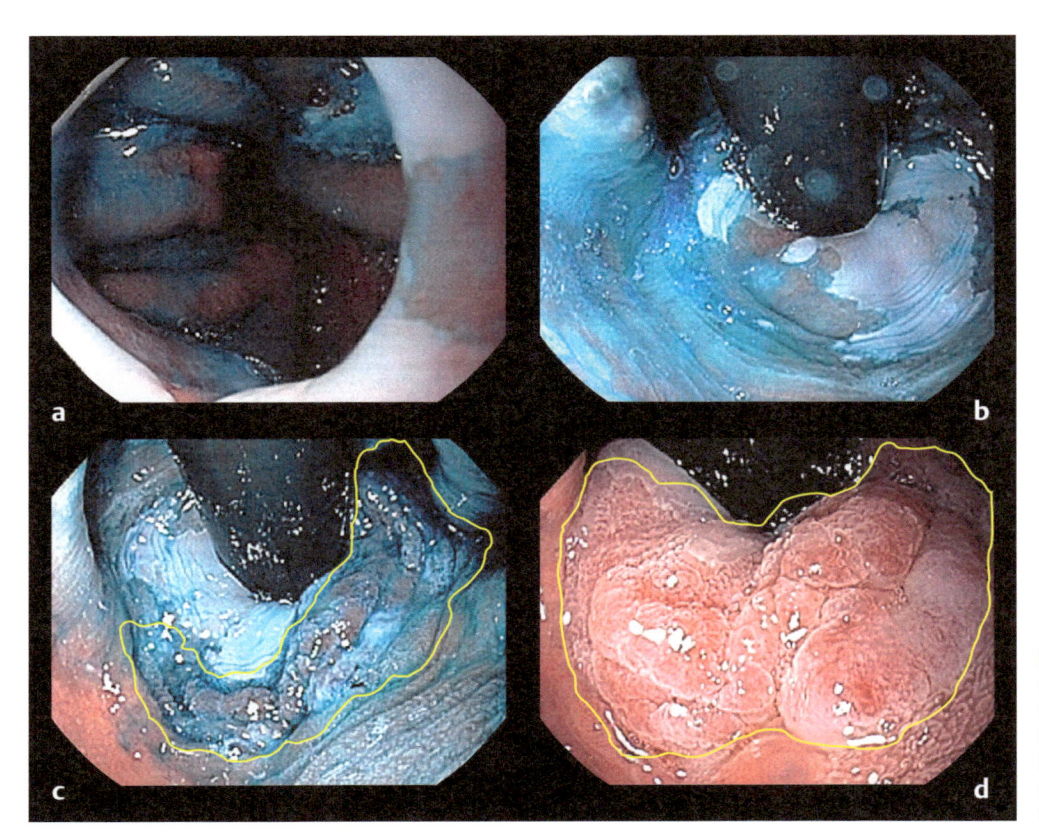

Fig. 4-10. (a) Imagem endoscópica frontal de EB curto corada com azul de metileno com difícil visibilização da TEG. (b) Área normal da cárdia vista em retrovisão. (c) Cárdia vista em retrovisão com lesão elevada e irregular. (d) Lesão de cárdia vista em retrovisão sob cromoendoscopia com ácido acético.

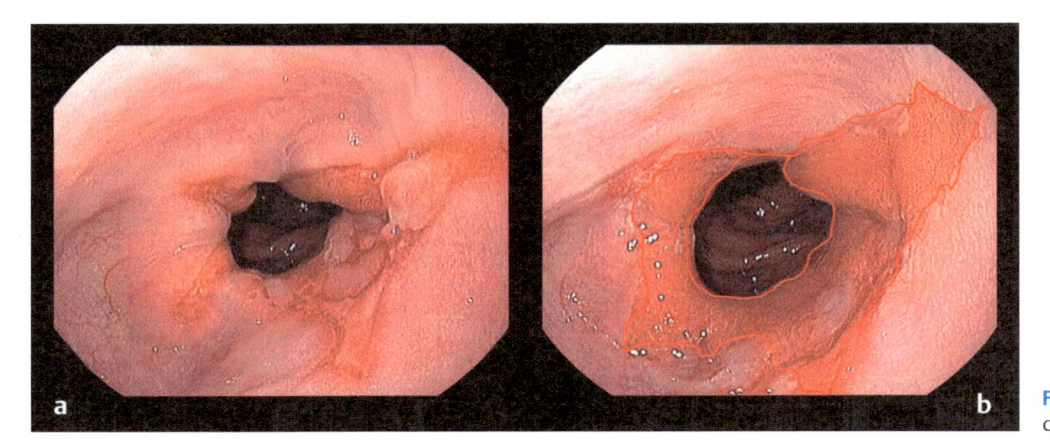

Fig. 4-11. (a, b) Surgimento de epitelização colunar após esofagite erosiva.

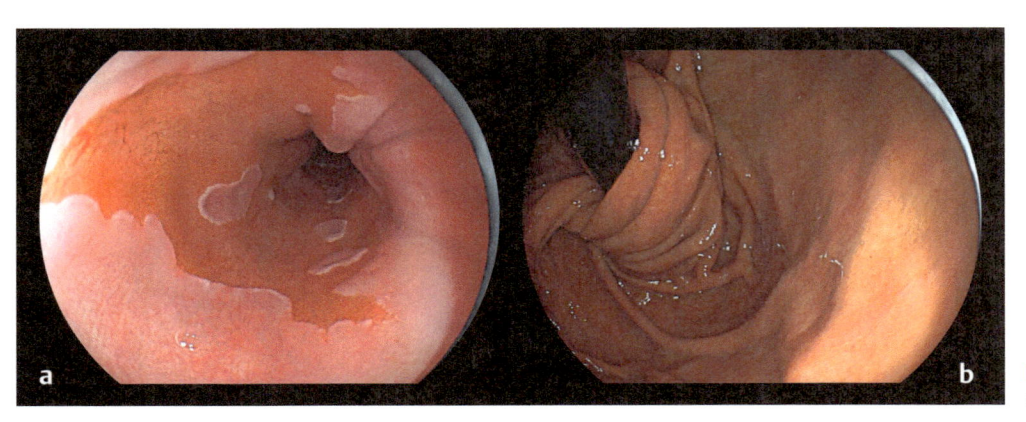

Fig. 4-12. (a) Ilhas de mucosa escamosa sobre áreas do EB. (b) Gastrofundoplicatura.

CRITÉRIOS ENDOSCÓPICOS C&M DE PRAGA

Na suspeita de EB, os pontos anatômicos para avaliação da extensão do EB devem ser anotados, incluindo o pinçamento diafragmático (PD), a margem proximal das pregas gástricas (TEG) e a junção escamocolunar (JEC). Os critérios incluem as medidas da extensão circunferencial (C) e máxima (M) do segmento de EB visibilizado em relação aos marcos endoscópicos, incluindo distâncias da TEG, da JEC e do hiato diafragmático em relação à arcada dentária superior, expressos em centímetros (cm) (Fig. 4-13).[7] Os critérios C&M de Praga dão orientações explícitas sobre o reconhecimento endoscópico do EB e a classificação da sua extensão, importante para o seguimento e a tomada de decisões.

PROTOCOLO DE BIÓPSIAS (SEATTLE) E HISTOLOGIA

A sistematização de biópsias randômicas (protocolo de Seattle) foi estabelecida para padronização e melhoria na representação de biópsias e para aumentar a taxa de diagnóstico de metaplasia intestinal e neoplasias no EB.[8]

Consiste em coleta de biópsias aleatórias com 1 fragmento por quadrante (paredes anterior, posterior, lateral direita e lateral esquerda) em toda a mucosa colunar, iniciando na extremidade proximal das pregas gástricas (Fig. 4-14).

Em segmentos curtos (< 3 cm) ou em casos com displasias, realizar 4 biópsias a cada centímetro e 1 biópsia a cada centímetro nas projeções digitiformes.

Biópsias dirigidas devem ser realizadas de quaisquer anormalidades da mucosa, como alterações de cor, superfícies, vascularização, e colocadas em frascos separados.

A área representada por esse sistema de biópsias fica em torno de 3,5% do EB. Apesar de ser considerado o padrão ouro, o protocolo de Seattle também apresenta alguns fatores limitantes como: erros de amostragem de biópsia, custo significativo e má adesão dos médicos ao protocolo, especialmente nos segmentos mais longos.[9]

O EB é graduado histologicamente como não displásico, displasia de grau indeterminado, displasia de baixo grau (DBG), displasia de alto grau (DAG), adenocarcinoma intramucoso ou adenocarcinoma invasivo.

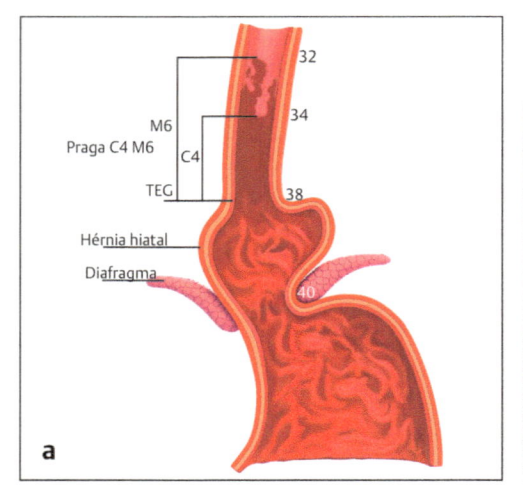

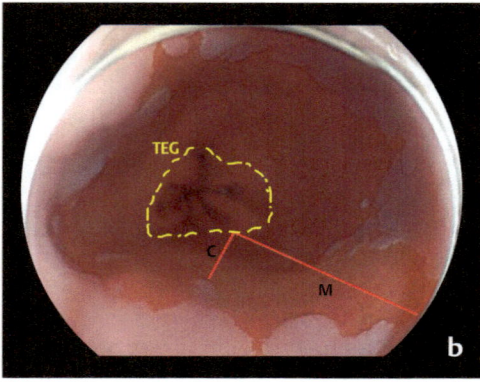

Fig. 4-13. Ilustração (a) e foto (b) de esôfago de Barrett (EB) com medidas pelos critérios C&M de Praga. TEG: transição esofagogástrica; C: extensão circunferencial do EB; M: extensão máxima do EB.

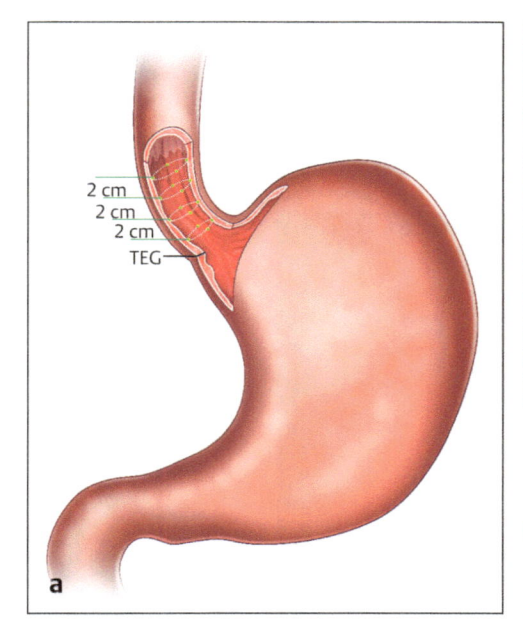

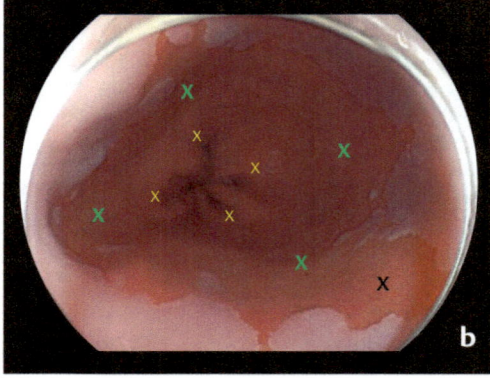

Fig. 4-14. (a) Ilustração de sítios de biópsias randômicas em EB pelo protocolo de Seattle.
(b) Foto de sítios de biópsias randômicas em EB pelo protocolo de Seattle.

BIOMARCADORES

A imuno-histoquímica pode ser considerada complementar para o diagnóstico de neoplasia (Fig. 4-15a) e preditiva de evolução maligna. O Ki-67 marca áreas com alta atividade proliferativa, especialmente nas neoplasias, mas também em grandes atividades regenerativas no epitélio não displásico (Fig. 4-15c). A mutação ou perda de expressão de p53 pode ser útil tanto para estimativa de risco de desenvolvimento de câncer quanto para corroborar o diagnóstico de suspeita de displasias (especialmente de baixo grau) e até mesmo nas neoplasias bem diferenciadas, nas quais pode haver dificuldades de conclusão de neoplasia apenas com base na histologia com HE (Fig. 4-15b).[10] Ele pode ser encontrado em aproximadamente um terço dos casos de EBND, mas no EB displásico/neoplásico habitualmente é fortemente positivo em até 70% ou com expressão nula. A distribuição de p53 na cripta também é relevante, pois via de regra este é fracamente positivo e localizado no ápice das criptas no EBND, enquanto nas neoplasias é fortemente positivo na base ou difusamente em toda a cripta (Fig. 4-15b).[11]

APRIMORAMENTO DE IMAGEM

Além das biópsias aleatórias do esôfago, diferentes técnicas endoscópicas foram desenvolvidas para aumentar a detecção de metaplasia intestinal e de displasias. Atualmente há inúmeras ferramentas para aprimorar o diagnóstico de neoplasia no EB, incluindo cromoendoscopia (CE), cromoscopia óptica (CO), endomicroscopia confocal (CLE), tomografia de coerência óptica (OCT) e outras.[12,13]

Cromoendoscopia

A cromoendoscopia (CE) utiliza corantes para melhorar a visibilização dos padrões mucosos associados a displasia/neoplasia e aumentar sua taxa de detecção. Os corantes mais comuns incluem o índigo carmim, o azul de metileno, o violeta cristal e o ácido acético.[12] A cromoendoscopia com azul de metileno cora as células caliciformes (com metaplasia intestinal), mas tem baixa acurácia para detecção de displasias e neoplasias, além de relatos sobre riscos de lesão do DNA no EB, devendo assim ser evitada.

O ácido acético é um corante facilmente disponível, barato e eficaz na detecção de displasias e adenocarcinoma no EB e apresenta taxas de sensibilidade e especificidade para detecção de neoplasias acima de 90%.[14] Ele reage com o epitélio e causa congestão capilar, desnaturação reversível das proteínas citoplasmáticas, interferindo no arranjo do citoesqueleto, com consequente alteração da polaridade celular, fazendo realce à superfície epitelial (Fig. 4-16). Após sua instilação ocorre um branqueamento (áreas acetobrancas) da mucosa colunar, displásica ou não. As áreas neoplásicas perdem o efeito acetobranco mais precocemente em relação ao epitélio não displásico, em um intervalo de tempo de até 2-3 minutos, ficando com coloração mais avermelhada (áreas acetobrancas negativas) (Fig. 4-17). As áreas acetobrancas no EB não displásico retornam ao normal tardiamente, após 3-5 minutos.[15] Usá-lo após cromoscopia óptica (CO) (NBI, BLI), pois o ácido oculta a visibilização dos vasos.

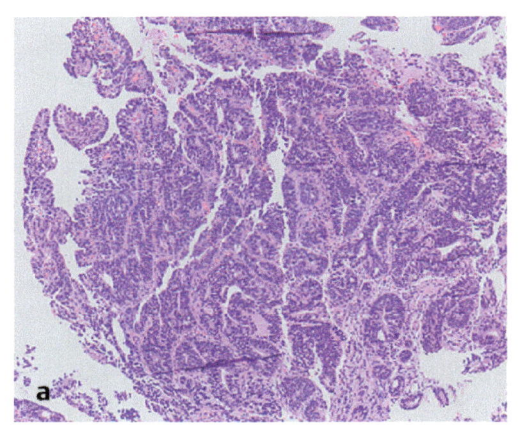

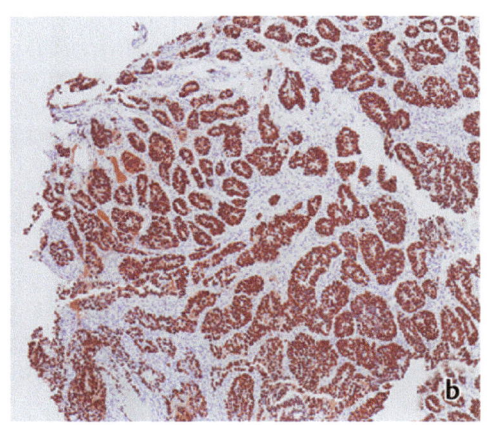

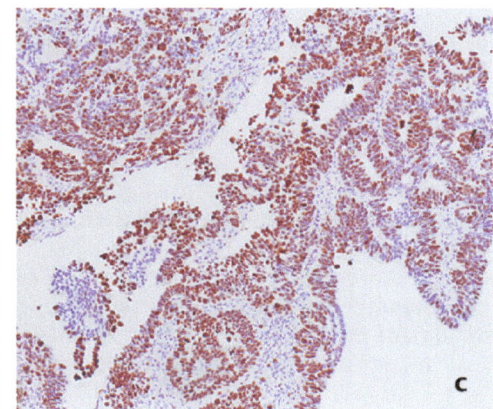

Fig. 4-15. Imuno-histoquímica de adenocarcinoma em esôfago de Barrett.

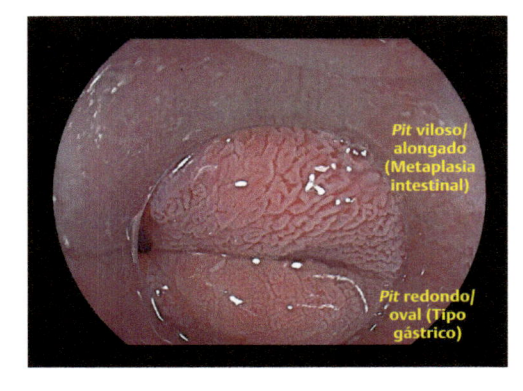

Fig. 4-16. Cromoscopia com ácido acético mostrando áreas acetobrancas no epitélio com metaplasia intestinal (*pits* alongados) e epitélio gástrico (*pits* ovais).

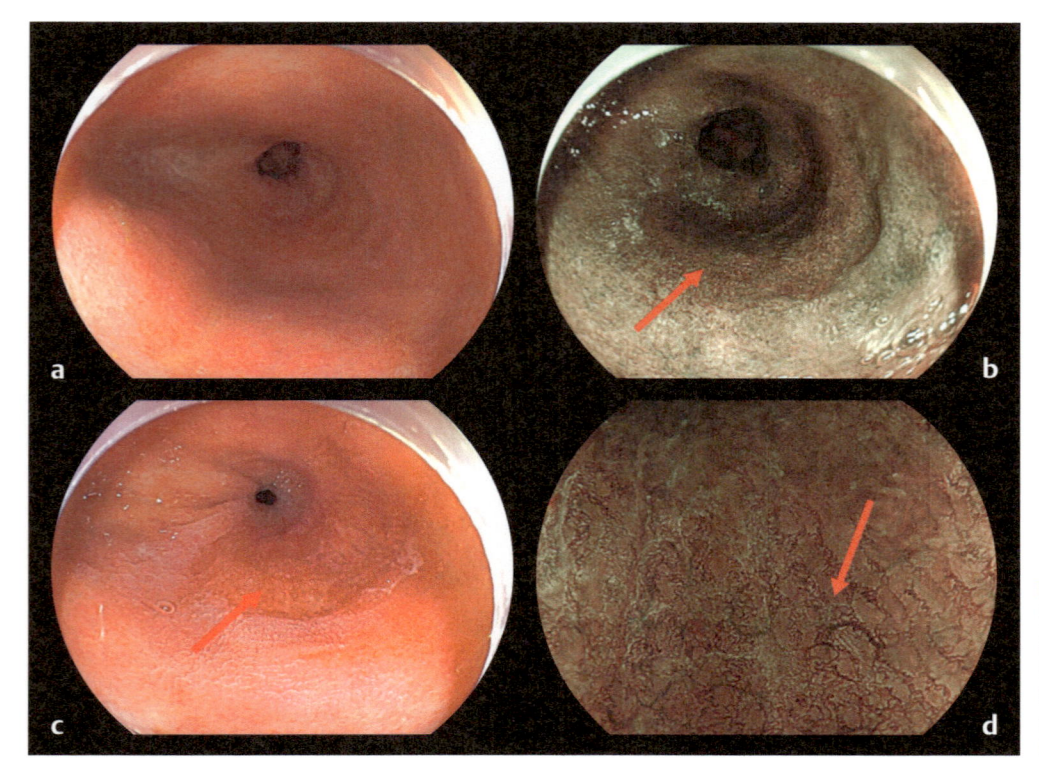

Fig. 4-17. (a) EB longo à luz branca. (b) Cromoscopia óptica com área alterada em parede posterior. (c) Área com enantema à cromoendoscopia com ácido acético. (d) Magnificação de imagem da área correspondente com capilares dilatados e irregulares – displasia de baixo grau.

Cromoscopia Óptica e Magnificação de Imagem

A CO revela padrões específicos da microsuperfície (MS) e da microvascularização (MV) que se correlacionam com achados histopatológicos de metaplasia intestinal, displasias e neoplasias.

A CO por NBI (*Narrow Band Imaging*) emprega filtro de luz que permite passagem de espectros com comprimentos de ondas de 415 nm (azul) e 540 nm (verde), que são comprimentos absorvidos pela hemoglobina. Os espectros de 415 nm penetram mais superficialmente e realçam os capilares, dando uma coloração marrom-acinzentada, enquanto os comprimentos de 540 nm penetram mais profundamente e atingem vasos mais calibrosos e adquirem uma tonalidade esverdeada (Fig. 4-18a). A imagem resultante é capaz de realçar padrões de vasos e de mucosa, podendo ser correlacionados a áreas neoplásicas (Fig. 4-19). Estudo randomizado comparando biópsias dirigidas pela CO com NBI versus randômicas demonstrou detecção semelhante de MI nos dois grupos, mas taxas superiores de detecção de displasias no grupo da CO.[16]

A CO por BLI (*Blue Light Imaging*, Fujinon) usa fontes de luz geradas por *laser* ou *LED* com comprimentos de onda em torno de 410 nm (espectro azul) e 450 nm (espectro verde), sem utilização de filtros, gerando imagens semelhantes às do NBI (Fig. 4-18b). Há também um modo de contraste, LCI (*Light Color Imaging*), que aumenta o contraste, facilitando detecção de áreas com alterações de cor, como enantema (Fig. 4-18c). Esses recursos são otimizados quando usados em conjunto com a magnificação, permitindo avaliação detalhada de superfície e vascularização (Vídeo 4-1).

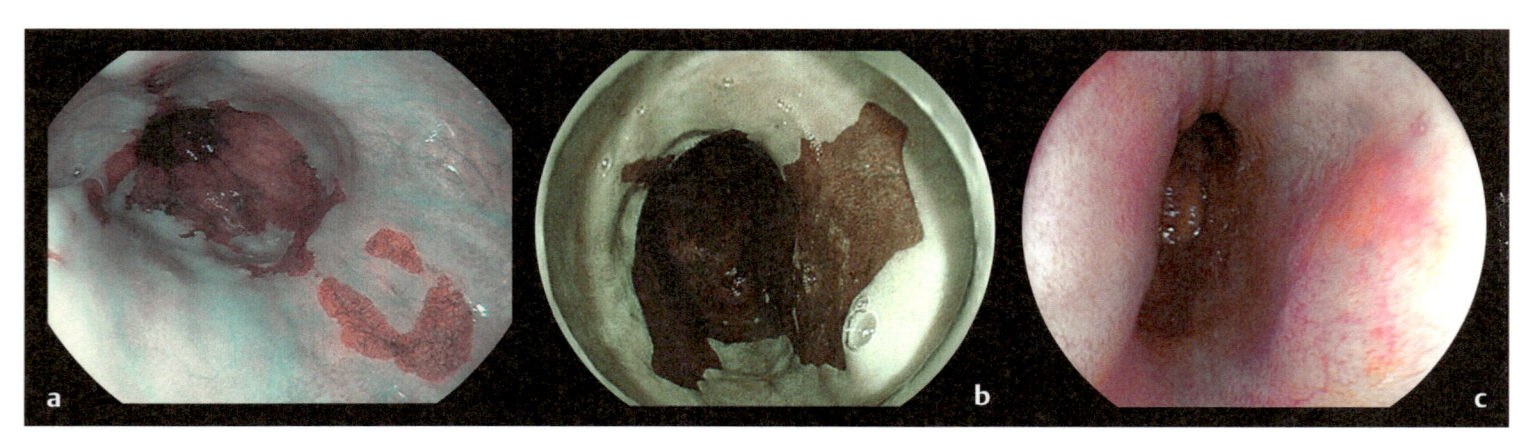

Fig. 4-18. Cromoscopia óptica de EB longo não displásico com NBI (a), BLI (b) e LCI (c).

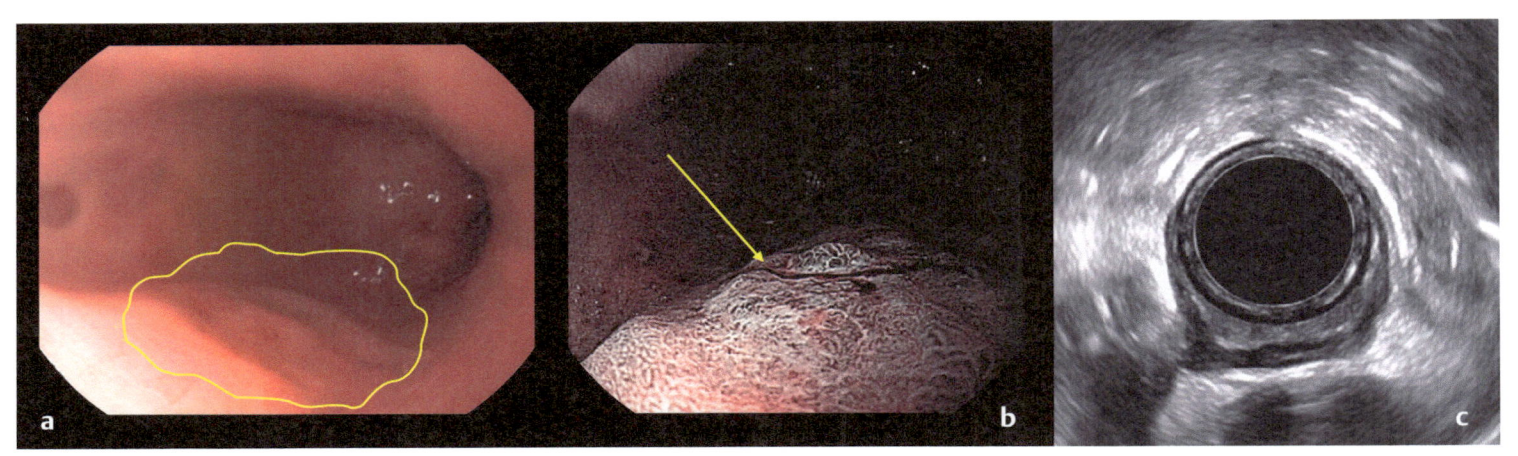

Fig. 4-19. (a) Lesão elevada e irregular em EB. (b) Lesão vista à cromoscopia óptica com NBI com dilatação de vasos e irregularidade da mucosa. (c) Imagem vista ao ultrassom endoscópico mostrando lesão restrita à camada mucosa.

Classificação Endoscópica do EB por Cromoscopia Óptica

Há diversas classificações endoscópicas em EB por cromoscopia óptica, associada ou não à magnificação de imagem, e baseiam-se nas irregularidades de superfície e na microvascularização da mucosa.

A classificação japonesa para EB (JES-B) avalia os padrões de superfície e a microvascularização sob CO e magnificação.[17] A superfície do epitélio é classificada pelo padrão de microsuperfície (MS) como ausente ou presente, e neste, o tipo de padrão como tipo *pit* (padrão de superfície redondo ou oval) ou não *pit* (padrão viloso/alongado). Por fim, avalia se os tipos *pit* e não *pit* são regulares ou irregulares (Fig. 4-20). O próximo passo é a avaliação da microvascularização (MV), que pode estar ausente ou presente. Se presente, os capilares podem estar interconectados (tipo *net*) ou não se interconectam (tipo não *net*), e ambos podem ser regulares ou irregulares. As formas ausentes ou irregulares levam ao diagnóstico de neoplasia/displasia (Figs. 4-21 e 4-22).

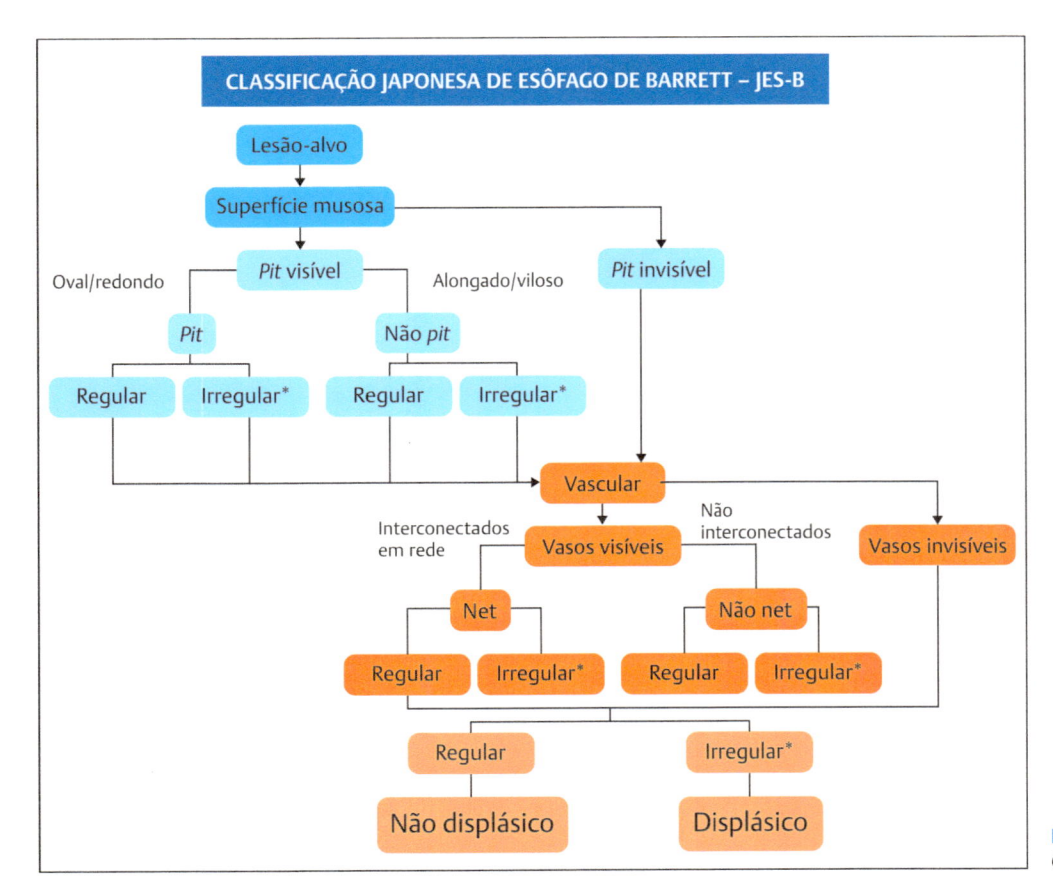

Fig. 4-20. Fluxograma de diagnóstico da Classificação japonesa JES-B.

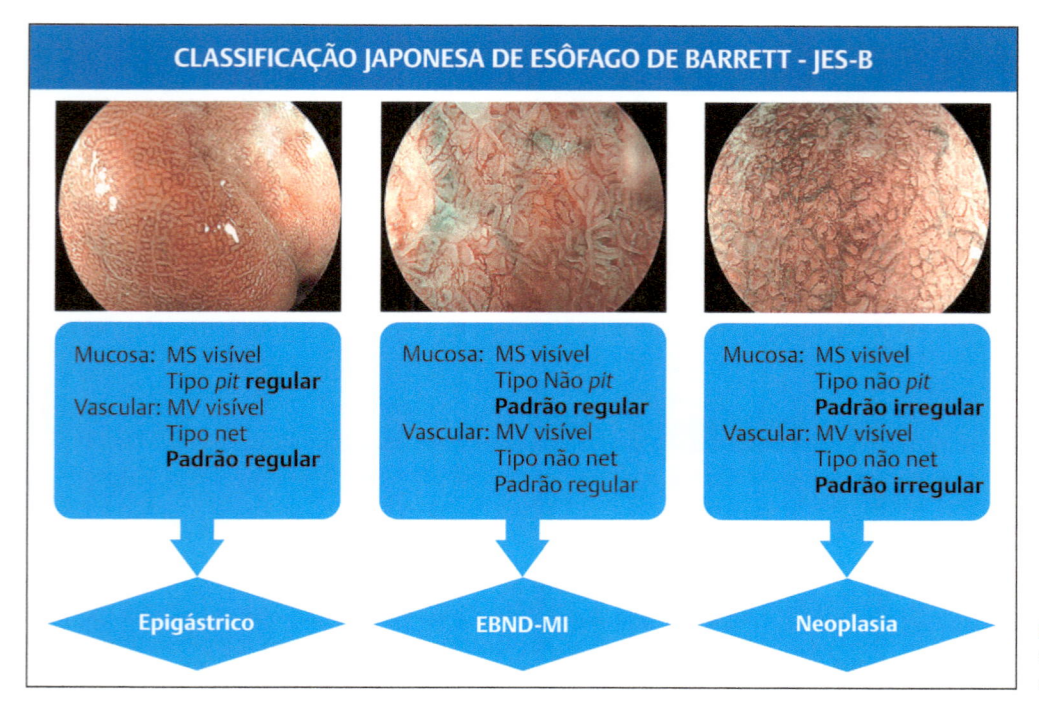

Fig. 4-21. Aspecto endoscópico dos tipos de epitélio gástrico, com metaplasia intestinal e displasia de baixo grau pela classificação JES-B.

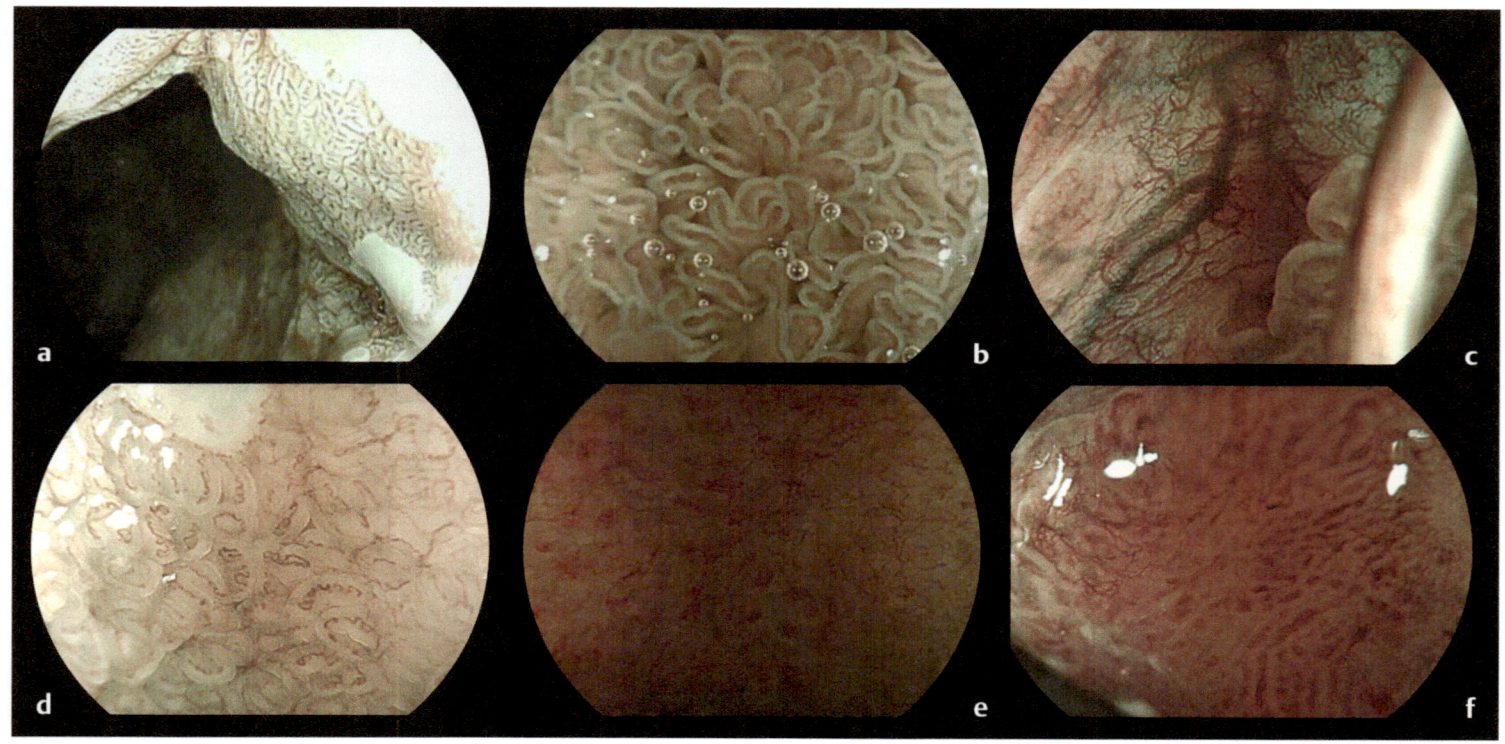

Fig. 4-22. Padrões de superfície (MS) e microvascular (MV). (**a**) MS tipo *pit* (oval) e MV tipo não *net*, regulares – padrão gástrico. (**b**) MS tipo não *pit* (alongado/viloso) e MV tipo não *net*, regulares – padrão metaplasia intestinal. (**c**) MS ausente e MV tipo *net* regulares – padrão metaplasia intestinal. (**d**) MS tipo não *pit* (alongado) e irregular e MV tipo não *net* irregular – displasia de baixo grau. (**e**) MS ausente, MV tipo não *net* irregular – displasia de alto grau. (**f**) MS ausente, MV tipo não *net* irregular – adenocarcinoma intramucoso.

Endomicroscopia Confocal

A endomicroscopia confocal consiste na utilização de minissonda, que é introduzida pelo canal de trabalho do endoscópio e contém múltiplas fibras ópticas que transmitem feixes de laser e realçam as células contrastadas por fluoresceína, que é injetada por via endovenosa e atinge os capilares. Ocorre realce das células numa magnificação de 1.000×, com visibilização em detalhes das glândulas e células, e permite a avaliação de atipias de forma semelhante ao estudo histopatológico (Fig. 4-23).

Ultrassom Endoscópico (EUS)

O estadiamento com ultrassom endoscópico de lesões com displasias ou câncer apresenta baixa acurácia (em torno de 75%) e está associado tanto a falso-positivos quanto falso-negativos. Em casos de suspeitas de invasão submucosa vista ao EUS, a possibilidade de EMR diagnóstica não deve ser descartada pelos riscos de hiperestadiamento do método ultrassonográfico. (Fig. 4-19).[18] No grupo de pacientes sabidamente T1b com indicações de terapêutica endoscópica em virtude do alto risco cirúrgico, o EUS ajuda na avaliação de metástases linfonodais.[19]

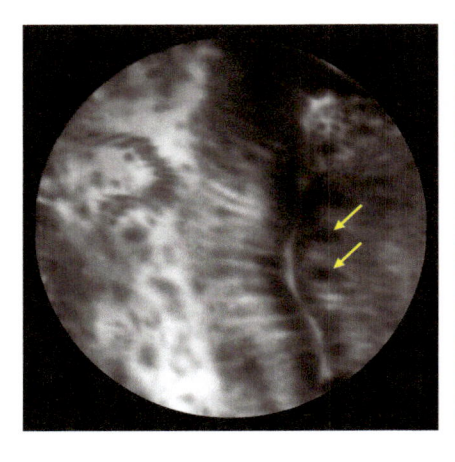

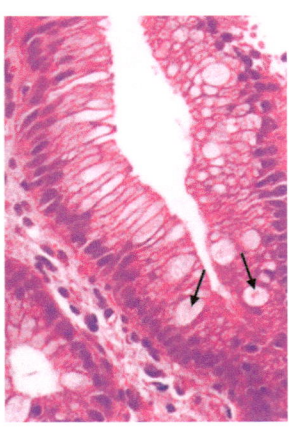

Fig. 4-23. (a) Endomicroscopia confocal de esôfago de Barrett não displásico com magnificação de 1.000× mostrando glândula com aspecto preservado e presença de células caliciformes (*setas em amarelo*). (b) Correspondência no exame histopatológico (HE 250×), com células caliciformes (*setas em preto*).

TERAPÊUTICA

Dentre as opções terapêuticas para esôfago de Barrett, destacam-se coagulação multipolar, coagulação com plasma de argônio, terapia fotodinâmica, crioterapia, ablação por radiofrequência, mucosectomias (EMR) e dissecção endoscópica submucosa (ESD). As técnicas de coagulação multipolar e com plasma de argônio fazem ablação de modo irregular e são pouco utilizadas atualmente.

Terapia Fotodinâmica

Emprega ácido 5-aminolevulínico ou porfirina sódica e elimina acima de 70% de DAG. Fatores limitantes incluem a não eliminação do epitélio de Barrett sem displasia, fotossensibilidade cutânea prolongada por até 1 mês e formação de estenoses em até 30%.[20]

Crioterapia

Utiliza um cateter de nitrogênio líquido que, em contato com a área a ser tratada, provoca crioablação do tecido, eliminando displasia de alto grau em taxas de até 97%.[21]

Mucosectomia (EMR)

É indicada para tratamento de pequenos segmentos displásicos, displasia nodular e adenocarcinoma intramucoso. Tem sucesso na erradicação de 91 a 98% desses casos. Inclui vantagem sobre as técnicas ablativas descritas anteriormente pela possibilidade de estudo da peça. Ressecções amplas apresentam elevadas taxas de estenoses. Uma meta-análise avaliou ressecções amplas por EMR, incluindo 8 estudos com 676 pacientes, e demonstrou taxas de erradicação de metaplasia intestinal de 85% e erradicação de displasia de 96,%, mas com elevadas taxas de estenose, 37,4%.[22]

A técnica com ligadura elástica é de fácil execução e pode ser realizada sem injeção submucosa, com aspiração da mucosa a ser ressecada, liberada banda elástica e formação de pseudopólipo; apreensão da mucosa aspirada com alça de polipectomia abaixo da banda de ligadura e corte/coagulação (Vídeo 4-2). Quando disponível, dá-se preferência ao uso de eletrocautério com corrente nos modos *Endocut Q* ou *Forced coag*; se estes não estiverem disponíveis, usar apenas corrente de coagulação.

As mucosectomias podem ser:

- **Diagnósticas**: todas as lesões visíveis sobre EB deverão ser ressecadas para estadiamento, evitando eventual subestadiamento pelas biópsias, com melhor avaliação de invasão submucosa e avaliação de vasos linfáticos/vasculares (Fig. 4-24).
- **Terapêuticas**: para tratamento de displasias/neoplasias do EB (Fig. 4-25 e Vídeo 4-2).

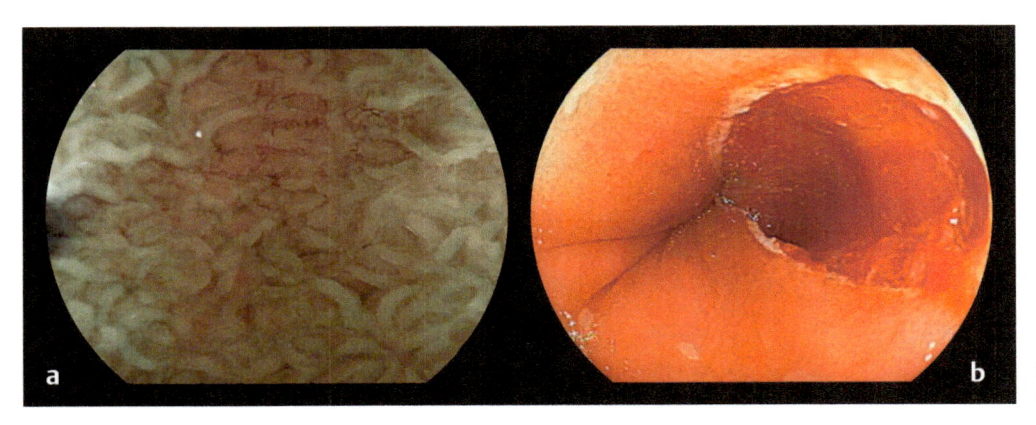

Fig. 4-24. (a) EB com área focal de dilatação capilar. (b) EMR da lesão não revelou displasia.

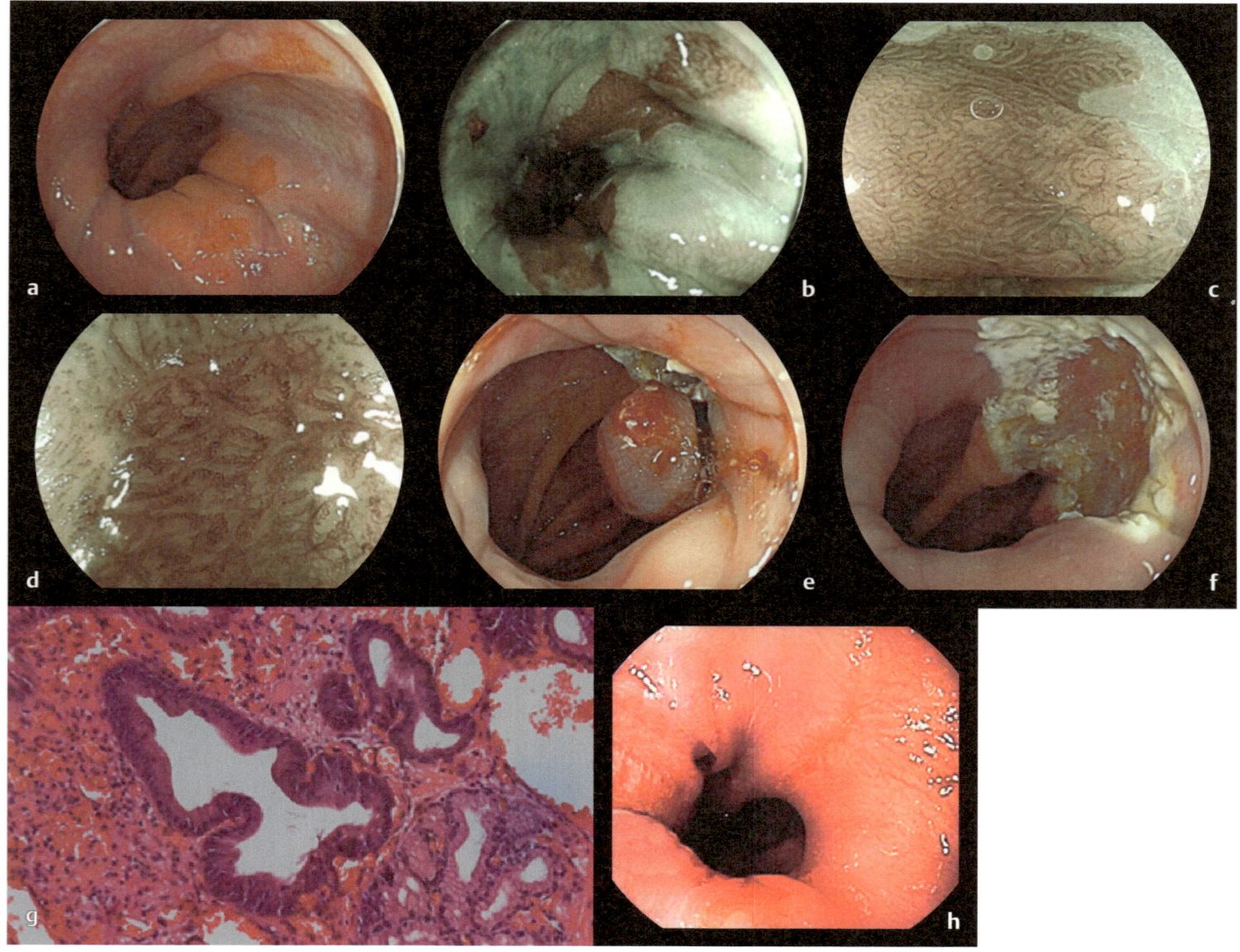

Fig. 4-25. EMR terapêutica em DAG. (**a**) EB curto sem irregularidade mucosa. (**b**) CO sem magnificação. (**c**) CO com magnificação, com MS e MV regulares. (**d**) CO com magnificação, MS ausente e MV tipo não *net* com dilatação, ramificações e irregularidades de capilares. (**e**) Mucosectomia por ligadura elástica. (**f**) Aspecto final após mucosectomia. (**g**) Histologia HE com glândulas anômalas e atipias nucleares – displasia de alto grau. (**h**) Controle endoscópico com reepitelização para mucosa escamosa.

Dissecção Endoscópica Submucosa (ESD)

Correlaciona-se com taxas mais elevadas de ressecção completa das lesões (R0) e menores erros de avaliação das margens como ocorre na EMR. No entanto, é tecnicamente mais difícil e com maiores taxas de complicações, em especial hemorragias, perfurações e estenoses (Fig. 4-11 e Vídeo 4-3).[23]

Ablação por Radiofrequência (RFA)

Utiliza-se de cateter com múltiplos eletrodos de alta potência, limitando a profundidade de ablação em torno de 700 μm (restrita à mucosa), reduzindo os riscos de complicações como sangramento, fibrose e estenose. Há cateteres circunferenciais (360 express, 4 cm) e focais que podem ser fixados à ponta do endoscópio (90 Ultra – 40 × 13 mm; 90 – 20 × 13 mm; 60 – 15 × 10 mm) ou que passam pelo canal no endoscópio - 15,7 × 7,5 mm). O cateter balão é passado sobre um fio-guia metálico posicionado no estômago, a cerca de 1 cm acima do limite superior da área de epitelização colunar, e aciona-se o pedal de insuflação do balão para ajustá-lo à parede do esôfago, seguindo-se com aspiração para melhor contato com o cateter e acionamento do pedal de ablação, com 10 joules de energia. O procedimento é feito em toda a área distal a ser ablada e retirada dos debris com *cap* adaptado na extremidade do endoscópio. Em seguida, o conjunto é reposicionado, e o epitélio colunar é tratado pela segunda vez com o balão de radiofrequência (Figs. 4-26-4-27 e Vídeo 4-4). As ablações com cateteres focais são feitas com energia de 12 joules e realizadas duas aplicações de radiofrequência, seguidas por retirada dos debris e repetidas duas aplicações. Destina-se à complementação de radioablação prévia com áreas remanescentes de epitélio colunar e ablação de pequenas áreas e/ ou não circunferenciais.

A RFA é eficaz no tratamento de lesões planas com DBG e DAG e adenocarcinoma intramucoso. Lesões visíveis deverão ser tratadas

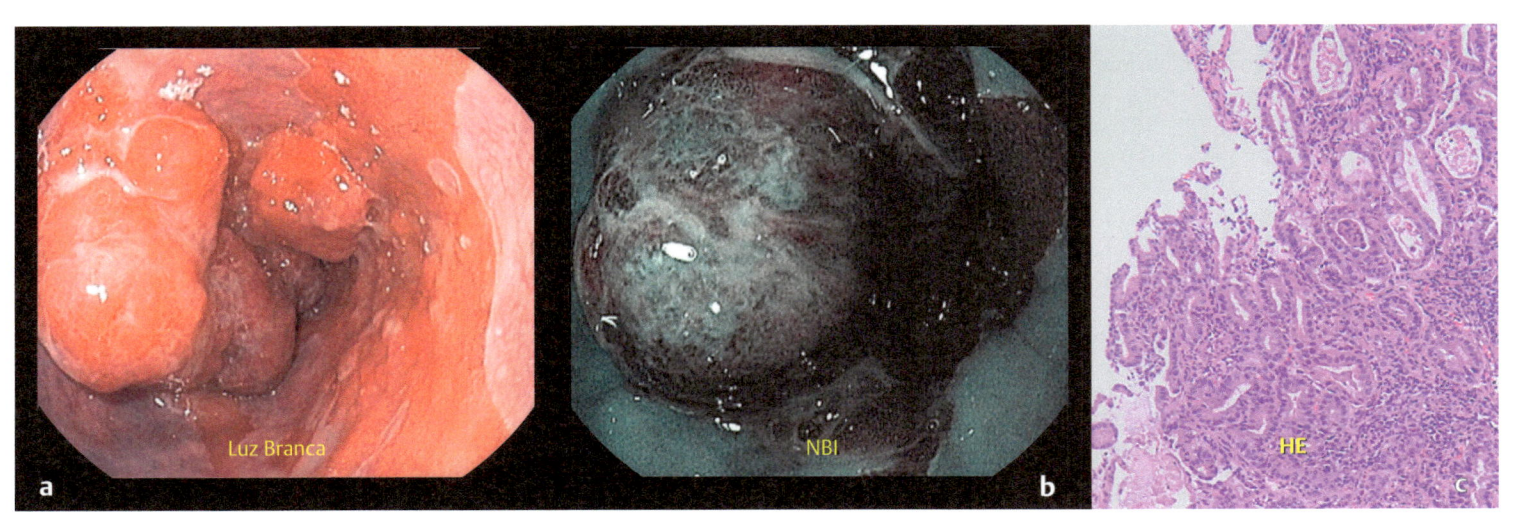

Fig. 4-26. Adenocarcinoma avançado em esôfago de Barrett com luz branca (**a**), cromoscopia digital com NBI (**b**) e aspecto histológico (HE) (**c**).

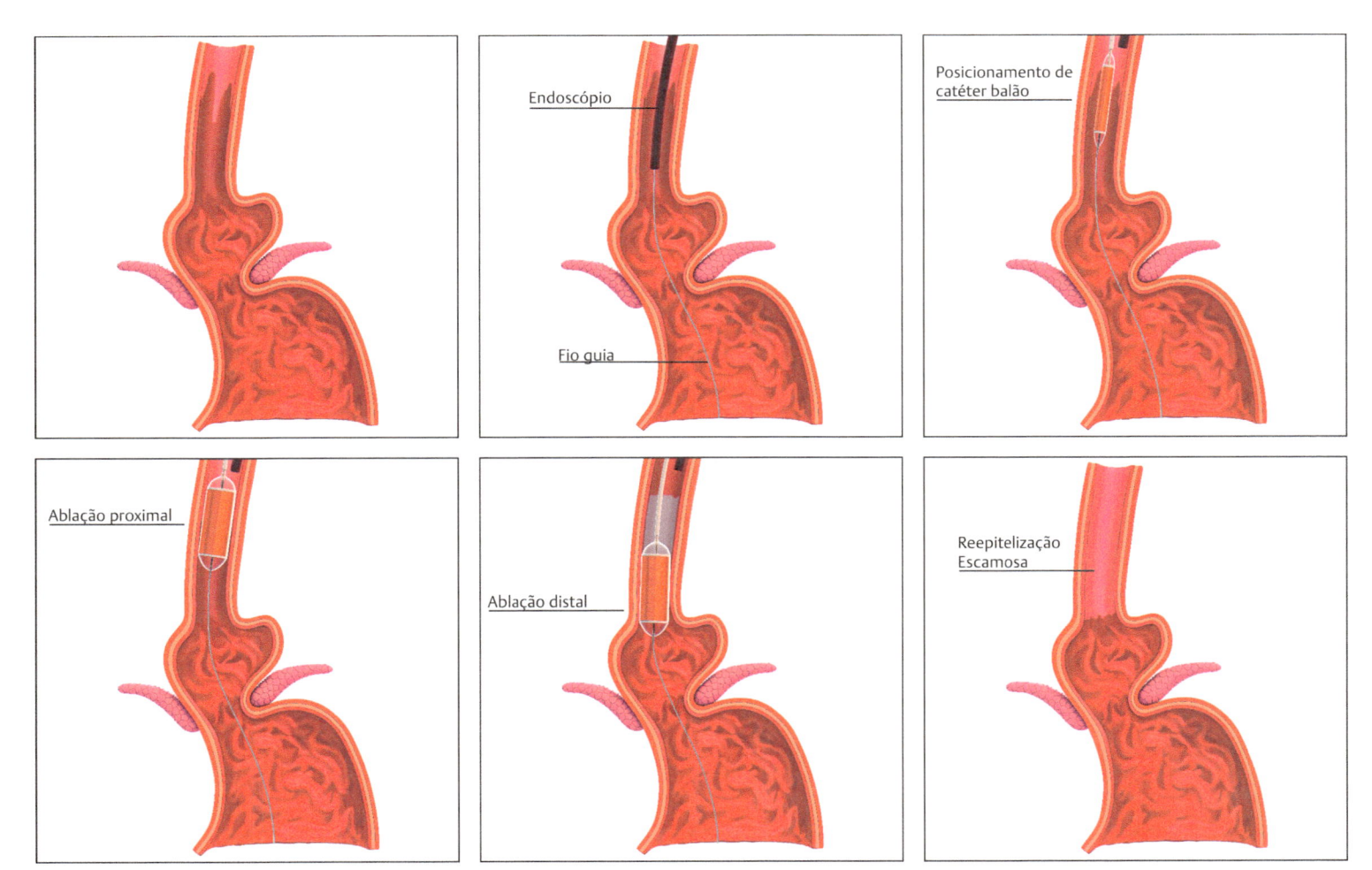

Fig. 4-27. Ilustração de ablação por radiofrequência. (**a**) Ilustração de EB longo a ser tratado. (**b**) Passagem de fio-guia em antro gástrico. (**c**) Passagem do cateter balão sobre fio-guia e visão endoscópica proximal ao balão. (**d**) Insuflação de cateter balão e ablação da porção proximal do EB. (**e**) Ablação da porção distal do EB. (**f**) Reepitelização escamosa em área prévia de EB.

previamente com ressecções endoscópicas e cicatrização completa, iniciando-se a RFA apenas em EB com mucosa plana. As sessões são realizadas a cada 2-3 meses, sem biópsias nos intervalos. Nos casos de surgimento de lesões deprimidas/elevadas, interrompe-se a RFA e faz-se tratamento com ressecções endoscópicas. Estudo randomizado de RFA para tratamento de DBG *versus* vigilância endoscópica demonstrou menor evolução para DAG e/ou AE no grupo de RFA versus vigilância, com 1,5 *versus* 26,5%, respectivamente, e menor evolução para AE, com 1,5 e 8,8%, nos grupos de RFA e vigilância, respectivamente.[24] Meta-análise de tratamento com RFA *versus* vigilância para pacientes com DBG confirmou menor taxa de progressão para DAG e/ou AE (1,7 *versus* 12,6%).[25]

SEGUIMENTO E CONDUTA

EB Não Displásico

A vigilância endoscópica do EB sem displasia varia conforme seu comprimento:

a) *Linha Z irregular ou MI < 1 cm:* não é necessária EDA de seguimento.
b) *Barrett curto (metaplasia colunar < 3 cm):* EDA a cada 5 anos.
c) *Barrett longo (≥ 3 cm e < 10 cm):* EDA a cada 3 anos.
d) *Barrett ultralongo ≥ 10 cm:* referenciar para um centro de especialistas.

O programa de vigilância deve levar em conta a escala de performance do paciente e sua expectativa de vida. Não há recomendações para tratamento endoscópico profilático de EB não neoplásico (sem displasia).

EB com Grau Indeterminado de Displasia

Os graus indeterminados para displasia ou displasia de qualquer grau tornam indispensável a confirmação por um patologista especializado no trato gastrointestinal.[2] Nos graus indeterminados, repetir EDA após otimizar supressão ácida por 3-6 meses. Mantendo-se o grau indeterminado de displasia, recomenda-se repetir a EDA a cada ano.[1,2]

Displasia de Baixo Grau (DBG)

Pacientes diagnosticados com displasia ou câncer precoce de esôfago devem ser referenciados para centros especializados. Toda anormalidade visível deve ser ressecada endoscopicamente para melhor estadiamento histopatológico (Fig. 4-28).[1,2]

Pacientes com DBG em biópsias aleatórias confirmadas por um segundo patologista devem ser referenciados para um centro especializado. Recomenda-se novo exame endoscópico após o diagnóstico. A terapia supressora de ácido pode reduzir a graduação da displasia em alguns casos, nos quais a vigilância anual com biópsias a cada 1 cm é recomendada por dois anos consecutivos; e, se normais, segue como EBND.

Se confirmada DBG, está indicado tratamento endoscópico. Em casos de EB curto pode-se realizar ressecção endoscópica de toda área de EB. Nas lesões visíveis em EB longo pode ser realizada ressecção da mucosa (EMR), seguida da ablação do EB remanescente, preferencialmente por radiofrequência (RFA) (Fig. 4-29).

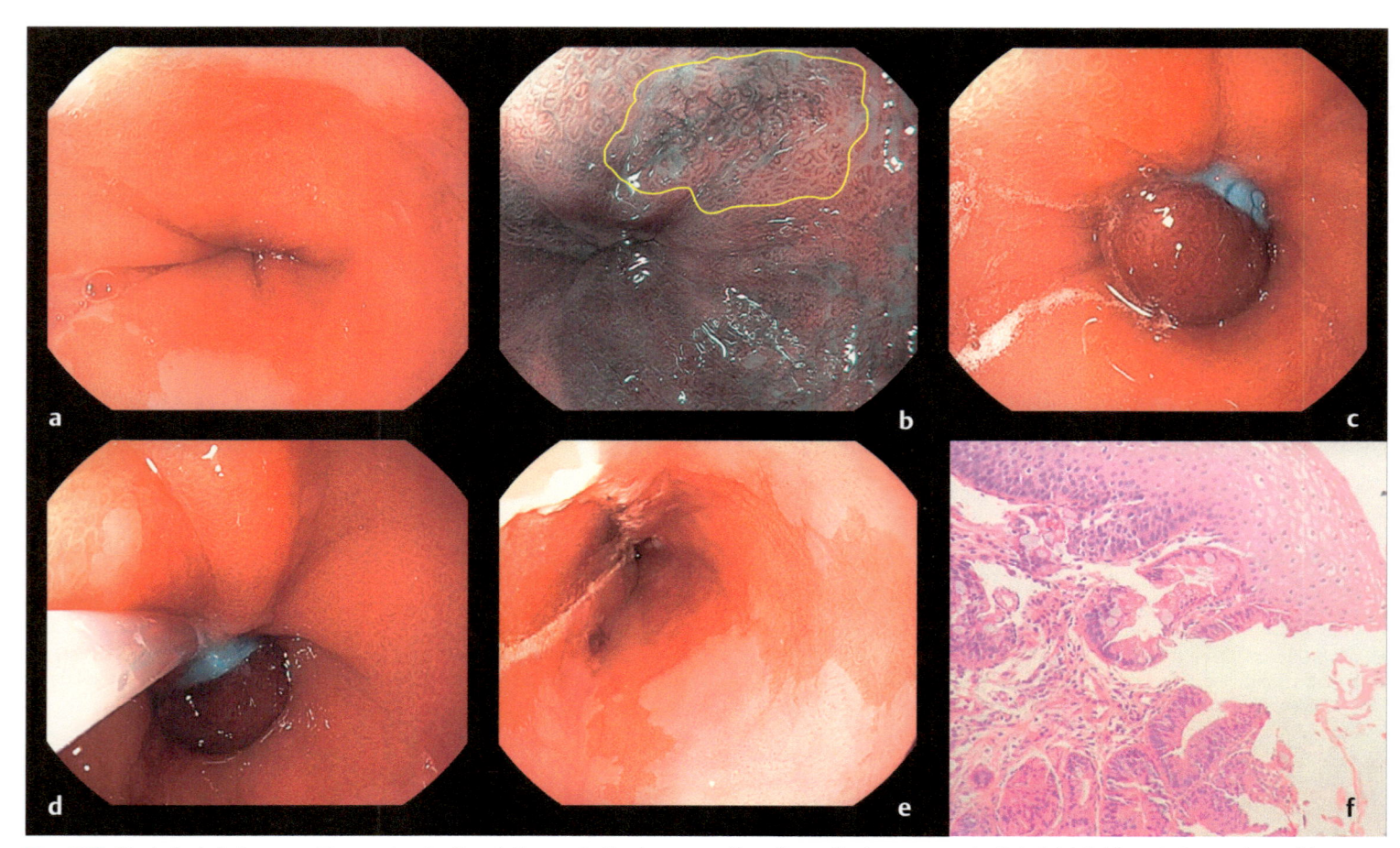

Fig. 4-28. Displasia de baixo grau. Mucosectomia diagnóstica em lesão plana com dilatação capilar à cromoscopia digital. (**a**) Esôfago de Barrett longo à luz branca. (**b**) CO com NBI- área focal de dilatação capilar. (**c**) Ligadura elástica em área de dilatação capilar. (**e**) Alça de polipectomia posicionada abaixo da área de ligadura elástica. (**e**) Aspecto final após mucosectomia. (**f**) Áreas de epitélio escamoso e epitélio colunar, este com pseudoestratificação dos núcleos, mas sem atipias nucleares, caracterizando displasia de baixo grau.

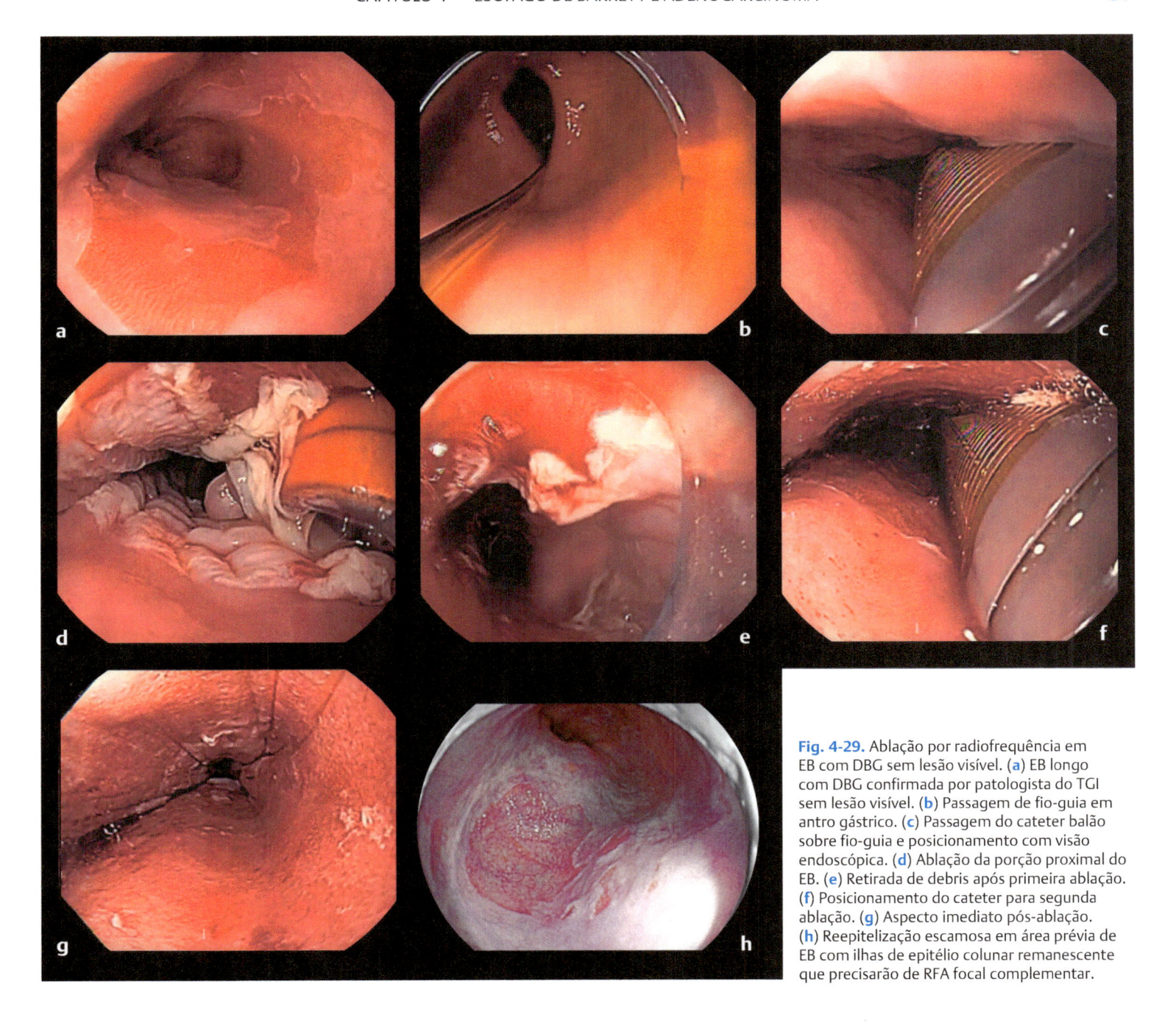

Fig. 4-29. Ablação por radiofrequência em EB com DBG sem lesão visível. (**a**) EB longo com DBG confirmada por patologista do TGI sem lesão visível. (**b**) Passagem de fio-guia em antro gástrico. (**c**) Passagem do cateter balão sobre fio-guia e posicionamento com visão endoscópica. (**d**) Ablação da porção proximal do EB. (**e**) Retirada de debris após primeira ablação. (**f**) Posicionamento do cateter para segunda ablação. (**g**) Aspecto imediato pós-ablação. (**h**) Reepitelização escamosa em área prévia de EB com ilhas de epitélio colunar remanescente que precisarão de RFA focal complementar.

Displasia de Alto Grau (DAG)

Pacientes com DAG confirmada por um segundo patologista especialista devem ser encaminhados para hospital especializado em tratamento de EB. Nesse centro, deve ser repetida EDA de alta definição, com novas biópsias pelo protocolo de Seattle. Se as biópsias vierem negativas para displasia, repetir EDA em 3 meses.

Lesões visíveis com confirmação de DAG devem ser tratadas por ressecção endoscópica. EMR e ESD são eficazes, sendo que ESD apresenta taxas de ressecção em monobloco superior, mas sem mudanças na evolução clínica e com maiores taxas de complicações.[26]

Após ressecção endoscópica, deve-se fazer erradicação completa do epitélio de Barrett remanescente, para minimizar o risco de recidiva, preferencialmente com RFA (Vídeo 4-5).[27]

Adenocarcinoma

Adenocarcinoma de esôfago estágio T1a, ou seja, tumor que invade lâmina própria ou muscular da mucosa, tem como terapia de escolha a ressecção endoscópica (Fig. 4-30).

Nas lesões estágio T1b, com invasão de submucosa, a terapia recomendada é cirúrgica. A ressecção endoscópica pode ser uma alternativa à cirurgia em pacientes com alto risco cirúrgico e será considerada curativa apenas se preencher todos os critérios:[2]

a) Invasão submucosa inferior a 500 μm.
b) Histologia com graus bem ou moderadamente diferenciados.
c) Ausência de invasão angiolinfática.
d) Margens livres.

Após ressecções endoscópicas curativas (displasia ou neoplasia), a erradicação completa do epitélio de Barrett remanescente deve ser realizada, preferencialmente, com RFA (Fig. 4-31).[2]

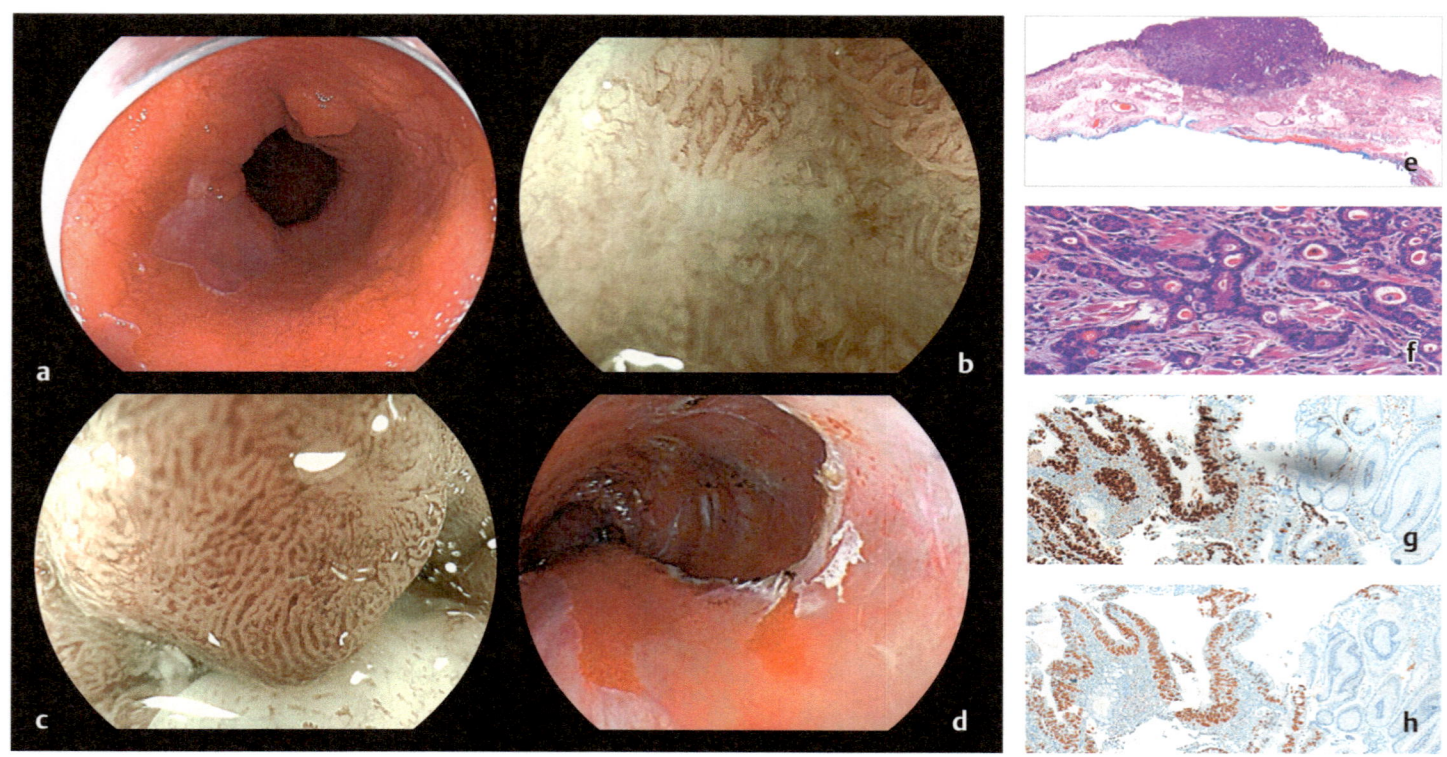

Fig. 4-30. Lesão nodular em EB com adenocarcinoma intramucoso. (**a**) Lesão nodular em EB à luz branca. (**b**) Lesão nodular à CO com MS ausente e MV tipo *não net* irregular. (**c**) Limites de área normal e com irregularidade capilar. (**d**) ESD da lesão nodular e mucosa adjacente. (**e**) Histologia HE 10× com realce à lesão nodular. (**f**) Histologia HE 400× com distorção de glândulas e alteração estrutural. (**g**) Imuno-histoquímica com Ki-67 positividade na lesão (campo da esquerda) e normal na mucosa adjacente (campo da direita). (**h**) Imuno-histoquímica com p53 positiva na lesão (campo da esquerda) e normal na mucosa adjacente (campo da direita).

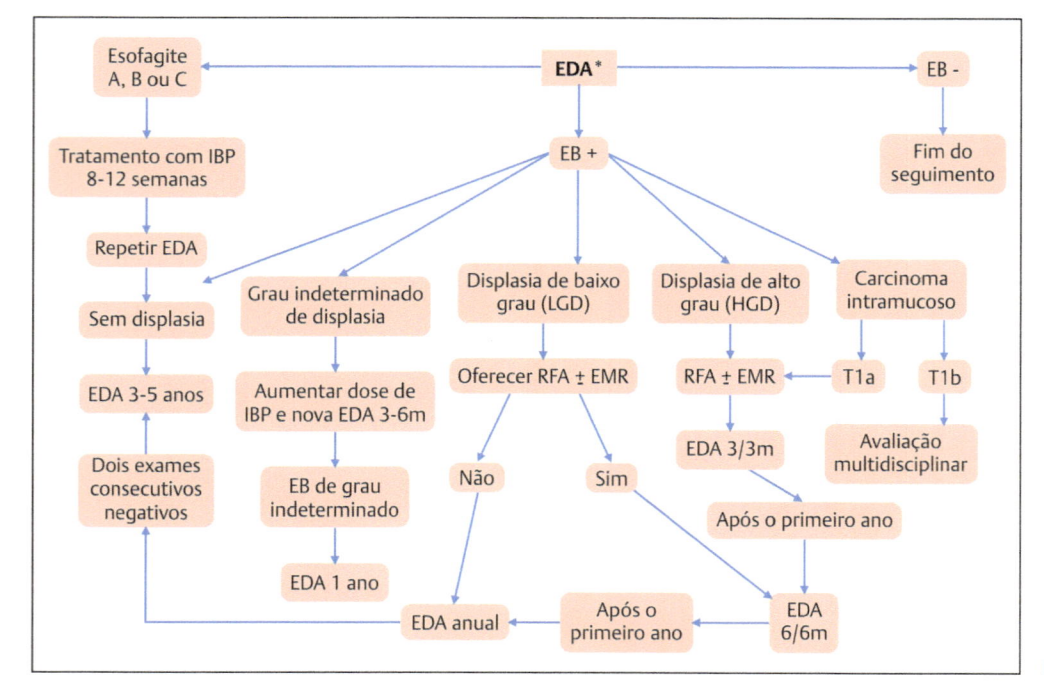

Fig. 4-31. Fluxograma de condutas no EB.

REFERÊNCIAS BIBLIOGRÁFICAS

1. Shaheen NJ, Falk GW, Iyer PG, Gerson LB; American College of Gastroenterology. ACG Clinical Guideline: Diagnosis and Management of Barrett's Esophagus. Am J Gastroenterol. 2016;111:30-50.
2. Weusten B, Bisschops R, Coron E, Dinis-Ribeiro M, Dumonceau JM, Esteban JM et al. Endoscopic management of Barrett's esophagus: European Society of Gastrointestinal Endoscopy (ESGE) Position Statement. Endoscopy. 2017;49:191-198.
3. Moraes-Filho JP, Navarro-Rodriguez T, Barbuti R, Eisig J, Chinzon D, Bernardo W et al. Brazilian Gerd Consensus Group. Guidelines for the diagnosis and management of gastrosophageal reflux disease: an evidence-based consensus. Arq Gastroenterol. 2010;47:99-115.
4. Rastogi A, Puli S, El-Serag HB, Bansal A, Wani S, Sharma P. Incidence of esophageal adenocarcinoma in patients with Barrett's esophagus and high grade dysplasia: a meta-analysis. Gastrointest Endosc. 2008;67:394-398.
5. Sharma P, Falk GW, Weston AP, Reker D, Johnston M, Sampliner RE. Dysplasia and cancer in a large multicenter cohort of patients with Barrett's esophagus. Clin Gastroenterol Hepatol. 2006;4(5):566-72.
6. Yousef F, Cardwell C, Cantwell MM, Galway K, Johnston BT, Murray L. The incidence of esophageal cancer and high-grade dysplasia in Barrett's esophagus: a systematic review and meta-analysis. Am J Epidemiol. 2008;168:237-249.
7. Sharma P, Dent J, Armstrong D, Bergman JJ, Gossner L, Hoshihara Y et al. The development and validation of an endoscopic grading system for Barretts's esophagus: the Prague C&M criteria. Gastroenterology. 2006;131:1392-1399.
8. Levine DS, Haggitt RC, Blount PL, Rabinovitch PS, Rusch VW, Reid BJ. An Endoscopic Biopsy Protocol Can Differentiate High-Grade Dysplasia From Early Adenocarcinoma in Barrett's Esophagus. Gastroenterology. 1993;105:40-50.
9. Tschanz ER. Do 40% of patients resected for barrett's esophagus with high grade dysplasia have unsuspected adenocarcinoma? Arch Pathol Lab Med. 2005;129:177-80.
10. Altaf K, Xiong JJ, la Iglesia D, Hickey L, Kaul A. Meta-analysis of biomarkers predicting risk of malignant progression in Barrett's oesophagus. Br J Surg. 2017;104:493-502.
11. Toon C, Allanson B, Leslie C, Acott N, Mirzai B, Raftopoulos S et al. Patterns of p53 immunoreactivity in non-neoplastic and neoplastic Barrett's mucosa of the oesophagus: in-depth evaluation in endoscopic mucosal resections. Pathology. 2019;51:253-260.
12. Canto MI. Chromoendoscopy and Magnifying Endoscopy for Barrett's Esophagus. Clin Gastroenterol Hepatol. 2005;3:S12-S15.
13. Qumseya BJ, Wang H, Badie N, Uzomba RN, Parasa S, White DL et al. Advanced imaging technologies increase detection of dysplasia and neoplasia in patients with Barrett's esophagus: a meta-analysis and systematic review. Clin Gastroenterol Hepatol. 2013;11:1562-70.
14. Coletta M, Sami SS, Nachiappan A, Fraquelli M, Casazza G, Ragunath K. Acetic acid chromoendoscopy for the diagnosis of early neoplasia and specialized intestinal metaplasia in Barrett's esophagus: a meta-analysis. Gastrointest Endosc. 2016;83:57-67.
15. Longcroft-Wheaton G, Brown J, Basford P, Cowlishaw D, Higgins B, Bhandari P. Duration on acetowhitenig as a novel objective tool for diagnosing high risk neoplasia in Barrett's esophagus: a prospective cohort trial. Endoscopy. 2013;45:426-432.
16. Sharma P, Hawes RH, Bansal A, Gupta N, Curvers W, Rastogi A et al. Standard endoscopy with random biopsies versus narrow band imaging tardeted biopsies in Barrett's esophagus: a prospective, international, randomized controleed trial. Gut. 2013;62:15-21.
17. Goda K, Fujisaki J, Ishihara R, Takeuchi M, Takahashi A, Takaki Y et al. Newly developed magnifying endoscopic classifcation of the Japan Esophageal Society to identify superfcial Barrett's esophagus-related neoplasms. Esophagus. 2018;15:153-159.
18. Qumseya BJ, Bartel MJ, Gendy S, Bain P, Qumseya A, Wolfsen H. High rate of over-staging of Barrett's neoplasia with endoscopic ultrasound: Systemic review and meta-analysis. Dig Liver Dis. 2018;50:438-445.
19. Thosani N, Singh H, Kapadia A, Ochi N, Lee JH, Ajani J et al. Diagnostic accuracy of EUS in differentiating mucosal vs. submucosal invasion of superficial esophageal cancers: a systematic review and meta-analysis. Gastrointest Endosc. 2012;75:242-53.
20. Overholt BF, Wang KK, Burdick JS, Lightdale CJ, Kimmey M, Nava HR et al. Five-year efficacy and safety of photodynamic therapy with Photofrin in Barrett's high-grade dysplasia. Gastrointest Endosc. 2007;66:460-8.
21. Shaheen NJ, Greenwald BD, Peery AF, Dumot JA, Nishioka NS, Wolfsen HC et al. Safety and efficacy of endoscopic spray cryotherapy for Barrett's esophagus with high-grade dysplasia. Gastrointest Endosc. 2010;71:680-5.
22. Tomizawa Y, Konda VJA, Coronel E, Chapman CG, Siddiqui UD. Efficacy, durability, and safety of complete endoscopic mucosal resection of Barrett's esophagus: a systematic review and meta-analysis. J Clin Gastroenterol. 2018;52:210-216.
23. Pimentel-Nunes P, Dinis-Ribeiro M, Ponchon T, Repici A, Vieth M, De Ceglie A et al. Endoscopic submucosal dissection: European Society of Gastrointestinal Endoscopy (ESGE) Guideline. Endoscopy. 2015;47:829-854.
24. Phoa KN, van Vilsteren FG, Weusten BL, Bisschops R, Schoon EJ, Ragunath K et al. Radiofrequency ablation vs endoscopic surveillance for patients with Barrett esophagus and low-grade dysplasia: a randomized clinical trial. JAMA. 2014;311:1209-1217.
25. Qumseya BJ, Wani S, Gendy S, Harnke B, Bergman JJ, Wolfsen H. Disease progression in Barrett's low-grade dysplasia with radiofrequency ablation compared with surveillance: systematic review and meta-analysis. Am J Gastroenterol. 2017;112:849-865.
26. Terheggen G, Horn EM, Vieth M, Gabbert H, Enderle M, Neugebauer A et al. A randomised trial of endoscopic submucosal dissection versus endoscopic mucosal resection for early Barrett's neoplasia. Gut. 2017;66:783-793.
27. de Matos MV, da Ponte-Neto AM, de Moura DTH, Maahs ED, Chaves DM, Baba ER et al. Treatment of high-grade dysplasia and intramucosal carcinoma using radiofrequency ablation or endoscopic mucosal resection + radiofrequency ablation: Meta-analysis and systematic review. World J Gastrointest Endosc. 2019;11:239-248.

CARCINOMA ESCAMOCELULAR E OUTRAS NEOPLASIAS MALIGNAS DO ESÔFAGO

CAPÍTULO 5

Andressa Abnader Machado ▪ Iatagan Rocha Josino ▪ Fauze Maluf-Filho

INTRODUÇÃO

A neoplasia de esôfago é a 8ª mais frequente no mundo e a 6ª causa mais comum de óbitos relacionados ao câncer, com taxa de sobrevida em cinco anos inferior a 20%. O prognóstico reservado pode ser justificado pela detecção tardia dessa neoplasia, bem como pela ausência de sintomas nas fases iniciais. Os dois principais subtipos são adenocarcinoma (AE) e carcinoma escamocelular (CEC), sendo este último o mais prevalente, responsável por mais de 80% dos casos.[1]

CEC

Epidemiologia

Comum na Ásia, no leste da África e na América do Sul, está associado a condições socioeconômicas inferiores. É predominante no sexo masculino (69%), sendo a raça negra a mais acometida.[1]

Fatores de Risco

O tabagismo é importante fator de risco. Nos países ocidentais, tabagistas apresentam risco 5 vezes maior de desenvolver CEC quando comparados a não fumantes, enquanto que na Ásia e na América do Sul é observado risco 3 vezes superior.[1]

O consumo excessivo de álcool é fator de risco para CEC, sobretudo em regiões de baixa incidência, com efeito sinérgico quando associado ao tabagismo, sendo capaz de elevar o risco em 12 vezes nos homens e 19 vezes nas mulheres. O consumo de alimentos ricos em nitrosaminas, alimentos e bebidas quentes também atuam como fator de risco.[1]

História familiar e síndromes genéticas estão associadas ao CEC, como a tilose, a síndrome autossômica dominante caracterizada por ceratodermia palmoplantar.[2]

Na acalasia, a ausência de relaxamento do esfíncter esofagiano inferior resulta em inflamação crônica da mucosa pela presença de estase alimentar.[3] O risco de CEC é 50 vezes maior nos pacientes portadores dessa patologia, sobretudo após 10 a 15 anos do diagnóstico.[4]

O CEC pode desenvolver-se anos após ingestão de substâncias ácidas ou álcalis (10 a 40 anos), com risco aproximado de 1.000 a 3.000 vezes maior do que a população em geral.[5]

Em pacientes portadores de CEC de cabeça e pescoço, o esôfago é topografia comum de segundo tumor primário, podendo desenvolver-se de forma sincrônica ou metacrônica.[6]

Rastreamento

Com o advento do tratamento endoscópico da displasia escamosa e CEC em fase inicial, programas de rastreamento têm sido propostos para populações de alto risco[7] (Quadro 5-1).

Diagnóstico

A endoscopia digestiva alta (EDA) é o método de escolha para detecção e avaliação da neoplasia avançada e de lesões precursoras. A luz branca convencional é capaz de detectar com segurança no estágio avançado; no entanto, a displasia pode ter aparência sutil, semelhante à mucosa escamosa normal. Sendo assim, a cromoscopia tem por objetivo melhorar o desempenho diagnóstico (Figs. 5-1 e 5-2).[8]

Quadro 5-1. Rastreamento do CEC de Esôfago[7]

Fator de risco	Método	Nível de evidência
Neoplasia de cabeça e pescoço	Lugol ou NBI a cada 6 meses a 1 ano, por 10 anos	Moderado
Tilose	Biópsia dos 4 quadrantes do esôfago proximal, médio e distal, início aos 30 anos, intervalo de 1-3 anos	Baixo
Acalasia	EDA com ou sem Lugol, 10-15 anos após início da doença, anual	Baixo
Populações asiáticas e africanas de alto risco	Lugol aos 40 anos, única vez	Moderado
Ingestão de agentes corrosivos	EDA após 10-20 anos do episódio, intervalo de 2-3 anos	Baixo

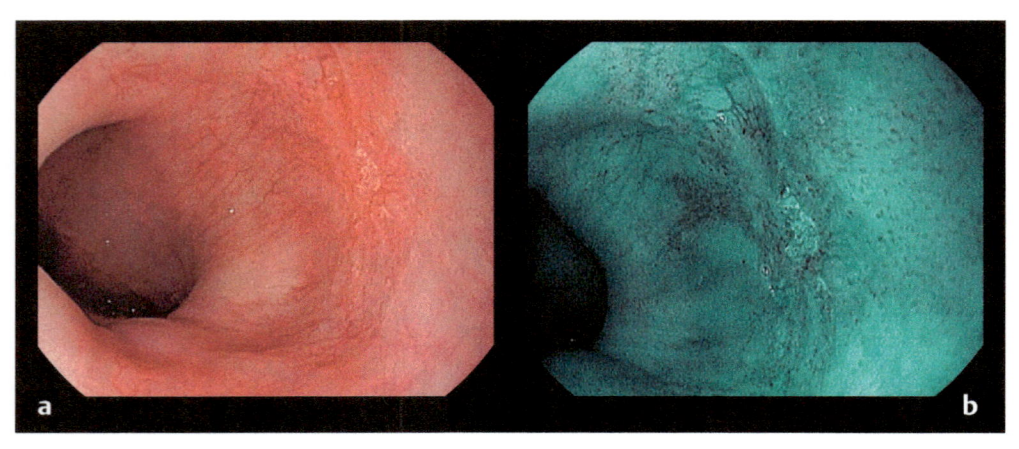

Fig. 5-1. (a, b) Lesão superficial com realce após NBI.

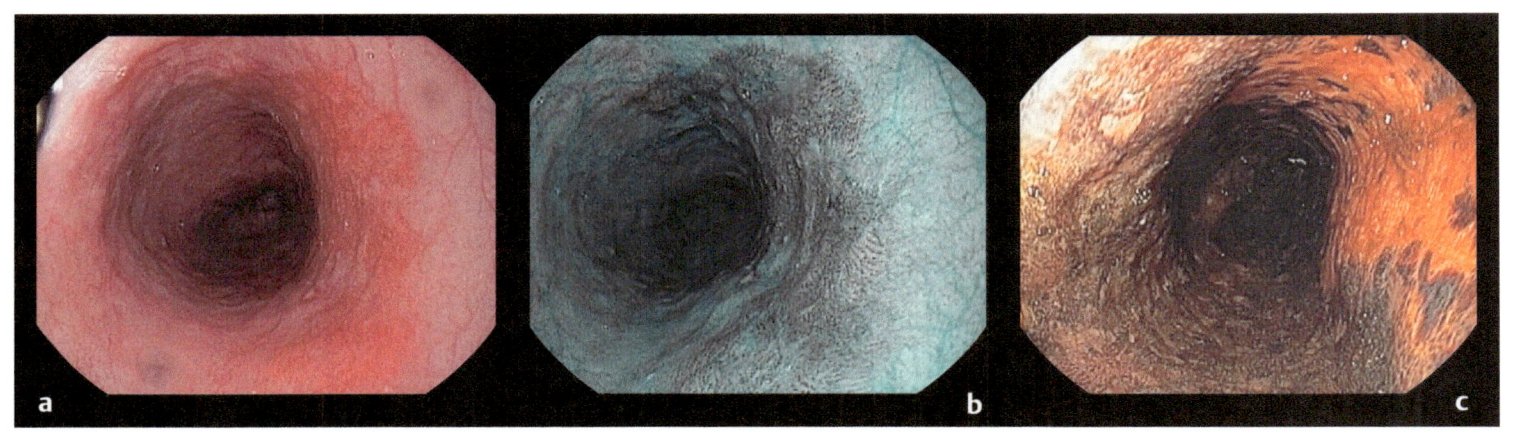

Fig. 5-2. (a-c) Lesão superficial com realce após NBI e Lugol.

Cromoscopia

O corante mais utilizado para detecção de displasia é a solução de Lugol a 1,5 a 2%. A luz branca convencional possui sensibilidade de 62% e especificidade de 79% na detecção de displasia de alto grau, enquanto que a utilização do Lugol promove aumento da sensibilidade para 96%, mediante perda de especificidade para 63%[2] (Fig. 5-3).

O iodo liga-se ao glicogênio presente no epitélio escamoso. Quando ocorre sua depleção, identificamos áreas não coradas, que são representadas pela mucosa inflamatória ou displásica (Fig. 5-4).[7]

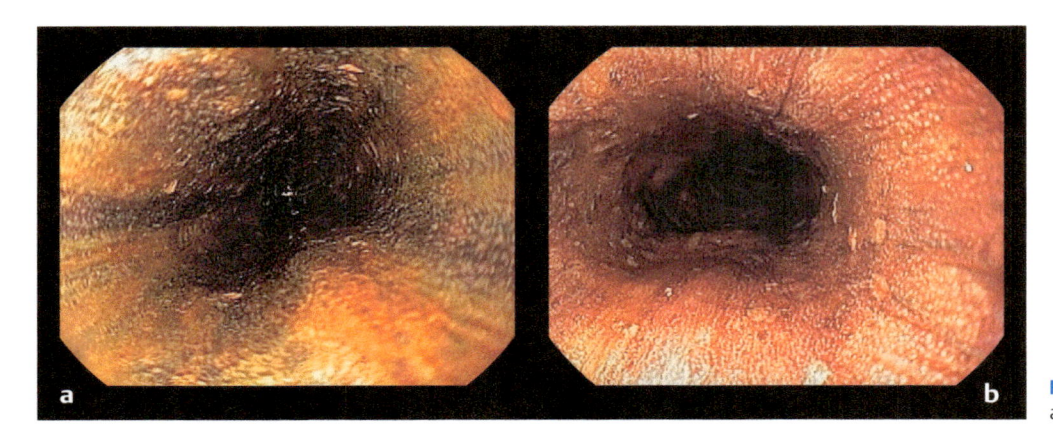

Fig. 5-3. Cromoscopia com Lugol em mucosa sem alterações.

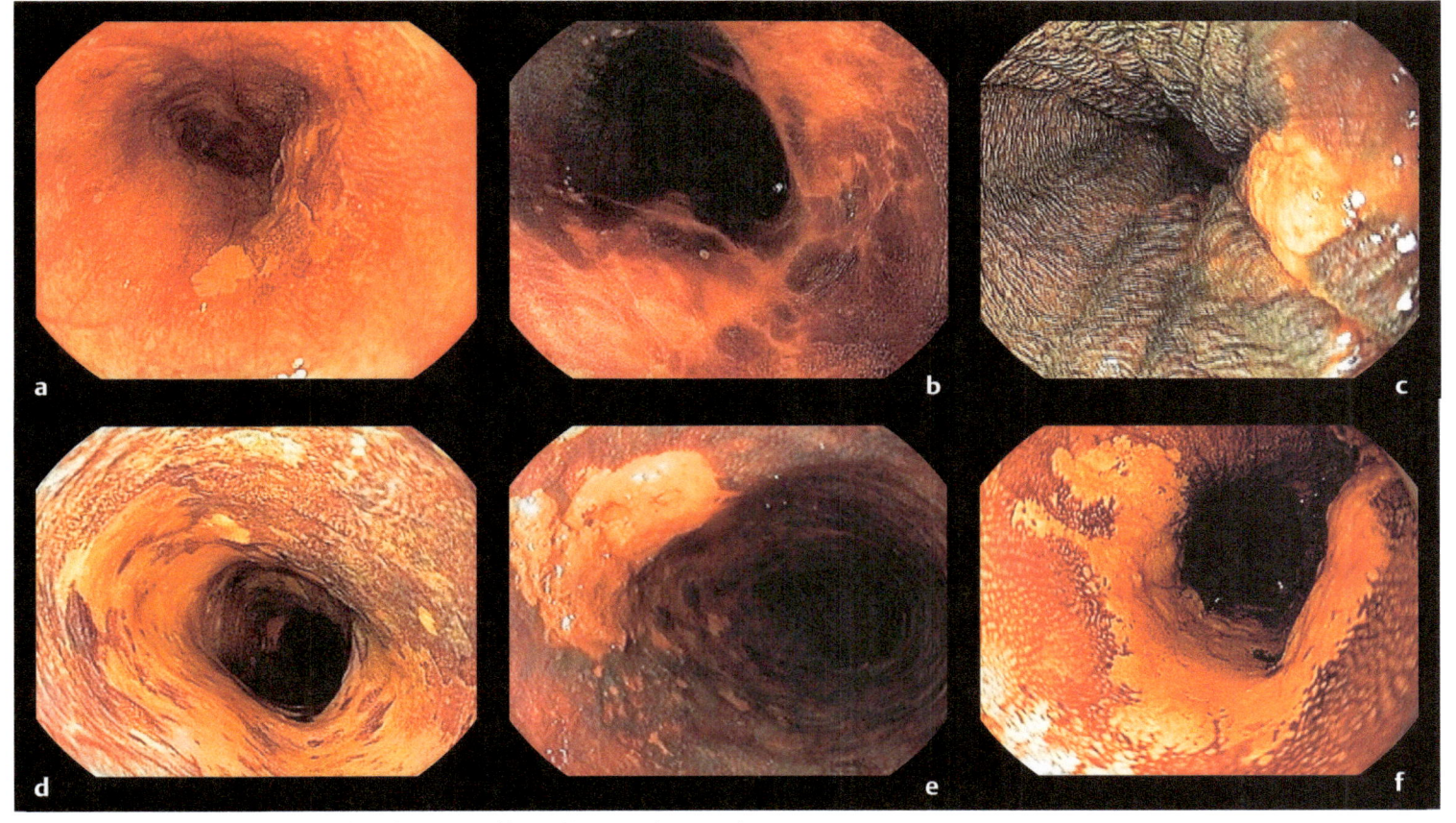

Fig. 5-4. (a-f) Cromoscopia com Lugol nas lesões neoplásicas (área Lugol negativa).

Em pacientes com história de etilismo importante, é possível identificar áreas coradas intercaladas com áreas não coradas, conferindo padrão do tipo estampa de leopardo (*leopard print pattern*)[9] (Fig. 5-5).

A mudança de coloração da mucosa amarelada (não corada) para rósea após 2 a 3 minutos do uso da solução de Lugol aumenta a especificidade para displasia de alto grau e neoplasia invasiva, permitindo direcionar as biópsias (*pink color sign*).[9] Ao término da avaliação, pode ser utilizada solução de hipossulfito de sódio a 5% para remoção do Lugol (Figs. 5-6 e 5-7 e Vídeo 5-1).

Narrow Band Imaging (NBI) é uma tecnologia avançada capaz de modificar a imagem da luz branca, permitindo a avaliação precisa da microvascularização. Utiliza comprimentos de onda específicos (415 nm e 540 nm), que coincidem com a absorção de luz da hemoglobina, realçando os vasos superficiais em marrom e os vasos mais profundos em azul/verde.[7,10]

Com o NBI, o *pink color sign* adquire coloração prateada, sendo então denominado *metallic silver sign*[9] (Fig. 5-8). Quando associado à magnificação de imagem, é possível caracterizar forma, calibre e direção dos microvasos que penetram na camada mucosa, também denominados alças (*loops*) dos capilares intrapapilares (IPCLs).[8] Em comparação com a cromoscopia química, possui especificidade superior, sem diferença significativa na sensibilidade.[7]

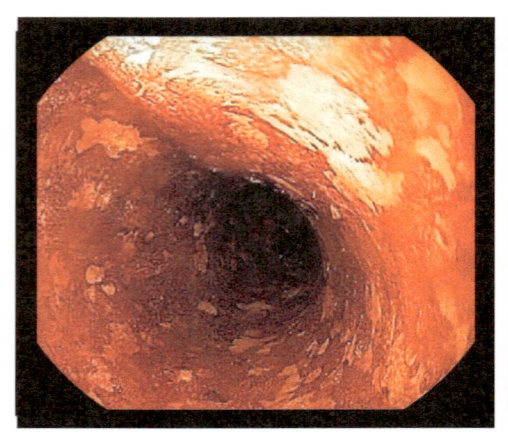

Fig. 5-5. *Leopard print pattern*.

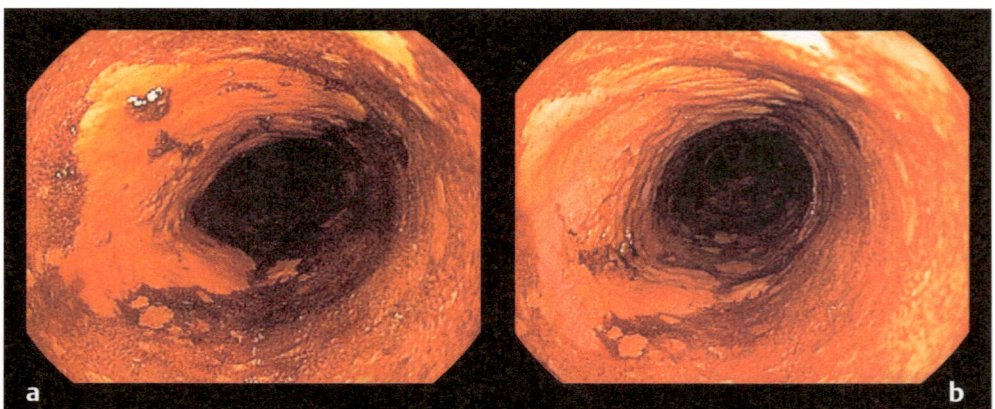

Fig. 5-6. (a, b) Transformação da mucosa não corada.

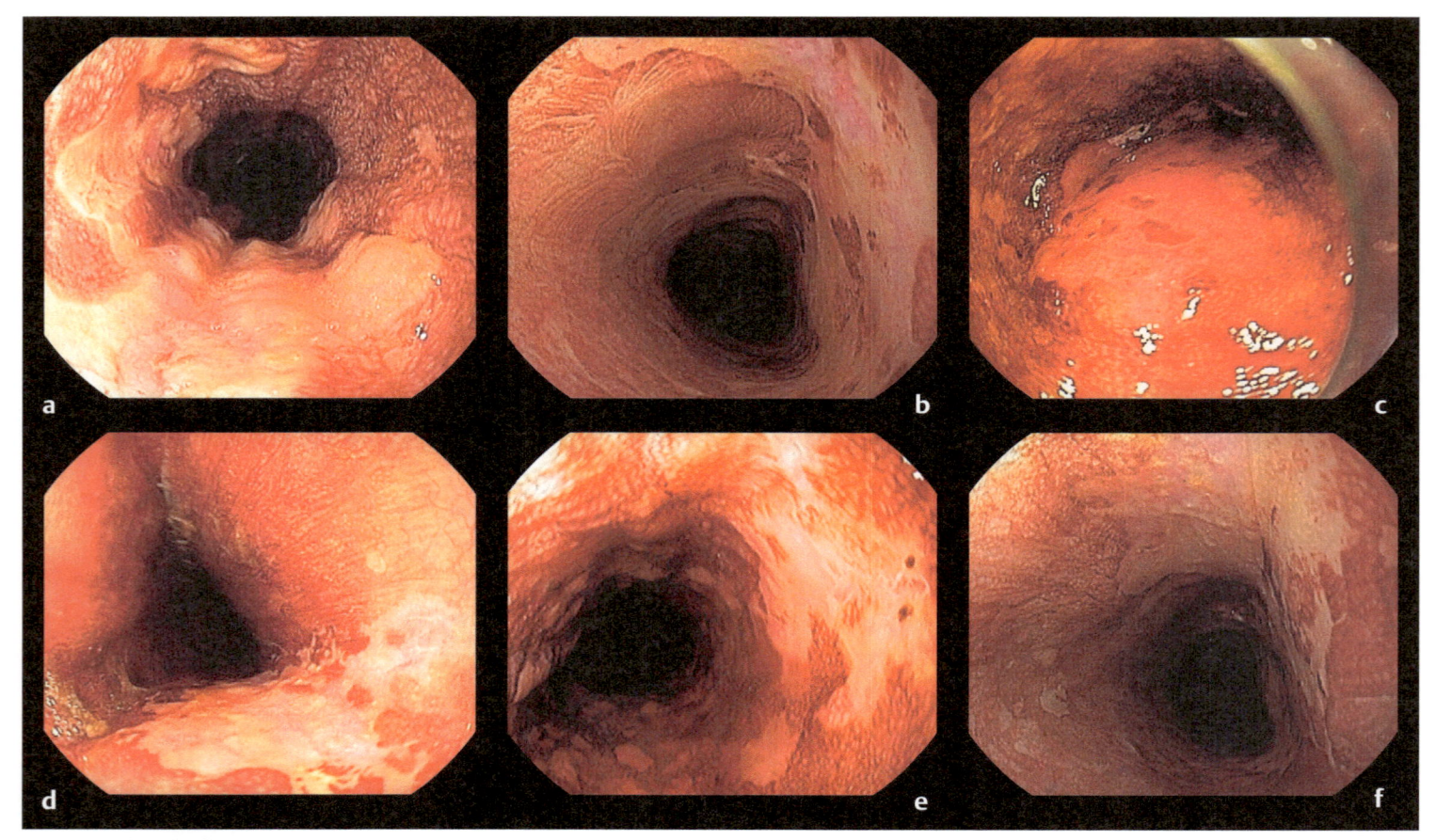

Fig. 5-7. (a-f) *Pink color sign*.

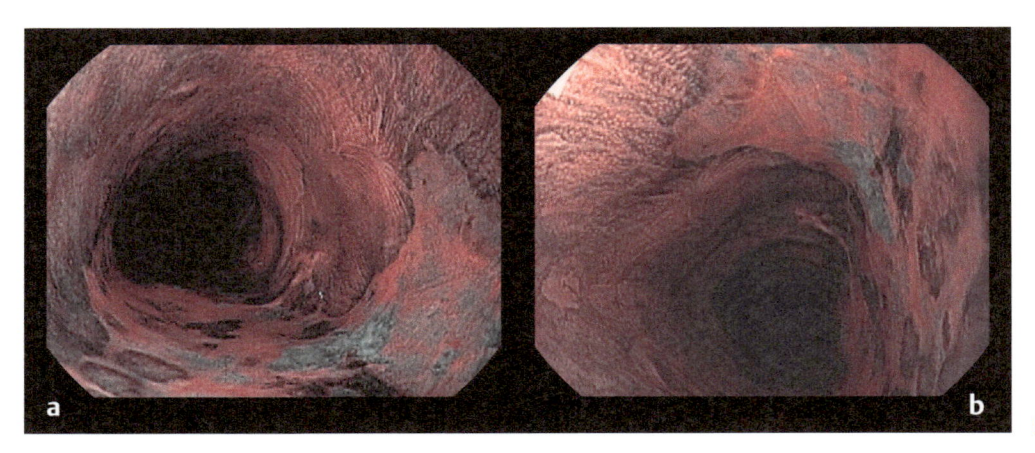

CAPÍTULO 5 ■ CARCINOMA ESCAMOCELULAR E OUTRAS NEOPLASIAS MALIGNAS DO ESÔFAGO

Fig. 5-8. (a, b) *Metallic silver sign.*

Classificação Microscópica

Os capilares sanguíneos superficiais da mucosa esofágica consistem em vasos ramificados, dispostos horizontalmente e acima da camada muscular da mucosa. Os IPCLs originam-se a partir de um vaso ramificado, que corre perpendicularmente à lâmina própria, atingindo a papila intraepitelial.[9,11] Sem magnificação de imagem, os vasos ramificados são identificados como rede de vasos verdes[9] (Fig. 5-9).

Quando a mucosa escamosa do esôfago é magnificada cerca de 100 vezes, são observados os IPCLs, que se apresentam como alças marrons ao NBI.[9]

A Sociedade Japonesa de Esôfago (*Japan Esophageal Society* – JES) desenvolveu classificação simplificada para estimar a profundidade de invasão do CEC superficial.[12] A irregularidade microvascular é avaliada de acordo com a presença ou ausência dos seguintes fatores: tortuosidade, dilatação, calibre irregular e diferentes formatos.[11,12] Assim, classificam-se em tipo A (Fig. 5-10), se possuir três ou menos fatores, e em tipo B (Figs. 5-11 a 5-14), se apresentar os quatro fatores[12] (Quadro 5-2 e Vídeo 5-2).

Existem, ainda, critérios auxiliares da classificação japonesa, que são: presença de áreas avasculares (Fig. 5-15), padrão de vasos reticular (Fig. 5-16) e área de mucosa acastanhada entre os vasos.[12]

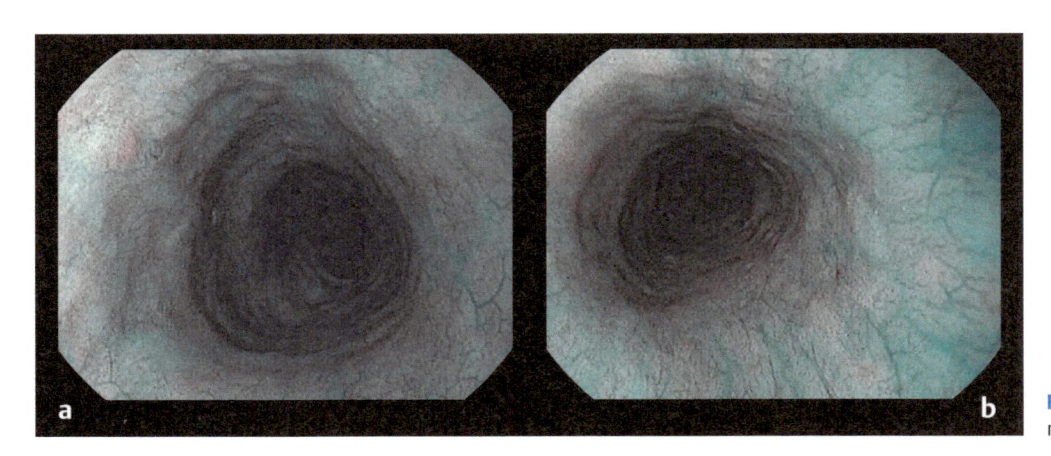

Fig. 5-9. (a, b) Vasos ramificados ao NBI sem magnificação.

Fig. 5-10. (a-e) IPCL tipo A.

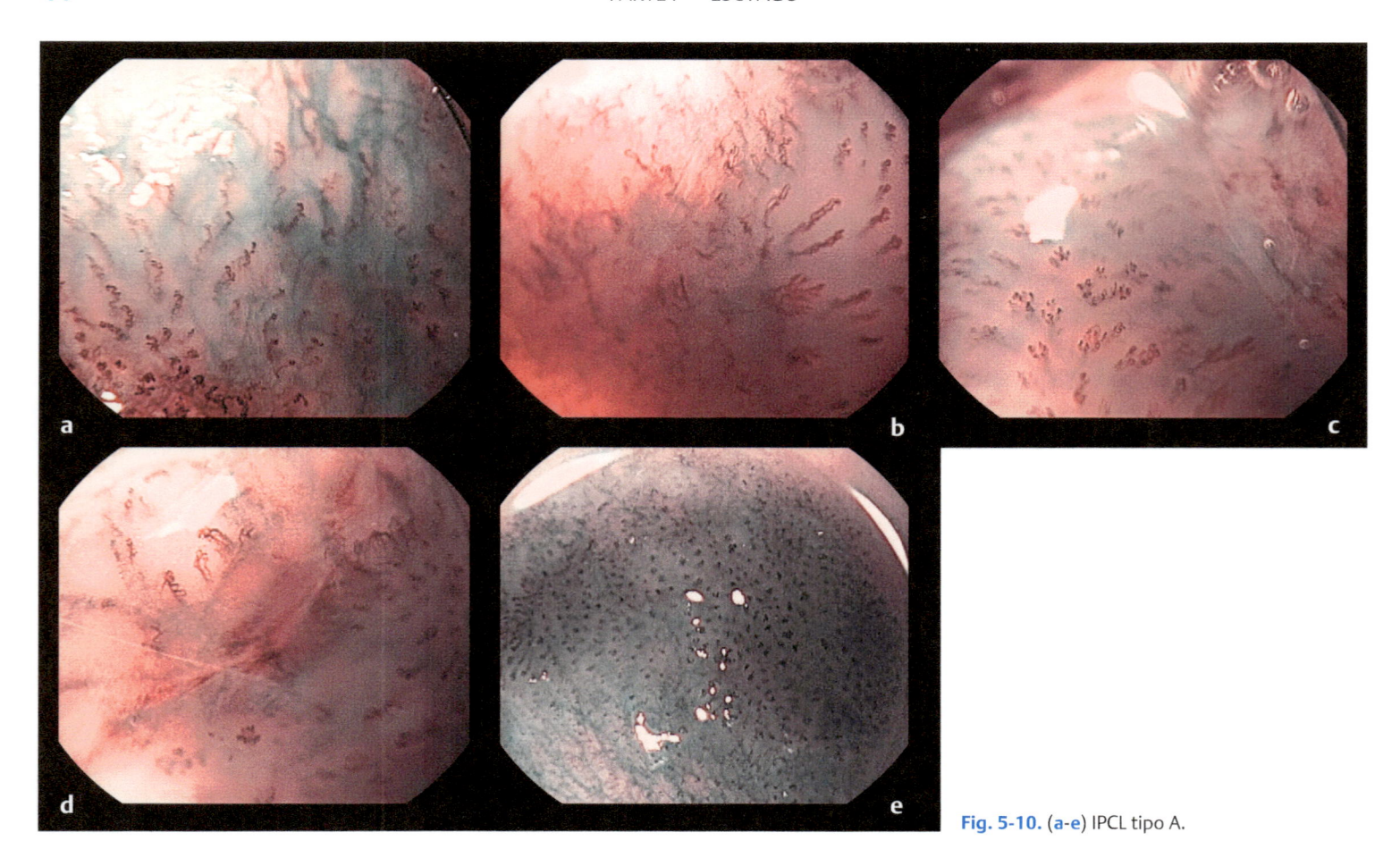

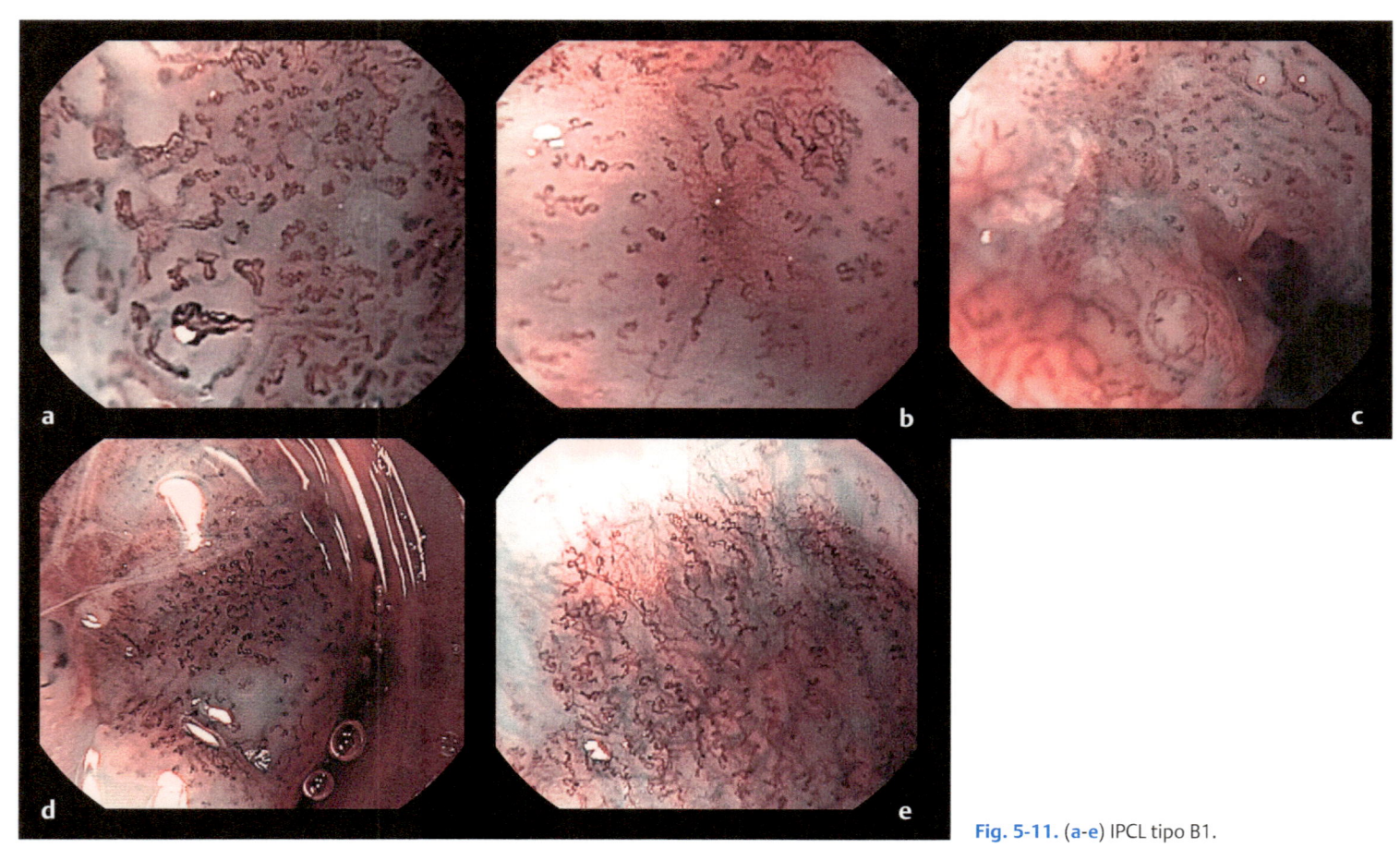

Fig. 5-11. (a-e) IPCL tipo B1.

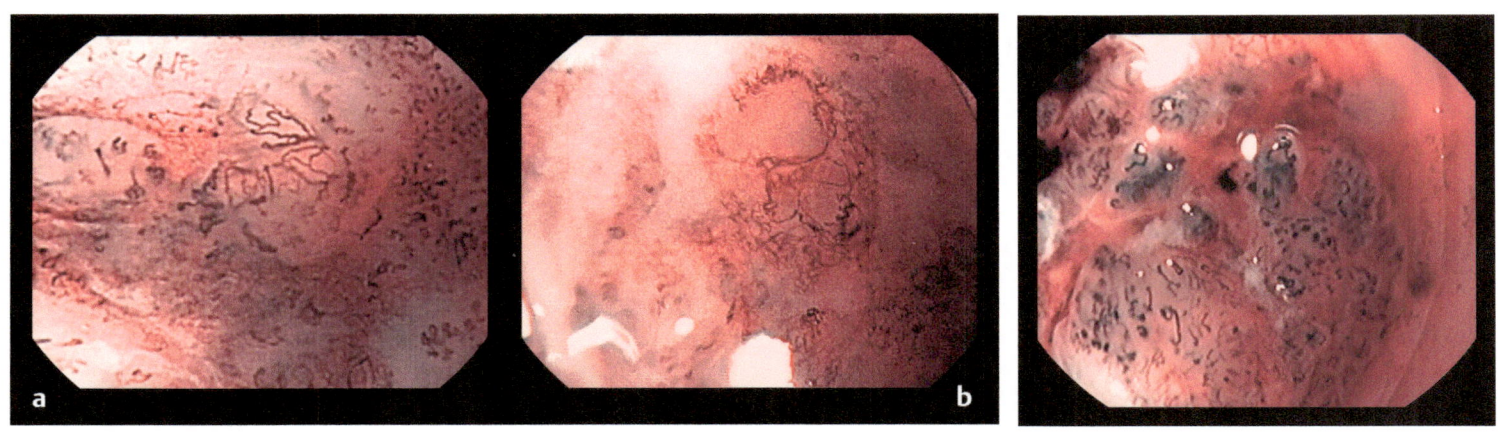

CAPÍTULO 5 ▪ CARCINOMA ESCAMOCELULAR E OUTRAS NEOPLASIAS MALIGNAS DO ESÔFAGO

Fig. 5-12. (a, b) IPCL tipo B2.

Fig. 5-13. IPCL tipo B1 e B2.

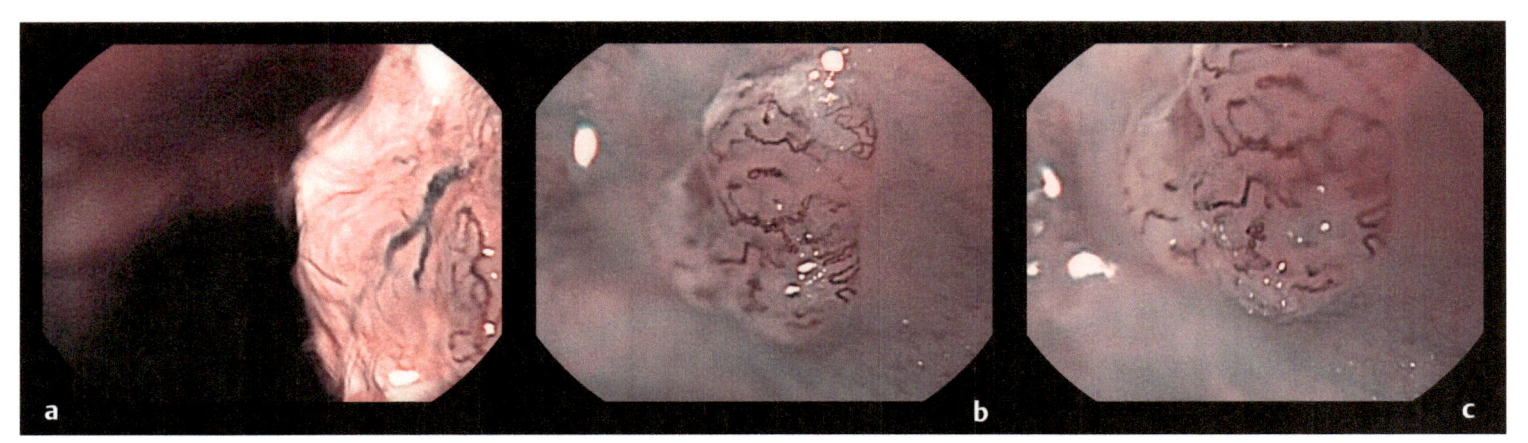

Fig. 5-14. (a-c) IPCL tipo B3.

Quadro 5-2. Classificação endoscópica para a magnificação do CEC de esôfago[12]

Tipo	Definição	Profundidade de invasão	Histologia
A	IPCL normal ou microvasos anormais sem irregularidade severa	Ausência	Normal, inflamação, DBG
B	Microvasos anormais com irregularidade severa ou dilatação importante dos vasos		DAG, carcinoma escamocelular invasivo
B1	Com formação de *loop*	Epitélio (m1) ou lâmina própria (m2)	
B2	Sem formação de *loop*, alongados	Muscular da mucosa (m3) e submucosa superficial (sm1)	
B3	Vasos dilatados, calibre 3× superior ao B2, geralmente de cor verde	Submucosa maciça (sm2)	

DBG: displasia de baixo grau; DAG: displasia de alto grau

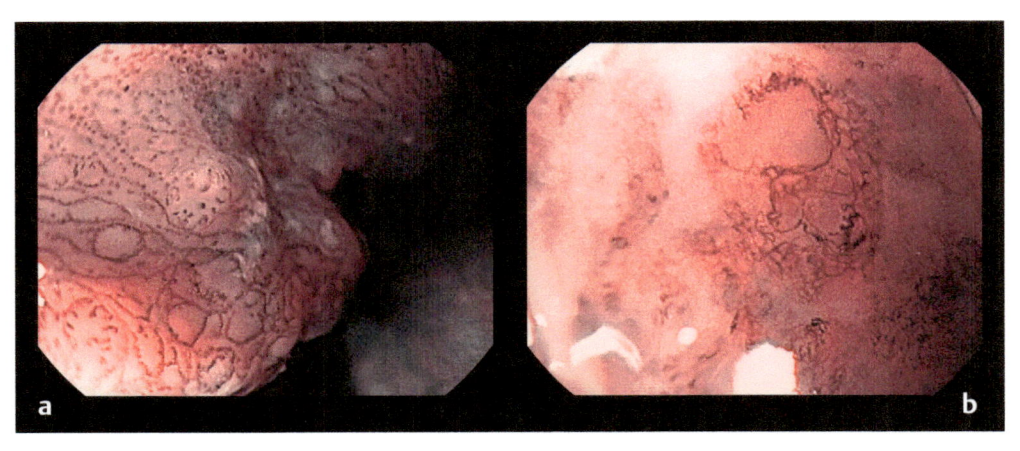

Fig. 5-15. (a, b) Área avascular.

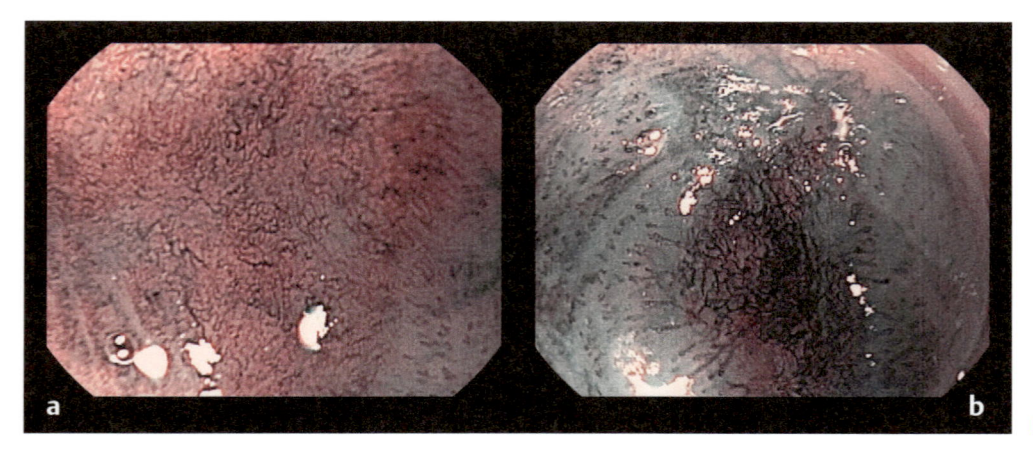

Fig. 5-16. (a, b) Padrão reticular.

Princípios da Classificação Macroscópica

De acordo com a classificação japonesa do câncer de esôfago, da Sociedade Japonesa de Esôfago (JES), o câncer precoce de esôfago é todo tumor T1a (da camada mucosa) independentemente da presença ou não de metástase linfonodal ou a órgãos distantes, por exemplo, pT1aNxMx. Já o câncer superficial de esôfago abrange acometimento da mucosa e submucosa, T1a e T1b, de maneira independente da presença de metástase linfonodal ou a órgãos distantes, por exemplo, pT1NxMx. Portanto, tumores nos quais a invasão é diagnosticada endoscopicamente como limitada até a camada submucosa são classificados de superficiais, enquanto que aqueles que invadem muscular própria ou além são classificados de avançados[13] (Quadro 5-3).

Quadro 5-3. Princípios da Classificação Macroscópica[13]

Tipo	Definição
Superficial	Invasão mucosa e submucosa, independente do acometimento linfonodal
Precoce	Invasão mucosa, independente do acometimento linfonodal
Invasivo	Ultrapassa a muscular da mucosa e atinge submucosa
Avançado	Invasão da camada muscular própria ou além

Classificação Macroscópica

Semelhante à classificação preconizada pela Associação Japonesa de Câncer Gástrico, a aparência macroscópica do tumor é categorizada em seis tipos[14,15] (Figs. 5-17 a 5-22 e Quadro 5-4).

O tipo 0 é subdividido de acordo com a Classificação Macroscópica do Câncer Gástrico Precoce. Lesões com dois ou mais componentes, devem ser classificadas pela ordem da maior área ocupada. Como exemplo, a lesão 0-IIa + IIc é predominantemente elevada, com a presença de depressão central[15] (Figs. 5-23 a 5-27 e Quadro 5-5).

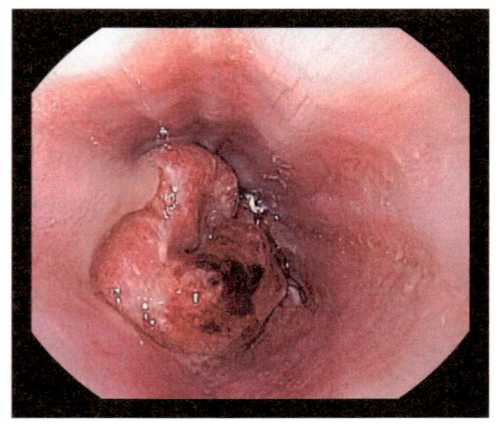

Figs. 5-17. Lesão ulcerada.

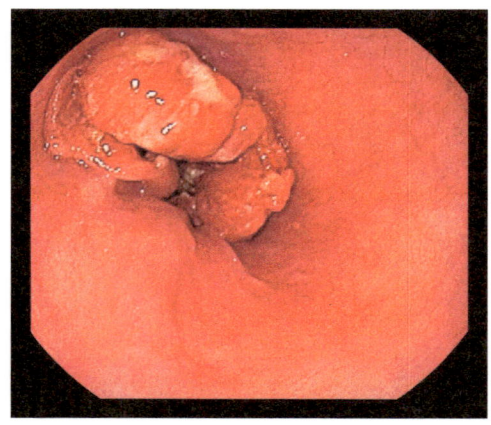

Figs. 5-18. Lesão polipoide.

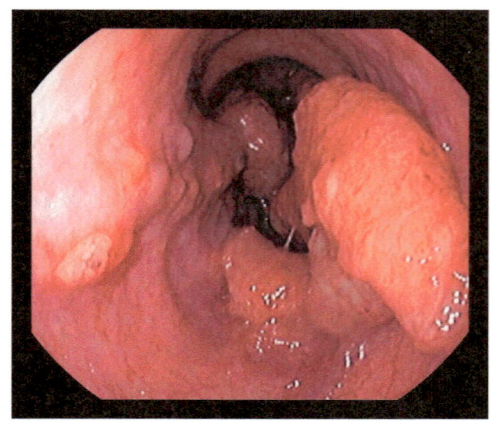

Figs. 5-19. Lesão polipoide.

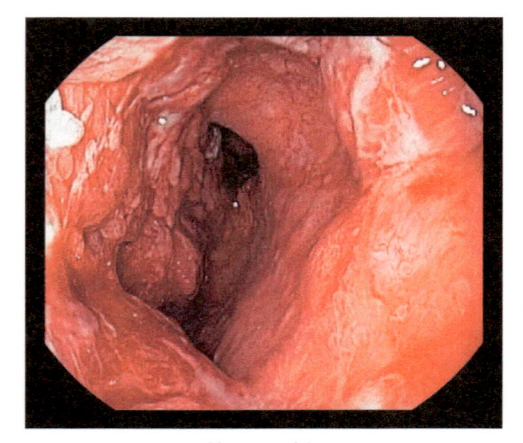

Figs. 5-20. Lesão infiltrativa difusa.

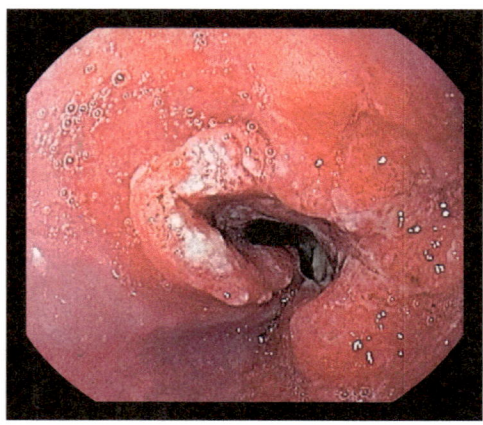

Figs. 5-21. Lesão ulceroinfiltrativa.

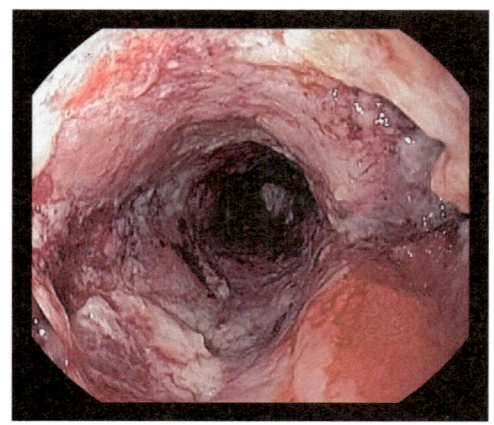

Figs. 5-22. Lesão ulceroinfiltrativa.

CAPÍTULO 5 ■ CARCINOMA ESCAMOCELULAR E OUTRAS NEOPLASIAS MALIGNAS DO ESÔFAGO

Quadro 5-4. Classificação Macroscópica[13,15]

Tipo	Descrição
0 (superficial)	T1 (confinado à mucosa ou à submucosa)
I (polipoide)	Tumor polipoide, nitidamente demarcado da mucosa ao redor
II (ulcerado)	Tumor ulcerado com margens elevadas
III (ulceroinfiltrativo)	Tumor ulcerado sem margens definidas
IV (infiltrativo difuso)	Tumor sem ulceração acentuada e sem margens definidas
V (não classificável)	Tumor não classificável nos tipos acima

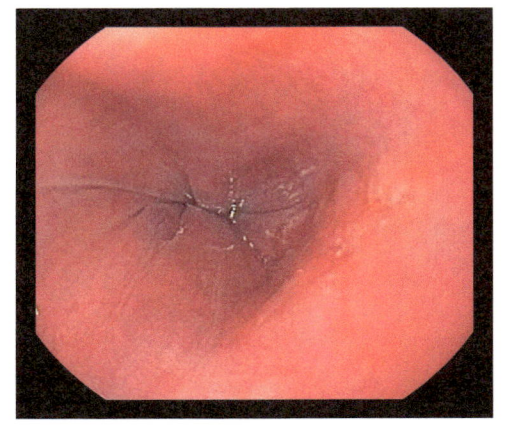

Fig. 5-23. Lesão superficial plana (0-IIb).

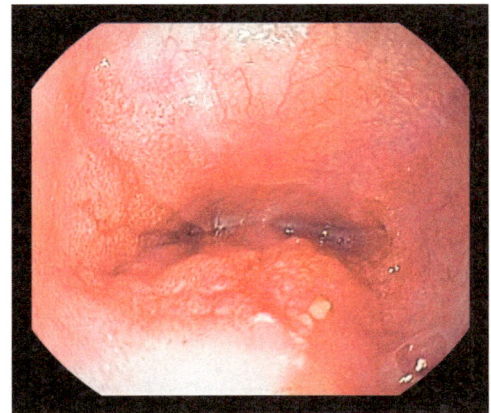

Fig. 5-24. Lesão superficial elevada (0-IIa).

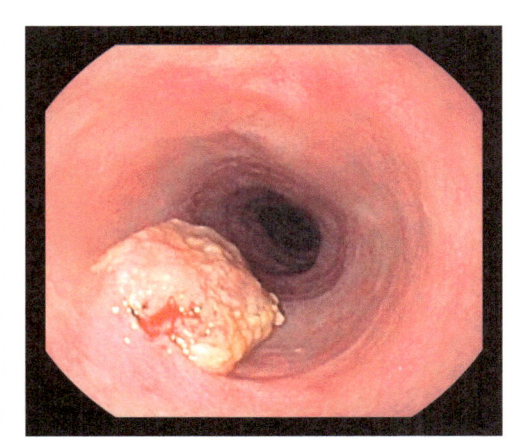

Fig. 5-25. Lesão protusa (0-I).

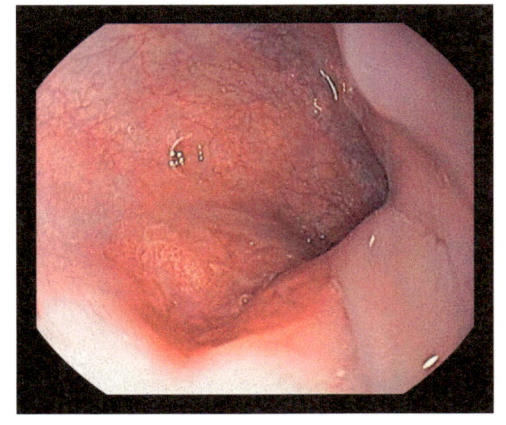

Fig. 5-26. Lesão superficial deprimida (0-IIc).

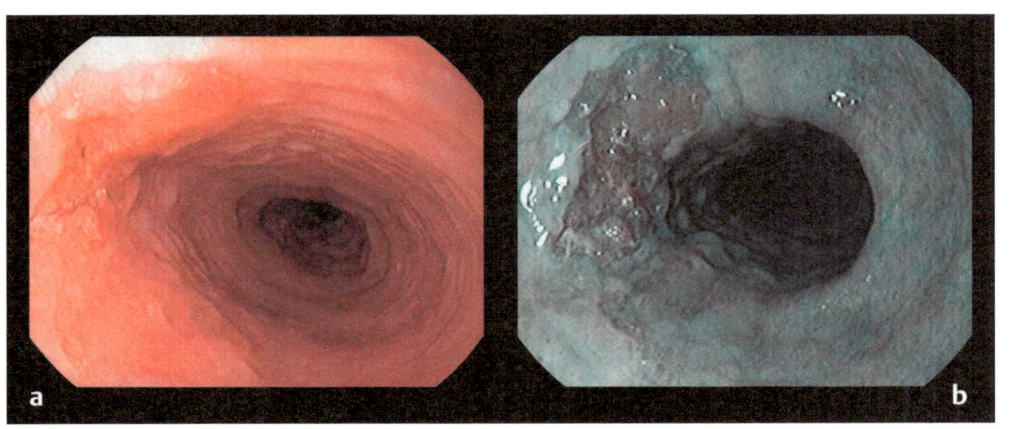

Fig. 5-27. (a, b) Lesão 0-IIa + IIc com realce após NBI.

Quadro 5-5. Subclassificação do Tipo 0[13-15]

Subtipo	Descrição
0-I (protusa)*	Lesão polipoide
0-II (superficial)	Lesão com/sem elevação ou depressão mínima em relação à mucosa ao redor
■ 0-IIa (superficial elevada)**	Ligeiramente elevada
■ 0-IIb (superficial plana)	Sem elevação ou depressão
■ 0-IIc (superficial deprimida)	Ligeiramente deprimida
0-III (escavada)	Depressão profunda

*Elevação superior a 3 mm.
** Elevação inferior a 3 mm.

ADENOCARCINOMA

Epidemiologia
É o subtipo mais comum nos Estados Unidos, no Reino Unido e na Europa Ocidental, com predileção pelo sexo masculino, pela raça branca e idade superior a 50 anos.[1]

Fatores de risco
O refluxo gastroesofágico (RGE) crônico é o principal fator de risco. Ocorre dano recorrente da mucosa esofágica normal pelo conteúdo ácido e bilioso, resultando na transformação do epitélio escamoso em colunar metaplásico, condição pré-neoplásica denominada de esôfago de Barrett (EB).[1] Cerca de 0,5-1% dos pacientes portadores de EB irão desenvolver AE.[2]

A obesidade e a adiposidade central estão associadas ao desenvolvimento de AE tanto pelo efeito mecânico (hérnias de hiato associadas a RGE), quanto por alterações na circulação hormonal (fator de crescimento semelhante a insulina, leptina e adiponectina), sendo esses hormônios associados ao desenvolvimento de EB.[1]

Com relação aos hábitos de vida, o tabagismo é fator de risco estabelecido, ao passo que não foi demonstrada associação entre o consumo de álcool e o desenvolvimento de AE.[2]

Rastreamento
Screening para EB é limitado aos pacientes com múltiplos fatores de risco. O Colégio Americano de Gastroenterologia recomenda realização de endoscopia digestiva alta em homens com sintomas de RGE semanalmente ou com tempo de evolução superior a 5 anos, associado a pelo menos dois fatores de risco para EB e AE[16] (Quadro 5-6).

Quadro 5-6. Rastreamento do EB[16]

Homens com RGE crônico e ≥ 2 fatores de risco:
- Idade > 50 anos
- Raça branca
- Obesidade central: circunferência abdominal > 102 cm e relação cintura-quadril > 0,9
- Tabagismo (ativo ou antecedente)
- Parente de primeiro grau com EB ou AE

Diagnóstico
Esôfago de Barrett
O diagnóstico endoscópico do EB é feito pelo reconhecimento de epitélio colunar (cor rosa-salmão) acima da transição esofagogástrica (TEG). Nos Estados Unidos, a confirmação diagnóstica requer histologia confirmando a presença de metaplasia intestinal, ao passo que no Japão e no Reino Unido esta não é necessária.[13,17,18]

Epitélio colunar com extensão longitudinal menor do que 3 cm é denominado de EB curto (Fig. 5-28) e maior do que 3 cm de EB longo (Fig. 5-29).[19]

A classificação de Praga, implementada em 2006, permite definir a máxima extensão longitudinal da metaplasia colunar (M) e máxima extensão circunferencial (C), ambas em relação à TEG[20] (Fig. 5-30).

Em pacientes com EB submetidos à vigilância endoscópica de displasia, é recomendada a realização de biópsias, conforme o protocolo de Seattle (quatro quadrantes a cada 1-2 cm), associadas à cromoscopia química ou virtual[21] (Figs. 5-31 e 5-32). O ácido acético a 1,5-2% reage com a mucosa do EB não displásica, resultando em reação acetobranca, enquanto que a neoplasia precoce perde o efeito de clareamento em poucos segundos, tornando-se rosada[8] (Figs. 5-33 e 5-34).

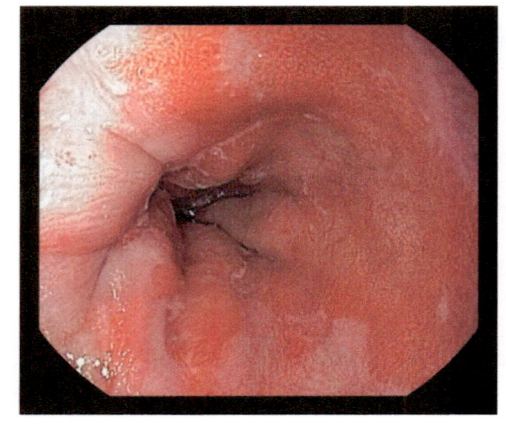

Fig. 5-28. Esôfago de Barrett curto.

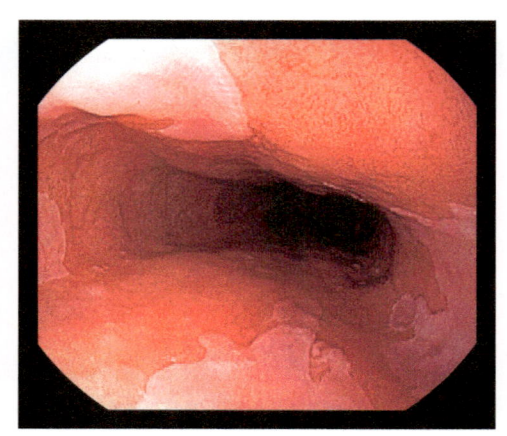

Fig. 5-29. Esôfago de Barrett longo.

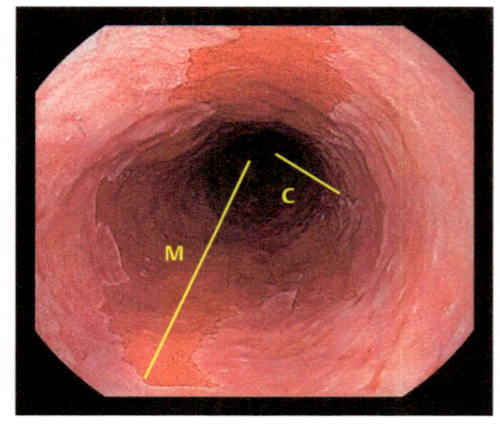

Fig. 5-30. Classificação de Praga.

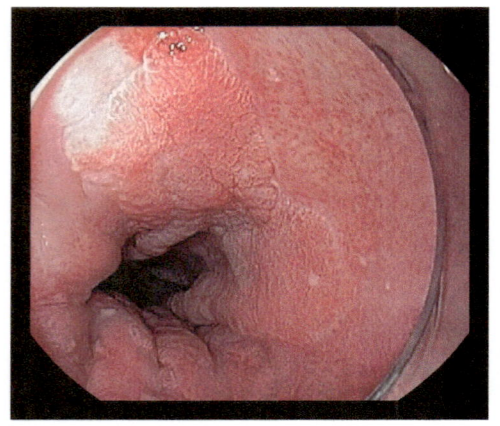

Fig. 5-31. Reação acetobranca.

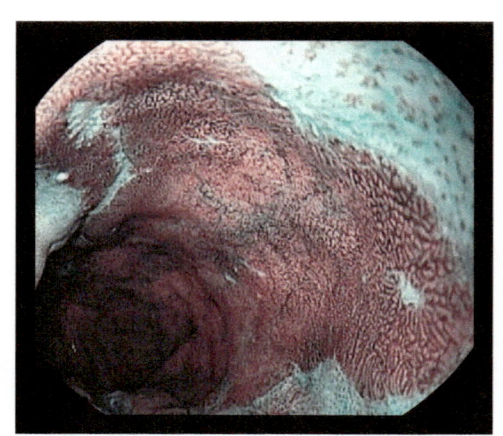

Fig. 5-32. EB ao NBI.

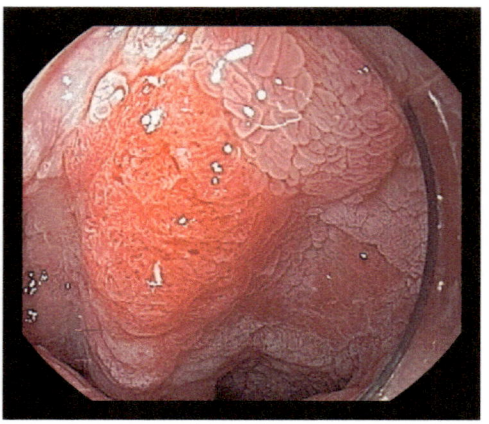

Fig. 5-33. Área nodular após cromoscopia com ácido acético.

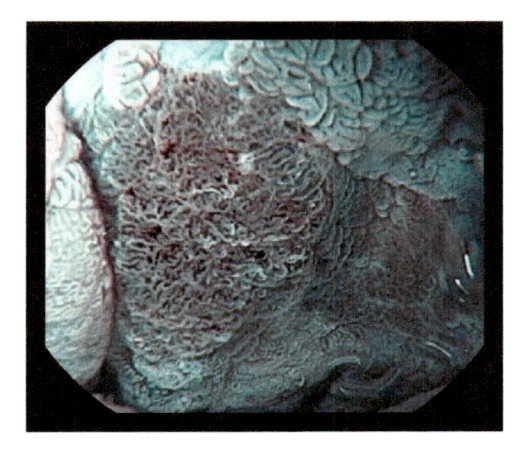

CAPÍTULO 5 ▪ CARCINOMA ESCAMOCELULAR E OUTRAS NEOPLASIAS MALIGNAS DO ESÔFAGO

Fig. 5-34. Área nodular após cromoscopia com NBI.

Adenocarcinoma de Transição Esofagogástrica (TEG)

A classificação mais utilizada foi publicada em 1998, por Siewert *et al.*, com o objetivo de localizar com exatidão a lesão e definir a melhor abordagem terapêutica. O tipo I caracteriza-se quando o epicentro se encontra 1 a 5 cm acima da TEG, geralmente com origem em área de metaplasia intestinal esofágica. O tipo II inclui tumores com epicentro 1 cm acima e 2 cm abaixo da TEG, que se originam do epitélio da cárdia ou pequenos segmentos com metaplasia intestinal na TEG. O tipo III apresenta epicentro 2 a 5 cm abaixo da TEG, que corresponde às lesões subcárdicas que infiltram a TEG e o esôfago distal[22,23] (Fig. 5-35).

TRATAMENTO ENDOSCÓPICO

Carcinoma Escamocelular

A ressecção endoscópica é o tratamento de escolha para o CEC de esôfago superficial nos casos que apresentam mínimo risco de invasão linfonodal. As taxas de invasão relatadas são: de 0 a 5,6% para lesões limitadas ao epitélio (m1) e lâmina própria (m2), 8 a 18% para muscular da mucosa (m3), 11 a 53,1% para a submucosa até 200 μm (sm1) e 30 a 53,9% para invasão superior a 200 μm (sm2)[24] (Quadros 5-7 e 5-8).

As duas técnicas utilizadas são a mucosectomia (EMR – do inglês, *endoscopic mucosal resection*) e dissecção endoscópica submucosa (ESD – do inglês, *endoscopic submucosal dissection*). A principal limitação da EMR é a fragmentação (*piecemeal*) de lesões maiores, aumentando o risco de recorrência local. A ESD permite a ressecção em bloco, com adequada avaliação histopatológica, sendo considerada como primeira opção de tratamento endoscópico[25] (Figs. 5-36 e 5-37 e Vídeo 5-3).

A ressecção endoscópica envolvendo mais de dois terços da circunferência do órgão está associada à formação de estenose cicatricial.[26]

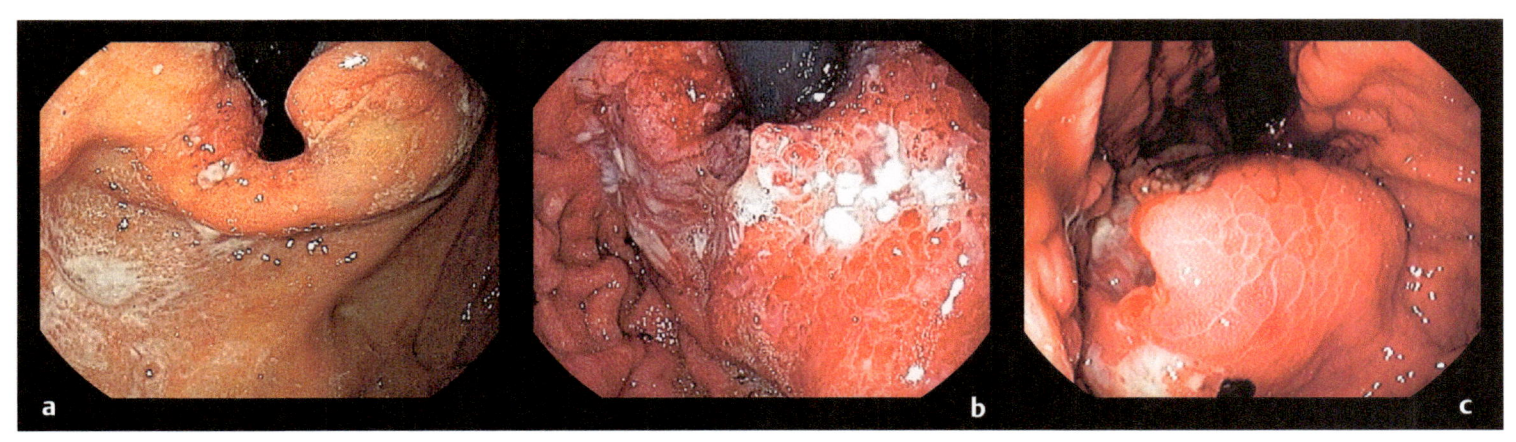

Fig. 5-35. (a-c) Adenocarcinoma de TEG.

Quadro 5-7. Indicação para o Tratamento Endoscópico do CEC[26]

Indicação absoluta	Indicação relativa
m1 e m2	m3 e sm1 sem evidência clínica de metástase linfonodal

Quadro 5-8. Manejo Pós-Ressecção Endoscópica, de acordo com o Resultado Histológico[27]

Cura	Baixo risco de metástase linfonodal	Tratamento adicional	Opção de vigilância
▪ Invasões m1 e m2 ▪ Ausência de invasão linfovascular	▪ Invasão m3 ▪ Invasão sm1 (≤ 200 μm) ▪ CEC bem diferenciado ▪ Ausência de invasão linfovascular	▪ Invasão sm2 (> 200 μm) ▪ CEC pouco diferenciado ▪ Invasão linfovascular ▪ Margem vertical positiva	▪ Margem horizontal positiva sem outros critérios de alto risco

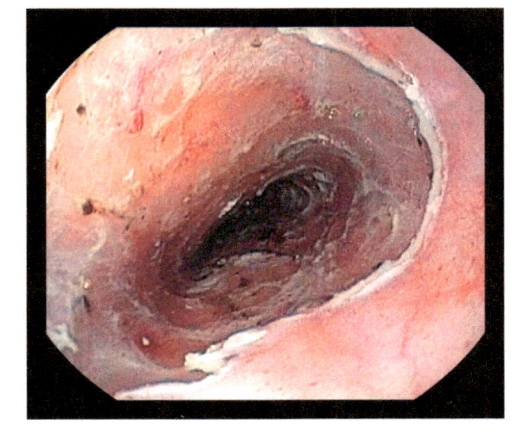

Fig. 5-36. Leito de ressecção pós-ESD.

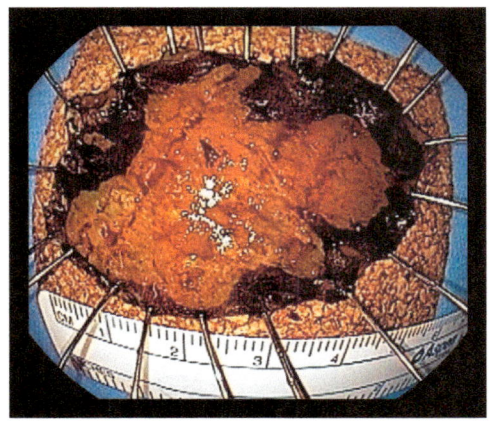

Fig. 5-37. Peça corada com Lugol.

Esôfago de Barrett

É recomendada a ressecção endoscópica com intenção curativa de lesões visíveis no EB. Para lesões na camada mucosa, a mucosectomia é o procedimento de eleição. A ESD pode ser considerada em casos selecionados (lesões superiores a 15 mm, que não se elevam à injeção submucosa e risco de invasão submucosa)[27] (Quadro 5-9).

Paliativo

As próteses metálicas autoexpansíveis (PMAE) são consideradas o tratamento de escolha para a paliação da disfagia e o tratamento de fístulas em neoplasias de esôfago inoperáveis.[28,29] São utilizadas PMAE parcial e totalmente recobertas, as quais podem apresentar perfil cervical (obstruções proximais) ou válvula antirrefluxo (obstruções distais) (Figs. 5-38 a 5-40 e Vídeo 5-4).

É procedimento endoscópico minimamente invasivo, capaz de melhorar o estado nutricional e a qualidade de vida do paciente. No entanto, eventos adversos são relatados, como obstrução por tecido neoplásico (*ingrowth/overgrowth*), migração, impactação alimentar, fístulas induzidas, hemorragia digestiva, dor retroesternal e pneumonia[28,29] (Figs. 5-41 e 5-42).

O comprimento da PMAE é determinado pela extensão da lesão somada ao mínimo de 2 cm em cada extremidade. A inserção é realizada com auxílio de fio-guia e liberação sob fluoroscopia ou visão endoscópica direta (Fig. 5-43).

Quadro 5-9. Manejo Pós-Ressecção Endoscópica do EB Associado ao Adenocarcinoma[27]

- Curativo: intramucoso, ressecção R0, em bloco
- Potencialmente curativo: sm1 ≤ 500 μm com característica de baixo risco (bem ou moderadamente diferenciado, ausência de invasão linfovascular), ressecção R0, em bloco
- Cirurgia: sm1 > 500 μm, invasão linfovascular, pouco diferenciado, margem vertical positiva
- Opção de vigilância: margem horizontal positiva ou ressecção a *piecemeal* sem características de alto risco
- Após ressecção endoscópica: tratamento adicional no epitélio metaplásico residual (ex., ablação por radiofrequência)

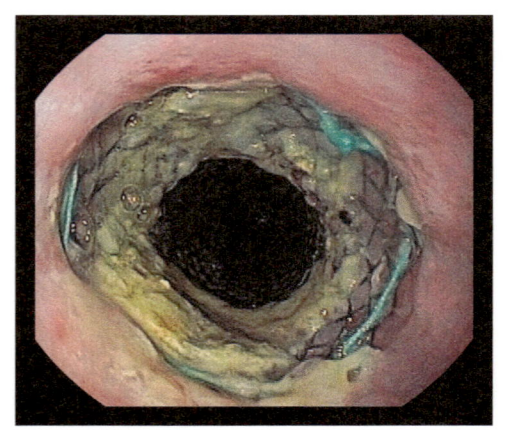

Fig. 5-38. PMAE parcialmente recoberta.

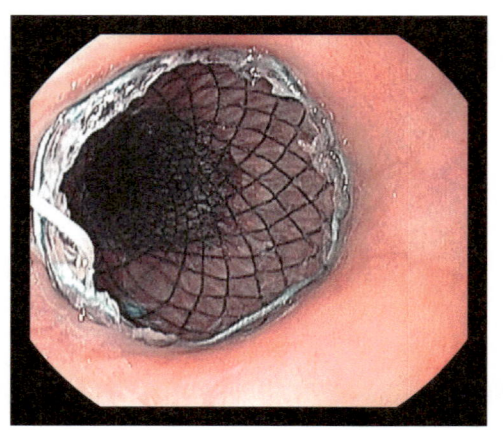

Fig. 5-39. PMAE totalmente recoberta.

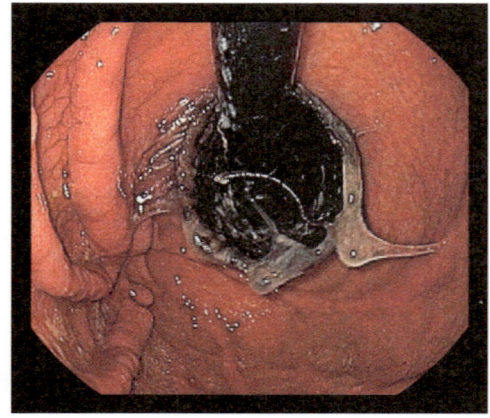

Fig. 5-40. PMAE com válvula antirrefluxo.

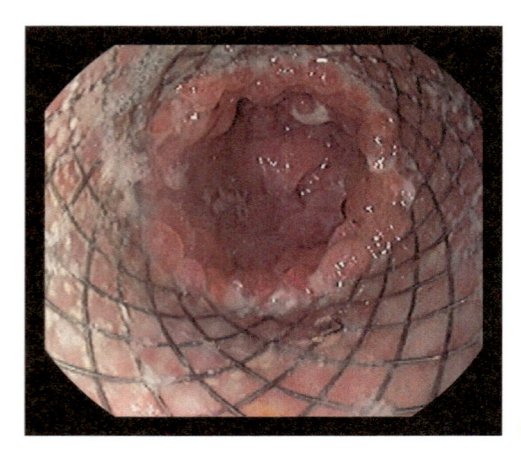

Fig. 5-41. *Overgrowth*.

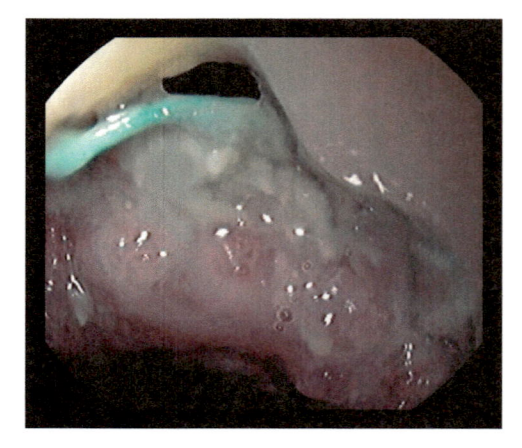

Fig. 5-42. Fístula induzida pela PMAE.

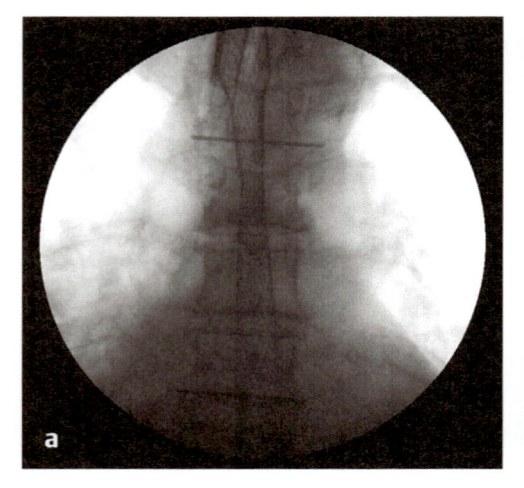

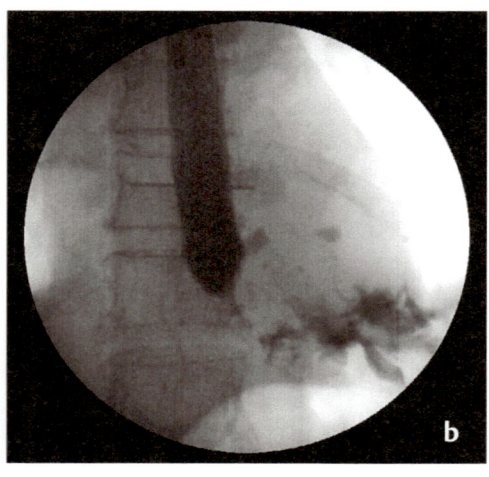

Figs. 5-43. (a, b) Aspecto fluoroscópico após liberação da PMAE.

REFERÊNCIAS BIBLIOGRÁFICAS

1. Li S, Chung DC, Mullen JT. Screening high-risk populations for esophageal and gastric cancer. J Surg Oncol. 2019;1-16.
2. Arnal MJD, Arenas AF, Arbeloa AL. Esophageal cancer: risk factors, screening and endoscopic treatment in Western and Eastern countries. World Journal of Gastroenterology. 2015;21(26):7933-7943.
3. Tustumi F, Bernardo WM, da Rocha JRM, Szachnowicz S, Seguro FC, Bianchi ET et al. Esophageal achalasia: a risk factor for carcinoma. A systematic review and meta-analysis. Dis Esophagus. 2017;30(10):1-8.
4. Torres-Aguilera M, Troche JMR. Achalasia and esophageal cancer: risks and links. Clin Exp Gastroenterol. 2018;11:309-316.
5. Chaber-Ciopinska A, Kiprian D, Kawecki A, Kaminski MF. Surveillance of patients at high-risk of squamous cell esophageal cancer. Best Pract Res Clin Gastroenterol. 2016;30(6):893-900.
6. Chung CS, Lo WC, Chen KC, Lin CL, Wen MH, Hsieh CH et al. Clinical benefits from endoscopy screening of esophageal second primary tumor for head and neck cancer patients: analysis of a hospital based registry. Oral Oncol. 2019;96:27-33.
7. Codipilly DC, Qin Y, Dawsey SM, Kisiel J, Topazian M, Ahlquist D et al. Screening for esophageal squamous cell carcinoma: recent advances. Gastrointest Endosc. 2018;88(3):413-426.
8. Di Pietro M, Canto MI, Fitzgerald RC. Endoscopic management of early adenocarcinoma and squamous cell carcinoma of the esophagus: screening, diagnosis, and therapy. Gastroenterology. 2017;154(2):421-436.
9. Inoue H, Kaga M, Ikeda H, Sato C, Sato H, Minami H et al. Magnification endoscopy in esophageal squamous cell carcinoma: a review of the intrapapillary capillary loop classification. Ann Gastroenterol. 2015;28(1):41-48.
10. Barbeiro S, Libânio D, Castro R, Dinis-Ribeiro M, Pimentel-Nunes P. Narrow-Band Imaging: Clinical Application in Gastrointestinal Endoscopy. GE Port J Gastroenterol. 2018;26(1):40-53.
11. Sato H, Inoue H, Ikeda H, Sato C, Onimaru M, Hayee B et al. Utility of intrapapillary capillary loops seen on magnifying narrow-band imaging in estimating invasive depth of esophageal squamous cell carcinoma. Endoscopy. 2015;47(02):122-128.
12. Oyama T, Inoue H, Arima M, Momma K, Omori T, Ishihara R et al. Prediction of the invasion depth of superficial squamous cell carcinoma based on microvessel morphology: magnifying endoscopic classification of the Japan Esophageal Society. Esophagus. 2017;14(2):105-112.
13. Japan Esophageal Society. Japanese Classification of Esophageal Cancer, 11th Edition: part I. Esophagus. 2016;14(1):1-36.
14. Endoscopic Classification Review Group. Update on the Paris classification of superficial neoplastic lesions in the digestive tract. Endoscopy. 2005;37(6):570-578.
15. Japanese Gastric Cancer Association. Japanese classification of gastric carcinoma: 3rd English edition. Gastric Cancer. 2011;14:101-112.
16. Kim JA, Shah PM. Screening and prevention strategies and endoscopic management of early esophageal cancer. Chin Clin Oncol. 2017;6(5):1-11.
17. Fitzgerald RC, di Pietro M, Ragunath K, Ang Y, Kang JY, Watson P et al. British Society of Gastroenterology guidelines on the diagnosis and management of Barrett's oesophagus. Gut. 2014;63(1):7-42.
18. Yamasaki A, Shimizu T, Kawachi H, Yamamoto N, Yoshimizu S, Horiuchi Y et al. Endoscopic features of esophageal adenocarcinoma derived from short-segment versus long-segment Barrett's esophagus. J Gastroenterol Hepatol. 2019:1-7.
19. Sharma P, Morales TG, Sampliner RE. Short Segment Barrett's Esophagus - the need for standardization of the Definition and of Endoscopic Criteria. Am J Gastroenterol. 1998;93(7):1033-1036.
20. Sharma P, Dent J, Armstrong D, Bergman JJ, Gossner L, Hoshihara Y et al. The Development and Validation of an Endoscopic Grading System for Barrett's Esophagus: The Prague C&M Criteria. Gastroenterology. 2006;131(5):1392-1399.
21. Qumseya B, Sultan S, Bain P, Jamil L, Jacobson B, Anandasabapathy S et al. ASGE guideline on screening and surveillance of Barrett's esophagus. Gastrointest Endosc. 2019;90(3):335-359.
22. Nobel T, Molena D. Surgical principles for optimal treatment of esophagogastric junction adenocarcinoma. Ann Gastroenterol Surg. 2019;3(4):390-395.
23. Siewert JR, Stein HJ. Classification of adenocarcinoma of the oesophagogastric junction. Br J Surg. 1998;85(11):1457-1459.
24. Berger A, Rahmi G, Perrod G, Pioche M, Canard JM, Cesbron-Métivier E et al. Long-term follow-up after endoscopic resection for superficial esophageal squamous cell carcinoma: a multicenter Western study. Endoscopy. 2018;51(4):298-306.
25. Isomoto H. Evolution of endoscopic resection for early esophageal squamous cell carcinoma in Western countries. Endoscopy. 2019;51(4):296-297.
26. Kuwano H, Nishimura Y, Oyama T, Kato H, Kitagawa Y, Kusano M et al. Guidelines for Diagnosis and Treatment of Carcinoma of the Esophagus April 2012 edited by the Japan Esophageal Society. Esophagus. 2015;12(1):1-30.
27. Pimentel-Nunes P, Dinis-Ribeiro M, Ponchon T, Repici A, Vieth M, de Ceglie A et al. Endoscopic submucosal dissection: European Society of Gastrointestinal Endoscopy (ESGE) Guideline. Endoscopy. 2015;47:829-854.
28. Didden P, Reijm AN, Erler NS, Wolters LMM, Tang TJ, Ter Borg PCJ et al. Fully vs. partially covered selfexpandable metal stent for palliation of malignant esophageal strictures: a randomized trial (the COPAC study). Endoscopy. 2018;50(10):961-971.
29. Reijm AN, Didden P, Schelling SJC, Siersema PD, Bruno MJ, Spaander MCW. Self-expandable metal stent placement for malignant esophageal strictures – changes in clinical outcomes over time. Endoscopy. 2019;51(01):18-29.

TUMORES BENIGNOS DO ESÔFAGO

Monica Soldan ▪ João Autran Nebel

INTRODUÇÃO

Os tumores benignos do esôfago são raros, representando até 0,5% dos tumores esofagianos em autópsias[1] e menos que 5 a 10% de todos os tumores esofagianos ressecados cirurgicamente.[1,2] A incidência tem aumentado com o uso disseminado da endoscopia digestiva alta (EDA), complementado pela ultrassonografia endoscópica (USE).

Predominam na população masculina (M:F = 5:1),[1] entre a terceira e quinta décadas,[2] à exceção dos cistos, em grande parte congênitos, vistos mais comumente na população pediátrica.[3]

Os tumores tem crescimento lento, não requerendo tratamento, e a maioria é assintomática, correspondendo a achados em exames complementares. Quando há sintomas, a disfagia é o mais comum.

Durante investigação diagnóstica, a EDA e USE são fundamentais, possibilitando a visualização detalhada da lesão, exclusão de malignidades, localização precisa e obtenção de material para cito ou histopatologia. Auxiliam, ainda, no planejamento pré-cirúrgico e na vigilância.

Os tumores benignos esofagianos podem ser classificados pelo tipo celular ou pela localização anatômica e a última tem relação com a USE. Os Quadros 6-1 e 6-2 mostram as referidas classificações. O leiomioma é tipo histológico mais comum. A abordagem diagnóstica e terapêutica está sumarizada na Figura 6-1.

Por fim, devem-se lembrar das compressões extrínsecas no esôfago, importante no diagnóstico diferencial de um nódulo ou massa esofagiana. Como exemplos, osteófito cervical, aneurisma de aorta torácica, linfadenomegalias e tumores mediastinais.

Quadro 6-1. Classificação dos Tumores Benignos Esofagianos pelo Tipo Celular

Epitelial	▪ Papiloma ▪ Pólipo fibrovascular ▪ Adenoma ▪ Pólipo inflamatório
Não epitelial	▪ Leiomioma ▪ Hemangioma ▪ Schwannoma
Heterotópico	▪ Tumor de células granulares

Quadro 6-2. Classificação dos Tumores Benignos Esofagianos pela Localização

Intramural (submucosa e muscular própria)	▪ Leiomioma ▪ Hemangioma ▪ Schwannoma ▪ Tumor de células granulares ▪ GIST
Intraluminal (mucosa superficial e profunda)	▪ Papiloma ▪ Pólipo fibrovascular ▪ Adenoma ▪ Pólipo inflamatório ▪ Tumor de células granulares
Extraesofagiano (tecido paraesofagiano)	▪ Cistos

Nota: entre parênteses a classificação endossonográfica. (Adaptado de Ha C[3] e Rice TW.[4])

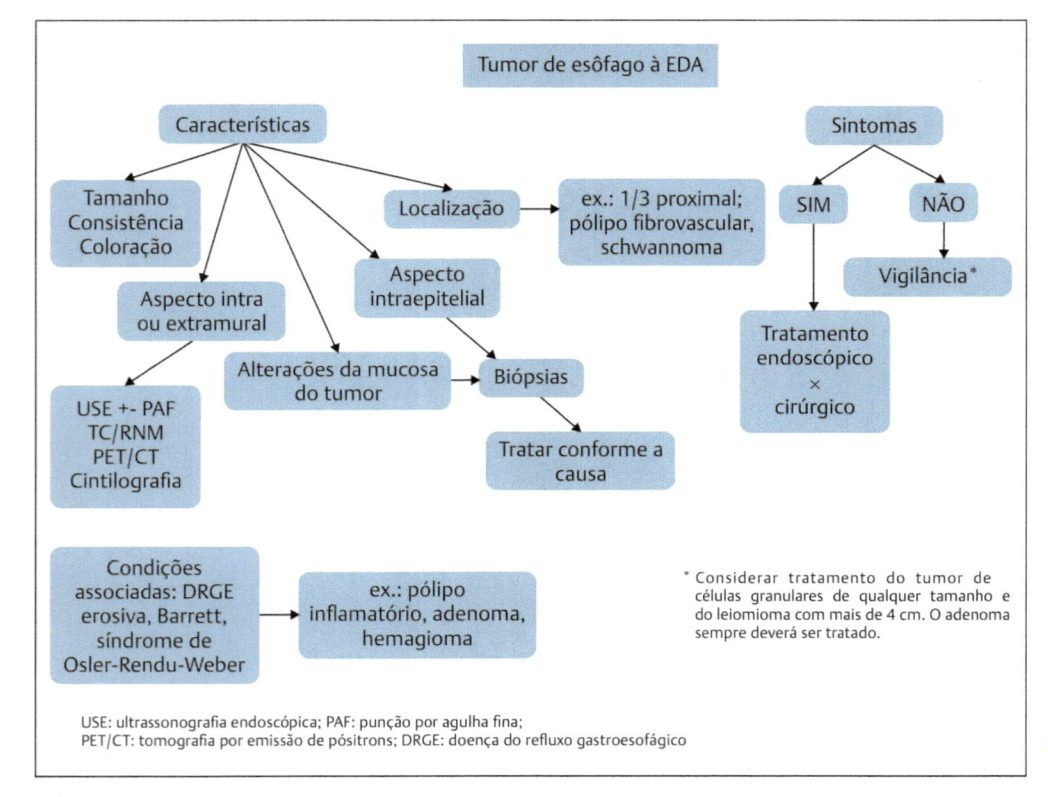

Fig. 6-1. Abordagem dos tumores benignos esofagianos. (Adaptada de Choong CK.[2])

USE: ultrassonografia endoscópica; PAF: punção por agulha fina; PET/CT: tomografia por emissão de pósitrons; DRGE: doença do refluxo gastroesofágico

* Considerar tratamento do tumor de células granulares de qualquer tamanho e do leiomioma com mais de 4 cm. O adenoma sempre deverá ser tratado.

TUMORES INTRAMURAIS
Leiomioma

Representa mais da metade dos tumores benignos do esôfago[6] e cerca de 10% dos leiomiomas gastrointestinais.[1,2] A incidência na população geral é de até 0,1%[5] e a maioria ocorre entre a 2ª e 5ª décadas de vida, predominando em homens (2:1).[6] Origina-se das células musculares lisas das camadas muscular da mucosa (mais raro) e muscular própria e, por isso, é mais comumente encontrado nos terços médio e distal do esôfago. Usualmente é único, podendo ser múltiplo em aproximadamente 2,4% dos casos.[6]

A maioria dos casos é assintomática, com sintomas ocorrendo quando o tumor atinge mais de 4 cm de diâmetro. A disfagia é o mais comum, com evolução insidiosa. Ainda, relata-se dor torácica retroesternal, pirose, náuseas e emagrecimento discreto. Por fim, são descritas manifestações respiratórias, como tosse, dispneia e sibilância, quando ocorre crescimento extraluminal.

À EDA, apresenta-se como lesão elevada e protrusa, recoberta por mucosa de aspecto normal, com consistência fibroelástica, localizada no terço distal do esôfago (Fig. 6-2). Mais raramente, pode haver aspecto polipoide ou com ulceração na superfície (possível degeneração maligna). Para o diagnóstico, não é recomendada a biópsia da mucosa normal, pois pode causar fibrose na submucosa e dificultar posterior tratamento endoscópico. A USE tem papel fundamental no diagnóstico, manejo e vigilância. O leiomioma é hipoecoico, com ecotextura homogênea, bordos regulares, bem definidos e circunscritos, localizado na camada muscular própria. Não há linfoadenopatia regional. A punção aspirativa com agulha fina (PAAF) está indicada em tumores maiores que 1 a 2 cm e localizados na camada muscular própria. As lesões mais superficiais podem ter o diagnóstico e tratamento por meio de mucosectomia.

Há indicação de ressecção nas lesões sintomáticas, nas maiores que 4 cm ou com achados sugestivos de comportamento maligno (contornos irregulares, linfoadenopatia regional, padrão endossonográfico heterogêneo, anormalidades na mucosa, ulceração e crescimento durante vigilância). Caso contrário, devem ser acompanhados por endoscopia e ecoendoscopia a cada 12 meses.

O tratamento de eleição é a enucleação cirúrgica. O tratamento endoscópico pode ser realizado em lesões da camada muscular da mucosa por meio de polipectomia (lesões pediculadas) e mucosectomia, utilizando *cap* (lesões sésseis menores). (Fig. 6-3 e Vídeo 6-1.) Em casos selecionados, pode ser tentada a enucleação endoscópica de tumores da camada muscular própria.

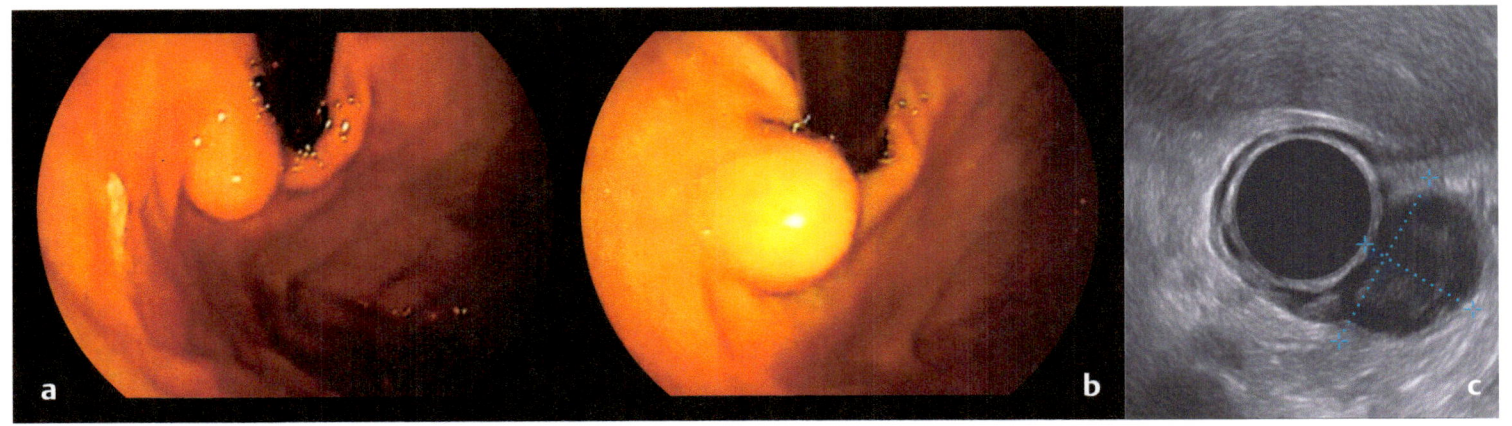

Fig. 6-2. Imagem endoscópica – Leiomioma. (**a**, **b**) Imagem endoscópica com lesão protrusa ao nível da cárdia, fibroelástica. (**c**) USE revela lesão hipoecogênica homogênea, localizada na camada muscular própria. PAAF confirmou leiomioma. (Imagens: HUCFF/ UFRJ – Dra. Monica Soldan e Dr. João Nebel.)

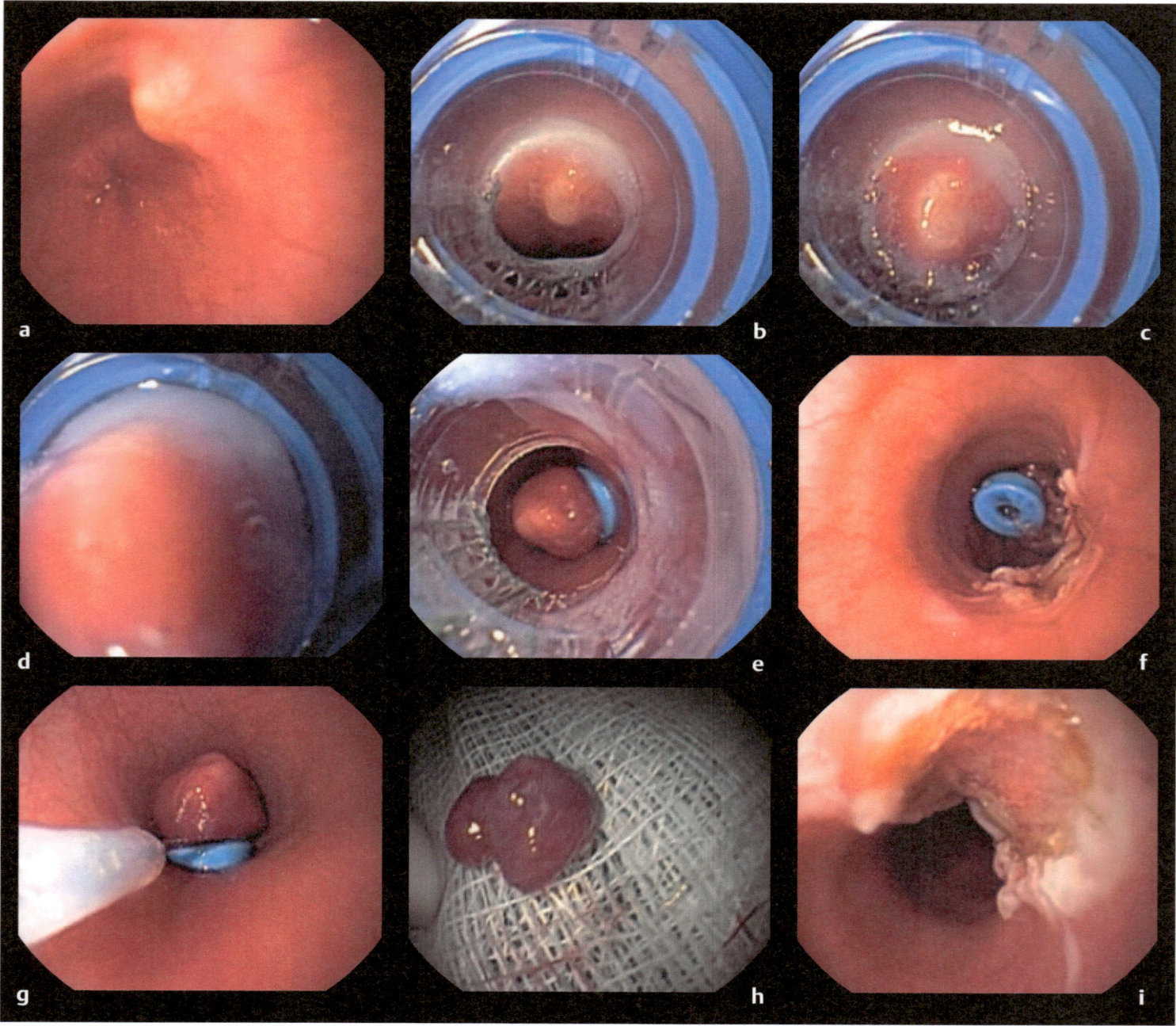

Fig. 6-3. Técnica de enucleção com uso de *cap* de lesões sésseis menores. (**a**) Pequena lesão subepitelial. (**b**, **c**) Utilização do *cap* para aspiração da lesão. (**d**) Aspiração completa da lesão para dentro do *cap*. (**e**, **f**) Uso do *kit* de ligadura para aspiração da lesão, (**g**) Ressecção com alça diatérmica. (**h**) Fragmento ressecado. (**i**) Base da lesão completamente ressecada. Imagem: Dr. Alexandre Pelosi.

GIST

Os tumores estromais do esôfago são extremamente raros, correspondendo a 5% de todos os GIST.[7]

A manifestação clínica mais comum é a disfagia, mas frequentemente correspondem a achado de exame de imagem como EDA e a esofagografia.

Endoscopicamente, localizam-se preferencialmente no terço inferior do esôfago e têm consistência firme ao toque, sem coloração especial (Fig. 6-4).

O diagnóstico diferencial com outras lesões subepiteliais do esôfago, principalmente o leiomioma, é importante e dificilmente pode ser feito com base no aspecto da imagem endoscópica ou endossonográfica, que é similar à do leiomioma. Faz-se necessária a realização de PAAF para exame citopatológico e imuno-histoquímico, e a positividade para *c-kit* confirma o diagnóstico.

O tratamento de eleição é enucleação para lesões menores (entre 2 e 5 cm), enquanto as esofagectomias são o tratamento de escolha para as maiores que 9 cm ou com alta taxa mitótica.[7] A adjuvância e a neoadjuvância com imatinib têm sido utilizadas com resultados satisfatórios, mas ainda limitados à série de casos.[7]

TUMORES INTRALUMINAIS

Tumor de Células Granulares (Mioblastoma ou Tumor de Abrikossoff)

Envolvem o trato gastrointestinal em 6 a 10% dos casos e, desses, 30 a 60% acometem o esôfago.[8] Representa cerca de 1% dos tumores benignos esofagianos.[9]

São tumores derivados do tecido neural da submucosa. Costumam ser únicos, porém podem ser múltiplos em até 12% dos pacientes.[8] Quase sempre têm comportamento benigno, mas até 2% dos casos são malignos.[1]

A maioria é assintomática. Quando o tumor cresce e torna-se grande, observa-se disfagia, sendo ainda descritas dor retroesternal, tosse e pirose.

À EDA é polipoide ou nodular, amarelo-esbranquiçado, de consistência firme e é localizado no terço distal do esôfago (Fig. 6-5). Quando indicada, a USE revela formação hipoecoica homogênea, com margens suaves e origem nas camadas muscular da mucosa ou submucosa (mais raramente). Neste caso, por conta da localização do tumor, as biópsias endoscópicas (biópsia sobre biópsia) têm rendimento diagnóstico.

A ressecção está sempre indicada, em decorrência do potencial de malignização, usualmente endoscópica por meio de mucosectomia (convencional ou utilizando ligadura elástica) para as lesões pequenas (entre 1-2 cm) (Figs. 6-3 e 6-5 e Vídeo 6-1) ou dissecção de submucosa por tunelização nas lesões maiores (entre 2-3 cm).

Papiloma

Tumor bastante raro, com incidência de 0,01 a 0,04% em autópsias[2] e 0,07% em séries de endoscopias.[1] Mais comum a partir dos 50 anos, com predominância em homens (1,8 a 3,4:1).[4]

Pode estar relacionado à infecção pelo papiloma vírus humano (HPV) ou ser secundário à exposição crônica ao refluxo gastroesofagiano predominantemente ácido. Formado por células escamosas, é quase sempre solitário e pequeno.

Na maioria dos indivíduos, o papiloma é achado em endoscopias realizadas por outras queixas.

À EDA, é pólipo séssil pequeno (raramente > 1 cm), de aspecto róseo-esbranquiçado e superfície rugosa. Pode, ainda, assemelhar-se a tecido de granulação e leucoplasia papilar. As biópsias endoscópicas são suficientes para o diagnóstico.

O tratamento depende das apresentações clínica e endoscópica. Pequenas lesões solitárias podem ser removidas com pinça fórceps a frio (Fig. 6-6). Lesões maiores sintomáticas requerem ressecção com alça ou até mesmo abordagem cirúrgica quando múltiplas, simulando carcinoma escamoso (Fig. 6-7).

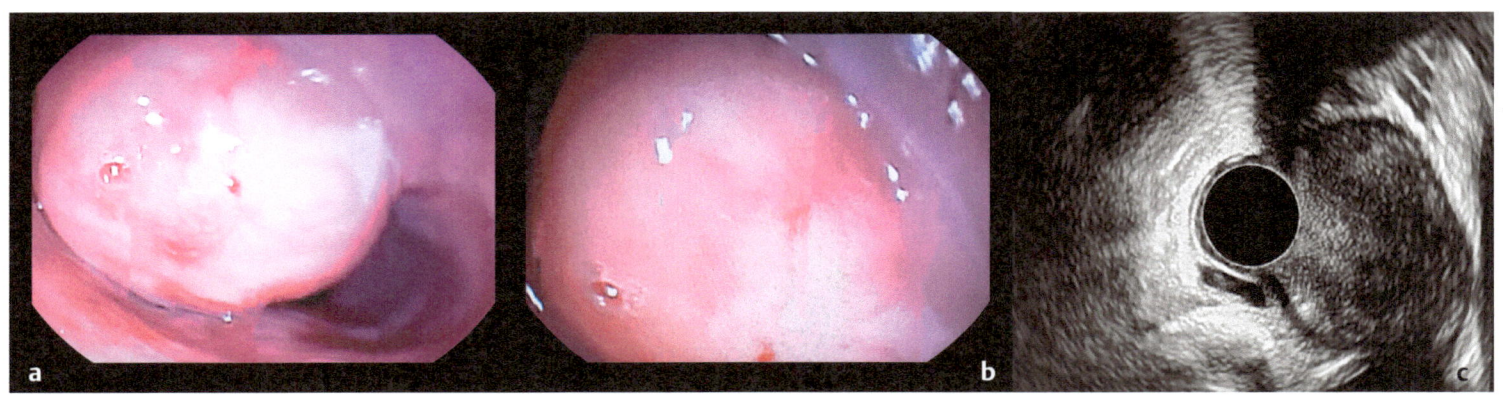

Fig. 6-4. GIST de esôfago. (**a, b**) EDA revelando grande lesão protrusa endurada no esôfago proximal em paciente feminina. (**b**) USE mostra lesão hipoecogênica pouco heterogênea, localizada na camada submucosa. PAAF confirmou GIST. (Imagem: HUCFF/UFRJ.)

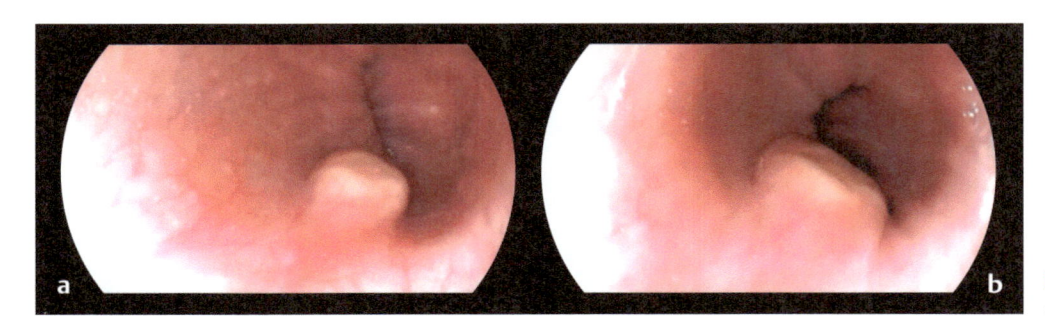

Fig. 6-5. Tumor de células granulares. (Imagem: Dr. Alexandre Pelosi.)

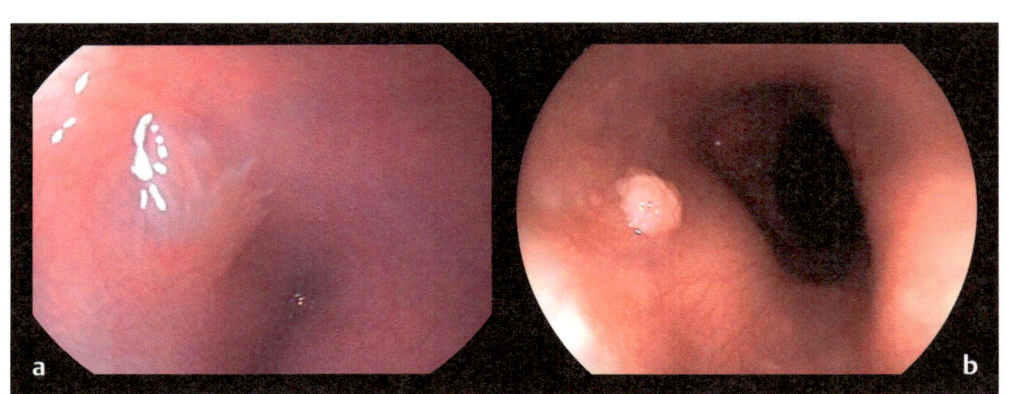

Fig. 6-6. Papiloma de esôfago. (**a**) EDA com diminuta lesão elevada séssil de aspecto verrucoso, de coloração habitual, localizada no terço proximal do esôfago. O tratamento realizado foi a remoção com pinça de biópsias, e o exame histopatológico confirmou o diagnóstico. (Imagem: Dra. Luciana Vandesteen.) (**b**) Outro aspecto de lesão verrucosa. (Imagem: Dra. Paula Novaes.)

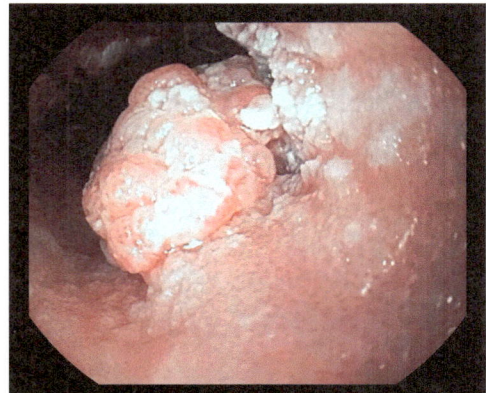

Fig. 6-7. Papilomatose de esôfago. EDA revela múltiplas lesões verrucosas, de tamanhos variados, envolvendo grande segmento do esôfago médio, com aspecto de carcinoma verrucoso, o principal diagnóstico diferencial. (Imagens: Dra. Camila Andrade.)

Pólipo Fibrovascular

Tumor que predomina em homens por volta dos 50 a 60 anos de idade.[10] Surge distalmente ao cricofaríngeo, logo acima do triângulo de Killian-Laimer. É usualmente único, com pedículo longo, podendo atingir a região da cárdia e costuma ser grande. Tem crescimento indolente, podendo assumir formas gigantes, com até 20 cm^2. Essa situação é extremamente rara, correspondendo a menos de 2% dos tumores benignos do esôfago.[11]

Quando raramente ocorrem sintomas, o mais frequente é a disfagia, seguindo-se dos sintomas respiratórios. Em alguns casos, está descrita apresentação com aspiração do pólipo para a laringe, levando a risco de morte por asfixia.

Seu aspecto na endoscopia é de um pólipo pediculado, com formato em salsicha e roliço, localizado no terço proximal do esôfago, logo abaixo ao cricofaríngeo (Fig. 6-8).

Como trata-se de lesões pediculadas, a ressecção endoscópica com alça diatérmica está recomendada. Antes, a USE é necessária para avaliação do calibre dos vasos no pedículo, com a subsequente colocação de *endoloop* ou clipes metálicos (Fig. 6-9 e Vídeo 6-2).

A abordagem cirúrgica pode ser necessária, por exemplo, por meio de cervicotomia lateral, para acesso ao pedículo, nos casos em que ele não é bem individualizado à EDA.[11]

Pólipo Inflamatório

Surge a partir do estímulo do refluxo gastroesofágico ácido e, por vezes, é denominado pólipo sentinela.

À EDA é único, podendo ser séssil ou pediculado, geralmente pequeno, no terço distal do esôfago e enantematoso (Fig. 6-10). As biópsias endoscópicas confirmam a natureza inflamatória do tumor.

Usualmente não é necessário tratamento endoscópico ou cirúrgico, sendo sugerido o tratamento da causa: o refluxo gastroesofágico ácido.

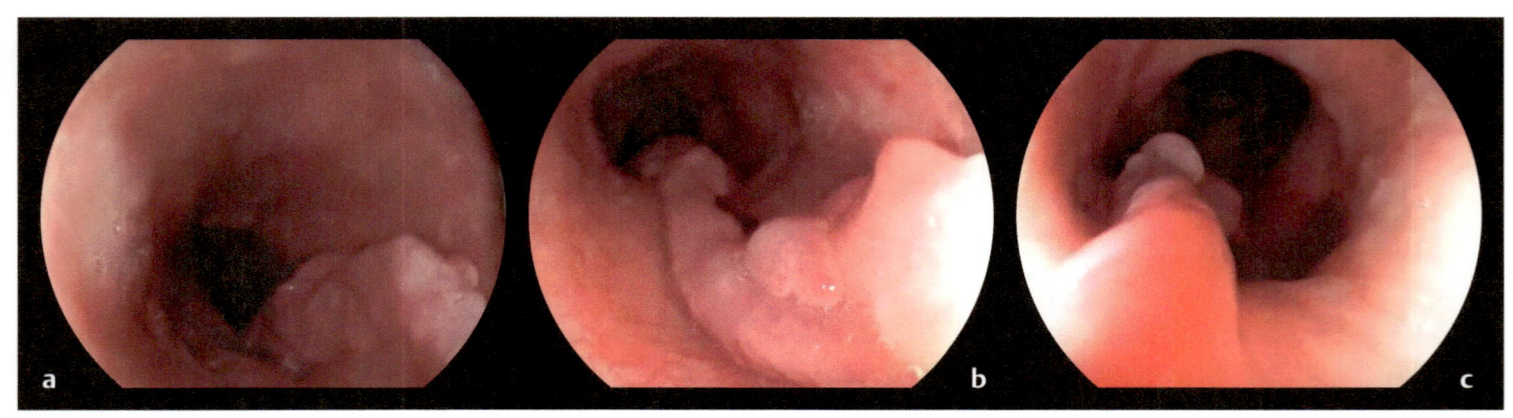

Fig. 6-8. Pólipo fibrovascular. (a) Pólipo fibrovascular. (b) Visualização do pólipo fibrovascular ao longo do esôfago. (c) Pedículo do pólipo fibrovascular. (Imagens: Dr. Evandro Sá e Andrea Queiroga.)

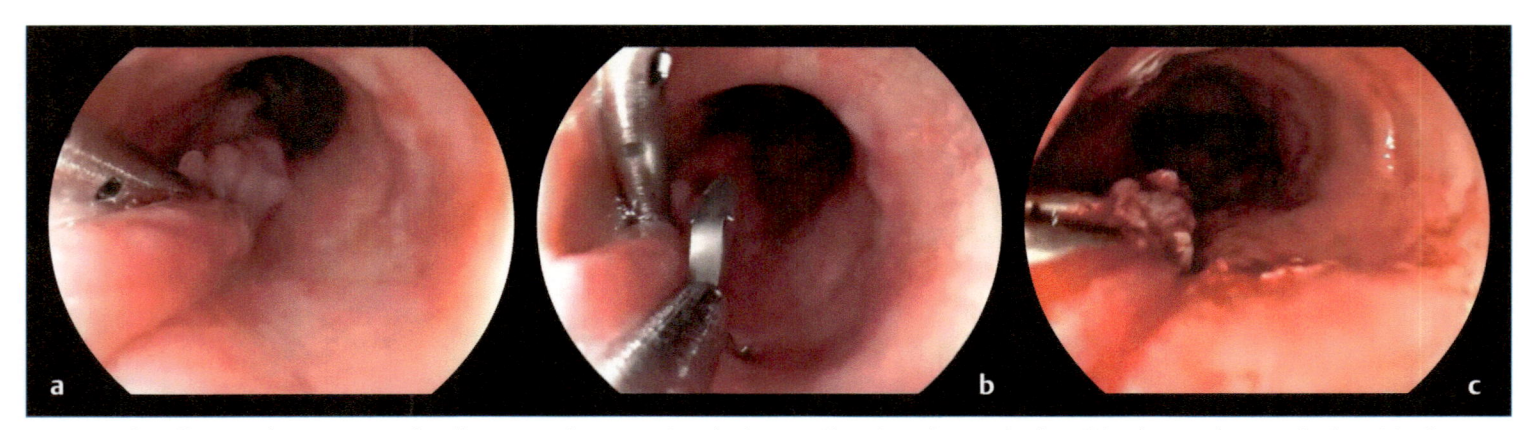

Fig. 6-9. Pólipo fibrovascular – ressecção do pólipo com colocação prévia de clipe metálico. (a) Aplicação do clipe. (b) Aplicação de segundo clipe. (c) Pólipo fibrovascular ressecado. (Imagens: Dr. Evandro Sá e Andrea Queiroga.)

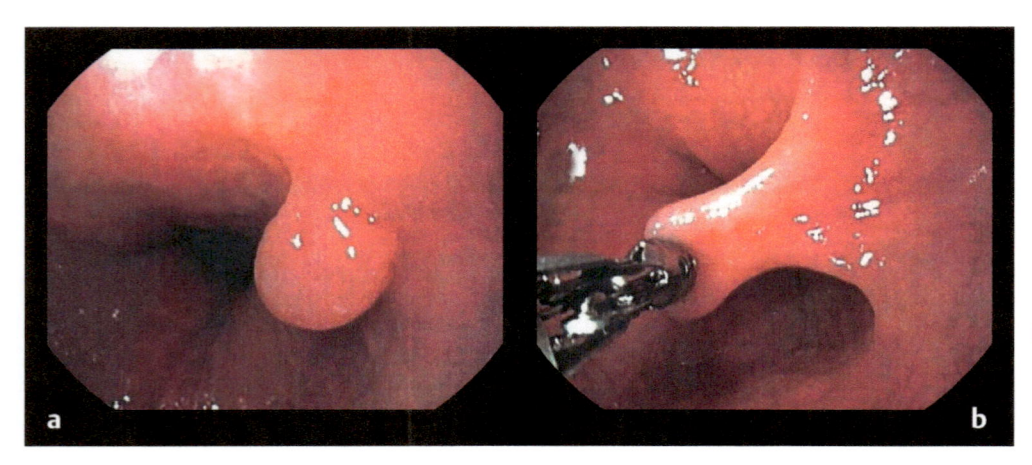

Fig. 6-10. Pólipo inflamatório. EDA mostra pequeno pólipo séssil de 7 mm no terço distal do esôfago, recoberto por mucosa levemente enatematosa e lisa, ressecado com pinça de biópsias. (Imagem: Dra. Marcia Cristina da Costa.)

TUMORES EXTRAESOFAGIANOS
Cistos

Após o leiomioma, são os tumores benignos mais comuns do esôfago e a maioria surge de estruturas mediastinais. Há várias classificações de acordo com a origem de cada cisto, mas que costumam ser confusas.

São descritos os cistos broncogênicos e enterogênicos, os primeiros contendo material branco leitoso, revestidos por epitélio colunar, além de células musculares lisas e cartilagem. Já os enterogênicos possuem muco esverdeado, revestidos por epitélio intestinal ou gástrico. Comumente são achados em exames de imagem de pacientes assintomáticos. À EDA, apresentam-se como massa protrusa recoberta por mucosa normal, localizada mais comumente no esôfago torácico superior. A USE confirma a natureza cística.

Os cistos neuroentéricos, mais raros, têm localização posterior e, muitas vezes, estão associados a outras más-formações medulares, como a espinha bífida.

Os cistos de duplicação são incomuns, formados a partir de duplicações no esôfago durante o desenvolvimento embrionário, e dois terços estão na porção distal.[2] São intramurais, recobertos por duas camadas musculares e contém epitélio escamoso,[3] além de quase sempre não se comunicarem com a luz do órgão. Eles costumam causar sintomas que ocorrem precocemente durante a vida, dada a origem congênita. Como exemplo, disfagia, dor torácica e sintomas respiratórios (tosse, sibilância, infecções pulmonares de repetição) por compressão da árvore brônquica.

Os cistos de inclusão são intramurais, localizados no esôfago torácico superior, próximos à carina e têm, no seu interior, epitélio colunar ciliado ou escamoso.[2] Diferenciam-se dos cistos de duplicação por não conterem tecido muscular.

Os cistos de retenção representam uma minoria, são adquiridos e têm origem na inflamação e obstrução das glândulas submucosas, localizando-se no terço superior do esôfago. Durante a USE, a PAAF só deve ser realizada em caso de dúvida diagnóstica com lesões sólidas, dado o risco aumentado de infecção (Figs. 6-11 e 6-12 e Vídeo 6-3). Ainda, a TC e RNM são importantes para planejamento de possível tratamento cirúrgico.

O tratamento dos cistos esofagianos depende da existência de sintomas, e a toracoscopia ou a toracotomia são as opções recomendadas. Estão descritas, também, abordagens endoscópicas, como a dissecção submucosa[12] e a fenestração,[13] ambas reservadas a casos selecionados.

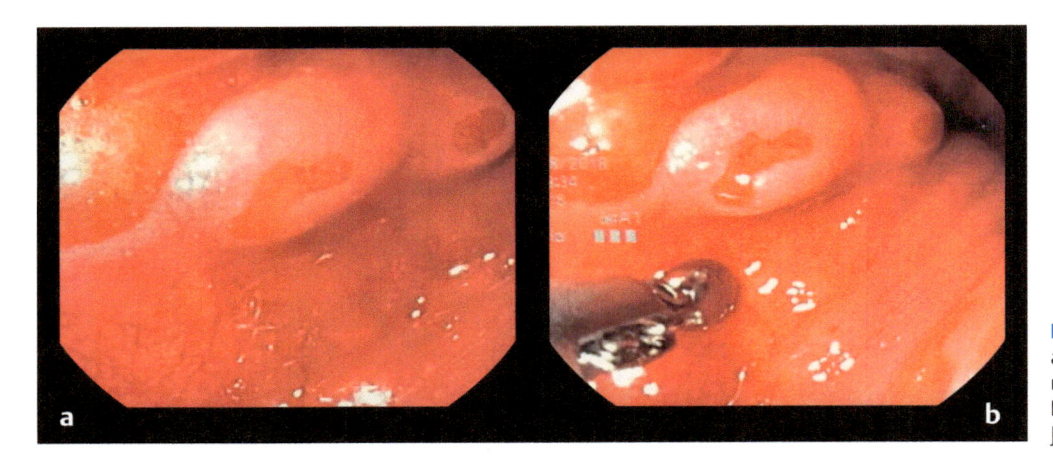

Fig. 6-11. (a, b) EDA com pequenas formações arredondadas de consistência amolecida, recobertas por mucosa normal, no esôfago distal. Biópsias revelam cistos de retenção. (Imagem: Dr. Juliano Hidd.)

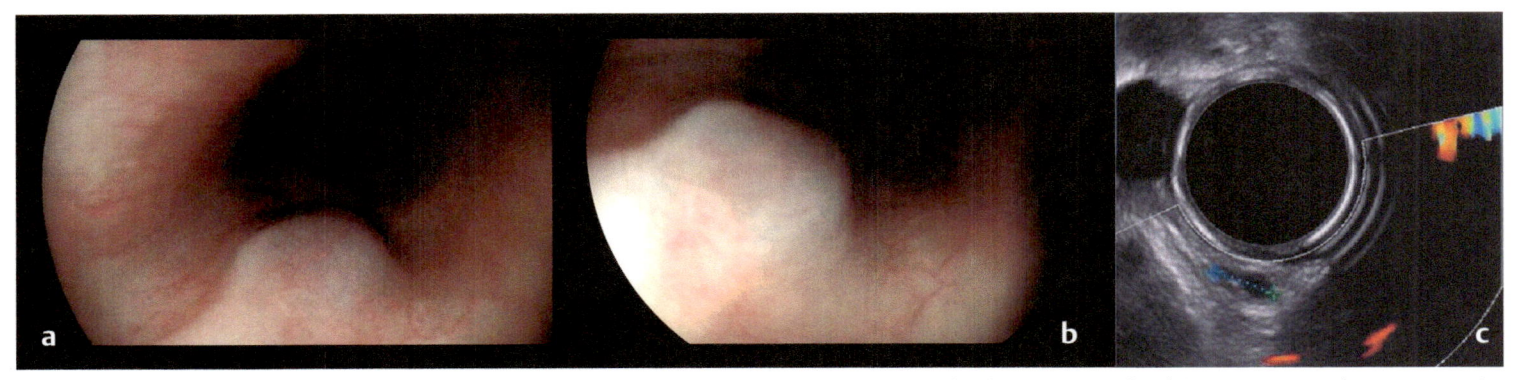

Fig. 6-12. Cistos de retenção. (a, b) EDA com pequena lesão elevada, translúcida, de consistência amolecida, no esôfago distal. (Imagem: HUCFF/UFRJ – Dra Paula Novais.) (c) USE mostra pequena formação anecoica, com paredes finas e bem definidas, sem sinal de Doppler, devendo tratar-se de cisto de retenção. (Imagem: HUCFF/UFRJ – Dra. Monica Soldan e Dr. João Nebel.)

REFERÊNCIAS BIBLIOGRÁFICAS

1. Arbona JL, Fazzi JG, Mayoral J. Congenital esophageal cysts: case report and review of literature. Am J Gastroenterology 1984;79(3):177-82.
2. Choong CK, Meyers BF. Benign esophageal tumors: introduction, incidence, classification, and clinical features. Semin Thorac Cardiovascular Surg 2003;15:3-8.
3. Ha C, Regan J, Cetindag IB, Ali A, Mellinger JD. Benign esophageal tumors. Surg Clin North Am 2015 Jun;95(3):491-514.
4. Rice TW. Benign esophageal tumors: esophagoscopy and endoscopic esophageal ultrasound. Semin Thorac Cardiovascular Surg 2003;15:20-6.
5. Lobo N, Hall A, Weir J and Mace A. Endoscopic resection of a giant fibrovascular polyp of the oesophagus with the assistance of ultrasonic shears. BMC Case Rep 2016;14:2016.
6. Raptis A, Deprez PH, Jouret-Mourin A. Resection of an intra-esophageal bronchogenic cyst by endoscopic submucosal dissection. Dig Endosc 2018;30(2):263.
7. Seremetis MG, Lyons WS, DeGuzman VC, Peabody JW. Leiomyomata of the esophagus. An analysis of 838 cases. Cancer 1976;38:2166-77.
8. Nishikawa J, Nagao M, Ogawa R, Sasaki S, Goto A, Okamoto T et al. Endoscopic treatment of an esophageal duplication cyst. Endoscopy 2017;49(S01):E107-E108.

9. Fernández-Rodríguez CM, Badia-Figuerola N, Ruiz del Arbol L, Fernández-Seara J, Dominguez F, Avilés-Ruiz JF. Squamous papilloma of the esophagus: report of six cases with long-term follow-up in four patients. Am J Gastroenterol 1986;81:1059-62.
10. Tipirneni K, Mehl A, Bowman B, Joshi V. Esophageal granular cell tumor: a benign tumor or an insidious cause for concern? Ochsner J 2016 Winter; 16(4):558-61.
11. Hihara J, MukaidaH, Hirabayashi N. Gastrointestinal stromal tumor of the esophagus: current issues of diagnosis, surgery and drug therapy. Transl Hepatol Gastroenterol 2018;3:6.
12. Orlowska J, Pachlewski J, Gugulski A, Butruk E. A conservative approach to granular cell tumors of the esophagus: four case reports and literature review. Am J Gastroenterol 1993 Feb;88(2):311-5.
13. Madeira FP, Justo JW, Wietzycoski CR, Burttet LM, Kruel CD, da Rosa AP. Giant fibrovascular polyp of the esophagus: a diagnostic challenge. Arq Bras Cir Dig 2013;26(1):71-3.

LESÕES VASCULARES NO ESÔFAGO

Eduardo Madeira

INTRODUÇÃO

As principais e mais importantes alterações vasculares presentes no esôfago são as varizes esofagianas, tanto pela sua frequência de achados nos pacientes portadores de hipertensão portal quanto pela sua intercorrência mais fatal: a hemorragia digestiva alta varicosa causada por sua ruptura. A mortalidade desse evento ainda é alto, sendo de 10-20% em 6 semanas.[1] Outras alterações vasculares encontradas no esôfago são as ectasias vasculares e a lesão de Dieulafoy. Elas serão discutidas em tópicos separados abaixo.

VARIZES ESOFAGIANAS

A hipertensão portal, decorrente de um aumento da resistência ao fluxo venoso pelo sistema portal por qualquer etiologia, provoca um desvio do fluxo sanguíneo para o sistema colateral, levando ao desenvolvimento das varizes esofagianas. As varizes esofagianas geralmente surgem quando é atingido um gradiente de pressão venosa hepática (GPVH) de 10 mmHg (normal entre 3-5 mmHg), enquanto as hemorragias ocorrem em níveis superiores a 12 mmHg.[2]

Segundo o consenso de Baveno VI,[3] os pacientes com doença hepática avançada devem ser submetidos a endoscopia digestiva para rastreamento de varizes esofagianas apenas se apresentarem:[1] elastografia transitória hepática com rigidez acima de 20 kPa ou[2] contagem plaquetária abaixo de 150.000. Na ausência de varizes, o exame deve ser repetido em 2 ou 3 anos, na persistência ou não de fatores agressores hepáticos.

As varizes esofagianas devem ser classificadas em pequeno (≤ 5 mm [Fig. 7-1 e Vídeo 7-1]) ou grosso calibre (> 5 mm [Fig. 7-2]), sendo esse o principal marcador prognóstico para o risco de sangramento e definição de conduta.[4] A presença de sinais da cor vermelha também é importante fator prognóstico. Surgem na superfície das varizes e são decorrentes da dilatação das vênulas superficiais, podendo ser em forma de vergão (*red weal mark*), de manchas cerejas (*red spots*) ou mancha hematocística (Fig. 7-3 e Vídeo 7-2).

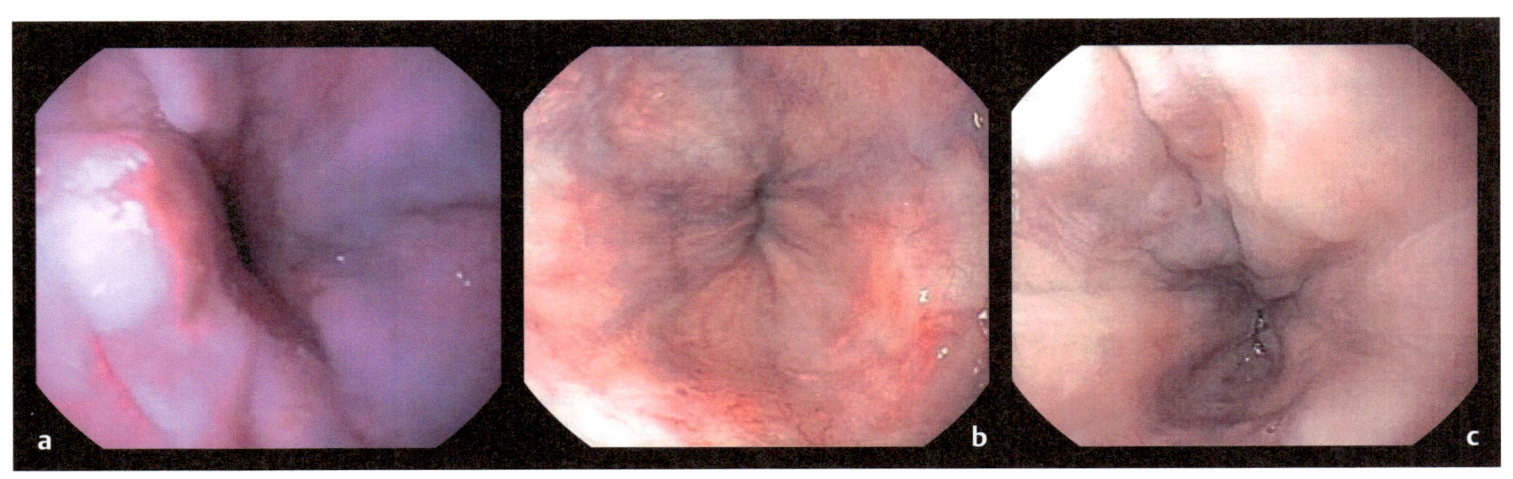

Fig. 7-1. Imagens de varizes esofagianas de pequeno (≤ 5 mm) e grosso calibre (> 5 mm), sem sinais vermelhos. (**a-c**) Varizes de pequeno calibre. *(Continua.)*

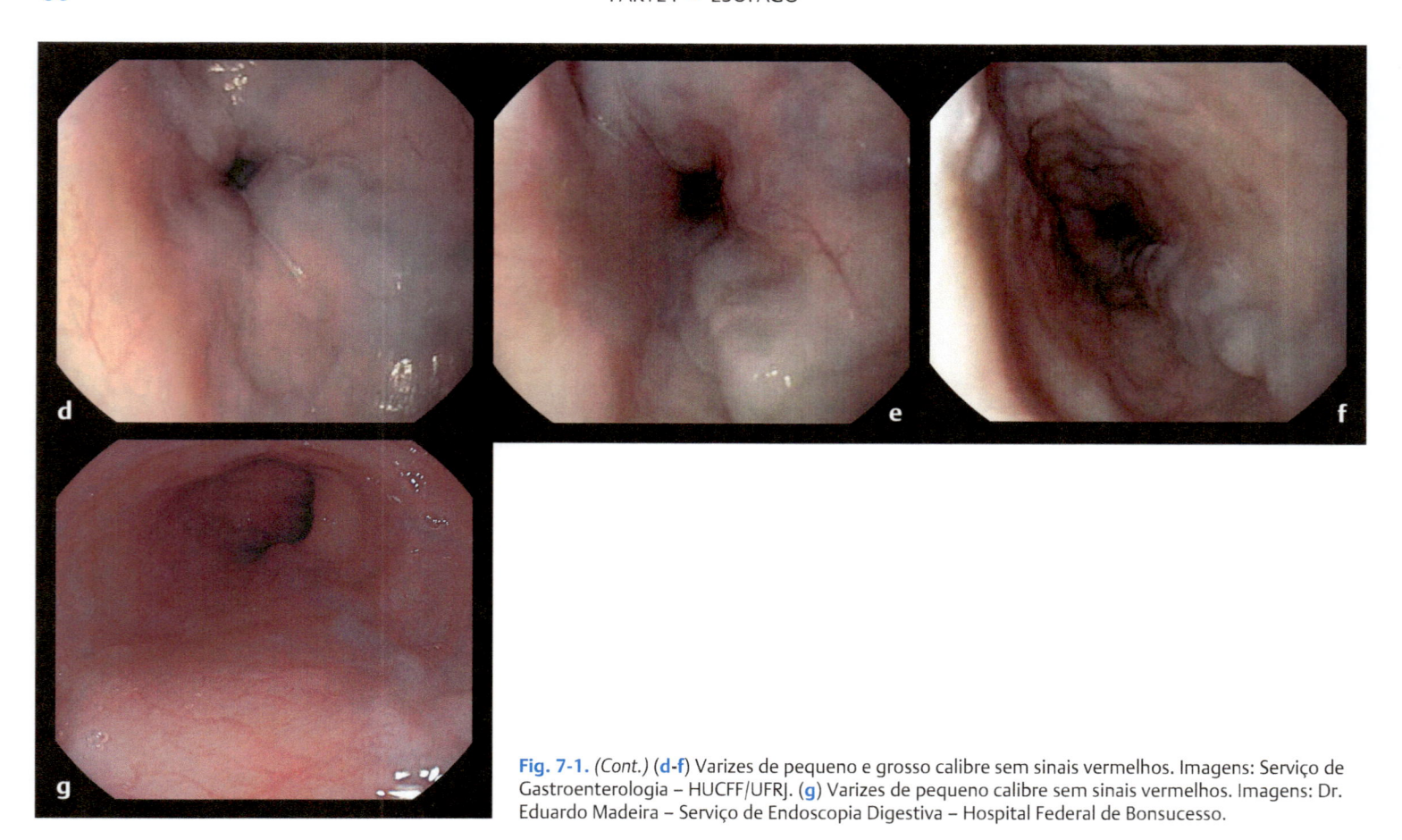

Fig. 7-1. *(Cont.)* (**d-f**) Varizes de pequeno e grosso calibre sem sinais vermelhos. Imagens: Serviço de Gastroenterologia – HUCFF/UFRJ. (**g**) Varizes de pequeno calibre sem sinais vermelhos. Imagens: Dr. Eduardo Madeira – Serviço de Endoscopia Digestiva – Hospital Federal de Bonsucesso.

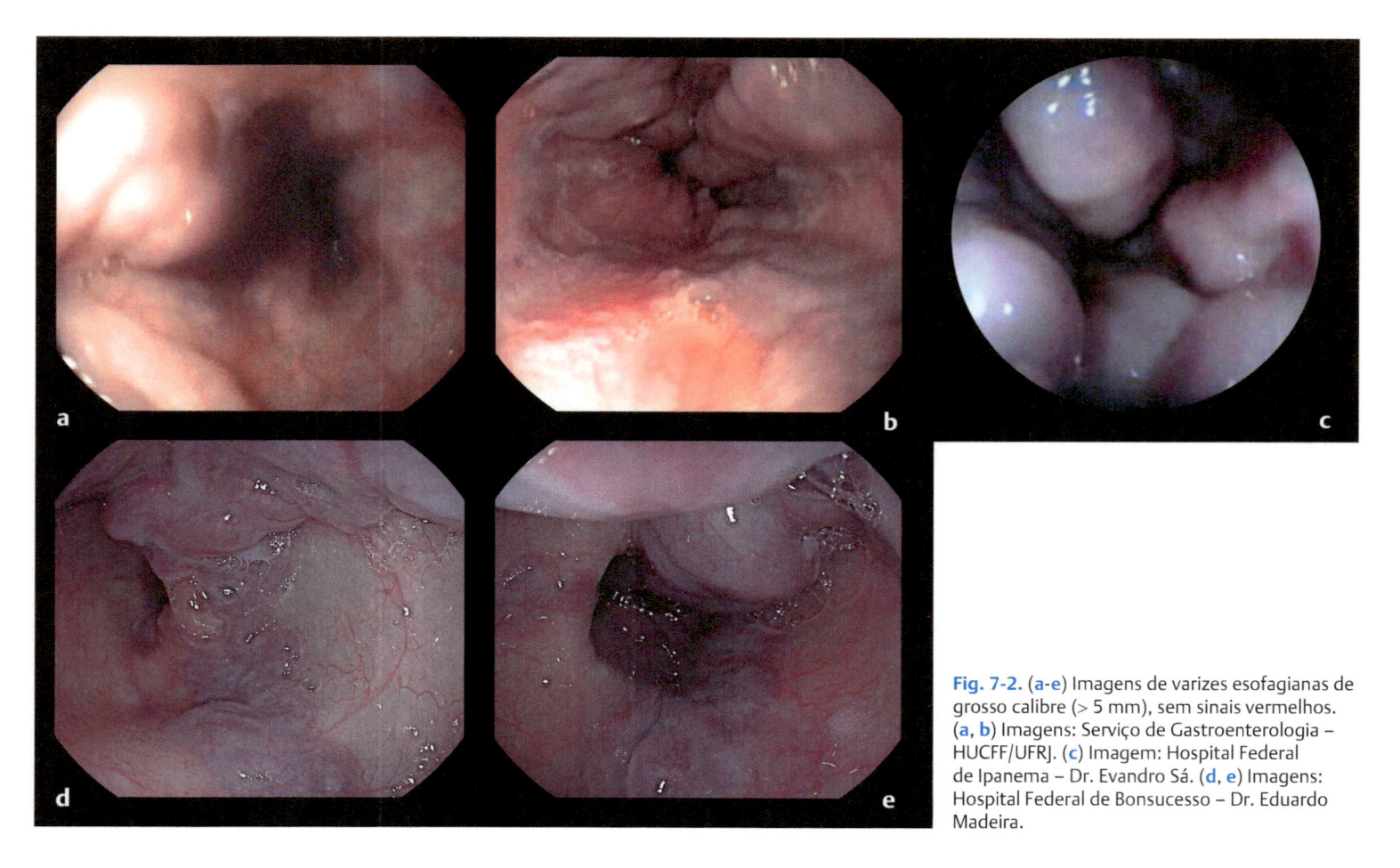

Fig. 7-2. (**a-e**) Imagens de varizes esofagianas de grosso calibre (> 5 mm), sem sinais vermelhos. (**a, b**) Imagens: Serviço de Gastroenterologia – HUCFF/UFRJ. (**c**) Imagem: Hospital Federal de Ipanema – Dr. Evandro Sá. (**d, e**) Imagens: Hospital Federal de Bonsucesso – Dr. Eduardo Madeira.

CAPÍTULO 7 ■ LESÕES VASCULARES NO ESÔFAGO

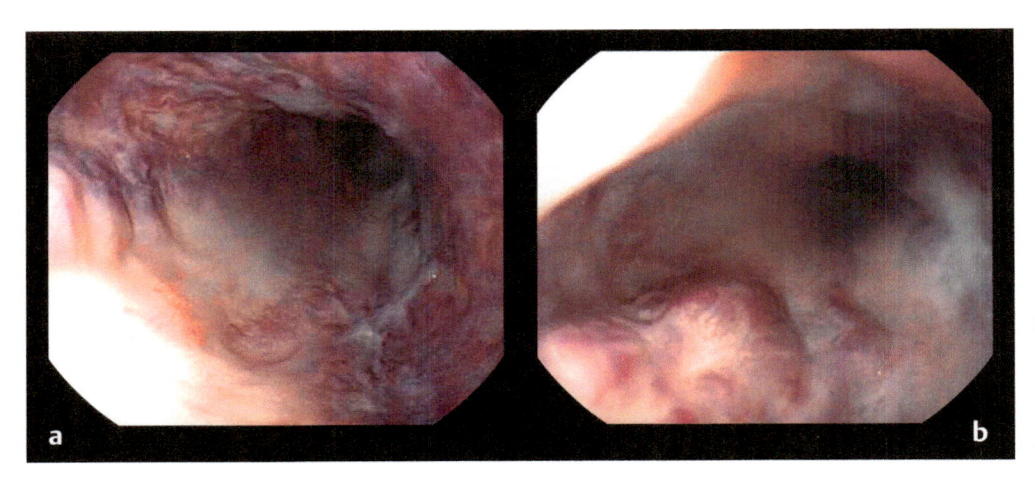

Fig. 7-3. (a, b) Varizes de grosso calibre e sinais da cor vermelha (dilatação das vênulas na superfície das varizes) – vergão (*red weal mark*), de manchas cerejas (*red spots*). (Imagens: Serviço de Gastroenterologia – HUCFF/UFRJ – Dr. Eduardo Madeira.)

As varizes esofagianas na hipertensão portal iniciam-se na região da junção esofagogástrica e estendem-se em direção proximal do esôfago. Uma relevante diferença é notada em pacientes com síndrome de veia cava superior: nesses casos, as varizes esofagianas surgem no esôfago superior e estendem-se distalmente (*downhill varices*). Então a resolução da obstrução ou compressão da veia cava superior é essencial, assim como na prevenção de novos sangramentos.

O tratamento endoscópico das varizes esofagianas pode ser feito na profilaxia primária, secundária ou na hemorragia digestiva aguda. Na profilaxia primária, está indicado apenas nas varizes esofagianas de grande calibre, como alternativa a terapia medicamentosa com betabloqueadores.[3]

O procedimento endoscópico de escolha é a ligadura elástica.[5] Consiste em aspirar a variz para o interior do dispositivo, com posterior liberação de anel elástico na base do vaso. Inicia-se logo acima da junção esofagogástrica, com posteriores liberações de modos proximal e helicoidal. O anel elástico geralmente desprende em 3-5 dias, formando-se uma úlcera rasa no local (Figs. 7-4 e 7-5 e Vídeo 7-3).

As sessões de ligadura elásticas são repetidas a cada 2 a 8 semanas[6] até a erradicação, dependendo do achado da endoscopia anterior. Quanto mais precoce, maior a presença de úlceras decorrentes da ligadura elástica. Após 14-21 dias, ocorre a reepitelização completa, com aparecimento de tecido cicatricial, identificado por retrações e formação de neovascularizações. O aspecto final da terapêutica é a erradicação das varizes (Fig. 7-6 e Vídeo 7-4).

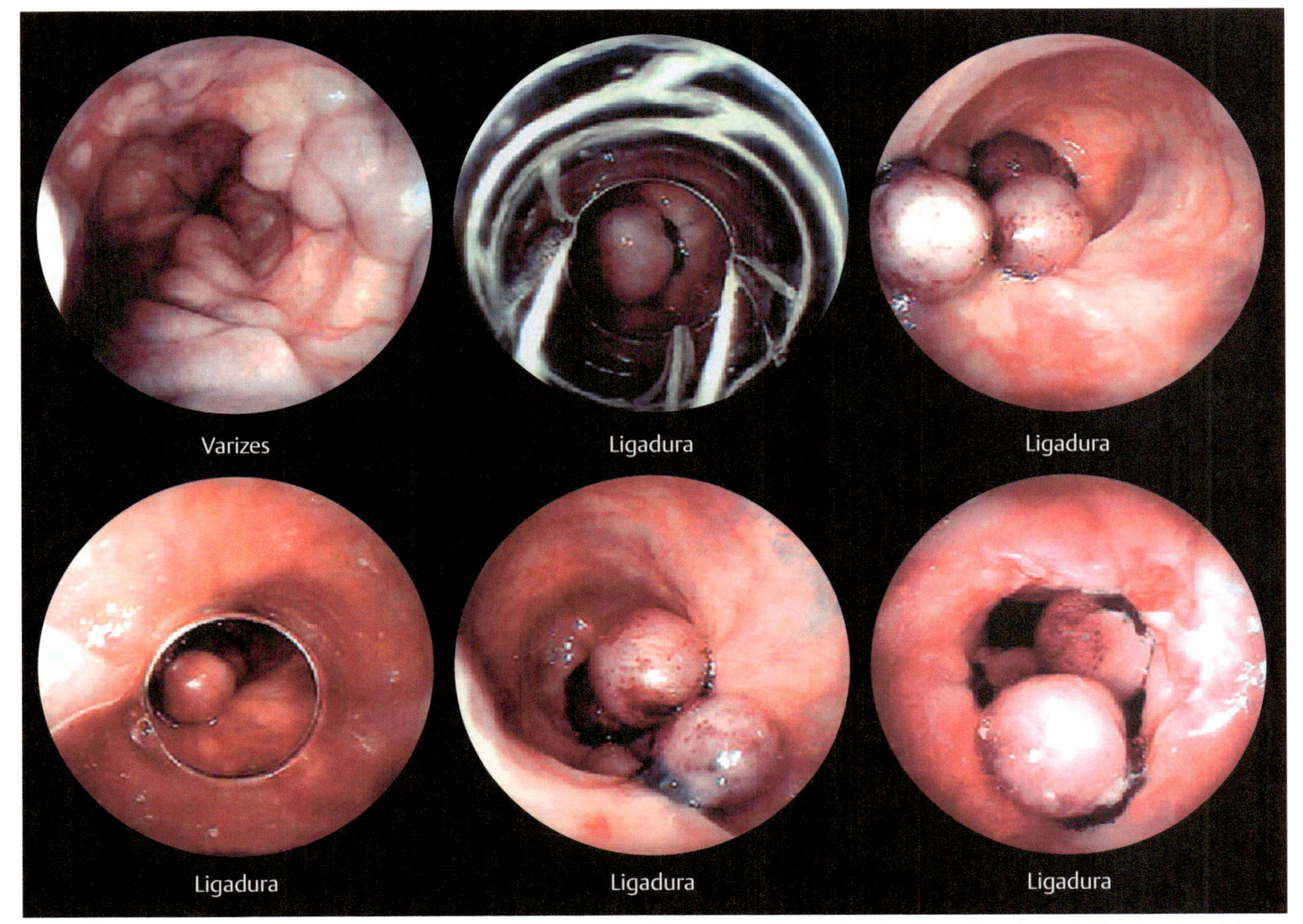

Fig. 7-4. Varizes de grosso calibre – ligadura elástica múltipla – profilaxia secundária. (Imagens: Dr. Evandro Sá – Serviço de Endoscopia Digestiva – Hospital Federal de Ipanema – MS.)

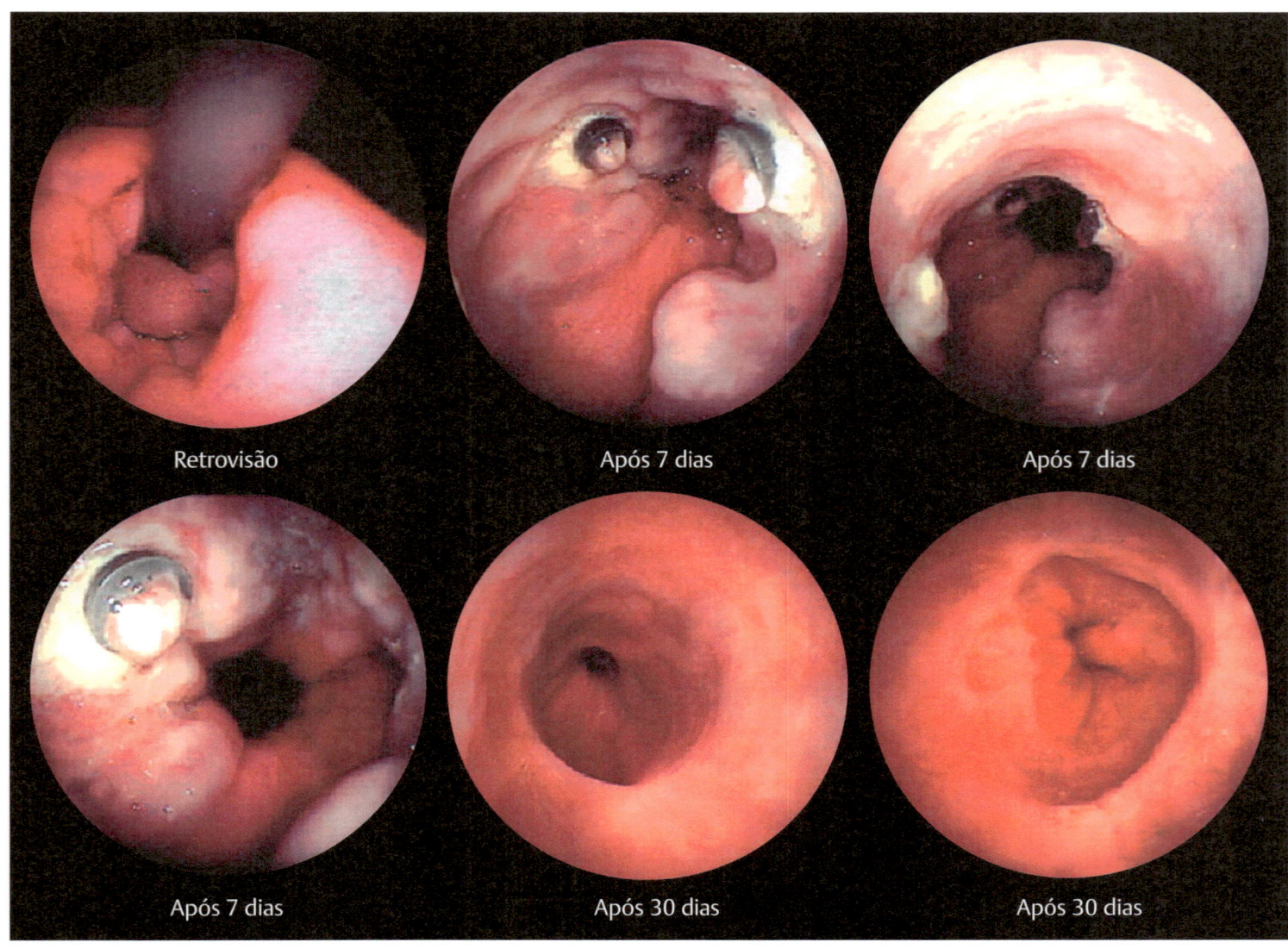

Fig. 7-5. Sequência evolutiva da ligadura elástica com 7 e 30 dias. (Imagens: Dr. Evandro Sá – Serviço de Endoscopia Digestiva – Hospital Federal de Ipanema – MS.)

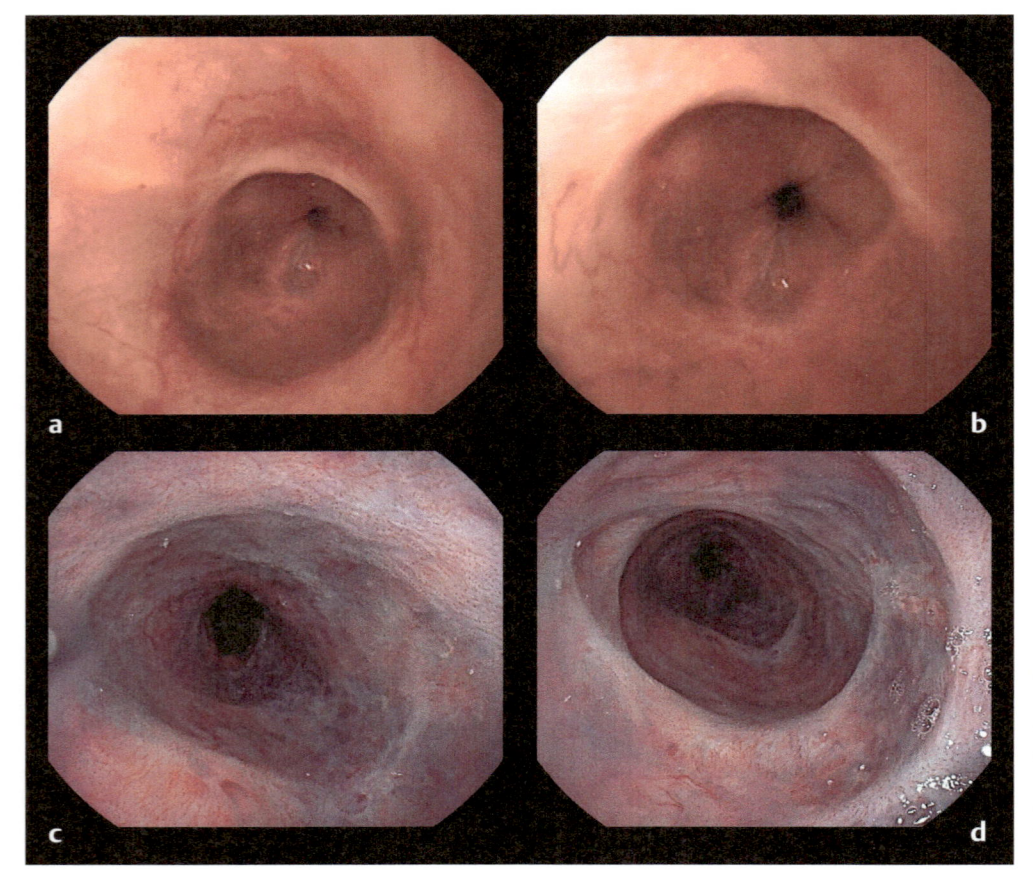

Fig. 7-6. Varizes esofagianas erradicadas por ligaduras elásticas. (a) Varizes esofagianas erradicadas. (b) Retrações decorrentes de cicatrizes de ligaduras elásticas. (Imagem: Dr. Eduardo Madeira - HUCFF/UFRJ.) (c) Varizes esofagianas erradicadas. (d) Retrações decorrentes de cicatrizes de ligaduras elásticas. (Imagem: Dr. Eduardo Madeira - Hospital Federal de Bonsucesso – RJ.)

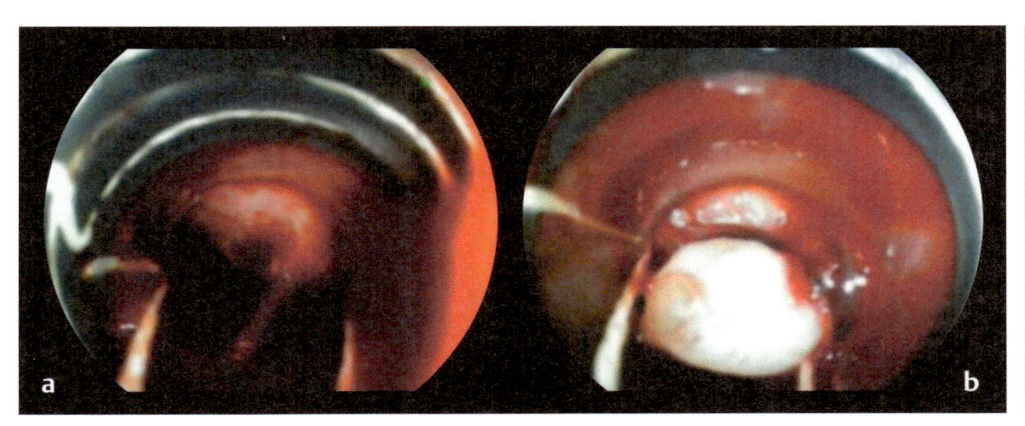

Fig. 7-7. (a) Hemorragia digestiva aguda: varizes de grosso calibre e sangramento em jato. (b) Tratamento do sangramento agudo de varizes esofagianas com ligadura elástica. (Imagens: Dr. Marcelo Neves.)

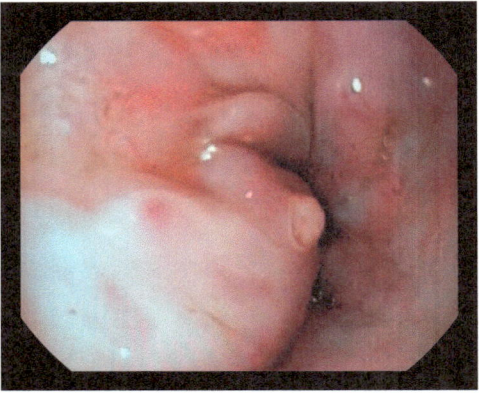

Fig. 7-8. Hemorragia digestiva aguda: varizes de grosso calibre e identificação de estigma de sangramento varicoso agudo. Traduz fibrina aderida ao sítio de sangramento recente (sinal de *white nipple*). (Imagem: Serviço de Gastroenterologia – HUCFF/UFRJ – Dr. Márcio Carvalho.)

É importante a identificação de sinais de sangramento recente na hemorragia digestiva aguda, pois nem sempre encontramos um sangramento ativo. Nos casos de hemorragia aguda, a ligadura elástica é o método de escolha (Fig. 7-7 e Vídeo 7-5). A presença de uma protuberância branca na variz, conhecida como *white nipple* ou trombo branco, é o indicador do local da ruptura prévia do vaso (Fig. 7-8 e Vídeos 7-6 e 7-7).

A escleroterapia é uma opção a ligadura elástica nos casos de hemorragia digestiva alta com dificuldade técnica ou indisponibilidade da ligadura elástica. Possui elevada taxa de sucesso, porém com maiores efeitos colaterais (formação de úlceras maiores, estenoses e sangramentos por queda de escara).[7] Com auxílio de uma agulha injetora, injeta-se o agente esclerosante (oleato de etanolamina 5% - mais usado, morruato de sódio 5%, tetradecil sulfato de sódio 1-3%, polidocanol 1-3%, álcool absoluto) preferencialmente intravasal; as injeções paravasais também são efetivas, porém com maiores danos colaterais. Na técnica, a injeção deve ser iniciada em varizes distais (próximo à junção) para proximais (Fig. 7-9 e Vídeo 7-8).

A injeção de cianoacrilato na hemorragia digestiva alta é uma opção em pacientes com varizes de grande calibre e doença hepática avançada (Child C).[8] A técnica será descrita de forma mais detalhada no capítulo de varizes gástricas.

ECTASIAS VASCULARES

Também conhecidas como flebectasias, tratam-se de dilatações venosas focais, sem significado patológico. O risco de sangramento é desprezível (Fig. 7-10).

Endoscopicamente apresentam-se como formações nodulares arroxeadas, recobertas por mucosa lisa, com tamanhos variados, podendo ser isoladas ou múltiplas. Sua prevalência aumenta com a idade.

LESÃO DE DIEULAFOY

A lesão de Dieulafoy é uma anormalidade vascular que consiste em um vaso submucoso aberrante, tortuoso e dilatado que erode a camada mucosa sobrejacente sem ulceração. São extremamente raros no esôfago, existindo menos de 10 casos descritos na literatura.[9] Será detalhada melhor em capítulo posterior.

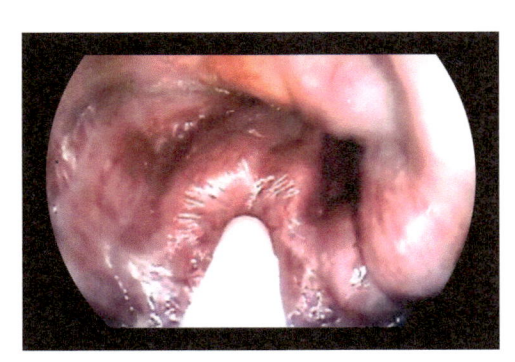

Fig. 7-9. Variz de grosso calibre: injeção intravasal de esclerosante. (Imagem: Hospital Federal de Bonsucesso – Dr. Eduardo Madeira.)

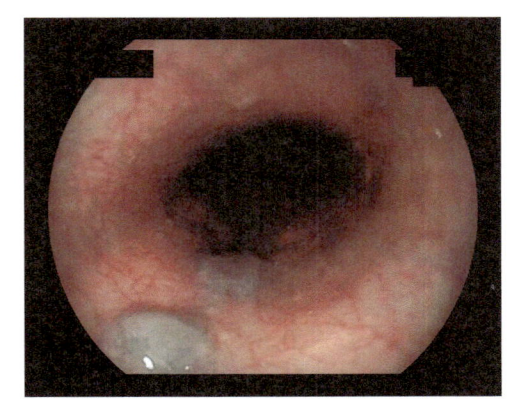

Fig. 7-10. Flebectasia.

REFERÊNCIAS BIBLIOGRÁFICAS

1. Carbonell N, Pauwels A, Serfaty L, Fourdan O, Lévy VG, Poupon R. Improved survival after variceal bleeding in patients with cirrhosis over the past two decades. Hepatology 2004;40:652-9.
2. Ripoll C, Groszmann R, Garcia-Tsao G, Grace N, Burroughs A, Planas R et al. Hepatic venous pressure gradient predicts clinical decompensation in patients with compensated cirrhosis. Gastroenterology 2007;133:481-8.
3. de Franchis R. Baveno VI Faculty. Expanding consensus in portal hypertension: Report of the Baveno VI Consensus Workshop: Stratifying risk and individualizing care for portal hypertension. J Hepatol 2015;63(3):743-52.
4. Merli M, Nicolini G, Angeloni S, Rinaldi V, De Santis A, Merkel C et al. Incidence and natural history of small esophageal varices in cirrhotic patients. J Hepatol 2003;38:266-72.
5. Li L, Yu C, Li Y. Endoscopic band ligation versus pharmacological therapy for variceal bleeding in cirrhosis: a meta-analysis. Can J Gastroenterol 2011;25(3):147.
6. Hwang JH, Shergill AK, Acosta RD, Chandrasekhara V, Chathadi KV, Decker GA et al. The role of endoscopy in the management of variceal hemorrhage. Gastrointest Endosc 2014;80(2):221-7.
7. Laine L, Cook D. Endoscopic ligation compared with sclerotherapy for treatment of esophageal variceal bleeding: a meta-analysis. Ann Intern Med 1995;123(4):280.
8. Elsebaey MA, Tawfik MA, Ezzat S, Selim A, Elashry H, Abd-Elsalam S. Endoscopic injection sclerotherapy versus N-Butyl-2 Cyanoacrylate injection in the management of actively bleeding esophageal varices: a randomized controlled trial. BMC Gastroenterol 2019;4;19(1):23.
9. Nemakayala DR, Rai MP, Yam JL, Laird-Fick H. Dieulafoy's lesion in the oesophagus: a rare cause of upper gastrointestinal bleeding. BMJ Case Rep 2018;7:221-552.

LESÕES EXTERNAS

CAPÍTULO 8

Vitor Massaro Takamatsu Sagae ▪ Eduardo Guimarães Hourneaux de Moura

INTRODUÇÃO

As lesões esofágicas por agentes externos são desafiadoras e problemáticas para os endoscopistas. A endoscopia tem um papel de extrema importância, desde o diagnóstico até o tratamento adequado nos casos em que há suspeita de lesão esofágica. Serão abordadas nesse capítulo as principais etiologias de lesões esofágicas de causa externa: actínica, cáustica e medicamentosa.

ESOFAGITE ACTÍNICA

O esôfago é frequentemente alvo de radioterapia, seja de maneira intencional, em casos de tumores esofágicos, seja de maneira incidental, como em tumores de pulmão, mediastino, cabeça e pescoço. A esofagite por radiação pode ocorrer em doses excedendo 30 Gy, podendo apresentar esofagites graves com níveis superiores a 60 Gy, levando à hemorragia, perfurações e fístulas.

A incidência de esofagite depende da dose da radioterapia, da extensão do esôfago irradiado, uso de quimioterápico concomitante e idade do paciente.[1] Normalmente inicia-se após 2 a 3 semanas do começo da radioterapia e resolve em até 4 semanas do fim do tratamento. Em casos de esofagite severa os sintomas podem durar por vários meses.[2]

A esofagite aguda é definida como aquela que ocorre após 3 meses do início do tratamento. Causa sintomas, como disfagia, odinofagia e queimação retroesternal, geralmente com melhora após a interrupção do tratamento. O manejo na fase aguda consiste no controle dos sintomas, com analgésicos, anestésicos tópicos e inibidores da bomba de prótons ou bloqueadores do receptor H2, além de modificações dietéticas.[3] As classificações mais utilizadas são as do RTOG[4] e CTCAE.[5] De maneira geral, toxicidades de grau 1 requerem pequenas alterações no hábito de vida, e as de grau 2 necessitam de intervenção médica.[6]

Enantema acompanhado ou não de exsudato fibrinoso e erosões superficiais são os principais achados endoscópicos na fase aguda (Fig. 8-1). Ulcerações são secundárias à necrose tumoral[7] (Fig. 8-2). Na fase tardia, podem aparecer estenoses. Os achados histológicos incluem inflamação crônica e fibrose das camadas submucosa e muscular.

A estenose esofágica pós-radioterapia varia se o câncer primário era esofágico ou não esofágico. Nos casos em que a lesão primária não era proveniente do esôfago, a estenose normalmente é mais curta e concêntrica, apresentando uma mucosa lisa e regular, enquanto nos casos em que o foco primário era no esôfago, as estenoses são segmentares, com extensões variáveis, e sua mucosa apresenta-se lisa, podendo ou não ter algumas irregularidades. A estenose normalmente ocorre na fase tardia, após 4 a 6 meses do término da radioterapia, sendo tratada normalmente com dilatações com sondas termoplásticas (Figs. 8-3 e 8-4 e Vídeo 8-1)

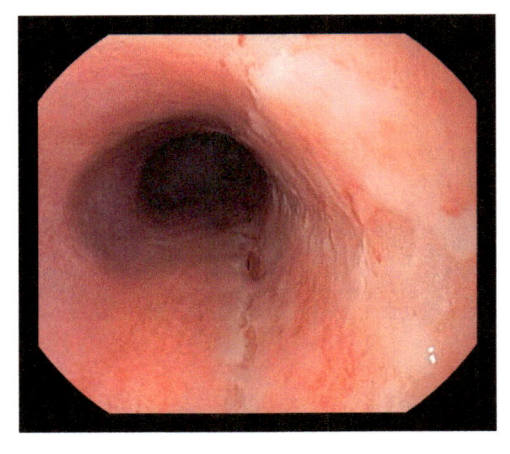

Fig. 8-1. Esofagite actínica: erosões e exsudato fibrinoso.

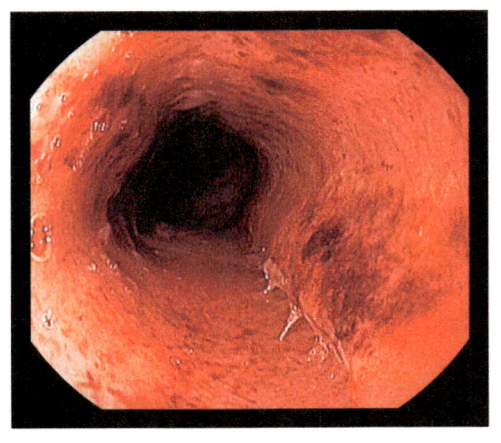

Fig. 8-2. Esofagite actínica: erosões e ulcerações.

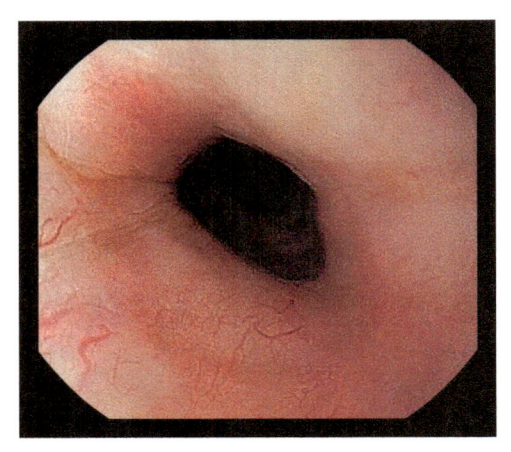

Fig. 8-3. Estenose actínica.

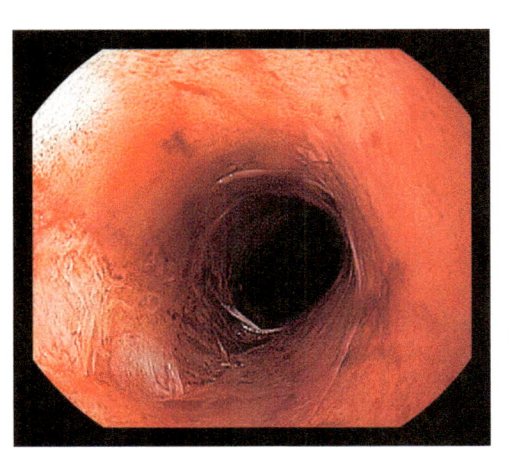

Fig. 8-4. Aspecto endoscópico após dilatação de estenose actínica com sondas termoplásticas.

ESOFAGITE CÁUSTICA

A lesão esofágica por agentes cáusticos é um dos maiores desafios para o endoscopista gastrointestinal. Como a lesão cáustica é um fenômeno global, com alta taxa de mortalidade, é fundamental para o endoscopista saber identificar com precisão os achados que essa patologia desencadeia para que o paciente seja direcionado ao melhor tratamento possível.

A lesão cáustica ocorre quando substâncias com pH < 2 ou > 12 são ingeridas. Habitualmente a ingestão de álcalis ocasiona maior dano no esôfago do que no estômago e duodeno, enquanto que a ingestão de ácidos ocasiona maior dano gástrico.[8] Em geral, substâncias alcalinas produzem maior profundidade de lesão que ácidos, e a história natural da evolução do paciente depende de inúmeros fatores, sendo os principais: a quantidade ingerida, o pH da substância e o estado físico do agente.[9,10] Como a agressão à mucosa esofágica se inicia em poucos minutos após a ingestão, qualquer tentativa de lavagem, ou indução de vômitos, poderá causar mais danos ao órgão.

A sintomatologia inclui queimaduras em lábios, palato e orofaringe, salivação excessiva, disfagia, odinofagia, náuseas, vômitos, dor retroesternal, hematêmese, dor abdominal entre outros, a depender da fase de reparação tecidual que se encontra.[11]

A lesão cáustica esofágica pode ser dividida em três fases:

1. *Fase aguda (primeiros 10 dias):* ocorre desde a ingestão até o desaparecimento dos sintomas inflamatórios.
2. *Fase subaguda ou traiçoeira (10 dias a 8 semanas):* relacionada com o período de recuperação tecidual, inicia-se após o desprendimento do tecido necrosado, com deposição de colágeno e reepitelização. Nesta fase há melhora da disfagia, permitindo a deglutição de alimentos.
3. *Fase crônica (a partir de 8 semanas):* marcada pelo reaparecimento da disfagia, instalando-se de forma rapidamente progressiva. Decorre da contração do tecido conjuntivo neoformado, resultando no estreitamento da luz esofágica.

Endoscopia na Fase Aguda (Vídeos 8-2 e 8-3)

O exame endoscópico é fundamental na fase aguda da doença, devendo ser realizado em até 48 h após a ingestão, para estadiamento da lesão esofagiana, idealmente realizado entre 6 e 12 h. A avaliação da localização, extensão e gravidade dos danos é um fator importante para permitir a definição de grupos de risco para estenose ou necrose.[12]

Adotamos a classificação de Zargar *et al.*, 1991,[13] (Quadro 8-1) para uma adequada orientação terapêutica[13] (Figs. 8-5 a 8-8). A ecoendoscopia também pode ser realizada na fase inicial para aumentar a acurácia na determinação do risco de estenose, avaliando o grau de profundidade da lesão.

Tratamento

O manejo inicial deve ser voltado para a estabilização hemodinâmica, avaliação das vias aéreas e determinar a extensão da lesão. Reposição hídrica, antibióticos de largo espectro, se suspeita de lesões graves, e intubação orotraqueal devem ser prontamente

Quadro 8-1. Escore de Zargar – Graduação da Severidade da Lesão Esofágica

Grau	Achado	Risco de estenose
0	Normal	Zero
1	Edema e hiperemia da mucosa	< 10%
2a	Ulcerações superficiais, erosões, friabilidade, bolhas, exsudato e hemorragia	< 10%
2b	Grau 2a acrescido de ulcerações profundas ou circunferenciais	15-30%
3a	Necrose focal	70%
3b	Necrose extensa	90%

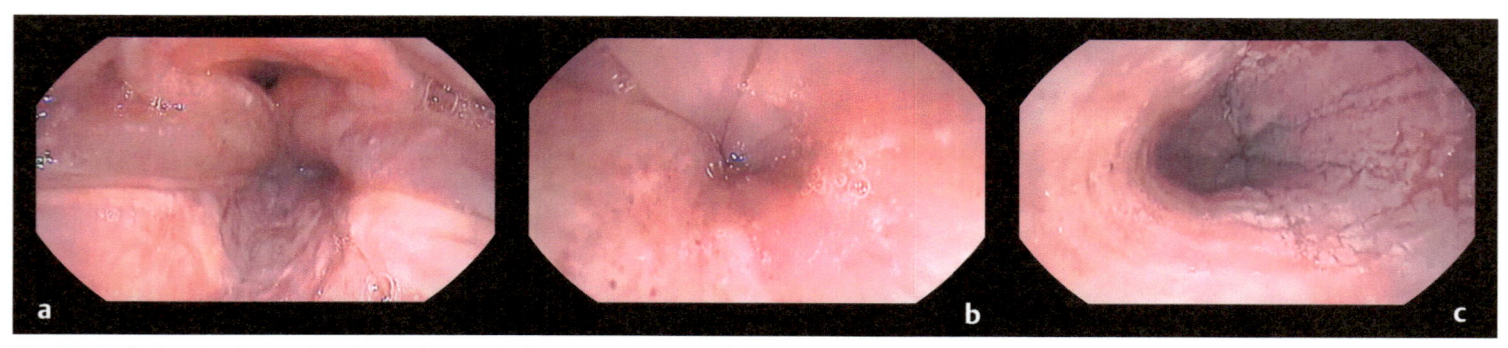

Fig. 8-5. Esofagite cáustica aguda: edema e hiperemia da mucosa em região de laringe (a), esôfago médio (b) e inferior (c). (Escore de Zargar 1). (Imagens: Dr. Alexandre Pelosi.)

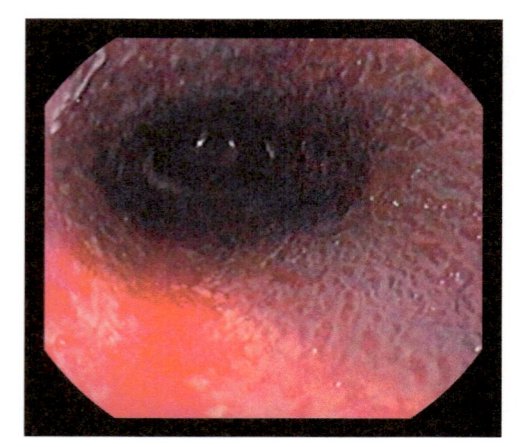

Fig. 8-6. Esofagite cáustica aguda: ulcerações profundas e circunferenciais com friabilidade. (Escore de Zargar 2b).

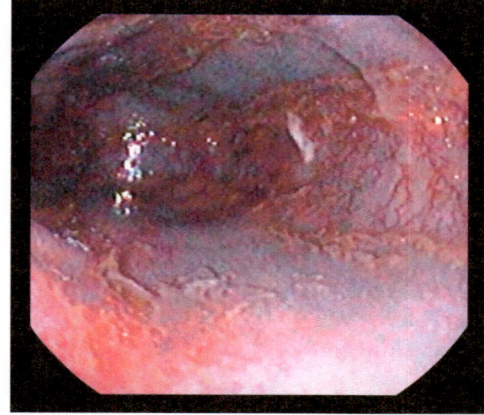

Fig. 8-7. Esofagite cáustica aguda: ulcerações profundas com áreas de necrose. (Escore de Zargar 3a).

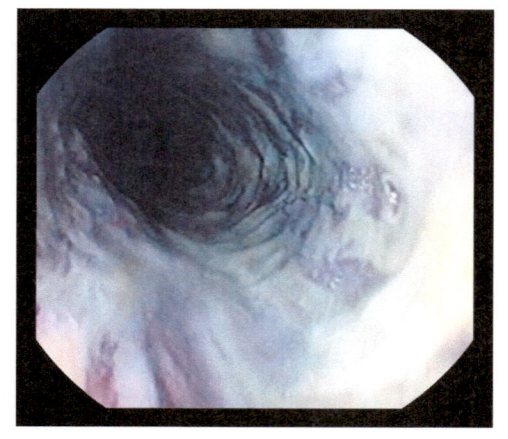

Fig. 8-8. Esofagite cáustica aguda: necrose extensa. (Zargar 3b).

considerados. O paciente deve ser mantido em jejum inicialmente até uma melhor definição da extensão da lesão.[14]

Nos casos de lesão de leve intensidade, classificadas como Zargar 1 ou 2a, orientam-se dieta líquida ou pastosa, protetores da mucosa e bloqueadores da secreção ácida gástrica.

Nos casos graves, Zargar graus 2b a 3b, deve ser passada uma sonda nasogástrica com a finalidade de impedir a distensão gástrica, diminuindo a chance de perfuração espontânea por necrose profunda. Caso não haja acometimento gástrico, a sonda pode ser utilizada para alimentação, além de prevenir a estenose precoce.

Endoscopia na Fase Tardia (Vídeo 8-4)

Os achados endoscópicos da lesão por ingestão de agentes cáusticos em longo prazo vão desde pequenas retrações cicatriciais até grandes estenoses e desvios do eixo esofagogástrico (Figs. 8-9 e 8-10). A peristalse esofagiana distal pode estar prejudicada e ainda haver encurtamento do órgão, causado pela fibrose pós-inflamatória.

O tratamento de escolha para os pacientes que desenvolvem estenose sintomática é a dilatação com sondas termoplásticas ou balão guiados por endoscopia, podendo ou não ser associados à fluoroscopia (Figs. 8-11 a 8-14).

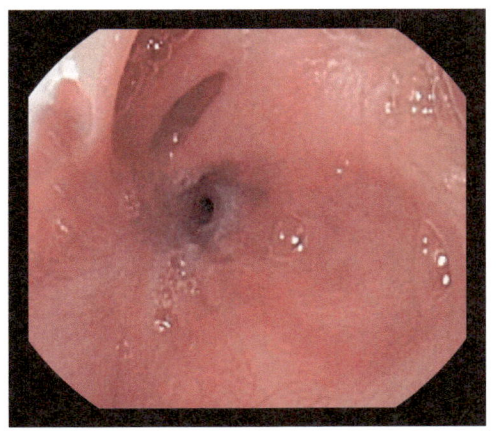

Fig. 8-9. Estenose esofágica decorrente de lesão cáustica.

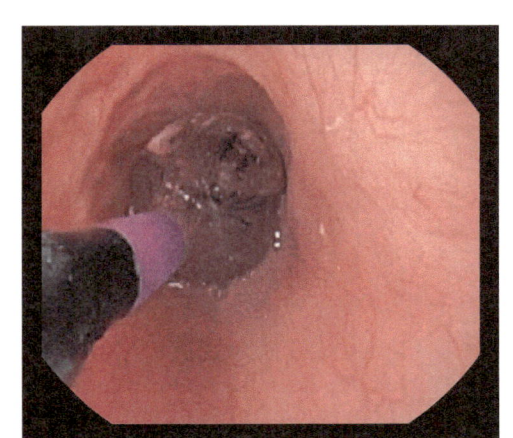

Fig. 8-11. Estenose cáustica: dilatação com balão.

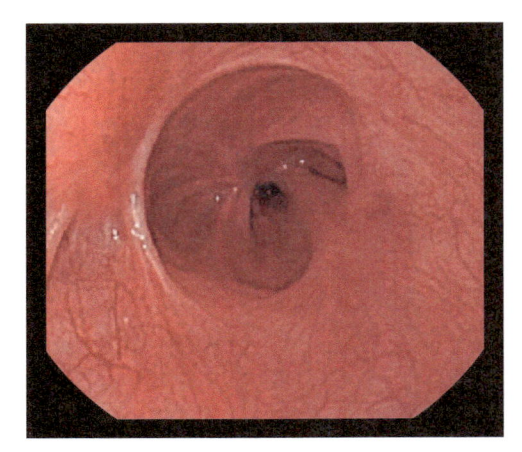

Fig. 8-10. Estenose esofágica decorrente de lesão cáustica.

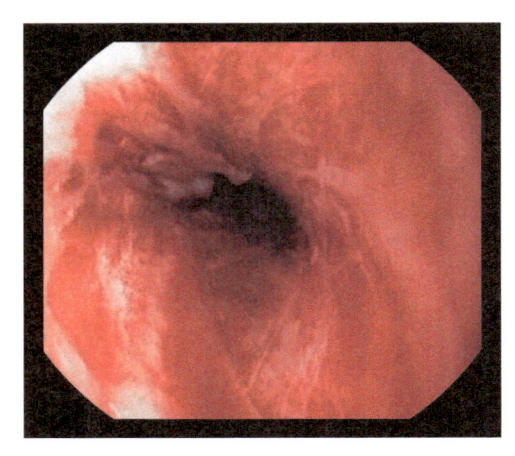

Fig. 8-12. Lacerações esofágicas após dilatação de estenose cáustica.

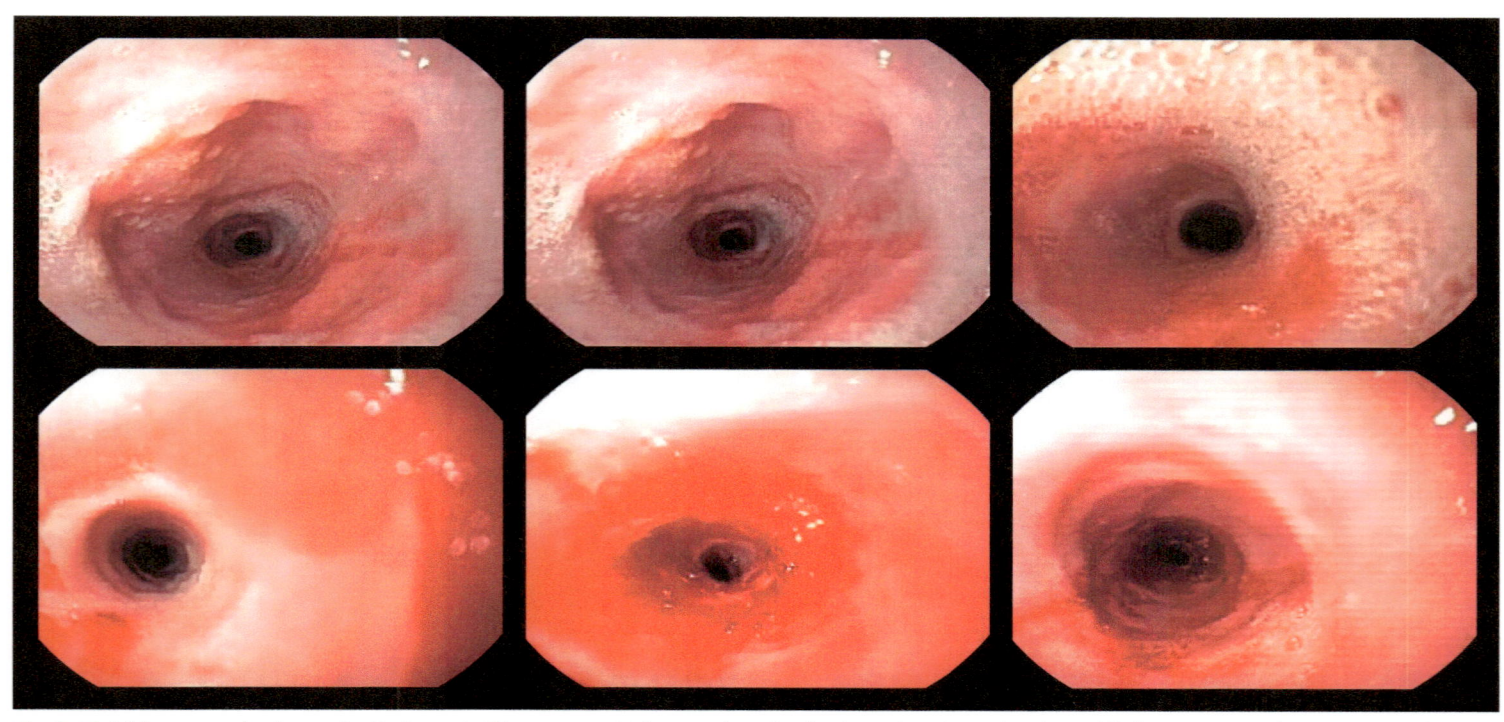

Fig. 8-13. (a) Estenose cáustica tardia. Paciente de 33 anos, sexo M, ingesta de soda cáustica. Dilatação endoscópica difícil, não permitindo progressão adequada do fio-guia de Savary.

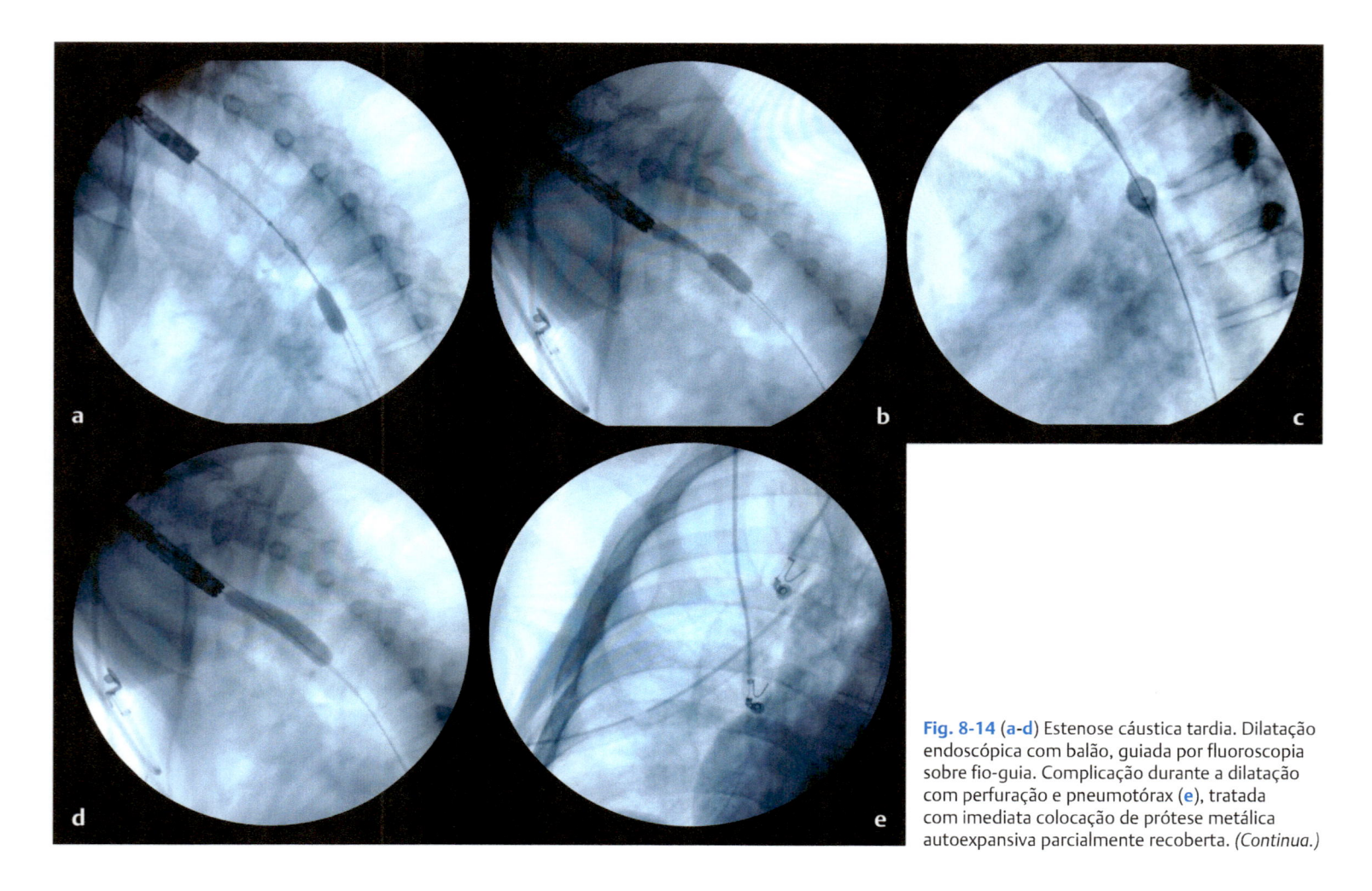

Fig. 8-14 (a-d) Estenose cáustica tardia. Dilatação endoscópica com balão, guiada por fluoroscopia sobre fio-guia. Complicação durante a dilatação com perfuração e pneumotórax (e), tratada com imediata colocação de prótese metálica autoexpansiva parcialmente recoberta. *(Continua.)*

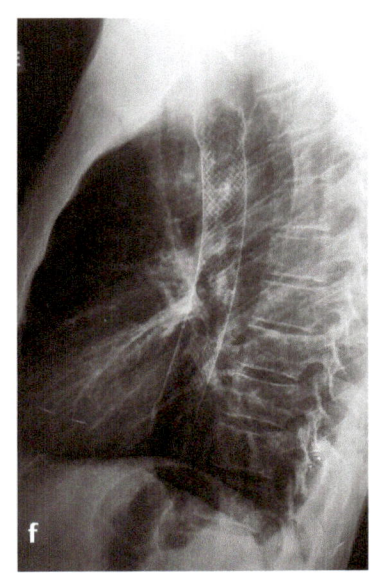

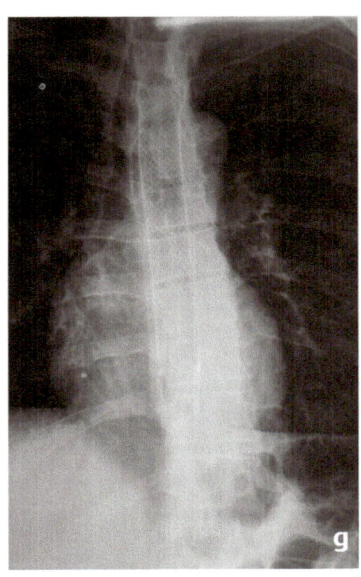

Fig. 8-14. *(Cont.)* (f, g) Feita também drenagem torácica.

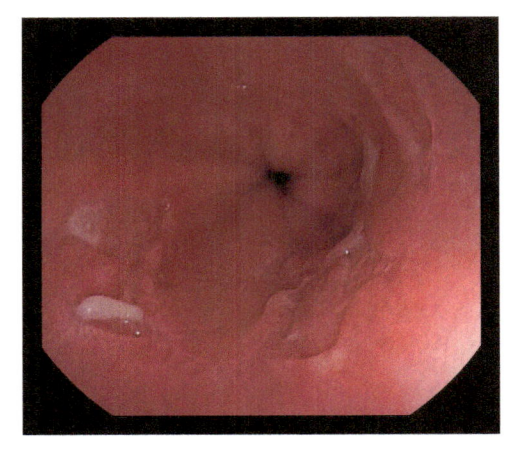

Fig. 8-15. Úlceras esofágicas após ingestão de anti-inflamatório não esteroide (AINE).

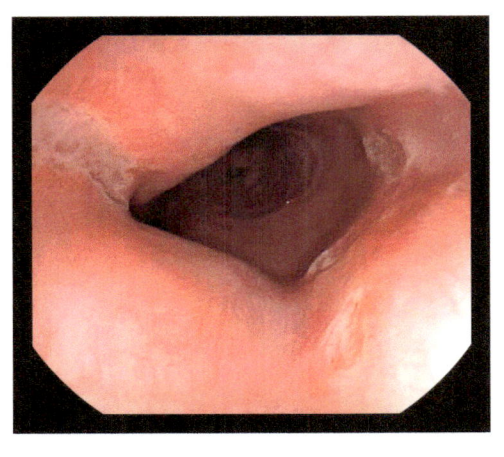

Fig. 8-16. Úlceras esofágicas após ingestão de doxiciclina.

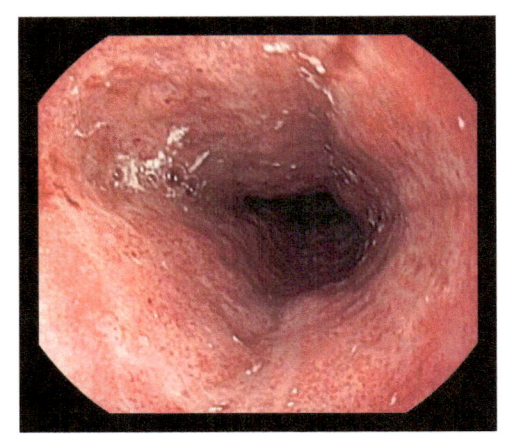

Fig. 8-17. Úlcera esofágica circunferencial após ingestão de alendronato.

ESOFAGITE MEDICAMENTOSA

Os medicamentos podem causar lesões esofágicas tanto por alterações sistêmicas, quanto por lesões diretas na mucosa esofágica. Nesse tópico iremos abordar somente as lesões ocasionadas pelo contato direto do medicamento com a mucosa esofágica.

A incidência estimada de esofagite induzida por medicamentos é de 3,9 a cada 100.000 pessoas por ano. Geralmente a lesão ocorre nos sítios de estreitamento do órgão, sendo o mais comum ao nível do arco aórtico (76%).[15] Os principais medicamentos que causam danos à mucosa esofágica são os antibióticos (tetraciclina, doxiciclina e clindamicina), anti-inflamatórios e bisfosfonados.

O quadro clínico é geralmente típico com dor retroesternal (60%), odinofagia (50%) e disfagia (40%), iniciando os sintomas normalmente de 4 a 6 horas após a ingestão, podendo durar até uma semana.[16] Raramente o paciente pode apresentar hematêmese, dor abdominal e perda ponderal.[17] A maioria dos quadros apresenta uma evolução favorável, com resolução espontânea em semanas. O diagnóstico deve ser suspeitado em um paciente com história de ingestão de medicamento que sabidamente ocasiona lesão esofágica, seguido dos sintomas típicos.

A endoscopia digestiva alta deve ser realizada em paciente com complicações, como hematêmese, perda de peso ou dor persistente, ou sintomas que persistem por mais de uma semana mesmo após a suspensão da medicação. Nesses casos a endoscopia com biópsia é realizada para estabelecer o diagnóstico e descartar outras etiologias. Os achados típicos são úlceras arredondadas, de bordos planos, variando de tamanho e profundidade, podendo ser únicas ou múltiplas[15] (Figs. 8-15 e 8-16). Lesões induzidas por alendronato normalmente envolvem mais de 10 cm da circunferência do órgão (Fig. 8-17). A presença de fragmentos do medicamento na úlcera confirma o diagnóstico de certeza. A sensibilidade da endoscopia digestiva alta aproxima-se de 100%, apesar de os achados não serem específicos e os achados histológicos geralmente serem inespecíficos.

O tratamento consiste em evitar piora da lesão esofágica, com suspensão da medicação lesiva ou trocando-a para apresentação líquida, caso esta seja imprescindível. O uso de antiácidos, inibidores da bomba de prótons, sucralfato e anestésicos tópicos ajudam na melhora dos sintomas. Orientações preventivas para ingesta de medicações com pelo menos 240 mL de água e manutenção da posição ortostática por pelo menos 30 minutos, seguida da ingestão de alimentos após. O tratamento cirúrgico é reservado apenas para complicações que não podem ser tratadas endoscopicamente.

REFERÊNCIAS BIBLIOGRÁFICAS

1. Emami B, Lyman J, Brown A, Coia L, Goitein M, Munzenrider JE et al. Tolerance of normal tissue to therapeutic irradiation. Int J Radiat Oncol Biol Phys. 1991;21(1):109-22.
2. Shrieve DC, Loeffler JS. Human Radiation Injury. Radiation Research. 2011;176(2):273-274.
3. Sasso FS, Sasso G, Marsiglia HR, de Palma G, Schiavone C, Barone A et al. Pharmacological and dietary prophylaxis and treatment of acute actinic esophagitis during mediastinal radiotherapy. Dig Dis Sci. 2001;46(4):746-9.
4. Trotti A, Byhardt R, Stetz J, Gwede C, Corn B, Fu K et al. Common toxicity criteria: version 2.0. an improved reference for grading the acute effects of cancer treatment: impact on radiotherapy. Int J Radiat Oncol Biol Phys. 2000 Apr 1;47(1):13-47.
5. National Institute of Cancer. Common Terminology criteria for adverse events (CTCAE). NIH Publ. 2010;2009:0-71.

6. Werner-Wasik M, Yorke E, Deasy J, Nam J, Marks LB. Radiation Dose-Volume Effects in the Esophagus. Int J Radiat Oncol Biol Phys. 2010;76(3 Suppl):S86-93.
7. Chowhan NM. Injurious Effects of Radiation on the Esophagus. Am J Gastroenterol. 1990;85(2):115-20.
8. Gumaste VV, Dave PB. Ingestion of Corrosive Substances by Adults. Am J Gastroenterol. 1992;87(1):1-5.
9. Goldman LP, Weigert JM. Corrosive Substance Ingestion: A Review. Am J Gastroenterol. 1984;79(2):85-90.
10. Wasserman RL, Ginsburg CM. Caustic substance injuries. J Pediatr. 1985;107(2):169-74.
11. Sarfati E, Gossot D, Assens P, Celerier M. Management of caustic ingestion in adults. Br J Surg. 1987;74(2):146-8.
12. Poley JW, Steyerberg EW, Kuipers EJ, Dees J, Hartmans R, Tilanus HW, et al. Ingestion of acid and alkaline agents: Outcome and prognostic value of early upper endoscopy. Gastrointest Endosc. 2004;60(3):372-7.
13. Zargar SA, Kochhar R, Mehta S, Mehta SK. The role of fiberoptic endoscopy in the management of corrosive ingestion and modified endoscopic classification of burns. Gastrointest Endosc. 1991;37(2):165-9.
14. Keh SM, Onyekwelu N, McManus K, Mcguigan J. Corrosive injury to upper gastrointestinal tract: Still a major surgical dilemma. World J Gastroenterol. 2006;12(32):5223-8.
15. Kikendall JW, Friedman AC, Oyewole MA, Fleischer D, Johnson LF. Pill-induced esophageal injury - Case reports and review of the medical literature. Dig Dis Sci. 1983;28(2):174-82.
16. Prakash C, McCallum RW, Bott S. Medication-Induced Esophageal Injury: Survey of the Literature. Am J Gastroenterol. 1987;82(8):758-63.
17. Jaspersen D. Drug-induced oesophageal disorders: pathogenesis, incidence, prevention and management. Drug Saf. 2000;22(3):237-49.

ESOFAGITE EOSINOFÍLICA E OUTRAS ESOFAGITES NÃO INFECCIOSAS

Huang Ling Fang ▪ Mônica Monneratt
Paulo Fernando Souto Bittencourt ▪ Laura Helman

ESOFAGITE EOSINOFÍLICA

Introdução

A esofagite eosinofílica (EoE) é uma doença caracterizada por importante recrutamento de eosinófilos desencadeando um processo inflamatório e hiperplasia epitelial escamosa no esôfago, poupando o estômago e duodeno, diferindo da gastroenterite eosinofílica. Além do maior reconhecimento da doença, percebe-se um aumento da sua prevalência.[1]

Muitos termos e acrônimos têm sido usados pela literatura para descrever a EoE, incluindo esofagite alérgica, EoE idiopática, EoE primária e esôfago anelar. O termo "esofagite eosinofílica" é aceito como unificador, porque engloba os outros termos.[2,3]

Tradicionalmente recomenda-se a diferenciação com a doença do refluxo gastroesofágico (DRGE) pelo tratamento prévio com inibidor de bomba de próton (IBP) em dose alta, antes do estabelecimento do diagnóstico de EoE, definido como aqueles que persistem com eosinofilia apesar do tratamento com IBP. Porém, atualmente, observou-se que alguns dos pacientes portadores de EoE são responsivos a altas doses de IBP por 2 meses, sem apresentação de DRGE. Esse novo subtipo de EoE é reconhecido como esofagite eosinofílica responsiva à IBP (IBP-REE). Assim, esse fato deixou de ser um critério no estabelecimento diagnóstico da EoE[4] (Quadro 9-1).

Quadro 9-1. Definição de Esofagite Eosinofílica – Critérios Diagnósticos[4,5]

Sintomas relacionados com disfunção esofagiana

- Critérios *major*
  - Contagem de eosinófilos > 15/campo de grande aumento na biópsia de esôfago, que devem ser múltiplos (mínimo de 6) – critério *major*
  - Microabscessos eosinofílicos
  - Agregados eosinofílicos na superfície do epitélio
- Critérios *minor*
  - Hiperplasia das células da membrana basal
  - Aumento de linfócitos e mastócitos intraepiteliais
  - Edema intracelular e fibrose da lâmina própria

Diagnóstico diferencial de eosinofilia no esôfago

- DRGE
- Gastroenterite eosinofílica
- Doença de Crohn
- Doenças do tecido conjuntivo
- Síndrome hipereosinofílica
- Infecção
- Hipersensibilidade a drogas

A alergia alimentar parece exercer um papel fundamental no desenvolvimento e no controle da doença. Observa-se uma melhora dos sintomas nos pacientes submetidos a dietas elementares, tanto em crianças, como em adultos.[6] Porém, não se consegue ainda identificar o componente alergênico responsável. Recomendam-se evitar componentes proteicos mais alergênicos, como leite, soja, ovos, trigo, nozes e semelhantes, frutos do mar.[7] Além da dieta, a sensibilização com aeroalérgenos tem sido identificada como fatores causais.[1]

Esofagografia

Segundo recomendação do Consenso sobre EoE,[2] a esofagografia em pacientes com disfagia permite avaliar o calibre e a extensão das estenoses, assim como a existência de estenose proximal associada à estenose em terço distal, com a ressalva de que áreas com redução de calibre vistas na EDA (endoscopia digestiva alta) podem não ter correspondência na esofagografia e vice-versa (Fig. 9-1). A esofagografia prepara o endoscopista para uma possível dilatação.

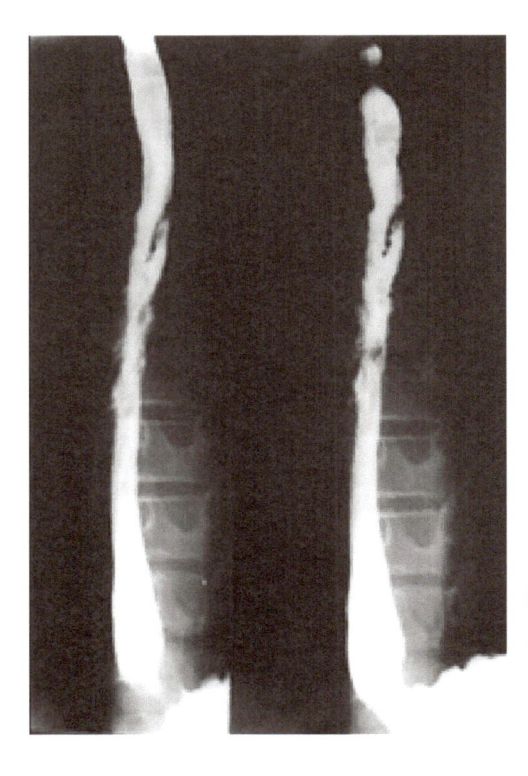

Fig. 9-1. Esofagografia de paciente com EE. Nota-se estenose panesofágica. (Imagem: Dra. Mônica Monneratt.)

Endoscopia Digestiva Alta

Os achados endoscópicos mais sugestivos de EoE são a perda do padrão vascular habitual em razão do edema da mucosa, grumos brancacentos na mucosa do esôfago, discretos sulcos ou estrias longitudinais, anéis ou ondulações transversais e estenoses. Porém, não há achado endoscópico patognomônico, e a biópsia do esôfago é indispensável para o diagnóstico. Em, aproximadamente, 8,8% dos casos a endoscopia digestiva alta (EDA) é normal.[8]

As características mais frequentes da esofagite eosinofílica estão presente nas Figuras 9-2 a 9-6 e nos Vídeos 9-1 e 9-2.

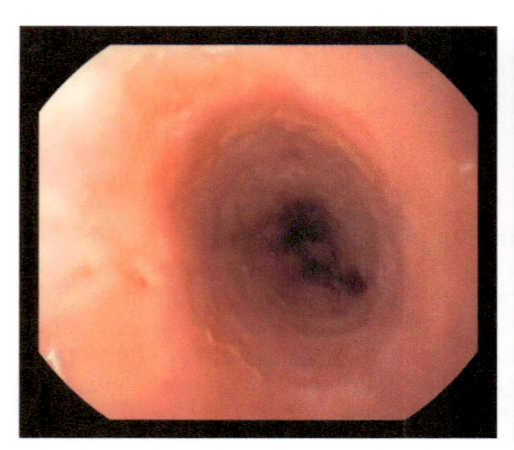

Fig. 9-2. Opalescência da mucosa esofagiana – A atenuação ou perda do padrão vascular traduz a opacificação que resulta do espessamento do epitélio, com expansão da camada basal, edema. É uma das alterações mais representativas de inflamação esofagiana. (Imagem: Dra. Mônica Monneratt.)

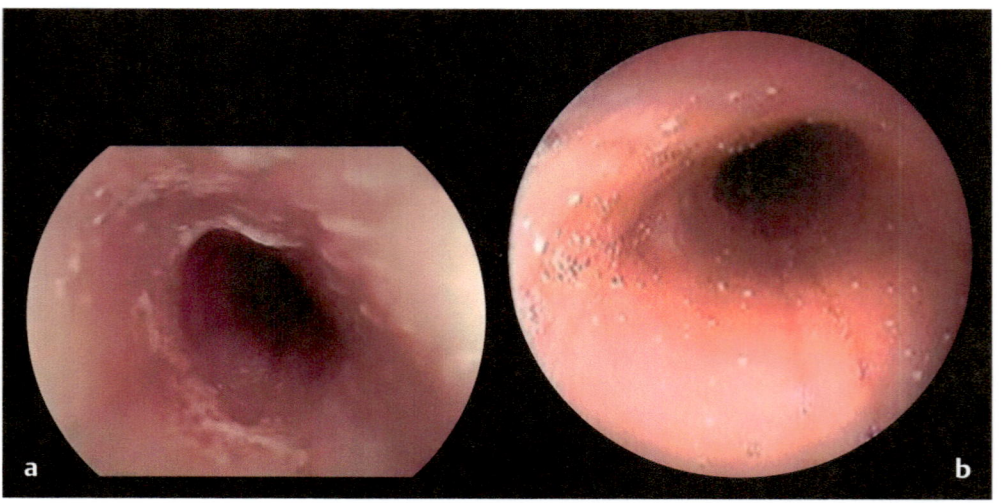

Fig. 9-3. (a, b) Grumos brancos/exsudato na superfície mucosa. Corresponde a aglomerado de eosinófilos ou microabscessos eosinofílicos que são liberados pelo epitélio. O padrão pode ser de um pontilhado branco ou de placas maiores, semelhantes à moniliase esofagiana. A sensibilidade desses achados varia entre 30 a 50%.[9,10] (Imagens: (a) Dr. Paulo Bittencourt; (b) Dra. Mônica Maria Monneratt.)

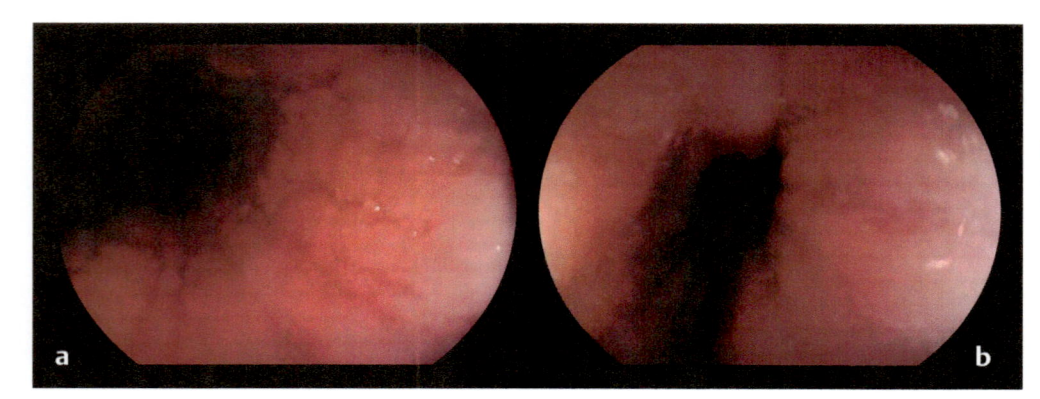

Fig. 9-4. (a, b) Sulcos longitudinais – também chamados de estrias, fissuras ou linhas verticais. O espessamento da mucosa e da submucosa, evidenciados pela ecoendoscopia, resulta nesta alteração da superfície. Estes sulcos podem-se estender ao longo do esôfago ou ter distribuição aleatória em pacientes com EoE leve ou parcialmente tratada.[10] Na DRGE pode estar restrito aos terços médio e distal do esôfago. (Imagens: Dra. Mônica Maria Monneratt.)

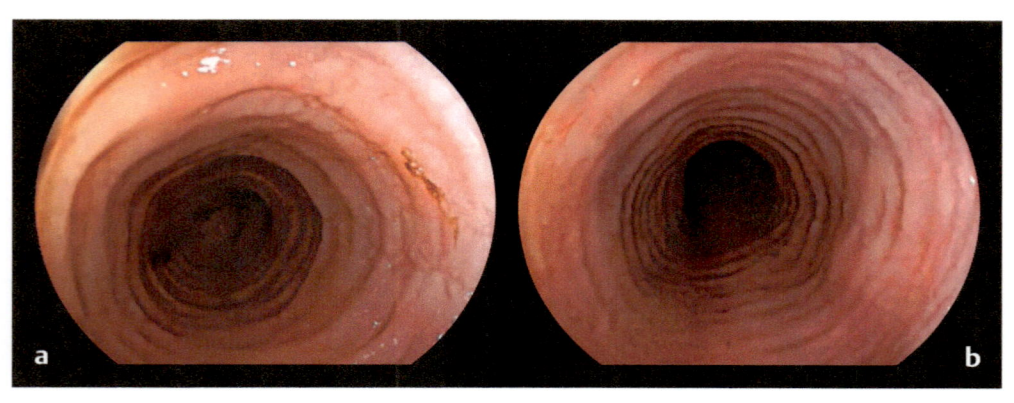

Fig. 9-5 (a, b) Anéis, estenoses e redução da complacência – anéis circulares podem aparecer e desaparecer durante a inspeção do esôfago inflamado, sugerindo contração intermitente da camada muscular. O termo "felinização" tem sido aplicado neste achado, por causa da semelhança com o esôfago dos felinos. Em alguns casos os anéis são constantes e correspondem a áreas de fibrose com estenose da luz, conferindo ao esôfago o aspecto de traqueia ("traqueização" do esôfago).[10] (Imagens: Serviço de Endoscopia Digestiva do Hospital Federal de Ipanema.)

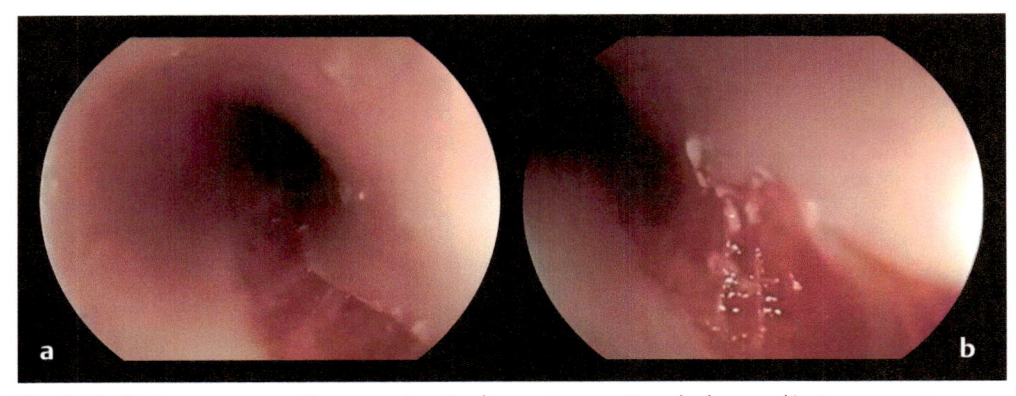

Fig. 9-6 (**a**, **b**) Estenoses no esôfago superior são altamente sugestivas de doença alérgica, enquanto que estenoses nos esôfagos médio e distal sugerem DRGE ou sobreposição com EoE. Estenoses que se estendem por todo o esôfago, também chamado de "esôfago de pequeno calibre", são mais características de EoE. Esta estenose longa pode passar despercebida na esofagografia, pois não existe uma transição abrupta na redução do calibre normal. O segmento estenosado pode não ser percebido pelo endoscopista, assim como uma discreta à moderada resistência à progressão do endoscópio, provocando lacerações na mucosa que são vistas apenas na retirada do mesmo. A fragilidade acentuada da parede esofagiana deve-se ao estreitamento da luz e à redução da complacência causada pela fibrose subepitelial.[9,10] Recomenda-se uma avaliação criteriosa antes de realizar dilatações endoscópicas nos pacientes com estenoses esofagianas que não respondem ao tratamento clínico. (Imagens Dr. Paulo Bittencourt – MG.)

Tratamento da Esofagite Eosinofílica

O tratamento inicial da EoE é farmacológico, com esteroide tópico (fluticasona ou budesonida) e dietético, atingindo uma remissão em mais de 80% dos pacientes. Dez por cento dos casos são refratários ao tratamento, e grande parte recorre com a interrupção da medicação.[5]

A abordagem endoscópica está indicada nos insucessos de tratamento clínico. Os objetivos do tratamento ainda não foram completamente estabelecidos: alívio dos sintomas ou remissão da inflamação esofagiana?[12] Conforme recomenda o Consenso,[2] o objetivo do tratamento é controlar os sintomas e abolir a inflamação esofagiana, mesmo em pacientes assintomáticos, reduzindo assim o risco de fibrose e estenose. Segundo Aceves et al.,[13] a maioria dos pacientes é tratada com fluticasona deglutida em combinação com a retirada de alérgenos alimentares da dieta.

- *Supressão ácida:* a terapia antissecretora era recomendada para o diagnóstico diferencial com DRGE, onde a falha de resposta ao IBP era importante no estabelecimento do diagnóstico de EoE. Porém, desde 2017, em novo consenso internacional para critérios diagnósticos de EoE, envolvendo especialistas de 14 países, existe um número significativo de casos de EoE responsiva a IBP, reconhecida como novo subtipo de EoE (IBP-REE), desta forma os dois diagnósticos não são exclusivos.[4]
- *Dietas de eliminação:* as abordagens alimentares têm sido estudadas melhor em crianças, com fórmulas de dietas estritamente elementares (aminoácidos), onde tem sido uma opção para a terapia primária. Dados emergentes em adultos sugerem que a dieta de eliminação dos seis alimentos (ou seja, a proteína do leite de vaca, soja, trigo, ovo, amendoim, nozes e frutos do mar) pode melhorar os sintomas e a eosinofilia esofágica, porém estudos sobre dietas em adultos são reduzidos. Atualmente frutas e vegetais também têm sido incluídos como fatores alergênicos.[7] Endoscopias seriadas para avaliação de remissão ou recorrência de sintomas em resposta à programação de eliminação dietética podem estar recomendadas.
- *Corticoide sistêmico:* é eficaz na EoE, mas os efeitos colaterais limitam seu uso. Permite melhora da eosinofilia tecidual e sérica, além da redução dos níveis de IgE, porém há recaída após a retirada.[2] A recomendação de corticoide sistêmico é somente para os casos refratários, com disfagia grave, perda importante de peso ou durante hospitalização.
- *Corticoide tópico:* fluticasona e budesonida engolida e lavagem posterior da boca com água (440 a 880 mcg/*puff*, duas vezes ao dia sem um espaçador) durante 6 a 8 semanas. A maioria dos pacientes (90%) apresentou recorrência dos sintomas em média 9 meses após a suspensão do corticoide. Estes dados enfatizam a natureza crônica da doença. Monilíase esofagiana e esofagite herpética têm sido descritas como complicação. Portanto, a piora da disfagia durante o tratamento deve alertar para a possibilidade de esofagite infecciosa.[5]
- *Terapia com biológicos:* apesar dos resultados promissores nos estudos clínicos atualmente em curso, em fases II e II, ainda não há liberação na terapêutica da EoE.[4]
- *Dilatação endoscópica:* somente está indicada nas estenoses sintomáticas, que não respondem à terapêutica clínica. Alivia a disfagia, mas não tem efeito na inflamação subjacente.[14,15] Os estudos anteriores sugerindo maior taxa de perfuração nestes pacientes, de 5 a 7%, não têm sido observados em metanálises mais recentes com 37 estudos, com taxa de perfuração de 0,03% em dilatações de pacientes com EoE.[16] Apesar disso, recomenda-se cuidado, evitando dilatações desnecessárias, apenas quando sintomáticos, inspecionando cuidadosamente o esôfago após cada dilatação.

Prognóstico e Complicações

Caso não tratada, os pacientes podem permanecer sintomáticos ou com sintomas esporádicos. Não foi elucidado ainda se a doença persiste na vida adulta em crianças afetadas. A apresentação na forma fibroestenótica é mais comum em adultos, em que o sintoma predominante é disfagia intermitente e impactação alimentar, mas a proporção dos que apresentam doença progressiva ainda é desconhecida. Por causa da natureza crônica e recidivante da EoE, pode ser necessário recomeçar a terapêutica (especialmente a fluticasona) na recorrência dos sintomas.[13,17,18]

As complicações na EoE podem estar relacionadas com a própria doença e/ou serem consequência de intervenções terapêuticas. A EoE pode evoluir com fibrose da lâmina própria e estenose da luz. As dilatações endoscópicas na EoE devem ser realizadas com parcimônia, evitando complicações agudas ou fibroses tardias. A maior incidência de complicações, como lacerações profundas e perfuração, foi relatada por diversos autores,[18,19] porém, não se tem confirmado nos estudos mais atuais,[16] talvez pelo aumento da experiência dos profissionais com esses pacientes.

OUTRAS ESOFAGITES

Diversas doenças dermatológicas e do tecido conectivo possuem manifestações no trato digestório, sendo algumas mais frequentes descritas no Quadro 9-2. A sua identificação e diagnóstico são importantes para determinação da conduta, uma vez que procedimentos endoscópicos possam, por vezes, resultar em complicações indesejáveis.

Doenças do Tecido Conjuntivo

Esclerose Sistêmica Progressiva (Esclerodermia)[20,21]

Dentre as doenças do tecido conjuntivo a mais conhecida pelo seu acometimento esofágico é a esclerose sistêmica progressiva (ESP), onde ocorre fibrose difusa da pele e órgãos internos. Ocorrem esclerose e proliferação da íntima de pequenas artérias e arteríolas, havendo alterações neurais iniciais que progridem para disfunção muscular e fibrose em múltiplos órgãos, principalmente na pele, sistema musculoesquelético, coração, pulmão, trato gastrointestinal e rins.

A esclerodermia pode ser limitada à pele e tecidos subjacentes ou apresentar envolvimento sistêmico, sendo subdividida, dependendo da extensão da forma cutânea. A forma cutânea limitada pode exibir manifestações da síndrome CREST (**C**alcinose cutânea, fenômeno de **R**aynaud, dismotilidade **E**sofágica, e**S**clerodactilia e **T**elangiectasia).

A ESP, na forma difusa ou limitada, tem motilidade esofagiana anormal à esofagomanometria, embora até 30% deles sejam assintomáticos. Ocorre atrofia da musculatura lisa dos 2/3 inferiores do esôfago e do esfíncter esofagiano inferior (EEI), onde o músculo é parcialmente substituído por tecido fibroso, com deposição de colágeno na lâmina própria e submucosa. A disfunção muscular parece resultar da alteração neuronal. Na esofagomanometria observa-se hipotensão do EEI (P < 10 mmHg) e ondas peristálticas de baixa amplitude (< 30 mmHg) ou aperistalse nos 2/3 distais do esôfago, ocupados por musculatura lisa.[21] A endoscopia está recomendada, pois o EEI incompetente e motilidade ineficaz do corpo esofagiano geram episódios prolongados de refluxo esofágico, estenose péptica, candidíase esofagiana, esôfago de Barrett, adenocarcinoma e predisposição para sintomas respiratórios, pneumonias aspirativas decorrentes do refluxo (Fig. 9-7).

Polimiosite e Dermatomiosite (DM)

São miopatias inflamatórias idiopáticas, caracterizadas por inflamação e fraqueza da musculatura esquelética proximal. As manifestações são predominantemente musculares proximais e alterações das enzimas musculares (CK, aldolase e/ou mioglobina sérica e urinária). Os achados se sobrepõem às outras doenças reumatológicas, como o lúpus eritematoso sistêmico (LES) e ESP, e a DM está associada a neoplasias.

Classicamente as miopatias inflamatórias comprometem os músculos estriados e, em relação ao esôfago, afetam o músculo cricofaríngeo e outros músculos da faringe e esôfago proximal, desta forma resulta em disfagia orofaríngea com possibilidade de regurgitação nasal e aspiração. A esofagomanometria mostra anormalidades sugerindo disfunção orofaríngea, com alterações no relaxamento do esfíncter esofagiano superior (EES) e na contração do esôfago proximal, onde há predomínio de musculatura estriada. Porém, em alguns casos também ocorrem alterações da musculatura lisa do esôfago distal, com diminuição da peristalse, ondas peristálticas de baixa amplitude e esvaziamento lentificado.[22] O aspecto endoscópico geralmente é de redução da peristalse e lesões decorrentes do refluxo. O seu tratamento baseia-se na corticoterapia associada a imunossupressores, como a azatioprina ou metotrexato, objetivando melhora da miosite.[23]

Doença Mista do Tecido Conjuntivo

A doença mista do tecido conjuntivo (DMTC) é um distúrbio generalizado do tecido conjuntivo caracterizado pela presença de altos títulos do autoanticorpo anti-U1 ribonucleoproteína (anti-U1 RNP), fator antinuclear de padrão salpicado e fatores clínicos observados no lúpus eritematoso sistêmico (LES), ESP e PM.

As manifestações clínicas iniciais incluem mal-estar geral, artralgias, mialgias, febre baixa e fenômeno de Raynaud.[24] As manifestações gastrointestinais são os principais fatores de sobreposição com a esclerodermia, ocorrendo em 60 a 80% dos pacientes. Os sintomas esofágicos são os mais comuns e decorrem de lesão da musculatura estriada do 1/3 superior e da musculatura lisa nos

Quadro 9-2. Doenças Sistêmicas com Manifestações Esofágicas[20]

Doenças do tecido conjuntivo	- Esclerose sistêmica progressiva (esclerodermia) - Polimiosite e dermatomiosite - Doença mista do tecido conjuntivo - Doença de Behçet
Doenças dermatológicas, bolhosas	- Pênfigo vulgar - Pênfigo paraneoplásico - Penfigoide cicatricial - Epidermólise bolhosa - Síndrome de Steven-Johnson - Líquen plano - *Herpes simplex*
Outras	- Necrose esofagiana aguda - Tilose, *acantose nigricans* - Síndrome de Plummer Vinson - Doença enxerto × hospedeiro - Amiloidose - Melanoma

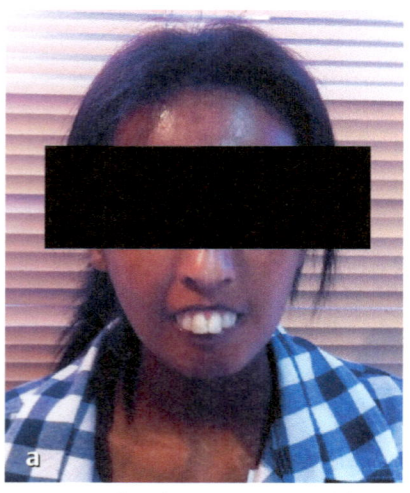

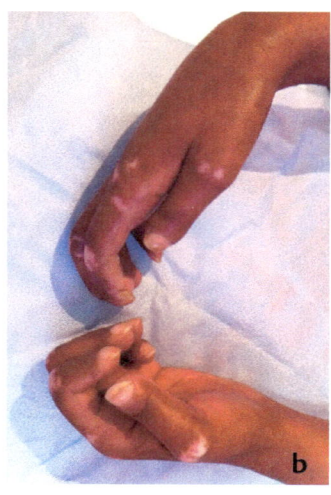

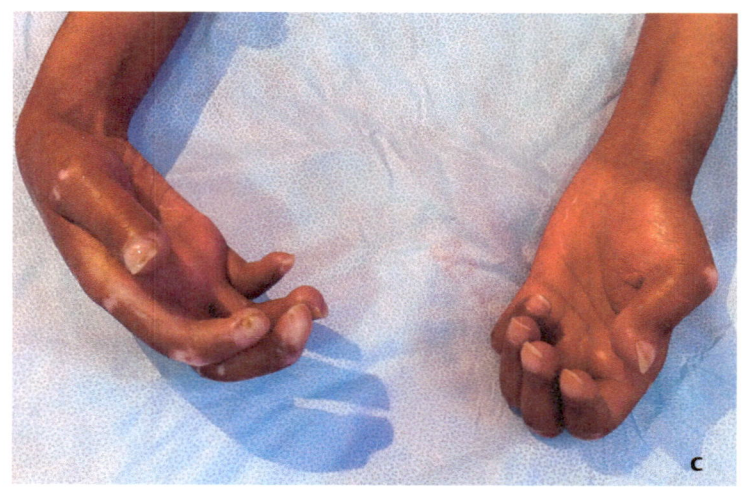

Fig. 9-7. Esclerodermia – Hipomotilidade esofágica e em EEI na esclerodermia. Pode ser um achado assintomático ou resultar esofagite de refluxo e suas complicações. O exame endoscópico inicial tem aspecto da mucosa normal. (**a**) Microstomia que pode dificultar o posicionamento do bocal para realização da endoscopia digestiva. (**b, c**) Aspecto de atrofia, enrijecimento, espessamento e alteração de coloração da pele, comum na esclerodermia. (Imagens: Dra. Laura Helman – Hospital Servidores do Estado – RJ.)

2/3 inferiores do esôfago, com comprometimento principalmente da camada muscular circular, exibindo atrofia acentuada, perda de fibras musculares e fibrose.

O estudo manométrico ou esofagografia com bário demonstra diminuição ou abolição da peristalse especialmente nos 2/3 distais do esôfago e hipotensão do EEI. Diferentemente do que ocorre na ESP, pode haver alterações no 1/3 proximal do esôfago com hipotensão do EES, no que se assemelha à PM.[24]

O tratamento se baseia em corticoterapia, havendo relato de aumento significativo da pressão do EEI e uma tendência à melhora da peristalse do corpo esofágico, além de medidas antirrefluxo e inibidores de bomba de prótons.[25]

Doença de Behçet

É uma doença rara, com vasculite de vasos arteriais e venosos de pequeno, médio e grande calibres, caracterizada por aftas orais dolorosas recorrentes, úlceras genitais, doenças ocular, neurológica, vascular e gastrointestinal, além de artrites e lesões de pele.

Não existem testes laboratoriais específicos para a doença de Behçet (DB). O diagnóstico é com base em achados clínicos, sendo os mais usados os critérios do International Study Group for Behçet's Disease, publicados, em 1990, preconizando que o diagnóstico deve ser feito na presença de aftas orais recorrentes (pelo menos 3 vezes por ano) mais 2 dos seguintes achados clínicos: aftas genitais recorrentes; lesões oculares (uveítes anterior ou posterior, vasculite da retina ou células no vítreo); lesões de pele (eritema nodoso, pseudovasculite, lesões papulopustulosas ou nódulos acneiformes); teste de patergia positivo.[26]

As lesões esofágicas da DB são raras e inespecíficas, com ulcerações, erosões ou esofagite difusa (Fig. 9-8), dissecção da mucosa esofágica, perfuração, hemorragia e varizes esofágicas secundárias a tromboflebites. É geralmente acompanhado por ulcerações gastrointestinais com predomínio no íleo, ceco e cólon ascendente, muitas vezes indistinguíveis daquelas observadas na doença de Crohn.[27]

O tratamento preconizado é a imunossupressão com prednisona, azatioprina, inibidores de TNF-alfa, como o infliximabe ou adalimumabe, em regimes semelhantes aos usados para as doenças intestinais inflamatórias.[28]

Outras Doenças do Tecido Conjuntivo

Nos pacientes com LES, a disfagia é a queixa gastrointestinal mais comum e pode ocorrer em associação à dor retroesternal, pirose, regurgitação ou odinofagia. Os sintomas decorrem de dismotilidade, DRGE ou outras esofagites, como associação às infecciosas. Cerca de 20 a 70% dos pacientes com LES apresentam algum distúrbio motor do esôfago, especialmente hipotensão do EEI, ondas peristálticas de baixa amplitude, aperistalse ou raramente aumento da amplitude das ondas. Estas alterações não parecem estar associadas à atividade de doença, duração ou tratamento, porém alguns autores as relacionam com a presença do fenômeno de Raynaud e do anticorpo anti-RNP. Os mecanismos pelos quais o LES leva à dismotilidade não são conhecidos, mas podem resultar de reação inflamatória dos músculos, vasculites ou isquemia do plexo de Auerbach.[29,30]

A síndrome de Sjögren também cursa com disfagia, e sua ocorrência parece se dever a distúrbios motores, como contratilidade diminuída ou ausente no terço superior do esôfago.[31] A redução do fluxo salivar, da pressão de repouso do EEI e maior incidência de refluxo gastroesofágico contribuem para a disfagia e complicações esofágicas.[32]

Doenças Dermatológicas

Dentre as doenças dermatológicas que comprometem as membranas mucosas mais reconhecidas estão: epidermólise bolhosa congênita ou adquirida, pênfigo vulgar, pênfigo paraneoplásico, síndrome de Stevens-Johnson e outras mais raras.

Epidermólise Bolhosa[33]

A epidermólise bolhosa (EB) compreende um conjunto de afecções bolhosas, de caráter hereditário, com apresentações clínicas diversas e diferentes modos de transmissão genética. Diagnosticados geralmente na infância, porém pode-se apresentar na forma adulta, após os 50 anos, associados a outras doenças sistêmicas (Fig. 9-9 e Vídeo 9-3) (diabetes, tireoidites, LES, trombocitopenia autoimune, Doença de Crohn, anemia perniciosa, linfomas)[34] (Figs. 9-10 e 9-11).

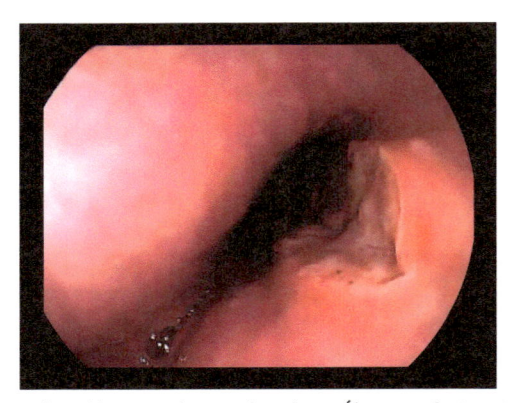

Fig. 9-8. Úlcera de esôfago em doença de Behçet. Úlcera esofagiana inicialmente atribuída à esofagite por pílula, porém evoluiu com piora progressiva observada em várias endoscopias com biópsias. Fez tratamento empírico para herpes, CMV, PCR para vários microrganismos. Posteriormente, fechou critérios para doença de Behçet – histórico de AVE quando adulta jovem, fenômeno trombótico, úlceras orais e genitais recorrentes, teste da patergia positiva (mínimo trauma pode ser seguido por uma progressiva destruição da pele saudável). Melhora com corticoterapia e imunossupressão. (Imagem Dr. Márcio Carvalho.)

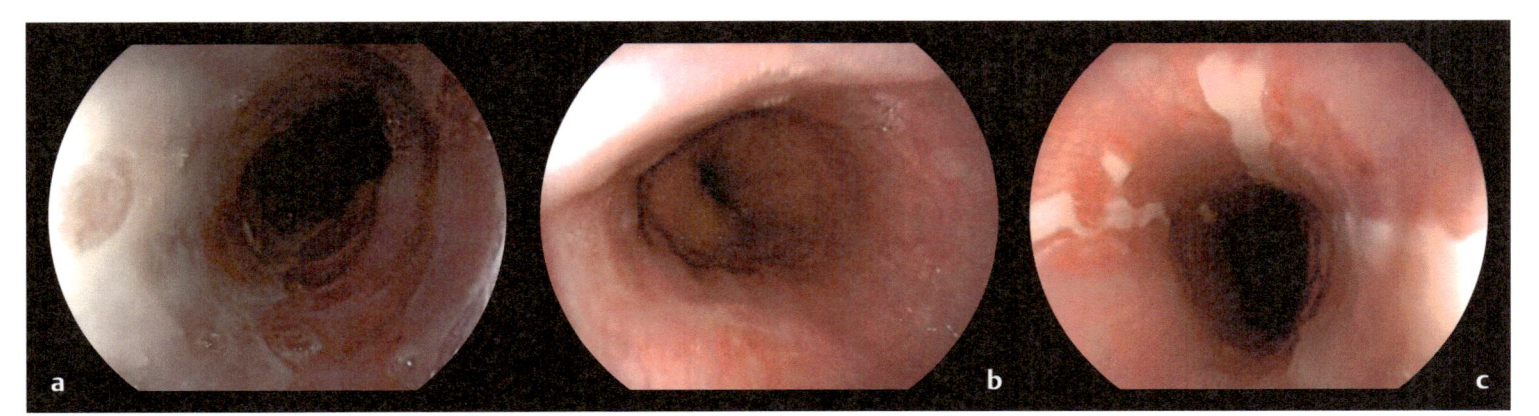

Fig. 9-9. Epidermólise bolhosa adquirida. Paciente, sexo masculino, 54 anos, surgimento de lesões bolhosas em áreas de atrito (pés, mãos, dorso e nádegas). Diagnóstico após biópsia de pele e iniciado prednisona. Após 3 meses de tratamento internado por disfagia, hematoquezia e emagrecimento. Endoscopia mostrou lesões erosivas no terço superior do esôfago (a, b) e esôfago distal preservado (c). Colonoscopia foi normal. Importante diagnóstico diferencial com outras doenças autoimunes bolhosas, como pênfigo vulgar. Ambas acometem, predominantemente, o esôfago proximal. (Imagens Dra. Laura Helman – Hospital Servidores do Estado.)

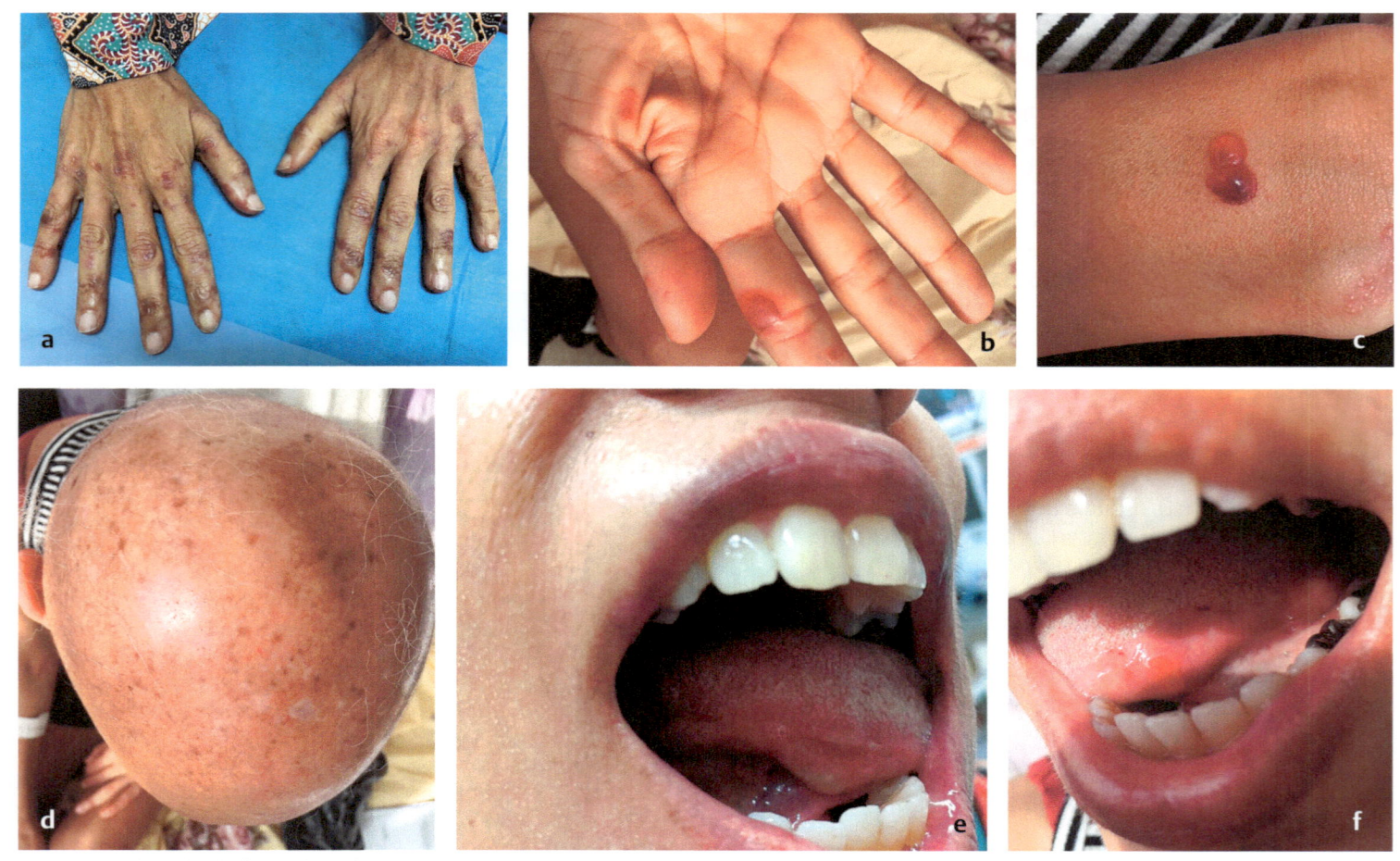

Fig. 9-10. Epidermólise bolhosa adquirida em paciente com LES – lesões cutâneas. Quarenta e seis anos, alopecia *areata* aos 22 anos e posteriormente total. Diagnóstico de LES. Surgimento de febre, lesões bolhosas cutâneas em membros superiores e inferiores, mucosas orais e períneo. Refere disfagia e odinofagia. Emagrecimento de 25 kg. (a) Lesões cutâneas nas mãos. (b) Lesões bolhosas na mão. (c) Lesões bolhosas no braço. (d) Alopecia total. (e) Erosões na língua. (f) Erosões orais. (Imagens: Serviço de Gastroenterologia – Hospital Universitário Clementino Fraga Filho – UFRJ; Dra. Thaís Siqueira e Dr. Fabrício Temperini Valente.)

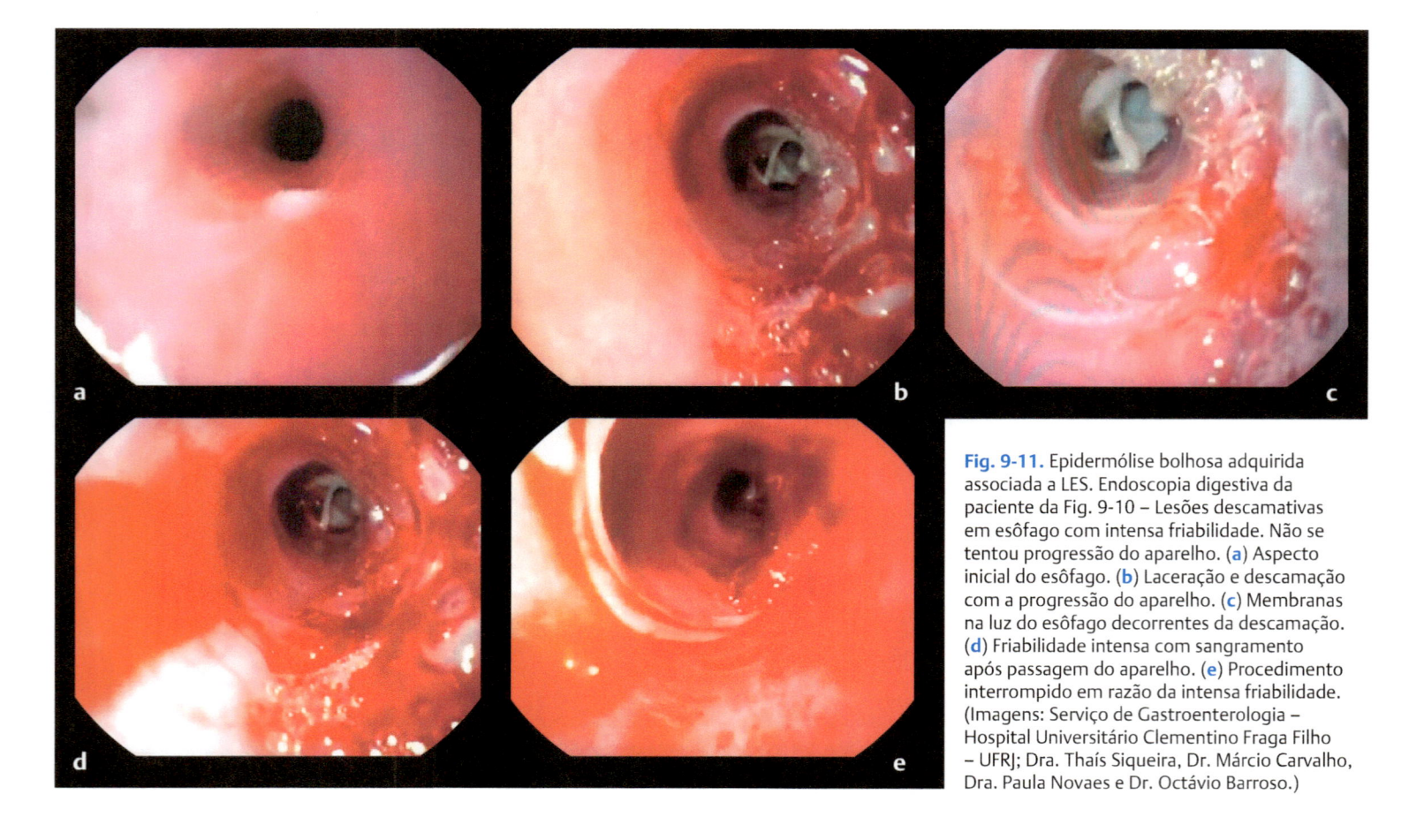

Fig. 9-11. Epidermólise bolhosa adquirida associada a LES. Endoscopia digestiva da paciente da Fig. 9-10 – Lesões descamativas em esôfago com intensa friabilidade. Não se tentou progressão do aparelho. (a) Aspecto inicial do esôfago. (b) Laceração e descamação com a progressão do aparelho. (c) Membranas na luz do esôfago decorrentes da descamação. (d) Friabilidade intensa com sangramento após passagem do aparelho. (e) Procedimento interrompido em razão da intensa friabilidade. (Imagens: Serviço de Gastroenterologia – Hospital Universitário Clementino Fraga Filho – UFRJ; Dra. Thaís Siqueira, Dr. Márcio Carvalho, Dra. Paula Novaes e Dr. Octávio Barroso.)

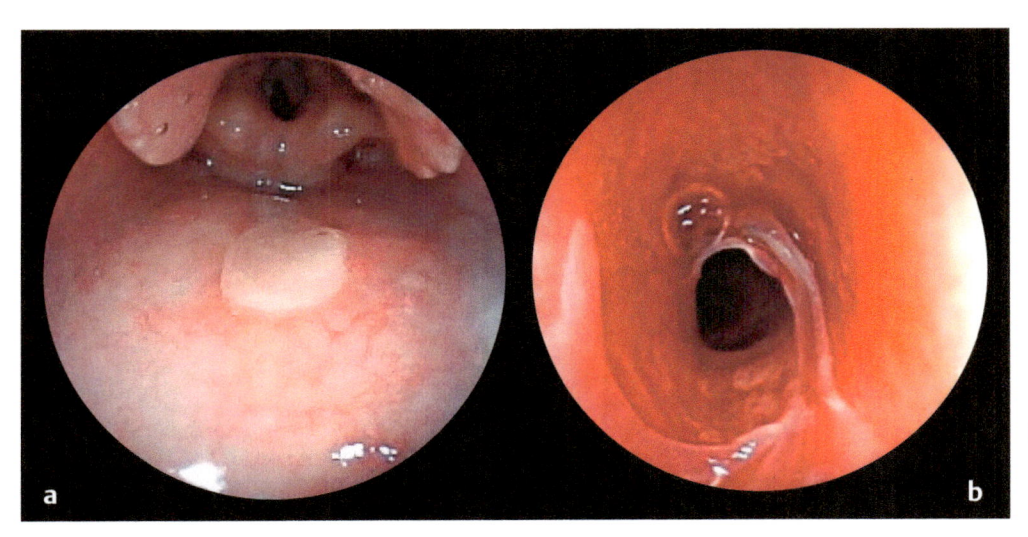

Fig. 9-12. (a) Úlcera em orofaringe. (b) Descamação e laceração da mucosa do esôfago após passagem do endoscópio. (Imagens Dr. Paulo Fernando Souto Bittencourt.)

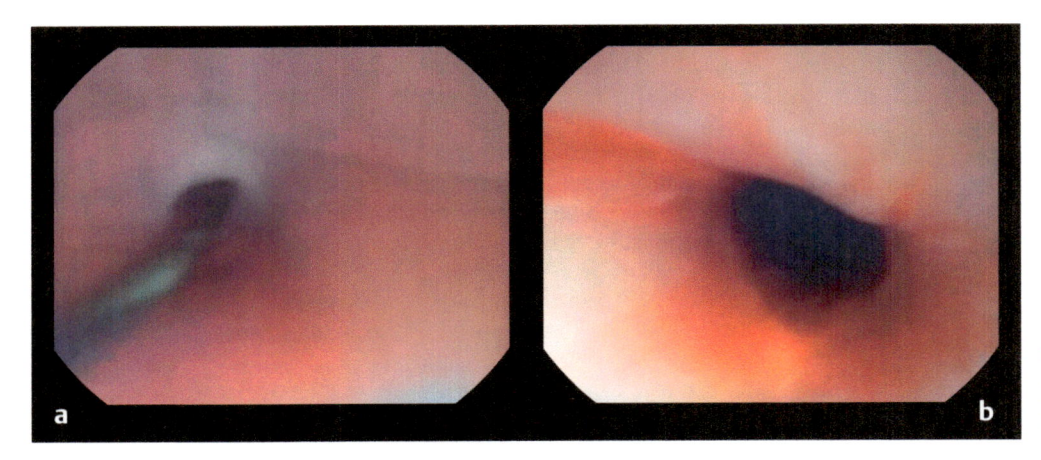

Fig. 9-13. Epidermólise bolhosa. Estenose de esôfago superior. (a) Pré-dilatação, com fio-guia já posicionado. (b) Pós-dilatação. (Imagens Dra. Mariza Rodrigues de Faria.)

Manifestações otorrinolaringológicas são comuns na EB e relacionadas com a formação de bolhas nas mucosas, principalmente na orofaringe e esôfago (Fig. 9-12), seguida de ruptura e cicatrização hipertrófica, levando à anquiloglossia, estenose de esôfago (Fig. 9-13), estenose de laringe e estenose de vestíbulo nasal. A estenose de esôfago predomina no 1/3 superior, estando relacionada com a ingestão de alimentos que causa danos direto à mucosa esofágica, enquanto que o acometimento de porções mais inferiores do esôfago é precipitado ou agravado pelo refluxo gastroesofágico. A dilatação endoscópica deve ser realizada somente quando a disfagia é significativa e com cautela extrema, preferencialmente com aparelho ultrafino. O emprego da budesonida viscosa como tratamento coadjuvante das estenoses esofágicas na EB parece reduzir a frequência de formação de estenoses, do número de sessões de dilatação e aumento da qualidade de vida desses pacientes.[35,36]

Por tratar-se de uma doença que acomete predominantemente crianças, está mais bem descrito no Capítulo de Anomalias Congênitas do Esôfago.

Síndrome de Stevens-Johnson (SSJ) ou Eritema Multiforme

A SSJ é uma reação cutânea grave de hipersensibilidade tardia a fármacos, acometendo predominantemente pele e membranas mucosas, sendo considerada uma emergência médica pela sua letalidade.[37] Em alguns casos está relacionada com presença de infecções bacterianas, fúngicas ou virais.

O diagnóstico é com base principalmente na história e nos sintomas clínicos, com lesões cutâneas suspeitas e sinal de Nikolsky. A biópsia de pele é fundamental no diagnóstico diferencial, sendo observadas na patologia: derme com infiltrado inflamatório mínimo e superficial – geralmente perivesicular, necrose da epiderme e alteração vacuolar ou bolhas subepidérmicas.

Na fase aguda da SSJ surgem lesões cutâneas precedidas por sintomas sistêmicos inespecíficos, como: febre, mialgia, cefaleia, angina de garganta, lacrimejamento, rinite e tosse. Formam-se lesões dermatológicas típicas "em alvo" ou pápulas edematosas com acometimento de mucosas orais, genitais e/ou ocular - erosões mucosas com placas eritematosas, pápulas, vesículas e bolhas, por vezes pruriginosos e confluentes, se inicia na porção superior do tronco e face, envolvendo também a região palmoplantar. O centro das lesões cutâneas pode ser vesicular, purpúrico ou mesmo necrótico.[38]

A endoscopia digestiva está indicada na presença de sintomas digestivos, principalmente odinofagia e disfagia. Os achados são semelhantes aos dermatológicos, com a presença desde áreas de eritema a erosões, úlceras com diferentes profundidades ou mesmo uma esofagite descamativa.[39]

Pênfigo Vulgar

O pênfigo pertence a um grupo de doenças autoimunes bolhosas resultantes da perda de adesão entre os queratinócitos, chamada acantólise. Conforme a camada acometida, pode ser clinicamente dividido em pênfigo vulgar (PV), com dano na camada suprabasal, ou foliáceo (PF), acomete camadas mais superficiais da epiderme, de menor gravidade, sem lesão na mucosa.[40]

O PV é uma doença rara, mais comum em mulheres, entre a 4ª e 6ª décadas, clinicamente caracterizado pela formação de vesículas ou bolhas, flácidas, de tamanhos variáveis, em pele/mucosa normais ou eritematosas, com conteúdo seroso claro, purulento ou sanguinolento, superficiais ou profundas. Essas lesões se rompem com facilidade e dão origem a erosões irregulares, com coloração avermelhada, extremamente dolorosas, que logo são recobertas por um tipo de pseudomembrana, e são circundadas por eritema difuso.[39] Estas lesões acometem pele e mucosas: oral, faríngea, laríngea, esofágica, nasal, conjuntiva e genital. O envolvimento oral costuma preceder o dermatológico em até um ano, com ardor oral intenso, hálito fétido e sialorreia, podendo resultar em odinofagia e dificuldade de fonação. Quando há acometimento esofágico, estes sintomas são acrescidos de disfagia e dor retroesternal.[41,42]

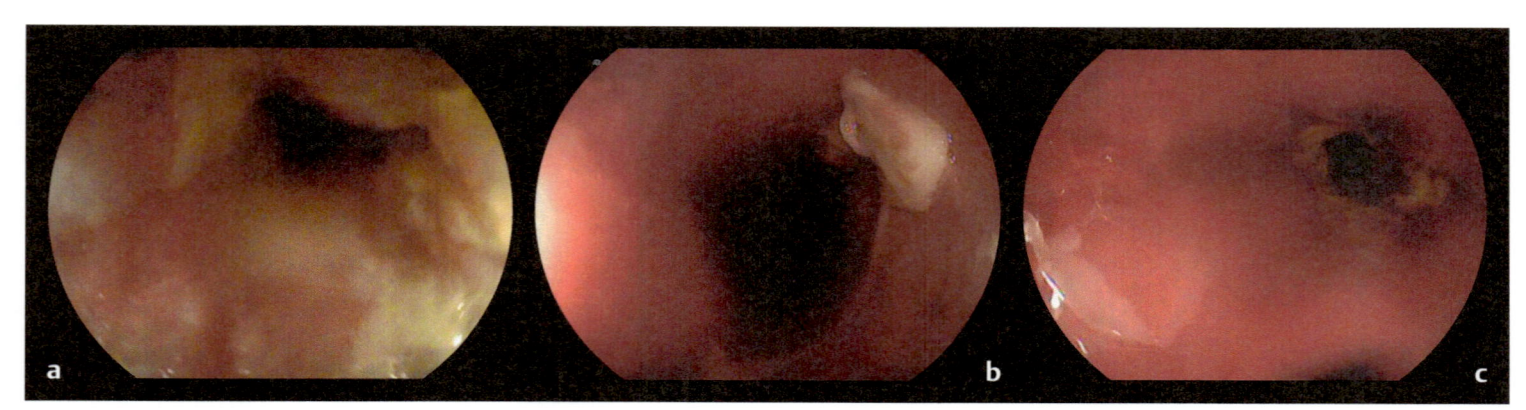

Fig. 9-14. Pênfigo bolhoso. (**a**) Esofagite esfoliativa recoberta com secreção. (**b**) Pseudomembranas em mucosa de esôfago. (**c**) Esofagite esfoliativa com descamação e hiperemia da mucosa. (Imagens: Dr. Marcelo Neves.)

Há predisposição genética relacionada com o antígeno de histocompatibilidade HLA-A26, necessitando da presença de defeitos imunológicos e fatores exógenos para atuarem como gatilhos: vírus, drogas e agentes físicos.[43]

Um elemento semiotécnico de simples execução no diagnóstico do PV é o sinal de Nikolsky, caracterizado pela formação de bolhas ao se pressionar a pele aparentemente normal próxima às lesões preexistentes. Outro sinal útil é o de Nikolsky II ou sinal de Asboe-Hansen, observado quando durante a compressão vertical da bolha, quando há extensão lateral da mesma. Estes sinais, todavia, não são patognomônicos de PV, podendo estar presentes em outras doenças bolhosas.[43]

O emprego da endoscopia digestiva alta no diagnóstico do PV é controverso, uma vez que o atrito da passagem do aparelho poderia agravar as lesões faringoesofágicas. Contudo, ela permite avaliação da extensão da doença e biópsias para confirmação diagnóstica e diferenciação de possíveis infecções oportunistas.[44,45] Os achados endoscópicos podem estar presentes mesmo em pacientes assintomáticos e variam desde lesões eritematosas, estrias longitudinais, erosões e ulcerações, até uma esofagite esfoliativa ou dissecante superficial, envolvendo predominantemente o terço superior do esôfago[46] (Fig. 9-14 e Vídeo 9-4). A biópsia deve conter a membrana basal e preferencialmente ser coletada acima e abaixo da lesão bolhosa e não nela. Estudos por imunofluorescência direta (IFD) da mucosa esofagiana ou mesmo da pele sadia costumam ser positivos, permitindo um diagnóstico precoce.[43] O teste de radioimunoensaio (ELISA) também pode ser útil para o diagnóstico, com a detecção de anticorpos circulantes IgG pela utilização de Dsg1 e Dsg3 recombinantes.[47]

Recomenda-se tratamento com corticoides e imunossupressores, e as sequelas esofágicas dependem da profundidade das lesões observadas, podendo o esôfago cicatrizar sem evidência de lesões ou mesmo apresentar estenoses.

Pênfigo Paraneoplásico (PPN)

O pênfigo paraneoplásico (PPN) é uma doença bolhosa, autoimune, rara, associada à neoplasia oculta ou previamente diagnosticada, também conhecida como síndrome multiorgânica autoimune paraneoplásica (PAMS), em geral em doenças mieloproliferativas e neoplasias hematológicas, como: doença de Hodgkin, leucemia linfocítica crônica, doença de Castleman, timomas, macroglobulinemia de Waldestron e gamapatia monoclonal.[48]

Em geral se inicia com surgimento de lesões orais, erosões e ulcerações extremamente dolorosas que acometem a mucosa e lábios. As lesões costumam ser resistentes ao tratamento clínico, e o material necrótico é geralmente exuberante. O envolvimento da mucosa conjuntival, esofágica e anogenital também é descrito, bem como o palmoplantar e ungueal.[49-52] O diagnóstico de PPN é com base nos achados clínicos, endoscópicos, anatomopatológicos e corroborado por estudos imunológicos, com imunofluorescência.[53] Ao exame endoscópico as lesões esofágicas assemelham-se às lesões da cavidade oral, podendo apresentar espectro variado de formas, desde eritema, erosões e ulcerações polimorfas até a formação de pseudomembranas.[51]

Necrose Esofagiana Aguda (Black Esophagus)

A necrose esofagiana aguda é conhecida como *black esophagus*, ou esofagite necrotizante aguda, resulta de alterações isquêmicas decorrentes de complicações hemodinâmicas, com hipoperfusão, associada à maior fragilidade e redução da função reparadora da mucosa em pacientes geralmente graves e desnutridos, aumento do refluxo gastroesofágico pela gastroparesia, comum nestes casos de disfunção de múltiplos órgãos, sepse, pós-operatórios, fenômenos tromboembólicos e malignidades. A imagem endoscópica clássica é o aspecto enegrecido da mucosa, circunferencial em esôfago, predominantemente distal, com interrupção na junção gastroesofagiana (97%).[45] A apresentação clínica geralmente é por hemorragia digestiva, complicações sépticas, mediastinite, formação de hematomas, abscessos e estenose de esôfago distal. A infecção pode ocorrer não somente por agentes bacterianos, porém, também, virais (CMV, HSV) e fúngicas (*Candida*). Está relacionada com alto índice de mortalidade (32%). A biópsia pode ser feita, mas não essencial no seu diagnóstico, porém, recomenda-se o envio do material de biópsia pela avaliação de infecção por agentes bacterianos, virais e fúngicos (Fig. 9-15 e Vídeo 9-5). Dentre as complicações na fase aguda, a mais grave é a perfuração (7% dos casos).[54]

Trata-se de uma condição rara com incidência de 0,01 a 0,28% com base em análises retrospectivas, com predomínio no sexo masculino (4:1), em qualquer idade, porém, principalmente, na 6ª década, associada a várias comorbidades.[55,56]

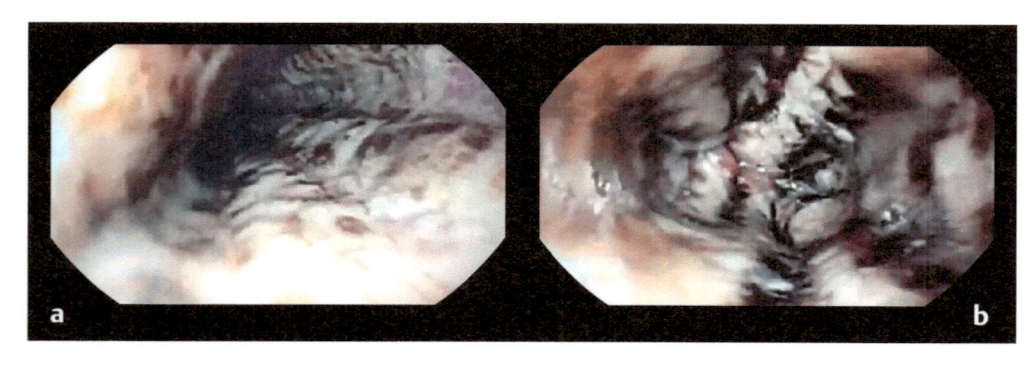

Fig. 9-15. (**a, b**) Necrose esofagiana aguda – mucosa enegrecida, exsudatos amarelados, friabilidade intensa, redução de distensibilidade, em esôfago distal até a região de transição esofagogástrica. (Imagens Dr. Alexandre Dias Pelosi – InCA – RJ.)

Um sistema de classificação de progressão da doença proposto segue abaixo.[30]

- *Estágio 0:* estado pré-necrótico.
- *Estágio 1:* fase aguda - com mucosa enegrecida, exsudatos amarelados, friabilidade intensa, redução de distensibilidade, acometendo esôfago distal até a região de transição esofagogástrica.
- *Estágio 2:* fase de cicatrização – áreas enegrecidas residuais, exsudato esbranquiçado espesso, com *debris* necrótico e áreas de mucosa em regeneração. Em geral após 1 mês. Já pode-se identificar estenose.
- *Estágio 3:* fase de recuperação – alterações cicatriciais da mucosa, podendo apresentar estenose (10%). Pode ser tratado com supressão ácida (bloqueador de bomba de próton e sucralfato e endoscopicamente com dilatação).

O diagnóstico diferencial do aspecto endoscópico se faz com melanoma maligno, *acantose nigricans*, deposição de carvão, pseudomelanose ou melanocitose de esôfago, ingesta de corrosivos.

As abordagens cirúrgicas são reservadas para os casos de perfuração e mediastinite, drenagem de abscessos.

REFERÊNCIAS BIBLIOGRÁFICAS

1. Dellon ES, Erichsen R, Baron JA, Shaheen NJ, Vyberg M, Sorensen HT et al. The increasing incidence and prevalence of eosinophilic oesophagitis outpaces changes in endoscopic and biopsy practice: national population-based estimates from Denmark. Aliment Pharmacol Ther. 2015;41(7):662-70.
2. Furuta GT, Liacouras CA, Collins MH, Gupta SK, Justinich C, Putnam PE et al. First International Gastrointestinal Eosinophil Research Symposium (FIGERS) Subcommittees. Eosinophilic Esophagitis in Children and Adults: A Systematic Review and Consensus Recommendations for Diagnosis and Treatment. Gastroenterology. 2007;133(4):1342-1363.
3. Orenstein SR, Shalaby TM, Di Lorenzo C, Putnam PE, Sigurdsson L, Mousa H et al. The spectrum of pediatric eosinophilic esophagitis beyond infancy: a clinical series of 30 children. Am J Gastroenterol. 2000;95(6):1422-1430.
4. Dellon ES, Liacouras CA, Molina-Infante J, Furuta GT, Spergel JM, Zevit N et al. Updated International Consensus Diagnostic Criteria for Eosinophilic Esophagitis: Proceedings of the AGREE Conference. Gastroenterology. 2018;155(4):1022-1033 e1010.
5. Liacouras CA, Furuta GT, Hirano I, Atkins D, Attwood SE, Bonis PA, et al. Eosinophilic esophagitis: updated consensus recommendations for children and adults. J Allergy Clin Immunol. 2011;128(1):3-20 e26; quiz 21-22.
6. Arias A, González-Cervera J, Tenias JM, Lucendo AJ. Efficacy of dietary interventions for inducing histologic remission in patients with eosinophilic esophagitis: a systematic review and meta-analysis. Gastroenterology. 2014;146(7):1639-48.
7. Kagalwalla AF, Sentongo TA, Ritz S, Hess T, Nelson SP, Emerick KM et al. Effect of six-food elimination diet on clinical and histologic outcomes in eosinophilic esophagitis. Clin Gastroenterol Hepatol. 2006;4(9):1097-102.
8. Sgouros SN, Bergele C, Mantides A. Eosinophilic esophagitis in adults: a systematic review. Eur J Gastroenterolo Hepatol. 2006;18(2):211-217.
9. Helou EF, Simonson J, Arora AS. 3-Yr-Follow-Up of Topical Corticosteroid Treatment for Eosinophilic Esophagitis in Adults. Am J Gastroenterol. 2008; 103(9):2194-2199.
10. Kaplan M, Mutlu EA, Jakate S, Bruninga K, Losurdo J et al. A. Endoscopy in eosinophilic esophagitis: "feline" esophagus and perforation risk. Clin Gastroenterol Hepatol. 2003;1(6):433-437.
11. Fox VL. Eosinophilic esophagitis: endoscopic findings. Gastroint Endosc Clin N Am. 2008;18(1):45-57.
12. Kukuruzovic RH, O'Loughlin EV, Markowitz JE. Non-surgical interventions for eosinophilic oesophagitis. Cochrane Database Syst Rev. 2004;(3):CD004065.
13. Aceves SS, Furuta GT, Spechler SJ. Integrated approach to treatment of children and adults with eosinophilic esophagitis. Gastrointest Endosc Clin N Am. 2008;18(1):195-217.
14. Robles-Medranda C, Villard F, le Gall C, Lukashok H, Rivet C, Bouvier R et al. Severe Dysphagia in Children with Eosinophilic Esophagitis and Esophageal Stricture: An Indication for Balloon Dilation? J Pediatr Gastroenterol Nutr. 2010; 50(5):516-520.
15. Schoepfer AM, Gonsalves N, Bussmann C, Conus S, Simon HU, Straumann A et al. Esophageal dilation in eosinophilic esophagitis: effectiveness, safety, and impact on the underlying inflammation. Am J Gastroenterol. 2010;105(5):1062-1070.
16. Dougherty M, Runge TM, Dellon ES. Esophageal dilation with either bougie or balloon technique as a treatment for eosinophilic esophagitis: a systematic review and meta-analysis. Gastrointest Endosc. 2017;86(4):581-591.e3.
17. Arora AS, Perrault J, Smtrk TC. Topical corticosteroid treatment of dysphagia due to eosinophilic esophagitis in adults. Mayo Clin Proc. 2003;78(7):830-835.
18. Cohen MS, Kaufman AB, Palazzo JP, Nevin D, Dimarino AJ Jr, Cohen S. An audit of endoscopic complications in adult eosinophilic esophagitis. Clin Gastroenterol Hepatol. 2007;5(10):1149-1153.
19. Bohm M, Richter JE. Treatment of eosinophilic esophagitis: overview, current limitations, and future direction. Am J Gastroenterol. 2008;103(10):2635-2644.
20. Costa MHM, Biccas BN. Doenças Sistêmicas com Manifestações Esofágicas. In: Averbach M., Ferrari Jr AP, Segal F, Ejima FH, de Paulo GA, Fang HL et al. Tratado Ilustrado de Endoscopia Digestiva. 1. ed. Rio de Janeiro: Thieme Revinter Publicações; 2018.
21. Lock G, Holstege A, Lang B, Schölmerich J. Gastrointestinal manifestations of progressive systemic sclerosis. Am J Gastroenterol. 1997;92:763-71.
22. Marie I, Hatron PY, Levesque H, Hachulla E, Hellot MF, Michon-Pasturel U et al. Influence of age on characteristics of polymyositis and dermatomyositis in adults. Medicine (Baltimore). 1999;78(3):139-47.
23. Carpenter JR, Bunch TW, Engel AG, O'Brien PC. Survival in polymyositis: corticosteroids and risk factors. J Rheumatol. 1977;4(2):207-14.
24. Nica AE, Alexa LM, Ionescu AO, Andronic O, Păduraru DN. Esophageal disorders in mixed connective tissue diseases. J Med Life. 2016;9(2):141-3.
25. Pope JE. Other Manifestations of Mixed Connective Tissue Disease. Rheum Dis Clin N Am. 2005;31(3):519-33.
26. [No authors listed]. Criteria for diagnosis of Behçet's disease. International Study Group for Behçet's Disease. Lancet. 1990;335(8697):1078-80.
27. Yashiro K, Nagasako K, Hasegawa K, Maruyama M, Suzuki S, Obata H. Esophageal lesions in intestinal Behçet's disease. Endoscopy. 1986;18(2):57-60.
28. Ward EM, Woodward TA, Mazlumzadeh M, Calamia KT. Gastrointestinal disease in Behçet's disease. Adv Exp Med Biol. 2003;528:459-64.
29. Castrucci G, Alimandi L, Fichera A, Altomonte L, Zoli A. Changes in esophageal motility in patients with lupus erythematosus: an esophago-manometric study. Minerva Dietol Gastroenterol. 1990;36(1):3-7.
30. Gutierrez F, Valenzuela JE, Ehresmann GR, Quismorio FP, Kitridou RC. Esophageal dysfunction in patients with mixed connective tissue diseases and systemic lupus erythematosus. Dig Dis Sci. 1982;27(7):592-7.
31. Ramirez-Mata M, Pena Ancira FF, Alarcon-Segovia D. Abnormal esophageal motility in primary Sjögren's syndrome. J Rheumatol. 1976;3(1):63-7.
32. Volter F, Fain O, Mathieu E, Thomas M. Esophageal function and Sjögren's syndrome. Dig Dis Sci. 2004;49(2):248-53.
33. Bittencourt PFS, Ferreira SDCAR. Afecções Congênitas do Esôfago. In: Averbach M., Ferrari Jr AP, Segal F, Ejima FH, de Paulo GA, Fang HL, et al. Tratado Ilustrado de Endoscopia Digestiva. Rio de Janeiro: Thieme Revinter Publicações; 2018.
34. Taniuchi K, Inaoki M, Nishimura Y, Mori T, Takehara K. Nonscarring inflammatory epidermolysis bullosa acquisita with esophageal involvement and linear IgG deposits. J Am Acad Dermatol. 1997;36:320-2.
35. Anderson SH, Meenan J, Williams KN, Eady RA, Prinja H, Chappiti U et al. Efficacy and safety of endoscopic dilation of esophageal strictures in epidermolysis bullosa. Gastrointest Endosc. 2004;59:28-32.
36. Azizkhan RG, Stehr W, Cohen AP, Wittkugel E, Farrell MK, Lucky AW, et al. Esophageal strictures in children with recessive dystrophic epidermolysis bullosa: An 11-year experience with fluoroscopically guided balloon dilatation. J Pediatr Surg. 2006;41:55-60.
37. Harr T, French LE. Toxic epiderma; necrolysis and Stevens-Johnson syndrome. Orphanet J Rare Dis. 2010;5:39-50.
38. Bastuji-Garin S, Rzany B, Stern RS, Shear NH, Naldi L, Roujeau JC. Clinical classification of cases of toxic epidermal necrolysis, Stevens Johnson syndrome, and erythema multiforme. Arch Dermatol. 1993;129:92-96.

39. Stoschus B, Allescher HD. Drug-induced dysphagia. Dysphagia. 1993;8(2):154-9.
40. Hertl M, Veldman C. Pemphigus--paradigm of autoantibody-mediated autoimmunity. Skin Pharmacol Appl Skin Physiol. 2001;14(6):408-18.
41. Endo H, Rees TD, Matsue M, Kuyama K, Nakadai M, Yamamoto H. Early detection and successful management of oral pemphigus vulgaris: a case report. J Periodontol. 2005;76(1):154-60.
42. Mignogna MD, Lo Muzio L, Bucci E. Clinical features of gingival pemphigus vulgaris. J Clin Periodontol. 2001;28:489-93.
43. Scully C, Challacombe SJ. Pemphigus vulgaris: update on etiopathogenesis, oral manifestations, and management. Crit Rev Oral Biol Med. 2002;13(5):397-408.
44. Galloro G, Mignogna M, de Werra C, Magno L, Diamantis G, Ruoppo E. The role of upper endoscopy in identifying oesophageal involvement in patients with oral pemphigus vulgaris. Dig Liver Dis. 2005;37:195-199.
45. Gurvits GE, Shapsis A, Lau N, Gualtieri N, Robilotti JG. Acute esophageal necrosis: a rare syndrome. J Gastroenterol. 2007;42:29-38.
46. Cesar WG, Barrios MM, Maruta CW, Aoki V, Santi GG. Oesophagitis dissecans superficialis: an acute, benign phenomenon associated with pemphigus vulgaris. Clin Exp Dermatol. 2009;34:e614-16.
47. Lenz P, Amagai M, Volc-Platzer B, Stingl G, Kirnbauer R. Desmoglein 3-ELISA: a pemphigus vulgaris-specific diagnostic tool. Arch Dermatol. 1999;135:90-98.
48. Camisa C, Helm TN. Paraneoplastic pemphigus is a distinct neoplasia-induced autoimmune disease. Arch Dermatol. 1993 Jul;129(7):883-6.
49. Anhalt GJ. Paraneoplastic pemphigus. J Investig Dermatol Symp Proc. 2004;9(1):29-33.
50. Cervinia AB, Tosib V, Kimb SH, Bocian M, Chantada G, Nousari C et al. Pénfigo paraneoplásico/síndrome multiorgánico autoimmune paraneoplásico. Presentación de dos casos en la edad infantil. Revisión de la literature. Actas Dermosifiliogr. 2010;101(10):879-886.
51. Ferrando J, Mascaró JM. Pénfigo paraneoplásico. Un cuadro dermatológico específico de neoplasia linfoide. Piel. 2002;17:27-32.
52. Sehgal VN, Srivastava G. Paraneoplastic pemphigus/paraneoplastic autoimmune multiorgan syndrome. Int J Dermatol. 2009;48:162-9.
53. Kimyai-Asadi A, Jih MH. Paraneoplastic pemphigus. Int J Dermatol. 2001;40:367-72.
54. Gurvits GE. Black esophagus: Acute esophageal necrosis syndrome. World J Gastroenterol. 2010;16(26):3219-25.
55. Augusto F, Fernandes V, Cremers MI, Oliveira AP, Lobato C, Alves AL et al. Acute necrotizing esophagitis: a large retrospective case series. Endoscopy. 2004;36:411-415.
56. Lacy BE, Toor A, Bensen SP, Rothstein RI, Maheshwari Y. Acute esophageal necrosis: report of two cases and a review of the literature. Gastrointest Endosc. 1999;49:527-532.

ESOFAGITES INFECCIOSAS

Paula Peruzzi Elia

INTRODUÇÃO

As esofagites são causadas mais comumente por condições não infecciosas, em especial pela doença do refluxo gastroesofágico (DRGE). No entanto, outras causas de esofagite também são descritas, como a esofagite infecciosa, esofagite eosinofílica (Fig. 10-1) e a induzida por comprimidos (Fig. 10-2)[1-4]

A esofagite infecciosa é mais comum em pacientes imunodeprimidos, e os fatores de risco incluem uso de antibióticos, corticoides tópicos ou sistêmicos, exposição à quimioterapia ou à radioterapia, síndromes de imunodeficiência, incluindo a síndrome da imunodeficiência adquirida (AIDS).[2,3] Dentre as esofagites infecciosas, a infecção fúngica por *Candida* sp. é a mais comum, porém infecções por outros tipos de fungos, vírus, bactéria ou parasitas[1] também podem ocorrer. O isolamento de certos microrganismos na mucosa esofagiana pode não estar relacionado com o fator etiológico (Quadro 10-1).

Em pacientes imunocompetentes são observadas em especial naqueles com alterações motoras, obstrução mecânica do esôfago, como no pós-operatório de fundoplicatura, estenoses de etiologias diversas, pacientes com esclerodermia e acalasia, e em uso de próteses dentárias (Fig. 10-3).

O quadro clínico mais comum é o desenvolvimento de sintomas de forma aguda, como disfagia e odinofagia. Este quadro leva à redução da ingesta alimentar, o que pode agravar o quadro clínico dos pacientes imunossuprimidos pela piora do seu estado nutricional.[2,3] Outros sintomas incluem dor retroesternal, febre, recusa alimentar, emagrecimento e tosse, além de complicações graves, como hemorragia digestiva, estenoses, fístulas ou perfurações.

Quadro 10-1. Esofagites Infecciosas – Microrganismos Isolados nas Esofagites

Fúngicas	▪ *Candida* – *C. albicans* é a mais comum ▪ Histoplasmose ▪ Blastomicose ▪ *Aspergillus*
Virais	▪ Citomegalovírus (CMV) ▪ *Herpes simplex* vírus (HSV) ▪ HIV (úlceras idiopáticas atribuídas ao próprio HIV) ▪ Papilomavírus humano (HPV) ▪ Epstein-Barr vírus (EBV) ▪ Herpes-Zóster (HZV)
Bacterianas	▪ Micobactérias *(Mycobacterium tuberculosis, avium, intracellulare)* ▪ Actinobactérias ▪ *Treponema pallidum*

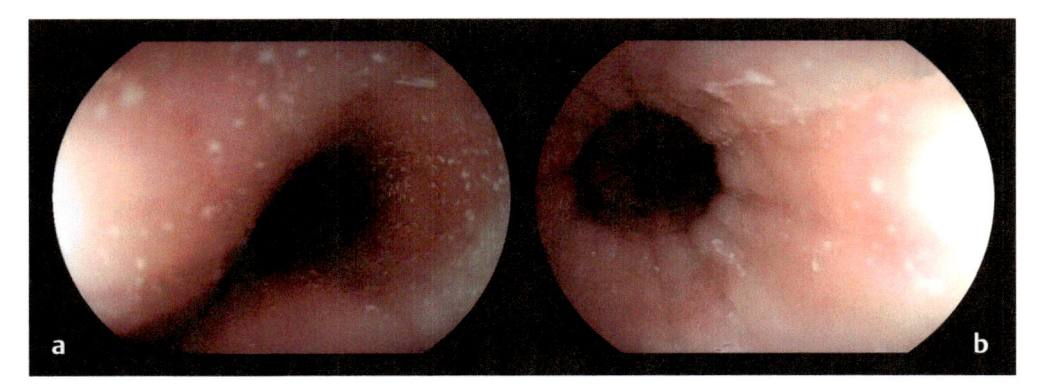

Fig. 10-1. (a, b) Esofagite eosinofílica.

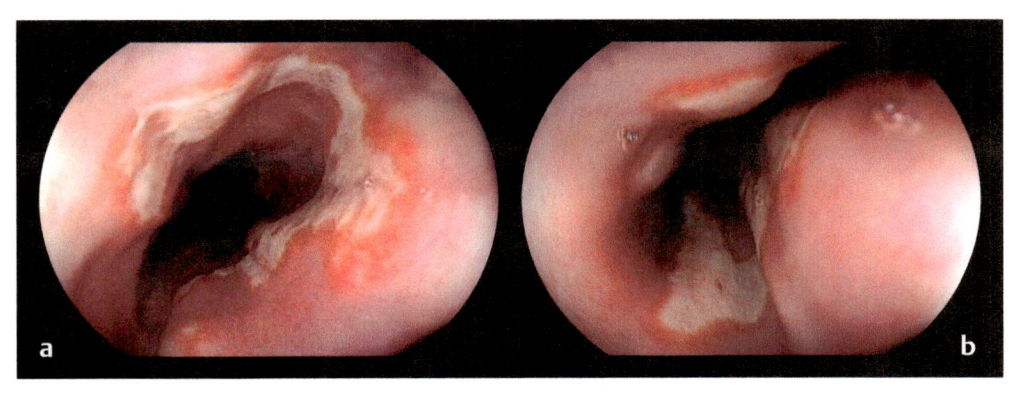

Fig. 10-2. (a, b) Úlcera esofagiana por comprimido.

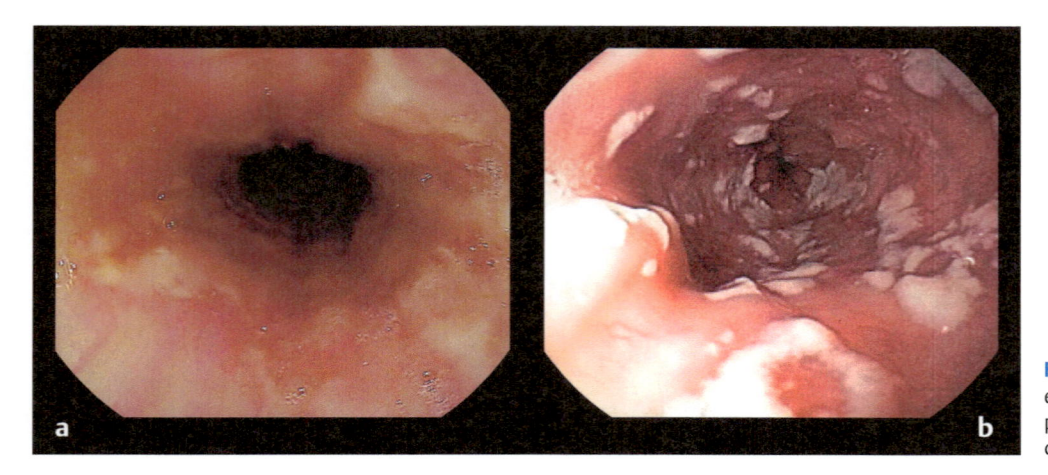

Fig. 10-3. (a) Esofagite por *Candida* em paciente em programa de dilatação esofagiana por estenose péptica. (b) Candidíase esofagiana. Paciente cirrótico em programa de ligadura elástica.

O diagnóstico é realizado por anamnese clínica, exame físico com avaliação da orofaringe, achados endoscópicos e histológicos.[2] O melhor exame diagnóstico é a endoscopia digestiva, que permite a avaliação da mucosa esofagiana, coleta de biópsias para exame histopatológico e a realização de PCR e escovado citológico, que aumentam a acurácia diagnóstica, porém nem sempre possível.

ESOFAGITE POR *CANDIDA*

Embora a *Candida* seja considerada parte da flora habitual dos humanos, a esofagite por *Candida* ocorre quando há alterações na imunidade celular, com um desequilíbrio na flora habitual, fazendo com que este fungo se prolifere e fique aderido ao esôfago, formando placas branco-amareladas. Após a DRGE, é a segunda causa mais comum de esofagite.[1,2]

A candidíase de orofaringe e de esôfago pode ocorrer em idosos, pacientes em uso de dentaduras ou aparelhos dentários, pacientes tratados com antibioticoterapia ou corticoterapia, submetidos à radioterapia ou quimioterapia de cabeça e pescoço e em estados de imunodeficiência, como na AIDS, *diabetes mellitus*, insuficiência suprarrenal, supressão ácida por IBP e alcoolismo[1,2] (Fig. 10-4).

A sintomatologia inclui perda do paladar, dor durante a alimentação ou deglutição, embora muitos pacientes possam ser assintomáticos.

O diagnóstico é feito pela presença de placas esbranquiçadas aderidas à mucosa, enantema, associadas ou não a ulcerações. As placas não são removidas facilmente com a lavagem e podem apresentar mucosa subjacente ulcerada ou friável. O aspecto endoscópico da esofagite por *Candida* foi descrito por Kodsi Be *et al.*, em 1976, e está apresentado no Quadro 10-2.[1,5]

O padrão ouro para o diagnóstico é a confirmação histológica da infecção. A histologia evidencia esporos, hifas ou pseudo-hifas compatíveis com infecção por *Candida* sp. As colorações mais utilizadas são prata metenamina de Grocott e ácido periódico de Schiff (PAS). Exame de Gram ou KOH visualiza a pseudo-hifa. As biópsias confirmam o diagnóstico.

Em cerca de 50% dos casos ocorrem coinfecção com vírus, como Citomegalovírus e Herpes ou mesmo idiopáticas em infectados por HIV, principalmente nos casos de doença avançada e contagem de CD4 < 200 células/µL.[2,3] (Fig. 10-5)

A esofagite por *Candida* é a mais comum, embora outras espécies também possam ser encontradas, como Criptococose, histoplasmose, blastomicose e aspergilose, que são descritas ocasionalmente.

O diagnóstico diferencial inclui outras causas de esofagite infecciosa, esofagite induzida por medicamentos e esofagite eosinofílica.

O tratamento da esofagite por *Candida* consiste no uso antifúngico sistêmico e não apenas tratamento local, em especial nos pacientes com imunossupressão.[2,3]

Quadro 10-2. Aspecto Endoscópico da Esofagite por *Candida* – Kodsi

Grau	Descrição
I	Poucas placas brancas de até 2 mm, com enantema, mas sem edema ou ulceração (Figs. 10-4 a 10-6)
II	Múltiplas placas brancas elevadas, maiores que 2 mm, com enantema e edema, mas sem ulceração (Fig. 10-7)
III	Placas elevadas confluentes, lineares e nodulares, com enantema e ulceração (Fig. 10-8)
IV	Achados do grau III com membranas friáveis e, ocasionalmente, diminuição do lúmen esofágico (Fig. 10-9)

Fonte: Kodsi BE et al.[5]

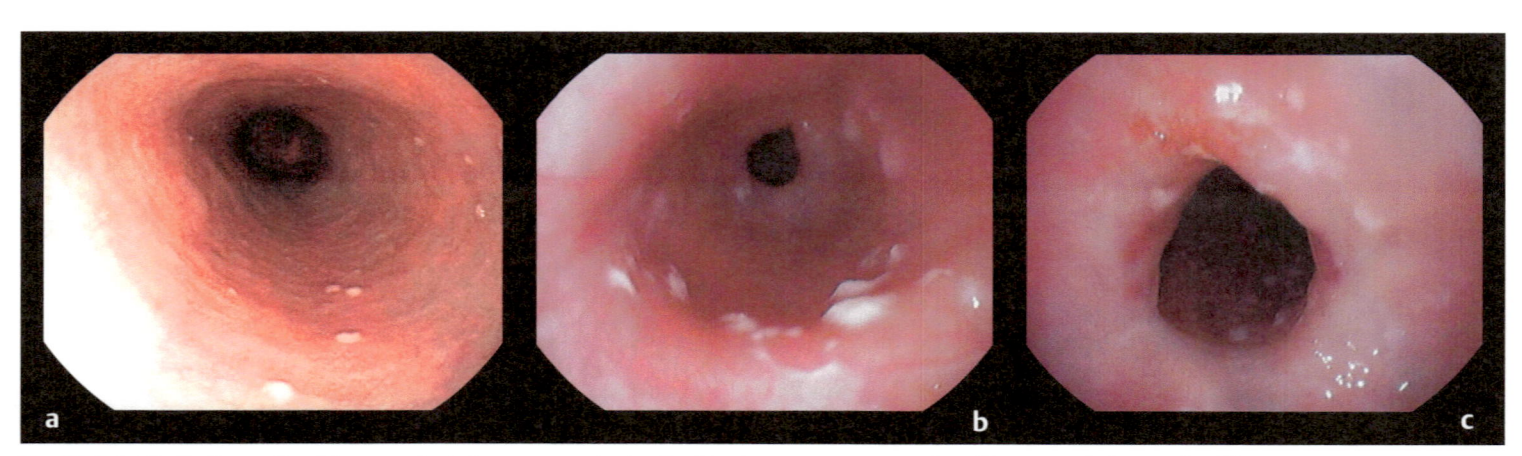

Fig. 10-4. (a) Esofagite por *Candida* em paciente imunocompetente. (b, c) Lactente com estenose de esôfago e esofagite por *Candida*.

CAPÍTULO 10 ▪ ESOFAGITES INFECCIOSAS

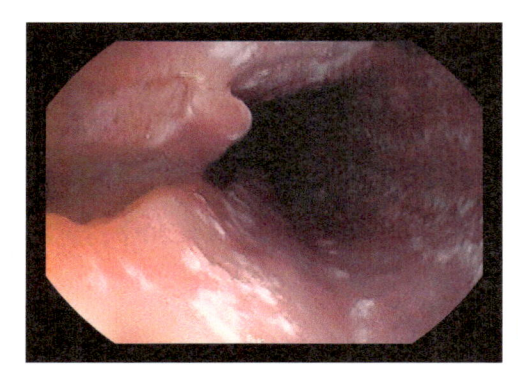

Fig. 10-5. Candidíase esofagiana associada à úlcera por CMV.

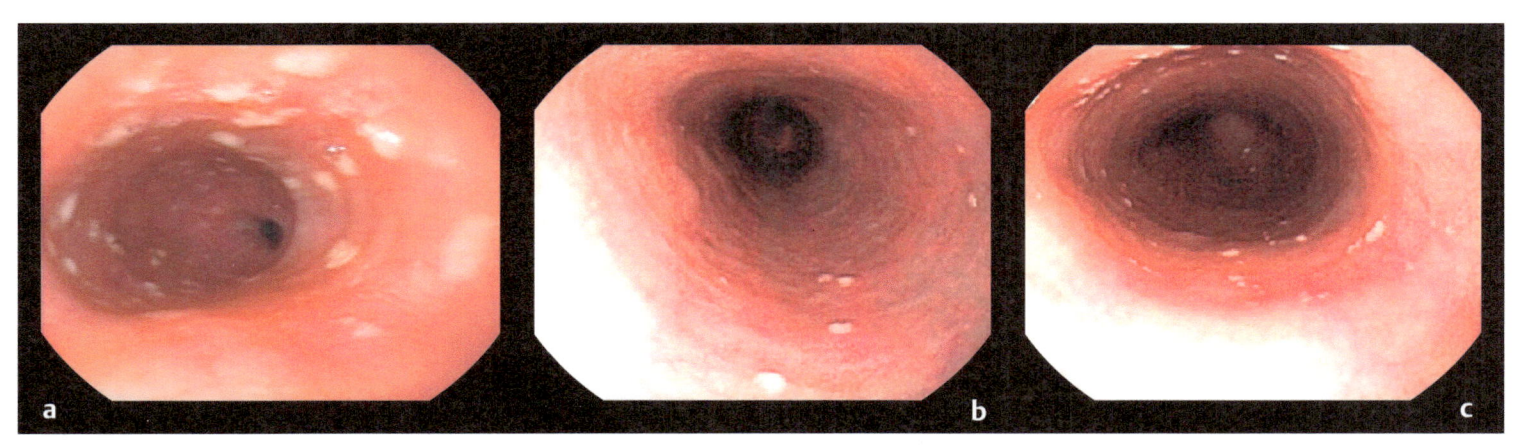

Fig. 10-6. (a-c) Esofagite por *Candida* – Classificação de Kodsi I.

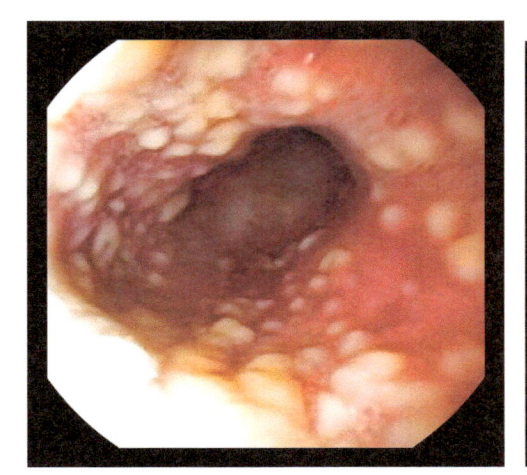

Fig. 10-7. Esofagite por *Candida* – Classificação de Kodsi II.

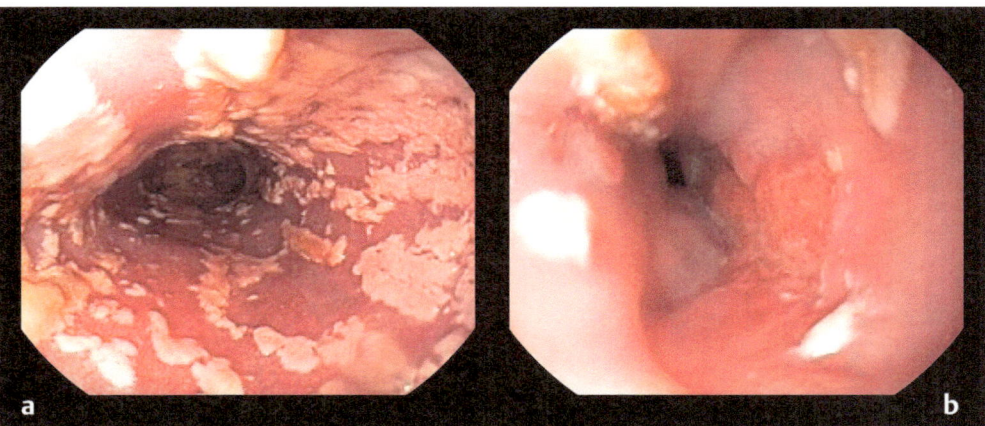

Fig. 10-8. (a) Esofagite por *Candida* – Classificação de Kodsi III. **(b)** Esofagite por *Candida* com úlcera associada.

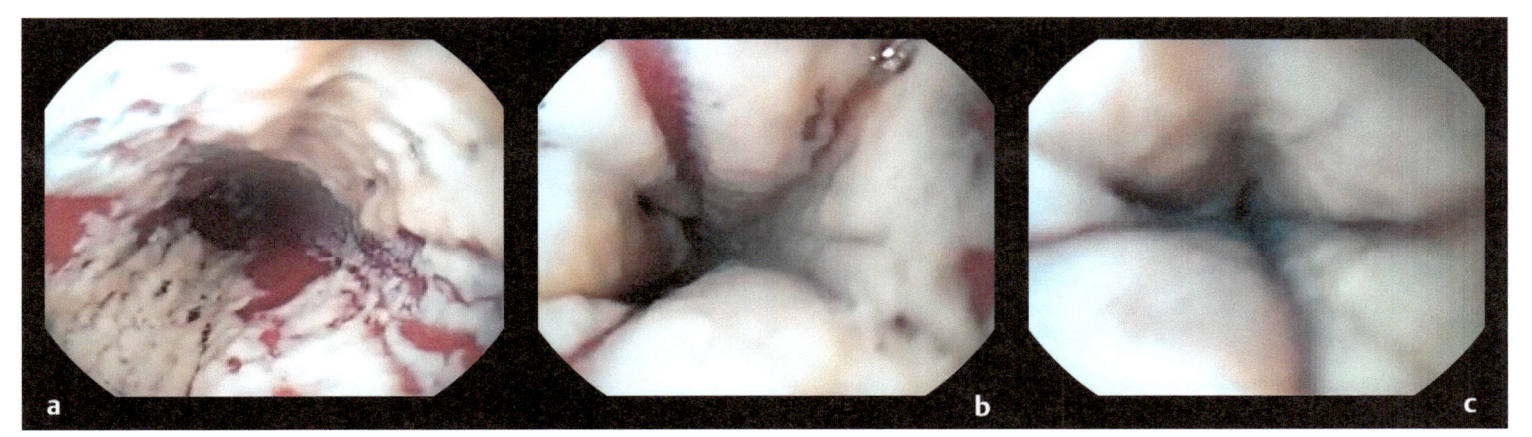

Fig. 10-9. (a-c) Candidíase recobrindo toda mucosa. **(c)** Leve resistência à progressão do aparelho.

ESOFAGITE POR VÍRUS DO HERPES

A esofagite pelo vírus do herpes é mais comumente encontrada em pacientes com alteração da imunidade, em especial em transplantados de órgãos sólidos e de medula óssea. Embora, menos frequentemente, também possa ocorrer em pacientes imunocompetentes.[2,6] A infecção ocorre por reativação do herpes com disseminação para o esôfago pelo nervo vago ou por extensão direta de infecção da cavidade oral para o esôfago. Assim como a infecção herpética orolabial, também está mais relacionada com o vírus da Herpes tipo 1, embora também possa ocorrer pelo HSV-tipo 2.[2,6]

Os sintomas incluem disfagia e odinofagia, febre e dor retroesternal em cerca de 50% dos casos.[2,6] Podem apresentar herpes labial coexistente ou úlceras em orofaringe. Geralmente tem um curso autolimitado, como na infecção herpética dos lábios. Podem ter complicações, como sangramento digestivo, impactação alimentar, formação de fístula traqueoesofágica, necrose, perfuração e infecção sistêmica.[2]

Existe uma associação recente descrita entre esofagite herpética e a esofagite eosinofílica, que será apresentada a seguir neste capítulo.

O aspecto endoscópico depende da fase da infecção (Fig. 10-10 e Vídeos 10-1 e 10-2). Em estágios iniciais são identificadas pequenas vesículas, arredondadas, circundadas por enantema.[2] O descolamento das vesículas resulta em úlceras rasas, bem delimitadas, dispersas e circundadas por mucosa íntegra. Com a evolução da infecção, as úlceras que a envolvem podem-se tornar mais profundas, exsudativas e coalescerem. São bem circunscritas e têm aparência vulcânica (Fig. 10-11). O desnudamento do epitélio de revestimento pode ocorrer nos casos mais graves. Esofagite erosiva difusa também pode estar presente. As biópsias devem ser obtidas das bordas da lesão, onde se encontram alterações citopáticas. Achados histológicos incluem: células multinucleadas gigantes, com aspecto característico de "vidro fosco" e com inclusões eosinofílicas. Na imuno-histoquímica, glicoproteínas do HSV podem ser úteis.[2,6]

O tratamento depende da condição de imunidade do paciente. Paciente imunocompetente tem resolução espontânea em 2 a 3 semanas, embora responda mais rápido se tratados com aciclovir oral 200 mg, 5×/dia ou 400 mg, 3×/dia.

Pacientes com odinofagia grave requerem hospitalização para medicação venosa inicial e troca por medicamento oral após melhora.[2,3] O foscarnet está indicado quando não houver resposta à terapia, por causa do desenvolvimento de resistência às drogas pelo vírus.[2,3]

Esofagite por Vírus do Herpes Associada à Esofagite Eosinofílica

A relação entre esofagite eosinofílica e esofagite herpética tem sido descrita recentemente[7,8] (Fig. 10-12). Existe um grande debate se a esofagite herpética for o agente causador da esofagite eosinofílica, ou se ela for fator predisponente para a esofagite herpética. A lesão tecidual do esôfago causada pela esofagite herpética pode resultar na quebra da barreira esofagiana, com hiperatividade a antígenos ambientais e alimentares, acarretando em secreção de citocinas e inflamação eosinofílica.[7,8] Entretanto, a infecção herpética pode ser apenas um complicador da esofagite eosinofílica, cuja mucosa inflamada é mais suscetível a infecções por fungos e/ou vírus.[2,7,8]

ESOFAGITE POR CITOMEGALOVÍRUS

Esofagite por citomegalovírus (CMV) é a segunda infecção mais comum do TGI por este vírus, após a colite.[2,9,10] Ocorre mais comumente em pacientes submetidos a transplante, em hemodiálise, infectados pelo HIV ou em uso em longo prazo de corticoide. Não há casos descritos em pacientes imunocompetentes.[2,10] Estudos mostram que cerca de 80% da população mundial apresentam sorologia positiva para citomegalovírus. A infecção acontece como consequência de 3 mecanismos:

- 60% ocorrem de forma primária em paciente com imunidade normal, com poucos sintomas ou de forma assintomática.
- 10-20% ocorrem no grupo de pacientes com vírus latente, que se reativa quando o sistema imune fica comprometido.
- 10-20% apresentam uma superinfecção.

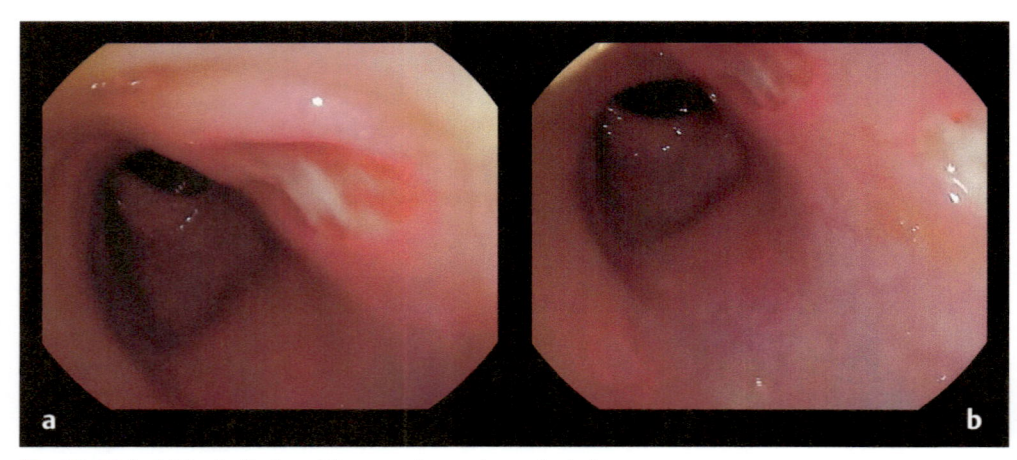

Fig. 10-10. (a, b) Esofagite herpética em crianças transplantadas.

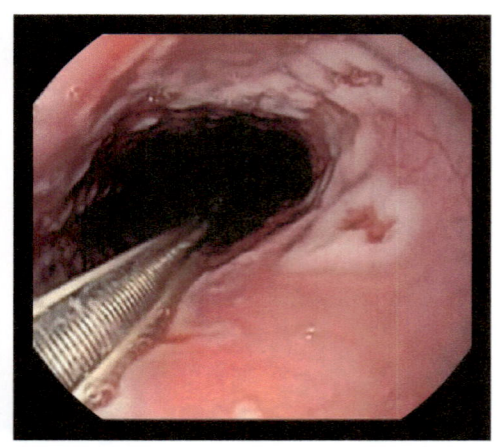

Fig. 10-11. Esofagite por HSV.

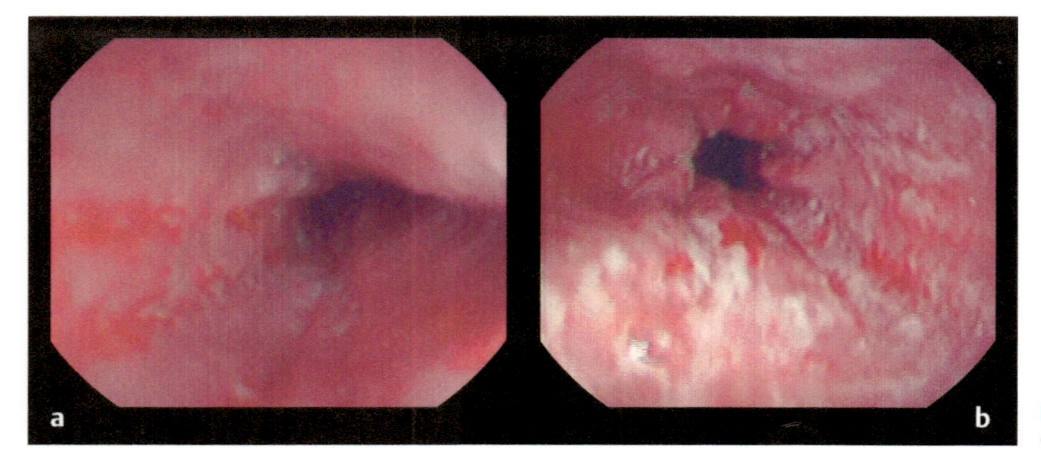

Fig. 10-12. (a, b) Criança com eosfagite herpética e eosinofílica.

Os sintomas incluem febre, odinofagia e náuseas, e ocasionalmente tem dor retrosternal. O exame endoscópico revela ulceração solitária grande ou erosões no esôfago distal. As úlceras tendem a ser lineares ou profundas (Figs. 10-5 e 10-13). As biópsias confirmam destruição do tecido e presença de corpos de inclusão citoplasmática ou intranuclear.

O tratamento é realizado por 3 a 6 meses, mas a duração ideal não é bem conhecida. A manutenção é controversa e inclui ganciclovir ou foscarnet. Na recidiva uma boa opção é valganciclovir.

O diagnóstico diferencial entre esofagite herpética e por citomegalovírus não é fácil, e os achados histológicos e a confirmação do PCR demoram alguns dias, retardando o diagnóstico e início do tratamento antiviral adequado.[2,10,11] Além do mais, cerca de ¼ dos pacientes tem sobreposição entre estas duas infecções, e a coinfecção, esofagite por herpes e CMV, tem maior incidência de complicações, como sangramento e perfurações.[11] Os achados endoscópicos auxiliam no diagnóstico diferencial, mas não são patognomônicos. A esofagite herpética normalmente envolve o terço médio e o distal do esôfago e se apresenta com múltiplas úlceras rasas, com vesículas, bolhas ou pseudomembranas e com bordos regulares e edemaciados. As úlceras são discretas, e a mucosa subjacente parece normal. As úlceras podem ser coalescentes ou geográficas.[6] As úlceras da esofagite por CMV tendem a ser profundas, isoladas ou múltiplas, com aparência longitudinal, serpiginosas, cicatrizantes, base irregular, exsudato amarelado e com envolvimento circunferencial (Figs. 10-13 a 10-15). Pode haver complicações graves, como estenose de esôfago (Fig. 10-16), sangramento e perfuração (Fig. 10-17 e Vídeo 10-3).

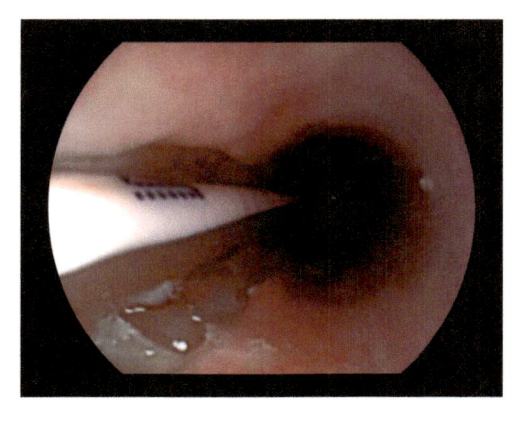

Fig. 10-13. Úlcera extensa e profunda. CMV em paciente com HIV.

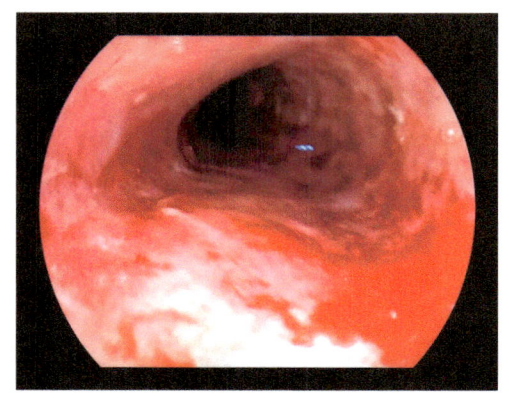

Fig. 10-14. Esofagite por CMV.

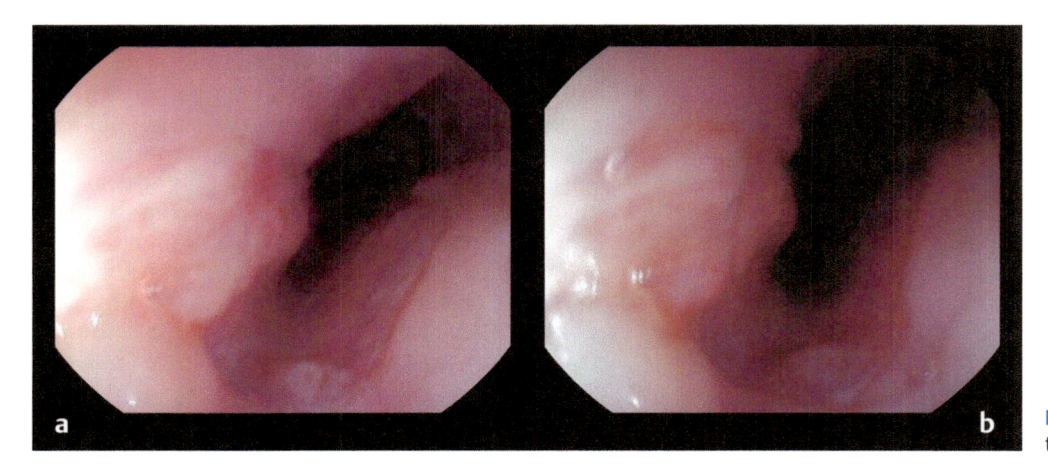

Fig. 10-15. (a, b) Esofagite ulcerada em crianças transplantadas tratadas com o CMV.

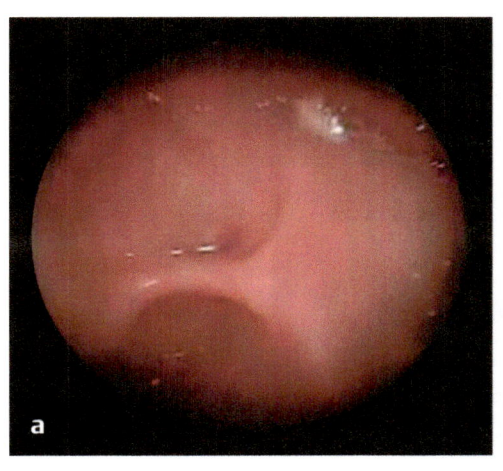

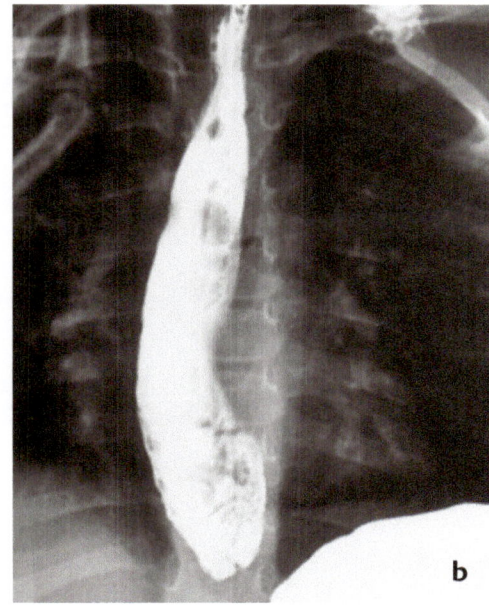

Fig. 10-16. (a, b) Estenose total de esôfago por CMV.

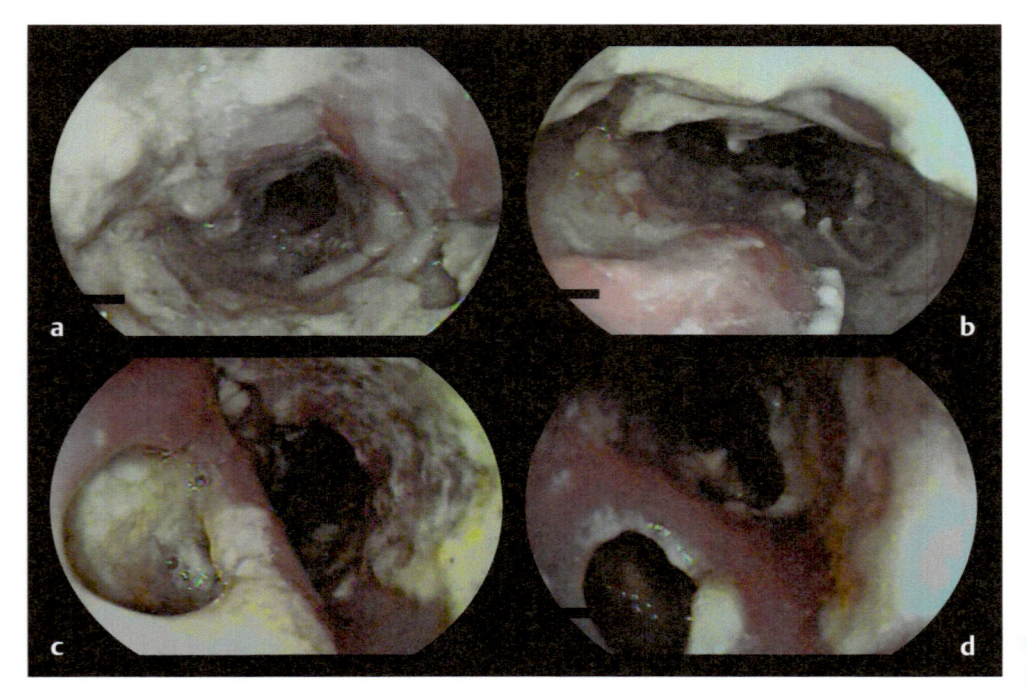

Fig. 10-17. (a-d) Esofagite por CMV complicada com perfuração.

No exame histopatológico, através da hematoxilina e eosina, observam-se grandes células, em especial fibroblastos e células endoteliais, que apresentam núcleos volumosos, com inclusões citoplasmáticas eosinofílicas grandes, circundadas por halo claro periférico, dando a configuração de "olho de coruja". A imuno-histoquímica aumenta a sensibilidade do diagnóstico para 93% e especificidade para 100%.[2,10] O tratamento é realizado com ganciclovir ou foscarnet.

ESOFAGITE POR PAPILOMA

O papiloma de esôfago costuma ser um achado acidental durante o exame endoscópico.[2] A sua incidência varia de 0,01% a 0,45% das endoscopias.[12] Geralmente é assintomático, se caracterizando por uma lesão simples, isolada, localizada em terço médio ou distal. A etiologia não é bem compreendida. Existem hipóteses que relacionam o papiloma de esôfago com reações inflamatórias secundárias a lesões químicas ou mecânicas do esôfago, como doença do refluxo gastroesofágico (DRGE), fumo, álcool, impactação alimentar, lesão cáustica e infecção pelo *Human papilomavirus* (HPV).[2,12-14] Existem controvérsias sobre a relação de DRGE com papilomavírus, podendo ser mais coincidência que relação de causa e efeito.

O aspecto endoscópico é característico, embora não patognomônico, e inclui lesão elevada, séssil, menos comumente subpediculada ou pediculada, medindo entre 2 a 8 mm no seu maior diâmetro, superfície granulosa, coloração esbranquiçada, geralmente solitária, embora possa ser múltipla (Fig. 10-18).[2,12,14] De acordo com estudo de Wong *et al.*[14] a presença de três características principais, que incluem crescimento exofítico, aparência verrucosa e *NBI* com vasos atravessando a lesão, sugere o diagnóstico, com valor preditivo de 88,2%.

Diagnóstico diferencial: acantose *nigricans*, hiperplasia de células escamosas com atipia (leucoplasia), bordo verrucoso de carcinoma de células escamosas, em especial o carcinoma verrucoso. O aspecto histológico corresponde a múltiplas projeções de delicados eixos fibrovasculares centrais, recobertos por um epitélio escamoso estratificado, com aspecto verrucoso ou digitiforme.

A presença de múltiplos papilomas em esôfago é rara, e quando presente, em especial quando acomete o esôfago proximal, tem sido relacionada com a infecção pelo HPV.[2] Estas lesões são mais grosseiras que o papiloma isolado, com lesões múltiplas esparsas ou aglomeradas, tamanho variado, coloração esbranquiçada e superfície verrucosa.

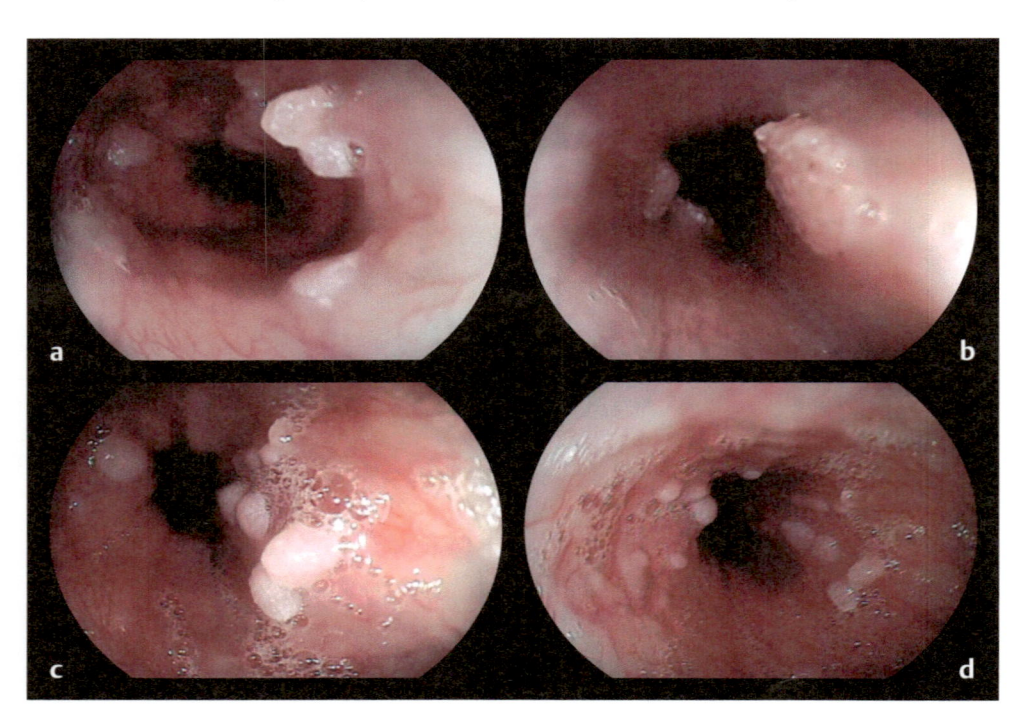

Fig. 10-18. (a-d) Papiloma de esôfago em criança imunocompetente.

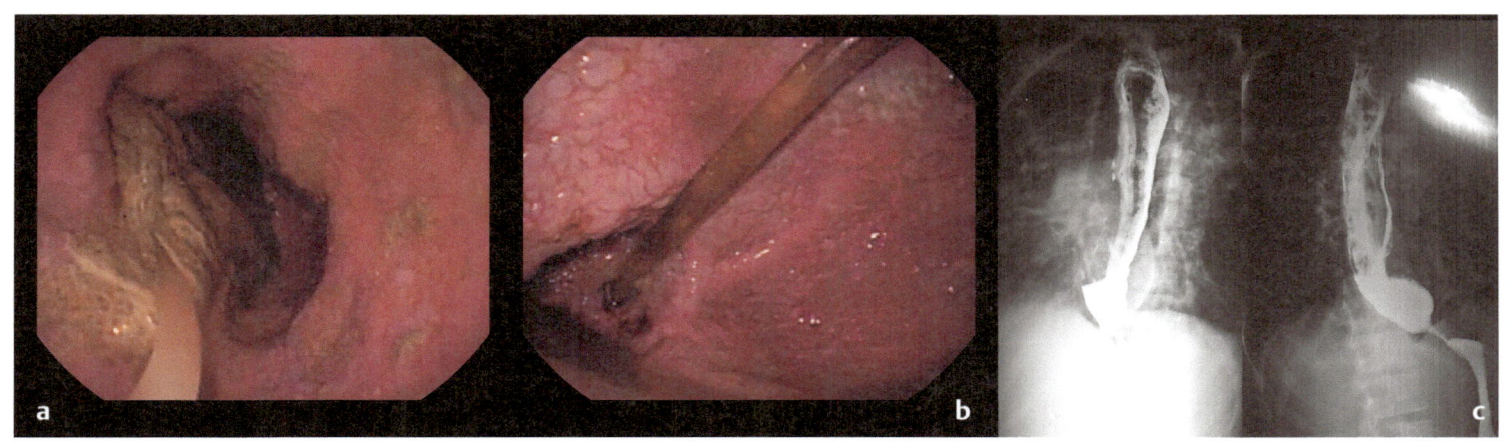

Fig. 10-19. Acalasia. (a) Estase intraluminal. (b) Identificação da cárdia após remoção de resíduos. (c) Imagem radiológica.

Existem mais de 100 genótipos conhecidos de HPV, que são divididos de acordo com sua progressão para malignidade em alto e baixo riscos.[12] Entretanto, a distribuição dos genótipos no papiloma escamoso de esôfago não é bem estudada. Embora papiloma de esôfago seja considerado uma lesão benigna, existem controvérsias quanto ao seu potencial maligno, e mais estudos são necessários para entender o papel oncogênico no esôfago.

Por causa de a associação a câncer de orofaringe e anorretal e o papiloma serem um precursor de carcinoma de células escamosas em outros locais do corpo, recomenda-se a remoção endoscópica.[12] Devem ser removidas com a menor manipulação possível, com pinça de biópsias ou alça de polipectomia. Existe relato de uso de ablação de radiofrequência, embora mais estudos sejam necessários.[12] A associação a HPV é confirmada com presença de efeitos citopáticos na amostra avaliada e pela detecção do vírus no tecido pela técnica de imunofluorescência.

OUTRAS ESOFAGITES INFECCIOSAS

A tripanossomíase americana ou doença de Chagas é uma doença causada pelo protozoário *Trypanosoma cruzi*, em que 10% dos pacientes infectados têm acometimento do trato gastrointestinal. Estes pacientes têm com frequência envolvimento do esôfago e do cólon, associados à forma cardíaca, constituindo a doença crônica mista.[2]

A queixa principal no acometimento do esôfago pela doença de Chagas é a disfagia, podendo ocorrer também tosse, dor torácica e regurgitação. O exame contrastado e manometria são fundamentais para o diagnóstico, e a endoscopia digestiva alta auxilia na identificação de doenças associadas, estase intraluminal e sinais de acalasia[2] (Fig. 10-19).

A sífilis esofágica é causada pelo *Treponema pallidum*. É uma patologia rara, podendo cursar com lesões inflamatórias, estenoses, no curso de outros achados da sífilis terciária.[2]

A tuberculose esofagiana é rara, sendo responsável por, apenas, 0,2 a 1% das manifestações gastrointestinais da doença. Ocorre mais comumente por continuidade dos linfonodos mediastinais para esôfago, resultando em fístula brônquica ou mediastinal, predominando sintomas pulmonares. Cursa com inflamação transmural, podendo causar perfuração[2,15] (Fig. 10-20).

Herpes-zóster e Epstein-Barr são causas raras de esofagite viral, assim como as infecções fúngicas por blastomicose e histoplasmose.[2]

Esofagites Infecciosas nos Pacientes com AIDS

A esofagite por *Candida* é a principal causa de infecção esofagiana em pacientes com HIV, embora também possa ocorrer por *Histoplasma capsulatum*, *Peniccilium chrysogenum* e *Exophiala jeanselmani*, mais raramente.[2,4] A principal causa de infecção viral é o CMV, sendo também a principal causa de úlcera em esôfago nesses pacientes (Figs. 10-5 e 10-13). Por razões desconhecidas o vírus do Herpes é um patógeno menos comum em pacientes infectados pelo HIV. Outras causas raras de infecções virais: EBV, papovavírus, HSV tipo II e HSV-6.

Cerca de 30% dos pacientes com AIDS apresentam sintomas esofagianos durante o curso da infecção pelo HIV.[4] Esta incidência piora com o nível de imunodeficiência, sendo a contagem de CD4 uma ferramenta importante para avaliar o risco de infecção no esôfago. A esofagite por citomegalovírus ocorre, quase que exclusivamente, quando a contagem de CD4 for menor que 100/mm³, e a incidência de HSV é maior naqueles com contagem de CD4 menor do que 100 mm³. A úlcera idiopática do esôfago, uma causa comum de úlcera em esôfago nos pacientes com AIDS, ocorre quando níveis de CD4 estão menores que 50/mm³. É importante lembrar na terapia com imunossupressores, a DRGE aumenta a frequência de esofagite.[2,4,16]

A úlcera idiopática permanece como causa comum e importante em pacientes com HIV. A sua patogênese é desconhecida. Infecções por bactérias e micobactérias também são causas raras de esofagite no HIV. Existe descrição de infecção direta do esôfago pelo *Mycobacterium avium complex*, em todos os estágios de imunodeficiência, e a apresentação pode ser atípica conforme o grau de imunodeficiência. A esofagite por comprimido deve fazer parte do diagnóstico diferencial da esofagite ulcerada em pacientes com AIDS, pela grande quantidade de medicações no seu tratamento. Uma série de medicações utilizadas causa esofagite, como AZT (zidovudina) e zalcitabina.[2,4]

Os dois principais sintomas são disfagia e odinofagia, podendo vir acompanhados de soluços, dor torácica e sangramento, e a candidíase é a principal causa. Quando há febre, náuseas e dor epigástrica, devem-se investigar doenças e lesões mais graves associadas. Embora tenha sido descrita fistulização, em alguns casos, a perfuração franca é rara. O sangramento digestivo não é comum.

A tuberculose esofagiana geralmente ocorre por continuidade dos linfonodos mediastinais para esôfago, resultando em fístula brônquica ou mediastinal, predominando sintomas pulmonares[2,4] (Fig. 10-20).

Na avaliação clínica é importante a avaliação cuidadosa da orofaringe para candidíase oral, sarcoma de Kaposi e ulcerações. A pre-

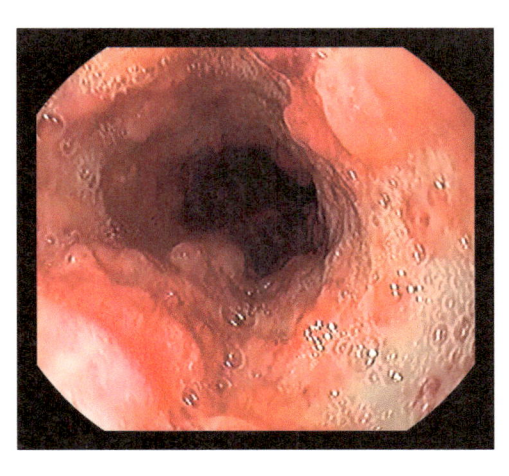

Fig. 10-20. Tuberculose de esôfago.

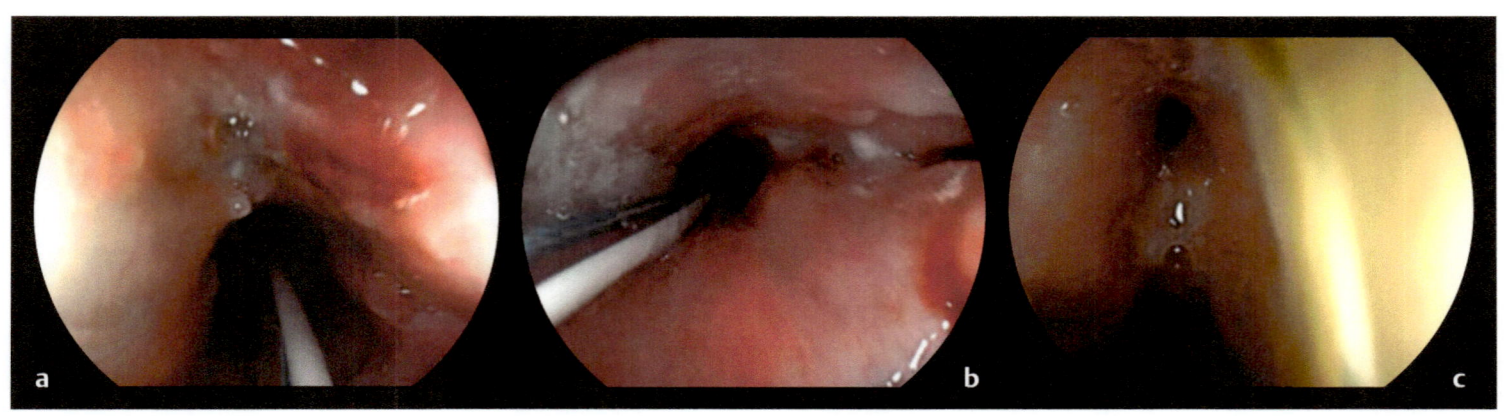

Fig. 10-21. (a) Úlcera extensa e profunda em esôfago – paciente com AIDS. (b) Úlcera esofagiana complicada com fístula. (c) Orifício fistuloso em úlcera – paciente com HIV.

sença de *Candida* oral não confirma que os sintomas do esôfago são pela candidíase. Em 1/3 dos pacientes com candidíase esofagiana não se apresenta na forma oral. E as ulcerações em orofaringe são identificadas em apenas 10% dos pacientes com esofagite viral ou úlcera idiopática solitária.[2,4] Candidíase esofagiana coexiste com outras doenças de esôfago, em 50% dos pacientes infectados pelo HIV.

O exame baritado tem baixa sensibilidade e especificidade. Na candidíase esofagiana visualizamos aparência irregular da superfície mucosa.[4] Em pacientes com infecção por HSV, normalmente, evidencia múltiplas úlceras pequenas. No CMV ou úlcera idiopática solitária evidenciamos uma ou múltiplas úlceras bem circunscritas, com profundidade variável.[2,4] Fístulas para mediastino são visualizadas em CMV, MAC e tuberculose[2,4] (Fig. 10-21 e Vídeo 10-3).

O diagnóstico de úlcera esofagiana idiopática é de exclusão, após investigação endoscópica e histológica. Sempre que se evidenciar uma úlcera em esôfago, é importante obter múltiplas biópsias da margem e base destas lesões. Qualquer anormalidade em estômago e duodeno também deve ser biopsiada.[4]

REFERÊNCIAS BIBLIOGRÁFICAS

1. Magalhães AF, Cordeiro FT, Quilici FA, Machado G, Amarante HMBS, Prolla JC, et al. Endoscopia digestiva diagnóstica e terapêutica. 4 ed. São Paulo: Revinter; 2005.
2. Marcelo A, Ribeiro AVS, Ferrari AP, Cappelanes CA, Ejima FH, Fang HL et al. Endoscopia Digestiva. Diagnóstico e Tratamento. 1 ed. Rio de Janeiro; 2013.
3. Rosolowski M, Klerzkiewicz M. Etiology, diagnosis and treatment of infectious esophagitis. Prz Gastroenterol. 2013;8(6):333-337.
4. Wilcox CM. Advances in GERD. Gastroenterol Hepatol. 2013;9(8):517-519.
5. Kodsi BE, Wickremesinghe C, Kozinn PJ, Iswara K, Goldberg PK. Candida esophagitis: a prospective study of 27 cases. Gastroenterology. 1976;71(5):715-719.
6. Jung KH, Choi J, Gong EJ, Lee JH, Choi KD, Song HJ et al. Can endoscopists differentiate cytomegalovirus esophagitis from herpes simplex virus esophagitis based on gross endoscopic findings? Medicine. 2019;98:1-7.
7. Kim J, Lee K, Lee W. A case of eosinophilic esophagitis associated with herpes esophagitis in a pediatric patients. Clin Endosc. 2019;17:1-6.
8. Squires KAG, Cameron DJ, Oliver M, Junqueira JCF. Herpes simplex and eosinophilic oesophagitis: the chicken or the egg? J Pediatr Gastroenterol Nutr. 2009;49(2):1-5.
9. Hoversten P, Kamboj AK, Wu TT, Katzka DA. Risk factors, endoscopic features, and clinical outcomes of cytomegalovirus esophagitis based on a 10-year analysis at a single center. Clin Gastroenterol Hepatol. 2019;8:1-3.
10. Wang HW, Kuo CJ, Lin WR, Hsu CM, Ho YP, Lin CJ et al. The clinical characteristics and manifestations of cytomegalovirus esophagitis. Dis Esophagus. 2016;29(4):392-399.
11. Albuquerque A, Cardoso H, Ribeiro A, Rios E, Silva R, Magalhaes J et al. Herpes and cytomegalovirus esophagitis. Endoscopy. 2012;44:E242-243.
12. Mavilia M, Wu GY. Esophageal squamous papilloma: A case series and literature review. J Dig Dis. 2018;19(4):254-256.
13. Rebeuh J, Willot S, Bouron-Dal Soglio D, Patey N, Herzog D, Faure C. Esophageal squamous papiloma in children. Endoscopy. 2011;43 Suppl 2 UCTN:E256.
14. Wong MW, Bair MJ, Shih SC, Chu CH, Wang HY, Wang TE et al. Using typical endoscopic features to diagnose esophageal squamous papilloma. World J Gastroenterol. 2016;22(7):2349-2356.
15. Mbiine R, Kabuye R, Lekuya HM, Manyillirah W. Tuberculosis as a primary cause of oesophageal stricture: a case report. J Cardiothorac Surg. 2018;13(58):1-5.
16. Wilcox CM. Approach to esophageal disease in AIDS: A primer for the endoscopist. Tech Gastrointest Endosc. 2002;4(2):59-65.

AFECÇÕES CONGÊNITAS DO ESÔFAGO

Laura Helman ▪ Mariza Rodrigues de Faria ▪ Edward Esteves

INTRODUÇÃO

As origens embriológicas compartilhadas do esôfago e do sistema respiratório, compreendem um espectro de malformações do intestino anterior, em que os defeitos esofágicos frequentemente se correlacionam com defeitos simultâneos na traqueia. Essas malformações incluem a atresia de esôfago (AE) com ou sem fístula traqueoesofágica (FTE), com suas variantes e outras afecções de menor incidência, como fenda laringotraqueofágica, estenose congênita do esôfago, duplicações esofágicas e anéis vasculares.

A epidermólise bolhosa congênita é outra doença rara, de caráter hereditário, que tem manifestação cutânea com formação espontânea, ou ao trauma mínimo, de bolhas, assim como pode acometer mucosas no esôfago, com lesões bolhosas e evoluir para estenose.

Os avanços tecnológicos e da endoscopia digestiva pediátrica obtidos no último milênio no diagnóstico e na terapia minimamente invasiva promoveram uma mudança de paradigma no tratamento das malformações congênitas do esôfago, melhorando a sobrevida e a qualidade de vida dos pequenos pacientes.

ATRESIA DE ESÔFAGO

A atresia de esôfago (AE) é uma malformação congênita que se caracteriza pela interrupção da luz do esôfago, no nível da sua porção torácica, com ausência de segmento em maior ou menor extensão. A prevalência é de 1:2.400 a 1:4.500 nascidos vivos.[1,2] Resulta de alterações no desenvolvimento embrionário do intestino anterior, com separação anormal do esôfago e traqueia.[3] Apresenta vários tipos de classificação, sendo a classificação de Gross, a mais aceita[4] (Fig. 11-1).

AE é frequentemente associada a outras anomalias importantes, sendo comum a associação VACTERL,[5] que consiste em anomalias vertebral, anal, cardíaca, traqueais, esofágicas, renais e de membros. Com exceção dos pacientes com graves malformações associadas, tais como as malformações cardíacas, a sobrevida dos pacientes melhorou acentuadamente, graças ao avanço das técnicas operatórias e aos cuidados pré e pós-operatórios, mudando o foco da mortalidade para morbidade e qualidade de vida.[6-8] Portanto AE não é mais um problema cirúrgico neonatal, mas sim um problema de toda uma vida.[9]

A ultrassonografia pré-natal de rotina, pode sugerir o diagnóstico, mas tem baixa sensibilidade.[10] Os sinais ao nascimento são salivação excessiva, tosse, engasgo e cianose. A passagem de sonda pelo nariz ou cavidade oral, que não progride e enrola no segmento superior do esôfago com radiografia toracoabdominal, utilizando um pouco de contraste diluído pela sonda, fecham o diagnóstico (Fig. 11-2). A presença de ar no estômago indica a presença de FTE.

O atendimento inicial precoce inclui a descompressão do coto esofágico superior, suporte nutricional e manutenção das vias aéreas para estabilização e preparação para correção cirúrgica.

A broncoscopia no pré-operatório imediato pode identificar a presença de mais uma fístula, fístula no coto proximal, fenda laringotraqueoesofágica, estenose traqueal, brônquio traqueal ou, ainda, a presença de traqueomalácia.[11]

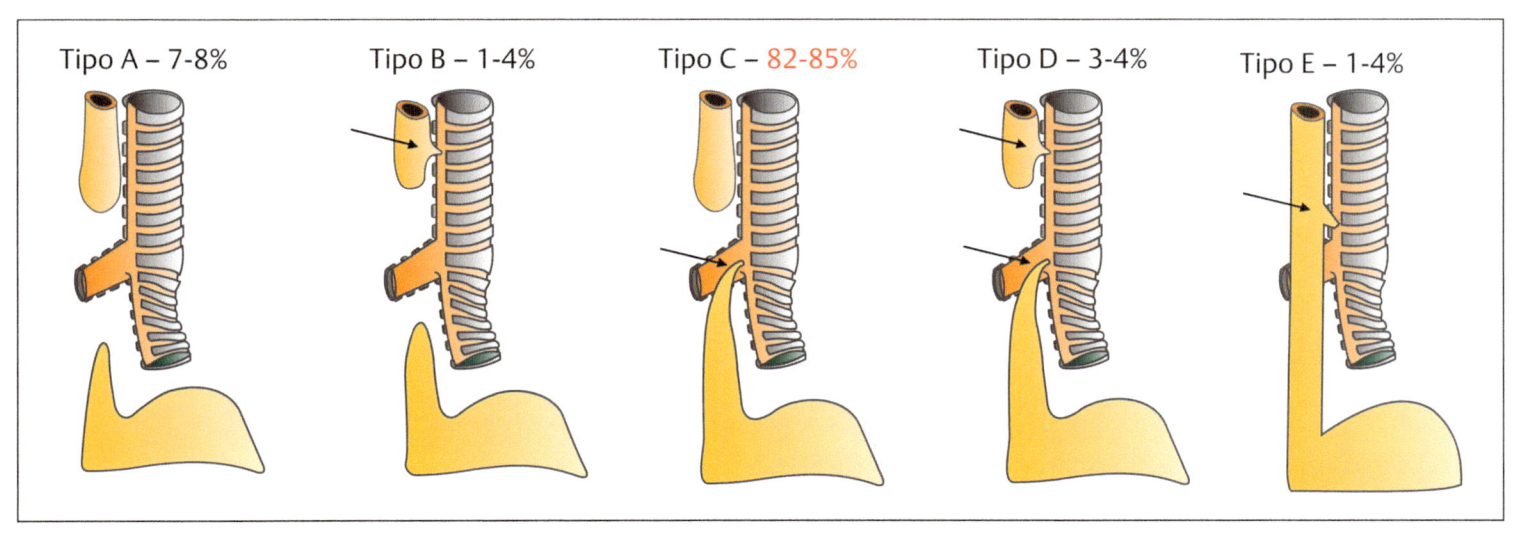

Fig. 11-1. Classificação de Gross com as incidências de cada tipo, a seta identifica o local da fístula. (Ilustração: Edward Esteves.)

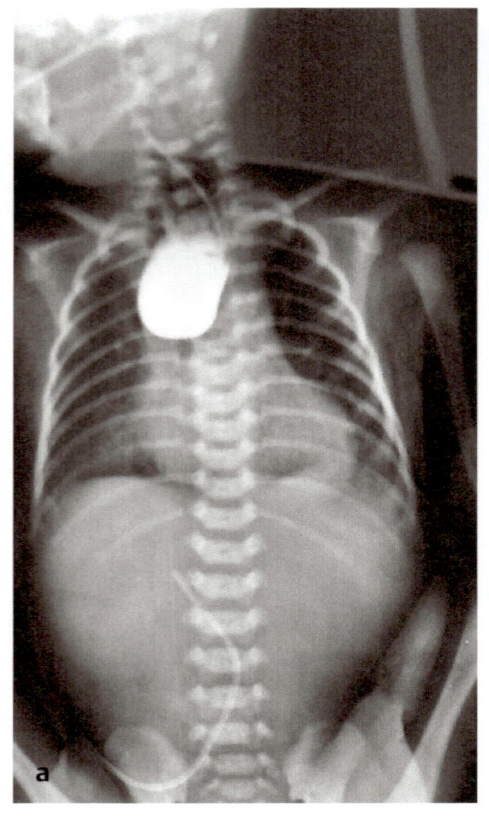

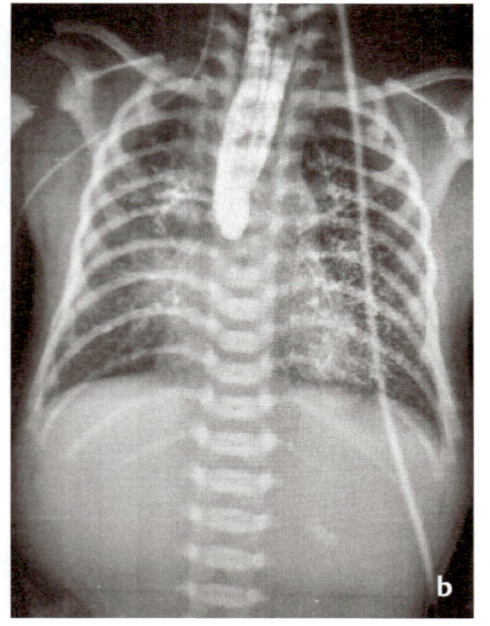

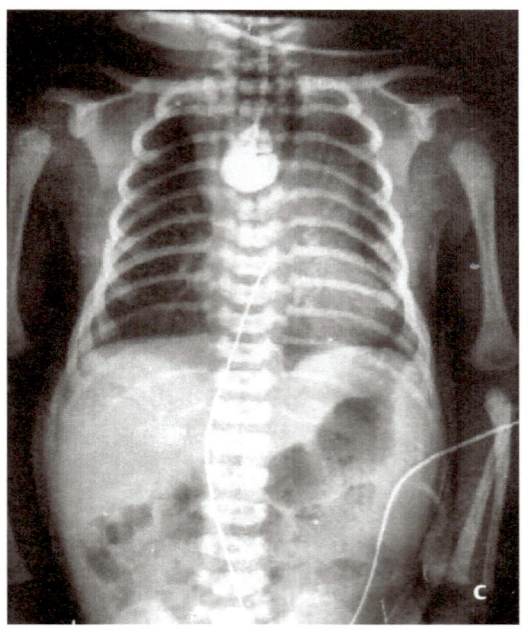

Fig. 11-2. Atresia de esôfago. (**a**) Raios X de tórax de atresia de esôfago sem fístula (tipo A de Gross). (**b**) Raios X de tórax de atresia de esôfago com fístula traqueoesofágica proximal. Nota-se broncograma pela passagem do contraste através da fístula traqueoesofágica do coto superior para a traqueia (tipo B de Gross). (**c**) Raios X de tórax de atresia de esôfago com fístula traqueoesofágica distal, com passagem de ar no tubo digestivo da traqueia para a fístula no coto distal (tipo C de Gross). (Imagens: Mariza Rodrigues de Faria.)

Tratamento Cirúrgico

Os objetivos operatórios são fechamento da fístula coexistente quando presente e estabelecer a continuidade do esôfago por anastomose primária, quando possível. Nos pacientes com FTE distal a anastomose esofágica é quase sempre possível. Desde a primeira bem-sucedida correção em 1941 pelo Dr. Cameron Haight, ocorreram avanços técnicos, com a toracotomia aberta, por via toracoscópica com anastomoses primárias, ou estagiadas[12,13] (Fig. 11-3).
Hiato grande entre os cotos esofágicos ou *long-gap* (LG) foi estabelecido na literatura como a distância entre os cotos maior do que 2 cm, o que corresponde a duas vértebras torácicas, ou a impossibilidade de obter uma anastomose primária.[14] Esses pacientes frequentemente dos tipos A e B da classificação de Gross são submetidos precocemente à gastrostomia e algumas vezes à esofagostomia cervical, para se nutrir e serem preparados para o reparo cirúrgico tardio. Para obter continuidade da luz esofagogástrica, vários procedimentos cirúrgicos foram desenvolvidos. As duas técnicas principais são:

1. Anastomose esofágica tardia,[15] (Fig. 11-3) com ou sem técnicas de alongamento prévias dos cotos esofágicos, conforme descrito por Foker *et al.*[16] e Kimura et al.[17]
2. Diferentes técnicas de substituição esofágica, como a interposição de cólon[18,19] (Fig. 11-4), o *pull-up* (levantamento) gástrico (GPU)[20,21] (Fig. 11-5), ou a reconstrução de um tubo gástrico[22,23] (Fig. 11-6), ou ainda, a interposição com jejuno[20] (Fig. 11-7). A interposição de órgãos ou levantamento gástrico pode ser por via

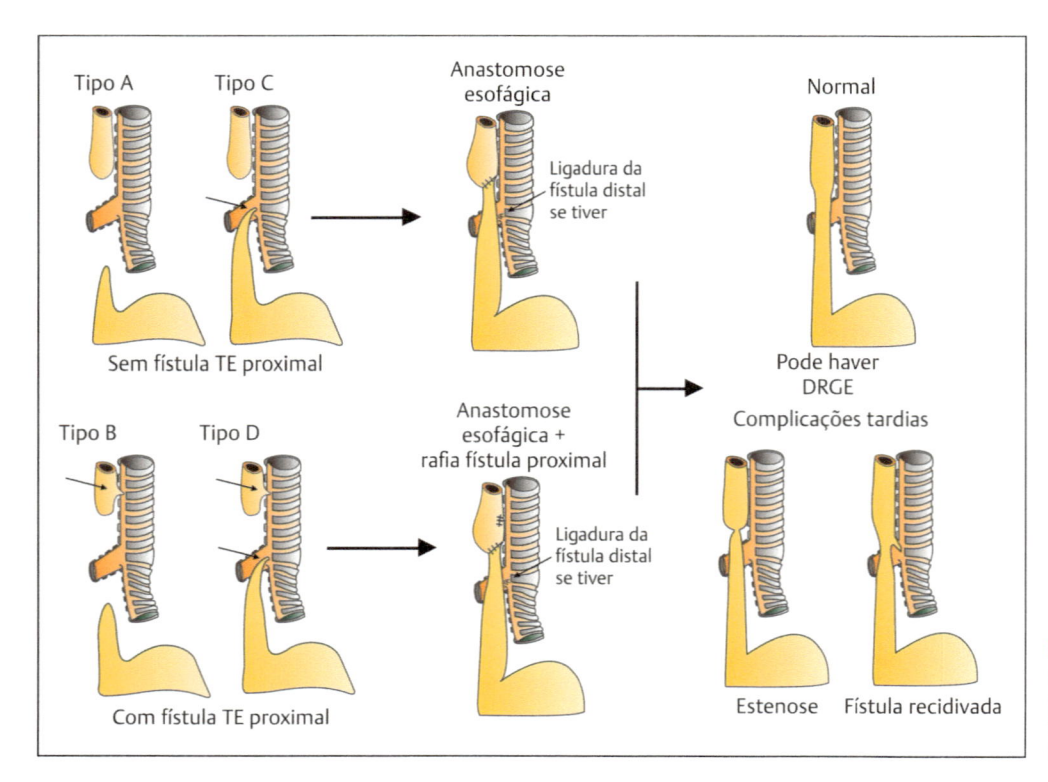

Fig. 11-3. Anastomose esofagoesofágica e suas complicações mais frequentes: doença do refluxo gastroesofágico, estenose de anastomose e fístula traqueoesofágica recorrente. (Ilustração: Edward Esteves.)

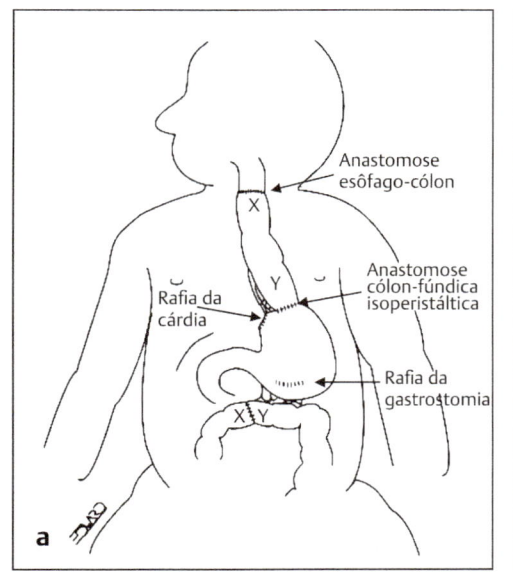

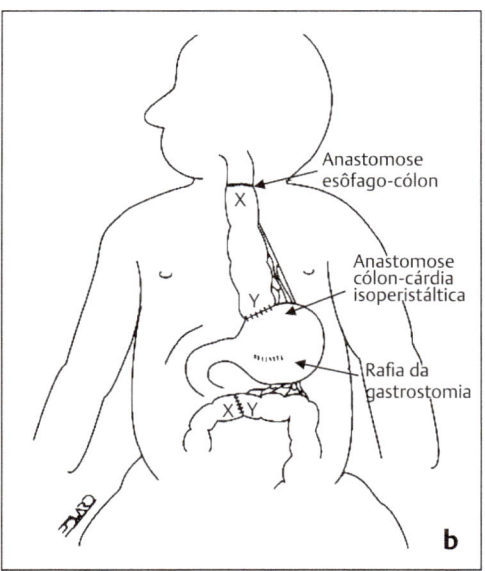

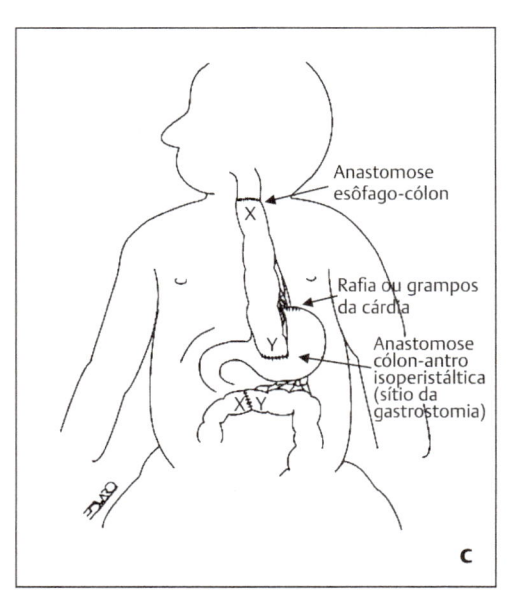

Fig. 11-4. Anatomia pós-operatória da substituição esofágica com interposição de cólon, variação com as três técnicas. (**a**) Anastomose esofagocólica cervical e cologástrica, no fundo; (**b**) anastomose esofagocólica cervical e cologástrica, na cárdia; (**c**) anastomose esofagocólica cervical e cologástrica, no antro. (Ilustração: Edward Esteves.)

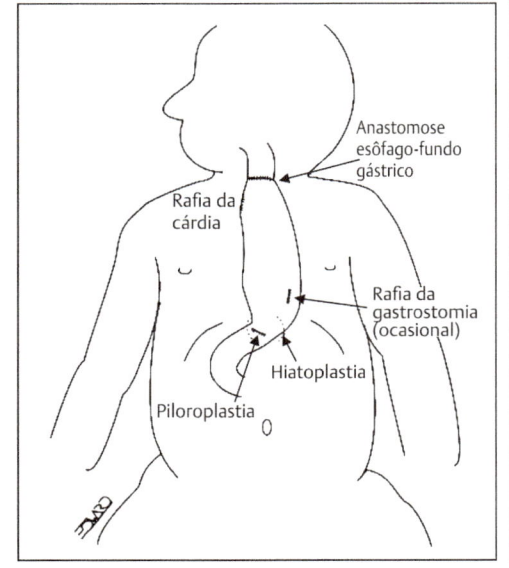

Fig. 11-5. Substituição esofágica com "levantamento gástrico", anatomia pós-operatória do com anastomose única esofagogástrica cervical (estômago intratorácico). (Ilustração: Edward Esteves.)

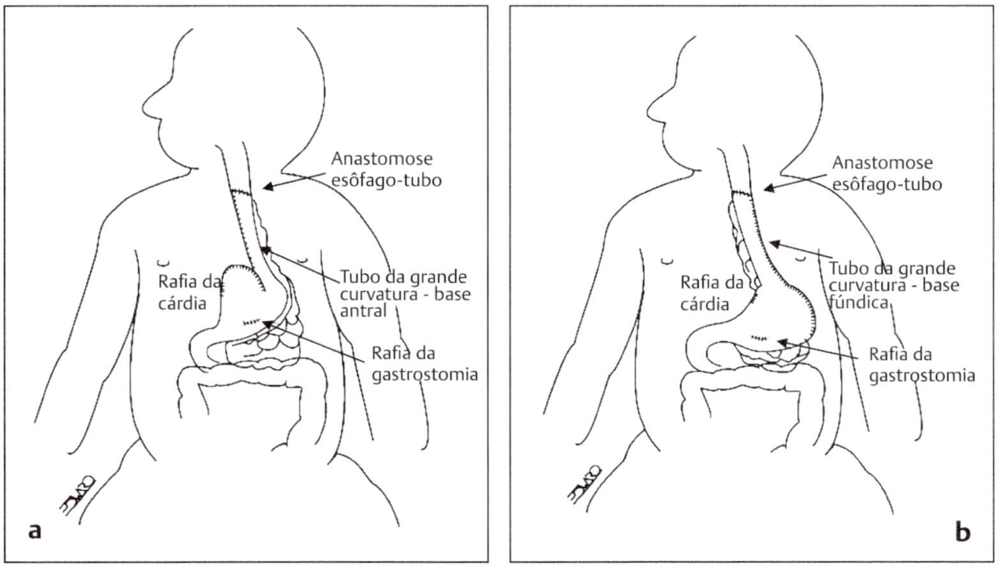

Fig. 11-6. Técnicas de reconstrução de esôfago. (**a**) Desenho mostrando anatomia pós-operatória de tubo gástrico (feito com a grande curvatura gástrica, na base do antro), linha de sutura lateral, rafia da cárdia e anastomose esofagogástrica cervical. (**b**) Anatomia pós-operatória de tubo gástrico (feito com a grande curvatura gástrica, com gastroplastia por rotação do fundo), linha de sutura lateral e anastomose esofagogástrica cervical. (Ilustração: Edward Esteves.)

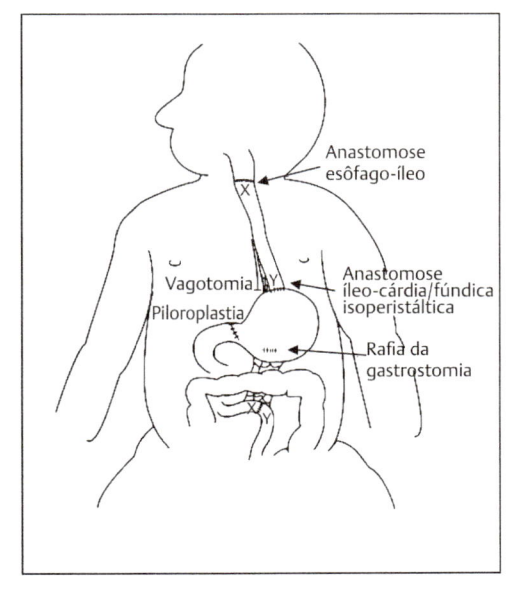

Fig. 11-7. Desenho mostrando anatomia pós-operatória da interposição com jejuno. (Ilustração: Edward Esteves.)

retroesternal ou mediastinal posterior.[14] A melhor técnica ainda não foi definida e depende muito da experiência ou preferência do cirurgião.

O tipo E de Gross (Fig. 11-8), corresponde à fístula traqueoesofágica congênita em H, que pode ter o diagnóstico retardado, gerando complicações respiratórias e confusões diagnósticas. Os sintomas recorrentes de tosse e engasgos, durante alimentação, podendo ocorrer cianose e distensão abdominal, podem ser confundidos com a DRGE. Os exames de imagem podem definir o diagnóstico, mas padrão ouro para sua detecção, bem como real localização, é a broncoscopia. No entanto, durante exame cauteloso de endoscopia digestiva alta, também se pode identificar o óstio da fístula na parede anterior do esôfago[24] (Vídeo 11-1). Sua abordagem cirúrgica depende do nível da fístula.[25] A correção cirúrgica é realizada por toracostomia aberta ou por videotoracoscopia quando a fístula está no nível ou abaixo da vértebra T3, e por cervicotomia quando acima do nível da vértebra T2.

O tratamento cirúrgico e o atendimento multidisciplinar em AE/FTE levaram a taxas de sobrevida de 85 a 95%.[26]

Complicações Pós-operatórias da Anastomose Esofágica (Fig. 11-3)

A doença do refluxo gastroesofágico (DRGE) com ou sem esofagite, acomete até 75% dos pacientes,[27] podendo ser causada por anastomose sob tensão, distúrbio de motilidade esofágica, ou ainda atividade mioelétrica gástrica anormal,[26] resultando em redução do clareamento esofágico, exposição ácida esofágica prolongada, motilidade esofágica ineficaz e/ou aperistalse, além do aumento dos relaxamentos transitórios do esfíncter esofagiano inferior.

O tratamento farmacológico com o uso de inibidores de bomba de prótons (IBP) da DRGE é importante para o tratamento dos sintomas, mas também para as complicações como estenose de anastomose e sintomas respiratórios atípicos como tosse e apneia.

A recomendação atual é o uso contínuo de IBP durante o primeiro ano de vida, podendo-se estender o uso por mais tempo, em caso de DRGE persistente.[9]

A pHmetria e/ou impedâncio-pHmetria é recomendada para monitorizar o refluxo e a retirada do tratamento com IBP. A endoscopia digestiva alta com biópsias está indicada para todos os pacientes sintomáticos ou não, após a suspensão do IBP, antes dos 10 anos de idade e na adolescência, com pelo menos três exames durante a infância. As consequências DRGE em longo prazo são a esofagite, o esôfago de Barrett e o câncer esofágico, que acometem com mais frequência e mais precocemente os pacientes com AE.

A fundoplicatura de Nissen deve ser considerada se houver suspeita de refluxo gastroesofágico contribuindo para a estenose recorrente e nos casos de falha do tratamento com IBP.[28]

Alta prevalência da esofagite eosinofílica foi observada em pacientes com a AE.[29] Além disso também foi associada a um fenótipo clínico mais grave, com disfagia mais acentuada, episódios de impactação alimentar e estenoses, que requerem dilatação, mais do que nos pacientes sem AE.[30] A terapia nesses casos é semelhante e consiste em IBP, dietas elementares ou de eliminação e/ou corticosteroides tópicos ou corticosteroides sistêmicos.

A estenose de anastomose esofagoesofágica (Fig. 11-3) é complicação pós-operatória muito frequente da EA/TEF, com incidência variando de 32 a 59%.[31-33] Foi definida como a redução do lúmen esofágico no nível da anastomose, detectados por estudo com contraste de bário (Fig. 11-8) e/ou endoscopia, associados ao comprometimento funcional significativo e sintomas (gastrointestinais ou respiratórios).[9,32] Não há evidências para indicar o uso de dilatações esofágicas de rotina, portanto, a presença de estenose anastomótica deve ser excluída e tratada apenas em crianças sintomáticas.[9] Os sintomas gastrointestinais incluem distúrbios de deglutição, salivação, regurgitação e vômito, impactação alimentar e baixo ganho de peso. Os sintomas respiratórios são tosse, dessaturação de oxigênio durante a alimentação, aspiração e infecções respiratórias recorrentes, resultando em doença pulmonar crônica.

Tratamento Endoscópico

A dilatação esofágica com velas de Savary-Gilliard (Fig. 11-9) ou balão hidrostático é igualmente segura e eficaz para o tratamento de estenoses anastomóticas associadas à AE.[34] A resolução da estenose ocorre em média com três sessões de dilatação, com baixas incidências de perfuração em ambos os métodos.[35-38] As complicações mais frequentes são perfuração, hemorragia e bacteremia, e podem ocorrer mesmo com endoscopistas experientes.[32] As dilatações devem ser realizadas a cada 2 semanas por 2 a 3 meses antes de se considerar estenose refratária.[9,34] Manfredi MA recomenda atingir o diâmetro de 10 mm para lactentes de até 6 meses, 12 mm entre 6 meses e 7 anos e 14 mm para os maiores de 7 anos de idade. A maioria dos pacientes tem boa resposta com 1 a 5 dilatações.[34]

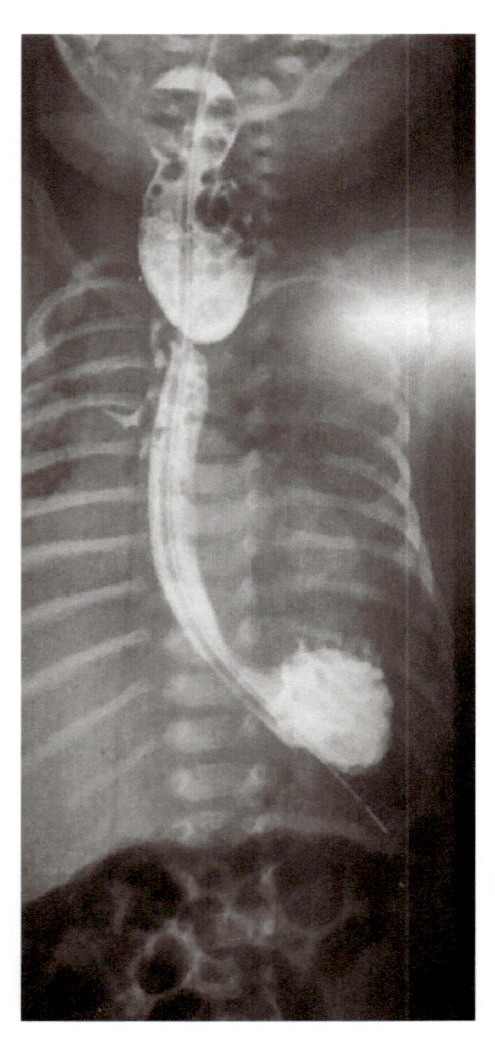

Fig. 11-8. Esofagografia mostrando estenose de anastomose esôfagoesofágica. (Imagem: Mariza Rodrigues de Faria.)

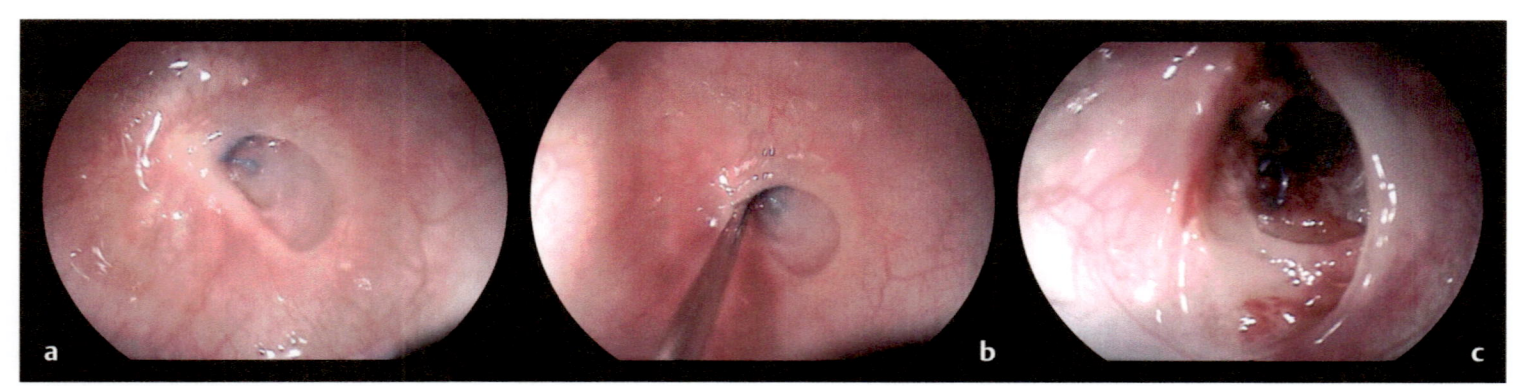

Fig. 11-9. Atresia de esôfago com fístula distal – estenose de anastomose, tratada com dilatação endoscópica. Paciente de 3 meses submetido a à correção cirúrgica no 2º dia de vida de atresia de esôfago com fístula distal, por toracotomia, ligadura da fístula e anastomose esofagoesofágica, com boa evolução. Ausência de anomalias associadas. Recebeu alta no 7º dia de vida, aceitando leite materno em uso de IBP. Com 60 dias de vida suspendeu o uso de IBP e com 90 dias começou a apresentar sufocação durante as mamadas. Após três sessões de dilatação com velas Savary-Gilliard 5, 7 e 9 mm apresentou melhora. Foi mantido em uso de IBP. (a) Estenose de anastomose esôfagoesofágica. (b) Passagem de fio-guia de Savary-Gilliard. (c) Aspecto após a dilatação. (Imagens: Laura Helman.)

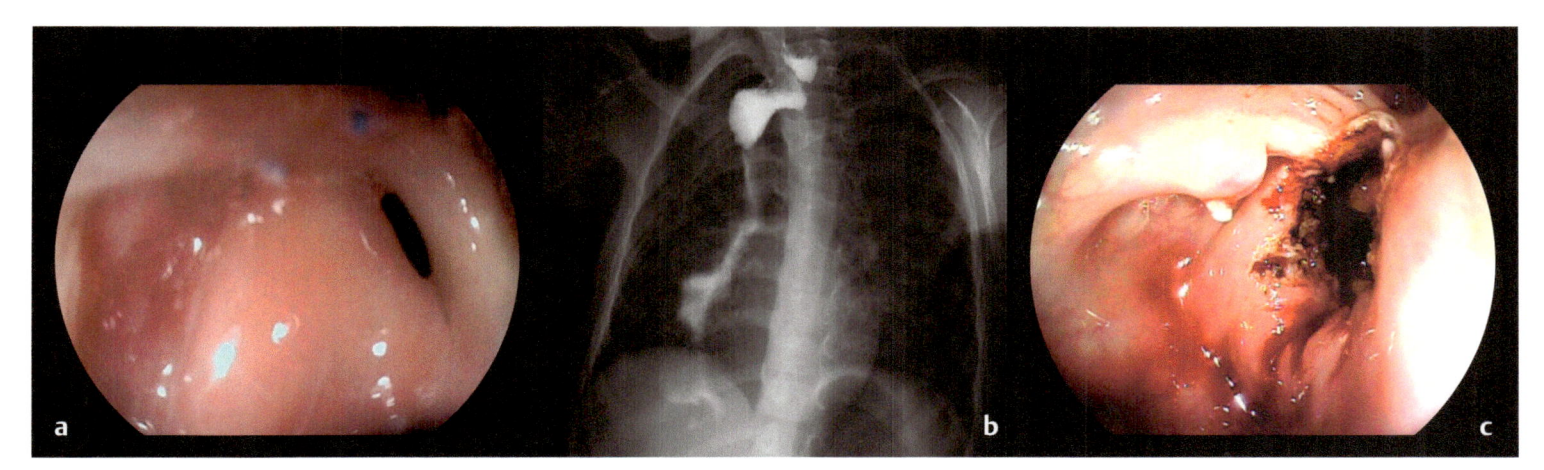

Fig. 11-10. Estenose de anastomose esofagocólica tratada com dilatação. Paciente de 2 anos e 4 meses com atresia de esôfago sem fístula (*long gap*), sem anomalias congênitas associadas, submetido à gastrostomia e esofagostomia cervical no período neonatal e aos 2 anos à substituição esofágica com transposição de cólon. Evoluiu com fístula da anastomose cervical, que fechou espontaneamente após 3 semanas. Recebeu alta com gastrostomia, aceitando dieta líquida oral. Porém 6 semanas após evoluiu com disfagia e provável estenose da anastomose esofagocólica, sendo encaminhado para realização de dilatação endoscópica. Foi submetido à cinco sessões de dilatação com balão TTS de 12 mm, sem sucesso. A esofagografia de controle mostrou estenose refratária. Após três sessões de estenotomia apresentou melhora da disfagia. (**a**) Estenose de anastomose esofagocólica com luz fusiforme e desviada. (**b**) Esofagografia mostrando estenose de anastomose esofagocólica refratária após cinco sessões de dilatação com balão. (**c**) Aspecto após estenotomia endoscópica. (Imagens: Dra. Laura Helman.)

Estenoses congênitas de esôfago (remanescentes traqueobrônquicos, diafragma membranoso, estenose fibromuscular) associadas em pacientes nascidos com EA, geralmente são tratadas com dilatações esofágicas (múltiplas), e seu índice de sucesso de varia de 22-89%.[39,40] Os piores resultados são observados em pacientes com remanescentes traqueobrônquicos.[41] Quando os sintomas se repetem após múltiplas dilatações, é indicada terapia cirúrgica, com ressecção da estenose e anastomose esofágica.[39,40]

A terapia com corticoide sistêmico ou intralesional pode ser considerada como alternativa após a terceira ou quarta dilatação, em casos selecionados, com recorrência de estenose anastomótica, embora seus resultados não tenham sido comprovados e não tenha sido aprovada pelas recomendações das diretrizes da European Society of Gastrointestinal Endoscopy and European Society for Paediatric Gastroenterology Hepatology and Nutrition (ESGE-ESPGHAN).[9] O esteroide mais usado é o acetato de triancinolnolona (concentração de 10 mg/mL ou 40 mg/mL) com dose de 1-2 mg/kg (dose máxima de 80 mg), injetados com agulha de escleroterapia nos quatro quadrantes do esôfago, nas bordas superiores da estenose, antes da dilatação, em total de no máximo de três sessões.[34]

Outras terapias adjuvantes, como a mitomicina C, um antibiótico antineoplásico com efeito antifibrótico, utilizado principalmente para o tratamento das estenoses cáusticas,[42] não mostrou vantagens para as estenoses relacionadas com AE[43] e seu uso também não foi recomendado pelas diretrizes da ESGE–ESPGHAN.[9]

O princípio básico da estenotomia é o corte do tecido fibrótico da estenose com eletrocautério utilizando o estenótomo (*needle-knife*) ou ponta de cerâmica para obter lúmen com diâmetro adequado[44] (Fig. 11-10). A técnica consiste em múltiplas incisões radiais paralelas longitudinais no local da estenose, seguida ou não de dilatação endoscópica com balão ou vela, sob visualização direta[45] (Vídeo 11-2). Existem poucos relatos em crianças com AE,[46] mas as evidências sugerem que poderia ser considerado como tratamento alternativo, particularmente em estenoses de anastomose curtas (≤ 1 cm). As principais complicações são a perfuração, sangramento, que podem em muitos casos ser tratados por endoscopia com clipes, prótese e eletrocauterização.

A fístula traqueoesofágica recorrente é uma complicação pós-operatória que ocorre entre 5 e 14% dos casos, após a primeira cirurgia.[47] Pode ser corrigida por uma segunda toracotomia; no entanto, o procedimento cirúrgico é tecnicamente desafiador e tem alto risco de complicações, incluindo 10 a 22% incidência de uma segunda fístula recorrente.[48] Sintomas incluem: tosse, especialmente depois da ingestão de líquidos, distensão abdominal, cianose de repetição e infecções respiratórias. O diagnóstico pode ser confirmado pelo esofagograma baritado, endoscopia digestiva (Fig. 11-11a) e broncoscopia (Fig. 11-11b). O tratamento por endoscopia digestiva ou brocoscopia por diversas técnicas utilizando eletrocauterização e colas,[49] ou com o uso de ácido tricloroacético,[50,51] que também pode ser utilizado nas fístulas traqueoesofágicas congênitas[52] em H, têm poucas complicações e são métodos promissores.

O uso de próteses esofágicas em crianças só deve ser considerado quando todos os outros tratamentos endoscópicos falham.[53] Em contraste com os avanços tecnológicos, próteses esofágicas apropriadas ao tamanho e à idade dos pacientes não estão disponíveis no mercado. A colocação de próteses originalmente desenvolvidas para vias aéreas[54] e vias biliares[53,55] apresentam maior risco de com-

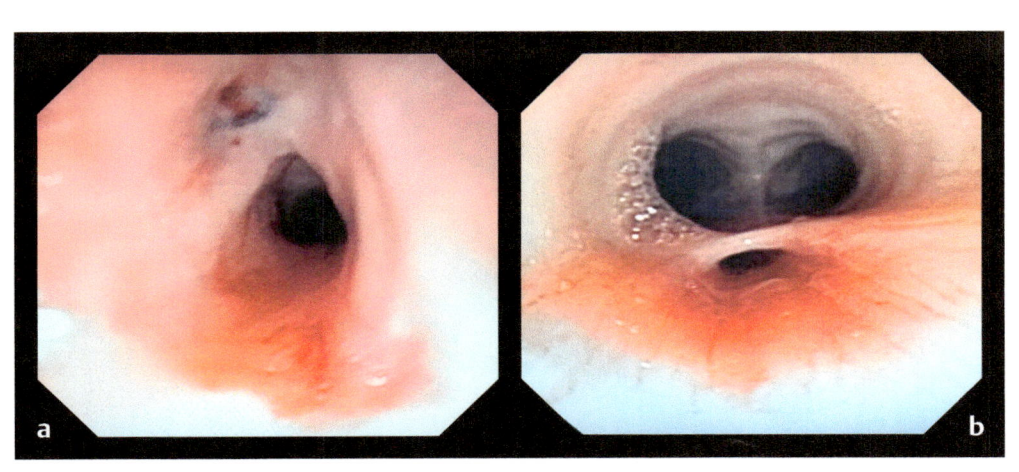

Fig. 11-11. Fístula traqueoesofágica – visão pela endoscopia digestiva e broncoscopia. (**a**) Fístula traqueoesofágica recidivada tardia, 2 anos após anastomose esofagoesofágica em visão da endoscopia digestiva. (**b**) Fístula vista pela broncoscopia. (Imagens: Mariza Rodrigues de Faria.)

plicações, ainda assim, foram utilizadas com sucesso em pequenas séries e alguns relatos de caso. As complicações incluem perfuração, hemorragia e compressão das vias aéreas, mas também migração (que é a complicação mais frequente), tecido de granulação, refluxo gastroesofágico e pneumonia por aspiração.

Resultados promissores foram obtidos em pacientes com estenose cáustica em sua maioria com as "próteses dinâmicas", que consistem em um tubo de plástico ou silicone, personalizado em diferentes comprimentos e diâmetros, de acordo com o tamanho e o nível da estenose e afixados ao cateter nasogástrico. A principal diferença com as outras próteses é que os alimentos, em vez de passarem dentro do lúmen da prótese, passam entre a prótese e a parede esofágica, permitindo a melhora em longo prazo da permeabilidade esofágica.[56,57]

Se nenhuma das terapias acima mencionadas for bem-sucedida, ressecção cirúrgica da área estenótica com anastomose esofágica ou, por fim, a substituição esofágica deve ser considerada.[32]

Dentre as complicações descritas nos pacientes com AE LG submetidos à anastomose esofágica ou com interposição de órgãos, o vazamento precoce ou tardio pela anastomose é o mais frequente. Ainda problemas respiratórios, disfagia e desnutrição são frequentes, entretanto os pacientes podem chegar à idade adulta muito adaptados.

A incidência de esôfago de Barrett e câncer nos pacientes com AE LG, submetidos à anastomose esofagoesofágica é maior do que a da população e tende a aumentar na idade adulta. Portanto, o papel da endoscopia é a vigilância endoscópica com biópsias em todo o esôfago, incluindo a junção esofagogástrica, a anastomose e quaisquer lesões macroscópicas, na adolescência e depois, rotineiramente, a cada 5 ou 10 anos. Os pacientes com Barrett sem displasia devem ser submetidos à vigilância endoscópica com biópsia a cada 3 anos. Os que apresentarem esôfago de Barrett com displasia devem fazer nova endoscopia a cada 6 meses, considerando a possibilidade de ressecção da mucosa.[58]

O reconhecimento da anatomia pós-operatória dos pacientes que foram submetidos à substituição esofágica (Figs. 11-4 a 11-7), com tratamento de estenoses de anastomose, quando presentes, por dilatação instrumental (velas de Savary-Gilliard, quando for possível a passagem de fio-guia) ou com balão hidrostático (passado através do canal ou lateralmente do aparelho), estenotomia, passagem de prótese e, ainda, a vigilância endoscópica do neoesôfago fazem parte do acompanhamento que pode ser oferecido pelo endoscopista.

Acompanhamento e Vigilância em Adultos

O acompanhamento multidisciplinar ao longo da vida para pacientes com EA/TEF é considerado fundamental em face às inúmeras comorbidades que os pacientes podem apresentar. Esse programa deve concentrar esforço no controle da DRGE, pelo maior risco de desenvolver esofagite, esôfago de Barrrett e câncer de esôfago.

Recomenda-se endoscopia digestiva alta com biópsia a cada 5 a 10 anos para todos os pacientes adultos. Nova endoscopia deve ser realizada sempre que os sintomas esofágicos pioram ou que novos apareçam.[9]

ESTENOSE CONGÊNITA DO ESÔFAGO

Corresponde ao estreitamento intrínseco da luz do esôfago, causado por alteração na arquitetura da parede do órgão.[59] A incidência é de 1 para cada 25.000-50.000 nascidos vivos,[59,60] sem predisposição por sexo. A estenose pode ser dividida em três grupos, segundo ao fator causador e histopatológico:[60-62]

- Remanescentes traqueobrônquicos (RTB).
- Diafragma membranoso (DM).
- Estenose fibromuscular (EFM).

O RTB também conhecido como coristoma do esôfago é o tipo mais comum e o DM o mais raro. O RTB e EFM estão frequentemente associados à atresia de esôfago.[60,61,63-65] Acometem o 1/3 terço distal do esôfago, até 3 cm acima da cárdia, enquanto o DM e EFM se localizam no terço médio.[65,66]

Disfagia e vômitos são os achados mais frequentes, mas sialorreia, desconforto respiratório, regurgitação, aspiração recorrente, pneumonia, impactação por corpo estranho e déficit de desenvolvimento podem estar presentes.[63] A apresentação geralmente ocorre na introdução dos alimentos sólidos dos 4 aos 10 meses, mas apresentações em adolescentes e adultos, já foram descritas.[67-69] Diagnóstico é mais precoce quando associado à AE, geralmente no esofagograma de acompanhamento de rotina após o reparo da AE.[42,70] O diagnóstico diferencial é com as formas adquiridas de estenose, como a estenose péptica, cáustica, infecção, neoplasia, compressão extrínseca e acalasia, além de outros distúrbios da motilidade.[68,71]

O esofagograma pode demonstrar estenose abrupta ou cônica[61] (Fig. 11-12a). A pHmetria esofágica para descartar refluxo e a endoscopia (Fig. 11-12b) com biópsias para descartar esofagite e estenose péptica, além das alterações na luz ajudam no diagnóstico, entretanto a biópsia endoscópica da mucosa é inadequada para excluir a RTB como causa da estenose.[63,71] Para excluir acalasia, a manometria deve ser realizada. A manometria pode mostrar uma zona de alta pressão patológica focal no local da estenose, além da zona de alta pressão normal no esfíncter esofágico inferior em 75% dos pacientes.[61]

A ecoendoscopia, por vezes com sistema de minissonda, permite, por exemplo, a identificação de estruturas cartilaginosas mostrando imagens hipoecoicas na parede do esôfago, correspondendo a restos cartilaginosos[42,68,72-75] (Vídeo 11-3).

As opções de tratamento da estenose esofágica congênita incluem dilatação endoscópica ou cirurgia, mas dependem da identificação prévia do tipo de estenose. As estenoses causadas por DM podem ser tratadas com dilatação endoscópica com velas de Savary-Gilliard (Fig. 11-12b, c) ou por balão pneumático, com baixa incidência de perfuração.[68,72] O EFM também pode ser tratado com dilatação endoscópica, mas apresenta maior risco de perfuração.[65,70] Nos casos de RTB está indicado tratamento cirúrgico, com ressecção e anastomose esofágica, pelo risco de perfuração (Vídeo 11-4) das estruturas cartilaginosas fixas.[61,65,72,75-77]

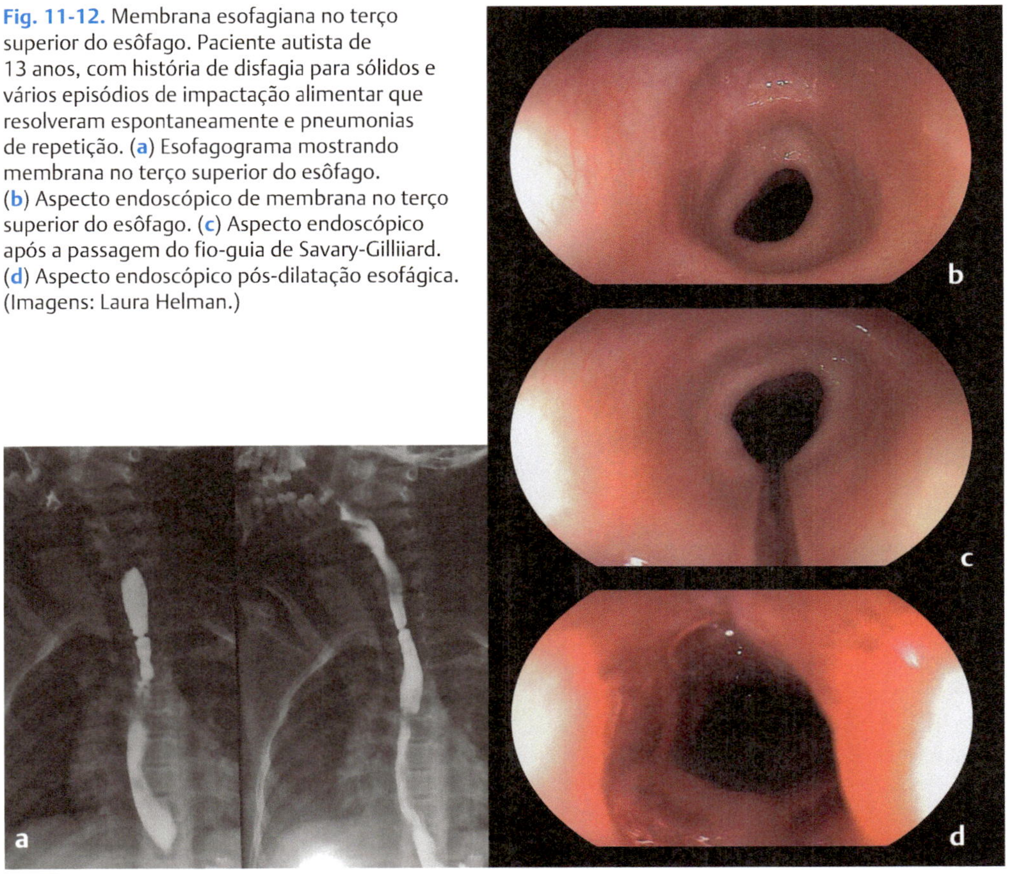

Fig. 11-12. Membrana esofagiana no terço superior do esôfago. Paciente autista de 13 anos, com história de disfagia para sólidos e vários episódios de impactação alimentar que resolveram espontaneamente e pneumonias de repetição. (a) Esofagograma mostrando membrana no terço superior do esôfago. (b) Aspecto endoscópico de membrana no terço superior do esôfago. (c) Aspecto endoscópico após a passagem do fio-guia de Savary-Gilliiard. (d) Aspecto endoscópico pós-dilatação esofágica. (Imagens: Laura Helman.)

FENDA LARÍNGEA E LARINGOTRAQUEOESOFÁGICA

Caracteriza-se por uma comunicação anormal entre a porção posterior da laringe e traqueal com a hipofaringe e o esôfago,[78,79] atingindo mais o sexo masculino (relação 1,2:1 a 1,8:1).[78,80,81] A maioria dos casos é esporádica, enquanto outros estão associados a síndromes como Opitz-Frias ou Pallister-Hall, ou anomalias congênitas, como fístulas traqueoesofágica.[81] Os pacientes podem apresentar comprometimento das vias aéreas e/ou deglutição, com pneumonias por aspiração recorrente, desconforto respiratório, e hipodesenvolvimento.[80,82,83]

A classificação mais utilizada,[84] descreve quatro tipos de fendas:

- *Tipo I:* defeito interaritenoide supraglótico, acima das cordas vocais.
- *Tipo II:* abaixo das cordas vocais, com envolvimento parcial da lâmina cricoide.
- *Tipo III:* envolvendo toda a cartilagem cricoide, com ou sem extensão para a traqueia cervical.
- *Tipo IV:* afeta as estruturas laringotraqueoesofágicas, podendo estender-se até à carina.

A maioria das fendas tipo I são assintomáticas e, eventualmente, apresentam sinais de aspiração intermitente ou choro fraco, por causa do mau fechamento das pregas vocais. Nas fendas tipo II e III, os sintomas iniciam-se ao nascimento, durante a primeira alimentação, quando o recém-nascido apresenta episódios de tosse, engasgos e cianose, decorrentes da aspiração de saliva e leite. Também podem ocorrer disfonia, estridor inspiratório, bem como episódios recorrentes de pneumonias.[85,86] A fenda do tipo IV apresenta-se com desconforto respiratório agudo imediato e síndrome de aspiração grave, com prognóstico sombrio nos casos mais graves.

A avaliação diagnóstica inclui a suspeição clínica, exame físico, radiografia de tórax, endoscopia digestiva, broncoscopia, videofluoroscopia da deglutição, avaliação endoscópica da deglutição, mas o padrão ouro é a laringoscopia direta com palpação da área interaritenóidea.[80,82,83,87-90]

Outros auxiliares de diagnóstico podem incluir a medição de níveis de macrófagos em carga lipídica obtidos por lavagem alveolar brônquica[91] O diagnóstico diferencial inclui laringomalácia, refluxo gastroesofágico, reatividade das vias aéreas e distúrbios da deglutição neuromuscular.

Os objetivos do tratamento são: 1) para resolver o comprometimento alimentar e 2) minimizar complicações respiratórias. A abordagem multidisciplinar que inclui avaliação por otorrinolaringologista, pneumologista, gastroenterologista, especialista em nutrição e neurologista, quando necessário.

O tratamento do tipo I pode ser conservador, com suporte nutricional, otimização do *status* respiratório e medicação antirrefluxo, ou cirúrgico, indicado em cerca de dois terços. Os tipos II, III e IV são cirúrgicos em razão não só da fissura, mas também das sequelas causadas pela anormalidade anatômica.[42]

O papel da endoscopia digestiva é principalmente no diagnóstico, avaliação do refluxo gastroesofágico e sua intensidade, diagnóstico de malformações associadas e também garantir o suporte nutricional com a passagem de sonda ou gastrostomia, se necessário.[80]

DUPLICAÇÃO ESOFÁGICA

As duplicações do trato digestório são malformações congênitas raras, que ocorrem em 1:4.500 nascidos vivos, sendo que destas, aproximadamente 20% correspondem a duplicações do esôfago.[92] Três variações morfológicas de duplicações esofágicas são descritas: 1) cística 2) tubular e 3) diverticular. Todas possuem uma camada bem desenvolvida de músculo liso, revestimento epitelial representando alguma porção do trato alimentar (embora alguns componentes respiratórios possam estar presentes) e a contiguidade com o esôfago.[93]

A variante cística é a mais comum e pode ou não se comunicar com o lúmen esofágico. Variantes tubulares são raras e comumente compartilham uma longa porção da parede do esôfago primitivo, sendo separadas do lúmen esofágico por um septo fibroso espesso. Já a variante diverticular (Fig. 11-13 e Vídeo 11-5) é raramente observada.[94]

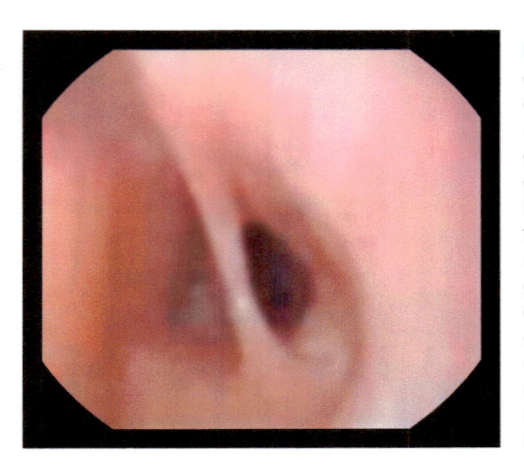

Fig. 11-13. Duplicação esofágica congênita: endoscopia digestiva mostra formação diverticular no esôfago médio. A biópsia da mucosa no fundo do divertículo mostrou mucosa gástrica, confirmando o diagnóstico de duplicação esofágica congênita do tipo cística incompleta. (Imagem: Mariza Rodrigues de Faria.)

As duplicações esofágicas podem estar associadas a outras malformações, tais como: atresia de esôfago e fístula traqueoesofágica,[95] anomalias da coluna vertebral (escoliose, hemivértebra, espinha bífida), em mais de 20% dos casos,[96] e hérnia diafragmática.[97]

As duplicações esofágicas ocorrem sem predileção por sexo e na maioria dos casos localizam-se no mediastino posteroinferior.[98]

A maioria das duplicações são achados incidentais, assintomáticos. Entretanto, nas crianças menores de 2 anos, surgem, com maior propensão, sintomas respiratórios, secundários ao efeito de massa, e/ou compressão da árvore traqueobrônquica.[99]

Os exames de imagem, tais como raios X, ultrassonografia, tomografia computadorizada e ressonância magnética auxiliam no diagnóstico, sendo que em alguns casos de duplicação tubular, a esofagografia pode delinear a extensão da parede comum e ajudar a determinar a viabilidade de possível terapia endoscópica, seccionando a ponte mucosa entre o lúmen verdadeiro e o duplicado, transformando-os em um só lúmen.[100,101] O ultrassom endoscópico tem o seu importante papel nas crianças maiores, ajudando a esclarecer detalhes e correlações anatômicas.[102] Importante salientar que tanto a ultrassonografia quanto a ressonância magnética poderão fazer diagnóstico de algumas duplicações torácicas que poderão culminar em compressão da veia cava no feto, com quadros graves de hidropsia, possibilitando o *shunt* toracoamniótico nesses casos.[103]

O tratamento cirúrgico é a regra, podendo ser realizado de forma menos invasiva, por meio da videotoracoscopia, associada a laparoscopia, nos casos de duplicação toracoabdominal.[93] O tratamento endoscópico pode ser uma boa opção terapêutica, nos casos de pequenos cistos que se comunicam com a luz esofágica, por meio da seção mucosa com estenótomo (*needle-knife*) conectado ao eletrocautério.[104]

ANÉIS VASCULARES

Os anéis vasculares (AV) caracterizam um grupo de malformações do desenvolvimento embrionário do arco aórtico, artérias pulmonares, artéria braquiocefálica e ducto arterioso. Esses vasos anômalos circundam a porção intratorácica da traqueia e do esôfago, causando compressão ora mais expressiva do esôfago, ora da traqueia, ora de ambos. Representam apenas 1% das anomalias cardiovasculares congênitas. A maioria das crianças com anéis vasculares, vão manifestar sintomas já no período neonatal e muitos necessitarão tratamento cirúrgico antes do primeiro ano de vida. Eles ocorrem igualmente em ambos dos sexos, sem predileção por raça.[105]

Os tipos principais de AV estão classificados em dois tipos:[106]

- **Anéis vasculares completos**
  a) Duplo arco aórtico (DAA):
  - Arco direito dominante (ADD).
  - Arco esquerdo dominante.
  - Arcos balanceados.
  b) Arco aórtico direito com ducto arterioso esquerdo (AAD + DAE):
  - AAD + artéria subclávia aberrante esquerda, retroesofágica (ASAE).
  - AAD + imagem ramificação em espelho.

- **Anéis Vasculares Incompletos**
  - Síndrome de compressão da artéria inominada.
  - *Sling* da artéria pulmonar.
  - Arco aórtico esquerdo (AAE), artéria subclávia aberrante direita (ASAD).

Dentre todos esses tipos, 95% são representados pelo DAA e AAD + DAE, os quais circundam completamente o esôfago e a traqueia, comprimindo ambos, gerando tanto sintomas respiratórios (dispneias e estridor expiratório), quanto digestivos (disfagia lusória). Nas endoscopias pode ser observada a presença de compressão extrínseca pulsátil do esôfago. No DAA, o arco direito é o arco dominante em 75 a 90%. No esofagograma baritado, aparece como uma típica imagem de dupla endentação ou contorno em "S". Já a presença de uma endentação única e posterior, sugere a presença de artéria subclávia aberrante esquerda.

No *sling* da artéria pulmonar, a endentação aparece anteriormente.[107] Entretanto, para uma melhor acurácia diagnóstica, bem como correlação com órgãos adjacentes, identificação de malformações associadas e adequado planejamento cirúrgico, são necessários exames mais precisos e específicos, como a angiotomografia e a ressonância magnética.[108]

Todos os pacientes com sintomas respiratórios deverão ser submetidos a broncoscopia para melhor definição quanto ao nível e à extensão da compressão traqueal "pulsátil", além do que, essa abordagem endoscópica permite avaliação peroperatória quanto a adequada e real descompressão do anel vascular, após seccionado o mesmo. Permite também comparar a presença da traqueomalácia pré e pós-operatória.[109]

EPIDERMÓLISE BOLHOSA

A epidermólise bolhosa (EB) pertence a um grupo de afecções cutâneas bolhosas de caráter hereditário, que se caracteriza pela formação de bolhas espontâneas ou induzidas por trauma na pele e membranas mucosas.[110-113] Afeta principalmente crianças (algumas ao nascimento), e não tem distinção de sexo.[114-116] O perfil genético foi estudado recentemente no Brasil[117] e existem ainda, alguns relatos de caso com estenose e séries com poucos casos no Brasil de estenose esofágica.[117-119]

A doença é classificada em quatro grandes tipos de acordo com o nível ultraestrutural em que as bolhas se desenvolvem, no modo de transmissão genética e no fenótipo clínico:[110]

- *Epidermólise bolhosa simples (EBS):* forma autossômica recessiva. Formação de bolhas generalizadas superficiais, que não deixam cicatrizes e diminuem com a idade. Apresenta ainda distrofia muscular e, ao final da primeira década de vida, o paciente já começa a apresentar fraqueza muscular.[110,120]
- *Epidermólise bolhosa juncional (EBJ):* forma autossômica recessiva. As bolhas são profundas, acometem a maior parte da superfície corporal e o óbito pode ocorrer antes do primeiro ano de vida. Quando as complicações são controladas, a doença tende melhorar com a idade.[114]
- *Epidermólise bolhosa distrófica (EBD):* formas autossômicas dominante e recessiva. As bolhas são profundas e se formam entre a derme e a epiderme, o que leva a cicatrizes e muitas vezes perda da função do membro (Fig. 11-14). É a forma que deixa mais sequelas. Em pacientes com a forma recessiva (mais grave), ocorre redução ou ausência de expressão do colágeno tipo VII que leva a bolhas e erosões do epitélio escamoso da pele e mucosa do esôfago.[115,116,121,122] Essas lesões curam com cicatrizes, levando ao desenvolvimento de estenoses. As estenoses esofágicas causam disfagia e odinofagia, levando a ingestão restrita de alimentos e afetando negativamente a qualidade da vida.[116,121,122] Ingestão calórica reduzida, em conjunto com aumento de exigências nutricionais por cicatrização crônica de feridas contribui para estado nutricional ruim em muitos pacientes com EBD resseciva.[116,122]
- *Síndrome de Kindler:* forma mista (autossômica recessiva). As bolhas se formam entre a epiderme e a derme nas extremidades a partir do nascimento. Apresenta ainda, manifestações

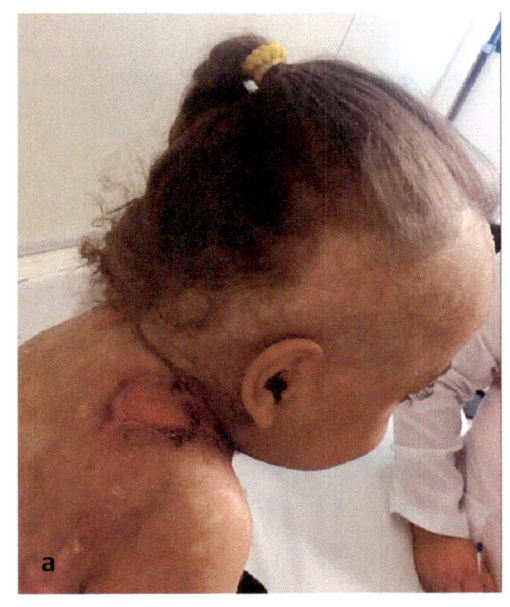

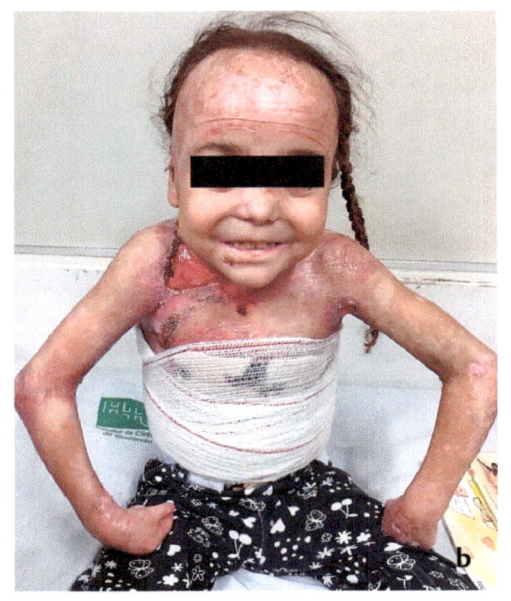

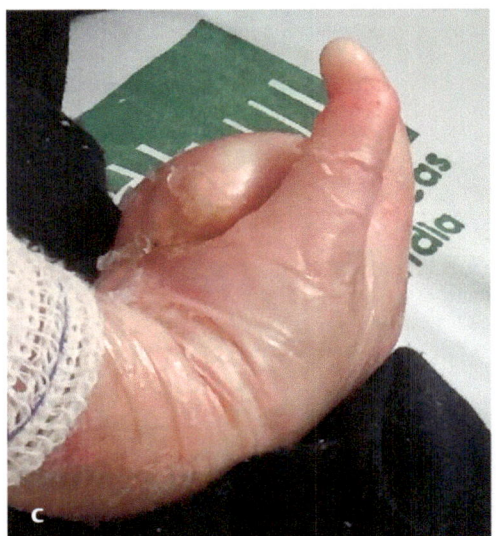

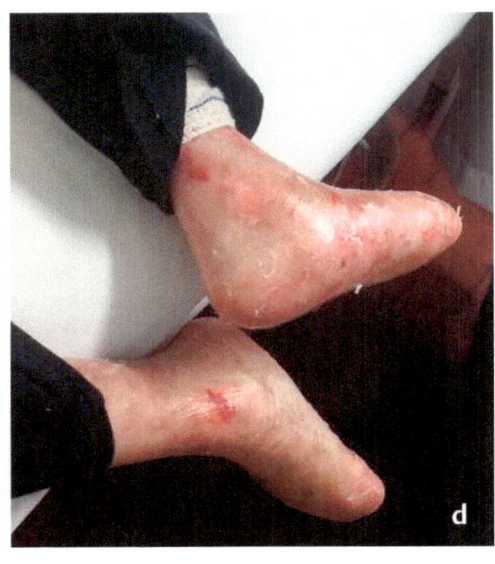

Fig. 11-14. Epidermólise bolhosa – lesões cutâneas. (a) Paciente de 5 anos, feminina, com lesões bolhosas no dorso e poiquilodermia. (b) Lesões bolhosas no tórax. Cicatrizes em zonas de atrito. (c) Hiperceratose difusa e deformação palmar com pseudoanquilose de dedos. (d) Hiperceratose difusa plantar e pseudossindactilia. (Imagens: Mariza Rodrigues de Faria.)

gastrointestinais como estenose esofágica, colite severa, diarreia sanguinolenta, constipação, fissura e estenose retal, além de malformação anorretal que requer tratamento cirúrgico.[123]

O diagnóstico é embasado em exame cuidadoso, na história pessoal, familiar e consanguinidade dos pais. A biópsia da pele, logo após esfregão suave, ou bolha pode determinar o nível de separação do tecido e classificar a doença. Tanto a microscopia eletrônica de transmissão, como a microscopia por imunofluorescência são métodos eficazes para determinar o nível de acometimento da pele.

O método mais utilizado é a microscopia por imunofluorescência direta, que utiliza imunomapeamento de antígenos específicos, permitindo sua classificação.[124] Na EBS e EBJ não levam à estenose esofágica, mas sim sintomas de refluxo gastroesofágico. Estenoses esofágicas são complicações principalmente do subtipo EBD,[115,125,126] que apresentam sintomas até os 10 anos de idade em mais da metade dos casos. Esta frequência aumenta com a idade e o risco cumulativo de estenose é de quase 95% aos 45 anos de idade.[111,122,127]

A maioria das estenoses ocorre no terço superior, mas pode surgir em qualquer outro lugar ao longo do esôfago.[122,128] As estenoses mais distais podem ser causadas ou agravadas pela DRGE.

Podem ainda ser únicas, múltiplas, curtas (com apenas alguns milímetros de comprimento), ou longas (com mais de 10 centímetros). Anéis esofágicos também podem ser encontrados em pacientes com EBD. O estudo radiológico com contraste deve ser realizado, principalmente em estenoses do esôfago proximal, que podem envolver também a faringe, com o objetivo de planejar a estratégia terapêutica.[128,129]

O objetivo do tratamento é melhorar a disfagia e o estado nutricional. As medidas incluem dietas (com hiperalimentação e alimentos macios, evitando alimentos quentes).[113,130,131]

A dilatação por balão hidrostático sob visão endoscópica (Fig. 11-15) ou mesmo sem endoscopia (para minimizar a iatrogenia) mas sob orientação fluoroscópica foi descrita com bons resultados.[113,122,128,131]

O resultado das dilatações de esôfago é variável e embora alguns pacientes tenham melhora duradoura depois de apenas um único procedimento, muitos exigirão dilatações repetidas para estenoses recorrentes.[122,127,128]

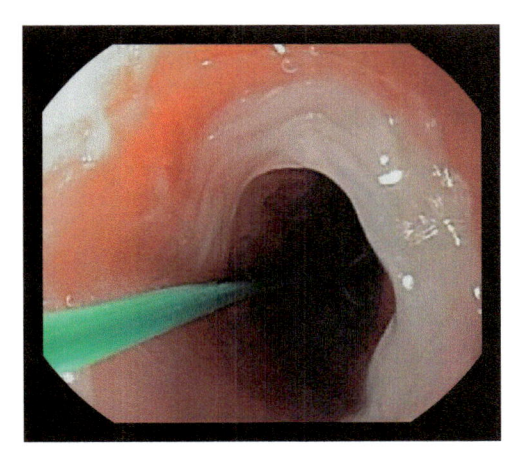

Fig. 11-15. Estenose de esôfago secundária à epidermólise bolhosa congênita. (Imagem: Paulo Bittencout.)

A confecção de gastrostomia que pode ser usada para complementação nutricional e melhora do balanço energético,[113,120] também pode ser útil para dilatação retrógrada, quando as estenoses são muito estreitas para permitir a passagem anterógrada de um fio-guia, ou se contraturas orais limitam a abertura da boca.[113,128]

O uso de corticosteroides sistêmicos per e pós-procedimento é indicado por alguns autores para reduzir a inflamação das mucosas e edema após dilatatação.[128]

Em situações em que a dilatação do esôfago não está disponível ou para os casos que não respondem satisfatoriamente ao procedimento, algumas intervenções cirúrgicas já foram utilizadas, incluindo esofagectomia com interposição de cólon e a ressecção de estenose de esôfago localizada com anastomose terminoterminal.[127,132,133] Estes procedimentos são complexos e têm altas taxas de morbimortalidade e, portanto, devem ser reservados para situações nas quais a intervenção mais conservadora foi insatisfatória.

Cicatrizes recorrentes da mucosa esofágica podem também resultar em encurtamento do esôfago, predispondo à DRGE. A fibrose do esfíncter inferior do esôfago, fixando-o em uma posição aberta, também piora o refluxo.[134,135]

A epidermólise bolhosa é um grande desafio que deve ser enfrentado em longo prazo, por equipe multidisciplinar habilitada. Muitas são as especialidades envolvidas e todas, de algum modo, devem se empenhar em encontrar soluções ou meios para minimizar os graves efeitos da doença na vida do paciente e de suas famílias.

REFERÊNCIAS BIBLIOGRÁFICAS

1. Depaepe A, Dolk H, Lechat MF. The epidemiology of tracheo-oesophageal fistula and oesophageal atresia in Europe. EUROCAT working group. Arch Dis Child. 1993;68(6):743-8.
2. Pedersen RN, Calzolari E, Husby S, Garne E. EUROCAT Working group. Oesophageal atresia: prevalence, prenatal diagnosis and associated anomalies in 23 European regions. Arch Dis Child. 2012;97(3):227-32.
3. Geneviève D, de Pontual L, Amiel J, Lyonnet S. Genetic factors in isolated and syndromic esophageal atresia. J Pediatr Gastroenterol Nutr. 2011;52(Suppl. 1):S6-8.
4. Gross ER. The surgery of infancy and childhood: its principles and techniques. Philadelphia: Saunders; 1953.
5. Quan L, Smith DW. The VATER association: vertebral defects, anal atresia, T-E fistula with esophageal atresia, radial and renal dysplasia: a spectrum of associated defects. J Pediatr. 1973;82(1):104-7.
6. Kovesi T, Rubin S. Long-term complications of congenital esophageal atresia and/or tracheoesophageal fistula. Chest. 2004;126:915-25.
7. Rintala RJ, Pakarinen MP. Long-term outcome of esophageal anastomosis. Eur J Pediatr Surg. 2013;23:219-25.
8. Castilloux J, Noble AJ, Faure C. Risk factors for short- and long-term morbidity in children with esophageal atresia. J Pediatr. 2010;156:755-60.
9. Krishnan U, Mousa H, Dall'Oglio L, Homaira N, Rosen R, Faure C et al. ESPGHAN-NASPGHAN Guidelines for the evaluation and treatment of gastrointestinal and nutritional complications in children with esophageal atresia-tracheoesophageal fistula. J Pediatr Gastroenterol Nutr. 2016; 63(05):550-570.
10. Bradshaw CJ, Thakkar H, Knutzen L, Marsh R, Pacilli M, Impey L et al. Accuracy of prenatal detection of tracheoesophageal fistula and oesophageal atresia. J Pediatr Surg. 2016;51:1268-1272.
11. Taghavi K, Stringer MD. Preoperative laryngotracheobronchoscopy in infants with esophageal atresia: why is it not routine? Pediatr Surg Int. 2018;34(1):3-7.
12. Holcomb 3rd GW, Rothenberg SS, Bax KM, Martinez-Ferro M, Albanese CT, Ostlie DJ et al. Thoracoscopic repair of esophageal atresia and tracheoesophageal fistula: a multi-institutional analysis. Ann Surg. 2005;242(3):422-8. discussion 8-30.
13. Sistonen SJ, Pakarinen MP, Rintala RJ. Long-term results of esophageal atresia: Helsinki experience and review of literature. Pediatr Surg Int. 2011;27(11):1141-9.
14. Liu J, Yang Y, Zheng C, Dong R, Zheng S. Surgical outcomes of different approaches to esophageal replacement in long-gap esophageal atresia: a systematic review. Medicine. 2017;96(21):e6942.
15. Friedmacher F, Puri P. Delayed primary anastomosis for management of longgap esophageal atresia: a meta-analysis of complications and long-termoutcome. Pediatr Surg Int. 2012;28(9):899-906.
16. Foker JE, Kendall Krosch TC, Catton K, Munro F, Khan KM. Long-gap esophageal atresia treated by growth induction: the biological potential and early follow-up results. Semin Pediatr Surg. 2009;18(1):23-9.
17. Kimura K, Nishijima E, Tsugawa C, Collins DL, Lazar EL, Stylianos S et al. Multistaged extrathoracic esophageal elongation procedure for long gap esophageal atresia: experience with 12 patients. J Pediatr Surg. 2001;36(11):1725-7.
18. Hamza AF. Colonic replacement in cases of esophageal atresia. Semin Pediatr Surg. 2009;18(1):40-3.
19. Esteves E, Sousa-Filho HB, Watanabe S, Silva JF, Neto EC, da Costa AL. Laparoscopically assisted esophagectomy and colon interposition for esophageal replacement in children: preliminary results of a novel technique. J Pediatr Surg. 2010 May;45(5):1053-60.
20. Gallo G, Zwaveling S, Van der Zee DC, Bax KN, de Langen ZJ, Hulscher JB. A two center comparative study of gastric pull-up and jejunal interposition for long gap esophageal atresia. J Pediatr Surg. 2015;50(4):535-22.
21. Esteves E, Silva MC, Paiva KC, Chagas CC, Valamie RR, Loiola de Guimaraes R et al. Laparoscopic gastric pull-up for long gap esophageal atresia. J Laparoendosc Adv Surg Tech A. 2009;19 Suppl 1:S191-5.
22. McCollum MO, Rangel SJ, Blair GK, Moss RL, Smith BM, Skarsgard ED. Primary reversed gastric tube reconstruction in long gap esophageal atresia. J Pediatr Surg. 2003;38(6):957-62.
23. Borgnon J, Tounian P, Auber F, Larroquet M, Boeris Clemen F, Girardet JP et al. Esophageal replacement in children by an isoperistaltic gastric tube: a 12-year experience. Pediatr Surg Int. 2004;20(11-12):829-33.
24. Karnak I, Senocak ME, Hiçsönmez A, Büyükpamukçu N. The diagnosis and treatment of H-type tracheoesophageal fistula. J Pediatr Surg. 1997;32(12):1670-4.
25. Mortell AE, Azizkhan RG. Esophageal atresia repair with thoracotomy: the Cincinnati contemporary experience. Semin Pediatr Surg. 2009;18:12-19.
26. Al-Salem AH, Kothari M, Oquaish M, Khogeer S, Desouky MS. Morbidity and mortality in esophageal atresia and tracheoesophageal fistula. Ann Pediatr Surg. 2013;9(3):93-8.
27. Shawyer AC, Pemberton J, Kanters D, Alnaqi AA, Flageole H. Quality of reporting of the literature on gastrointestinal reflux after repair of esophageal atresia-tracheoesophageal fistula. J Pediatr Surg. 2015;50(7):1099-103.
28. Rintala RJ. Fundoplication in Patients with Esophageal Atresia: Patient Selection, Indications, and Outcomes. Front Pediatr. 2017;5:109.
29. Lardenois E, Michaud L, Schneider A, Onea M, Rebeuh J, Gottrand-Aumar M, Renaud F, Gottrand F, Leteurtre E. Prevalence of Eosinophilic Esophagitis in adolescents with esophageal atresia. J Pediatr Gastroenterol Nutr. 2019;69(1):52-56.
30. Krishnan U, Lijuan C, Andrew GJ, Rothenberg ME, Wen T. Analysis of eosinophilic esophagitis in children with repaired congenital esophageal atresia. J. Allergy Clin. Immunol. J Allergy Clin Immunol. 2019;143(4):1455-1464.e2.
31. Allin B, Knight M, Johnson P, Burge D. BAPS-CASS. Outcomes at one-year post anastomosis from a national cohort of infants with oesophageal atresia. PLoS One. 2014;9(08):e106149.
32. Tambucci R, Angelino G, De Angelis P, Torroni F, Caldaro T, Balassone V et al. Anastomotic strictures after esophageal atresia repair: incidence, investigations, and management, including treatment of refractory and recurrent strictures. Front Pediatr. 2017;5:120.
33. Shah R, Varjavandi V, Krishnan U. Predictive factors for complications in children with esophageal atresia and tracheoesophageal fistula. Dis Esophagus. 2015;28(03):216-223.
34. Manfredi MA. Endoscopic Management of Anastomotic Esophageal Strictures Secondary to Esophageal Atresia. Gastrointest Endosc Clin N Am. 2016;26(1):201-19.
35. Said M, Mekki M, Golli M, Memmi F, Hafsa C, Braham R et al. Balloon dilatation of anastomotic strictures secondary to surgical repair of oesophageal atresia. Br J Radiol. 2003;76:26-3132.
36. Ko HK, Shin JH, Song HY, Kim YJ, Ko GY, Yoon HK et al. Balloon dilation of anastomotic strictures secondary to surgical repair of esophageal atresia in a pediatric population: long-term results. J Vasc Interv Radiol. 2006;17:1327-33.

37. Lang T, Hummer HP, Behrens R. Balloon dilation is preferable to bougienage in children with esophageal atresia. Endoscopy. 2001;33:329-35.
38. Serhal L, Gottrand F, Sfeir R, Guimber D, Devos P, Bonnevalle M et al. Anastomotic stricture after surgical repair of esophageal atresia: frequency, risk factors, and efficacy of esophageal bougie dilatations. J Pediatr Surg. 2010;45:1459-62.
39. Kawahara H, Imura K, Yagi M, Kubota A. Clinical characteristics of congenital esophageal stenosis distal to associated esophageal atresia. Surgery. 2001;129(1):29-38.
40. McCann F, Michaud L, Aspirot A, Levesque D, Gottrand F, Faure C. Congenital esophageal stenosis associated with esophageal atresia. Dis Esophagus. 2015;28(3):211-215.
41. Romeo E, Foschia F, de Angelis P, Caldaro T, Federici di Abriola G, Gambitta R et al. Endoscopic management of congenital esophageal stenosis. J Pediatr Surg. 2011;46(5):838-841.
42. Berger M, Ure B, Lacher M. Mitomycin C in the therapy of recurrent esophageal strictures: hype or hope? Eur J Pediatr Surg. 2012;22:109-16.
43. Chapuy L, Pomerleau M, Faure C. Topical mitomycin-C application in recurrent esophageal strictures after surgical repair of esophageal atresia. J Pediatr Gastroenterol Nutr. 2014;59:608-11.
44. Samanta J, Dhaka N, Sinha SK, Kochhar R. Endoscopic incisional therapy for benign esophageal strictures: technique and results. World J Gastrointest Endosc. 2015;25(7):1318-26.
45. Hordijk ML, Siersema PD, Tilanus HW, Kuipers EJ. Electrocautery therapy for refractory anastomotic strictures of the esophagus. Gastrointest Endosc. 2006;63:157-63.
46. Tan Y, Zhang J, Zhou J, Duan T, Liu D. Endoscopic incision for the treatment of refractory esophageal anastomotic strictures in children. J Pediatr Gastroenterol Nutr. 2015;61(3):319-22.
47. Spitz L. Oesophageal atresia. Orphanet J Rare Dis. 2007;11;2:24.
48. Myers NA, Beasley SW, Auldist AW. Secondary esophageal surgery following repair of esophageal atresia with distal tracheoesophageal, fistula. J Pediatr Surg. 1990;25:773-777.
49. Tzifa KT, Maxwell EL, Chait P, James AL, Forte V, Ein SH et al. Endoscopic treatment of congenital H-Type and recurrent tracheoesophageal fistula with electrocautery and histoacryl glue. Int J Pediatr Otorhinolaryngol. 2006;70(5):925-930.
50. Gregory S, Chun RH, Parakininkas D, Amos L, Fons R, Lerner DG, Lal DR et al. Endoscopic esophageal and tracheal cauterization for closure of recurrent tracheoesophageal fistula: A case report and review of the literature. C. Int J Pediatr Otorhinolaryngol. 2017;98:158-161.
51. Lelonge Y, Varlet F, Varela P, Saitúa F, Fourcade L, Gutierrez R et al. Chemocauterization with trichloroacetic acid in congenital and recurrent tracheoesophageal fistula: a minimally invasive treatment. Surg Endosc. 2016;30(4):1662-6.
52. Allal H, Montes-Tapia F, Andina G, Bigorre M, Lopez M, Galifer RB. Thoracoscopic repair of H-type tracheoesophageal fistula in the newborn: a technical case report. J Pediatr Surg. 2004;39(10):1568-1570.
53. Lévesque D, Baird R, Laberge JM. Refractory strictures post-esophageal atresia repair: What are the alternatives? Dis Esophagus. 2013;26:382-387.
54. Rico FR, Panzer AM, Kooros K. Use of polyflex airway stent in the treatment of perforated esophageal stricture in an infant: A case report. J Pediatr Surg. 2007;42:E5-E8.
55. Lange B, Kubiak R, Wessel LM, Kähler G. Use of Fully Covered Self-Expandable Metal Stents for Benign Esophageal Disorders in Children. J Laparoendosc Adv Surg Tech A. 2015;25(4):335-41.
56. De Peppo F, Zaccara A, Dall'Oglio L, Federici di Abriola G, Ponticelli A, Marchetti P et al. Stenting for caustic strictures: esophageal replacement replaced. J Pediatr Surg. 1998;33:54-7.
57. Foschia F, De Angelis P, Torroni F, Romeo E, Caldaro T, di Abriola GF et al. Custom dynamic stent for esophageal strictures in children. J Pediatr Surg. 2011;46:848-53.
58. Baird R, Lal DR, Ricca RL, Diefenbach KA, Downard CD, Shelton J et al. Management of Long Gap Esophageal Atresia: a Systematic Review and Evidence-Based Guidelines from the APSA Outcomes and Evidence Based Practice Committee; J Pediatr Surg. 2019;54(4):675-687.
59. Bluestone CD, Kerry R, Sieber WK. Congenital esophageal stenosis. Laryngoscope. 1969;79:1095-103.
60. Maeda K, Hisamatsu C, Hasegawa T, Tanaka H, Okita Y. Circular myectomy for the treatment of congenital esophageal stenosis owing to tracheobronchial remnant. J Pediatr Surg. 2004;39:1765-8.
61. Amae S, Nio M, Kamiyama T, Ishii T, Yoshida S, Hayashi Y et al. Clinical characteristics and management of congenital esophageal stenosis: a report on 14 cases. J Pediatr Surg. 2003;38:565-70.
62. Ramesh JC, Ramanujam TM, Jayaram G. Congenital esophageal stenosis: report of three cases, literature review, and a proposed classification. Pediatr Surg Int. 2001;17:188-92.
63. Murphy SG, Yazbeck S, Russo P. Isolated congenital esophageal stenosis. J Pediatr Surg. 1995;30:1238-41.
64. Neilson IR, Croitoru DP, Guttman FM, Youssef S, Laberge JM. Distal congenital esophageal stenosis associated with esophageal atresia. J Pediatr Surg. 1991;26:478-81.
65. Yeung CK, Spitz L, Brereton RJ, Kiely EM, Leake J. Congenital esophageal stenosis due to tracheobronchial remnants: a rare but important association with esophageal atresia. J Pediatr Surg. 1992;27:852-5.
66. Sarihan H, Abes M. Congenital esophageal stenosis. J Cardiovasc Surg (Torino). 1997;38:421-3.
67. Singaram C, Sweet MA, Gaumnitz EA, Cameron AJ, Camilleri M. Peptidergic and nitrinergic denervation in congenital esophageal stenosis. Gastroenterology. 1995;109(1):275-81.
68. Terui K, Saito T, Mitsunaga T, Nakata M, Yoshida H. Endoscopic management for congenital esophageal stenosis: A systematic review. World J Gastrointest Endosc. 2015;7(3):183-91.
69. McNally PR, Collier EH, 3rd, Lopiano MC, Brewer TG, Wong RK. Congenital esophageal stenosis. A rare cause of food impaction in the adult. Dig Dis Sci. 1990;35(2):263-6.
70. Michaud L, Coutenier F, Podevin G, Bonnard A, Becmeur F, Khen-Dunlop N et al. Characteristics and management of congenital esophageal stenosis: findings from a multicenter study. Orphanet J Rare Dis. 2013;8:186.
71. Nihoul-Fékété C, De Backer A, Lortat-Jacob S, Pellerin D. Congenital oesophageal stenosis: a review of 20 cases. Pediatr Surg Int. 1987;2:86-92.
72. Takamizawa S, Tsugawa C, Mouri N, Satoh S, Kanegawa K, Nishijima E et al. Congenital esophageal stenosis: Therapeutic strategy based on etiology. J Pediatr Surg. 2002;37(2):197-201.
73. Kouchi K, Yoshida H, Matsunaga T, Ohtsuka Y, Nagatake E, Satoh Y et al. Endosonographic evaluation in two children with esophageal stenosis. J Pediatr Surg. 2002;37(6):934-6.
74. Bocus P, Realdon S, Eloubeidi MA, Diamantis G, Betalli P, Gamba P et al. High-frequency miniprobes and 3-dimensional EUS for preoperative evaluation of the etiology of congenital esophageal stenosis in children (with video). Gastrointest Endosc. 2011;74(1):204-7.
75. Quiros JA, Hirose S, Patino M, Lee H. Esophageal tracheobronchial remnant, endoscopic ultrasound diagnosis, and surgical management. J Pediatr Gastroenterol Nutr. 2013;56(3):e14.
76. Usui N, Kamata S, Kawahara H, Sawai T, Nakajima K, Soh H et al. Usefulness of endoscopic ultrasonography in the diagnosis of congenital esophageal stenosis. J Pediatr Surg. 2002;37(12):1744-6.
77. Saito T, Ise K, Kawahara Y, Yamashita M, Shimizu H, Suzuki H et al. Congenital esophageal stenosis because of tracheobronchial remnant and treated by circular myectomy: a case report. J Pediatr Surg. 2008;43(3):583-5.
78. Pezzettigotta SM, Leboulanger N, Roger G, Denoyelle F, Garabédian EN. Laryngeal cleft. Otolaryngol Clin North Am. 2008;41:913-933.
79. Watters K, Ferrari L, Rahbar R. Laryngeal cleft. Adv Otorhinolaryngol. 2012;73:95-100.
80. Johnston DR, Watters K, Ferrari LR, Rahbar R. Layngeal cleft: evaluation and management. Int J Pediatr Otorhinolaryngol. 2014;78:905-911.
81. Leboulanger N, Garabedian EN. Laryngo-tracheo-oesophageal clefts. J Rare Dis. 2011;6:81.
82. Rahbar R, Rouillon I, Roger G, Lin A, Nuss RC, Denoyelle F et al. The presentation and management of laryngeal cleft: a 10-year experience. Arch Otolaryngol Head Neck Surg. 2006;132:1335-1341.
83. Benjamin B, Inglis A. Minor congenital laryngeal clefts: diagnosis and classification. Ann Otol Rhinol Laryngol. 1989;98:417-420.
84. Holinger L. Congenital Laryngeal Anomalies. In Holinger LD, Lusk RP, Green CG. Pediatric Laryngology and Bronchoesophagology. Philadelphia: Lippincott-Raven Publishers; 1997:137-64.
85. Nakahara S, Tayama N, Tsuchida Y. A minor laryngeal cleft (type 1-a) diagnosed in infancy. Int J Pediatr Otorhinolaryngol. 1995;32:187-91.
86. Rahbar R, Chen JL, Rosen RL, Lowry KC, Simon DM, Perez JA et al. Endoscopic repair of laryngeal cleft type I and type II: when and why? Laryngoscope. 2009;119:1797-1802.

87. Adil E, Al Shemari H, Rahbar R. Endoscopic surgical repair of type 3 laryngeal clefts. JAMA Otolaryngol Head Neck Surg. 2014;140:1051-1055.
88. Chien W, Ashland J, Haver K, Hardy SC, Curren P, Hartnick CJ. Type 1 laryngeal cleft: establishing a functional diagnostic and management algorithm. Int J Pediatr Otorhinolaryngol. 2006;70:2073-79.
89. Ojha S, Ashland JE, Hersh C, Ramakrishna J, Maurer R, Hartnick CJ. Type 1 laryngeal cleft: a multidimensional management algorithm. JAMA Otolaryngol Head Neck Surg. 2014;140:34-40.
90. Kieran SM, Katz E, Rosen R, Khatwa U, Martin T, Rahbar R. The lipid laden macrophage index as a marker of aspiration in patients with type I and II laryngeal clefts. Int J Pediatr Otorhinolaryngol. 2010;74:743-746.
91. Strychowsky JE, Rahbar R. Laryngotracheoesophageal clefts. Semin Pediatr Surg. 2016;25(3):128-31.
92. El-Gohary Y, Gittes GK, Tovar JA. Congenital anomalies of the esophagus. Semin Pediatr Surg. 2010;19(3):186-93.
93. Azzie G, Beasley S. Diagnosis and treatment of foregut duplications. Semin Pediatr Surg. 2003;12(1):46-54.
94. Ohbatake M, Muraji T, Yamazato M, Higashimoto Y, Nishijima E, Tsugawa C. Congenital true diverticula of the esophagus: a case report. J Pediatr Surg. 1997;32(11):1592-4.
95. Knod JL, Garrison AP, Frischer JS, Dickie B. Foregut duplication cyst associated with esophageal atresia and tracheoesophageal fistula: a case report and literature review. J Pediatr Surg. 2013;48(5):E5-7.
96. Carachi R, Azmy A. Foregut duplications. Pediatr Surg Int. 2002;18(5-6):371-4.
97. Holcomb GW 3rd, Gheissari A, O'Neill JA Jr, Shorter NA, Bishop HC. Surgical management of alimentary tract duplications. Ann Surg. 1989;209:167-74.
98. Bissler JJ, Klein RL. Alimentary tract duplications in children: case and literature review. Clin Pediatr (Phila). 1988;27(3):152-7.
99. Bower RJ, Sieber WK, Kiesewetter WB. Alimentary tract duplications in children. Ann Surg. 1978;188(5):669-74.
100. Garge S, Samujh R. Isolated complete tubular esophageal duplication in a neonate. Dis Esophagus. 2013;26(3):342.
101. Coumaros D, Schneider A, Tsesmeli N, Geiss S, Becmeur F. Endoscopic management of a tubular esophageal duplication diagnosed in adolescence (with videos). Gastrointest. Endoscopy. 2010;71(4):827-30.
102. Liu R, Adler DG. Duplication cysts: Diagnosis, management, and the role of endoscopic ultrasound. Endosc Ultrasound. 2014;3(3):152-60.
103. Martinez Ferro M, Milner R, Voto L, Zapaterio J, Cannizzaro C, Rodriguez S et al. Intrathoracic alimentary tract duplication cysts treated in utero by thoracoamniotic shunting. Fetal Diagn Ther. 1998;13(6):343-7.
104. Nishikawa J, Nagao M, Ogawa R, Sasaki S, Goto A, Okamoto T et al. Endoscopic treatment of an esophageal duplication cyst. Endoscopy. 2017;49(S 01):E107-E108.
105. Backer CL, Ilbawi MN, Idriss FS, DeLeon SY. Vascular anomalies causing tracheoesophageal compression. Review of experience in children. J Thorac Cardiovasc Surg. 1989;97:725-731.
106. Backer CL, Mavroudis C. Congenital Heart Surgery Nomenclature and Database Project: vascular rings, tracheal stenosis, pectus excavatum. Ann Thorac Surg. 2000;69(4 Suppl):S308-S318.
107. Kir M, Saylam GS, Karadas U, Yilmaz N, Çakmakçi H, Uzuner N et al. Vascular rings: presentation, imaging strategies, treatment, and outcome. Pediatr Cardiol. 2012;33 607-617.
108. Dillman JR, Attili AK, Agarwal PP, Dorfman AL, Hernandez RJ, Strouse PJ. Common and uncommon vascular rings and slings: a multi-modality review. Pediatr Radiol. 2011;41:1440-1454; quiz 1489-1490.
109. Bonnard A, Auber F, Fourcade L, Marchac V, Emond S, Revillon Y. Vascular ring abnormalities: a retrospective study of 62 cases. J Pediatr Surg. 2003;38 539-543.
110. Fine JD, Eady RA, Bauer EA, Bauer JW, Bruckner-Tuderman L, Heagerty A et al. The classification of inherited epidermolysis bullosa (EB): report of the Third International Consensus Meeting on Diagnosis and Classification of EB. J Am Acad Dermatol. 2008;58:931-50.
111. Freeman EB, Koglmeier J, Martinez AE, Mellerio JE, Haynes L, Sebire NJ et al. Gastrointestinal complications of epidermolysis bullosa in children. Br J Dermatol. 2008;158:1308-14.
112. Horn HM, Tidman MJ. The clinical spectrum of dystrophic epidermolysis bullosa. Br J Dermatol 2002;146:267-74.
113. Mortell AE, Azizkhan RG. Epidermolysis bullosa: management of esophageal strictures and enteric access by gastrostomy. Dermatol Clin. 2010;28:311-8.
114. Fine JD, Mellerio JE. Extracutaneous manifestations and complications of inherited epidermolysis bullosa: part II. Other organs. J Am Acad Dermatol. 2009;61:387-402.
115. Ergun GA, Lin AN, Dannenberg AJ, Carter DM. Gastrointestinal manifestations of epidermolysis bullosa. A study of 101 patients. Medicine (Baltimore). 1992;71:121-7.
116. Gryboski JD, Touloukian R, Campanella RA. Gastrointestinal manifestations of epidermolysis bullosa in children. Arch Dermatol. 1988;124:746-52.
117. Mariath LM, Santin JT, Frantz JA, Doriqui MJR, Kiszewski AE, Schuler-Faccini L. An overview of the genetic basis of epidermolysis bullosa in Brazil: discovery of novel and recurrent disease-causing variants. Clin Genet. 2019;96(3):189-198.
118. Silva MGD, Raphael A, Milward G. Endoscopia Digestiva em crianças com epidermólise bolhosa. In: IV SBAD. GED. São Paulo: Redprint Editora Ltda.; 2000. p. 19: S53.
119. Fantauzzi RS, Maia MO, Cunha FC, Simões RV, Gonçalves DU, Maia AF. Manifestações otorrinolaringológica e esofágica da epidermólise bolhosa, Rev Bras Otorrinolaringol. 2008;74:657-61.
120. Fine JD. Inherited epidermolysis bullosa. Orphanet J Rare Dis. 2010;5:12.
121. Fujimoto T, Lane GJ, Miyano T, Yaguchi H, Koike M, Manabe M et al. Esophageal strictures in children with recessive dystrophic epidermolysis bullosa: experience of balloon dilatation in nine cases. J Pediatr Gastroenterol Nutr. 1998;27:524-9.
122. Uitto J, Pulkkinen L, Christiano AM. Molecular basis of the dystrophic and junctional forms of epidermolysis bullosa: mutations in the type VII collagen and kalinin (laminin 5) genes. J Invest Dermatol. 1994;103(5 suppl):S39-46.
123. Youssefian L, Vahidnezhad H, Uitto J. Kindler Syndrome. 2016 Mar 3 [Updated 2016 Dec 1]. In: Adam MP, Ardinger HH, Pagon RA, Wallae SE. GeneReviews® [Internet]. Seattle (WA): University of Washington, Seattle; 1993-2019. Available from: https://www.ncbi.nlm.nih.gov/books/NBK349072/
124. Sawamura D, Nakano H, Matsuzaki Y. Overview of epidermolysis bullosa. J Dermatol. 2010;37:214-9.
125. Shah MD, Berman WF. Endoscopic balloon dilation of esophageal strictures in children. Gastrointest Endosc. 1993;39:153-6.
126. Katz J, Gryboski JD, Rosenbaum HM et al. Dysphagia in children with epidermolysis bullosa. Gastroenterology. 1967;52:259-62.
127. Fine JD, Johnson LB, Weiner M, Suchindran C. Gastrointestinal complications of inherited epidermolysis bullosa: cumulative experience of the National EB Registry. J Pediatr Gastroenterol Nutr. 2008;46:147-58.
128. Azizkhan R, Stehr W, Cohen AP, Wittkugel E, Farrell MK, Lucky AW et al. Esophageal strictures in children with recessive dystrophic epidermolysis bullosa: an 11-year experience with fluoroscopically guided balloon dilatation. J Pediatr Surg. 2006;41:55-60.
129. Anderson SH, Meenan J, Williams KN, Eady RA, Prinja H, Chappiti U et al. Efficacy and safety of endoscopic dilatation of esophageal strictures in epidermolysis bullosa. Gastrointest Endosc. 2004;59:28-32.
130. Chahed J, Mekki M, Ksia A, Kechiche N, Hidouri S, Youssef TM et al. Management of digestive lesions associated to congenital epidermolysis bullosa. Afr J Paediatr Surg. 2015;12:221-6.
131. De Angelis P, Caldaro T, Torroni F, Romeo E, Foschia F, di Abriola GF et al. Esophageal Stenosis in epidermolysis bullosum: a challenge for the endoscopist. J Pediatr Surg. 2011;46(5):842-847.
132. Demiroğullari B, Sönmez K, Türkyilmaz Z, Altuntaş B, Karabulut R, Başaklar AC et al. Colon interposition for esophageal stenosis in a patient with epidermolysis bullosa. J Pediatr Surg. 2001;36:1861-3.
133. Elton C, Marshall RE, Hibbert J, Cameron R, Mason RC. Pharyngogastric colonic interposition for total oesophageal occlusion in epidermolysis bullosa. Dis Esophagus. 2000;13:175-7.
134. Travis SP, McGrath JA, Turnbull AJ, Schofield OM, Chan O, O'Connor AF et al. Oral and gastrointestinal manifestations of epidermolysis bullosa. Lancet. 1992;340:1505-6.
135. Horan TA, Urschel JD, MacEachern NA, Shulman B, Crowson AN, Magro C. Esophageal perforation in recessive dystrophicepidermolysis bullosa. Ann Thor Surg. 1994;57:1027-9.

DIVERTÍCULOS ESOFAGIANOS

Marcelo Soares Neves

INTRODUÇÃO

A formação sacular decorrente da evaginação da parede de estrutura tubular é chamada de divertículo verdadeiro, quando constituída por todas as camadas da parede, ou divertículo falso, quando formada por apenas algumas das camadas.

O diagnóstico endoscópico e as abordagens minimamente invasivas, cada vez mais amplas, colocam os divertículos no dia a dia dos endoscopistas. Apesar de anatomicamente não se encontrar no esôfago, neste capítulo incluiremos o divertículo faringoesofagiano, pois estes divertículos são frequentemente diagnosticados e tratados pelos endoscopistas.

DIVERTÍCULO FARINGOESOFAGIANO

Os falsos divertículos faringoesofagianos representam a herniação da mucosa e submucosa através das camadas musculares. No raro divertículo de *Killian-Jamieson*, a evaginação ocorre entre o músculo cricofaríngeo superiormente, a camada muscular longitudinal lateralmente e a camada muscular circular inferiormente, correspondente a entrada do nervo laríngeo recorrente. No divertículo de Zenker, bem mais comum que o anterior, a evaginação ocorre através de uma área anatomicamente frágil, o triângulo de *Killian*, que é delimitado pelo músculo cricofaríngeo inferiormente e pelas fibras oblíquas do músculo constritor da faringe superiormente[1,2] (Figs. 12-1 a 12-6 e Vídeo 12-1).

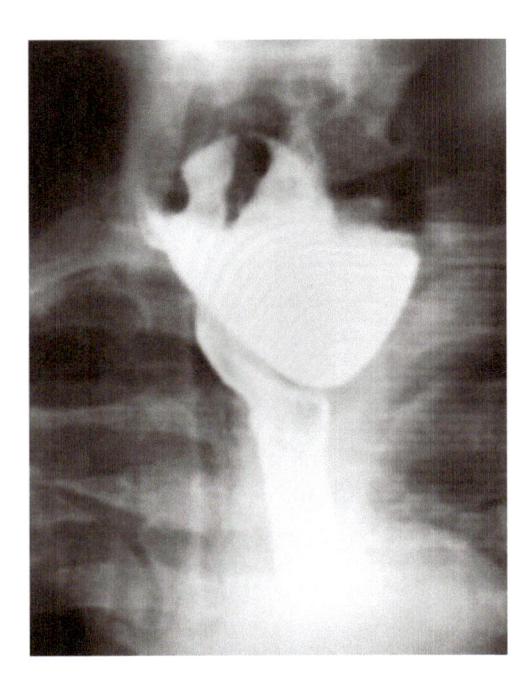

Fig. 12-1. Seriografia demonstrando o divertículo de Zenker em AP.

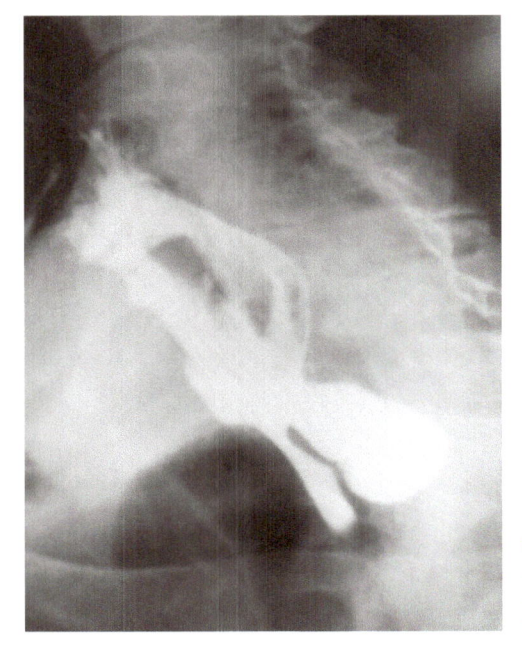

Fig. 12-2. Seriografia demonstrando o divertículo de Zenker em perfil.

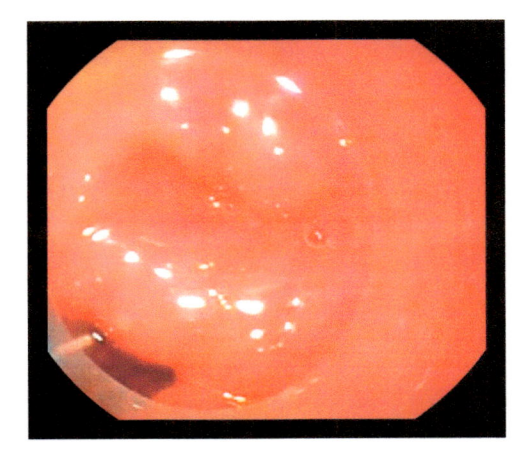

Fig. 12-3. Imagem endoscópica do divertículo de Zenker com auxílio do *cap*.

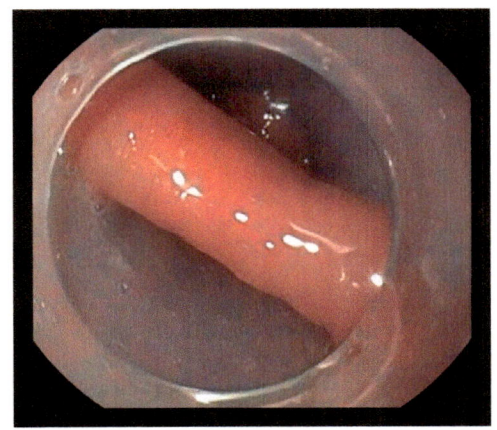

Fig. 12-4. Imagem endoscópica do divertículo de Zenker, utilizando o diverticuloscópio, individualizando o septo do divertículo a ser seccionado.

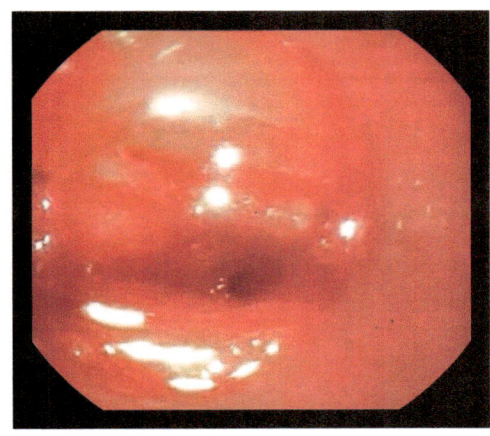

Fig. 12-5. Complicação da diverticulotomia. Imagem de perfuração durante a diverticulotomia.

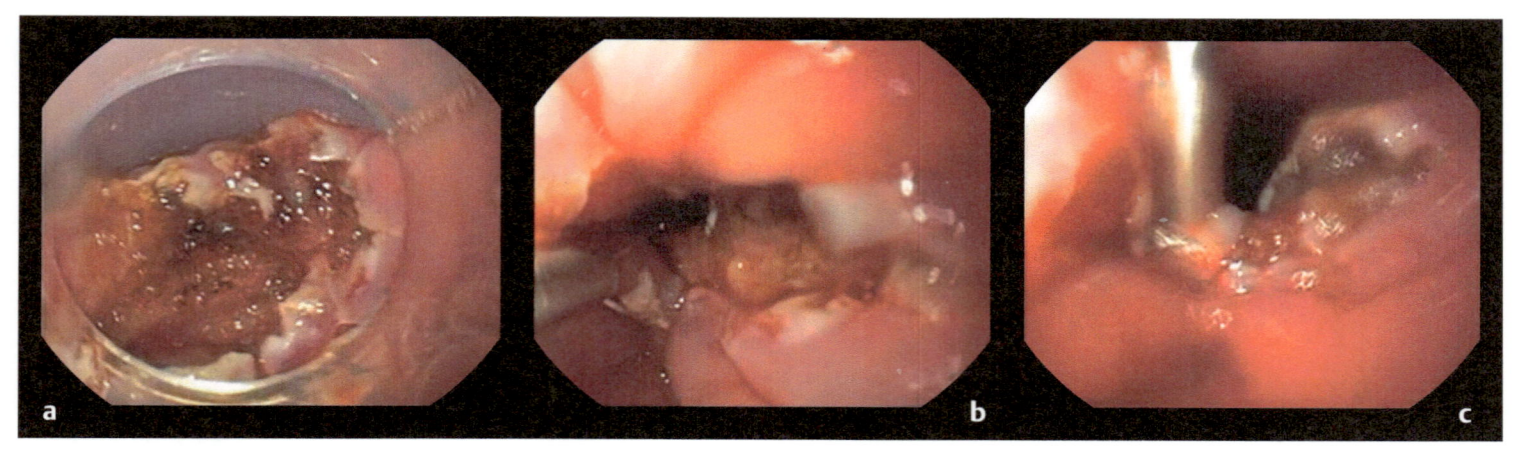

Fig. 12-6. Diverticulotomia de Zenker. (**a**) No corte profundo, mesmo sem ter ocorrido perfuração, recomenda-se aplicação de clipe tendo em vista reduzir complicações tardias e início mais precoce da dieta. (**b**) Aplicação de hemoclipe. (**c**) Fechamento com clipe.

DIVERTÍCULO DE TRAÇÃO DO TERÇO MÉDIO

Representam divertículos verdadeiros, onde as saculações decorrem da tração de toda a parede do esôfago, causadas por processo inflamatório crônico mediastinal[3] (Figs. 12-7 e 12-8).

DIVERTÍCULO EPIFRÊNICO

Formação sacular que representa a projeção da mucosa e submucosa através das camadas musculares, sendo, histologicamente, um pseudodivertículo. Envolve os 10 cm distais do esôfago e está associado à distúrbios de motilidades[4,5] (Fig. 12-9).

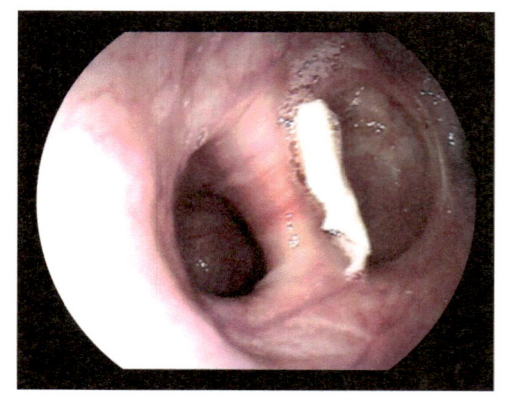

Fig. 12-9. Aspecto endoscópico de divertículo epifrênico.

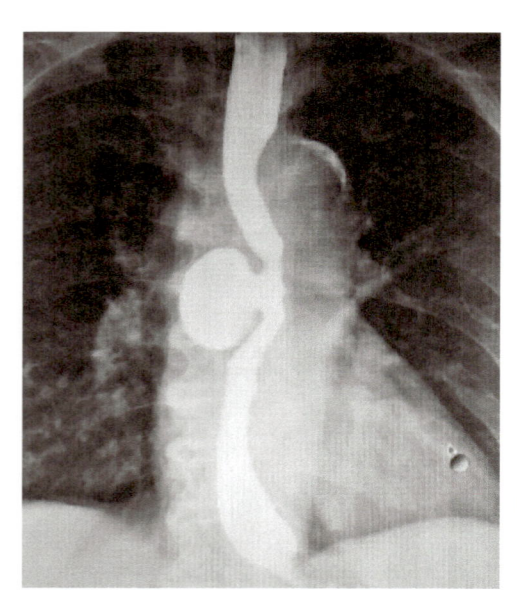

Fig. 12-7. Aspecto radiológico do divertículo de terço médio do esôfago.

PSEUDIVERTICULOSE INTRAMURAL

Diminutas formação saculares na parede esofagiana que representam dilatações dos ductos das glândulas submucosas. Podem representar achados incidentais, mas também estão associadas a estenoses esofagianas[6] (Fig. 12-10).

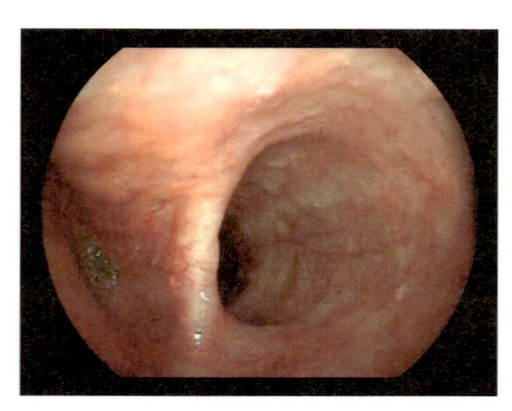

Fig. 12-8. Aspecto endoscópico do divertículo de terço médio do esôfago.

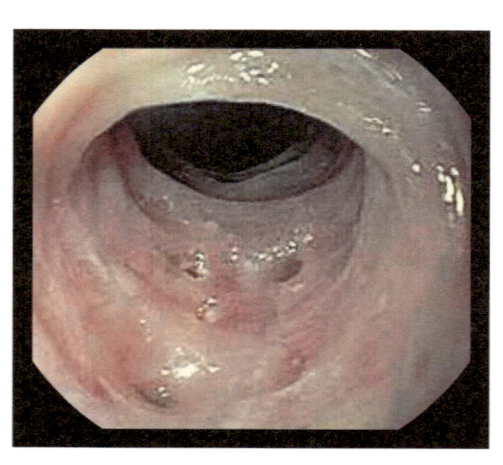

Fig. 12-10. Aspecto endoscópico dos divertículos intramurais.

REFERÊNCIAS BIBLIOGRÁFICAS

1. Jeismann VB, Bianchi ET, Szachnowicz S, Seguro FCBDC, Tustumi F, Duarte AF, Sallum RAA et al. Surgical treatment of Killian-Jamieson diverticulum: a case report an literature review. Clin Case Rep. 2019;7:1374-7.
2. Yun P-J, Huang H-K, Chang H, Lee S-C, Huang T-W. Endoscopic diverticulotomy with a stapler can be an effective and safe treatment fo Killian-Jamieson diverticulum. J Thorac Dis. 2017;9(9):E87-E91.
3. Aiolfi A, Micheletto G, Tringali D, Jonghi-Lavarini E, Bonitta G, Campanelli G et al. Semi-prone video-assisted thoracoscopy for the treatment of large infracarinal traction diverticula. Langenbecks Arch Surg. 2019;404(6):771-7.
4. Sonbare DJ. Pulsion diverticulum of the oesophagus: more than just an out pouch. Indian J Surg. 2015;77(1):44-8.
5. Soo WT, Ling JSW, Chuah JS, Siow SL. Epiphrenic oesophageal diverticulum managed via laparoscopic transhiatal approach. Med J Malaysia. 2019;74(3):243-5.
6. Chon YE, Hwang S, Jung KS, Lee HJ, Lee SG, Shin SK et al. A case of esophageal intramural pseudodiverticulosis. Gut and Liver. 2011;5(1):93-5.

ASPECTOS PÓS-OPERATÓRIOS

Lilian Machado Silva ▪ Eduardo Rachman Viegas

As cirurgias do esôfago com ressecção segmentar do órgão são, em grande parte, realizadas para o tratamento das neoplasias. A reconstrução do trânsito é feita por anastomoses esofagogástricas (Fig. 13-1 e Vídeo 13-1), esofagojejunais (Fig. 13-2) ou, mais raramente, com a interposição colônica. Cirurgias oncológicas da laringe também causam alterações na anatomia do esôfago. No pós-operatório das laringectomias observamos anastomoses faringoesofagianas (Fig. 13-3 e Vídeo 13-2) e, nos casos de colocação de próteses fonatórias, elas podem ser vistas posteriormente no interior da luz do esôfago proximal (Fig. 13-4 e Vídeo 13-3).

Dessa forma, a endoscopia pós-operatória deve contemplar o estudo da hipofaringe e laringe, medir o esôfago residual e examinar detalhadamente sua mucosa (presença de lesões sincrônicas e metacrônicas). Além disso, devem ser descritos adequadamente o tipo de anastomose, sua localização em relação aos incisivos, integridade, diâmetro estimado e as características do neoesôfago.

A maioria dos pacientes submetidos à esofagectomia apresenta sintomas pós-operatórios, e 52,5% têm alterações ao exame endoscópico.[1] Complicações precoces ou tardias, como esofagite péptica, áreas de deiscência, orifícios fistulosos, estenoses e recidiva tumoral, devem ser cuidadosamente avaliadas e relatadas. É interessante observar que, muitas vezes, as complicações não estão diretamente ligadas à presença de sintomas, e essa correlação clínica é fundamental. Em um acompanhamento por 1 ano de pacientes pós-esofagectomia, 22,8% dos casos apresentavam estenose da anastomose (definida como impossibilidade de progressão do gastroscópio), sendo que 51,3% desses pacientes eram assintomáticos.[1]

As complicações mais comuns observadas nas anastomoses após esofagectomias são estenoses, deiscências e fístulas.[2] O tratamento endoscópico das estenoses deve ser realizado no paciente sintomático, em que há dificuldade ou impossibilidade de passagem do gastroscópio. A dilatação pode ser feita com velas de Savary-Gilliard (sondas dilatadoras rígidas, guiadas por fio-guia) ou com balões de dilatação hidrostática TTS (*through the scope*). As estenoses curtas, anelares, são facilmente dilatadas com balão, enquanto nas estenoses longas e tortuosas, a dilatação com velas é tecnicamente mais simples.

A Figura 13-5 e o Vídeo 13-4 demonstram uma estenose de anastomose esofagocolônica, após esofagectomia com interposição colônica, dilatada com balão TTS. A Figura 13-6 e o Vídeo 13-5 mostram a dilatação hidrostática de uma estenose de anastomose esofagogástrica. O Vídeo 13-6 mostra a técnica de passagem do fio-guia numa dilatação de estenose com vela e os efeitos na mucosa após a passagem da vela.

Além das estenoses de anastomoses, é importante lembrar a ocorrência cada vez mais frequente de estenoses secundárias às

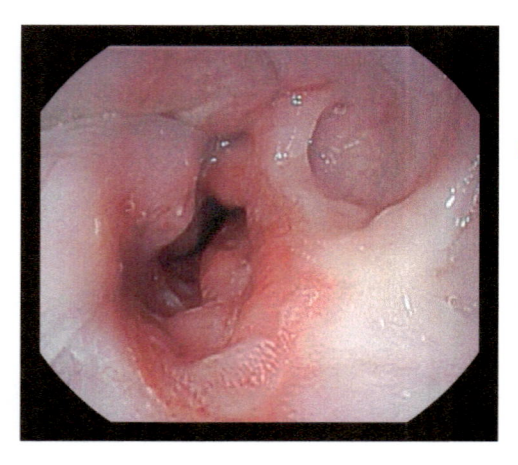

Fig. 13-1. Esofagectomia com anastomose esofagogástrica decorrente de adenocarcinoma no esôfago distal. Nota-se anastomose íntegra, ampla, situada no terço proximal do esôfago e reconstrução do órgão com o tubo gástrico.

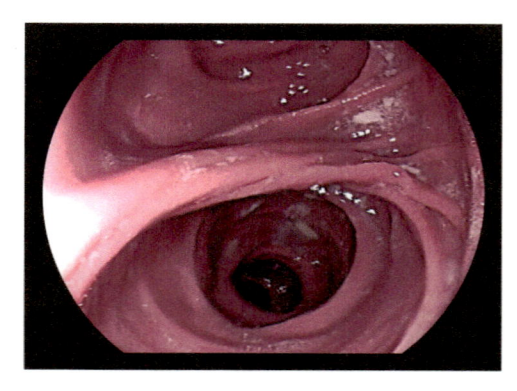

Fig. 13-2. Anastomose esofagojejunal em Y de Roux. Nota-se o coto aferente acima e a alça jejunal eferente abaixo.

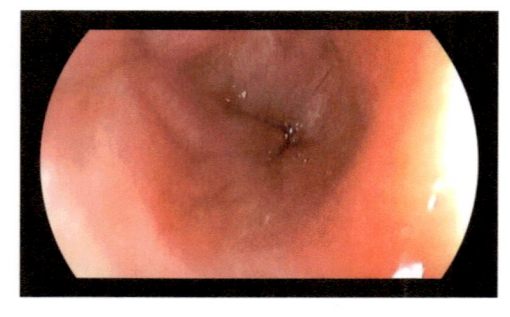

Fig. 13-3. Anastomose faringoesofagiana, após laringectomia. (Imagem: Dr. Alexandre Pelosi. – INCA.)

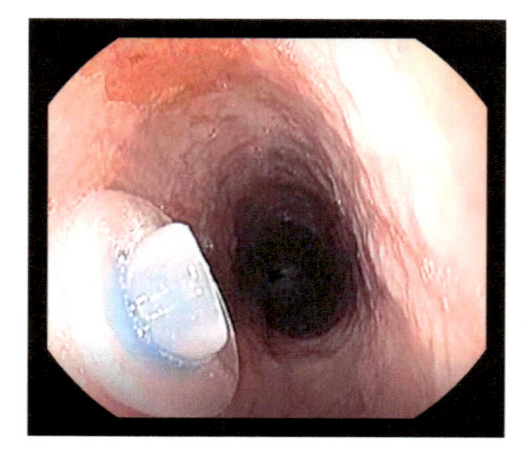

Fig. 13-4. Prótese fonatória no interior do esôfago proximal. (Cortesia de imagem: Dr. Alexandre Pelosi – INCA.)

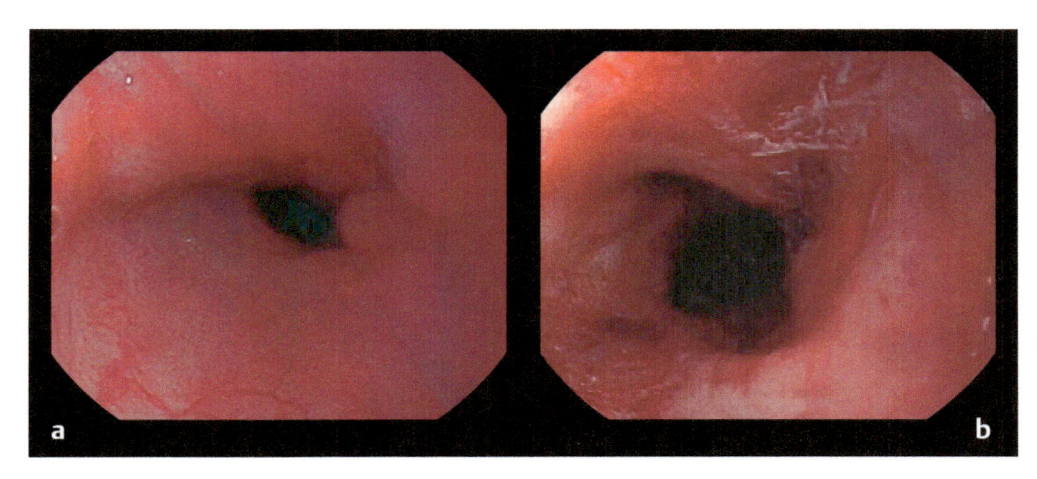

Fig. 13-5. (a) Estenose de anastomose esofagocolônica (esofagectomia com interposição colônica). (b) Lacerações após dilatação com balão TTS até 16,5 mm, com exposição de fibras musculares.

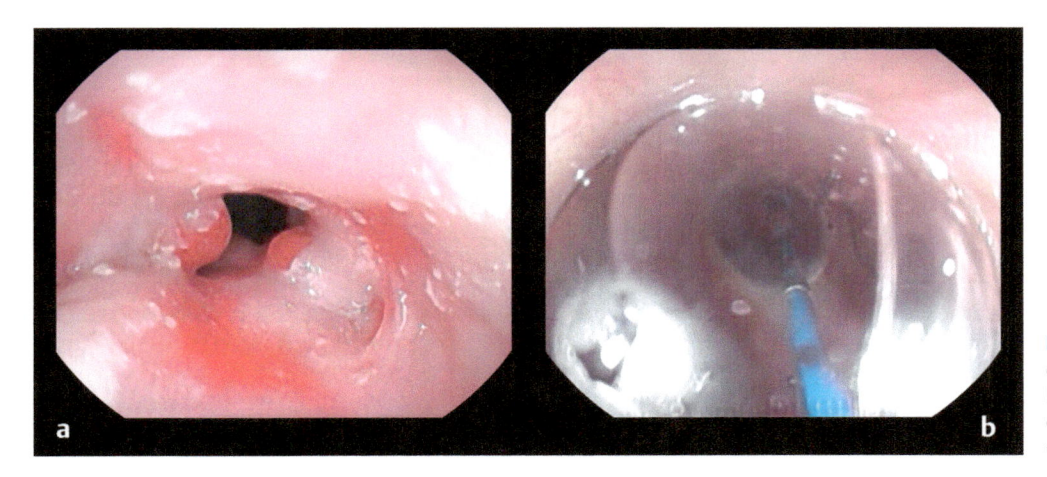

Fig. 13-6. (a) Anastomose esofagogástrica com estenose anelar. (b) Dilatação endoscópica hidrostática com balão TTS c. Controle endoscópico após a dilatação evidencia lacerações da mucosa.

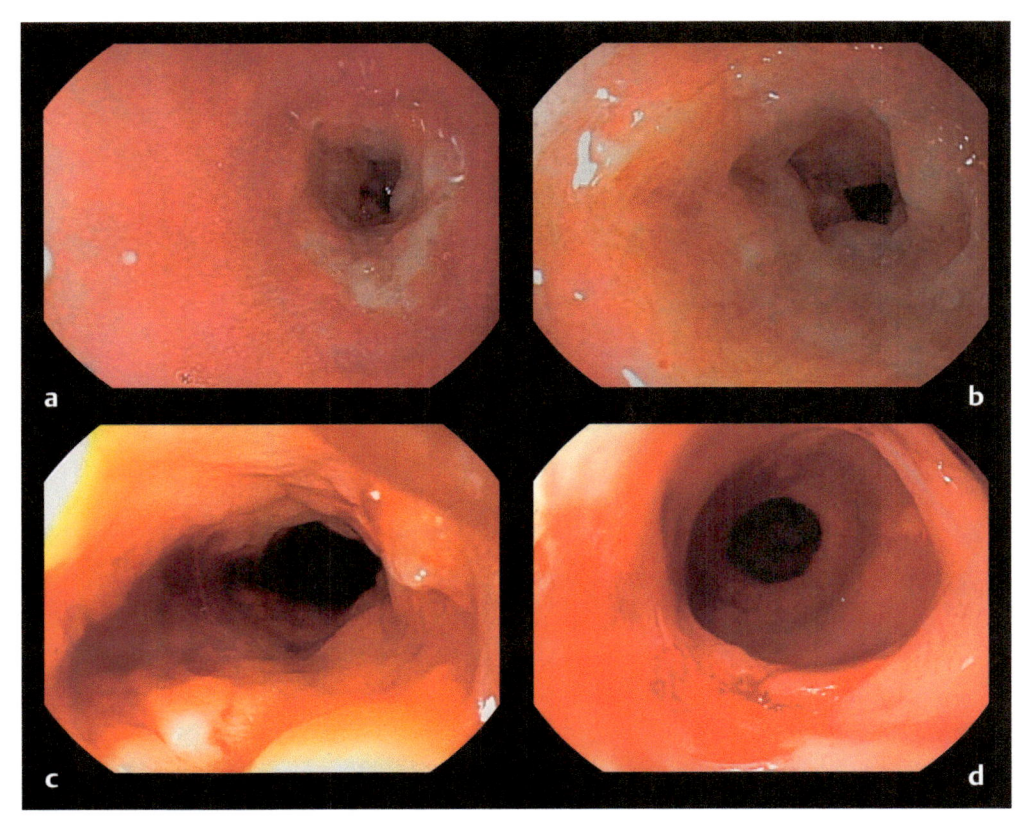

Fig. 13-7. Estenose de aproximadamente 3 cm de extensão no terço médio do esôfago após ESD de carcinoma escamoso precoce, circunferencial. (a) Acima da estenose. (b) Interior da estenose, intransponível. (c, d) Após dilatação com vela de Savary-Gilliard até 12,8 mm. Nota-se a laceração vertical na mucosa.

técnicas de dissecção endoscópica da submucosa (ESD) para tratamento das neoplasias precoces do esôfago. Esse procedimento pode evoluir com estenose na área da dissecção (Fig. 13-7), especialmente quando esta é superior a 5 cm ou quando a lesão ocupa mais da metade da circunferência do esôfago.[3] Sítios de ressecção envolvendo mais de 75% da circunferência do órgão podem cursar com estenose em até 94% dos casos.[3]

Há recomendação de aplicação de medidas de profilaxia para evitar estenose pós-ESD nas lesões que ocupem 50% ou mais do diâmetro luminal. Tal prevenção pode ser com a injeção de corticoide local ou corticoide oral para ressecções entre 50 e 75% da circunferência do esôfago. Em lesões circunferenciais, recomenda-se a associação de corticoterapia por injeção local e por via oral.[4] A droga de escolha, posologia e esquema de redução de dose são variáveis, porém, em geral, são empregadas a triancinolona para injeção e a prednisolona para tratamento sistêmico. Modalidades em fase de estudo para prevenção de estenose incluem uso de próteses metálicas recobertas pós-procedimento, injeção de substâncias antiproliferativas (como toxina botulínica), transplante de células autólogas e aplicação de barreiras protetoras (malhas de ácido poliglicólico – PGA).[4]

Uma vez estabelecida a estenose esofagiana pós-ESD, a dilatação com balão hidrostático é a primeira linha de tratamento. Incidência de perfurações foram relatadas entre 4-9%,[5,6] com maior risco para pacientes que receberam profilaxia com corticoide local e uso inicial de balões com 15 mm ou mais de diâmetro. Portanto, o grupo de especialistas da JGES (Japan Gastroenterological Endoscopy Society) sugere iniciar com balão de 12 mm e progredir até 15 mm, devendo-se realizar análise caso a caso.[4] Pacientes refratários podem ser conduzidos por estenostomia ou uso de próteses metálicas autoexpansíveis recobertas. A Figura 13-8 demonstra uma estenose após estenostomia, e o Vídeo 13-7 mostra a técnica de infusão de triancinolona.

A complicação mais grave após esofagectomias é a deiscência de anastomose, aumentando muito a morbimortalidade cirúrgica pela contaminação do mediastino e o risco de choque séptico (Fig. 13-9). Durante o exame endoscópico devem-se relatar a topografia da deiscência (cervical, intratorácica), extensão, circunferência acometida, viabilidade do neoesôfago (tecidos vitalizado, isquêmico, necrótico) e o aspecto do conteúdo que drena para o interior do esôfago (purulento, seroso, sanguinolento). O tratamento envolve a dieta oral zero (nutrição preferencial por jejunostomia, sonda nasoenteral distal ou, quando a via enteral for indisponível, parenteral), antibioticoterapia intravenosa e drenagem de coleções (cirúrgica ou por radiologia intervencionista).[7] Não há consenso quanto à modalidade preferencial a ser empregada: abordagem cirúrgica, próteses metálicas autoexpansíveis endoscópicas, drenos endoscópicos intraluminais (*pigtail*), clipes endoscópicos *over the scope* ou terapia endoscópica a vácuo (*Endoscopic Vacuum Therapy* – E-VAC).[8,9] Os casos acabam sendo avaliados individualmente e de acordo com o "expertise" disponível.

A colocação de próteses metálicas autoexpansíveis recobertas visando vedar o local da deiscência é a terapia de primeira linha em muitas instituições. As Figuras 13-9 a 13-11 e o Vídeo 13-8 demostram um caso de deiscência de anastomose esofagojejunal tratado com prótese metálica totalmente recoberta. Apesar da limitação de evidência na literatura, há relato de taxa de sucesso de 90%.[10] A demora entre o início dos sintomas e a abordagem endoscópica é fator prognóstico desfavorável, com melhores resultados apontados quando o tratamento endoscópico ocorre em até 48 horas.[10]

As próteses totalmente recobertas possuem a vantagem da remoção mais fácil e menos traumática, ao contrário das parcialmente recobertas, que apresentam crescimento tecidual da mucosa para o interior da parte não recoberta da prótese, exigindo alguma destruição tecidual para sua remoção, o que pode causar lacerações no momento da retirada e estenose tardiamente. Porém, as próteses totalmente recobertas são mais suscetíveis à migração, apesar das diversas próteses existentes com dispositivos antimigração ou mesmo a fixação com clipe (Fig. 13-12). A fixação externa na narina é o método mais eficiente para evitar seu deslocamento. Existe a prótese com dispositivo que permite a fixação externa, descrita como técnica de *Shim*[11] (Fig. 13-13 e Vídeo 13-9). Porém, na sua indisponibilidade, ela pode ser improvisada pelo uso de fio dental transfixando a malha da prótese, capturada externamente, encapada com sonda nasogástrica para proteção da mucosa nasofaríngea, posicionamento interno junto à prótese e fixação externa tal qual uma sonda nasogástrica[12] (Fig. 13-14).

Não existe tempo ideal estabelecido para a permanência da prótese, porém os trabalhos recomendam desde 10-14 dias para deiscências curtas e até 8 semanas para as extensas.[10] A evidência de manutenção do débito pela deiscência após colocação da prótese é fator de risco para falha terapêutica, portanto, nestas situações,

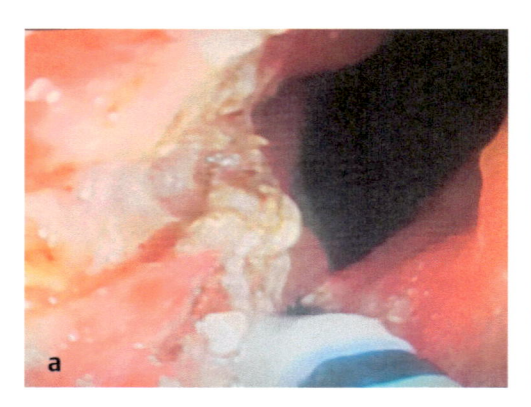

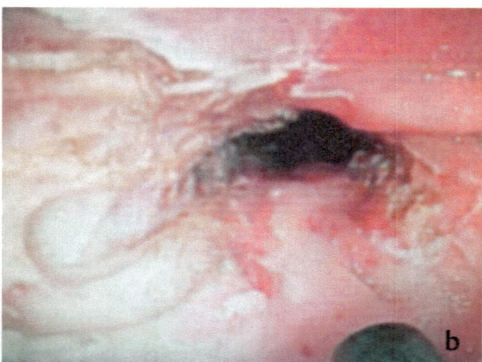

Figs. 13-8. (a, b) Estenostomia com *Hybrid Knife* de estenose esofagojejunal refratária às dilatações. (Imagens: Dr. Élio Castro – Hospital Copa D'or.)

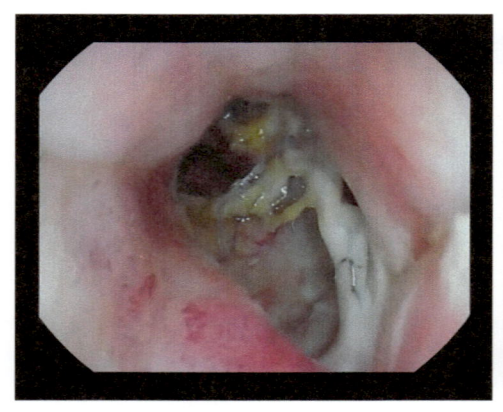

Fig. 13-9. Deiscência de anastomose esofagojejunal. Observa-se a perda da integridade da anastomose com os clipes metálicos em meio ao tecido desvitalizado.

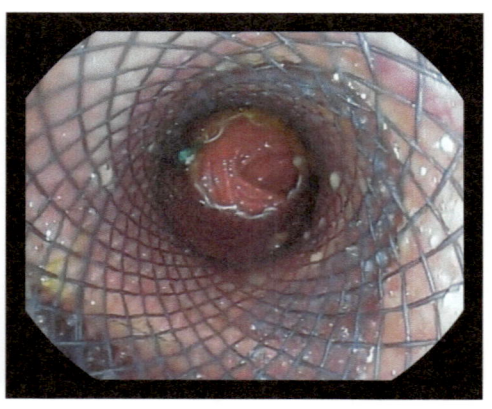

Fig. 13-10. Colocação de prótese metálica totalmente recoberta sobre a área de deiscência. Alça jejunal distal à prótese.

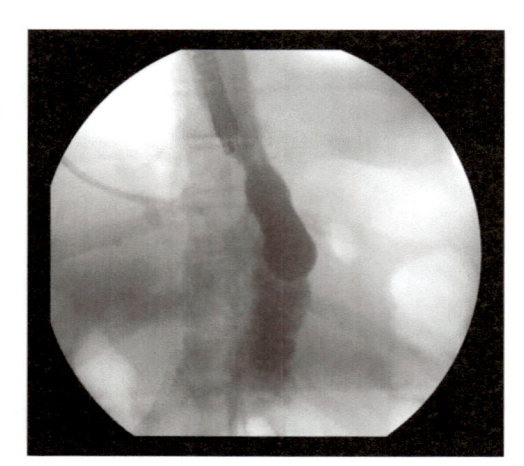

Fig. 13-11. Imagem radiográfica mostrando a injeção de contraste acima da prótese, sem extravasamento.

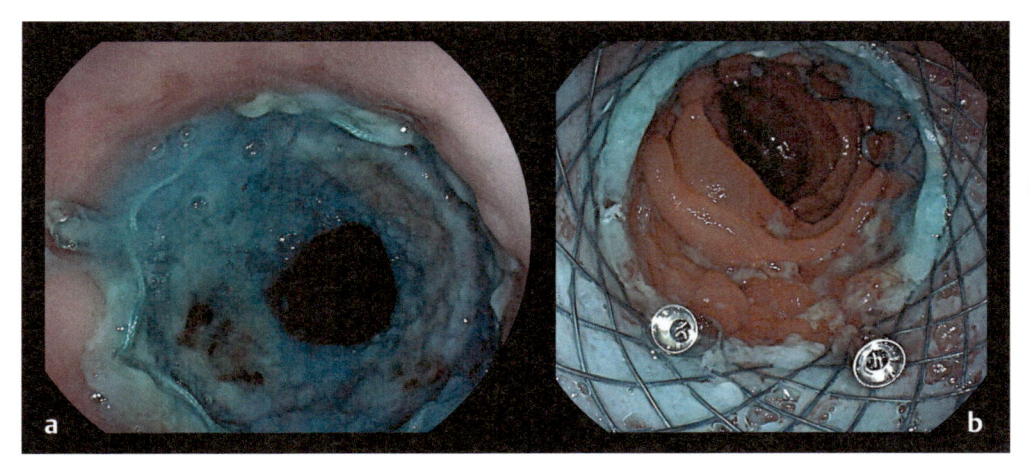

Fig. 13-12. Fixação de prótese metálica totalmente recoberta para tratamento de deiscência de anastomose do esôfago jejunal com *hemoclip*. Utilização de azul de metileno (avaliação de extravasamento). (**a**) *Hemoclip* colocado em região proximal da prótese. (**b**) *Hemoclip* colocado em região distal da prótese. Nem sempre é possível, pois a tentativa de progressão do endoscópio através pode resultar na sua migração indesejada. (Imagens: Dr. Eduardo Madeira – Hospital Federal de Bonsucesso – RJ.)

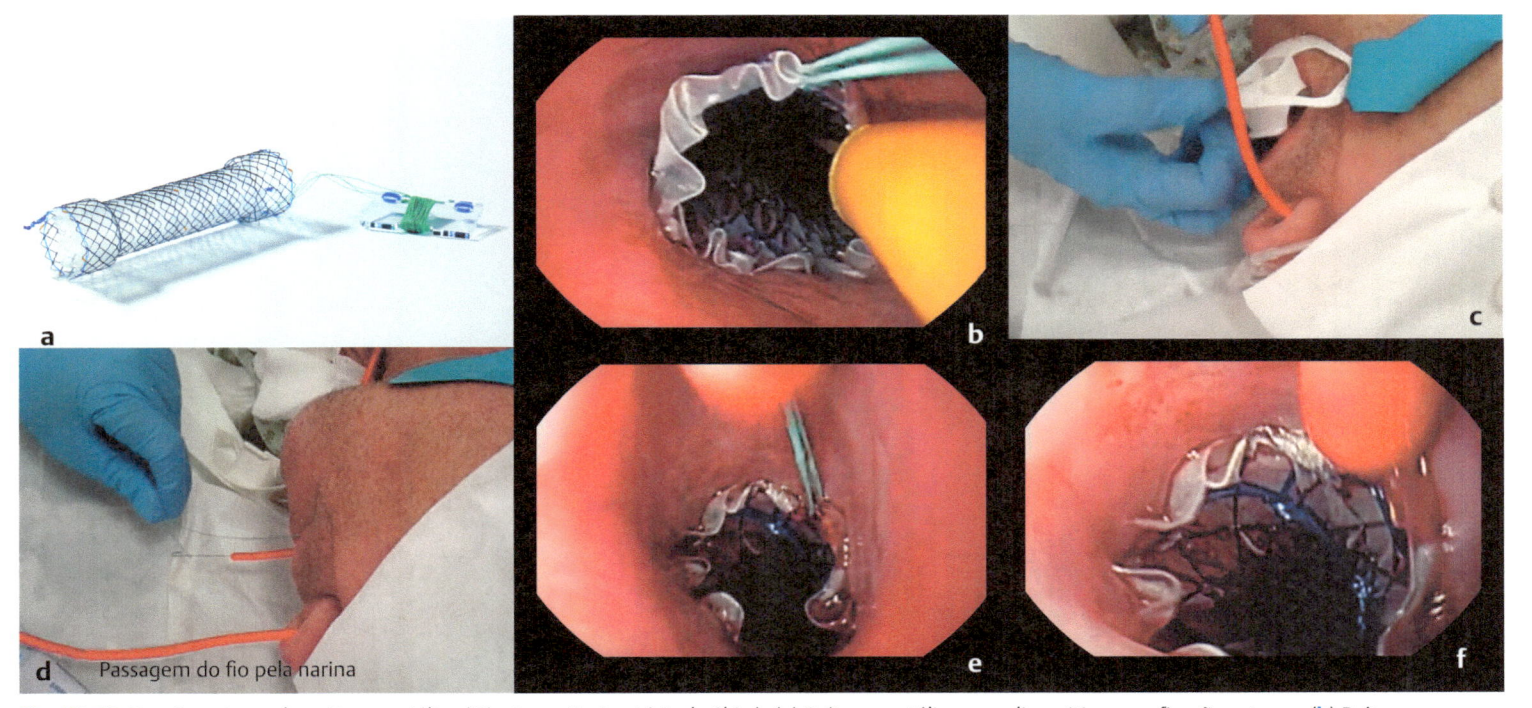

Fig. 13-13. Fixação externa da prótese metálica (Técnica antimigratória de *Shim*). (**a**) Prótese metálica com dispositivo para fixação externa. (**b**) Prótese posicionada no esôfago com o fio de tração azul que está exteriorizado na boca. (**c**) Introdução de sonda atraumática pela narina. (**d**) Captura da sonda com o dedo pela boca. Introdução de um fio mais rígido pela sonda. O fio rígido possui dispositivo que permite a fixação do fio, que está exteriorizada na boca. O fio é tracionado para dentro da sonda até exteriorizar na ponta da sonda que está na narina. (**e-f**) Introduzida a sonda até a porção proximal da prótese para fixação e proteção da mucosa nasofaríngea. Fixação externa da sonda à semelhança de fixação de uma sonda nasoentérica. (Imagens autorizadas pela MI tech e Dra. Cláudia Zitron – AC Camargo – SP.)

devemos identificar e reverter suas causas.[10] Em casos de tecido necrótico exuberante no neoesôfago, as próteses não devem ser utilizadas. Outra limitação é a localização cervical, muito proximal, que dificulta a ancoragem, estabilização das próteses e a tolerância pelo paciente. Modelos de próteses desenhados para esses segmentos estão disponíveis, porém, carecem de evidência quanto à superioridade.[10]

Nos casos de deiscências amplas, com coleções associadas, pode ser utilizada a terapia endoscópica a vácuo, com taxas de sucesso de até 95%.[13] Esta técnica consiste no posicionamento de uma sonda nasogástrica, com uma esponja na sua porção distal, no interior da coleção. A sonda permanece em aspiração contínua e é trocada a cada 3 dias aproximadamente, até o fechamento da cavidade. Existem estudos com trocas em intervalos maiores, objetivando melhorar a logística e custo-benefício dessa abordagem. Porém, a permanência mais prolongada da esponja pode causar sua aderência ao leito extraluminal e provocar trauma na sua retirada, com potencial risco de lesionar estruturas nobres mediastinais, como grandes vasos.[13] À medida que as esponjas são trocadas, é possível fazer o controle endoscópico da redução progressiva da coleção. Exames de imagem radiológicos também são importantes nesse controle.

Fatores associados a maior tempo de uso do E-VAC são coleções mais amplas e histórico de terapia neoadjuvante.[13] Estenose do segmento é uma complicação tardia possível, em geral com boa resposta ao tratamento endoscópico.

As imagens a seguir ilustram o caso de um homem de 57 anos, com neoplasia escamosa do esôfago, submetido à esofagectomia com anastomose esofagogástrica. Evoluiu no sétimo dia de pós-operatório com deiscência da linha de grampeamento, imediatamente abaixo de anastomose esofagogástrica, com formação de volumosa coleção (Fig. 13-15a, b e Vídeos 13-10 e 13-11).

Foi realizado tratamento com a técnica de E-VAC. As esponjas eram trocadas a cada 3 dias aproximadamente. No momento da segunda troca, já observamos a coleção menos profunda e com as paredes com tecido de granulação evidente (Vídeo 13-12).

Após a retirada da terceira esponja, com onze dias de tratamento, observa-se a cavidade medindo 2 a 3 cm, pequena para posicionamento de uma nova sonda no seu interior (Fig. 13-15c, d). Feito preenchimento dessa cavidade com cola de fibrina (Fig. 13-15e).

Após 40 dias da colocação da cola de fibrina, a endoscopia de controle evidenciou a resolução da coleção com o fechamento da parede (Fig. 13-15f e Vídeos 13-13 e 13-14).

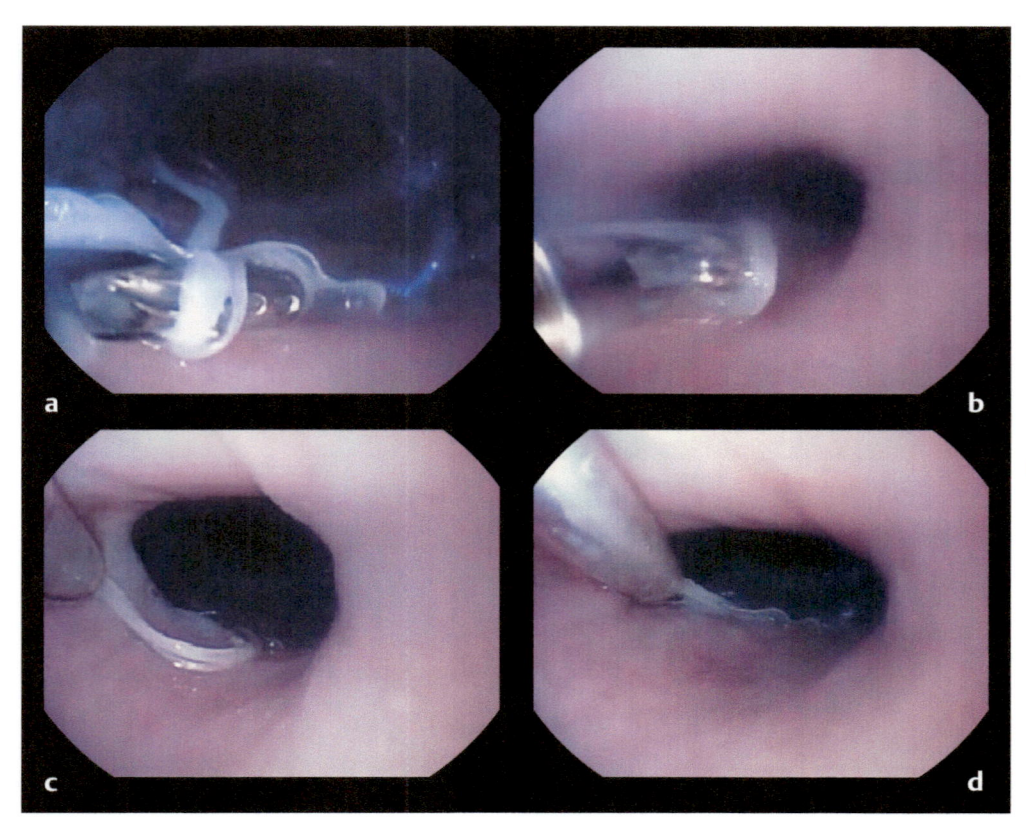

Fig. 13-14. Método alternativo de fixação externa com fio dental. (**a**) Introdução do fio dental até a porção proximal da prótese com a pinça de biópsia ou pinça de corpo estranho. Perfuração da malha da prótese com a pinça. Liberação do fio dental na luz da prótese e recaptura do fio. (**b**) Tração do fio dental até a boca. (**c, d**) A transposição do fio dental para a narina pode ser feita pela pinça ou estilete flexível introduzido por dentro da sonda nasogástrica, da mesma forma descrita na técnica de *Shim*. Após exteriorização, a sonda é introduzida sobre o fio-guia até o posicionamento sobre a porção proximal da prótese. (Imagens: Dr. Marcelo Neves e Dra. Huang Ling Fang – HUCFF/ UFRJ.)

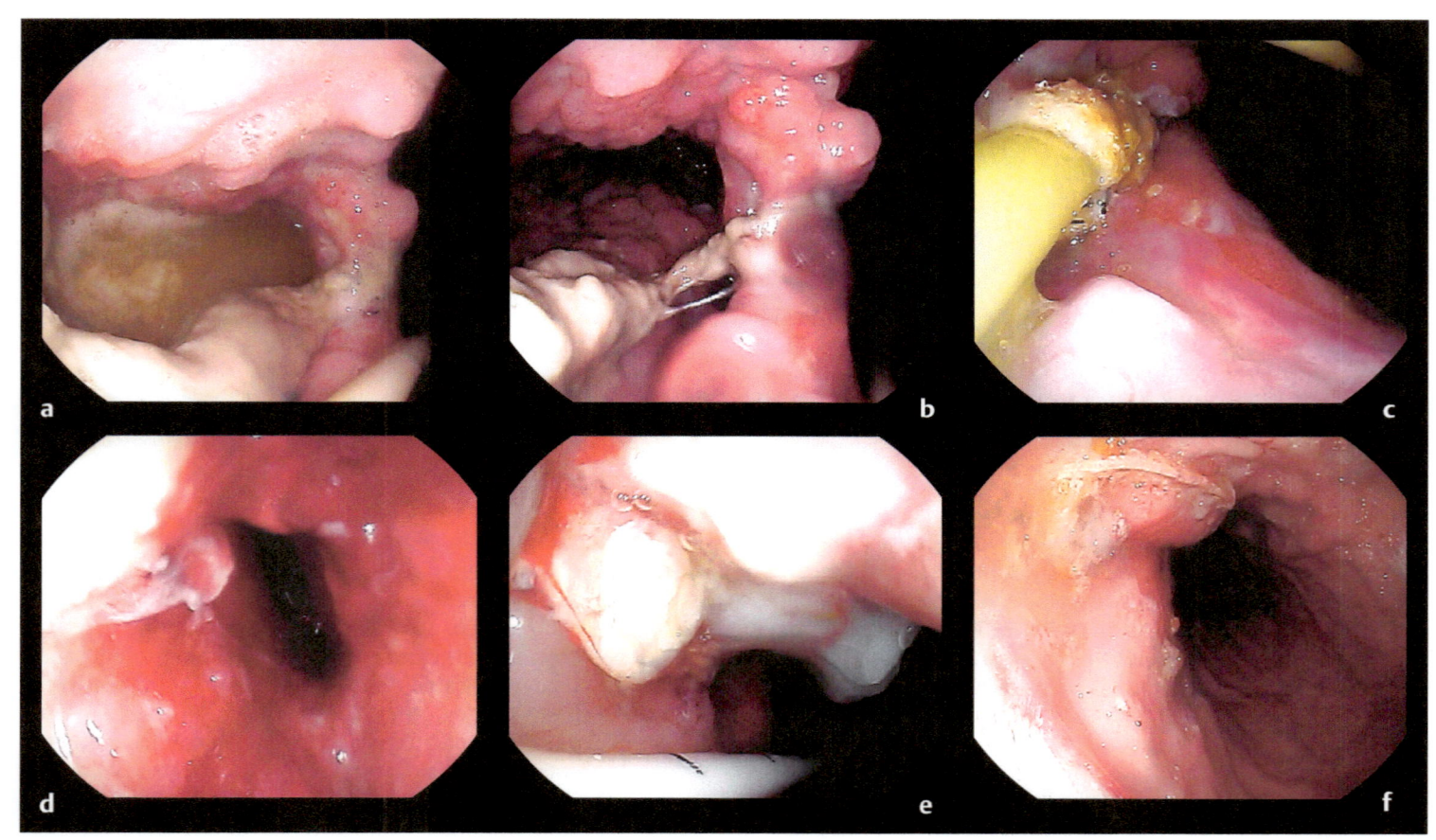

Fig. 13-15. (**a**) Endoscopia com diagnóstico da deiscência associada à coleção, da qual foram aspirados 600 mL de líquido. (**b**) Cavidade após a aspiração. (**c**) Terceira sonda sendo retirada. Óstio da cavidade com o mesmo diâmetro da sonda. (**d**) Cavidade com poucos centímetros de profundidade. (**e**) Cavidade preenchida com cola de fibrina. Sonda nasoenteral posicionada pós-pilórica. (**f**) Cavidade fechada ao final do tratamento. (Imagens: Dra. Liliam Machado – Hospital Copa D'or RJ.)

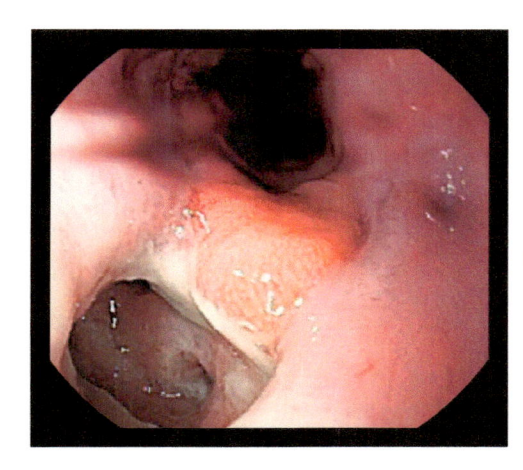

Fig. 13-16. Fístula na porção distal do esôfago em pós-operatório de Sleeve. (Imagem: Dr. João Alberto Nametala – Hospital Copa D'or – RJ.)

Finalmente, pela elevada prevalência, é importante citar as cirurgias gástricas que podem causar repercussões esofágicas no pós-operatório. Um exemplo é a cirurgia bariátrica pela técnica de *Sleeve*, que pode evoluir com fístulas em cerca de 1,4-5,3% dos casos, associadas a quadros subclínicos ou até sepse grave.[14] Em estudo retrospectivo multicêntrico, a porção proximal do Sleeve, em continuidade com a junção esofagogástrica, foi a topografia das fístulas em 75% dos casos. Mas é possível observar as fístulas acima da junção esofagogástrica, como no caso ilustrado na Figura 13-16. Os fatores principais envolvidos na gênese dessas fístulas são isquemia tecidual, aumento pressórico intraluminal e alterações mecânicas relacionadas com a confecção da linha de sutura.[14,15] Ressaltamos que quando há comprometimento do esvaziamento gástrico pela presença de estenoses distais ou por redução da complacência final do tubo gástrico, essas questões precisam ser resolvidas juntamente com o tratamento das fístulas.[16]

REFERÊNCIAS BIBLIOGRÁFICAS

1. Park SY, Lee HS, Jang HJ, Lee JY, Joo J, Zo JI. The Role of One-Year Endoscopic Follow-Up for the Esophageal Remnant and Gastric Conduit after Esophagectomy with Gastric Reconstruction for Esophageal Squamous Cell Carcinoma. Yonsei Med J. 2013;54(2):381-388.
2. Averbach M, Safatle-Ribeiro AV, Cappellanes CA, Ejima FH, Fang HL, Alves JS et al. Endoscopia Digestiva diagnóstico e tratamento, SOBED. Rio de Janeiro: Revinter; 2013.
3. Malik S, Sharma G, Sanaka MR, Thota PN. Role of endoscopic therapy in early esophageal cancer. World J Gastroenterol. 2018;24(35):3965-3973.
4. Yamamoto Y, Kikuchi D, Nagami Y, Nonaka K, Tsuji Y, Fujimoto A et al. Management of adverse events related to endoscopic resection of upper gastrointestinal neoplasms: Review of the literature and recommendations from experts. Digestive Endoscopy. 2019;31(Suppl.1):4-20.
5. Takahashi H, Arimura Y, Okahara, Uchida S, Ishigaki S, Tsukagoshi H et al. Risk of perforation during dilation for esophageal strictures after endoscopic resection in patients with early squamous cell carcinoma. Endoscopy. 2011;43:184-9.
6. Kishida Y, Kakushima N, Kawata N, Tanaka M, Takizawa K, Imai K et al. Complications of endoscopic dilation for esophageal stenosis after endoscopic submucosal dissection of superficial esophageal cancer. Surg Endosc. 2015;29:2953-9.
7. Messager M, Warlaumont M, Renaud F, Marin H, Branche J, Piessen G et al. Recent improvements in the management of esophageal anastomotic leak after surgery for cancer. Eur J Surg Oncol. 2017;43(2):258-69.
8. Verstegen MHP, Bouwense SAW, Workum FV, Broek RT, Siersema PD, Rovers M et al. Management of intrathoracic and cervical anastomotic leakage after esophagectomy for esophageal cancer: a systematic review. World J Emerg Surg. 2019;14:17.
9. Mbourni IW, Reddy S, Lidor AO. Complications After Esophagectomy. Surg Clin North Am. 2019;99(3):501-510.
10. Persson S, Rouvelas I, Irino T, Lundell L. Outcomes following the main treatment options in patients with a leaking esophagus: a systematic literature review. Dis Esophagus. 2017;30(12):1-10.
11. Shim CS, Cho YD, Moon JH, Kim JO, Cho JY, Kim YS et al. Fixation of a modified covered esophageal stent: its clinical usefulness for preventing stent migration. Endoscopy. 2001;33(10):843-8.
12. da Costa Martins B, Medrado BF, de Lima MS, Retes FA, Kawaguti FS, Pennacchi CM et al. Esophageal metallic stent fixation with dental floss: a simple method to prevent migration. Endoscopy. 2013;45 Suppl 2 UCTN:E342.
13. Min YW, Kim T, Lee H, Min BH, Kim-HK, Choi YS et al. Endoscopic vacuum therapy for postoperative esophageal leak. BMC Surgery. 2019;19:37.
14. Sakran N, Goitein D, Raziel A, Keidar A, Beglaibter N, Grinbaum R et al. Gastric leaks after sleeve gastrectomy: a multicenter experience with 2,834 patients. Surg Endosc. 2013;27:240-245.
15. Burgos AM, Braghetto I, Csendes A, Maluenda F, Korn O, Yarmuch J et al. Gastric leak after laparoscopic sleeve gastrectomy for obesity. Obes Surg. 2009;19:1672-1677.
16. Rached AA, Basile M, Masri HE. Gastric leaks post sleeve gastrectomy: Review of its prevention and management. World J Gastroenterol. 2014;20(38):13904-13910.

Parte II ESTÔMAGO

ESTÔMAGO NORMAL

CAPÍTULO 14

Cristiane Kibune Nagasako ▪ José Olympio Meirelles dos Santos
Fábio Guerrazzi ▪ Ciro Garcia Montes

ANATOMIA E ORIENTAÇÃO ENDOSCÓPICA

O estômago pode apresentar várias formas anatômicas (Fig. 14-1). Algumas são longas e verticais, enquanto outras são transversas.[1] A maioria destas diferenças não interfere na realização do exame endoscópico. Os princípios gerais para inspeção são os mesmos para todas as configurações. De forma habitual, é comum adotar divisão simplificada do estômago em: cárdia, fundo, corpo e antro (Fig. 14-2).

Anatomicamente o esôfago se relaciona com o estômago pela junção esofagogástrica, de tal forma que suas paredes anterior e posterior são contíguas, a parede esquerda esofágica se torna a grande curvatura gástrica, e a parede direita do esôfago se torna a pequena curvatura do estômago. Assim, ao se entrar no estômago veem-se as paredes anterior e posterior nas posições 12 e 6 horas, com a grande curvatura gástrica às 9 horas, e a pequena curvatura às 3 horas.

Como o eixo longitudinal do esôfago se situa perpendicular ao do estômago, a inserção do endoscópio em linha reta encontrará a parede anterior gástrica. Neste ponto o desejável é proceder a uma rotação horária de 60 a 90 graus do endoscópio, alinhando-se o tubo ao eixo longitudinal gástrico, e atingindo o corpo baixo e o antro. Sabe-se que o alinhamento está correto ao se observarem as pregas gástricas paralelas ao aparelho (Fig. 14-3).

A incisura angular marca a junção entre o corpo e o antro, sendo vista na pequena curvatura como uma prega em forma de crescente. Sua posição será às 12 horas no campo visual, tendo as paredes anterior e posterior respectivamente às 9 e 3 horas, e a grande curvatura às 6 horas (Fig. 14-4). Esta divisão anatômica é diferente dos limites histológicos por causa da distribuição das mucosas antral e fúndica. Histologicamente a mucosa antral pode estender-se pela pequena curvatura até alguns centímetros da cárdia, fazendo com que o limite histológico para o início do antro seja mais alto que a

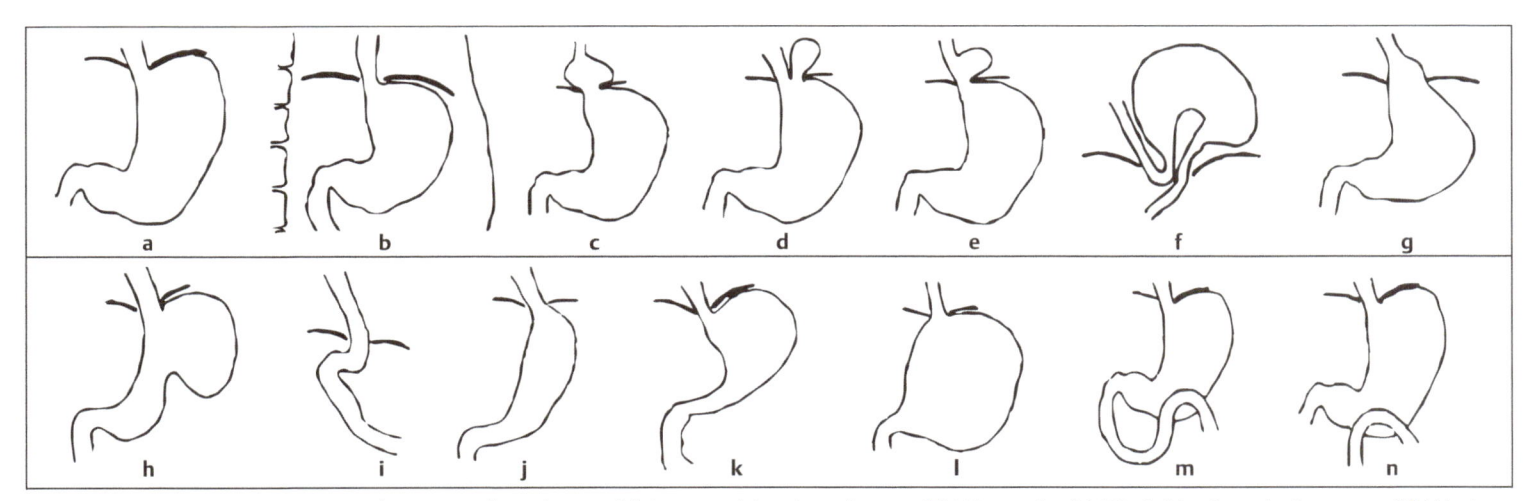

Fig. 14-1. Variações anatômicas mais frequentes do estômago. (**a**) Formato típico do estômago. (**b**) Má-rotação. (**c**) Hérnia hiatal por deslizamento. (**d**) Hérnia hiatal paraesofágica. (**e**) Hérnia hiatal mista. (**f**) Estômago intratorácico. (**g**) Esôfago curto congênito. (**h**) Estômago em cascata. (**i**) Ausência completa do órgão. (**j**) Ausência do fundo gástrico. (**k**) Corpo curto. (**l**) Dilatação. (**m**) Gastroduodenal congênita. (**n**) Fístula gastroileal. (Fonte: Extraída de Burdan F et al.[1])

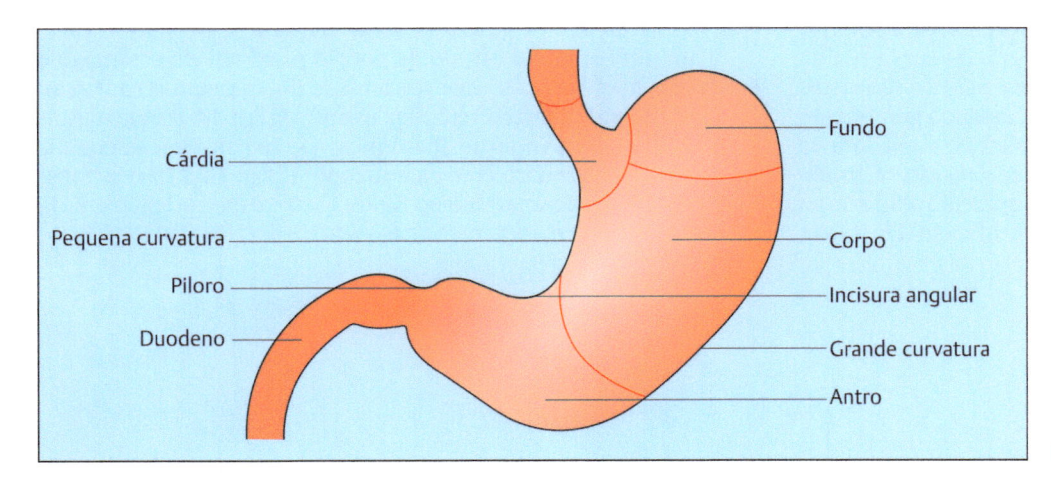

Fig. 14-2. Divisão simplificada do estômago.

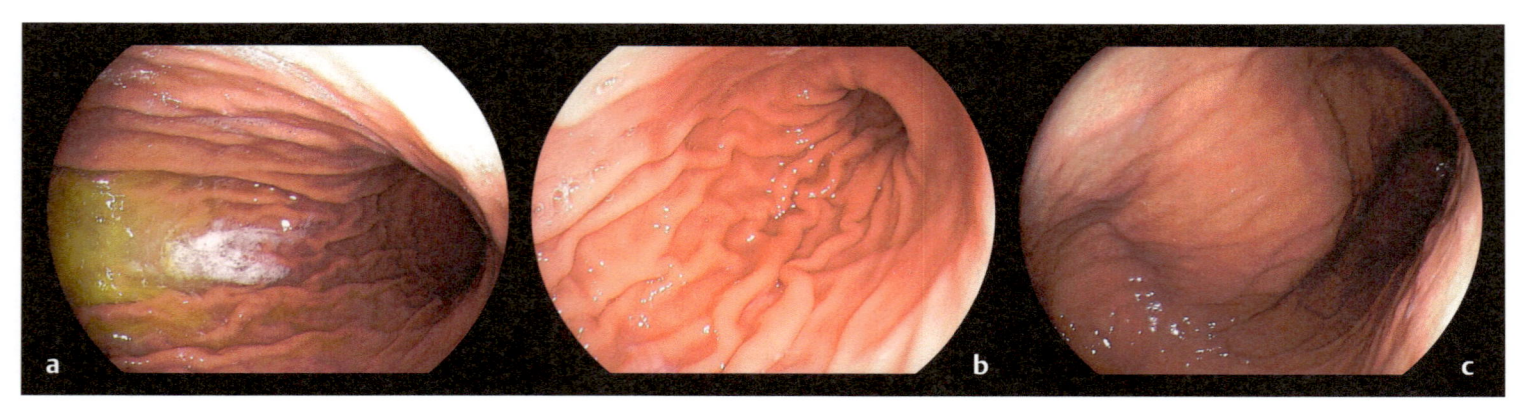

Fig. 14-3. Corpo gástrico de aspecto normal. (a) Aspecto do corpo gástrico antes de realizar rotação horária do aparelho, com as pregas oblíquas ao campo de visão. O lago mucoso está na face anterior da grande curvatura. (b) Detalhe do pregueado mucoso regular, distribuído paralelo ao eixo do aparelho. (c) Relação topográfica da parede anterior-posterior. Com paciente em decúbito dorsal, a impressão digital provoca abaulamento da parede anterior.

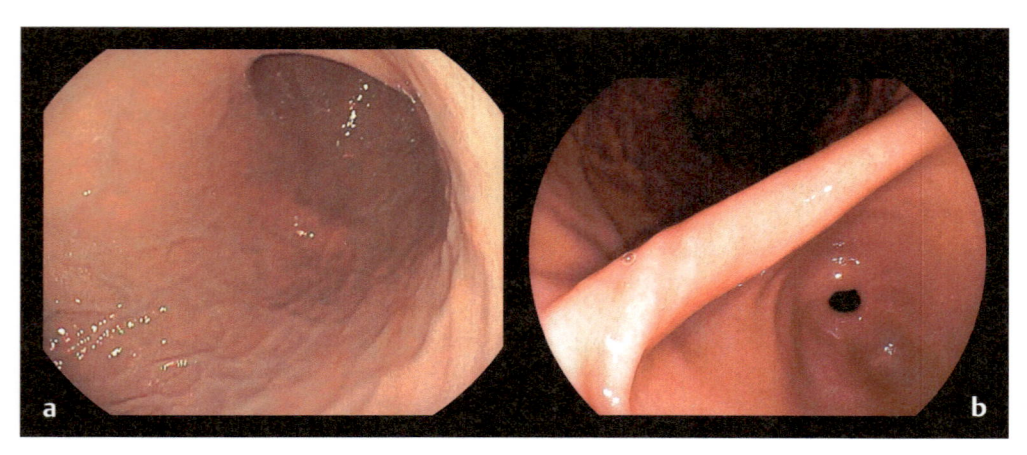

Fig. 14-4. (a) Incisura angular situada às 12 horas. (b) Incisura angular na visão em retroflexão parcial.

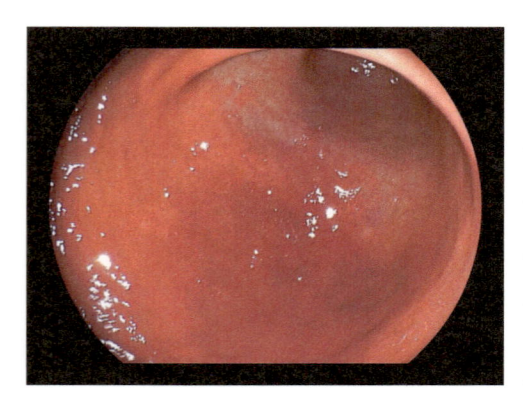

Fig. 14-5. Demarcação antro-corpo gástrico (limites das mucosas antral e fúndica). Mucosa gástrica algumas vezes muda de aparência próximo da incisura angular. Estas alterações normalmente estão associadas a gastrites.

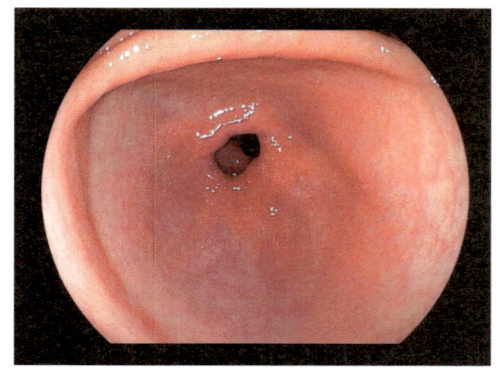

Fig. 14-6. Antro pré-pilórico e canal pilórico. Às 12 horas observa-se a prega pré-pilórica.

incisura angular. Para o endoscopista este dado é importante uma vez que as úlceras gástricas benignas costumam ocorrer nos limites da mucosa antral e do corpo (secretora de ácido)[2] (Fig. 14-5).

Sendo o antro uma continuação do corpo gástrico, sua orientação será a mesma: pequena curvatura às 12 horas, paredes anterior e posterior às 9 e 3 horas respectivamente, e grande curvatura na posição de 6 horas. O antro pré-pilórico e o canal pilórico são vistos como uma convergência das paredes gástricas, estando geralmente situados em uma posição central. Caso o anel pilórico esteja fora do campo de visão, este deverá estar junto à pequena curvatura, sendo então atingido com uma progressão às cegas do aparelho alinhado na linha média, fazendo-se certo movimento de retroflexão (Fig. 14-6).

A espessura da parede gástrica é assimétrica, a camada muscular é mais espessa no antro gástrico, principalmente no piloro (Fig. 14-7). Este dado é relevante quando da realização de procedimentos terapêuticos. O risco de perfuração é maior nos locais em que a espessura da parede gástrica é mais delgada.

Para um completo estudo da porção proximal do estômago o endoscopista deve fazer uma retroflexão do aparelho no antro ou no corpo baixo, chamada retroflexão em "J" (Fig. 14-8). Em alguns casos, em razão da variação anatômica, não se consegue adequada visão do fundo gástrico com esta manobra (Fig. 14-9). Ao se fazer uma retroflexão do aparelho no fundo gástrico (retroflexão em U), consegue-se uma completa avaliação da cárdia (Fig. 14-10).[4–6]

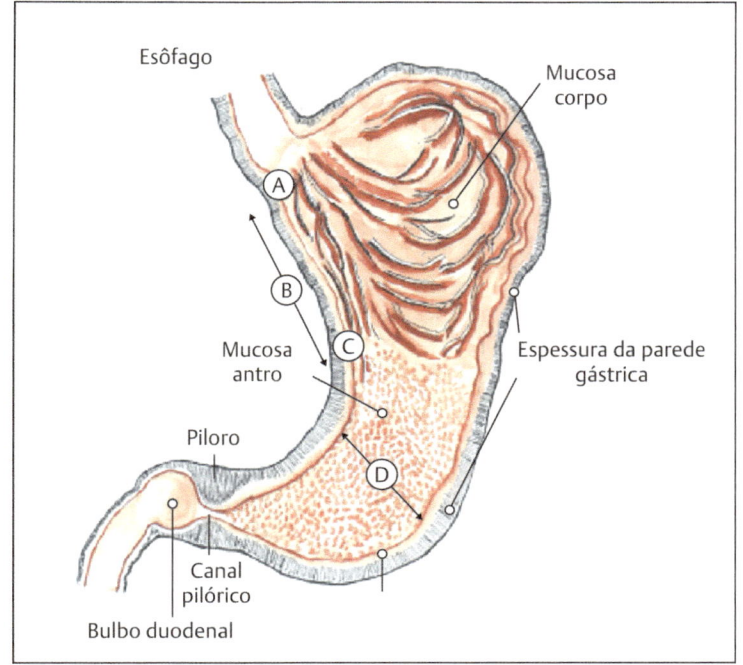

Fig. 14-7. Regiões anatômicas do estômago: *A.* cárdia; *B.* corpo; *C.* transição entre corpo e antro; *D.* antro. Atentar para a diferença da espessura da parede gástrica entre fundo, corpo e antro. (Adaptada de Rau *et al.*³)

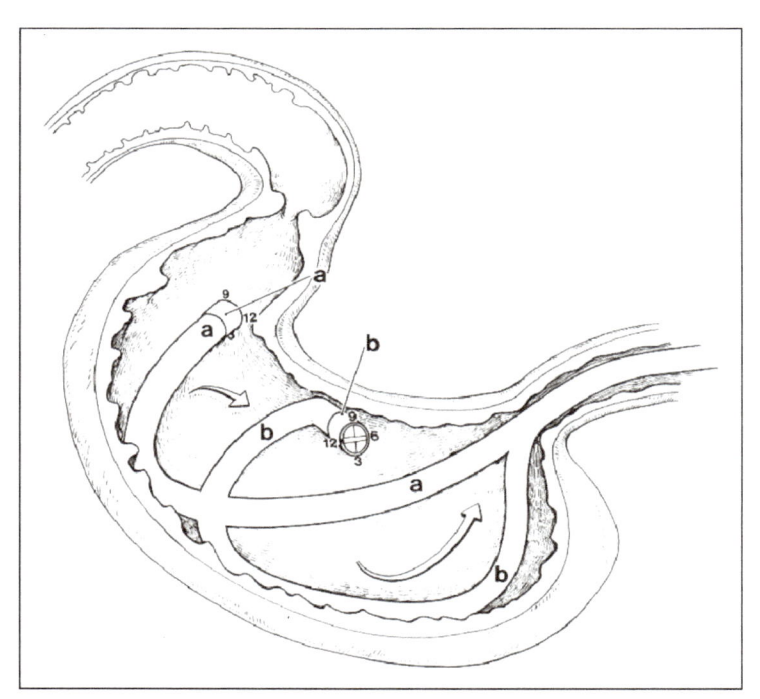

Fig. 14-8. Esquema da manobra em "J", com retroflexão do aparelho no antro.

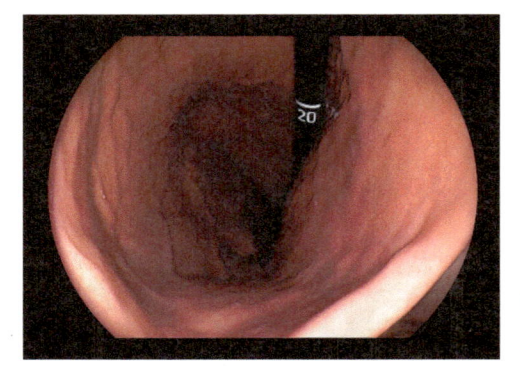

Fig. 14-9. Retroflexão no antro não permite adequada avaliação da cárdia e do fundo.

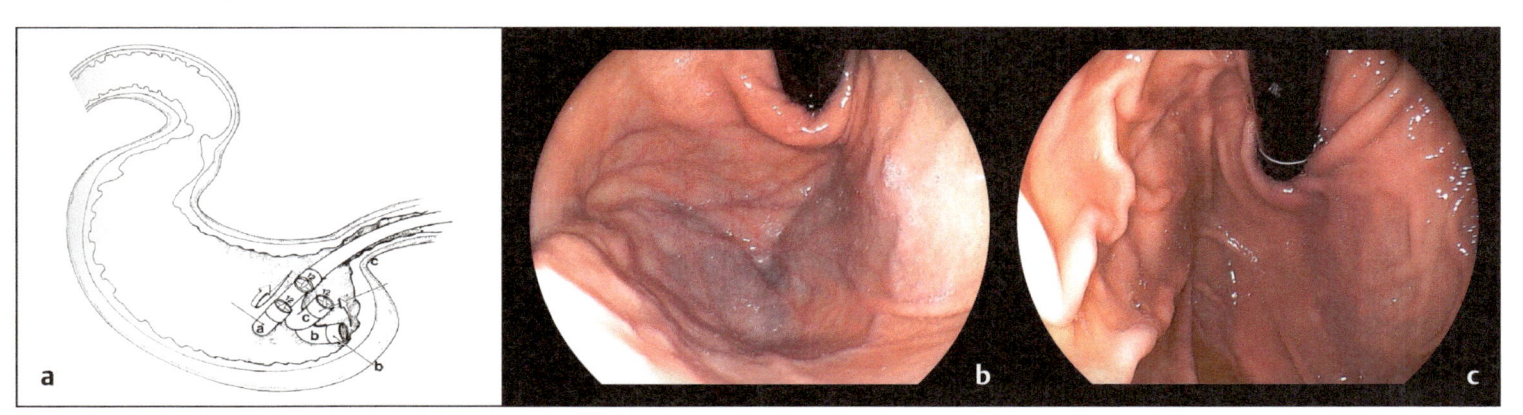

Fig. 14-10. (**a**) Esquema da manobra de retroflexão em U para estudo da cárdia e do fundo gástrico. (**b**) Fundo gástrico e cárdia. (**c**) Cárdia, fundo gástrico e pequena curvatura de corpo alto.

SISTEMATIZAÇÃO DO EXAME ENDOSCÓPICO

Há mais de uma maneira de se examinar o estômago. A técnica empregada por nós é examinar o estômago em detalhes após o exame do duodeno. Nesta hora o estômago já estará adequadamente insuflado, então estudamos primeiro o antro, seguido da incisura angular, corpo em retroflexão e também sob visão frontal, e finalmente a região da cárdia e fundo gástrico.

A sistematização do exame endoscópico é fundamental para que a avaliação do órgão seja completa, aumentando a taxa de detecção de lesões, mesmo que diminutas. Com este objetivo, Dr. Kenshi Yao propôs um sistema com três pontos cruciais: técnica, conhecimento e experiência.[7]

Técnica
Preparo

O preparo é mandatório para minimizar a duração do exame e melhorar a sensibilidade diagnóstica. Nos exames de rotina, o jejum de 6 horas para sólidos é seguro e suficiente para a visualização adequada da mucosa, com baixo risco de refluxo e aspiração, desde que o paciente não apresente fatores predisponentes para lentificação do esvaziamento gástrico.[8] Alguns autores sugerem que a ingestão de água em até uma a duas horas antes do procedimento reduz o desconforto causado pelo jejum, sem interferir na segurança e qualidade do exame.[9,10]

A administração de soluções antecedendo o procedimento melhora a qualidade da visualização da mucosa. No Japão, muitos serviços oferecem aos pacientes 100 mL de água com 20.000 U de Pronase®, 1 g de bicarbonato de sódio e 10 mL de Dimethyspolysilloxane, 30 min antes do exame. Como esta solução não está disponível na maioria dos países, uma opção é oferecer 100 mL de água com 2 mL de acetilcisteína (20 mg/mL) e 0,5 mL (aproximadamente 13 gotas) de simeticona (75 mg/mL). Em alguns serviços, esta solução é instilada durante o exame.

Uso de Anticolinérgicos

Fisiologicamente, o estômago apresenta contrações que se iniciam na parte média do corpo e progridem em direção ao antro. As contrações continuam para o piloro, onde param. O piloro geralmente fica aberto (Fig. 14-11a), mas fecha-se quando a onda de contração o alcança (Fig. 14-11b, c). A observação da onda de contração auxilia na detecção de áreas assimétricas, rígidas e que não se movimentam como a mucosa adjacente. Isto é especialmente importante nos casos de carcinomas infiltrativos, que podem ser recobertos por mucosa de aspecto relativamente normal.

No entanto, esta peristalse fisiológica pode dificultar a avaliação adequada da câmara gástrica. A administração de agentes anticolinérgicos, como a escopolamina intravenosa ou intramuscular (20 mg/mL), imediatamente antes ou durante o exame, auxilia na redução dos movimentos peristálticos. Contudo, devem-se avaliar as contraindicações à administração de anticolinérgicos, como glaucoma de ângulo fechado não tratado, pacientes com risco cardiovascular e hipertrofia prostática com retenção urinária.

Pontos Cegos

Com o objeto de mapear completamente a mucosa gástrica, são imprescindíveis alguns cuidados para se evitarem **pontos cegos**:

- Distensão da câmara gástrica, com o afastamento adequado das pregas da grande curvatura (Fig. 14-12).
- Remoção completa do muco e secreções, utilizando-se água com simeticona (Fig. 14-13).
- Padronização do exame endoscópico. A sistematização e documentação rotineira do exame têm como objetivo a avaliação completa de todas as paredes gástricas, evitando o não diagnóstico de lesões.

O protocolo de rastreio proposto pelo Dr. Kenji Yao, chamado de SSS *(Systematic Screening Protocol)*,[11] propõe a realização de 22 fotos: na visão anterógrada, quatro fotos de cada quadrante do

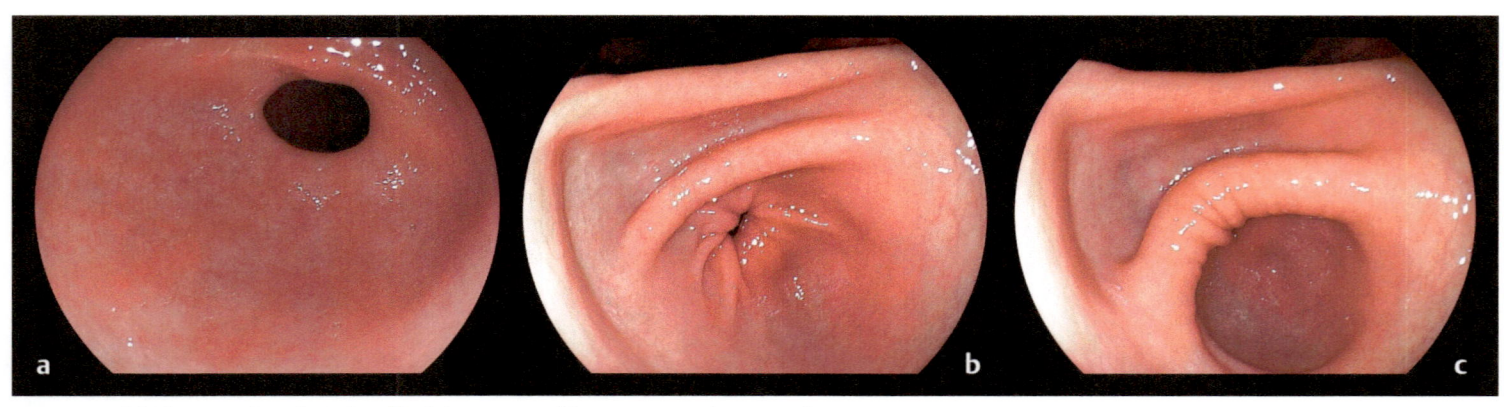

Fig. 14-11. (a) Piloro amplo e simétrico. (b, c) Antro, com diferentes graus de contração.

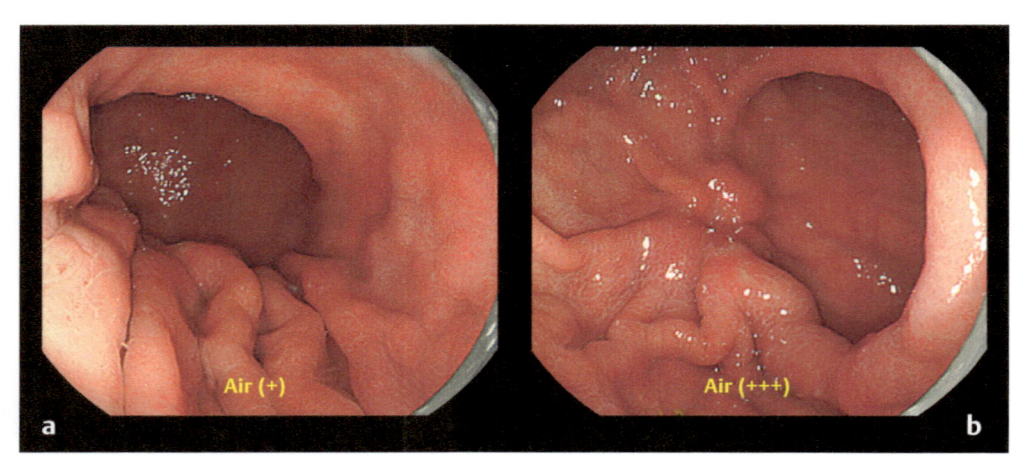

Fig. 14-12. Neoplasia gástrica avançada. (a) Com insuflação inadequada, o exame aparenta estar normal. (b) Após insuflação, fica evidente a lesão gástrica avançada. (Extraída de Yao *et al*.[7])

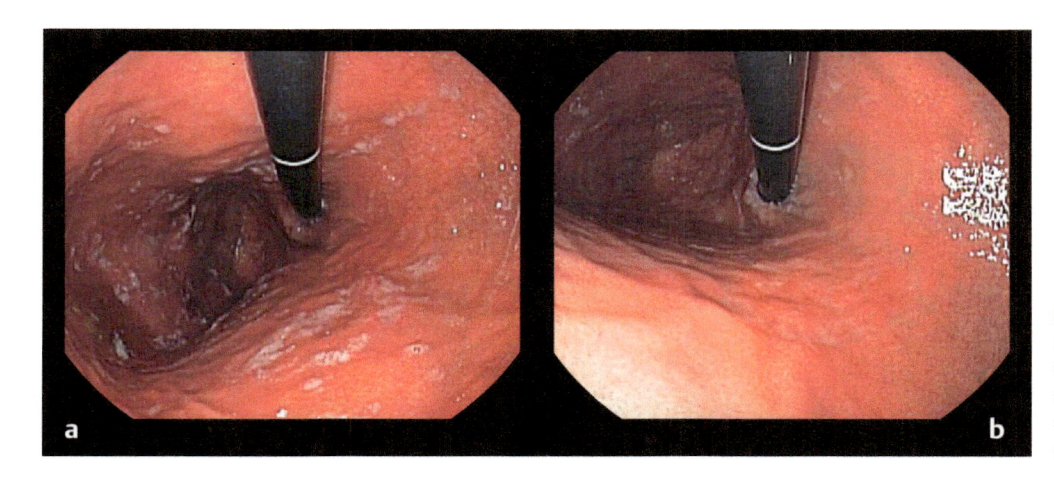

Fig.14-13. (a) Presença de muco aderido à mucosa mascarando a presença de lesão na parede anterior do corpo proximal. (b) Após remoção adequada do muco, observa-se neoplasia gástrica precoce do tipo IIC. O estudo histológico confirmou ser um carcinoma de células em anel de sinete.

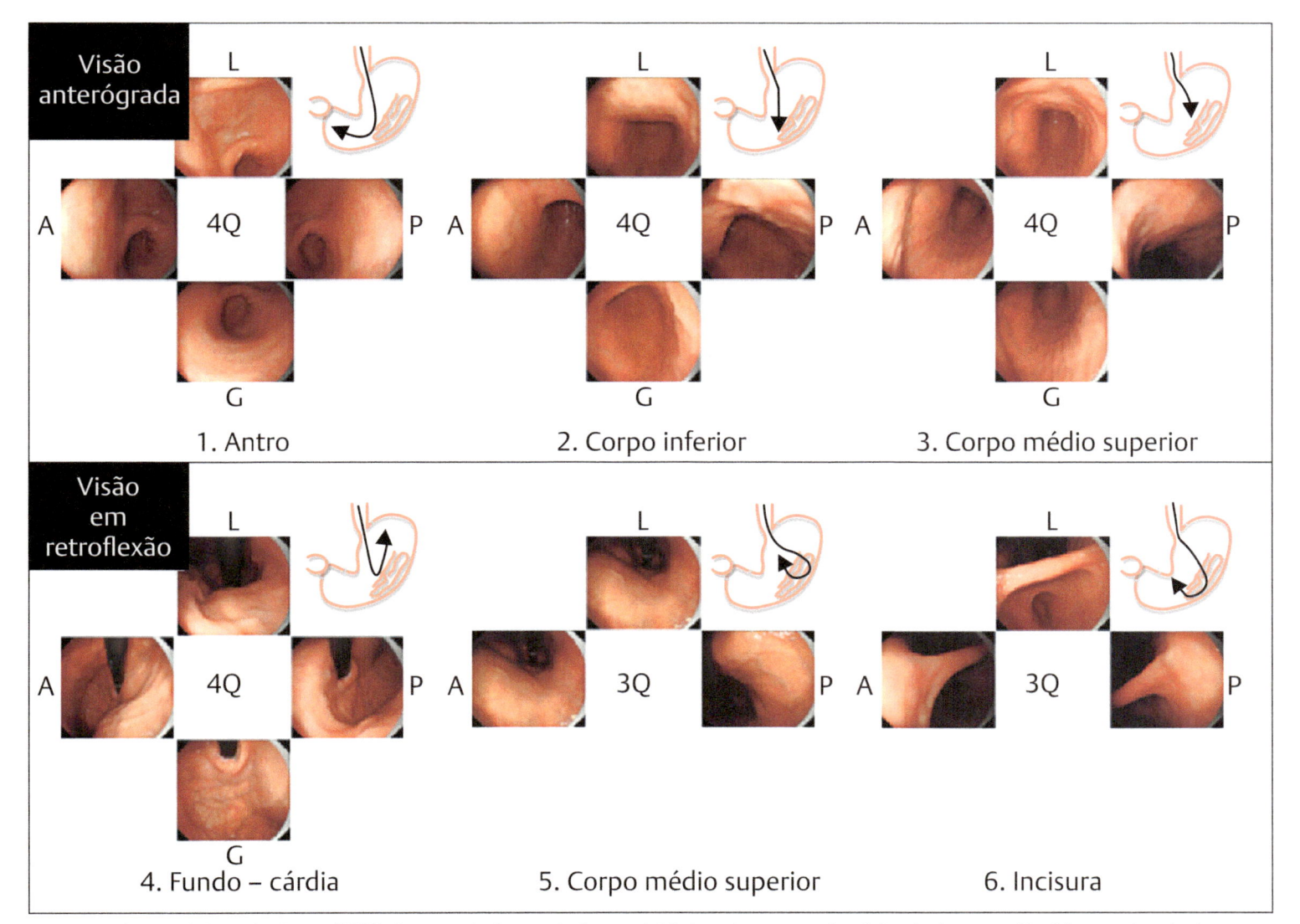

Fig. 14-14. *Systematic Screening Protocol* (SSS). O protocolo de rastreio deve ser iniciado assim que o endoscópio atingir o antro. Na visão anterógrada, devem-se registrar as imagens dos quatro quadrantes do antro, corpo e corpo médio superior. Em retroflexão, registram-se as imagens dos quatro quadrantes do fundo e cárdia, e dos três quadrantes do corpo médio superior e incisura, totalizando 22 imagens do estômago. A. parede anterior; G. grande curvatura; L. pequena curvatura; P. parede posterior; Q. quadrante. (Adaptada de Yao et al.[7])

antro, corpo distal e corpo médio; na retroflexão, três fotos de cada quadrante do fundo, corpo médio e incisura (Fig. 14-14).

A documentação fotográfica também é considerada um dos parâmetros de qualidade pela Sociedade Europeia de Endoscopia Gastrointestinal (ESGE). De acordo com as recomendações da ESGE, deve-se documentar rotineiramente os principais marcos anatômicos: esôfago proximal, esôfago distal, junção escamocolunar, limite proximal das pregas gástricas e pinçamento diafragmático, retroflexão em fundo (com visualização da cárdia), corpo (com visualização da pequena curvatura e em retroflexão), incisura, antro, bulbo duodenal e segunda porção com a papila maior, totalizando pelo menos 10 fotos em um exame normal.[12] Adicionalmente, devem-se registrar fotos das lesões diagnosticadas durante o exame (Fig. 14-15).

Apesar das fracas evidências na literatura, sugere-se que a duração do exame endoscópico com achados normais, sem necessidade de biópsias, deva ter duração total mínima de 7 minutos para adequada acurácia diagnóstica.[8,13]

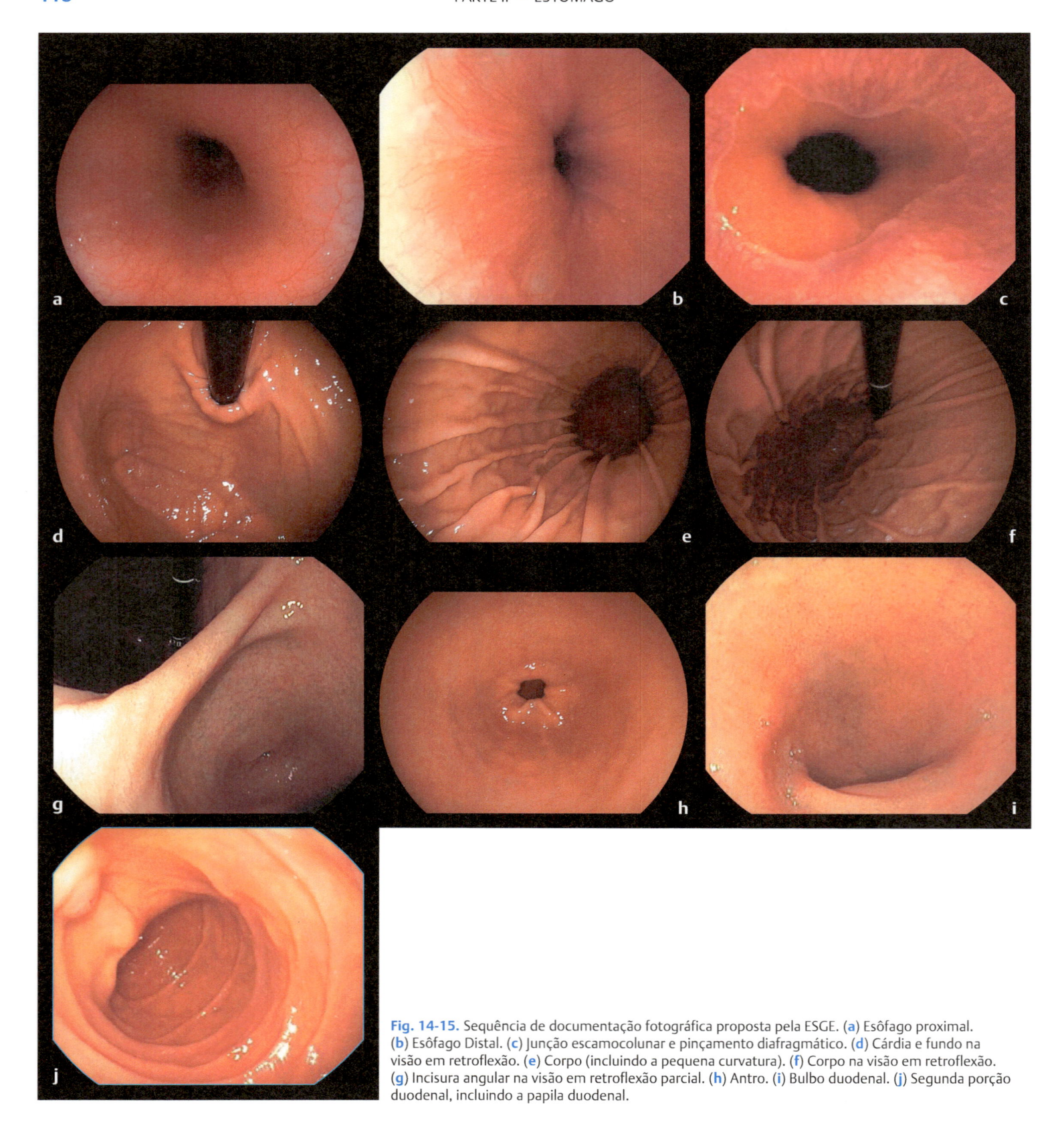

Fig. 14-15. Sequência de documentação fotográfica proposta pela ESGE. (**a**) Esôfago proximal. (**b**) Esôfago Distal. (**c**) Junção escamocolunar e pinçamento diafragmático. (**d**) Cárdia e fundo na visão em retroflexão. (**e**) Corpo (incluindo a pequena curvatura). (**f**) Corpo na visão em retroflexão. (**g**) Incisura angular na visão em retroflexão parcial. (**h**) Antro. (**i**) Bulbo duodenal. (**j**) Segunda porção duodenal, incluindo a papila duodenal.

Conhecimento

O endoscopista deve ter conhecimento adequado para diferenciar a mucosa gástrica normal da mucosa de alto risco para o desenvolvimento das lesões neoplásicas, como, por exemplo, gastrite atrófica e metaplasia intestinal[7] (Fig. 14-16).

A utilização da cromoscopia digital, como a tecnologia *Narrow-Band Imaging* (NBI) e *Flexible Spectral Imaging Colour Enhancement* (FICE), associada à magnificação auxiliam no estudo da mucosa gástrica. A análise do padrão da arquitetura microvascular e da microssuperfície permite caracterizar a mucosa normal, além de auxiliar na diferenciação das lesões neoplásicas das não neoplásicas.

A mucosa gástrica é composta por epitélio colunar simples, secretor de muco. As invaginações do epitélio formam as criptas gástricas *gastric pits* ou fossetas gástricas, que contêm quatro ou cinco glândulas gástricas (Fig. 14-17).

A arquitetura e função destas glândulas variam de acordo com a região anatômica.[14] No corpo, as criptas são aberturas arredondadas e regulares, já no antro, as criptas são alongadas, em fenda com aspecto calcetado. Na Figura 14-18, a correspondência entre a microestrutura gástrica e a imagem com endomicroscopia confocal.

As aberturas das criptas são circundadas por capilares que se comunicam, formando uma rede vascular. A morfologia dos capilares da mucosa varia de acordo com a localização topográfica. No corpo gástrico assemelha-se a um favo de mel, enquanto no antro apresenta formato em espiral.

O sistema de classificação VS (*vessel plus surface*) faz uma correlação entre a microanatomia e os achados endoscópicos com NBI e magnificação (Fig. 14-19). Na avaliação do padrão microvascular (MV) são analisados os capilares subepiteliais, as vênulas coletoras e a microvasculatura, enquanto no estudo da microssuperfície (MS) avaliam-se o epitélio, a abertura das criptas e a morfologia intercriptas.[11] O padrão da MV e da MS será classificado em regular, irregular ou ausente.

O arranjo regular das vênulas coletoras tem sensibilidade de 93,8 e especificidade de 96,2% no diagnóstico da mucosa gástrica normal, sem infecção pelo *H. pylori*[16] (Fig. 14-20).

Ao reconhecer lesões suspeitas, o próximo passo é a caracterização de acordo com o aspecto endoscópico. A utilização da classificação de Paris (2003) permite classificar as lesões neoplásicas de acordo com suas características macroscópicas.[17] A fim de simplificar a caracterização das lesões, foi proposto o sistema GUP,[7] em que as lesões são classificadas como do tipo gastrite (G), úlcera (U) ou polipoide (P). Alterações neoplásicas precoces podem ser discretas, o endoscopista deve atentar-se para mudanças sutis na superfície e coloração da mucosa. Ao se detectar uma lesão, um outro parâmetro utilizado é a presença da linha demarcatória, onde o padrão vascular é interrompido abruptamente na margem da lesão, sugerindo lesão neoplásica (Fig. 14-21).

O conhecimento das características do estômago normal e a sistematização do exame são fundamentais para a detecção de lesões neoplásicas precoces. Tecnologias, como a cromoscopia digital e magnificação de imagem, vêm aumentando a acurácia diagnóstica do exame endoscópico.

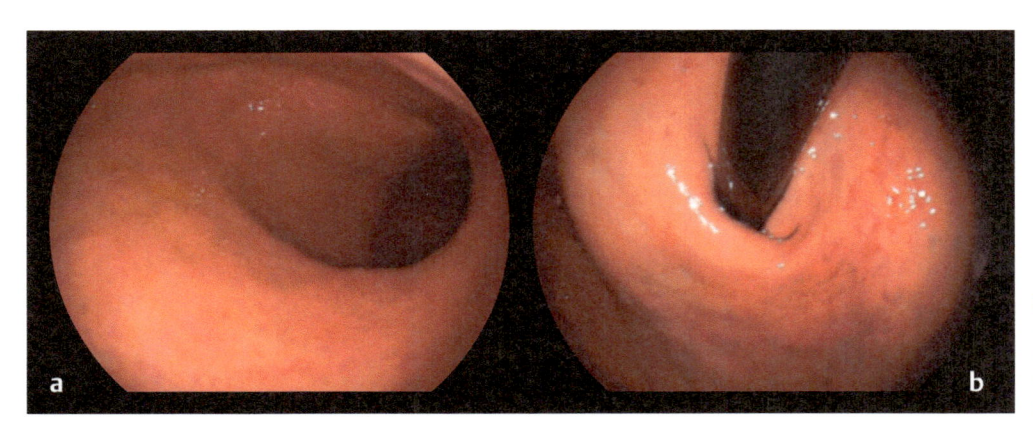

Fig. 14-16. Gastrite atrófica. (**a**) Visão anterógrada do corpo gástrico, com redução do pregueamento e acentuação da trama vascular. (**b**) Visão em retroflexão, mostrando áreas de metaplasia intestinal.

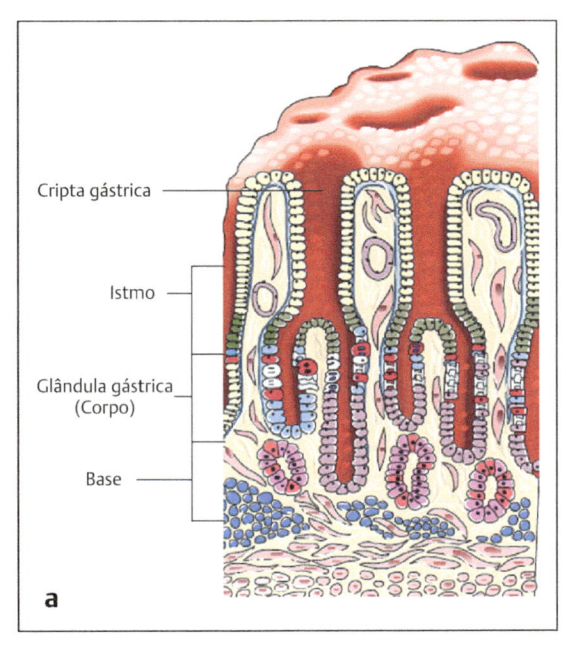

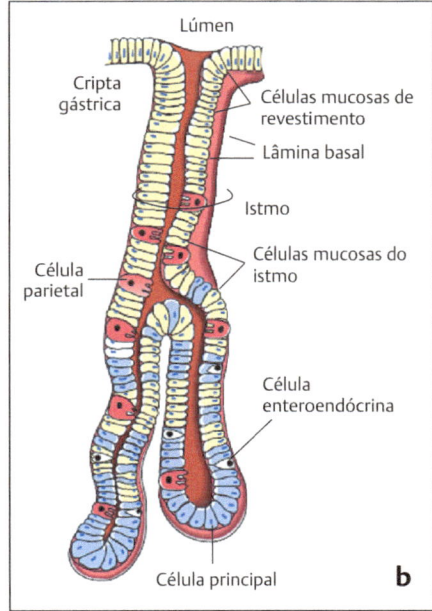

Fig. 14-17. Microarquitetura da glândula gástrica. (**a**) Representação tridimensional da microestrutura do estômago. (**b**) Representação bidimensional da cripta e glândula gástrica. (Adaptada de Vieth *et al.*[14])

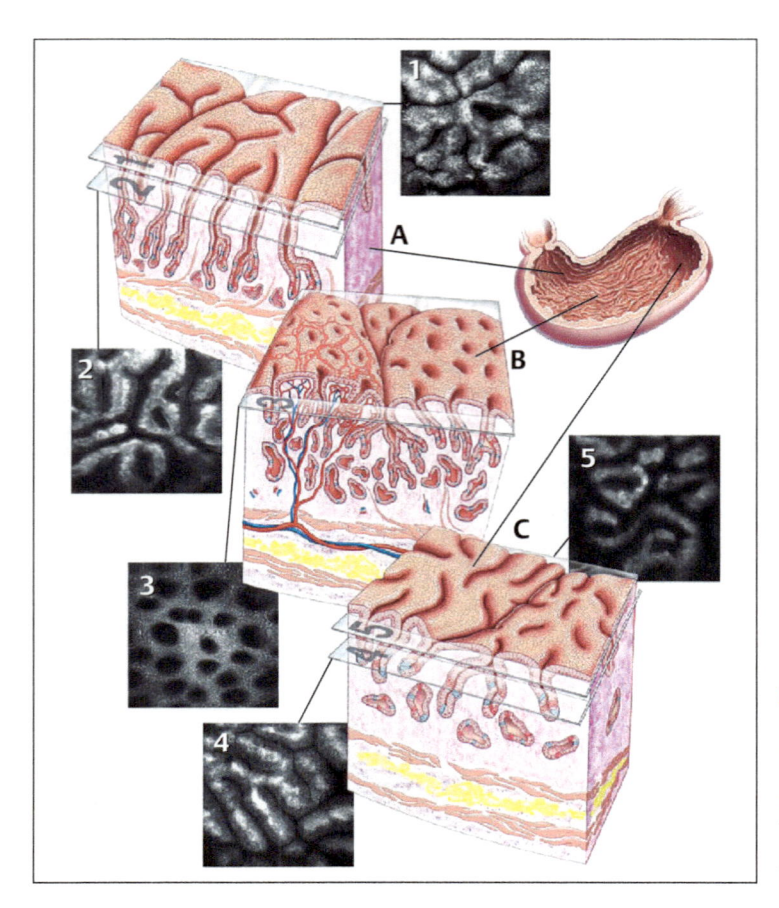

Fig. 14-18. Correspondência da microarquitetura da mucosa gástrica com os achados da endomicroscopia confocal. A. antro. B. corpo. C. fundo. Nas imagens 1 e 2 (antro), 4 e 5 (fundo) as aberturas das glândulas são alongadas, em fenda. Na imagem 3 (corpo), as aberturas das glândulas são arredondas e regulares. (Fonte: Vieth et al.[14])

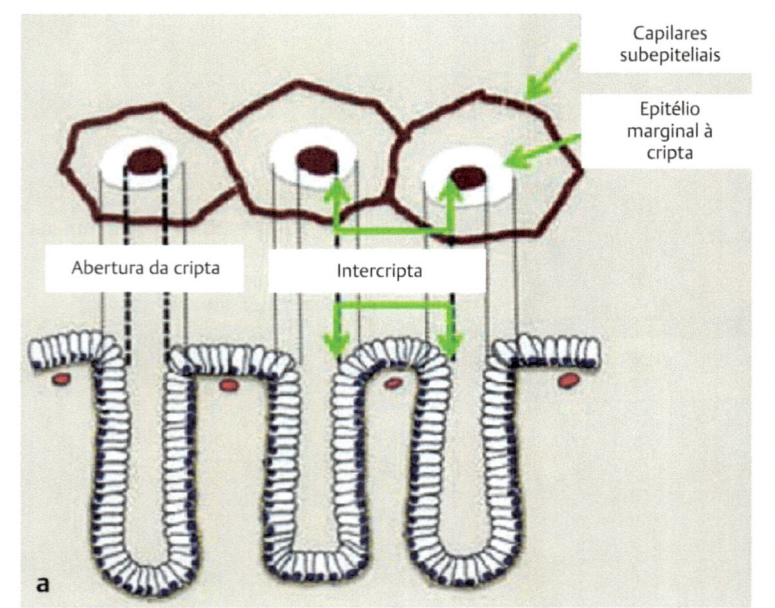

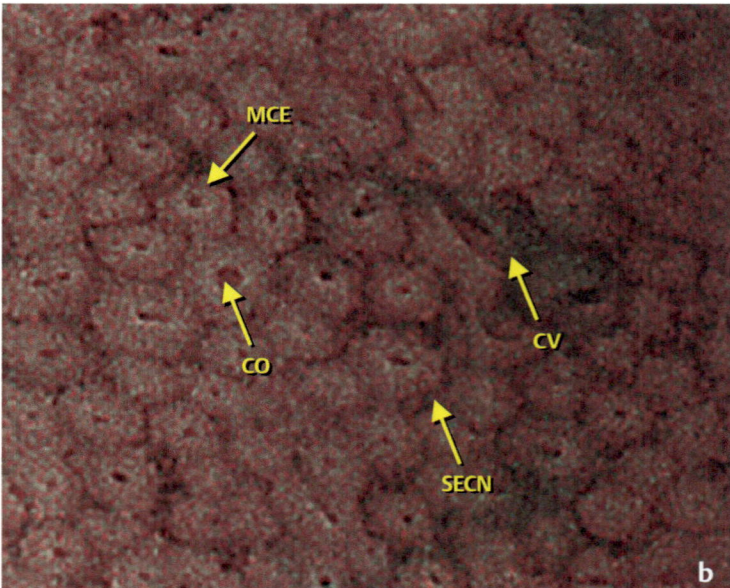

Fig. 14-19. (a) Correlação entre microanatomia (parte inferior da figura) e imagem endoscópica (parte superior). (b) Magnificação da mucosa gástrica. O padrão da microvasculatura mostra regularidade da rede capilar subepitelial, com formato em **favo de mel**. Na microssuperfície, observa-se padrão regular com a abertura oval das criptas. SECN: rede capilar subepitelial; CV: veias coletoras; CO: abertura oval das criptas; MCE: epitélio marginal da cripta. (Adaptada de Yao et al.[15r])

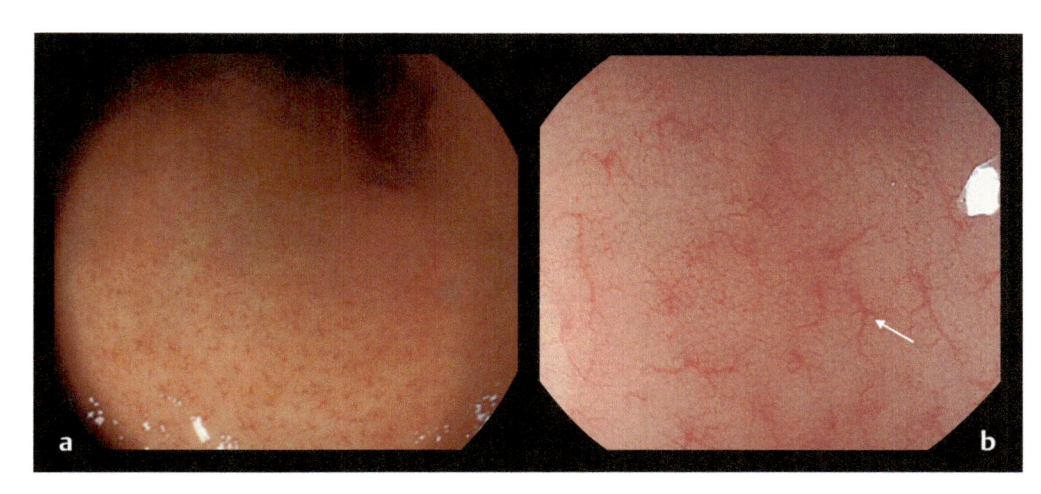

Fig. 14-20. Corpo gástrico. (a) Arranjo regular das vênulas coletoras da mucosa normal.
(b) Magnificação: vasos do tipo aranhas vasculares, correspondendo às vênulas com padrão regular (*seta*). (Extraída de Yao *et al.*⁷)

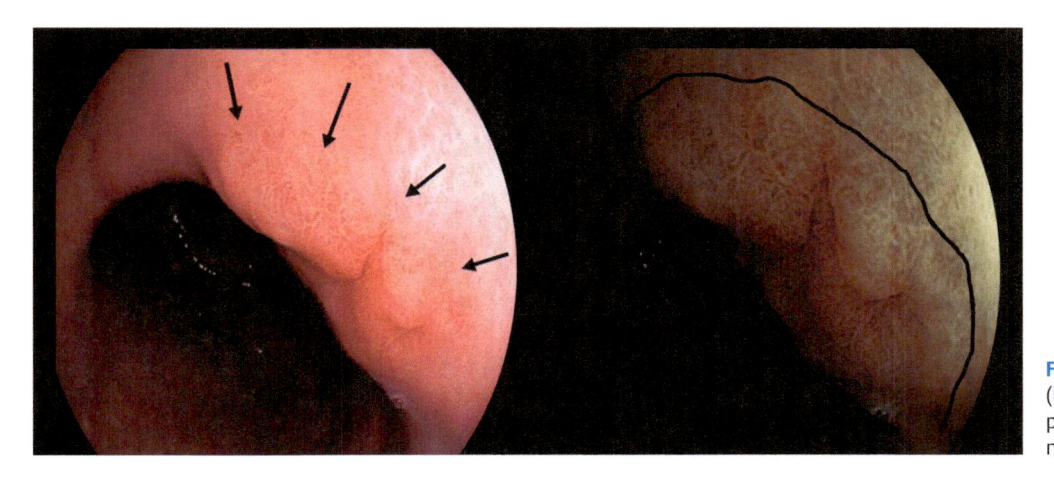

Fig. 14-21. (a) Demonstra uma lesão gástrica.
(b) Mostra presença da linha demarcatória, onde o padrão vascular é interrompido abruptamente na margem da lesão, sugerindo lesão neoplásica.

REFERÊNCIAS BIBLIOGRÁFIAS

1. Burdan F, Rozylo-Kalinowska I, Szumilo J, Zinkiewicz K, Dworzanski W, Krupski W et al. Anatomical classification of the shape and topography of the stomach. Surg Radiol Anat. 2012;34(2):171-8.
2. Oi M, Oshida K, Sugimura S. The location of gastric ulcer. Gastroenterology. 1959;36(1):45-56.
3. Rau W, Hohaus C, Jessen E. A Differential Approach to Form and Site of Peptic Ulcer. Sci Rep. 2019;9(1):8683.
4. Blackstone M. Endoscopic interpretation - Normal and pathologic appearance of the gastrointestinal tract. New York: Raven Press; 1984.
5. Wilcox C, Munoz-Navas M, Sung J. Atlas of clinical gastrointestinal endoscopy. 2nd ed. Philadelphia: Saunders Elsevier; 2007.
6. Nakao F, Cury M, Ferrari A. Esôfago, estômago e duodeno normais. In: Atlas de endscopia digestiva. 2. ed. Rio de Janeiro: Rubio; 2009.
7. Yao K, Uedo N, Muto M, Ishikawa H. Development of an e-learning system for teaching endoscopists how to diagnose early gastric cancer: basic principles for improving early detection. Gastric Cancer. 2017;20(Suppl 1):28-38.
8. Bisschops R, Areia M, Coron E, Dobru D, Kaskas B, Kuvaev R et al. Performance measures for upper gastrointestinal endoscopy: a European Society of Gastrointestinal Endoscopy (ESGE) Quality Improvement Initiative. Endoscopy. 2016;48(09):843-64.
9. Koeppe AT, Lubini M, Bonadeo NM, Moraes I, Fornari F. Comfort, safety and quality of upper gastrointestinal endoscopy after 2 hours fasting: a randomized controlled trial. BMC Gastroenterol. 2013;13(1):158.
10. De Silva AP, Amarasiri L, Liyanage MN, Kottachchi D, Dassanayake AS, de Silva HJ. One-hour fast for water and six-hour fast for solids prior to endoscopy provides good endoscopic vision and results in minimum patient discomfort. J Gastroenterol Hepatol. 2009;24(6):1095-7.
11. Yao K. The endoscopic diagnosis of early gastric cancer screening of the stomach. Ann Gastroenterol Gastroenterol. 2013;26(261):11-22.
12. Spada C, McNamara D, Despott EJ, Adler S, Cash BD, Fernández-Urién I et al. Performance measures for small-bowel endoscopy: A European Society of Gastrointestinal Endoscopy (ESGE) Quality Improvement Initiative. United Eur Gastroenterol J. 2019;7(5):614-41.
13. Teh JL, Tan JR, Lau LJF, Saxena N, Salim A, Tay A et al. Longer examination time improves detection of gastric cancer during diagnostic upper gastrointestinal endoscopy. Clin Gastroenterol Hepatol. 2015;13(3):480-7.
14. Vieth M, Kiesslich R, Thomas S, Delaney P. Microarchitecture of the normal gut seen with conventional histology and endomicroscopy. In: Kiesslich R, Galle PR, Neurath MF. Atlas of Endomicroscopy. 1st ed. Heidelberg: Springer Medizin Verlag Heidelberg; 2008. p. 39-54.
15. Yao K, Nagahama T, Matsui T, Iwashita A. Detection and characterization of early gastric cancer for curative endoscopic submucosal dissection. Dig Endosc. 2013;25(Suppl 1):44-54.
16. Yagi K, Nakamura A, Sekine A. Characteristic endoscopic and magnified endoscopic findings in the normal stomach without Helicobacter pylori infection. J Gastroenterol Hepatol. 2002;17(1):39-45.
17. The Paris Endoscopic Classification of Superficial neoplastic lesions. Gastrointest Endosc. 2003;58(6):3-43.

GASTRITES, INFECÇÃO POR *HELICOBACTER PYLORI* E METAPLASIA INTESTINAL

CAPÍTULO 15

José Guilherme Nogueira da Silva ▪ Eduardo Koji Marchi Ogawa

INTRODUÇÃO

A gastrite é uma patologia definida pelo processo inflamatório da mucosa gástrica, podendo resultar em alterações mais graves, como atrofia, úlceras gastroduodenais e neoplasias, principalmente o adenocarcinoma gástrico. A endoscopia digestiva alta é o exame mais indicado para a detecção e avaliação da gastrite e seus desdobramentos.

Desde sua descoberta, em 1982,[1] o *Helicobacter pylori* (*H. pylori*) passou a ser correlacionado com diversas afecções gástricas.[2] Segundo a cascata de Pelayo-Correa,[3] após a infecção superficial pelo *H. pylori*, diversos passos ocorrem na resposta imunológica e causam alterações teciduais. Com a inflamação crônica, alteração epigenética e fatores ambientais agressores, pode haver desenvolvimento de atrofia, metaplasia intestinal, displasia e adenocarcinoma do tipo diferenciado.[3-5] Salientamos, porém, que também há correlação desta bactéria com adenocarcinoma indiferenciado[6] e linfoma do tecido linfoide associado à mucosa (MALT – do inglês, *mucosa associated lymphoid tissue*),[7-9] devendo existir rota(s) alternativa(s) à descrita por Pelayo-Correa. Em 1994, esta bactéria foi considerada um carcinógeno grupo 1 pela Organização Mundial da Saúde.[10]

A infecção da mucosa gástrica pelo *H. pylori* é um fator primordial para o desenvolvimento do câncer gástrico.[3,11-14] O risco relativo para adenocarcinoma do estômago em indivíduos com gastrite atrófica associada à metaplasia intestinal chega a cerca de 70 vezes o de indivíduos não infectados por *H. pylori*, população em que o câncer gástrico é muito raro.[15]

O conhecimento científico e a tecnologia aplicados à endoscopia possibilitam o diagnóstico cada vez mais precoce das patologias gástricas, e isto, por sua vez, propicia tratamento mais eficaz e menos custoso. Assim, torna-se importante o estudo e reconhecimento das alterações endoscópicas progressivas correlacionadas com a gastrite, detectáveis por endoscópios de alta definição, e, quando possível, estudo detalhado sob cromoscopia digital e magnificação de imagem. Mesmo quando estes recursos não estão disponíveis na prática diária, o conhecimento de imagens aprimoradas pelas novas técnicas em endoscopia pode facilitar a interpretação das imagens obtidas por luz branca em alta definição.

Julgamos que a existência de sinais endoscópicos de alta sensibilidade e especificidade para detecção de infecção por *H. pylori* justifica a separação da gastrite relacionada com esta bactéria em um subgrupo separado das outras gastrites pela sua correlação com adenocarcinoma e linfoma MALT gástricos.

MUCOSA GÁSTRICA NORMAL

Para melhor compreensão das alterações da mucosa acometidas por processo inflamatório, que serão discutidas a seguir, cabe o estudo da estrutura normal da mucosa gástrica. À luz branca, o estômago apresenta mucosa de coloração rósea homogênea, com pregas mucosas na grande curvatura do corpo, medindo de 3 a 4 mm e arranjo normal de diminutas estruturas vasculares (vênulas coletoras), que apresentam formas dendríticas ou em "pé de galinha" na mucosa de corpo e, muitas vezes, na incisura angular. O arranjo normal das vênulas coletoras pode ser visualizado à luz branca, como demonstrado na Figura 15-1.[16,17]

Sob magnificação de imagem e NBI™ (*Narrow Band Imaging*) da Olympus Co Jp ou BLI™ (*Blue Light Imaging*) da FujiFilm Co Jp, dois tipos de cromoscopia virtual utilizados para ressaltar as estruturas vasculares superficiais, o exame endoscópico da mucosa normal do corpo oferece vista vertical das glândulas, no mesmo eixo de sua disposição. A estrutura é foveolar, ou seja, é composta por estruturas hexagonais, assemelhando-se a favos de mel. A abertura e forma das criptas dão informações importantes a respeito da presença de processo inflamatório ou de malignidade. Sua apresentação normal é uma formação puntiforme acastanhada no centro de cada glândula. O epitélio marginal da cripta é representado pela região rósea dentro de cada unidade hexagonal, por sua vez delimitada por linhas acastanhadas, que correspondem à rede capilar subepitelial normal. Entre estas estruturas, notam-se formações em "pé de galinha" ou dendríticas de coloração castanho escura, chamadas vênulas coletoras. As estruturas normais da mucosa do corpo gástrico, sob magnificação de imagem e BLI, estão representadas na Figura 15-2.[16,18-20]

A estrutura normal do antro oferece vista oblíqua das glândulas, adquirindo aspecto de cristas alongadas. Os capilares subepiteliais acompanham as glândulas, sendo vistos também obliquamente. O padrão vascular observado é de espirais acastanhadas que respei-

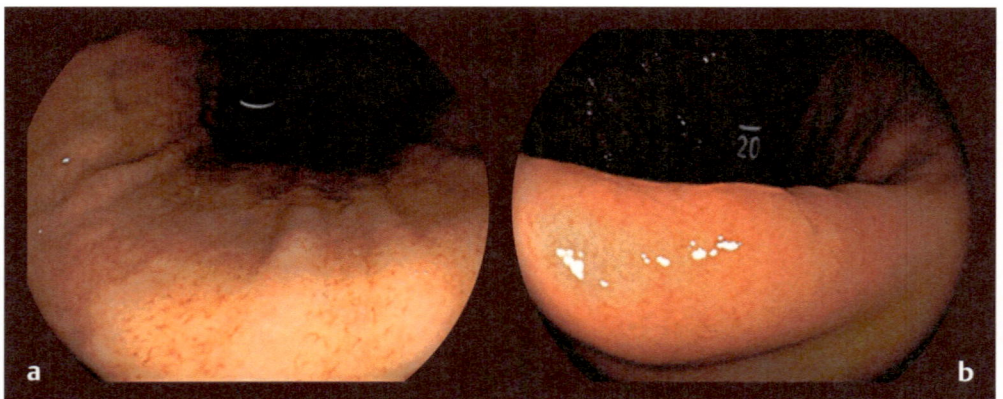

Fig. 15-1. (a, b) Arranjo normal de vênulas coletoras presente em todo o corpo gástrico, inclusive região distal da pequena curvatura e incisura angular. Imagem com luz branca e sem magnificação de imagem.

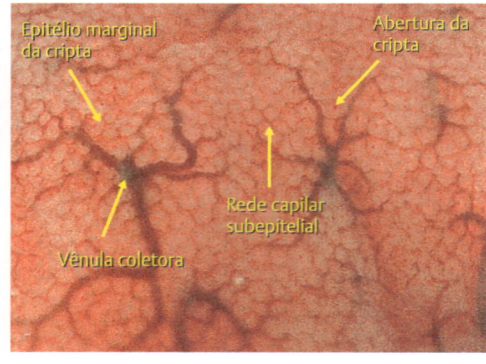

Fig. 15-2. Elementos da mucosa do corpo gástrico normal à magnificação de imagem com *Blue Light Imaging* (BLI).[20]

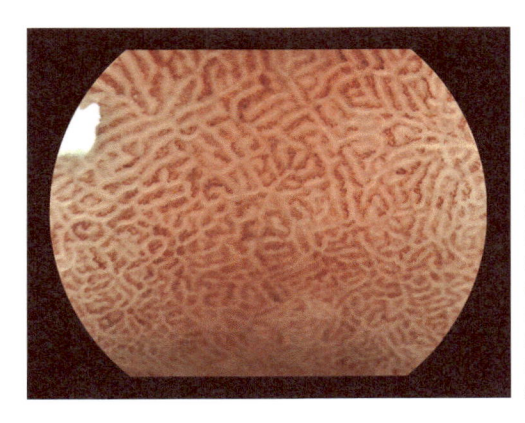

CAPÍTULO 15 ▪ GASTRITES, INFECÇÃO POR *HELICOBACTER PYLORI* E METAPLASIA INTESTINAL

Fig. 15-3. Magnificação com *Blue Light Imaging* (BLI) do antro normal. As criptas são observadas obliquamente, apresentando aspecto digitiforme, com vasos espiralados contidos em seus limites. Vênulas coletoras, em geral, não são visíveis.

Quadro 15-1. Tabela Adaptada da Classificação de Kyoto Proposto por Haruma *et al.*[25]

Achado endoscópico	Infectado por *H. pylori*	Não infectado por *H. pylori*	Após erradicação
Enantema difuso	O	X	X
Enantema purpuriforme	O	X	Δ - X
Edema da mucosa	O	X	X
Xantoma	O	X	O
Pólipo de hiperplasia foveolar	O	X	O - X
Pregas aumentadas e tortuosas	O	X	X
Nodularidade	O	X	Δ - X
Muco aderido	O	X	X
Atrofia	O	X	O - X
Metaplasia intestinal	O	X	O - Δ
Arranjo normal de vênulas coletoras em corpo distal e incisura angular	X	O	X - Δ
Enantema do tipo mapa	X	X	O
Pólipo de glândula fúndica	X	O	O
Hematina	Δ	O	O
Enantema em faixa	Δ	O	O
Múltiplas placas esbranquiçadas, achatadas e elevadas	Δ	O	O
Erosão elevada	Δ	O	O
Erosão plana	O	O	O

O: frequentemente observado; X: não observado; Δ: algumas vezes observado.

tam os limites de cada unidade glandular. As vênulas coletoras estão localizadas em camada mais profunda e, em geral, não são endoscopicamente visíveis. A estrutura normal da mucosa do antro está representada na Figura 15-3 sob magnificação de imagem e BLI[21].

GASTRITE RELACIONADA COM O *HELICOBACTER PYLORI*

Apesar de o diagnóstico da infecção por *H. pylori* ser realizado por histologia, teste de urease, sorologia ou teste respiratório de ureia marcada, há sinais endoscópicos que possibilitam forte suspeita de positividade ou negatividade desta infecção,[22-24] como postulado, em 2014, na Classificação de Kyoto, por Ken Haruma *et al.*[25] Os sinais endoscópicos considerados por este autor, assim como a correlação com o *H. pylori*, estão listados no Quadro 15-1. Isto se faz importante para aumentar a busca ativa por câncer gástrico durante o exame, o que pode justificar o uso de outros recursos, como magnificação de imagem, cromoscopias convencional e digital, assim como definição precisa de locais de biópsia.

Os sinais que estão relacionados com a positividade da infecção são: enantema difuso, edema da mucosa, enantema purpuriforme, pregas alargadas e tortuosas, nodularidade, pólipo de hiperplasia foveolar, xantoma, muco aderido à mucosa, atrofia e metaplasia intestinal.[23,26-28] As alterações endoscópicas com correlação positiva à infecção por *H. pylori* estão demonstradas nas Figuras 15-4 a 15-11.

Segundo estudo prospectivo multicêntrico, incluindo 275 pacientes, conduzido por Nomura *et al.*, em 2012, não há um único sinal isolado que seja sensível e específico o bastante para o diagnóstico da gastrite por *H. pylori*, porém, a combinação de edema difuso das áreas gástricas e ausência do arranjo normal de vasos coletores na incisura angular tem sensibilidade de 88,7% para detecção de *H. pylori*.

GASTRITE COM BAIXA OU SEM RELAÇÃO COM *HELICOBACTER PYLORI*

No estudo de Haruma *et al.*, indicam que os sinais com mais forte correlação negativa com a infecção da mucosa gástrica por *H. pylori* foram: presença de pólipo de glândula fúndica e presença de arranjo normal de vênulas coletoras na pequena curvatura do corpo distal e incisura angular. Houve, também, correlação negativa fraca de alguns outros sinais com a infecção em questão. São eles: presença de hematina, enantema em faixa, múltiplas placas achatadas esbranquiçadas em corpo e fundo e erosões elevadas. As alterações que geralmente tem correlação negativa com a infecção pelo *H. pylori* estão representadas na Figura 15-12 e na Figura 15-18. O enantema do tipo mapa foi um sinal encontrado após a erradicação de *H. pylori* e está representado na Figura 15-25.[26]

Algumas destas alterações estão relacionadas a fatores ambientais (químicos ou medicamentosos) ou emocionais ou com uso crônico de bloqueadores de bomba de próton.

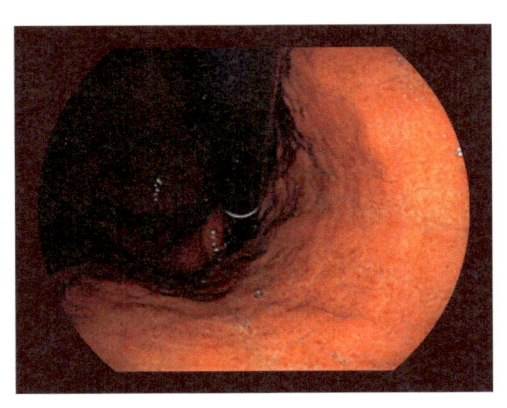

Fig. 15-4. Enantema purpuriforme associado a edema de áreas gástricas em pequena curvatura do corpo proximal.

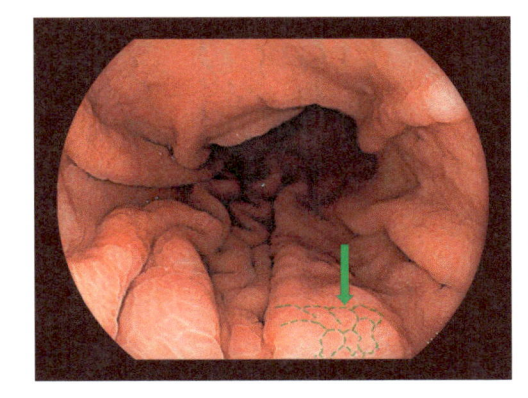

Fig. 15-5. Mucosa do corpo gástrico apresentando apagamento das vênulas coletoras, pregas aumentadas e tortuosas, associado a edema difuso das áreas gástricas, destacado por linha pontilhada na área apontada pela seta verde.

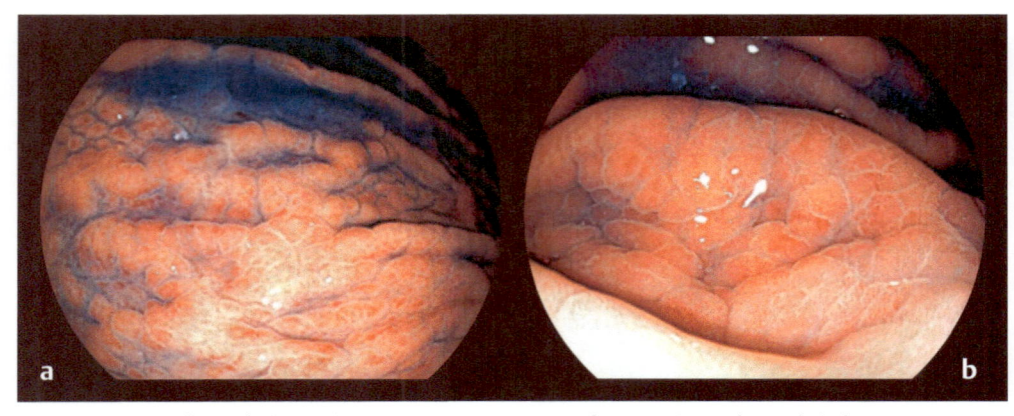

Fig. 15-6. (a, b) Edema de áreas gástricas e enantema purpuriforme após instilação de índigo-carmim na parede posterior e grande curvatura do corpo proximal.

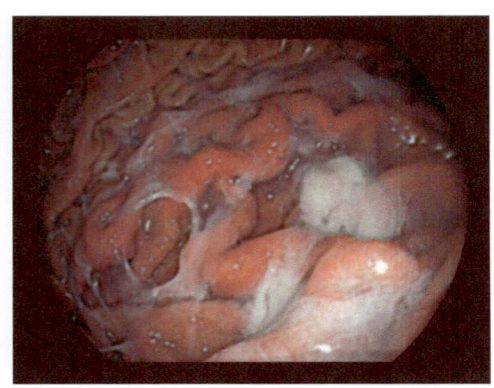

Fig. 15-7. Pregas tortuosas, enantema difuso e muco aderido.

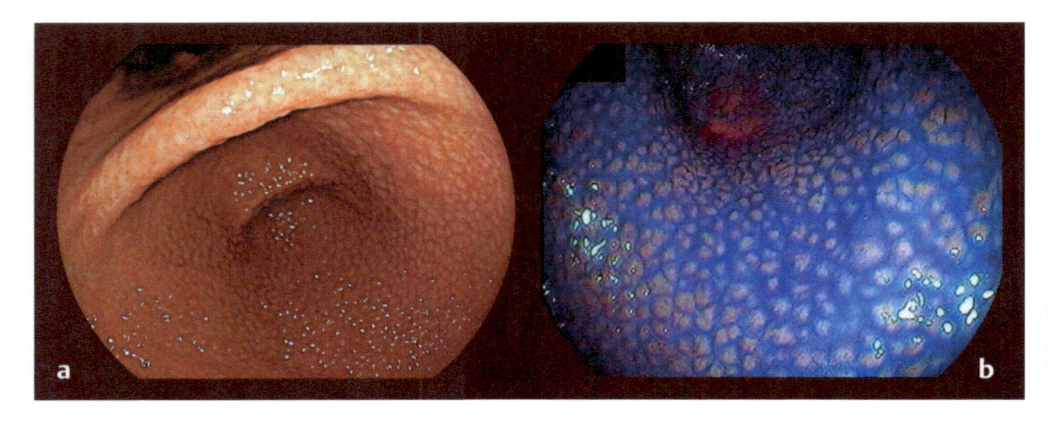

Fig. 15-8. Nodularidade da mucosa gástrica.
(a) Visão do antro e incisura angular.
(b) Grande curvatura do antro após instilação de índigo-carmim.

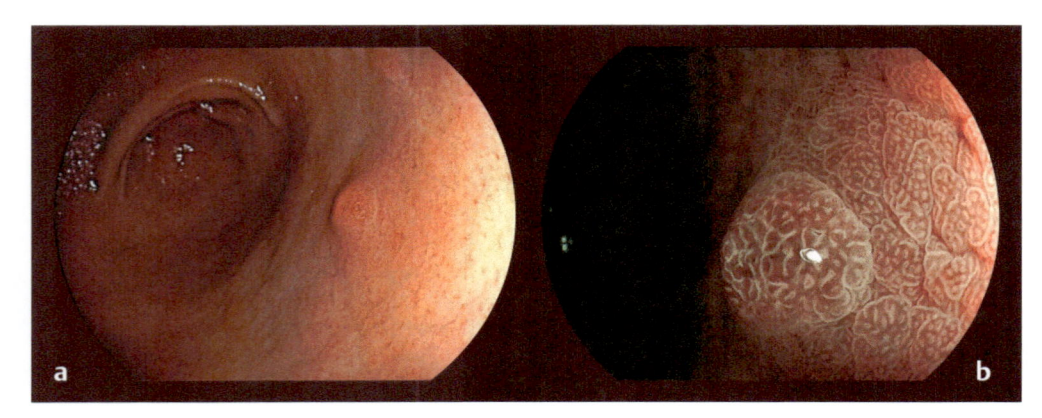

Fig. 15-9. (a) Pólipo de hiperplasia foveolar.
(b) O mesmo pólipo avaliado com magnificação de imagem e *Blue Light Imaging* (BLI).

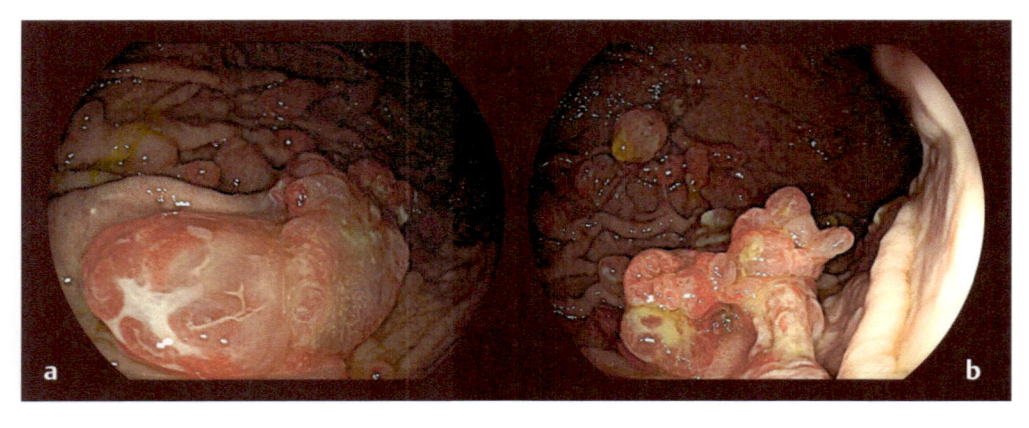

Fig. 15-10. (a, b) Pólipos de hiperplasia foveolar em fase tardia observados no corpo gástrico.

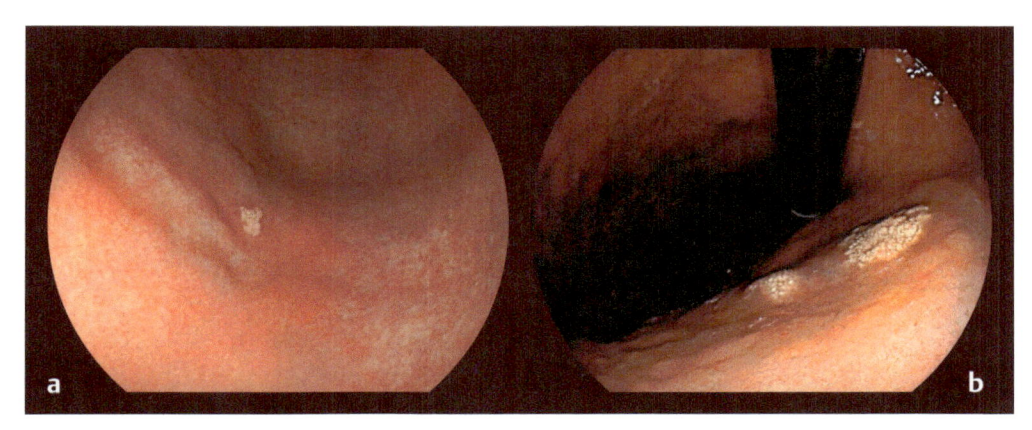

CAPÍTULO 15 ■ GASTRITES, INFECÇÃO POR *HELICOBACTER PYLORI* E METAPLASIA INTESTINAL

Fig. 15-11. (**a**) Xantoma na grande curvatura do antro proximal. (**b**) Xantoma na pequena curvatura do corpo proximal em retrovisão.

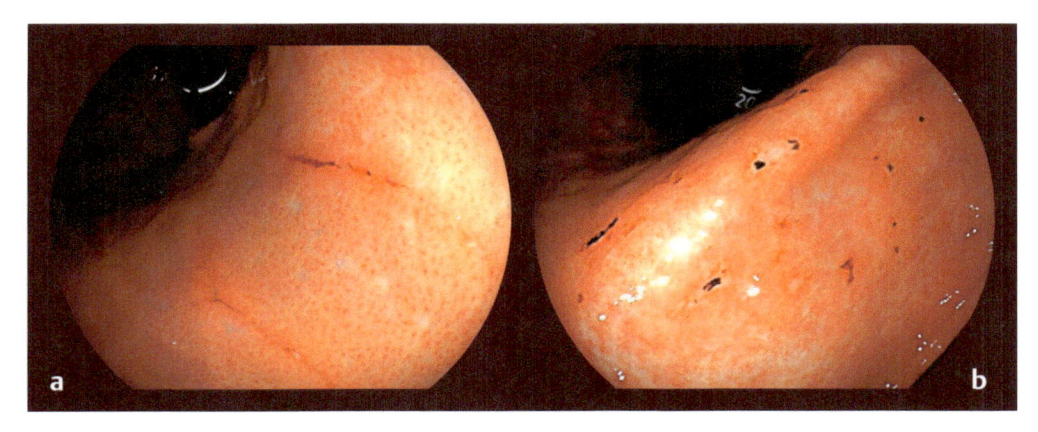

Fig. 15-12. Paciente com tratamento recente de *H. pylori* e em uso atual de anti-inflamatórios não hormonais. (**a**) Erosões lineares recobertas por hematina com disposição em faixa na pequena curvatura do corpo proximal, associadas a arranjo regular de vênulas coletoras. (**b**) Erosões planas recobertas por hematina na incisura angular e pequena curvatura do antro.

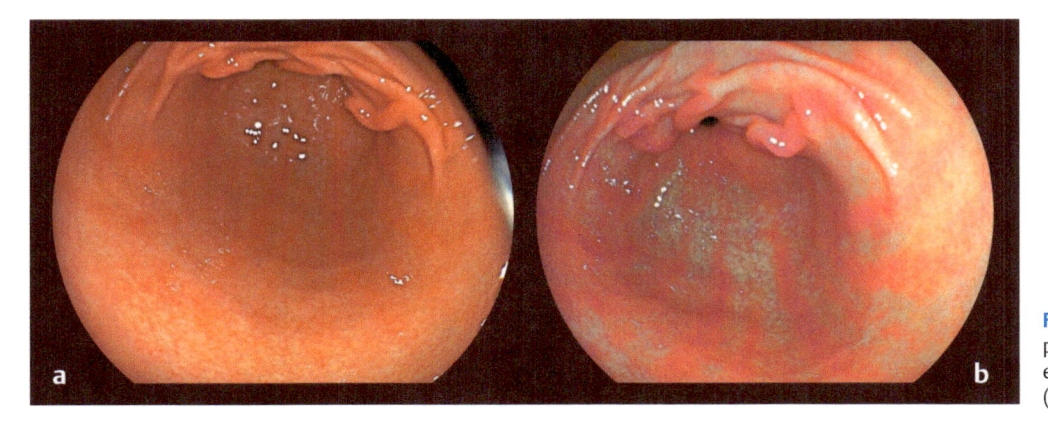

Fig. 15-13. Enantema em faixa no antro com presença de arranjo regular de vênulas coletoras em região proximal. (**a**) Visto com luz branca. (**b**) Visto com modo *Linked Color Imaging* (LCI).

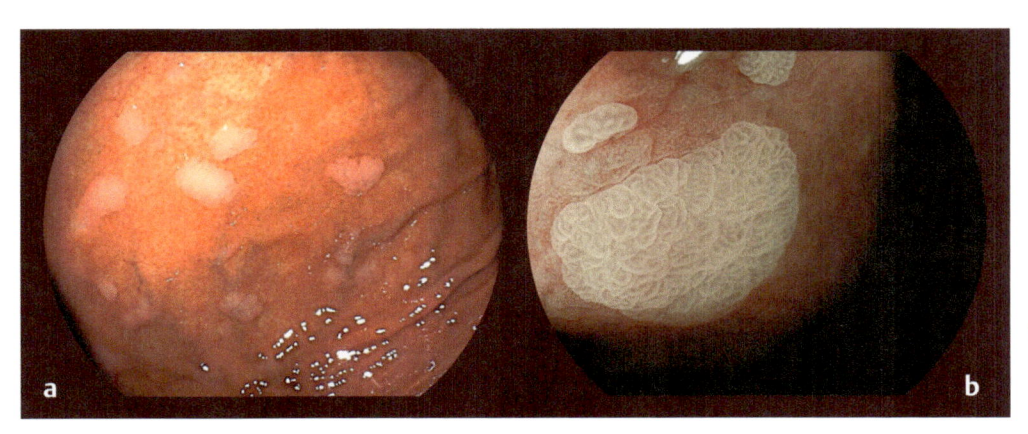

Fig. 15-14. (**a**) Placas elevadas e esbranquiçadas com cerca de 2 a 3 mm no corpo proximal. (**b**) Placas esbranquiçadas com magnificação de imagem e *Blue Light Imaging* (BLI).

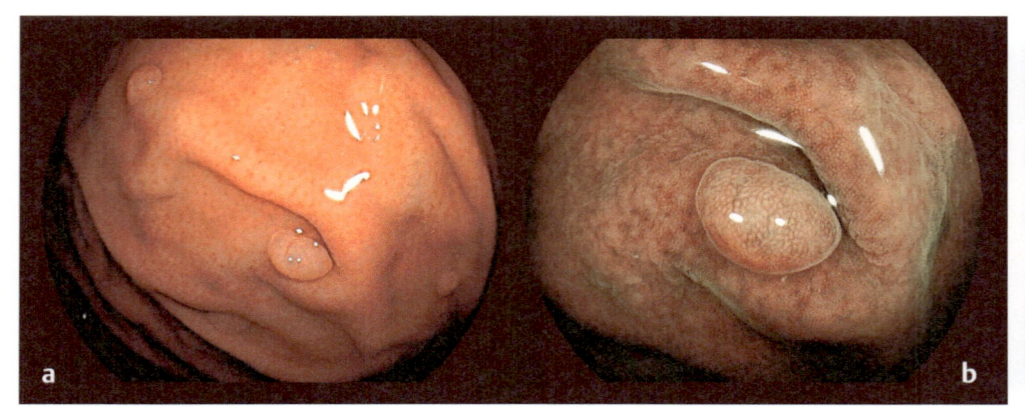

Fig. 15-15. (a) Múltiplos diminutos pólipos sésseis de glândulas fúndicas em corpo proximal com mucosa adjacente de aspecto normal, apresentando arranjo regular de vênulas coletoras. (b) Magnificação de imagem com *Blue Light Imaging* (BLI) mostrando microestrutura similar à da mucosa adjacente.

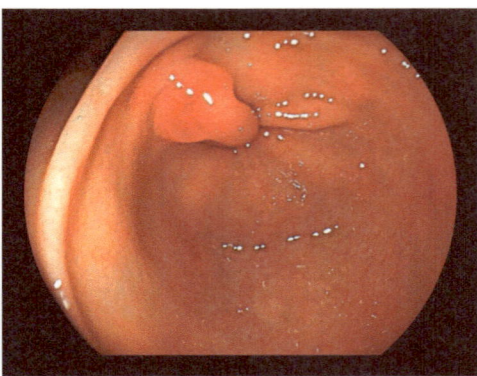

Fig. 15-16. Erosão elevada recoberta por fibrina na pequena curvatura da região pré-pilórica.

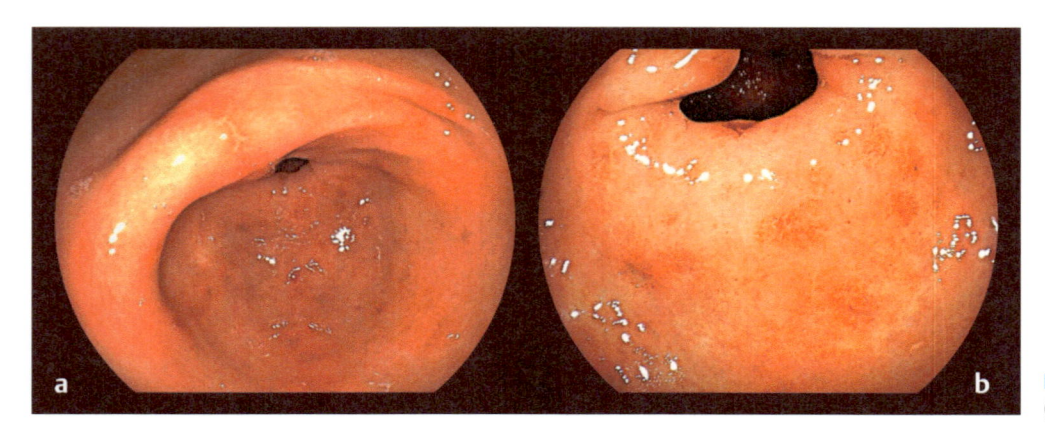

Fig. 15-17. (a) Erosões planas no antro. (b) Destaque da região pré-pilórica.

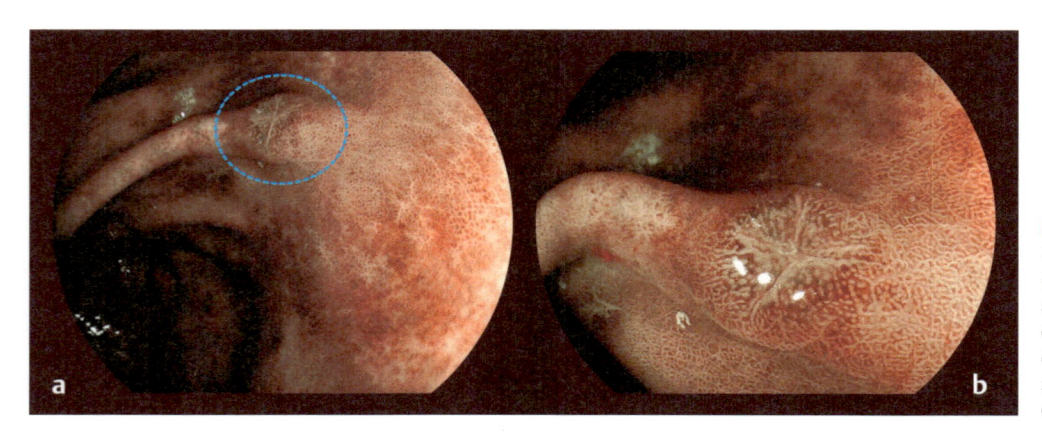

Fig. 15-18. (a) Erosões planas em parede posterior do antro proximal com *Blue Light Imaging* (BLI). (b) Destaque da área circulada por pontilhado azul mostrado com magnificação de imagem e BLI, onde se observa dilatação progressiva das criptas até o centro em forma de cruz, com solução de continuidade da mucosa; não há linha demarcatória para suspeita de lesão neoplásica.

GASTRITE CRÔNICA ATRÓFICA

O termo gastrite crônica atrófica refere-se à atrofia da mucosa gástrica causada pelo *H. pylori*.[29] Inicialmente, a mucosa sofre agressão por neutrófilos e, mais tardiamente, por monócitos. Com o tempo, esta agressão reduz a população de glândulas, tornando o relevo reduzido e a mucosa mais pálida.[30-33] A diminuição da espessura da camada mucosa torna os vasos da submucosa mais evidentes ao exame endoscópico.[5]

Esta patologia tem início no antro e incisura angular e progride em direção à cárdia, pela pequena curvatura do corpo, e, após atingir a região mais proximal do estômago, a progressão inicia abertura da região acometida, expandindo-se em direção às paredes anterior e posterior de corpo e fundo simetricamente, até acometer a grande curvatura, totalizando a extensão da mucosa gástrica. Esta evolução foi descrita por Kimura-Takemoto, em 1969,[5,31] e está esquematizada na Figura 15-19. A classificação coloca as alterações que acometem apenas a pequena curvatura como fechada (*closed*), sendo: C-1 = restrita ao antro, C-2 = da incisura angular até a metade do corpo e C-3 = da metade do corpo até a cárdia. Quando a área de atrofia passa a acometer as paredes anterior e posterior, classifica-se como aberta (*open*): O-1 = até metade da extensão destas paredes, O-2 = até os limites da grande curvatura, e O-3 = quando acomete também a grande curvatura.[5,32] A gastrite atrófica fechada e os limites da mucosa atrófica estão representados na Figura 15-20, e o tipo aberto, assim como seus limites, na Figura 15-21.

É importante classificar a extensão da atrofia, pois este é um fator preditor do risco de câncer gástrico. Inoue *et al.* relataram, em 2009, que pacientes com grau C-0 ou C-1 apresentaram frequência de câncer gástrico de 0%, quando C-2 ou C-3 a frequência foi de 2,2%, quando O-1 ou O-2 a frequência foi de 4,4% e para O-3 houve frequência de 10,3%.[34,35]

O uso de cromoscopia virtual ou instilação de uso de índigo-carmim a 0,5% pode auxiliar a delimitação da área atrófica pela acentuação da diferença de coloração ou relevo, respectivamente.[36,37]

O índigo-carmim é um corante de superfície de coloração azul-escura. Ele não é absorvido pelas células e se concentra em sulcos e depressões, tornando alterações de relevo e detalhes sutis mais facilmente visíveis ao endoscopista. Pode ser utilizado tanto para rastreamento de lesões, situação em que se usa menor concentração (0,3-0,7%), quanto para avaliação de lesão específica, utilizado em maior concentração (1-1,5%).

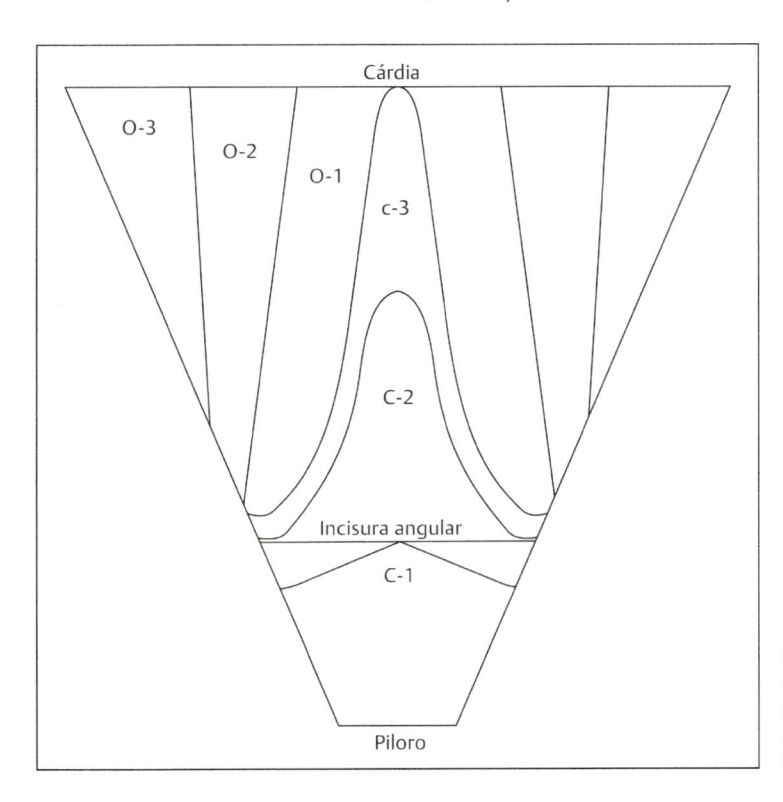

CAPÍTULO 15 ▪ GASTRITES, INFECÇÃO POR *HELICOBACTER PYLORI* E METAPLASIA INTESTINAL

Fig. 15-19. Representação esquemática do estômago seccionado longitudinalmente pela grande curvatura para Classificação de Kimura-Takemoto de progressão da gastrite atrófica infecciosa.

Gastrite atrófica fechada

C-1 — Visão frontal da transição corpo-antro, mostrando atrofia no antro

C-2 — Visão frontal do corpo proximal

C-3 — Visão frontal do corpo proximal com LCI

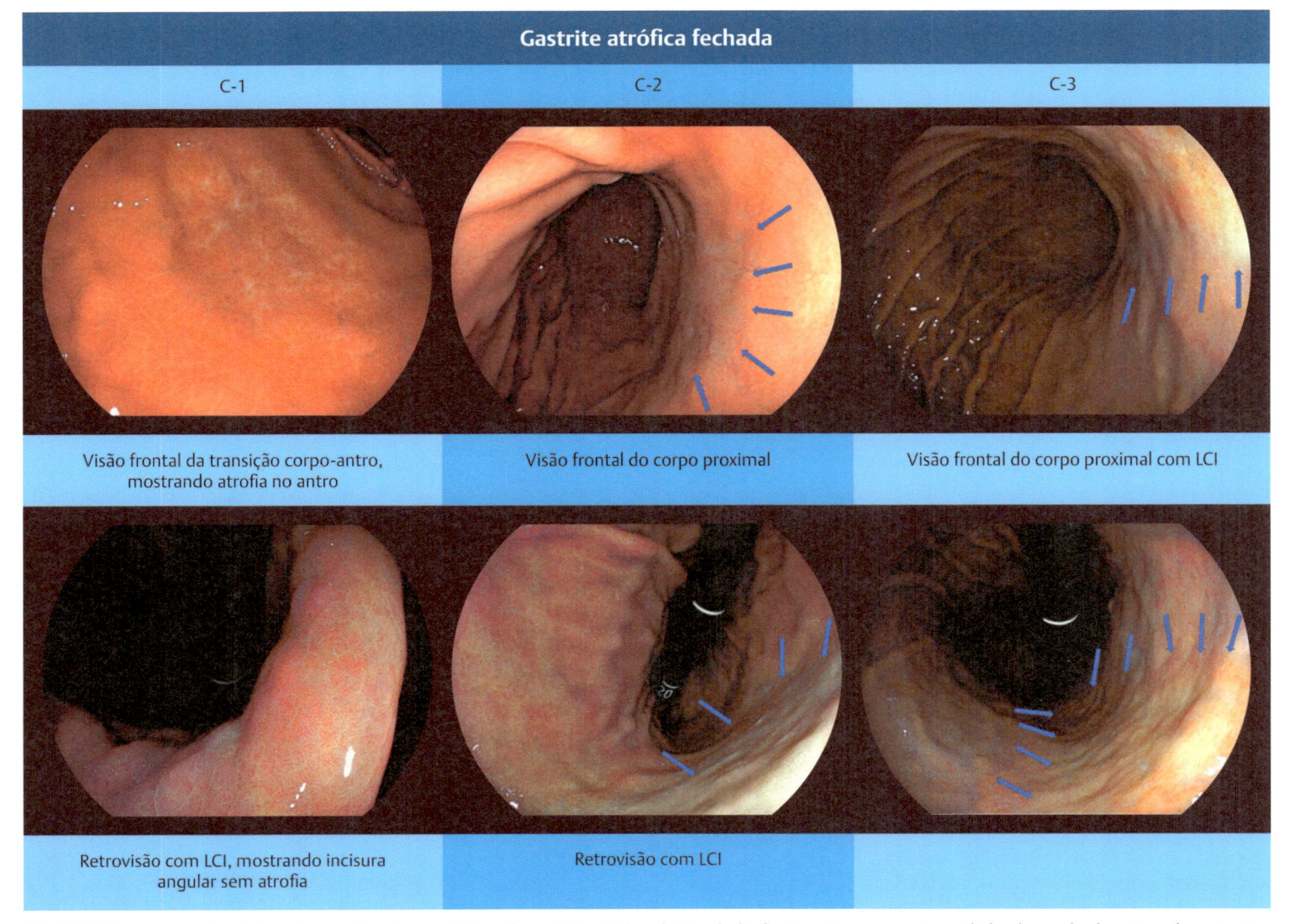

C-1 — Retrovisão com LCI, mostrando incisura angular sem atrofia

C-2 — Retrovisão com LCI

C-3 — Retrovisão com LCI

Fig. 15-20. Imagens endoscópicas demonstrando os subtipos de gastrite atrófica do tipo fechado. As setas representam a linha de atrofia descrita pelos autores. LCI: *Linked Color Imaging*.

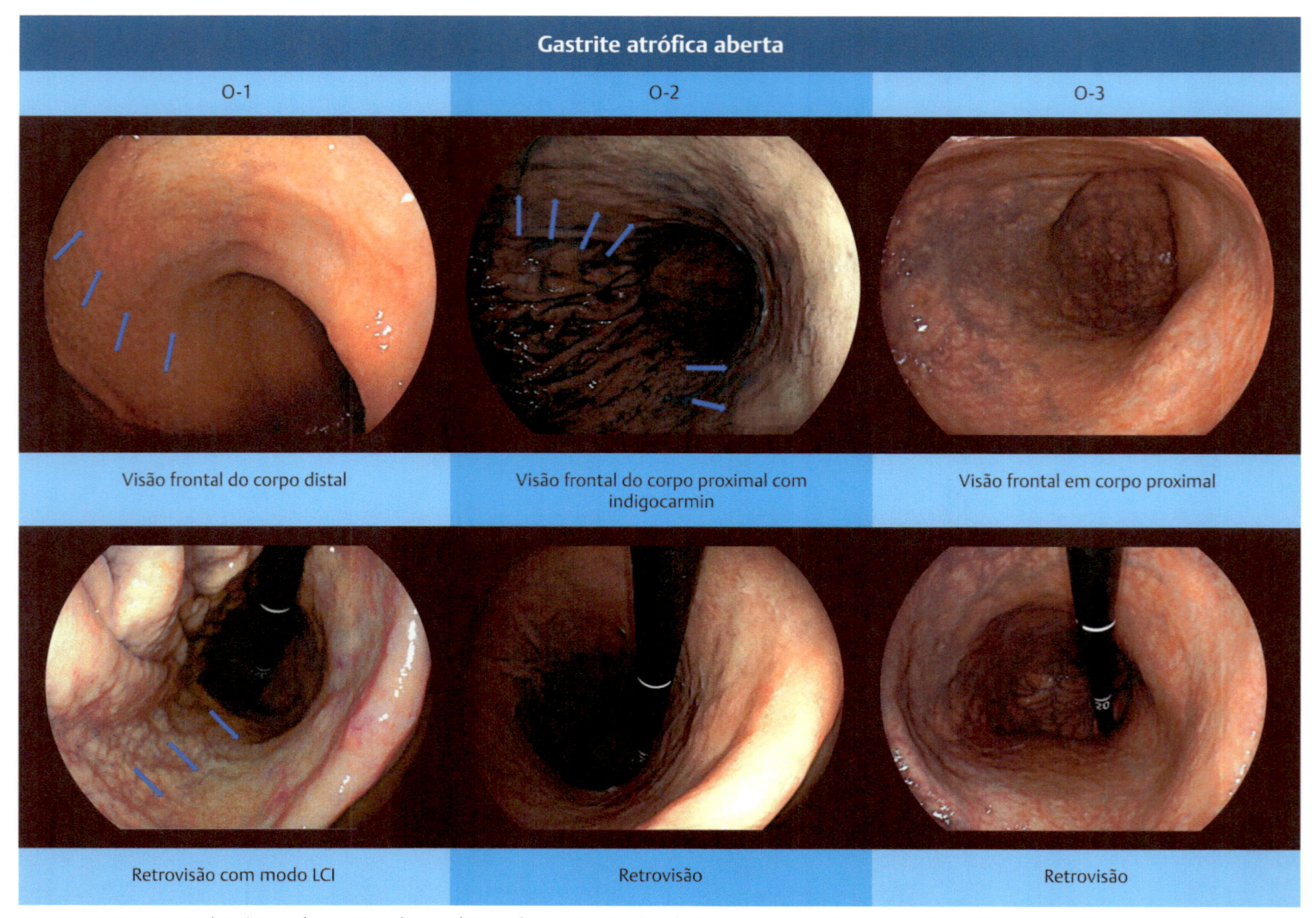

Gastrite atrófica aberta		
O-1	O-2	O-3
Visão frontal do corpo distal	Visão frontal do corpo proximal com indigocarmin	Visão frontal em corpo proximal
Retrovisão com modo LCI	Retrovisão	Retrovisão

Fig. 15-21. Imagens endoscópicas demonstrando os subtipos de gastrite atrófica do tipo aberto. As setas representam a linha de atrofia descrita pelos autores, quando bem definidas.

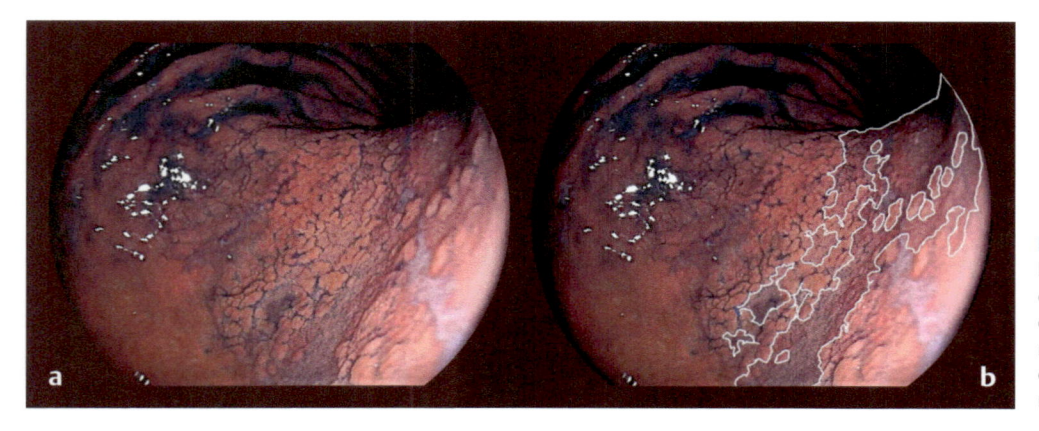

Fig. 15-22. (a) Gastrite atrófica classificação O-2 de Kimura-Takemoto. Corpo proximal após instilação de índigo-carmim a 0,5% evidenciando-se redução das áreas gástricas e aumento da proporção da região interárea gástrica. (b) Destaque da região de interárea gástrica com ilhas de mucosa gástrica residual.

As unidades que compõem a mucosa gástrica são as áreas gástricas. O edema causado pela inflamação torna sua divisão clara, havendo o aparecimento de sulcos visíveis tanto na endoscopia com luz branca convencional, quanto com magnificação de imagem e cromoendoscopia virtual. A inflamação crônica causa redução da população glandular, tornando as áreas gástricas menores. Isto aumenta o espaçamento entre as áreas gástricas e o consequente aparecimento de uma região pálida com menor relevo, chamada de interárea gástrica, representada na Figura 15-22.[38]

METAPLASIA INTESTINAL

A metaplasia intestinal é a transformação anormal das glândulas gástricas em glândulas com características intestinais, podendo assimilar-se a glândulas do intestino delgado (metaplasia intestinal completa) e a glândulas do cólon (metaplasia intestinal incompleta). Estas alterações ocorrem por causa da inflamação crônica com atrofia da mucosa, e sua presença indica aumento no risco de câncer gástrico.[39,40]

Sua apresentação endoscópica clássica se dá por placas esbranquiçadas discretamente elevadas sobre mucosa atrófica adjacente,[27] demonstrada na Figura 15-23. Outra apresentação possível, principalmente após erradicação do *H. pylori*, é de placas com bordos discretamente elevados com tênue depressão central avermelhada e regular, também chamada de enantema em retalhos (*patchy redness*),[41] representada na Figura 15-24.

Protocolos OLGA e OLGIM

A endoscopia digestiva alta tem-se mostrado um ótimo método de rastreamento de câncer gástrico em pacientes de alto risco. Ao mesmo tempo, está demonstrado que a atrofia da mucosa gástrica em suas diferentes apresentações relaciona-se com o risco de desenvolvimento

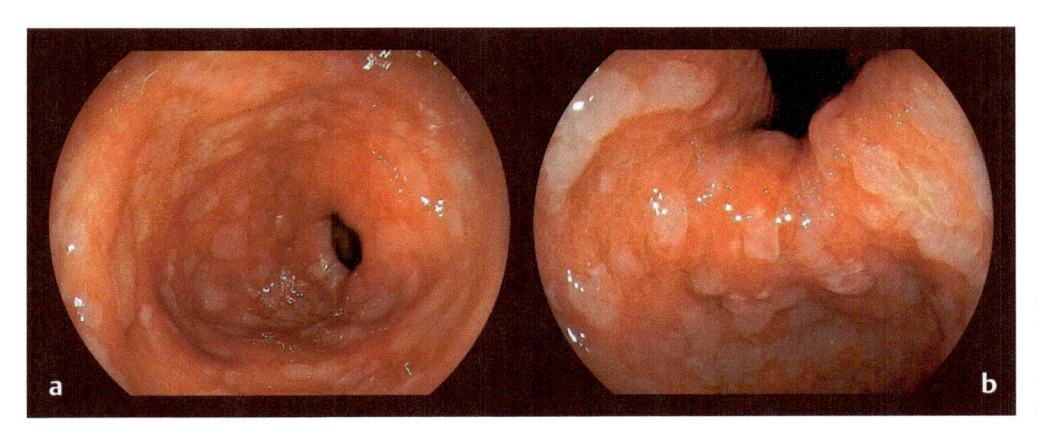

CAPÍTULO 15 ▪ GASTRITES, INFECÇÃO POR *HELICOBACTER PYLORI* E METAPLASIA INTESTINAL

Fig. 15-23. Apresentação clássica de metaplasia intestinal, com placas esbranquiçadas sobre mucosa atrófica. (**a**) Visão frontal do antro. (**b**) Incisura angular e pequena curvatura do antro em retrovisão.

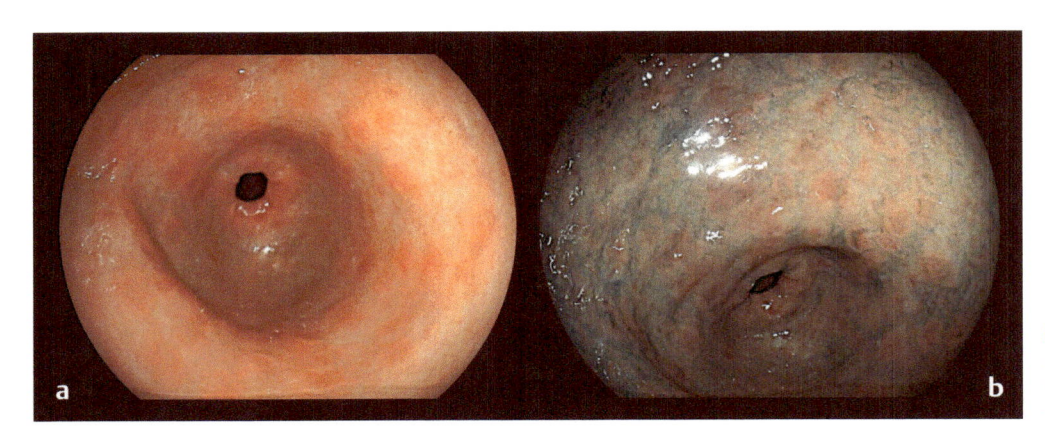

Fig. 15-24. Apresentação de metaplasia intestinal do tipo enantema em retalhos (*patchy redness*). (**a**) Visão frontal do antro. (**b**) Após instilação de solução de índigo-carmim.

de câncer gástrico. Para tentativa de estratificação de risco para câncer gástrico por meio da classificação histológica da extensão da gastrite atrófica, foi proposto o Protocolo OLGA – *Operative Link for Gastritis Assessment*.[42] Através deste, calcula-se o risco do desenvolvimento de câncer gástrico, classificando-se de grau 0 a IV. Procede-se com estudo histológico dos espécimes de pelo menos cinco biópsias endoscópicas realizadas em antro, incisura angular e corpo identificadas em dois frascos:

- *Frasco 1:* paredes anterior e posterior do corpo proximal.
- *Frasco 2:* região central da incisura angular; pequena e grande curvaturas do antro distal.

O patologista analisa cada fragmento de biópsia e estabelece a porcentagem de glândulas atróficas, fazendo uma média para cada frasco. A porcentagem corresponderá a um dos quatro estágios:[43]

- *Estágio 0:* sem atrofia.
- *Estágio 1:* até 30%.
- *Estágio 2:* 30 a 60%.
- *Estágio 3:* maior que 60%.

O cruzamento dos resultados de cada frasco resulta no estadiamento da atrofia pelo sistema OLGA, como demonstrado no Quadro 15-2.[42]

Com a inclusão da avaliação da presença de metaplasia intestinal, foi proposto um novo protocolo para esta avaliação, a OLGIM, demonstrado no Quadro 15-3.[43]

Quadro 15-2. Estadiamento de Atrofia da Mucosa Gástrica pelo Sistema OLGA

Grau de atrofia		CORPO			
		0 Sem	1 Leve	2 Moderada	3 Intensa
ANTRO Inclui incisura	0 – sem	OLGA 0	OLGA I	OLGA II	OLGA II
	1 – leve	OLGA I	OLGA I	OLGA II	OLGA III
	2 – moderada	OLGA II	OLGA II	OLGA III	OLGA IV
	3 – intensa	OLGA III	OLGA III	OLGA IV	OLGA IV

Quadro 15-3. Estadiamento de Metaplasia Intestinal pelo Sistema OLGIM

Grau de MI		CORPO			
		0 Sem	1 Leve	2 Moderada	3 Intensa
ANTRO Inclui incisura	0 – sem	OLGIM 0	OLGIM I	OLGIM II	OLGIM II
	1 – leve	OLGIM I	OLGIM I	OLGIM II	OLGIM III
	2 – moderada	OLGIM II	OLGIM II	OLGIM III	OLGIM IV
	3 – intensa	OLGAIM III	OLGIM III	OLGIM IV	OLGIM IV

Com base no estadiamento OLGA temos cinco possibilidades:

- *OLGA 0:* sem atrofia em todas as biópsias. Se presente, a infecção pelo *H. pylori* deve ser tratada.
- *OLGA I:* atrofia leve detectada em algumas biópsias. Pode estar associado à infecção ativa pelo *H. pylori*.
- *OLGA II:* atrofia moderada em diferentes locais, com baixo risco de evolução para câncer gástrico.
- *OLGA III:* atrofia moderada, comumente associado à metaplasia intestinal. Pode estar associado à neoplasia não invasiva ou até avançada.
- *OLGA IV:* atrofia de moderada à intensa em antro e corpo.

Há estudos que recomendam que programas de vigilância devem ser reservados a pacientes OLGA III e IV em razão da forte relação com câncer gástrico.[42-45]

Possíveis limitações dos métodos OLGA e OLGIM são o caráter aleatório em posições prefixadas das biópsias e a complexidade do sistema de avaliação para o patologista.

GASTRITE E MAGNIFICAÇÃO DE IMAGEM

A magnificação de imagem associada à cromoscopia virtual permite o estudo da microestrutura e microvascularização da mucosa gástrica. Isto traz mais recursos para diferenciação da gastrite por *H. pylori*, presença de atrofia e metaplasia intestinal, além da diferenciação entre lesões benignas e malignas precoces. As estruturas da mucosa gástrica normal por imagem avançada foram descritas

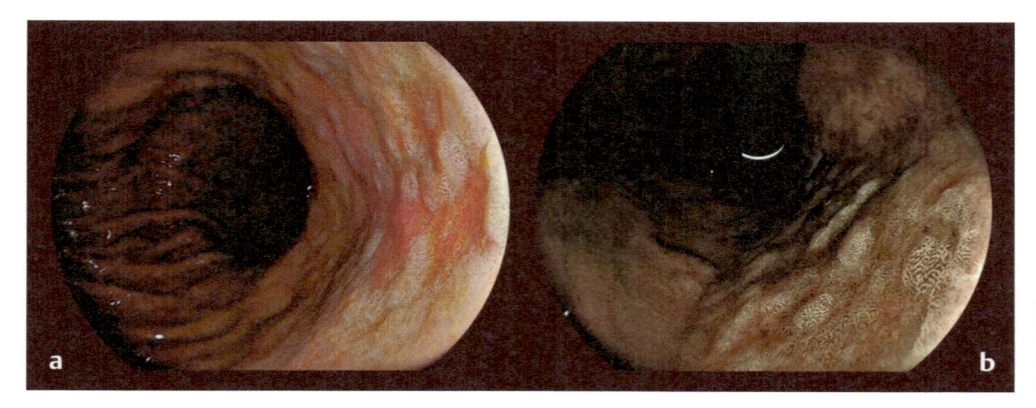

Fig. 15-25. Enantema do tipo mapa. (**a**) Visão frontal em modo *Linked Color Imaging* (LCI). (**b**) Retrovisão em modo *Blue Light Imaging Bright* (BLI).

em seção prévia deste capítulo e estão representadas nas Figuras 15-2 e 15-3.[20,21,46,47]

A progressão de alterações inflamatórias da mucosa gástrica para atrofia e metaplasia intestinal pode ser identificada opor alterações da microestrutura e microvascularização bem estabelecidas.[18,21,48]

Quando a mucosa do corpo gástrico é infectada pelo *H. pylori*, a primeira alteração endoscopicamente perceptível é o apagamento das vênulas coletoras. Em seguida, a estrutura foveolar torna-se discretamente irregular e dilatada. A inflamação leva a edema das áreas gástricas, conjunto de glândulas que compõe a mucosa, causando aparecimento de sulcos entre elas. Este edema, associado à dilatação dos capilares subepiteliais, altera a visualização normal da rede capilar. À magnificação nesta fase, as aberturas de cripta tornam-se arredondadas sobre fundo acastanhado com sulcos entre as áreas gástricas. Com a cronificação do processo, ocorre dilatação irregular das aberturas de cripta. Até este ponto, a alteração histológica principal é a inflamação, com infiltração de neutrófilos e monócitos.[18,21]

A inflamação crônica causa destruição das glândulas, denotando gastrite atrófica, e a estrutura do corpo passa a apresentar aspecto antralizado, com visualização oblíqua das glândulas e vasos espiralados dentro de seus limites. A última fase da atrofia, muitas vezes associada à metaplasia intestinal, é caracterizada por glândulas com estrutura papilar ou vilosa, com vasos espiralados, também, respeitando seus limites.[18]

As alterações descritas podem ser separadas pela Classificação de Yagi modificada, representada na Figura 15-26.[18]

Classificação de Yagi

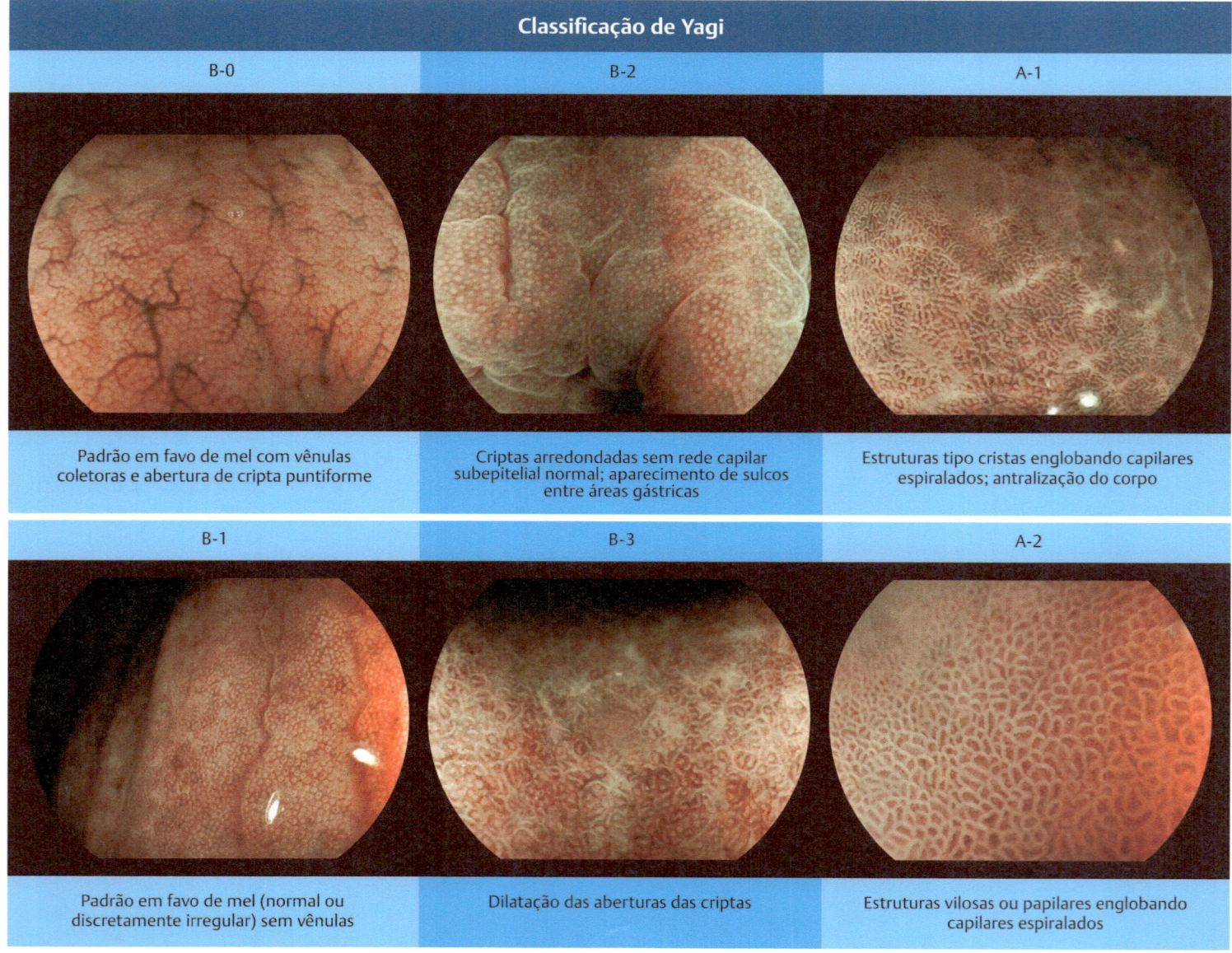

B-0	B-2	A-1
Padrão em favo de mel com vênulas coletoras e abertura de cripta puntiforme	Criptas arredondadas sem rede capilar subepitelial normal; aparecimento de sulcos entre áreas gástricas	Estruturas tipo cristas englobando capilares espiralados; antralização do corpo
B-1	**B-3**	**A-2**
Padrão em favo de mel (normal ou discretamente irregular) sem vênulas	Dilatação das aberturas das criptas	Estruturas vilosas ou papilares englobando capilares espiralados

Fig. 15-26. Classificação de Yagi modificada para progressão de gastrite por *H. pylori* no corpo gástrico. Imagens com magnificação com *Blue Light Imaging* (BLI).

CAPÍTULO 15 ■ GASTRITES, INFECÇÃO POR *HELICOBACTER PYLORI* E METAPLASIA INTESTINAL

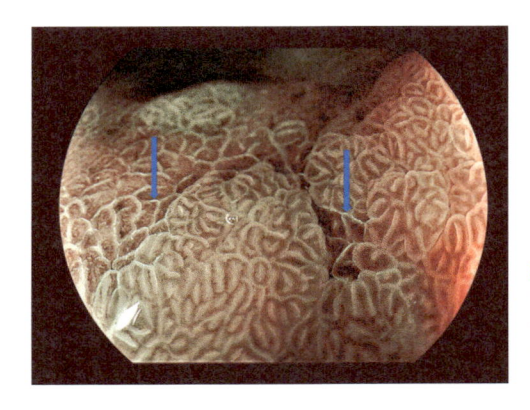

Fig. 15-27. Área de metaplasia intestinal com *light blue crests* (setas azuis) na pequena curvatura do corpo.

Um sinal bastante sensível (sensibilidade 89%) e específico (especificidade 93%) para detecção de metaplasia intestinal com magnificação de imagem e cromoscopia virtual é a presença de "crista azul-clara" (*light blue crest*).[49] Este sinal é visualizado como uma linha azul-clara no topo da estrutura glandular, como demonstrado na Figura 15-27.

No antro, a atrofia e metaplasia intestinal sob magnificação de imagem são identificadas pela presença de estrutura papilar ou vilosa e/ou por presença de cristas azuis-claras.

Sistema Sydney: Classificação de Gastrites

Classicamente, as gastrites são avaliadas segundo o Sistema de Sydney, criado, em 1991 e ainda amplamente utilizado para classificações endoscópica e histológica. Neste sistema, define-se a topografia em gastrite de corpo ou antro e pangastrite, se ambos acometidos. A intensidade deve ser estratificada em leve, moderada e intensa. Os sinais levados em conta são: edema, enantema, friabilidade, exsudato, erosões planas, erosões elevadas, nodularidade, hiperplasia de pregas, atrofia de pregas, visibilidade do padrão vascular e pontos de sangramento intramural. Ainda segundo o Sistema de Sydney, os tipos de gastrite são categorizados em: enantematosa-exsudativa, erosiva plana, erosiva elevada, atrófica, hemorrágica, por refluxo e com hiperplasia de pregas.[30,33] As alterações consideradas pelo Sistema de Sydney estão representadas nas Figuras 15-4 a 15-18 e listadas no Quadro 15-4.

OUTRAS FORMAS DE GASTRITE OU GASTROPATIA

Gastropatia por Anti-Inflamatórios Não Hormonais

A gastropatia por anti-inflamatórios não hormonais pode causar lesão aguda da mucosa, em que podem ser observadas petéquias e múltiplas erosões, geralmente recobertas por hematina ou mesmo hemorrágicas. Estas alterações não têm correlação com infiltração de células inflamatórias. O aspecto endoscópico está demonstrado na Figura 15-28. Podem ocorrer também úlceras e acometimento duodenal.[50,51]

Gastropatias Hipertróficas

A presença de pregas acentuadamente hipertróficas (maiores que 10 mm) pode estar relacionada com duas patologias raras. Na síndrome de Zollinger-Ellison, há presença de gastrite intensa e úlceras recorrentes além do aumento das pregas mucosas. O aumento patológico dos níveis séricos de gastrina causa aumento da secreção ácida no estômago e, com isso, múltiplos sintomas, como dispepsia, dor abdominal, vômitos e diarreia. Há correlação positiva desta síndrome com neoplasia endócrina múltipla do tipo 1.[52]

As pregas mucosas maiores que 10 mm, também, estão relacionadas com a doença de Ménétrier, que é uma gastropatia hipertrófica perdedora de proteína. Sua patogênese está provavelmente relacionada com receptores de fatores de crescimento epitelial, causando hiperplasia foveolar, redução de células parietais e glândulas profundas cisticamente aumentadas. Isto resulta em aumento de secreção de muco e redução da acidez gástrica.[53]

Gastropatia Alcalina

O refluxo de bile para o estômago altera seu pH e causa a gastrite por refluxo biliar ou alcalino. Esta alteração está, em geral, relacionada com cirurgia do aparelho digestivo com remoção do piloro e, principalmente, com a alça biliar imediatamente conectada à câmara gástrica residual. Além disso, fatores que alteram a motilidade gastrointestinal podem estar relacionados com a patologia, como diabetes do tipo II e uso crônico de opioides.[54] O aspecto endoscópico está representado na Figura 15-30.

Quadro 15-4. Alterações Endoscópicas pelo Sistema de Sydney

Topografia	Intensidade	Sinais	Tipo
■ Corpo	■ Leve	■ Edema	■ Enantematosa-exsudativa
■ Antro	■ Moderada	■ Enantema	■ Erosiva plana
■ Corpo e antro (pangastrite)	■ Intensa	■ Friabilidade	■ Erosiva elevada
		■ Exsudato	■ Atrófica
		■ Erosão plana	■ Hemorrágica
		■ Erosão elevada	■ Por refluxo
		■ Nodularidade	■ Com hiperplasia de pregas
		■ Hiperplasia	

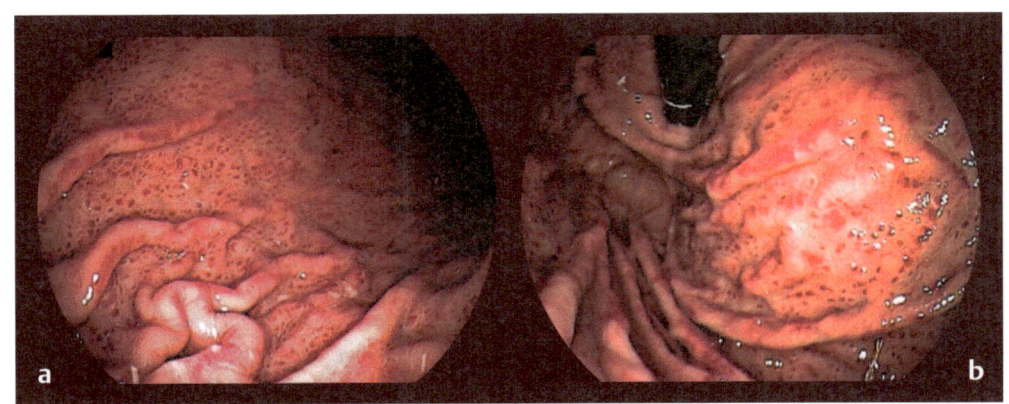

Fig. 15-28. (a, b) Gastropatia por anti-inflamatório não hormonal. Presença de petéquias e sufusões hemorrágicas subepiteliais.

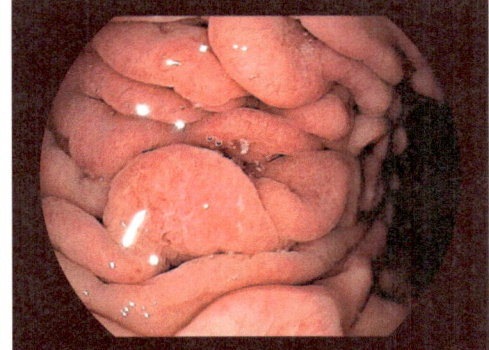

Fig. 15-29. Gastropatia hipertrófica, com pregas mucosas com mais que 10 mm na grande curvatura do corpo gástrico proximal.

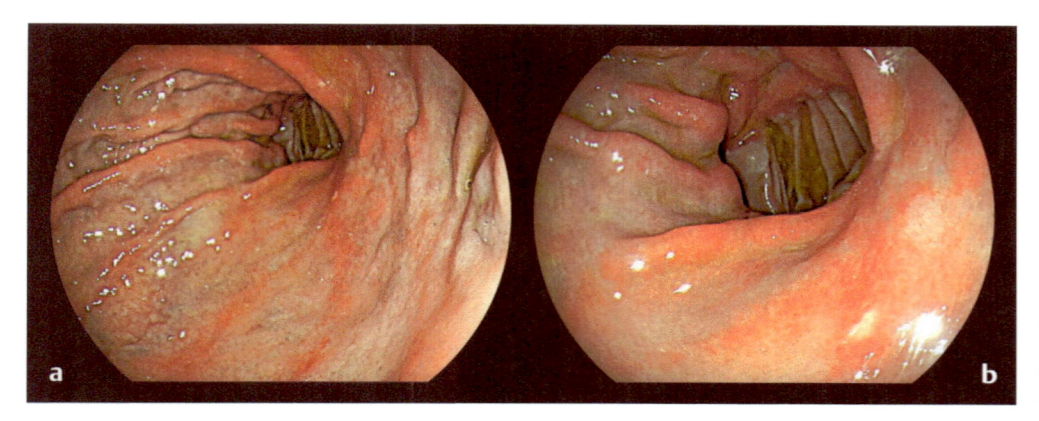

Fig. 15-30. (a, b) Gastrite por refluxo alcalino em paciente com gastrectomia parcial e reconstrução à Billroth II. Observa-se enantema nas pregas mucosas, entremeado por mucosa pálida, com gradiente crescente em direção à boca anastomótica.

Gastropatia Hipertensiva Portal

As alterações são mais comuns no corpo e fundo gástricos: podem ser vistas áreas com enantema, padrão em mosaico – pele de cobra – e nos casos intensos observam-se pontos vermelhos escuros, com ou sem hemorragia mucosa difusa. Estas alterações podem ser visualizadas na Figura 15-31.

ALTERAÇÕES CAUSADAS POR USO DE INIBIDORES DE BOMBA DE PRÓTONS

O uso de inibidores de bomba de prótons é muito comum na população em geral e principalmente nos pacientes com indicação de endoscopia digestiva alta. Seu uso pode causar alterações, como surgimento ou crescimento de pólipos de glândulas fúndicas;[55-58] surgimento de pontos enegrecidos (*black spots*)[59] ou de múltiplas placas esbranquiçadas em fundo e corpo.[60,61]

Histologicamente, os *black spots* são caracterizados por acúmulo de pigmento acastanhado em cistos de glândulas fúndicas[59] e estão representados na Figura 15-32. As placas esbranquiçadas apresentam alterações hiperplásicas do epitélio foveolar[60] e foram representadas previamente, na Figura 15-14.

Os pólipos de glândulas fúndicas são constituídos por dilatação cística destas glândulas, recobertos por mucosa foveolar geralmente não displásica. Há risco de displasia principalmente nos casos relacionados com polipose adenomatosa familiar.[55]

GASTRITE ATRÓFICA AUTOIMUNE

A gastrite atrófica autoimune ocorre por destruição glandular por autoanticorpos anticélulas parietais[62] e é mais comum em mulheres, porém dados relativos à idade e etnia mais frequente são controversos.[63] A inflamação crônica resulta em redução do relevo e palidez da mucosa de fundo e corpo, assim como desaparecimento do pregueado mucoso observado à insuflação durante exame endoscópico, com aspecto mais homogêneo que aquele encontrado na gastrite atrófica infecciosa. Podem ser formadas ilhas de mucosa normal residual, caracterizadas endoscopicamente como pseudopólipos.[63] A mucosa do antro mantém-se preservada por não apresentar células parietais, delimitando uma área de transição clara entre a mucosa atrófica do corpo e mucosa normal do antro. A imagem endoscópica de um caso de gastrite atrófica autoimune está representada na Figura 15-33.

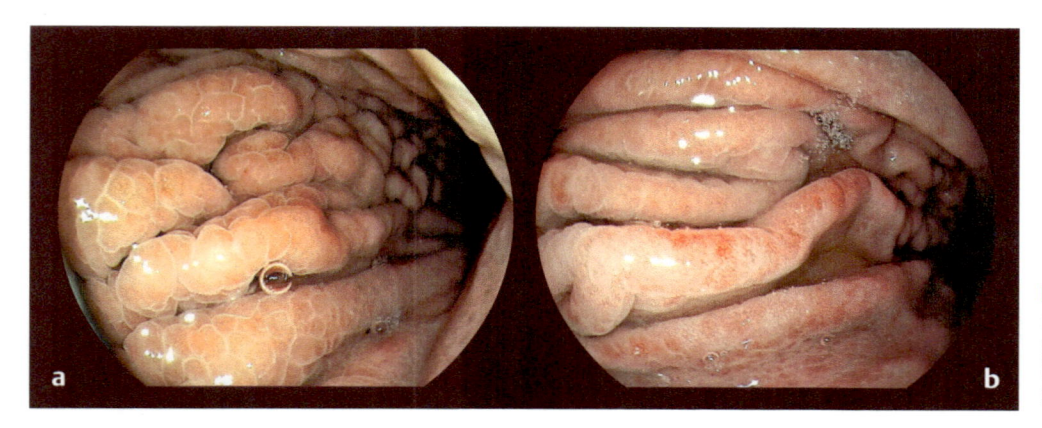

Fig. 15-31. (a) Gastropatia hipertensiva leve, mostrando acentuação das áreas gástricas com padrão em mosaico. (b) Gastropatia hipertensiva intensa, com padrão em mosaico e sufusão hemorrágica subepitelial.

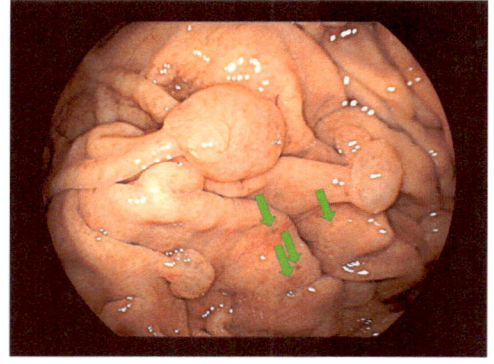

Fig. 15-32. Grande curvatura do corpo proximal, mostrando pólipos de glândula fúndica, que apresentam mucosa de coloração similar à adjacente, vasos superficiais dilatados e, neste caso, com pedículo longo. A mucosa ao redor dos pólipos apresenta múltiplos pontos enegrecidos, chamados *black spots* (setas verdes).

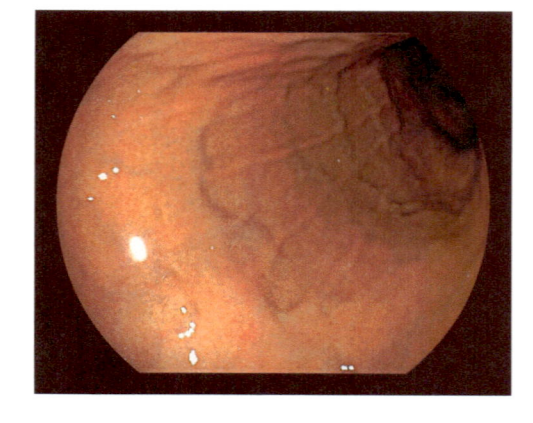

Fig. 15-33. Gastrite atrófica autoimune, observando-se redução do pregueado mucoso e impressão dos vasos submucosos.

AGRADECIMENTOS

Os autores agradecem à equipe de endoscopia do Hospital Santa Cruz – SP pela concessão de grande parte das imagens endoscópicas para o capítulo.

REFERÊNCIAS BIBLIOGRÁFICAS

1. Warren JR, Marshall B. Unidentified curved bacilli on gastric epithelium in active chronic gastritis. Lancet. 1983;321(8336):1273-5.
2. Marshall B, Warren JR. Unidentified curved bacilli in the stomach of patients with gastritis and peptic ulceration. Lancet. 1984;323(8390):1311-5.
3. Correa P. Human gastric carcinogenesis: a multistep and multifactorial process—First American Cancer Society award lecture on cancer epidemiology and prevention. Cancer Res. 1992;52(24):6735-40.
4. Ishaq S, Nunn L. Helicobacter pylori and gastric cancer: a state of the art review. Gastroenterol Hepatol Bed Bench. 2015;8(Suppl1):S6-S14.
5. Park YH, Kim N. Review of atrophic gastritis and intestinal metaplasia as a premalignant lesion of gastric cancer. J Cancer Prev. 2015;20(1):25-40.
6. Kamada T, Tanaka A, Yamanaka Y, Manabe N, Kusunoki H, Miyamoto M et al. Nodular gastritis with Helicobacter pylori infection is strongly associated with diffuse-type gastric cancer in young patients. Dig Endosc. 2007;19(4):180-4.
7. Zullo A, Hassan C, Ridola L, Repici A, Manta R, Andriani A. Gastric MALT lymphoma: old and new insights. Ann Gastroenterol. 2014;27(1):27-33.
8. Zucca E, Copie-Bergman C, Ricardi U, Thieblemont C, Raderer M, Ladetto M et al. Gastric marginal zone lymphoma of MALT type: ESMO Clinical Practice Guidelines for diagnosis, treatment and follow-up. Ann Oncol. 2013(SUPPL. 6):vi144-8.
9. Nonaka K, Ishikawa K, Arai S, Nakao M, Shimizu M, Sakurai T et al. A case of gastric mucosa-associated lymphoid tissue lymphoma in which magnified endoscopy with narrow band imaging was useful in the diagnosis. World J Gastrointest Endosc. 2012;4(4):151-6.
10. Nishizawa T, Suzuki H. Gastric carcinogenesis and underlying molecular mechanisms: Helicobacter pylori and novel targeted therapy. Biomed Res Int. 2015;2015:794378.
11. Brown L. Helicobacter pylori: Epidemiology and routes of transmission. Epidemiol Rev. 2000;22(2):283-97.
12. Malfertheiner P, Megraud F, O'Morain CA, Gisbert JP, Kuipers EJ, Axon AT et al. Management of Helicobacter pylori infection-the Maastricht V/Florence Consensus Report. Gut. 2017;66(1):6-30.
13. Sugano K, Tack J, Kuipers E, Graham D, El-Omar E, Miura S et al. Kyoto global consensus report on Helicobacter pylori gastritis. Gut. 2015;64(9):1353-67.
14. Uemura N, Okamoto S, Yamamoto S, Matsumura N, Yamaguchi S, Yamakido M et al. Helicobacter pylori infection and the development of gastric cancer. N Engl J Med Overseas Ed. 2001;345(11):784-9.
15. Yoshida T, Kato J, Inoue I, Yoshimura N, Deguchi H, Mukoubayashi C et al. Cancer development based on chronic active gastritis and resulting gastric atrophy as assessed by serum levels of pepsinogen and Helicobacter pylori antibody titer. Int J Cancer. 2014;134(6):1445-57.
16. Yagi K, Nakamura A, Sekine A. Characteristic endoscopic and magnified endoscopic findings in the normal stomach without Helicobacter pylori infection. J Gastroenterol Hepatol. 2002;17(1):39-45.
17. Nishibayashi H, Kanayama S, Kiyohara T, Yamamoto K, Miyazaki Y, Yasunaga Y et al. Helicobacter pylori-induced enlarged-fold gastritis is associated with increased mutagenicity of gastric juice, increased oxidative DNA damage, and an increased risk of gastric carcinoma. J Gastroenterol Hepatol. 2003;18(12):1384-91.
18. Kawamura M, Abe S, Oikawa K, Terai S, Saito M, Shibuya D et al. Topographic differences in gastric micro mucosal patterns observed by magnifying endoscopy with narrow band imaging. J Gastroenterol Hepatol. 2011;26(3):477-83.
19. Anagnostopoulos G, Yao K, Kaye P, Fogden E, Fortun P, Shonde A et al. High-resolution magnification endoscopy can reliably identify normal gastric mucosa, Helicobacter pylori-associated gastritis, and gastric atrophy. Endoscopy. 2007;39(03):202-7.
20. Yao K. The endoscopic diagnosis of early gastric cancer. Ann Gastroenterol. 2013;26(1):11-22.
21. Anagnostopoulos GK, Yao K, Kaye P, Fogden E, Fortun P, Shonde A et al. High-resolution magnification endoscopy can reliably identify normal gastric mucosa, Helicobacter pylori-associated gastritis, and gastric atrophy. Endoscopy. 2007;39(3):202-7.
22. Sugimoto M, Ban H, Ichikawa H, Sahara S, Otsuka T, Inatomi O et al. Efficacy of the Kyoto classification of gastritis in identifying patients at high risk for gastric cancer. Intern Med. 2017;56(6):579-86.
23. Nomura S, Ida K, Terao S, Adachi K, Kato T, Watanabe H et al. Endoscopic diagnosis of gastric mucosal atrophy: Multicenter prospective study. Dig Endosc. 2014;26(6):709-19.
24. Kato M, Terao S, Adachi K, Nakajima S, Ando T, Yoshida N et al. Changes in endoscopic findings of gastritis after cure of H. pylori infection: multicenter prospective trial. Dig Endosc. 2013;25(3):264-73.
25. Haruma K, Kato M, Inoue K, Murakami K, Kamada T. Kyoto Classification of Gastritis.: Nihon Medical Center; 2017.
26. Nomura S, Terao S, Adachi K, Kato T, Ida K, Watanabe H et al. Endoscopic diagnosis of gastric mucosal activity and inflammation. Dig Endosc. 2013;25(2):136-46.
27. Kaminishi M, Yamaguchi H, Nomura S, Oohara T, Sakai S, Fukutomi H et al. Endoscopic classification of chronic gastritis based on a pilot study by the research society for gastritis. Dig Endosc. 2002;14(4):138-51.
28. Kato T, Yagi N, Kamada T, Shimbo T, Watanabe H, Ida K et al. Diagnosis of Helicobacter pylori infection in gastric mucosa by endoscopic features: A multicenter prospective study. Dig Endosc. 2013;25(5):508-18.
29. Ohata H, Kitauchi S, Yoshimura N, Mugitani K, Iwane M, Nakamura H et al. Progression of chronic atrophic gastritis associated with Helicobacter pylori infection increases risk of gastric cancer. Int J Cancer. 2004;109(1):138-43.
30. Tytgat G. The Sydney System: endoscopic division. Endoscopic appearances in gastritis/duodenitis. J Gastroenterol Hepatol. 1991;6(3):223-34.
31. Kimura K, Takemoto T. An endoscopic recognition of the atrophic border and its significance in chronic gastritis. Endoscopy. 1969;1(03):87-97.
32. Quach DT, Hiyama T. Assessment of Endoscopic Gastric Atrophy according to the Kimura-Takemoto Classification and Its Potential Application in Daily Practice. Clin Endosc. 2019;52(4):321.
33. Correa P, Yardley JH. Grading and classification of chronic gastritis: one American response to the Sydney system. Gastroenterol. 1992;102(1):355-9.
34. Inoue K, Fujisawa T, Chinuki D. [Background mucosa for gastric cancer occurrence: investigation with endoscopy in medical checkups]. In: Fujisawa TC, Daisuke., editor. I to Cho (Stomach Intest) 2009;1367-73.
35. Kato I, Tominaga S, Ito Y, Kobayashi S, Yoshii Y, Matsuura A et al. Atrophic gastritis and stomach cancer risk: cross-sectional analyses. Jpn J Cancer Res. 1992;83(10):1041-6.
36. Mizukami K, Ogawa R, Okamoto K, Shuto M, Fukuda K, Sonoda A et al. Objective endoscopic analysis with linked color imaging regarding gastric mucosal atrophy: a pilot study. Gastroenterol Res Pract. 2017;2017:5054237.
37. Gonen C, Simsek I, Sarioglu S, Akpinar H. Comparison of high-resolution magnifying endoscopy and standard videoendoscopy for the diagnosis of Helicobacter pylori gastritis in routine clinical practice: a prospective study. Helicobacter. 2009;14(1):12-21.
38. Kanzaki H, Uedo N, Ishihara R, Nagai K, Matsui F, Ohta T et al. Comprehensive investigation of areae gastricae pattern in gastric corpus using magnifying narrow band imaging endoscopy in patients with chronic atrophic fundic gastritis. Helicobacter. 2012;17(3):224-31.
39. Correa P, Piazuelo MB, Wilson KT. Pathology of gastric intestinal metaplasia: clinical implications. Am J Gastroenterol. 2010;105(3):493.
40. Filipe MI, Muñoz N, Matko I, Kato I, Pompe-Kirn V, Jutersek A et al. Intestinal metaplasia types and the risk of gastric cancer: a cohort study in Slovenia. Int J Cancer. 1994;57(3):324-9.
41. Nagata N, Shimbo T, Akiyama J, Nakashima R, Kim HH, Yoshida T et al. Predictability of gastric intestinal metaplasia by mottled patchy erythema seen on endoscopy. Gastroenterol Res. 2011;4(5):203.
42. Rugge M, Correa P, Di Mario F, El-Omar E, Fiocca R, Geboes K et al. OLGA staging for gastritis: a tutorial. DIGEST LIVER DIS. 2008;40(8):650-8.
43. Capelle LG, de Vries AC, Haringsma J, Ter Borg F, de Vries RA, Bruno MJ et al. The staging of gastritis with the OLGA system by using intestinal metaplasia as an accurate alternative for atrophic gastritis. Gastrointest Endosc. 2010;71(7):1150-8.
44. Zhou Y, Li H-Y, Zhang J-J, Chen X-Y, Ge Z-Z, Li X-B. Operative link on gastritis assessment stage is an appropriate predictor of early gastric cancer. World J Gastroenterol. 2016;22(13):3670.
45. Rugge M, Fassan M, Pizzi M, Farinati F, Sturniolo GC, Plebani M et al. Operative link for gastritis assessment vs operative link on intestinal metaplasia assessment. World J Gastroenterol. 2011;17(41):4596.
46. Yao K, Oishi T, Matsui T, Yao T, Iwashita A. Novel magnified endoscopic findings of microvascular architecture in intramucosal gastric cancer. Gastrointest Endosc. 2002;56(2):279-84.
47. Yao K, Anagnostopoulos G, Ragunath K. Magnifying endoscopy for diagnosing and delineating early gastric cancer. Endoscopy. 2009;41(5):462-7.
48. Yamasaki Y, Uedo N, Kanzaki H, Kato M, Hamada K, Aoi K et al. Investigation of mucosal pattern of gastric antrum using magnifying

narrow-band imaging in patients with chronic atrophic fundic gastritis. Ann Gastroenterol. 2017;30(3):302.
49. Uedo N, Ishihara R, Iishi H, Yamamoto S, Yamada T, Imanaka K et al. A new method of diagnosing gastric intestinal metaplasia: narrow-band imaging with magnifying endoscopy. Endoscopy. 2006;38(08):819-24.
50. Soylu A, Dolapcioglu C, Dolay K, Ciltas A, Yasar N, Kalayci M et al. Endoscopic and histopathological evaluation of acute gastric injury in high-dose acetaminophen and nonsteroidal anti-inflammatory drug ingestion with suicidal intent. World J Gastroenterol. 2008;14(43):6704.
51. Hawkey CJ. Nonsteroidal anti-inflammatory drug gastropathy. Gastroenterology. 2000;119(2):521-35.
52. Roy PK, Venzon DJ, Shojamanesh H, Abou-Saif A, Peghini P, Doppman JL et al. Zollinger-Ellison syndrome. Clinical presentation in 261 patients. Medicine. 2000;79(6):379-411.
53. Huh WJ, Coffey RJ, Washington MK. Ménétrier's disease: its mimickers and pathogenesis. J Pathol Transl Med. 2016;50(1):10.
54. McCabe ME, Dilly CK. New causes for the old problem of bile reflux gastritis. Clin Gastroenterol Hepatol. 2018;16(9):1389-92.
55. Abraham SC, Nobukawa B, Giardiello FM, Hamilton SR, Wu T-T. Sporadic fundic gland polyps: common gastric polyps arising through activating mutations in the β-catenin gene. Am J Pathol. 2001;158(3):1005-10.
56. Torbenson M, Lee J-H, Cruz-Correa M, Ravich W, Rastgar K, Abraham SC et al. Sporadic fundic gland polyposis: a clinical, histological, and molecular analysis. Mod Pathol. 2002;15(7):718.
57. Watanabe N, Seno H, Nakajima T, Yazumi S, Miyamoto S, Matsumoto S et al. Regression of fundic gland polyps following acquisition of Helicobacter pylori. Gut. 2002;51(5):742-5.
58. El-Zimaity HM, Jackson FW, Graham DY. Fundic gland polyps developing during omeprazole therapy. Am J Gastroenterol. 1997;92(10).
59. Hatano Y, Haruma K, Ayaki M, Kamada T, Ohtani H, Murao T et al. Black spot, a novel gastric finding potentially induced by proton pump inhibitors. Intern Med. 2016;55(21):3079-84.
60. Kawaguchi M, Arai E, Nozawa H et al. An investigation of white flat elevations in the gastric body. Gastroenterol Endos. 2007;49(Sup pl 1):958.
61. Haruma K, Shiotani A, Kamata T. [Adverse effects induced by long-term use of proton pump inhibitors - development of gastric polyps]. Shōkaki Naika. 2013;56:190-193.
62. Kulnigg-Dabsch S. Autoimmune gastritis. Wien Med Wochenschr. 2016;166(13-14):424-30.
63. Park JY, Lam-Himlin D, Vemulapalli R. Review of autoimmune metaplastic atrophic gastritis. Gastrointest Endosc. 2013;77(2):284-92.

CÂNCER GÁSTRICO PRECOCE

Renato Takayuki Hassegawa ▪ Luís Masúo Maruta

INTRODUÇÃO

O câncer gástrico (CG) é, segundo as estatísticas globais,[1,2] a terceira maior causa de óbito relacionada com câncer. Diferenças são observadas entre os sexos, sendo duas vezes mais frequentes no sexo masculino do que no feminino. No Brasil, segundo dados do INCA,[3] a incidência é a quarta maior entre os homens e a sexta maior entre as mulheres.

Pode-se observar, também, que nos últimos 20 anos, houve diminuição da incidência global do câncer gástrico,[3] porém observa-se aumento no número de casos de adenocarcinoma do estômago proximal e da junção esofagogástrica.[4]

A taxa de cura do CG está relacionada com a sua detecção precoce. O desenvolvimento de tecnologias, com incorporação de endoscopia de alta resolução de imagem, e a difusão dos conhecimentos sobre o câncer gástrico possibilitaram aumento da taxa global de detecção da forma precoce.[5]

O diagnóstico do CG precoce é complexo, e a sistematização do exame endoscópico possibilita detecção precoce, diagnóstico diferencial e caracterização da lesão para conduta terapêutica. O exame minucioso com luz branca no estômago bem preparado ainda é a principal ferramenta diagnóstica.[5] O conhecimento das formas do câncer precoce é fundamental para o diagnóstico endoscópico.

O estudo da correlação do câncer gástrico com grau de atrofia da mucosa gástrica secundário à infecção por *H. pylori* contribui, também, para o aumento do índice diagnóstico das formas precoces.

PATOGÊNESE

Os principais tipos histológicos do câncer gástrico envolvem os tipos diferenciado e indiferenciado, descritos por Nakamura[6] e que correspondem respectivamente aos tipos intestinal e difuso, descritos por Lauren.[7] Os dois tipos apresentam formas distintas de evolução e apresentação endoscópica, sendo fundamental o conhecimento de suas características e sua diferenciação.

As Figuras 16-1 e 16-2 ilustram as duas formas de desenvolvimento do câncer, segundo Nakamura.[6] A forma diferenciada tem a tendência para formar estruturas tubulares ou papilíferas, a partir da base das criptas. A forma indiferenciada desenvolve-se no colo das criptas (terço superior), sem formação de estruturas. Do ponto de vista morfológico, a forma diferenciada tem maior tendência ao crescimento vertical e localizado; a forma indiferenciada tem tendência à propagação lateral e de forma difusa. As Figuras 16-3 e 16-4 demonstram os aspectos histológicos, respectivamente, das lesões diferenciadas e indiferenciadas.

Os estudos sobre a patogênese do CG permitem a estratificação do risco de desenvolvimento do câncer, favorecem a prevenção e fornecem ferramentas para aumentar a acurácia diagnóstica. A diferença na evolução e apresentação endoscópica dos tipos diferenciado e indiferenciado do câncer tem importância fundamental na decisão sobre o tratamento endoscópico.

O Quadro 16-1 demonstra as diferenças clinicopatológicas dos dois tipos de carcinoma, segundo Nakamura.[6] Ressaltamos

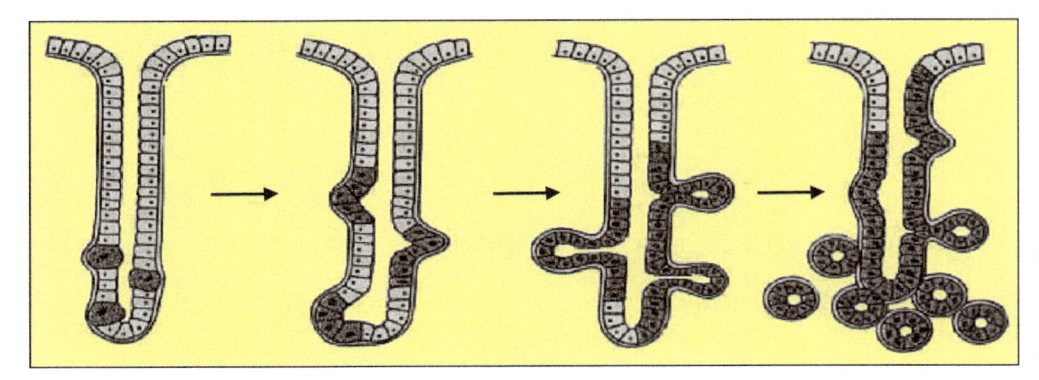

Fig. 16-1. Representação esquemática do desenvolvimento do câncer diferenciado, adaptado de Nakamura.[6] Há formação de estruturas tubulares na parte interior das glândulas gástricas. A propagação tende a ser localizada.

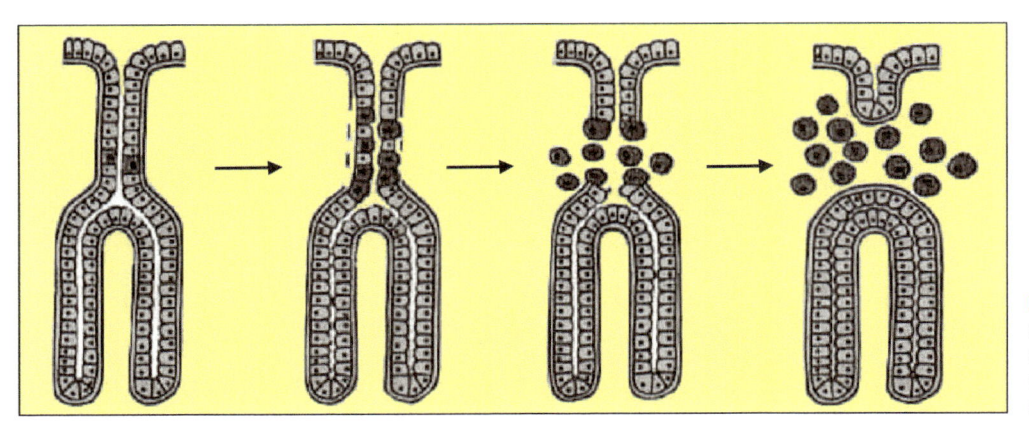

Fig. 16-2. Representação esquemática do desenvolvimento do câncer indiferenciado, adaptado de Nakamura.[6] Há desenvolvimento do câncer no colo da glândula gástrica, sem formação de estruturas. A propagação é difusa.

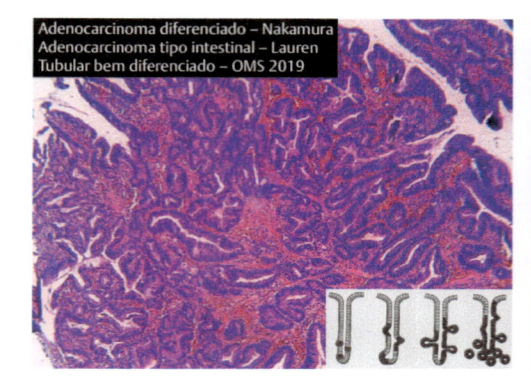

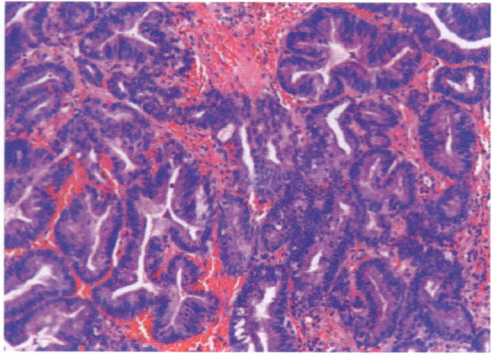

Fig. 16-3. Aspecto histológico da forma bem diferenciada demonstrando formação de estruturas tubulares. (Imagens gentilmente cedidas pelo Dr. Heinrich Sieder [do Laboratório Brasiliense) nos casos do Dr. Sussumu Hirao (Hospital de Base de Brasília].)

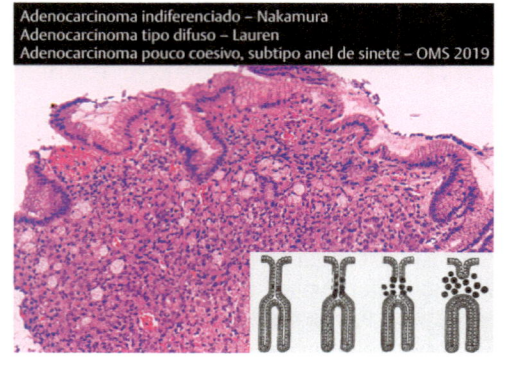

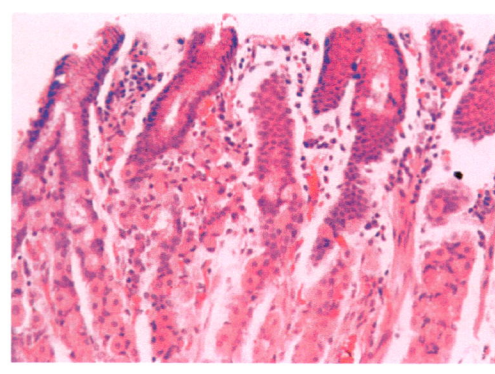

Fig. 16-4. Aspecto histopatológico da forma indiferenciada de CG demonstrando células em anel de sinete dispersas. (Imagens gentilmente cedidas pelo Dr. Heinrich Sieder [do Laboratório Brasiliense) nos casos do Dr. Sussumu Hirao (Hospital de Base de Brasília].)

Quadro 16-1. Diferenças Clinicopatológicas do Câncer Indiferenciado com o Câncer Diferenciado, Adaptado de Nakamura[6]

	Câncer gástrico indiferenciado	Câncer gástrico diferenciado
Localização	Mucosa própria	Mucosa com atrofia e MI
Crescimento	Difuso – infiltrativo	Expansivo – elevado
Tipos morfológicos	0-IIb, 0-IIc, 0-IIc + III, 0-III	0-I, 0-IIa, 0-IIa + IIc, 0-IIc + III
Aspecto endoscópico da depressão	Depressão com ilhotas, mais acentuada e abrupta	Depressão mais suave e mais rasa e gradual
Metástase hematogênica	Menos frequente	Mais frequente
Metástase linfonodal	Mais frequente	Menos frequente
Metástase peritoneal	Positiva	Negativa
Prognóstico após ressecção (fase precoce)	Mais favorável, se tratamento englobar ressecção ganglionar ampla	Menos favorável pela possibilidade de metástase hematogênica
Prognóstico após ressecção (fase avançada)	Menos favorável por possibilidade de carcinomatose peritoneal	Mais favorável

que, nesta publicação, os dados demonstram que o câncer indiferenciado tem melhor prognóstico que o tipo diferenciado, quando tratado adequadamente, na fase precoce. Este fato corrobora a necessidade de se avaliar corretamente a lesão para decidir sobre a indicação do tratamento endoscópico, principalmente do câncer indiferenciado.

RELAÇÃO DO CÂNCER GÁSTRICO COM *HELICOBACTER PYLORI*, GASTRITE ATRÓFICA E METAPLASIA INTESTINAL

A infecção pelo *Helicobacter pylori* é o principal fator relacionado com o desenvolvimento do câncer gástrico.[3,8,9]

A Agência Internacional de Pesquisa em Câncer (IARC) estima que cerca de 89% dos cânceres gástricos são causados pela infecção pelo *H. pylori*. Estes dados são com base no acompanhamento, após terapêutica de erradicação do *H. pylori* na população assintomática e após tratamento do câncer gástrico.[8,9]

Estudos realizado por Uemura *et al.*,[10] com acompanhamento de 10 anos, demonstraram que houve desenvolvimento de CG em 2,9% (36/1246) em indivíduos com infecção pelo *H. pylori* e nenhum caso de CG em 280 indivíduos sem infecção (p < 0,001). Outros estudos com acompanhamento maior que 10 anos corroboram estes achados.[11]

Embora a associação entre o *H. pylori* e o adenocarcinoma de estômago esteja bem estabelecida, o mecanismo do desenvolvimento do câncer ainda está em estudo. Três mecanismos principais estariam envolvidos.[12] O segundo e terceiro mecanismos são decorrentes da inflamação crônica que o *H. pylori* provoca.

1. Maior virulência de cepas do *H. pylori* contendo genes, como o CagA e VacA.
2. Expressões genéticas aberrantes que induzem mutações.
3. Metilações aberrantes de DNA cumulativas na mucosa gástrica.[12]

Embora os fatores ambientais, predisposição genética e estilo de vida tenham influência, o *H. pylori* é o único fator comum.[13-16]

O processo inflamatório ativo induzido pela bactéria está envolvido também no desenvolvimento do adenocarcinoma indiferenciado sem passar pela sequência de gastrite crônica atrófica.[14,16,17]

Estudos recentes demonstram que o *H. pylori* também é o fator mais importante no desenvolvimento da gastrite crônica atrófica.[10,18,19]

Desde a década de 1980, estudo de Nakamura demonstrava a alta correlação da atrofia mucosa com o câncer gástrico, principalmente do adenocarcinoma tipo diferenciado correlacionando-o com fatores ambientais. As Figuras 16-5 e 16-6 demons-

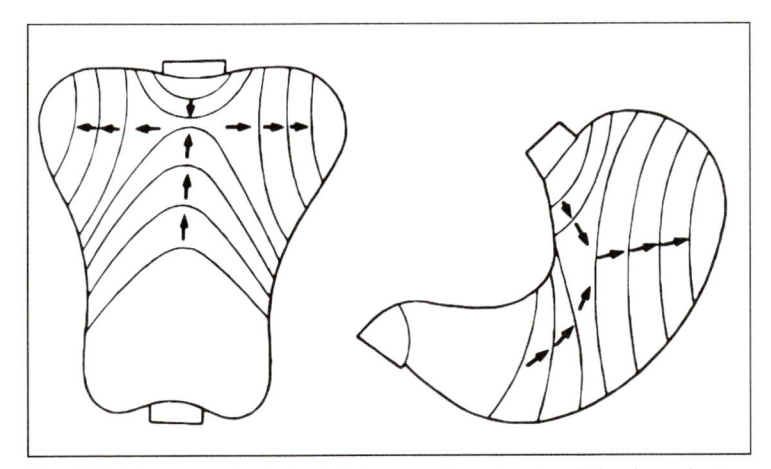

Fig. 16-5. Diagrama adaptado de Nakamura[20] mostrando a linha de evolução da atrofia no estômago, denominada de linha F. A atrofia inicia-se na região pilórica e progride no sentido proximal pela pequena curvatura e lateralmente pelas faces anterior e posterior. Há outra linha que inicia na cárdia e progride nos sentidos distal e lateral.

tram as linhas de evolução do processo de atrofia descritos por Nakamura[20] e denominado de linha F.

Yoshida et al.,[11] em estudo coorte, dividiram os indivíduos em 4 grupos: sorologia positiva ou negativa para anticorpos *H. pylori* e atrofia da mucosa positiva ou negativa, conforme relação do exame sorológico de Pepsinogênio I/II. Demonstraram que 97,7% (85/87) dos cânceres ocorreram no estômago exposto à infecção pelo *H. pylori*. Somente 2,3% (85/3.690) dos pacientes expostos ao *H. pylori* desenvolveram câncer. Com os achados, presumem que a infecção pelo *H. pylori* é um fator necessário, mas não suficiente para o desenvolvimento do CG, sugerindo o envolvimento de outros fatores ainda não esclarecidos.[11] Dentre os indivíduos acompanhados durante 10 anos, não houve desenvolvimento de CG nos indivíduos sem contato com *H. pylori* e sem atrofia da mucosa gástrica. Concluíram que o desenvolvimento de câncer gástrico de qualquer tipo histológico em indivíduos sem infecção pelo *H. pylori* é raro.[11] Watabe[21] demonstra que, em estudo semelhante, a taxa de incidência de câncer no grupo sem contato com *H. pylori* e sem atrofia da mucosa gástrica foi de 0,04%.

A avaliação do grau de atrofia da mucosa gástrica durante a endoscopia é de suma importância, e devem ser utilizados os critérios diagnósticos, propostos por Gotoda,[5] e critérios de acompanhamento endoscópico para prevenção do câncer gástrico.[9-11]

A linha F utilizada na classificação de Kimura-Takemoto[22,23] separa a área de atrofia e MI da área com mucosa fúndica. Na região próxima à linha F, denominada linha intermediária, coexistem áreas com atrofia focal, MI e mucosa fúndica. O adenocarcinoma indiferenciado ocorre na área de mucosa fúndica, e o adenocarcinoma diferenciado desenvolve-se na área com atrofia e metaplasia intestinal.[5] A classificação da atrofia de Kimura-Takemoto pode ser consultada no capítulo de gastrite deste Atlas. A Figura 16-7 ilustra a linha F visível separando área atrófica da não atrófica.

A prevenção do CG com o tratamento de *H. pylori* é efetiva quando o grau de atrofia não é pronunciado. Nos casos em que o grau de atrofia é pronunciado (classificação dos tipos O-2 e O-3 de Kimura-Takemoto,[22,23] o risco de câncer permanece elevado mesmo após a erradicação do *H pylori*.[10] Nestes casos, segundo observada na casuística de Masuyama,[24] demonstrada no Quadro 16-2, a correlação de câncer com o grau de atrofia em 27.777 indivíduos foi de 3,70% no tipo O-2 e de 5,33% no tipo O-3.

A metaplasia intestinal (MI) também acompanha a gastrite atrófica, e esta relaciona-se com a maior incidência de CG. Em 1992, Pelayo-Correa[15] incluiu a atrofia e MI na sua teoria de carcinogênese, ilustrada na Figura 16-8. O autor fez uma revisão dessa sequência de eventos, esquematizada na Figura 16-9, em 2010, indicando que a MI completa se transformaria em MI incompleta antes da evolução para câncer.[25] A teoria de Correa não explica, porém, como seriam os passos para o desenvolvimento do câncer indiferenciado.

Não foi demonstrado, de forma conclusiva, a relação da metaplasia intestinal com a evolução do câncer gástrico.

Uma pesquisa comparando 629 indivíduos do Japão e 359 da Suécia, realizada por Rubio e Kato,[26] mostrou que, embora a MI completa fosse cerca de 3 vezes maior nos japoneses, a MI incompleta ocorreu em proporções similares nas duas populações. Levando em consideração a maior incidência de câncer na população japonesa que na sueca, concluem que a MI incompleta poderia representar um fenômeno para neoplásico, mais do que pré-neoplásico.[26]

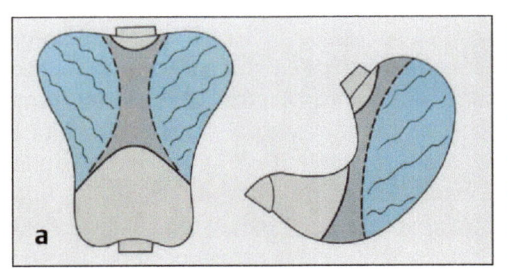

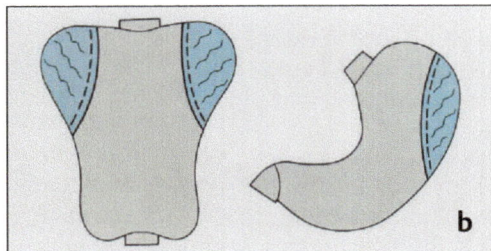

Fig. 16-6. Representação esquemática da linha de atrofia, adaptada de Nakamura. (**a**) Demonstra estômago com padrão trófico e (**b**) representa estômago com padrão atrófico na área branca. A mucosa trófica está representada em azul.

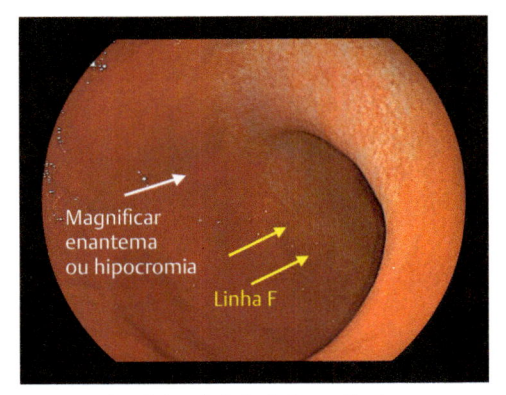

Fig. 16-7. O aspecto endoscópico da linha F de atrofia da mucosa pode ser visualizado na figura. Quaisquer alterações de coloração ou irregularidade devem ser minuciosamente avaliadas por endoscopia principalmente se estiverem próximas à linha F. Na imagem, podemos notar um discreto enantema (*seta*) próximo à linha F, que deve ser mais bem avaliado.

Quadro 16-2. Achados de Masuyama[24] com Avaliação de Rastreamento em 27.777 indivíduos, Correlacionando 272 Cânceres Precoces e 135 Cânceres Avançados com o Grau de Atrofia de Mucosa, Conforme Classificação de Kimura-Takemoto

Grau de Atrofia pela Classificação Kimura-Takemoto	Porcentagem de CG	Casos de câncer gástrico /indivíduos
C-0	0,04%	(2/4.183)
C-1	0%	(0/4.506)
C-2	0,25%	(9/3.660)
C-3	0,71%	(21/2.960)
O-1	1,32%	(75/5.684)
O-2	3,70%	(140/3.780)
O-3	5,33%	(160/3.004)

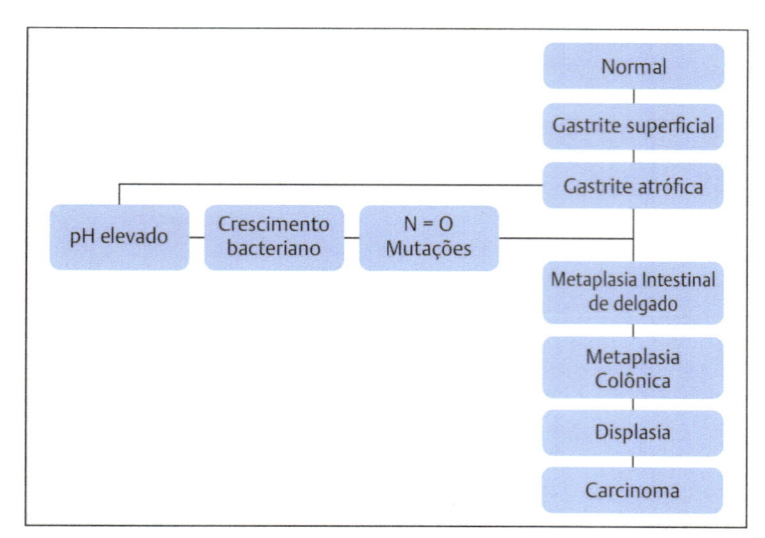

Fig. 16-8. Teoria da carcinogênese gástrica, adaptada de Correa,[13,20] estabelece um processo multifatorial e várias etapas para a carcinogênese gástrica com base na transformação da mucosa normal para a gastrite crônica, atrofia, metaplasia intestinal, displasia e carcinoma. A infecção pelo *H. pylori* e a dieta com elevada ingestão de sal resultariam em gastrite superficial e atrofia e representariam a etapa inicial da carcinogênese gástrica.

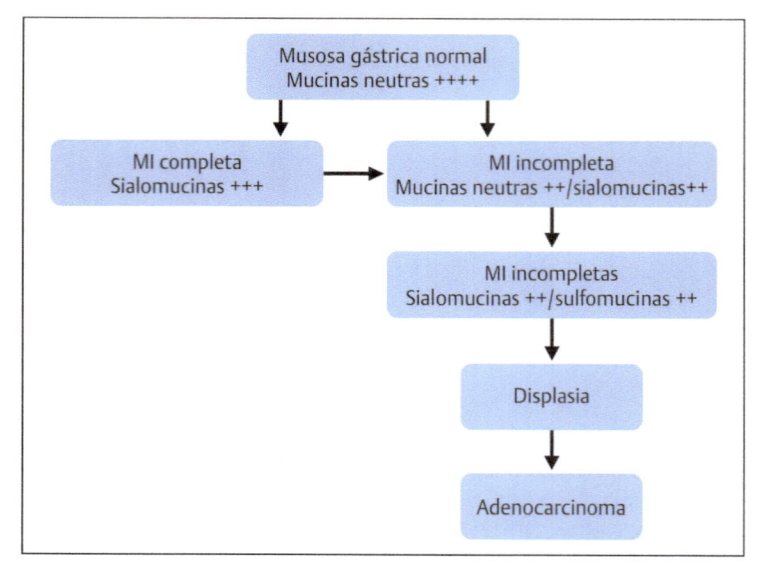

Fig. 16-9. Esquema adaptado de Pelayo-Correa demonstrando a sequência de transformação da mucosa gástrica normal para o câncer gástrico, revisada pelo autor, em 2010.[13]

PREPARO PRÉVIO AO EXAME ENDOSCÓPICO

Para o exame adequado de detecção do câncer gástrico, é aconselhável seguir sistematização de exame com preparação adequada para examinar o estômago nas melhores condições possíveis. Apresentamos uma sugestão de preparo.

Pré-Medicação na Endoscopia Digestiva Alta

Para a limpeza adequada do estômago, a introdução de medicamento previamente ao exame para dissolução de muco e eliminação de bolhas que atrapalham a visibilidade da superfície mucosa é de suma importância.

São descritas três formulações para pré-medicação na endoscopia digestiva alta:

1. Simeticona 75 mg + 100 mL de água.
2. Simeticona 75 mg + Pronase 5.000 UI + Bicarbonato 2 g + 100 mL de água.
3. Simeticona 75 mg + N-acetilcisteína 1 g + 100 mL de água.

Os resultados relatados na literatura[27,28] indicam a superioridade da Pronase® que é indisponível para uso clínico no Brasil. Como alternativa usa-se com frequência a N-acetilcisteína com resultados inferiores aos da Pronase®.

Tendo em vista a indisponibilidade da Pronase®, o Serviço de Endoscopia do Hospital Universitário da Universidade de São Paulo realizou um estudo utilizando a enzima papaína como alternativa.

O estudo envolveu 200 indivíduos e comparou diretamente três esquemas de medicação:

- Simeticona 75 mg + 100 mL de água.
- Simeticona 75 mg + N-acetilcisteína + 100 mL de água morna (40ºC).
- Simeticona 75 mg + Papaína USP 1 g + bicarbonato de sódio 2 g + 100 mL de água morna (40ºC).

O estudo foi duplo-cego randomizado e comparou o índice de visibilidade total da mucosa gástrica com os três esquemas de pré-medicação e encontrou visibilidade superior no esquema com Papaína tamponada (com bicarbonato) que foi também igual ou próximo aos resultados relatados na literatura para Pronase tamponada.

Salientamos, contudo, que o uso da papaína ainda se encontra na fase de validação, com número maior de casos.

Sistematização do Exame e da Documentação Fotográfica

A forma de execução do exame endoscópico, *per si*, pode ser um fator importante para detecção do câncer gástrico precoce. Exames realizados de forma aleatória ou com padrões individuais podem levar a não visualizar determinados pontos. Existem alguns padrões de documentação fotográfica sugeridos da literatura. Mais comumente sugerem-se os esquemas do Dr, Kenichi Yao[29] com 22 fotos e do National Cancer Center-Tokyo, com 42 fotos.[30] A documentação padronizada, além de possibilitar controle de qualidade, facilita a comparação com a documentação fotográfica prévia, contribuindo para a compreensão da evolução natural das lesões.

A Figura 16-10 mostra a mesma neoplasia gástrica precoce com intervalo de um ano mostrando que ela já estava presente no primeiro exame, ainda que de forma discreta. Situações como esta mostram como o exame padronizado e documentação fotográfica sistemática podem auxiliar na melhoria da qualidade do exame e das habilidades diagnósticas.

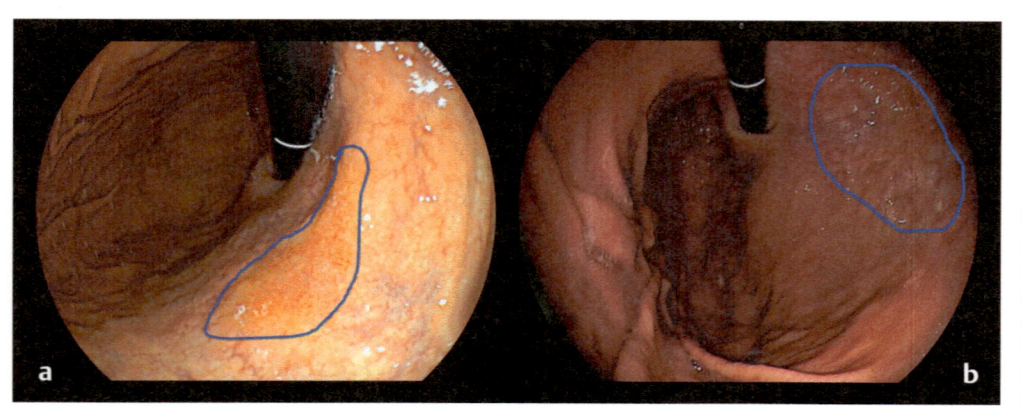

Fig. 16-10. (a) Imagem de câncer gástrico precoce, na face posterior de corpo proximal próximo à pequena curvatura, caracterizado por enantema e discreta depressão. (b) A figura recuperada de exame prévio de um ano mostra uma área homocrômica no local correspondente, indicando provável presença da lesão, com característica diferente.

CAPÍTULO 16 ▪ CÂNCER GÁSTRICO PRECOCE

Demonstramos nas Figuras 16-11 a 16-21, reproduzidas com consentimento dos autores, a sistematização da endoscopia digestiva alta, utilizada no National Cancer Center (NCC) de Tóquio com 42 fotos.[30] Adotamos este padrão de documentação no Hospital Universitário da USP (HUUSP), após curso ministrado pela equipe do NCC (Drs. Yutaka Saito, Kakugawa, Sakamoto e Sekiguchi), durante implantação do Centro de Rastreamento de Câncer do HUUSP.

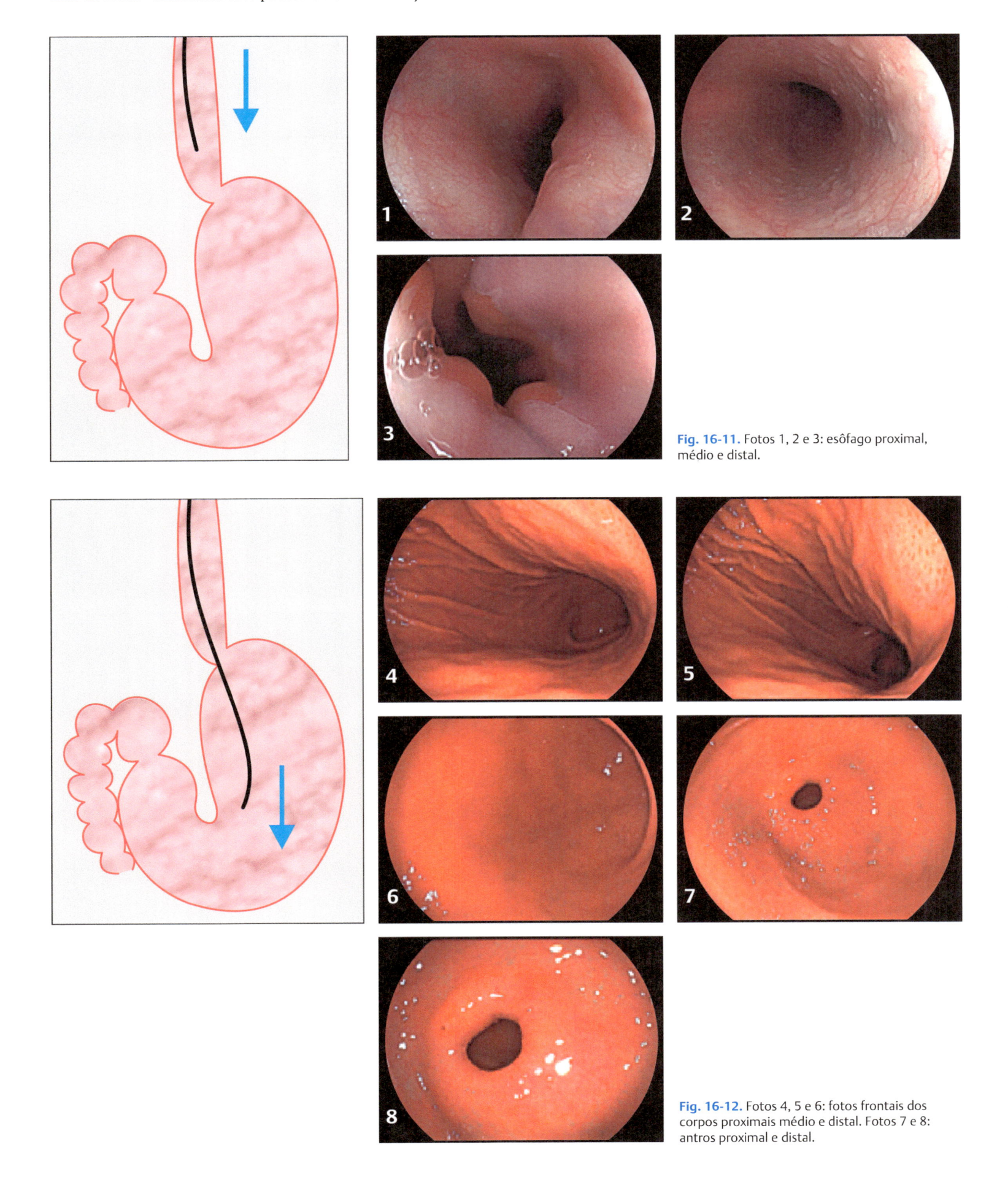

Fig. 16-11. Fotos 1, 2 e 3: esôfago proximal, médio e distal.

Fig. 16-12. Fotos 4, 5 e 6: fotos frontais dos corpos proximais médio e distal. Fotos 7 e 8: antros proximal e distal.

140 PARTE II ▪ ESTÔMAGO

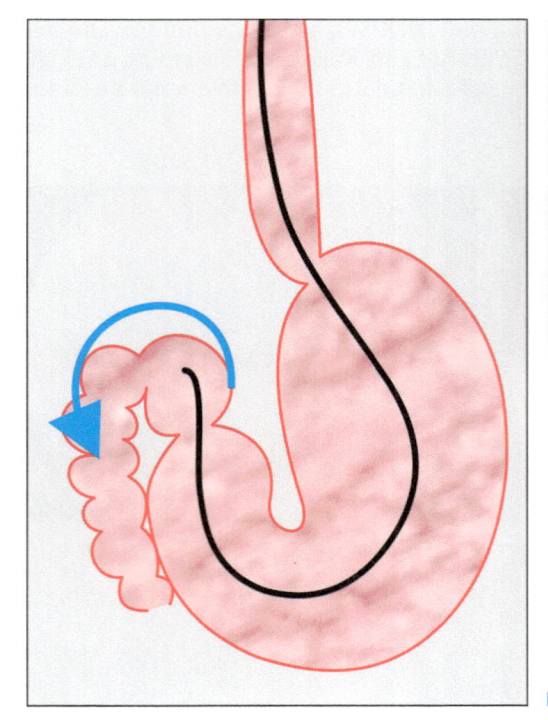

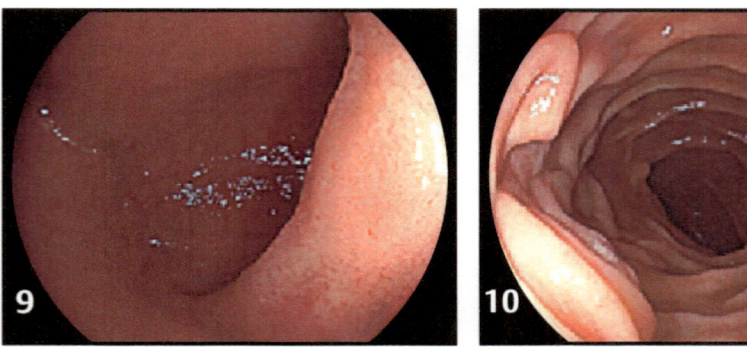

Fig. 16-13. Fotos 9 e 10: bulbo duodenal e segunda porção duodenal.

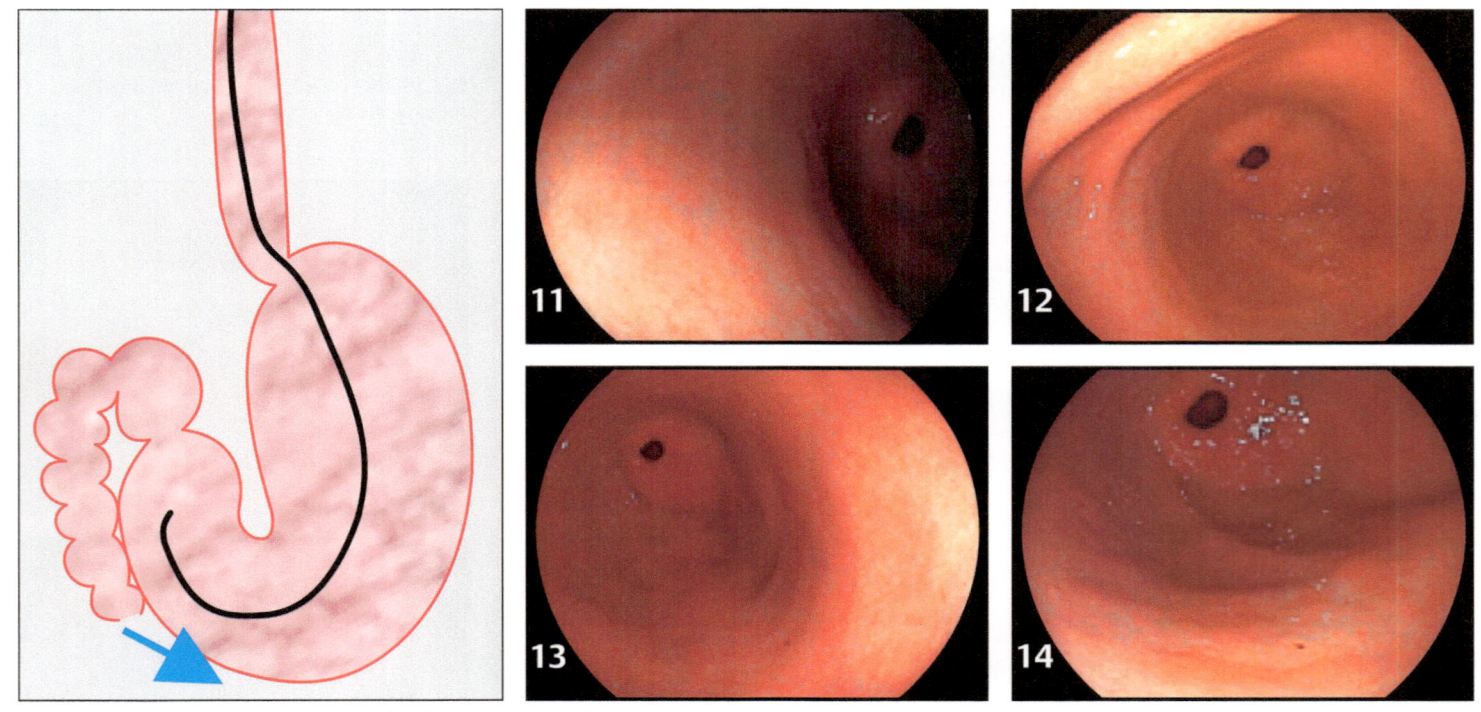

Fig. 16-14. Fotos 11,12, 13 e 14: antro distal em quatro quadrantes.

CAPÍTULO 16 ■ CÂNCER GÁSTRICO PRECOCE

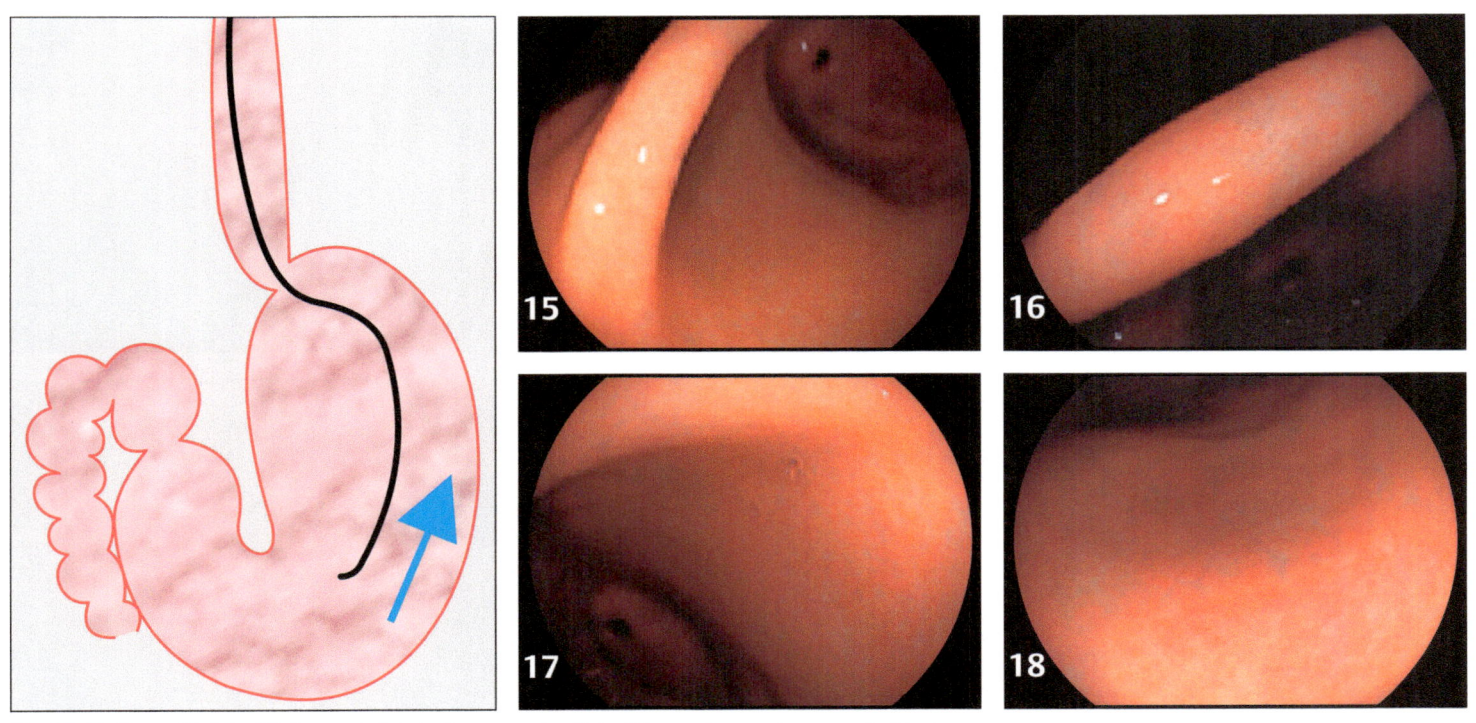

Fig. 16-15. Fotos 15, 16 e 17: face antral da incisura angular. Foto 18: grande curvatura oposta à incisura.

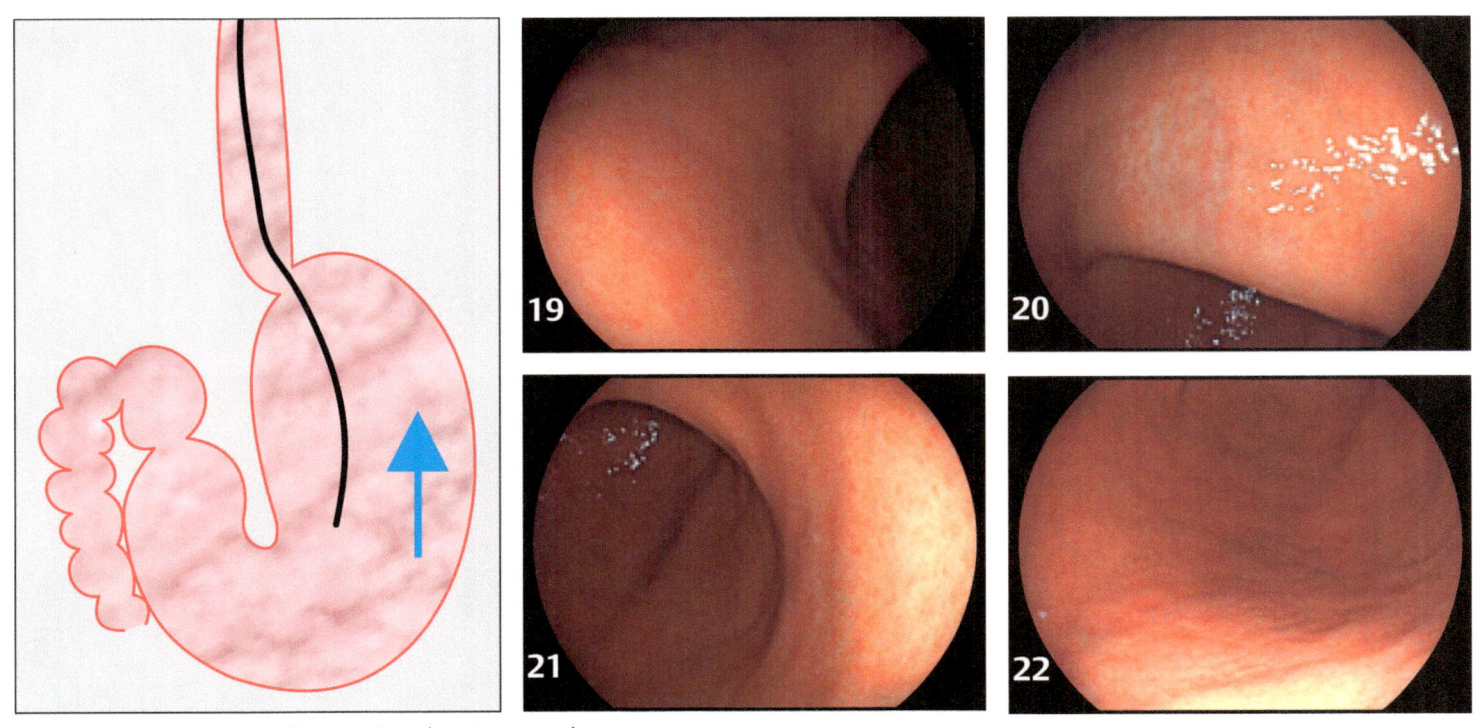

Fig. 16-16. Fotos 19, 20 e 21: face corpórea da incisura angular.
Foto 22: face oposta à incisura angular.

142 PARTE II ■ ESTÔMAGO

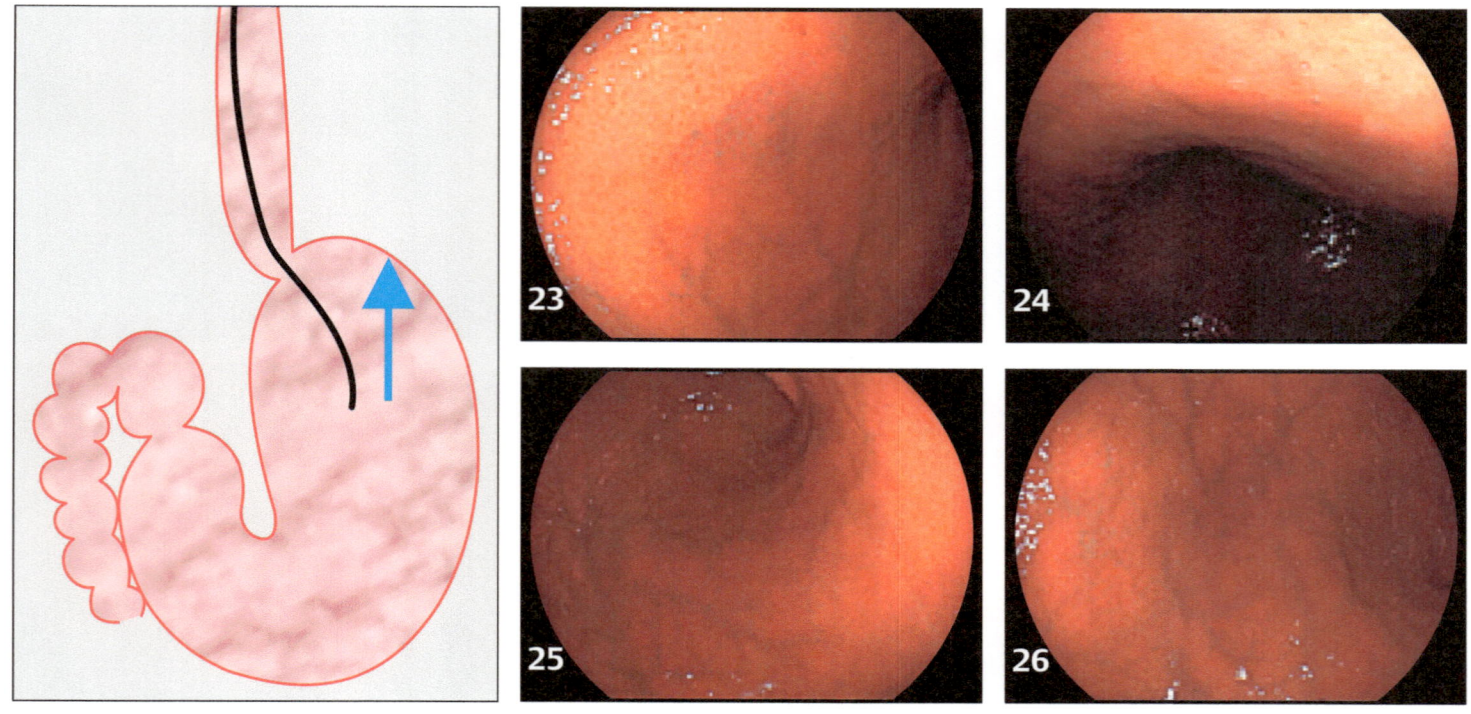

Fig. 16-17. Fotos: 23, 24, 25 e 26: parede anterior, pequena curvatura, parede posterior e grande curvatura do corpo proximal.

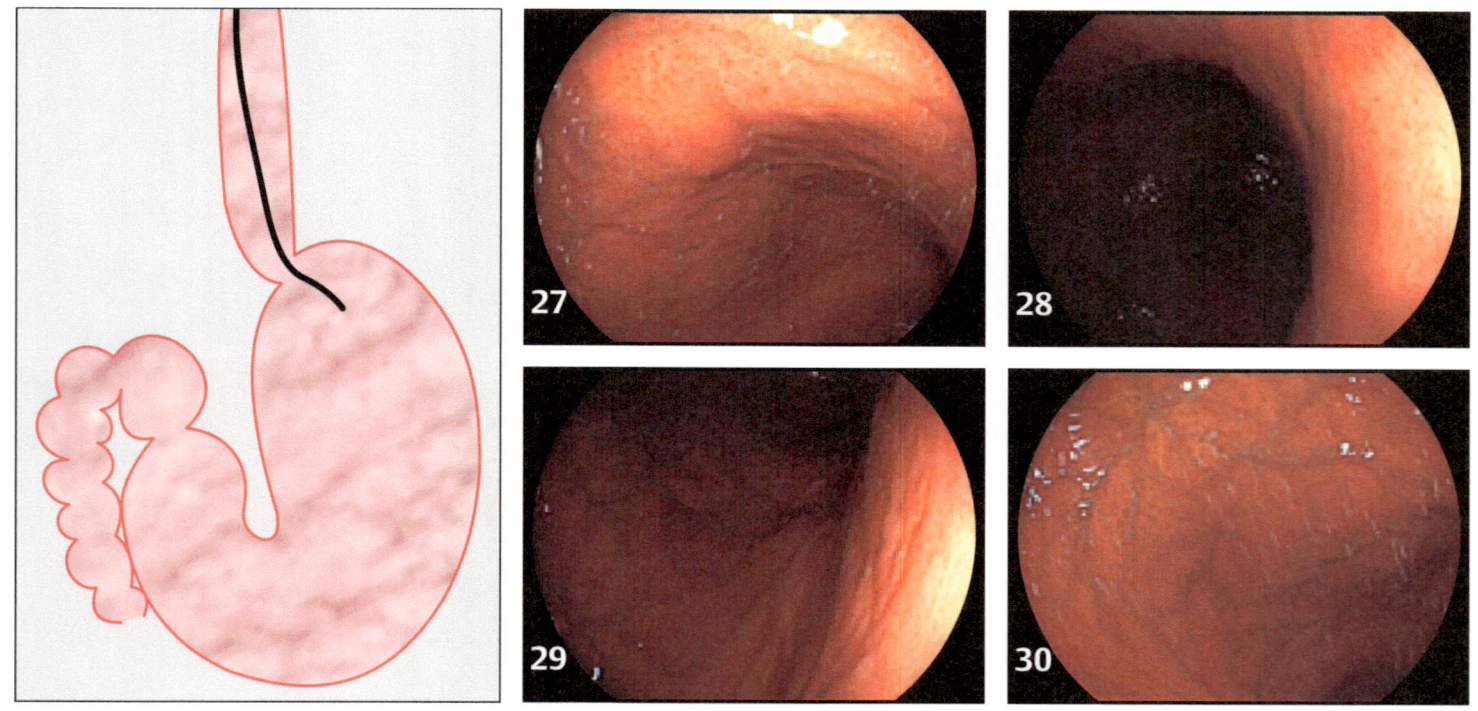

Fig. 16-18. Fotos: 27, 28, 29 e 30: parede anterior, pequena curvatura, parede posterior e grande curvatura do corpo distal

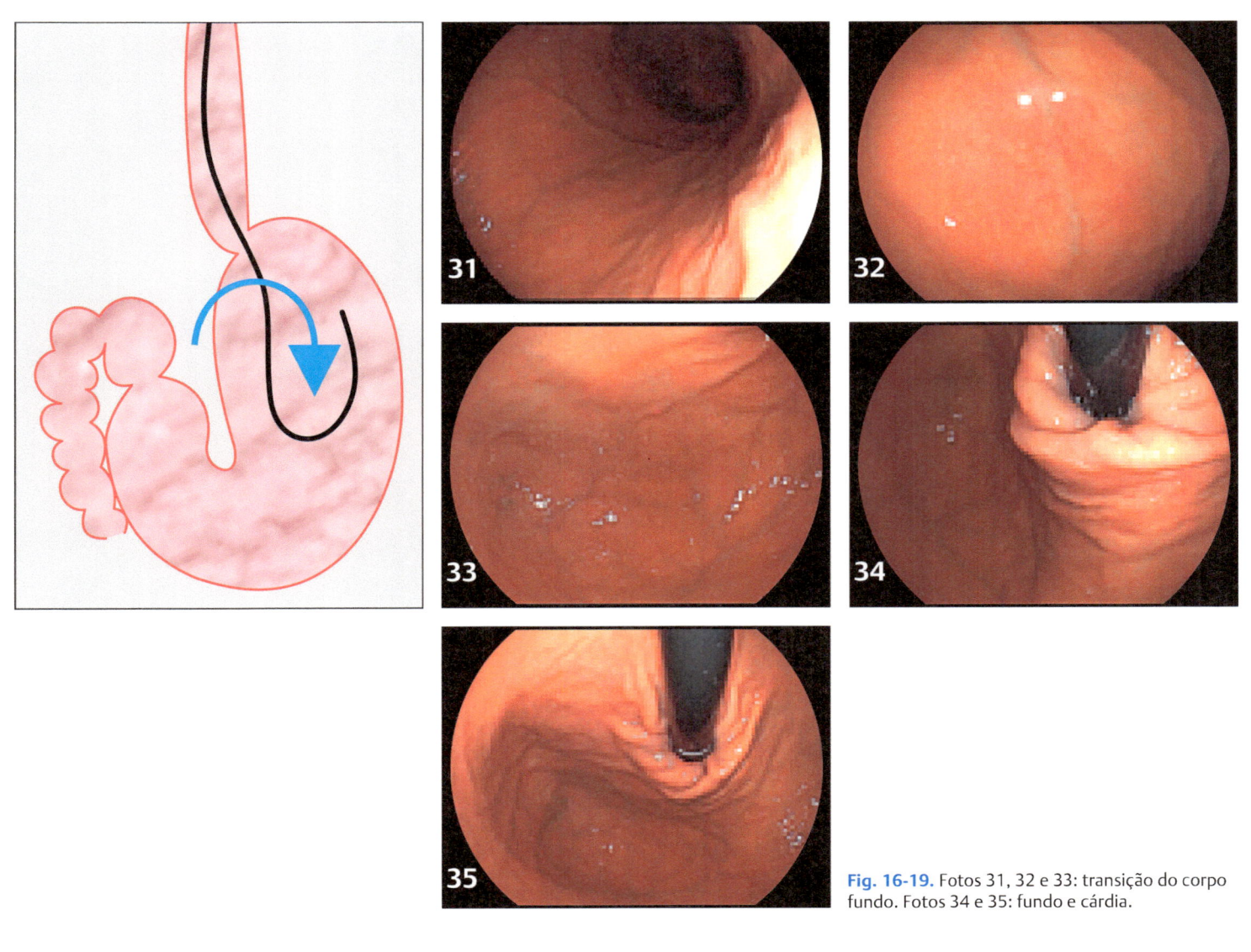

CAPÍTULO 16 ■ CÂNCER GÁSTRICO PRECOCE

Fig. 16-19. Fotos 31, 32 e 33: transição do corpo fundo. Fotos 34 e 35: fundo e cárdia.

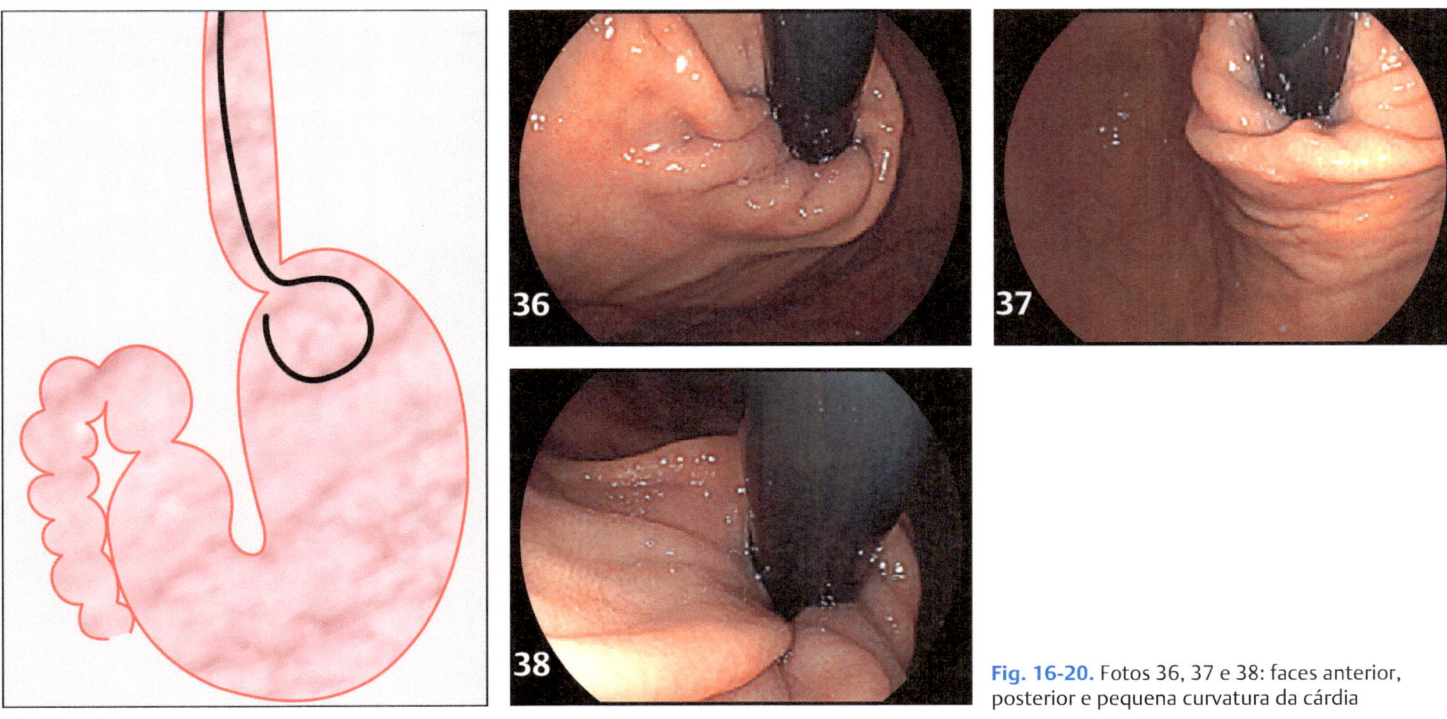

Fig. 16-20. Fotos 36, 37 e 38: faces anterior, posterior e pequena curvatura da cárdia

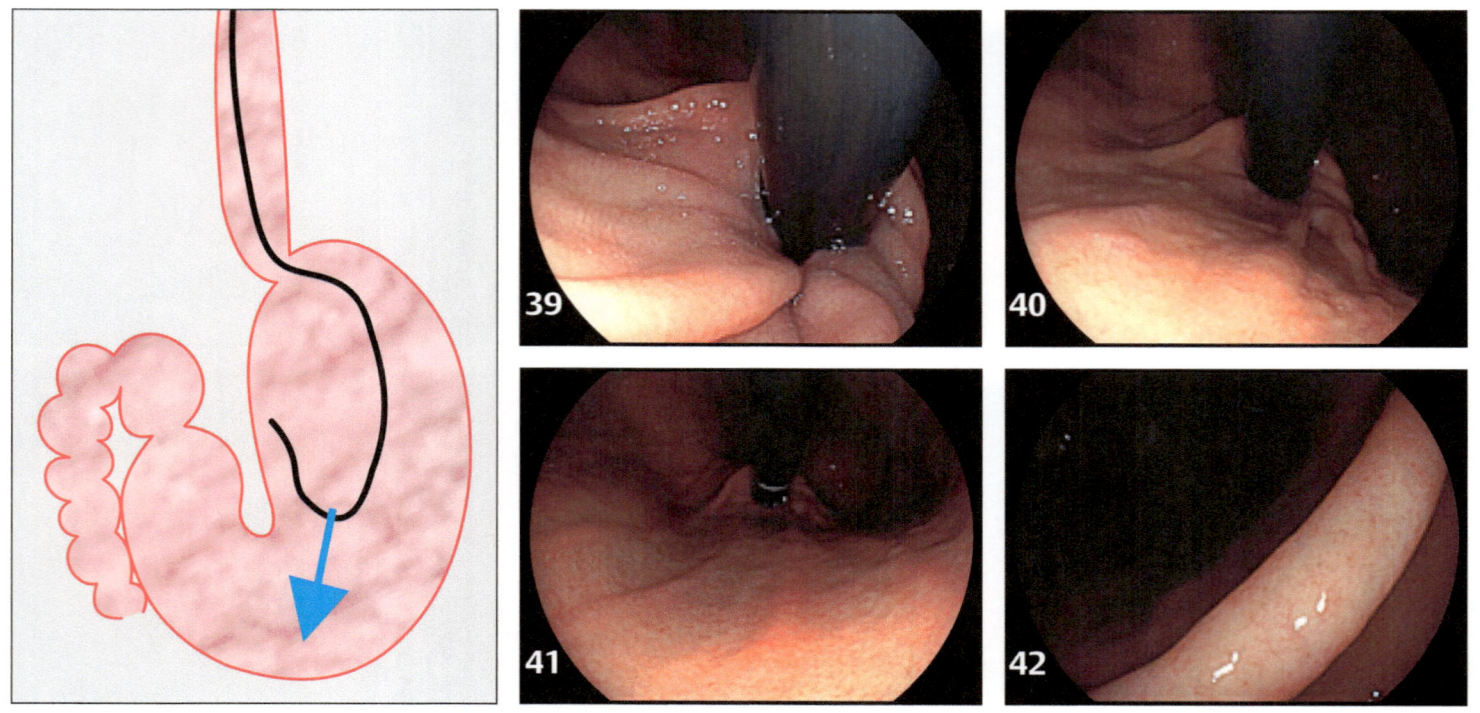

Fig. 16-21. Fotos 39, 40, 41 e 42: pequena curvatura da cárdia à incisura angular.

Classificação Morfológica

O câncer gástrico precoce é definido pela Sociedade Japonesa de Pesquisa em Câncer Gástrico como o câncer cuja invasão esteja limitada à mucosa e, ou à submucosa, independente da presença de metástases para linfonodos.[31-33] O termo "precoce" indica câncer potencialmente curável.[34]

A classificação morfológica do câncer precoce mais utilizada é a proposta pela Sociedade Japonesa de Pesquisa para o Câncer Gástrico e referendada pela Classificação de Paris.[35]

Dividem as lesões gástricas em tipos elevados, planos e escavados. As lesões planas são subdivididas em lesões plano-elevadas, planas e superficialmente deprimidas. As formas mistas incluem dois ou mais tipos de lesões. Na forma mista, a lesão predominante é descrita em primeiro lugar. A classificação morfológica está esquematizada na Figura 16-22. Descreveremos a seguir, com exemplos, cada tipo morfológico.

Tipo 0-I

O tipo elevado tipo 0-I é a forma polipoide. A parte elevada supera a largura da lesão, independentemente do tamanho. Podem apresentar irregularidade na superfície. Geralmente quando a lesão é maior que 2 cm pode haver invasão submucosa. O câncer elevado tipo 0-I sempre é da forma diferenciada e ocorre na área com atrofia e metaplasia intestinal.

Tipo 0-IIa

Lesão superficialmente elevada em que há predomínio da largura em relação à altura da lesão. A classificação de Paris[35] indica que a altura deve ser equivalente à espessura da pinça de biópsia (3 mm). Da mesma forma que o tipo 0-I, o tipo 0-IIa sempre é do tipo diferenciado e ocorre em área com atrofia e metaplasia intestinal. As Figuras 16-23 a 16-27 ilustram o tipo morfológico 0-IIa.

Fig. 16-22. Representação esquemática adaptada de Shirakabe[34] demonstrando a classificação morfológica do câncer gástrico precoce, segundo a Sociedade Japonesa de Gastroenterologia Endoscópica (1962). O tipo 0-I é a forma polipoide, o tipo II é a forma plana com suas subdivisões e o tipo 0-III é a forma escavada.

CAPÍTULO 16 ■ CÂNCER GÁSTRICO PRECOCE

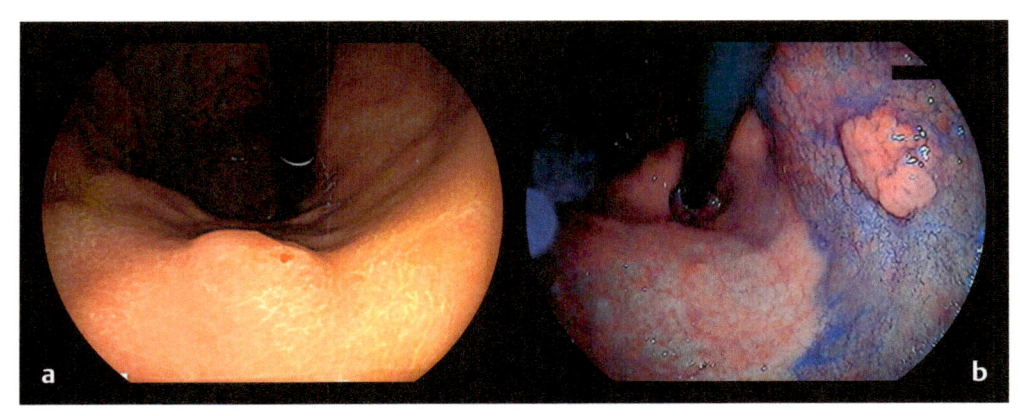

Fig. 16-23. (a) Lesão elevada-plana com coloração mais pálida que a mucosa adjacente e borda não nítida. **(b)** Lesão plano-elevada com borda realçada com cromoscopia com índigo-carmim, com irregularidade na superfície e contorno. A classificação morfológica das duas lesões são neoplasia tipo 0-IIa, devendo ser realizado diagnóstico diferencial de câncer gástrico precoce bem diferenciado e adenoma tubular.

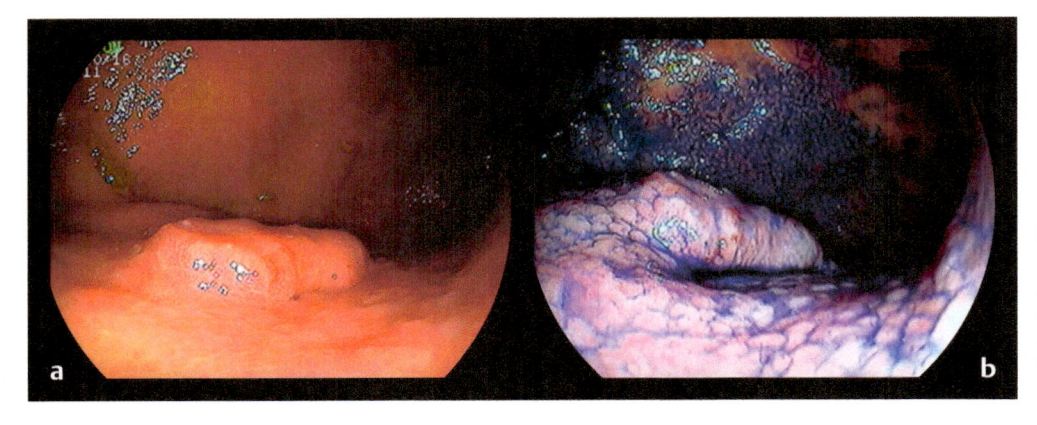

Fig. 16-24. (a, b) Mostra lesão elevada-plana com predomínio da largura em relação à altura. Embora a classificação de Paris limite a altura do tipo 0-IIa para a espessura de pinça de biópsia, classificamos esta lesão como tipo 0-IIa, pois não assume formato polipoide e sim plano-elevada mesmo com altura superior a 3 mm.

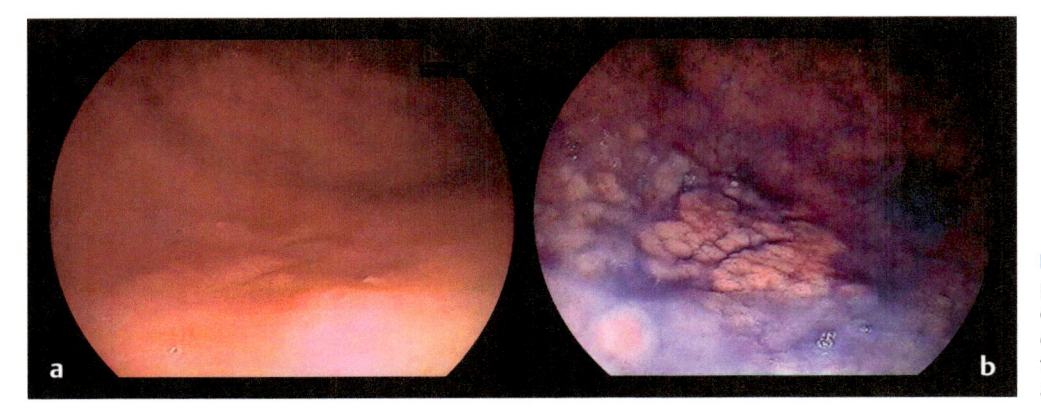

Fig. 16-25. (a) Irregularidade na mucosa de face posterior de corpo gástrico distal. **(b)** Lesão com cromoscopia com índigo-carmim realçando o contorno e a superfície. Lesão classificada como tipo 0-IIa, e diagnóstico anatomopatológico de adenoma gástrico.

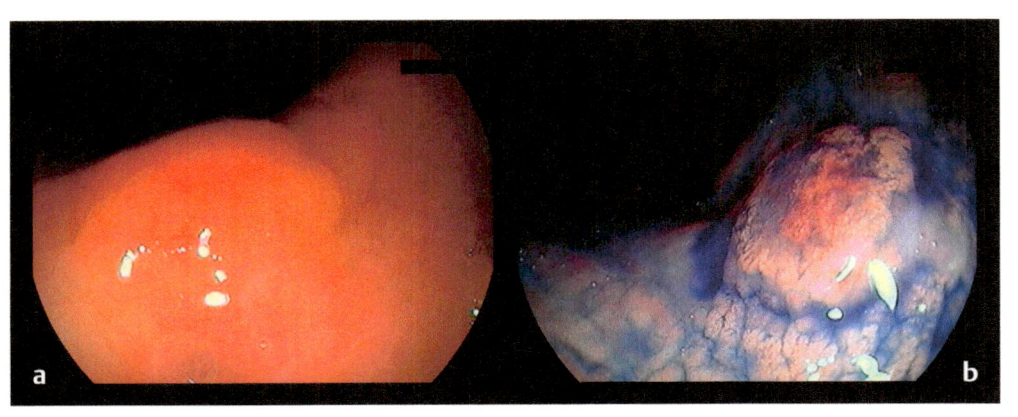

Fig. 16-26. (a) Lesão elevada-plana com enantema e contorno indefinido. **(b)** Mesma lesão realçada com cromoscopia com índigo-carmim. A classificação endoscópica é de neoplasia tipo 0-IIa e diagnóstico anatomopatológico de adenocarcinoma tubular bem diferenciado.

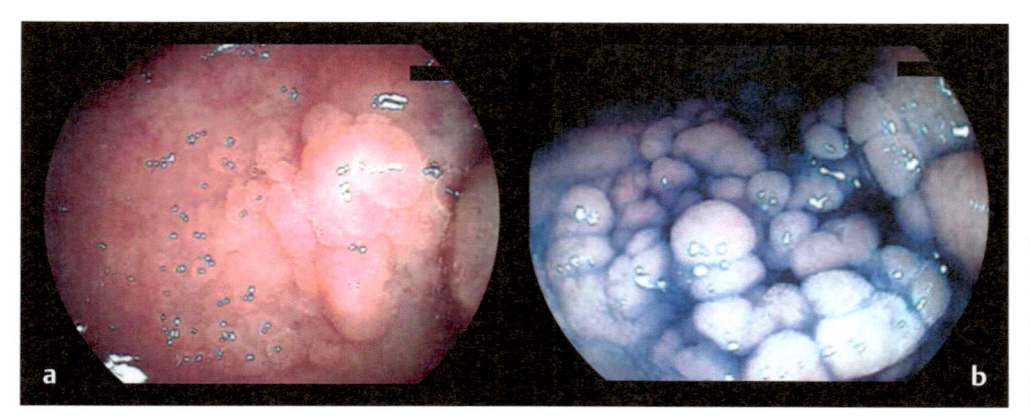

Fig. 16-27. (a) Nodularidade na mucosa de face anterior do antro proximal e contorno de difícil visualização. (b) Mesma lesão realçada com cromoscopia com índigo-carmim. A classificação endoscópica é de neoplasia tipo 0-IIa, e diagnóstico anatomopatológico de adenocarcinoma papilífero, bem diferenciado.

Tipo 0-IIb

Lesão totalmente plana caracterizada por alteração da coloração na área de câncer. A lesão tipo 0-IIb do tipo indiferenciado ocorre em área com mucosa fúndica e geralmente apresenta-se com hipocromia por causa da menor densidade da vascularização.[5] O tipo 0-IIb do tipo bem diferenciado ocorre em área com atrofia e MI e apresenta-se como enantema. As Figuras 16-28 e 16-29 ilustram o tipo morfológico 0-IIb.

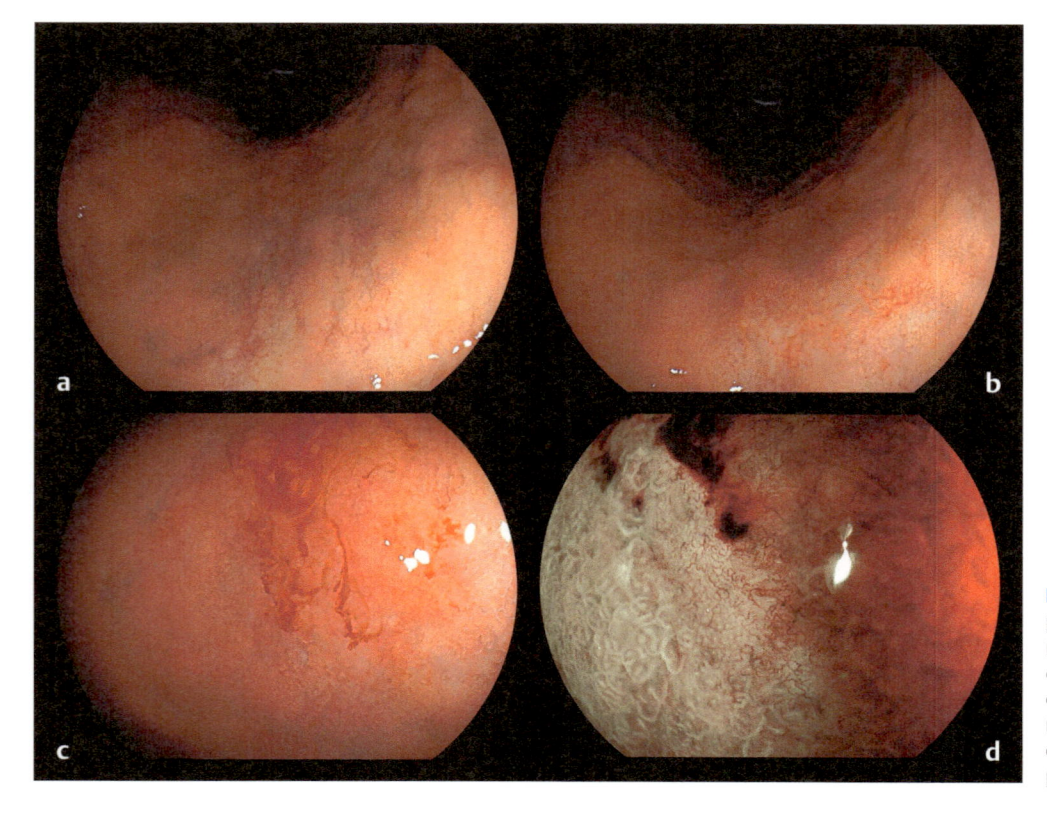

Fig. 16-28. (a) Área de atrofia na mucosa de pequena curvatura e face anterior dos corpos médio e distal. Em (b) podemos visualizar focos de enantema. (c) Área de sangramento em local correspondente à imagem b. (d) Imagem com magnificação e cromoscopia eletrônica (BLI), confirmando diagnóstico de câncer gástrico precoce tipo 0-IIb.

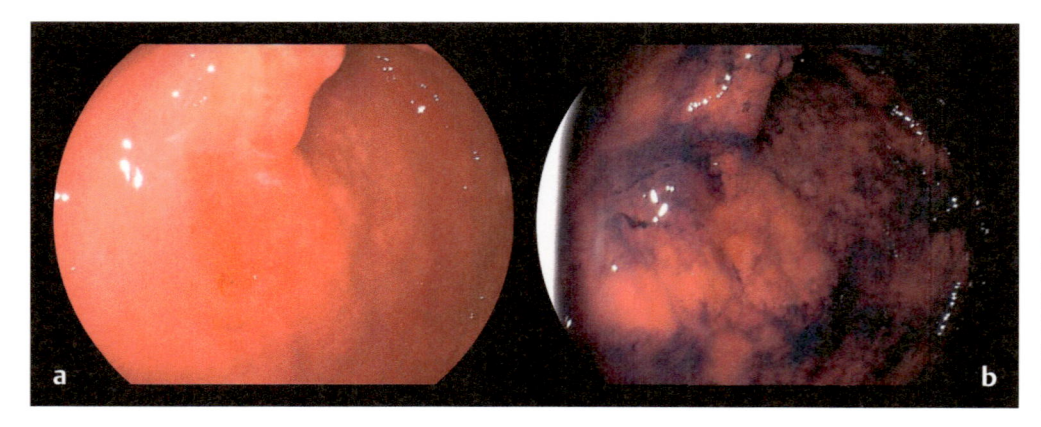

Fig. 16-29. (a) Área de enantema e contorno indefinido. Não houve demonstração de depressão ou elevação com a cromoscopia com índigo-carmim. (b) A classificação endoscópica é de neoplasia tipo 0-IIb, e diagnóstico anatomopatológico de adenocarcinoma tipo indiferenciado.

Tipo 0-IIc

Lesão com depressão superficial. Na área deprimida pode haver sangramento fácil causado por fragilidade capilar, e há irregularidade no contorno. O tipo 0-IIc pode ser do tipo diferenciado ou indiferenciado. Existe uma correlação do tipo histológico com a profundidade da depressão. O tipo indiferenciado apresenta depressão mais abrupta e mais pronunciada que a forma diferenciada. Esta forma pode apresentar elevações regenerativas na área deprimida. As Figuras 16-30 e 16-31 ilustram o tipo morfológico 0-IIc.

Tipo 0-III

O tipo 0-III de CG é a forma que apresenta úlcera recoberta por fibrina e com câncer na borda da úlcera, sem causar depressão. A forma 0-III pura é rara.

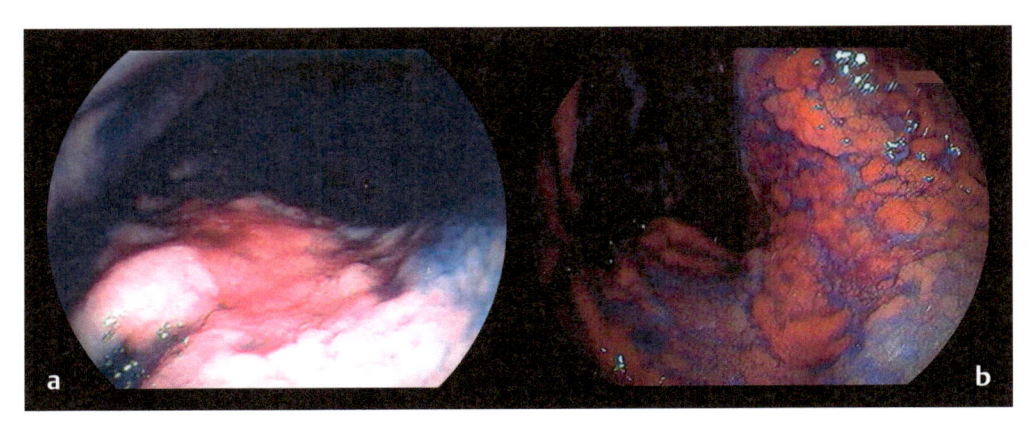

Fig. 16-30. (a) Lesão deprimida com contornos bem definidos e depressão abrupta e marcante. (b) Outra lesão deprimida com bordas nítidas e com depressão abrupta. Notam-se elevações regenerativas na área deprimida. A classificação é do tipo 0-IIc, e o diagnóstico anatomopatológico foi de adenocarcinoma tipo indiferenciado.

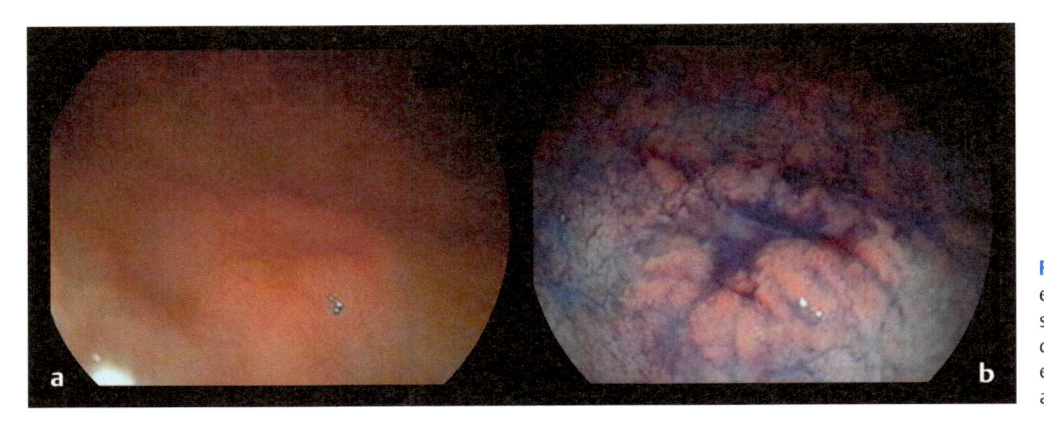

Fig. 16-31. (a) Pequena lesão deprimida com enantema e contornos indefinidos, depressão suave e não marcante. (b) Mostra a lesão com cromoscopia. A classificação é do tipo 0-IIc, e o diagnóstico anatomopatológico foi de adenocarcinoma tubular bem diferenciado.

Tipo Misto

O tipo 0-III geralmente ocorre associado à forma deprimida, formando os tipos mistos de câncer precoce, tipo 0-III + IIc ou 0-IIc + III conforme o tipo predominante. A ordem de descrição é iniciada pelo tipo predominante. Nestes tipos mistos, pode ocorrer convergência de pregas em que podemos identificar as alterações sugestivas de câncer, como o afilamento, alargamento, fusão e interrupção abrupta das pregas e que está esquematizada na Figura 16-32 e com exemplos nas Figuras 16-33 a 16-35.

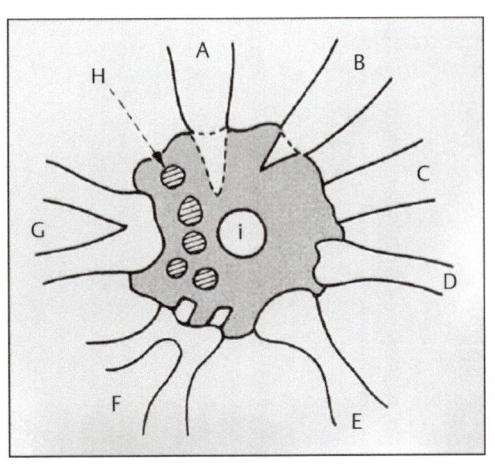

Fig. 16-32. Representação esquemática adaptada de Shirakabe[34] de alteração na convergência das pregas gástricas que pode estar associada ao câncer gástrico precoce da forma mista. A. afilamento; B. depressão e afilamento; C. interrupção abrupta; D e E. alargamento; F e G. fusão; H e I. ilhotas de regeneração.

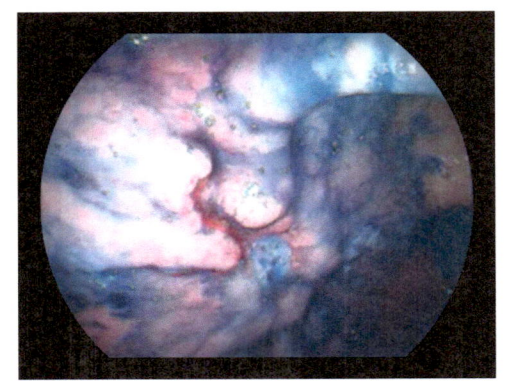

Fig. 16-33. CG precoce em face anterior de corpo distal, com presença de úlcera circundada por pequena área de depressão ao redor. A depressão se estende discretamente para a região proximal da lesão, caracterizando lesão tipo 0-III + IIc.

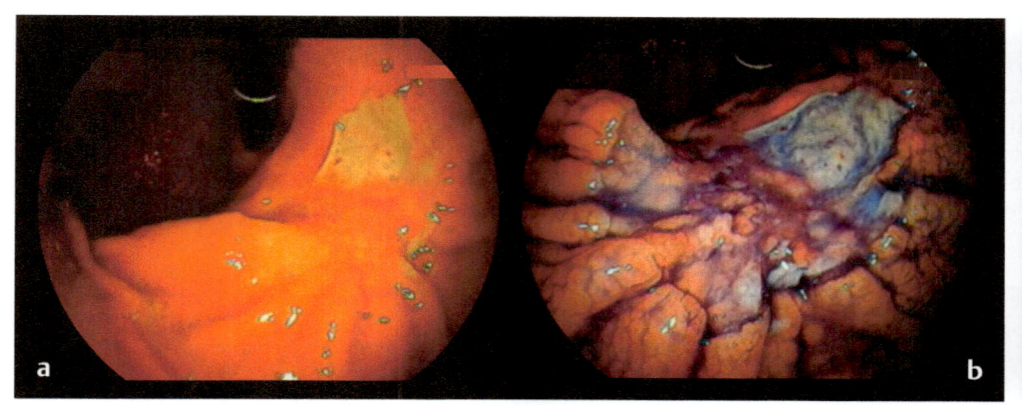

Fig. 16-34. (a, b) Imagens endoscópicas de câncer precoce tipo 0-IIc + III. Houve realce nítido da superfície da mucosa com cromoscopia com índigo-carmim. Imagem típica de lesão com convergência e diversas alterações descritas nas pregas, como interrupção abrupta, fusão das pregas, alargamento, baqueteamento e afilamento.

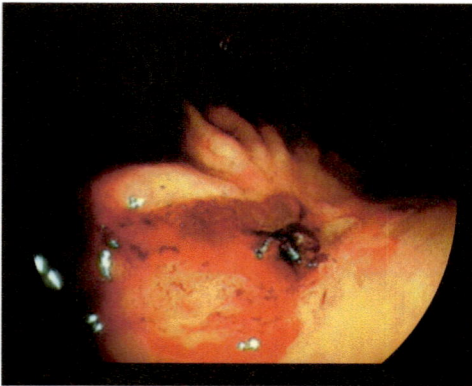

Fig. 16-35. Imagem endoscópica de úlcera hemorrágica demonstrando convergência de pregas com sinais de interrupção, fusão e afilamento. Diagnóstico de câncer precoce tipo 0-IIc + III hemorrágico.

INFORMAÇÕES ÚTEIS PARA O DIAGNÓSTICO DE CÂNCER GÁSTRICO

Como o desenvolvimento do câncer gástrico sem infecção prévia pelo *H. pylori* é raro,[5] todos informes correlacionados com o contato prévio com a bactéria, por meio da anamnese, exames sorológicos ou teste respiratório de ureia devem ser considerados.

Durante o exame endoscópico, devemos observar as alterações endoscópicas correlacionadas com a infecção pelo *H. pylori*, como alterações inflamatórias, grau de atrofia mucosa e presença de metaplasia intestinal.[5] Estas alterações estão detalhadas no capítulo de gastrite deste Atlas. Na ausência destas alterações e da infecção ativa ou prévia pelo *H. pylori*, a ocorrência de câncer é rara.

A observação atenta da linha F, utilizada na classificação de Kimura-Takemoto, e a alta correlação do grau de atrofia com o câncer gástrico indicam a necessidade de avaliação endoscópica cuidado quando o grau de atrofia é pronunciado.[5] Nestes casos, utilizar magnificação de imagem e cromoscopia eletrônica ou realizar biópsia de qualquer alteração da mucosa, mesmo que diminuta. Sangramento fácil com a insuflação pode ser um sinal indireto decorrente da fragilidade capilar pela neoformação vascular no câncer.

A linha F separa a área atrófica e não atrófica. Desta forma, na área atrófica valorizar as áreas com enantema e elevações na mucosa gástrica. Na área não atrófica valorizar a hipocromia, enantema e depressões na mucosa.

A gastrite nodular associada à infecção pelo *H. pylori* tem sido associada a risco de desenvolvimento do câncer gástrico do tipo indiferenciado, principalmente em mulheres jovens.[36-39] Nestes casos o exame deve ser cuidadoso principalmente na parte trófica (proximal).

A maioria dos cânceres gástricos superficialmente elevados e o adenoma gástrico podem apresentar coloração mais clara que a mucosa adjacente. Nas formas deprimidas, o tipo diferenciado tem coloração mais avermelhada ou salmão, e o tipo indiferenciado pode apresentar-se mais esbranquiçado por causa da diferença na microvascularização.[5]

Deve ser realizada biópsia em qualquer elevação plano-elevada em área com atrofia (que não aparente MI).

A cárdia deve ser examinada cuidadosamente em todos os exames, independente dos sinais de infecção pelo *H. pylori*. Deve ser realizada biópsia de qualquer área elevada suspeita.

Câncer Gástrico Precoce com Endoscopia de Imagem Avançada (IEE)

Frente à suspeita de área com câncer gástrico, podemos utilizar os recursos de magnificação de imagem e cromoscopia eletrônica *Blue Light Imaging*™ (BLI), *Linked Color Imaging*™ (LCI), *Narrow Band Imaging*™ (NBI) e *Fuji Intelligent Chromo Endoscopy*™ (FICE) para confirmação do diagnóstico e caracterização da lesão.

Yao[40] indica que, para o diagnóstico de câncer gástrico, são importantes o reconhecimento de três características: visualização de alteração microvascular (MV) e/ou visualização de alteração microestrutural (MS) e a presença de linha de demarcação (DL) do câncer. O reconhecimento da alteração MV ou MS e de demonstração de DL pode ser conclusivo para o diagnóstico de CG.

Para unificar uma sistematização de uso da magnificação de imagem para o diagnóstico do CGP, a Associação Gastroenterológica Japonesa propôs, para as Sociedades Japonesas de Endoscopia e de Câncer Gástrico, bem como para a World Endoscopy Organization (WEO), um algoritmo para o propósito denominado de MESDA-G (*Magnifying Endoscopy Simple Diagnostic Algorithm for Gastric Cancer*).[41] Esta sistematização está esquematizada na Figura 16-36.

Em decorrência da diferença na evolução demonstrada previamente, o câncer diferenciado tem tendência à elevação ou depressão menos pronunciada, e à magnificação tem, como característica mais marcante, a alteração microestrutural. Por sua vez, o tipo indiferenciado tem tendência à depressão e maior predomínio de alteração microvascular mais frequente, com concomitância de áreas com desaparecimento da microestrutura.[41-43]

A presença de substância esbranquiçada (WOS-White Opaque Substance) impede a visualização de alterações microvasculares. Esta alteração está relacionada com a absorção de gotículas de lipídeos pelas células da mucosa gástrica e está relacionada com a hipocloridria. Condições de forte acidez podem levar à inativação da absorção lipídica.[44] A presença de WOS foi relacionado com a metaplasia intestinal por Kanematsu.[45]

As imagens ilustrativas do WOS podem ser observadas nas Figuras 16-39 e 16-41.

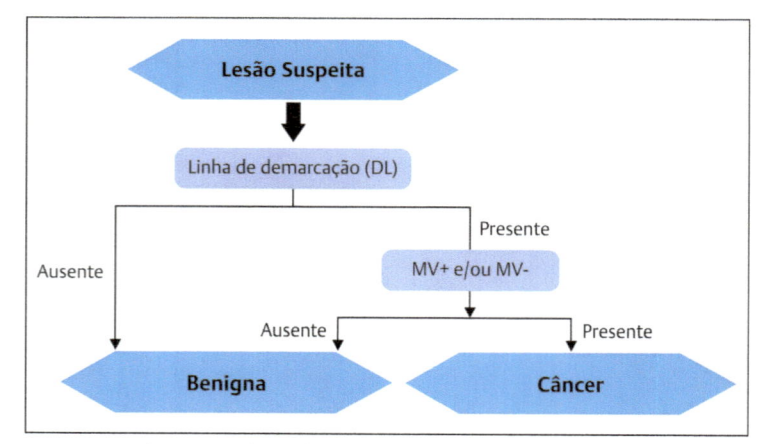

Fig. 16-36. Algoritmo adaptado para diagnóstico do câncer gástrico com uso de magnificação de imagem proposto pelas Sociedades Japonesas de Endoscopia e Gastroenterologia.[40]

CAPÍTULO 16 ▪ CÂNCER GÁSTRICO PRECOCE

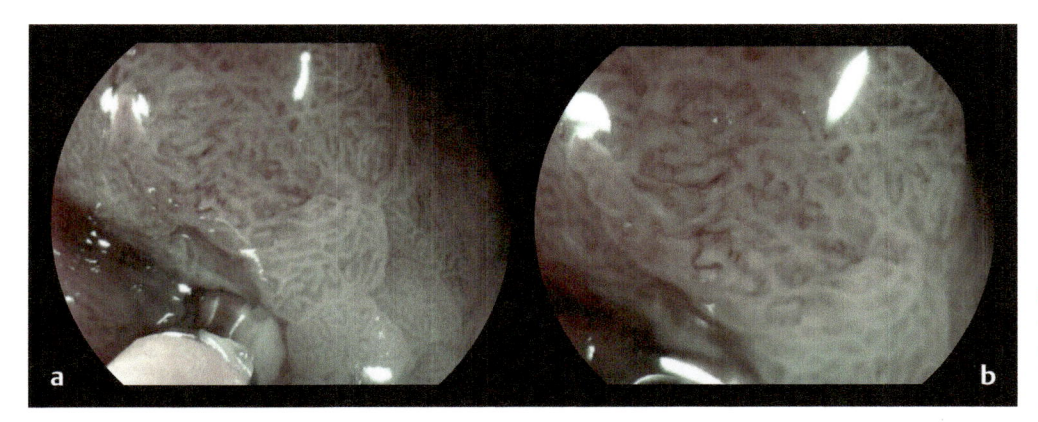

Fig. 16-37. Lesão elevada de face anterior do antro. Imagem com magnificação e FICE demonstra linha demarcatória (DL), alterações microestruturais (MS) e alterações microvasculares (MV), indicando diagnóstico de câncer gástrico.

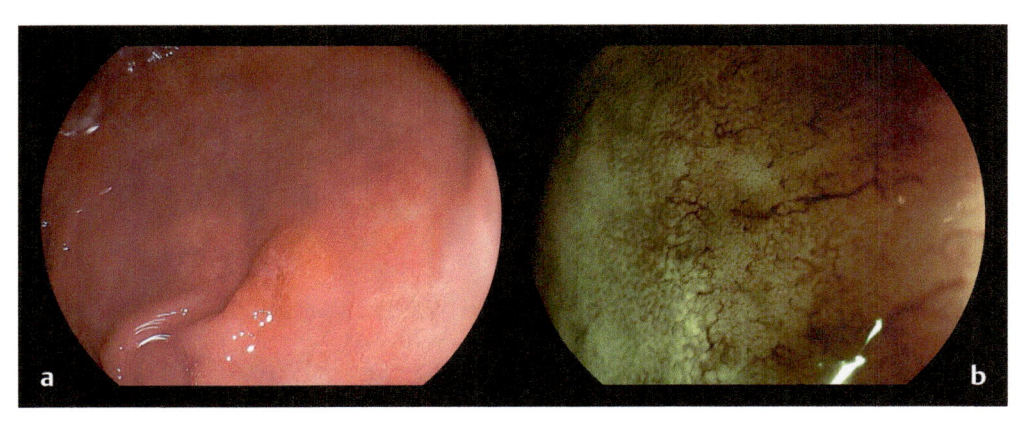

Fig. 16-38. Área com enantema na face posterior de corpo médio. Com a magnificação de imagem e FICE podemos observar, com nitidez, a alteração microvascular (MV) e linha demarcatória (DM) e ausência de microestrutura (MS). Diagnóstico endoscópico de câncer gástrico tipo 0-IIb do tipo indiferenciado.

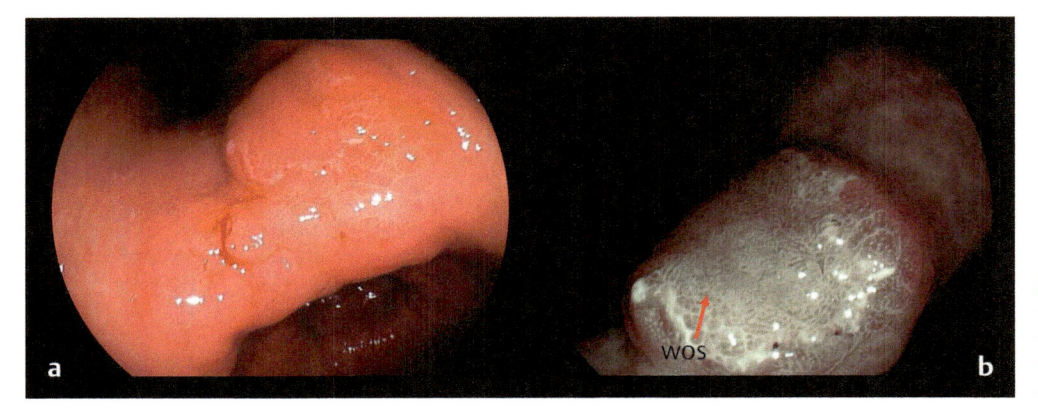

Fig. 16-39. Lesão deprimida na pequena curvatura da região distal do corpo. A imagem com BLI mostra substância esbranquiçada (WOS) que pode ser observada tanto no câncer gástrico, quanto no adenoma, ainda considerado achado inespecífico.

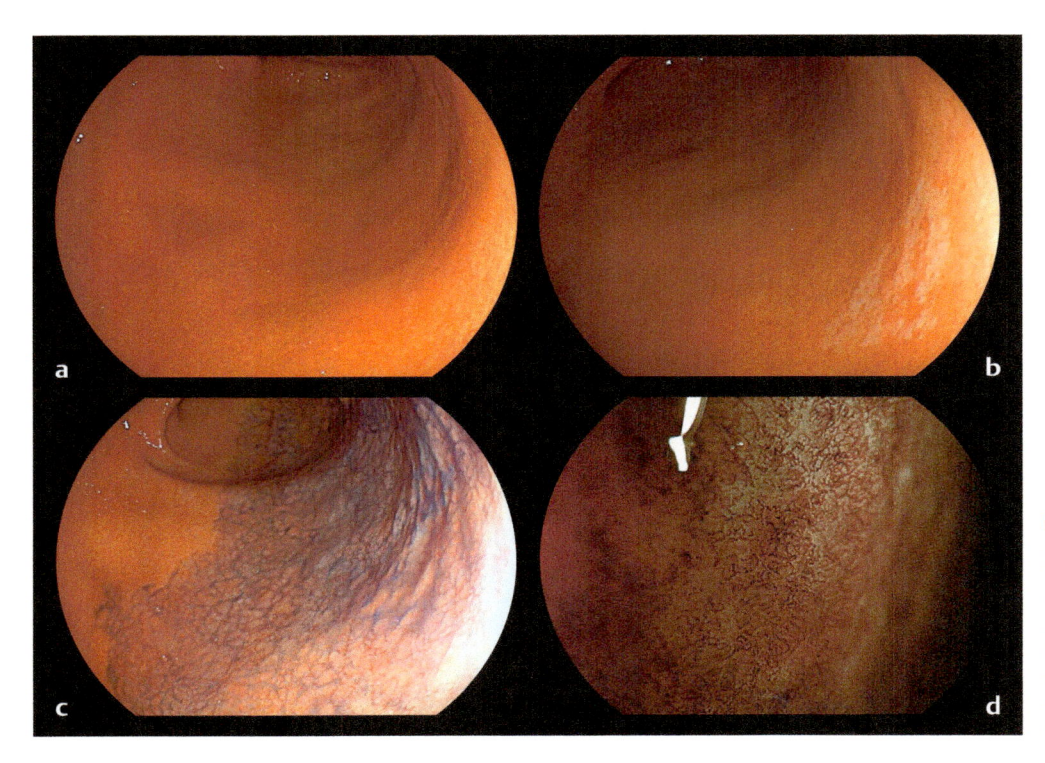

Fig. 16-40. Caso demonstrativo de adenocarcinoma indiferenciado. (a, b) Área de hipocromia na parede posterior. (c) Por ser plana e sem depressão, o índigo-carmim não acrescenta informações e piora a visibilização da lesão. (d) Lesão observada com BLI (imagem de banda estreita) e magnificação > 100×, demonstrando ausência de microestrutura (MS+) e presença de vasos espiralados (*corkscrew*) (MV+).

Fig. 16-41. Adenocarcinoma bem diferenciado contíguo a uma área de *White Opaque Substance* (WOS). (**a, b**) Visto no modo LCI (*Linked Color Imaging*). As fotos mostram prontamente uma área de "*White Opaque Substance*" (WOS).
(**c, d**) Em fotos utilizando-se BLI (*Blue Light Imaging*) e magnificação alta observa-se a presença de alterações microestruturais (MV+) e alterações microvasculares (MV+) junto à área de WOS.
(**e, f**) Em fotos utilizando-se BLI (*blue light imaging*) e magnificação alta percebe-se uma região delimitada (DL+) com alterações microestruturais (MV+) e alterações microvasculares (MV+). (**g, h**) Observa-se em detalhe área de alteração microestrutural (MS+) muito bem delimitada, levando à suspeição de lesão bem diferenciada.

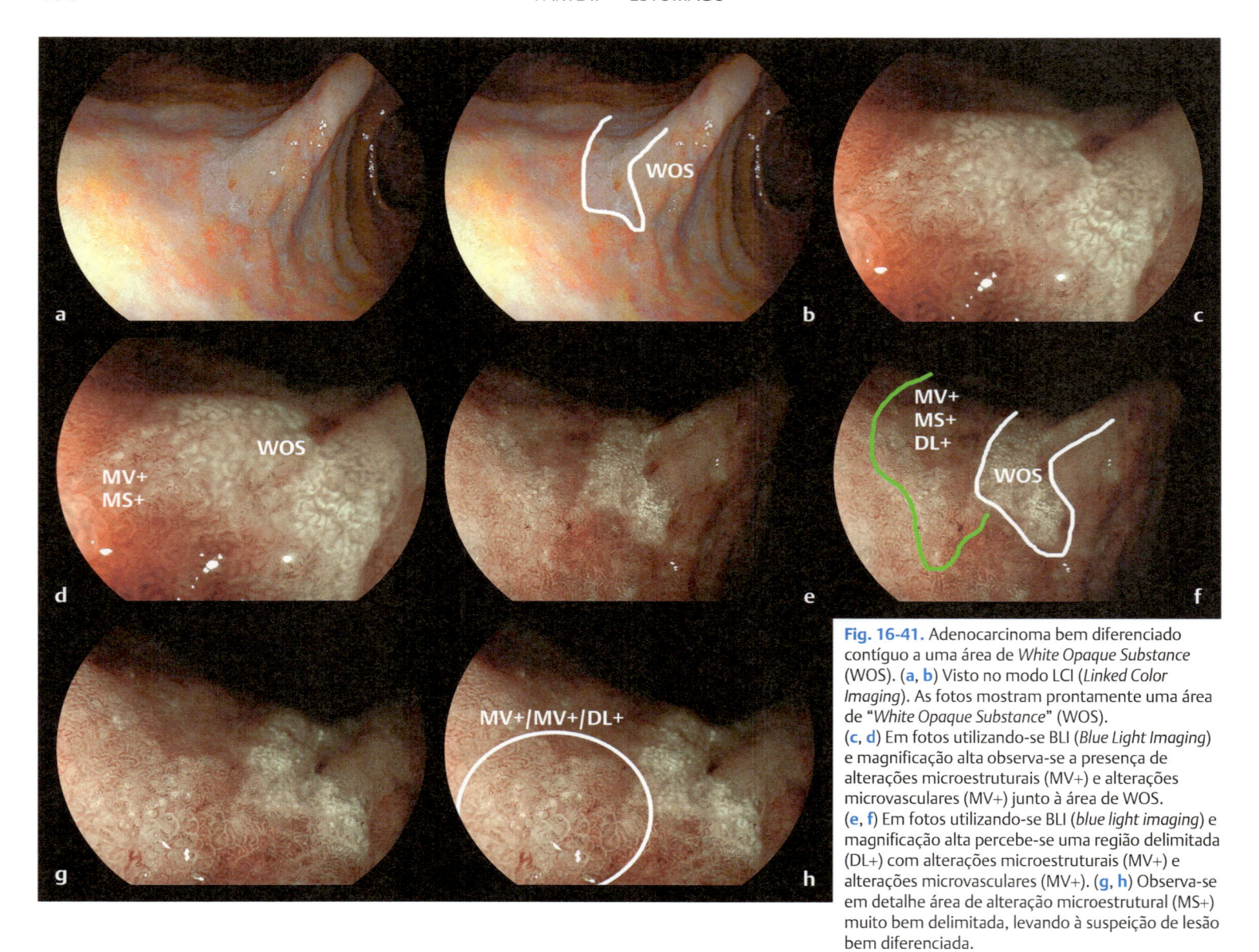

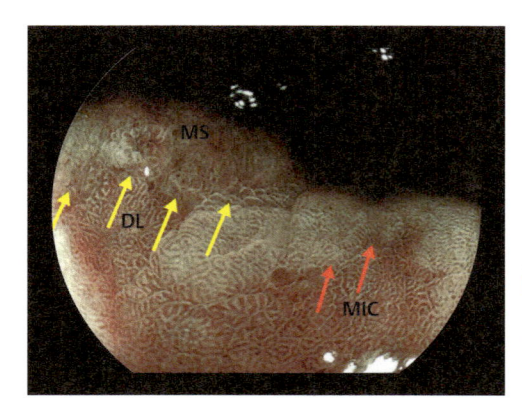

Fig. 16-42. Câncer bem diferenciado no antro gástrico com discreta elevação e presença de alteração microestrutural e com linha demarcatória (DL) visível e localizado contíguo à área com metaplasia intestinal completa.

CAPÍTULO 16 ■ CÂNCER GÁSTRICO PRECOCE

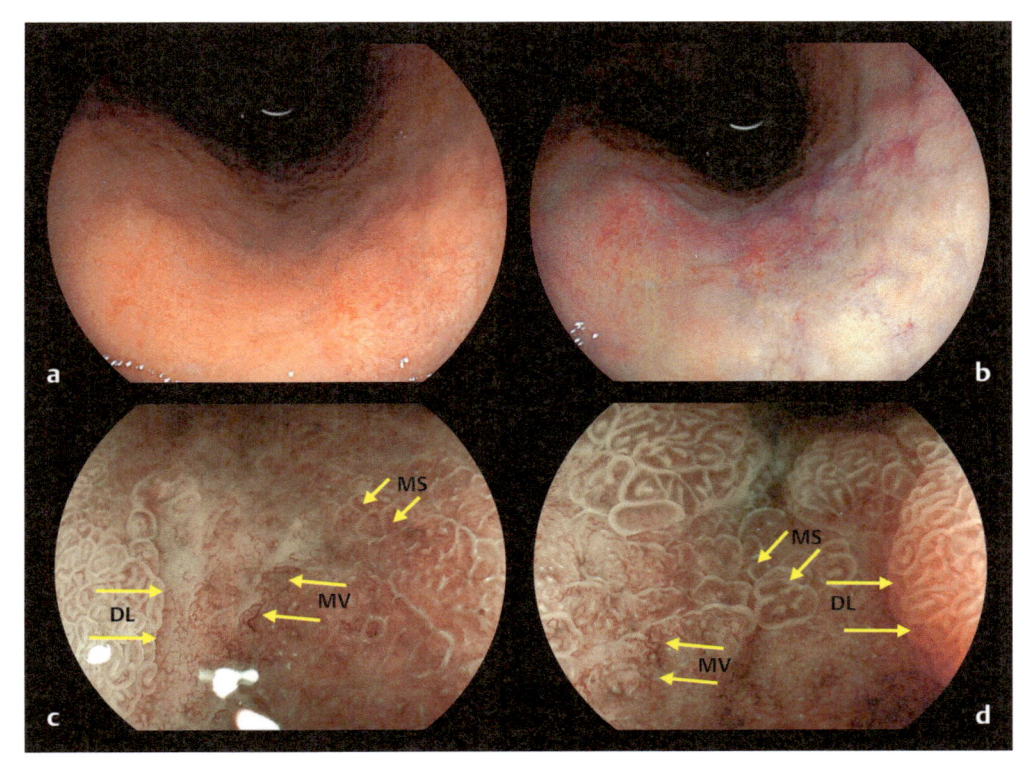

Fig. 16-43. (**a**) Enantema em área com atrofia. (**b**) Imagem no modo LCI (*Linked Color Imaging*) realçando enantema. (**c, d**) Fotos utilizando-se BLI (*blue light imaging*) e magnificação alta. Observa-se a presença de alterações microestruturais (MV+) e alterações microvasculares (MV+) e coexistência de áreas com ausência de microestrutura (MS) e áreas com alteração microestrutural (MS+). O aspecto é típico de adenocarcinoma tipo indiferenciado com a presença de áreas com desaparecimento total das criptas e áreas em que o câncer está abaixo das criptas (MS+). O desaparecimento de criptas e alterações MV é típico de adenocarcinoma indiferenciado.[41] Houve confirmação anatomopatológica de adenocarcinoma tipo indiferenciado.

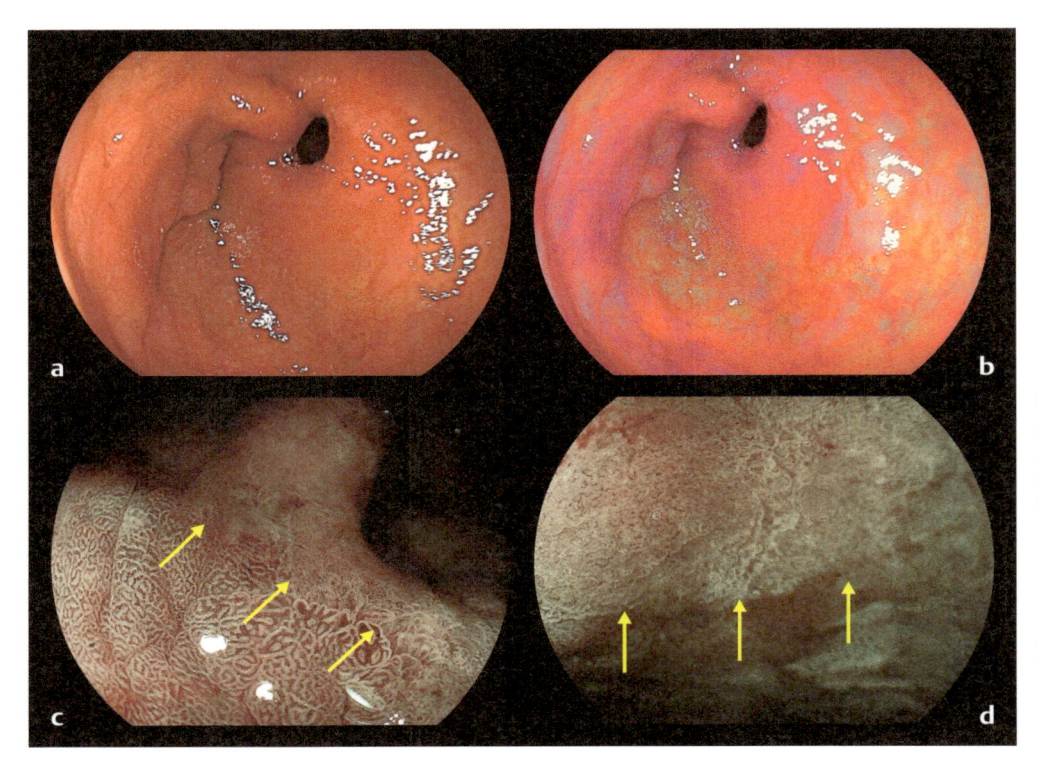

Fig. 16-44. (**a**) Área com elevação discreta na face anterior dos antros médio e distal. (**b**) Imagem no modo LCI (*Linked Color Imaging*) realçando enantema na lesão elevada-plana e hipocromia nos focos de metaplasia intestinal. (**c, d**) Fotos com utilização de BLI (*blue light imaging*) e magnificação alta observa-se a presença de alterações microestruturais (MS+) e linha demarcatória visível (DL+ apontado pelas setas). As alterações microvasculares não estão bem caracterizadas, mas visíveis (MV+). O aspecto é de adenocarcinoma tipo bem diferenciado. Houve confirmação anatomopatológica de adenocarcinoma tubular bem diferenciado.

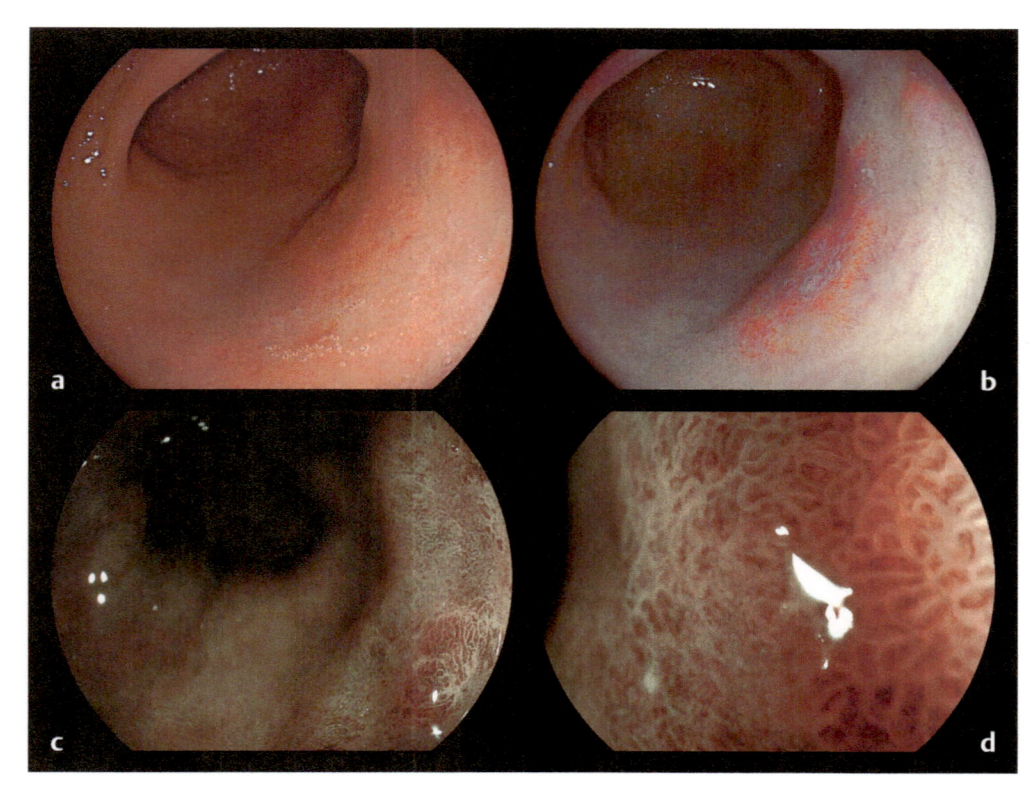

Fig. 16-45. (a) Área com enantema e discreta depressão na face posterior de corpo distal. (b) Modo LCI (*Linked Color Imaging*) realçando enantema na lesão deprimida e depósito de muco. (c, d) Utilizando-se BLI (*Blue Light Imaging*) e magnificação alta observa-se a presença de alterações microestruturais (MS) e linha demarcatória visível (DL+). As alterações microvasculares são de difícil caracterização. O aspecto é sugestivo de adenocarcinoma tipo bem diferenciado. Houve confirmação anatomopatológica de adenocarcinoma tubular bem diferenciado.

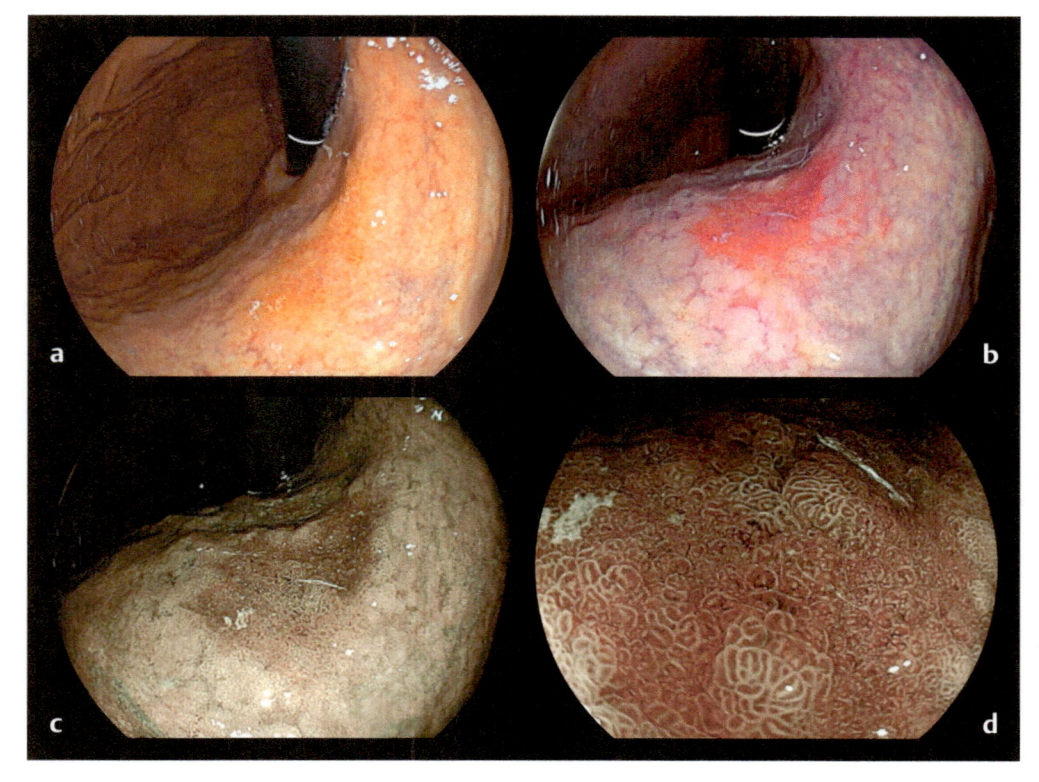

Fig. 16-46. (a) Área com enantema e depressão na face anterior de corpo proximal. (b) Imagem no modo LCI (*Linked Color Imaging*) realçando enantema na lesão deprimida. (c, d) Utilizando-se BLI (*Blue Light Imaging*) e magnificação alta observa-se a presença de alterações microestruturais (MS+) e linha demarcatória visível (DL+). As alterações microvasculares são de difícil caracterização. O aspecto é sugestivo de adenocarcinoma tipo bem diferenciado. Houve confirmação anatomopatológica de adenocarcinoma tubular bem diferenciado.

Diagnóstico Diferencial do CG Precoce com Linfoma MALT

O linfoma MALT é o tipo mais comum de linfoma não Hodgkin extranodal que principalmente envolve o estômago.[46] À endoscopia convencional com luz branca, as alterações da mucosa podem simular o câncer gástrico precoce.[47,48]

O uso de magnificação de imagem e cromoscopia eletrônica pode ser utilizado para o diagnóstico diferencial. Ono *et al.*[49,50] e Nonaka *et al.*[51] descreveram duas alterações associadas ao linfoma MALT gástrico utilizando magnificação de imagem.

1. Desaparecimento completo da microestrutura da mucosa gástrica, demonstrado na Figura 16-47b.
2. Dilatação vascular arboriforme.
3. Ambos identificados na magnificação de imagem e cromoscopia virtual demonstrada como exemplo na Figura 16-47a.

Estudos recentes[47,50,51] endossaram a alta sensibilidade e especificidade dessas alterações e demonstram a utilidade no acompanhamento endoscópico pós-tratamento.

Outro sinal de linfoma MALT gástrico é o edema da cripta, também chamado de *balloning* e que talvez represente a alteração mais precoce associada ao linfoma MALT demonstrado na Figura 16-48c, d.[52,53]

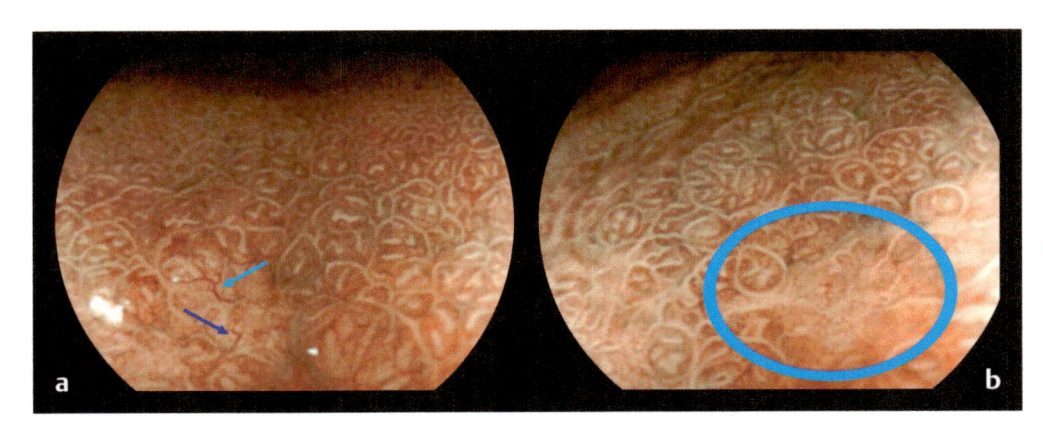

Fig. 16-47. Demonstração de duas alterações relacionadas com o linfoma MALT e visualizadas com magnificação de imagem e cromoscopia eletrônica (BLI). (**a**) Dilatações vasculares arboriformes, apontadas nas setas em azul e (**b**) desaparecimento completo da microestrutura, realçada no círculo.[49,50]

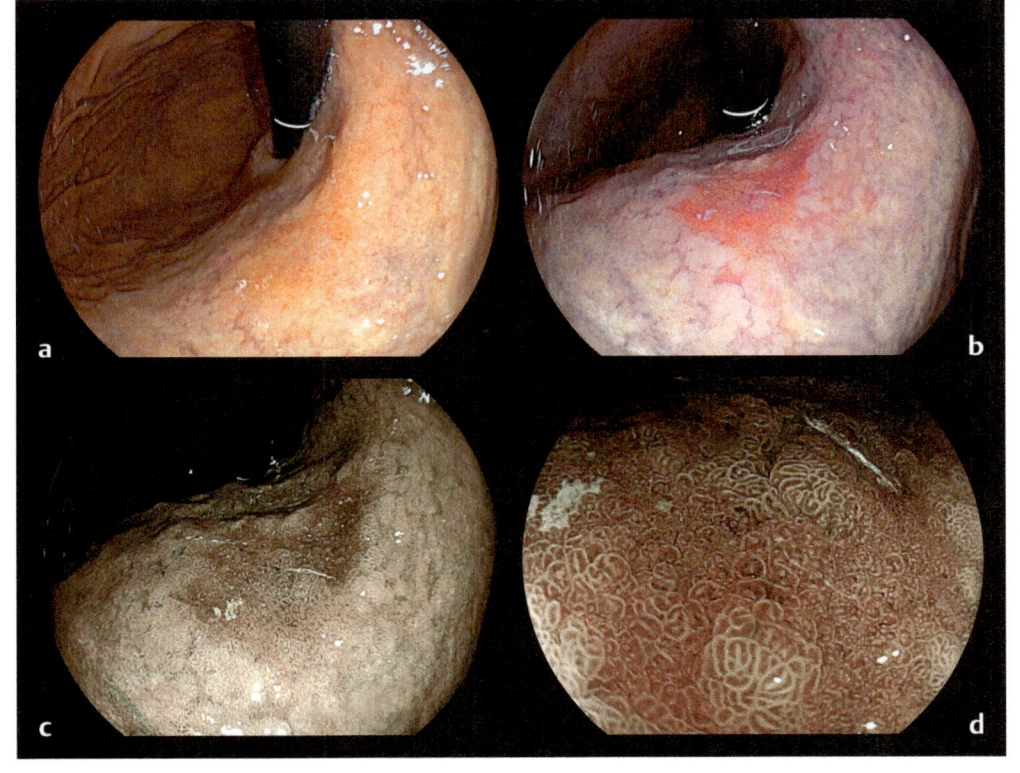

Fig. 16-48. (**a**) Imagem com luz branca em visão panorâmica da grande curvatura do corpo distal mostra enantema e discreta alteração do relevo mucoso. (**b**) Mesma lesão vista com LCI evidenciando a lesão com grande contraste em relação à mucosa normal. (**c**) Luz branca vista em proximidade da lesão evidencia criptas edemaciadas. (**d**) Criptas edemaciadas padrão *balloning*.[51]

REFERÊNCIAS BIBLIOGRÁFICAS

1. Ferlay J, Soerjomataram I, Dikshit R, Eser S, Mathers C, Rebelo M et al. Cancer incidence and mortality worldwide: sources, methods and major patterns in GLOBOCAN 2012. Int J Cancer. 2015;136(5):E359-86.
2. Stewart BW, Wild CP. World Cancer Report: 2014. Lyon: IARC; 2014.
3. Instituto Nacional de Câncer José Alencar Gomes da Silva. Estimativa 2018: incidência de câncer no Brasil. Rio de Janeiro: INCA; 2018.
4. Fuchs CS, Mayer RJ. Gastric carcinoma. New Eng J Med. 1995;333(1):32-41.
5. Gotoda T, Uedo N, Yoshinaga S, Tanuma T, Morita Y, Doyama H et al. Basic principles and practice of gastric cancer screening using high-definition white-light gastroscopy: Eyes can only see what the brain knows. Dig Endosc. 2016;28 Suppl 1:2-15.
6. Nakamura K. Structure of the Gastric Carcinoma. 1st ed. Tokyo: Igaku Shoin Ltd.; 1982.
7. Morson BC, Dawson IMP, Day DW, Jass JR, Price AB, Willians GT. Malignant Epithelial Tumors. In: Morson & Dawson Gastrointestinal Pathology. 3 ed. Blackwell Scientific Publications; 1990. p. 143-163.
8. International Agency for Research on Cancer: Helicobacter pylori Eradication as a Strategy for Preventing Gastric Cancer. IARC Working Group Reports, No. 8, 2014.
9. Sugano K. Primary Prevention of Gastric Cancer by Eradication Therapy. Dig Dis. 2016;34:500-504.
10. Uemura N, Okamoto S, Yamamoto S, Matsumura N, Yamaguchi S, Yamakido M et al. Helicobacter pylori infection and the development of gastric cancer. N Engl J Med. 2001;345:784-789.

11. Yoshida T, Kato J, Inoue I, Yoshimura N, Deguchi H, Mukoubayashi C et al. Cancer development based on chronic active gastritis and resulting gastric atrophy as assessed by serum levels of pepsinogen and Helicobacter pylori antibody titer. Int J Cancer. 2014;134(6):1445-57.
12. Maeda M, Moro H, Ushijima T. Mechanisms for the induction of gastric cancer by Helicobacter pylori infection: aberrant DNA methylation pathway. Gastric Cancer. 2017;20(Suppl 1):8-15.
13. Hamilton SR, Aaltonen LA. Pathology and genetics. Tumors of the digestive system. WHO classification of tumors. Lyon: IARC Press; 2000.
14. Nardone G, Rocco A, Malfertheiner P. Helicobacter pylori and molecular events in precancerous gastric lesions. Aliment Pharmacol Ther. 2004;20:261-70.
15. Correa P. Human gastric carcinogenesis: a multistep and multifactorial process-First American Cancer Society Award Lecture on Cancer Epidemiology and Prevention. Cancer Res. 1992;52:6735-40.
16. Correa P, Houghton J. Carcinogenesis of Helicobacter pylori. Gastroenterology. 2007;133:659-72.
17. Vauhkonen M, Vauhkonen H, Sipponen P. Pathology and molecular biology of gastric cancer. Best Pract Res Clin Gastroenterol. 2006;20:651-74.
18. Tatsuta M, Iishi H, Nakaizumi A, Okuda S, Taniguchi H, Hiyama T et al. Fundal atrophic gastritis as a risk factor for gastric cancer. Int J Cancer. 1993;53:70-4.
19. Ohata H, Kitauchi S, Yoshimura N, Mugitani K, Iwane M, Nakamura H et al. Progression of chronic atrophic gastritis associated with Helicobacter pylori infection increases risk of gastric cancer. Int J Cancer. 2004;109:138-43.
20. Nakamura K. Patologia de doenças gastrointestinais. [em Japonês] In: Stomach and Intestine Handbook. Tokyo, Japan: Igaku Shoin; 1982. p. 41-53.
21. Watabe H, Mitsushima T, Yamaji Y, Okamoto M, Wada R, Kokubo T et al. Predicting the development of gastric cancer from combining Helicobacter pylori antibodies and serum pepsinogen status: a prospective endoscopic cohort study. Gut. 2005;54:764-8.
22. Kimura K, Takemoto T. An endoscopic recognition of the atrophic border and its significance in chronic gastritis. Endoscopy. 1969;1(03):87-97.
23. Quach DT, Hiyama T. Assessment of Endoscopic Gastric Atrophy according to the Kimura-Takemoto Classification and Its Potential Application in Daily Practice. Clin Endosc. 2019;52(4):321.
24. Masuyama H, Yoshitake N, Sasai T, Nakamura T, Masuyama A, Zuiki T et al. Relationship between the Degree of Endoscopic Atrophy of the Gastric Mucosa and Carcinogenic Risk. Digestion. 2015;91:30-36.
25. Correa P, Piazuelo MB, Wilson KT. Pathology of gastric intestinal metaplasia: clinical implications. Am J Gastroenterol. 2010;105(3):493-498.
26. Rubio CA. Kato Y, Sugano H, Kitagawa T. Intestinal Metaplasia of the stomach in Swedish and Japanese Patients without ulcers or carcinoma. Jpn J Cancer Res. 1987;78(5):467-72.
27. Chang CC, Chen SH, Lin CP, Hsieh CR, Lou HY, Suk FM et al. Premedication with pronase or N-acetylcysteine improves visibility during gastroendoscopy: An endoscopist blinded, prospective, randomized study. World J Gastroenterol. 2007;13(3):444-447.
28. Lee GJ, Park SJ, Kim SJ, Kim HH, Park MI, Moon W. Effectiveness of Premedication with Pronase for Visualization of the Mucosa during Endoscopy: A Randomized, Controlled Trial. Clin Endosc. 2012;45:161-164.
29. Yao K. The endoscopic diagnosis of early gastric cancer. Ann Gastroenterol. 2013;26(1):11-22.
30. Kakugawa Y, Shoda H, Kusano C, et al. Early Gastric Screening: How I do. Stomach and Intestine [in Japanese]. 2008:43(8).
31. Yamao T, Shirao K, Ono H, Kondo H, Saito D, Yamaguchi H, Sasako M et al. Risk Factors for Lymph Node Metastasis from Intramucosal Gastric Carcinoma. Cancer. 1996;77:602-606.
32. Yoshimori M. The Natural History of Early Gastric Cancer. Jpn J Clin Onc. 1989;19:89-93.
33. Llorens P, Nakamura K. Diagnostico y Tratamiento de las Afecciones Gastricas. Instituto Chileno-Japonés de Enfermedades Digestivas, Hospital Clínico San Borja-Arriarán. Santiago de Chile. 1995:85.
34. Shirakabe H, Nishizawa M, Maruyama M, Kobayashi S. Atlas of x-ray Diagnosis of Early Gastric Cancer. 2 ed. Tokyo: Igaku-Shoin; 1982.
35. The Paris endoscopic classification of superficial neoplastic lesions: esophagus, stomach and colon. Gastrointest Endosc. 2003;58(Suppl 6):S3-S43.
36. Miyamoto M, Haruma K, Yoshihara M, Hiyama T, Sumioka M Nishisaka T et al. Nodular gastritis in adults is caused by H. pylori infection. Dig Dis Sci. 2003;48:968-75.
37. Haruma K, Komoto K, Kamada T, Ito M, Kitadai Y, Yoshihara M et al. Helicobacter pylori is a major risk factor for gastric carcinoma in young patients. Scand J Gastroenterol. 2000;35:255-9.
38. Miyamoto M, Haruma K, Yoshihara M, Sumioka M, Nishisaka T, Tanaka S et al. Five cases of nodular gastritis and gastric cancer. Dig Liver Dis. 2003;34:819-20.
39. Kamada T, Miyamoto M Ito M et al. Nodular gastritis is a risk factor for diffuse type of gastric carcinoma in Japanese young patients. Gastroenterology. 2004;126:A456.
40. Yao K. Clinical Application of Magnifying Endoscopy with Narrow-Band Imaging in the Stomach. Clin Endosc. 2015;48:481-490.
41. Muto M, Yao K, Kaise M, Kato M, Uedo N, Yagi K et al Magnifying endoscopy simple diagnostic algorithm for early gastric cancer (MESDA-G). Dig Endosc. 2016;28:379-393.
42. Kanesaka T, Sekikawa A, Tsumura T, Maruo T, Osaki Y, Wakasa T et al. Absent microsurface pattern is characteristic of early gastric cancer of undifferentiated type: magnifying endoscopy with narrow-band imaging. Gastrointest Endosc. 2014;80(6):1194-1198.
43. Yao K, Anagnostopoulos GK, Ragunath K. Magnifying endoscopy for diagnosing and delineating early gastric cancer. Endoscopy. 2009;41:462-467.
44. Togo K, Ueo T, Yao K, Wada K, Honda H, Inoue S et al. White opaque substance visualized by magnifying narrow-band imaging is associated with intragastric acid conditions. Endoscopy Int Open. 2018;06:E830-E837.
45. Kanemitsu T, Yao K, Nagahama T, Imamura K, Fujiwara S, Ueki T et al. Extending magnifying NBI diagnosis of intestinal metaplasia in the stomach: the white opaque substance marker. Endoscopy. 2017 Jun;49(6):529-535.
46. Nakamura S, Matsumoto T, Iida M, Yao T, Tsuneyoshi M. Primary gastrointestinal lymphoma in Japan: a clinicopathologic analysis of 455 patients with special reference to its time trends. Cancer. 2003;97(10):2462-73.
47. Nonaka K, Ohata K, Matsuhashi N, Shimizu M, Arai S, Hiejima Y et al. Is narrow-band imaging useful for histological evaluation of gastric mucosa-associated lymphoid tissue lymphoma after treatment? Dig Endosc. 2014;26(3):358-64.
48. Iwamuro M, Takata K, Kawano S, Fujii N, Kawahara Y, Yoshino T et al. Magnifying endoscopic features of follicular lymphoma involving the stomach: a report of two cases. Case Rep Gastrointest Med. 2016;2016:1-6.
49. Ono S, Kato M, Ono Y, Itoh T, Kubota K, Nakagawa M et al. Characteristics of magnified endoscopic images of gastric extranodal marginal zone B-cell lymphoma of the mucosa-associated lymphoid tissue, including changes after treatment. Gastrointest Endosc. 2008;68(4):624-31.
50. Ono S, Kato M, Ono Y, Nishida U, Yamamoto K, Shimizu Y et al. Target biopsy using magnifying endoscopy in clinical management of gastric mucosa-associated lymphoid tissue lymphoma. J Gastroenterol Hepatol. 2011;26(7):1133-8.
51. Nonaka K, Ishikawa K, Arai S, Nakao M, Shimizu M, Sakurai T et al. A case of gastric mucosa-associated lymphoid tissue lymphoma in which magnified endoscopy with narrow band imaging was useful in the diagnosis. World J Gastrointest Endosc. 2012;4(4):151-6.
52. Iwamuro M, Tanaka T, Nishida K, Kawano S et al. Case Reports in Gastrointestinal Medicine 2018; Art ID 8054284, 6 page.
53. Hassegawa RT, Ogawa EKM, Ibrahim RE, Venco FE, Maruta LM. Pre-malignant signs of gastric MALT lymphoma. Autops Case Rep [Internet]. 2020 Jan-Mar;10(1):e2019130.

CÂNCER GÁSTRICO AVANÇADO E LINFOMAS PRIMÁRIOS DE ESTÔMAGO E DUODENO

CAPÍTULO 17

João Paulo de Souza Pontual ▪ Ossamu Okazaki ▪ Iatagan Rocha Josino

INTRODUÇÃO

Para o Brasil, estimam-se 13.540 casos novos de câncer de estômago entre homens e 7.750 nas mulheres para cada ano do biênio 2018-2019.[1] A sobrevida média em 5 anos destes pacientes é 31%, variando de 90% no câncer precoce, a 5% para a doença metastática.[2]

O carcinoma invasivo de mucosa ou submucosa, podendo ou não estar associado mestástase linfonodal, é definido como câncer gástrico precoce. Contudo, o termo câncer gástrico avançado não possui um conceito homogêneo na literatura.[3] O mais frequentemente usado engloba como avançado os tumores que invadem a muscular própria (T2), a subserosa (T3) ou a serosa/estruturas adjacentes (T4).[4]

As neoplasias precoces (T1) representam apenas 10 a 20% dos casos dos tumores gástricos ressecados no mundo ocidental. Na Ásia, essa estatística ultrapassa os 50%.[5] **Ainda mais preocupante e pouco mencionada é a taxa de 9% de falha diagnóstica de neoplasias avançadas em endoscopias diagnósticas no ocidente.**[6] Aproximadamente 1 em cada 10 pacientes diagnosticados com tumor avançado de estômago possuem EDA não diagnóstica nos últimos 12 meses. Todo endoscopista deve estar familiarizado com esta estatística expressiva e manter-se constantemente atento à qualidade de seu exame de rotina. A adequada limpeza de saliva e muco, a atenção constante aos pontos cegos, a insuflação e o tempo de inspeção apropriados devem estar incluídos na rotina. Parâmetros de qualidade da endoscopia devem ser buscados e monitorados ativamente para melhores resultados.[7]

Quanto à categorização histológica, a classificação de Laurén é a mais comumente utilizada, sendo referida na maioria dos guidelines oncológicos.[8] Esta classificação divide os tumores em três categorias: intestinal, difuso e indeterminado. A Organização Mundial da Saúde publicou em 2010 uma classificação histopatológica mais detalhada,[9] contudo seu uso é limitado na prática clínica.

ASPECTO ENDOSCÓPICO

Os tumores gástricos avançados, possuem macroscopia frequentemente característica. Borrmann[10] classificou as neoplasias em quatro tipos (Quadro 17-1). Esta classificação serviu de base para a classificação japonesa de câncer gástrico avançado.[4]

As lesões Borrmann I são as menos frequentes e são caracterizadas pelo crescimento luminal podendo ser séssil ou vegetante. Não apresentam preferência por segmento gástrico específico e seu prognóstico é similar aos tipos II e III (Fig. 17-1).[11]

As úlceras malignas Borrmann II apresentam margem marcadamente elevada e distinta da mucosa circunjacente. Pode haver convergência de pregas com sinais sugestivos de malignidade como fusão, espessamento, rigidez, baqueteamento e término abrupto. As úlceras Borrmann III são caracterizadas por um limite de infiltração

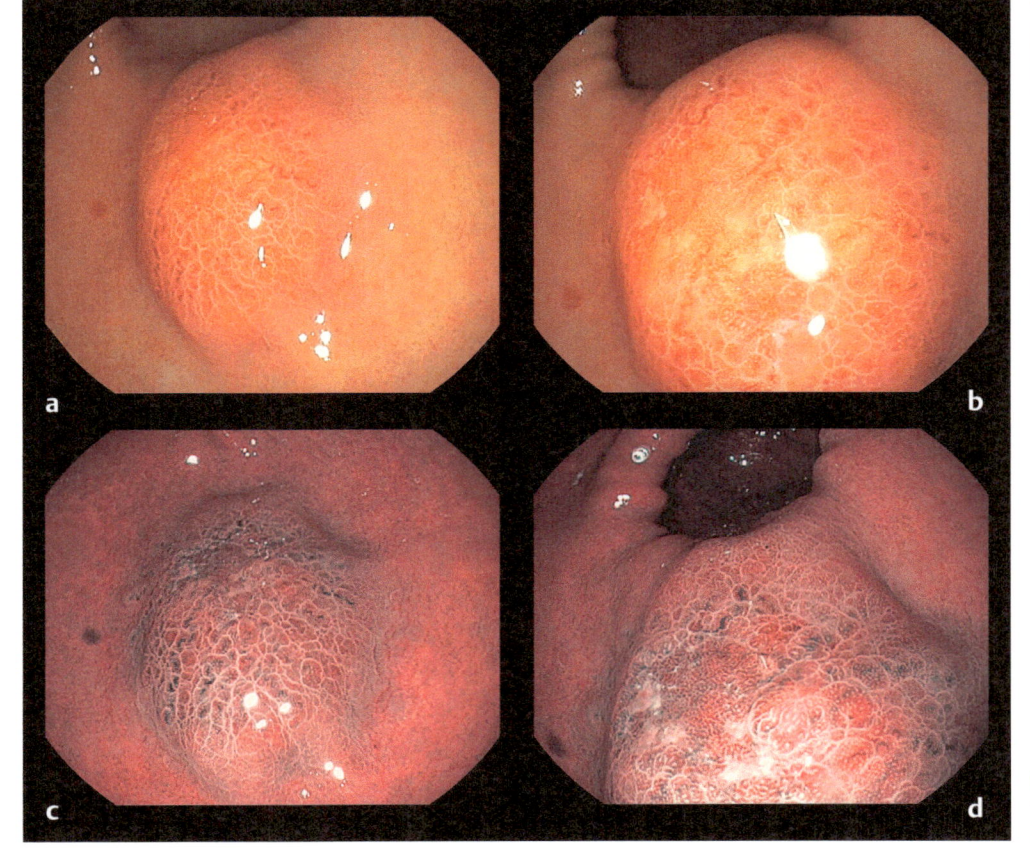

Quadro 17-1. Classificação de Borrmann

Tipo	Características
I	Massa polipoide com a margem claramente demarcada
II	Úlcera com margem elevada e bem definida
III	Úlcera com margem infiltrativa de limites imprecisos
IV	Lesão difusamente infiltrativa

Fig. 17-1. (a-d) Lesão Borrmann I. Adenocarcinoma tipo difuso de Laurén pT3N1. Paciente feminina, 23 anos.

pouco preciso com alterações sutis de pregas e mucosa circunjacente. Apesar de tais características serem amplamente difundidas, o grau de concordância de classificação entre os tipos II e III é limitado.[12] Estas úlceras apresentam maior incidência nos terços médio e distal do estômago (Figs. 17-2 a 17-4).[11]

A linite plástica, Borrmann tipo IV, é consequência da infiltração difusa da submucosa e muscular própria por células tumorais promovendo espessamento das pregas e rigidez gástrica. Habitualmente não há presença de lesão mucosa grosseira e seu diagnóstico pode ser mal interpretado como gastrite. Outro aspecto endoscópico da linite é o espessamento de pregas com mucosa nodular com áreas vermelho-carmim ou com aparência de pele de leopardo.[13] Seu diagnóstico histológico pode ser difícil, muitas vezes sendo necessário lançar mão de macrobiópsia ou ecoendoscopia com punção (Figs. 17-5 e 17-6).[14]

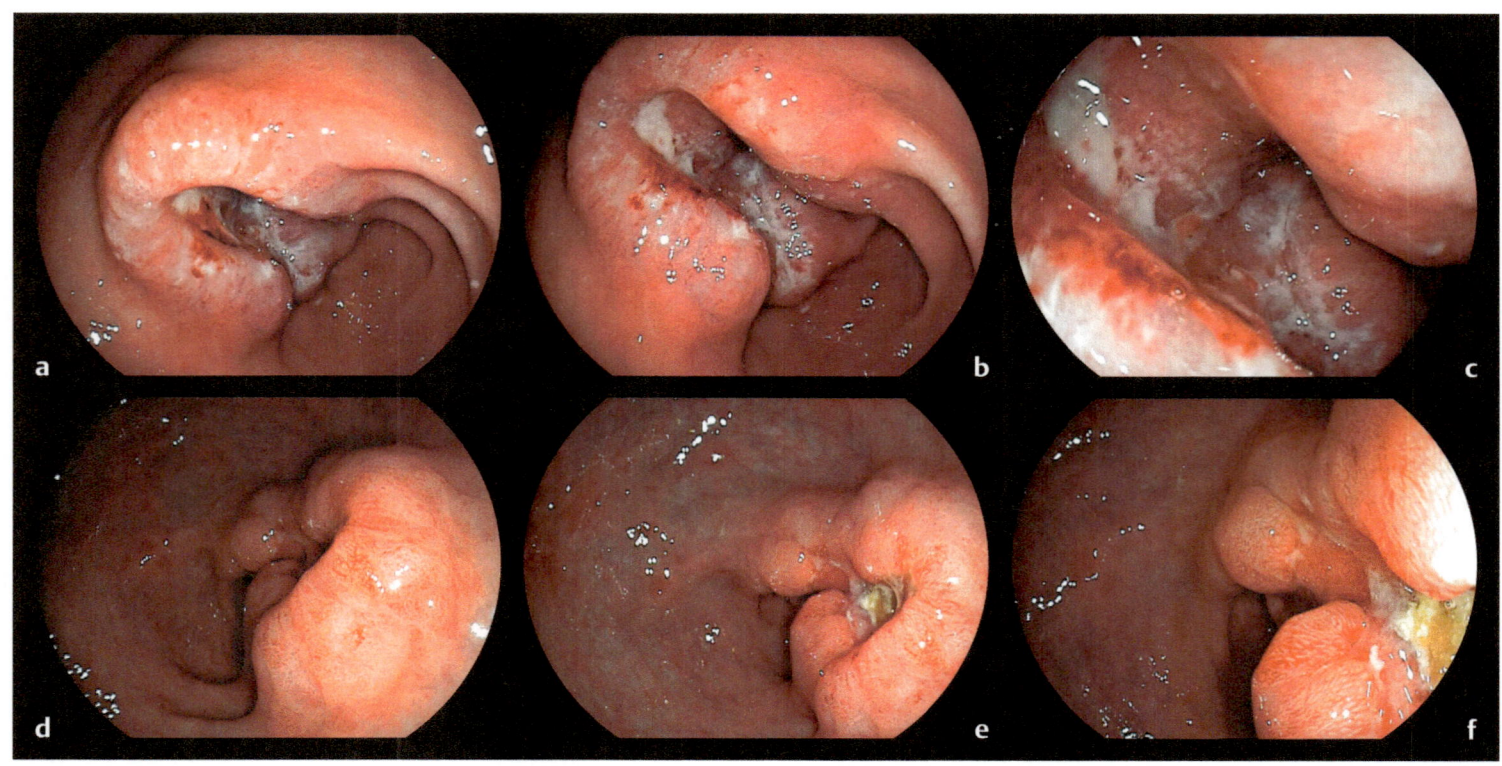

Fig. 17-2. (a-f) Úlceras Borrmann II – dois casos de adenocarcinoma de padrão intestinal.

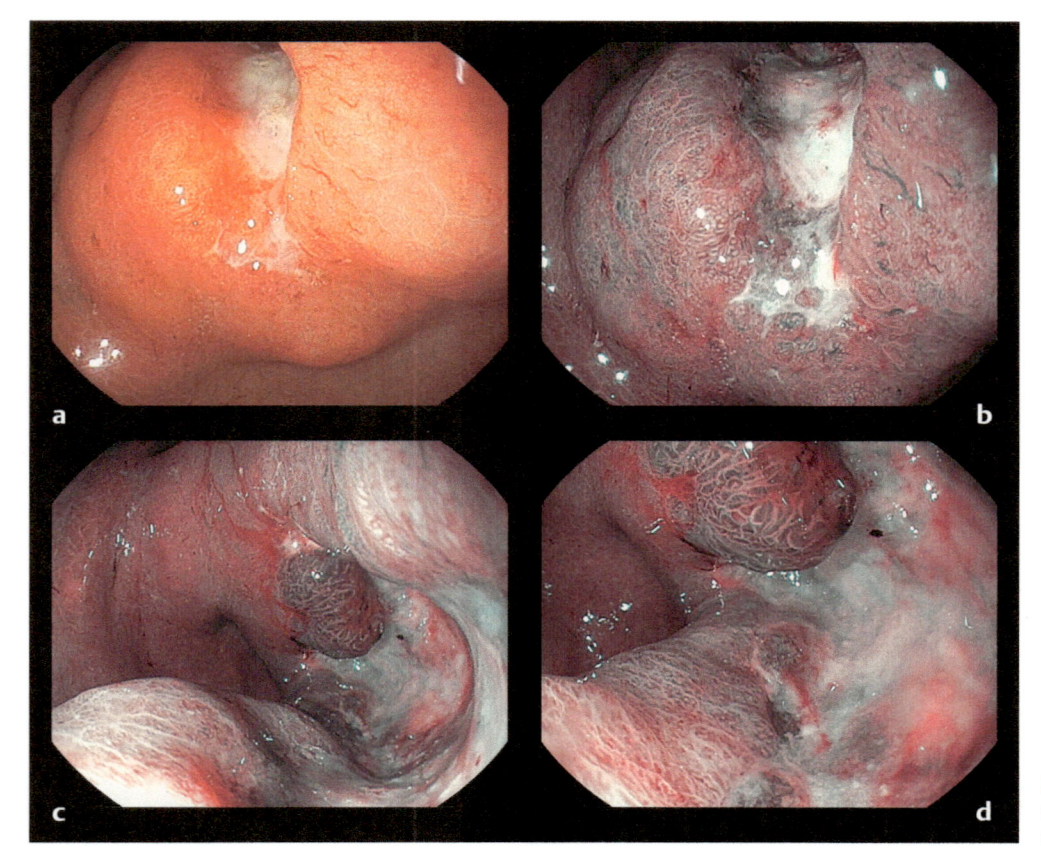

Fig. 17-3. (a-d) Úlcera Borrmann III. É sugerido direcionar as primeiras biópsias para áreas suspeitas na margem interna.

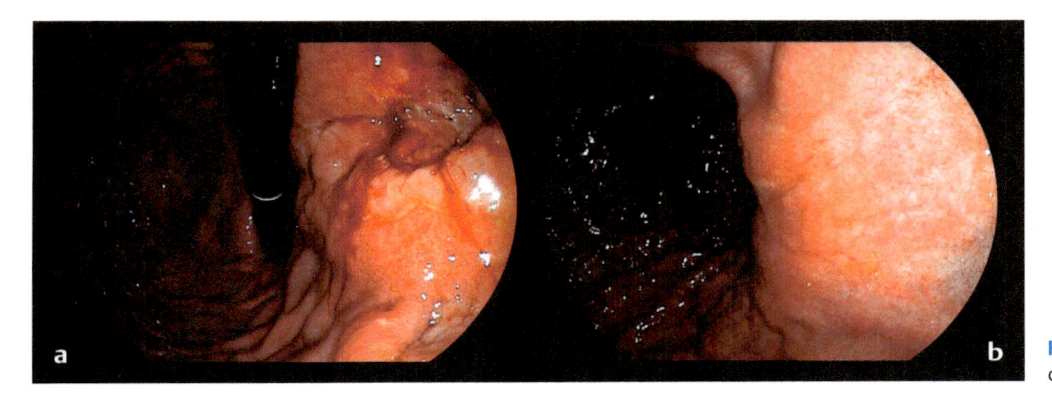

Fig. 17-4. (a, b) Úlcera hemorrágica Borrmann III com infiltração da pequena curvatura.

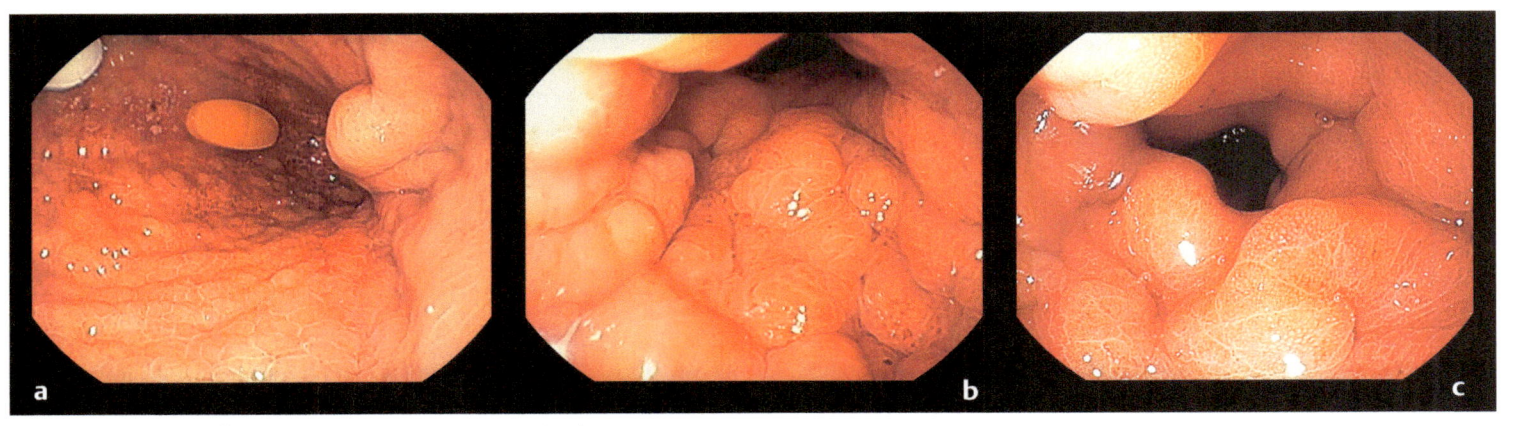

Fig. 17-5. (a-c) Linite plástica com estenose no antro proximal.

Um importante diagnóstico diferencial da linite plástica é a metástase de carcinoma mamário. Nas mulheres, o carcinoma mamário é a segunda causa mais frequente de metástase gastrointestinal, antecedido apenas pelo melanoma.[15] A apresentação endoscópica e até a histopatológica mimetizam o carcinoma primário do estômago, sendo necessário um exame meticuloso da mama assim como recorrer à imuno-histoquímica (Fig. 17-7).[13]

Uma quinta categoria foi posteriormente adicionada à classificação de Borrmann, agrupando as lesões que não se encaixam em nenhum dos grupos previamente descritos.[12]

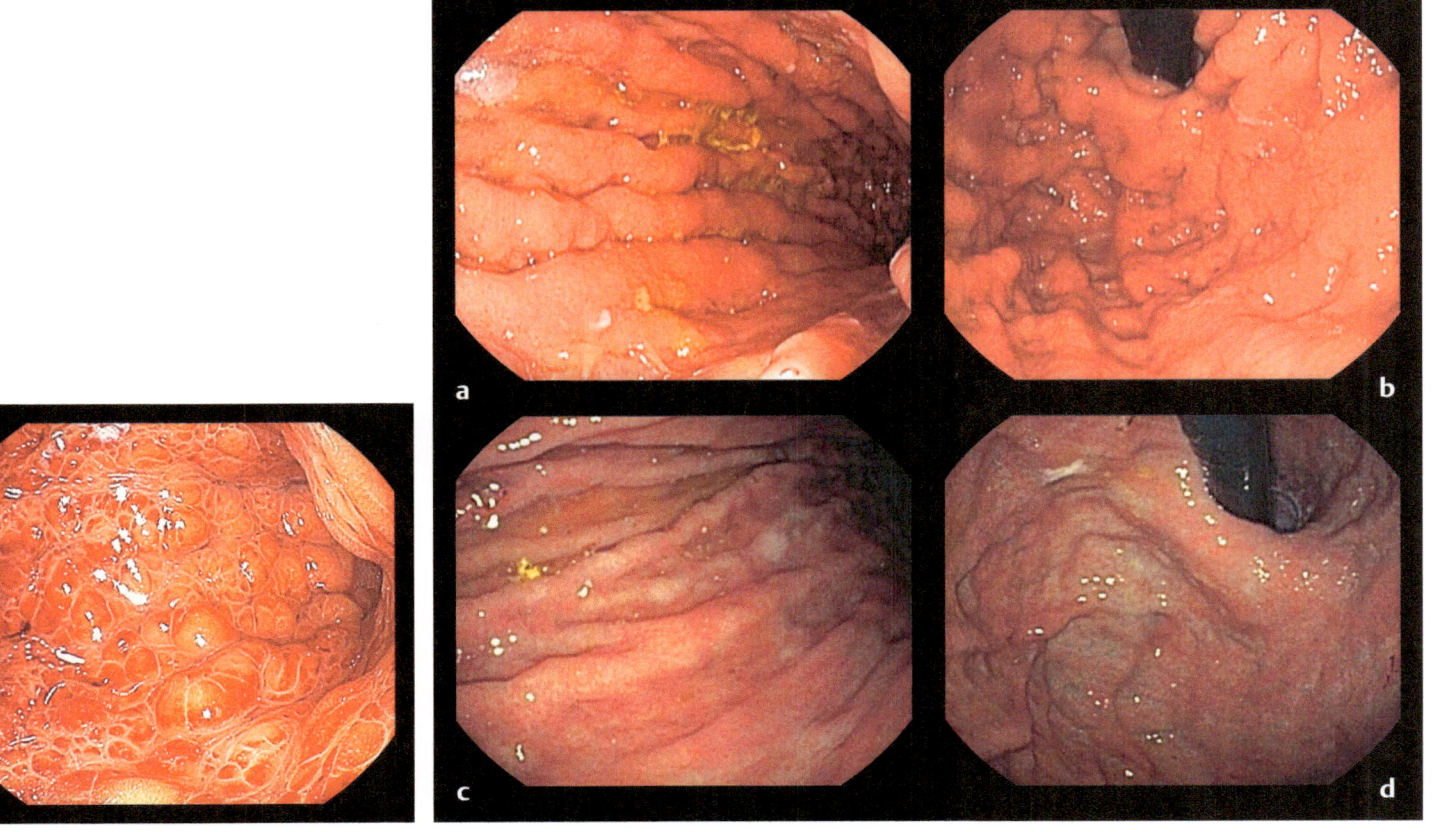

Fig. 17-6. Linite plástica em "pele de leopardo".

Fig. 17-7. (a, b) Metástase de adenocarcinoma mamário simulando linite plástica. (c, d) Aspecto após quimioterapia. (Fonte: Banco de imagens do AC Camargo Cancer Center.)

COLETANDO BIÓPSIAS

A ASGE sugere que a maior parte das úlceras gástricas sejam biopsiadas, considerando que lesões malignas podem eventualmente apresentar uma macroscopia inocente.[16] Nas lesões suspeitas de malignidade, o diagnóstico definitivo é conferido pelo estudo histopatológico.

Em 1982, Grahan publicou a sensibilidade diagnóstica das biópsias nas úlceras neoplásicas, saltando de 70% no primeiro fragmento para 98% com a retirada de sete fragmentos.[17] Este estudo e muitos outros usados como referência nas publicações foram embasados em séries de casos usando fibroscopia nas décadas de 1970-1980. Considerando a expressiva evolução tecnológica, tais dados possuem veracidade questionável nos dias atuais e podem trazer prejuízo ao paciente. Um número elevado de biópsias está atrelado a um risco progressivo de sangramento, a um maior tempo de procedimento e a uma sobrecarga do setor de patologia.[18]

Em 2012, Choi *et al.* conduziram um estudo visando definir o número ideal de biópsias no diagnóstico de câncer avançado, o primeiro fragmento foi diagnóstico em 81,3%, saltando para 98,3% com três fragmentos. Não houve acréscimo de sensibilidade com mais biópsias, contudo os autores não detalharam o protocolo de biópsias.[18] Posteriormente Kwack *et al.*[19] propuseram um protocolo no qual eram coletados quatro fragmentos da margem interna da úlcera (Fig. 17-3c), seguidos de mais dois fragmentos da base da úlcera visando preferencialmente áreas nodulares ou granulares (Fig. 17-2c). Nos casos de câncer gástrico avançado, o primeiro fragmento obteve diagnóstico em 69,2%, saltando para 92,3% com quatro fragmentos. Ao serem adicionados os fragmentos da base da úlcera, a sensibilidade atingiu 100% dos 91 casos. Este protocolo sugeriu a importância da biópsia da base da úlcera, frequentemente tida como desnecessária.

LAUDO ENDOSCÓPICO

Diante de sua importância na definição de conduta, o laudo endoscópico deve descrever detalhadamente algumas variáveis:[4]

1. Aspecto macroscópico da lesão.
2. Dimensões nos dois maiores diâmetros.
3. Topografia detalhada:
   a) Comprometimento de quais paredes (pequena curvatura, parede anterior, grande curvatura e parede posterior).
   b) Extensão longitudinal envolvendo que segmentos (fundo, corpo e antro).
4. Nos tumores de corpo proximal e fundo, registrar a distância estimada de sua margem cranial assim como de seu epicentro em relação à junção esofagogástrica.
5. Nos tumores de antro, registrar a relação entre sua margem caudal e o piloro.

LINFOMAS DE ESTÔMAGO E DUODENO

O trato gastrointestinal (TGI) é o principal sítio de acometimento extranodal dos linfomas.[20] Estima-se que esse envolvimento ocorra em até 20% dos casos,[21] usualmente por acometimento secundário em virtude da disseminação da doença nodal.

O linfoma primário, por sua vez, corresponde a apenas 1-4% de todas as neoplasias malignas do TGI.[22]

O estômago é o sítio mais acometido pelos linfomas do TGI, representando 68 a 75% dos casos. Em seguida vem o intestino delgado e o duodeno (9 a 30%), região ileocecal (7%) e cólon/reto (5 a 10%).[21,23,24] Em até 15% dos casos, no entanto, pode haver acometimento de múltiplos sítios.[21,24,25]

LINFOMA GÁSTRICO

O estômago é o sítio extranodal mais acometido pelos linfomas. O linfoma gástrico primário representa 3% das neoplasias gástricas e 10% de todos os linfomas.[21,25]

O tipo histológico mais frequente é o linfoma difuso de grandes células B, responsável por 45 a 59% dos linfomas gástricos, seguido pelo linfoma de tecido linfoide associado à mucosa (MALT), responsável por 38 a 48% dos casos. Linfoma de células do manto, linfoma folicular e linfoma periférico de células T são tipos histológicos raramente acometem o estômago (Fig. 17-8).

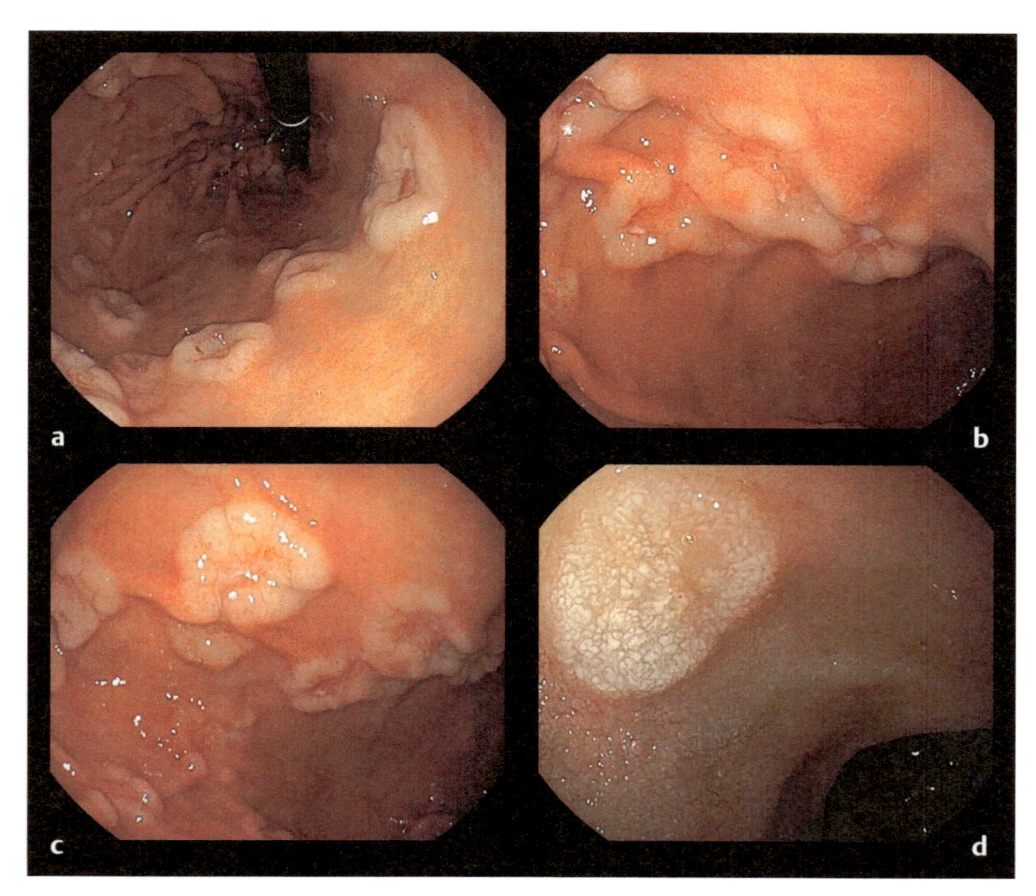

Fig. 17-8. (a-d) Linfoma difuso de grandes células B metastático.

ACHADOS ENDOSCÓPICOS

O linfoma gástrico pode apresentar uma grande variedade de aspectos endoscópicos: lesão ulcerada (52,1%), hipertrofia de pregas (23,5%), mucosa normal/enantema da mucosa (12,7%), massa exofítica (9,7%) e hemorragia petequial (1%). Além desses achados, a nodularidade da mucosa gástrica também tem sido relatada(Fig. 17-9).[26]

LINFOMA DUODENAL

Os linfomas correspondem a 15-20% das neoplasias do intestino delgado. O íleo é o sítio mais comumente acometido (60-65%), seguido por jejuno (20-25%), e duodeno (6-8%). Os tipos histológicos mais frequentes são o linfoma do mediterrâneo, linfoma intestinal de células T (associado à doença celíaca), linfoma difuso de grandes células B, linfoma de células do manto, linfoma de Burkitt e linfoma folicular (Fig. 17-10).[27]

ACHADOS ENDOSCÓPICOS

Os linfomas duodenais podem manifestar-se como lesões ulceradas, lesões polipoides ou massas.[28]

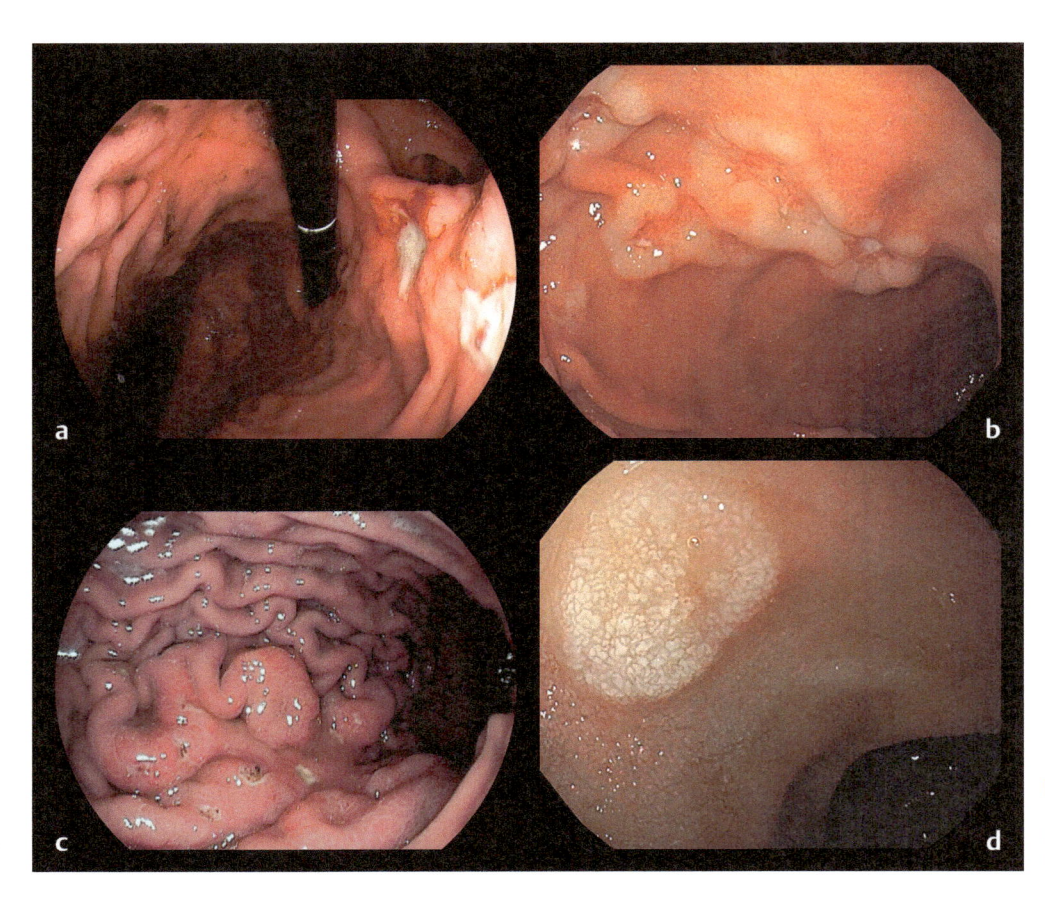

Fig. 17-9. (a-d) Diversas apresentações endoscópicas de linfomas gástricos. Fontes: (b) Dr. Fábio Kawaguti; (c) Dr. Fábio Segal; (d) Dr. Eduardo Siqueira.

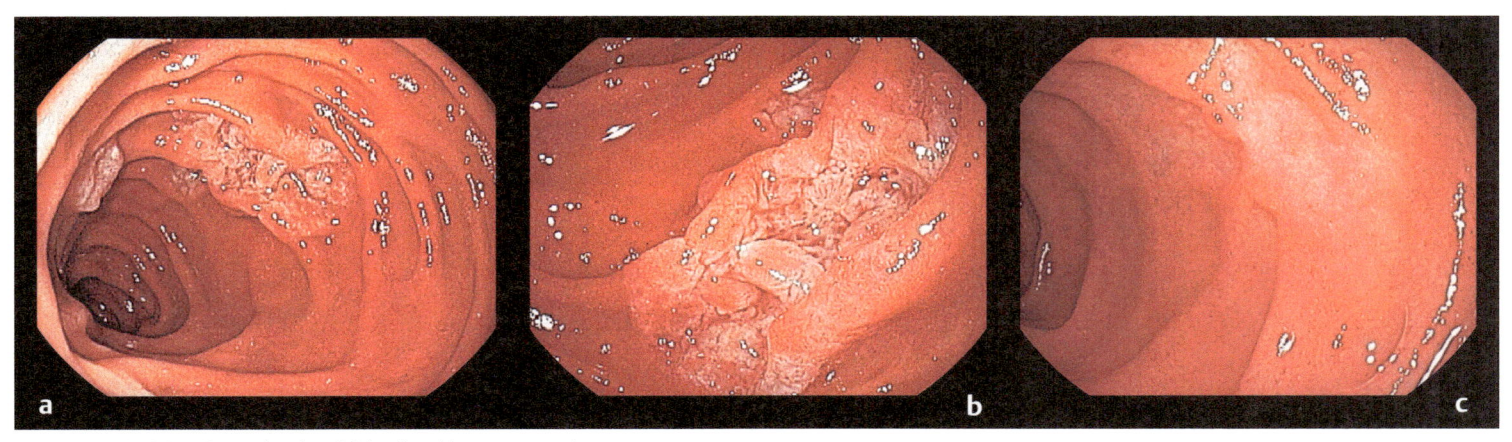

Fig. 17-10. (a, b) Linfoma duodenal folicular. (c) Aspecto após a quimioterapia.

REFERÊNCIAS BIBLIOGRÁFICAS

1. Instituto Nacional de Câncer José Alencar Gomes da Silva. Coordenação de Prevenção e Vigilância. Estimativa 2018: incidência de câncer no Brasil. Rio de Janeiro: INCA; 2017.
2. American Cancer Society. Cancer Facts & Statistics. [Internet]. Acessado em 10 de setembro de 2019. Disponível em: https://cancerstatisticscenter.cancer.org/#!/cancer-site/Stomach
3. de Sol A, Trastulli S, Grassi V, Corsi A, Barillaro I, Boccolini A et al. Requirement for a standardised definition of advanced gastric cancer. Oncol Lett. 2014;7(1):164-70.
4. Japanese Gastric Cancer Association. Japanese classification of gastric carcinoma: 3rd English edition. Gastric Cancer. 2011;14(2):101-12.
5. Bausys R, Bausys A, Vysniauskaite I, Maneikis K, Klimas D, Luksta M et al. Risk factors for lymph node metastasis in early gastric cancer patients: Report from Eastern Europe country-Lithuania. BMC Surg. 2017;17(1):1-8.
6. Pimenta-Melo AR, Monteiro-Soares M, Libânio D, Dinis-Ribeiro M. Missing rate for gastric cancer during upper gastrointestinal endoscopy: A systematic review and meta-Analysis. Eur J Gastroenterol Hepatol. 2016;28(9):1041-9.
7. Spada C, McNamara D, Despott EJ, Adler S, Cash BD, Fernández-Urién I et al. Performance measures for small-bowel endoscopy: A European Society of Gastrointestinal Endoscopy (ESGE) Quality Improvement Initiative. United Eur Gastroenterol J. 2019;7(5):614-41.
8. Berlth F, Bollschweiler E, Drebber U, Hoelscher AH, Moenig S. Pathohistological classification systems in gastric cancer: Diagnostic relevance and prognostic value. World J Gastroenterol. 2014;20(19):5679-84.
9. Fléjou JF. Classification OMS 2010 des tumeurs digestives: la quatrième édition. Ann Pathol. 2011;31(5):S27-31.
10. Borrmann R. Geschwulste des Magens und des Duodenums. In: Henke F, Lubarsch O, editors. Handbuch Spez Pathol Anat und Histo. Berlin: Springer Verlag; 1926. p. 812-1054.
11. Kim JH, Lee HH, Seo HS, Jung YJ, Park CH. Borrmann Type 1 Cancer is Associated with a High Recurrence Rate in Locally Advanced Gastric Cancer. Ann Surg Oncol. 2018;25(7):2044-52.
12. Alonso Lárraga JO, Sobrino Cossío S, Hernández Guerrero A, Córdova Pluma VH, Trujillo Casillas J. The Borrmann classification. Interobserver and intraobserver agreement of endoscopists in an oncological hospital. Clin Transl Oncol. 2003;5(6):345-50.
13. Pohl J. Gastric Linitis Plastica. Video J Encycl GI Endosc. 2013;1(1):172-3.
14. Zhou XX, Pan HH, Usman A, Ji F, Jin X, Zhong WX et al. Endoscopic ultrasound-guided deep and large biopsy for diagnosis of gastric infiltrating tumors with negative malignant endoscopy biopsies. World J Gastroenterol. 2015;21(12):3607-13.
15. Scholl B, Reis ED, Zouhair A, Chereshnev I, Givel JC, Gillet M. Esophageal cancer as second primary tumor after breast cancer radiotherapy. Am J Surg. 2001;182(5):476-80.
16. Banerjee S, Cash BD, Dominitz JA, Baron TH, Anderson MA, Ben-Menachem T et al. The role of endoscopy in the management of patients with peptic ulcer disease. Gastrointest Endosc. 2010;71(4):663-8.
17. Graham DY, Schwartz JT, Cain GD, Gyorkey F. Prospective evaluation of biopsy number in the diagnosis of esophageal and gastric carcinoma. Gastroenterology. 1982;82(2):228-31.
18. Choi Y, Choi HS, Jeon WK, Kim BI, Park D Il, Cho YK et al. Optimal number of endoscopic biopsies in diagnosis of advanced gastric and colorectal cancer. J Korean Med Sci. 2012;27(1):36-9.
19. Kwack WG, Ho WJ, Kim JH, Lee JH, Kim EJ, Kang HW et al. Understanding the diagnostic yield of current endoscopic biopsy for gastric neoplasm. Medicine (Baltimore). 2016;95(30):e4196.
20. Ghimire P, Wu G, Zhu L. Primary gastrointestinal lymphoma. 2011;17(6):697-707.
21. Papaxoinis G, Papageorgiou S, Rontogianni D, Kaloutsi V, Fountzilas G, Pavlidis N et al. Primary gastrointestinal non-Hodgkin's lymphoma: a clinicopathologic study of 128 cases in Greece. A Hellenic Cooperative Oncology Group study (HeCOG). Leuk Lymphoma. 2006;47(10):2140-6.
22. Herrmann R, Panahon AM, Barcos MP, Walsh D, Stutzman L. Gastrointestinal involvement in non-Hodgkin's lymphoma. Cancer. 1980;46(1):215-22.
23. Burke JS. Lymphoproliferative disorders of the gastrointestinal tract: a review and pragmatic guide to diagnosis. Arch Pathol Lab Med. 2011;135(10):1283-97.
24. Wang G-B, Xu G-L, Luo G-Y, Shan H-B, Li Y, Gao X-Y et al. Primary intestinal non-Hodgkin's lymphoma: a clinicopathologic analysis of 81 patients. World J Gastroenterol. 2011 Nov 7;17(41):4625-31.
25. Koch P, del Valle F, Berdel WE, Willich NA, Reers B, Hiddemann W et al. Primary gastrointestinal non-Hodgkin's lymphoma: I. Anatomic and histologic distribution, clinical features, and survival data of 371 patients registered in the German Multicenter Study GIT NHL 01/92. J Clin Oncol. 2001;19(18):3861-73.
26. Vetro C, Romano A, Amico I, Conticello C, Motta G, Figuera A et al. Endoscopic features of gastro-intestinal lymphomas: From diagnosis to follow-up. 2014;20(36):12993-3005.
27. Ghimire P, Wu G-Y, Zhu L. Primary gastrointestinal lymphoma. World J Gastroenterol. 2011;17(6):697-707.
28. Pennazio M. Small-intestinal pathology on capsule endoscopy: spectrum of vascular lesions. Endoscopy. 2005;37(9):864-9.

AFECÇÕES VASCULARES DO ESTÔMAGO E DUODENO

Cláudio L. Hashimoto ▪ Marcella Salazar Sousa ▪ Tulio Riguetti

INTRODUÇÃO

Os vasos sanguíneos aberrantes são alterações frequentes no trato gastrointestinal (GI) e ocorrem pela má-formação na estrutura vascular normal de artérias, veias ou capilares. Embora alguns casos sejam doenças congênitas ou se desenvolvem como parte de síndromes hereditárias, a maioria é adquirida e aparece com o avançar da idade.

Logo, há ampla variabilidade nas lesões. Algumas são benignas, como hemangiomas, enquanto, outras são malignas, por exemplo, angiossarcomas (sarcoma de Kaposi). Da mesma forma, as anomalias vasculares podem ser hereditárias, como na telangiectasia hemorrágica hereditária (síndrome de Osler-Weber-Rendu) ou associadas a síndromes congênitas (Blue Rubber Bleb Nevus, síndrome de Klippel-Trenaunay-Weber e síndrome de Ehlers-Danlos, a variante CREST da esclerodermia). Na prática clínica a maiorias das lesões é adquirida, que incluem as angioectasias (AD), ectasia vascular antral gástrica (GAVE), ectasia vascular induzida por radiação e lesões de Dieulafoy.[1]

ANGIOECTASIAS

O primeiro caso de angiodisplasia na literatura foi descrito, em 1839, mas, somente, em 1974, o termo AD foi usado pela primeira vez descrevendo aglomerados anormais de vasos mucosos no cólon.[2] Ainda não há um consenso na literatura sobre a etiologia exata destas lesões, que resulta em vários termos sinônimos, como angiodisplasias, angioectasias, más-formações arteriovenosas e ectasias vasculares.

A angioectasia (angiodisplasia) pode ser definida como vasos sanguíneos dilatados anormais, ectasiados, tortuosos, geralmente pequenos (< 10 mm) da camada mucosa e/ou submucosa do trato digestivo (Fig. 18-1).

Histologicamente, os vasos afetados são revestidos por endotélio, com pouca ou nenhuma camada muscular (Fig. 18-2).[1]

Atualmente, essas lesões são cada vez mais diagnosticadas, possivelmente por causa da melhora na resolução da imagem endoscópica e pelo reconhecimento da comunidade médica como causa de sangramento gastrointestinal. Estima-se que as angioectasias intestinais sejam responsáveis por 5 a 6% dos casos de sangramento gastrointestinal e que seja o principal agente etiológico de sangramento oriundo do intestino delgado em pacientes com mais de 50 a 60 anos.[1,3] Estima-se que, aproximadamente, 40 a 50% dos pacientes que experimentaram sangramento sintomático decorrente dessas lesões apresentarão recorrência do sangramento.[1,4]

Para facilitar o diagnóstico endoscópico de lesões vasculares do intestino delgado, Yano *et al.*, em 2008, propuseram uma classificação em seis categorias, resumidas da seguinte forma: angioectasia caracterizada por lesão venosa/capilar; lesão de Dieulafoy caracterizada por lesão arterial; má-formação arteriovenosa (MAV) como condição em que artérias e veias estão diretamente conectadas, sem leitos capilares (Quadro 18-1).[5]

Além de padronizar a descrição macroscópica, a classificação tem aplicação prática, propondo que lesões dos tipos 1a e 1b são consideradas angioectasias, representam más-formações venosas e capilares, cujo tratamento de escolha seja por terapia térmica (Vídeo 18-1 e Fig. 18-3).

Lesões dos tipos 2a e 2b, diferenciadas com base na presença ou ausência de protrusão, seriam más-formações arteriais, consideradas lesões de Dieulafoy, e lesões do tipo 3 representariam as más-formações arteriovenosas (MAVs) (Fig. 18-4). Estas lesões (2a, 2b e 3) deveriam ser tratadas por terapia mecânica ou embolização, se lesões menores, ou laparotomia, como tratamento de escolha de lesões de grande diâmetro. O tipo 4 é uma lesão vascular cuja morfologia incomum não é classificável.

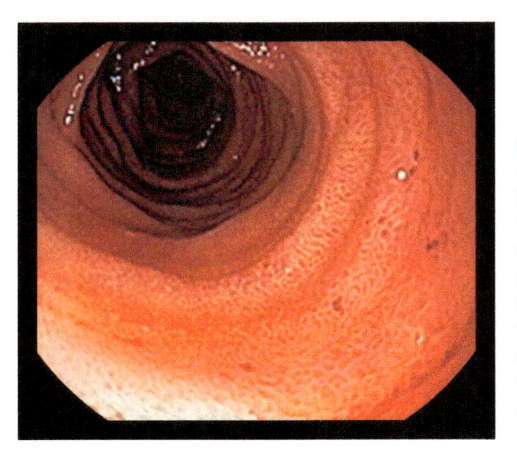

Fig. 18-1. Enteroscopia mostra múltiplas lesões do tipo 1a em terceira, quarta porção do duodeno e jejuno proximal. Tipo 1a: eritema puntiforme (< 1 mm), sem sangramento ativo (Centro de Diagnóstico em Gastroenterologia, HC-FMUSP).

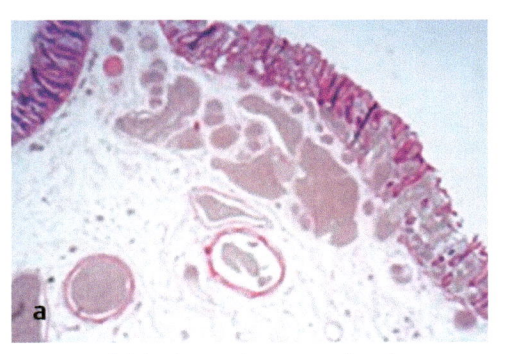

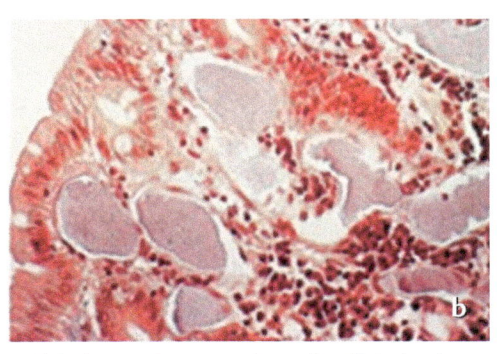

Fig. 18-2. (a) Angioectasia na camada submucosa com artéria de parede espessada e veias dilatadas de paredes finas. (b) Angioectasia de ceco mostrando veias dilatadas na camada mucosa adjacente às células epiteliais. (Adaptada de Sami *et al.*[1])

Quadro 18-1. Classificação de Yano *et al.* para Lesões Vasculares do Intestino Delgado

- Tipo 1a: eritema pontual (< 1 mm), com ou sem sangramento em babação
- Tipo 1b: eritema irregular (poucos mm), com ou sem sangramento em babação
- Tipo 2a: lesão pontual (< 1 mm), com sangramento pulsátil
- Tipo 2b: protrusão vermelha pulsátil, sem dilatação venosa ao redor
- Tipo 3: protrusão vermelha pulsátil, com dilatação venosa ao redor
- Tipo 4: outras lesões não classificadas em nenhuma das categorias anteriores

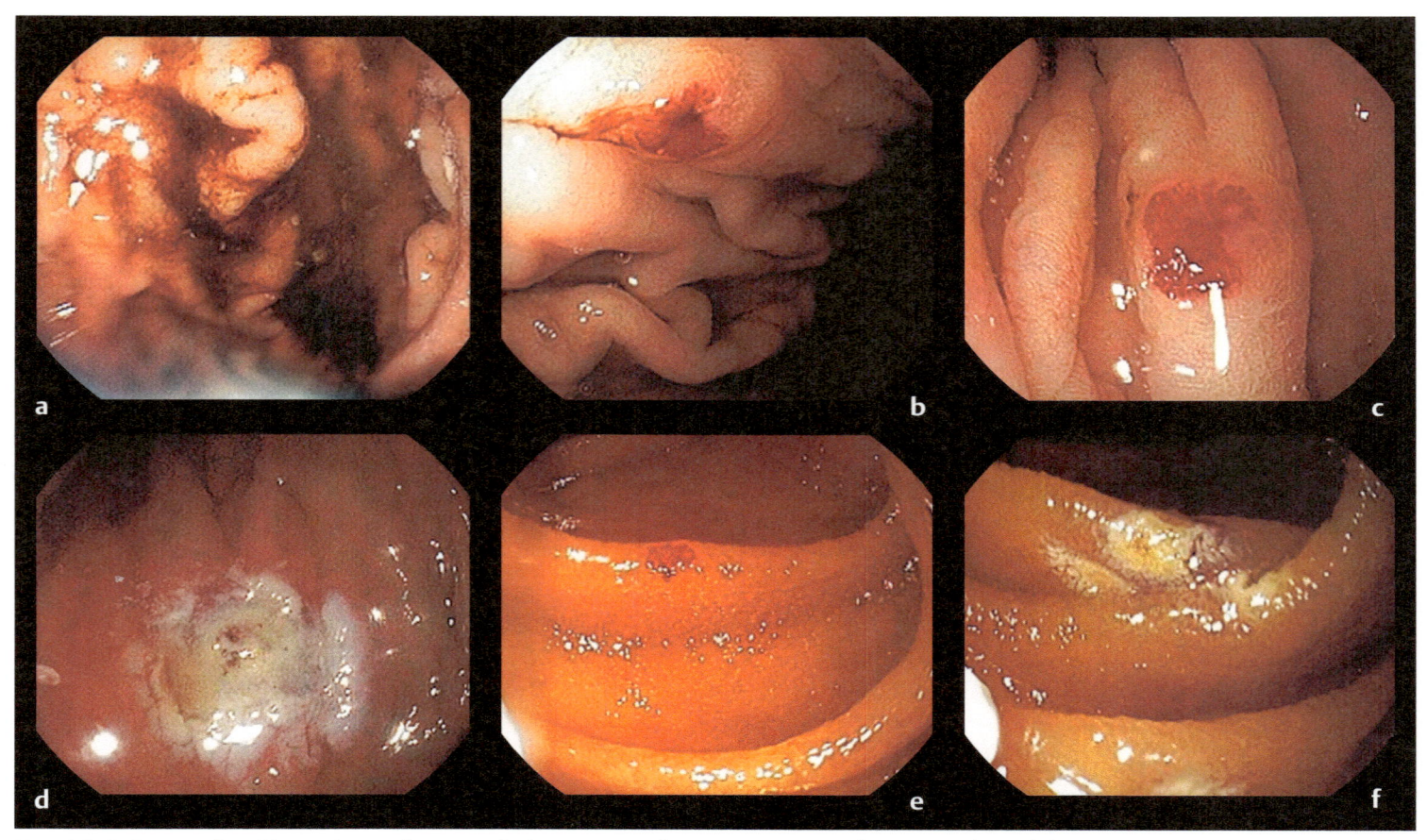

Fig. 18-3. A. G., masculino, 82 anos. Internado para avaliação por anemia ferropriva intensa e melena. Antecedente de hipertensão arterial sistêmica, tabagismo, infarto do miocárdio há 7 anos com aplicação de *stent* coronariano. (**a, b**) Aspecto inicial à EDA. Lago mucoso com resíduo hemático. Sangramento ativo em babação por lesão do tipo 1b, medindo 3 mm de diâmetro, em grande curvatura de corpo gástrico médio (Centro de Diagnóstico em Gastroenterologia, HC-FMUSP). (**c, d**) Lesão do tipo 1b em grande curvatura de corpo gástrico médio. Tratamento térmico de não contato com plasma de argônio. (**e, f**) Lesão do tipo 1b em segunda porção do duodeno. Tratamento aplicando plasma de argônio.

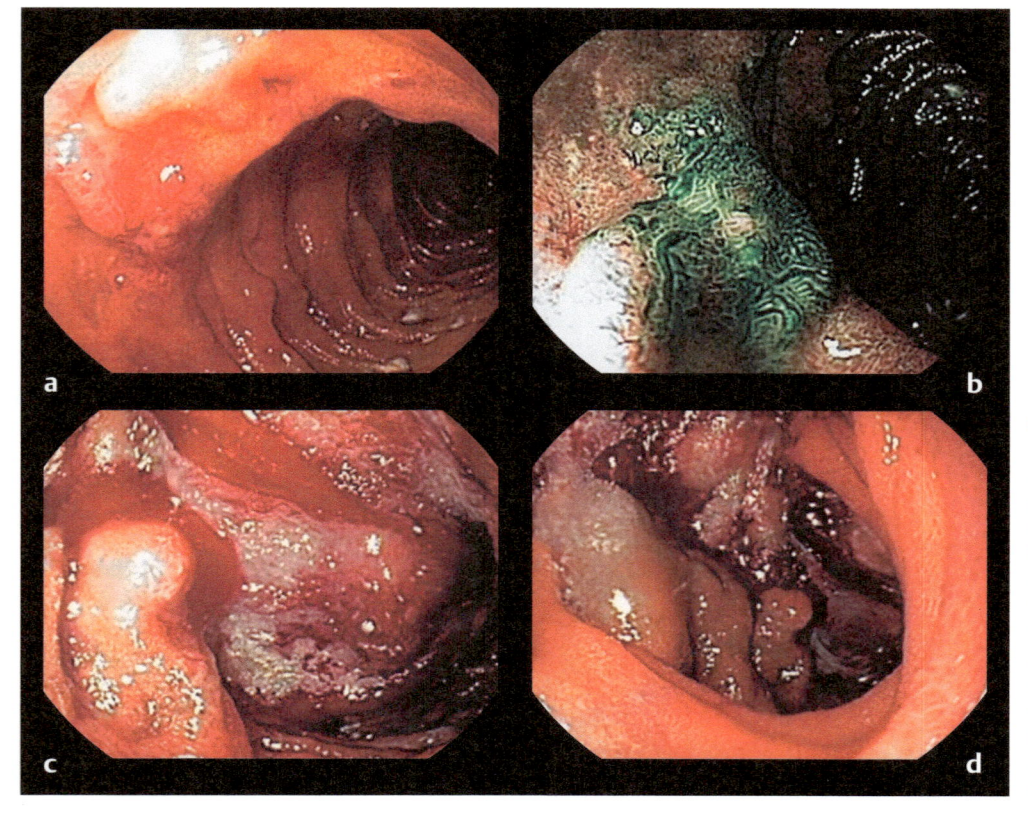

Fig. 18-4. S. P. N, 65 anos, masculino. Histórico de hipotireoidismo, vitiligo e anemia ferropriva crônica. Enteroscopia prévia relatava angioectasias prévias tratadas por método térmico. Evoluindo nos últimos 6 anos com melena e anemia ferropriva, necessitando de reposição parenteral de ferro. (**a, b**) Enteroscopia demonstra lesão tipo 3 (má-formação arteriovenosa), protrusão vermelha pulsátil, com dilatação venosa ao redor, sem sangramento ativo em jejuno médio (160 cm do ângulo de Treitz) (Centro de Diagnóstico em Gastroenterologia, HC-FMUSP).
(**c, d**) Terapia endoscópica com injeção de solução de etalonamina e Cianoacrilato, seguida de tatuagem com tinta nanquim.

TELANGIECTASIA HEREDITÁRIA HEMORRÁGICA

A telangiectasia hemorrágica hereditária (THH), também conhecida como síndrome de Rendu-Osler-Weber, é um distúrbio autossômico dominante, caracterizado por telangiectasias e más-formações arteriovenosas (MAV) da pele, mucosa e vísceras. Em pacientes com THH a prevalência de lesões vasculares intestinais varia de 10 a 33%, e são mais comumente encontradas no estômago e na porção proximal do duodeno. Os pacientes podem-se apresentar com anemia ferropriva ou melena, e o diagnóstico é confirmado por exames endoscópicos (endoscopia, cápsula endoscópica, enteroscopia) (Fig. 18-5).

O tratamento endoscópico com terapia térmica (plasma de argônio e cateter bipolar) é útil no controle do sangramento ativo e deve ser associado ao tratamento clínico, sempre que a doença for mais grave.[6]

LESÃO DE DIEULAFOY

A lesão de Dieulafoy caracteriza-se histologicamente por uma arteríola submucosa anormalmente calibrosa (de 1 a 3 mm) que se projeta para o epitélio por um pequeno defeito na mucosa do trato gastrointestinal, sem formação de úlcera. Predomina em homens com idade avançada (> 65 anos) e é causa incomum de sangramento gastrointestinal. Em 0,3 a 1,5% dos casos pode ocorrer sangramento gastrointestinal volumoso, sendo o diagnóstico difícil em razão do caráter intermitente da hemorragia e da alteração discreta na superfície mucosa. O local mais comum é a pequena curvatura do estômago proximal, a cerca de 5 cm da cárdia, descrito em três quartos de todas as lesões de Dieulafoy, seguido pelo duodeno, cólon e intestino delgado, sendo este último responsável por apenas 1%.[7]

A etiologia da lesão de Dieulafoy é desconhecida, assim como os fatores que desencadeiam o sangramento não são compreendidos. Os pacientes que sangram de lesões de Dieulafoy são tipicamente homens com comorbidades, incluindo doença cardiovascular, hipertensão, doença renal crônica, diabetes ou abuso de álcool. O uso de AINEs também é comum entre pacientes com lesões de Dieulafoy; uma teoria é que os AINEs provocam sangramentos, por causa da redução no mecanismo de defesa do epitélio e por lesões isquêmicas. Os episódios de hemorragia digestiva geralmente são autolimitados, embora, o sangramento possa ser recorrente e profuso.[7]

A endoscopia é a modalidade de escolha para detectar a lesão de Dieulafoy e é particularmente útil quando realizada durante a hemorragia ativa.[8] Isto ocorre porque sangramento arterial em jato pode ser visualizado em uma área sem úlcera ou lesão de massa associada. Na ausência de sangramento ativo, a lesão de Dieulafoy pode aparecer como um "mamilo levantado" ou vaso visível sem úlcera associada; no entanto, o vaso anormal pode não ser visto, a menos que haja sangramento ativo no local. Como a lesão de Dieulafoy pode ser difícil de identificar, ela deve ser considerada no diagnóstico diferencial, quando há sangramento visível sem uma localização identificável. A ultrassonografia endoscópica pode ser útil na confirmação do diagnóstico.[8]

Foi demonstrado que várias modalidades de tratamento endoscópico são eficazes no tratamento de lesões de Dieulafoy.[9-14] A hemostasia endoscópica pode ser obtida com uma combinação de injeção de epinefrina seguida de coagulação bipolar ou colocação de *hemoclip*.[8] Outras abordagens usadas com sucesso no tratamento das lesões de Dieulafoy incluem: ligação endoscópica da banda, coagulação com plasma de argônio e injeção de cianoacrilato.[9-14] No entanto, a ligação endoscópica da banda deve ser usada com cautela nesse cenário, pois foi associada à perfuração (especialmente quando realizada onde a parede é fina, como o fundo gástrico) e sangramento da úlcera da queda da banda; uma fatalidade de tal úlcera já foi relatada[15] (Vídeos 18-2 e 18-3).

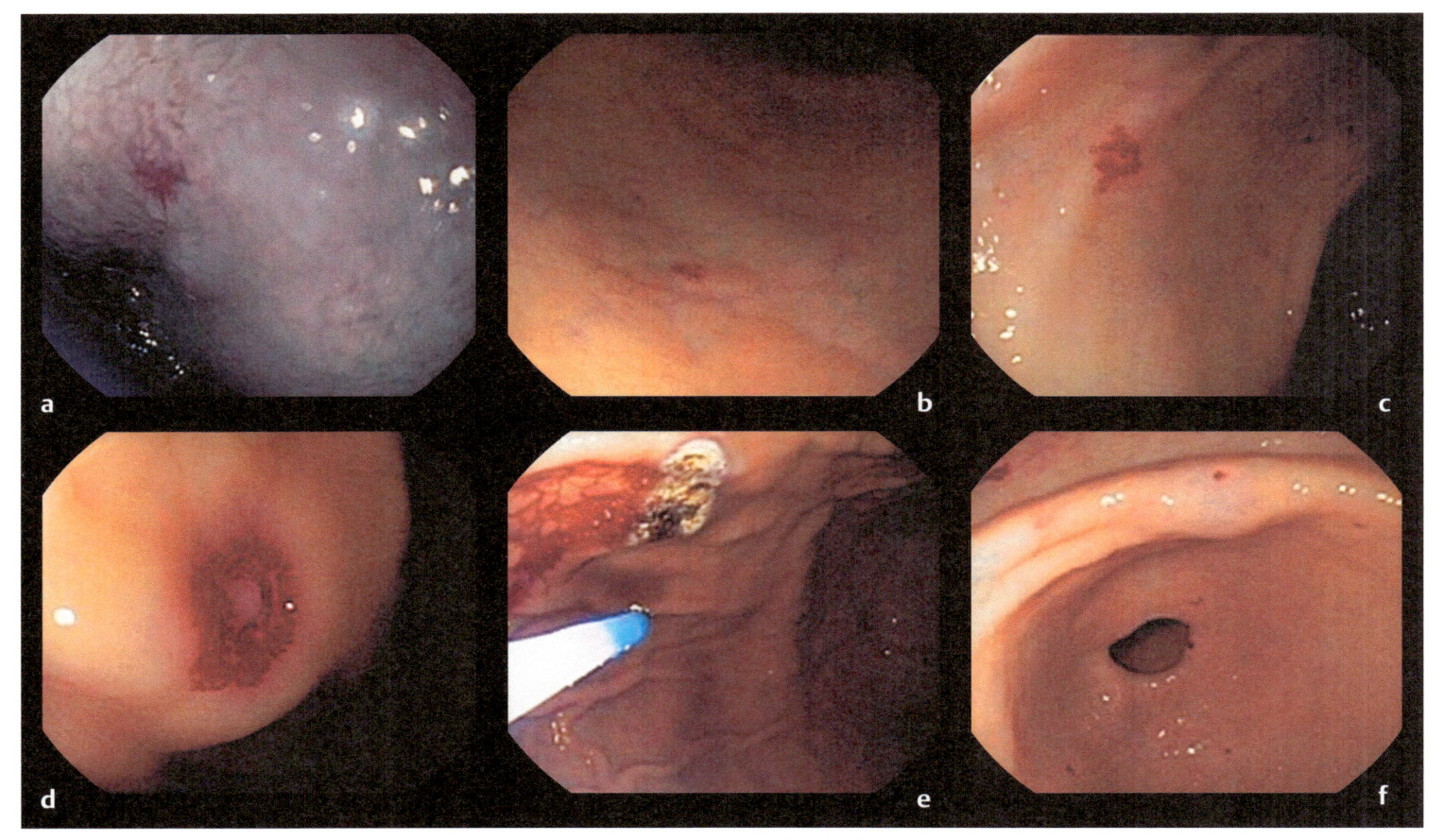

Fig. 18-5. M. M. S. C, 54 anos, feminino. Em tratamento por síndrome. Rendu-Osler-Weber desde a infância, com quadros de hemoptise, epistaxe. Evoluindo nos últimos 2 anos com melena e anemia ferropriva intensa, necessitando de reposição parenteral de ferro e hemotransfusões. (**a, b**) Endoscopia digestiva alta mostra múltiplas lesões dos tipos 1a e 1b, vermelha, sem sangramento ativo ou recente em língua e corpo gástrico distal (Centro de Diagnóstico em Gastroenterologia, HC-FMUSP). (**c-e**) Endoscopia digestiva alta mostra duas lesões do tipo 1b, vermelhas, sem sangramento ativo ou recente em corpo gástrico médio. Terapia térmica sem contato com plasma de argônio (Centro de Diagnóstico em Gastroenterologia, HC-FMUSP). (**f**) Endoscopia digestiva alta mostra múltiplas lesões do tipo 1a, vermelha, sem sangramento ativo ou recente em antro (Centro de Diagnóstico em Gastroenterologia, HC-FMUSP).

O ultrassom Doppler pode ser usado para confirmar a ablação de uma lesão de Dieulafoy, confirmando a ausência de fluxo sanguíneo após o tratamento.[16] A tatuagem endoscópica é útil para localizar a lesão para posterior retratamento endoscópico ou ressecção intraoperatória em cunha.[8]

Caso ocorra ressangramento após um tratamento endoscópico, as opções terapêuticas incluem nova tentativa de hemostasia endoscópica, embolização angiográfica ou ressecção cirúrgica em cunha da lesão.[16] Uma abordagem endoscópica e laparoscópica combinada foi descrita; essa abordagem permite a localização precisa da lesão com endoscopia intraoperatória, seguida de uma ressecção cirúrgica laparoscópica limitada da cunha. A ressecção cirúrgica em cunha resolve em definitivo o risco de ressangramento da lesão de Dieulafoy.[8]

Poucos estudos compararam as várias abordagens de tratamento, portanto, o tratamento deve-se basear na experiência e nos conhecimentos locais. Na maioria dos casos, a abordagem inicial ao ressangramento deve ser endoscopia agressiva e/ou angiografia. A ressecção cirúrgica deve ser reservada para sangramentos de difícil controle.

SÍNDROME DE BLUE RUBBER-BLEB NEVUS

A síndrome de Blue Rubber-Bleb Nevus é uma doença rara, caracterizada por más-formações venosas múltiplas do trato gastrointestinal, pele e outros órgãos viscerais. O aspecto endoscópico é de lesões múltiplas, planoelevadas, coloração azulada ou violácea e de tamanho variado[17,18] (Fig. 18-6).

A manifestação clínica mais comum é sangramento gastrointestinal. Uma variedade de estratégias terapêuticas tem sido proposta para o tratamento, incluindo agentes antiangiogênicos, abordagens endoscópicas e cirúrgicas.[7] O tratamento endoscópico é eficaz para interromper o sangramento e possibilitar melhora dos índices hematimétricos. No entanto, é elevada a taxa de recidiva pelas características de multiplicidade e profundidade das lesões.[17,18]

SÍNDROME DE KLIPPEL-TRENAUNAY-WEBER

Em 1900, Klippel e Trenaunay descreveram uma síndrome de alterações do sistema vascular que incluía a tríade: má-formação capilar cutânea, anomalias venosas e/ou linfáticas e hipertrofia óssea/tecidos moles envolvendo, na maioria das vezes, apenas uma extremidade. As lesões estão presentes ao nascimento e em cerca de 75% dos pacientes manifestam-se antes dos 10 anos de idade. Diferencia-se da síndrome de Klippel-Trenaunay-Weber (SKTW), pois nesta está presente má-formação arteriovenosa da extremidade afetada.

A síndrome de Klippel-Trenaunay-Weber é uma enfermidade rara, congênita, que se manifesta por más-formações capilares cutâneas, anomalias venosas e/ou linfáticas, hipertrofia óssea e/ou de tecidos moles associadas a más-formações arteriovenosas. A etiopatogenia associada a esta síndrome não foi esclarecida. Alguns autores acreditam que as alterações venosas sejam consequência de obstrução venosa profunda ou mesmo de atresia das veias profundas, causando edema e hipertrofia do membro. No entanto, alterações na embriogênese dos vasos linfáticos e vasculares, mais concretamente da mesoderme destas estruturas, são a hipótese mais provável.[19,20]

No trato gastrointestinal, as áreas mais frequentemente afetadas são o cólon sigmoide e reto e, em menor frequência, o jejuno e o esôfago. O envolvimento preferencial do reto e sigmoide deve-se a más-formações nas veias poplíteas e femorais superficiais que condicionam alterações no fluxo arterial, assim como hipertensão na drenagem venosa do reto e sigmoide. Neste contexto, ocorrem dilatações venosas, veias varicosas, que pelas suas dimensões e pelo traumatismo provocado pelas fezes condicionam hemorragia. No entanto, este processo não justifica os hemangiomas capilares e as alterações vasculares presentes no jejuno ou no esôfago. O envolvimento do trato gastrointestinal não condiciona, habitualmente, qualquer tipo de manifestação. No entanto, quando presente a manifestação mais comum é hematoquezia e/ou enterorragia. O espetro da hemorragia GI é amplo, variando de hemorragia gastrointestinal oculta em paciente assintomático até hemorragia digestiva maciça,

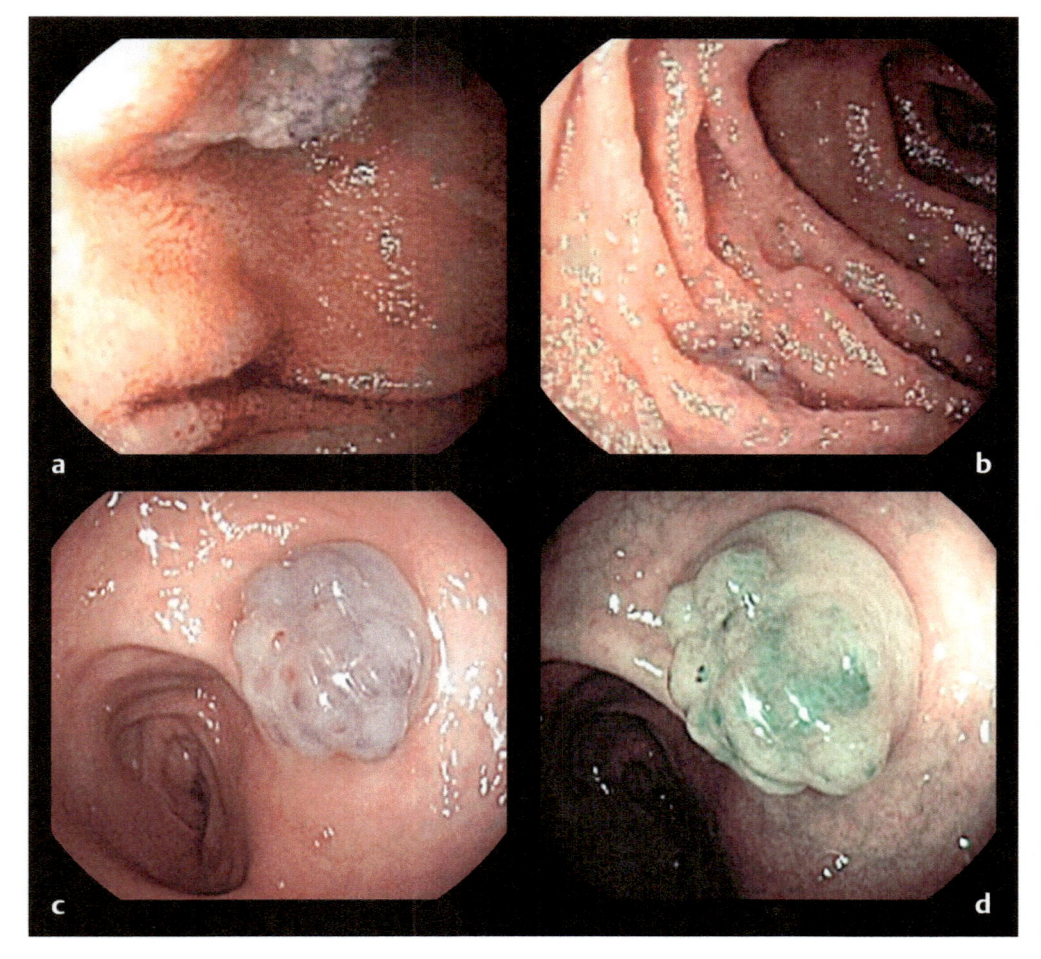

Fig. 18-6. V., 15 anos, masculino. Paciente apresenta anemia ferropriva crônica e déficit com desenvolvimento ponderoestatural. Histórico de melena e anemia ferropriva intensa, necessitando de reposição parenteral de ferro e hemotransfusões. Exame físico com presença de hemangiomas no lábio e em membros inferiores (síndrome de Blue Rubber-Bleb Nevus). (**a, b**) Enteroscopia alta mostra hemangiomas de coloração violácea, medindo de 3 a 6 mm, sem sangramento ativo ou recente jejuno proximal (Centro de Diagnóstico em Gastroenterologia, HC-FMUSP). (**c, d**) Colonoscopia mostra hemangiomas, medindo de 10 a 20 mm, com hematocistos, sem sangramento ativo ou recente em cólon sigmoide e reto (Centro de Diagnóstico em Gastroenterologia, HC-FMUSP).

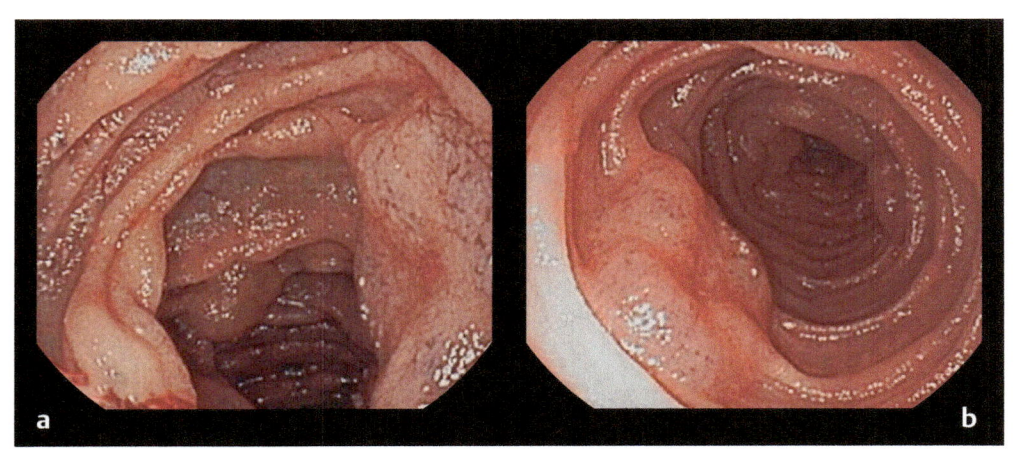

Fig. 18-7. P. L. M. S., 26 anos, feminino. Paciente com más-formações capilares cutâneas, anomalias venosas e linfáticas, hipertrofia óssea e tecidos moles de membro inferior esquerdo, internada com quadro recorrente de enterorragia, melena e anemia ferropriva intensa. Necessidade de admissão na emergência por hipotensão e anemia intensa (síndrome de Klippel-Trenaunay-Weber). (**a, b**) Enteroscopia mostra múltiplas lesões plano-elevadas, de coloração vinhosa. Nota-se sangramento ativo em porejamento em uma das lesões (Centro de Diagnóstico em Gastroenterologia, HC-FMUSP).

com repercussão hemodinâmica (Fig. 18-7). Geralmente é intermitente, o primeiro episódio ocorre durante a infância e pode-se prolongar durante toda a vida.[20]

ECTASIA VASCULAR ANTRAL

A ectasia vascular antral gástrica (GAVE) ou "estômago de melancia" deve-se à aparência endoscópica característica de fileiras longitudinais de listras planas e avermelhadas que irradiam do piloro para o antro e se assemelham às listras de uma melancia.[21,22] Histologicamente estas faixas vermelhas representam acentuada dilatação dos capilares e vênulas na mucosa e submucosa, áreas de espessamento da parede dos vasos e presença de trombos. A forma localizada (em que as faixas vermelhas não são aparentes) também foi descrita e parece ser mais comum em pacientes com cirrose hepática. A GAVE pode estar associada a outras comorbidades, como cirrose hepática com hipertensão portal, esclerodermia, diabetes, gastrite crônica atrófica, transplantados de medula óssea e insuficiência renal crônica.[21-24]

A maioria dos pacientes com GAVE é idosa e predominantemente mulheres (> 70 anos). A manifestação clínica mais comum é anemia ferropriva por perda crônica, sem exteriorização de sangramento, porém, alguns pacientes podem apresentar melena intermitente e, ocasionalmente, hematêmese. É incomum sangramento agudo e maciço.[22]

O diagnóstico baseia-se na aparência endoscópica clássica, mas, pode ser confirmado com biópsia endoscópica, ultrassonografia endoscópica, exame de hemácias marcadas ou tomografia computadorizada (TC).[25] Histopatologicamente, o GAVE é caracterizado por ectasia vascular, proliferação de células fusiformes e fibro-hialinose[22] (Fig. 18-8).

O tratamento inicial é preferencialmente clínico, com reposição de ferro e hemotransfusões, caso necessário. Nos pacientes com falha ao tratamento clínico, está indicada a terapia endoscópica para erradicação das lesões.[23,24] O método mais utilizado é a terapia termoablativa com coagulação por plasma de argônio. Outras opções terapêuticas incluem ablação com cateter bipolar, terapia a *laser* ou ablação por radiofrequência.[26] A ligadura elástica também pode ser realizada nos casos de falha terapêutica.[23,24]

A descompressão portal com TIPS não reduz o sangramento de maneira confiável, ressaltando a relação incerta do GAVE com a hipertensão portal.[27,28] A antrectomia evita sangramentos recorrentes, mas, geralmente é reservada para pacientes que falham nas terapias endoscópicas. A terapia combinada de estrogênio/progesterona pode diminuir o sangramento, embora os vasos ectásicos pareçam persistir.[29]

SARCOMA DE KAPOSI

Ver Capítulo 22: *Doenças Infecciosas e Parasitárias em Estômago*.

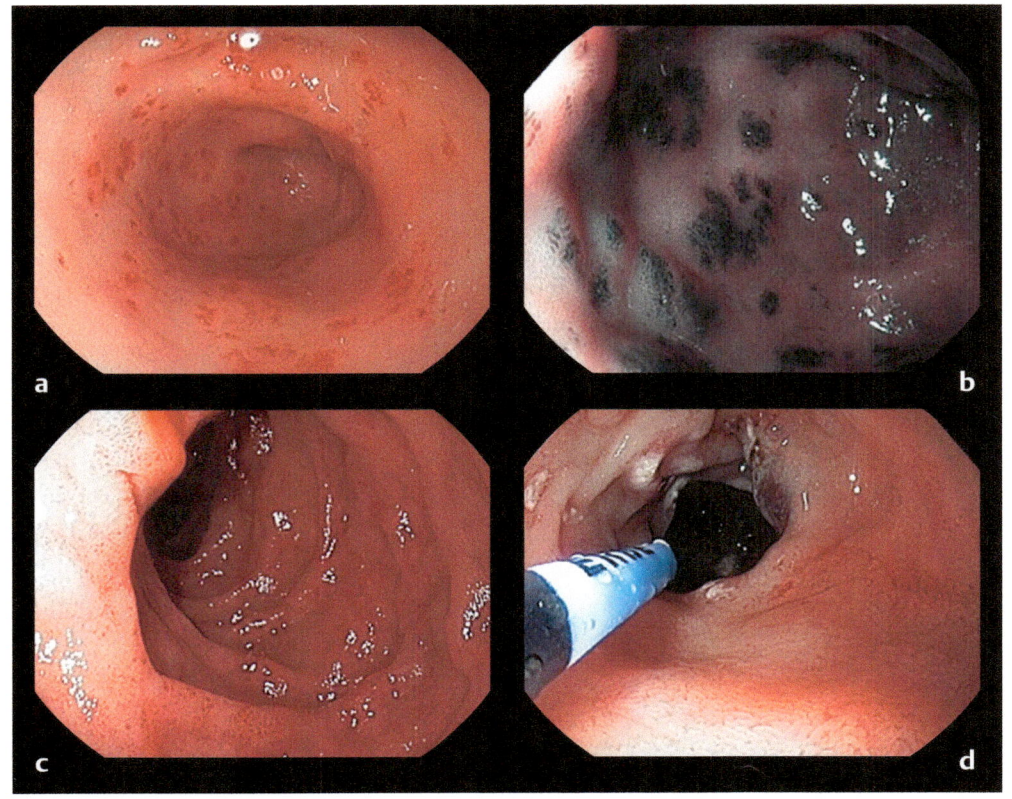

Fig. 18-8. F. R. S., 40 anos, masculino. Paciente sofreu traumatismo com fratura de quadril e fêmur, evoluindo com dor osteoarticular intensa, dependente de uso de analgésicos e anti-inflamatórios não hormonais. Iniciou com quadros e melena e enterorragia de repetição, internado por várias ocasiões para reposição volêmica e tratamento endoscópico de lesões vasculares gástricas, duodenais e jejunais.
(**a, b**) Endoscopia digestiva alta mostra ectasia venosa em antro gástrico (Centro de Diagnóstico em Gastroenterologia, HC-FMUSP).
(**c, d**) Endoscopia digestiva alta mostra, também, múltiplas angioectasias em duodeno e jejuno proximal. Tratamento térmico com plasma de argônio (Centro de Diagnóstico em Gastroenterologia, HC-FMUSP).

REFERÊNCIAS BIBLIOGRÁFICAS

1. Sami SS, Al-Araji SA, Ragunath K. Review article: gastrointestinal angiodysplasia – pathogenesis, diagnosis and management. Aliment Pharmacol Ther. 2014;39:15-34.
2. Athanasoulis CA, Galdabini JJ, Waltman AC, Novelline RA, Greenfield AJ, Ezpeleta ML. Angiodysplasia of the colon: a cause of rectal bleeding. Cardiovasc Radiol. 1977;1:3-13.
3. Regula J, Wronska E, Pachlewski J. Vascular lesions of the gastrointestinal tract. Best Pract Res Clin Gastroenterol. 2008;22:313-328.
4. Junquera F, Feu F, Papo M, Videla S, Armengol JR, Bordas JM et al. A multicenter, randomized, clinical trial of hormonal therapy in the prevention of rebleeding from gastrointestinal angiodysplasia. Gastroenterology. 2001;121:1073-1079.
5. Yano T, Yamamoto H, Sunada K, Miyata T, Iwamoto M, Hayashi Y et al. Endoscopic classification of vascular lesions of the small intestine. Gastrointestinal Endosc. 2008;67(1):169-72.
6. Sharath Kumar AA, Shapiro A. Hereditary haemorrhagic telangiectasia. Haemophilia. 2008;14(6):1269-80.
7. Lee YT, Walmsley RS, Leong RW, Sung JJ. Dieulafoy's lesion. Gastrointest Endosc. 2003;58:236-43.
8. Lara LF, Sreenarasimhaiah J, Tang SJ, Afonso BB, Rockey DC. Dieulafoy lesions of the GI tract: localization and therapeutic outcomes. Dig Dis Sci. 2010;55:3436-41.
9. Dulic-Lakovic E, Dulic M, Hubner D, Fuchssteiner H, Pachofszky T, Stadler B, et al. Bleeding Dieulafoy lesions of the small bowel: a systematic study on the epidemiology and efficacy of enteroscopic treatment. Gastrointest Endosc. 2011;74:573-80.
10. Yamaguchi Y, Yamato T, Katsumi N, Imao Y, Aoki K, Morita Y et al. Short-term and long-term benefits of endoscopic hemoclip application for Dieulafoy's lesion in the upper GI tract. Gastrointest Endosc. 2003;57:653-6.
11. Iacopini F, Petruzziello L, Marchese M, Larghi A, Spada C, Familiari P et al. Hemostasis of Dieulafoy's lesions by argon plasma coagulation (with video). Gastrointest Endosc. 2007;66:20-6.
12. Matsui S, Kamisako T, Kudo M, Inoue R. Endoscopic band ligation for control of nonvariceal upper GI hemorrhage: comparison with bipolar electrocoagulation. Gastrointest Endosc. 2002;55:214-8.
13. Mumtaz R, Shaukat M, Ramirez FC. Outcomes of endoscopic treatment of gastroduodenal Dieulafoy's lesion with rubber band ligation and thermal/injection therapy. J Clin Gastroenterol. 2003;36:310-4.
14. Chen YY, Su WW, Soon MS, Yen HH. Delayed fatal hemorrhage after endoscopic band ligation for gastric Dieulafoy's lesion. Gastrointest Endosc. 2005;62:630-2.
15. Jaspersen D. Dieulafoy's disease controlled by Doppler ultrasound endoscopic treatment. Gut. 1993;34:857-8.
16. Nadal E, Burra P, Senzolo M. Cyanoacrylate injection to treat recurrent bleeding from Dieulafoy's lesion. Gastrointest Endosc. 2013;78:964-965.
17. Kumei T, Toya Y, Shiohata T, Kakuta F, Yanai S, Kawasaki K et al. Gastrointestinal: Endoscopic injection sclerotherapy for duodenal vascular malformation in blue rubber bleb nevus syndrome. J Gastroenterol Hepatol. 2019;34(6):963.
18. Fishman SJ, Smithers CJ, Folkman J, Lund DP, Burrows PE, Mulliken JB et al. Blue rubber bleb nevus syndrome: surgical eradication of gastrointestinal bleeding. Ann Surg. 2005;241(3):523-8.
19. Fernandes C, Alberto L, Pinho R, Veloso R, Pinto-Pais T, Carvalho J et al. Síndrome de Klippel-Trenaunay-Weber: Hemorragia gastrointestinal em doente jovem. J Port Gastrenterol. 2013;20(3):128-131.
20. Leon CA, Braun Filho LR, Ferrari MD, Guidolin BL, Maffessoni BJ. Síndrome de Klippel-Trenaunay: relato de caso. An Bras Dermatol. 2009;85(1):93-96.
21. Drinane M, Shah V. Portal hypertensive gastropathy and gastric antral vascular ectasia. In: Complications of Cirrhosis: Evaluation and Management. Springer International Publishing; 2015. p. 111-119.
22. Payen JL, Calès P, Voigt JJ, Barbe S, Pilette C, Dubuisson L et al. Severe portal hypertensive gastropathy and antral vascular ectasia are distinct entities in patients with cirrhosis. Gastroenterology. 1995;108:138-144.
23. Ito M, Uchida Y, Kamano S, Kawabata H, Nishioka M. Clinical comparisons between two subsets of gastric antral vascular ectasia. Gastrointest Endosc. 2001;53:764-70.
24. Dulai GS, Jensen DM, Kovacs TO, Gralnek IM, Jutabha R. Endoscopic treatment outcomes in watermelon stomach patients with and without portal hypertension. Endoscopy. 2004;36:68-72.
25. Barnard GF, Colby JM, Saltzman JR, Krims PE, Li L, Banner BF. Endoscopic ultrasound appearance of watermelon stomach. Abdom Imaging. 1995;20:26-8.
26. McGorisk T, Krishnan K, Keefer L, Komanduri S. Radiofrequency ablation for refractory gastric antral vascular ectasia (with video). Gastrointest Endosc. 2013;78:584-8.
27. Spahr L, Villeneuve JP, Dufresne MP, Tassé D, Bui B, Willems B et al. Gastric antral vascular ectasia in cirrhotic patients: absence of relation with portal hypertension. Gut. 1999;44:739-42.
28. Kamath PS, Lacerda M, Ahlquist DA, McKusick MA, Andrews JC, Nagorney DA. Gastric mucosal responses to intrahepatic portosystemic shunting in patients with cirrhosis. Gastroenterology. 2000;118:905-11.
29. Manning RJ. Estrogen/progesterone treatment of diffuse antral vascular ectasia. Am J Gastroenterol. 1995;90:154-6.

ÚLCERA PÉPTICA GASTRODUODENAL

Jairo Silva Alves ▪ Débora Lucciola Coelho ▪ Victor Lima de Matos
Bárbara de Oliveira Moreira ▪ Frederico Fonseca Campos

INTRODUÇÃO/DEFINIÇÃO

Úlceras pépticas são lesões induzidas pela ação do ácido presente no estômago e caracterizam-se pela perda da integridade da mucosa ultrapassando a camada muscular própria. Lesões mais superficiais são denominadas erosões.[1] Geralmente decorrem de um processo crônico em que há um desequilíbrio entre os fatores protetores e agressores da mucosa.[2]

A histologia da lesão ulcerada gastroduodenal mostra uma solução de continuidade que penetra na muscular da mucosa podendo atingir a submucosa, muscular própria ou camadas mais profundas. Sua base é coberta por uma camada de tecido necrótico, geralmente homogêneo. A biópsia da margem da úlcera péptica revela hiperplasia foveolar focal com vários graus de inflamação, expressão da reação ulcerosa. (Fig. 19-1) Na lesão ulcerada em cicatrização coexiste a camada necrótica com tecido de granulação.[3]

A completa cicatrização da lesão é a última etapa do processo e o aspecto endoscópico pode não permitir a distinção entre uma lesão péptica e uma úlcera neoplásica cicatrizada. A avaliação endoscópica adequada das lesões ulceradas gástricas, com aparelhos de alta definição, aliada às novas tecnologias como as cromoscopias digital e convencional poderão auxiliar nesta definição. Mas, a biópsia da lesão ulcerada gástrica permanece como elemento importante do exame endoscópico.[4]

Até a descoberta do *Helicobacter pylori (H. pylori)* e do desenvolvimento de drogas antiácidas potentes, na década de 1980, as lesões ulceradas gástricas e duodenais apresentavam etiologia desconhecida, embora o papel do ácido clorídrico e da pepsina já estivesse bem definido como fatores agressores. Consequentemente, a cirurgia apresentava papel importante, principalmente na abordagem das complicações, muito frequentes. Desde o início do século passado e principalmente após a segunda guerra mundial, passou-se a observar uma queda na prevalência da úlcera gastroduodenal (UGD); esta foi atribuída a vários fatores, entre eles, as modificações dos hábitos higiênico sanitários, com consequente redução da infecção pelo *H. pylori* na população. A redução na taxa de prevalência da UGD e a identificação/ocorrência de novos fatores etiológicos decorreram das alterações na prevalência do *H. pylori*. A identificação do patógeno e a descoberta de seu papel na etiopatogenia das doenças pépticas revolucionaram a prática da gastroenterologia. A prescrição crescente de drogas anti-inflamatórias não esteroides (AINEs) e o envelhecimento da população passaram a ser identificados como fatores importantes na etiologia da UGD. A UGD ainda apresenta incidência e prevalência relevantes, com morbidade e mortalidade bem definidas. As descobertas que iluminaram o conhecimento sobre a prevalência, incidência e etiopatogenia da UGD e das suas complicações, definiram novas formas de tratamento e modificaram a história natural da UGD.[5,6]

Nos países em desenvolvimento, a maioria das crianças são infectadas pelo *H. pylori* antes dos 10 anos de idade e mais de 80% da população está infectada antes dos 50 anos de idade. Ao contrário, em países desenvolvidos, como nos EUA, a infecção é rara antes dos 10 anos, chegando a 10% da população entre 18 e 30 anos de idade e acometendo 50% dos indivíduos com mais de 60 anos.[7]

Neste capítulo vamos rever os aspectos endoscópicos, à luz dos últimos conhecimentos incorporados na nossa prática. Os novos aparelhos endoscópicos, com recursos de melhora e ganho da imagem, podem contribuir para melhorar nossa avaliação das úlceras gástricas no que se refere à sua natureza. Ainda são pouco utilizados, mas as alterações no padrão vascular da mucosa gástrica, da sua regularidade, presença de padrão mucoso tipo intestinal, estão sendo pesquisadas e descritas, com propostas de classificações que poderão, em futuro próximo, ser incorporadas pelos endoscopistas.[8] (Quadro 19-1)

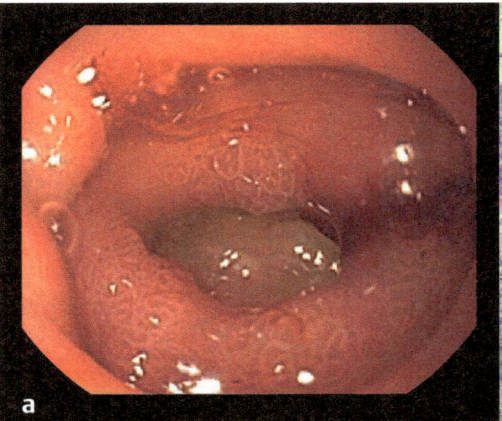

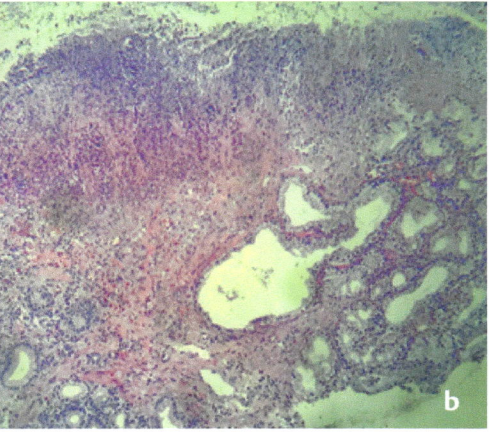

Fig. 19-1. (a) Lesão ulcerada péptica gástrica, em atividade; (b) histologia: solução de continuidade na mucosa antral estendendo-se além da muscular da mucosa.

Quadro 19-1. Classificação Proposta para as Lesões Gástricas Usando NBI

	A	B	H. pylori+	C
Padrão mucoso	Regular e circular	Sulcos regulares	Regular	Irregular/ausente Substância opaca branca
Padrão vascular	Regular	Regular	Regular com densidade vascular variável	Irregular
Resultado esperado	Normal	Metaplasia intestinal	Infecção H. pylori	Displasia

EPIDEMIOLOGIA

Em diversos países do mundo, tem-se constatado uma redução dramática em incidência, prevalência e mortalidade por consequência de doença ulcerosa péptica (DUP) complicada. No Brasil, dados de 2017 extraídos do estudo *Global Burden Disease*, indicam redução em mais de 50% na prevalência e cerca de 30% na incidência de DUP nas últimas duas décadas. Atribui-se esta redução, principalmente, ao declínio da infecção pelo *H. pylori*, particularmente nos países desenvolvidos e em desenvolvimento, em decorrência do aumento do diagnóstico e do tratamento, além de melhorias nas condições sanitárias. Destaca-se também o uso disseminado dos inibidores de bomba protônica que elevam o pH do estomago e do duodeno além de reduzirem significativamente as taxas de sangramento por DUP nos pacientes em uso de ácido acetilsalicílico (AAS) e anticoagulante.

A despeito da queda de incidência e prevalência da DUP no Brasil, desde 2013, observa-se um aumento progressivo na mortalidade por essa doença. Em princípio, atribui-se ao envelhecimento populacional o que geralmente implica maior número de comorbidades e uso de medicamentos, especialmente os antiplaquetários, anti-inflamatórios e anticoagulantes.[1]

ETIOPATOGÊNESE

Muitos fatores etiológicos estão implicados no desenvolvimento de UGD, tais como uso de AINEs, corticosteroides, tabagismo, infecção pelo *H. pylori* e dieta rica em sal. Em comum, existe o fato de estes elementos interferirem na secreção ácida pela mucosa gástrica. Muitos pacientes com DUP apresentam mais de um fator de risco que tendem a interagir entre si.[9-12]

As principais causas de DUP são a infecção pelo *H. pylori* e o uso AINEs.[1,13] O *H. pylori* é uma bactéria gram-negativa que quando presente na mucosa gástrica desencadeia uma resposta inflamatória mediada por neutrófilos, linfócitos e plasmócitos que leva à degeneração celular e injúria tissular. Este processo, conhecido como gastrite, habitualmente é mais intenso no antro do que no corpo. Por esta forte relação entre a bactéria e a DUP recomenda-se que todos os pacientes com UGD sejam testados para infecção por *H. pylori*.[1]

A lesão da mucosa gástrica induzida por AINEs dá-se por diversos mecanismos. A maior parte destes medicamentos são ácidos fracos que, após contato com o ácido do estômago, ligam-se a um íon protônico e atravessam a membrana celular das células epiteliais. No interior das células, H+ é liberado e a molécula do ácido fica retida. Este fluxo leva a outras reações que diminuem a atividade mitocondrial e a integridade celular, além de aumentar a permeabilidade da membrana, levando à morte celular, erosões da mucosa e hemorragia.[1]

O outro mecanismo de lesão tissular por AINEs é através da inibição da cicloxigenase-1 (COX-1), responsável pela síntese de prostaglandinas. As prostaglandinas atuam aumentando a secreção de bicarbonato e muco, bem como o fluxo sanguíneo. Elas também inibem a proliferação celular para manter a barreira mucosa íntegra.[14]

Os pacientes em uso de AAS têm o dobro do risco de desenvolver UGD que a população geral. O AAS inibe de forma irreversível a cicloxigenase. Já os AINEs inibem de forma reversível, dose-dependente. Os AINEs seletivos para COX-2, como celocoxib e rofecoxib são potencialmente seguros para a mucosa digestiva, pois não agem sobre a COX-1, porém alguns foram retirados do mercado por aumentarem o risco de eventos cardiovasculares.[1]

A associação de AINEs (incluindo o AAS) com outras medicações como inibidores seletivos da recaptação de serotonina, corticosteroides e anticoagulantes aumenta o risco de sangramento. Idade avançada e múltiplas comorbidades também aumentam o risco de pacientes com infecção pelo *H. pylori* e em uso de AINEs.[1,15,16]

A interação entre estes dois fatores não está bem estabelecida, mas o American College of Gastroenterology já recomenda testar e tratar a infecção pelo *H. pylori* nos pacientes com indicação de uso prolongado de AINEs e AAS.[13,17] Cerca de um quinto dos pacientes não tem a etiologia da DUP definida. Em parte deve-se aos resultados falso-negativos para *H. pylori* e, também, ao uso não relatado ou acidental de AINEs.[1]

DIAGNÓSTICO ENDOSCÓPICO

O diagnóstico da DUP comumente se faz pela endoscopia, sendo exame o padrão ouro. O conhecimento endoscópico dos aspectos morfológicos é importante no diagnóstico diferencial de úlceras gástricas neoplásicas.

Características Endoscópicas

Sakita *et al.* em 1971, descreveram sobre o aspecto e comportamento das lesões ulceradas gástricas malignas em suas diferentes fases. Este ciclo vital da lesão ulcerada neoplásica passou a ser utilizado na descrição e avaliação das lesões ulceradas pépticas gástricas e duodenais. Os estágios da úlcera foram classificados então, com base em um exame visual, em três estágios: estágio A (estágio ativo), estágio H (estágio de cicatrização) e estágio S (estágio de cicatriz)[18-20] (Figs. 19-2 e 19-3).

As úlceras gástricas devem ser avaliadas e descritas, quanto à localização, profundidade, tamanho, formato, base, borda e mucosa gástrica adjacente.

- *Localização:* as regiões gástricas não secretoras tendem a apresentar uma maior incidência de úlceras pépticas. A maioria dessas lesões ocorrem na pequena curvatura, corpo proximal e antro gástrico, sendo esta última a região mais acometida. Tal fato pode justificar-se pela menor vascularização da submucosa, predispondo isquemia da mucosa mediante agressão[21] (Fig. 19-4).
- *Formato:* a fase em que a úlcera se encontra no momento do exame, está estritamente relacionada com o seu formato. Úlceras em atividade apresentam-se de formato ovalar, já úlceras em períodos de cicatrização tornam-se cada vez mais lineares até a evolução para cicatrizes.
- *Borda:* as bordas das úlceras também dependem da fase em que se encontram, sendo as bordas mais elevadas, regulares e bem definidas aquelas em atividade. Em fases de cicatrização/cicatriz são observadas as convergências de pregas. As lesões sugestivas de neoplasias, normalmente, apresentam-se com bordas irregulares e com redução da elasticidade da mucosa.[22]
- *Base:* úlceras em atividade apresentam em sua base, tecido de granulação com aspecto plano, liso, regular e coberta por fibrina espessa branca ou branco-acinzentada. Já em fases de cicatrização, a fibrina apresenta-se mais superficial e tênue.[22]

CAPÍTULO 19 ▪ ÚLCERA PÉPTICA GASTRODUODENAL

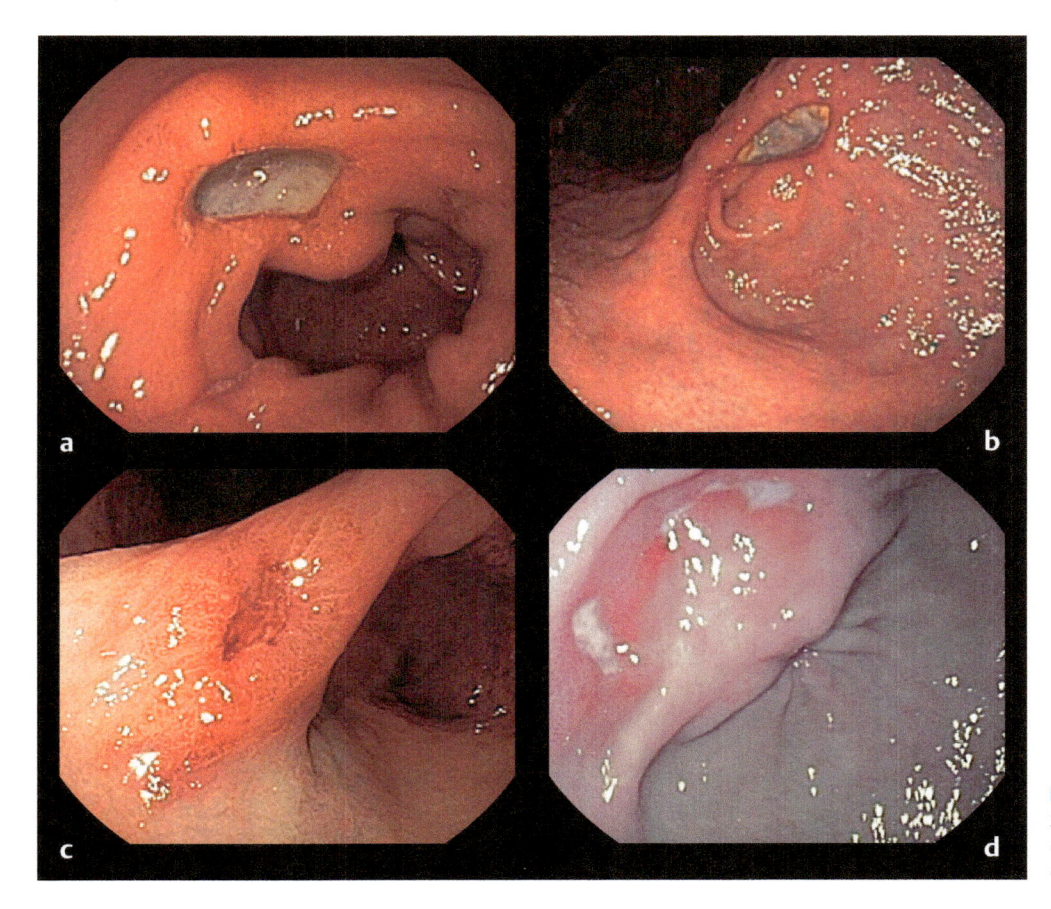

Fig. 19-2. (**a**) Úlcera antral em atividade A1 de Sakita; (**b**) úlcera antral em atividade A2 de Sakita; (**c**) úlcera antral em atividade H1 de Sakita; (**d**) úlcera antral am atividade H2 de Sakita.

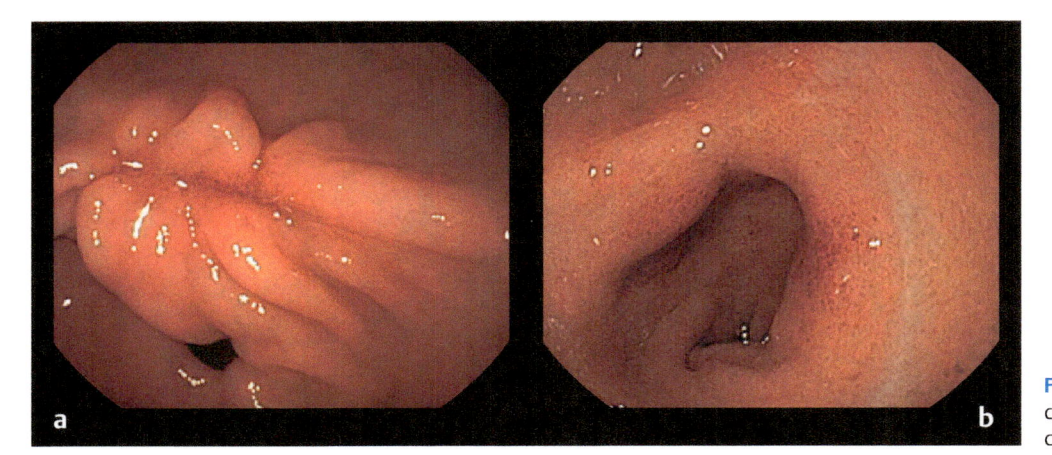

Fig. 19-3. (**a**) Úlcera gástrica cicatrizada, pequena curvatura pré-pilórica (S1); (**b**) úlcera duodenal cicatrizada, parede posterior, semicircular (S2).

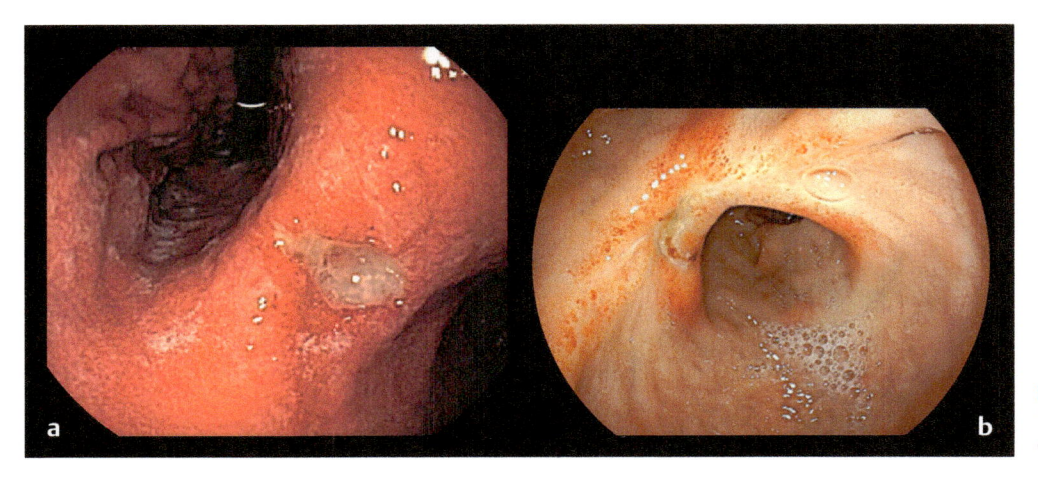

Fig. 19-4. (**a**) Úlcera gástrica, região angular; (**b**) úlcera duodenal, parede anterior com pequena curvatura bulbar.

Biópsias

O principal papel da endoscopia em pacientes com DUP não complicada é confirmar o diagnóstico e descartar malignidade. A incidência de lesões neoplásicas em úlceras duodenais é baixa e não é recomendada a biópsia nestas lesões. Em relação a biópsia das lesões ulceradas gástricas, atualmente, sugere-se levar em consideração a aparência endoscópica; lesões macroscopicamente pépticas, em indivíduos jovens e sem fatores de risco para neoplasia gástrica, poderão prescindir da realização de biópsias. Entretanto, nas úlceras gástricas macroscopicamente indefinidas, ou macroscopicamente suspeitas de malignidade por causa de características endoscópicas específicas como irregularidade, lesão com bordas elevadas, pregas adjacentes irregulares, confluentes ou que se interrompem antes de atingir a ulceração, deverão ser biopsiadas.[5,23] É recomendada a realização de múltiplas biópsias, sendo sugerido um número de 8 ou mais, incluindo a sua base e bordas, caso haja suspeita de malignidade ou se as características da endoscopia sugerirem esse diagnóstico.[24]

A pesquisa do *H. pylori* é mandatória nos pacientes com DUP e a biópsia deve ser realizada, para histologia ou teste de urease. De acordo com V Consenso de Maastricht, o teste da urease deve ser feito com uma biópsia do corpo e do antro. É recomendado descontinuar por 2 semanas os inibidores de bomba de prótons e por 4 semanas uso de antibióticos, pela chance de falsos-negativos. Para amostra histológica recomendam-se duas biópsias do antro (curvatura maior e menor que 3 cm proximais à região pilórica) e duas do corpo. A biópsia adicional da incisura é considerada para detecção de alterações pré-cancerosas, como atrofia e metaplasia intestinal.[25]

Papel da Magnificação e Cromoscopia Digital na Avaliação da Úlcera Gástrica

A arquitetura da superfície da mucosa gástrica normal com magnificação e NBI apresenta padrões distintos dependendo da sua localização. O fundo gástrico mostra-se com pequenas criptas regulares e o antro com criptas epiteliais separadas por sulcos estreitos.[26] O padrão vascular também apresenta diferentes características na mucosa do fundo e do antro. No fundo gástrico, os capilares subepiteliais distribuem-se ao redor das criptas gástricas e são organizados em um padrão de favo de mel regular, enquanto no antro são enovelados, alongados e se distribuem no centro das criptas epiteliais.[3,27]

A utilização de magnificação e cromoscopia na avaliação das úlceras gástricas pode mostrar padrão de criptas regular ou irregular. (Fig. 19-5) A neoplasia é sugerida quando estão presentes zonas de elevação irregulares ou zonas com padrão amorfo. Tais técnicas podem ajudar a avaliar a natureza da ulceração, bem como a extensão dessas lesões.[3,27]

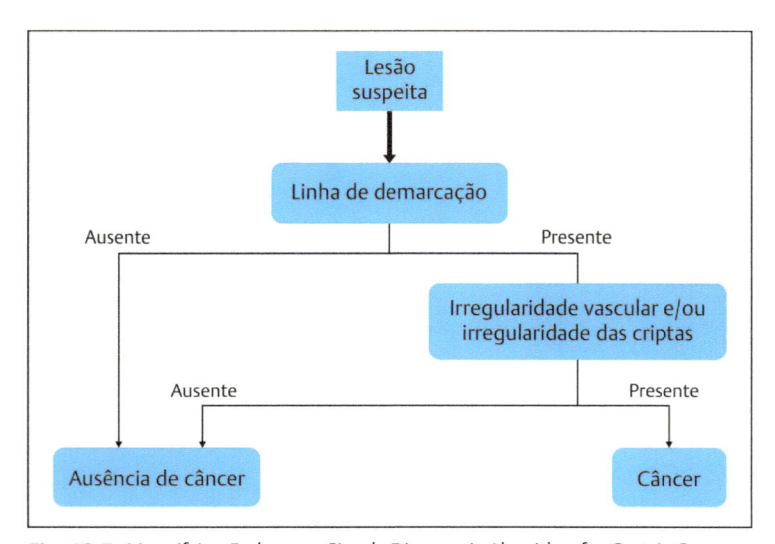

Fig. 19-5. *Magnifying Endoscopy Simple Diagnostic Algorithm for Gastric Cancer* (MESDA-G).

Quadro 19-2. Classificação de Sakita das Úlceras Gastroduodenais

	Descrição
A1	Fundo com depósito espesso de fibrina com ou sem hematina. Margem edemaciada e hiperemiada. Ausência de regeneração de epitélio ou convergência de pregas
A2	Fundo com depósito de fibrina clara e limpa. Margem pouco edemaciada e hiperemiada. Discreta regeneração epitelial ou convergência de pregas
H1	Fundo com depósito de fibrina delgada. Moderada regeneração epitelial e convergências das pregas até a lesão
H2	Fundo com depósito de fibrina delgada. Moderada regeneração epitelial e convergências das pregas até a lesão
S1	Fundo avermelhado com ausência de fibrina. Lesão preenchida por epitélio reparativo, associado a convergência de pregas até a área central. Formas variadas (lienar, puntiforme ou semilunar)
S2	Retração cicatricial (linear, semicircular ou puntiforme), de coloração esbranquiçada e presença de convergência de pregas ao redor

Buscando unificar o papel da magnificação e da cromoscopia no estudo de lesões gástricas, as sociedades de gastroenterologia e endoscopia do Japão, associadas à Organização Mundial de Endoscopia, criaram o *Magnifying Endoscopy Simple Diagnostic Algorithm for Gastric Cancer* (MESDA-G) (Quadro 19-2).

Após a detecção de uma lesão gástrica é importante observar se existe a linha de demarcação entre a lesão e a mucosa de fundo, sendo este é o primeiro passo para diferenciarmos uma lesão neoplásica para não neoplásica. Se a linha de demarcação estiver ausente, o diagnóstico de uma lesão benigna pode ser feito, como lesões pépticas. Se a linha de demarcação estiver presente, deve-se avaliar o padrão microvascular (MV) e o padrão da microssuperfície (MS). Nos casos em que os padrões irregulares de VM e/ou MS estiverem presentes o diagnóstico de lesão neoplásica pode ser feito.[28]

Embora esse algoritmo forneça alta precisão (95%), alto valor preditivo positivo (79%) e alto valor preditivo negativo (99%), para o diagnóstico do diferencial de lesões neoplásicas de não neoplásicas, ele tem algumas limitações, dentre estas a presença de sangramento ou a presença de muco. Assim, é necessária uma observação cuidadosa do paciente para obter imagens nítidas na prática clínica.[28]

Vigilância

A endoscopia de vigilância deve ser considerada em pacientes cuja úlcera gástrica é endoscopicamente suspeita de malignidade, mesmo se amostras de biópsia forem de etiologia benigna. Em casos de úlceras duodenais que cursam com sintomas persistentes, apesar da terapia apropriada, a vigilância é realizada para descartar úlceras pépticas complicadas e úlceras com etiologias não pépticas.[5]

Após 12 semanas de terapia antissecretora, em pacientes com úlcera gástrica, considera-se a realização de biópsias se manutenção de sintomas em vigência de tratamento adequado, etiologia incerta, úlcera maior que 20 mm, biópsias não realizadas ou amostragem inadequada/insuficiente, úlcera gástrica suspeita de malignidade na endoscopia digestiva alta prévia, endoscopia inicial em vigência de sangramento ou presença de fatores de risco para câncer gástrico, como idade maior que 50 anos e histórico familiar positivo.[22]

Estudos atuais mostram que a sensibilidade de uma úlcera com aparência benigna em combinação com a histologia negativa para neoplasia na primeira endoscopia, tem valor preditivo negativo de aproximadamente 100% para descartar a malignidade. Nos pacientes com baixo risco de câncer gástrico (por exemplo, um paciente jovem em uso de AINEs com aparência endoscópica sugestiva de lesões não neoplásicas), a endoscopia de vigilância pode ser desnecessária.[5,29]

COMPLICAÇÕES

Hemorragia Digestiva

A endoscopia é ferramenta fundamental no diagnóstico, no prognóstico e na terapia das úlceras hemorrágicas, podendo estratificar o risco de ressangramento, com os fatores prognósticos clínicos e endoscópicos, que são embasados em idade > 60 anos, doenças associadas como cardiopatia isquêmica, insuficiência cardíaca, doença pulmonar obstrutiva crônica, cirrose hepática, diabetes, alterações neurológicas, neoplasia ou pacientes em anticoagulação ou com repercussão hemodinâmica à admissão. Os sinais endoscópicos de maior risco de ressangramento são classificados segundo o aspecto endoscópico pela classificação de Forrest (Quadro 19-3). A classificação de Forrest fornece o risco estimado de sangramento da úlcera e ajuda a distinguir quais úlceras precisam de tratamento endoscópico[30,31] (Fig. 19-6).

O tratamento clínico com estabilização hemodinâmica e inibidor de bomba de prótons é fundamental no manejo inicial desses pacientes. O exame endoscópico deve ser realizado nas primeiras 12 a 24 horas, após a avaliação e a estabilização hemodinâmica. As diferentes técnicas endoscópicas são altamente eficazes e conseguem reduzir a incidência de ressangramento nas lesões de alto risco, tendo sua indicação quando há úlcera com sangramento em jato ou porejamento; vaso visível não sangrante; ou coágulo aderido.[5,32]

As técnicas de hemostasia utilizadas incluem a injeção com adrenalina 1:10.000, porém a injeção de solução de soro fisiológico com adrenalina não deve ser utilizada como monoterapia. Após a injeção, a hemostasia ocorre através do tamponamento do vaso pela bolha submucosa formada pelo soro e também pela vasoconstrição causada pela adrenalina. Porém, este efeito é efêmero e se outro método não for aplicado o sangramento vai recidivar em um curto período de tempo. Outras opções são a eletrocoagulação, a colocação de clipe metálico, *hemospray* ou injeção de esclerosantes.[5]

Perfuração

A perfuração é a complicação mais grave e ocorre em 1-2% das DUP, sendo mais comum nas úlceras piloroduodenais. Apresentação clínica com abdome agudo tem alta morbimortalidade.[22,33]

Quadro 19-3. Classificação de Forrest

	Descrição
Ia	Sangramento em jato, 90% de risco de ressangramento
Ib	Sangramento em lençol, 50% de risco de ressangramento
IIa	Vaso visível, 25-30% de risco de ressangramento
IIb	Coágulo aderido, 10-20% de risco de ressangramento
IIc	Mancha preta na úlcera (hematina), 7-10% de risco de ressangramento
III	Base limpa, 3-5% de risco de ressangramento

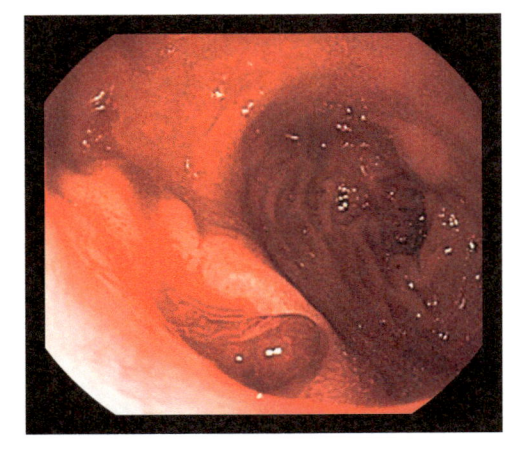

Fig. 19-6. Úlcera duodenal complicada com sangramento, bulbar, Forrest 1B.

Na abordagem inicial, a radiografia de tórax em posição supina associada à amilase/lipase séricas são básicas em um paciente com dor abdominal aguda, porém em 15% dos casos o pneumoperitônio está ausente na radiografia de pacientes com perfuração intestinal. O diagnóstico precoce e a intervenção cirúrgica urgente são essenciais para melhorar os resultados. A laparotomia exploradora permanece o padrão ouro.[33]

Pacientes com evidência clínica de perfuração aguda geralmente não devem ser submetidos à endoscopia. Terapia endoscópica (por exemplo, clipes mecânicos) não são recomendados atualmente para o manejo da perfuração aguda, para o qual o fechamento cirúrgico é a abordagem usual.[5,22]

Obstrução

A principal causa de obstrução gastroduodenal benigna ou obstrução da saída gástrica na população adulta é a DUP. A obstrução da saída gástrica pode ocorrer como resultado de inflamação e cicatrização do piloro e/ou do duodeno.[5]

Os pacientes geralmente apresentam perda de apetite, dor epigástrica, plenitude pós-prandial, náusea, vômito e perda ponderal. A endoscopia é importante para confirmar o diagnóstico e na diferenciação da obstrução benigna da maligna. Biópsia para excluir malignidade deve ser considerada. A erradicação do *H. pylori*, quando presente, minimiza as complicações subsequentes relacionadas com a úlcera.[5,34]

O avanço das técnicas endoscópicas tornou a dilatação com balão o tratamento de primeira linha na maioria dos pacientes com estenoses gastrointestinais. Excelentes resultados do tratamento são obtidos com interrupção do uso de AINEs, quando possível, e mantendo os pacientes em terapia antissecretora quando a terapia com AAS é necessária ou em úlceras idiopáticas.[5]

DIAGNÓSTICO DIFERENCIAL

As úlceras gástricas estão associadas ao uso de AINEs e AAS. Outras causas importantes são infecção por *H. pylori* e malignidade. Os principais diagnósticos diferencias são adenocarcinoma gástrico, linfomas, doença de Crohn, isquemia e úlceras infeciosas. A presença de múltiplas úlceras de aspecto péptico, pode estar relacionada com doenças subjacentes, como a síndrome de Zolinger-Ellison.[5]

Outras causas de DUP incluem as úlceras idiopáticas, que podem estar relacionadas com isquemia (úlceras de estresse), medicamentos (alendronato, esteroides, cloreto de potássio e este quimioterápicos), infecções virais (CMV, HSV), cirurgia bariátrica, distúrbios metabólicos, radioterapia, histamina, eosinofilia e basofilia.[1]

REFERÊNCIAS BIBLIOGRÁFICAS

1. Narayanan M, Reddy KM, Marsicano E. Peptic ulcer disease and Helicobacter pylori infection. Mo Med. 2018;115(3):219-224.
2. Vakil NB. Epidemiology and etiology of peptic ulcer disease. UpToDate; 2018.
3. Yao K, Oishi T, Matsui T, Yao T, Iwashita A. Novel magnified endoscopic findings of microvascular architecture in intramucosal gastric cancer. Gastrointest Endosc. 2002;56:279-284.
4. Demling L, Elster B, Koch HS, Rosch WE. Endoscopy and Biopsy of the Stomach. in: Endoscopy and Biopsy of Esophagus, Stomach and Duodenum - a color atlas. 1st ed. Philadelphia: WB Saunders Company; 1892. p. 94-96.
5. Banerjee S, Cash BD, Dominitz JA, Baron TH, Anderson MA, Ben-Menachem T et al. The role of endoscopy in the management of patients with peptic ulcer disease. Gastrointest Endosc. 2010;71(4):663-8.
6. Yamanaka T, Nakazawa S, Segawa K, Yoshino J. An analysis of the structure of gastric ulcer by endoscopic ultrasonography. Nihon Shokaki by o Gakkai Zasshi. 1987;84:187-198.
7. Pounder RE, Ng D. The prevalence of Helicobacter pylori infection in different countries. Aliment Pharmacol Ther. 1995;9(Suppl 2):33-9.
8. Pimentel-Nunes P, Dinis-Ribeiro M, Soares JB, Marcos-Pinto R, Santos C, Rolanda C et al. A multicenter validation of an endoscopic classification with narrow band imaging for gastric precancerous and cancerous lesions. Endoscopy. 2012;44(3):236-46.

9. Gisbert JP, Legido J, García-Sanz I, Pajares JM. Helicobacter pylori and perforated peptic ulcer prevalence of the infection and role of non-steroidal anti-inflammatory drugs. Dig Liver Dis. 2004;36:116-120.
10. Kurata JH, Nogawa AN. Meta-analysis of risk factors for peptic ulcer. Nonsteroidal anti-inflammatory drugs, Helicobacter pylori, and smoking. J Clin Gastroenterol. 1997;24:2-17.
11. Lau JY, Sung J, Hill C, Henderson C, Howden CW, Metz DC. Systematic review of the epidemiology of complicated peptic ulcer disease: incidence, recurrence, risk factors and mortality. Digestion. 2011;84:102-113.
12. Thorsen K, Soreide JA, Kvaloy JT, Glomsaker T, Soreide K. Epidemiology of perforated peptic ulcer: Age-and gender-adjusted analysis of incidence and mortality. World J Gastroenterol. 2013;19(3):347-354.
13. Feldman M, Friedman LS, Brandt LJ. Sleisenger and Fordtran's gastrointestinal and liver disease: pathophysiology/diagnosis/management. 10rd ed. Philadelphia: Saunders/Elsevier; 2016.
14. Lanas A, Chan FKL. Peptic ulcer disease. The Lancet. 2017;390:613-624.
15. Crooks CJ, West J, Card TR. Comorbidities affect risk of nonvariceal upper gastrointestinal bleeding. Gastroenterology. 2013;144(7):1384-93.
16. Gonzalez-Perez A, Saez ME, Johansson S, Nagy P, Garcia Rodriguez LA. Risk factors associated with uncomplicated peptic ulcer and changes in medication use after diagnosis. PLoS One. 2014;9:e101768.
17. Chey WD, Leontiadis GI, Howden CW, Moss SF. ACG Clinical Guideline: Treatment of Helicobacter pylori Infection. Am J Gastroenterol. 2017;112:212-239.
18. Nebiki H, Arakawa T, Higuchi K, Kobayashi K. Quality of ulcer healing influences the relapse of gastric ulcers in humans. J Gastroenterol Hepatol. 1997;12:109-114.
19. Takemoto T, Sasaki N, Tada M, Yanai H, Okita K. Evaluation of peptic ulcer healing with a highly magnifying endoscope: potential prognostic and therapeutic implications. J Clin Gastroenterol. 1991;13(Suppl 1):S125-S128.
20. Tarnawski A, Douglass TG, Stachura J, Krause WJ. Quality of gastric ulcer healing: histological and ultrastructural assessment. Aliment Pharmacol Ther. 1991;5(Suppl 1):79.
21. Oi M, Oshida K, Sugimura S. The location of gastric ulcer. Gastroenterology. 1959;36(1):45-56.
22. Averbach M, Safatle-Ribeiro AV, Ferrari AP, Montes CG, Ejima FH, Faria KB et al. Atlas de endoscopia digestiva da SOBED. São Paulo: Revinter; 2011. p. 728.
23. Amano Y, Uno G, Yuki T, Okada M, Tada Y, Fukuba N et al. Interobserver variation in the endoscopic diagnosis of gastroduodenal ulcer scars: implications for clinical management of NSAIDs users. BMC Res Notes. 2011;4:409.
24. Peixoto A, Silva M, Pereira P, Macedo G. Biopsies in Gastrointestinal Endoscopy: When and How. GE Port J Gastroenterol. 2015;23(1):19-27.
25. Malfertheiner P, Megraud F, O'Morain CA, Gisbert JP, Kuipers EJ, Axon AT et al. European Helicobacter and Microbiota Study Group and Consensus panel. Management of Helicobacter pylori infection-the Maastricht V/Florence Consensus Report. Gut. 2017;66(1):6-30.
26. Kwon RS, Sahani DV, Brugge WR. Gastrointestinal cancer imaging: deeper than the eye can see. Gastroenterology. 2005;128:1538-1553.
27. Nakayoshi T, Tajiri H, Matsuda K, Kaise M, Ikegami M, Sasaki H. Magnifying endoscopy combined with narrow band imaging system for early gastric cancer: correlation of vascular pattern with histopathology. Endoscopy. 2004;36:1080-1084.
28. Muto M, Yao K, Kaise M, Kato M, Uedo N, Yagi K et al. Magnifying endoscopy simple diagnostic algorithm for early gastric cancer (MESDA-G). Dig Endosc. 2016;28(4):379-393.
29. Gielisse EA, Kuyvenhoven JP. Follow-up endoscopy for benign-appearing gastric ulcers has no additive value in detecting malignancy It is time to individualise surveillance endoscopy. Gastric Cancer. 2015;18(4):803-9.
30. Barchi A, Miraglia C, Violi A, Cambiè G, Nouvenne A, Capasso M et al. A non-invasive method for the diagnosis of upper GI diseases. Acta Biomed. 2018;89(8-S):40-43.
31. Forrest JA, Finlayson ND, Shearman DJ. Endoscopy in gastrointestinal bleeding. Lancet. 1974;2:394-397.
32. Giordano-Nappi J, Maluf FF. Aspectos endoscópicos no manejo da úlcera péptica gastroduodenal. Rev Col Bras Cir. 2008;35(2):124-131.
33. Chung KT, Shelat VG. Perforated peptic ulcer-an update. World J Gastrointest Surg. 2017;9(1):1-12.
34. Yusuf TE, Brugge WR. Endoscopic therapy of benign pyloric stenosis and gastric outlet obstruction. Curr Opin Gastroenterol. 2006;22(5):570-3.

ESTÔMAGO OPERADO

CAPÍTULO 20

Renato Luz Carvalho ▪ Luiz Henrique de Souza Fontes
Eli Kahan Foigel ▪ Guilherme Augusto de Oliveira Schreiner

GASTRECTOMIAS

Desde a realização das primeiras gastrectomias por Billroth (Christian Albert Theodor Billroth), no século 19, até o advento dos inibidores de bomba protônica e o reconhecimento do *Helicobacter pylori* (Robin Warren e Barry J. Marshall, 1982; Prêmio Nobel, 2005), como causa de Úlcera péptica, foram realizados inúmeros atos cirúrgicos no estômago. Porém, durante uma complicação, como a úlcera perfurada, sempre que possível, o cirurgião deverá realizar a gastrectomia em vez da sutura da perfuração. A sutura resolve apenas a urgência; os fatores predisponentes persistem, e deve ser reservada aos casos em que o paciente esteja em más condições clínicas ou em que a cavidade esteja muito contaminada com pus e/ou restos alimentares. Os grandes centros dão a preferência à gastrectomia parcial com reconstrução a BI, sempre que possível, ou a BII quando o duodeno não estiver em condições ideais para ser utilizado na reconstrução.

Nos dias de hoje, a grande maioria das gastrectomias é utilizada para tratar o câncer gástrico.

A endoscopia digestiva alta é, sem dúvida, a ferramenta básica para o estudo do estômago operado.

Gastrectomias a Billroth I

Caracteriza-se pela ressecção gástrica distal com reconstrução gastroduodenal (Fig. 20-1).

Ao exame endoscópico observa-se a ausência do antro e muitas vezes do corpo distal. O lago mucoso é claro ou levemente bilioso. A mucosa pode apresentar-se normal ou enantematosa (Fig. 20-2). Há uma interrupção abrupta do pregueado mucoso junto à zona de anastomose. A anastomose gastroduodenal é terminoterminal (Fig. 20-3) de fácil intubação quando penetra no bulbo encurtado e com retificação da sua flexura, permitindo facilmente a progressão até

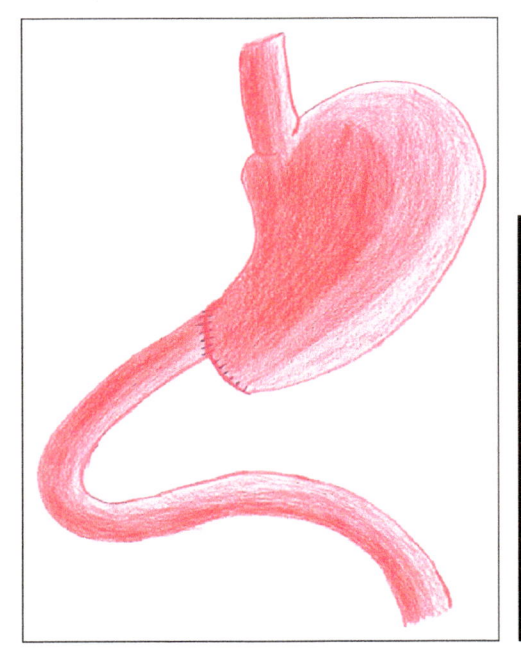

Fig. 20-1. Gastrectomia a BI.

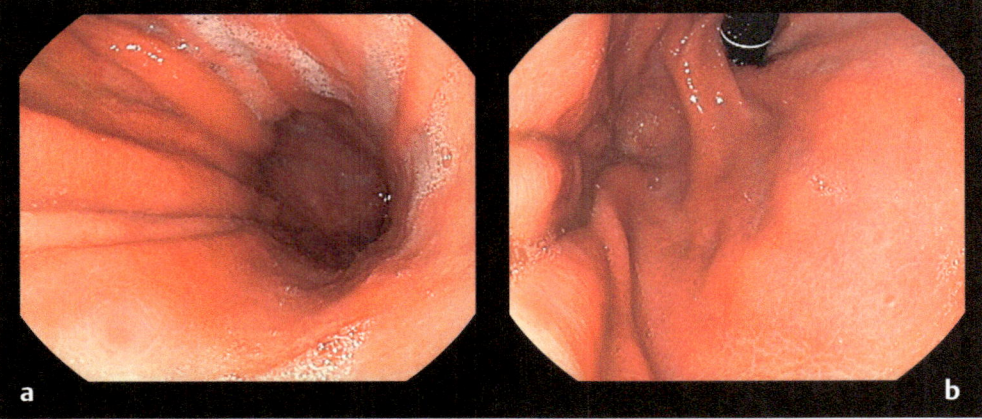

Fig. 20-2. (a) Coto gástrico com enantema discreto. (b) Retrovisão.

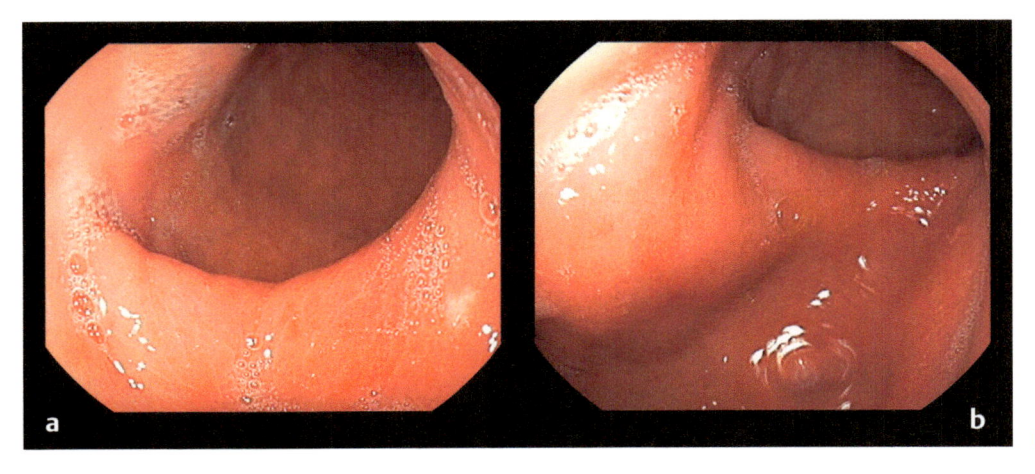

Fig. 20-3. (a, b) Anastomose gastroduodenal.

173

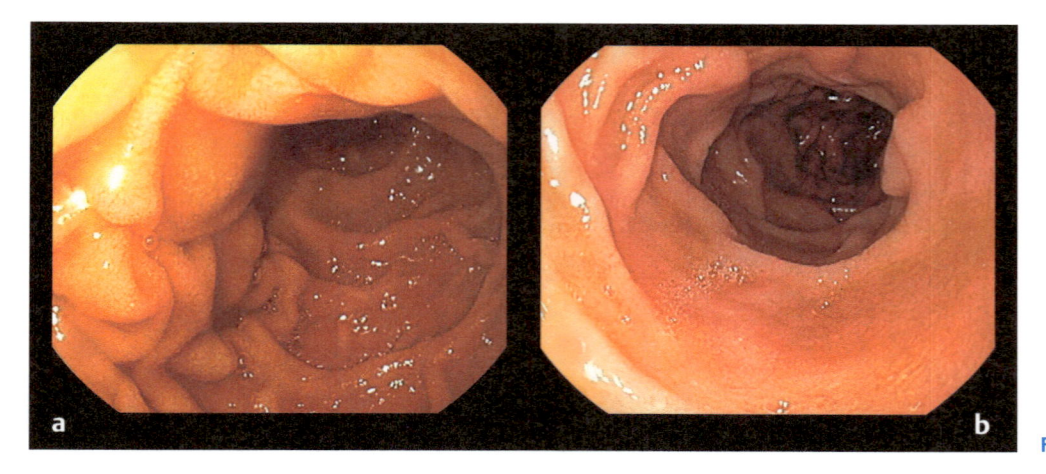

Fig. 20-4. (a, b) Segunda porção duodenal.

a 2ª porção duodenal (Fig. 20-4), mas, em muitos pacientes, pela modificação da angulação de entrada nesta região, dificulta o cateterismo e manipulação da via biliar pela Colangiopancreatografia Retrógrada Endoscópica (CPRE).

Gastrectomias a Billroth II

Na gastrectomia a Billroth II, o tamanho do coto gástrico é mais variável do que na Billroth I, geralmente, medindo entre 7-10 cm. Caracteriza-se por ressecções médio-distais com reconstrução gastrojejunal terminolateral (Fig. 20-5). Ao exame endoscópico identifica-se um lago mucoso com poucos resíduos biliares e muitas vezes com a presença de hiperemia e edema de intensidade variável sobre a mucosa, principalmente junto à zona anastomótica (Fig. 20-6). A anastomose gastrojejunal é bastante ampla, com as suas duas bocas visíveis (Fig. 20-6a), e se a alça aferente estiver junto à pequena curvatura, caracteriza-se como uma reconstrução anisoperistáltica. Penetrando-se pela alça aferente, após percorrer um segmento médio 20 a 30 cm, encontra-se a papila duodenal maior em posição invertida, próxima a um fundo de saco (Fig. 20-7b). A alça eferente mostra um pregueado circular fino característico do jejuno (Fig. 20-7a).

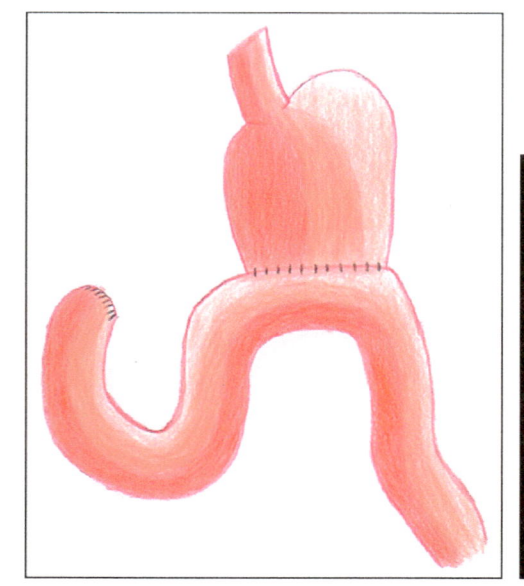

Fig. 20-5. Gastrectomia a BII.

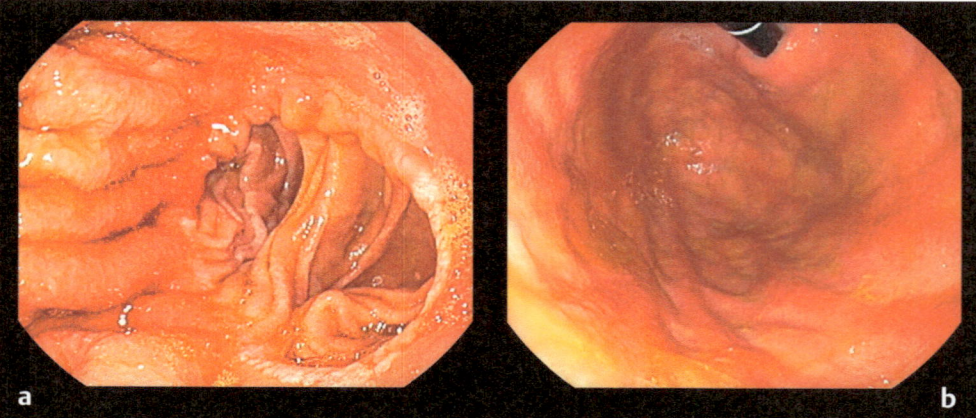

Fig. 20-6. (a) Gastrectomia a BII. Anastomose gastrojejunal terminolateral isoperistáltica. Presença de bile no coto gástrico. (b) BII. Retrovisão. Gastrite por refluxo alcalino.

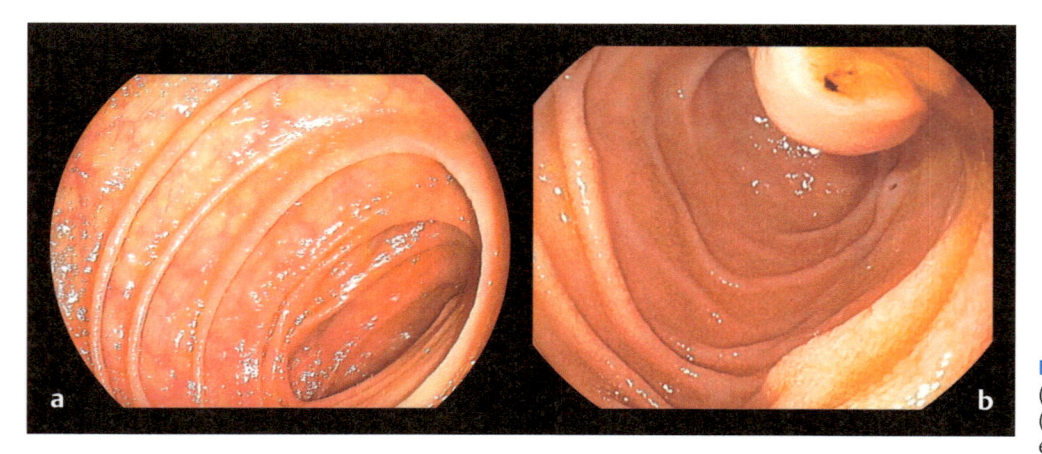

Fig. 20-7. (a) BII – Alça enteral alimentar (Eferente). (b) BII. Alça enteral em fundo cego (Aferente). Duodeno em fundo cego e papila maior em posição invertida.

Gastrectomia Subtotal ou Total com Reconstrução a Y de Roux

Nas gastrectomias com reconstrução a Y de Roux (Cesar Roux), as ressecções são amplas, muitas vezes totais, sendo o procedimento de escolha para o tratamento do câncer gástrico, principalmente quando proximal. A reconstrução é com alça jejunal única, terminolateral, no formato da extremidade de uma bengala ou cabo de guarda-chuva (Figs. 20-8 e 20-9). A mucosa do remanescente gástrico é normal, e não há presença de bile (Fig. 20-10). A anastomose gastrojejunal normalmente é ampla com duas bocas (Figs. 20-9 e 20-10), uma delas em fundo cego, e a outra, a alça alimentar.

Nas gastrectomias totais observa-se uma anastomose esofagojejunal (Fig. 20-11) terminolateral com as mesmas características descritas anteriormente (Fig. 20-12). A anastomose enteroenteral encontra-se a aproximadamente 40 cm abaixo da anastomose gastrojejunal e não é rotineiramente avaliada.

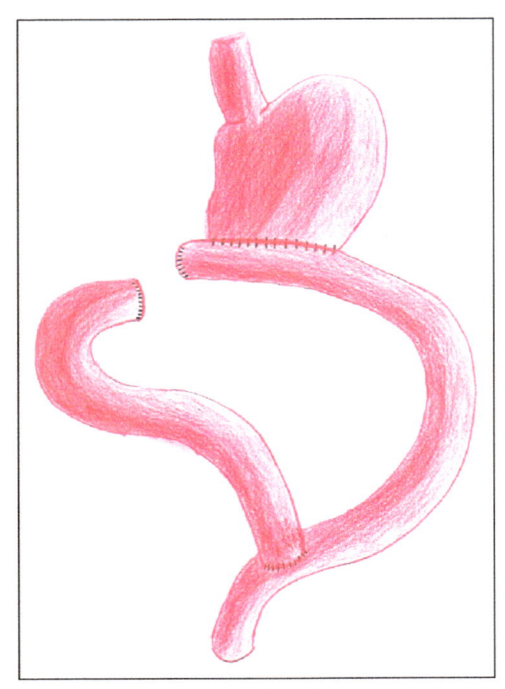

Fig. 20-8. Gastrectomia subtotal com reconstrução em Y de Roux.

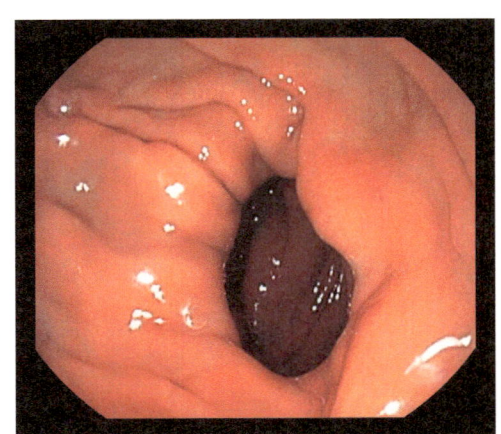

Fig. 20-9. Gastrectomia subtotal. Anastomose gastrojejunal terminolateral. Mucosa do coto normal, sem evidência de bile.

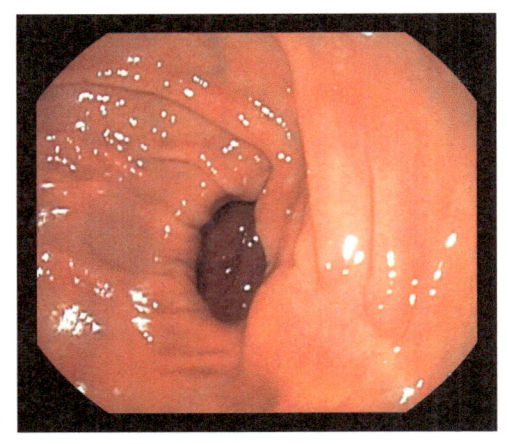

Fig. 20-10. Gastrectomia subtotal – linha de grampeamento em coto gástrico.

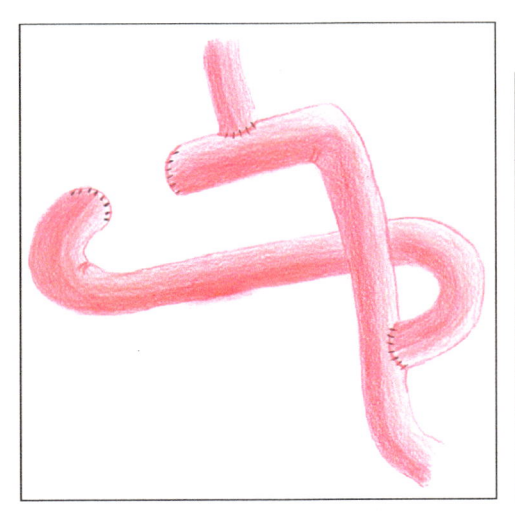

Fig. 20-11. Gastrectomia total com Y de Roux.

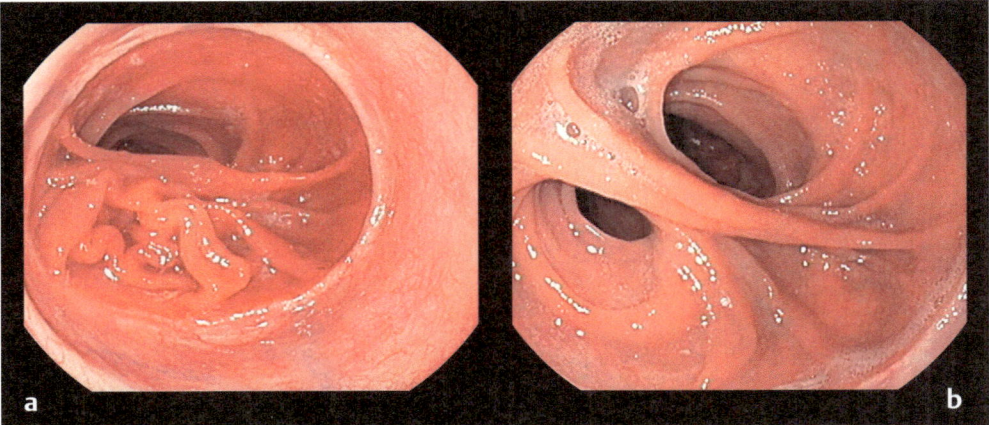

Fig. 20-12. (a, b) Gastrectomia total.

PILOROPLASTIAS E VAGOTOMIAS

As vagotomias troncular, seletiva e gástrica proximal não são percebidas no exame endoscópico, a não ser que se realize uma cirurgia de drenagem, como a piloroplastia associada. São de realização incomum nos dias atuais.

A técnica mais conhecida é de Heineke-Mikulicz (Walter Heineke e Johannes von Radecki Mikulicz), onde se encontra o piloro aberto e pouco deformado (Fig. 20-13), ocasionado por uma incisão vertical e sutura transversal (Fig. 20-14). Dentre outras técnicas de piloroplastia podemos citar a de Jaboulay, quando se evidencia uma anastomose antroduodenal laterolateral e a de Finney (John H. Finney, século 20) onde se faz uma incisão longitudinal antropiloro duodenal com fechamento em U invertido. Do ponto de vista endoscópico identifica-se o piloro entreaberto e amplo (Fig. 20-15).

GASTROENTEROANASTOMOSE

A gastroenteroanastomose é a criação de uma conexão entre o estômago e o jejuno, utilizada em casos de obstruções no piloro ou duodenais, não passíveis de ressecções cirúrgicas (Fig. 20-14). Aplica-se como uma medida de paliação à obstrução, permitindo um restabelecimento do trânsito alimentar.

Ao exame endoscópico não se observam ressecções cirúrgicas. Há presença de bile no coto gástrico. A anastomose gastrojejunal é laterolateral, isoperistáltica (Fig. 20-16), junto à face posterior de corpo médio-distal com duas bocas, uma que se dirige ao duodeno (aferente), e a outra para o jejuno (eferente).

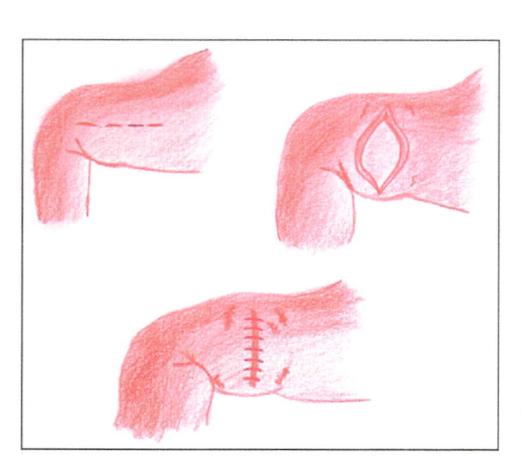

Fig. 20-13. Piloroplastia a Heineke-Mikulicz.

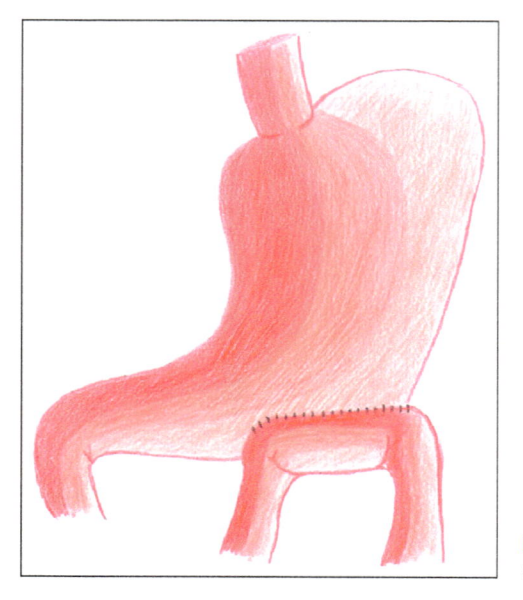

Fig. 20-14. Gastroenteroanastomose.

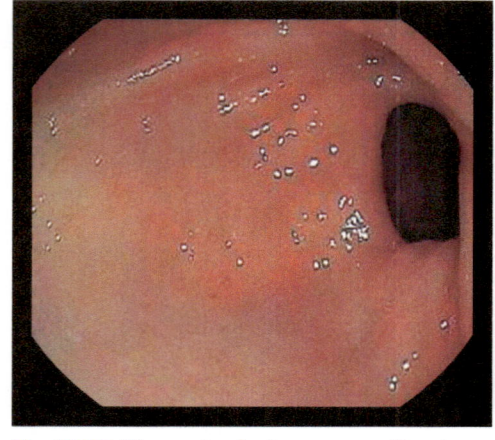

Fig. 20-15. Piloro entreaberto com uma discreta retração cicatricial.

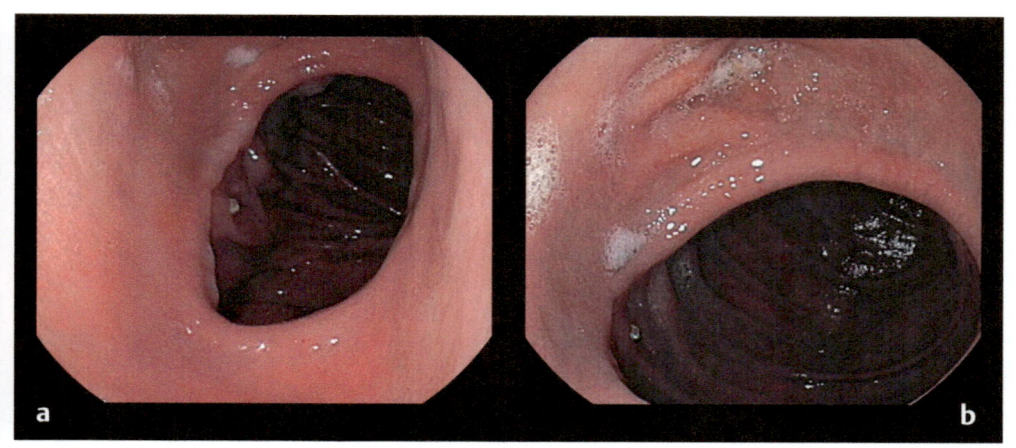

Fig. 20-16. (a, b) Gastroenteroanastomose.

GASTRODUODENOPANCREATECTOMIA (GDP)

Utilizada para o tratamento dos tumores periampulares (Ampola de Vater, 2ª porção duodenal). Caracteriza-se pela ressecção cirúrgica do antro gástrico, cabeça do pâncreas, duodeno e porção distal do colédoco. A reconstrução pode ser realizada por alça única (Fig. 20-17) ou em alça dupla. Alguns serviços preconizam a técnica da duodenopancreatectomia com preservação gástrica (Fig. 20-18).

Ao exame endoscópico observa-se na GDP a ausência cirúrgica do antro gástrico. Há uma anastomose gatrojejunal terminolateral ampla, com duas bocas (Fig. 20-19), uma alimentar, e a em fundo cego, contendo as anastomoses coledocojejunal (Fig. 20-20) e pancreatojejunal (Fig. 20-21).

CAPÍTULO 20 ■ ESTÔMAGO OPERADO

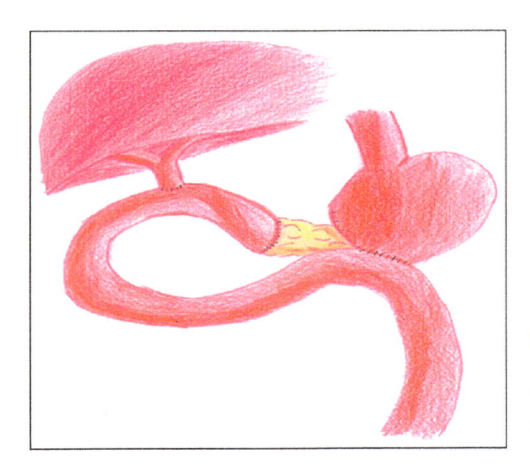

Fig. 20-17. Gastroduodenopancreatecmia (GDP) com reconstrução em alça única.

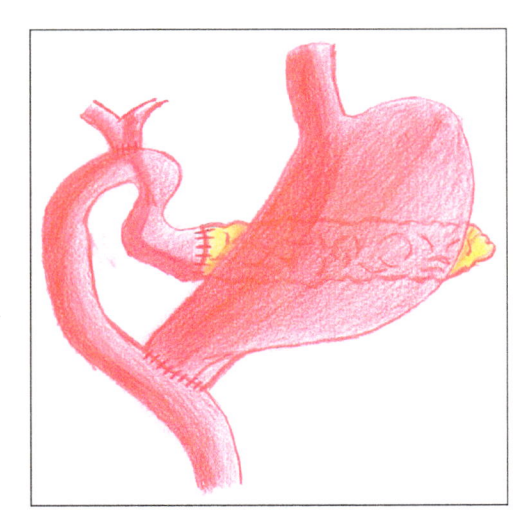

Fig. 20-18. Gastroduodenopancreatecmia (GDP) com preservação pilórica.

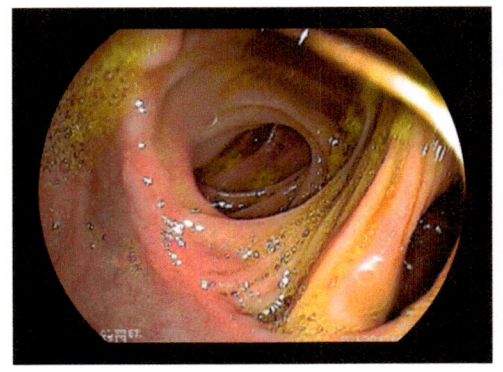

Fig. 20-19. GDP – Anastomose gastrojejunal.

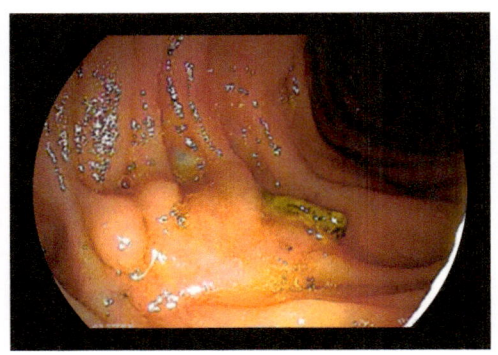

Fig. 20-20. GDP – Anastomose pancreatojejunal.

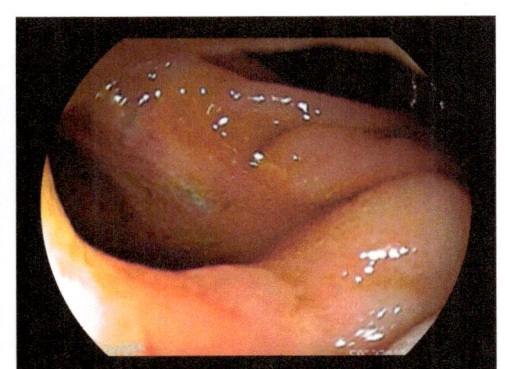

Fig. 20-21. GDP – Anastomose biliodigestiva.

ALTERAÇÕES DO REMANESCENTE GÁSTRICO E ANASTOMÓTICAS

- Hiperemia, edema, erosões, ulcerações, petéquias e friabilidade na mucosa de coto ocasionado por refluxo de bile (Fig. 20-22).
- Úlceras ativas, leito fibrinoso, bordos planos e hiperemiados junto à face gástrica, jejunal ou sobre a boca anastomótica (Fig. 20-23), também conhecidas como úlceras marginais, sendo uma das principais causas de hemorragia digestiva em pacientes gastrectomizados (Fig. 20-24).
- Estenoses do estoma e da anastomose (Fig. 20-25).
- Intussuscepção jejunogástrica muitas vezes com áreas de necrose (Fig. 20-26).
- Metaplasia intestinal, localizando-se próximo à boca anastomótica, em geral como placas de coloração branco-acinzentada, mais bem evidenciadas pela técnica de cromoscopia com uso de azul de metileno (Fig. 20-27).
- A neoplasia de coto gástrico (Fig. 20-28) pode ter maior risco de se desenvolver em pacientes gastrectomizados a BII após 15 anos do procedimento.

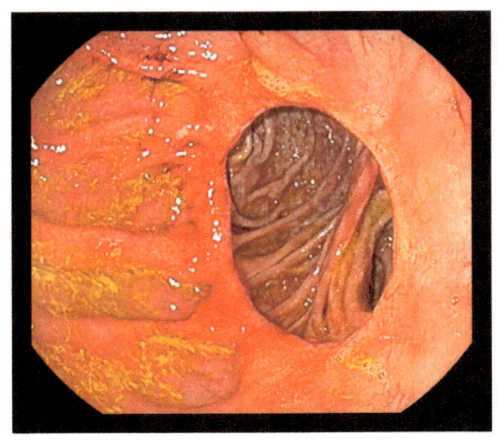

Fig. 20-22. Refluxo alcalino em BII.

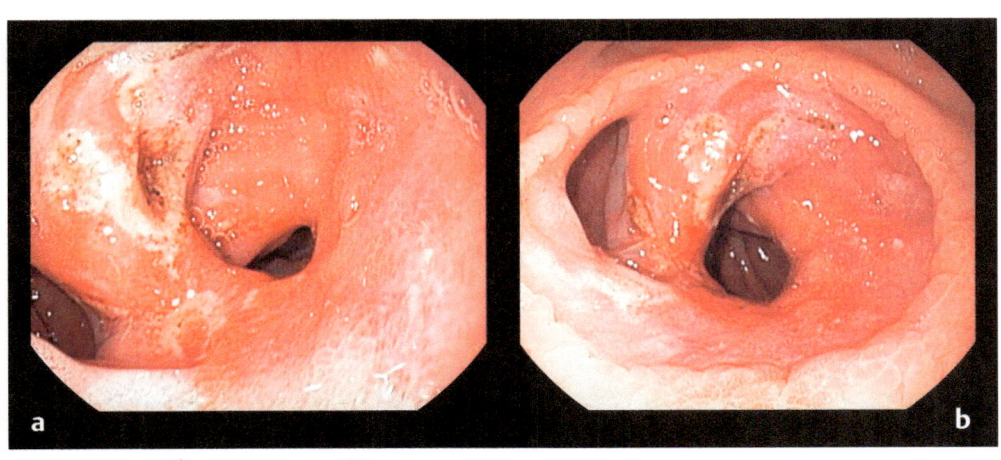

Fig. 20-23. (a, b) Úlceras marginais de boca anastomótica.

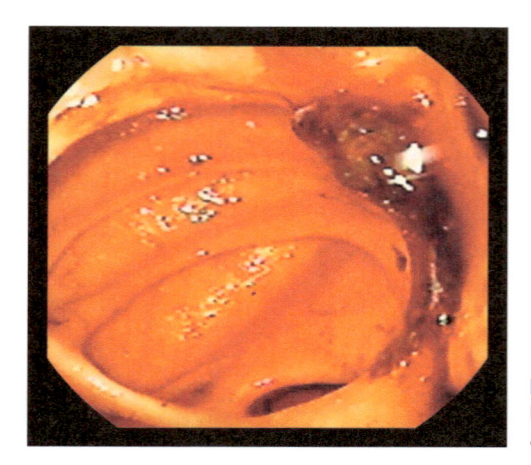

Fig. 20-24. Úlcera Forrest IIA de boca anastomótica.

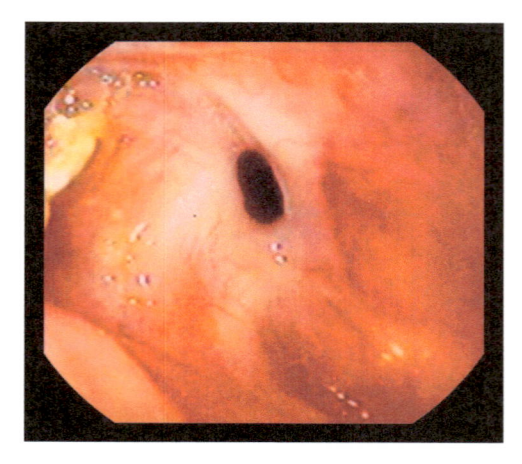

Fig. 20-25. Estenose de anastomose gastroduodenal (BI).

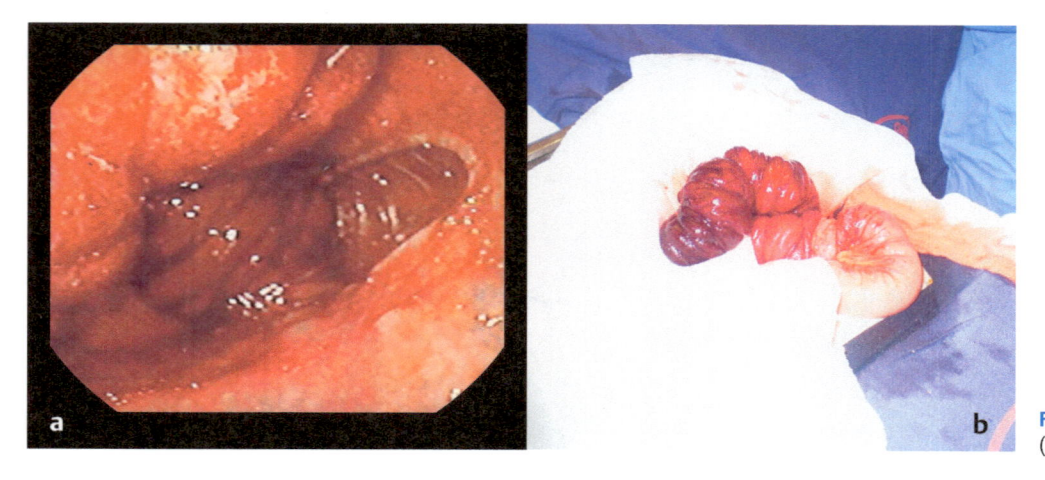

Fig. 20-26. (a, b) Intussuscepção jejunogástrica (gastrectomia a BII).

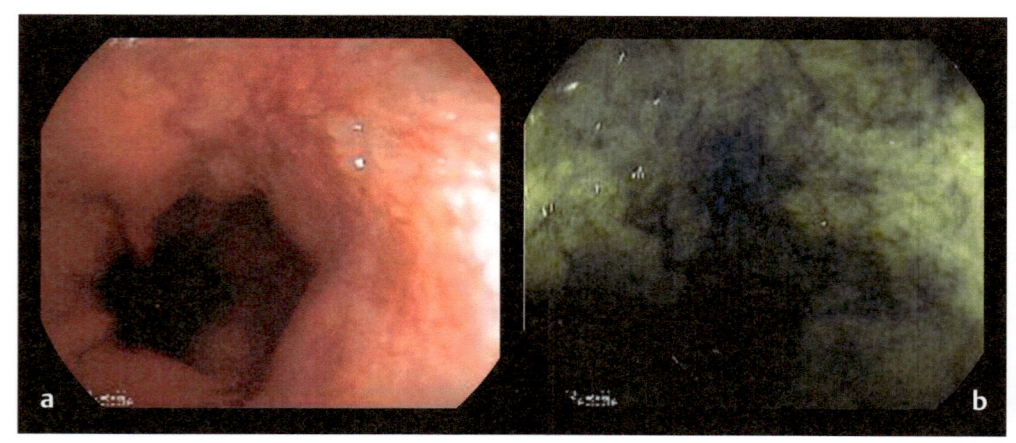

Fig. 20-27. (a, b) Atrofia com metaplasia intestinal pós-gastrectomia a BII.

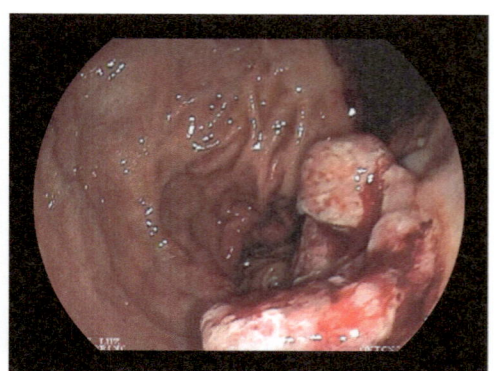

Fig. 20-28. Neoplasia de coto gástrico pós-gastrectomia a BII.

GASTROPLASTIAS

A obesidade é considerada como doença, desde 1991, pela Organização Mundial da Saúde, sendo uma das dez maiores ameaças à saúde mundial.

As gastroplastias vêm sendo utilizadas como uma opção de tratamento para a obesidade mórbida. O endoscopista tem um papel importante neste contexto, realizando o exame no pré-operatório, identificando qual o tipo de procedimento cirúrgico realizado além de estabelecer o diagnóstico e planejamento terapêutico das possíveis complicações pós-operatórias.

Dividem-se nos dias atuais as gastroplastias em restritivas, disabsortivas e mistas.

Gastroplastias Restritivas
Técnica de Sleeve (Picard Marceau)

É realizada a confecção de um tubo vertical, com secção do estômago, retirando-se a grande curvatura e fundo gástrico, reduzindo sua capacidade em mais de 90% (Fig. 20-29).

Na avaliação endoscópica observamos o estômago de formato tubular, com mucosa de aspecto usual (Fig. 20-30). Há presença de uma linha de grampeamento disposta longitudinalmente na região correspondente à grande curvatura e parte do antro normal. O piloro assim como o duodeno encontram-se sem alterações.

Fig. 20-29. Gastroplastia vertical do tipo Sleeve.

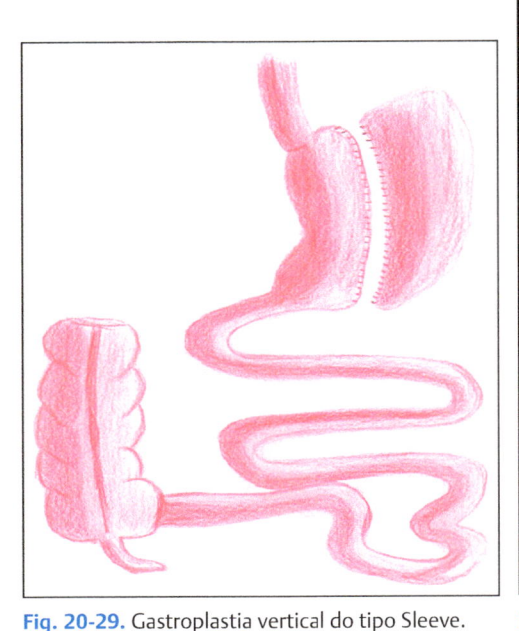

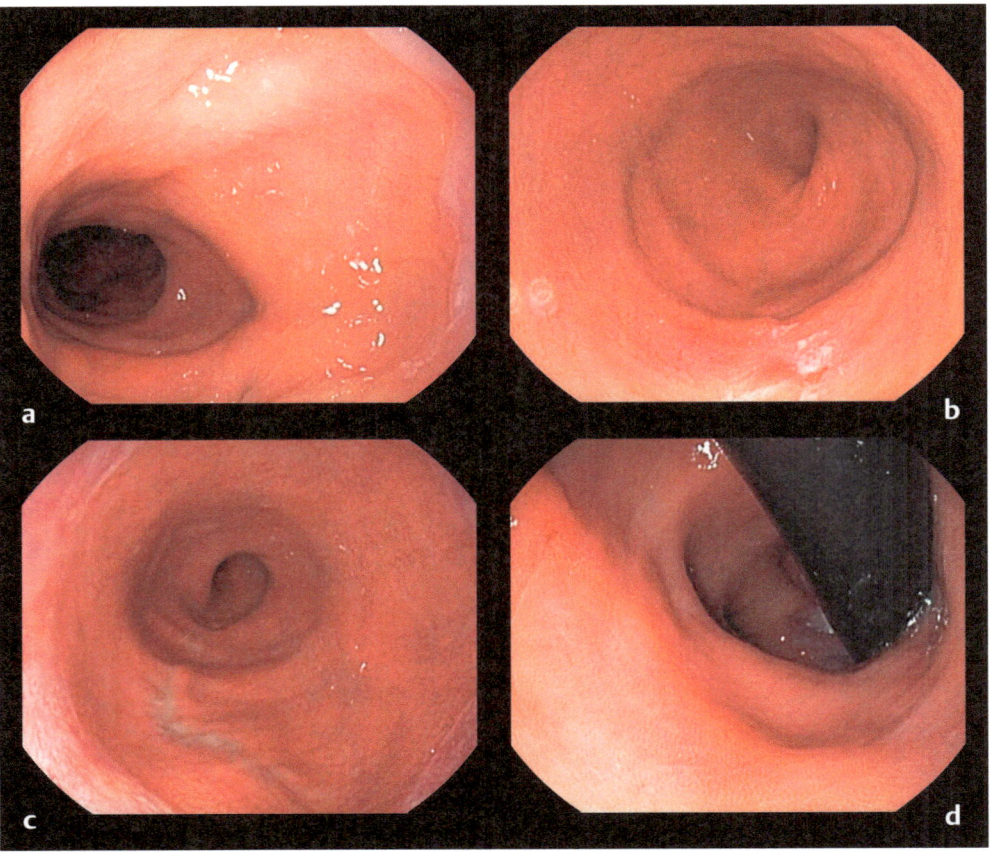

Fig. 20-30. (a-d) Sleeve.

Gastroplastia Vertical Com Bandagem (MASON)

Promove-se uma septação vertical do estômago junto ao corpo proximal com implantação da banda ou anel na porção distal do tubo gástrico formado (Fig. 20-31).

Na avaliação endoscópica visualizamos o estômago de formato tubular, medindo aproximadamente entre 6 e 7 cm, com uma constrição anelar extrínseca em sua porção distal de fácil intubação, quando então adentramos a região de corpo distal, como se forma uma ampulheta.

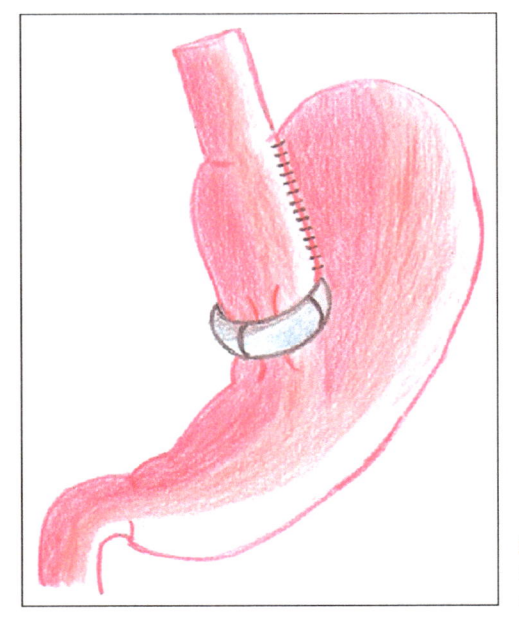

Fig. 20-31. Gastroplastia vertical com anel (Mason).

Banda Gástrica Ajustável

Há uma restrição alimentar pelo implante de uma banda siliconizada que envolve circunferencialmente o segmento gástrico proximal, aproximadamente 2 cm abaixo da cárdia, objetivando-se a criação de um pequeno reservatório proximal (Fig. 20-32).

Endoscopicamente notamos logo abaixo da cárdia a formação de uma pequena câmara segmentar com mucosa de aspecto usual seguida por uma compressão extrínseca anelar, ligeiramente angulada de fácil transposição para o corpo. No caso apresentado, ocorreu deslizamento proximal da câmara gástrica provocando estase gástrica (Fig. 20-33a). À retrovisão observa-se a banda bem ajustada, envolvendo circunferencialmente o aparelho. No caso apresentado na Figura 20-33b, ocorreu extrusão paricial da banda gástrica através da mucosa.

Disabsortivas

Cirurgia de Scopinaro

Realizada por Scopinaro (Nicola Scopinaro), em 1976, caracteriza-se pela retirada de 70% do estômago e a criação de uma derivação biliopancreática com anastomose jejunoileal a 50 cm da válvula ileocecal (Fig. 20-34).

Ao exame endoscópico identificamos as mesmas alterações descritas na gastrectomia subtotal a Y de Roux (Ver Fig. 20-38).

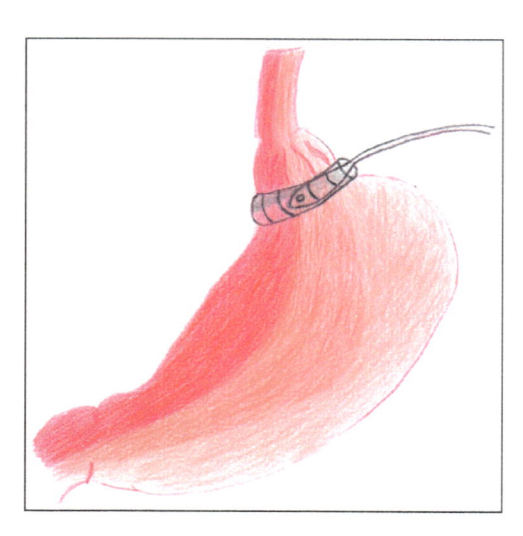

Fig. 20-32. Banda gástrica ajustável.

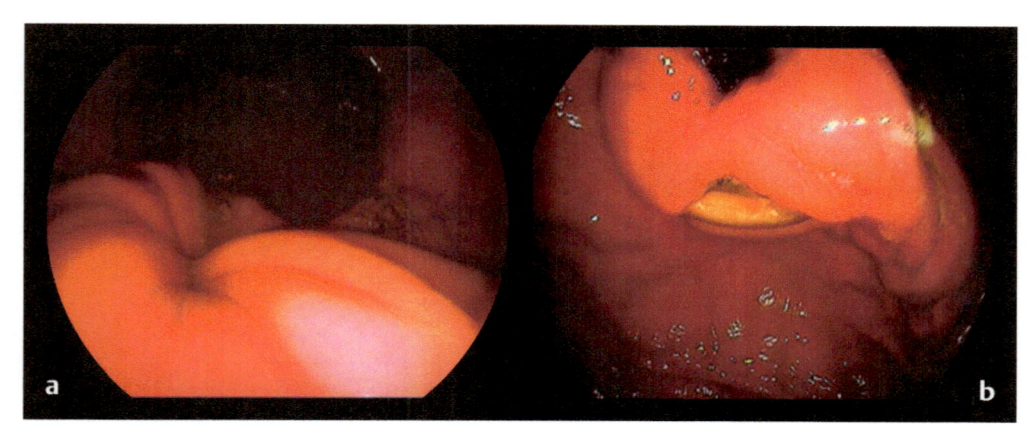

Fig. 20-33. (a) A imagem mostra constrição na parede gástrica após colocação de banda gástrica. No caso, houve deslizamento proximal da câmara gástrica (e distal da banda gástrica) produzindo estase gástrica. (Imagem cedida pela equipe do Hospital Santa Cruz, SP.) (b) Constricção anelar após colocação da banda gástrica visualizada em retrovisão. No caso, houve extrusão parcial da banda gástrica para a luz. (Imagem cedida pela equipe de endoscopia do Hospital Santa Cruz, SP.)

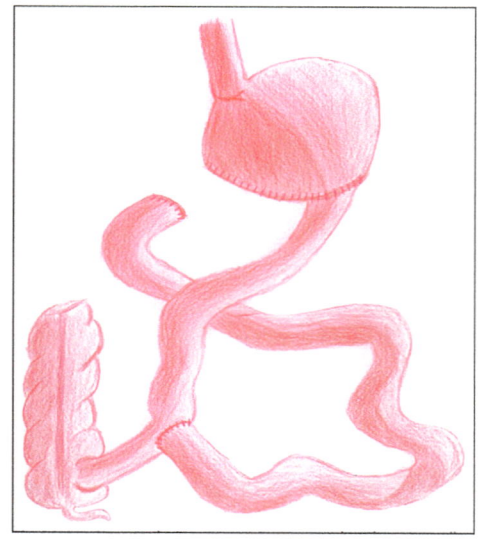

Fig. 20-34. Cirurgia de Scopinaro – Aspecto endoscópico semelhante à gastrectomia subtotal em Y de Roux.

Cirurgia de Duodenal Switch (Douglas S. Hess)

Promovida uma gastrectomia vertical ressecando toda grande curvatura e fundo, preserva-se o piloro e promove-se uma anastomose duodenojejunal (Fig. 20-35).

Na avaliação endoscópica o que chama atenção é o aspecto tubular do estômago com linha de sutura na grande curvatura, a integridade pilórica e a anastomose bulbojejunal terminolateral (Fig. 20-36).

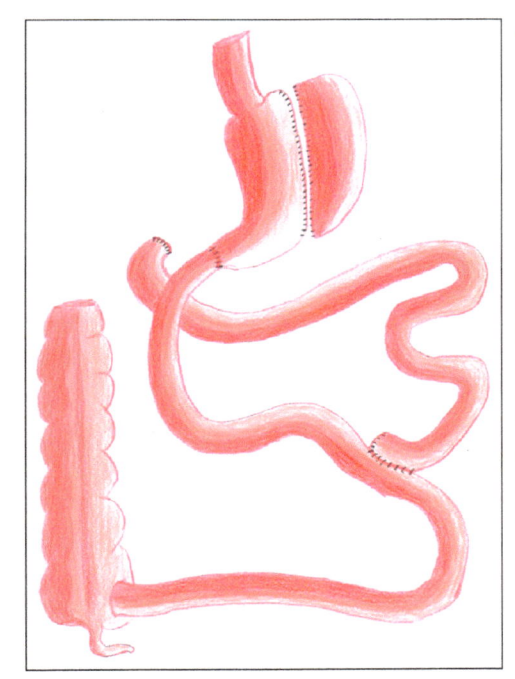

Fig. 20-35. Duodenal Switch.

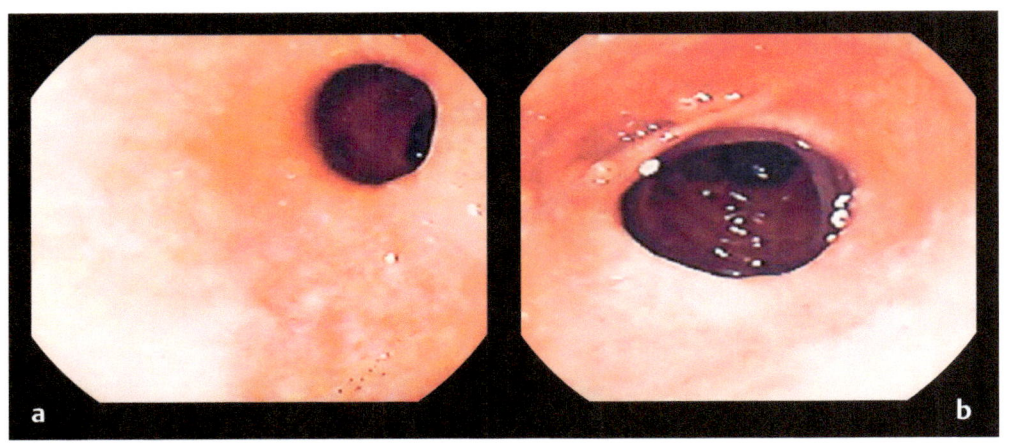

Fig. 20-36. (a, b) Estômago tubular; anastomose duodenojejunal.

Técnicas Mistas

Derivação Gastrojejunal Tipo Bypass Com ou sem Anel

É realizada uma secção do estômago paralela à pequena curvatura até junto ao ângulo de His, confeccionando uma pequena bolsa gástrica com aproximadamente entre 3 a 4 cm de extensão, com capacidade para 25 a 30 mL, anastomosada com uma alça jejunal em posição terminolateral com a alça cega, e a outra alimentar (Fig. 20-37). Na técnica com anel, envolvendo a porção média do coto há um componente restritivo, identificado endoscopicamente por uma constrição anelar de fácil transposição (Fig. 20-38). Observamos uma anastomose gastrojejunal terminolateral em Y de Roux.

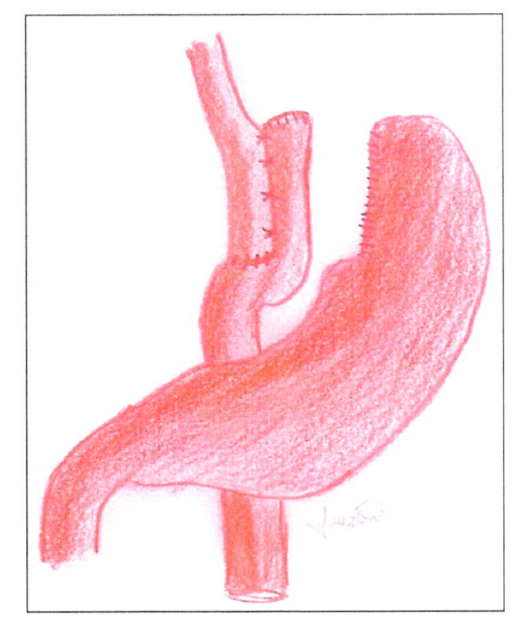

Fig. 20-37. Gastroplastia redutora, tipo *bypass*, com ou sem anel.

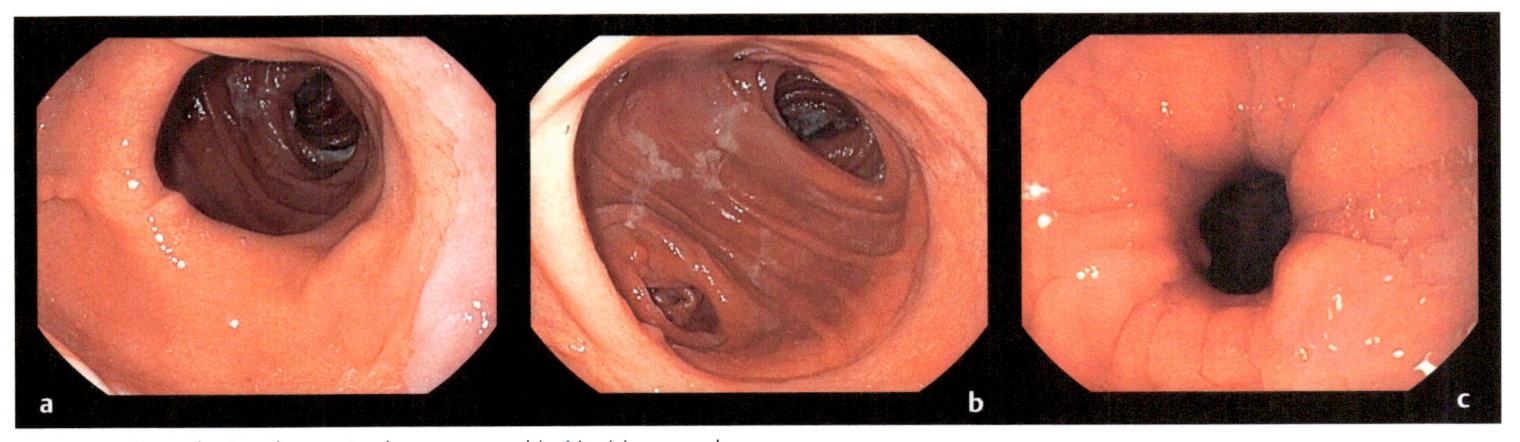

Fig. 20-38. Gastroplastia redutora, tipo *bypass* sem anel (a, b) e (c) com anel.

Complicações Pós-Gastroplastias

- A fístula gastrocutânea, junto ao grampeamento do ângulo esofagogástrico (Fig. 20-39), está entre as complicações mais frequentes, diagnosticada em 0,5 até 8,4% dos operados. Podem ser tratadas endoscopicamente com a utilização de próteses (Fig. 20-40), cola de fibrina, cianoacrilato e também pela matriz extracelular (Fig. 20-41).
- A abertura do grampeamento representa a principal complicação pós-operatória imediata. Caracterizando-se por uma perfuração em cavidade livre, com extrema gravidade se não for reconhecida e tratada precocemente (Fig. 20-42).
- As úlceras marginais podem ocorrer em até 6% dos casos e localizam-se normalmente junto à face jejunal. São rasas, leito fibrinoso e podem apresentar complicações hemorrágicas (Fig. 20-43).
- A impactação alimentar na bolsa gástrica é complicação bastante frequente até que haja uma completa adaptação. Também chamada de bezoar alimentar, localiza-se, em geral, acima do anel ou da boca anastomótica (Fig. 20-44).
- A estenose de anastomose gastrojejunal ocorre em cerca de 4 a 5% dos casos. O aspecto endoscópico é de estenose inflamatória, com intenso edema, vermelhidão, úlceras rasas e, não raramente, vários fios de sutura e retrações cicatriciais (Fig. 20-45a). A dilatação endoscópica com balão é o procedimento de escolha nesta situação (Fig. 20-45b).
- A estenose por excessiva calibragem da constrição anelar pode ser de difícil diagnóstico, principalmente quando o anel se encontra em posição justa-anastomótica. A dilatação endoscópica nesta situação é recomendada em situações restritas.
- A erosão do anel com extrusão para a câmara gástrica ou jejunal pode ocorrer por uma úlcera de contato. Há um segmento do anel no interior do coto, podendo-se identificar os orifícios de entrada e saída (Fig. 20-46).
- Fístula gastrogástrica, ruptura espontânea do anel, alargamento do coto gástrico e da anastomose gastrojejunal são complicações tardias e devem ser suspeitadas, quando há um reganho inexplicável do peso.

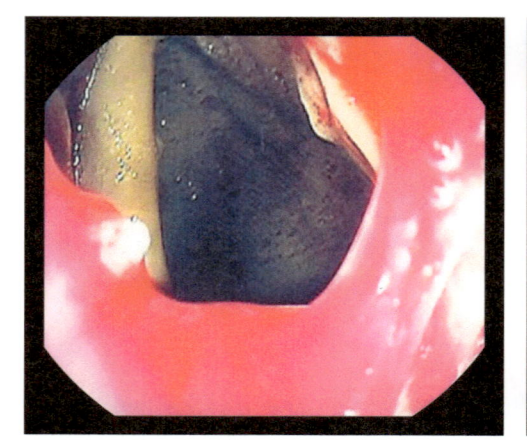

Fig. 20-39. PO de gastroplastia redutora. Observa-se um grande orifício fistuloso junto ao ângulo de His com exposição dos drenos da cavidade peritoneal.

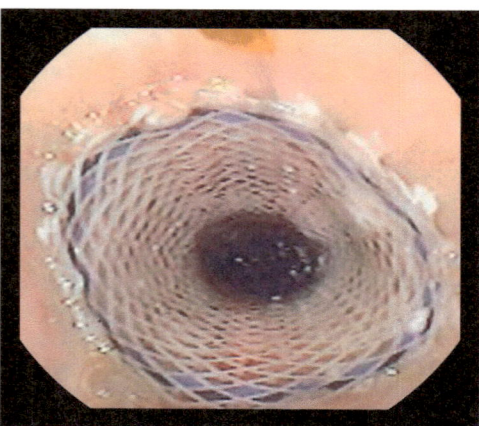

Fig. 20-40. Tratamento endoscópico da fístula com a implantação de uma prótese plástica autoexpansível removível.

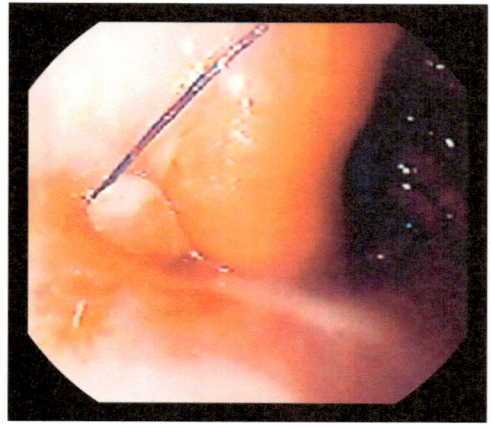

Fig. 20-41. Pequeno orifício fistuloso remanescente após a retirada da prótese. Realizada terapêutica endoscópica com a matriz extracelular de colágeno em formato de um cone (Surgisis).

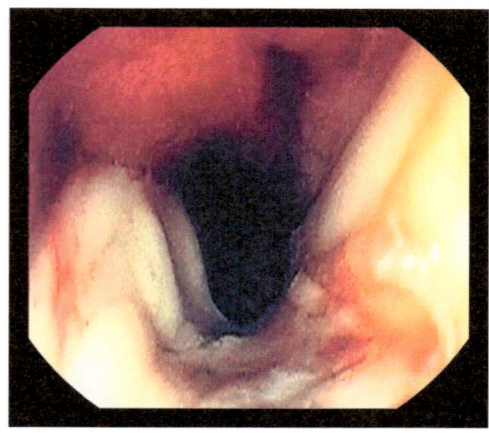

Fig. 20-42. Deiscência da linha de grampeamento em PO de gastroplastia redutora.

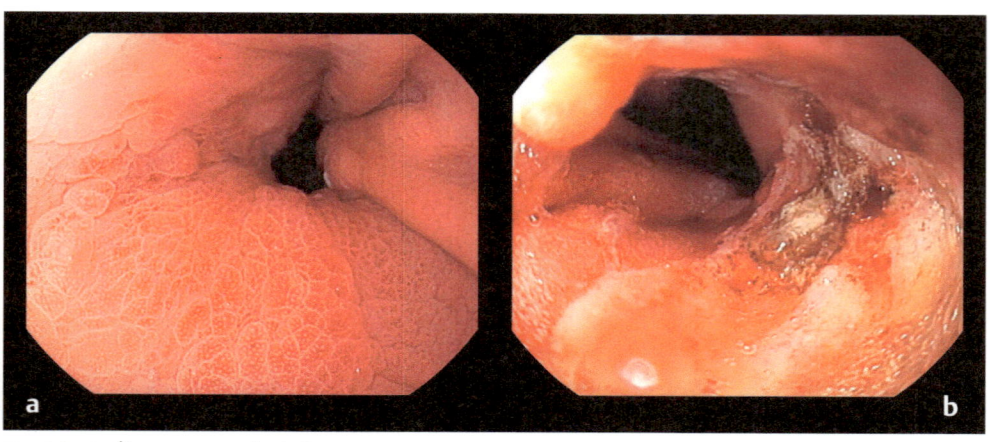

Fig. 20-43. Úlcera marginal pós-*bypass*.

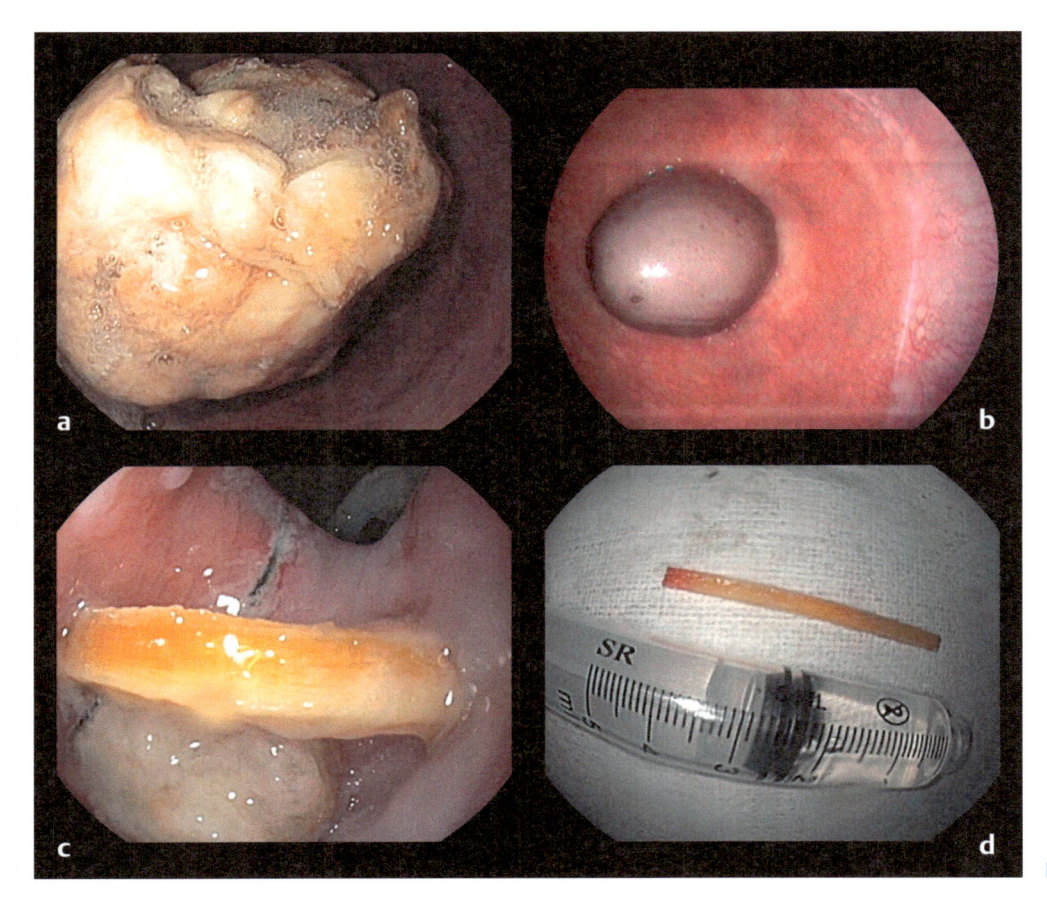

Fig. 20-44. Corpos estranhos.

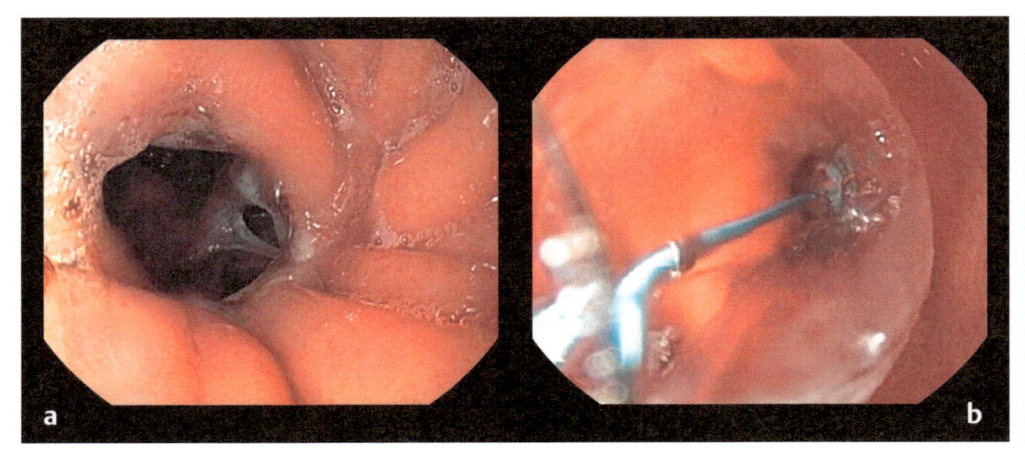

Fig. 20-45. (a, b) Estenose pós-gastroplastias.

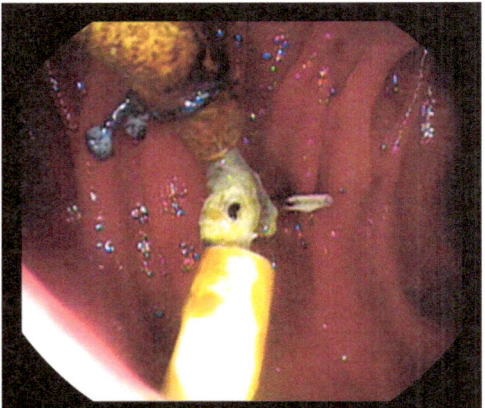

Fig. 20-46. Deslizamento e extrusão do anel para a luz jejunal.

BIBLIOGRAFIA

Anjos LA. Obesidade e Saúde Pública. Cad Saúde Pública. 2007;23(6):1495-500.

Baptista A, Raijman I, Bonilla Y, Escalante S, Salinas A, Santiago E et al. Endoscopic management of complications after bariatric surgery. Gastrointest Endosc. 2005;61(5):AB160.

Barroso FL, Alonso AS, Leite MA. Complicações cirúrgicas intra-operatórias e do pós-operatório recente. In: Garrido Jr AB, Ferraz EM, Barroso FL, Marchesini JB, Szego T. Cirurgia da obesidade. Sociedade Brasileira de Cirurgia Bariátrica. São Paulo: Atheneu; 2002. p. 215-25.

Bennett JM, Mehta S, Rhodes M. Surgery for morbid obesity. Postgrad Med J. 2007;83(975):8-15.

Campos MJ, Neto PM, Moura GE. Endoscopia em Cirurgia da Obesidade. São Paulo: Santos; 2008.

Capella JF, Capella RF. An assessment of vertical banded gastroplasty-Roux-en-Y gastric bypass for the treatment of morbid obesity. Am J Surg. 2002;183:117-23.

Capella JF, Capella RF. Gastro-gastric fistulas and marginal ulcers in gastric bypass procedures for weight reduction. Obes Surg. 1999;9(1):22-7.

Capella JF, Capella RF. Staple disruption and marginal ulceration in gastric bypass procedures for weight reduction. Obes Surg. 1996;6(1):44-9.

Capella JF, Capella RF. The weight reduction operation of choice: Vertical Banded Gastroplasty or Gastric Bypass? Am J Surg. 1996;171:74-9.

Capella RF, Capella JF, Mandaec H, Nath P. Vertical banded gastroplasty - gastric bypass: preliminary report. Obes Surg. 1991;1:389-95.

Catalano MF, George S, Tomas M, Geenen JE, Chua T. Weight gain following bariatric surgery secondary to staple line disruption and stomal dilation: endotherapy using sodium morrhuate to induce stomal stenosis prevents need for surgical revision. Gastrointest Endosc. 2004;59:AB149.

Fobi MA, Lee H, Holness R, Cabinda D. Gastric bypass operation for obesity. World J Surg 1998;22:925-35.

Fobi MAL, Lee H, Igwe D, Felahy B, James E, Stanczyk M et al. Band erosion: incidence, etiology, management and outcome after banded vertical gastric bypass. Obes Sur. 2001;11:699-707.

Garrido AB, Oliveira MR, Berti LV, Elias AA, Pareja JC, Matsuda M et al. Derivações Gastrojejunais. In: Garrido AB, Ferraz EM, Barroso FL, Marchesini JB, Szego T. Cirurgia da obesidade. Sociedade Brasileira de Cirurgia Bariátrica. São Paulo: Atheneu, 2002. p. 155-161.

Greve JW. Surgical Treatment of morbid obesity: role of the gastroenterologist. Scand J Gastroenterol Suppl. 2000;232:60-4.

Keidar A, Szould A, Carmon E, Blanc A, Abu-Abeid S. Band slippage after laparoscopic adjustable gastric banding: etiology and treatment. Surg Endosc. 2005;19(2):262-7.

Laws HL, Piantadosi S. Superior gastric reduction procedure for morbid obesity: a prospective, randomized trial. Ann Surg. 1981;193(3):334-40.

Maluf-Filho F, Moura F, Sakai P, Garrido AB, Ishioka S, Gama-Rodrigues J et al. Endoscopic treatment of esophagogastric fistulae with an acellular matrix. Gastrointest Endosc. 2004;59(4):AB151.

Mason EE, Doherty C, Cullen JJ, Scott D, Rodriguez EM, Maher JW. Vertical Gastroplasty: Evolution of Vertical Banded Gastroplasty. World J Surg. 1998;22:919-24.

Miller DK, Goodman GN. Gastryc bypass procedures. In: Deitel M. Surgery for the morbidly obese patient. Philadelphia: Lea & Febiger. p. 113-33.

Msika S. Surgery for morbid obesity: 2. Complications. Results of a technologic evaluation by the ANAES. J Chir. 2003;140(1):4-21.

Murr MM, Balsiger BM, Kennedy FP, Mai JL, Sarr MG. Malabsorptive procedures. J Gastrointest Surg. 1999;3(6):607-12.

Podnos YD, Jimenez JC, Wilson SE, Stevens CM, Nguyen NT. Complications after laparoscopic gastric bypass: a review of 3464 cases. Arch Surg. 2003;138(9):957-61.

Ren CJ, Patterson E, Gagner M. Early results of laparoscopic biliopancreatic diversion with duodenal switch: A case series of 40 consecutive patients. Obes Surg. 2000;10(6):514-523.

Sakai P, Kuga R, Safatle-Ribeiro A, Faintuch J, Gama-Rodrigues JJ, Ishida RK et al. Is it feasible to reach the bypassed stomach after Roux-en-Y gastric bypass for morbid obesity? The use of the double-balloon enteroscope. Endoscopy. 2005;37(6):566-69.

Sinar DR, Flickinger EG, Park HK, Sloss RR. Retrograde endoscopy of the bypassed stomach segment after gastric bypass surgery: unexpected lesions. South Med J. 1985;78(3):255-8.

Zuccaro A. Endoscopia Gastrointestinal Terapêutica - SOBED. São Paulo: Tecmed; 2007. p. 1077-1099.

TUMORES ESTROMAIS E TUMORES BENIGNOS GÁSTRICOS

CAPÍTULO 21

Matheus Cavalcante Franco ▪ Thicianie Fauve Andrade Cavalcante

GIST

O tumor estromal gastrointestinal ou GIST (*gastrointestinal stromal tumor*) são neoplasias mesenquimais do trato gastrointestinal (TGI), com incidência de 4,3 casos por milhão de habitantes/por ano nos EUA.[1] São caracterizadas como sarcomas, com agressividade variável de fenótipos benignos com comportamento indolente até lesões malignas com comportamento agressivo. São originadas das células intersticiais de Cajal, sendo mais comumente encontrada no estômago (60-70%), intestino delgado (20-30%), cólon (5%), e esôfago (< 5%).[2] A imuno-histoquímica é positiva para CD117 (receptor de tirosina quinase) em 95% dos tumores.[3] Em 5% dos tumores o CD117 é negativo, e a pesquisa de DOG1 (*discovered on GIST 1*) pode ser útil nesses casos, uma vez que seja um marcador imuno-histoquímico recentemente descoberto para tumores estromais gastrointestinais.[4]

Endoscopicamente apresenta-se como uma lesão elevada, com mucosa normal sobrejacente, com forma esférica, e consistência firme ao toque da pinça (Figs. 21-1 e 21-2). Em alguns casos, a mucosa pode estar ulcerada (Figs. 21-3 e 21-4).

À ecoendoscopia (Figs. 21-5 e 21-6) o GIST caracteriza-se por ser uma lesão hipoecoica, homogênea, com bordos regulares, localizadas na camada muscular própria, e mais raramente na camada muscular da mucosa. Alguns achados estão associados a maior risco de malignidade, como: tamanho maior que 3 cm, heterogeneidade, áreas anecoicas, úlceras e bordos irregulares.[5]

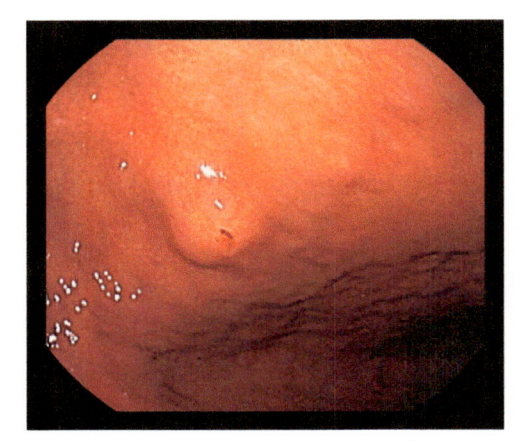

Fig. 21-1. Lesão subepitelial gástrica recoberta por mucosa lisa, menor que 2 cm, localizada em parede anterior de corpo médio, investigação com ecoendoscopia revelou diagnóstico de GIST.

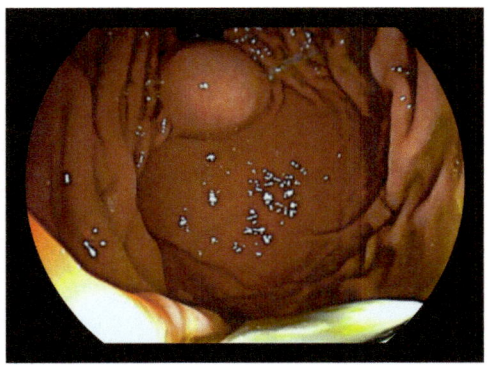

Fig. 21-2. Lesão subepitelial gástrica recoberta por mucosa lisa, medindo cerca de 4 cm, localizada na cárdia, investigação com ecoendoscopia revelou diagnóstico de GIST.

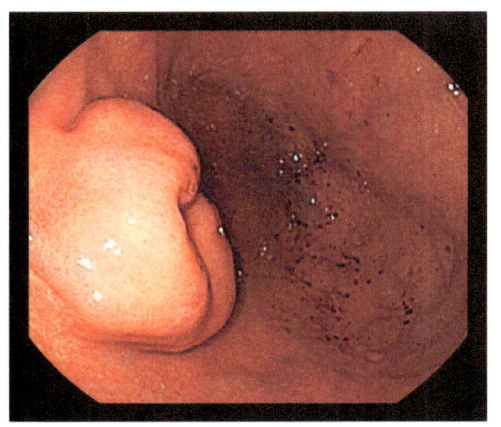

Fig. 21-3. Lesão subepitelial gástrica recoberta com ulceração central, medindo cerca de 5 cm, localizada em parede posterior de corpo proximal, investigação com ecoendoscopia revelou diagnóstico de GIST (exame com luz branca).

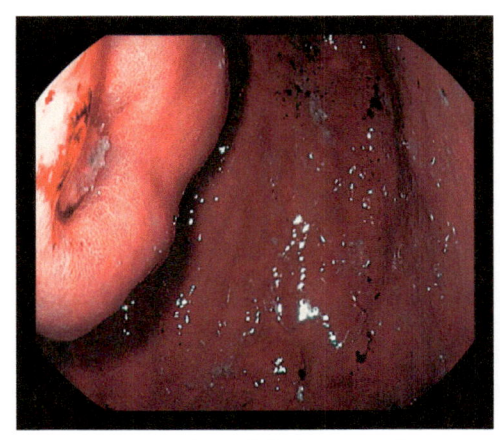

Fig. 21-4. Lesão subepitelial gástrica recoberta com ulceração central, medindo cerca de 5 cm, localizada em parede posterior de corpo proximal, investigação com ecoendoscopia revelou diagnóstico de GIST (exame com *narrow band imaging* – NBI).

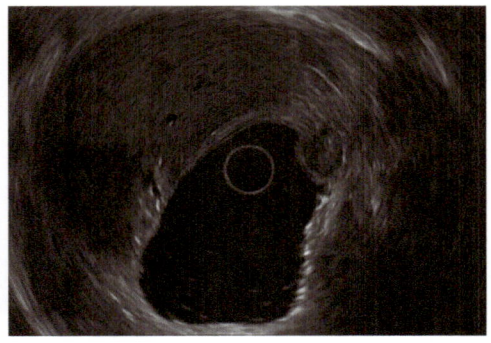

Fig. 21-5. Imagem ecográfica com aparelho radial evidenciando lesão hipoecoica, homogênea, com limites bem definidos, localizada na camada muscular própria, que a punção ecoguiada revelou diagnóstico de GIST.

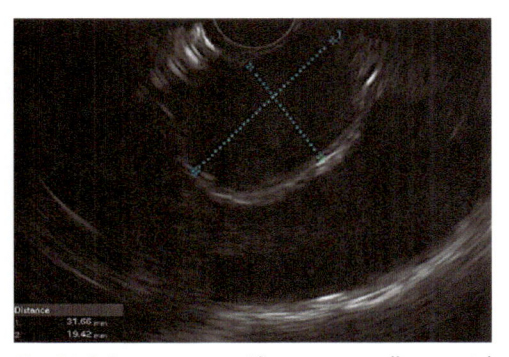

Fig. 21-6. Imagem ecográfica com aparelho setorial evidenciando lesão hipoecoica, homogênea, com limites bem definidos, localizada na camada muscular própria, que a punção ecoguiada revelou diagnóstico de GIST.

O diagnóstico histológico pode ser obtido com punções aspirativas com agulha fina (Fig. 21-7) guiadas por ecoendoscopia (EUS-FNA), uma vez que o rendimento de biópsias-sobre-biópsias costume ser baixo.[5] Mesmo a EUS-FNA tem mostrado resultados abaixo do esperado para diagnóstico em lesões pequenas, especialmente nas menores que 2 cm (acurácia de 40-60%).[5] Além de que parte importante da avaliação histológica é a contagem de mitoses do tumor, uma vez que seu potencial de malignidade esteja diretamente associado a esse dado (tumores com mais de 5 mitoses/50 campo de grande aumento apresentam maior potencial de malignização).[6] As amostras de tecido adquiridas pela EUS-FNA não costumam avaliar a taxa mitótica com precisão e, portanto, são insuficientes para diferenciar completamente as lesões de alto e baixo riscos. Dessa forma, novas técnicas endoscópicas têm ganhado espaço por possibilitarem uma maior obtenção de tecido tumoral, como as técnicas de "destelhamento", com uso de alças, facas do tipo estilete e ligaduras elásticas. Entretanto, esses métodos estão associados a maiores taxas de sangramento e fibrose.[5] Uma nova possibilidade, com vistas a aumento da acurácia diagnóstica histológica, é a punção ecoguiada com uso de agulhas de biópsias (EUS-FNB).[5]

Com relação à conduta no GIST, as principais diretrizes recomendam acompanhamento a cada 6 a 12 meses com ecoendoscopia para os tumores menores que 2 cm. Cirurgia é indicada para os tumores: maiores que 2 cm, que produzam sintomas (obstrução, dor ou sangramento), com adenopatia regional, menores que 2 cm com achados de alto risco à ecoendoscopia.[5-7] Novas técnicas de ressecção endoscópica têm sido publicadas para ressecção de tumores de até 4 cm, com objetivo de oferecer tratamento menos invasivo que a cirurgia. As possibilidades de ressecção endoscópica são por: dissecção endoscópica da submucosa, tunelização submucosa com ressecção endoscópica (submucosal tunneling with endoscopic resection: STER), ressecção de parede total (endoscopic full-thickness resection: EFTR) com fechamento do leito com clipes, clipes *over-the-scope* (OVESCO®), dispositivos de sutura (OverStitch®) ou *endoloops*. O grande desafio das técnicas endoscópicas é de garantir o fechamento do leito pós-ressecção uma vez que o GIST seja um tumor da muscular própria na maioria dos casos.[5]

LEIOMIOMA

Os leiomiomas são lesões mesenquimais que se originam geralmente da camada muscular própria, podendo, em raros casos, surgir da camada muscular da mucosa. São tumores benignos compostos por células musculares lisas bem diferenciadas.[5] São lesões raras no estômago e mais comumente identificadas no esôfago. São lesões tipicamente assintomáticas, mesmo quando grandes (maiores que 2 cm). À endoscopia apresenta-se como uma lesão elevada, de aspecto subepitelial, geralmente localizada na cárdia, fundo ou corpo proximal (Figs. 21-8 e 21-9). Na ecoendoscopia (Figs. 21-10 e 21-11), são lesões hipoecoicas e bem circunscritas, da camada muscular própria (quarta camada) ou da camada muscular da mucosa (segunda camada), assemelhando-se ecograficamente ao GIST.[5] À imuno-histoquímica notam-se positividade para actina (músculo liso), desmina e negatividade para CD 117 e CD34. A histologia apresenta células fusiformes típicas do tecido muscular.[8]

Após o diagnóstico de leiomioma gástrico, a vigilância endoscópica não é recomendada pela maioria dos autores, por causa de o potencial de malignidade ser praticamente nulo. A ressecção cirúrgica é reservada para tumores sintomáticos (sangramento, obstrução ou perfuração), com aumento abrupto de tamanho ou com alterações estruturais significativas.[5]

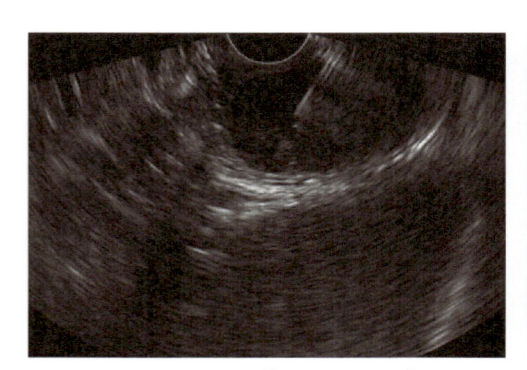

Fig. 21-7. Imagem ecográfica com aparelho setorial com punção ecoguiada com agulha fina, que a análise cito-histológica revelou diagnóstico de GIST.

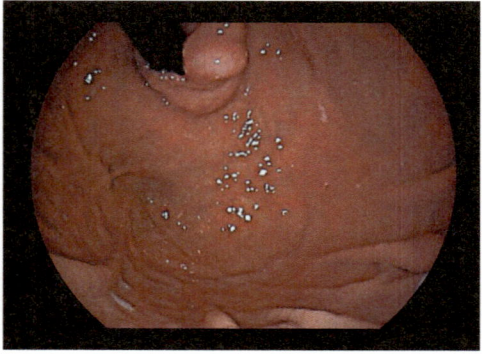

Fig. 21-8. Lesão subepitelial gástrica recoberta por mucosa lisa, localizada na cárdia, cuja investigação com ecoendoscopia revelou diagnóstico de leiomioma.

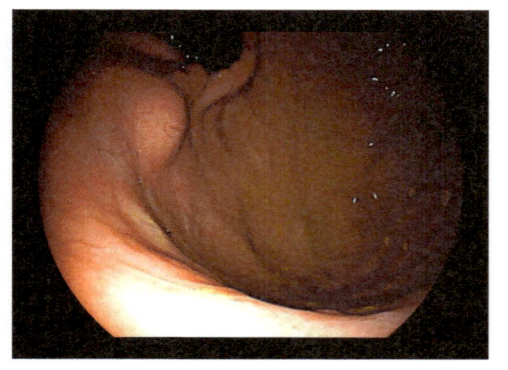

Fig. 21-9. Lesão subepitelial gástrica recoberta por mucosa lisa, localizada na região pericárdica, cuja investigação com ecoendoscopia revelou diagnóstico de leiomioma.

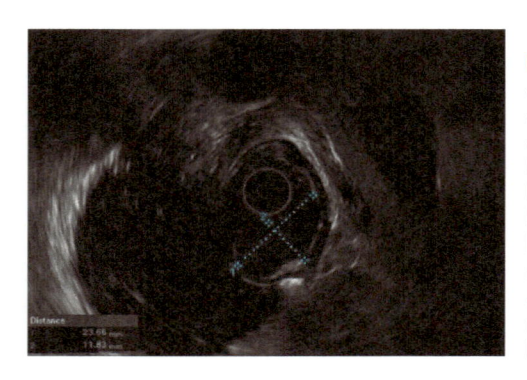

Fig. 21-10. Imagem ecográfica com aparelho radial evidenciando lesão hipoecoica, homogênea, com limites bem definidos, localizada na camada muscular própria, que a punção ecoguiada revelou diagnóstico de leiomioma.

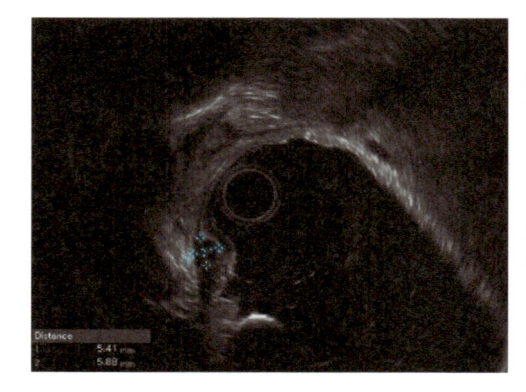

Fig. 21-11. Imagem ecográfica com aparelho radial evidenciando lesão hipoecoica, homogênea, com limites bem definidos, localizada na camada muscular própria, que a punção ecoguiada revelou diagnóstico de leiomioma.

TUMOR NEUROENDÓCRINO

O tumor neuroendócrino (TNE) é a neoplasia das células enterocromafins-*like* do corpo gástrico, com crescimento intramucoso na lâmina própria, podendo também haver extensão para a submucosa. São lesões raras (1-3% de todas as neoplasias), porém com diagnóstico crescente decorrente da expansão do acesso e aumento da qualidade do exame de endoscopia digestiva. O TNE gástrico representa cerca de 5-23% de todas as neoplasias endócrinas do TGI.[9] Frequentemente apresentam comportamento benigno e indolente, entretanto, podem ser agressivos quando esporádicos e, às vezes, se assemelhar ao curso do adenocarcinoma gástrico.

Os TNE gástricos são classificados em três subtipos. Os TNE gástricos do tipo I (multifocais em fundo e corpo, bem diferenciados) são os mais comuns (70-85%), estão associadas à gastrite atrófica crônica, hipergastrinemia e anemia perniciosa e apresentam baixo potencial de metástase (2 a 5%). Os TNE gástricos do tipo II (multifocais em fundo e corpo, bem diferenciados) representam 5 a 10% desses tumores, estão associados à síndrome de Zollinger-Ellison e à neoplasia endócrina múltipla do tipo 1, e apresentam potencial intermediário para metástase (10 a 30%). Os TNE gástricos do tipo III (solitários, e podem ser pouco diferenciados) representam 15 a 25% desses tumores, são tumores esporádicos não associados à hipergastrinemia, e geralmente são metastáticos no momento do diagnóstico e com prognóstico reservado.[5,9,10]

A endoscopia digestiva alta com avaliação cuidadosa da mucosa gástrica é o padrão ouro no diagnóstico do TNE gástrico. Os tumores se apresentam como lesões polipoides, sésseis, com superfície avermelhada, localizadas em fundo e corpo gástricos (Figs. 21-12 a 21-15). E nos casos de TNE do tipo 1 observa-se também atrofia da mucosa gástrica em fundo e corpo. Para investigação e confirmação diagnóstica, são indicadas biópsias das lesões, biópsias do corpo gástrico para pesquisa de atrofia, medida da gastrina sérica, vitamina B12 e autoanticorpos (anticélula parietal e antifator intrínseco) e medida do pH gástrico.[11] A ecoendoscopia é recomendada para as lesões maiores que 1 cm, pelo risco de invasão da muscular própria e de metástase linfonodal.[5] A análise imuno-histoquímica é imprescindível no TNE, pois auxilia na confirmação diagnóstica e na classificação destas lesões em graus histológicos, conforme definido pela OMS (Quadro 21-1).[10] Para diagnóstico pesquisam-se a cromogranina A e a sinaptofisina, e para prognóstico, o índice proliferativo Ki-67 e o número de mitoses por campo de grande aumento.

A classificação apropriada do TNE gástrico é crítica para o manejo apropriado e para determinação do prognóstico geral. Ressecção endoscópica, seja por mucosectomia (Figs. 21-16 e 21-17) ou por dissecção endoscópica da submucosa, deve ser considera-

Quadro 21-1. Classificação Histológica dos Tumores Neuroendócrinos Segundo a OMS

OMS 2010	Ki-67	Mitoses (10 HPF)
Grau 1	≤ 2%	< 2
Grau 2	3 a 20%	2 a 20
Grau 3	> 20%	> 20

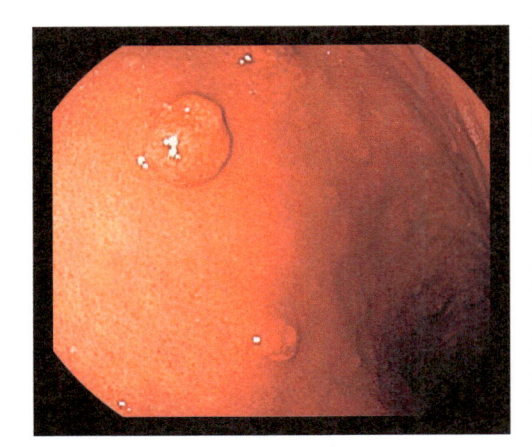

Fig. 21-12. Presença de atrofia da mucosa gástrica em fundo e corpo, com lesões polipoides, sésseis, medindo até 1,0 cm, avermelhadas, localizadas em corpo gástrico, que as biópsias mostraram tumor neuroendócrino.

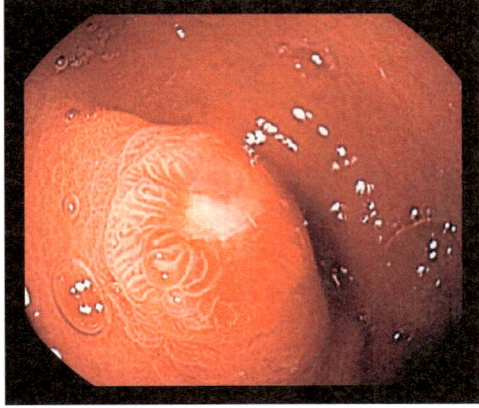

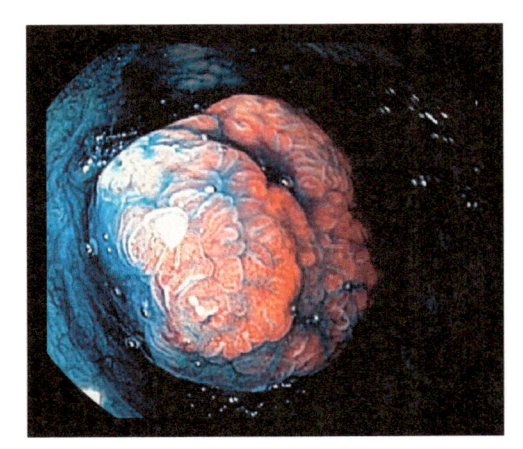

Fig. 21-13. Lesão polipoide, séssil, avermelhada, medindo cerca de 1,0 cm, localizada em corpo gástrico, que as biópsias mostraram tumor neuroendócrino (exame com magnificação *near focus*).

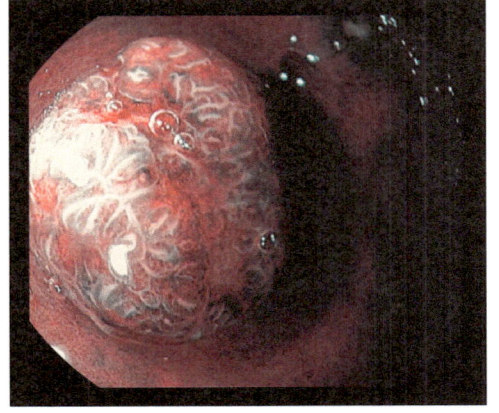

Fig. 21-14. Lesão polipoide, séssil, avermelhada, medindo cerca de 1,0 cm, localizada em corpo gástrico, que as biópsias mostraram tumor neuroendócrino (exame com magnificação *near focus* e *narrow band imaging* – NBI).

Fig. 21-15. Lesão polipoide, séssil, avermelhada, medindo cerca de 1,0 cm, localizada em corpo gástrico, que as biópsias mostraram tumor neuroendócrino (exame com magnificação *near focus* e cromoscopia com índigo-carmim a 1%).

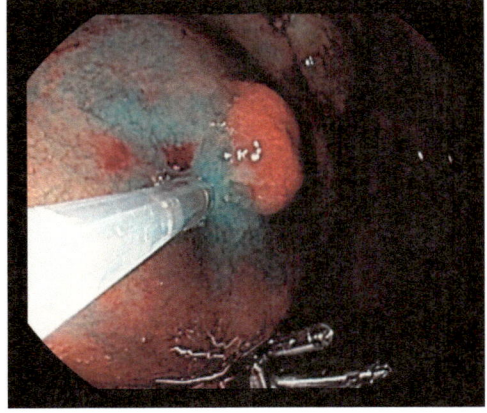

Fig. 21-16. Injeção de solução de *Voluven* a 6% para mucosectomia de tumor neuroendócrino em corpo gástrico.

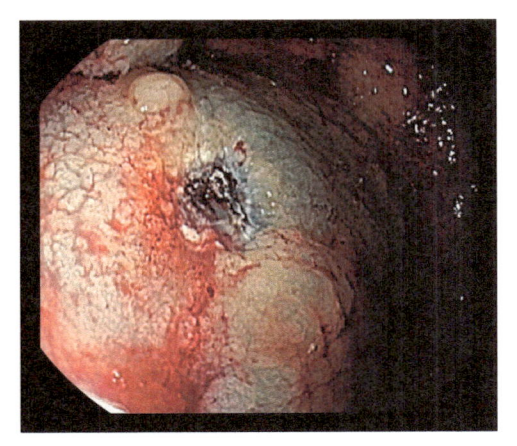

Fig. 21-17. Aspecto do leito de ressecção com exposição da camada submucosa gástrica após mucosectomia com alça.

da para os TNE gástricos dos tipos I e II com tamanho menor que 2 cm.[12] TNE gástricos do tipo III devem ser tratados cirurgicamente, com base na alta incidência de metástases linfonodais, embora lesões pequenas (menores que 1 cm) e bem diferenciadas possam ser consideradas para a ressecção endoscópica.[13] Após ressecção endoscópica ou cirúrgica, a endoscopia de vigilância é recomendada, algumas diretrizes sugerem exames de vigilância a cada 1 a 2 anos.[5,11]

LIPOMA

Lesão subepitelial gástrica de causa rara representa aproximadamente 5% de todos os lipomas do trato GI e menos de 1% das lesões intramurais gástricas.[14] São tumores benignos, com crescimento lento, compostos por lipócitos maduros sem potencial maligno. Na maioria das vezes são assintomáticos, e alguns casos podem causar sangramento por ulceração, dor abdominal e obstrução por intussuscepção no piloro ou bulbo duodenal.[8] Na endoscopia (Figs. 21-18 e 21-19), são lesões solitárias, pequenas (menores que 4 cm), amareladas, macias, geralmente localizadas na região antral, e que apresentam o "sinal do travesseiro" (ou almofada) quando pressionados com pinça de biópsia fechada em sua superfície.[15] Na ecoendoscopia (Figs. 21-20 e 20-21), são lesões intensamente hiperecoicas, homogêneas e bem circunscritas da camada submucosa (terceira camada) da parede gástrica. Se essas características estiverem presentes, não é necessário avaliação adicional, e vigilância endoscópica também não está indicada.[8,16] A ressecção local é recomendada para lipomas sintomáticos ou quando a lesão não pode ser diferenciada de uma neoplasia maligna (lipossarcoma).[16]

PÂNCREAS ECTÓPICO

Lesão subepitelial gástrica definida como tecido pancreático ectópico sem relação anatômica ou vascular com o pâncreas, e que contém células exócrinas e, algumas vezes, células endócrinas associadas.[17] O tecido pancreático heterotópico é relativamente comum, sendo observado em aproximadamente 1% dos pacientes em séries de necropsia. Em sua maioria (90%) são lesões localizadas no estômago e mais frequentemente no antro gástrico.[18] Geralmente são lesões descobertas de forma incidental durante o exame de endoscopia, e na maioria são lesões que não provocam sintomas, mas raramente podem cursar com dor abdominal, sangramento ou pancreatite aguda.[8] No exame de endoscopia apresenta-se como lesão elevada, de aspecto subepitelial, podendo ou não apresentar umbilicação central que corresponde a um ducto drenante superficial (Figs. 21-22 e 21-23). Na ecoendoscopia (Fig. 21-24) são lesões hipoecoicas, heterogêneas, com bordos bem definidos, localizados na submucosa (terceira camada) ou na muscular própria (quarta camada). Estruturas ductais podem ser observadas como áreas anecoicas dentro da lesão.[17] Quando o tecido submucoso é obtido em amostras de biópsia profunda ou por ecoendoscopia com punção com agulha fina, há tecido acinar pancreático presente histologicamente. Essas lesões são consideradas benignas e não precisam de vigilância ou remoção endoscópica após o diagnóstico definitivo.[17]

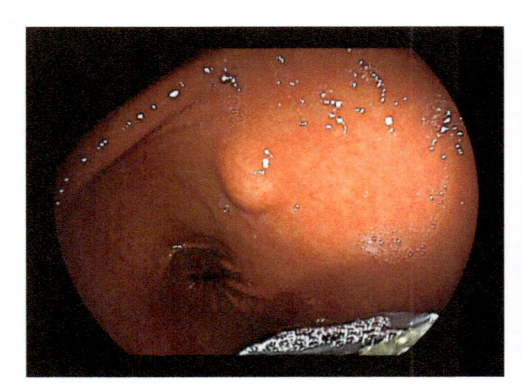

Fig. 21-18. Lesão subepitelial gástrica recoberta por mucosa lisa, amarelada, localizada em parede posterior de antro distal, sugestiva de lipoma.

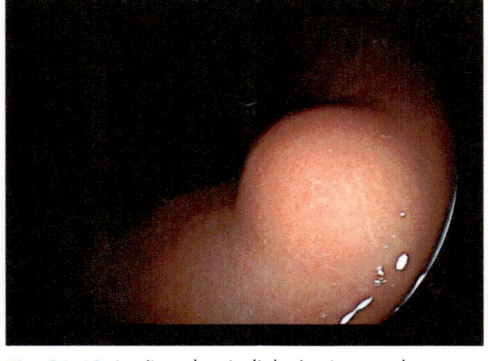

Fig. 21-19. Lesão subepitelial gástrica recoberta por mucosa lisa, amarelada, localizada em antro, sugestiva de lipoma.

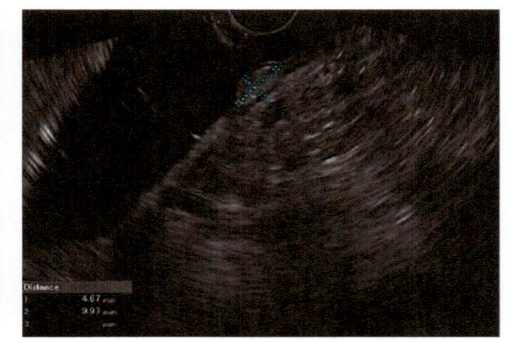

Fig. 21-20. Imagem ecográfica com aparelho setorial evidenciando lesão hiperecoica, homogêna, com limites bem definidos, localizada na camada submucosa, compatível com lipoma.

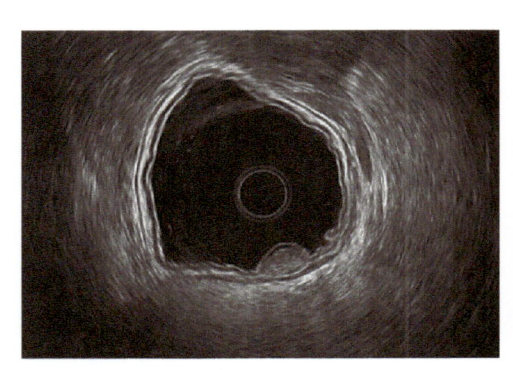

Fig. 21-21. Imagem ecográfica com aparelho radial evidenciando lesão hiperecoica, homogêna, com limites bem definidos, localizada na camada submucosa, compatível com lipoma.

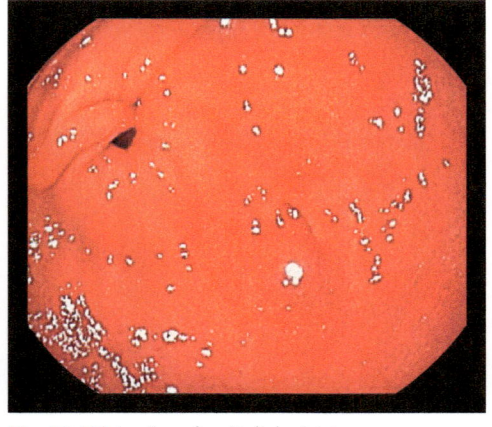

Fig. 21-22. Lesão subepitelial gástrica com umbilicação central, localizada em grande curvatura de antro, sugestiva de pâncreas ectópico.

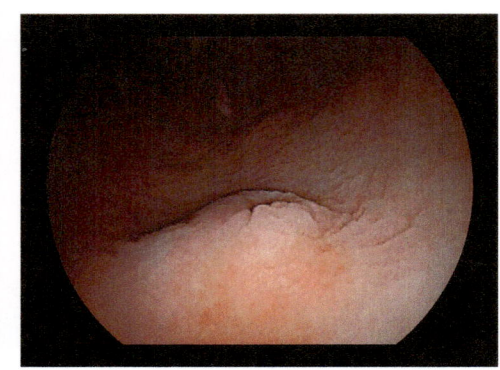

Fig. 21-23. Lesão subepitelial gástrica com umbilicação central, localizada em antro, sugestiva de pâncreas ectópico.

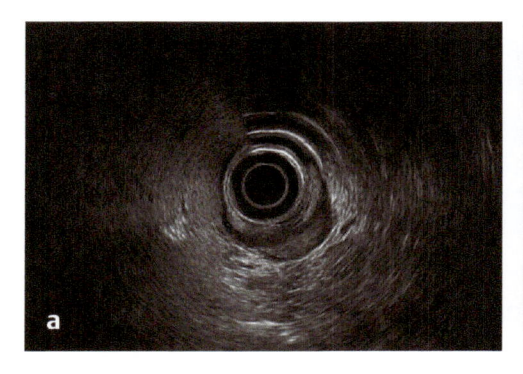

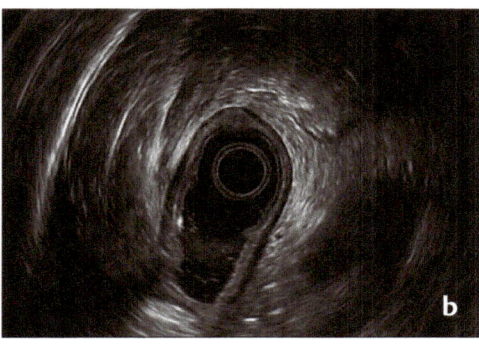

Fig. 21-24. (a, b) Imagem ecográfica com aparelho radial evidenciando lesão hipoecoica, heterogênea, com áreas anecoicas internas, com limites bem definidos, localizada na camada submucosa, compatível com pâncreas ectópico.

REFERÊNCIAS BIBLIOGRÁFICAS

1. Søreide K, Sandvik OM, Søreide JA, Giljaca V, Jureckova A, Bulusu VR. Global epidemiology of gastrointestinal stromal tumours (GIST): A systematic review of population-based cohort studies. Cancer Epidemiol. 2016;40:39-46.
2. Chandrasekhara V, Ginsberg GG. Endoscopic Management of Gastrointestinal Stromal Tumors. Curr Gastroenterol Rep. 2011;13(6):532-9.
3. Hirota S, Isozaki K, Moriyama Y, Hashimoto K, Nishida T, Ishiguro S et al. Gain-of-Function Mutations of c-kit in Human Gastrointestinal Stromal Tumors. Science. 1998;279(5350):577-80.
4. Miettinen M, Wang Z-F, Lasota J. DOG1 antibody in the differential diagnosis of gastrointestinal stromal tumors: a study of 1840 cases. Am J Surg Pathol. 2009;33(9):1401-8.
5. Faulx AL, Kothari S, Acosta RD, Agrawal D, Bruining DH, Chandrasekhara V et al. The role of endoscopy in subepithelial lesions of the GI tract. Gastrointest Endosc. 2017;85(6):1117-32.
6. von Mehren M, Randall RL, Benjamin RS, Boles S, Bui MM, Conrad EU, et al. Soft Tissue Sarcoma, Version 2.2016, NCCN Clinical Practice Guidelines in Oncology. J Natl Compr Canc Netw. 2016;14(6):758-86.
7. Cho JW. Current guidelines in the management of upper gastrointestinal subepithelial tumors. Clin Endosc. 2016;49(3):235-40.
8. Hwang JH, Rulyak SD, Kimmey MB. American Gastroenterological Association Institute Technical Review on the Management of Gastric Subepithelial Masses. Gastroenterology. 2006;130(7):2217-28.
9. Fave GD, O'Toole D, Sundin A, Taal B, Ferolla P, Ramage JK et al. ENETS consensus guidelines update for gastroduodenal neuroendocrine neoplasms. Neuroendocrinology. 2016;103(2):119-24.
10. Dias AR, Azevedo BC, Bastos L, Alban V, Yagi OK, Fernando M et al. Gastric neuroendocrine tumor: review and update. Arq Bras Cir Dig. 2017;30(2):150-4.
11. Shah MH, Goldner WS, Halfdanarson TR, Bergsland E, Berlin JD, Halperin D et al. J Natl Compr Canc Netw. 2018 Jun;16(6):693-702.
12. Sato Y. Endoscopic diagnosis and management of type I neuroendocrine tumors. World J Gastrointest Endosc. 2015;7(4):346.
13. Borch K, Ahrén B, Ahlman H, Falkmer S, Granérus G, Grimelius L. Gastric carcinoids: biologic behavior and prognosis after differentiated treatment in relation to type. Ann Surg. 2005;242(1):64–73.
14. Chagarlamudi K, Devita R, Barr RG. Gastric Lipoma: A Review of the Literature. Ultrasound Q. 2018;34(3):119-21.
15. Maderal F, Hunter F, Fuselier G, Gonzales-Rogue P, Torres O. Gastric lipomas--an update of clinical presentation, diagnosis, and treatment. Am J Gastroenterol. 1984;79(12):964-7.
16. Kim SY, Kim KO. Management of gastric subepithelial tumors: The role of endoscopy. World J Gastrointest Endosc. 2016;8(11):418-24.
17. Gong EJ, Kim DH. Endoscopic ultrasonography in the diagnosis of gastric subepithelial lesions. Clin Endosc. 2016;49(5):425-33.
18. Menon L, Buscaglia JM. Endoscopic approach to subepithelial lesions. Therap Adv Gastroenterol. 2014;7(3):123-30.

DOENÇAS INFECCIOSAS E PARASITÁRIAS EM ESTÔMAGO

Elisa Ryoka Baba ▪ Richard Calanca
Roberta Cambrala Cunha Ferreira ▪ Ricardo Hannum Resende

Dentre as doenças infecciosas e parasitárias do estômago, o *Helicobacter pylori* é, de longe, o mais importante patógeno humano que acarreta impacto clínico importante. Afeta dois terços da população mundial e é uma das afecções inflamatórias crônicas mais comuns da humanidade,[1] cujos indivíduos positivos para *H. pylori* são também os principais reservatórios para a transmissão da infecção.[2]

Entretanto, existem outros raros patógenos que acometem o estômago. Apesar de serem menos comuns, são clinicamente importantes que podem mudar a condução clínica do paciente ou levar a diagnósticos sistêmicos adicionais.[3]

BACTÉRIA
Sífilis Gástrica

Causada pelo *Treponema pallidum*, é considerada lesão rara, descrita em menos de 1% dos pacientes com sífilis na era pós-antibioticoterapia, que pode simular carcinoma (Caso 1), linfoma (Caso 2), tuberculose, doença de Crohn, sarcoidose e gastrite eosinofílica.[4] Pode ser observada na lues secundária ou terciária, quando os treponemas se propagam pela via hematogênica.

Revisão sistemática dos casos publicados de sífilis gástrica durante 50 anos mostrou que dois terços dos pacientes não apresentaram achados clínicos concomitantes de sífilis, como úlcera genital, linfadenopatia inguinal ou erupção cutânea.[5]

Os sintomas gastrointestinais mais comuns são: dor ou plenitude epigástrica, náuseas e vômitos, perda de peso, saciedade precoce, até quadros obstrutivos. A maioria dos pacientes apresentou mais de um tipo de lesão, incluindo múltiplas ulcerações e/ou gastrite ulcerativa (48%) (Caso 3), nodularidade (26%), erosões (24%), úlcera extensa (24%), pregas hipertrofiadas (17%) (Caso 4), estreitamento e rigidez (17%) (Caso 5) e lesão tipo massa (2%).[5] As sorologias para sífilis são frequentemente positivas e correlacionadas com o estágio da infecção.

Os testes sorológicos incluem inespecíficos (VDRL) e específicos (RPR, FTA-Abs, TPHA).[6] Além deles, a detecção de *T. pallidum* no espécime da biópsia por coloração com prata (Warthin-Starry), microscopia de imunofluorescência ou reação em cadeia da polimerase é necessária para o diagnóstico.[7] Entretanto, como o treponema é raramente encontrado na mucosa gástrica, a correlação da história clínica com sinais e sintomas, exames laboratoriais, radiológicos e endoscopia digestiva alta (EDA) deve sugerir sífilis gástrica. O diagnóstico final é confirmado pela completa cicatrização das lesões após tratamento com penicilina.[8]

A endovasculite é achado histopatológico característico, que inclui espessamento da parede arterial e da camada submucosa, infiltrado linfocítico difuso de células perivasculares, além de infiltrado exuberante de plasmócitos. A vasculite, manifestada por endarterite ou endoflebite, é achado típico em outros locais, mas raramente é observada nas amostras gástricas, provavelmente porque as biópsias endoscópicas não atingem a camada submucosa.[6]

Em resumo, a suspeita de diagnóstico de sífilis gástrica é extremamente importante em vista de sua apresentação inespecífica. Pacientes jovens com sintomas gástricos que mimetizam doença neoplásica devem ser cuidadosamente investigados com base no fato de que os achados clínicos, endoscópicos e histológicos podem ser facilmente confundidos com linfoma ou linite plástica[7] (Casos 1 e 3).

Casos Clínicos
Caso 1 (Vídeo 22-1)

História Clínica: Paciente masculino de 49 anos, atendido no pronto-socorro do Hospital das Clínicas da Faculdade de Medicina da Universidade de São Paulo (FMUSP) por queixa de epigastralgia, dor, náuseas e vômitos, com emagrecimento de 8 Kg em 9 meses.
Exame Físico: REG, emagrecido, sopro sistólico em foco aórtico de 3+/6+. À EDA, foi identificada lesão ulceroinfiltrativa estenosante sugestiva de Borrmann III, com invasão bulbar. O caso foi conduzido inicialmente como câncer gástrico avançado obstrutivo. Entretanto, o anatomopatológico não confirmou neoplasia; somente processo inflamatório crônico granulomatoso, com intensa plasmocitose. Foi necessária passagem de sonda nasoenteral para alimentação. Realizou exames para estadiamento de câncer gástrico. Na tomografia computadorizada de tórax e abdome foi observado aneurisma de aorta ascendente (7,94 cm), sem sinais de ruptura ou coágulo aderido, que contraindicou gastrectomia no momento. Os exames laboratoriais mostraram sorologia negativa para HIV, porém positiva para sífilis: VDRL reagente (1/64) e FTA-Abs reagente. Após diagnóstico de sífilis gástrica, paciente iniciou antibioticoterapia (2,4 milhões de UI de penicilina benzatina) com melhora importante do quadro geral e dos aspectos endoscópicos. Foi submetido à colocação de prótese de aorta ascendente e, atualmente, encontra-se clinicamente bem.

Caso 2 (Figs. 22-1 a 22-8)

História Clínica: Paciente masculino de 23 anos, sorologia negativa para HIV, foi atendido no Hospital das Clínicas da FMUSP por história de epigastralgia há 1 ano e piora há 1 mês, quando passou a apresentar náuseas e vômitos. Refere perda de 10 kg no último ano. Os achados endoscópicos foram sugestivos de linfoma, porém as biópsias não foram confirmatórias. Durante a internação, o paciente desenvolveu máculas eritematosas disseminadas, inclusive em palma das mãos e planta dos pés e 3 nódulos ulcerados de 0,4 cm de diâmetro e grande quantidade de secreção purulenta na região da glande. Realizada sorologia para VDRL que foi reagente (1/64).

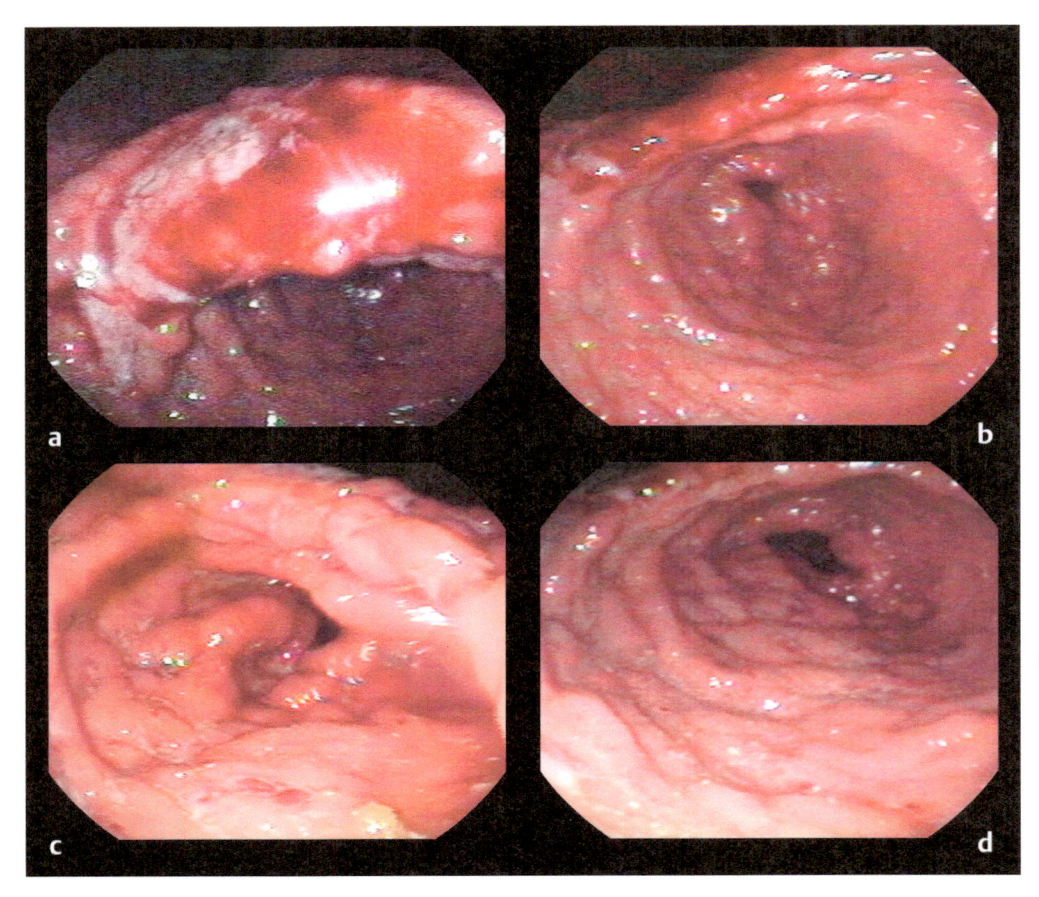

Fig. 22-1. (a-d) Aspecto endoscópico de sífilis gástrica do tipo ulceroinfiltrativo de corpo distal, Incisura *angularis* e antro, associada a espessamento de pregas, diminuição da distensiblidade, intensa friabilidade, nodularidade e hiperemia. Mucosa bulbar nodular, sem enantema ou erosões. Os achados endoscópicos foram sugestivos de linfoma, porém as biópsias não confirmaram neoplasia.

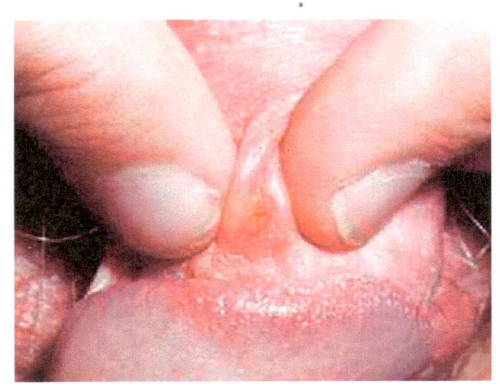

Fig. 22-2. Três nódulos ulcerados de 0,4 cm de diâmetro com saída de grande quantidade de secreção purulenta na região da glande.

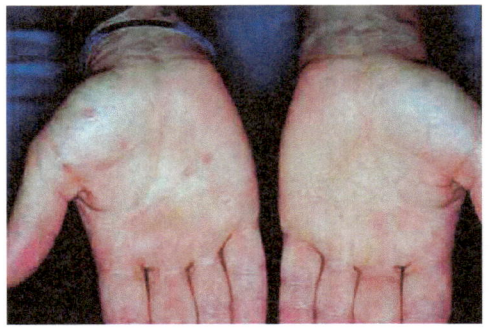

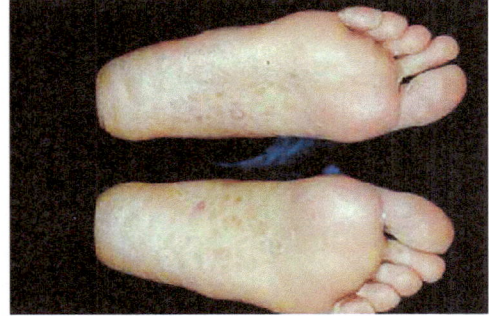

Fig. 22-3. Máculas eritematosas disseminadas, inclusive em palma das mãos e planta dos pés.

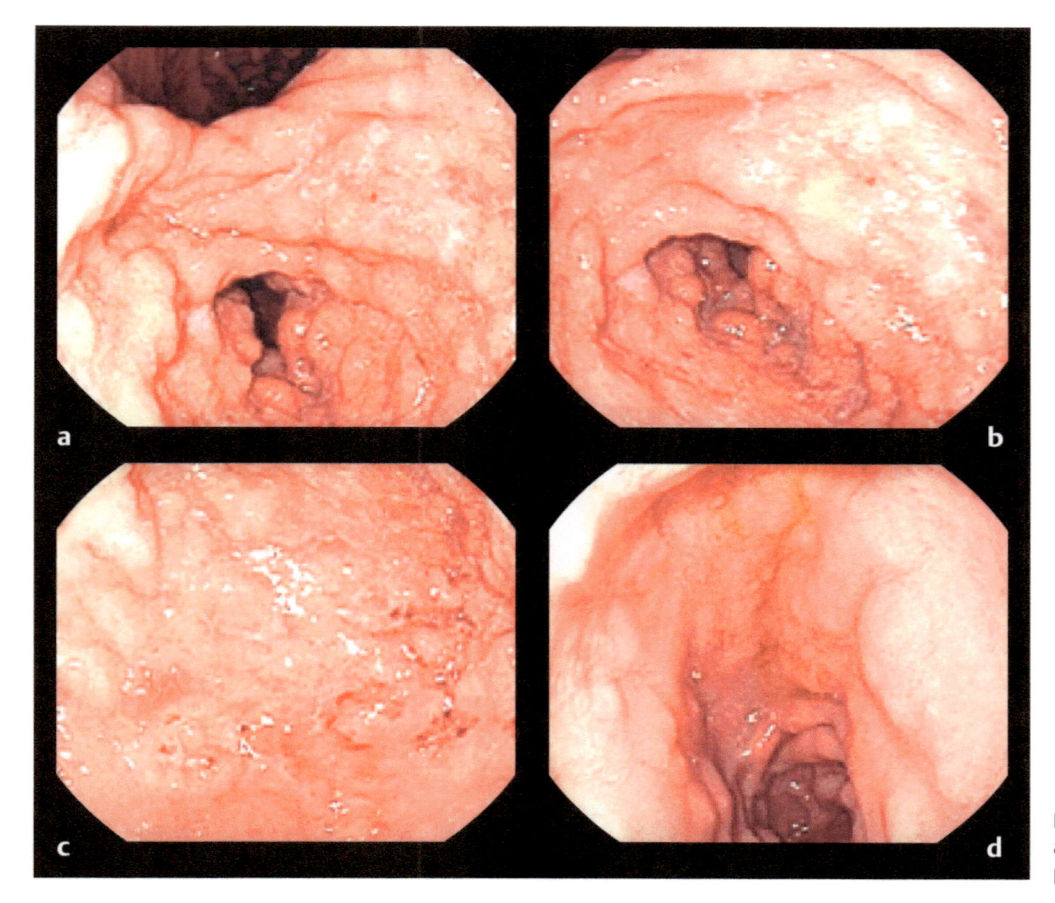

Fig. 22-4. (a-d) Aspecto endoscópico 3 semanas após a primeira EDA para novas biópsias, com persistência das lesões.

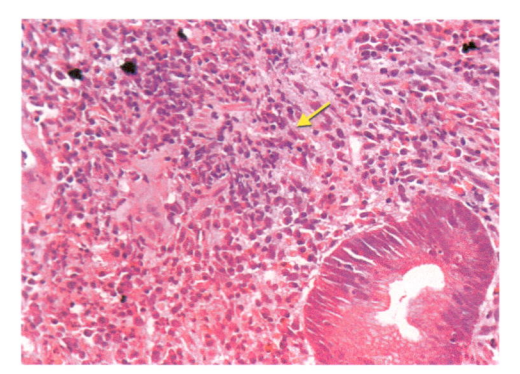

Fig. 22-5. Novo anatomopatológico: processo inflamatório crônico com intensa plasmocitose e formação de tecido de granulação.

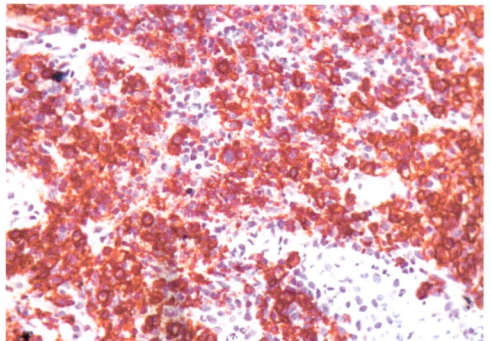

Fig. 22-6. Imuno-histoquímica positiva para plasmócitos (CD138).

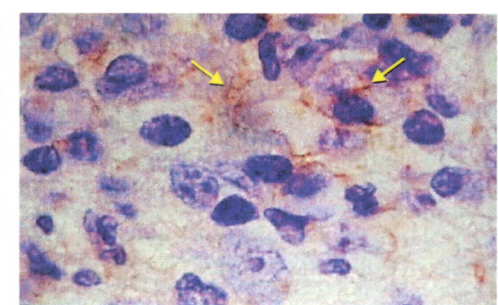

Fig. 22-7. Imuno-histoquímica confirmou presença de treponema (*setas*).

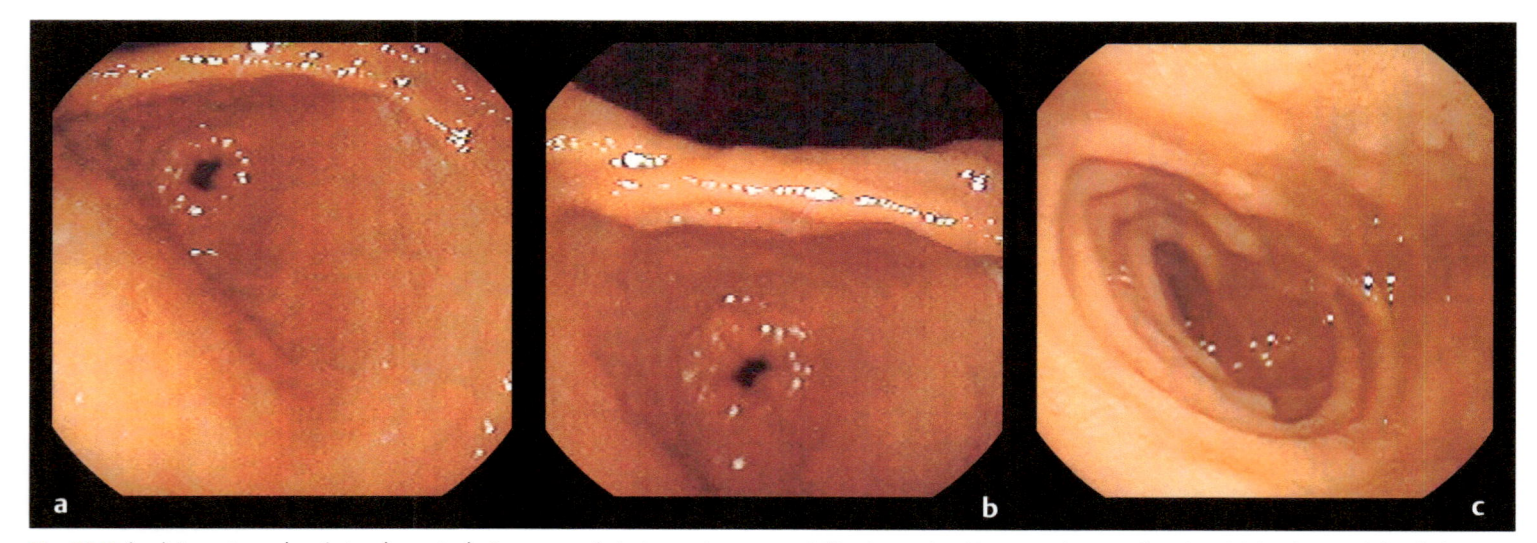

Fig. 22-8. (a-c) Aspecto endoscópico de controle 6 meses após tratamento com penicilina benzatina. Presença de retrações cicatriciais e leve nodularidade gastroduodenal. Anatomopatológico: imuno-histoquímica negativa para Treponema.

Caso 3 (Vídeo 22-2 e Figs. 22-9 a 22-11)

História Clínica: Paciente masculino de 23 anos, atendido no Hospital das Clínicas da FMUSP com história de anorexia, inapetência, vômitos pós-prandiais, epigastralgia e melena, associada a emagrecimento de 11 Kg em 8 meses. Foi diagnosticado com sífilis secundária após exames laboratoriais (sorologia negativa para HIV, VDRL e FTA-Abs reagentes).
Anatomopatológico: Denso infiltrado inflamatório rico em plasmócitos maduros. Imuno-histoquímica positiva para Treponema.

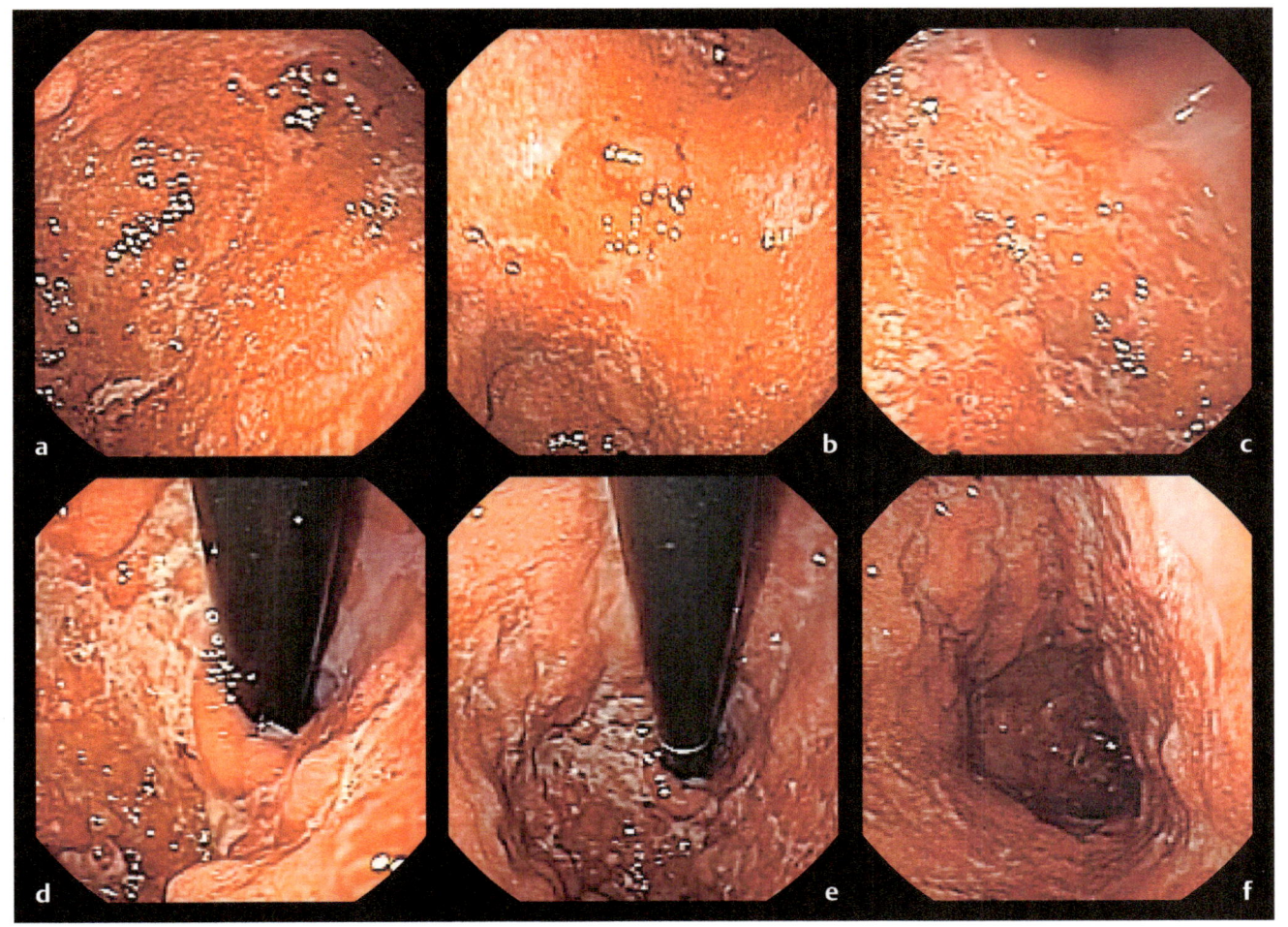

Fig. 22-9. (a-f) Aspecto endoscópico de sífilis gástrica do tipo ulceroinfiltrativo difuso, com numerosas lesões ulceradas multiformes e friáveis em corpo e antro, espessamento da parede e diminuição da distensibilidade, além da hiperemia difusa.

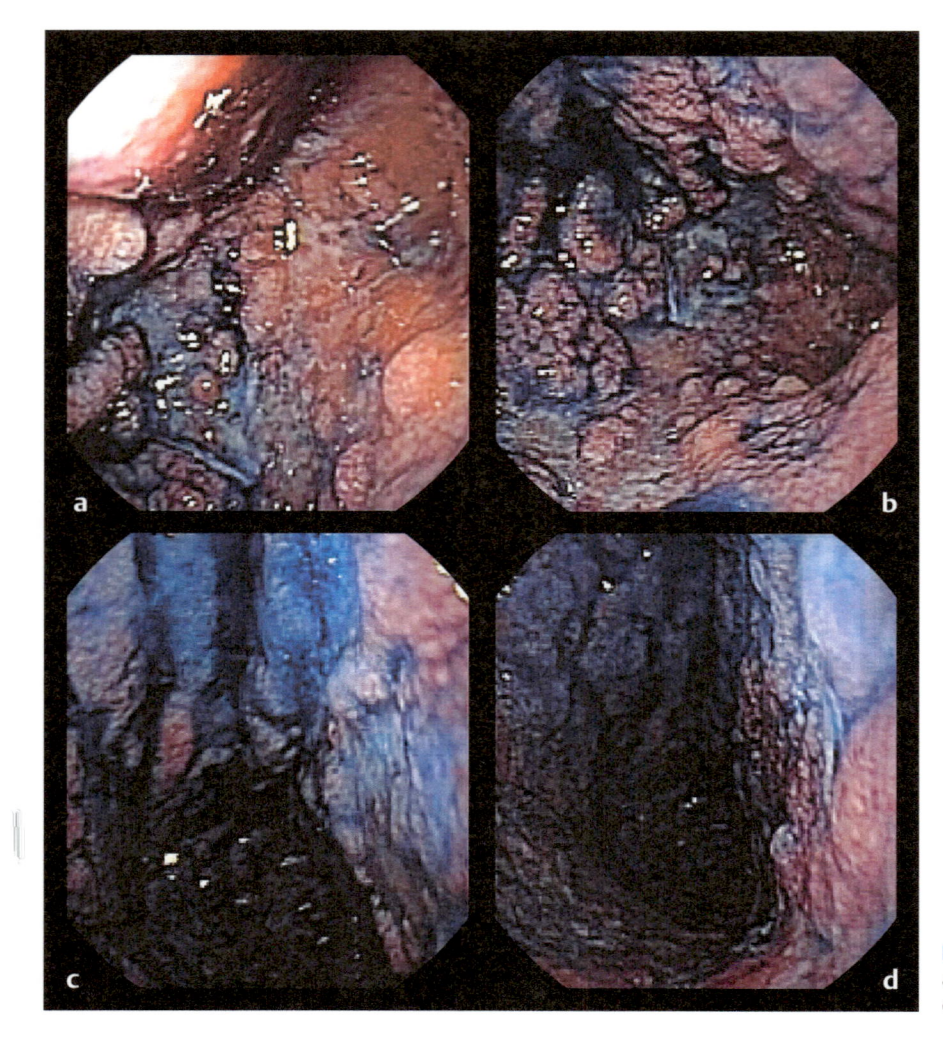

Fig. 22-10. (a-d) Realce das lesões após cromoscopia com índigo-carmim a 0,4%.

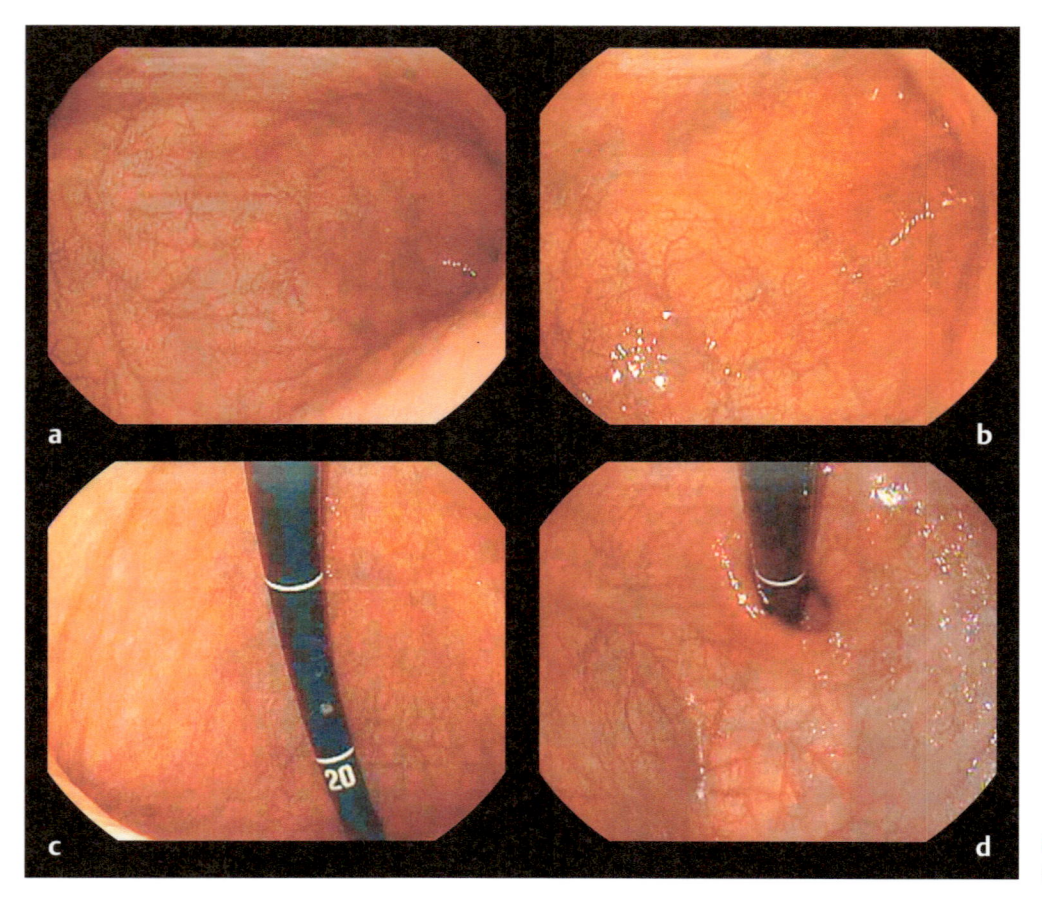

Fig. 22-11. (a-d) Cicatrização completa das lesões após antibioticoterapia.

CAPÍTULO 22 ▪ DOENÇAS INFECCIOSAS E PARASITÁRIAS EM ESTÔMAGO

Caso 4 (Figs. 22-12 e 22-13)

História Clínica: Paciente masculino de 37 anos, atendido no Hospital das Clínicas da FMUSP, por história de anorexia, epigastralgia e melena, associado a emagrecimento de 8 kg em 6 meses.

Exames Laboratoriais: Sorologia negativa para HIV; VDRL e FTA--Abs reagentes.

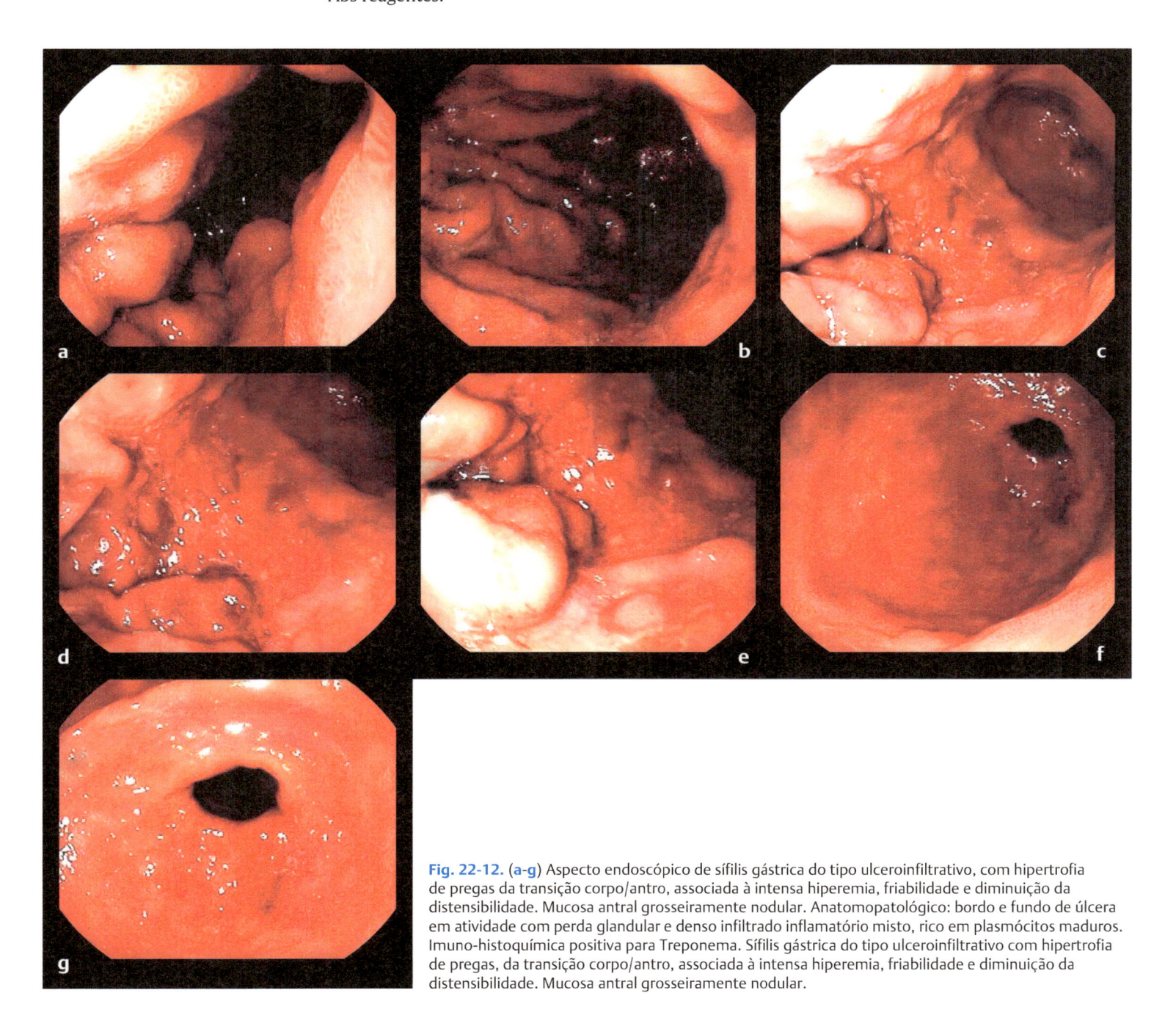

Fig. 22-12. (a-g) Aspecto endoscópico de sífilis gástrica do tipo ulceroinfiltrativo, com hipertrofia de pregas da transição corpo/antro, associada à intensa hiperemia, friabilidade e diminuição da distensibilidade. Mucosa antral grosseiramente nodular. Anatomopatológico: bordo e fundo de úlcera em atividade com perda glandular e denso infiltrado inflamatório misto, rico em plasmócitos maduros. Imuno-histoquímica positiva para Treponema. Sífilis gástrica do tipo ulceroinfiltrativo com hipertrofia de pregas, da transição corpo/antro, associada à intensa hiperemia, friabilidade e diminuição da distensibilidade. Mucosa antral grosseiramente nodular.

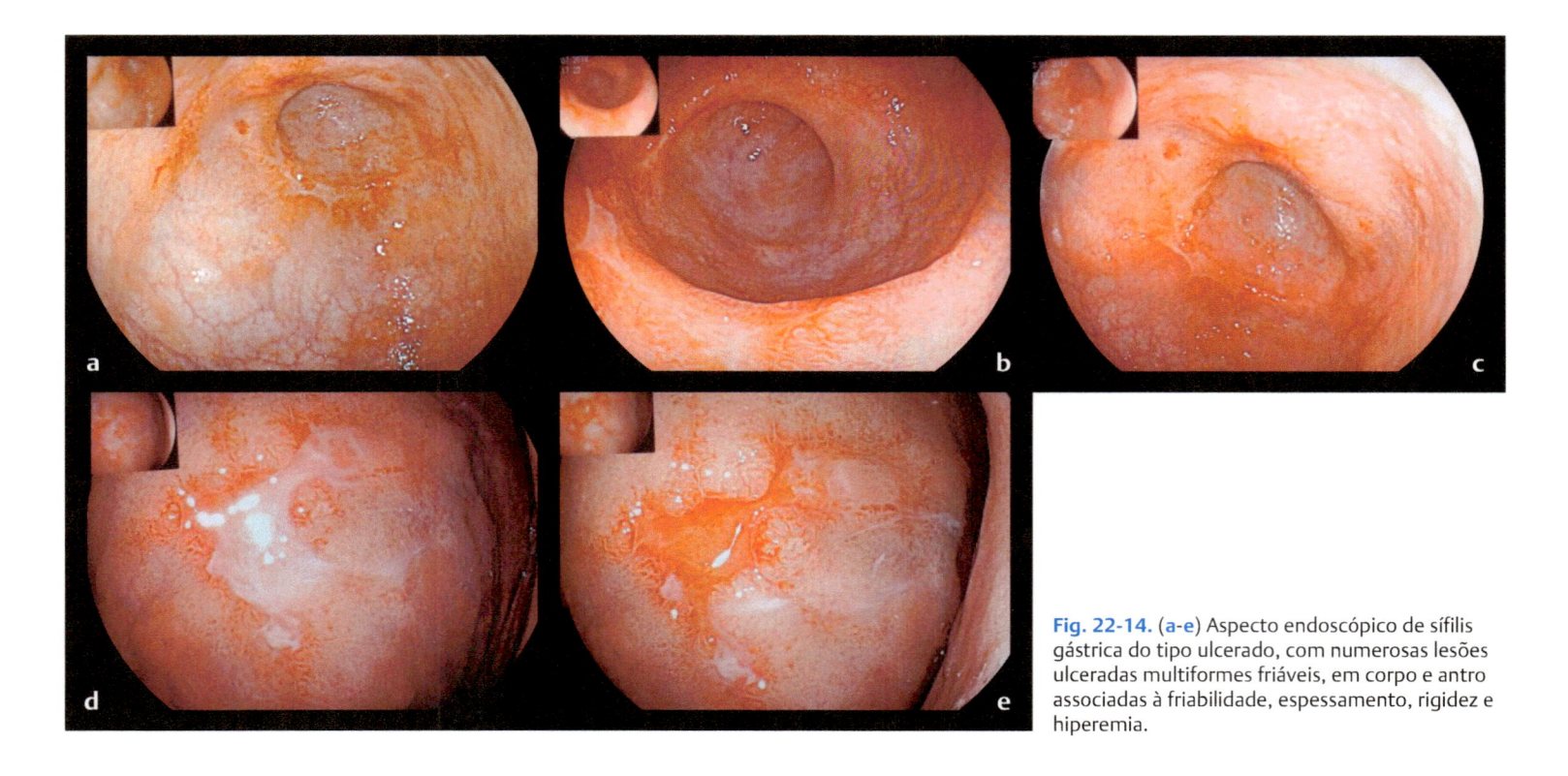

Fig. 22-13. (a-e) Aspecto endoscópico de controle após 1 mês de tratamento com penicilina benzatina. Presença de retrações cicatriciais com leve hiperemia dos bordos. Imuno-histoquímica negativa para Treponema.

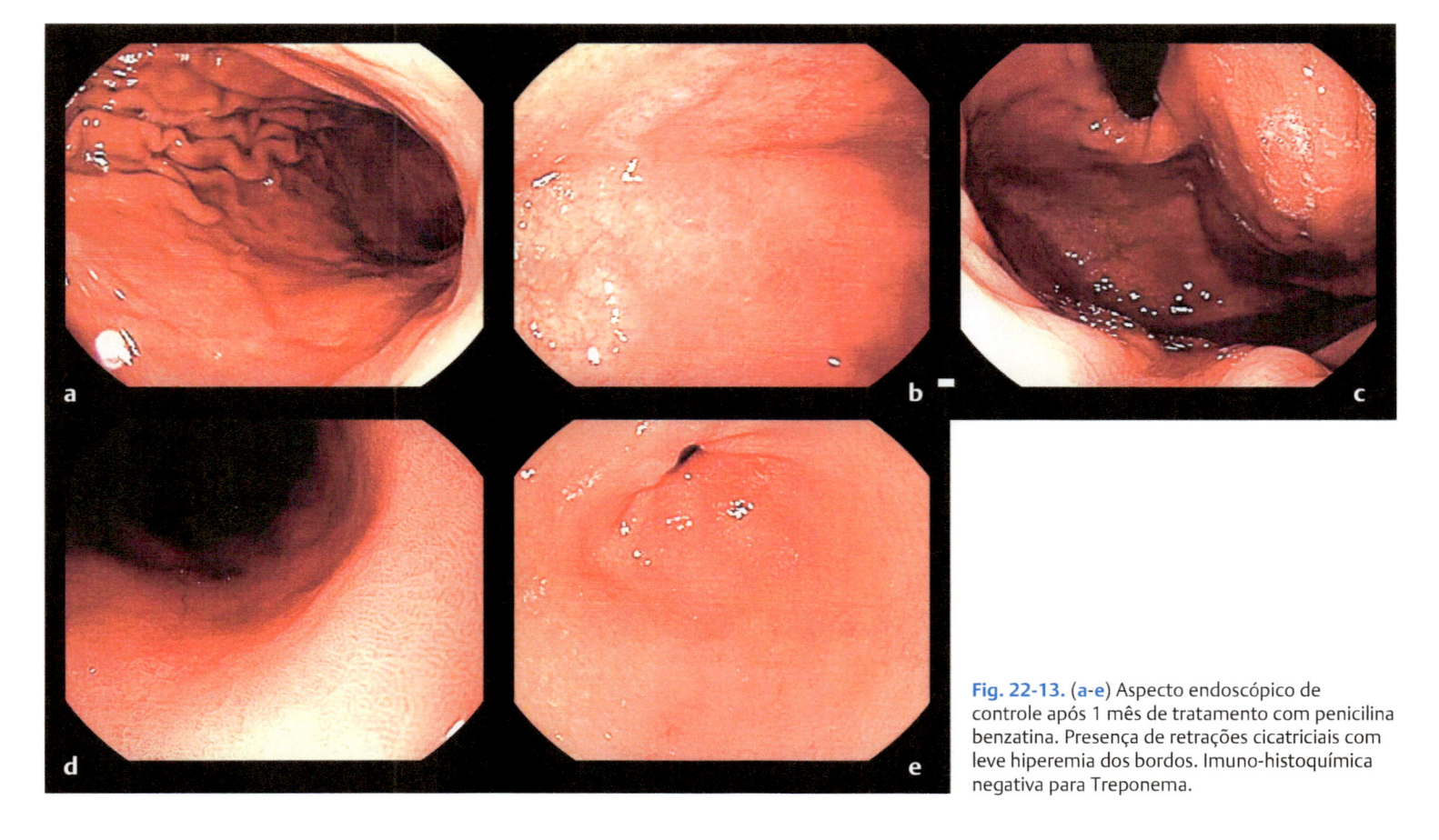

Caso 5 (Figs. 22-14 e 22-15)

História Clínica: Paciente masculino, 68 anos, atendido no Hospital das Clínicas da FMUSP por queixa de epigastralgia, vômitos, perda ponderal de 20 kg e lesões cutâneas palmoplantares.
Exames Laboratoriais: Sorologia negativa para HIV, VDRL reagente (1/64), FTA-Abs reagente.
Anatomopatológico: Denso processo inflamatório com plasmocitose. Imuno-histoquímica positiva para Treponema.

Fig. 22-14. (a-e) Aspecto endoscópico de sífilis gástrica do tipo ulcerado, com numerosas lesões ulceradas multiformes friáveis, em corpo e antro associadas à friabilidade, espessamento, rigidez e hiperemia.

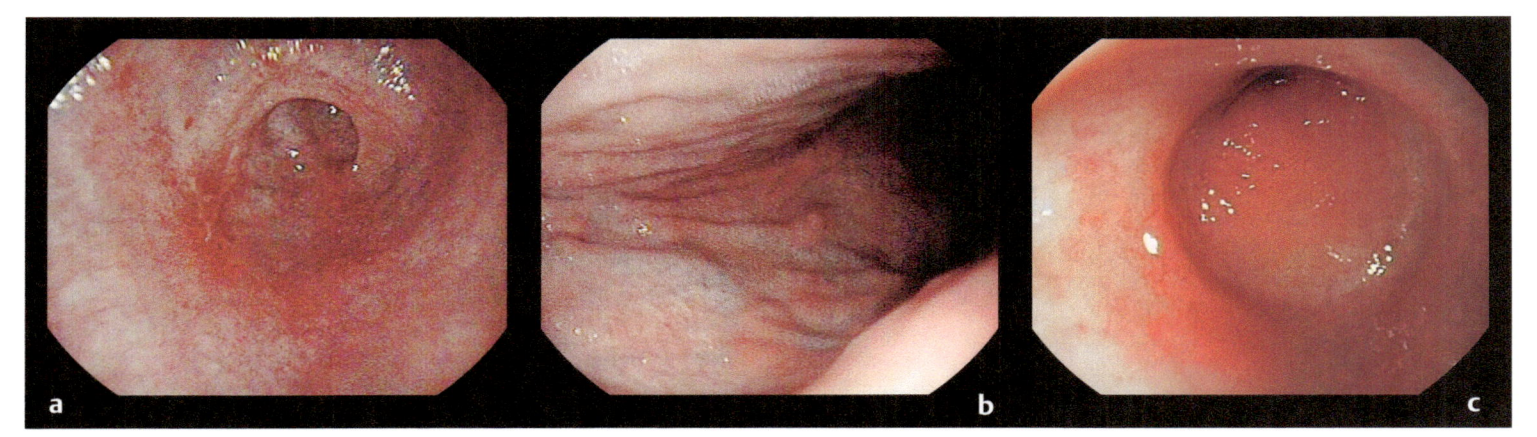

Fig. 22-15. (a-c) Aspecto endoscópico de controle 1 mês após, com lesões em fase final de cicatrização.

FUNGO
Histoplasmose Gástrica

É doença causada pelo fungo *Histoplasma capsulatum* que possui ampla distribuição pelo Brasil, embora a grande maioria dos infectados sequer saiba já ter estado previamente em contato com o fungo.[9] Geralmente transmitido por inalação de esporos presentes na natureza (cavernas com morcegos, galinheiros, etc.), essa doença acomete primariamente o pulmão e dissemina-se pela circulação sanguínea. Em indivíduos imunocompetentes, a infecção é assintomática ou subclínica, sendo contida pelo sistema imune e tornando-se latente. No entanto, especialmente em situações de imunossupressão, ela pode ser reativada e acometer vários órgãos, entre eles, o estômago. O acometimento primário do trato gastrointestinal é raro e, provavelmente, deve-se à ingestão de comida ou água contaminada.[9,10]

A histoplasmose é a micose endêmica mais comum em pacientes infectados pelo HIV, especialmente se a contagem de células CD4 for abaixo de 150 céls/µL; essa população também tem maior probabilidade de sofrer infecção disseminada. Outros grupos de risco são pacientes transplantados, com neoplasias hematológicas, em uso de corticoide e crianças.[11]

Embora o acometimento do trato gastrointestinal esteja presente em mais de 70-80% dos pacientes, estes tornam-se sintomáticos em apenas 3-12% dos casos.[10] Sintomas inespecíficos, como, febre, dor abdominal, perda de peso e diarreia, são descritos como os mais comuns.[12] Estudos prévios de histoplasmose gastrointestinal associada ao HIV relatam febre e dor abdominal em 70% dos pacientes, e perda de peso/diarreia em menos de 50%. Sangramento gastrointestinal, obstrução, perfuração e estenose são raros. Em pacientes infectados pelo HIV, o local mais frequentemente acometido é a região ileocecal; o acometimento gástrico é raro e pouco descrito na literatura. Os achados variam desde única úlcera localizada e superficial (Caso 6, Fig. 22-16), a úlceras profundas que podem evoluir com perfuração.[13]

O diagnóstico pode ser firmado por biópsias, especialmente na presença de granulomas epitelioides, que, no entanto, raramente estão presentes.[14] Na coloração de hematoxilina e eosina (HE), é possível identificar macrófagos contendo leveduras intracelulares (Caso 6, Fig. 22-17). As colorações específicas, como Gomori-Grocott ou Schiff (PAS), permitem a identificação das leveduras características, de formas ovais e de base estreita, com 2 a 4 µm de diâmetro, dentro das células fagocíticas (macrófagos/histiócitos), de onde vem o nome "Histoplasma".[12] As leveduras também podem ser vistas nos tecidos[9] (Caso 6, Fig. 22-18).

A cultura ainda é o padrão ouro para diagnóstico de histoplasmose, pois permite o isolamento e caracterização do fungo. Entretanto, requer incubação prolongada, o que pode demorar até 8 semanas. Na suspeição clínica, a utilização de testes diagnósticos rápidos, como a detecção de antígeno urinário, auxilia, em muito, no diagnóstico.[15]

Casos Clínicos
Caso 6 (Figs. 22-16 a 22-18)

História Clínica: Paciente do sexo masculino, 39 anos, com diagnóstico de HIV há 9 anos, sem tratamento antirretroviral há 3 anos (CD4 = 33, carga viral = 1.473 cópias). Deu entrada no Instituto de Infectologia Emilio Ribas – São Paulo, por perda de peso e dor epigástrica.
Antecedentes Pessoais: Etilista, tabagista e drogadito (cocaína).

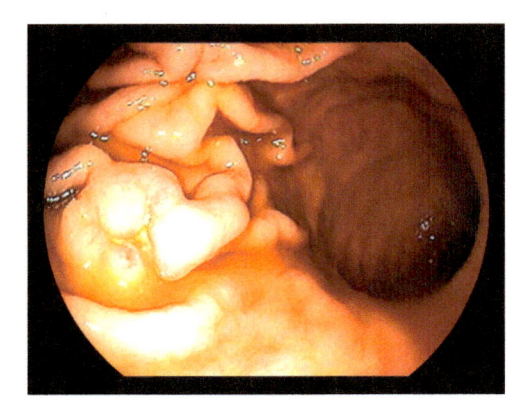

Fig. 22-16. Aspecto endoscópico de histoplasmose gástrica sob forma de lesão elevada com ulceração central.

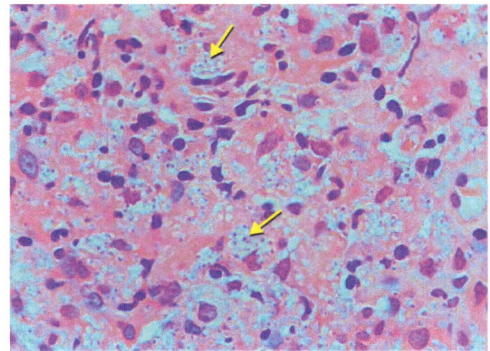

Fig. 22-17. Histopatologia mostra numerosos parasitas intracelulares (minúsculos corpos ovais) dentro dos macrófagos (*setas*) (HE 400x).

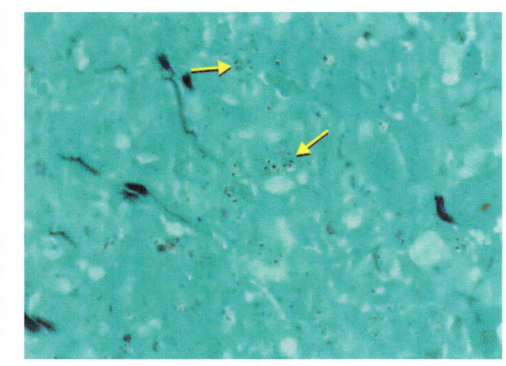

Fig. 22-18. Coloração específica de Grocott confirma identificação das leveduras características de Histoplasma (*setas*) (400x).

PARASITA
Estrongiloidíase Gástrica

A estrongiloidíase é parasitose endêmica causada pela infecção de nematódeo feminino *Strongyloides stercoralis*, que mede 2,2 mm. É prevalente nas regiões tropicais e subtropicais do mundo, com condições higiênicas precárias. O parasita infecta o homem por meio das larvas filariformes encontradas no solo e alimentos infectados com fezes humanas, que penetram pele ou boca. Possui capacidade de completar seu ciclo de vida dentro de seu hospedeiro mediante ciclo autoinfeccioso.[16]

Pode ocorrer em indivíduos imunocompetentes ou não. A infecção gastrointestinal é frequentemente assintomática no intestino delgado superior e pode persistir por muitos anos. O quadro clínico gastrointestinal abrange dor abdominal, náuseas, vômitos, diarreia e hemorragia digestiva. Pacientes imunossuprimidos podem evoluir para forma disseminada da doença denominada de síndrome de hiperinfecção, onde há grande multiplicação e migração das larvas infectantes. Esta forma, com acometimento gastrointestinal e/ou pulmonar, é potencialmente fatal, com mortalidade acima de 87% dos casos[17] (Caso 7). A síndrome de hiperinfecção é frequentemente associada à administração de corticosteroides e a outras condições de imunossupressão, que podem levar à disseminação de *S. stercoralis* para quase todos os órgãos, com posterior sepse bacteriana. Outros fatores de risco para infecção grave incluem: idade avançada, pacientes oncológicos (principalmente hematológicos), transplante de órgãos e AIDS.[18,19]

Em decorrência de sua acidez, o estômago não é sítio ideal para *S. stercoralis*, porém em casos de atrofia e acloridria, uso de bloqueadores H2 ou antiácidos, doenças gastrointestinais e desnutrição, o parasita pode encontrar *habitat* favorável para infecção. Há duas vias possíveis: por meio de escarro deglutido (via pulmonar) ou pela migração retrógrada, proveniente do intestino delgado proximal.[20]

Os achados endoscópicos são inespecíficos e não há achados patognomônicos, porém os mais relatados incluem: hipertrofia das pregas gástricas, friabilidade e edema da mucosa, eritema, perda da vascularização, múltiplas sufusões hemorrágicas (Caso 8), pequenas úlceras e erosões gástricas.[20] A descoloração amarronzada da mucosa gástrica ou duodenal é achado frequente.[21] O processo inflamatório crônico causado pela presença dos parasitas pode causar intensa fibrose da parede gástrica, perda da distensibilidade e evoluir para estenose pilórica.[22-24] Relatamos o caso de um paciente masculino de 76 anos, em tratamento paliativo de câncer de próstata, que apresentou evolução fatal de hiperinfecção por estrongiloides (Caso 7). O estômago apresentava friabilidade, distensibilidade antral diminuída e estenose pilórica, que necessitou ser dilatada com balão CRE.[24]

Importante salientar que a doença pode representar desafio diagnóstico em razão dos achados endoscópicos inespecíficos. As biópsias são determinantes, pois mostram larvas ocupando a luz glandular (Caso 7, Fig. 22-22). A demora clínica para sua identificação pode ser fatal ao paciente.

Casos Clínicos
Caso 7 (Figs. 22-19 a 22-22)

História Clínica: Paciente masculino de 76 anos, em tratamento paliativo de câncer de próstata no Instituto do Câncer do Estado de São Paulo. Apresentou náuseas e vômitos diários, com emagrecimento de 2,5 kg em duas semanas. Uma semana após o diagnóstico histopatológico de estrongiloidíase, apresentou evolução fatal por hiperinfecção do parasita, com hemorragia digestiva alta, instabilidade hemodinâmica, rebaixamento do nível de consciência e parada cardiorrespiratória.

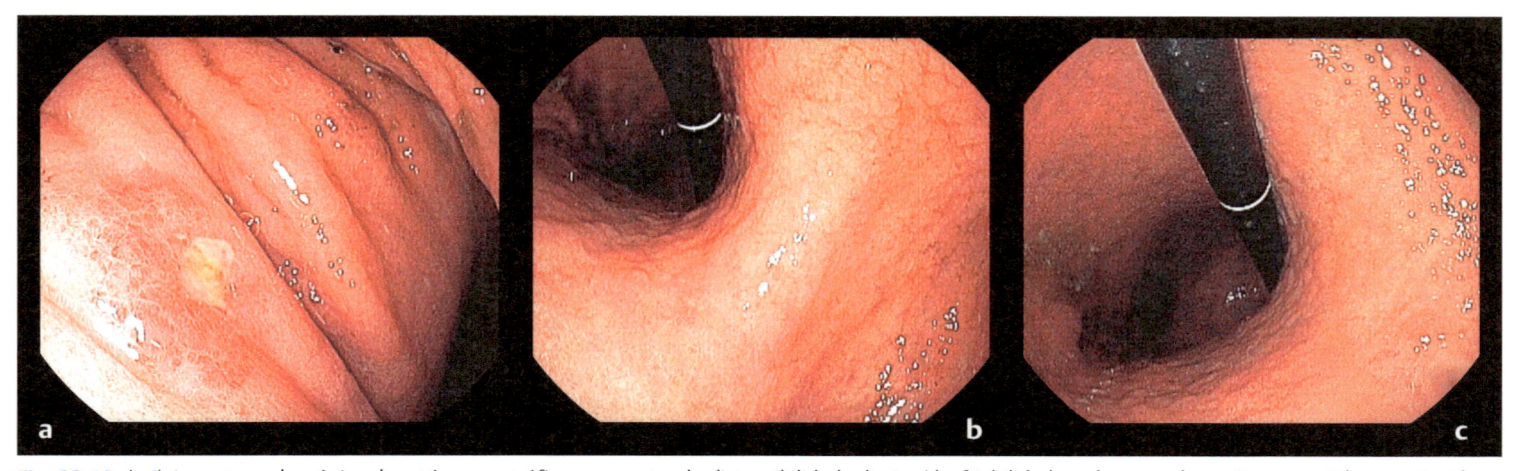

Fig. 22-19. (a-i) Aspecto endoscópico do estômago atrófico apresentando distensibilidade diminuída, friabilidade e algumas ulcerações rasas. Piloro enrijecido, permitindo passagem do endoscópio padrão com grande resistência. *(Continua.)*

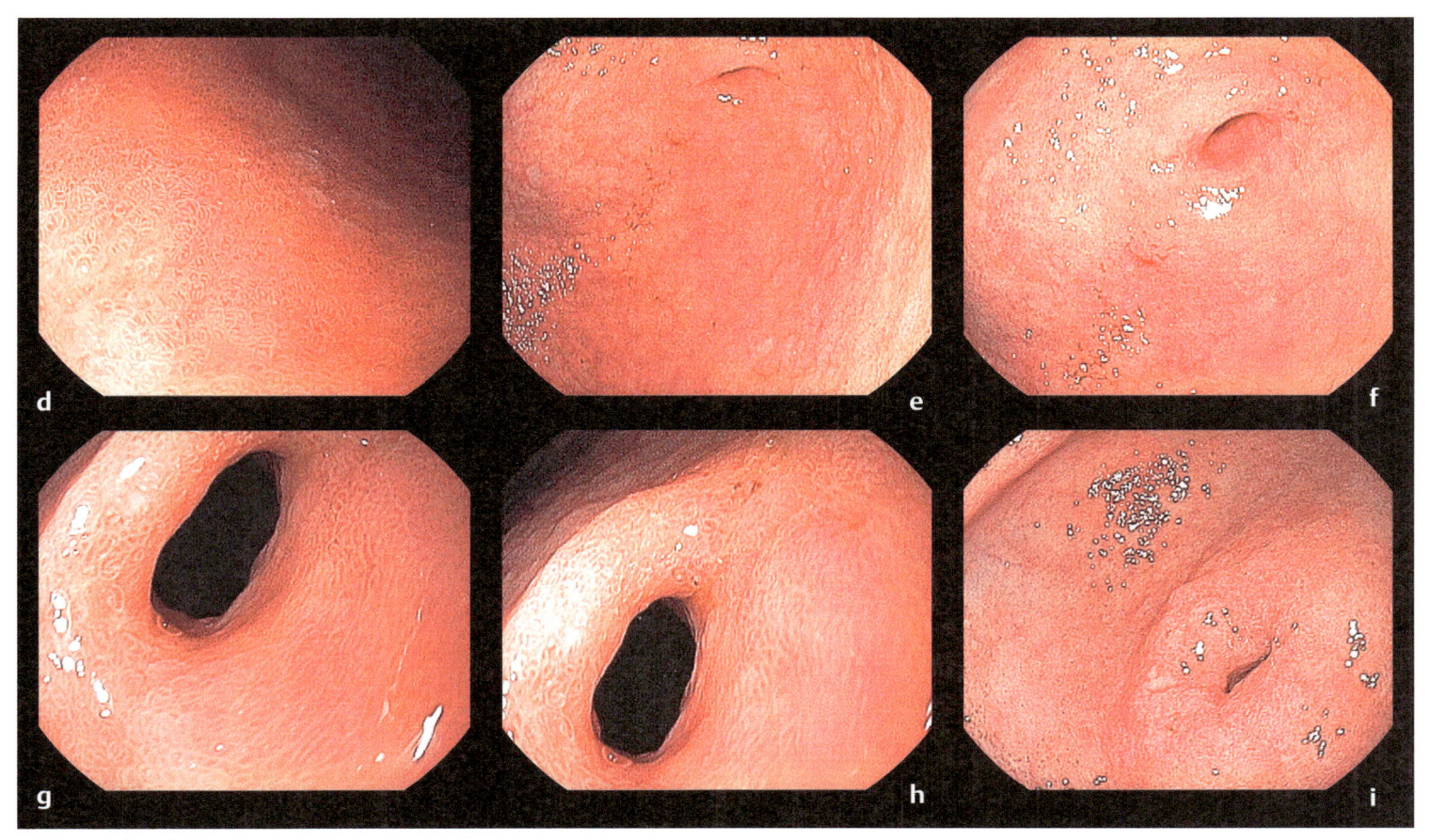

CAPÍTULO 22 ■ DOENÇAS INFECCIOSAS E PARASITÁRIAS EM ESTÔMAGO

Fig. 22-19. *(Cont.)*

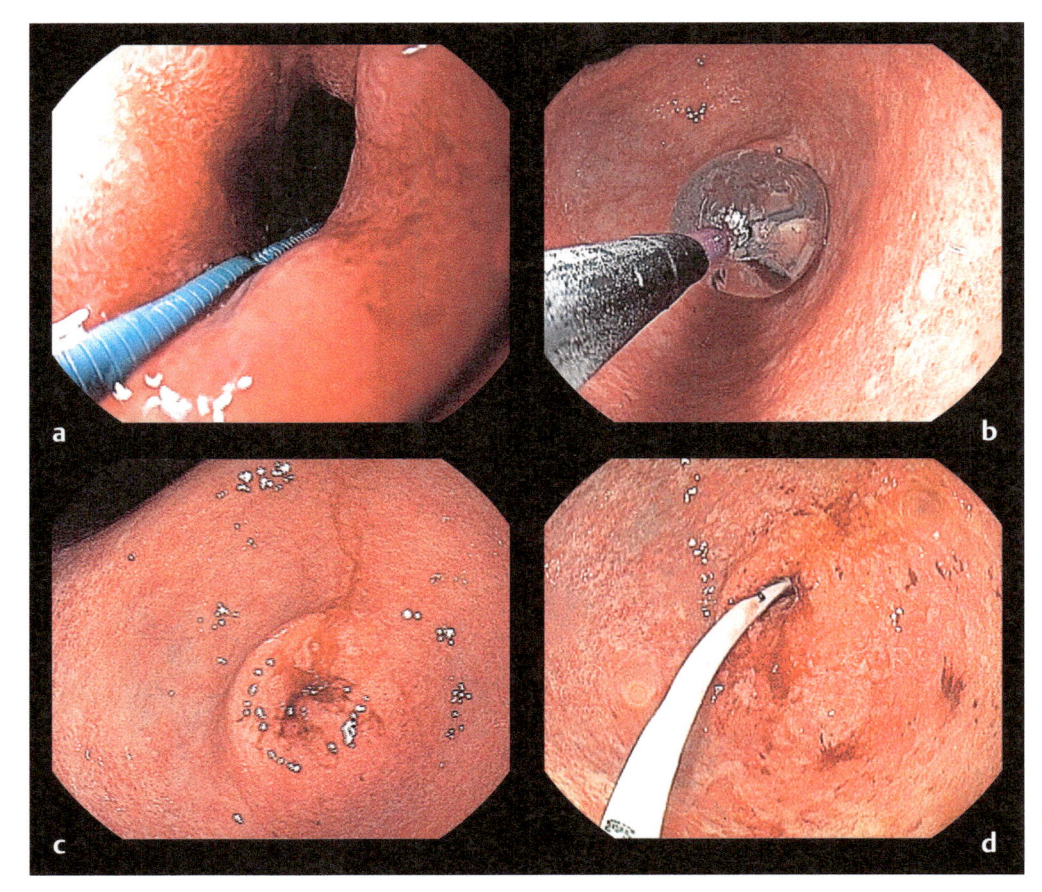

Fig. 22-20. (a-d) Aspecto endoscópico da dilatação do piloro com balão CRE e passagem de sonda nasoenteral.

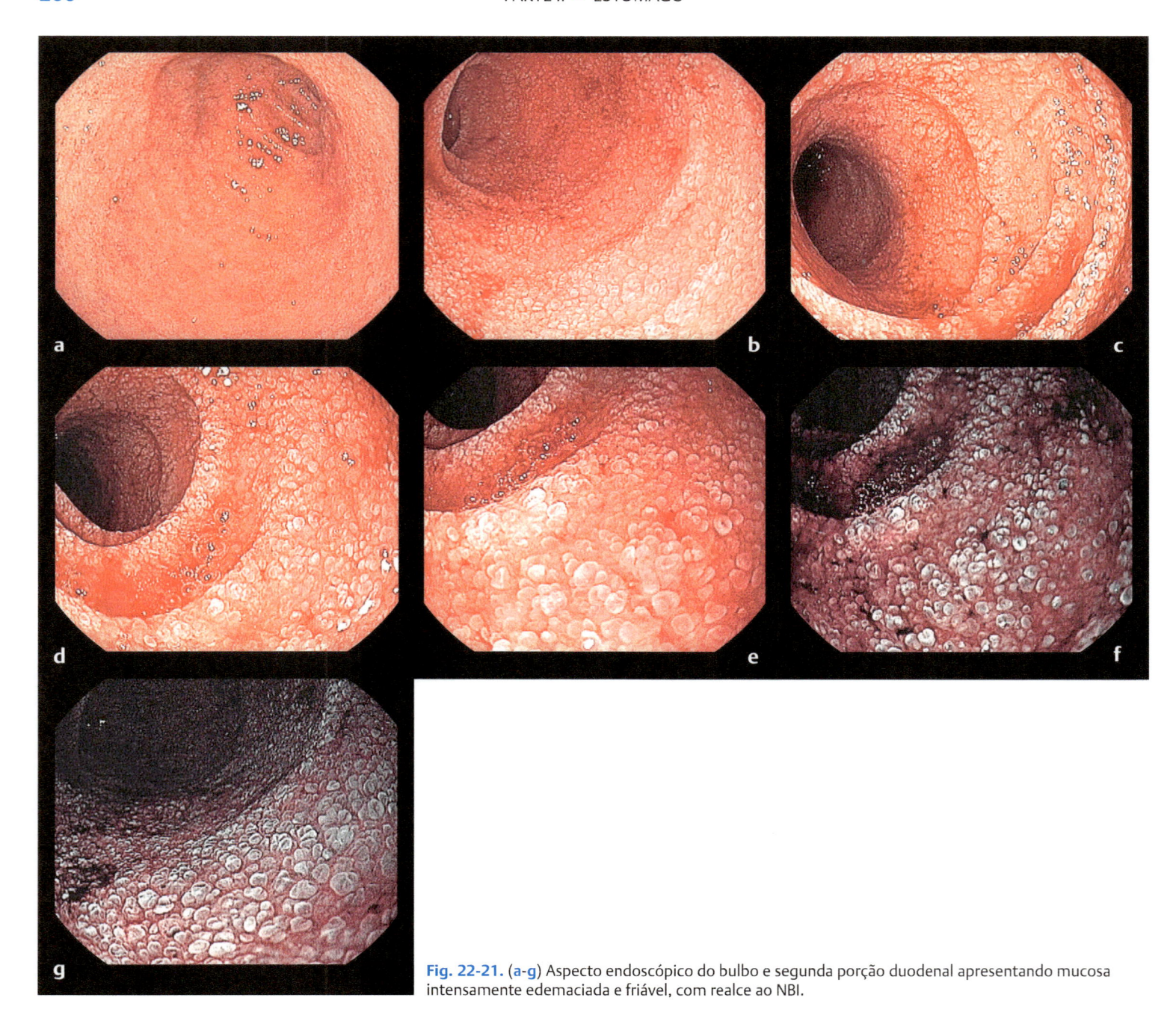

Fig. 22-21. (a-g) Aspecto endoscópico do bulbo e segunda porção duodenal apresentando mucosa intensamente edemaciada e friável, com realce ao NBI.

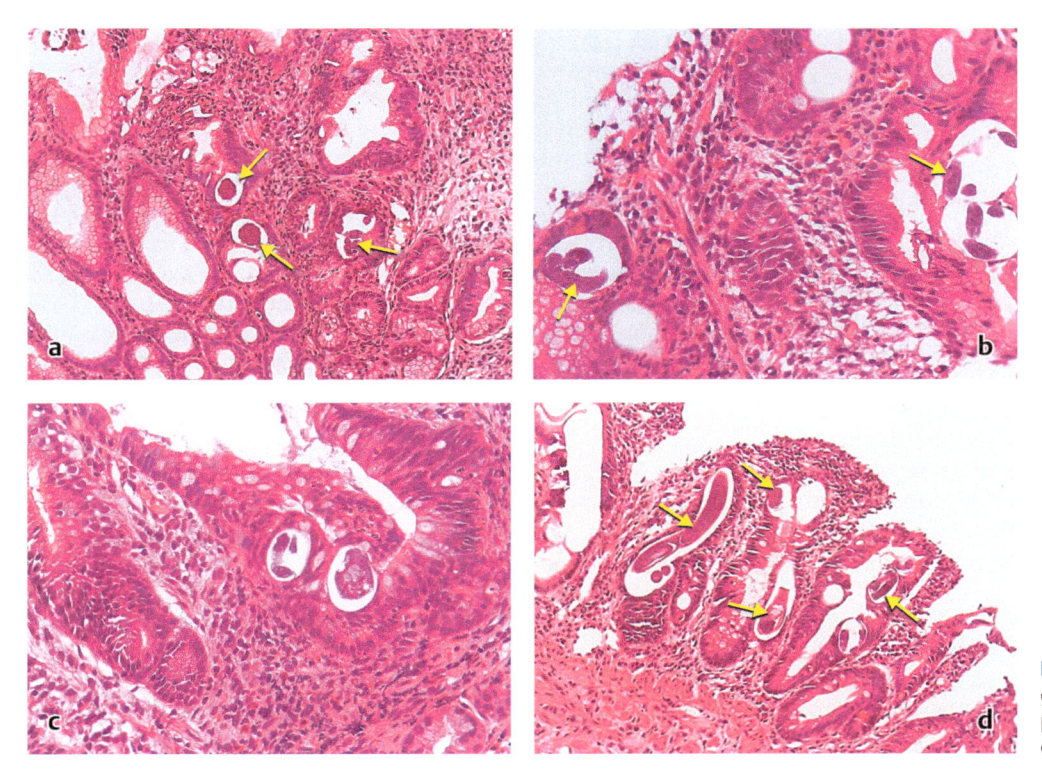

CAPÍTULO 22 ■ DOENÇAS INFECCIOSAS E PARASITÁRIAS EM ESTÔMAGO

Fig. 22-22. Aspecto histopatológico da mucosa gástrica (a-c) e duodenal (d), apresentando intenso processo inflamatório crônico e presença de larvas de *Strongyloides* na luz das glândulas (*setas*).

Caso 8 (Fig. 22-23)

História Clínica: Paciente do sexo feminino, 36 anos, previamente hígida, com queixa de epigastralgia, vômitos e perda ponderal. Investigação complementar evidenciou sorologia positiva para HIV. A EDA, realizada no Instituto de Infectologia Emílio Ribas (São Paulo), apresentou gastrite e duodenite hemorrágicas. Biópsias gástrica e duodenal foram positivas para *Strongyloides stercoralis*.

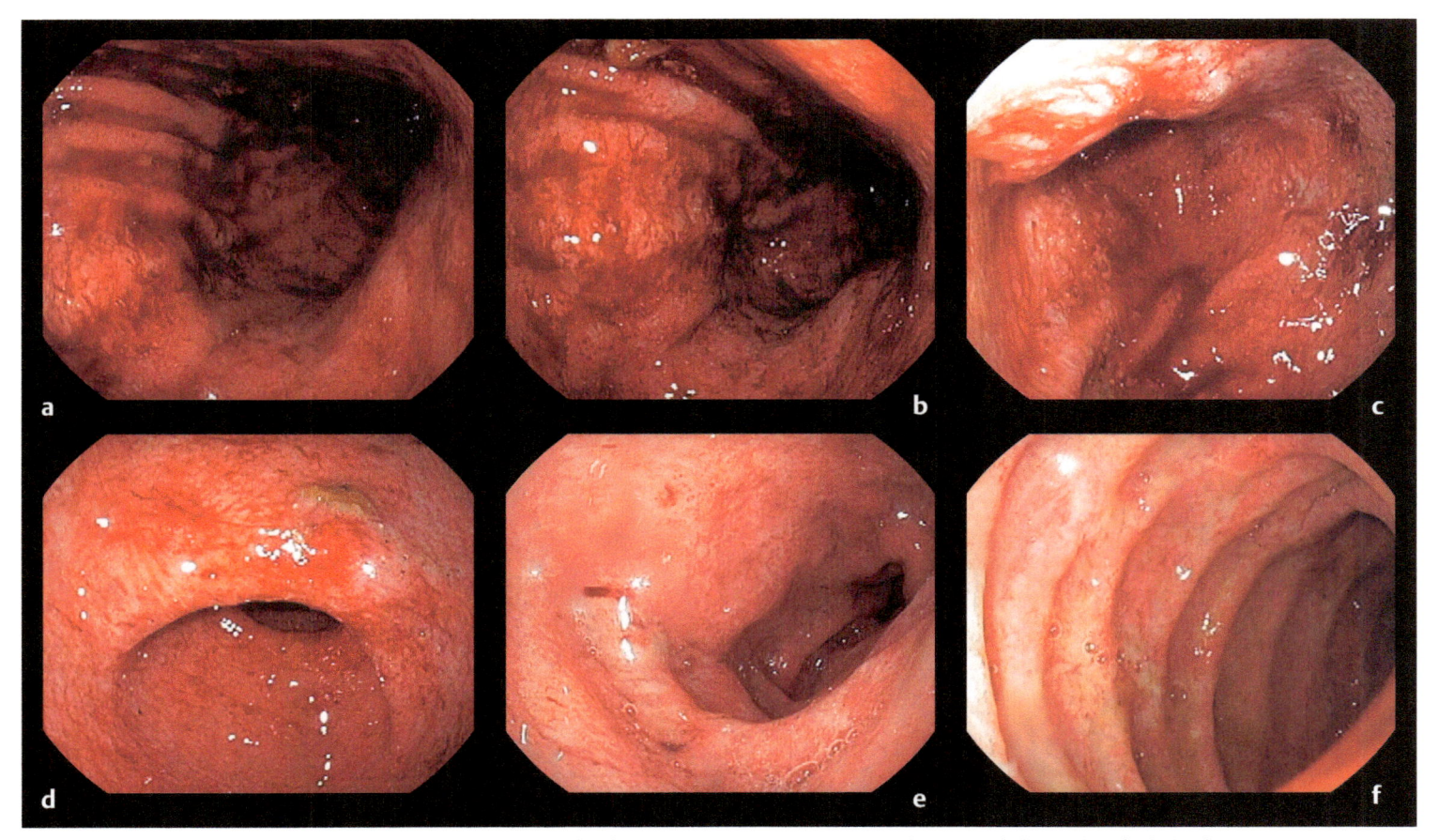

Fig. 22-23. Aspecto endoscópico de estrongiloidíase gástrica e duodenal hemorrágica. (a) Aspecto endoscópico de lesão elevada de fundo gástrico com intensa hiperemia e edema apical. (b) Presença de *Anisakis* sp. penetrando na mucosa. (c) Apreensão da larva com pinça e sua remoção completa. (d) Aspecto endoscópico da mucosa apresentando inflamação e friabilidade local. (e, f) Aspecto macroscópico de *Anisakis* sp.

Anisaquíase

O consumo de carne crua contaminada de pescado (*sashimi* e *sushi*) pode causar inúmeras infecções parasitárias gastrointestinais no homem, sendo algumas potencialmente prejudiciais à saúde. Dentre os parasitas de maior importância em nosso meio encontram-se os Nematódeos (*Anisakis* sp.), Cestódeos (*Diphyllobothrium* sp.) e os Trematódeos (*Phagicola longa*).[25]

A anisaquíase é causada pela ingestão acidental de larvas infectantes de nematódeos da família *Anisakidae* principalmente o *Anisakis simplex* e o *Pseudoterranova decipiens*. Pode ser adquirida por meio do consumo de carne contaminada (crua, semicrua ou parcialmente defumada) de peixes, como salmão, anchova, bacalhau, arenque, merluza, linguado, além de lula entre outros.[25]

A doença é rara em países ocidentais, porém é subestimada em muitas regiões com grandes atividades com base em pescado e consumo generalizado de alimentos marinhos crus. Há casos descritos nos países europeus, como Áustria, Itália, Alemanha e Espanha.[26] No nosso meio, há relatos da identificação das larvas em Ribeirão Preto[25] e no Rio de Janeiro.[27]

O quadro clínico inicia-se 1 a 2 dias após a ingestão de *sashimi*. Há duas apresentações clínicas distintas: a forma aguda, resultante do efeito local do parasita sobre a mucosa, e a forma alérgica, por causa da hipersensibilidade imediata, mediada por IgE. A primeira, caracterizada por náuseas, vômitos e dor epigástrica intensa, é causada por fenômenos irritativos locais, geralmente por única larva no TGI, podendo ser confundida com apendicite, úlcera, peritonite até doença de Crohn. À EDA, o nematódeo frequentemente não é reconhecido de imediato, pois fica "escondido" por entre as pregas gástricas, podendo ser confundido com muco gástrico (Caso 9). Consequentemente, a detecção gástrica pode ser difícil, e há relatos da utilização de NBI para melhorar a identificação dos parasitas à EDA.[28] Em cerca de 55% dos casos relatados, as larvas, de 2 cm de comprimento e móveis, invadem grande curvatura gástrica (Caso 10), causando edema e enantema adjacentes ao local da invasão. A retirada da larva, por meio da pinça de endoscopia, é curativa, com desaparecimento dos sintomas[28] (Casos 11 e 12). Os casos mais graves são extremamente dolorosos, com acometimento intestinal, mimetizando apendicite, que requerem intervenção cirúrgica para a remoção do nematódeo.[29]

A segunda forma caracteriza-se pelo quadro alérgico ocasionado pelos antígenos do parasita, que provoca quadros que variam desde simples urticária até angiodema grave, incluindo choque anafilático.

Como medidas de segurança recomenda-se cocção a 60°C por 10 minutos ou o congelamento a -20°C por 7 dias ou a -35°C por 15 horas, para a inativação dos parasitas. Outra precaução seria a evisceração imediata dos peixes logo após a pesca, para evitar a migração e penetração das larvas dos mesentérios para os músculos.[25]

Casos Clínicos
Caso 9 (Fig. 22-24)
História Clínica: Paciente feminina de 16 anos apresentou dor epigástrica intensa e contínua, com melhora discreta após administração de analgésicos. Refere ingestão de peixe cru (*sashimi*) na véspera.
Exame Físico: Dor abdominal à palpação profunda.

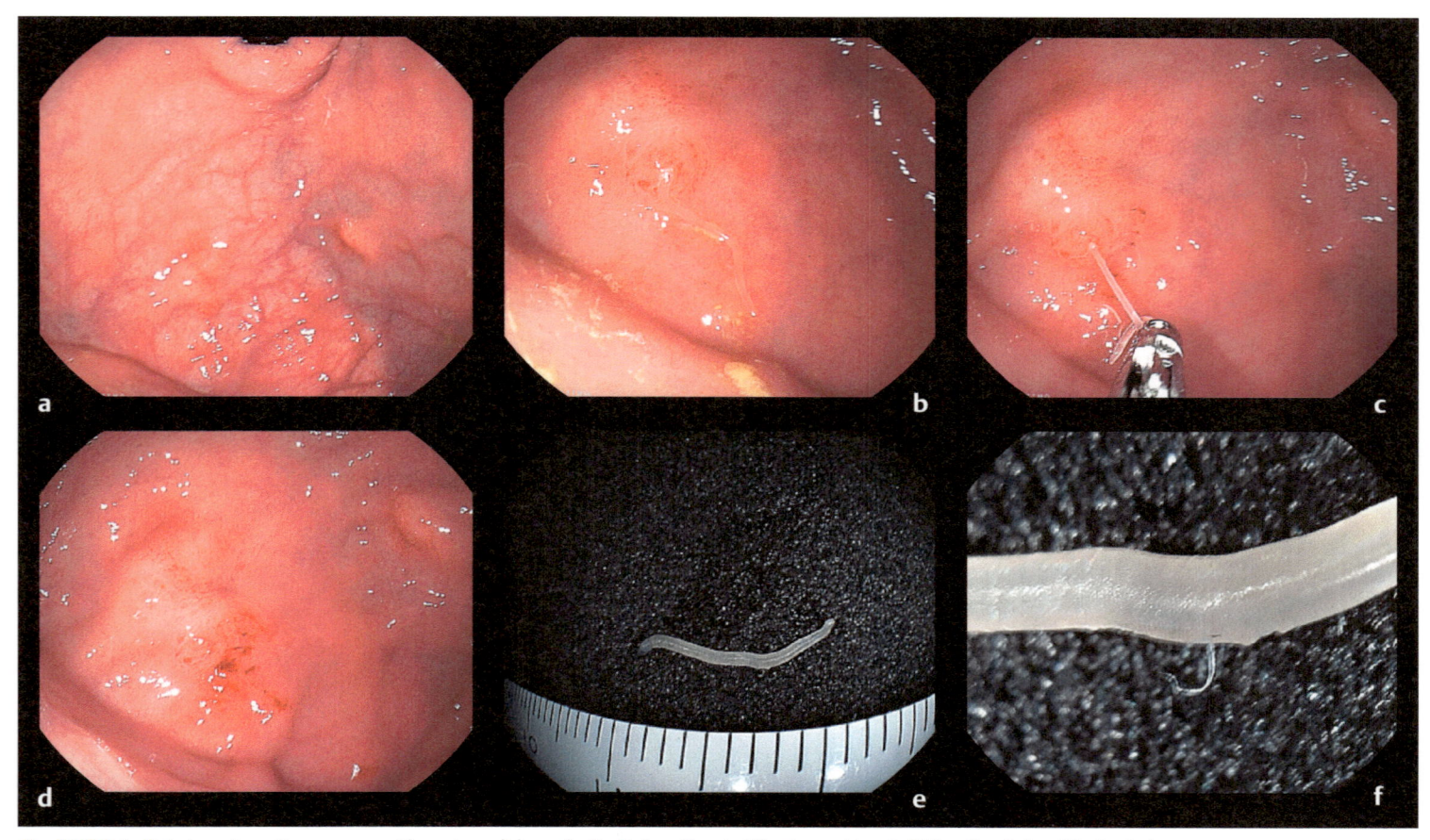

Fig. 22-24. (a-f) Anisaquíase. (Imagens gentilmente cedidas pelo Dr. Nelson Tomio Miyajima – Hospital Nipo-Brasileiro, São Paulo.)

Casos 10, 11 e 12 (Fig. 22-25 e Vídeo 22-3)

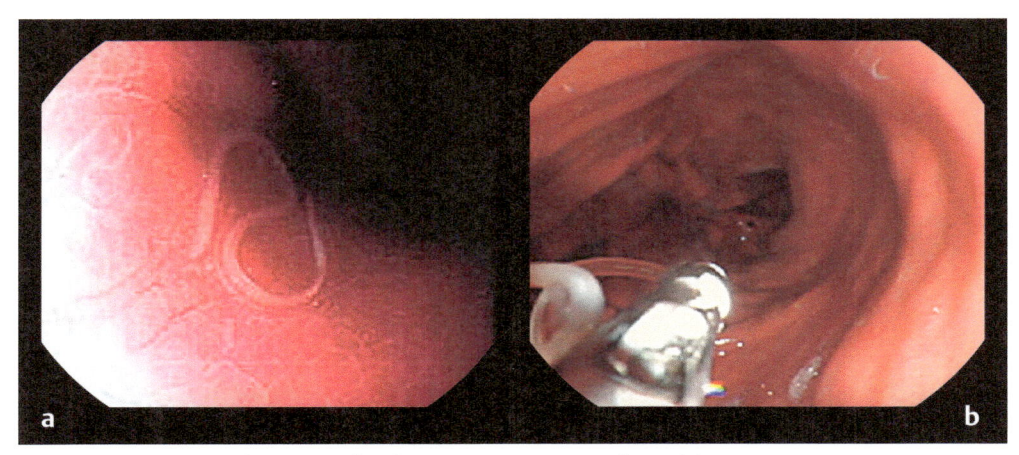

Fig. 22-25. Aspectos endoscópicos de infecção gástrica por *Anisakis* sp. (**a**) e sua remoção com pinça de biópsia (**b**, **Vídeo 22-3**). Dados clínicos indisponíveis. (Vídeo e imagens gentilmente cedidos pelo Dr. Shigeharu Kato – Kato Gastroenterology Department Internal Medicine Clinic, Japão).

Criptosporidiose ou Criptosporidíase

A infecção por espécies do protozoário oocisto *Cryptosporidium* é importante causa de diarreia infecciosa, cuja contaminação se dá mediante ingesta de água e alimentos contaminados.[30] A contaminação de diversas fontes de água em diferentes regiões do país é considerada problema de saúde pública, e, desde 2000, o Ministério da Saúde incluiu o *Cryptosporidium* na análise da água pronta para consumo.[31]

A infecção pode ser assintomática ou causar quadro diarreico que varia desde leve à intensa, com múltiplos episódios. A infecção é autolimitada em pacientes imunocompetentes, porém em pacientes imunocomprometidos, como portadores de AIDS, transplantados, oncológicos em tratamento quimioterápico e crianças em mau estado nutricional, ocorre quadro clínico mais intenso e por vezes arrastado, sendo a infecção parasitária oportunista mais comum neste grupo de pacientes.[30-32]

O intestino delgado é o principal órgão afetado, porém o acometimento do trato gastrointestinal superior tem sido detectado com frequência crescente.[33] A colonização da mucosa gástrica parece dar-se de forma retrógrada, proveniente do intestino delgado; portanto, a presença de infecção gástrica pelo parasita está a princípio sempre associada à concomitante infecção duodenal. No estômago, parece haver também predomínio da infeção antral e está associada à gastrite neste segmento (Caso 13, Fig. 22-26), embora nem sempre sejam identificadas alterações endoscópicas na mucosa.[34,35] A falta de achado patognomônico relacionado com a criptosporidiose gástrica sugere que a EDA com múltiplas biópsias deve ser realizada em pacientes imunodeprimidos, para evitar que o diagnóstico deixe de ser realizado.[34] O diagnóstico é realizado pela identificação histopatológica de esporozoítos, que são corpúsculos redondos minúsculos, localizados no ápice das células epiteliais glandulares e foveolares (Caso 13, Fig. 22-27). O diagnóstico complementar geralmente é realizado por meio da análise de amostras fecais.[30,36] Exame sorológico e pesquisa de antígenos também são métodos disponíveis.[36]

Caso Clínico
Caso 13 (Fig. 22-26 e 22-27)
História Clínica: Paciente do sexo feminino, 54 anos, hipertensa, com sorologia positiva para HIV há 2 anos, em uso irregular de terapia antirretroviral (CD4 = 34, Carga viral = 50.458 cópias). Deu entrada no Instituto de Infectologia Emílio Ribas (São Paulo), com quadro de múltiplos episódios de diarreia aquosa há 15 dias, associada à hiporexia e adinamia.

Exames Físico e Laboratorial: Sinais de desidratação grave e distúrbio hidreletrolítico. Após medidas iniciais, foi submetida à EDA, que diagnosticou criptosporidiose gástrica por meio de biópsias e também no exame de fezes.

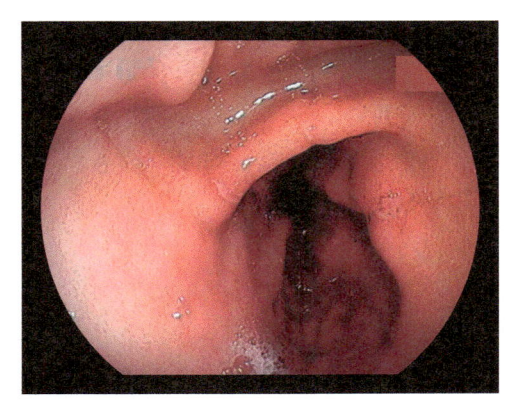

Fig. 22-26. Aspectos endoscópicos de criptosporidiose gástrica, sob forma de erosões planas antrais com fibrina, associadas à mucosa edemaciada e enantemática, além de enantema no bulbo e segunda porção duodenal.

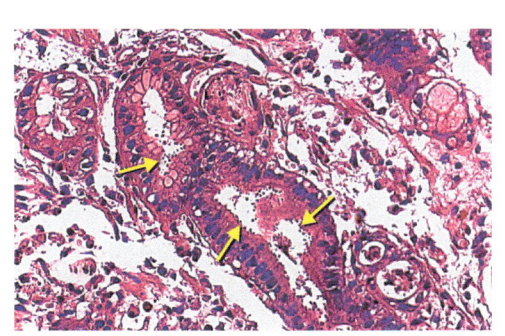

Fig. 22-27. Aspectos histopatológicos de presença de inúmeros parasitas *Cryptosporidium* sp. no ápice das células glandulares (*setas*). (Imagem gentilmente cedida pela Dra. Rosely Antunes Patzina, Instituto de Infectologia Emílio Ribas, São Paulo).

VÍRUS
Citomegalovírus Gástrico

A infecção pelo Citomegalovírus (CMV) é a principal infecção viral que acomete o ser humano. Desde o advento da Síndrome da Imunodeficiência Adquirida (AIDS), o CMV tornou-se um dos mais importantes agentes das infecções oportunistas (Casos 14, 15, 16 e 17). Deve-se suspeitar de CMV em qualquer lesão gástrica ulcerada ou polipoide, associadas a erosões bizarras, pregas edemaciadas e estenose, além de todas as entidades com sufixo "ite": esofagites, gastrites, enterites, colites, pancreatites etc., encontradas em pacientes com fatores predisponentes, como idade avançada, uso de corticoides e/ou imunossupressores, com AIDS, em tratamento oncológico ou pós-transplantes[37] (Caso 18).

A maioria dos pacientes infectados é assintomática, e a infecção permanece latente até que em situações de imunossupressão ela se manifesta. Ainda assim, há relatos de lesões gástricas (úlceras rasas e edema da mucosa) causadas pelo CMV nos pacientes imunocompetentes,[38] que se podem manifestar por reativação do vírus.[39,40]

Embora o CMV possa acometer qualquer órgão, o trato gastrointestinal é um dos principais sítios de manifestação da doença. No estômago, podem ocorrer eritema focal, espessamento de mucosa, hipertrofia de pregas gástricas, erosões e úlceras que são difíceis de diferenciar daquelas causadas por *Helicobacter pylori* ou por anti-inflamatórios não esteroides.[37,40] A ausência de características morfológicas especificas nos achados gástricos pode dificultar o diagnóstico.[11,40]

História de imunossupressão e outros sinais e achados adicionais, como febre e linfocitose, podem levar o endoscopista considerar tal hipótese diagnóstica. Em pacientes imunocompetentes, o diagnóstico é dificultado por causa de sua raridade.

Em relação às biópsias endoscópicas, quanto mais fragmentos forem obtidos, de preferência acima de 6, maior é a possibilidade para seu diagnóstico. Devem ser feitas nos bordos e principalmente na base das úlceras, pois o CMV além de infectar as células epiteliais da mucosa, infecta, principalmente, o endotélio vascular e tecido conectivo do estroma.[11,40] O achado da inclusão citopática intranuclear em aspecto de "olho de coruja" (*owl's eye*) na coloração de rotina por Hematoxilina-eosina é patognomônico para CMV (Caso 18, Fig. 22-35a,b e 22-36) Entretanto, por causa da baixa sensibilidade, é importante considerar a dificuldade em identificar os efeitos citopáticos do CMV em biópsias de rotina, sendo indicada a realização complementar de imuno-histoquímica, quando o diagnóstico for considerado[41] (Caso 8, Fig. 22-10). Em casos suspeitos, a pesquisa de DNA do CMV e PCR também pode ser necessária. A sorologia pode ajudar a distinguir infecção primária da reativação viral.[11,40,42]

Casos Clínicos
Caso 14 (Figs. 22-28 e 22-29)

História Clínica: Paciente do sexo masculino de 35 anos, com sorologia positiva para HIV há 7 anos, sem acompanhamento clínico e terapia antirretroviral há 3 anos (CD4 = 24, carga viral = 2.858 cópias). Foi admitido no Instituto de Infectologia Emílio Ribas (São Paulo), com quadro de inapetência e fraqueza generalizada.

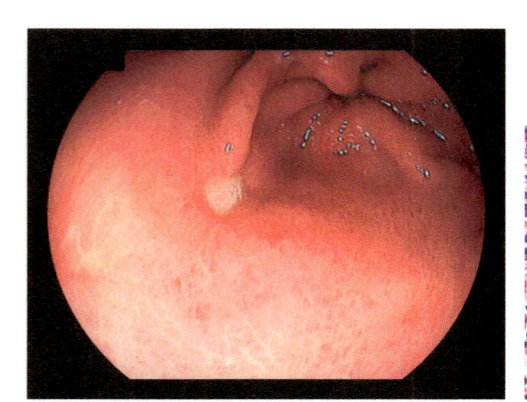

Fig. 22-28. Aspecto endoscópico de CMV gástrico apresentando úlceras rasas de bordos planos e hiperemiados, com fundo recoberto por fibrina.

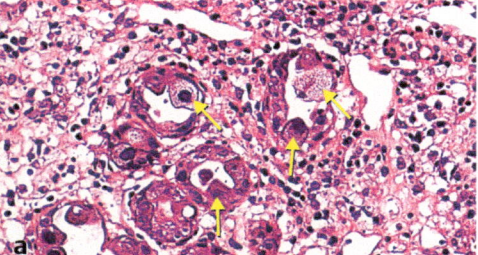

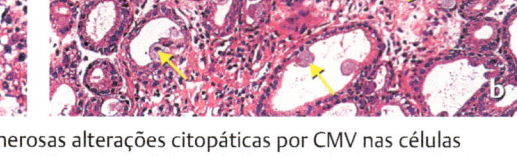

Fig. 22-29. (a, b) Aspecto histopatológico de numerosas alterações citopáticas por CMV nas células epiteliais glandulares infectadas (*setas*). (Imagens gentilmente cedidas pela Dra. Rosely Antunes Patzina, Instituto de Infectologia Emílio Ribas, São Paulo).

CAPÍTULO 22 ■ DOENÇAS INFECCIOSAS E PARASITÁRIAS EM ESTÔMAGO

Caso 15 (Fig. 22-30)

Paciente do Instituto de Infectologia Emílio Ribas (São Paulo), com sorologia positiva para HIV, sem história clínica disponível.

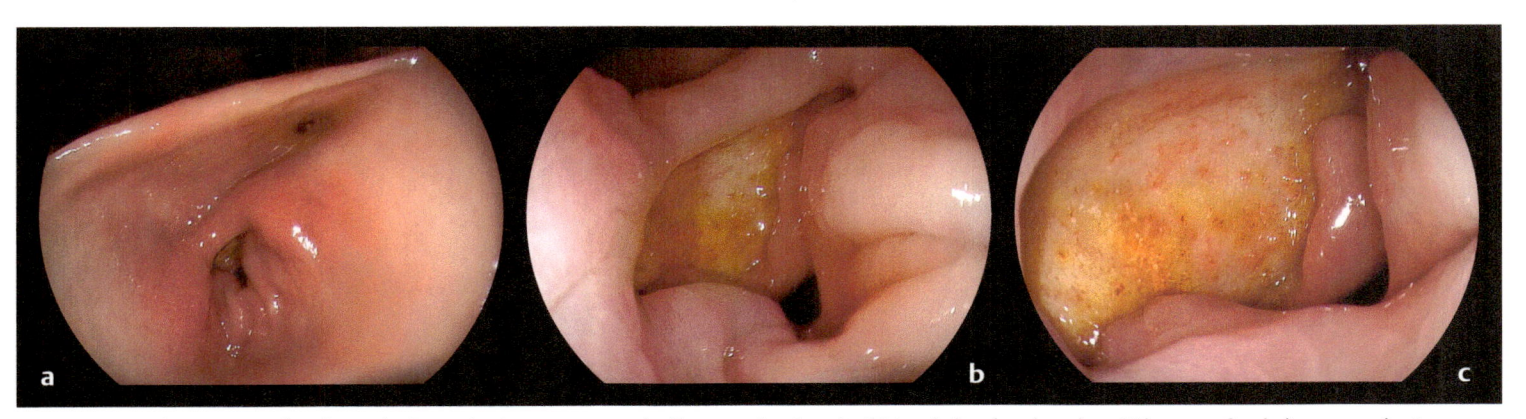

Fig. 22-30. (a-c) Aspecto endoscópico de CMV gástrico apresentando úlcera profunda pré-pilórica de bordas elevadas nítidas, com fundo limpo recoberto por tênue camada de fibrina.

Caso 16 (Fig. 22-31)

História Clínica: Paciente do Instituto de Infectologia Emílio Ribas (São Paulo), com sorologia positiva para HIV, sem história clínica disponível.

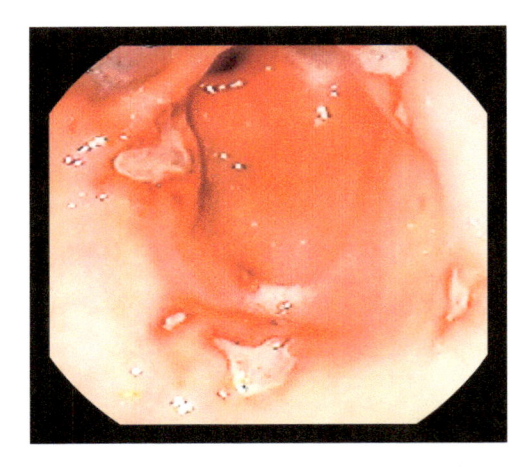

Fig. 22-31. Aspecto endoscópico de CMV gástrico apresentando múltiplas úlceras rasas antrais, de bordas elevadas hiperemiadas, com fundo recoberto por fibrina.

Caso 17 (Fig. 22-32)

História Clínica: Paciente do sexo masculino de 31 anos, com diagnóstico de HIV há 4 meses (CD4 = 38, carga viral = 2.287.666 cópias), quando foi introduzida terapia antirretroviral. Passou a apresentar quadro de febre e recebeu diagnóstico de sarcoma de Kaposi cutâneo-visceral. Evoluiu com epigastralgia e melena.

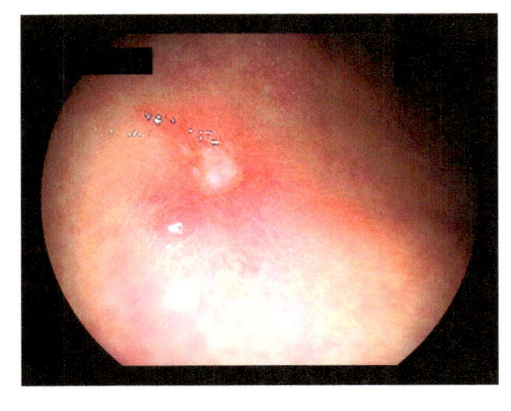

Fig. 22-32. Aspecto endoscópico de CMV gástrico apresentando úlcera rasa de bordos planos e hiperemiados, com fundo recoberto por fibrina.

Caso 18 (Figs. 22-33 a 22-36)

História Clínica: Paciente masculino de 36 anos, submetido a transplante renal há 5 anos, foi atendido no Hospital das Clínicas da FMUSP com epigastralgia intensa.

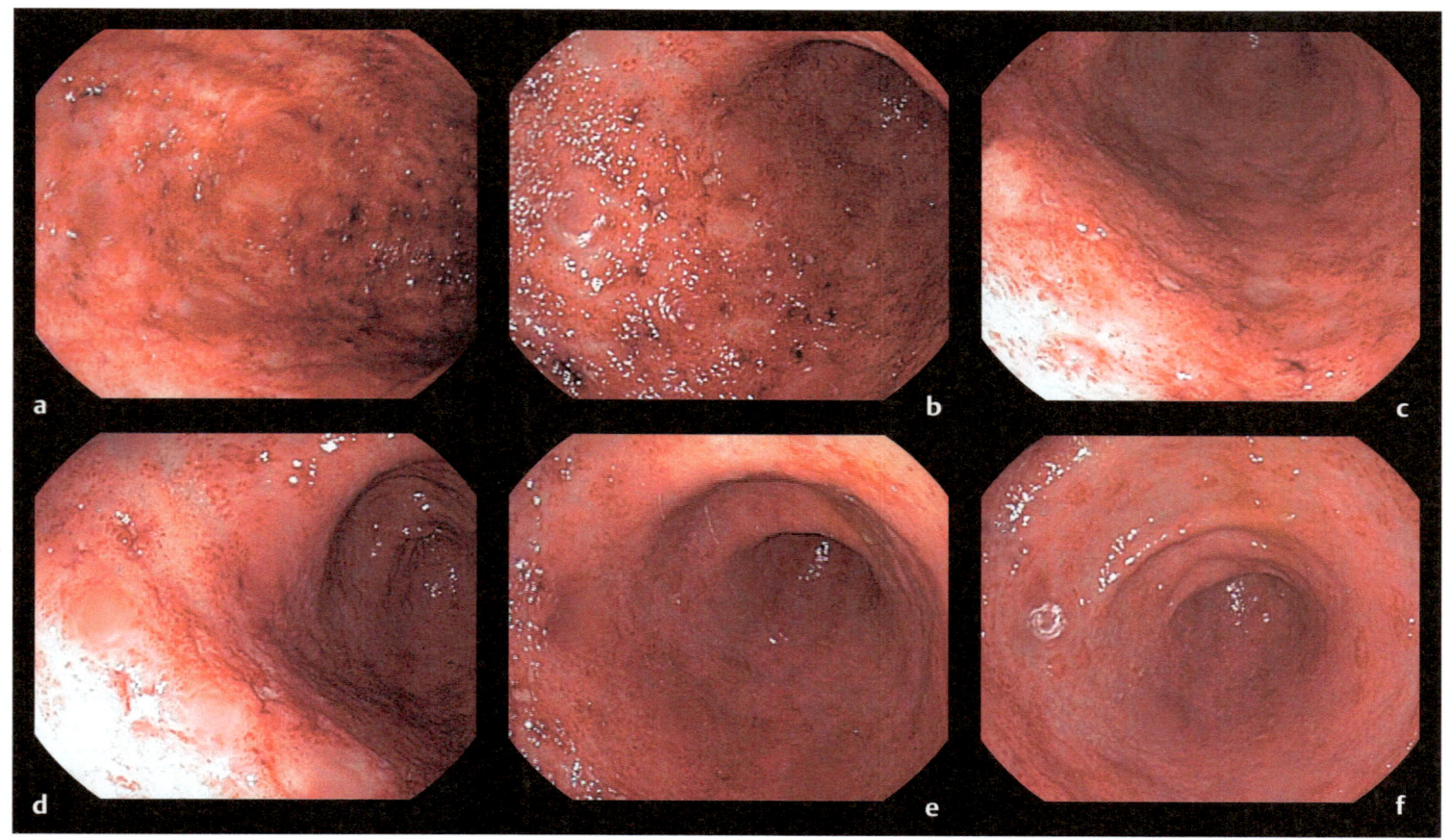

Fig. 22-33. (a-f) Aspecto endoscópico de gastrite hemorrágica por CMV, com várias erosões e ulcerações rasas, além da presença de friabilidade intensa.

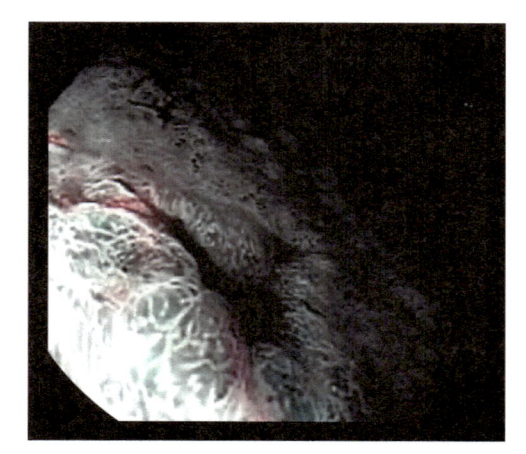

Fig. 22-34. Realce da úlcera com NBI.

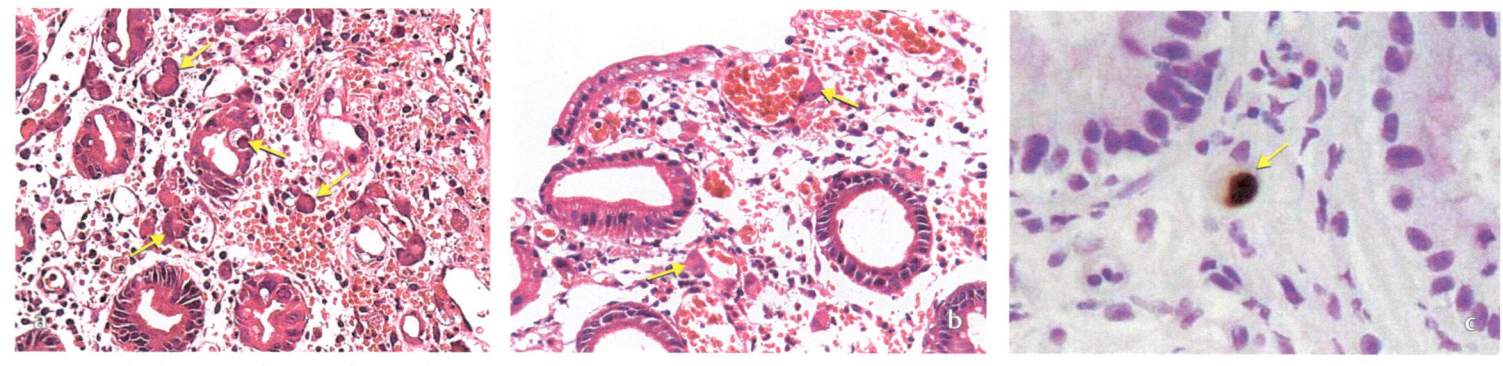

Fig. 22-35. (a-c) Aspectos histopatológicos da mucosa gástrica infectada por CMV. Presença de numerosas alterações citopáticas das células epiteliais e estromais (*setas*) (**a**, HE 250×) e endoteliais (**b**, HE, 300x) em aspecto característico de "olho de coruja". (**c**) Imuno-histoquímica positiva para CMV (*seta*) (400×).

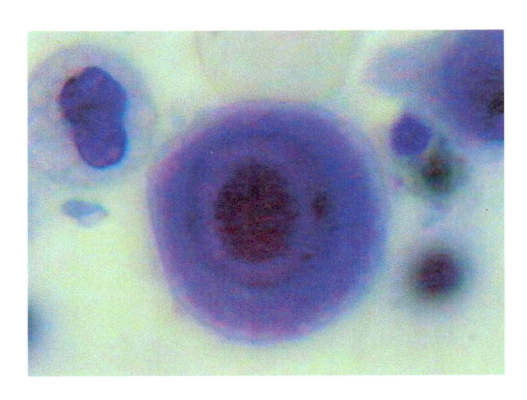

Fig. 22-36. Aspecto citológico de célula infectada pelo CMV.

Sarcoma de Kaposi

O sarcoma de Kaposi (SK) é tumor vascular maligno de baixo grau associado à infecção por herpes-vírus-8 humano (HHV-8) em mais de 95% dos casos, embora presença isolada do vírus não seja fator suficiente para o seu desenvolvimento.[42] A coinfecção com o vírus do HIV é o principal e mais conhecido fator de risco para o desenvolvimento da doença e pode ocorrer em qualquer estágio, embora seja mais frequente em casos de imunossupressão avançada[42,43] (Casos 19, 20 e 21). Outro importante fator de risco e não relacionado com o HIV é o uso de agentes imunossupressores por pacientes transplantados, podendo o SK desenvolver-se meses ou anos após o uso da terapia imunossupressora.[42]

O SK acomete principalmente a pele, sendo trato gastrointestinal (TGI) o principal sítio extracutâneo de manifestação da doença. Pode manifestar-se desde a orofaringe até o reto, sendo mais frequente no estômago e no intestino delgado.[43]

A maioria dos indivíduos com acometimento gastrointestinal não apresenta sintomas. À medida que a doença progride, dor abdominal, náuseas, vômitos, sangramento crônico ou agudo, levando à anemia por deficiência de ferro, tornam-se mais frequentes.[43]

À EDA, o SK gástrico pode apresentar-se de várias formas desde lesões planas ou levemente elevadas, avermelhadas ou arroxeadas, únicas ou múltiplas, até massas polipoides volumosas, às vezes com ulceração central.

Por causa da coloração típica, as lesões de SK gástricas são, na maioria das vezes, facilmente identificáveis à EDA. Ainda assim, o diagnóstico diferencial se faz com lesões benignas (úlcera péptica ou tecido de granulação) e com outras lesões malignas (tumores estromais com GIST, melanoma e angiossarcoma). O ideal é que as biópsias sejam sempre realizadas para análise anatomopatológica e imuno-histoquímica. Ainda assim, a confirmação diagnóstica por meio de biópsias só é possível em 15-23% dos casos, principalmente em razão da natureza submucosa do crescimento tumoral.[43]

Na histopatologia, o SK é classicamente caracterizado como proliferação de células fusiformes que formam canais ou fendas vasculares irregulares na camada submucosa do TGI (Caso 19, Fig. 22-38). Isto é associado ao extravasamento maciço de glóbulos vermelhos e macrófagos com depósitos de hemossiderina, que lhe dá característica semelhante à contusão vermelho escura na pele.[43] A coloração de tricômio de Masson, que diferencia células musculares, colágeno e hemácias, pode seu útil na caracterização das estruturas (Caso 19, Fig. 22-39).

Para diagnóstico de SK, a presença do HHV8 é necessária, e testes imuno-histoquímicos são recomendados para todas as amostras com células de morfologia fusiforme. O HHV8 LNA é imunomarcador para este agente viral, e a expressão nos núcleos das células fusiformes tem 99% de sensibilidade e 100% de especificidade para KS (Caso 19, Fig. 22-40). Outros biomarcadores incluem CD34 e CD31, que são específicos para endotélio vascular.[43]

As principais indicações para o rastreamento de SK no TGI de pacientes com HIV são: presença de sintomas gastrointestinais e aparecimento de SK cutânea, por causa da grande correspondência entre essas duas formas de apresentação. No entanto, é importante destacar que, não raramente, o SK do TGI pode ocorrer na ausência desses fatores. Outros critérios, como pacientes homens que fazem sexo com homens (HSH), presença de contagem de células CD4 < 100 céls/μL e carga viral elevada ($\geq$ 10.000 cópias/mL), parecem apresentar relação positiva com a manifestação gastrointestinal da doença.[42,44]

Casos Clínicos
Caso 19 (Figs. 22-37 a 22-40)
História Clínica: Paciente masculino de 65 anos, com diagnóstico de AIDS há 33 anos refratária a vários esquemas antirretrovirais, em acompanhamento no Instituto do Câncer do Estado de São Paulo, por sarcoma de Kaposi nos membros inferiores, de lenta evolução. Internou no ICESP por quadro de hemorragia digestiva alta.

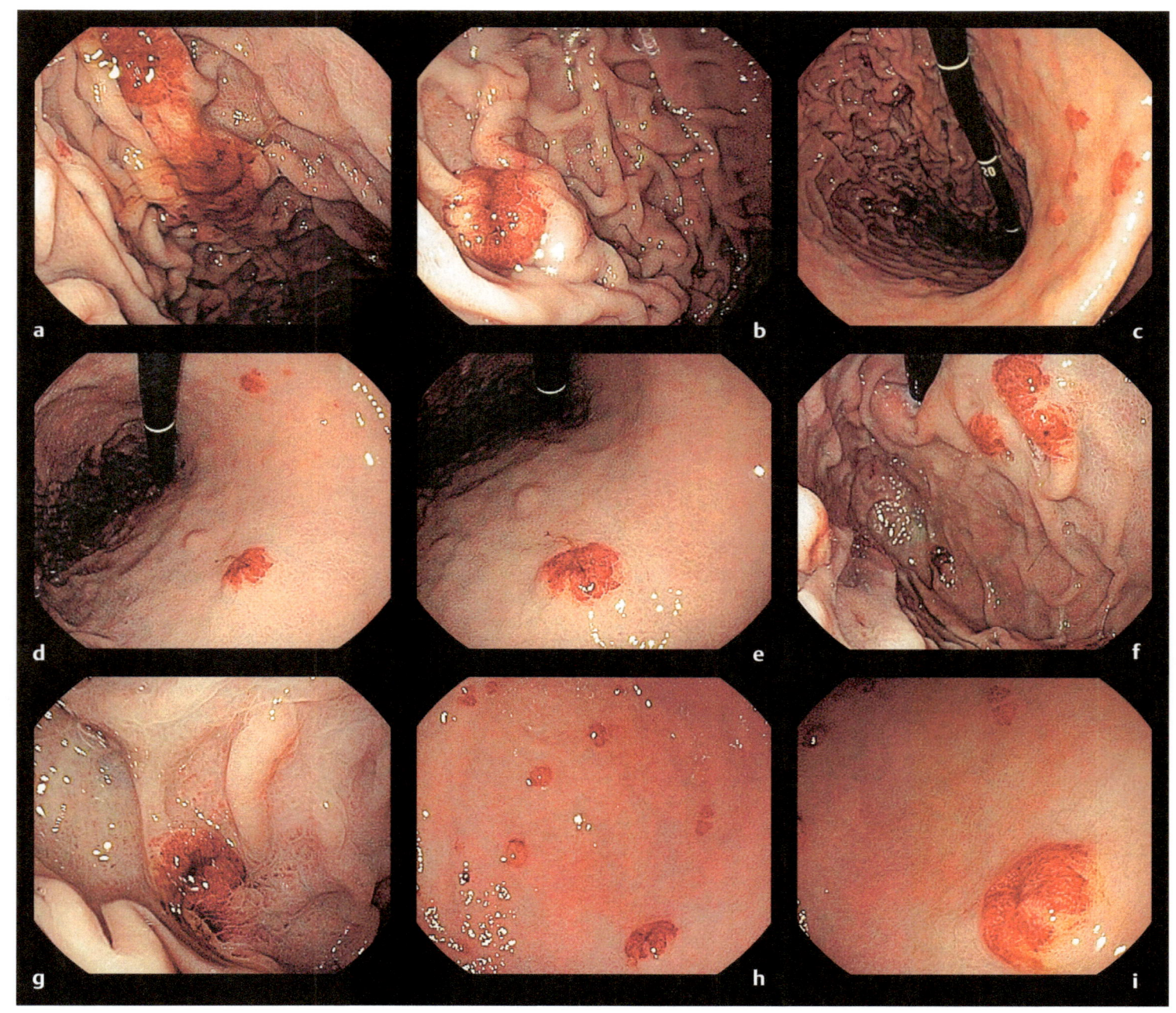

Fig. 22-37. (a-i) Aspecto endoscópico de sarcoma de Kaposi caracterizado por lesões planas ou levemente elevadas, avermelhadas, múltiplas, distribuídas difusamente pelo estômago.

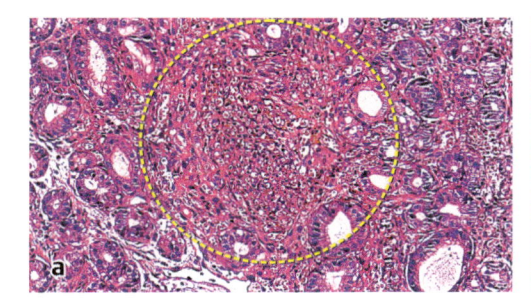

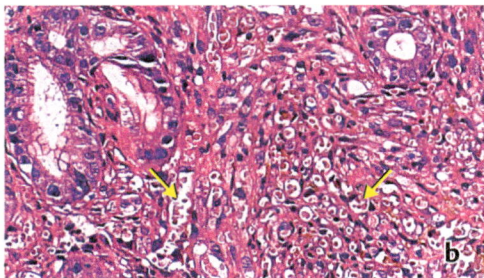

CAPÍTULO 22 ▪ DOENÇAS INFECCIOSAS E PARASITÁRIAS EM ESTÔMAGO

Fig. 22-38. (a, b) Aspecto histopatológico do sarcoma de Kaposi, com proliferação de células fusiformes formando canais ou fendas vasculares irregulares na camada submucosa.

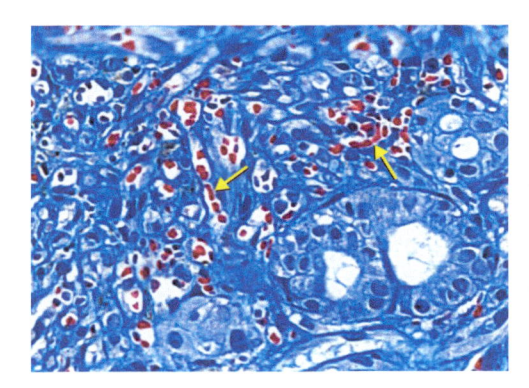

Fig. 22-39. Coloração de tricômio de Masson, com realce das estruturas vasculares. (Imagem gentilmente cedidas pela Dra. Rosely Antunes Patzina, Instituto de Infectologia Emílio Ribas, São Paulo.)

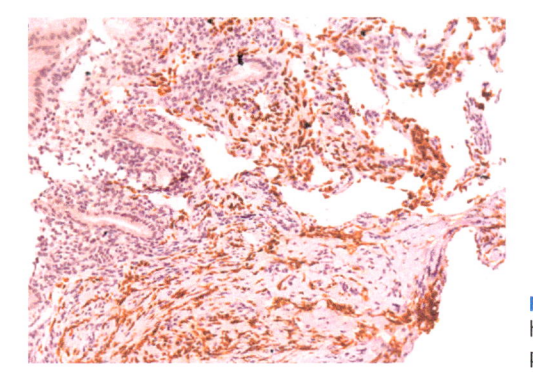

Fig. 22-40. Imuno-histoquímica positiva para HHV8.

Caso 20 (Fig. 22-41 e Vídeo 22-4)

História Clínica: Paciente masculino de 27 anos, com sorologia positiva para HIV há 8 anos, suspendeu o acompanhamento há 2 anos. Evolui há 4 meses com epigastralgia, adenopatia, febre, tosse, sudorese noturna, emagrecimento de 10 kg no período, além de manchas violáceas no corpo. Foi atendido no Hospital Nipo-Brasileiro pela piora do quadro geral.

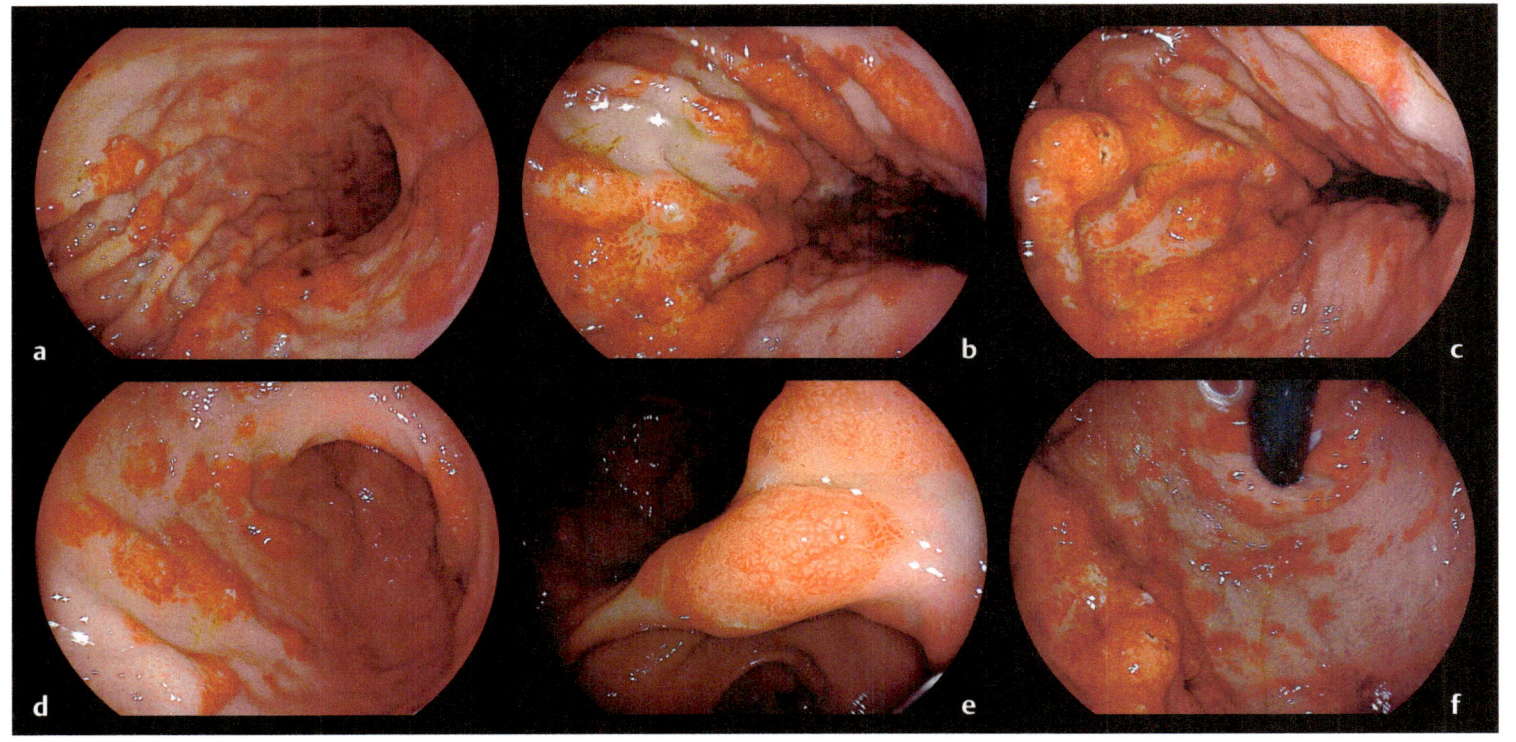

Fig. 22-41. (a-l) Aspecto endoscópico de sarcoma de Kaposi, apresentando numerosas lesões avermelhadas planas e planoelevadas, isoladas e confluentes, distribuídas difusamente pelo estômago. (Imagens gentilmente cedidas pela Dra. Renata Nobre Moura – Hospital Nipo-Brasileiro, São Paulo). *(Continua)*

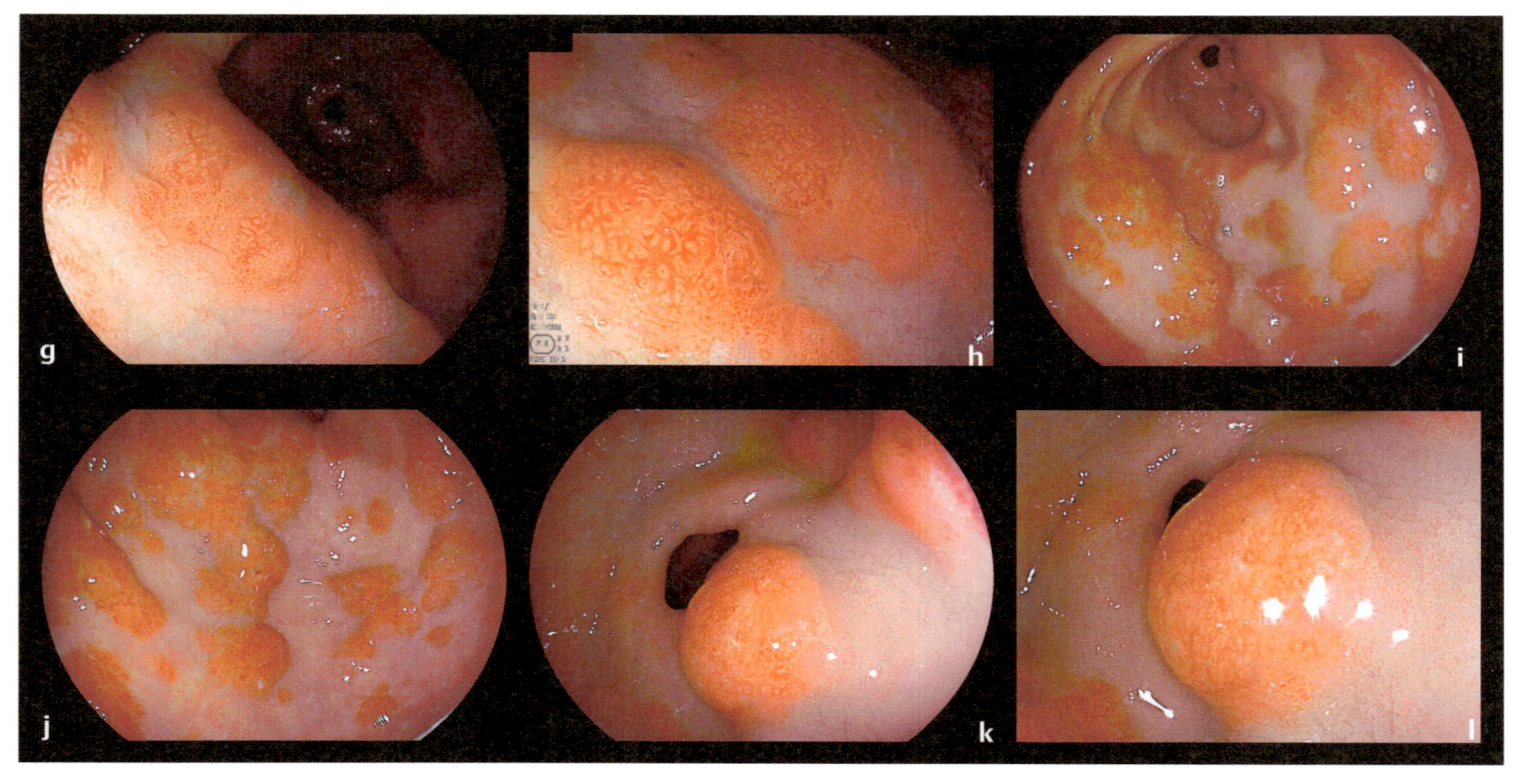

Fig. 22-41. *(Cont.)*

Caso 21 (Fig. 22-42)
História Clínica: Paciente do Instituto de Infectologia Emílio Ribas (São Paulo), com sorologia positiva para HIV, sem história clínica disponível.

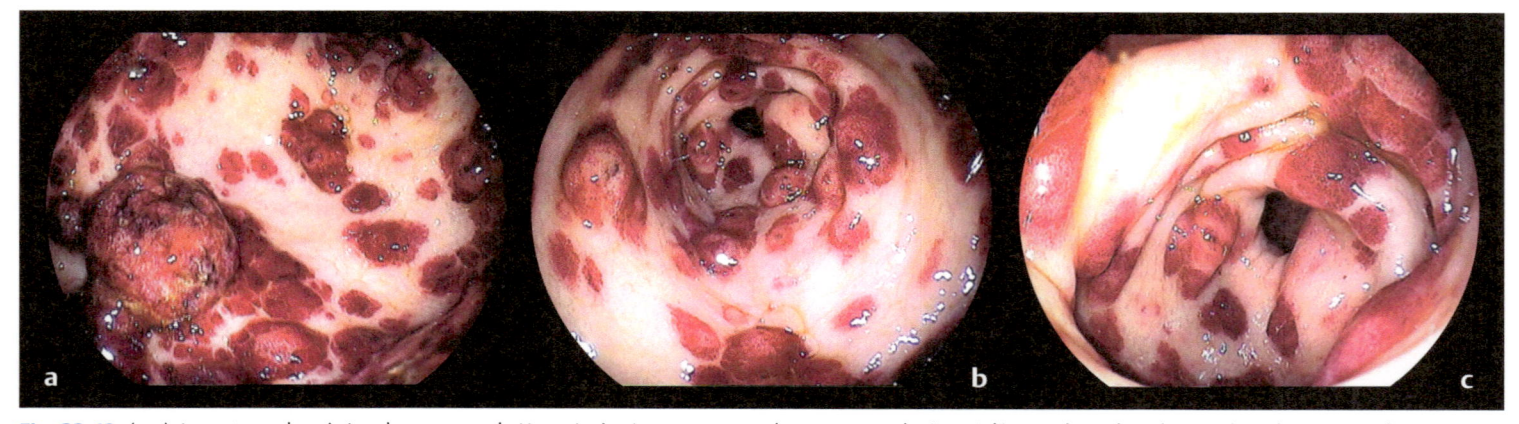

Fig. 22-42. (a-c) Aspecto endoscópico de sarcoma de Kaposi gástrico apresentando numerosas lesões violáceas planoelevadas e polipoides, principalmente no antro.

REFERÊNCIAS BIBLIOGRÁFICAS

1. Lash RH, Lauwers GY, Odze RD, Genta RM. Inflammatory disorders of the stomach. In: Odze RD, Goldblum JR (Eds.). Surgical Pathology of the GI Tract, Liver, Biliary Tract, and Pancreas. 2nd ed. Philadelphia: Saunders; 2009. p. 285.
2. Sugano K, Tack J, Kuipers EJ, Graham DY, El-Omar EM, Miura S et al. Kyoto global consensus report on Helicobacter pylori gastritis. Gut. 2015;64(9):1353-67.
3. Yee EU, Kuo E, Goldsmith JD. Pathologic Features of Infectious Gastritis. Adv Anat Pathol. 2018;25(4):238-253.
4. Anai H, Okada Y, Okubo K, Okamura T, Sakaguchi Y, Maehara Y et al. Gastric syphilis simulating linitis plastica type of gastric cancer. Gastrointest Endosc. 1990;36(6):624-6.
5. Mylona EE, Baraboutis IG, Papastamopoulos V, Tsagalou EP, Vryonis E, Samarkos M et al. Gastric syphilis: A systematic review of published cases of the last 50 years. Sex Transm Dis. 2010;37(3):177-83.
6. Frazão MSV, Vilaça TG, Carneiro FOAA, Toma K, Reina-Forster CE, Baba ER et al. Endoscopic aspects of gastric syphilis. Case Rep Med. 2012;2012:1-4.
7. Chen CY, Chi KH, George RW, Cox DL, Srivastava A, Rui Silva M et al. Diagnosis of gastric syphilis by direct immunofluorescence staining and real-time PCR testing. J Clin Microbiol. 2006;44(9):3452-6.
8. Bottari M, Melina D, Napoli P, Pallio S, Puglisi A, Villari D. Gastric lesions in secondary syphilis. Gastrointest Endosc. 1988;34(5):437-9.
9. Ferreira MS, Borges AS. Histoplasmose. Rev Soc Bras Med Trop. 2009;42(2):192-8.
10. Mandavdhare HS, Shah J, Prasad KK, Agarwala R, Suri V, Kumari S et al. Gastrointestinal histoplasmosis: A case series from a non-endemic region in North India. Intest Res. 2019;17(1):149-52.
11. Bhaijee F, Subramony C, Tang S-J, Pepper DJ. Human Immunodeficiency Virus-Associated Gastrointestinal Disease: Common Endoscopic Biopsy Diagnoses. Patholog Res Int. 2011;2011:1-8.

12. Kauffman CA. Histoplasmosis: A clinical and laboratory update. Clinical Microbiology Reviews. 2007;20(1):115-32.
13. Nakshabendi R, Berry AC, Torres-Miranda D, LaBarbera FD, Kanar O, Nakshabandi A et al. Primary Histoplasma capsulatum Enterocolitis Mimicking Peptic and Inflammatory Bowel Disease. Case Rep Gastrointest Med. 2016;2016:1-3.
14. Bellido-Caparó A, Delgado Málaga S, Garcia Encinas C, Espinoza-Rios JL, Cáceres Pizarro J, Tagle Arróspide M. Histoplasmosis-induced ileal perforation in a patient with acquired immune deficiency syndrome: Case report. JGH Open. 2018;2(4):166-8.
15. Samaddar A, Sharma A, Kumar PH A, Srivastava S, Shrimali T, Gopalakrishnan M et al. Disseminated histoplasmosis in immunocompetent patients from an arid zone in Western India: A case series. Med Mycol Case Rep. 2019;25:49-52.
16. Machado ER, Teixeira EM Gonçalves-Pires MDR, Loureiro ZM, Araújo RA, Costa-Cruz JM. Parasitological and immunological diagnosis of Strongyloides stercoralis in patients with gastrointestinal cancer. Scand J Infect Dis. 2008;40(2):154-8.
17. Marcos LA, Terashima A, DuPont HL, Gotuzzo E. Strongyloides hyperinfection syndrome: an emerging global infectious disease. Vol. 102, Transactions of the Royal Society of Tropical Medicine and Hygiene. 2008;102(4):314-8.
18. Yaldiz M, Hakverdi S, Aslan A, Temiz M, Çulha G. Gastric infection by strongyloides stercoralis: A case report. Turkish J Gastroenterol. 2009;20(1):48-51.
19. Mahmoud AAF. Strongyloidiasis. Arch Clin Infect. 1996;23(5):949-53.
20. Montes H, Arenas A, Petrosino P, Milano M, Salmen S, Berrueta L. Atypical gastric presentation of strongyloidiasis in an immunecompetent patient. Endoscopy. 2008;40(Suppl 2):E230-1.
21. Thompson BF, Fry LC, Wells CD, Olmos M, Lee DH, Lazenby AJ et al. The spectrum of GI strongyloidiasis: An endoscopic-pathologic study. Gastrointest Endosc. 2004;59(7):906-10.
22. Green TB, Rockey CD, Umana E. Hypertrophic pyloric stenosis due to strongyloides stercoralis. Am J Gastroenterol. 2000;95(9):2576-7.
23. Kim J, Joo HS, Kim DH, Lim H, Kang YH, Kim MS. A case of gastric strongyloidiasis in a Korean patient. Korean J Parasitol. 2003;41(1):63-7.
24. Rios JT, Franco MC, Martins BC, Baba ER, Safatle-Ribeiro AV, Sakai P et al. Strongyloides stercoralis hyperinfection: an unusual cause of gastrointestinal bleeding. Rev Assoc Med Bras. 2015;61(4):311-2.
25. Prado SDPT, Capuano DM. Report of nematodes of the Anisakidae family in codfish commercialized in Ribeirão Preto. Rev Soc Bras Med Trop. 2006;39(6):580-1.
26. Zullo A, Hassan C, Scaccianoce G, Lorenzetti R, Campo SMA, Morini S. Gastric anisakiasis: Do not forget the clinical history! J Gastrointest Liver Dis. 2010;19(4):359.
27. Santos DS, Alves DR. Ocorrência de Anisakis simplex (Nematoda: Anisakidae) em bacalhau comercializado em Volta Redonda. Cadernos UniFOA. 2016;31:131-40.
28. Bhat M, Cleland P. Gastric anisakiasis. Clin Gastroenterol Hepatol. 2010;8(8):61.
29. Repiso Ortega A, Alcántara Torres M, González de Frutos C, De Artaza Varasa T, Valle Muñoz J, Martínez Potenciano JL et al. Gastrointestinal anisakiasis. Study of a series of 25 patients. Gastroenterol Hepatol. 2003;26(6):341-6.
30. Vanathy K, Parija SC, Mandal J, Hamide A, Krishnamurthy S. Cryptosporidiosis: A mini review. Trop Parasitol. 2017;7(2):72-80.
31. Cunha FS, Peralta RHS, Peralta JM. New insights into the detection and molecular characterization of Cryptosporidium with emphasis in Brazilian studies: a review. Rev Inst Med Trop (Sao Paulo). 2019;19;61:e28.
32. Sparks H, Nair G, Castellanos-Gonzalez A, White AC. Treatment of Cryptosporidium: What We Know, Gaps, and the Way Forward. Curr Trop Med Rep. 2015;2(3):181-187.
33. Clemente CM, Caramori CA, Padula P, Aparecida M, Rodrigues M. Gastric cryptosporidiosis as a clue for the diagnosis of the acquired immunodeficiency syndrome. Arq Gastroenterol. 2000;37(3):180-2.
34. Rossi P, Rivasi F, Codeluppi M, Catania A, Tamburrini A, Righi E et al. Gastric involvement in AIDS associated cryptosporidiosis. Gut. 1998;43(4):476-7.
35. Lumadue JA, Manabe YC, Moore RD, Belitsos PC, Sears CL, Clark DP. A clinicopathologic analysis of AIDS-related cryptosporidiosis. AIDS. 1998;12(18):2459-66.
36. Vanathy K, Parija SC, Mandal J, Hamide A, Krishnamurthy S. Detection of Cryptosporidium in stool samples of immunocompromised patients. Trop Parasitol. 2017;7(1):41-6.
37. Iwamuro M, Kondo E, Tanaka T, Hagiya H, Kawano S, Kawahara Y et al. Endoscopic manifestations and clinical characteristics of cytomegalovirus infection in the upper gastrointestinal tract. Acta Med Okayama. 2017;71(2):97-104.
38. Himoto T, Goda F, Okuyama H, Kono T, Yamagami A, Inukai M et al. Cytomegalovirus-associated acute gastric mucosal lesion in an immunocompetent host. Intern Med. 2009;48(17):1521-4.
39. Crespo P, Dias N, Marques N, Saraiva da Cunha J. Gastritis as a manifestation of primary CMV infection in an immunocompetent host. BMJ Case Rep. 2015:1-3.
40. Ebisutani C, Kawamura A, Shibata N, Nasu M, Ueno R, Mimura K et al. Gastric ulcer associated with cytomegalovirus in an immunocompetent patient: Method for diagnosis. Case Rep Gastroenterol. 2012;6(2):365-8.
41. McGowan CE, Carlsten J, Bhattacharya B. Cytomegalovirus gastritis. Gastrointest Endosc. 2008;68(2):370-1.
42. Arora M, Goldberg EM. Kaposi sarcoma involving the gastrointestinal tract. Gastroenterol Hepatol. 2010;6(7):459-62.
43. Lee AJ. Gastrointestinal Kaposi's sarcoma: Case report and review of the literature. World J Gastrointest Pharmacol Ther. 2015;6(3):89.
44. Nagata N, Shimbo T, Yazaki H, Asayama N, Akiyama J, Teruya K et al. Predictive Clinical Factors in the Diagnosis of Gastrointestinal Kaposi's Sarcoma and Its Endoscopic Severity. PLoS One. 2012;7(11).

Parte III DUODENO

AVALIAÇÃO ENDOSCÓPICA DO DUODENO NORMAL: ANATOMIA, TÉCNICA DE EXAME E DESCRIÇÃO ENDOSCÓPICA

CAPÍTULO 23

Roberto Gardone Guimarães ▪ Camila Marques Madureira ▪ Fernando Antônio Castro Carvalho
Ludmila Resende Guedes ▪ Nathália da Silva Braga ▪ Pedro Henrique Ferreira Grossi

ANATOMIA

O duodeno, do latim "doze dedos" em alusão ao seu comprimento, corresponde à primeira parte do intestino delgado, sendo o segmento mais calibroso e o menos extenso, medindo entre 25-30 cm. Constitui-se em um tubo em formato de C, em torno da cabeça pancreática, localizado predominantemente em posição retroperitoneal. Divide-se em quatro porções de acordo com as mudanças em sua angulação (Fig. 23-1). A primeira, bulbo duodenal, a única intraperitoneal, estende-se do piloro até o colo da vesícula (Fig. 23-2). A segunda porção duodenal ou parte descendente, por sua vez, termina na margem inferior da vértebra L3 e encontra-se anatomicamente posicionada posteriormente ao cólon transverso, anteriormente ao rim direito e lateralmente à cabeça do pâncreas. Na segunda porção estão localizadas as papilas duodenais. A papila duodenal maior (papila de Vater) apresenta-se como uma umbilicação localizada na parede posteromedial e drena os ductos colédoco e pancreático principal em 90% dos pacientes (Fig. 23-3). A papila duodenal menor (papila de Santorini) drena o ducto pancreático acessório e, quando presente, localiza-se cerca de 2 cm proximal à papila maior. A terceira parte ou parte horizontal, mais longa, é cruzada posteriormente pela artéria aorta e veia cava inferior e anteriormente pelos vasos mesentéricos superiores. A quarta parte ou parte ascendente termina na flexura duodenojejunal, que é rodeada por uma dobra do peritônio, denominada ligamento de Treitz, que determina o início do jejuno.[1-3]

A parede do duodeno é composta por quatro camadas: mucosa, submucosa, muscular e serosa ou adventícia. O epitélio de revestimento é do tipo cilíndrico simples composto por vilosidades e criptas, formadas por células absortivas (enterócitos), de Paneth, caliciformes e neuroendócrinas. Na submucosa estão presentes as glândulas de Brunner, secretoras de muco alcalino, composto por bicarbonato, fatores de crescimento e pepsinogênio do tipo II. Estas glândulas são mais comuns na parte proximal do duodeno e têm como função neutralizar o quimo. A partir da segunda porção, observam-se dobras teciduais, revestidas por mucosa e submucosa, conhecidas como *plicae circulares* ou pregas de Kerckring. A camada muscular lisa é dividida entre interna circular e externa longitudinal. O bulbo duodenal é revestido externamente por uma camada serosa, o peritônio visceral, e as porções subsequentes por uma camada adventícia.[3,4]

A porção proximal do duodeno é irrigada pela artéria pancreaticoduodenal superior, ramo da artéria gastroduodenal, que por sua vez se origina da artéria hepática própria, que faz parte do tronco celíaco. A porção distal, por outro lado, recebe irrigação arterial da artéria pancreatoduodenal inferior, ramo da artéria mesentérica

Fig. 23-1. Anatomia do duodeno e suas porções: *1*. bulbo duodenal; *2*. porção descendente; *3*. porção horizontal, *4*. porção ascendente. (Fonte: Adaptada de Brixham Images.)

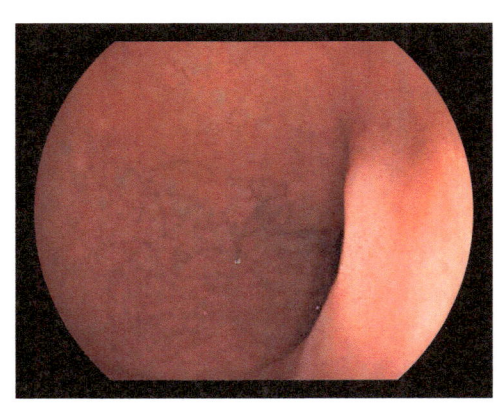

Fig. 23-2. Bulbo duodenal.

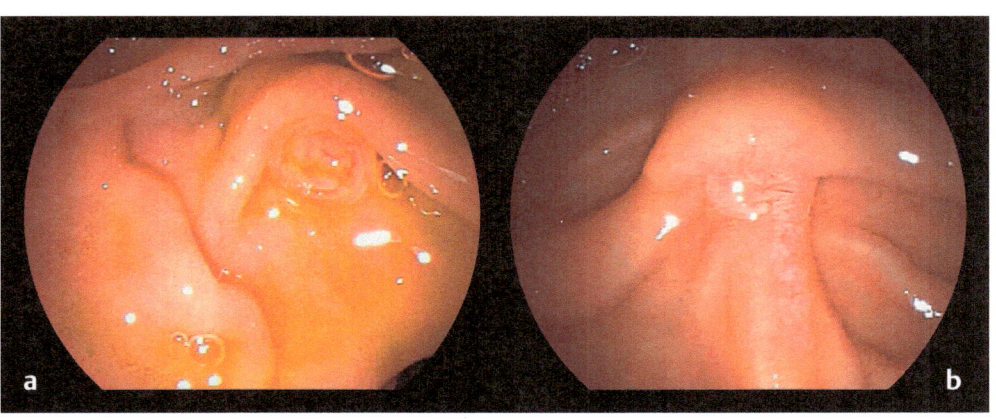

Fig. 23-3. (**a**) Papila duodenal maior com auxílio do duodenoscópio. (**b**) Papila duodenal maior com auxílio do duodenoscópio.

superior. A inervação do duodeno envolve fibras autonômicas e sensoriais dos plexos celíaco e mesentérico superior. A drenagem venosa é feita pelas veias pancreatoduodenais inferiores anterior e posterior, tributárias da veia mesentérica superior, que, juntamente com a veia esplênica, dá origem à veia porta.[1,5]

TÉCNICA DE EXAME

A avaliação duodenal pela esofagogastroduodenoscopia geralmente é possível até sua segunda porção. Inicia-se no bulbo duodenal (primeira porção), após passagem do piloro, que deve ser realizada com a insinuação do aparelho de forma cuidadosa e mantendo-se ligeira pressão em direção ao ápice do piloro, aproveitando movimentos peristálticos de abertura do mesmo, podendo ser realizada pequena aspiração em caso de dificuldade. Uma vez no bulbo duodenal, devem-se então identificar as paredes anterior e posterior e as vertentes superior e inferior (Fig. 23-4). Observar sua morfologia, presença de deformidades e sua mucosa, caracterizada pelas vilosidades típicas do intestino delgado. As vilosidades intestinais podem ser ressaltadas pelo método de avaliação por imersão em água, em que, utilizando-se da instilação de soro fisiológico na luz duodenal, seguida da aspiração do ar sobressalente, o gastroscópio é imergido neste conteúdo líquido, e as vilosidades, assim, mais bem avaliadas. Essa técnica não necessita ser empregada de forma rotineira (Fig. 23-5).[6]

Em seguida, segue-se para a segunda porção duodenal ou porção descendente. Deve-se posicionar o ângulo duodenal superior à direita da tela e mover o endoscópio até esse ponto, quando deverá ser realizada rotação do eixo para a direita pela mão direita do endoscopista e, quase que simultaneamente, elevar e girar sua mão esquerda que segura o controle na direção do peito do examinador. Se, mesmo após essa manobra, a inserção para a segunda porção não tiver sucesso, o endoscopista pode manipular a manopla mais interna de *up/down* para posicionar a ponta distal do endoscópio para cima, até que se chega à porção descendente, sendo esta identificada pelas pregas circulares típicas (Kerckring). Para uma avaliação mais ampla da segunda porção, deve-se realizar um movimento considerado paradoxal do endoscópio, uma vez que a ponta do aparelho avance pelo tubo intestinal quando se realiza sua retirada da parte descendente. Isto ocorre, pois ao retornar com o aparelho, desfaz-se a alça do mesmo que se retifica e avança. Nesse momento, deve-se buscar visualizar a papila duodenal maior, o que nem sempre é possível por causa de sua visão frontal. Em caso de alterações ou suspeita de lesão da papila duodenal, deve-se indicar o exame adequado para avaliação detalhada com o duodenoscópio, que possui visão lateral.[7,8]

Retorna-se para o bulbo duodenal desfazendo-se lentamente a rotação do endoscópio e aproveitando para observação de todo o segmento percorrido. De volta à primeira porção, um exame minucioso é realizado, com o recuo do aparelho e, muitas vezes, necessitará saídas lentas e reentradas pelo piloro, observando os recessos marginais e com movimentos curtos do comando vertical (*up/down*) e lateralmente (*left/right*).

O duodeno deverá ser documentado em duas fotos: uma do bulbo duodenal, sendo sugerido realizar antes da transição para segunda porção, para evitar possíveis marcas hemorrágicas superficiais pelo atrito com o aparelho, e outra da segunda porção (Fig. 23-6).[9]

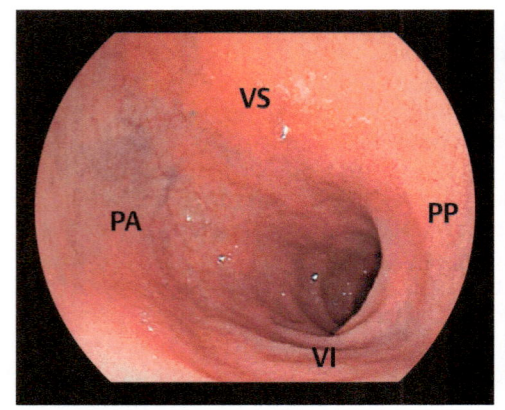

Fig. 23-4. Bulbo duodenal com identificação de suas paredes anterior (PA) e posterior (PP) e vertentes superior (VS) e inferior (VI).

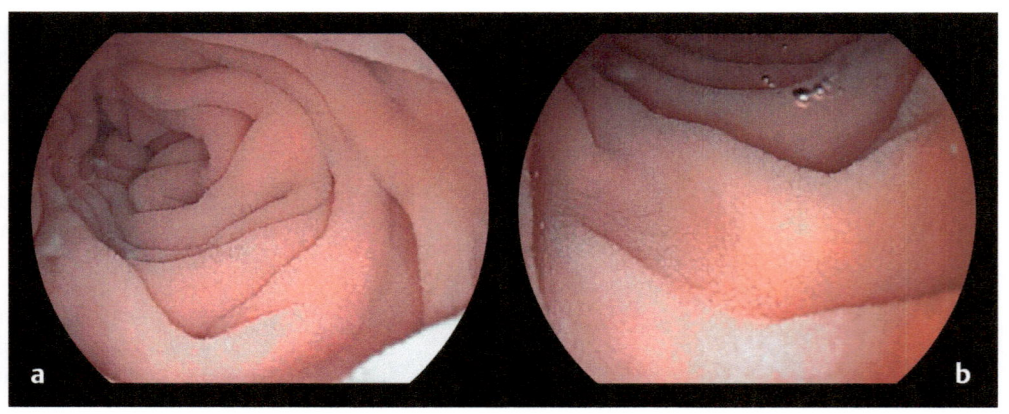

Fig. 23-5. (**a**) Segunda porção duodenal sob técnica de imersão. (**b**) Detalhe das vilosidades da segunda porção duodenal sob técnica de imersão.

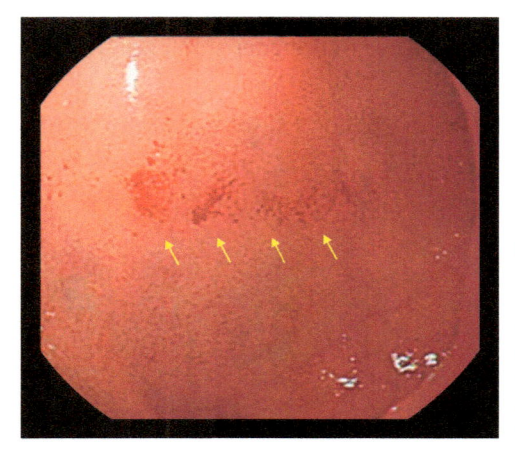

Fig. 23-6. Marcas características de trauma do aparelho na mucosa na transição do bulbo para segunda porção duodenal. É necessário que o movimento seja realizado sempre de forma suave, porém, mesmo com um endoscopista experiente e cuidadoso, as marcas podem aparecer. Por isso é necessária a documentação do bulbo antes de progredir para segunda porção duodenal.

Fig. 23-7. (a) Pregas circulares (pregas de Kerckring) da segunda porção duodenal. (b) Segunda porção duodenal.

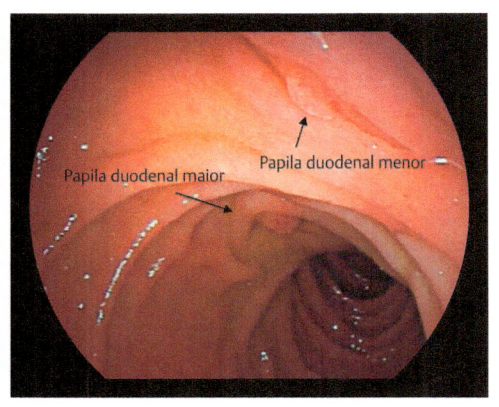

Fig. 23-8. Segunda porção duodenal. Observe que, nesta imagem, é possível identificar a papila duodenal maior e a papila duodenal menor.

DESCRIÇÃO ENDOSCÓPICA

Após avaliação cuidadosa do bulbo e da segunda porção duodenal, é de fundamental importância a descrição fiel dos achados endoscópicos para que o médico assistente, que receberá o laudo, faça uma interpretação adequada e possa indicar, dessa forma, a terapêutica correta, quando aplicável. Além disso, em caso de necessidade de um novo exame para acompanhamento, o detalhamento descritivo auxiliará na comparação evolutiva dos achados. Vale ressaltar que, conforme já citado anteriormente, todos os achados devem ser documentados com imagem, mesmo que sem alterações, para arquivamento adequado.[10]

Com o objetivo de padronizar as terminologias utilizadas nas descrições endoscópicas, a Organização Mundial de Endoscopia (WEO) e as sociedades europeia e americana de endoscopia (ESGE e ASGE) elaboraram o MST (*Minimal Standard Terminology*), um documento de acesso livre, em que os termos técnicos mais utilizados foram bem estabelecidos para utilização mundial de maneira mais uniforme. De fato, é inegável a importância deste documento, onde é possível criar uma linguagem comum dentro das comunidades endoscópicas de todo o mundo.[11]

Para a caracterização do duodeno, é importante primeiramente sempre descrever o aspecto de sua mucosa e a presença ou não de alterações em sua coloração ou em sua integridade. Deformidades anatômicas devem ser sempre citadas, como a presença de retrações cicatriciais, angulações, pseudodivertículos, divertículos ou estenoses.[10]

É fundamental também pormenorizar a presença de soluções de continuidade, com o detalhamento do tipo de lesão (ulcerações ou erosões); quantidade e intensidade, local do acometimento e fase evolutiva.

Um bulbo duodenal sem alterações é amplo, com mucosa lisa e sem pregueamento. A transição para a segunda porção duodenal é em geral angulosa. Ao adentrar a porção descendente do duodeno, observamos as pregas anelares, padrão habitual desta localização (Fig. 23-7).[10,12] É nesta topografia que habitualmente identificamos a papila duodenal maior, na parede posterior ou posteromedial da segunda porção duodenal, a cerca de 10 cm do piloro. Entretanto, a ectopia da papila duodenal também é bem descrita, podendo ser identificada no bulbo, na terceira e até na quarta porção duodenal.[13] Raramente é possível a visualização completa da mesma com os aparelhos de visão frontal, mas, quando bem definida, é válida também a sua descrição no laudo.[10,12] De maneira geral, a papila encontra-se associada a uma prega longitudinal, o que facilita a sua identificação.[13] É importante descrever a sua morfologia, se protrusa ou plana, por exemplo, a posição do orifício, a presença de alterações em sua superfície mucosa e sobre o aspecto da bile secretada.

Eventualmente, também, a papila duodenal menor pode ser vista com os aparelhos de visão frontal. Se bem avaliada, com alterações relevantes, deve ser sempre citada e descrita no laudo. Ela pode ser muito pequena e raramente encontrada dentro de um divertículo. Em geral, a papila menor encontra-se a cerca de 3 cm cranial e anteriormente à papila duodenal maior[13] (Fig. 23-8).

Sumariamente e exemplificando, a descrição de um duodeno normal pode ser realizada da seguinte forma: **Bulbo duodenal apresenta-se sem deformidades, revestido por mucosa lisa, de coloração normal e sem soluções de continuidade. Mucosa da segunda porção duodenal mostra íntegra, de coloração normal e sem soluções de continuidade. Papila duodenal maior visibilizada neste exame, apresentando-se em posição habitual, protrusa, com óstio centrado e com eliminação espontânea de bile clara.**

REFERÊNCIAS BIBLIOGRÁFICAS

1. Drake RL, Vogl AW, Mithel AWM. Gray's anatomia clínica para estudantes. 3. ed. Rio de Janeiro: Elsevier; 2015.
2. Lopez PP, Gogna S, Khorasani-Zadeh A. Anatomy, Abdomen and Pelvis, Duodenum. StatPearls [Internet]. Treasure Island (FL): StatPearls Publishing; 2019.
3. Junqueira LCU. Histologia básica: texto e atlas. 12. ed. Rio de Janeiro: Guanabara Koogan; 2013.
4. Feldman M, Friedman LS, Brandt LJ. Sleisenger & Fordtran - Tratado Gastrointestinal e Doenças do Fígado. Tradução da 9. ed. Elsevier; 2017.
5. Gardner E, Grsy DJ, O' Rahilli R. Anatomia – Estudo Regional do Corpo Humano. 4. ed. Rio de Janeiro: Guanabara Koogan; 1988.
6. Bisschops R, Areia M, Coron E, Dobru D, Kaskas B, Kuvaev R et al. Performance measures for upper gastrointestinal endoscopy: a European Society of Gastrointestinal Endoscopy (ESGE) Quality Improvement Initiative. Endoscopy. 2016;48(9):843-64.
7. Rey JF, Lambert R, Committee EQA. ESGE recommendations for quality control in gastrointestinal endoscopy: guidelines for image documentation in upper and lower GI endoscopy. Endoscopy. 2001;33(10):901-3.
8. Lee SH, Park YK, Cho SM, Kang JK, Lee DJ. Technical skills and training of upper gastrointestinal endoscopy for new beginners. World J Gastroenterol. 2015;21(3):759-85.
9. Sakai P, Ishioka S, Filho FM, Martins BDC. Tratado de endoscopia digestiva diagnóstica e terapêutica. 2. ed. Ed. Atheneu; 2014.
10. Averbach M, Safatle-Ribeiro A, Ferrari AP, Cappellanes CA, Ejima FH, Alvez JS et al. Endoscopia Digestiva: Diagnóstico e Tratamento. Revinter; p. 71-75, 145-156.
11. Aabakken L, Rembacken B, LeMoine O, Kuznetsov K, Rey JF, Rösch T et al. Minimal Standard Terminology for gastrointestinal endoscopy – MST 3.0. Endoscopy; 2009;41(8): 727-8.
12. Moura EGH, Artifon ELA, Sakai P. Manual do residente em Endoscopia Digestiva. Barueri: Ed. Manole; 2014. p. 43-51, 59-69.
13. Baron TH, Kozarek RA, Carr-Locke DL. CPRE. Tradução: Artifon ELA. Rio de Janeiro: Ed. Revinter; 2015. p. 178-187.

DUODENITES: DIAGNÓSTICOS DIFERENCIAIS E CONDUTA

José Dayrell de Lima Andrade ▪ Elaine Jéssica Laranjeira Lima ▪ Pedro Ivo Carmo Campos

INTRODUÇÃO

As alterações inflamatórias da mucosa duodenal, que normalmente se apresentam como edema, espessamento de pregas, enantema, friabilidade, sufusões hemorrágicas subepiteliais, nodularidades, atrofia e erosões, são chamadas de duodenite endoscópica, não existindo na maior parte dos casos uma correlação clara entre os achados endoscópicos, as manifestações clínicas e a etiologia. O Sistema Sydney ainda é o mais popular para descrever as alterações macroscópicas da duodenite (Quadro 24-1).[1,2] Em relação à etiologia o protocolo de Kyoto propôs uma classificação dividindo as causas em infecciosas, causas externas, causas específicas e causadas por outras doenças (Quadro 24-2).[2]

DUODENITE POR H. PYLORI

A infecção pelo *Helicobacter pylori* (*H. pylori*) é altamente prevalente em todo o mundo, especialmente nos países em desenvolvimento. Até 50% da população mundial pode possuir o patógeno, que pode infectar mais de 70% das úlceras duodenais.[3-6] O quadro clínico varia de pacientes assintomáticos, dispépticos, com dor abdominal, anemia, emagrecimento até evolução para câncer gástrico ou linfoma.[4] A grande maioria dos pacientes apresenta duodeno macroscopicamente normal, porém, na endoscopia, podemos encontrar edema de pregas, eritema, linfangiectasia e erosões esparsas, quase sempre no bulbo duodenal (Figs. 24-1 e 24-2).[7,8] Quando presente a úlcera duodenal por *H pylori* é única, diferente de outras etiologias não relacionadas também com os AINEs, não sendo a metaplasia gástrica exclusiva da infecção.[9] Endoscopicamente a confirmação do diagnóstico se dá pelo teste da urease e estudo histopatológico. Ensaios imunológicos e o teste respiratório com carbono-14 são métodos não invasivos.[10] O esquema terapêutico padrão para a erradicação do *H. pylori* geralmente envolve inibidores de bomba de prótons, claritromicina e amoxicilina durante 14 dias. Idealmente deve ser feita confirmação da erradicação após, no mínimo, um mês do término de tratamento.[4]

ESTRONGILOIDÍASE

Strongyloides stercoralis é um parasita nematódeo que se localiza preferencialmente no duodeno e jejuno proximal, com prevalência mundial estimada em 300 milhões de humanos.[11] Os sinais e sintomas gastrointestinais na fase aguda são comuns, mas não

Quadro 24-1. Classificação das Aparências Endoscópicas da Inflamação Duodenal (Sistema Sydney)[1]

- Duodenite endoscópica eritematosa/exsudativa (leve/moderada/severa)
- Duodenite endoscópica erosiva (leve/moderada/severa)
- Duodenite endoscópica hemorrágica (leve/moderada/severa)
- Duodenite endoscópica nodular (leve/moderada/severa)

Quadro 24-2. Classificação de Duodenite na Conferência do Consenso de Kyoto[2]

1. Duodenite infecciosa	▪ Duodenite induzida por *H. pylori*
	 ▪ Duodenite bacteriana que não seja *H. pylori*
	   • Duodenite micobacteriana
	   • Duodenite por *Tropheryma whipplei* (doença de Whipple)
	 ▪ Fleuma duodenal
	 ▪ Duodenite fúngica
	   • Candidíase duodenal
	 ▪ Duodenite parasitária
	   • Duodenite por ancilostomíase
	   • Anisaquíase duodenal
	   • Duodenite por *Giardia lamblia*
	   • Duodenite por *Strongyloides*
	 ▪ Duodenite viral
	   • Duodenite citomegaloviral
	   • Duodenite herpética

2. Duodenite por causas externas	▪ Duodenite alcoólica ▪ Duodenite química ▪ Duodenite por radiação ▪ Duodenite por outras causas externas ▪ Duodenite induzida por drogas
3. Duodenite decorrente de causas especificadas	▪ Duodenite alérgica ▪ Duodenite eosinofílica ▪ Duodenite linfocítica
4. Duodenite por outras doenças classificadas em outra parte	▪ Duodenite por doença de Crohn ▪ Duodenite por sarcoidose ▪ Duodenite por vasculite ▪ Duodenite por púrpura de Henoch – Schönlein ▪ Duodenite por doença celíaca

Fig. 24-1. Bulbo duodenal com edema de mucosa, enantema e erosões.

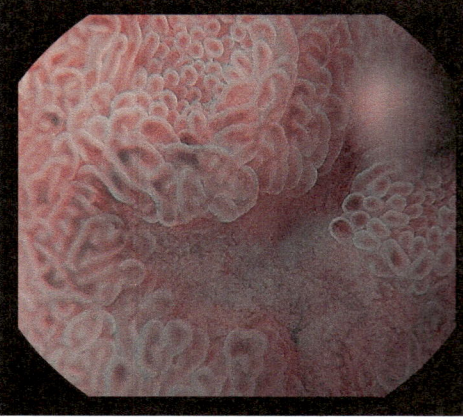

Fig. 24-2. Erosão em bulbo duodenal observada com o recurso NBI. (Arquivo pessoal do Dr. João Batista Campos).

específicos, e incluem dor no andar superior do abdome, diarreia, náusea, vômito, perda de peso, íleo adinâmico, hiporexia, obstrução do intestino delgado e enteropatia com perda de proteínas.[12] A fase crônica muitas vezes é assintomática.[13] A infecção disseminada pode ocorrer, principalmente nos pacientes imunossuprimidos, podendo evoluir com choque séptico, insuficiência respiratória e quadros neurológicos. A taxa de mortalidade pela disseminação e suas comorbidades é estimada acima de 80%, quando não diagnosticada e tratada em tempo hábil.[14] O método diagnóstico parasitológico definitivo depende da detecção de larvas nas fezes. Porém, a excreção intermitente e escassa do parasita limita a utilidade do exame de fezes. O aspirado duodenal, embora mais sensível que o exame parasitológico das fezes, é um procedimento invasivo e deve ser reservado para casos selecionados. A biópsia duodenal apresenta boa sensibilidade e pode demonstrar parasitas nas glândulas duodenais (Fig. 24-3), bem como edema, infiltração de eosinófilos, linfócitos e plasmócitos da lâmina própria,[12] vilosidades encurtadas ou ausentes, criptite, hiperplasia da cripta epitelial, células apresentadoras de antígenos e presença de linfangiectasia.[15] Os achados endoscópicos da infecção duodenal por *Strongyloides* são variados e incluem edema de pregas, descoloração da mucosa, eritema, erosões, hemorragias subepiteliais, úlceras, pseudopólipos, estenoses parciais e megaduodeno (Figs. 24-4 e 24-5).[12] As larvas invadem os vasos linfáticos causando subsequente linfangiectasia na enterite edematosa.[13] Sendo assim o aparecimento de vilosidades brancas pode representar atrofia/destruição das vilosidades e edema da mucosa semelhante à linfangiectasia intestinal. Portanto, as vilosidades brancas podem ser um marcador endoscópico razoável para estrongiloidíase em regiões endêmicas. O tratamento é medicamentoso (tiabendazol, ivermectina, albendazol ou nitazoxanida), e a busca ativa ou o tratamento profilático prévio devem ser realizados em pacientes que serão imunomodulados.

GIARDÍASE

A giardíase é causada pelo protozoário mais comum, isolado em todo o mundo, *Giardia lamblia* (também conhecido como *Giardia intestinalis* ou *Giardia duodenalis*). A prevalência geralmente varia de 20 a 30% nos países em desenvolvimento e 3 a 7% nos países desenvolvidos, mostrando a estrita relação entre doença-pobreza.[16] Os sinais e sintomas são resultados do "atapetamento" causado pela fixação dos parasitas e de danos à mucosa intestinal, como encurtamento dos microvilos da borda em escova com ou sem atrofia das vilosidades, deficiência de dissacaridase, indução de uma resposta imune do hospedeiro, com aumento da permeabilidade intestinal e modificação da flora intestinal, disfunção da barreira intestinal e apoptose dos enterócitos.[17] Os quadros sintomáticos são representados por diarreia aguda ou crônica com fezes por vezes esverdeadas, esteatorreia, mal-estar, anorexia, náusea, vômito, azia, distensão abdominal, flatulência, fadiga, astenia, dor e perda de peso. A giardíase pode levar a síndromes pós-infecciosas, como síndrome do intestino irritável, dispepsia funcional e síndrome da fadiga crônica meses a anos após a eliminação do parasita. Os diagnósticos diferenciais mais importantes incluem gastroenterite viral, intoxicação alimentar, intolerância à lactose, síndrome do intestino irritável, diarreia do viajante, doença celíaca, doença de Crohn e outras parasitoses. Endoscopicamente a giardíase duodenal pode-se apresentar como edema de pregas, eritema, pontilhado branco na mucosa, pequenas nodosidades, que representam hiperplasia linfoide nodular, e menos frequentemente como erosões (Fig. 24-6). Contudo, na grande maioria das vezes, a arquitetura vilosa duodenal está normal. Raramente atrofia vilositária parcial com linfócitos intraepiteliais é encontrada.[18] Um diagnóstico definitivo pode ser estabelecido pelo achado de trofozoítos ou cistos de Giardia em amostras de fezes, porém os parasitas são excretados em intervalos irregulares (período negativo), e o exame de uma única amostra de fezes possui uma sensibilidade que varia de 50 a 75%. Essa sensibilidade aumenta para 90% com três amostras seriais coletadas a cada dois a três dias.[16] As amostras coletadas pelo endoscopista para *Giardia* devem estar em soro fisiológico a 0,9% e necessitam de transporte imediato em temperatura ambiente para o laboratório para serem examinadas sem demora. O líquido de aspirado duodenal, também coletado na endoscopia, precisa ser armazenado sem conservantes e enviado imediatamente ao laboratório.[11] Quando o tratamento se faz necessário pode ser prescrito tinidazol, metronidazol, nitazoxanida, albendazol, secnidazol ou furazolidona.

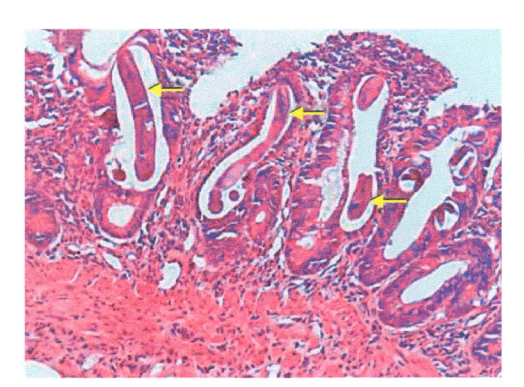

Fig. 24-3. Biópsia duodenal mostrando infecção larval por *Strongyloides stercoralis* nas criptas da mucosa (seta) (HE). (Imagem autorizada pela Revista da Associação Médica Brasileira).[15]

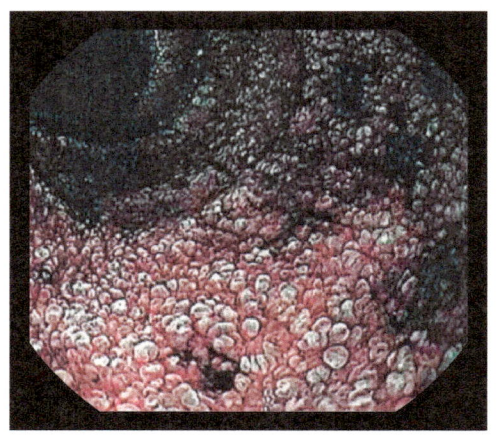

Fig. 24-5. Em uso do NBI, são observadas vilosidades duodenais alargadas e rígidas. (Imagem autorizada pela Revista da Associação Médica Brasileira).[15]

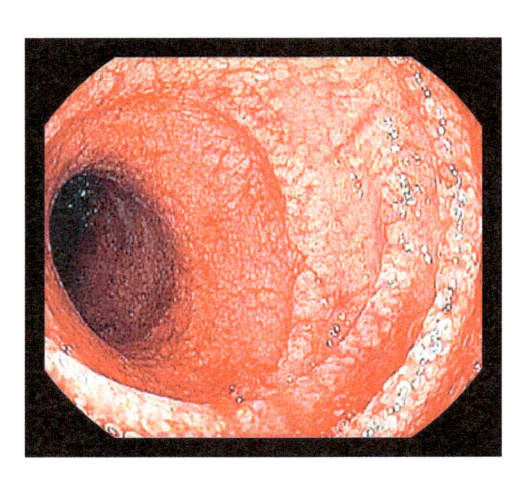

Fig. 24-4. Bulboduodenite grave com sangramento difuso leve. (Imagem autorizada pela Revista da Associação Médica Brasileira).[15]

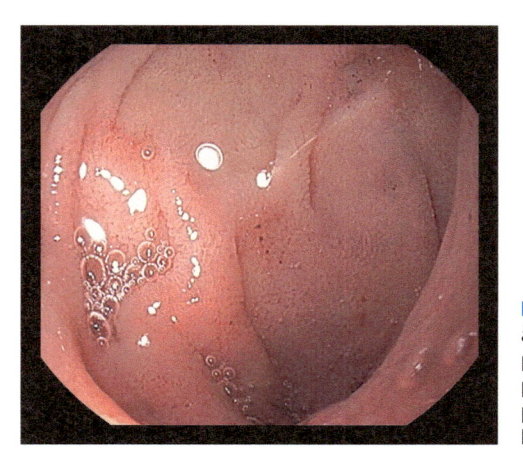

Fig. 24-6. Discretas áreas de enantema, petéquias e erosões puntiformes. (Arquivo pessoal do Dr. João Batista Campos).

ANCILOSTOMÍASE

O parasitismo pela família *Ancylostomidae* é representado pelo *Ancylostoma duodenale* e pelo *Necator americanus*. São duas espécies com ciclo, patogenia, quadro clínico, achados endoscópicos e profilaxia muito semelhantes, sendo o primeiro mais frequente no velho mundo e o segundo no novo mundo. Na maioria das vezes os pacientes são assintomáticos, porém, o quadro clínico pode ser diversificado, desde dermatite, dor abdominal, hiporexia, náusea, vômito, flatulência, diarreia, anemia, desnutrição, até quadros pulmonares, como tosse, chieira e a Síndrome de *Loeffler*. As alterações endoscópicas são inespecíficas e se apresentam como enantema, edema, erosões, pequenas ulcerações e sufusões hemorrágicas (Fig. 24-7).[19,20] O diagnóstico é realizado pela pesquisa de ovos de *Ancylostoma* sp. no exame parasitológico de fezes, principalmente com métodos de concentração.[21] Menos frequentemente o parasita pode ser encontrado no exame endoscópico. O tratamento é realizado por uma variedade de anti-helmínticos (mebendazol, albendazol, tiabendazol, nitazoxanida).

CITOMEGALOVIROSE

O citomegalovírus (CMV), um membro da família *herpesviridae*, é um vírus de DNA de fita dupla que apresenta prevalência sorológica variável, porém, alta na população mundial.[16] A infecção primária por CMV em indivíduos imunocompetentes é assintomática na maioria das vezes, seguida de um estado latente, em que o vírus permanece em células endoteliais, macrófagos ou células-tronco de granulócitos sem se proliferar.[22] A imunossupressão leva à reativação com proliferação viral. Nesses casos o acometimento pode ser sistêmico, se manifestando com febre, pancitopenia, hepatite, pneumonite, acometimento neurológico, da retina e do tubo gastrointestinal, nefrite, cistite, miocardite e pancreatite.[23] A manifestação mais típica do envolvimento gastrointestinal é o acometimento do cólon, com úlceras em pacientes com colite. A apresentação no trato gastrointestinal alto é mais rara, sendo que, no duodeno, os padrões morfológicos podem ser representados por despigmentação da mucosa, eritema, friabilidade, erosão, úlceras, algumas vezes com tecido necrótico e pontos hemorrágicos, e pseudotumores (Figs. 24-8 e 24-9).[24] Em relação ao diagnóstico, o teste de antigenemia para CMV é um teste rápido e que apresenta uma sensibilidade mais baixa em pacientes com infecção localizada do que em pacientes com infecção sistêmica. Amostras de biópsias com identificação histopatológica de células infectadas pelo vírus ou detecção de corpos de inclusão intranucleares e citoplasmáticos por coloração com hematoxilina-eosina e/ou estudo imuno-histoquímico são considerados padrão ouro. As opções terapêuticas são ganciclovir, valganciclovir, foscarnet e cidofovir. Maribavir está em estudo para infecções refratárias ou resistentes, principalmente em transplantados de células hematopoiéticas ou de órgãos sólidos.[25,26]

HERPES *SIMPLEX* VÍRUS/VARICELA-ZÓSTER VÍRUS

O acometimento duodenal pelos vírus *Herpes simplex* (HSV) ou pelo *Varicela-zóster* é raro e acontece principalmente em pacientes imunodeprimidos. A infecção primária pelo HSV causa uma infecção labial oral assintomática ou leve (geralmente HSV-1) ou genital (geralmente HSV-2) em pacientes imunocompetentes.[27] Já o *Varicela-zóster*, quando sintomático, apresenta quadro de parestesias, ardor, dor intensa, eritema, pápulas, vesículas e bolhas distribuídas pelo dermátomo. As localizações mais frequentes são torácicas, cervicais, no trajeto do nervo trigêmeo e lombossacras. Em pacientes imunodeprimidos as lesões surgem em localizações atípicas. Ainda existem controvérsias sobre o acometimento gastrointestinal, e algumas evidências sugeriram que o envolvimento do sistema gastrointestinal pode ser a regra e não a exceção, e que o sistema nervoso entérico do intestino pode ser o principal local de reativação.[28] Os sintomas gastrointestinais são semelhantes e inespecíficos, e incluem dor abdominal, azia, náusea, hiporexia, emagrecimento, vômito, sangramento. Os achados endoscópicos são enantema, edema de pregas, áreas esbranquiçadas da mucosa, erosões aftoides e ulcerações. No HSV os achados histológicos, como inclusões intranucleares, células gigantes multinucleadas, núcleos em vidro fosco e balonização de células epiteliais, orientam o diagnóstico, mas podem estar ausentes.[27] A cultura de tecidos é o padrão ouro para o diagnóstico, mas nem sempre é factível.[27] Para melhorar a sensibilidade diagnóstica para a duodenite por HSV o uso de hibridização *in situ* ou ensaios de PCR, além de técnicas imuno-histoquímicas pode ser utilizado.[27] No acometimento duodenal pelo *Varicela-zóster* o estudo histopatológico pode revelar um infiltrado histiocítico proeminente, com as células epiteliais e estromais apresentando citopatia viral, alterações incluindo núcleos hipercromáticos aumentados com bordas irregulares e com aparência de "vidro fosco". Inclusões virais únicas podem estar presentes. O tratamento específico pode ser realizado com aciclovir, valaciclovir, fanciclovir. Nos casos resistentes foscarnet e cidofovir.

COMPLEXO *MYCOBACTERIUM AVIUM INTRACELLULARE*

O complexo MAI (*Mycobacterium avium* e *Mycobacterium intracellulare*) apresenta ampla distribuição no meio ambiente. Pode colonizar transitoriamente o trato gastrointestinal em indivíduos saudáveis, mas são os pacientes imunodeficientes que são suscetíveis à doença oportunista induzida por MAI. Particularmente nos pacientes infectados pelo HIV, a infecção pelo complexo MAI é geralmente observada com contagem de CD4 < 50 células/mm^3.[29] Em algumas séries de casos de infecção do trato gastrointestinal, o local mais envolvido foi o duodeno (76%), seguido pelo reto (24%), íleo (6%), cólon (4%), esôfago (4%), jejuno (2%) e estômago (2%).[29] Os sintomas são inespecíficos: diarreia volumosa, dor abdominal, distensão abdominal, flatulência, anorexia, perda de peso e febre.

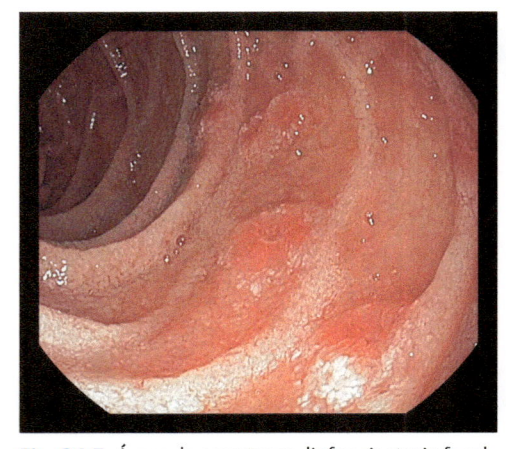

Fig. 24-7. Áreas de enantema, linfangiectasia focal e erosões na segunda porção duodenal. (Arquivo pessoal do Dr. João Batista Campos).

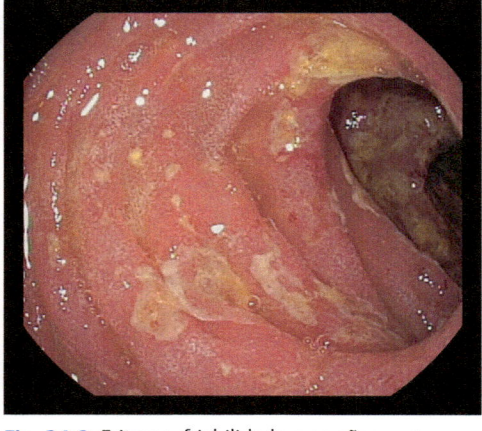

Fig. 24-8. Eritema, friabilidade e erosões com tecido necrótico na segunda porção duodenal. (Arquivo pessoal do Dr. Gustavo Andrade de Paulo).

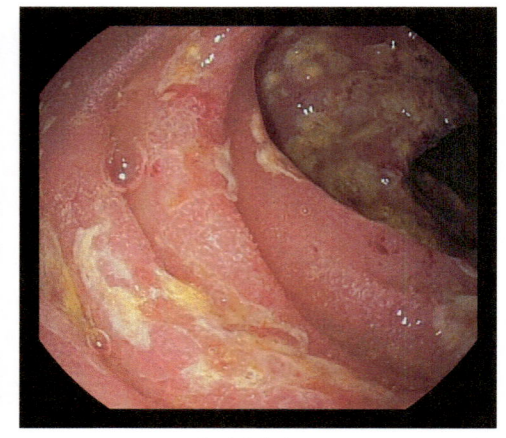

Fig. 24-9. Eritema, friabilidade, erosões com tecido necrótico, exsudato e pontos hemorrágicos na segunda porção duodenal. (Arquivo pessoal do Dr. Gustavo Andrade de Paulo).

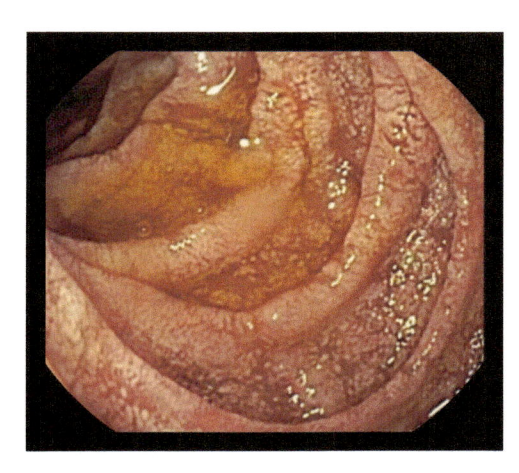

Fig. 24-10. Espessamento das pregas duodenais e aparência granular da mucosa. (Arquivo pessoal do Dr. Gustavo Andrade de Paulo).

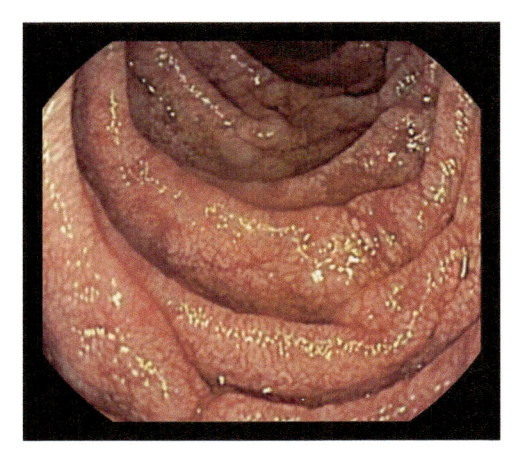

Fig. 24-11. Espessamento e "entalhes" das pregas duodenais, com aparência granular da mucosa. (Arquivo pessoal do Dr. Gustavo Andrade de Paulo).

Os achados endoscópicos mais comuns são espessamento das pregas duodenais e aparência granular da mucosa, representando em torno de 50% dos casos descritos (Figs. 24-10 e 24-11).[29] Menos frequentemente erosões, ulcerações, eritema, edema e friabilidade da mucosa. Estenoses podem acontecer. Como a aparência macroscópica da mucosa pode ser normal, em pacientes sintomáticos, o exame histopatológico e, às vezes, a cultura microbiológica são essenciais para o diagnóstico definitivo.[29] O diagnóstico diferencial principal é com a doença de Whipple, cuja apresentação clínica e o espessamento de pregas duodenais são muito semelhantes. Outro diagnóstico diferencial é com a *Mycobacterium genavense*, que pode apresentar nódulos ou placas amareladas na mucosa duodenal.[30-32] Histopatologicamente os achados são de macrófagos com coloração ácido periódico + reativo de *Schiff* ou coloração PAS positiva e bacilos álcool-acidorresistentes (BAAR). No tratamento podem ser usados macrolídeo e etambutol, na dependência dos testes de suscetibilidade. Nos casos de resistência medicamentosa, um terceiro medicamento deve ser adicionado ao regime, por exemplo, rifabutina, uma fluorquinolona ou um aminoglicosídeo parenteral.[29]

TUBERCULOSE

A tuberculose (TB) é um problema de saúde pública, principalmente em países em desenvolvimento, sendo o acometimento do trato gastrointestinal responsável por 15 a 20% da TB extrapulmonar.[33] O envolvimento é mais frequente na válvula ileocecal, representando 80-85%, seguido pelo cólon ascendente, jejuno, apêndice, duodeno, estômago, sigmoide e reto. A lesão exclusivamente duodenal é rara, ocorrendo em menos de 2,5% dos casos.[33] As manifestações clínicas da TB duodenal variam, incluindo febre, perda de peso, sudorese, dor abdominal, náusea, vômito, anemia, hemorragia. Perfuração e fístulas podem ocorrer. A estenose duodenal é a apresentação mais comum e pode ser causada pelo envolvimento da parede do órgão ou compressão extrínseca pelo envolvimento dos linfonodos periduodenais.[33] Os achados endoscópicos têm uma grande variedade, como eritema, nodularidade, espessamento, deformidade, massa submucosa, ulcerações, estenoses, cicatrizes e formação de fístula. Foi proposto que a apresentação macroscópica da TB fosse categorizada em três formas: ulcerativa, hipertrófica, ulcero-hipertrófica.[34] A primeira é a mais comum, com prevalência aproximada de 60%, apresentando úlcera solitária ou múltipla, variando de superficiais a profundas, fundo necrótico amarelado e bordos algumas vezes mal definidos. A apresentação hipertrófica é responsável por 10% dos casos e assume aspecto tumoral e pétreo. A forma ulcero-hipertrófica ocorre em 30% dos casos, onde se notam componentes ulcerosos e hipertróficos, com deformidades cicatriciais muitas vezes estenosantes.[35] A biópsia da mucosa raramente revela o granuloma caseoso. A citologia de aspiração por agulha fina pode aumentar discretamente a sensibilidade, mas é de mais difícil execução na prática clínica. Cultura do material colhido pode ser realizada, mas também raramente é positiva. A amplificação por PCR de tecido do DNA micobacteriano e o teste IGRA podem ser necessários. O regime padrão de tratamento consiste em 2 meses de isoniazida, rifampicina, pirazinamida e etambutol, seguidos pela continuação da isoniazida e da rifampicina por mais 4 meses. A cirurgia deve ser reservada para casos selecionados que incluem perfuração, abscesso, fístula e obstrução luminal. A dilatação endoscópica com balão pode ser um tratamento alternativo para a estenose, mas o resultado satisfatório só é alcançado quando acompanhado do tratamento clínico.

DOENÇA DE WHIPPLE

A doença de *Whipple*, causada pelo bacilo Gram-positivo *Tropheryma whippei*, componente da microbiota ambiental, tem como cadeia epidemiológica a via fecal-oral. Essa infecção rara apresenta maior predileção por homens brancos de meia-idade.[36] Na maioria dos casos o pródromo envolve artralgia ou artrite migratória, podendo evoluir com dor abdominal, diarreia disabsortiva, hemorragia digestiva alta, anemia ferropriva, adenomegalia e até hepatoesplenomegalia.[36] O padrão de mucosa pálido-amarelada alterada com erosão enantematosa friável, principalmente na região bulbar, corresponde à descrição clássica.[36] Pode haver achados inespecíficos, como enantema, erosões, edema de pregas e linfangiectasia (Fig. 24-12).[37] É importante o estudo histopatológico pela coloração com ácido periódico de *Schiff*, permitindo identificar infiltrados de histiócitos contendo inclusões celulares magentas (Figs. 24-13 e 24-14). Mesmo com terapia antimicrobiana específica, até 33% das

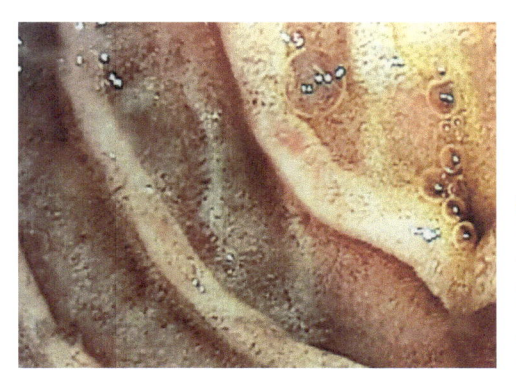

Fig. 24-12. Coloração branco-amarelada da mucosa, áreas de enantema e linfangiectasias na segunda porção duodenal.

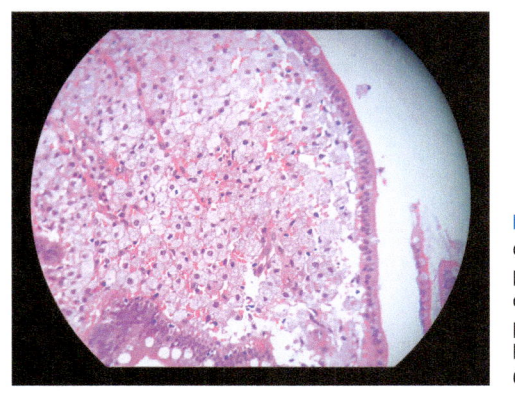

Fig. 24-13. Coleções de histiócitos na lâmina própria da mucosa duodenal. (Arquivo pessoal da Dra. Sandra Márcia Carvalho Ribeiro Costa).

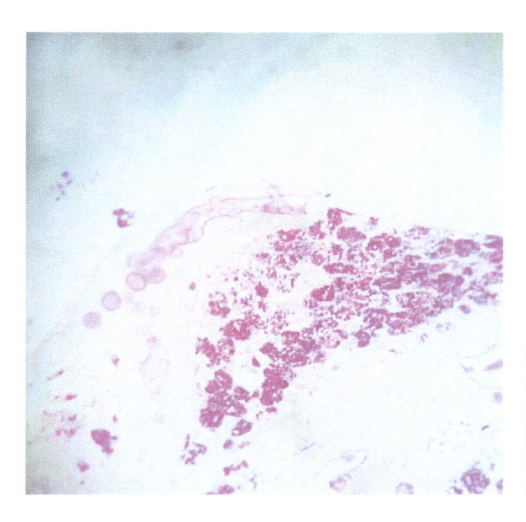

Fig. 24-14. Coloração de PSA positivo na mucosa duodenal. (Arquivo pessoal da Dra. Sandra Márcia Carvalho Ribeiro Costa).

infecções podem não responder ao tratamento, que varia entre 12 e 18 meses. O tratamento pode ser composto principalmente de doxiciclina, sulfametoxazol com trimetoprim e hidroxicloroquina.[36]

LESÃO DUODENAL ALCÓOLICA

O etanol é um irritativo da mucosa duodenal, porém há a necessidade de maiores doses de etanol, para que este chegue ao duodeno.[38] Após a ingestão imediata, alterações na ultraestrutura e aumento da concentração de linfócitos intraepiteliais podem ocorrer, como edema de pregas, eritema, erosões, ulcerações e hemorragia (Fig. 24-15).[6,39] Podem ser observadas também hiperplasia de células caliciformes, metaplasia gástrica e até fibrose da mucosa.[6,39] Apesar destas alterações, o abuso crônico se associa à endoscopia normal por causa da regeneração da mucosa do tubo digestivo na maioria das vezes.[40] Há boa resposta com o tratamento sintomático das úlceras duodenais ativas, usando inibidores da bomba de prótons, sucralfato e com a abstinência ao álcool.[6,41]

DUODENITE HEMORRÁGICA POR RADIAÇÃO/ACTÍNICA

Apesar de sua fixação intra-abdominal, a mobilidade e distensibilidade das alças intestinais desafiam a restrição da irradiação adjacente a tumores do tubo digestivo e glândulas anexas, além de neoplasias pélvicas, favorecendo sua lesão actínica.[42,43] As complicações agudas da radioterapia: diarreia, dor abdominal em cólica, hiporexia, náusea e até incontinência fecal geralmente surgem após duas semanas da última sessão.[44] Sintomas tardios podem incluir dispepsia, manutenção da diarreia, hemorragia digestiva alta, anemia ferropriva, obstrução, fístulas e até perfuração, podendo surgir até anos após o tratamento.[44,45] A descrição de múltiplas angioectasias é comum na literatura, sendo observados hemorragia e focos de exsudação que podem evoluir com ulceração em períodos curtos de tempo. Cronicamente podem ocorrer atrofia epitelial progressiva e substituição fibrosa secundária à endarterite obliterante.[42,43] A termocoagulação com plasma de argônio apresenta bons resultados em casos de hemorragia digestiva ou anemia por causa do sangramento por angiectasias. Em casos seletos de diarreia refratária, a octreotida pode ser utilizada.[44]

DUODENITE POR AINE

Até 60% dos usuários de anti-inflamatórios não esteroides (AINEs) podem vir a apresentar lesão aguda secundária, desde enantema, edema de pregas, pequenas sufusões hemorrágicas, erosões até úlceras perfuradas (Figs. 24-16 e 24-17).[46-48] A duodenite associada ao AINE em sua forma precoce é caracterizada por um infiltrado de neutrófilos e plasmócitos na lâmina própria, podendo ser acompanhado de infiltrado intraepitelial de linfócitos. Bastante semelhante à úlcera péptica, o diagnóstico diferencial pode ser suspeitado na presença de metaplasia gástrica no duodeno, o que não ocorre no abuso de AINE.[47] Há alívio sintomático e auxílio no reparo de lesões por AINE com o uso de inibidores de bomba de prótons, porém é fundamental a suspensão dos AINEs.[48]

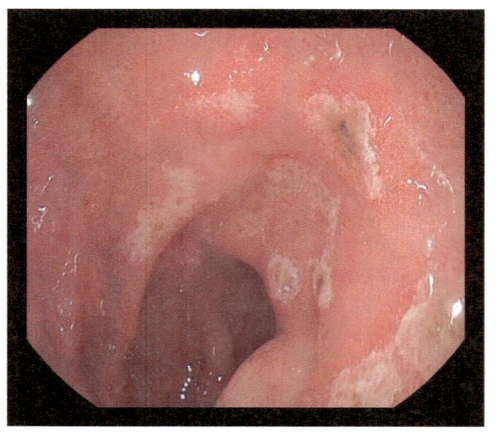

Fig. 24-16. Mucosa duodenal enantematosa, com erosões esparsas, algumas com hematina. (Arquivo pessoal do Dr. João Batista Campos).

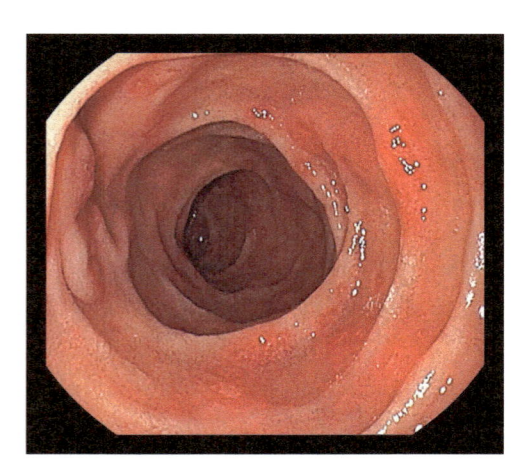

Fig. 24-15. Enantema, edema, erosões e friabilidade na segunda porção duodenal. (Arquivo pessoal do Dr. João Batista Campos).

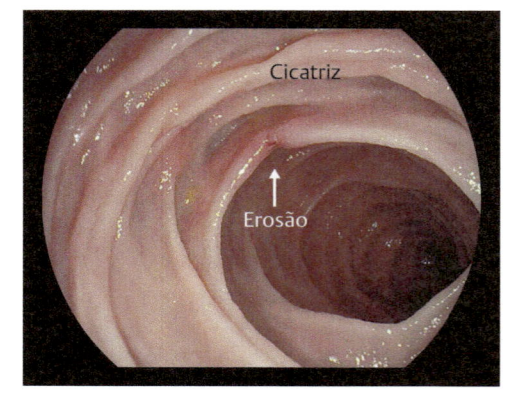

Fig. 24-17. Erosão e discreta cicatriz na segunda porção duodenal. (Arquivo pessoal do Dr. João Batista Campos).

DUODENITE ALÉRGICA

As gastroenteropatias alérgicas se caracterizam por infiltrado eosinofílico no tubo digestivo, reacional à hipersensibilidade individual a determinados alimentos, principalmente ovo, peixe, nozes, soja, trigo e leite de vaca. Os acometimentos colônico e esofágico são bem descritos na literatura, porém determinados casos de dor abdominal ou dispepsia podem ser justificados por infiltrado duodenal, sendo mais frequentemente observado em crianças. Não é necessária associação a "*patch tests*" cutâneos ou dosagem de IgE contra o alimento para correlação com achados endoscópicos.[7,49] Determinados quadros podem-se apresentar com macroscopia sem alterações associada à duodenite somente à microscopia, desprendimento de enterócitos da membrana basal, linfócitos intraepiteliais, hiperplasia de criptas intestinais e infiltrado mononuclear. A hiperplasia nodular linfoide é a descrição mais comum endoscópica, podendo haver linfangiectasia duodenal (Fig. 24-18). À microscopia é suspeito um infiltrado contendo mais de 20 eosinófilos por campo de alta resolução.[7,49] A base de seu tratamento envolve exclusão do alérgeno, porém nem todos os casos respondem à exclusão dietética, podendo ser necessário o uso de medicações como antagonistas de leucotrienos ou o anti-histamínico.[50-52]

DUODENITE EOSINOFÍLICA

A gastroenterite eosinofílica é um diagnóstico diferencial para os quadros de alergia alimentar, infecção parasitária, eosinofilia induzida por droga, doença de Crohn, síndrome hipereosinofílica e leucemia eosinofílica.[53] Por causa da macroscopia sem alterações em metade dos casos e sintomatologia inespecífica, muitas vezes é necessária alta suspeição clínica para a realização de biópsias em múltiplos pontos.[50,54] Quando alterada pode haver enantema, ulcerações e edema da mucosa intestinal (Fig. 24-19). A presença de infiltrado eosinofílico é suspeita na presença de mais de 20 eosinófilos por campo de alta resolução. Podem estar associados criptites eosinofílicas e eosinófilos em granulação.[7,51] Diferente da duodenite alérgica, a eosinofílica não responde à prova de eliminação dietética terapêutica. Poupadores de corticoides incluem anti-histamínicos, como o cetotifeno, antagonistas de leucotrienos e antagonistas de interleucina cinco, porém os corticoides podem ser necessários.[53,54]

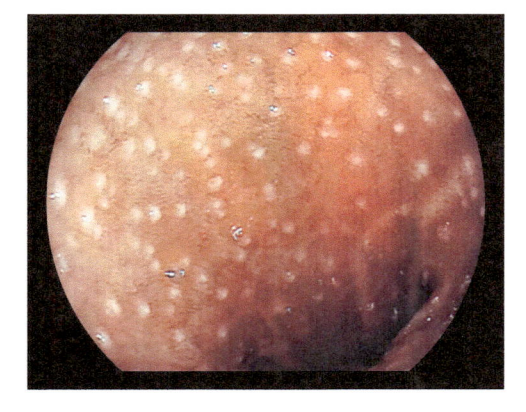

Fig. 24-18. Hiperplasia nodular linfoide no bulbo duodenal.

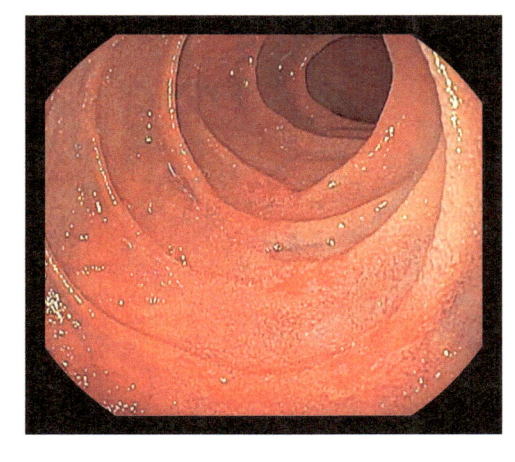

Fig. 24-19. Enantema, erosões e edema da mucosa duodenal. (Arquivo pessoal do Dr. João Batista Campos).

DUODENITE LINFOCÍTICA

Em razão do contato da mucosa intestinal com o meio externo, esta é dotada de linfócitos intraepiteliais que modulam a apresentação de antígeno, portanto, várias são as etiologias da duodenite linfocítica, cabendo destaque para a doença celíaca e a infecção pelo *H. pylori*, além de artrite reumatoide, psoríase, esclerose múltipla, enteropatias sensíveis ao glúten, espru tropical, enteropatias virais, secundária a drogas e até neoplasias locais ou hematológicas.[3,55,56] Determinados casos podem-se apresentar com alterações endoscópicas tardias, ou até mesmo sem alterações, sendo ainda encontrado na literatura o nome "enterite microscópica".[3] Cerca de 40% das enterites microscópicas podem apresentar positividade para o *H pylori*. A presença de mais de 25 linfócitos por 100 enterócitos é considerada patológica, porém, a distribuição ao longo do tubo digestivo é variável. No caso da enteropatia autoimune é notável grau variável de atrofia vilosa com infiltrado linfocitário na lâmina própria, presença de apoptose e hiperplasia das criptas. O tratamento varia, conforme a etiologia.[56]

ESPRU COLAGÊNICO

O espru colagênico é caracterizado por acometimento do intestino delgado, podendo cursar com diarreia persistente, dor abdominal crônica e perda ponderal progressiva decorrente de diarreia disabsortiva. Como diagnósticos diferenciais temos a doença celíaca (DC), espru tropical, secundário a anti-inflamatórios não esteroides e imunossupressores, *H pylori*, giardíase, tuberculose, além da enterite actínica avançada e imunodeficiências.[55,56] A macroscopia remete à doença celíaca, podendo haver edema difuso da mucosa, aparência granular, achatamento das pregas mucosas e aspecto serrilhado das mesmas.[32] Microscopicamente há atrofia de vilosidades com depósito submucoso de fibras colágenas, geralmente com espessura maior que 20 mm na camada subepitelial, podendo haver infiltração de linfócitos intraepiteliais ou dentro dos depósitos de colágenos.[50-52] O tratamento envolve corticoterapia ou imunossupressão com biológicos, porém muitos casos podem evoluir com desfecho grave como transformação linfoproliferativa.[50,51]

DOENÇA DE CROHN

A doença de Crohn é uma doença inflamatória que pode acometer o trato digestivo da boca ao ânus, no entanto, envolve com maior frequência o íleo terminal, a válvula ileocecal e o ceco. O segmento gastro-duodenal é preservado na maioria das vezes, sendo muito variável a frequência relatada (0,5 a 64%).[49,57] Clinicamente pode-se manifestar com dor epigástrica, dispepsia, saciedade precoce, anorexia, náusea, vômito, perda de peso e anemia crônica. Hematêmese e melena raramente ocorrem. Alterações microscópicas do trato digestivo alto também podem estar presentes na colite ulcerativa, porém, lesões endoscópicas macroscópicas são menos frequentes (0 a 21%).[58] O estudo histopatológico da doença de Crohn no duodeno pode apresentar inflamação ativa irregular com neutrófilos na lâmina própria e epitélio da superfície, linfocitose intraepitelial, inflamação mucosa profunda e menos frequentemente o granuloma não caseoso (0 a 49%).[47,59] Essa ampla variação na frequência do granuloma pode ser explicada pelas diferenças nos métodos de avaliação: escolha das lesões que foram biopsiadas, o número de biópsias, de cortes patológicos e a *expertise* do patologista. Além disso os granulomas são mais frequentes na submucosa, subserosa e septos intermusculares do que na mucosa.[57,59] Os achados endoscópicos do acometimento duodenal são representados pela mucosa eritematosa, manchas eritematosas multifocais, friabilidade, pregas duodenais espessadas e irregulares, aparência de paralelepípedos, lesões polipoides e ulceração focal (Figs. 24-20 e 24-21). Estenoses e fístulas são incomuns, mas podem ocorrer. As erosões e ulcerações no bulbo duodenal mostram achados semelhantes aos do estômago, e as lesões na segunda porção do duodeno mostram um alinhamento longitudinal. Características mais específicas são os entalhes nas dobras duodenais ("sinal de entalhe") que é causado por fissuras erosivas que atravessam regularmente as dobras.[59,60] Lesões elevadas salientes podem ser encontradas como mucosa granular e pregas nodulares e quando exibem uma disposição longitudinal são

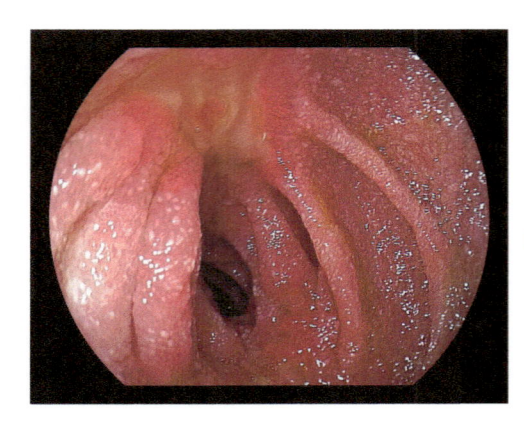

Fig. 24-20. Ulcerações serpiginosas, edema de pregas e estenose parcial da segunda porção duodenal. (Arquivo pessoal da Dra. Laura Cotta Ornellas).

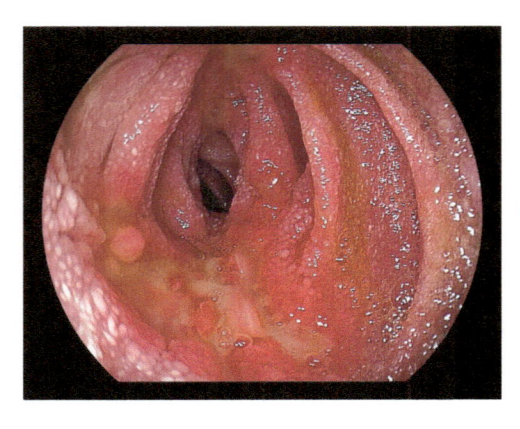

Fig. 24-21. Ulcerações serpiginosas, edema de pregas, granularidade de mucosa e estenose parcial da segunda porção duodenal. (Arquivo pessoal da Dra. Laura Cotta Ornellas).

chamadas de "lesões salientes do tipo rosário budista".[59] Inibidores da bomba de prótons, mesalazina, corticosteroides, 6-mercaptopurina, azatioprina e imunobiológicos são administrados para o tratamento de lesões duodenais em pacientes com doença de Crohn. A dilatação com balão é uma opção para os casos de estenose do duodeno. A cirurgia fica reservada para casos intratáveis com estenose grave e formação de fístulas.[59]

SARCOIDOSE

A sarcoidose é uma doença sistêmica, caracterizada pela formação de granulomas não caseosos em diversos órgãos e de etiologia desconhecida.[61] Afeta indivíduos de todas as raças com maior incidência entre 20 e 40 anos.[62,63] O envolvimento gastrointestinal é raro, sendo o estômago o órgão mais comumente envolvido e com menor frequência esôfago, intestino delgado, cólon, reto, pâncreas e peritônio.[61,62,64] Sintomas constitucionais incluem perda de peso, fadiga, mialgia, anorexia, sudorese noturna e febre.[62,63] Quando o intestino delgado é envolvido, os sintomas são inespecíficos, sendo os principais diagnósticos diferenciais a doença de Crohn, tuberculose, sífilis secundária, neoplasias, infecções fúngicas, doença de *Whipple*. Geralmente o sintoma mais comum é a diarreia que se associa à dor abdominal periumbilical e/ou epigástrica.[19] Má absorção, enteropatia perdedora de proteínas e hemorragia gastrointestinal podem estar presentes.[62,64] Os achados endoscópicos no duodeno incluem alterações inflamatórias inespecíficas, lesões submucosas nodulares, diminuição do pregueamento mucoso e graus variáveis de estenose.[64,65] Para o diagnóstico definitivo é necessária a biópsia com granulomas não necrosantes no órgão acometido, exclusão de outras doenças granulomatosas e evidências clínica, radiográfica e histopatológica de sarcoidose em pelo menos um outro sistema orgânico.[63-65] Quando indicado, o tratamento com glicocorticoides é o de escolha e realizado com base na atividade e extensão da doença.[61]

AMILOIDOSE

A amiloidose é uma condição rara, caracterizada por depósito extracelular de fibrilas amiloides em vários tecidos ou órgãos, levando à disfunção orgânica.[66,67] Os órgãos mais acometidos são rim e o coração, mas o composto amiloide tende a se depositar também no trato gastrointestinal (TGI), tanto na amiloidose primária quanto na secundária. Os locais mais comuns de infiltração no TGI são a segunda parte do duodeno, o estômago, o cólon e o esôfago.[68] Os pacientes com amiloidose gastrointestinal podem apresentar sangramento gastrointestinal, má absorção e gastroenteropatias com perda de proteínas. Dismotilidade gastrointestinal crônica, representada por constipação, dor abdominal, inchaço ou pseudo-obstrução intestinal crônica, é menos frequente.[65,67] Endoscopicamente, os achados no TGI são inespecíficos e são representados por aparência granular fina da mucosa, saliências polipoides (Fig. 24-22), erosões, ulcerações, friabilidade e espessamento da parede.[65-69] Raramente são encontrados amiloidomas.[65] O diagnóstico definitivo requer coloração positiva do amiloide pelo vermelho do Congo ou a presença de fibrilas amiloides na microscopia eletrônica.[66] O estudo imuno-histoquímico determina o tipo específico de amiloide depositado.[67] O tratamento é específico e varia conforme o subtipo da amiloidose.

PÚRPURA DE HENOCH-SCHÖNLEIN

A Púrpura de Henoch-Schönlein (PHS), atualmente denominada vasculite por imunoglobulina A, é uma condição sistêmica que afeta pequenos vasos da pele, rim, trato gastrointestinal (TGI) e articulações.[9,18,70] Acomete adultos e crianças entre 3 a 15 anos e é a vasculite sistêmica mais comum na infância.[18,71] Há predominância em homens na proporção 1,2: 1 a 1,8: 1 e em brancos.[72] O diagnóstico é feito com a presença de púrpura palpável associada a pelo menos um outro critério clínico: dor abdominal, deposição de IgA comprovada pela histopatologia, artrite/artralgia ou envolvimento renal.[71,73] Sintomas gastrointestinais são comuns, ocorrendo em 50% dos pacientes.[9,74] Diarreia, hematoquezia, náusea, anorexia, melena, hematêmese podem ocorrer, e a dor abdominal é a manifestação mais comum, presente em cerca de 58% dos casos.[9,73,74] Algumas complicações, como intussuscepção, perfuração e obstrução intestinal, são menos comuns.[69-71] As lesões mucosas podem-se apresentar em qualquer parte do TGI,[70,72] no entanto, a segunda porção duodenal é a localização mais frequentemente envolvida no TGI superior.[9,70-72,74] Edema, eritema, petéquias pequenas e úlceras são achados endoscópicos,[37,70,71] e a presença de úlcera irregular na segunda porção do duodeno tem sido descrita por alguns autores como lesão típica no TGI dos pacientes com PHS.[74] Os achados em biópsias são variados. Evidenciam deposição de IgA e vasculite leucocitoclástica nos vasos submucosos.[71] Diferente de outras vasculites, a PHS é autolimitada na maioria dos casos. O manejo terapêutico inclui controle de sintomas, hidratação e repouso com o intuito de reduzir o risco de complicações.

DOENÇA CELÍACA

A doença celíaca (DC) é uma doença crônica autoimune precipitada pela ingestão de glúten em pacientes que apresentam predisposição genética (genes HLA-DQ2 e/ou DQ8).[75,76] Seu acometimento abrange todas as faixas etárias com predomínio em brancos e com risco elevado em familiares de 1º grau.[75] Anemia ferropriva sem causa aparente, deficiência de folato ou vitamina B12, elevação de aminotransferases, dermatite herpetiforme, fadiga, dor abdominal, flatulência, cefaleia recorrente, estomatite aftosa persistente, hipoplasia do esmalte dental, esteatorreia, diarreia, osteoporose prematura, ataxia cerebelar não hereditária e até linfoma podem fazer parte do quadro clínico.[47,75,77]

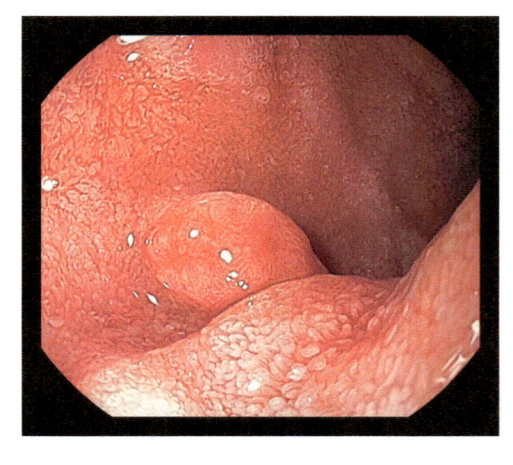

Fig. 24-22. Saliências polipoides e enantema da mucosa duodenal. (Arquivo pessoal do Dr. João Batista Campos).

O diagnóstico é com base na combinação de testes sorológicos (anti-transglutaminase tecidual, antiendomísio) e endoscopia digestiva alta com biópsias de intestino delgado.[67,75,76] Embora em um terço dos casos apresente exame endoscópico normal, a histologia é fundamental e recomendada na suspeita de DC.[75,76] Achados endoscópicos incluem mucosa atrófica com perda de pregas, fissuras visíveis, nodularidades (mosaicismo), atrofia de bulbo e vascularização de submucosa proeminente (Figs. 24-23 a 24-25).[65,75] Tais características endoscópicas também podem estar presentes em outras afecções, como giardíase, enteropatia autoimune, infecção por HIV e *Helicobacter pylori*.[76,78] Considerando que os achados podem ser irregulares e afetar áreas do duodeno com graus variados de gravidade, recomendam-se pelo menos quatro biópsias da segunda porção duodenal e duas do bulbo.[75] Achados histológicos podem variar de linfócitos intraepiteliais aumentados a uma mucosa severamente atrófica, evidenciando perda completa das vilosidades, apoptose epitelial e hiperplasia de cripta. Dessa forma, a classificação de Marsh é utilizada com o intuito de mensurar a gravidade histológica. As lesões dos tipos 2 e 3, embora não patognomônicas, são favoráveis ao diagnóstico de DC.[76] Firmado o diagnóstico, os portadores de DC devem ser encaminhados a uma avaliação nutricional detalhada com monitoramento subsequente da dieta isenta de glúten.[75]

DOENÇA ENXERTO *VERSUS* HOSPEDEIRO

Geralmente a doença enxerto *versus* hospedeiro ocorre após o transplante de medula óssea halogênio.[47] Inicia-se com *rash* cutâneo pruriginoso ou doloroso de progressão craniocaudal, evoluindo com febre, lesão hepática, náusea, vômito, anorexia, dor abdominal e diarreia, podendo estar acompanhada de hematoquezia. A forma crônica surge em média após dois anos do transplante, com variadas manifestações mucocutâneas, lesões do tecido conjuntivo, além de colestase intra-hepática e doença pulmonar obstrutiva.[79] Macroscopicamente pode ser observada conforme a escala proposta por Cruz-Correa, onde:

- *Grau 0:* corresponde à endoscopia normal.
- *Grau 1:* perda do padrão vascular e/ou enantema focal; grau 2: edema e/ou eritema moderado.
- *Grau 3:* edema, eritema, sangramento ou erosões.
- *Grau 4:* ulceração ou exsudato com sangramento (Fig. 24-26).[65]

Microscopicamente são descritos: apoptose, lesão variável das criptas intestinais e casos avançados com perda das criptas por ulceração e reparo da mucosa por tecido de granulação.[47,80] A primeira linha de tratamento envolve a corticoterapia, muitas vezes sendo necessária associação a timoglobulinas, anticorpos monoclonais, tacrolimus, ciclosporinas ou micofenolato.[79,80]

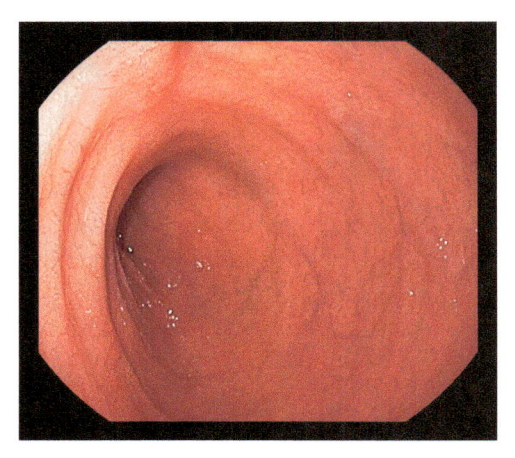

Fig. 24-25. Ausência de pregueado mucoso, enantema difuso e maior evidência do padrão vascular submucoso. (Arquivo pessoal do Dr. João Batista Campos).

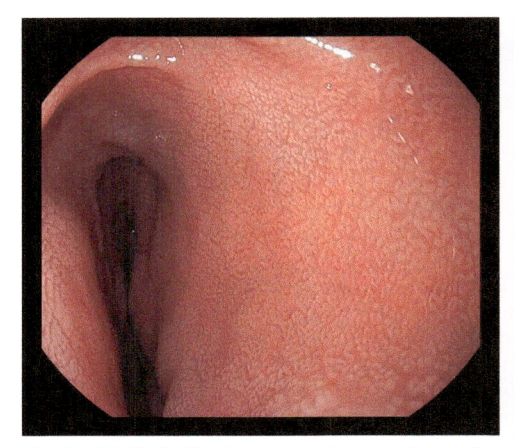

Fig. 24-23. Redução das pregas da segunda porção duodenal com atrofia vilositária e discretos sulcos. (Arquivo pessoal do Dr. João Batista Campos).

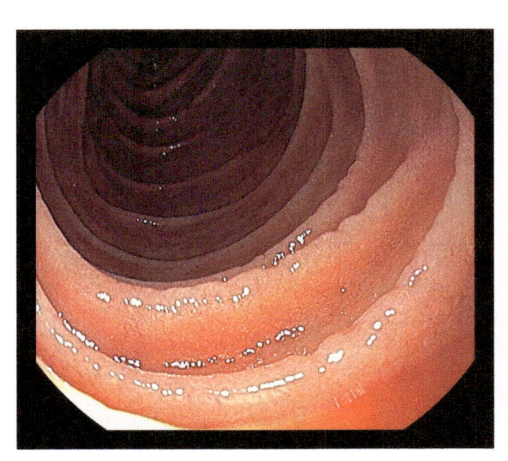

Fig. 24-24. Entalhes com aparência nodular das pregas duodenais. (Arquivo pessoal do Dr. João Batista Campos).

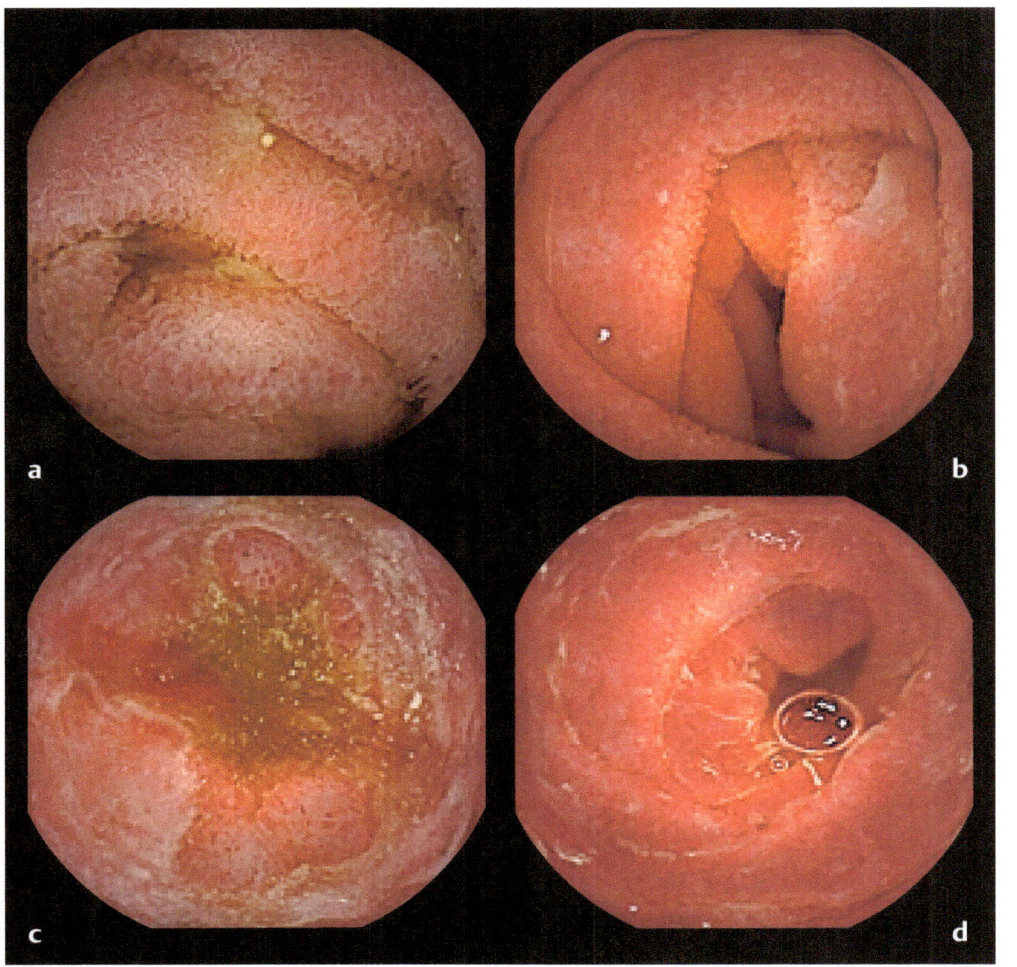

Fig. 24-26. (**a**) Edema e um padrão vascular indistinto do intestino delgado correspondente ao grau macroscópico 1. (**b**) Mucosa áspera e atrófica correspondente ao grau macroscópico 2. (**c, d**) Desaparecimento parcial da mucosa e desaparecimento total da mucosa correspondentes aos graus macroscópicos 3 e 4, respectivamente. (Cápsula endoscópica). (Imagens autorizadas pela S. Karger AG.[81])

REFERÊNCIAS BIBLIOGRÁFICAS

1. Sugano K, Tack J, Kuipers EJ, Graham DY, El-Omar EM, Miura S et al. Kyoto global consensus report on Helicobacter pylori gastritis. Gut. 2015;64(9):1353-67.
2. Tytgat GNJ. The Sydney System: Endoscopic division. Endoscopic appearances in gastritis/duodenitis. J Gastroenterol Hepatol. 1991;6(3):223-34.
3. Hammer STG, Greenson JK. The Clinical Significance of Duodenal Lymphocytosis With Normal Villus Architecture. Arch Pathol Lab Med. 2013;137(9):1216-9.
4. Pounder RE, Ng D. The prevalence of Helicobacter pylori infection in different countries. Aliment Pharmacol Ther. 1995;9Suppl 2:33-9.
5. Parsonnet J, Shmuely H, Haggerty T. Fecal and oral shedding of Helicobacter pylori from healthy infected adults. JAMA. 1999;282(23):2240-5.
6. Bhardwaj SB. Alcohol and Gastrointestinal Tract Function. In: Bioactive Food as Dietary Interventions for Liver and Gastrointestinal Disease [Internet]. Elsevier; 2013 [Acesso em 26 de setembro de 2019]. p. 81-118. Disponível em: https:linkinghub.elsevier.com/retrieve/pii/B9780123971548000154.
7. Ortolani F, Utyatnikova T, Fuoti M, Ravelli A. PP29 Eosinophilic allergic duodenitis is a cause of recurrent "functional" abdominal pain. Dig Liver Dis. 2011;43(5):S422.
8. Savarino V, Mela GS, Zentilin P, Mele MR, Lapertosa L, Patetta R et al. Circadian gastric acidity in Helicobacter pylori positive ulcer patients with and without gastric metaplasia in the duodenum. Gut. 1996;39(4):508-12.
9. Han Y, Jin S, Kim DW, Jeen WM, Kim YH, Choi IH. Endoscopic and microscopic findings of gastrointestinal tract in Henoch–Schönlein purpura: Single institute experience with review of literature. Medicine (Baltimore). 2019;98(20):e15643.
10. Howden CW, Hunt RH. Guidelines for the management of Helicobacter pylori infection. Ad Hoc Committee on Practice Parameters of the American College of Gastroenterology. Am J Gastroenterol. 1998;93(12):2330-8.
11. Garcia LS, Arrowood M, Kokoskin E, Paltridge GP, Pillai DR, Procop GW et al. Laboratory Diagnosis of Parasites from the Gastrointestinal Tract. Clin Microbiol Rev. 2017;31(1): pii:e00025-17.
12. Nutman TB. Human infection with Strongyloides stercoralis and other related Strongyloides species. Parasitology. 2017;144(3):263-73.
13. Kishimoto K. Endoscopic and histopathological study on the duodenum of Strongyloides stercoralis hyperinfection. World J Gastroenterol. 2008;14(11):1768-73.
14. Hauber HP, Galle J, Chiodini PL, Rupp J, Birke R, Vollmer E et al. Fatal Outcome of a Hyperinfection Syndrome despite Successful Eradication of Strongyloides with Subcutaneous Ivermectin. Infection. 2005;33(5-6):383-6.
15. Rios JT, Franco MC, Martins B da C, Baba ER, Safatle-Ribeiro AV, Sakai P et al. Strongyloides stercoralis hyperinfection: an unusual cause of gastrointestinal bleeding. Rev Assoc Médica Bras. 2015;61(4):311-2.
16. Leung AKC, Leung AAM, Wong AHC, Sergi CM, Kamsites JKM. Giardiasis: An overview. Recent Pat Inflamm Allergy Drug Discov [Internet]. 2019 [Acesso em 2 de outubro de 2019] Disponível em: http:www.eurekaselect.com/172734/article
17. Elliot DE. Intestinal infections by parasitic worms. In: Feldman M, Friedman LS, Sleisenger MH. Gastrointestinal and liver disease pathophysiology/diagnosis/management. USA: Elsevier Science; 2002.
18. Zylberberg HM, Green PHR, Turner KO, Genta RM, Lebwohl B. Prevalence and Predictors of Giardia in the United States. Dig Dis Sci. 2017;62(2):432-40.
19. Almeida Jr, Filho JTO, Cordeiro FTM. Lesões do duodeno. In: Magalhães AF, Codereiro FT, Quilici FA, et al. (Eds.) Endoscopia digestiva: diagnóstica e terapêutica – SOBED. Rio de Janeiro: Revinter; 2005. p. 375-83.
20. Chen YY, Soon MS. Endoscopic diagnosis of hookworm infection that caused intestinal bleeding. Gastrointest Endosc. 2005;62(1):142.
21. Cunha AS. Parasitoses intestinais. In: Castro LP, Coelho LGV. Gastroenterologia. Rio de Janeiro: Medsi; 2004. p. 197-232.
22. Liao X, Reed SL, Lin GY. Immunostaining Detection of Cytomegalovirus in Gastrointestinal Biopsies: Clinicopathological Correlation at a Large Academic Health System. Gastroenterol Res. 2016;9(6):92-8.
23. Ozaki T, Yamashita H, Kaneko S, Yorifuji H, Takahashi H, Ueda Y et al. Cytomegalovirus disease of the upper gastrointestinal tract in patients with rheumatic diseases: a case series and literature review. Clin Rheumatol. 2013;32(11):168.
24. Iwamuro M, Kondo E, Tanaka T, Hagiya H, Kawano S, Kawahara Y et al. Endoscopic Manifestations and Clinical Characteristics of Cytomegalovirus Infection in the Upper Gastrointestinal Tract. Acta Med Okayama. 2017;71(2):97-104.
25. Maertens J, Cordonnier C, Jaksch P, Poiré X, Uknis M, Wu J et al. Maribavir for Preemptive Treatment of Cytomegalovirus Reactivation. N Engl J Med. 2019;381(12):1136-47.
26. Papanicolaou GA, Silveira FP, Langston AA, Pereira MR, Avery RK, Uknis M et al. Maribavir for Refractory or Resistant Cytomegalovirus Infections in Hematopoietic-cell or Solid-organ Transplant Recipients: A Randomized, Dose-ranging, Double-blind, Phase 2 Study. Clin Infect Dis. 2019;68(8):1255-64.
27. Lee BH, Um WH, Jeon SR, Kim HG, Lee TH, Kim WJ et al. Herpes simplex virus duodenitis accompanying Crohn's disease. Korean J Gastroenterol Taehan Sohwagi Hakhoe Chi. 2013;62(5):292-5.
28. Dado D, Chernev I. Gastrointestinal varicella zoster infection. Dissemination or reactivation of a latent virus in the gut? Endoscopy. 2013;45(08):678-678.
29. Gremida A, Kapuria D, Tafoya MA, Kaza A, McCarthy D. Duodenitis, Diarrhea, and Death in a Patient with AIDS. Dig Dis Sci. 2018;63(11):2858-63.
30. Abe K, Yamamoto T, Ishii T, Kuyama Y, Koga I, Ota Y. Duodenal Mycobacterium genavense infection in a patient with acquired immunodeficiency syndrome. Endoscopy. 2013;45(S 02):E27-8
31. Arora M, Uzel G, Shea YR, Kleiner DE, Holland SM, Heller T. GI involvement in disseminated Mycobacterium genavense: endoscopy and histology. Gastrointest Endosc. 2011;74(3):688-90.
32. Yamamoto Y, Yamada T, Akutsu D, Sugaya A, Murashita T, Matsuda K et al. Collagenous sprue diagnosed by double balloon endoscopy: Collagenous sprue diagnosed by DBE. Dig Endosc. 2014;26(1):108-12.
33. Chang A, Chantarojanasiri T, Pausawasdi N. Duodenal tuberculosis; uncommon cause of gastric outlet obstruction. Clin J Gastroenterol [Internet]. 2019 [Acesso em 2 de outubro de 2019]; Disponível em: http:link.springer.com/10.1007/s12328-019-01007-4.
34. Berney T, Badaoui E, Tötsch M, Mentha G, Morel P. Duodenal tuberculosis presenting as acute ulcer perforation. AJG. 1998;93(10):1989-91.
35. Ganc AJ, Ganc RL. Achados endoscópicos nas doenças sistêmicas. In: Magalhães AF, Cordeiro FT, Qulici FA et al. Endoscopia digestiva diagnóstica e terapêutica. Rio de Janeiro: Revinter; 2005. p. 683-705.
36. Renon VP, Appel-da-Silva MC, D'Incao RB, Lul RM, Kirschnick LS, Galperim B. Whipple's disease: rare disorder and late diagnosis. Rev Inst Med Trop São Paulo. 2012;54(5):293-7.
37. Bai J, Mazure R, Vazquez H, Niveloni S, Smecuol E, Pedreira S et al. Whipple's disease. Clin Gastroenterol Hepatol. 2004;2(10):849-60.
38. Rocco A, Compare D, Angrisani D, Sanduzzi Zamparelli M, Nardone G. Alcoholic disease: Liver and beyond. World J Gastroenterol. 2014;20(40):14652.
39. Kaufman DW, Kelly JP, Wiholm B-E, Laszlo A, Sheehan JE, Koff RS et al. The Risk of Acute Major Upper Gastrointestinal Bleeding Among Users of Aspirin and Ibuprofen at Various Levels of Alcohol Consumption: Am J Gastroenterol. 1999;94(11):3189-96.
40. Bode C, Bode JC. Effect of alcohol consumption on the gut. Best Pract Res Clin Gastroenterol. 2003;17(4):575-92.
41. Goldfarb JP, Czaja MJ. A comparison of cimetidine and sucralfate in the treatment of bleeding peptic ulcers. Am J Gastroenterol. 1985;80(1):5-7.
42. Corbinais S, Garin L, Pagenault M, Bretagne JF. Successful Treatment by Argon Plasma Coagulation of Bleeding Radiation-Induced Gastroduodenal Vasculopathy. Endoscopy. 2002;34(7):593-593.
43. Chon YE, Seong J, Kim BK, Cha J, Kim SU, Park JY et al. Gastroduodenal Complications After Concurrent Chemoradiation Therapy in Patients with Hepatocellular Carcinoma: Endoscopic Findings and Risk Factors. Int J Radiat Oncol. 2011;81(5):1343-51.
44. Stacey R, Green JT. Radiation-induced small bowel disease: latest developments and clinical guidance. Ther Adv Chronic Dis. 2014;5(1):15-29.
45. Milano MT, Marks LB, Constine LS. Late Effects after Radiation. In: Clinical Radiation Oncology [Internet]. Elsevier; 2016 [Acesso em 26 de setembro de 2019]. p. 253-274.e6. Disponível em: https: linkinghub.elsevier.com/retrieve/pii/B9780323240987000149
46. Hashash JG, Atweh LA, Saliba T, Chakhachiro Z, Al-Kutoubi A, Tawil A et al. Acute NSAID-related transmural duodenitis and extensive duodenal ulceration. Clin Ther. 2007;29(11):2448-52.
47. Owen DR, Owen DA. Celiac Disease and Other Causes of Duodenitis. Arch Pathol Lab Med. 2018;142(1):35-43.
48. Wolfe MM, Lichtenstein DR, Singh G. Gastrointestinal Toxicity of Non-steroidal Anti-inflammatory Drugs. N Engl J Med. 1999;340(24):1888-99.

49. Kokkonen J, Ruuska T, Karttunen T, Niinimäki A. Mucosal pathology of the foregut associated with food allergy and recurrent abdominal pains in children. Acta Paediatr. 2007;90(1):16-21.
50. Friesen CA, Schurman JV, Colombo JM, Abdel-Rahman SM. Eosinophils and mast cells as therapeutic targets in pediatric functional dyspepsia. World J Gastrointest Pharmacol Ther. 2013;4(4):86.
51. Hui CK, Hui NK. A Prospective Study on the Prevalence, Extent of Disease and Outcome of Eosinophilic Gastroenteritis in Patients Presenting with Lower Abdominal Symptoms. Gut Liver. 2018;12(3):288-96.
52. Nowak-Wegrzyn A, Szajewska H, Lack G. Food allergy and the gut. Nat Rev Gastroenterol Hepatol. 2017;14(4):241-57
53. Alhmoud T, Hanson JA, Parasher G. Eosinophilic Gastroenteritis: An Underdiagnosed Condition. Dig Dis Sci. 2016;61(9):2585-92.
54. Reed C, Woosley JT, Dellon ES. Clinical characteristics, treatment outcomes, and resource utilization in children and adults with eosinophilic gastroenteritis. Dig Liver Dis. 2015;47(3):197-201.
55. Freeman HJ. Collagenous sprue. Can J Gastroenterol J Can Gastroenterol. 2011;25(4):189-92.
56. Jansson-Knodell CL, Hujoel IA, Rubio-Tapia A, Murray JA. Not All That Flattens Villi Is Celiac Disease: A Review of Enteropathies. Mayo Clin Proc. 2018;93(4):509-17.
57. Song DJ, Whang IS, Choi HW, Jeong CY, Jung SH. Crohn's disease confined to the duodenum: A case report. World J Clin Cases. 2016;4(6):146.
58. Ledder O, Church P, Cytter-Kuint R, Martínez-León M, Sladek M, Coppenrath E et al. A Simple Endoscopic Score Modified for the Upper Gastrointestinal Tract in Crohn's Disease [UGI-SES-CD]: A Report from the Image Kids Study. J Crohns Colitis [Internet]. 2018 [Acesso em 2 de outubro de 2019]; Disponível em: https:academic.oup.com/ecco-jcc/advance-article/doi/10.1093/ecco-jcc/jjy072/5003427
59. Nomura Y, Moriichi K, Fujiya M, Okumura T. The endoscopic findings of the upper gastrointestinal tract in patients with Crohn's disease. Clin J Gastroenterol. 2017;10(4):289-296.
60. Dąbkowski K, Graca-Pakulska K, Zawada I, Ostrowski J, Starzyńska T. Clinical significance of endoscopic findings in the upper gastrointestinal tract in Crohn's disease. Scand J Gastroenterol. 2019;54(9):1075-1080.
61. Vahid B, Spodik M, Braun KN, Ghazi LJ, Esmaili A. Sarcoidosis of gastrointestinal tract: a rare disease. Dig Dis Sci. 2007;52(12):3316-3320.
62. Ebert EC, Kierson M, Hagspiel KD. Gastrointestinal and hepatic manifestations of sarcoidosis. Am J Gastroenterol. 2008;103(12):3184-3192.
63. Govender P, Berman JS. The Diagnosis of Sarcoidosis. Clin Chest Med. 2015;36(4):585-602.
64. Dulai PS, Rothstein RI. Disseminated sarcoidosis presenting as granulomatous gastritis: a clinical review of the gastrointestinal and hepatic manifestations of sarcoidosis. J Clin Gastroenterol. 2012(5):367-74.
65. Averbach M, Safatle-Riveiro AV, Ferrari Junior AP, Montes CG, Ejima FH, Faria KB et al. Atlas de Endoscopia Digestiva da SOBED. Revinter; 2011.
66. Lida T, Yamano H, Nakase H. REVIEW Systemic amyloidosis with gastrointestinal involvement: Diagnosis from endoscopic and histological views. J Gastroenterol Hepatol. 2018. 33 583-590.
67. Pereira MJ, Raposo J, Carvalheiro J, Romão Z, Prado L, Tomé L et al. Amiloidose gastrointestinal. GE J Port Gastrenterol. 2013;20(6):266-271.
68. Tada S, Iida M, Iwashita A, Matsui T, Fuchigami T, Yamamoto T et al. Endoscopic and biopsy findings of the upper digestive tract in patients with amyloidosis. Gastrointestinal Endoscopy. 1990;36(1):10-14.
69. Tada S, Iida M, Yao T, Kawakubo K, Yao T, Okada M et al. Endoscopic features in amyloidosis of the small intestine: Clinical and morphologic differences between chemical types of amyloid protein. Gastrointest Endosc. 1994;40(1):45-50.
70. Esaki M, Matsumoto T, Nakamura S, Kawasaki M, Iwai K, Hirakawa K et al. GI involvement in Henoch-Schönlein purpura. Gastrointest Endosc. 2002;56(6):920-3.
71. Ebert, CE. Gastrointestinal Manifestations of Henoch-Schönlein Purpura. Dig Dis Sci. 2008;53:2011-2019.
72. Gardner-Medwin JM, Dolezalova P, Cummins C, Southwood TR. Incidence of Henoch-Schönlein purpura, Kawasaki disease, and rare vasculitides in children of different ethnic origins. Lancet. 2002;360(9341):1197-202.
73. R Nishiyama, Nakajima N, Ogihara A, Oota S, Kobayashi S, Yokoyama K et al. Endoscope Images of Henoch-Schönlein Purpura. Digestion. 2008;77:236-241.
74. Zhang Y, Huang X. Gastrointestinal involvement in Henoch-Schönlein purpura. Scand J Gastroenterol. 2008;43(9):1038-43.
75. Al-Toma A, Volta U, Auricchio R, Castillejo G, Sanders DS, Cellier C et al. European Society for the Study of Coeliac Disease (ESsCD) guideline for coeliac disease and other gluten-related disorders. United European Gastroenterol J. 2019;7(5):583-613.
76. Rubio-Tapia A, Hill ID, Kelly CP, Calderwood AH, Murray JA et al. ACG clinical guidelines: diagnosis and management of celiac disease. Am J Gastroenterol. 2013;108:656.
77. Marsh MN, Crowe PT. Morphology of the mucosal lesion in gluten sensitivity. Baillieres Clin Gastroenterol. 1995;9(2):273-93.
78. Hurlstone DP, Sanders DS. High-magnification immersion chromoscopic duodenoscopy permits visualization of patchy atrophy in celiac disease: an opportunity to target biopsies of abnormal mucosa. Gastrointest Endosc. 2003;58(5):815-6.
79. Villarreal CDV, Alanis JCS, Pérez JCJ, Candiani JO. Cutaneous graft-versus-host disease after hematopoietic stem cell transplant - a review. An Bras Dermatol. 2016;91(3):336-43.
80. Zacharias N, Gallichio MH, Conti DJ. Graft-versus-Host Disease after Living-Unrelated Kidney Transplantation. Case Rep Transplant. 2014;2014:1-3.
81. Inoki K, Kakugawa Y, Takamaru H, Sekiguchi M, Matsumoto M, Matsuda T et al. Capsule Endoscopy after Hematopoietic Stem Cell Transplantation Can Predict Transplant-Related Mortality. Digestion. 2019;1-10.

LESÕES DUODENAIS BENIGNAS

Luiz Claudio Miranda da Rocha ▪ Oscar A. Ayub Perez ▪ Felipe Ferreira Pimentel

METAPLASIA GÁSTRICA DUODENAL

A metaplasia gástrica duodenal é a substituição de parte do epitélio colunar absortivo das vilosidades duodenais, principalmente bulbar, por epitélio foveolar gástrico de padrão oxíntico, semelhante ao que recobre a mucosa antral. É uma alteração adquirida, ocorrendo em resposta adaptativa à agressão da hipersecreção ácida gástrica, como ocorre em outros segmentos do aparelho digestivo.[1] A incidência da metaplasia gástrica duodenal é maior no sexo masculino, tabagistas e em portadores de doença ulcerosa duodenal. Ocorre no bulbo de até 64% de indivíduos assintomáticos e em 34% dos pacientes com queixas dispépticas. Nos casos de duodenite e úlcera duodenal ocorre em 60 e 92%, respectivamente.[2]

Embora sua relação com o *Helicobacter pylori* não esteja completamente estabelecida, este agente aparece como fator importante associado à duodenite e à extensão da metaplasia gástrica. Ao contrário do antro, a bactéria não é encontrada na mucosa duodenal, mas sim nas células epiteliais mucossecretoras gástricas. Provavelmente a secreção ácida promoveria o aparecimento da metaplasia gástrica, por meio do dano epitelial ou inflamação secundária. Cogita-se também que a bactéria cause a diminuição da secreção de bicarbonato pela mucosa duodenal, comprometendo ainda mais os mecanismos de defesa.

Os achados endoscópicos, quando presentes, se caracterizam por áreas levemente elevadas de aspecto granuloso ou nodular fino, distribuídas de forma difusa, em placas ou de forma focal e isolada, no bulbo duodenal, próximo ao piloro (Fig. 25-1).

A cromoscopia com azul de metileno pode auxiliar no diagnóstico ao corar as áreas absortivas normais do duodeno, realçando as áreas de metaplasia gástrica que não coram (Fig. 25-2), embora o diagnóstico definitivo seja feito com biópsias. Histologicamente a metaplasia gástrica duodenal constitui-se de glândulas do tipo pilórico, geralmente sem organização, PAS positivas, revestidas superficialmente por epitélio foveolar gástrico mucossecretante.

Normalmente não há conduta clínica específica para pacientes com metaplasia gástrica duodenal. Apesar da provável relação com o *Helicobacter pylori*, estudos que analisaram efeitos da erradicação da bactéria na regressão da metaplasia gástrica duodenal são controversos.[2]

HETEROTOPIA GÁSTRICA DUODENAL

A heterotopia gástrica duodenal é uma alteração congênita, rara, com prevalência de 0,5 a 2,0% da população. Mais comumente apresenta-se como pequenas e poucas lesões elevadas da mucosa, de coloração rósea, acometendo com mais frequência o bulbo duodenal (Figs. 25-3 e 25-4). Em revisão de 45 pacientes com heterotopia gástrica duodenal, as alterações localizavam-se no bulbo em 91% das vezes e se apresentaram como pólipos em 73% dos casos.[3] Por vezes podem ser numerosas e avermelhadas ou adquirir aspecto de grande pólipo e forma pseudotumoral. As biópsias mostram todos os elementos celulares encontrados na mucosa gástrica fúndica, em especial as células parietais, o que diferencia esta alteração da metaplasia gástrica. Normalmente não tem significado clínico, salvo lesões maiores que podem causar sintomas obstrutivos.[4]

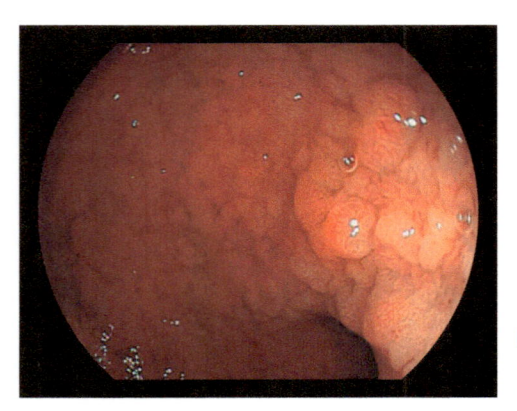

Fig. 25-1. Metaplasia gástrica no bulbo duodenal.

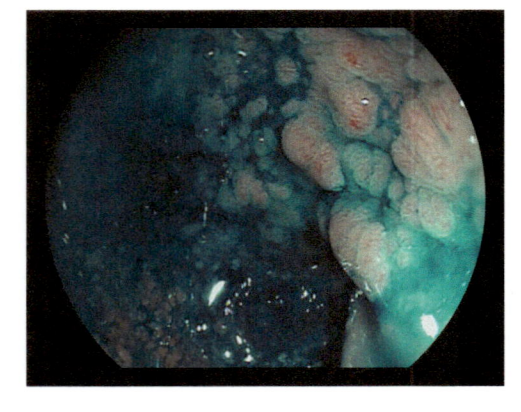

Fig. 25-2. Cromoscopia com azul de metileno em metaplasia gástrica no bulbo duodenal.

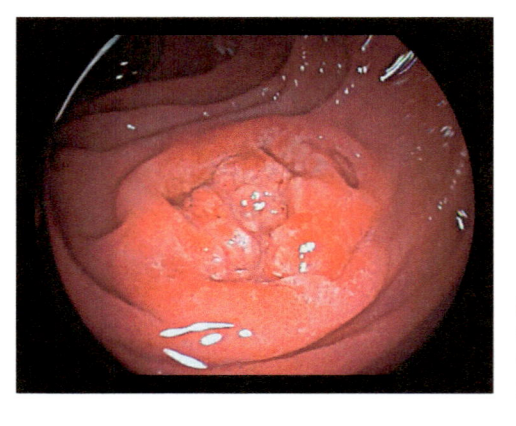

Fig. 25-3. Heterotopia de mucosa gástrica, com aspecto pseudotumoral.

CAPÍTULO 25 ▪ LESÕES DUODENAIS BENIGNAS

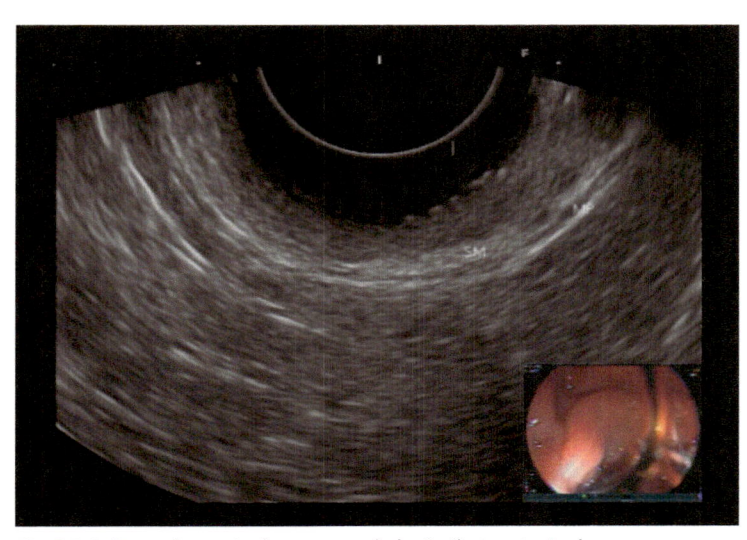

Fig. 25-4. Ecoendoscopia demonstrando lesão (heterotopia de mucosa gástrica) restrita à mucosa.

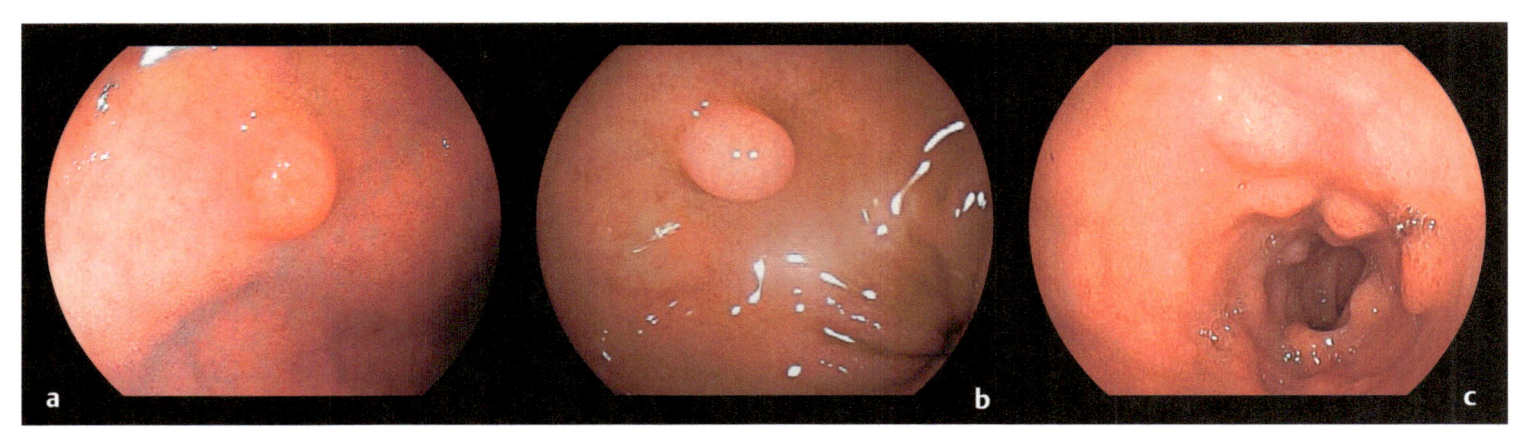

HIPERPLASIA DE GLÂNDULAS DE BRUNNER

As glândulas de Brunner estão presentes na submucosa do bulbo e segunda porção duodenal. São produtoras de secreção mucinosa rica em bicarbonato, responsável por neutralizar o conteúdo ácido proveniente do estômago e dessa forma proteger a mucosa duodenal.

A hiperplasia das glândulas de Brunner ocorrem no bulbo duodenal em 70% dos casos e representam 5 a 10% dos tumores benignos do duodeno. O diagnóstico habitualmente é incidental, não causam sintomas e, embora sua etiologia não esteja bem definida, sugere-se associação à hipersecreção ácida e pancreatite crônica.[5]

Na endoscopia são descritas como nodulações na mucosa duodenal, normalmente múltiplas, variando de 0,2 a 1,0 cm, podendo ser isoladas assumindo aspecto de pólipo séssil ou mesmo pediculado (Fig. 25-5). O diagnóstico pode ser feito com biópsias convencionais, pois, apesar de localizarem-se na submucosa, a extensão das glândulas hiperplasiadas atinge a mucosa. Embora não seja necessário, a ecoendoscopia pode auxiliar no diagnóstico, demonstrando a origem na mucosa e submucosa, poupando a quarta camada que corresponde à muscular própria.

Os adenomas e hamartomas das glândulas de Brunner são lesões raras, localizadas na junção entre bulbo e segunda porção, caracterizadas endoscopicamente como lesões subepiteliais de até 2 cm.

A hiperplasia das glândulas de Brunner não causam sintomas e, dessa forma, não está indicado tratamento. No caso de adenomas, visto que a malignização é extremamente rara, discute-se a ressecção endoscópica. Nos casos raros de sintomas ou complicações, o tratamento endoscópico ou até cirúrgico pode ser realizado.[6]

HIPERPLASIA NODULAR LINFOIDE

A hiperplasia nodular linfoide é rara em adultos e não tem etiologia definida. Pode ser relacionada com síndromes de imunodeficiências, pois está presente em 20% dos adultos com imunodeficiência. Em crianças, pode estar associada à infecção, parasitoses, principalmente giardíase ou alergia alimentar. Estudos mostram associação à infecção pelo *H. pylori* e, nestes casos, a erradicação da bactéria leva à melhora das alterações endoscópicas.

Caracteriza-se endoscopicamente por nódulos uniformes de 2 a 4 mm, raramente maiores que 5 mm, cobertos por mucosa brilhante no bulbo e segunda porção duodenal (Fig. 25-6). Histologicamente correspondem a folículos linfoides hiperplásicos localizados na lâmina própria e na submucosa superficial.[7]

LINFANGIECTASIA DUODENAL

A linfangiectasia duodenal, ou ectasia linfática duodenal, consiste na dilatação dos capilares linfáticos da mucosa, que resulta em aspecto endoscópico de fino pontilhado brancacento entre as vilosidades, que podem ou não se apresentar edemaciadas. Ao realizar biópsias para confirmação histológica, pode-se notar saída de líquido brancacento, quiloso, bastante característico.[8,9]

Diferentemente da linfangiectasia do tipo difuso (Fig. 25-7), uma enteropatia perdedora de proteínas, a ectasia linfática focal

Fig. 25-5. (a-c) Hiperplasia de glândulas de Brunner.

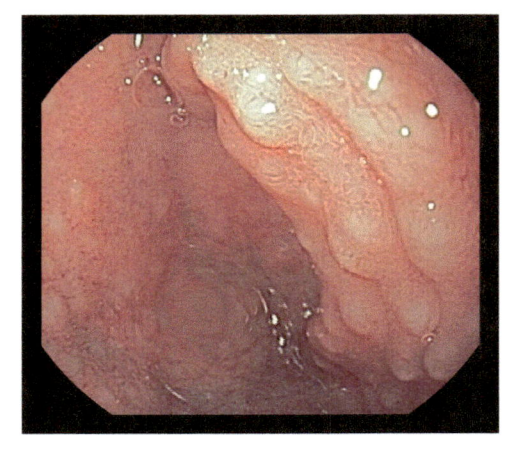

Fig. 25-6. Hiperplasia nodular linfoide. (Imagem cedida pelo Dr. Paulo Bittencourt).

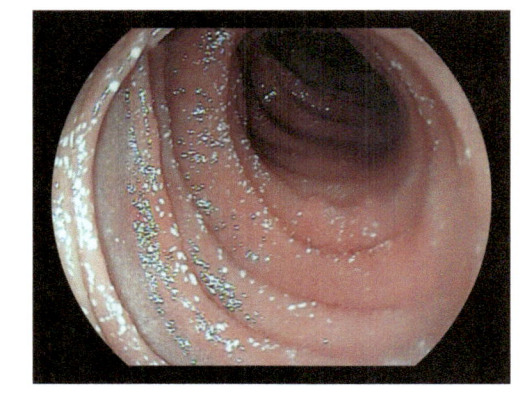

Fig. 25-7. Linfangiectasia duodenal difusa.

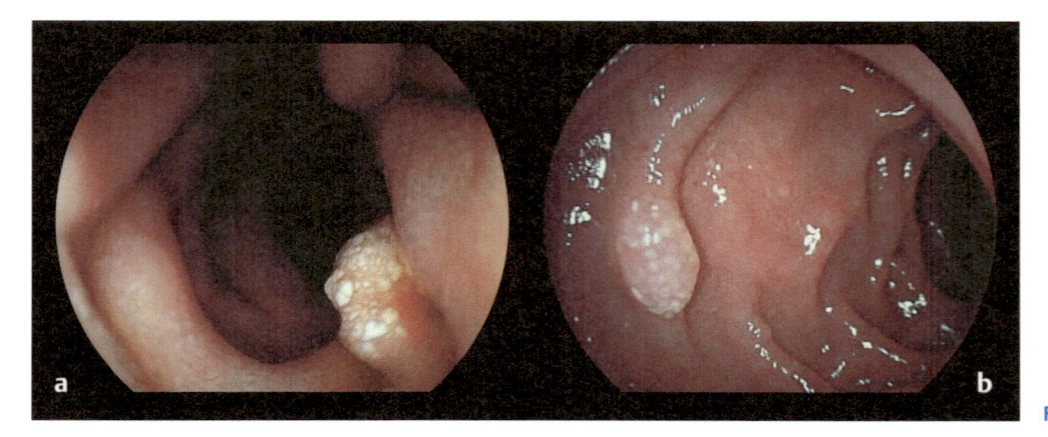

Fig. 25-8. (a, b) Linfangiectasia duodenal focal.

do duodeno (Fig. 25-8) não necessita de tratamento ou acompanhamento adicional.[10]

PSEUDOMELANOSE DUODENAL

A pseudomelanose intestinal (PMI) é uma condição rara e benigna, inicialmente descrita por Bisordi e Kleinman, em 1976,[11] mais comumente encontrada em mulheres (1,2:1) e na sexta e sétima décadas de vida.[3] Inicialmente foi pensado tratar-se de melanina, porém com o passar dos anos, foi demonstrado tratar-se de sulfeto de ferro,[12] por isso o nome de pseudomelanose.

O aspecto endoscópico é o de pontilhado preto-amarronzado, em meio às vilosidades normais da mucosa do duodeno (Fig. 25-9). Na histopatologia são vistos macrófagos repletos de pigmento preto, positivos para coloração de azul da Prússia, o que indica a presença de ferro.

Ainda não é completamente clara a gênese da PMI, como o ferro é o principal componente envolvido, acredita-se que a ingesta de sulfato ferroso é a principal causa, além de algumas outras condições, como hipertensão, principalmente entre os pacientes que utilizam a furosemida e hidroclorotiazida, portadores de doença renal crônica em estágios avançados e *diabetes mellitus*.

DOENÇA CELÍACA

A doença celíaca (DC) é uma doença autoimune, prevalente em aproximadamente 1% da população mundial e se caracteriza por intolerância permanente induzida pelo glúten – principal fração proteica presente no trigo, centeio e cevada – que se expressa por uma enteropatia mediada por linfócitos T, em indivíduos geneticamente predispostos.[13,14] A forma clássica é caracterizada pela presença de diarreia crônica, em geral acompanhada de distensão abdominal, perda de peso e há melhora após exclusão de alimentos com glúten da dieta.

Os achados endoscópicos característicos incluem: pregas "em fatias", ou com fissuras (Fig. 25-10), e aspecto serrilhado (Fig. 25-11); pregas de tamanho reduzido e que desaparecem com a insuflação máxima (Fig. 25-12). À magnificação notam-se redução e aglutinação das vilosidades, com uma mucosa sem vilosidades e aspecto em mosaico nos casos avançados.

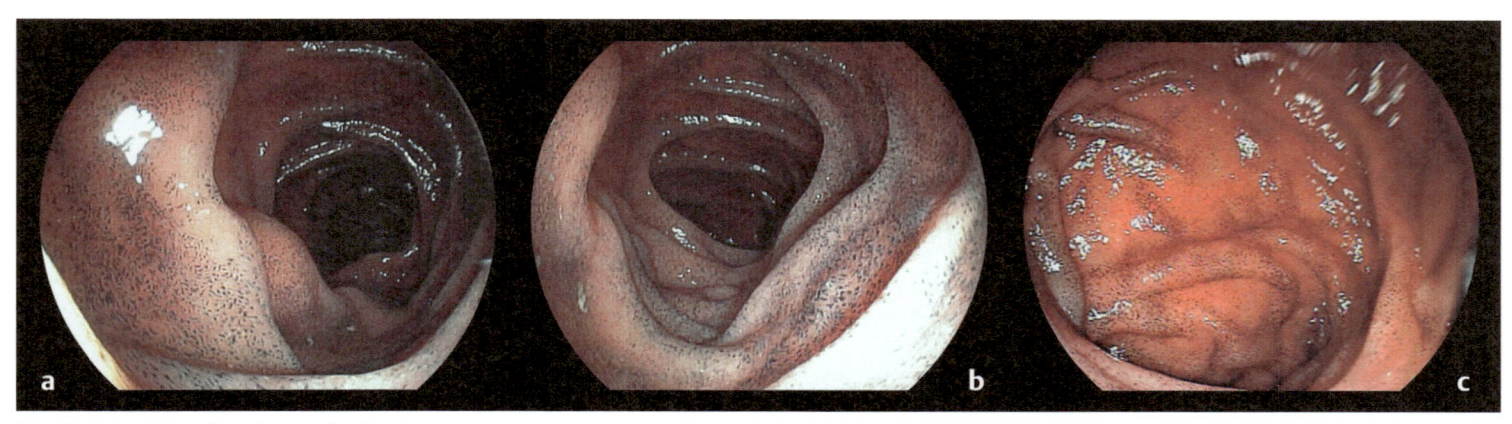

Fig. 25-9. (a-c) Pseudomelanose duodenal.

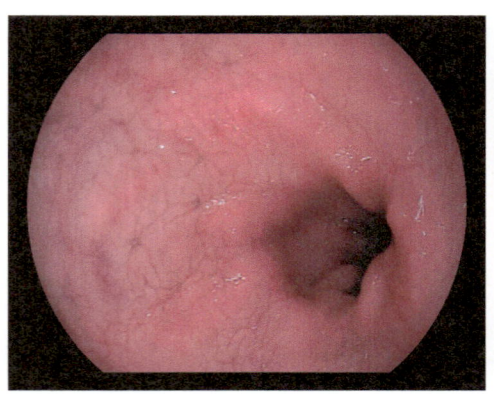

Fig. 25-10. Fissuras na mucosa do bulbo duodenal.

Fig. 25-11. (a, b) Serrilhamento das pregas de Kerckring.

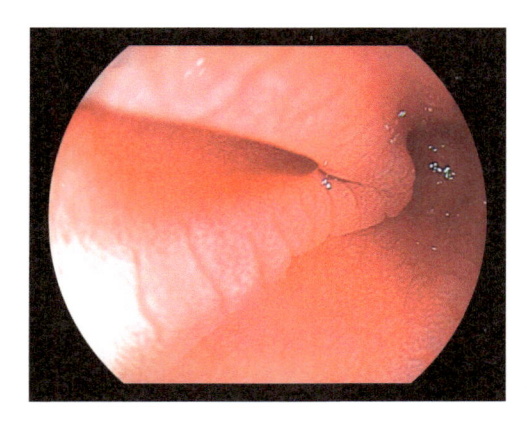

Fig. 25-12. Atrofia das vilosidades duodenais.

A cromoscopia com azul de metileno pode ajudar na melhor visualização de áreas de atrofia para direcionamento de biópsias.[14] A combinação dos achados clínicos com a sorologia e a histologia fará o diagnóstico final da doença.

A endoscopia se tornou o melhor método para se obter biópsias da mucosa do intestino delgado, que devem ser realizadas na segunda e terceira porções do duodeno. Pelo menos 6 fragmentos devem ser obtidos para aumentar a sensibilidade no diagnóstico.[14]

LIPOMA DUODENAL

Os lipomas duodenais são tumores benignos e raros, quando ocorrem nesta localização são encontrados principalmente na segunda porção. Têm origem na camada submucosa e são compostos por adipócitos revestidos por uma cápsula fibrosa. Normalmente são lesões únicas, sésseis ou pediculadas, recobertas por mucosa íntegra e amarelada, macias ao toque da pinça (sinal da almofada positivo) e com crescimento para a luz intestinal (Fig. 25-13).

A maioria dessas lesões é assintomática e raramente pode apresentar sintomas, como hemorragia, dor abdominal, obstrução ou intussuscepção intestinal quando atingem mais de 4 cm de diâmetro.[15] O diagnóstico diferencial se faz com compressão extrínseca da submucosa ou outros tumores subepiteliais, como os leiomiomas, GISTs, linfomas, tumores carcinoides, leiomiossarcomas que podem ser diagnosticados pela ecoendoscopia com punção, quando necessário.[15]

ADENOMA DUODENAL

Cerca de 40% dos adenomas duodenais são esporádicos, e os 60% restantes estão presentes em pacientes com polipose adenomatosa familiar (PAF).[16] Os adenomas duodenais ocorrem em 90% dos pacientes com PAF, são considerados como lesões pré-malignas com risco de desenvolver adenocarcinoma, sendo esta uma das principais causas de morte em paciente com PAF, mesmo após proctocolectomia preventiva. Spigelman *et al.* desenvolveram um sistema de estadiamento para avaliação da gravidade da adenomatose duodenal em pacientes com PAF.[17] Esse sistema permitiu avaliar a carga de adenomas duodenais em pacientes com PAF, estimar o risco de desenvolver câncer de duodeno e determinar a conduta a ser seguida (Quadros 25-1 e 25-2).[18]

Morfologicamente os adenomas duodenais podem apresentar a forma polipoide ou a forma plana elevada. O adenoma viloso ocorre mais frequentemente próximo à papila maior. Eles podem ser não ampulares ou ampulares, quando estes acometem a papila duodenal maior, "papila de Vater (Fig. 25-14). Os adenomas duodenais na PAF geralmente são múltiplos, sésseis e predominantemente localizados sobre as pregas mucosas (Fig. 25-15).[16] Já os adenomas duodenais esporádicos são geralmente achados incidentais durante uma endoscopia digestiva alta,[17] embora os adenomas ampulares possam ser diagnosticados na avaliação de pacientes com sintomas de estase biliar.

Um estudo retrospectivo de 410 pacientes com adenoma duodenal esporádico concluiu que a proporção de carcinoma invasivo nesses pacientes era significativamente maior nos adenomas localizados no lado oral da papila de Vater que no lado anal (27,9% *vs.* 14,4%).[17]

A utilização de cromoscopia convencional e digital contribuem na detecção e precisão diagnóstica de adenomas duodenais (Fig. 25-16). Kiesslich *et al.* demonstraram que a cromoscopia com índigo-carmim detectou um número significativamente maior de lesões duodenais do que a endoscopia padrão de alta resolução com luz branca (98vs28).[16,19]

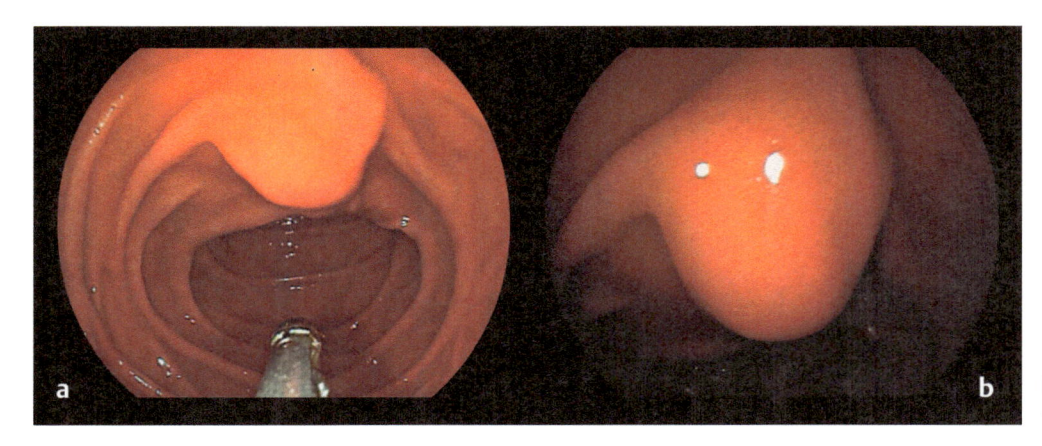

Fig.25-13. (a, b) Lipoma de segunda porção duodenal.

Quadro 25-1. Classificação de Spigelman para Polipose Duodenal na Polipose Adenomatosa Familiar

Critério	Pontos		
	1	2	3
Número de pólipos	1-4	5-20	> 20
Tamanho (mm)	1-4	5-10	> 10
Histologia	Tubular	Túbulo-vilosa	Vilosa
Displasia	Leve	Moderada	Intensa

Estágio 0; 0 ponto; estágio I; 1-4 pontos; estágio II; 5-6 pontos; estágio III; 7-8 pontos; estágio IV; 9-12 pontos.

Quadro 25-2. Recomendações para o Manejo da Polipose Duodenal na Polipose Adenomatosa Familiar, Ajustado ao Estágio de Spigelman da Polipose Duodenal

Spigelman – estágio	Endoscopia – intervalo	Cirurgia
Estágio 0	4 anos	Não
Estágio 1	2-3 anos	Não
Estágio 2	2-3 anos	Não
Estágio 3	6-12 meses	+/–
Estágio 4	6-12 meses	Sim

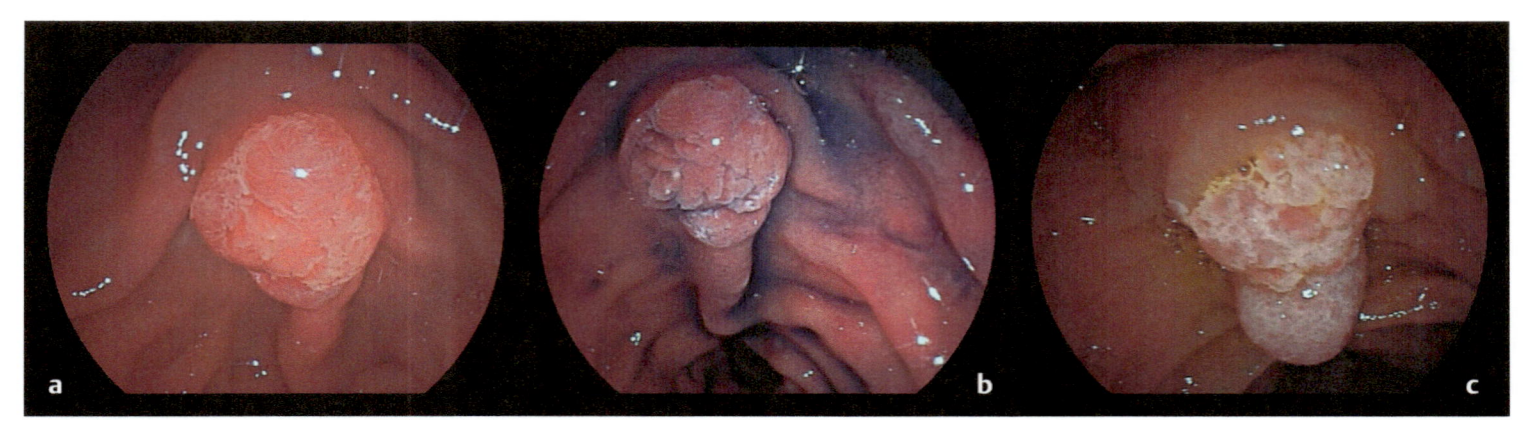

Fig. 25-14. (a-c) Adenomas de papila duodenal maior.

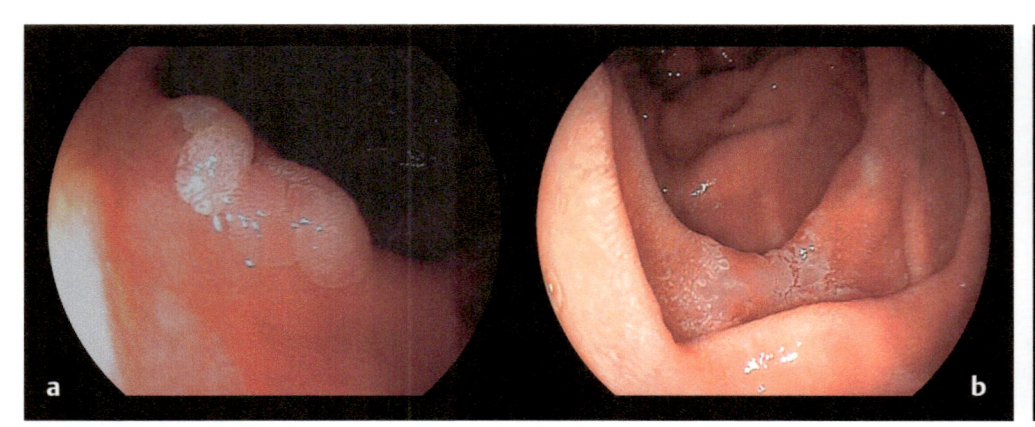

Fig. 25-15. (a e b) Adenoma de segunda porção duodenal, sobre prega mucosa.

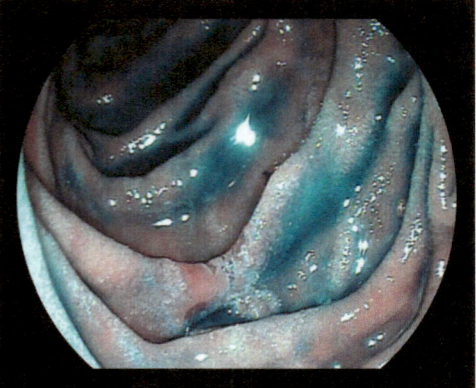

Fig. 25-16. Cromoscopia com índigo-carmim realçando o relevo de um adenoma de segunda porção duodenal.

Uchiyama et al., utilizando cromoscopia digital com NBI (*narrow banding image*), tiveram concordância de 100% com a histopatologia no diagnóstico de adenomas ampulares.[16,20]

PÓLIPOS HAMARTOMATOSOS DUODENAIS

Os pólipos hamartomatosos duodenais geralmente fazem parte da síndrome de Peutz-Jeghers (SPJ). Esta é uma síndrome autossômica dominante rara, caracterizada pela presença de pólipos hamartomatosos intestinais e pigmentação mucocutânea.[21,22] Os pólipos hamartomatosos duodenais sem pigmentação mucocutânea associada, sem histórico familiar de SPJ e na ausência do gene STK11/LKB1 são diagnosticados como pólipos hamartomatosos duodenais solitários do tipo Peutz-Jeghers (PHDSPJ). Estes são considerados como um distúrbio diferente à síndrome clássica de Peutz-Jeghers; existem poucos casos publicados na literatura[22,23] e geralmente acometem pacientes com idade mais avançada, embora existam relatos de casos em pacientes mais jovens.[21,22,23]

Os pólipos hamartomatosos duodenais, histologicamente mostram feixes ramificados de fibras musculares lisas, cobertas por mucosa hiperplásica.[21] A maior parte dos pacientes com PHDSPJ é assintomática, alguns podem apresentar sangramento, obstrução ou pancreatite, sendo o local mais afetado a segunda porção duodenal, seguida do bulboduodenal.[22] Endoscopicamente podem ser sésseis ou pedunculados, com superfície lobulada ou nodular, de coloração ou com manchas esbranquiçadas (Figs. 25-17 e 25-18). As biópsias estão indicadas para estabelecer o diagnóstico, e a US endoscópica pode ser útil para determinar a profundidade da lesão e planejar o tratamento.[21,22] Todos os pacientes com diagnóstico de pólipos hamartomatosos duodenais, que façam parte da SPJ ou não, devem ser submetidos à colonoscopia de triagem, enteroscopia do intestino delgado, assim como triagem familiar, e as lesões encontradas devem ser ressecadas endoscopicamente ou por cirurgia.[21]

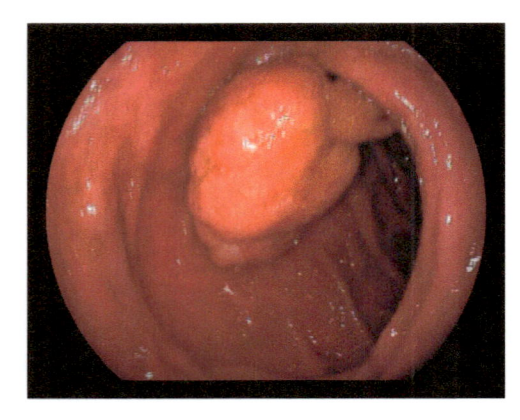

Fig. 25-17. Hamartoma duodenal pediculado.

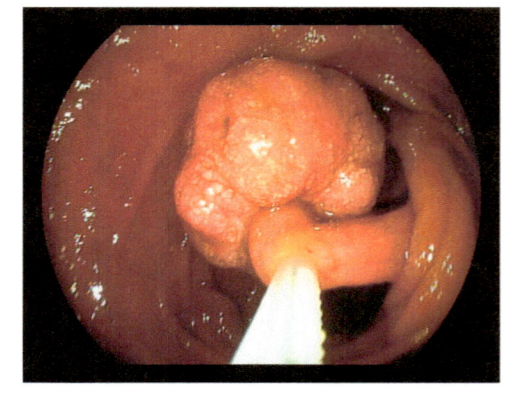

Fig. 25-18. Ressecção endoscópica de hamartoma duodenal pediculado.

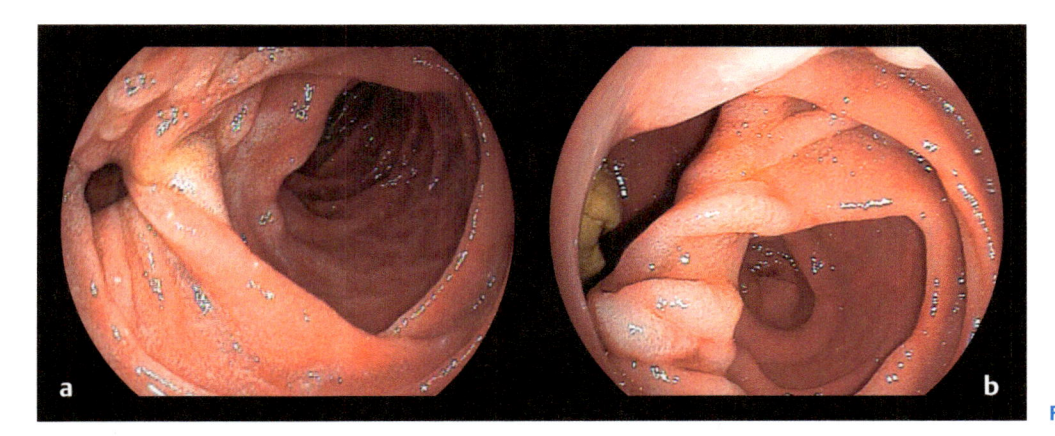

Fig. 25-19. (a, b) Divertículos duodenais.

DIVERTÍCULOS DUODENAIS

Os divertículos duodenais se classificam em congênitos ou adquiridos, podendo ser extraluminais ou intraluminais. Os divertículos adquiridos são saculações extraluminais da mucosa e submucosa duodenal por defeitos da camada muscular própria, onde penetram geralmente as estruturas vasculares.[24] A maioria dos divertículos duodenais adquiridos e extraluminais encontra-se a 2-3 cm da papila maior (Vater) e são chamados de divertículos justapapilares ou periampulares (Fig. 25-19). Sua incidência aumenta com a idade, podendo chegar a 32% com o envelhecimento da população, sendo mais comumente diagnosticado durante os procedimentos de colangiografia endoscópica retrógrada.[25]

Os divertículos congênitos são pouco frequentes, acometem as três camadas da parede duodenal (mucosa, submucosa e muscular), são intraluminais, sendo o achado endoscópico típico a presença de um duplo lúmen na segunda porção duodenal, logo abaixo da papila de Vater (Figs. 25-20 e 25-21), a aparência endoscópica pode em ocasiões ser desafiadora, podendo o divertículo estar colapsado ou como um saco longo e, quando este se inverte, pode parecer um tumor ou um pólipo grande.[26]

Apesar de o duodeno constituir o segundo local mais frequente para o desenvolvimento de divertículos no trato gastrointestinal depois do cólon, unicamente um grupo limitado de pacientes desenvolverá sintomas associados à sua presença.[24]

DIAGNÓSTICO DIFERENCIAL DE LESÕES DUODENAIS BENIGNAS

O duodeno, assim como outras porções do tubo digestório, pode ser alvo secundário de algumas patologias sistêmicas, cabendo algumas vezes ao endoscopista estabelecer diagnósticos diferenciais com patologias próprias duodenais e em ocasiões auxiliar no diagnóstico da doença de base.

O melanoma é uma das patologias que pode afetar o trato gastrointestinal (TGI), sendo o duodeno uma de suas porções acometidas. Endoscopicamente se apresenta como nódulos ou massas tumorais, amelanocíticos, ou melanocíticos, quando possuem uma pigmentação escurecida (Fig. 25-22). São evidenciados em apenas 7% dos pacientes com melanoma cutâneo em fases avançadas da doença e reportados frequentemente durante necropsias. O diagnóstico endoscópico é feito em apenas 2,3% dos pacientes.[27, 28]

O sarcoma de Kaposi (SK) é outra patologia que pode acometer o TGI, principalmente em indivíduos com síndrome de imunode-

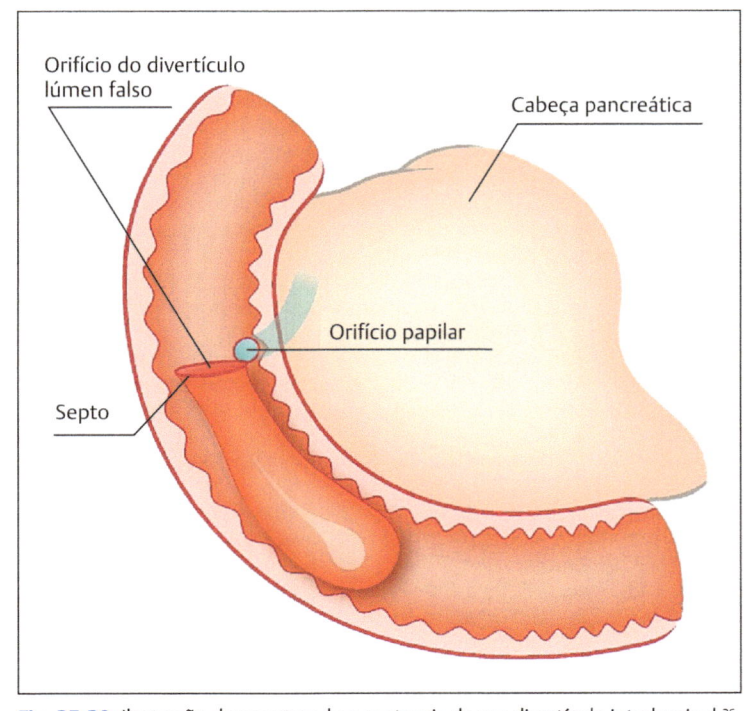

Fig. 25-20. Ilustração demonstrando a anatomia de um divertículo intraluminal.[26]

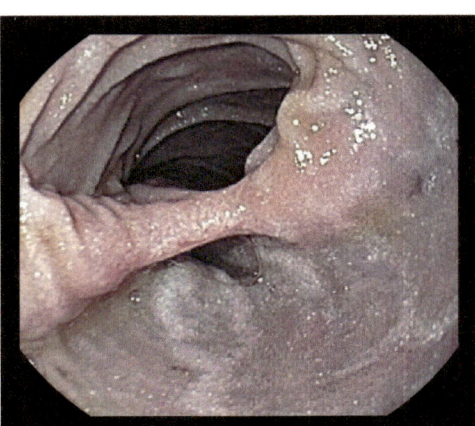

Fig. 25-21. Divertículo intraluminal.

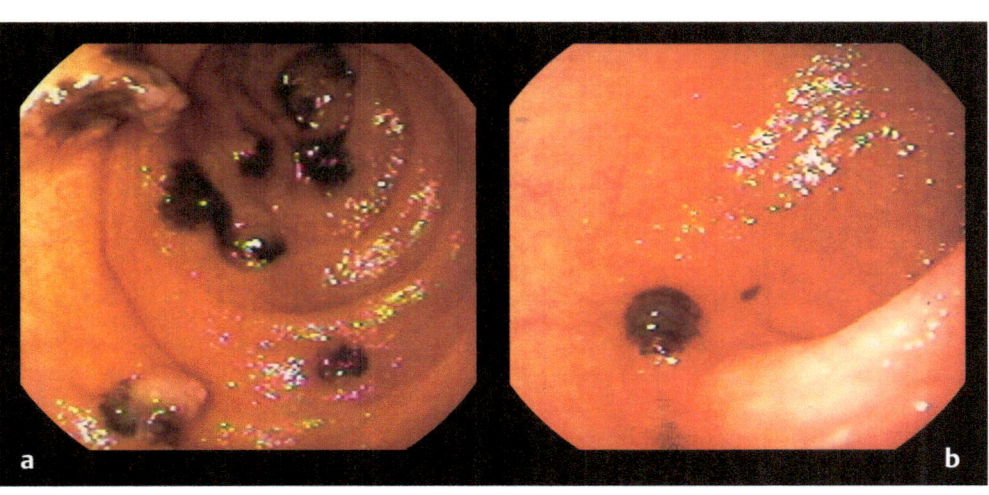

Fig. 25-22. (a, b) Melanoma metastático duodenal.

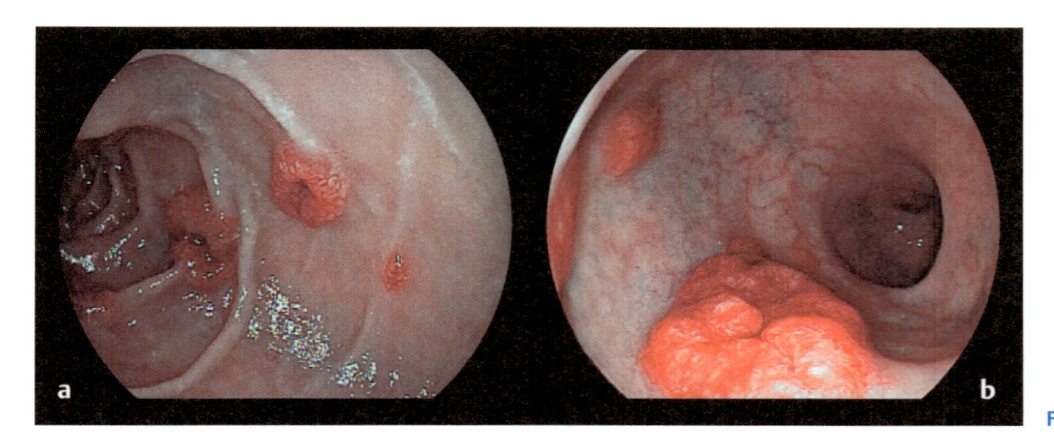

Fig. 25-23. (a, b) Sarcoma de Kaposi no duodeno.

ficiência adquirida (AIDS). A maioria desses pacientes permanece assintomática e, portanto, sem diagnóstico. Alguns especialistas sugerem realizar triagem endoscópica em pacientes selecionados portadores de AIDS para detecção precoce da doença.[29, 30]

A endoscopia nos pacientes com SK pode revelar lesões multifocais, envolvendo o TGI superior ou inferior.[29] As alterações endoscópicas são características, embora em algumas ocasiões possam parecer lesões benignas (úlceras, pólipos, angioectasias ou tecido de granulação). As lesões clássicas variam entre lesões maculopapulosas vermelhas e lesões mais escuras, nodulares ou polipoides. Em pacientes com doença avançada podem também apresentar-se como massas tumorais semelhantes a um vulcão com umbilicação ou ulceração central (Fig. 25-23).[29]

REFERÊNCIAS BIBLIOGRÁFICAS

1. Almeida JR, Filho JTO, Cordeiro FTM. Lesões do duodeno. In: Magalhães AF, Cordeiro FT, Qulici FA, Machado G, Amarante HMBS, Prolla JC et al. Endoscopia Digestiva: Diagnóstica e Terapêutica - SOBED. Revinter; 2005. p. 375-383.
2. Voutilainen M, Juhola M, FarkKila M, Sipponen P. Gastric metaplasia and chronic inflammation at the duodenal bulb mucosa. Dig Liver Dis. 2003;35:94-8.
3. Arévalo FS, Barreda C, Portugal S, Cordoba S, Rayme S, Vergara G et al. Heterotopic gastric mucosa in duodenum: endoscopic and histological features. Revista de Gastroenterologia del Peru. 2017;37(3):231-234.
4. Mann NS, Mann SK, Rachut E. Heterotopic gastric tissue in the duodenal bulb. J Clin Gastroenterol. 2000;30:303-6.
5. Krause WJ. Brunner's glands: a structural, histochemical and pathological profile. Prog Histochem Cytochem. 2000;35:259-367.
6. Franzin G, Musola R, Ghidini O, Manfrini C, Fratton A. Nodular hyperplasia of Brunner's glands. Gastrointest Endosc. 1985;31:374-378.
7. Khuroo MS, Khuroo NS. Diffuse duodenal nodular lymphoid hiperplasia: a large cohort of patients etiologically related to Helicobacter pylori infection. BMC Gastroenterol. 2011;11-36.
8. Vignes S, Bellanger J. Lymphangiectasies intestinales primitives (maladie de Waldmann). Rev Med Interne. 2018;39:580-585.
9. Yang SY, Kwon SK, Choi SI. Gastrointestinal: Focal lymphangiectasia. J Gastroenterol Hepatol. 2006;21:1215.
10. Yamamoto S, Eriksson H, Hedenstrom P. Duodenal focal lymphangiectasia. Dig Liver Dis. 2019;51(9):1344.
11. Coelho R, Ribeiro A, Silva R, Rios E, Silva M, Macedo G. Pseudomelanosis duodeni: is there a common denominator? Rev Esp Enferm Dig. 2016;108(10): 658-659.
12. Giusto D, Jakate S. Pseudomelanosis duodeni: associated with multiple clinical conditions and unpredictable iron stainability - a case series. Endoscopy. 2008;40(2):165-167.
13. Ludvigsson JF, Leffler DA, Bai JC, Biagi F, Fasano A, Green PH, et al. The Oslo definitions for coeliac disease and related terms. Gut 2013;62(1):43-52.
14. Shannahan S, Leffler DA. Diagnosis and Updates in Celiac Disease. Gastrointest Endosc Clin N Am. 2017;27(1):79-92.
15. Pei MW, Hu MR, Chen Wb, Qin C. Diagnosis and Treatment of Duodenal Lipoma: A Systematic Review and a Case Report. J Clin Diagn Res. 2017;11(7):PE01-PE05.
16. Lim CH, Cho YS. Nonampullary duodenal adenoma: current understanding of its diagnosis, pathogenesis and clinical management. World J Gastroenterol. 2016;22:853-61.
17. Matsueda K, Kanzaki H, Matsueda K, Nasu J, Yoshioka M, Nakagawa M et al. The clinicopathological diferences of sporadic non-ampullary duodenal epithelial neoplasm depending on tumor location J Gastroenterol Hepatol. 2019;34(9):1540-1544.
18. Spigelman AD, Wlliams CB, Talbot IC, Domizio P, Philips RK. Upper gastrointestinal cancer in patients with familial adenomatous poluposis. Lancet. 1989;2(8666):782-785.
19. Kiesslich R, Mergener K, Naumann C, Hahn M, Jung M, Koehler HH et al. Value of chromoendoscopy and magnification endoscopy in the evaluation of duodenal abnormalities: a prospective, randomized comparison. Endoscopy. 2003;35(7):559-563.
20. Uchiyama Y, Imazu H, Hino S, Sumiyama K, Kuramochi A, Tsukinaga S et al. New approach to diagnosing ampullary tumors by magnifying endoscopy combined with a narrow-band imaging system. J Gastroenterol. 2006;41:483-490.
21. Rathi CD, Solanke DB, Kabra NL, Ingle MA, Sawant PD. A rare case of solitary Peutz Jeghers hamartomatous duodenal polyp with displasia! J Clin Diagn Res. 2016;10(7):03-04.
22. Pai VD, Chandrashekhar B, Manohar V, Ravindranath S, Narayan M, Basavaraj H. Giant solitary Peutz Jeghers type hamartomatous polyp in the duodenum presenting as gastric outlet obstruction. J Surg. 2016;12(2):75-77.
23. Tomlinson IP, Houlston RS. Peutz-Jeghers syndrome. J Med Genet. 1997;34(12):1007-11.
24. Groff A, Walsh L, Singh M, Jain R. Juxtapapillary duodenal diverticulitis in an elderly female. BMJ Case Reports. 2019;12:e229259.
25. Zippi M, Traversa G, Pica R, de Felici I, Cassieri C, Marzano C et al. Efficacy and safety of endoscopic retrograde cholangiopancreatography (ERCP) performed in patients with periampullary duodenal diverticula (PAD). Clin Ter. 2014;165:e291-e294.
26. Karagyozov P, Tishkov I, Georgieva Z, Tzankov D. Intraluminal duodenal ("windsock") diverticulum: a rare cause of billiary obstruction and acute pancreatitis in the adult. Endosc Int Open. 2019;07:e87-e89.
27. Benedeto-Stojanov D, Nagorni AV, Zivkovic VV, Milanovic JR, Stojanov DA. Metastatic melanoma of the stomach and the duodenum. Arch Oncol. 2006;14 (1-2):60-1.
28. Carneiro JQ, Landim MR, Mendes JVSM, Landim MR, Pinho AS. Melanoma gástrico metastático. Relato de Caso. Rev Bras Clin Med (São Paulo). 2010 set-out; 8(5):461-3.
29. Lee AJ, Brenner L, Mourad B, Monteiro C, Vega KJ, Munoz JC. Gastrointestinal Kaposi's Sarcoma: Case report and review of the literature. World J Gastrointest Pharmacol Ther. 2015;6(3):89-95.
30. Nagata N, Shimbo T, Yazaki H, Asayama N, Akiyama J, Teruya K et al. Predictive clinical factors in the diagnosis of the gastrointestinal Kaposi's Sarcoma and its endoscopic severity. PLoS One. 2012;7:E46967.

TUMORES NEUROENDÓCRINOS DUODENAIS: DIAGNÓSTICO E CONDUTA

Walton Albuquerque ■ Pedro Bothrel Nogueira
Bruna Santos Marianelli ■ Roberto Motta Pereira

INTRODUÇÃO

Os tumores neuroendócrinos (TNE) são neoplasias raras, que se originam de células do sistema neuroendócrino periférico, encontrado em diversos órgãos.[1] Foram primeiramente descritos e denominados tumores carcinoides por Oberndorfer, em 1907.[2] Geralmente são assintomáticos, mas podem produzir peptídeos e síndromes hormonais.[3]

TNE gastrointestinais (TNE-GI), como todos os TNE, estão sendo relatados de forma crescente nos últimos tempos.[1,3,4] Esse aumento na incidência dos TNE-GI reflete tanto o aprimoramento tecnológico e uso disseminado da endoscopia digestiva, bem como o maior conhecimento dos médicos. TNE duodenais (TNE-D) representam uma população relativamente pequena e heterogênea que difere dos outros TNE em termos clinicopatológicos, diferenciação histológica, estágio e prognóstico.[5]

Em alguns estudos, os TNE-D foram classificados em gastrinomas, somatostinomas, tumores produtores de serotonina, gastrina ou calcitonina não funcionantes, carcinomas neuroendócrinos pouco diferenciados e paragangliomas gangliocíticos.[6,7] Com exceção dos gastrinomas, a maioria é esporádico, não funcionantes e localizados na primeira e segunda porções duodenais, com 20% ocorrendo na região periampular. TNE-D periampulares e ampulares diferem de TNE-D de outras localizações no que diz respeito aos seus comportamentos biológico, clínico, imuno-histoquímico e podem ser mais agressivos, devendo ser cuidadosamente avaliados e tratados.

O tratamento dos TNE-D é com base no tamanho tumoral, localização, grau histológico, estágio, tipo do tumor, índice mitótico e Ki-67, sendo as intervenções endoscópicas ou cirúrgicas opções disponíveis, porém ainda sem consenso de qual delas é a ideal.[1,5]

EPIDEMIOLOGIA

Os TNE-D são tumores raros e compreendem 1,8-3,8% de todos os TNE, com uma incidência de 0,19/100.000 nos Estados Unidos.[3,8] Representam 1-3% dos tumores duodenais primários, 11% dos TNE do intestino delgado e 5-8% de todos os TNE-GI.[1,8] A prevalência total é menor relatada na Inglaterra (0,04/100.000) e maior no Japão (0,17/100.000).[9,10] São ligeiramente mais comuns nos homens do que nas mulheres,[11] na 6ª década de vida (variando de 15–91 anos).[12]

CLASSIFICAÇÃO HISTOLÓGICA

A classificação da Organização Mundial da Saúde (OMS) de 2010 reforçou o sistema de graduação da Sociedade Europeia de Tumores Neuroendócrinos – European Neuroendocrine Tumor Society (ENETS), que é com base na contagem mitótica e índice de Ki-67.[1,5,13] De acordo com a OMS os TNE bem diferenciados são classificados como tumores neuroendócrinos G1 e G2, sendo os G1 equivalentes aos carcinoides. O termo carcinoma neuroendócrino (CNE) refere-se a todos os TNE pouco diferenciados, mais agressivos. Em relação à proliferação, todos os CNE são tumores G3 ativamente proliferativos. Carcinomas adenoneuroendócrinos mistos, lesões hiperplásicas e pré-neoplásicas são grupos especiais.[14]

Com base no sistema de graduação da ENETS, três categorias de tumores são identificados: **G1**, < 2 mitoses por 2 mm² e/ou índice de

Quadro 26-1. Classificação Histológica de Neoplasias Neuroendócrinas Gastrointestinais

Sistema de graduação ENETS	Índice mitótico (× 10 CAP)	Índice de proliferação de Ki-67	Classificação OMS, 2010
G1	< 2	≤ 2	TNE G1 (carcinoide)
G2	2-20	3-20%	TNE G2
G3	> 20	> 20%	CNE G3; pequenas células ou grandes células

ENETS: European Neuroendocrine Tumor Society; CAP: campos de alta potência; TNE: tumor neuroendócrino; CNE: carcinoma neuroedócrino.
Fonte: Sato Y et al., 2016.[1]

Ki-67 ≤ 2 %; **G2**, 2-20 mitoses por 2 mm² e/ou índice de Ki-67 entre 3 e 20%; **G3**, 21 ou mais mitoses por 2 mm² e índice de Ki-67 > 20%. No geral, G1 e G2 devem-se referir aos TNE bem diferenciados com expressão intensa e difusa de dois marcadores neuroendócrinos imuno-histoquímicos (cromogranina A e sinaptofisina). Necrose puntiforme por si só indica tumor mais agressivo, apontando para um tumor G2, que, no entanto, deve ser confirmado pela contagem mitótica. G3 indica CNE pouco diferenciado, que normalmente está associado a áreas de necrose e mostra uma expressão de cromogranina A significativamente reduzida, mantendo marcação intensa para sinaptofisina.[13] Essas classificações e sistemas de graduação são úteis na predição do prognóstico, bem como na tomada de decisões terapêuticas (Quadro 26-1).

CARACTERÍSTICAS CLINICOPATOLÓGICAS

Mais de 90% de todos os TNE-D surgem na primeira e segunda porções duodenais. Desses, em torno de 20% ocorrem na região periampular. Apesar de mais de 95% dos TNE-D sintetizarem aminas/peptídeos gastrointestinais, 90% não estão associados à síndrome funcional. Normalmente são pequenos, únicos, com um tamanho médio de 1,2-1,5 cm e mais de 75% são menores que 2 cm em diâmetro, limitados às camadas mucosa e/ou submucosa.[1,8]

Os sintomas mais comuns, quando presentes, são dor (37%), icterícia (18%), náuseas/vômitos (4%), sangramento (21%), anemia (21%), diarreia (4%) e obstrução duodenal (1%). Uma taxa crescente de TNE-D vem sendo diagnosticada em pacientes assintomáticos durante endoscopia digestiva alta (EDA). O sintoma não específico mais comum que leva à EDA é a dispepsia. Tumores periampulares mais frequentemente apresentam-se com icterícia (50-60%), causam mais dor, náusea/vômitos e diarreia, além de estarem mais associados à doença de von Recklinghausen (18%) e a presença de imunorreatividade para somatostatina, embora síndrome clínica associada ao somatostinoma seja rara nesses tumores.[8]

ESTADIAMENTO E PROGNÓSTICO

Classificações para estadiamento com base no sistema TNM (tumor–nódulos linfáticos–metástases) foram propostas pela National Comprehensive Cancer Network NCCN guidelines[15] e pela ENETS,[13]

sendo bastante úteis na avaliação prognóstica de TNE gastroenteropancreáticos. O Quadro 26-2 expõe o sistema de estadiamento descrito pela ENETS.[13]

Caracteristicamente, os TNE-D se disseminam primeiro para linfonodos regionais e < 10% apresentam metástases para o fígado ou outros sítios a distância. Acredita-se que a sobrevida em 5 anos com diferente extensão tumoral para os TNE-D seja semelhante a todos os TNE do intestino anterior (80-95%). Quando ocorre envolvimento linfonodal regional, a sobrevida diminui para 65-75% e com metástase hepática ou doença distante cai para 20-40%. Já nos CNE pouco diferenciados, essa taxa é de 72%.[8]

Os TNE-D ampular e periampular são diferentes dos TNE-D de outras localizações, uma vez que se apresentam em um estágio mais avançado da doença e possuem pior sobrevida total. Parece que o tamanho dos TNE-D ampulares não está relacionado com a presença de metástase hepática.[8]

DIAGNÓSTICO

Via de regra, os TNE-D são diagnosticados acidentalmente durante a EDA. Apresentam-se como uma lesão polipoide única, séssil, pálida ou levemente amarelada, podendo ter uma erosão/ulceração ou depressão central, com aglomerado de finos vasos na superfície, < 2 cm, acometendo a camada mucosa profunda, às vezes estendendo até a submucosa, de consistência endurecida, localizados no bulbo ou segunda porção duodenal (Figs. 26-1 a 26-6). Cerca de 10% podem ocorrer como múltiplos tumores, neste caso deve-se suspeitar de neoplasia endócrina múltipla tipo 1 (NEM-1), principalmente se associado à síndrome de Zollinger-Ellison (ZES).[1,8,11] A histologia e a imuno-histoquímica das biópsias endoscópicas finalizam o diagnóstico.

Confirmado o diagnóstico, deve ser realizado o estadiamento locorregional com ecoendoscopia, que tem como objetivo avaliar o tamanho do tumor, sua profundidade de invasão e acometimento linfonodal. Além disso, permite avaliação do pâncreas quando houver suspeita de NEM-1.[1,8,11,16] As características endossonográficas

Quadro 26-2. Classificação TNM para Estadiamento de Tumores Neuroendócrinos do Duodeno/Ampola/Jejuno Proximal Proposto pela ENETS

TNM			
T – tumor primário			
TX	Tumor primário não pode ser avaliado		
T0	Sem evidência de tumor primário		
T1	Tumor invade a lâmina própria ou submucosa e ≤ 1 cm		
T2	Tumor invade a muscular própria ou é > 1 cm		
T3	Tumor invade o pâncreas ou retroperitônio		
T4	Tumor invade peritônio ou outros órgãos		
N – linfonodos regionais			
NX	Linfonodos regionais não podem ser avaliados		1
N0	Ausência de metástases de linfonodais regionais		2
N1	Acometimento de linfonodos regionais		0
M – metástases distantes			
MX	Metástases a distância não podem ser avaliadas		1
M0	Ausência de metástases a distância		2
M1	Presença de metástases a distância		1
Estágio			
Estágio I	T1	N0	M0	2
Estágio IIa	T2	N0	M0	1
Estágio IIb	T3	N0	M0	0
Estágio IIIa	T4	N0	M0
Estágio IIIb	Qualquer T	N1	M0
Estágio IV	Qualquer T	Qualquer N	M1

Fonte: Rindi G et al., 2006.[13]

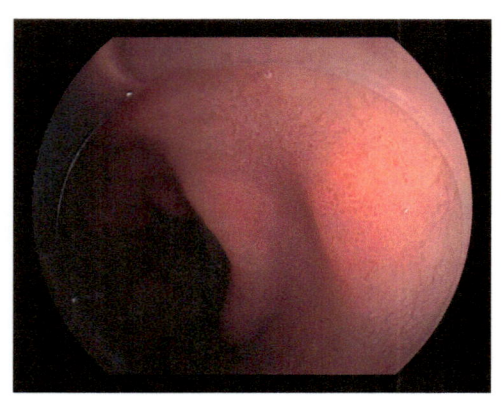

Fig. 26-1. Aspecto endoscópico de tumor neuroendócrino duodenal.

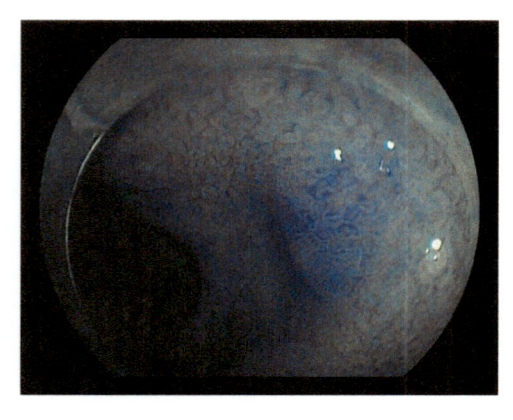

Fig. 26-2. Aspecto endoscópico de tumor neuroendócrino duodenal com cromoscopia digital (FICE).

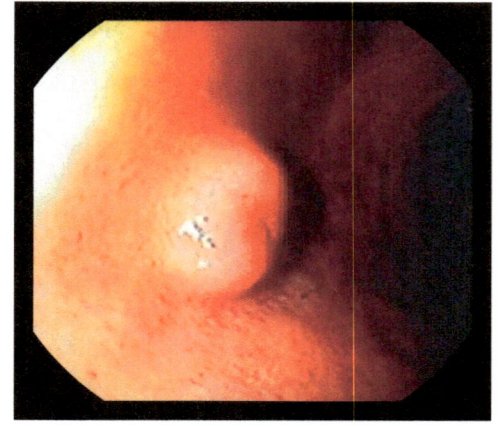

Fig. 26-3. TNE de parede anterior do bulbo duodenal.

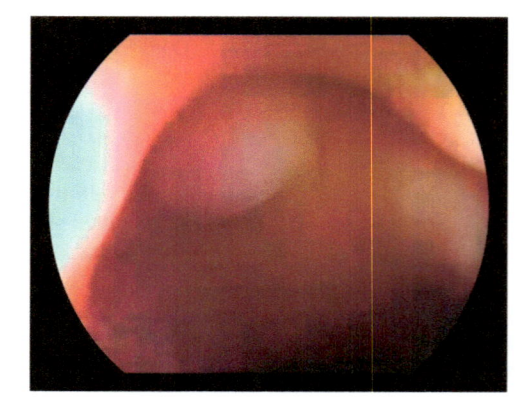

Fig. 26-4. Lesão polipoide duodenal única – TNE-D.

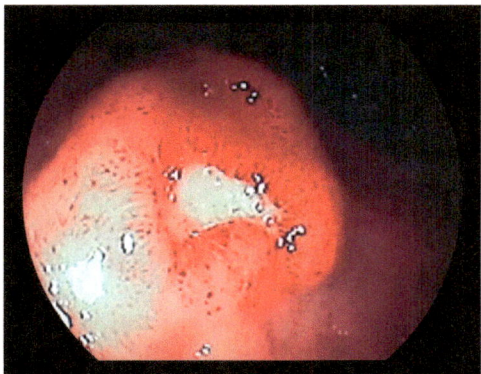

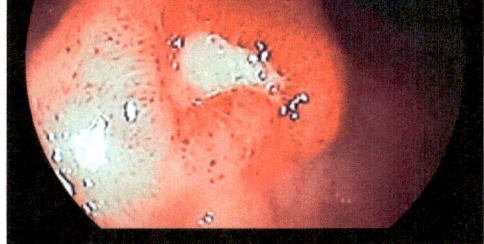

CAPÍTULO 26 ▪ TUMORES NEUROENDÓCRINOS DUODENAIS: DIAGNÓSTICO E CONDUTA

Fig. 26-5. TNE-D com ulceração central.

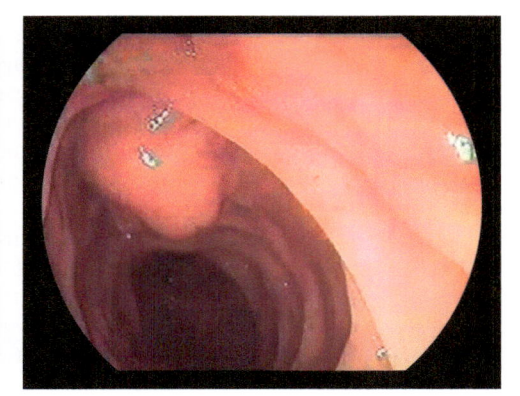

Fig. 26-6. TNE-D com acometimento ampular.

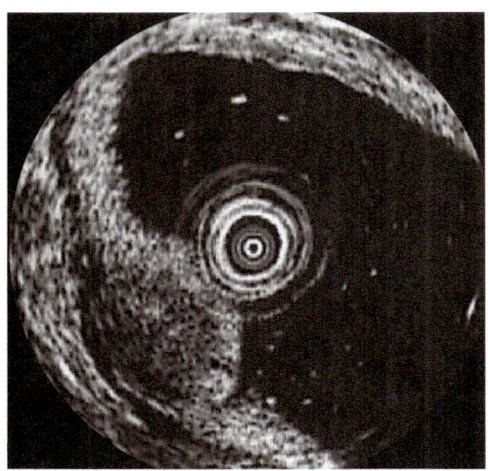

Fig. 26-7. Aspecto ecoendoscópico de TNE-D. Lesão hipoecogênica da camada mucosa profunda/submucosa.

são: lesão hipoecogênica, arredondada, uniforme e bem delimitada, localizada em mucosa profunda, podendo alcançar a submucosa (2ª e 3ª camadas).[13] Tumores maiores podem atingir a muscular própria ou mesmo ultrapassá-la (Figs. 26-7 e 26-8).

A tomografia *multislice* ou ressonância magnética do abdome e a cintilografia com receptor de somatostatina (SRS) podem ser usadas para avaliar completamente a extensão da doença e detectar possíveis metástases distantes (Fig. 26-9).[8] Em pacientes com doença avançada, especialmente com metástases hepáticas, uma varredura óssea em busca de metástases é recomendada.[8,11]

Resultados promissores com 68Ga-DOTA-peptídeos PET/CT (Ga-DOTATOC, 68Ga-DOTATATE e 68Ga-DOTANOC) sugerem uma tendência de utilização crescente deste método. É um exame com alta sensibilidade para diagnóstico de tumores que expressam receptores de somatostatina, oferece uma taxa de detecção significativamente maior em comparação a outros métodos de diagnóstico por imagem, como tomografia *multislice*, ressonância magnética do abdome e cintilografia com receptor de somatostatina.[12] 68Ga-DOTA-peptídeos PET/CT apresentaram, em média, 90% de sensibilidade, 94% de especificidade e representaram uma mudança na condução da terapia de cerca de 60% dos pacientes.[17] Pode ser utilizado não somente para o diagnóstico inicial, mas também como auxiliar no

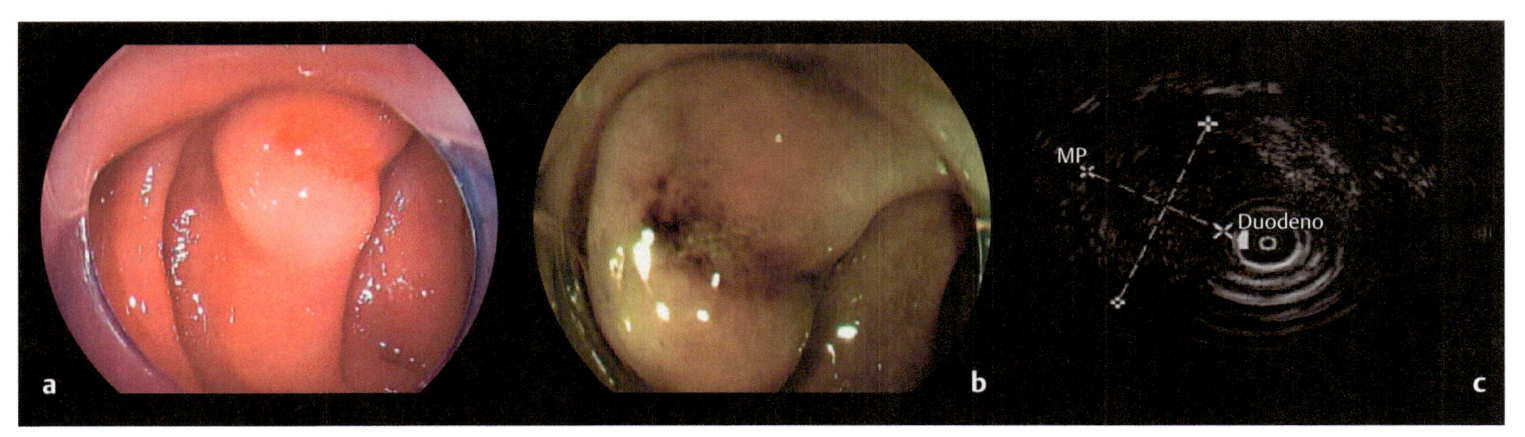

Fig. 26-8. Tumor neuroendócrino duodenal. (a, b) Aspecto endoscópico com luz branca e cromoscopia digital (FICE). (c) Ecoendoscopia mostrando lesão hipoecogênica da camada mucosa profunda.

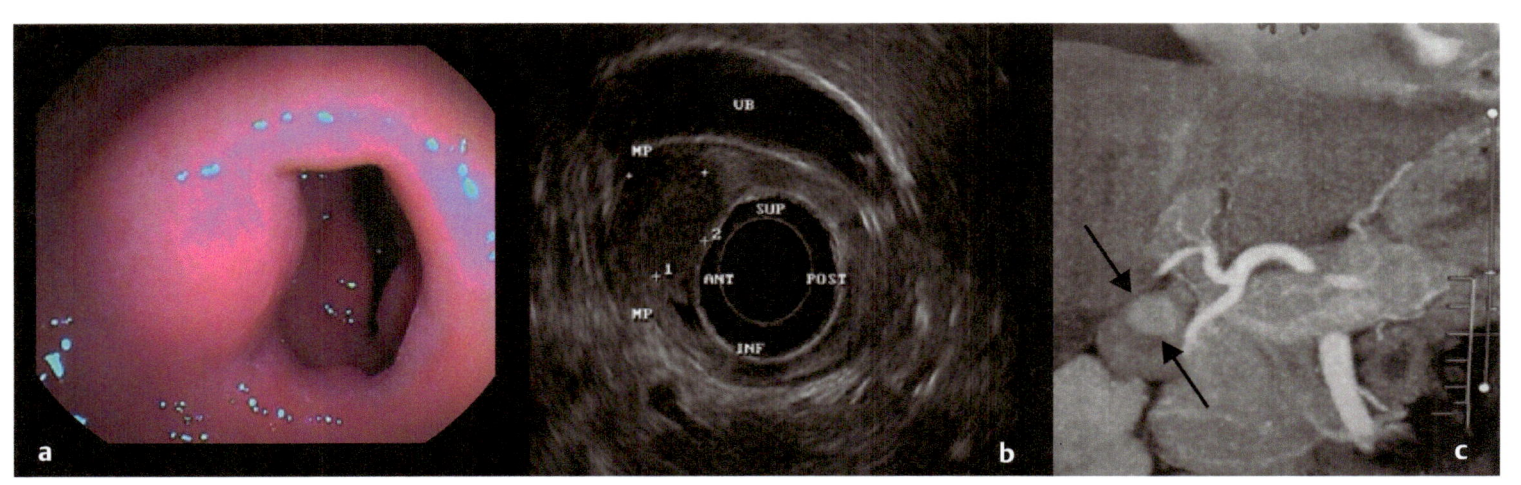

Fig. 26-9. Gastrinoma duodenal. (a) Aspecto endoscópico mostrando abaulamento no canal pilórico estendendo-se para a parede anterior do bulbo duodenal. (b) Ecoendoscopia mostrando lesão hipoecogênica e homogênea, localizada na submucosa com muscular própria preservada. (c) Tomografia abdominal evidenciando lesão nodular na parede anterossuperior do bulbo duodenal, identificada apenas na fase arterial da injeção de contraste.

estadiamento e acompanhamento dos TNE, além disso, indica a expressão do receptor para terapia com radiopeptídeos direcionados.[12]

Os exames laboratoriais são utilizados em caso de suspeita clínica de liberação hormonal: cromogranina plasmática (CgA), gastrina sérica, somatostatina, hormônio do crescimento (GRF) e cortisol com determinações urinárias de ácido 5 hidroxi-indolilacético (5-HIAA) ou cortisol, prolactina, glucagon, insulina e paratormônio (PTH), além de avaliações de glicose sérica e cálcio ionizado. Pacientes com doença de von Recklinghausen (neurofibromatose tipo I) devem ter os níveis séricos de somatostatina, CgA e calcitonina avaliados.[1,8,11]

TRATAMENTO

A ressecção curativa é possível na maioria dos pacientes com TNE-D, pois apenas 9% têm metástases distantes no momento do diagnóstico.[5] As terapias para ressecção curativa devem basear-se na localização do tumor, bem como na extensão do estadiamento e no grau de tumor subjacente.[5,16,18]

De acordo com as diretrizes da ENET, ressecção endoscópica pode ser realizada em TNE-D não funcionais bem diferenciados (G1), limitados à mucosa e submucosa, com tamanho de até 10 mm, sem invasão angiolinfática.[8,18] Esses dados indicam baixo risco de metástases linfáticas ou distantes.[5,18]

O tipo de tratamento é controverso para os TNE-D não funcionais, bem diferenciadas (G1), limitadas à mucosa e submucosa, com tamanho de 10 a 20 mm, não metastáticos, devendo ser individualizado. Nessa situação, faltam estudos controlados para definir a melhor abordagem.[8,18]

TNE-D que apresentam boa diferenciação histológica (G1, G2), mas que se estendem para além da submucosa (T2-T4) ou se espalharam para os linfonodos locorregionais e/ou mostram invasão angiolinfática, devem ser manejados cirurgicamente.[8,18] É importante uma abordagem interdisciplinar a fim de individualizar o tratamento nos casos de pacientes com comorbidades significativas.[18]

CNE pouco diferenciados são raros, altamente invasivos (G3), com presença de linfonodos regionais positivos e/ou metástases a distância por ocasião do diagnóstico, e a maioria dos pacientes evolui para o óbito. Se não houver metástases distantes, a ressecção cirúrgica deve ser considerada e/ou quimioterapia sistêmica.[18]

Os pacientes com TNE-D não funcionais, > 20 mm, bem como todos os gastrinomas esporádicos, devem ser submetidos à terapia cirúrgica.[1,8,18,19]

Apesar de as diretrizes da ENET indicarem tratamento cirúrgico para todos os TNE-D nas regiões periampular e ampular, tratamento endoscópico é aceitável nos casos de tumor precoce (mucosa/submucosa), pequeno (< 20 mm), bem diferenciado (G1), sem invasão angiolinfática. Nesses casos, a terapêutica endoscópica deve ser realizada em centros especializados para garantir ressecção completa (R0), com baixa morbidade e mortalidade, se comparada à cirurgia. Se forem detectadas metástases linfonodais durante o acompanhamento, a cirurgia deverá ser considerada.[18]

Para TNE-D, associados a uma síndrome funcional devem ser encaminhados a equipes e/ou centros especializados em TNE.[8,18]

Tratamento Endoscópico

Os tratamentos endoscópicos dos TNE-D são considerados tecnicamente desafiadores, mesmo para endoscopistas experientes, e estão associados a eventos adversos significativos, como sangramento e perfuração.[1,8,11,16,18-21] Isto se deve às particularidades anatômicas deste órgão, como possuir uma parede fina, ser estreito, formar um *loop* em "C", possuir abundantes vasos sanguíneos na camada submucosa, movimentar-se constantemente tornando instável o endoscópio e expondo mal as lesões, principalmente se rente ao piloro ou na transição da 1ª com a 2ª porção.[19,21]

Atualmente, vários métodos de ressecção endoscópica têm sido descritos para tratamento de TNE-D, como: mucosectomia clássica, mucosectomia com *cap*, mucosectomia com ligadura elástica, mucosectomia após pré-corte circunferencial, dissecção endoscópica da submucosa e ressecção de parede total com *over the scope clip* (OTSC).[8,11,16,19,21] Em casos selecionados, pode ser utilizada ressecção endoscópica de espessura total com assistência laparoscópica.[1] Deve-se ter muito cuidado com qualquer tratamento endoscópico, pois o limite entre ressecção incompleta e perfuração é extremamente tênue.

Kim *et al.* realizaram estudo multicêntrico, de janeiro de 2006 a dezembro de 2011, com um total de 57 TNE-D com técnicas de ressecção endoscópica diversas. Eles concluíram que a ressecção endoscópica parece ser um tratamento seguro e eficaz para tumores ≤ 10 mm de diâmetro e confinados à camada da submucosa. A técnica de ressecção endoscópica utilizada não diferiu em relação à taxa de ressecção completa, entretanto, a taxa de ressecção patológica completa foi maior para dissecção endoscópica da submucosa comparada à mucosectomia. A hemorragia durante o procedimento foi relatada em 5 casos, sem ocorrência de perfuração, e recorrência também não foi observada durante o período médio de acompanhamento de 17 meses.[19]

A dissecção endoscópica da submucosa tem uma taxa maior de ressecção completa, a ressecção em bloco permite uma avaliação patológica precisa das margens profundas e laterais, porém exige profissional experiente e centros especializados para execução. Já a mucosectomia tem a vantagem de ser um procedimento mais simples, com tempo menor, baixo custo, menor taxa de complicações, porém, a ressecção fragmentada está associada a uma maior incidência de lesões residuais e/ou recorrência.[12,16,20]

Atualmente têm sido descritos alguns relatos de casos bem-sucedidos utilizando a técnica de ressecção de parede total com o uso de um clipe especial tipo armadilha de urso, acoplado sobre a ponta do endoscópio (*over the cope clip*-OTSC). A lesão é fracionada para dentro desse dispositivo que é acionado por uma manopla externa, fazendo a apreensão total da lesão e parte do órgão. Em seguida, é feita a laçada da lesão com alça de polipectomia, sem risco de perfuração, pois o clipe já aproximou toda a parede intestinal.[21] Esses relatos se baseiam nas vantagens do uso de OTSC, como capacidade de ressecar toda a lesão e atingir R0, diminuir perfuração e sangramento imediatos e retardados pela colocação do clipe (Fig. 26-10).[21] Entretanto, são necessários mais estudos prospectivos a fim de investigar a utilidade e a segurança em longo prazo (Vídeos 26-1 a 26-6).

SEGUIMENTO

A vigilância após ressecção de TNE-D depende de muitos fatores, como protocolo de tratamento institucional, recursos disponíveis e acessibilidade de certas modalidades de imagens, especialmente fora dos centros terciários. Geralmente, a vigilância por EDA é recomendada a cada 2 anos após a ressecção, mas esse intervalo ainda não foi validado.[11]

De acordo com as diretrizes da ENET, em pacientes com TNE-D não funcionais completamente removidos à endoscopia, recomendam-se exames endoscópicos de acompanhamento, ultrassonografia abdominal ou tomografia computadorizada e níveis plasmáticos de CgA em 6, 24 e 36 meses. Em pacientes com ressecção cirúrgica, recomendam-se a tomografia *multislice*, SRS e CgA em 6 e 12 meses, e depois anualmente por pelo menos 3 anos.[8]

Para pacientes com doença metastática avançada irressecável, se nenhum tratamento for administrado, o paciente deve ser reavaliado em intervalos de 3 a 6 meses por CgA, tomografia computadorizada *multislice* e/ou ultrassonografia e SRS.[8]

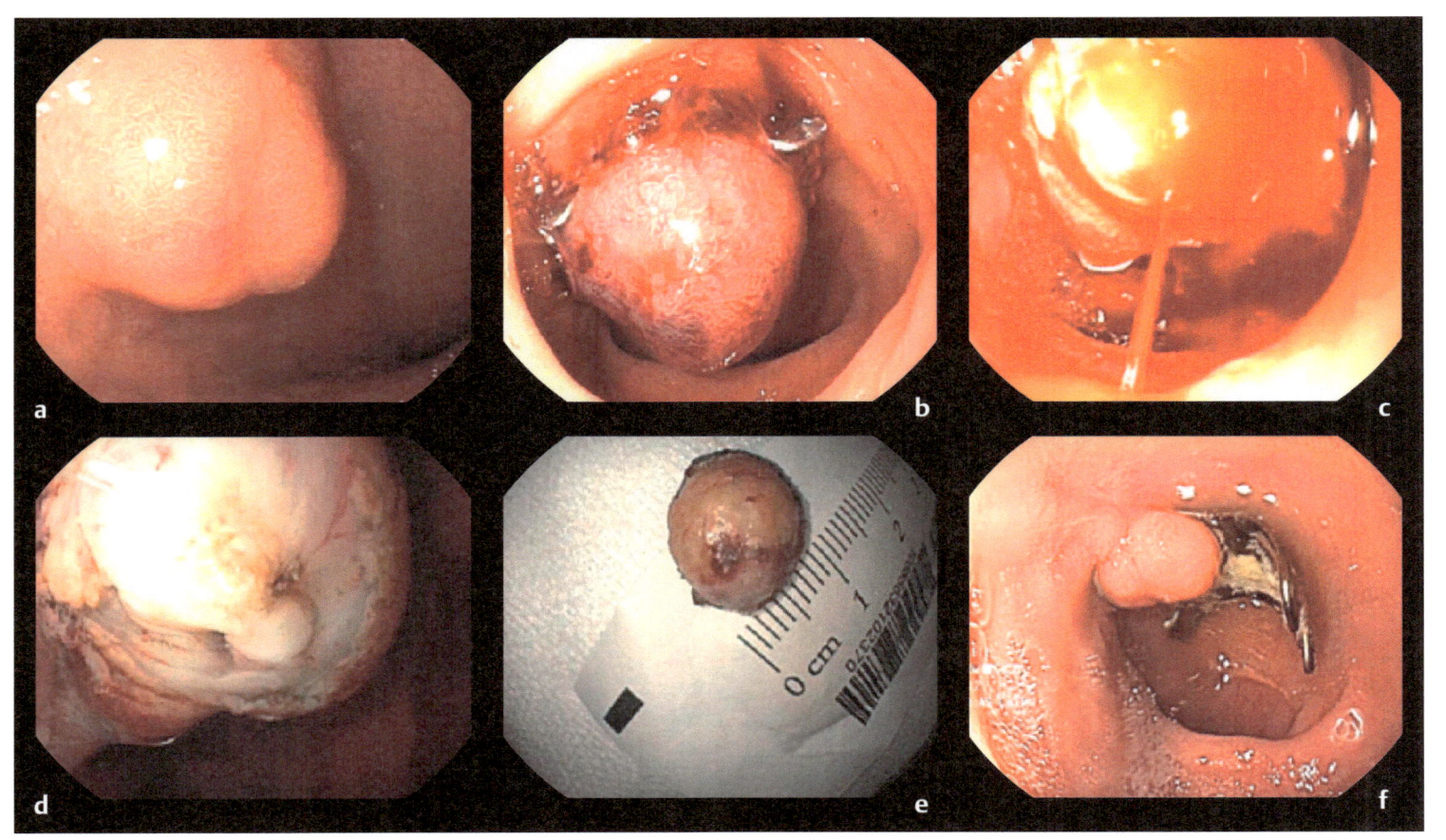

Fig. 26-10. Tratamento endoscópico de TNE-D com auxílio de *over the scope clip*. (**a**) Lesão duodenal antes da intervenção. (**b**) Aspecto da lesão após o posicionamento do *over the scope clip* em sua base, mimetizando um pseudopólipo. (**c**) Sangramento arterial durante a ressecção da lesão. (**d**) Defeito pós-ressecção. (**e**) Espécime ressecado em monobloco. (**f**) EDA de controle mostrando *over the scope clip*, cicatriz e tecido de granulação. (Cortesia do Dr. Bruno de Souza Ribeiro.)

AGRADECIMENTOS

Os autores desse capítulo agradecem a todos os profissionais do Serviço de Endoscopia Digestiva do Hospital Madre Teresa, Belo Horizonte, Minas Gerais, especialmente aos doutores Ricardo Castejon Nascimento, Renata Figueiredo Rocha e Rodrigo Albuquerque Carreiro, pois sem a ajuda deles esse capítulo não poderia ter sido realizado no tempo previsto.

REFERÊNCIAS BIBLIOGRÁFICAS

1. Sato Y, Hashimoto S, Mizuno K, Takeuchi M, Terai S. Management of gastric and duodenal neuroendocrine tumors. World J Gastroenterol. 2016;22(30):6817-28.
2. Obendorfer S. Karzinoide tumoren des dunndarms. Frankf Z Pathol. 1907;1:425-9.
3. Yao JC, Hassan M, Phan A, Dagohoy C, Leary C, Mares JE et al. One hundred years after "carcinoid": epidemiology of and prognostic factors for neuroendocrine tumors in 35,825 cases in the United States. J Clin Oncol. 2008;26:3063-72.
4. Modlin IM, Champaneria MC, Chan AK, Kidd M. A three-decade analysis of 3,911 small intestinal neuroendocrine tumors: the rapid pace of no progress. Am J Gastroenterol. 2007;102:1464-73.
5. O'Toole D, Fave GD, Jensen RT. Gastric and duodenal neuroendocrine tumors. Best Pract Res Clin Gastroenterol. 2012;26(6):719-35.
6. Kloppel G, Perren A, Heitz PU. The gastroenteropancreatic neuroendocrine cell system and its tumors: the WHO classification. Ann NY Acad Sci. 2004;1014:13-27.
7. Rindi G, Arnold R, Bosman FT, Capella C, Klimstra DS, Klöppel G et al. Nomenclature and classification of neuroendocrine neoplasms of the digestive system. In: Bosman FT, Carneiro F, Hruban RH, Theise ND.WHO classification of Tumours of the digestive system. Lyon: IARC; 2010. p. 13-4.
8. Delle Fave G, Kwekkeboom DJ, Van Cutsem E, Rindi G, Kos-Kudla B, Knigge U et al. ENETS Consensus Guidelines for the management of patients with gastroduodenal neoplasms. Neuroendocrinology. 2012;95:74-87.
9. Ellis L, Shale MJ, Coleman MP. Carcinoid tumors of the gastrointestinal tract: trends in incidence in England since 1971. Am J Gastroenterol. 2010;105:2563-9.
10. Ito T, Sasano H, Tanaka M, Osamura RY, Sasaki I, Kimura W et al. Epidemiological study of gastroenteropancreatic neuroendocrine tumors in Japan. J Gastroenterol. 2010;45:234-43.
11. Chin JL, O'Toole D. Diagnosis and management of upper gastrointestinal neuroendocrine tumors. Clin Endosc. 2017; 50(6):520.
12. Hoffmann KM, Furukawa M, Jensen RT. Duodenal neuroendocrine tumors: classification, functional syndromes, diagnosis and medical treatment. Best Pract Res Clin Gastroenterol. 2005;19:675-97.
13. Rindi G, Klöppel G, Alhman H, Caplin M, Couvelard A, de Herder WW et al. TNM staging of foregut (neuro)endocrine tumors: a consensus proposal including a grading system. Virchows Arch. 2006;449:395-401.
14. Schott M, Kloppel G, Raffel A, Saleh A, Knoefel WT, Scherbaum WA. Neuroendocrine neoplasms of the gastrointestinal tract. Dtsch Arztebl Int. 2011;108(18):305-12.
15. Kulke MH, Shah MH, Benson AB, Bergsland E, Berlin JD, Blaszkowsky LS et al. Neuroendocrine tumors, version 1.2015. J Natl Compr Canc Netw. 2015;13:78-108.
16. Matsumoto S, Miyatani H, Yoshida Y. Endoscopic submucosal dissection for duodenal tumors: a single-center experience. Endoscopy. 2013;45 (2):136-7.
17. Dalenback J, Havel G. Local endoscopic removal of duodenal carcinoid tumors. Endoscopy. 2004;36(7):651-5.
18. Gabriel M, Decristoforo C, Kendler D, Dobrozemsky G, Heute D, Uprimny C et al. 68Ga-DOTA-Tyr3-octreotide PET in neuroendocrine tumors: comparison with somatostatin receptor scintigraphy and CT. J Nucl Med. 2007;48(4):508-18.
19. Scherübl H, Jensen RT, Cadiot G, Stölzel U, Klöppel G. Neuroendocrine tumors of the small bowels are on the rise: Early aspects and management. World J Gastrointest Endosc. 2010;2:325-34.
20. Kim GH, Kim JI, Jeon SW, Moon JS, Chung IK, Jee SR et al. Endoscopic resection for duodenal carcinoid tumors: a multicenter, retrospective study. J Gastroenterol Hepatol. 2014;29(2):318-24.
21. Nassri AB, Alkhasawneh A, Scolapio JS, Malespin MH, Ribeiro BS. Safety and efficacy of over-the-scope clip-assisted full thickness resection of duodenal subepithelial tumors: A case report. World J Gastrointest Endosc. 2019;11(2):168-73.

DOENÇA CELÍACA E ATROFIAS VILOSITÁRIAS

CAPÍTULO 27

Rodrigo Macedo Rosa

INTRODUÇÃO

O intestino delgado, órgão tubular composto de três segmentos (duodeno, jejuno e íleo), apresenta como função principal o processo de digestão e absorção dos nutrientes. Para tal, além da sua grande extensão (6 a 7 metros em média), a superfície de absorção se dispõe em pregas circulares ou espiraladas compostas pelas camadas mucosa e submucosa (pregas de Kerckring) com projeções mucosas que constituem pequenas formações digitiformes ou filamentosas com alturas variáveis de um quatro de milímetro ou mais, chamadas vilosidades intestinais. As pregas circulares e as vilosidades intestinais têm potencial de aumentar a superfície de absorção do intestino em cerca de 600 vezes.[1]

A atrofia vilositária intestinal, que se caracteriza pela redução ou desaparecimento das vilosidades, pode estar presente em grande variedade de doenças (Quadro 27-1) e, em função da extensão de acometimento e do grau de atrofia, cursar com amplo espectro de sintomas, desde o paciente assintomático até aquele com grave síndrome de má-absorção intestinal.[6,7]

Dentre as causas de atrofia vilositária, a doença celíaca mostra-se como a de maior prevalência e, assim, a sua descrição detalhada será utilizada como referência para discorrer sobre os aspectos associados aos quadros de atrofia vilositária intestinal.

DOENÇA CELÍACA

A doença celíaca é uma afecção gastrointestinal crônica em que a ingestão do glúten, fração proteica presente no trigo, na cevada e no centeio, determina lesão da mucosa do intestino delgado por mecanismos autoimunes, em indivíduos geneticamente predispostos. Classicamente, observam-se inflamação crônica da mucosa e consequente progressão para atrofia vilositária intestinal. A retirada do glúten da dieta proporciona melhora clínica e histológica, e a reintrodução, recorrência da afecção.[8,9] Caracteriza-se como uma enteropatia imune-mediada que pode afetar qualquer órgão ou sistema do corpo humano, manifestando-se por ampla variabilidade de sintomas e graus de gravidade e representa a única doença autoimune em que o fator ambiental determinante ao seu desenvolvimento, o glúten, foi especificamente reconhecido.[7]

O diagnóstico da doença celíaca tem por base as manifestações clínicas, os exames laboratoriais, o emprego de marcadores sorológicos altamente sensíveis e específicos, particularmente nas populações de alto risco, e, na população adulta, os aspectos histológicos das biópsias do intestino delgado.[6,7] Nesse grupo de pacientes, a histologia compatível é, na verdade, essencial para confirmar o diagnóstico e, portanto, nos dias atuais, ainda considerada o exame diagnóstico de referência.[10] Recomenda-se, como primeiro passo diagnóstico, a dosagem sérica dos anticorpos antitransglutaminase tecidual na sua fração IgA em pacientes com dieta regular, indicando a biópsia intestinal nos casos de sorologia positiva ou nos pacientes com diagnóstico histológico de dermatite herpetiforme, por meio da coleta de múltiplas biópsias duodenais.[10-14]

Na população pediátrica, a biópsia não é mais obrigatória para o diagnóstico desde 2012. Nesta ocasião, a Sociedade Europeia de Gastroenterologia Pediátrica, Hepatologia e Nutrição (ESPGHAN) recomendou que pacientes pediátricos sintomáticos com sorologia positiva (anticorpos antitransglutaminase tecidual > 10 vezes o valor de referência e anticorpo antiendomísio positivo em amostra separada) e genótipo HLA-DQ2 ou HLA-DQ8 já poderiam ser considerados como portadores de doença celíaca, mesmo sem a realização do estudo histológico, recomendação ratificada em publicações posteriores.[14,15]

Porém, mesmo com o desenvolvimento de modernos métodos de investigação, o diagnóstico de certeza ainda é desafiador e, para cada novo caso confirmado da doença, três a sete pacientes permanecem subdiagnosticados.[16-19] Além disso, a prevalência da doença celíaca está claramente subestimada, particularmente nos países em desenvolvimento, em que a apresentação clínica se sobrepõe facilmente a outras afecções mais frequentes, como quadros infecciosos e estados de desnutrição.[7] Em função da apresentação clínica extremamente variável, grande desafio ao diagnóstico se constitui o fato de a forma clássica da doença, comumente manifestada por diarreia crônica e emagrecimento, acometer apenas pequena parcela dos pacientes e a maioria apresentar sintomas gastrointestinais atípicos (constipação, dor abdominal recorrente), sintomas extraintestinais (anemia, elevação de transaminases, osteoporose, cefaleia recorrente, outras doenças autoimunes) ou, até mesmo, ausência completa de sintomas. Estudos realizados nos Estados Unidos e na Europa demonstraram que a doença celíaca apresenta alta prevalência, acometendo entre 0,7 e 2% da população em geral.[20-25] Apresenta distribuição universal por todo o planeta, acometendo todas as raças e caracterizando-se como uma das mais frequentes doenças genéticas conhecidas.[26,27] Os pacientes incluídos em populações de alto risco para doença celíaca apresentam taxas de acometimento ainda maiores: 3-6% em pacientes com *diabetes mellitus* tipo 1; superior a 20% em parentes de primeiro grau de pacientes com doença celíaca; 10-15% em pacientes com anemia por deficiência de ferro sintomática; 3-6% em pacientes com anemia por deficiência de ferro assintomática; 1-3% em pacientes com osteoporose.[28]

A confirmação diagnóstica da doença celíaca mostra-se de extrema importância, fato constatado por meio de estudos que evidenciaram aumento das taxas de mortalidade nesse grupo, independentemente da presença ou não de atrofia vilositária, o que inclui a doença latente, ou seja, sorologia positiva com histologia duodenal normal.[29]

Quadro 27-1. Doenças que Apresentam Atrofia Vilositária Intestinal[2-5]

- Doença celíaca
- Enteropatia autoimune
- Espru colágeno
- Espru tropical
- Linfoma intestinal
- Atrofia associada a medicamentos
- Imunodeficiências primárias
- Duodenites pépticas
- Enteropatia associada ao vírus da imunodeficiência adquirida
- Doenças sistêmicas autoimunes (artrite reumatoide; síndrome de Sjogren; LES)
- Enterite eosinofílica
- Desnutrição proteico-calórica
- Enterite actínica
- Doença de Crohn
- Imunodeficiência comum variável
- Doença do enxerto *versus* hospedeiro
- Amiloidose
- Supercrescimento bacteriano intestinal
- Enteropatia associada ao leite de vaca ou à proteína da soja
- Infecções (*H. pylori*; giardíase; tuberculose; doença de Whipple)

Quanto ao tratamento, atualmente está pautado na isenção permanente e definitiva da ingestão de glúten e proteínas correlatas da dieta. Com tal medida, objetiva-se restaurar a arquitetura mucosa do intestino, interromper as manifestações intestinais e extraintestinais, normalizar as taxas de mortalidade e melhorar a qualidade de vida dos pacientes. Deve-se ressaltar ainda que a dieta definitiva isenta de glúten implica em importante impacto social e, portanto, só deve ser proposta aos pacientes com diagnóstico inequívoco.[14,30-33]

Aspectos Endoscópicos na Doença Celíaca

A esofagogastroduodenoscopia proporciona a oportunidade de estudar direta e detalhadamente a mucosa intestinal e obter biópsias, como mencionado anteriormente. Alguns aspectos endoscópicos são descritos como associados à atrofia vilositária intestinal, característica fenotípica mais significativa da doença celíaca. A presença desses aspectos, sejam isolados ou em associação, indica a realização das biópsias duodenais e auxilia no direcionamento dos sítios específicos a serem biopsiados, aspecto de fundamental importância, uma vez que o acometimento intestinal pode ser esparso, com áreas de mucosa normal intercaladas com áreas acometidas (*patchy villous atrophy*) (Fig. 27-1). Nos indivíduos assintomáticos, a oportunidade diagnóstica pode depender dos aspectos endoscópicos, indicando-se a realização de biópsias duodenais na presença dos marcadores endoscópicos de atrofia vilositária.[18,34-36]

Observa-se, na literatura médica, ampla descrição sobre os aspectos endoscópicos potencialmente relacionados com a atrofia vilositária intestinal, destacando-se:

a) Redução ou ausência de pregas duodenais.
b) Pregas escalonadas, ou seja, aparência nodular das pregas duodenais (*scalloping of folds*).
c) Maior evidência do padrão vascular submucoso.
d) Padrão em mosaico, ou seja, aparência micronodular ou de "*cobblestone*" da superfície mucosa.
e) Fissuras, sulcos ou ranhuras mucosas (Figs. 27-2 a Fig 27-6).[3,35]

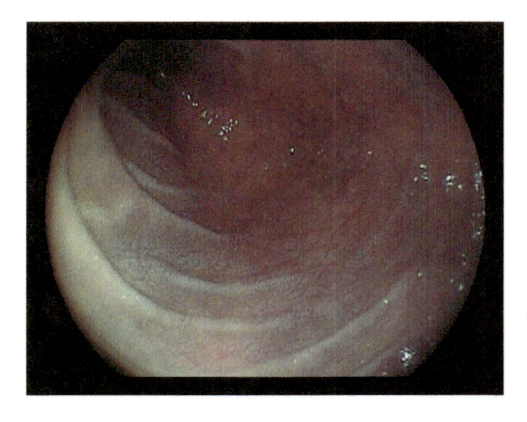

Fig. 27-1. Redução do pregueamento mucoso com áreas de atrofia parcial ao lado de áreas com atrofia total (*patchy villous atrophy*).

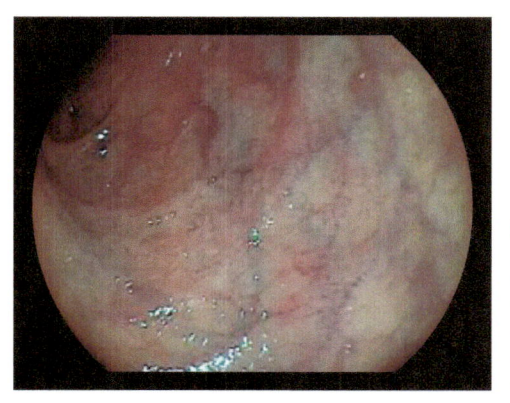

Fig. 27-2. Segunda porção duodenal com redução acentuada do pregueamento mucoso e maior evidência do padrão vascular submucoso.

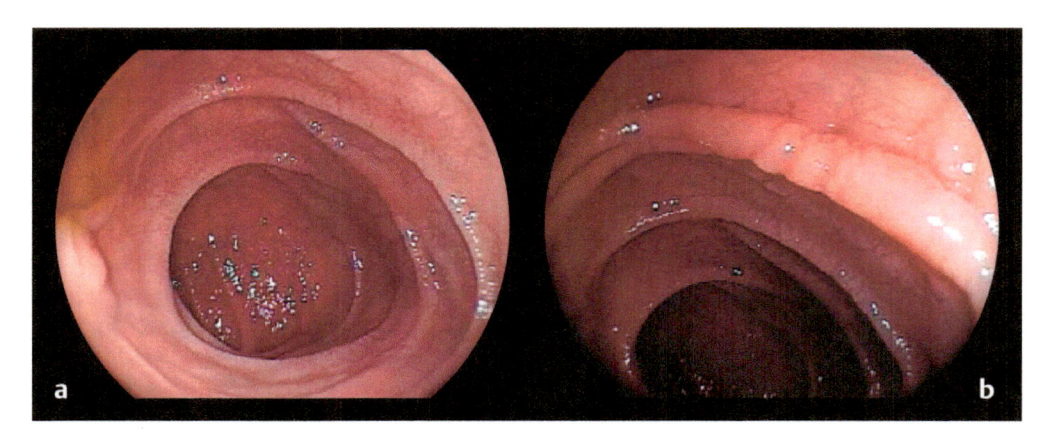

Fig. 27-3. (a) Segunda porção duodenal com redução nítida do pregueamento mucoso e (b) aspecto nodular das pregas (*scalloping of folds*).

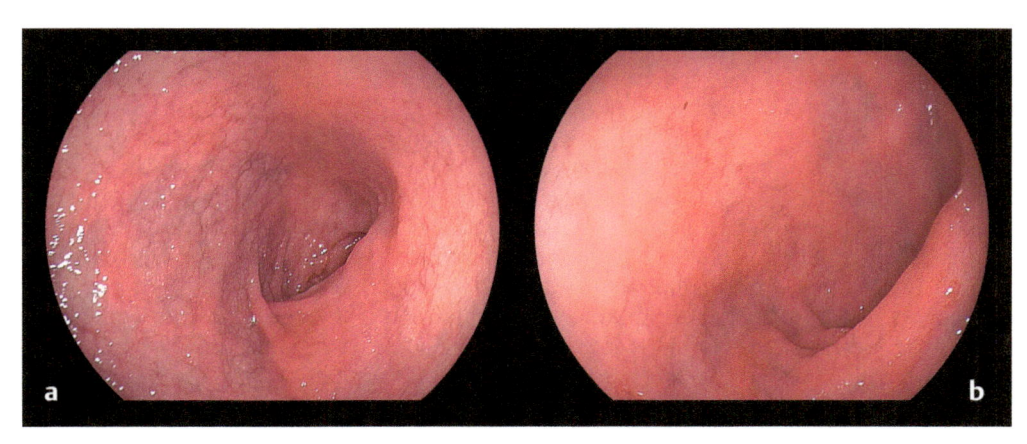

Fig. 27-4. (a, b) Bulbo duodenal – nodularidade difusa.

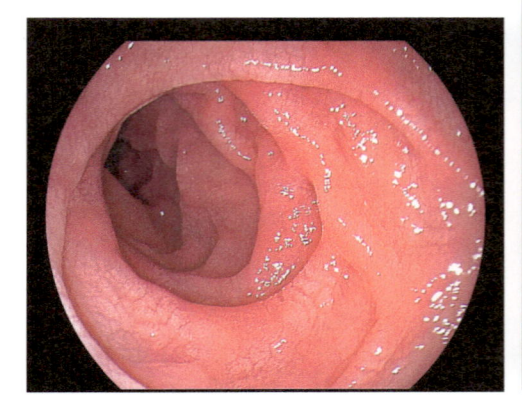

Fig 27-5. Segunda porção duodenal – redução do pregueamento mucoso, ranhuras mucosas, *scalloping*.

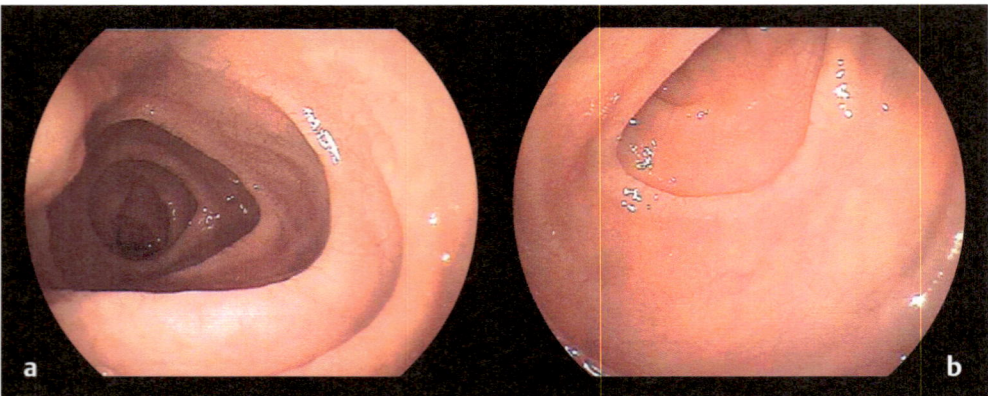

Fig. 27-6. (a, b) Atrofia vilositária duodenal total; redução do pregueamento mucoso, ranhuras mucosas, aspecto serrilhado (*scalloping*).

Importante ressaltar que o reconhecimento dos marcadores endoscópicos é muito útil para o diagnóstico da doença celíaca, com a ressalva de que não estão sempre presentes em todos os casos da doença. Fissuras, sulcos ou entalhes mucosos também seriam elementos indicativos de atrofia vilositária duodenal, principalmente quando associados a outras alterações, como as pregas escalonadas.[37] Atenção especial deve ser dispensada às alterações mucosas que caracterizam o padrão em mosaico e a maior visualização do plexo vascular submucoso, também indicativas de atrofia vilositária.[38] Outro aspecto endoscópico que merece referência é a nodularidade mucosa no bulbo duodenal, também relacionada com a atrofia vilositária intestinal.[39] Estudo interessante conduzido por Lecleire et al.[40] concluiu que os marcadores endoscópicos para doença celíaca realmente foram importantes para o diagnóstico de pacientes sintomáticos, porém, sem valor quanto à seleção de pacientes dispépticos que deveriam ser submetidos a biópsias duodenais, inicialmente realizada por outros testes diagnósticos, como os marcadores sorológicos. Oxentenko et al.[41] analisaram a correlação dos marcadores endoscópicos como preditores do diagnóstico histológico da doença celíaca em pacientes com anemia ferropriva e concluíram pela sua baixa sensibilidade, que variou entre 47%, para a ausência de pregas duodenais, e 6% para o aspecto de nodularidade da mucosa. Os autores sugeriram que os marcadores endoscópicos isoladamente, pela baixa sensibilidade, não seriam de grande utilidade na identificação de pacientes com doença celíaca subclínica ou atípica, ressaltando a necessidade de sempre se realizarem biópsias nos pacientes com suspeita clínica, independentemente da presença dos aspectos endoscópicos relacionados com a atrofia vilositária.

As taxas de sensibilidade e especificidade dos marcadores endoscópicos para doença celíaca foram relatadas em revisão sobre o tema e variaram entre 6 e 94% e 83 e 100%, respectivamente.[35] Os autores pontuaram algumas possíveis explicações para a inexistência dos marcadores endoscópicos de atrofia vilositária em pacientes com doença celíaca: (a) casos não relacionados com a atrofia vilositária, caracterizando os padrões histológicos infiltrativo e hiperplásico (Marsh-Oberhuber Tipos 1 e 2); (b) casos de atrofia vilositária parcial e (c) possibilidade do acometimento salteado da mucosa, com áreas de vilosidades preservadas (*patchy villous atrophy*). Além disso, recomenda-se atenção quanto à possibilidade de os aspectos endoscópicos compatíveis com atrofia vilositária se associarem a outras afecções, como a enteropatia autoimune, o espru tropical, a giardíase, a enteropatia associada ao vírus da imunodeficiência adquirida, o supercrescimento bacteriano intestinal, a doença de Crohn, a gastroenterite eosinofílica, a enteropatia associada ao leite de vaca ou à proteína da soja, as imunodeficiências primárias, a doença do enxerto *versus* hospedeiro, a enteropatia actínica e por quimioterapia, a desnutrição proteico-calórica e a amiloidose.[2-4] A atenção quanto a essas outras condições, particularmente nos casos de atrofia vilositária parcial com testes sorológicos negativos, deve ser redobrada.[3]

Do ponto de vista prático, o reconhecimento de qualquer alteração mucosa, potencialmente relacionada com a atrofia vilositária, deve ser considerado, pelo endoscopista, como indicação inquestionável à realização de biópsias duodenais. Por outro lado, a baixa sensibilidade dos marcadores endoscópicos significa que sua ausência não exclui o diagnóstico de doença celíaca, devendo-se sempre realizar as biópsias nos casos suspeitos.[3,35] Não foi sem razão que Freeman,[42] referindo-se a essa questão, citou as estimativas de endoscopistas experientes de que cerca de 10% dos casos de doença celíaca são diagnosticados por meio de biópsias duodenais endoscópicas de rotina, em casos com ausência absoluta de marcadores endoscópicos.

Em função do limitado papel diagnóstico da endoscopia tradicional no diagnóstico da doença celíaca, diferentes técnicas para estudo detalhado do padrão vilositário duodenal foram desenvolvidas no sentido de aumentar sua acurácia.

Técnicas Endoscópicas para Aumento da Acurácia Diagnóstica na Doença Celíaca
Técnica de Imersão em Água

Como já descrito, os marcadores endoscópicos de atrofia vilositária duodenal têm importância significativa na indicação de realização de biópsias duodenais, possibilitando o diagnóstico em pacientes oligo e assintomáticos. No entanto, esses aspectos apresentam sensibilidade muito variável quanto à avaliação do grau da enteropatia, como observado na atrofia vilositária parcial, na linfocitose intraepitelial sem atrofia vilositária e nos casos com alterações salteadas, não contínuas da mucosa. Assim, Gasbarrini et al.[43] propuseram uma técnica para o estudo endoscópico da mucosa duodenal após instilação de água na luz do órgão, chamada de técnica de imersão. Os resultados desse primeiro estudo evidenciaram elevados valores preditivos positivo e negativo para atrofia vilositária duodenal. Trata-se de técnica simples, segura e reprodutível, com potencial de melhorar a acurácia diagnóstica para a doença celíaca, facilitando a identificação das vilosidades intestinais e auxiliando o endoscopista a direcionar as biópsias para áreas potencialmente alteradas. O mesmo grupo de estudo propôs ainda uma modificação da técnica para possibilitar seu uso rotineiro na prática diária dos endoscopistas.[44] A técnica consiste na retirada do ar da luz duodenal por sucção, seguida de rápida injeção de água pelo canal de trabalho do endoscópico, geralmente entre 90 e 150 mL, permitindo melhor definição do padrão vilositário duodenal, com aumento de apenas 25 a 30 segundos no tempo total de duração de uma esofagogastroduodenoscopia habitual (Figs. 27-7 a 27-10).[35,44] Cammarota et al.[45] argumentaram, inclusive, que a técnica de imersão poderia ser importante na redução do número de biópsias duodenais para o diagnóstico da doença celíaca, em função do direcionamento das mesmas para áreas atróficas, com redução de custos. Hipotetizaram ainda que, nos pacientes de alto risco para doença celíaca e com aspecto endoscópico de atrofia vilositária total, identificada por meio da técnica de imersão, não haveria necessidade de se realizarem biópsias para confirmação histológica, proposta essa ainda sem validação na literatura médica atual.[46]

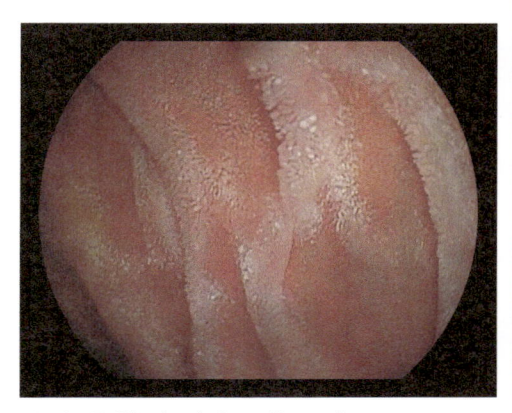

Fig. 27-7. Técnica de imersão em água sem recurso de magnificação de imagem, permitindo visualização do padrão vilositário duodenal preservado.

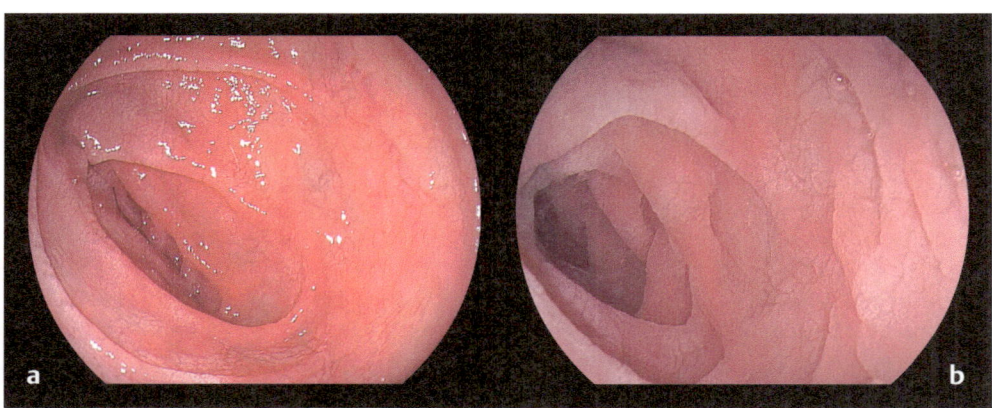

Fig. 27-8. Atrofia vilositária duodenal total. (**a**) Segunda porção duodenal – redução do pregueamento mucoso, ranhuras mucosas, *scalloping*; (**b**) técnica de imersão em água.

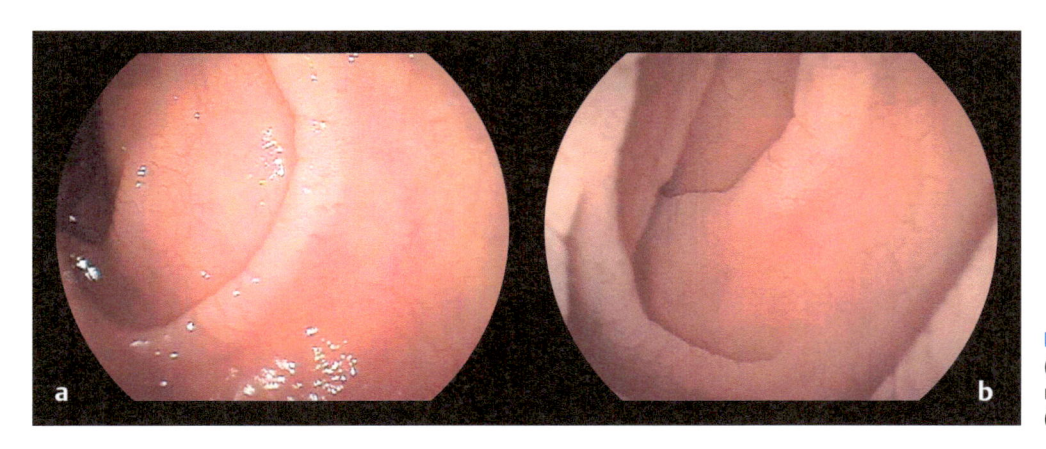

Fig. 27-9. Atrofia vilositária duodenal total. (**a**) Redução do pregueamento mucoso, ranhuras mucosas, aspecto serrilhado (*scalloping*); (**b**) técnica de imersão em água – mucosa plana.

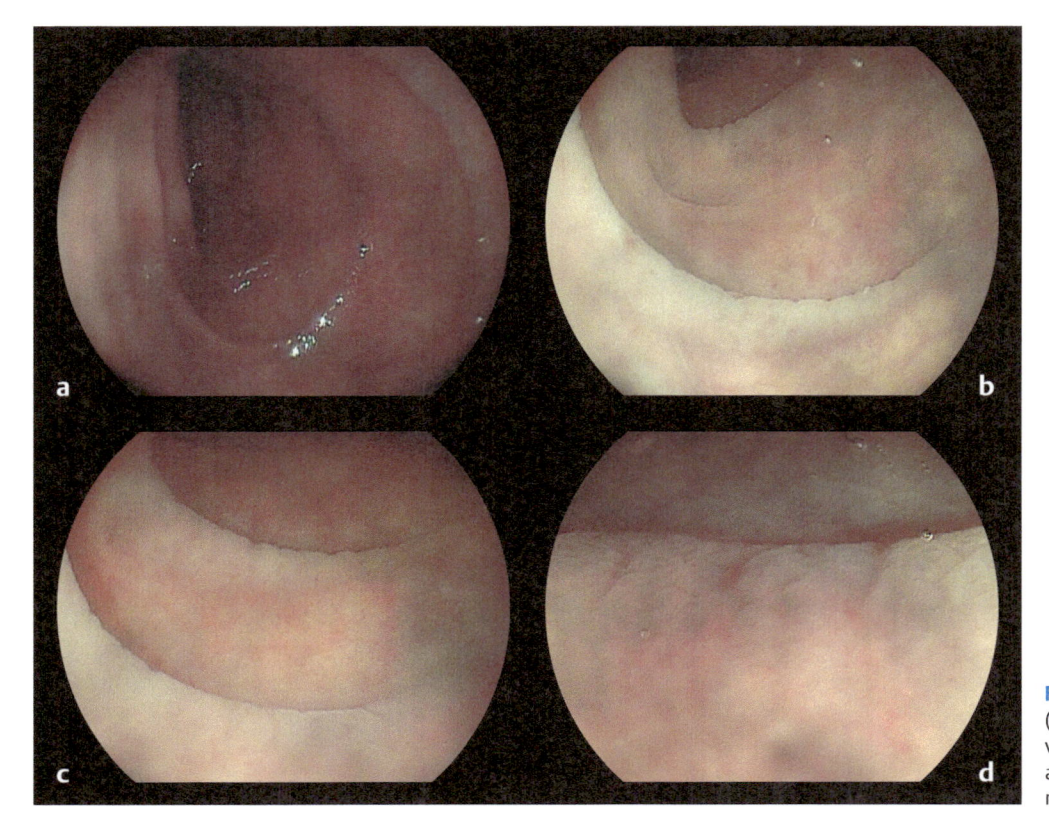

Fig. 27-10. Atrofia vilositária duodenal total. (**a**) Redução do pregueamento mucoso, padrão vascular evidente; (**b**, **c**) técnica de imersão – aspecto serrilhado (*scalloping*); (**d**) detalhe da mucosa plana.

Cromoendoscopia e Magnificação de Imagem

O primeiro relato da utilização da cromoendoscopia, com uso de índigo-carmim, na avaliação endoscópica do duodeno em pacientes com doença celíaca, coube a Stevens e McCarthy.[47] Niveloni *et al.*[38] relataram que a cromoendoscopia com azul de metileno a 1% possibilitou melhor detalhamento de alguns marcadores endoscópicos de atrofia mucosa, como as pregas escalonadas e padrão em mosaico sem, contudo, promover maiores informações a endoscopistas experientes (Fig. 27-11).

Os novos aparelhos de endoscopia digestiva, que fornecem imagens de alta resolução e dispõem de recurso de magnificação superior a 100 vezes, têm possibilitado melhor detalhamento da mucosa, quando comparados aos endoscópios *standard*. Em estudo envolvendo 34 pacientes com suspeita de síndrome de má-absorção intestinal, analisou-se o papel da magnificação de imagem associado à cromoendoscopia com índigo carmim, na avaliação da mucosa duodenal. Os resultados demonstraram que a combinação desses recursos mostrou-se muito útil quanto à detecção da atrofia vilositária, com especificidade de 94% e sensibilidade de 88%, principalmente nos casos de atrofia vilositária parcial, em que o acometimento da mucosa pode estar salteado, e o duodeno, muitas vezes, de aspecto normal, durante uma esofagogastroduodenoscopia *standard*.[48] Cammarota *et al*,[49] ao estudarem 191 pacientes submetidos ao estudo endoscópico, com indicação de biópsias de duodeno, demonstraram concordância de 100% entre a endoscopia com magnificação de alta resolução associada à técnica de imersão e a histologia, quanto à presença ou ausência de vilosidades intestinais (Figs. 27-12 e 27-13). Outros trabalhos reforçaram o papel positivo da esofagogastroduodenoscopia com recurso de magnificação de imagem na detecção da atrofia vilositária duodenal na doença celíaca, principalmente nos casos de atrofia parcial e com acometimento intercalado (*patchy villous atrophy*), possibilitando-se o direcionamento das biópsias para as áreas alteradas (Fig. 27-14).[50,51]

Outra técnica descrita como EME (*enhanced magnification endoscopy*) utiliza a associação de ácido acético e magnificação de imagem e possibilitou maior sensibilidade na detecção da atrofia

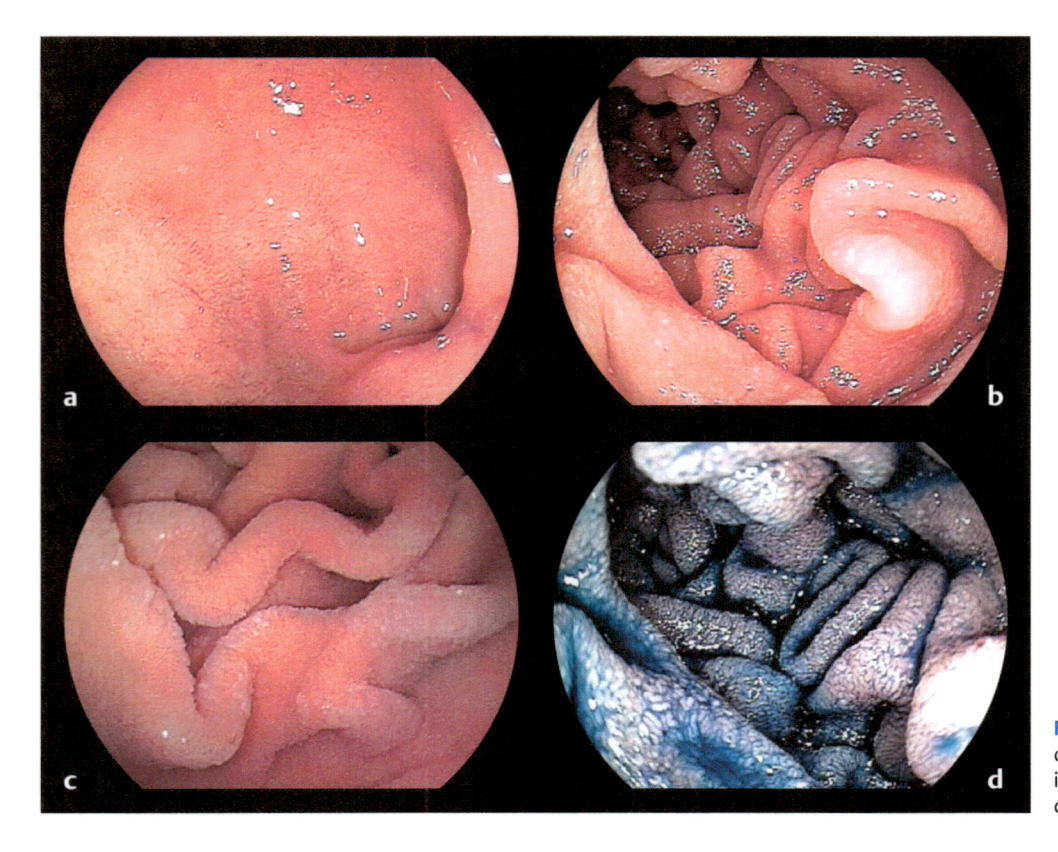

Fig. 27-11. Mucosa duodenal normal. (a) Bulbo duodenal; (b) segunda porção; (c) técnica de imersão em água; (d) cromoendoscopia com azul de metileno.

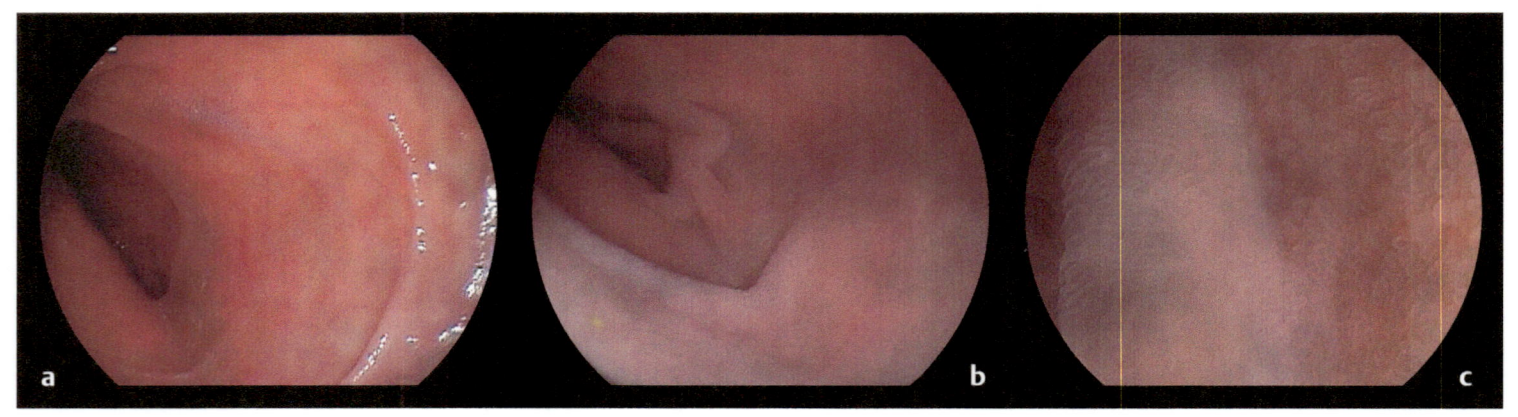

Fig. 27-12. Atrofia vilositária duodenal parcial. (a) Redução do pregueamento mucoso, discreta maior evidência do padrão vascular submucoso; (b) técnica de imersão; (c) magnificação de imagem evidenciando vilosidades intestinais presentes, embora claramente mais curtas e achatadas que o habitual.

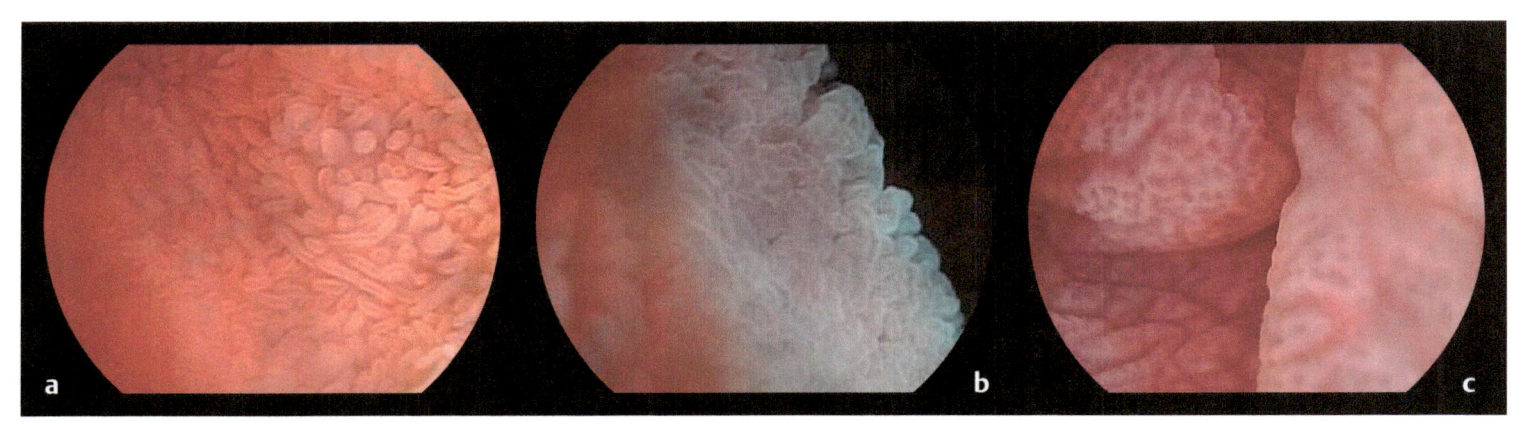

Fig. 27-13 Segunda porção duodenal examinada por técnica de imersão com recurso de magnificação de imagem de alta resolução. (a) Vilosidades intestinais preservadas (normal); (b) Vilosidades achatadas e convolutas (atrofia parcial); (c) Ausência completa das vilosidades (atrofia total).

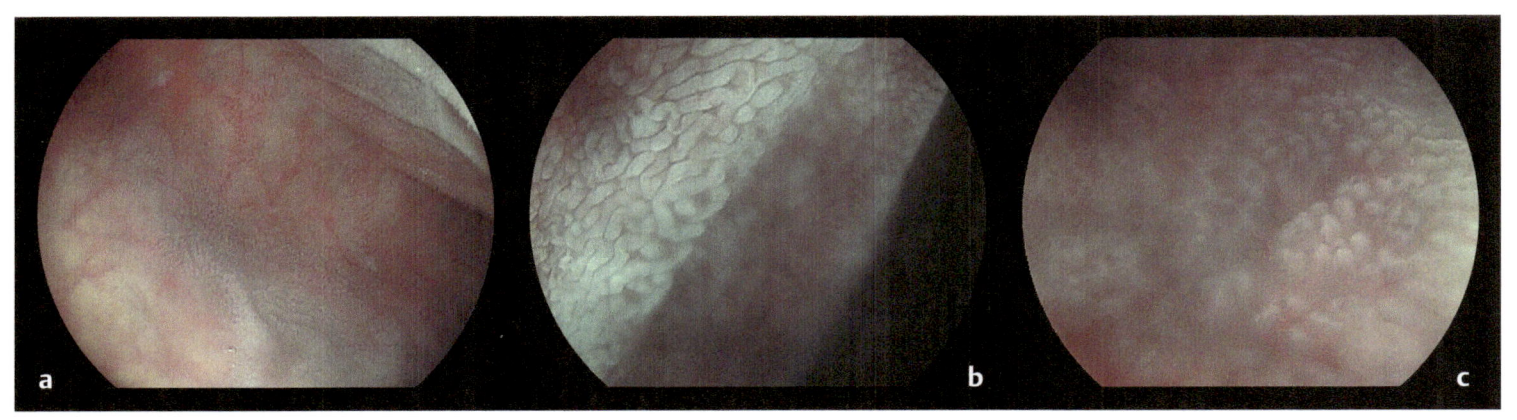

Fig. 27-14. (a) Redução do pregueamento mucoso com áreas de atrofia parcial ao lado de áreas com atrofia total (*patchy villous atrophy*); (b) magnificação de imagem com área de atrofia parcial; (c) área de atrofia total.

vilositária duodenal em comparação à endoscopia *standard*. Possibilitou também o encontro de áreas de atrofia parcial em meio à mucosa aparentemente normal com direcionamento das biópsias.[52]

Cromoendoscopia Óptica e Digital

A cromoendoscopia sem corantes consiste em novas tecnologias com potencial de ganho de detalhes de imagem, de modo similar à cromoendoscopia tradicional, com a vantagem de dispensar o uso de agentes corantes e exigir, para sua realização, um simples toque em um botão de comando. A favor da cromoendoscopia sem corantes, deve-se acrescentar sua utilização com sucesso na identificação de áreas neoplásicas em esôfago de *Barrett*, na avaliação de neoplasia gástrica precoce e na detecção de pequenas lesões colorretais, além dos excelentes resultados verificados na descrição dos padrões das vilosidades intestinais na doença celíaca, fatores esses que levaram à especulação do uso dessa tecnologia para a detecção de atrofia vilositária.[35] Estão disponíveis, para uso na prática clínica, por meio de três sistemas:

a) *Narrow Band Imaging (NBI):* tecnologia com base na utilização de filtros para estreitar as bandas de luz transmitidas, antes de atingir a superfície a ser examinada. A luz de banda estreita é absorvida e dispersada na mucosa de modo diferente à luz branca, possibilitando maior evidência do contraste entre pequenos vasos e estruturas minúsculas e o tecido normal. Utilizando-se a tecnologia NBI associada à magnificação de imagem, Singh *et al.*[53] verificaram sensibilidade e especificidade na definição entre presença e ausência de vilosidades de 93,3 e 97,8% e na diferenciação entre atrofia parcial e atrofia total de 83,3 e 100%, respectivamente.

b) *Fuji Intelligent Chromo Endoscopy (FICE):* tecnologia com base na seleção de certos comprimentos de onda de um sinal luminoso refletido, resultando na geração de imagens digitais com ganho de detalhes. Cammarota *et al.*[54] demonstraram que o uso dessa técnica associada à magnificação de imagem permitiu a clara visualização do padrão vilositário duodenal e distinção entre mucosa normal, atrofia parcial e atrofia total (Figs. 27-15 e 27-16).

c) *I-Scan:* tecnologia de contraste digital que possibilita melhora das imagens por meio de três modalidades: CE (*contrast enhancement*) que evidencia anormalidades mucosas e particularmente áreas deprimidas; SE (*surface enhancement*) que aumenta o contraste entre o claro e o escuro; TE (*tone enhancement*) que agrupa e recombina os componentes azul, vermelho e verde formando novas imagens. A avaliação dessa tecnologia na doença celíaca evidenciou acurácia de 100% na detecção da atrofia vilositária total e de 90% na detecção das vilosidades normais e da atrofia vilositária parcial.[55]

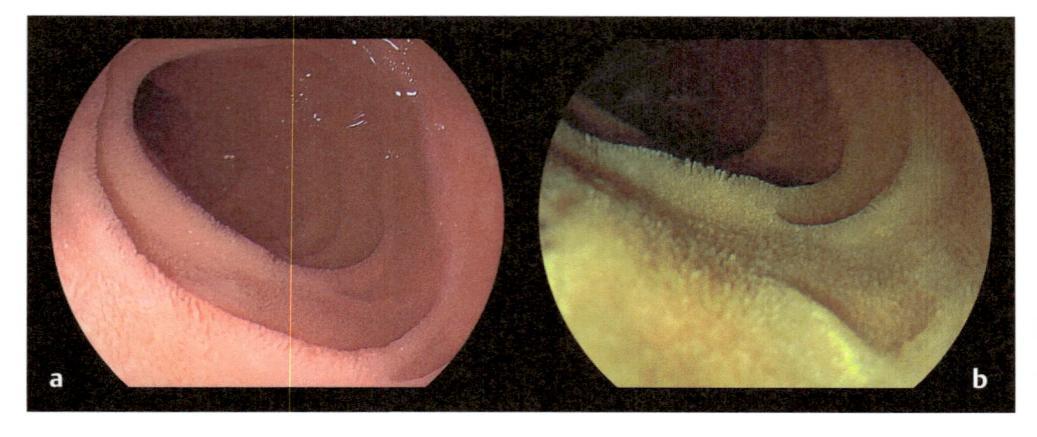

Fig. 27-15. (a) Técnica de imersão em água sem recurso de magnificação de imagem – padrão vilositário duodenal preservado; (b) cromoendoscopia digital (FICE).

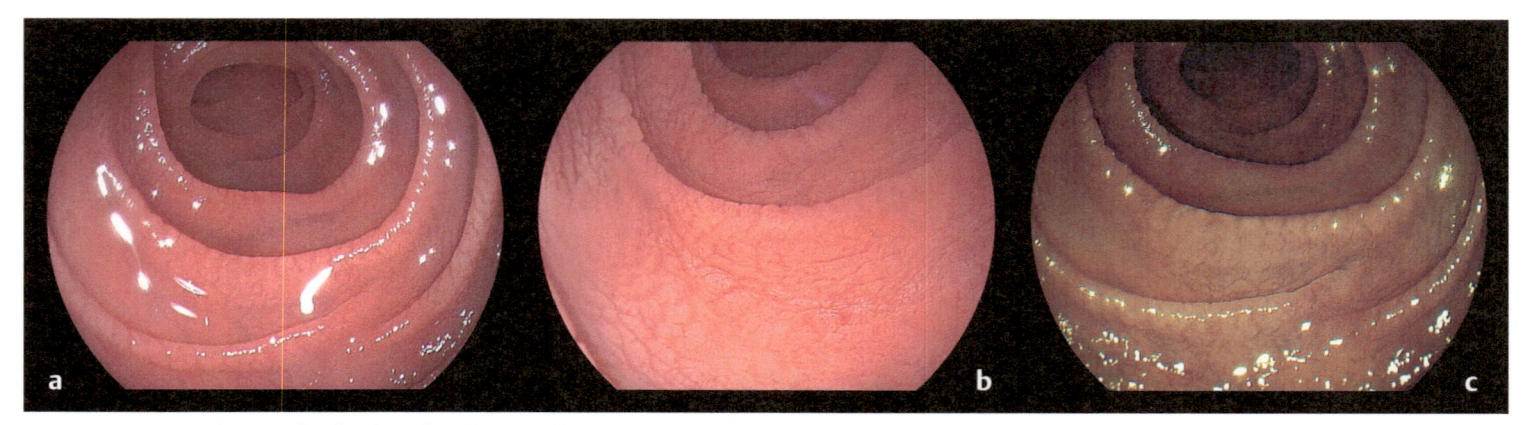

Fig. 27-16. Atrofia vilositária duodenal total, endoscopia de alta resolução. (a) Segunda porção duodenal – redução do pregueamento mucoso, ranhuras mucosas, *scalloping*; (b) Técnica de imersão em água; (c) cromoendoscopia digital (FICE).

Cápsula Endoscópica

A cápsula endoscópica, método disponibilizado, em 2001, proporcionou grande avanço no diagnóstico e conduta das doenças do intestino delgado, incluindo sangramento obscuro, Doença de Crohn, poliposes, tumores de delgado entre outros. Trata-se de método não invasivo, seguro, indolor e de excelente tolerabilidade que possibilita estudo detalhado da mucosa intestinal com boa avaliação do padrão vilositário. Além disso, não necessita insuflação de ar, e a sua propulsão se dá pelo peristaltismo normal do trato gastrointestinal. Como grande limitação pode-se citar a impossibilidade de realização de biópsias e procedimentos terapêuticos.

A sensibilidade e especificidade da cápsula endoscópica na doença celíaca são, respectivamente, de 83-89% e 95-98%, e os sinais mais comuns são a redução ou ausência do pregueamento mucoso (65%); aspecto de *scalloping* (55%) e padrão de mosaico com nodularidade (32%) (Fig. 27-17).[56-58]

Inicialmente não há indicação da cápsula endoscópica no diagnóstico inicial da doença celíaca, exceto nos casos em que a esofagogastroduodenoscopia está contraindicada ou é negada pelo paciente. Outras possíveis indicações seriam os pacientes com sorologia positiva para doença celíaca já submetidos à esofagogastroduodenoscopia com biópsias normais e nos casos de doença celíaca refratária ou suspeita de complicações. Também não está indicada atualmente na avaliação da extensão de acometimento da doença ou na resposta à dieta isenta de glúten. Recente revisão sobre o tema ratifica essas indicações da cápsula endoscópica na doença celíaca.[59]

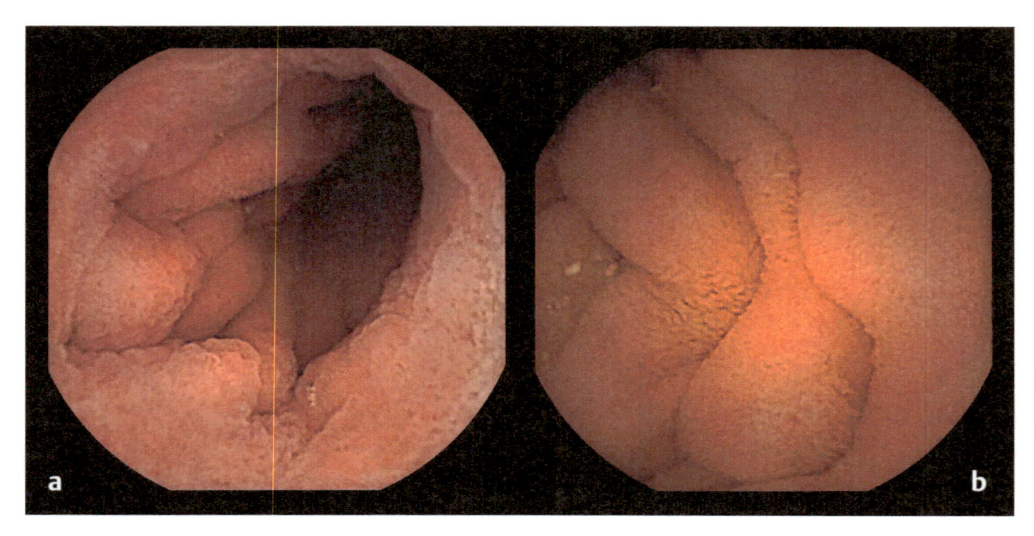

Fig. 27-17. Cápsula endoscópica na DC. (a) Duodeno – redução do pregueamento mucoso com leve nodularidade e discretas ranhuras mucosas; (b) porções iniciais de jejuno com mucosa de aspecto normal (Arquivo Dr. Luís Ronaldo Alberti).

Enteroscopia

Método endoscópico de estudo do intestino delgado introduzido, em 2001, por meio do enteroscópio de duplo balão. Com o desenvolvimento da tecnologia, novas técnicas surgiram utilizando o enteroscópio de balão único e o enteroscópio em espiral. Trata-se de método trabalhoso com curva de aprendizado lenta e passível de complicações, como perfurações, sangramentos e pancreatite.

Em função de o acometimento intestinal na doença celíaca ser predominantemente proximal, não há indicação de uso da enteroscopia na avaliação inicial dos pacientes com doença celíaca em que a esofagogastroduodenoscopia seria o método de escolha. Desse modo, estaria indicada somente naqueles casos não responsivos ao tratamento em que haja suspeita de doença celíaca refratária ou complicações associadas, como o linfoma intestinal. Deve-se ainda ter em mente que, na avaliação de outras doenças que cursam com atrofia vilositária intestinal, o estudo mais distal do intestino delgado por meio da enteroscopia pode ser de grande valia.[59]

Histologia na Doença Celíaca
Classificação de Marsh-Oberhuber

Apesar dos avanços no conhecimento dos aspectos clínicos e patogênicos da doença celíaca nos últimos anos, o diagnóstico de certeza, como há décadas, tem como pedra fundamental a identificação das lesões mucosas duodenojejunais, que se recompõe após a instituição da dieta isenta de glúten. Em função dos padrões dinâmicos das lesões mucosas na doença celíaca e da frequente identificação de indivíduos com lesões discretas, Marsh[60] sugeriu, em 1992, um espectro de sensibilidade ao glúten com as respectivas alterações mucosas, composto de quatro estágios e considerado um dos maiores avanços históricos no diagnóstico dessa afecção, descrito a seguir:

- *Tipo 1 – lesão infiltrativa:* caracterizada por arquitetura mucosa normal e aumento do número de linfócitos intraepiteliais.
- *Tipo 2 – lesão hiperplásica:* caracterizada por aumento da profundidade das criptas, sem atrofia vilositária e com aumento do número de linfócitos intraepiteliais.
- *Tipo 3 – lesão destrutiva:* caracterizada por atrofia vilositária e hiperplasia de criptas com aumento do número de linfócitos intraepiteliais.
- *Tipo 4 – lesão hipoplásica:* caracterizada por atrofia vilositária com criptas de tamanho normal e número normal de linfócitos intraepiteliais.

Posteriormente, Oberhuber *et al.*[61] propuseram uma modificação na classificação original de Marsh[60] em que o tipo 3 foi subdividido em 3a, 3b e 3c, em função da presença de atrofia vilositária leve/moderada, acentuada e total, respectivamente. Além disso, Marsh[60] não definiu o que seria considerado aumento dos linfócitos intraepiteliais, cabendo a Oberhuber *et al.*[61] especificá-lo como número superior a 30-40 por 100 células epiteliais. Essa classificação modificada, conhecida como Classificação de Marsh-Oberhuber, ainda hoje é utilizada pela maioria dos patologistas, em todo o mundo, na avaliação das alterações mucosas intestinais na doença celíaca, tanto para fins diagnósticos quanto, em alguns casos, para reavaliação histológica após instituição da dieta isenta de glúten (Quadro 27-2 e Fig. 27-18).

Como vantagens da Classificação de Marsh-Oberhuber, os autores apontaram rápida e precisa classificação das lesões intestinais, tanto no momento do primeiro diagnóstico, quanto no acompanhamento do tratamento. As lesões encontradas em biópsias obtidas em tempos diversos poderiam ser rapidamente comparadas e úteis aos pacientes com resposta lenta à dieta isenta de glúten, assim como a comparação de dados científicos poderia ser realizada por diferentes grupos de estudo.[61]

Hassall[63] pontuou que, apesar de o diagnóstico definitivo da doença celíaca ter suporte nas alterações histológicas das biópsias do intestino delgado, é fundamental analisar esses achados dentro de

Quadro 27-2. Classificação Modificada de Marsh-Oberhuber

Classificação Marsh	LIE/100 enterócitos duodeno	LIE/100 enterócitos jejuno	Hiperplasia de criptas	Vilosidades
Marsh 0	< 30	< 40	Normal	Normais
Marsh 1	> 30	> 40	Normal	Normais
Marsh 2	> 30	> 40	Aumentada	Normais
Marsh 3a	> 30	> 40	Aumentada	Atrofia leve/moderada
Marsh 3b	> 30	> 40	Aumentada	Atrofia acentuada
Marsh 3c	> 30	> 40	Aumentada	Atrofia total
Marsh 4	< 30	< 40	Normal	Atrofia total

Adaptado de Dickson BC et al, 2006.[62]

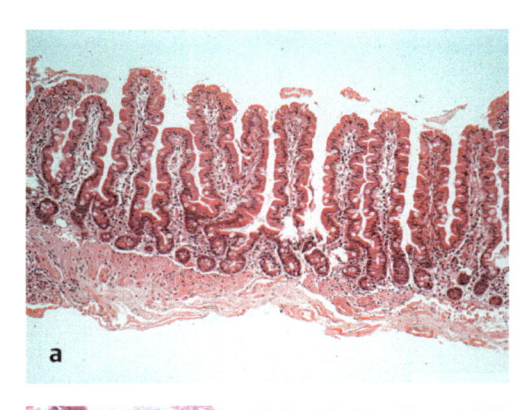

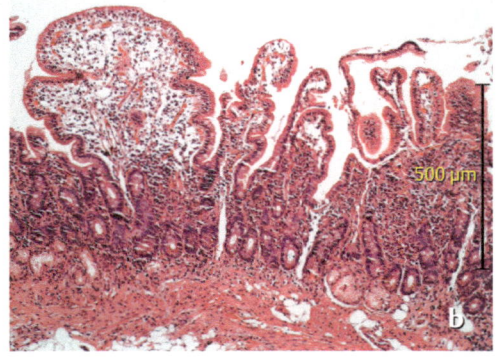

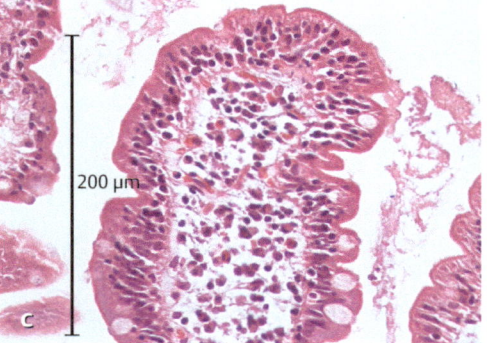

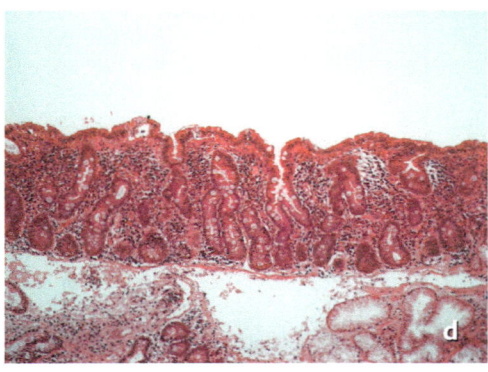

Fig. 27-18. (a) Mucosa de aspecto normal com relação vilosidade: cripta preservada e ausência de linfocitose intraepitelial (HE, 100×); (b) redução da relação vilosidade: cripta, hipotrofia vilositária discreta, hiperplasia de criptas e aumento do número de linfócitos intraepiteliais. Padrão destrutivo com atrofia parcial – Classificação de Marsh-Oberhuber Tipo 3a (HE, 100×); (c) detalhe em maior aumento do caso anterior evidenciando infiltrado inflamatório e aumento do número de linfócitos intraepiteliais (HE, 400×); (d) inversão da relação vilosidade: cripta, atrofia vilositária total, hiperplasia de criptas e aumento do número de linfócitos intraepiteliais. Padrão destrutivo com atrofia total (mucosa plana) – Classificação de Marsh-Oberhuber Tipo 3c (HE, 100×).

um contexto específico, em função da grande variabilidade de alterações histológicas possíveis e da falta de especificidade dos padrões infiltrativo e hiperplásico (Tipos 1 e 2). Esse contexto incluiria a sintomatologia clínica, os testes sorológicos e a exclusão de outras doenças, principalmente nos casos duvidosos. O autor citou ainda que, nos casos com histologia *borderline*, haveria o risco de se realizarem diagnósticos falso-positivos, com a possibilidade de que, inversamente ao fato de a doença celíaca sempre ter sido subdiagnosticada, atualmente, estejamos sob risco de caminhar na direção oposta.

Biópsias na Doença Celíaca

Reconhece-se atualmente que pacientes com doença celíaca podem apresentar acometimento irregular e muitas vezes salteado da mucosa, com áreas de atrofia vilositária intercaladas com áreas de mucosa preservada (*patchy villous atrophy*) e, algumas vezes, com as alterações histológicas restritas ao bulbo duodenal. Com o objetivo de reduzir a falha diagnóstica e melhorar a acurácia propõe-se, atualmente, para o diagnóstico histológico da doença celíaca, a realização de múltiplas biópsias duodenais, preferencialmente entre quatro e seis, sempre incluindo pelo menos um fragmento do bulbo duodenal. As biópsias obtidas nessas duas topografias teriam o potencial de confirmar, na prática clínica, o diagnóstico histológico em todos os casos de doença celíaca.[64,65]

A repetição da biópsia duodenal após início do tratamento com instituição da dieta isenta de glúten é um procedimento importante na aferição da cicatrização da mucosa. Nos casos em que a avaliação histológica evidencia, pelo menos, alterações mucosas compatíveis com a classificação de Marsh tipo 2, nova biópsia deve ser realizada no período de 12 meses.[66] Importante lembrar que sintomas clínicos não predizem de modo confiável a falta de cicatrização da mucosa, e que grande parte dos pacientes sem cura histológica pode-se mostrar assintomática. Além disso, outros pacientes podem-se beneficiar de um segundo procedimento de biópsia, principalmente aqueles com diagnóstico duvidoso, que evidenciam melhora histológica. Os potenciais benefícios dessa conduta incluem a confirmação diagnóstica, a avaliação da fidelidade do paciente à dieta isenta de glúten e o estudo dos pacientes com sintomas persistentes, a despeito da sorologia inicial negativa ou duvidosa.[2]

Limitações e Cuidados no Preparo do Material Obtido por Biópsias

Artefatos técnicos que dificultam o estudo histológico podem ainda resultar do manuseio inadequado dos espécimes, tanto na sala de endoscopia, quanto durante o processamento do material em laboratório. Traumas mecânicos nos fragmentos de biópsia são bastante frequentes com o uso de pinças endoscópicas desgastadas e com mordedura deficiente, e, também, ao se realizar várias biópsias com a pinça introduzida uma única vez pelo canal de trabalho do endoscópio, com objetivo de reduzir o tempo de exame. Sobre a transferência do fragmento da pinça de biópsia para o papel-filtro, é importante que seja realizada cuidadosamente, com uso de agulhas ou palitos de madeira, visando à correta orientação dos espécimes e posicionamento da superfície livre para cima e da superfície de corte para baixo, antes da imersão em fixador (Fig. 27-19).

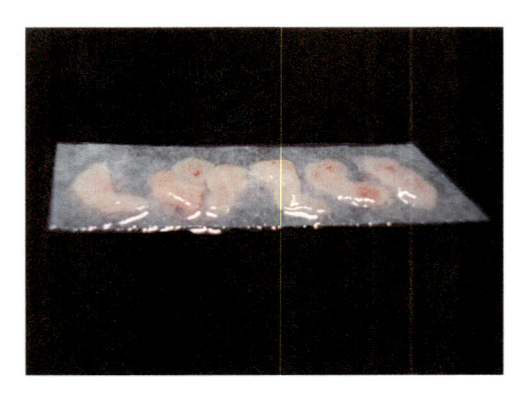

Fig. 27-19. Biópsias duodenais – fragmentos abertos e orientados em papel-filtro antes da fixação.

Relevante, ainda, seria o uso de frascos separados com a correta identificação do sítio de cada biópsia, em vez do envio de múltiplas biópsias em frasco único. A má orientação dos fragmentos pode ocorrer também durante a inclusão dos espécimes nos blocos de parafina, e, para minimizar essa dificuldade, sugere-se incluir cada espécime em um bloco isolado. Atenção especial deve ser direcionada aos cortes realizados nos blocos de parafina para que estes não sejam tangenciais aos fragmentos, o que dificultaria o estudo histológico.[67]

REFERÊNCIAS BIBLIOGRÁFICAS

1. Volk N, Lacy B. Anatomy and Physiology of the Small Bowel. Gastrointest Endosc Clin N Am. 2017;27(1):1-13.
2. Di Sabatino A, Corazza GR. Coeliac disease. Lancet. 2009;373(9673):1480-93.
3. Dickey W. Endoscopic markers for celiac disease. Nat Clin Pract Gastroenterol Hepatol. 2006;3(10):546-51.
4. Lee SK, Green PHR. Endoscopy in celiac disease. Curr Opin Gastroenterol. 2005;21:589-94.
5. Morreale GC, Montalbano LM, Cappello M, Sinagra E, Rizzo A, Carroccio A. A difficult diagnosis of coeliac disease: Repeat duodenal histology increases diagnostic yield in patients with concomitant causes of villous atrophy. Arab J Gastroenterol. 2017;18(4):241-4.
6. Abdulkarim AS, Murray JA. Review article: The diagnosis of coeliac disease. Aliment Pharmacol Ther. 2003;17(8):987-95.
7. Fasano A, Araya M, Bhatnagar S, Cameron D, Catassi C, Dirks M et al. Federation of International Societies of Pediatric Gastroenterology, Hepatology, and Nutrition consensus report on celiac disease. J Pediatr Gastroenterol Nutr. 2008;47(2):214-9.
8. Green PH, Jabri B. Coeliac disease. Lancet. 2003;362(9381):383-91.
9. Rostom A, Murray JA, Kagnoff MF. American Gastroenterological Association (AGA) institute technical review on the diagnosis and management of celiac disease. Gastroenterology. 2006;131(6):1981-2002.
10. National Institutes of Health Consensus Development Conference Statement on Celiac Disease, June 28-30, 2004. Gastroenterology. 2005;128(4 Suppl 1):S1-9.
11. Ensari A. Gluten-sensitive enteropathy (celiac disease): controversies in diagnosis and classification. Arch Pathol Lab Med. 2010;134(6):826-36.
12. Hill ID, Dirks MH, Liptak GS, Colletti RB, Fasano A, Guandalini S et al. Guideline for the diagnosis and treatment of celiac disease in children: recommendations of the North American Society for Pediatric Gastroenterology, Hepatology and Nutrition. J Pediatr Gastroenterol Nutr. 2005;40(1):1-19.
13. National Institute for Clinical Excellence (NICE) guidelines - Coeliac disease: Recognition and assessment of coeliac disease. Disponível em: www.nice.org.uk/nicemedia/pdf/CG87FullGuideline.pdf
14. Rubio-Tapia A, Murray JA. Updated guidelines by the European Society for the Study of Coeliac Disease. United European Gastroenterol J. 2019;7(5):581-2.
15. Husby S, Koletzko S, Korponay-Szabó IR, Mearin ML, Phillips A, Shamir R et al. European Society for Pediatric Gastroenterology, Hepatology, and Nutrition guidelines for the diagnosis of coeliac disease. J Pediatr Gastroenterol Nutr. 2012;54(1):136-60.
16. Green PH. Where are all those patients with Celiac disease? Am J Gastroenterol. 2007;102(7):1461-3.
17. Green PHR, Stavropoulos SN, Panagi SG, Goldstein SL, McMahon DJ, Absan H et al. Characteristics of adult celiac disease in the USA: results of a national survey. Am J Gastroenterol. 2001;96(1):126-31.
18. Rampertab SD, Pooran N, Brar P, Singh P, Green PH. Trends in the presentation of celiac disease. Am J Med. 2006;119(4):355.e9-14.
19. Rewers M. Epidemiology of celiac disease: what are the prevalence, incidence, and progression of celiac disease? Gastroenterology. 2005;128(4 Suppl 1):S47-51.
20. Catassi C, Kryszak D, Louis-Jacques O, Duerksen DR, Hill I, Crowe SE et al. Detection of Celiac disease in primary care: a multicenter case-finding study in North America. Am J Gastroenterol. 2007;102(7):1454-60.
21. Gandolfi L, Pratesi R, Cordoba JC, Tauil PL, Gasparin M, Catassi C. Prevalence of celiac disease among blood donors in Brazil. Am J Gastroenterol. 2000;95(3):689-92.
22. Lo W, Sano K, Lebwohl B, Diamond B, Green PH. Changing presentation of adult celiac disease. Dig Dis Sci. 2003;48(2):395-8.
23. Murray JA, Van Dyke C, Plevak MF, Dierkhising RA, Zinsmeister AR, Melton LJ 3rd. Trends in the identification and clinical features of

celiac disease in a North American community, 1950-2001. Clin Gastroenterol Hepatol. 2003;1(1):19-27.
24. Rubio-Tapia A, Murray JA. Celiac disease beyond the gut. Clin Gastroenterol Hepatol. 2008;6(7):722-3.
25. Volta U, Villanacci V. Celiac disease: diagnostic criteria in progress. Cell Mol Immunol. 2011;8(2):96-102.
26. Rodrigo L. Celiac disease. World J Gastroenterol. 2006;12(41):6585-93.
27. Walker MM, Murray JA, Ronkainen J, Aro P, Storskrubb T, D'Amato M et al. Detection of celiac disease and lymphocytic enteropathy by parallel serology and histopathology in a population-based study. Gastroenterology. 2010;139(1):112-9.
28. Dubé C, Rostom A, Sy R, Cranney A, Saloojee N, Garritty C et al. The prevalence of celiac disease in average-risk and at-risk Western European populations: a systematic review. Gastroenterology. 2005;128(4 Suppl 1):S57-67.
29. Ludvigsson JF, Montgomery SM, Ekbom A, Brandt L, Granath F. Small-intestinal histopathology and mortality risk in celiac disease. JAMA. 2009;302(11):1171-8.
30. Corrao G, Corazza GR, Bagnardi V, Brusco G, Ciacci C, Cottone M et al. Mortality in patients with coeliac disease and their relatives: a cohort study. Lancet. 2001;358(9279):356-61.
31. Dewar DH, Ciclitira PJ. Clinical features and diagnosis of celiac disease. Gastroenterology. 2005;128(4 Suppl 1):S19-24.
32. Nachman F, Mauriño E, Vázquez H, Sfoggia C, Gonzalez A, Gonzalez V et al. Quality of life in celiac disease patients: prospective analysis on the importance of clinical severity at diagnosis and the impact of treatment. Dig Liver Dis. 2009;41(1):15-25.
33. Tursi A, Brandimarte G, Giorgetti GM, Elisei W, Inchingolo CD, Monardo E et al. Endoscopic and histological findings in the duodenum of adults with celiac disease before and after changing to a gluten-free diet: a 2-year prospective study. Endoscopy. 2006;38(7):702-7.
34. Brocchi E, Tomassetti P, Misitano B, Epifanio G, Corinaldesi R, Bonvicini F et al. Endoscopic markers in adult coeliac disease. Dig Liver Dis. 2002;34(3):177-82.
35. Cammarota G, Fedeli P, Gasbarrini A. Emerging technologies in upper gastrointestinal endoscopy and celiac disease. Nat Clin Pract Gastroenterol Hepatol. 2009;6(1):47-56.
36. Mauriño E, Capizzano H, Niveloni S, Kogan Z, Valero J, Boerr L et al. Value of endoscopic markers in celiac disease. Dig Dis Sci. 1993;38(11):2028-33.
37. Smith AD, Graham I, Rose JD. A prospective endoscopic study of scalloped folds and grooves in the mucosa of the duodenum as signs of villous atrophy. Gastrointest Endosc. 1998;47(6):461-5.
38. Niveloni S, Fiorini A, Dezi R, Pedreira S, Smecuol E, Vazquez H et al. Usefulness of videoduodenoscopy and vital dye staining as indicators of mucosal atrophy of celiac disease: assessment of interobserver agreement. Gastrointest Endosc. 1998;47(3):223-9.
39. Brocchi E, Corazza GR, Brusco G, Mangia L, Gasbarrini G. Unsuspected celiac disease diagnosed by endoscopic visualization of duodenal bulb micronodules. Gastrointest Endosc. 1996;44(5):610-1.
40. Lecleire S, Di Fiore F, Antonietti M, Savoye G, Lemoine F, Le Pessot F et al. Endoscopic markers of villous atrophy are not useful for the detection of celiac disease in patients with dyspeptic symptoms. Endoscopy. 2006;38(7):696-701.
41. Oxentenko AS, Grisolano SW, Murray JA, Burgart LJ, Dierkhising RA, Alexander JA. The insensitivity of endoscopic markers in celiac disease. Am J Gastroenterol. 2002;97(4):933-8.
42. Freeman HJ. Survey of gastroenterologists on the diagnosis and treatment of adult patients with celiac disease in British Columbia. Can J Gastroenterol. 1998;12(2):149-52.
43. Gasbarrini A, Ojetti V, Cuoco L, Cammarota G, Migneco A, Armuzzi A et al. Lack of endoscopic visualization of intestinal villi with the "immersion technique" in overt atrophic celiac disease. Gastrointest Endosc. 2003;57(3):348-51.
44. Cammarota G, Pirozzi GA, Martino A, Zuccalà G, Cianci R, Cuoco L et al. Reliability of the "immersion technique" during routine upper endoscopy for detection of abnormalities of duodenal villi in patients with dyspepsia. Gastrointest Endosc. 2004;60(2):223-8.
45. Cammarota G, Cazzato A, Genovese O, Pantanella A, Ianiro G, Giorgio V et al. Water-immersion technique during standard upper endoscopy may be useful to drive the biopsy sampling of duodenal mucosa in children with celiac disease. J Pediatr Gastroenterol Nutr. 2009;49(4):411-6.
46. Cammarota G, Cesaro P, Martino A, Zuccalà G, Cianci R, Nista E et al. High accuracy and cost-effectiveness of a biopsy-avoiding endoscopic approach in diagnosing coeliac disease. Aliment Pharmacol Ther. 2006;23(1):61-9.
47. Stevens FM, McCarthy CF. The endoscopic demonstration of coeliac disease. Endoscopy. 1976;8(4):177-80.
48. Siegel LM, Stevens PD, Lightdale CJ, Green PH, Goodman S, Garcia-Carrasquillo RJ et al. Combined magnification endoscopy with chromoendoscopy in the evaluation of patients with suspected malabsorption. Gastrointest Endosc. 1997;46(3):226-30.
49. Cammarota G, Martino A, Pirozzi GA, Cianci R, Cremonini F, Zuccalà G et al. Direct visualization of intestinal villi by high-resolution magnifying upper endoscopy: a validation study. Gastrointest Endosc. 2004;60(5):732-8.
50. Banerjee R, Shekharan A, Ramji C, Puli SR, Kalapala R, Ramachandani M et al. Role of magnification endoscopy in the diagnosis and evaluation of suspected celiac disease: correlation with histology. Indian J Gastroenterol. 2007;26(2):67-9.
51. Cammarota G, Martino A, Di Caro S, Cianci R, Lecca PG, Vecchio FM et al. High-resolution magnifying upper endoscopy in a patient with patchy celiac disease. Dig Dis Sci. 2005;50(3):601-4.
52. Lo A, Guelrud M, Essenfeld H, Bonis P. Classification of villous atrophy with enhanced magnification endoscopy in patients with celiac disease and tropical sprue. Gastrointest Endosc. 2007;66(2):377-82.
53. Singh R, Nind G, Tucker G, Nguyen N, Holloway R, Bate J et al. Narrow-band imaging in the evaluation of villous morphology: a feasibility study assessing a simplified classification and observer agreement. Endoscopy. 2010;42(11):889-94.
54. Cammarota G, Cesaro P, Cazzato A, Fedeli P, Sparano L, Vecchio FM et al. Optimal band imaging system: a new tool for enhancing the duodenal villous pattern in celiac disease. Gastrointest Endosc. 2008;68(2):352-7.
55. Cammarota G, Ianiro G, Sparano L, La Mura R, Ricci R, Larocca LM et al. Image-enhanced endoscopy with I-scan technology for the evaluation of duodenal villous patterns. Dig Dis Sci. 2013;58(5):1287-92.
56. El-Matary W, Huynh H, Vandermeer B. Diagnostic characteristics of given video capsule endoscopy in diagnosis of celiac disease: a meta-analysis. J Laparoendosc Adv Surg Tech A. 2009;19:815-20.
57. Kurien M, Evans KE, Aziz I, Sidhu R, Drew K, Rogers TL et al. Capsule endoscopy in adult celiac disease: a potential role in equivocal cases of celiac disease? Gastrointest Endosc 2013;77:227-32.
58. Rokkas T, Niv Y. The role of video capsule endoscopy in the diagnosis of celiac disease: a meta-analysis. Eur J Gastroenterol Hepatol. 2012;24:303-8.
59. Lewis SK, Semrad CE. Capsule Endoscopy and Enteroscopy in Celiac Disease. Gastroenterol Clin North Am. 2019;48(1):73-84.).
60. Marsh MN. Gluten, major histocompatibility complex, and the small intestine. A molecular and immunobiologic approach to the spectrum of gluten sensitivity ('celiac sprue'). Gastroenterology. 1992;102(1):330-54.
61. Oberhuber G, Granditsch G, Vogelsang H. The histopathology of coeliac disease: time for a standardized report scheme for pathologists. Eur J Gastroenterol Hepatol. 1999;11(10):1185-94.
62. Dickson BC, Streutker CJ, Chetty R. Coeliac disease: an update for pathologists. J Clin Pathol. 2006 Oct;59(10):1008-16.
63. Hassall E. Not everything is celiac disease. Gastrointest Endosc. 2010;72(3):569-71.
64. Cammarota G, Cesaro P, La Mura R, Martino A, Cazzato A, Miele L et al. Role of the "immersion technique" in diagnosing celiac disease with villous atrophy limited to the duodenal bulb. J Clin Gastroenterol. 2007;41(6):571-5.
65. Rashid M, MacDonald A. Importance of duodenal bulb biopsies in children for diagnosis of celiac disease in clinical practice. BMC Gastroenterol. 2009;9:78.
66. Husby S, Murray JA, Katzka DA. AGA Clinical Practice Update on Diagnosis and Monitoring of Celiac Disease-Changing Utility of Serology and Histologic Measures: Expert Review. Gastroenterology. 2019;156(4):885-9.
67. Freeman HJ. Pearls and pitfalls in the diagnosis of adult celiac disease. Can J Gastroenterol. 2008;22(3):273-80.

Parte IV INTESTINO DELGADO

ENTEROSCOPIA: EXAME NORMAL, TÉCNICAS E EQUIPAMENTOS

CAPÍTULO 28

Afonso Paredes

INTRODUÇÃO

A partir do momento que a última fronteira de acesso ao tubo digestório foi ultrapassada, o que aconteceu nos anos 2000 quando foram introduzidas no arsenal diagnóstico e terapêutico a cápsula endoscópica e a enteroscopia assistida por acessórios, a endoscopia estendeu os seus limites alcançando as profundezas do intestino delgado, proporcionando melhor conhecimento de patologias do intestino delgado que, até então, só possuíam expressão radiológica, e passaram a ser vistas com detalhes que só a endoscopia pode oferecer, com todos os seus recursos diagnósticos e terapêuticos. Esta nova perspectiva proporcionou estudar melhor as lesões do intestino delgado, como as lesões vasculares, as doenças inflamatórias e os tumores, além de modificar conceitos estruturais e sugerir modalidades terapêuticas.

Antes do surgimento e da aplicação prática da enteroscopia, de uma forma geral o acesso endoscópico ao intestino delgado se dava pela *push enteroscopy* e enteroscopia intraoperatória.

A técnica de *push enteroscopy* consiste em apenas empurrar o enteroscópio pelo estômago e duodeno, utilizando um colonoscópio pediátrico ou mesmo um enteroscópio montado com *overtube*. O alcance pode chegar a 150 cm do ângulo de Treitz, no entanto, se faz com dificuldade por causa da formação de alças no estômago e no próprio jejuno.[1]

A enteroscopia intraoperatória, atualmente, é pouco utilizada. Em conjunto com o cirurgião, a enteroscopia serve como referência para o encontro de vários tipos de lesões na extensão do delgado, sendo as mais comuns as lesões vasculares. O acesso ao intestino delgado é feito tanto por orifícios naturais como diretamente pela cavidade peritoneal por enterotomia. No entanto, a alta morbidade, assim como o surgimento da enteroscopia que permitiu acesso profundo ao intestino delgado diretamente por orifícios naturais, fez com que a enteroscopia intraoperatória perdesse a importância e fosse menos utilizada.[2]

ENTEROSCOPIA ASSISTIDA POR ACESSÓRIOS

Com o surgimento da enteroscopia assistida por acessórios, tornou-se possível alcançar profundamente o intestino delgado pelo encurtamento das alças com auxílio do sistema composto por *overtube* e balões que se juntam ao enteroscópio.

Além disso proporciona também acesso às vias biliares e ao segmento de estômago excluso nos pacientes submetidos à cirurgia com derivação gastrointestinal.[3]

Equipamentos

Os equipamentos relativos à enteroscopia assistida por acessórios consistem em 3 sistemas principais:

- *Balão único:* composto pelo enteroscópio com 200 cm de extensão, diâmetro externo de 9,2 mm e canal de instrumentação de 2,8 mm, e *overtube* de silicone com 140 cm de extensão e 13,4 cm de diâmetro externo, contendo um balão de látex na sua extremidade distal. O modelo foi desenvolvido pela Olympus (Olympus, Tokio, Japan), em 2006 (Fig. 28-1).
- *Duplo balão:* composto pelo enteroscópio com um balão de látex preso à extremidade distal do aparelho, e um *overtube* de poliuretano com 140 cm de extensão e diâmetro externo de 13,4 cm contendo um balão de látex acoplado à sua extremidade distal. No modelo inicial, idealizado por Hironori Yamamoto, e desenvolvido pela Fujinon (Fujinon, Inc, Saitama, Japão), em 2001, com o enteroscópio medindo 200 cm de comprimento, com diâmetro externo de 9,4 mm e canal de instrumentação de 2,8 mm, que foi considerado para fins diagnósticos (Fig. 28-2). Atualmente os modelos em uso são:
  - Enteroscópio terapêutico com 200 cm de extensão, 9,4 mm de diâmetro externo, e canal de trabalho de 3,2 mm.
  - Enteroscópio *slim* com 200 cm de extensão, 7,5 mm de diâmetro externo, e com canal de trabalho de 2,8 mm.
  - Enteroscópio curto com 155 cm de extensão, 9,4 mm de diâmetro externo, e canal de trabalho com 3,2 mm.

  Acompanham os tubos de enteroscopia, tanto com balão único, como com duplo balão, além de fonte de luz e processadora com recursos avançados de imagem, bomba de insuflação e aspiração de ar com dispositivo móvel para acionamento manual do controlador de balões (Fig. 28-3).

- *Espiral:* é composto por um *overtube* medindo 118 cm de extensão e que tem na sua parte distal uma espiral de cerca de 22 cm de extensão, cuja altura varia entre 4,5 a 5,5 mm (Spirus Medical, Brigde-Water, EUA) (Fig. 28-4). O *overtube* pode ser usado com os enteroscópios usuais ou também com colonoscópio pediátrico. Foi idealizado por Paul Ackerman, em 2006[4] (Fig. 28-4).

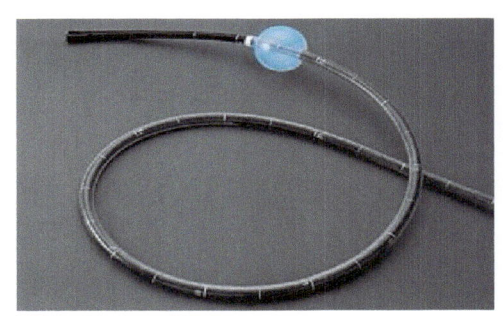

Fig. 28-1. Enteroscópio de balão único.

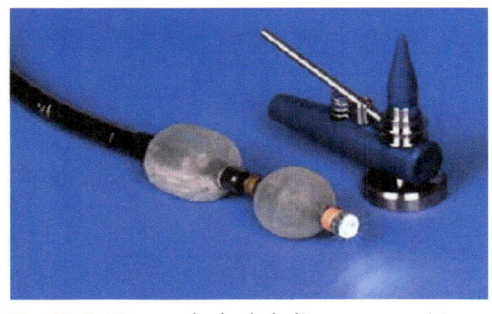

Fig. 28-2. Sistema de duplo balão com acessórios de montagem do enteroscópio.

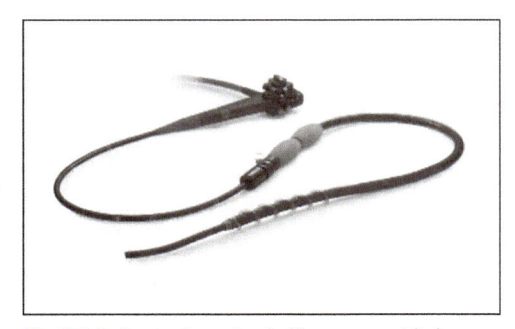

Fig. 28-3. Fonte de ar dos balões com unidade móvel de controle de insuflação.

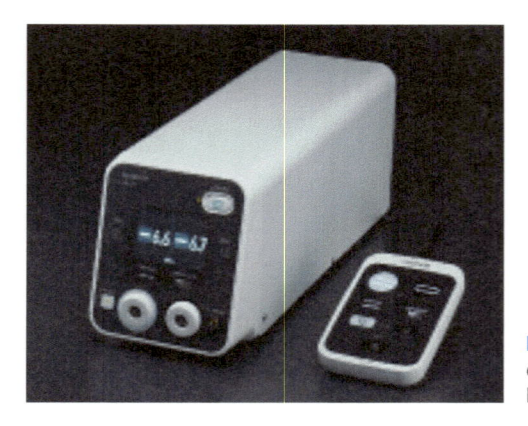

Fig. 28-4. Overtube espiral (Spirus Medical-EUA).

Técnica

A enteroscopia assistida por acessórios tem como objetivo atingir os segmentos profundos do jejuno e íleo. Para que isso ocorra é necessário que seja aplicada a técnica específica para cada tipo de enteroscópio.

Os exames são feitos sob sedação profunda, após avaliação do risco cardiovascular e outras comorbidades, e após a anuência do paciente e/ou responsável pelo termo de consentimento informado. A presença do anestesiologista é facultativa à rotina de cada serviço.

O exame pode ser iniciado por via anterógrada (oral), requerendo do paciente apenas jejum, ou por via retrógrada (retal), sendo imprescindível preparo de cólon, como na colonoscopia.[5]

A via anterógrada é preferencialmente empregada na investigação inicial da hemorragia do intestino médio, nos pacientes com estômago operado quando há necessidade do acesso às vias biliares ou ao estômago excluso nas cirurgias de *bypass* gastrojejunal. Nos casos onde não há evidências que ajudem na localização da lesão no intestino delgado, a via anterógrada também é mais recomendada por não requerer preparo de cólon.

A via retrógrada por sua vez está indicada entre outras causas quando há suspeita de divertículo de Meckel ou no diagnóstico ou acompanhamento da doença de Crohn.

Durante a enteroscopia e por causa de sua duração mais longa que os outros exames endoscópicos, a insuflação de ar pode ser excessiva, causando distensão abdominal e dificuldade na progressão, além de desconforto do paciente após o exame. A insuflação com CO_2, como provoca menos distensão, diminui a distensão, o desconforto e favorece a dinâmica do procedimento.[6]

Enteroscopia Assistida por Balão

Os princípios básicos da progressão dos enteroscópios assistidos por balão pelo intestino delgado são o deslizamento do enteroscópio pelo interior de um *overtube* obtendo torque durante a introdução, e as repetidas manobras de encher e esvaziar os balões alternadamente para o avanço do enteroscópio e do *overtube*, e posteriormente tração de ambos com os balões inflados provocando encurtamento das alças (Vídeo 28-1). Quando o procedimento é feito por via retrógrada, é importante ter certeza que o *overtube* ultrapassou a válvula ileocecal para que haja retificação adequada das alças do íleo. Nas doenças que acometem a válvula ileocecal, a passagem do *overtube* pela válvula ileocecal pode não ser possível, tornando a enteroscopia retrógrada inviável.[5]

Na enteroscopia com balão único aplica-se o mesmo princípio de introduzir o enteroscópio e o *overtube* em sequência, até que este último se aproxime da extremidade do enteroscópio. Em seguida se faz a insuflação do balão do *overtube*, e uma deflexão na ponta do enteroscópio já que não há balão em sua extremidade, permitindo assim a tração do conjunto (Vídeo 28-2).[7]

Enteroscopia Espiral

A enteroscopia espiral dispõe de um *overtube* especial com uma espiral em sua extremidade distal. A progressão é realizada por rotação horária do *overtube* sobre o enteroscópio, que pode ser manual ou acionada por um motor ligado ao sistema (Vídeo 28-3). Os dois (2) métodos promovem encurtamento rápido das alças, proporcionando o alcance profundo no intestino delgado em poucos minutos. Para retirada do enteroscópio o *overtube* á acionado em rotação anti-horária para desfazer o encurtamento das alças.

Os movimentos de rotação nos dois (2) sentidos devem ser realizados com suavidade para evitar complicações sérias, como lesões da mucosa esofagiana pelo *overtube* espiral.[8]

Exame Normal

O intestino delgado mede em torno de 7 metros de comprimento, sendo que o jejuno, medindo aproximadamente 2, 5 metros, é o segmento mais curto.[9]

As lesões que se localizam no intestino médio, sendo, portanto, passíveis de diagnóstico e tratamento pelas diversas modalidades de enteroscopia, devem-se situar dentro dos limites da papila de Vater e a válvula ileocecal.

A mucosa do jejuno apresenta pregas mais espessas, longas e contíguas, semelhantes à mucosa duodenal, proporcionando uma extensa superfície absortiva.

À medida que nos aproximamos da porção distal do jejuno em direção ao íleo, as pregas vão se tornando menos espessas e mais espaçadas até quase inexistirem ao nível do íleo terminal.

Por vezes a presença de folículos linfoides dá uma aparência nodular no íleo terminal (Figs. 28-5 a 28-7).

A literatura aponta para uma semelhança na efetividade dos três (3) métodos de enteroscopia na investigação das doenças do intestino delgado. A comparação dos métodos de forma prospectiva e randomizada mostrou que a enteroscopia espiral e a enteroscopia de balão único têm resultados semelhantes no que diz respeito à profundidade de inserção e ao tempo do exame.[10]

Quando se trata de comparar a enteroscopia espiral à enteroscopia de duplo balão, a literatura sugere que na enteroscopia espiral, embora o tempo do procedimento seja mais curto, o alcance ao intestino profundo é comparavelmente menor.[11]

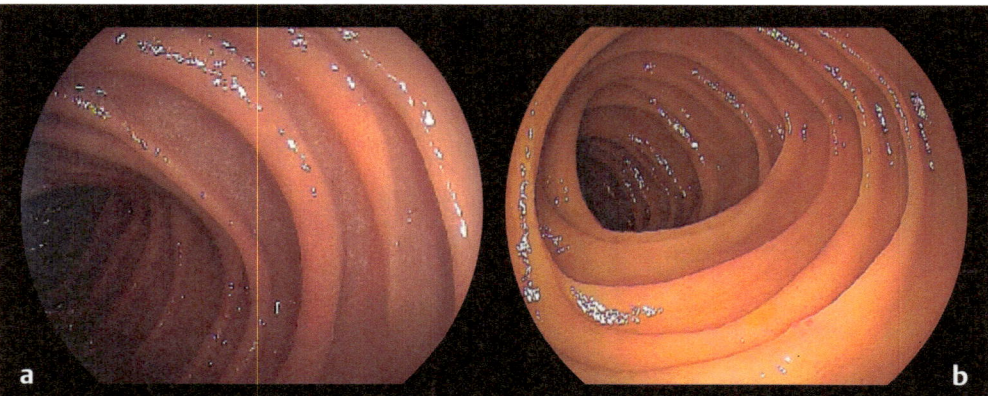

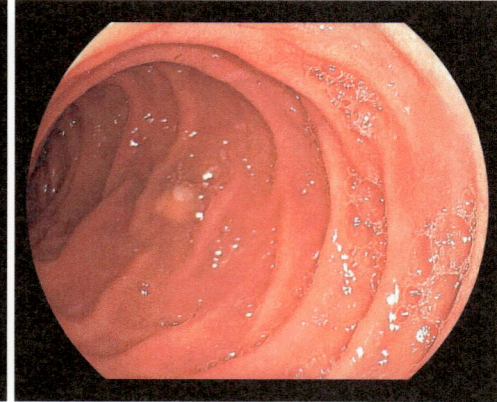

Fig. 28-5. (a, b) Jejuno normal.

Fig. 28-6. Íleo normal.

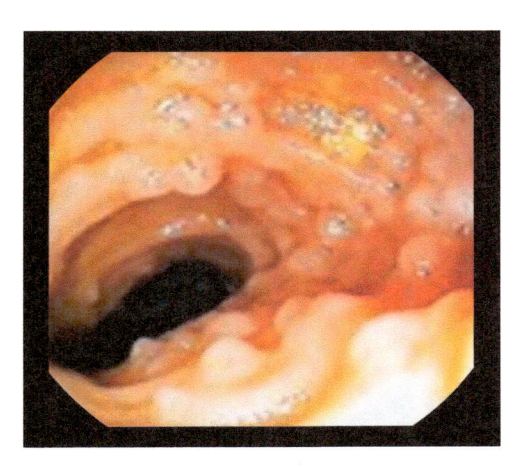

Fig. 28-7. Hiperplasia nodular do íleo.

REFERÊNCIAS BIBLIOGRÁFICAS

1. Waye JD. Small bowel endoscopy. Endoscopy. 2003;35(1):15-21.
2. Voron T, Rahmi G, Bonnet S, Malamut G, Wind P, Cellier C et al. Intraoperative Enteroscopy: Is There Still a Role? Gastrointest Endosc Clin N Am. 2017;27(1):153-170.
3. Yamamoto H, Sekine Y, Sato Y, Higashizawa T, Miyata T, Iino S et al. Total enteroscopy with a nonsurgical steerable double-balloon method. Gastrointest Endosc. 2001;53:216-20.
4. Akerman PA, Agrawal D, Cantero D, Pangtay J. Spiral enteroscopy with the new DSB overtube: a novel technique for deep peroral small-bowel intubation. Endoscopy. 2008;40(12):974-8.
5. Sato H, Yano T. Specific Procedures of Insertion. In: Sugano K, Yamamoto H, Kita H. Double Baloon Enteroscopy-Theory and Pactice. Springer; 2006.
6. Lenz P, Meister T, Manno M et al. CO2 insufflation during single-balloon enteroscopy. Endoscopy. 2010;10:1152-6.
7. Buscaglia JM, Okolo PI. Deep enteroscopy: training, indications and the endoscopic technique. Gastrointest Endosc. 2011;72:1023-28.
8. Akerman P. Severe complications of spiral enterosocopy in the first 1750 patients. Gastrointest Endosc. 2009;69:AB127-28.
9. Volk N, Lacy B. Anatomy and Physiology of the Small Bowel. Gastrointest Endosc Clin N Am. 2017;27(1):1-13.
10. Messer I, May A, Manner H, Ell C. Prospective, randomized, single-center trial comparing double-balloon enteroscopy and spiral enteroscopy in patients with suspected small-bowel disorders. Gastrointest Endosc. 2013;77:241-24.
11. May A, Manner H, Aschmoneit I, Ell C. Prospective, cross-over, single-center trial comparing oral double-balloon enteroscopy and oral spiral enteroscopy in patients with suspected small-bowel vascular malformations. Endoscopy. 2011;43:477-483.

CÁPSULA ENDOSCÓPICA

Thiago Festa Secchi ▪ Paula Bechara Poletti ▪ Artur Adolfo Parada

INTRODUÇÃO

Em razão de suas características, por muito tempo o intestino delgado foi considerado a última fronteira do aparelho digestivo, no que tange à sua avaliação, bem como sua visualização endoscópica por ser longe da boca, distante da região anal, longo e praticamente solto dentro da cavidade abdominal, sempre foi problemático sua abordagem endoscópica. O intestino delgado, seja por limitações dos métodos diagnósticos até então disponíveis ou por desconhecimento de doenças que o acometiam, tinha seus diagnósticos atrasados, arrastados com os pacientes muito manipulados. Um exemplo disso era o tempo médio de até 8 anos para se chegar a algum diagnóstico.

Desde a década de 1980, quando se começou a pensar na possibilidade de "viajar" pelo intestino delgado, surgiu a ideia da cápsula endoscópica (CE).

Com o avanço da tecnologia ao longo desses anos, quando a endoscopia migrou da fibra de imagem para a videoendoscopia, facilitou com que essa ideia se concretizasse. Em 2000, no DDW, Dr. Paul Swain apresentou os resultados de estudos iniciais da CE. Com resultados satisfatórios, a Food and Drug Administration (FDA) aprovou, em 2001, para que pudesse ser utilizada em seres humanos.

Em 2003, com base na análise de 32 estudos com 632 pacientes, a FDA estabeleceu que a cápsula endoscópica passava a ser o exame de escolha para a avaliação inicial da mucosa do intestino delgado. O intestino delgado ganhou muito nesses últimos anos com o advento da cápsula endoscópica, da enteroscopia assistida por balão, enterotomografia e enterorressonância.

SISTEMAS

Existem três (3) tipos distintos de cápsulas endoscópicas comercializadas atualmente. Temos a cápsula para esôfago, cápsula do intestino delgado e cápsula de cólon. Cada empresa comercializa suas cápsulas e seus sistemas próprios para operá-las, sendo que as diferenças entre as empresas são pontuais, como o modo de transmissão, forma de armazenamento, número de câmeras e quantidade de fotos capturadas. A maioria delas já está na sua segunda, terceira e até mesmo quarta gerações.

Atualmente no Brasil temos as CEs para intestino delgado, fabricada pela Given e MiroCam e a CCE, produzida pela Given.

Existem quatro (4) tipos de transmissão e armazenamento das imagens captadas pela CE e levadas até os gravadores. São elas:

- *Radiofrequência:* as imagens captadas são enviadas por RF a partir do transistor. Fazem parte de tecnologia as CEs produzidas por Given e Olympus.
- *Human Body Communications:* as imagens captadas são transmitidas para uso do corpo como condutores dos sinais elétricos. Tem baixo consumo de energia. Tecnologia usada pela MiroCam.
- *Wireless:* as imagens captadas são enviadas via WI-FI. Tem consumo elevado de energia. Tecnologia usada pelo fabricante Omom.
- *Armazenamento:* as imagens captadas pelas suas quatro (4) câmeras que se dispõem na lateral da CE ficam armazenadas no interior da CE, sendo necessária sua captura após a sua eliminação para ter acesso às imagens obtidas. Fabricada pela CapsoCam.

Na Figura 29-1 constam todos os modelos de cápsulas com suas características.

Basicamente o sistema de cápsula é formado por:

- A cápsula propriamente dita, que tem um formato cilíndrico, com dimensões variadas conforme o fabricante e seu uso (esôfago, delgado ou cólon) recoberta por material biocompatível, resistente à ação dos sucos gástrico e entérico, não absorvível. Contém um ou dois domos ópticos com lentes que captam e focam as imagens; há também a iluminação composta por LED de luz branca, duas baterias com capacidade que podem chegar a mais de 12 h de gravação, um sistema de captação de imagens CMOS, um radiotransmissor telemétrico VHF de frequência ultra-alta (ASIC) com uma antena que transmite os sinais.
- Sensores: que ficam aderidos ao abdome do paciente e que captam os sinais enviados pela cápsula e transferem para o gravador. Exceto a CapsoCam que armazena as imagens no seu interior e por isso a cápsula deve ser capturada ao final do exame.
- Gravador: funciona como um "microcomputador" com HD que armazena os sinais das imagens captadas, que variam entre 2 a 35 frames, e armazena esse grande número de imagens. Alguns desses gravadores permitem a visualização em tempo real.
- Estação de trabalho: computador com o programa que processa as imagens obtidas, convertendo-as em vídeo, permitindo dessa forma proceder a leitura do exame.

Há também a cápsula de patência, cuja indicação é para os casos com suspeita de estenoses. Essa cápsula tem as mesmas dimensões e peso do que a SB2. Composta por celulose e bário, ela ainda conta com um TAG interno e que emite sinais de radiofrequência (RFID) e que é detectável por uma espécie de *scanner* de mão. A cápsula de patência deverá ser eliminada em até 30 h de forma intacta, o que garante a permeabilidade do intestino delgado (Fig. 29-2).

CAPÍTULO 29 ▪ CÁPSULA ENDOSCÓPICA

	PillCam SB2	PillCam SB3	MiroCam	EndoCapsule EC1	EndoCapsule EC-S10	CapsoCam SV1	OMOM capsule	PillCam ESO2	PillCam COLON2
Comprimento, mm	26	26	24	26	26	31	28	26	31,5
Diâmetro, mm	11	11	11	11	11	11	13	11	11
Peso, g	2,9	1,9	3,4	3,8	3,3	4	< 6	2,9	2,9
Câmeras, n	1	1	1	1	1	4	1	2	2
Frame rate (combined), frames/s	2	2/6	3	2	2	12/20	0,5/1/2	18	0,1/4/35
Sensor de imagem	CMOS	CMOS	CMOS	CCD	CMOS	CMOS	CMOS	CMOS	CMOS
Ângulo de visão	156°	156°	150°	145°	160°	4 X 90°	140°	2 X 169°	2 X 172°
Tempo mínimo de gravação	11	11	11	8	12	15	8 ± 1	0,33	10 h

CCD charge-coupled device, CMOS complementary metal oxide semicondutor

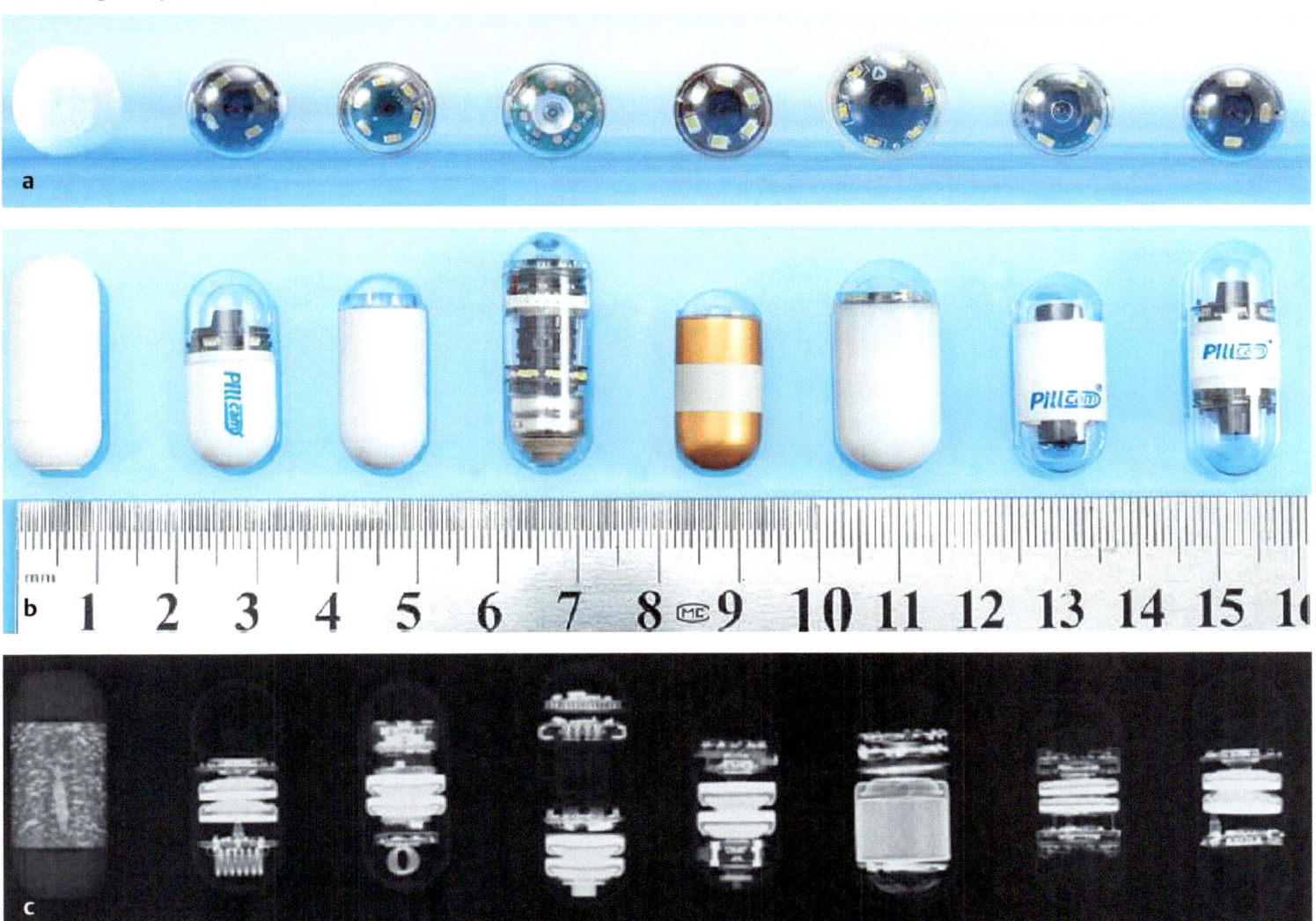

Fig. 29-1. (a) Visão pelo domo óptico, (b) modelos de cápsulas, (c) visão pela radiografia do interior das cápsulas. Da esquerda para a direita temos: Cápsula de patência, PillCam SB2, Endocapsule, CapsoCam, MiroCam, Omom, PillCam Eso2 e PillCam Colon2. (Adaptada de Keuchel *et al.* (Eds). Video Capsule Endoscopy: A Reference Guide and Atlas. Ed Springer-Verlag, 2014, p.16.)

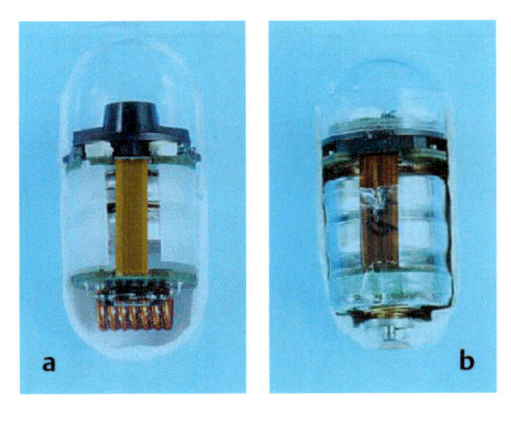

Fig. 29-2. Cápsulas (a) Given e (b) MiroCam.

PREPARO DO EXAME

Até o presente momento não há um consenso em relação ao preparo ideal para a realização da cápsula de intestino delgado. Recomendação permanece apenas o jejum de 8 a 10 horas. Alguns estudos mostraram vantagem com o uso de polietilenoglicol e fosfato de sódio, porém, sem resultados conclusivos quando comparados à dieta com líquidos claros nos quesitos esvaziamento gástrico, exames completos e o tempo de trânsito intestinal. Uso de pró-cinéticos, e a simeticona não se mostrou significativamente melhor. A ESGE recomenda o uso de PEG para melhor visualização do delgado.

Temos feito, como rotina, dieta líquida sem resíduo na véspera, uso de simeticona na véspera e no dia do exame, bem como jejum de 10 h e suspenção das medicações. Suspendemos também 5 dias antes o sulfato ferroso.

Em relação ao preparo para realização de cápsula de cólon, também não há um consenso para tal, uma vez que o preparo precisa ser beirando a perfeição, pois a cápsula, diferente da colonoscopia, não aspira o líquido e muito menos consegue a lavar o cólon e a lente.

TÉCNICA DO EXAME

Ambos os sistemas de sensores devem ser aplicados no abdome (Fig. 29-3), seguindo ordem previamente estabelecida, com uma única diferença para o sistema coreano em que há um sensor a mais de cor preta que deve ser colocado no tórax (Fig. 29-3a). São três sensores no andar superior do abdome, três ao nível médio e dois nas fossas ilíacas esquerda e direita. O sistema Given ainda conta com uma opção de um cinturão que substitui os sensores. Os gravadores são habilitados antes do exame com informações, como nome, data de nascimento, tipo e número de série da cápsula e qual exame a ser feito, delgado ou cólon.

As CEs vêm dentro de pequenas caixas que contêm um ímã que as mantém desativadas. Logo após conectar o cabo dos sensores ao gravador, a CE é removida da caixa e imediatamente começa a piscar. No sistema da Given (Fig. 29-3a) a luz torna-se azul, e um sinal de sincronismo ativo permite então que a CE seja deglutida. Em relação à MiroCam (Fig. 29-3b), que apresenta dois (2) anéis dourados, se faz necessário o paciente segurar nos dois anéis simultaneamente a fim de "fechar" o circuito. A partir do momento que a luz do gravador fica em verde, a CE está pronta para ser deglutida.

O gravador DR3 tem uma tela que permite a visualização da CE em tempo real, sendo útil na avaliação da progressão da cápsula, evitando assim que alguns exames se percam. Já o outro gravador também permite a visão em tempo real, porém é necessário se conectar ao computador.

Após 2 horas, há liberação de líquidos de cor clara e sem gás. Após 4 a 5 horas uma dieta com alimentos de coloração clara é liberada. O tempo médio de gravação é de 8 a 12 horas, quando o paciente deverá retornar ao local de origem em horário predeterminado.

Na sequência esses gravadores são colocados nas suas bases que estão conectadas a uma *workstation*, para se fazer o *download* das imagens. Finalizando, temos então um vídeo que deverá ser avaliado num *software* próprio (Figs. 29-4 a 29-6).

A cápsula será eliminada nas fezes, e na grande maioria, sem que o paciente perceba.

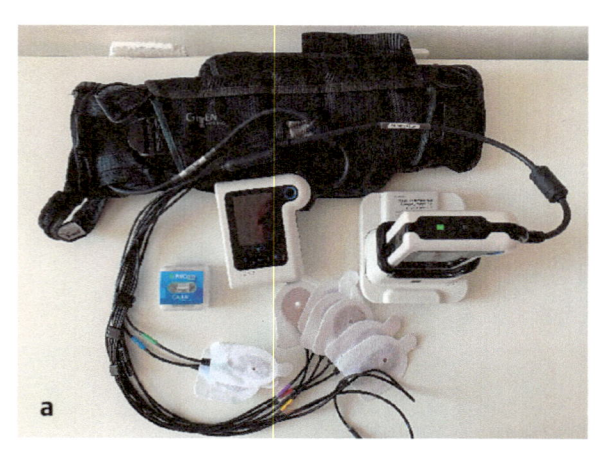

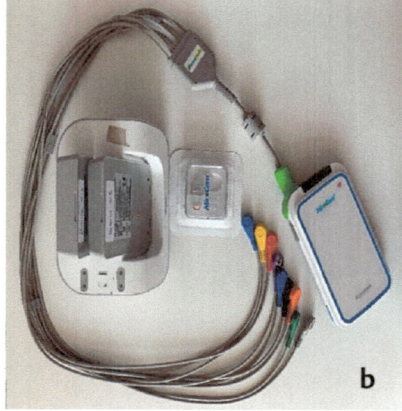

Fig. 29-3. (**a**) Sistema Given e (**b**) Sistema MiroCam.

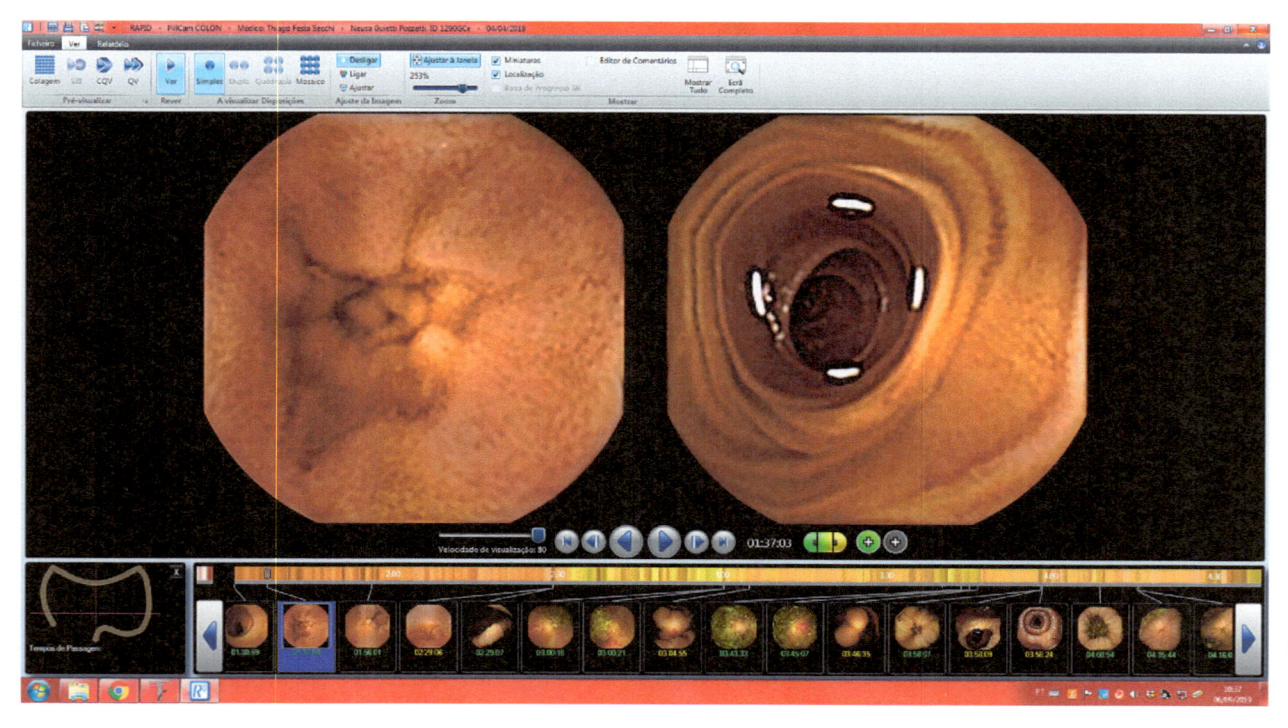

Fig. 29-4. *Software* Given – Cápsula de Cólon.

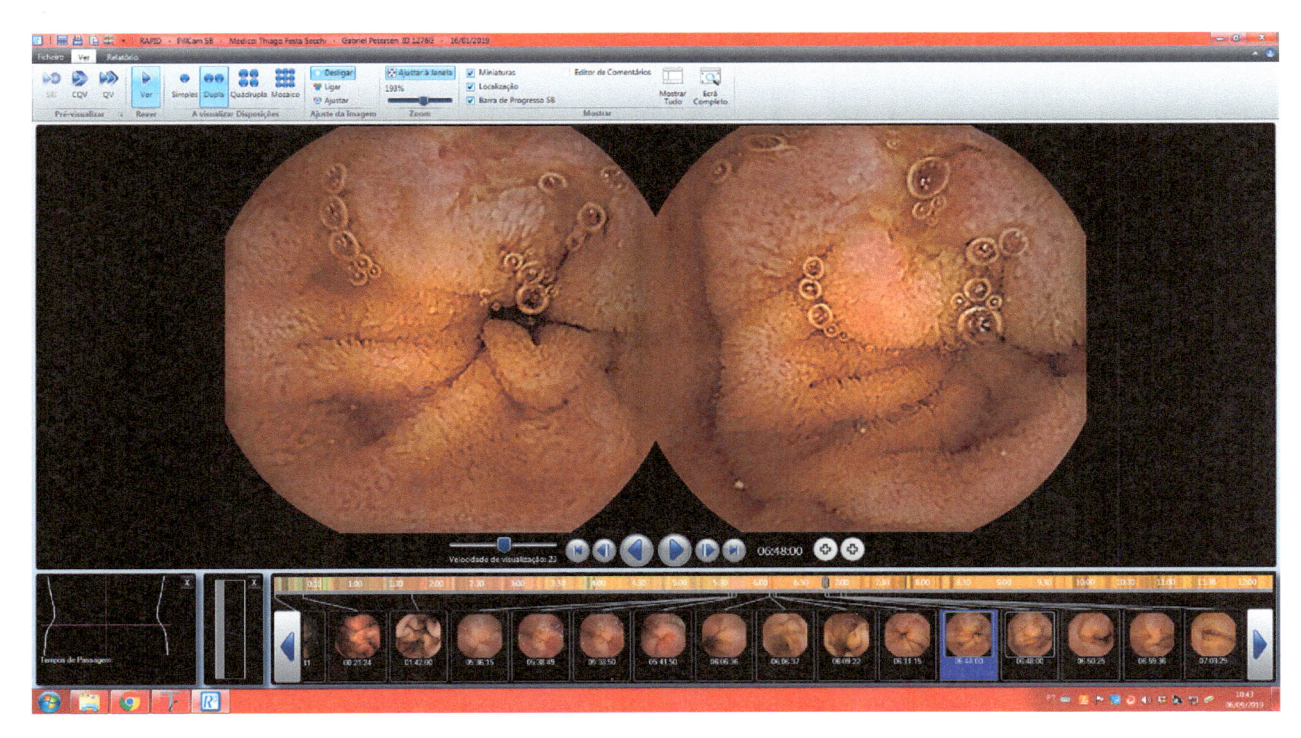

Fig. 29-5. Software Given – Cápsula de Delgado.

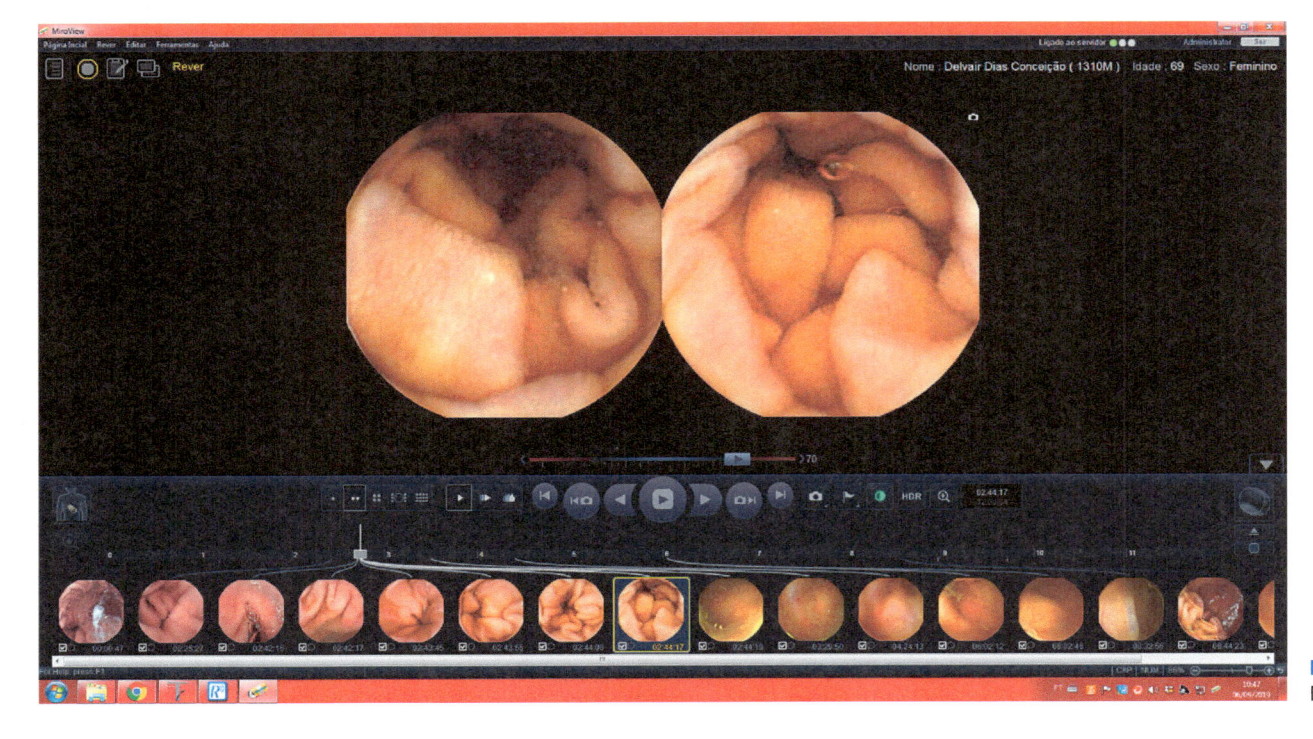

Fig. 29-6. Software MiroCam.

CONTRAINDICAÇÕES
- *Absolutas:* quadros obstrutivos ou de suboclusões intestinais e gestação.
- *Relativas:* alterações da motilidade intestinal, suspeita de aderências, presença de marca-passo ou desfibriladores, divertículos de Zencker, distúrbios de coagulação, gravidez.

Entretanto, em uma revisão recente após mais de 1,5 milhão de exames de cápsulas, muitas das contraindicações iniciais da avaliação do intestino delgado pela cápsula endoscópica se tornaram, na prática, em recomendações de medidas, como, por exemplo, a introdução da cápsula assistida por endoscopia digestiva em pacientes com alterações cirúrgicas, gastroparesia etc.

INDICAÇÕES
As principais indicações da CE são:
- *Sangramento de origem obscura:* é a mais comum das indicações para a cápsula endoscópica, quando não tem diagnóstico confirmado após endoscopia digestiva alta e colonoscopia. Tem como etiologia lesões vasculares, doença inflamatória, principalmente na doença de Crohn, úlceras rasas, enterites actínicas, tumores benignos e malignos, linfomas e, também, na pesquisa de divertículo de Meckel.
- *Doença de Crohn:* seja para diagnóstico da doença e/ou para avaliação da atividade da doença, em relação à extensão, a gravidade, monitoramento da resposta, bem como da cicatrização da mucosa.
- *Doença celíaca:* nos casos de refratariedade ou falha na terapêutica.
- *Síndromes polipoides:* a cápsula tem grande sensibilidade para Síndrome de Peutz-Jeghers e na polipose adenomatosa familiar.
- *Tumores:* adenocarcinoma, leiomiossarcoma, GIST, neuroendócrinos.
- *Dor abdominal:* de forma isolada a dor abdominal à CE pode ter achados diagnósticos que variam de 6, e pode ser mais alta se tiver associada à perda de peso. Pode ser útil em pacientes com dor por oclusão e sem diagnósticos em outros vários exames.

A cápsula de cólon (CCE) tem suas indicações, como:

- Tumores – com alta sensibilidade a CCE passa a ser uma alternativa principalmente para pacientes de risco médio para os tumores em que a colonoscopia não é possível.
- Doença inflamatória – monitora a extensão e a gravidade das doenças inflamatórias, bem como também auxilia na avaliação da mucosa quanto à resposta ao tratamento clínico.
- Pode ser usada como indicação nas colonoscopias incompletas.

COMPLICAÇÕES

A retenção da CE é a principal complicação e é definida como a sua não eliminação após 14 dias da ingesta e comprovada pela radiografia simples de abdome. Esse período foi estabelecido porque em até 20% dos casos podem ocorrer exames incompletos por causa do trânsito intestinal lento. De um modo geral a retenção ocorre em 1,4% dos exames e pode variar, conforme a indicação e os achados endoscópicos.

Em pacientes voluntários e saudáveis a retenção é de 0%, para casos de doença de Crohn varia entre 4 e 5%, para os casos de sangramento de origem obscura em torno de 1,5% e para quadros suspeitos oclusivos em até 21%. Outras situações que podem favorecer a retenção estão o uso crônico de AINE, radioterapia e anastomoses entéricas.

Não há nenhum método diagnóstico que assegure certeza em 100% de que não haverá retenção, porém, exames de imagem podem auxiliar na identificação de alguma estenose.

Para isso existe a Agile Pantecy System, a cápsula de patência, já descrita anteriormente. Como forma de mostrar a permeabilidade do intestino delgado, ela deverá ser eliminada em até 30 h após a ingesta e de forma intacta.

Outra complicação relatada é a aspiração, porém, é rara de acontecer, em cerca de 0,1% dos casos. Acomete idosos do sexo masculino.

Pacientes com disfunção de deglutição, a CE deverá ser passada por via endoscópica (Figs. 29-7 e 29-8).

FUTURO

A CE foi desenvolvida para abordagem do intestino delgado decorrente de sua inacessibilidade sem cirurgia. A CCE com duas câmeras e com mais número de fotos melhorou as taxas de resultados em até 13,6%. O uso da CCE permite a avaliação de uma forma geral de todo o aparelho digestivo, sendo chamada pan-endoscopia. CE guiadas por ímã começam a se tornar realidade, sendo um dos grandes desejos, a sua dirigibilidade. Com o avanço da tecnologia aliada à inteligência artificial, ajudarão a surgir cápsulas que possam ajudar não só no diagnóstico, como também terapêuticas e coleta de material para anatomopatológico (Fig. 29-9).

A Figura 29-9 mostra uma CE normal, exceto pelo achado de uma esofagite erosiva (Fig. 29-9b). As imagens na CE são ampliadas em 8×. Podemos notar pregueado mucoso gástrico (Fig. 29-9c) e a região do antro/piloro (Fig. 29-9d). Na Figura 29-9e vemos a região do bulbo duodenal e o piloro se fechando numa imagem captada com a CE entrando no delgado pelo lado contrário do domo óptico. Papila duodenal drenando bile (Fig. 29-9f). Nas sequências das demais fotos (Figs. 29-9g-j) vemos o delgado em diferentes partes, porém, toda parte apresentando mucosa sem alterações. As porções proximal e distal do delgado são fáceis de ser identificadas, porém, no terço médio é mais difícil identificar em qual segmento do delgado encontra-se a CE. De modo geral nos segmentos proximais do delgado, incluindo o duodeno, temos uma maior concentração de pregueado mucoso, com as vilosidades mais alongadas e finas (lembrando um tecido felpudo) e conforme se dirigem distalmente, esses pregueados vão se espaçando até chegar em íleo e praticamente não termos mais as pregas. Do mesmo modo as vilosidades tendem a ser mais curtas e alargadas até tomarem formato de um tapete com as vilosidades muito baixas. O calibre no jejuno é maior do que no íleo, bem como a velocidade de progressão no jejuno é mais rápida que no íleo. Outra característica do íleo é em relação à vascularização, sendo mais visível do que o jejuno proximal. Pacientes mais jovens costumam apresentar em íleo hiperplasia linfoide que mostra como finas granulações ou mesmo pequenas áreas de irregularidade das vilosidades (Figs. 29-9k, l).

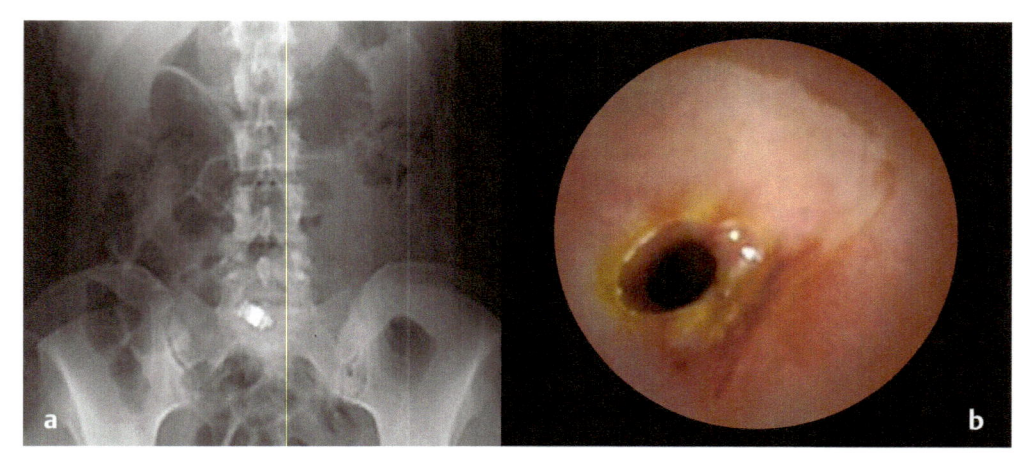

Fig. 29-7. (a) Radiografia com CE retida. (b) Úlcera estenosante.

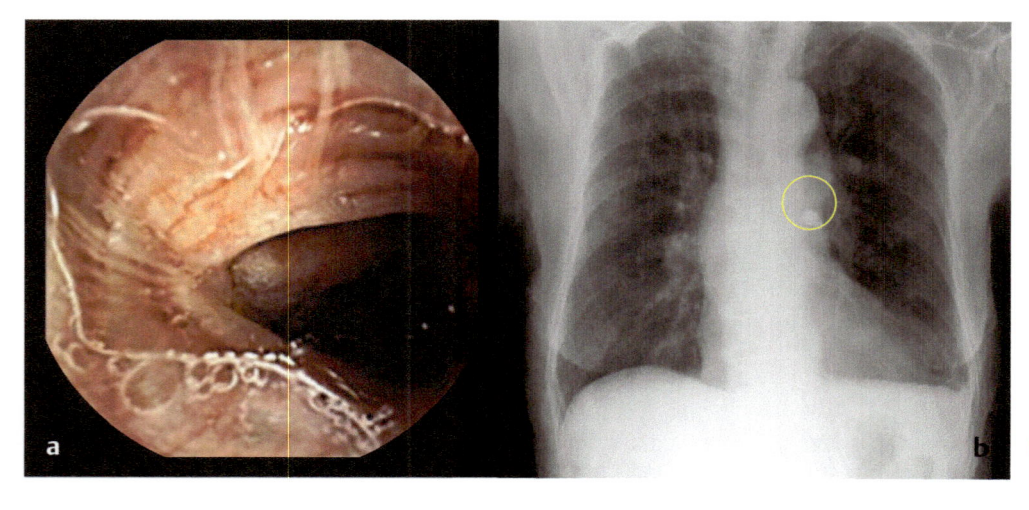

Fig. 29-8. (a) Traqueia – CE aspirada. (b) Radiografia da CE aspirada.

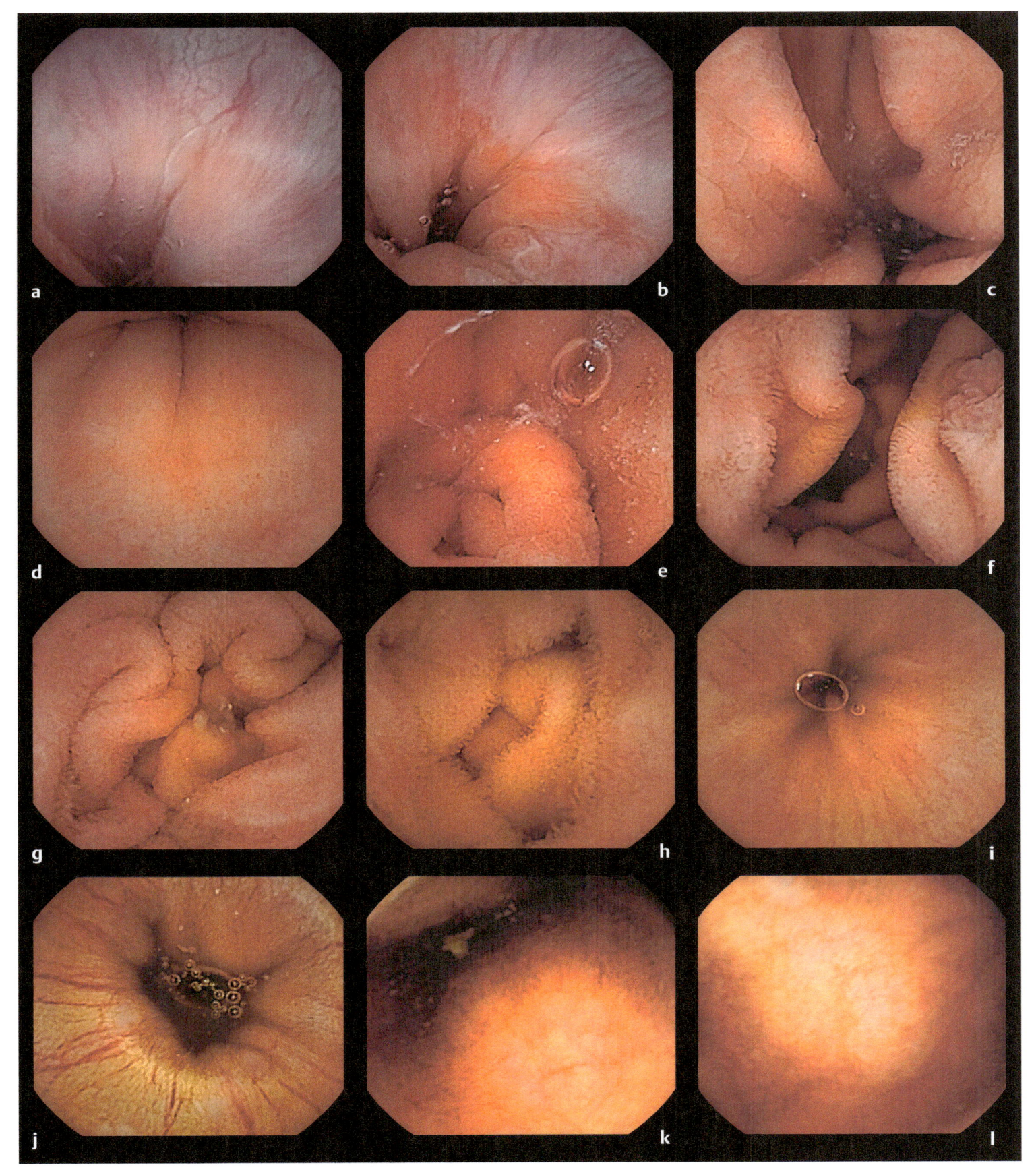

Fig. 29-9. (a) TEG; (b) esofagite erosiva; (c) corpo gástrico; (d) antro e piloro; (e) bulbo duodenal/piloro; (f) papila duodenal; (g) duodeno; (h) jejuno; (i) íleo; (j) íleo (última imagem antes do ceco); (k) hiperplasia linfoide – íleo; (l) hiperplasia linfoide – íleo.

BIBLIOGRAFIAS

Bandorski D, Kurniawan N, Baltes P, Hoeltgen R, Hecker M, Stunder D et al. Contraindications for video capsule endoscopy. World J Gastroenterol. 2016;22(45):9898-908.

Brown G, Fraser C, Schofield G, Taylor S, Bartram C, Phillips R et al. Video capsule endoscopy in Peutz-Jegher's syndrome: a blinded comparison with barium follow-through for detection of small bowel polyps. Endoscopy. 2006;38:385-90.

Eliakim R, Yassin K, Niv Y, Metzger Y, Lachter J, Gal E et al. Evaluation of the second-generation colon capsule compared with colonoscopy. Endoscopy. 2009;41:1026-31.

Gerber J, Bergwerk A, Fleischer D. A capsule endoscopy guide for the practicing clinician: technology and troubleshooting. Gastrointest Endosc. 2007;66:1188-95.

Ginsberg GG, Barkun AN, Bosco JJ, Isenberg GA, Nguyen CC, Petersen BT et al. Wireless capsule endoscopy: August 2002. Gastrointest Endosc. 2002;56(5):621-4.

Given Imaging Ltd. Given Imaging Receives FDA Clearance for Pillcam COLON in Patients Following Incomplete Colonoscopy (2001). http://www.givenimaging.com/en-int/Pages/default.aspx

Gu H, Zheng H, Cui X, Huang Y, Jiang B. Maneuverability and safety of a magnetic-controlled capsule endoscopy system to examine the human colon under real-time monitoring by colonoscopy: a pilot study. Gastrointest Endosc. 2017;85(2):438-43.

Gurudu SR, Bruining DH, Acosta RD, Eloubeidi MA, Faulx AL, Khashab MA et al. The role of endoscopy in the management of suspect small-bowel bleeding. Gastrointest Endosc. 2017;85:22-31.

Iddan G, Meron G, Glukhovsky A, Swain P. Wireless capsule endoscopy. Nature. 2000;405:417.

Iddan GJ, Swain CP. History and development of capsule endoscopy. Gastrointest Endosc Clin N Am. 2004;14:1-9.

Keller J, Fibbe C, Volke F, Gerber J, Mosse AC, Reimann-Zawadzki M et al. Inspection of the human stomach using remote-controlled capsule endoscopy: a feasibility study in healthy volunteers (with videos). Gastrointest Endosc. 2011;73:22-8.

Keuchel M, Hagenmüller F, Tajiri. Video Capsule Endoscopy: A Reference Guide and Atlas. Springer-Verlag Berlin Heidelberg; 2014.

Kim T, Park J, Moon S et al. inventors; Korea Institute of Science and Technology, assignee. Method and apparatus for communication between inside and outside of transmission medium using. transmission medium as communication line. US patent US 7,307,544 B2. December 11, 2007.

Ladas SD, Triantafyllou K, Spada C, Riccioni ME, Rey JF, Niv Y et al. European Society of Gastrointestinal Endoscopy (ESGE):recommendations (2009) on clinical use of video capsule endoscopy to investigate small-bowel, esophageal and colonic diseases. Endoscopy. 2010;42:220-7.

Liao Z, Gao R, Xu C, Li ZS. Indications and detection, completion, and retention rates os small-bowel capsule endoscopy: a systematic review. Gastrointest Endosc. 2010;71:280-86.

Mishkin DS, Chuttani R, Croffie J, Disario J, Liu J, Shah R et al. ASGE Technology Status Evaluation Report: wireless capsule endoscopy Gastrointest Endosc. 2006;63(4):539-45.

Moran CP, Neary B, Doherty GA. Endoscopic evaluation in diagnosis and management of inflammatory bowel disease. World J Gastrointest Endosc. 2016 8(20):723-32.

Pennazio M, Spada C, Eliakin R, Keuchel M, May A, Mulder CJ et al. Small-bowel capsule endoscopy and devide assisted enteroscopy for diagnosis and treatment of small-bowel disorders: European Society of Gastrointestinal Endoscopy (ESGE) Clinical Guideline. Endoscopy. 2015;47(4) 352-76.

Rey JF, Ladas S, Alhassani A, Kuznetsov K. European Society of Gastrointestinal Endoscopy (ESGE). Video capsule endoscopy: update to guidelines (May 2006). Endoscopy. 2006;38:1047-53.

Riccioni ME, Hasaj O, Spada C, Tringali A, Petruzziello L, Mutignani M et al. "M2A patency capsule" to detect intestinal stictures: preliminary results. Program and abstracts of the Second Conference on Capsule Endoscopy. Berlin. 2003;169:23-5.

Rondonotti E, Pennazio M, Toth E, Menchen P, Riccioni ME, De Palma GD et al. Small-bowel neoplasms in patients undergoing video capsule endoscopy: a multicenter European study. Endoscopy. 2008;40:488-95.

Schulmann K, Hollerbach S, Kraus K, Willert J, Vogel T, Möslein G et al. Feasibility and diagnostic utility of video capsule endoscopy for the detection of small bowel polyps in patients with hereditary. Am J Gastroenterol. 2005;100(1):27-37.

Shim KN, Kim YS, Kim KJ, Kim YH, Kim TI, Do JH et al. Abdominal pain accompanied by weight loss may increase the diagnostic yield of capsule endoscopy: a Korean multicenter study. Scand J Gastroenterol. 2006;41(8):983-8.

Spada C, Hassan C, Muñoz-Navas M, Neuhaus H, Devière J, Fockens P, et al. Second-generation colon capsule endoscopy compared with colonoscopy. Gastrointest Endosc. 2011;74:581-9.

Spada C, Riccioni ME, Urgesi R, Costamagna G. Capsule endoscopy in coeliac disease. World J Gastroenterol. 2008;14:4146-51.

Tontini GE, Wiedbrauck F, Cavallaro F, Koulaouzidis A, Marino R, Pastorelli L et al. Small-bowel capsule endoscopy with panoramic view: results of the first multicenter, observational study. Gastrointest Endosc. 2017;85(2):401-408.e2.

LESÕES VASCULARES

Carlos Alberto Cappellanes

O intestino delgado é uma fonte incomum de sangramento gastrointestinal (GI), no entanto, é o responsável pela grande maioria de pacientes com sangramento GI persistente ou recorrente sem etiologia conhecida, após avaliações endoscópica e/ou radiológica convencionais.[1] Essa situação é caracterizada como sangramento GI de origem obscura (OGIB) e representa 5 a 10% de todos os pacientes que sangram do trato GI.[2] Atualmente a classificação de hemorragia digestiva está dividida em três categorias: superior, média e inferior. Se o sítio do sangramento GI se encontra entre a papila duodenal maior e o íleo terminal, ela é caracterizada como hemorragia digestiva média.[3]

Existem duas situações de o OGIB se apresentar. Ele é obscuro evidente (*overt*) quando se manifesta por melena ou hematoquezia, ou obscuro oculto (*occult*) quando está associado à anemia ferropriva com ou sem teste de sangue oculto positivo nas fezes.[4] Pode ainda ser evidente atual (visível com menos de um mês de história), evidente prévio (visível com mais de 1 mês de história), oculto atual (anemia com sangue oculto positivo nas fezes) e oculto prévio (associado à anemia).[5]

Existem múltiplas causas potenciais de sangramento pelo intestino delgado, não estando a frequência relativa desse evento muito bem estabelecida, dependendo, em parte, da idade do paciente[6] (Quadro 30-1).

A etiologia mais comum do OGIB são as lesões vasculares. Tumores, lesões decorrentes de doença inflamatória intestinal, uso de drogas anti-inflamatórias não esteroides e causas mais raras, como hemobilia, *haemosuccus pancreaticus*, fístula aortoentérica, também podem ser causa de sangramento do intestino delgado. As lesões vasculares e as lesões induzidas por ingestão de anti-inflamatórios não esteroides são as causas mais comuns de sangramento em pacientes idosos, enquanto tumores, divertículo de Meckel, lesão de Dieulafoy e a doença de Crohn são causas mais comuns em pacientes com idade inferior a 40 anos.[6]

As lesões vasculares do intestino delgado compreendem as angioectasias que podem ser adquiridas e hereditárias, a lesão de Dieulafoy e as malformações arteriovenosas.

As angioectasias (angiodisplasia ou ectasia vascular) são representadas por capilares, veias e artérias dilatadas e tortuosas no interior das camadas mucosa e submucosa do intestino, constituídos por endotélio com pouca ou nenhuma musculatura lisa.[7] Sua etiologia é desconhecida, sugerindo-se serem decorrentes de processo degenerativo provocado pela idade, hipoperfusão crônica,[8] angiogênese alterada[9] e doença autoimune.[10] São a causa mais comum de sangramento do intestino delgado[11] e podem ser encontradas em pacientes com OGIB. A severidade do sangramento varia de importante a crônico de bem compensado até condições que necessitam de ressuscitação do paciente.[12]

As angioectasias estão associadas a algumas síndromes e condições clínicas, como pacientes portadores de estenose aórtica (síndrome de Heyde),[13] disfunção do fator von Willebrand[14] e doença renal crônica.[15] Em estudo recente,[16] hipertensão, doença cardiológica isquêmica, arritmias, doença cardiológica valvar, doença cardiológica congestiva, doença respiratória crônica, tromboembolismo prévio e uso de anticoagulantes têm sido relatados como fatores associados a sangramento de angioectasias do intestino delgado.

A angioectasia hereditária (síndrome de Osler-Rendu-Weber), também conhecida por telangiectasia hemorrágica hereditária, geralmente está associada a envolvimento cutâneo e mucoso e constitui-se de conexões diretas entre artérias e veias com excessivas camadas de musculatura lisa sem fibras elásticas. Geralmente apresenta-se com epistaxe em adultos jovens, e o sangramento digestivo geralmente ocorre entre a quinta e sexta décadas de vida.[17] Ocorrem em todo o trato digestório, mas são mais comuns no estômago e duodeno, e os pacientes geralmente cursam com anemia ferropriva.[18]

A lesão de Dieulafoy é causa rara de sangramento no intestino delgado e pode comprometer adultos e idosos e algumas vezes é causa de sangramento massivo, necessitando de cuidados médicos de emergência.[19] Trata-se de ulceração de uma artéria superficial, ectópica, calibrosa e sinuosa da camada submucosa, próximo à mucosa.

As malformações arteriovenosas (MAV) também ainda não têm etiologia bem conhecida. De acordo com Moore,[20] são classificadas em três categorias: tipo 1 – MAV é uma doença adquirida, ocorrendo principalmente em pacientes idosos, aparecendo frequentemente no cólon direito; tipo 2 – MAV é considerada doença congênita, comprometendo pacientes jovens, aparecendo no intestino delgado; tipo 3 – MAV presente em pacientes portadores de telangiectasia hemorrágica hereditária com envolvimento do trato GI. Geralmente é observada em área de transição entre uma artéria relativamente calibrosa para um vaso venoso.

Uma variedade de modalidades diagnósticas está disponível para investigação do OGIB. Dentre as modalidades endoscópicas a cápsula (CE) e a enteroscopia profunda (DE) são importantes métodos diagnósticos. Apesar de as indicações do uso dessas modalidades serem as mesmas, suas características são diferentes. CE permite a visibilização de todo o intestino delgado em torno de 90% dos pacientes,[21] contudo, tem limitações quanto a opções terapêuticas. Já a DE, utilizando o enteroscópio de duplo balão, de monobalão ou o

Quadro 30-1. Causas de Hemorragia no Intestino Delgado

Idoso (> 65 anos)	Meia-idade (41-65 anos)	Adulto jovem (17-40 anos)
▪ Alterações vasculares	▪ Alterações vasculares	▪ Doença de Crohn
▪ Úlcera de intestino delgado	▪ Tumores do intestino delgado	▪ Tumores do intestino delgado
▪ Enteropatia por AINEs	▪ Enterite não específica	▪ Divertículo de Meckel
▪ Tumores do intestino delgado	▪ Úlcera de intestino delgado	▪ Enterite não específica
▪ Doença celíaca		▪ Alterações vasculares
		▪ Doença celíaca

espiral, é mais invasiva, tem duração prolongada e necessita sedação profunda ou anestesia geral para sua realização e muitas vezes necessita de abordagens anterógrada e retrógrada para exame de todo o intestino delgado. Tem a seu favor a possibilidade de coleta de material e a capacidade de atuação terapêutica.[22]

Em 2008, Yano *et al.*[23] classificaram as lesões vasculares de acordo com suas características endoscópicas (Fig. 30-1).

Ainda dentro do diagnóstico, opções radiológicas, como a angiotomografia multifásica (*Multiphase CT Angiography*), estudos cintilográficos (*Radionuclide Scanning*) e a arteriografia mesentérica são utilizados para detectar sítio de sangramento ativo no intestino delgado. Nesses pacientes a angiotomografia multifásica localiza a área de extravasamento, quando o fluxo é superior a 0,3 mL por minuto,[24] enquanto nos estudos cintilográficos a taxa de sangramento deve ser maior que 0,1 mL por minuto,[25] e na angiografia mesentérica o fluxo do sangramento deve ser maior que 0,5 mL por minuto.[26]

Em um estudo reunindo 685 pacientes com sangramento digestivo representado por hematêmese, melena ou hematoquezia a etiologia não foi diagnosticada após endoscopia digestiva alta e baixa em 37 pacientes que foram então submetidos à CE. O ganho diagnóstico com esse método foi de 91,9%, e isto fez com que houvesse mudança no planejamento do tratamento em 21 pacientes.[2] Carey *et al.*,[27] em 260 pacientes com OGIB, demonstraram ganho diagnóstico de 53% com a CE tendo sido maior em pacientes com sangramento obscuro evidente (60%), quando comparado a pacientes que apresentavam sangramento obscuro oculto (46%). Houve significativa redução no número de hospitalizações, exames diagnósticos adicionais e unidades de sangue transfundidas. Em uma revisão sistemática o ganho diagnóstico agrupado da CE em estudos que focaram apenas pacientes com e sem anemia ferropriva foi de 66,6% e detectou mais lesões vasculares ($31 \times 22,6\%$), inflamatórias ($17,8 \times 11,3$) e massas\tumores ($7,952,25$).[28]

Tem havido relatos de ganho diagnóstico da CE quando comparados à radiografia baritada ($42 \times 6\%$, $p < 0,00001$) e à angiografia mesentérica *standard* ($72 \times 56\%$, $p > 0,05$).[29]

Em um estudo retrospectivo randomizado em 60 pacientes com sangramento evidente comparando CE imediata e angiografia, houve ganho diagnóstico significativo do exame da CE ($53,3 \times 20\%$, $p = 0,016$).[26] Contudo, limitações da CE necessitam serem resolvidas. A mais importante delas é a incapacidade de obter amostras de biópsia ou, ainda, realizar tratamentos. São contraindicações absolutas para o exame da cápsula endoscópica as oclusões e suboclusões gastrointestinais e gestação. As relativas são alterações da motilidade intestinal, aderências, fístulas digestivas, distúrbios da deglutição, divertículos múltiplos ou de grandes proporções no intestino delgado. A retenção da cápsula é a principal complicação do método, caracterizada como não eliminação da cápsula, detectada por exame radiológico, após duas semanas da sua ingestão.[30] Pacientes com suspeita de subestenoses do intestino delgado beneficiam-se com utilização de cápsula de patência previamente à realização do exame.[31]

Métodos para DE do intestino delgado incluem a utilização dos enteroscópios de duplo balão, monobalão e espiral e todos têm possibilidades diagnósticas e terapêuticas. A maior parte dos estudos que avaliam sangramento desse segmento do aparelho digestivo foi realizada com o enteroscópio de duplo balão. Em um estudo retrospectivo em pacientes com suspeita de sangramento do intestino delgado, Shinozaki *et al.*,[5] detectaram o sítio do sangramento em 155 de 200 pacientes (78%). Úlceras e erosões foram os achados mais observados (64 pacientes) nesse estudo. Xin *et al.*[32] incluíram 12.823 enteroscopias profundas, e a principal indicação foi sangramento do intestino médio (62,5%). As lesões detectadas foram vasculares (40,4%), inflamatórias (29,9%), neoplásicas (22,2%), divertículos (4,9%) e outras (2,7%). As taxas de complicações menores e maiores foram respectivamente de 9,1 e 0,72%, sendo as complicações maiores perfuração, pancreatite aguda, sangramento e pneumonia por aspiração. O ganho diagnóstico obtido com a utilização de enteroscópios é menor do que aquele obtido com a CE quando se utiliza apenas uma via de inserção do enteroscópio. Quando as vias anterógrada e retrógrada são realizadas, os resultados são similares.[33] Contudo a CE é o exame de preferência para iniciar a pesquisa diagnóstica por causa de sua baixa invasibilidade, melhor tolerância e pela habilidade em examinar todo o intestino delgado. Em razão da possibilidade diagnóstica e terapêutica, a PE é indicada nos casos de a CE demonstrar achados positivos que requeiram biópsias ou intervenção terapêutica e em pacientes onde há suspeita de lesão no intestino delgado com achados negativos na CE. A PE parece ser o exame de preferência naqueles pacientes portadores de hemorragia ativa, que não têm o sítio detectado ao exame do aparelho digestivo alto e baixo.[34]

A enteroscopia intraoperatória (IOE) é o último recurso para avaliação do OGIB. Está indicada apenas quando lesões do intestino delgado não foram detectadas por outras técnicas ou não puderam ser tratadas endoscopicamente, por meio método radiológico ou ainda quando o paciente não tem condições de aguardar diagnóstico por exames menos invasivos.

Estudos radiológicos têm sido utilizados para diagnóstico e tratamento do OGIB. Em uma metanálise os ganhos diagnósticos utilizando a radiografia baritada do intestino delgado foi de 8% para todos os achados e de 6% para achados clinicamente significativos, enquanto o ganho da CE foi de 67 e 42% respectivamente.[29] A radiografia do intestino delgado é método em desuso, embora possa localizar lesões da mucosa na doença inflamatória intestinal, úlceras e tumores do intestino delgado.

O desenvolvimento da enterografia computadorizada (CET) levou à melhora da imagem do intestino delgado, assim como das estruturas adjacentes, melhorando a visualização e melhor delineamento dos detalhes da parede intestinal. Lee *et al.*[35] analisaram a *performance* diagnóstica da CTE em 65 pacientes com OGIB. A sensibilidade, especificidade, valor preditivo positivo e valor preditivo negativo desse exame foram respectivamente de 55,2, 100, 100 e 71,1%.

Quando a CTE é comparada à CE, os resultados são contraditórios. Um estudo de Zhang *et al.*[36] relata baixa taxa de detecção da CTE em comparação ao ganho diagnóstico da CE ($30,08 \times 57,72\%$), enquanto outro[37] demonstra ganho diagnóstico da CTE (88%) comparado à CE (38%).

A angiotomografia computadorizada por equipamentos de múltiplas fileiras de detecção (*Multi-Detector CT Angiography*) tem maior sensibilidade de diagnóstico do sangramento ativo quando comparada ao OGIB.[38] A angiotomografia helicoidal (*Helical CT Angiography*) tem maior sensibilidade do que a angiografia mesentérica na detecção do sangramento ativo com taxa de sangramento tão baixa quanto 0,3 mL/min.[39] O grande empecilho na utilização desses métodos é a impossibilidade de realizar procedimentos terapêuticos.

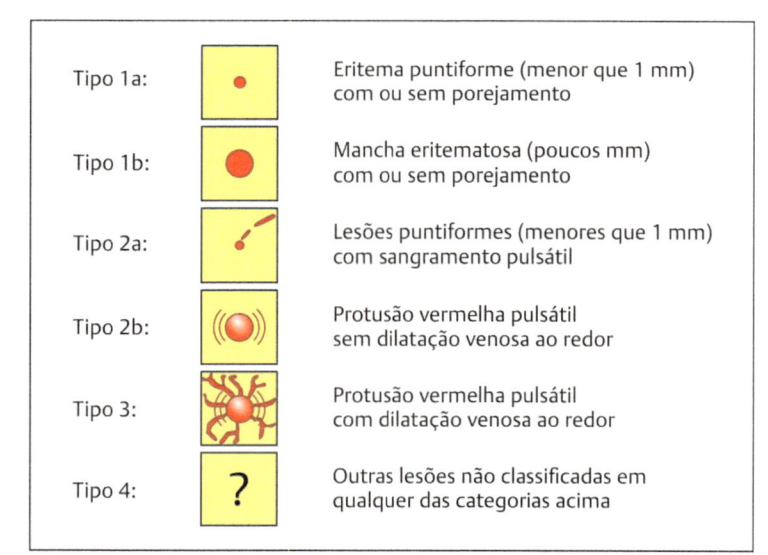

Tipo 1a:	•	Eritema puntiforme (menor que 1 mm) com ou sem porejamento
Tipo 1b:	●	Mancha eritematosa (poucos mm) com ou sem porejamento
Tipo 2a:	✦	Lesões puntiformes (menores que 1 mm) com sangramento pulsátil
Tipo 2b:	(●)	Protusão vermelha pulsátil sem dilatação venosa ao redor
Tipo 3:	✱	Protusão vermelha pulsátil com dilatação venosa ao redor
Tipo 4:	?	Outras lesões não classificadas em qualquer das categorias acima

Fig. 30-1. Classificação das lesões hemorrágicas do intestino delgado segundo Yano et al[43].

A angiografia demonstra importante taxa de detecção de sangramento (61-72%) em pacientes com sangramento ativo em contraste com baixo rendimento (< 20%) em pacientes com sangramento inativo.[31] A vantagem desta técnica quando comparada a outros métodos radiológicos é sua capacidade de atuação terapêutica sobre os sítios da hemorragia.

Os estudos cintilográficos incluem cintilografia para pesquisa de sangramento digestivo e cintilografia para pesquisa do divertículo de Meckel. Aquele que é utilizado para detectar sangramento necessita que haja uma taxa mínima de fluxo de 0,1 a 0,5 mL/minuto, portanto, não se prestando para pacientes com taxas de sangramento baixas, como aqueles que somente apresentam sangue oculto positivo nas fezes. A desvantagem dessa técnica é que ela apenas localiza o sangramento em uma área do abdome e tem uma acurácia de 24 a 91%.[40]

O sangramento pelo intestino delgado pode ser manejado de maneira conservadora por meio das modalidades radiológicas, farmacológicas, endoscópicas e cirúrgicas.

As várias modalidades terapêuticas endoscópicas são a coagulação com plasma de argônio (APC), eletrocoagulação, terapia por injeção de drogas, fotocoagulação com *laser* e aplicação de hemoclipes e ligaduras elásticas. O tratamento endoscópico de lesões vasculares está definido com base na classificação de Yano-Yamamoto[23] que caracteriza essas lesões em 6 categorias (Fig. 30-2):

Os tipos 1a (Fig. 30-3) e 1b (Fig. 30-4) são considerados angioectasias e podem ser tratados com cauterização. Essas são as causas mais comuns de sangramento do intestino delgado, e são mais frequentemente observadas em pacientes idosos, com várias comorbidades[16] Tipos 2a e 2b são lesões de Dieulafoy (Fig. 30-5) abordados por aplicação de hemoclipes ou cirurgia. O tipo 3 são más-formações arteriovenosas (Fig. 30-6) e necessitam habitualmente de tratamento com hemoclipes, aplicação de banda elástica, injeção de esclerosantes ou cirurgia.

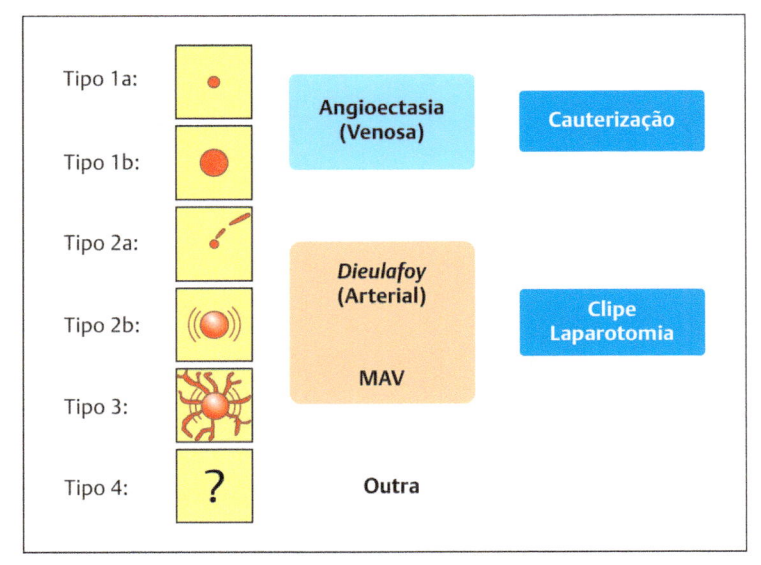

Fig. 30-2. Tratamento das lesões hemorrágicas do intestino delgado segundo Yano et al[43].

A cauterização com APC envolve a utilização de um jato ionizado de gás argônio na lesão-alvo, sem contato com a superfície mucosa. A profundidade da coagulação, controlada pelo fluxo de gás e pela duração da coagulação, deve ser limitada à mucosa.[41] Pode-se, em pacientes portadores de lesões tipo 1b, previamente à aplicação do APC, realizar injeção submucosa de solução de adrenalina para evitar danos à camada muscular por causa da necessidade, algumas vezes, de coagulação repetida e de longa duração.[42] Recente metanálise[43] demonstrou que a taxa de ressangramento dos pacientes submetidos ao tratamento com APC é elevada. Contudo, é consensual que o tratamento endoscópico estabiliza o nível de hemoglobina e reduz a necessidade de transfusões, melhorando a

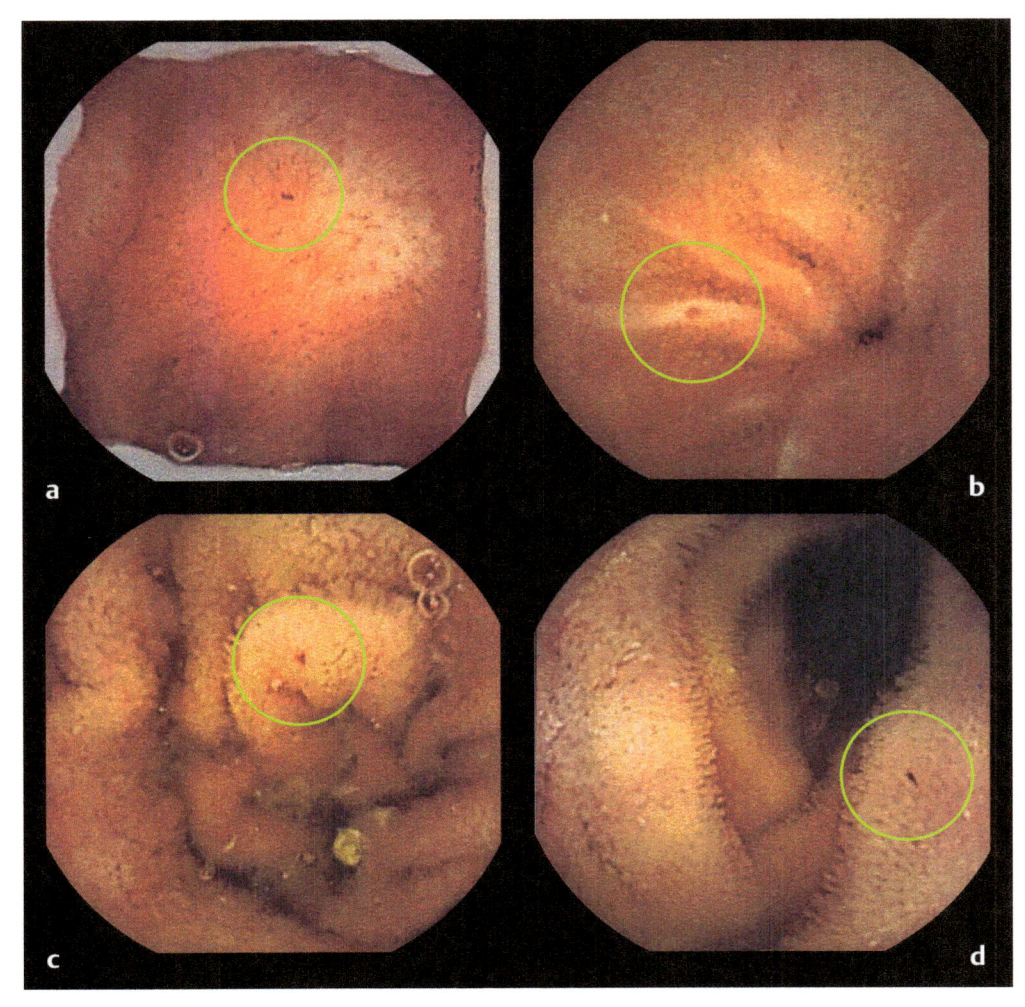

Fig. 30-3. Angioectasia 1a.

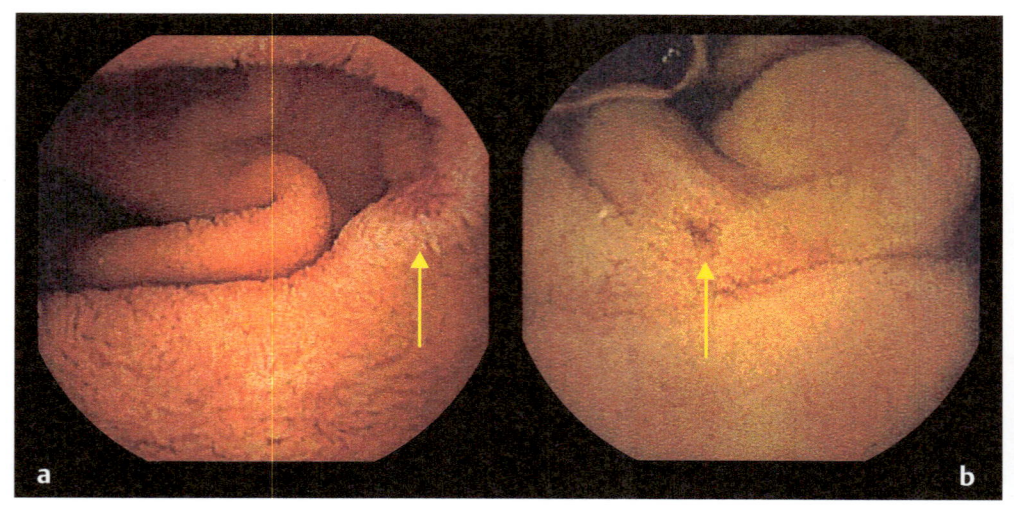

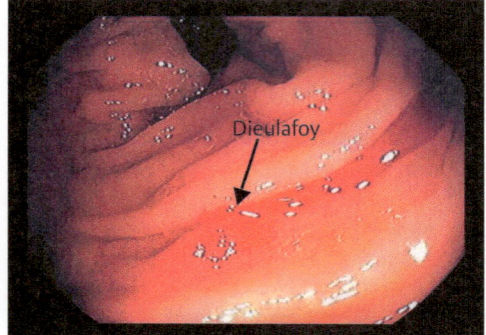

Fig. 30-4. (a, b) Angioectasia 1b.

Fig. 30-5. Lesão de Dieulafoy – tipo 2b.

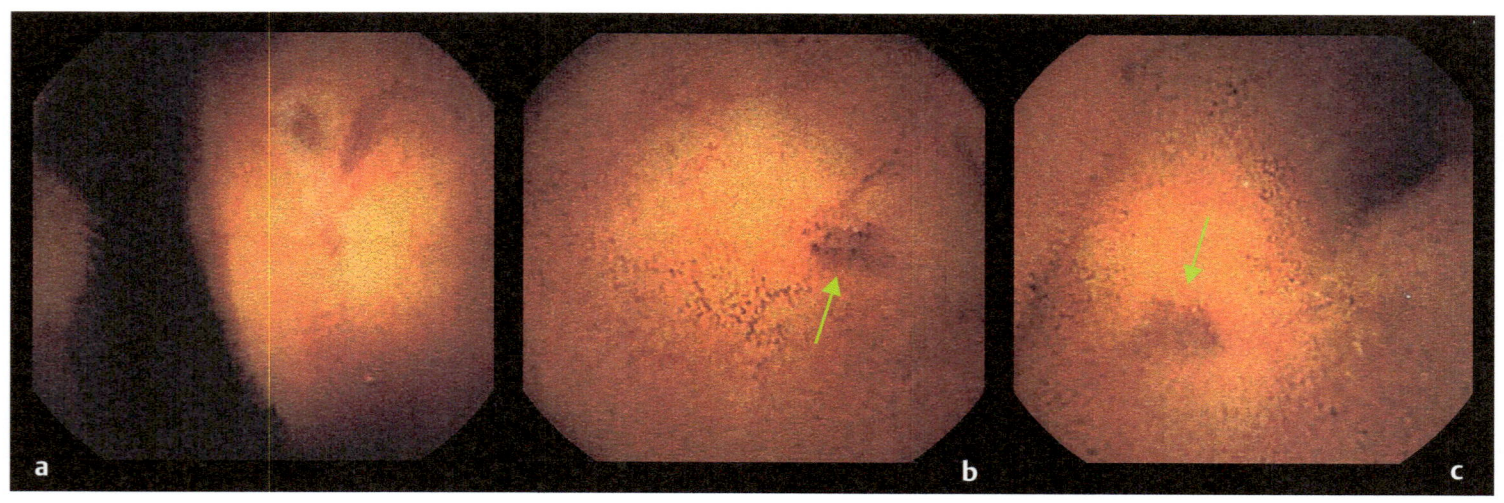

Fig. 30-6. (a-c) MAV.

qualidade de vida desses pacientes.⁴⁴ Há ainda outras modalidades de tratamento endoscópico dessas lesões que incluem os endoclipes e aplicação de drogas esclerosantes por injeção submucosa. A hemostasia mecânica utilizando endoclipes parece ser mais adequada para o tratamento de angioectasias mais extensas ou lesões arteriais, como as lesões de Dieulafoy e as más-formações arteriovenosas. Igawa et al.[45] demonstraram que a terapia combinada de injeção de droga esclerosante e APC foi eficiente para o tratamento de angioectasias extensas do intestino delgado.

As lesões hemorrágicas do intestino delgado têm grande variabilidade em sua apresentação clínica, e muito embora tenha havido avanços no diagnóstico e tratamento endoscópicos dessas lesões, outras modalidades de tratamento devem ser lembradas quando da abordagem dessa variabilidade de situações, associadas ou não ao tratamento endoscópico, que incluem tratamento farmacológico, radiológico e ainda a abordagem cirúrgica do paciente.

REFERÊNCIAS BIBLIOGRÁFICAS

1. Gunjan D, Sharma V, Rana SS, Bhasin DK. Small-bowel bleeding: a compreensive review. Gastroenterol Rep (Oxf). 2014;2(4):262-75.
2. Apostolopoulos P, Liatsos C, Gralnek IM, Kalantzis C, Giannakoulopoulou E, Alexandrakis G et al. Evaluation of capsule endoscopy in active, mild-to-moderate, overt, obscure GI bleeding. Gastrointest Endosc. 2007;66:1174-1181.
3. Ell C, May A. Mid-gastrointestinal bleeding: capsule endoscopy and push and pull enteroscopy give rise a new medical term. Endoscopy. 2006;36:73-75.
4. Zuckerman GR, Prakash C, Askin MP, Lewis BS. AGA technical on the evaluation and management of occult and obscure gastrointestinal bleeding. Gastroenterology. 2000;118:201-21.
5. Shinozaki S, Yamamoto H, Yano T, Sunada K, Miyata T, Hayashi Y et al. Long-term outcome of patients with obscure gastrointestinal bleeding investigated by double-balloon endoscopy. Clin Gastroenterol Hepatol. 2010;8:151-158.
6. Raju GS, Gerson L, Das A, Lewis B. American Gastroenterological Association (AGA) Institute medical position statement on obscure gastrointestinal bleeding. Gastroenterology. 2007;133:1697-1717.
7. Regula J, Wronska E, Pachlewski J. Vascular lesions of the gastrointestinal tract. Best Prat Rev Clin Gastroenterol. 2008;22:313-328.
8. Boley SJ, Sammartano R, Adams A, DiBiase A, Kleinhaus S, Sprayregen S. On the nature of aging. Gastroenterology. 1977;72:650-660.
9. Junquera F, Saperas E, de Torres I, Vidal MT, Malagelada JR. Increased expression of angiogenic factors in human colonic angiodysplasia. Am J Gastroenterol. 1999;94:1070-1076.
10. Van Gossum A. Obscure digestive bleeding. Best Pract Rev Clin Gastroenterol. 2001;15(1):155-74.
11. Sakai E, Endo H, Taniguchi L, Hata Y, Ezuka A, Nagase H et al. Factors predicting the presence of small bowel lesions in patients with obscure gastrointestinal bleeding. Dig Endosc. 2013;25:412-420.
12. Almeida N, Figueiredo P, Lopes S, Freire P, Lérias C, Gouveia H et al. Urgent capsule endoscopy is useful in severe obscure-overt gastrointestinal bleeding. Dig Endosc. 2009;21:87-92.
13. Shoenfeld Y, Eldar M, Bedazovsky B, Levy MJ, Pinkhas J. Aortic stenosis associated with gastrointestinal bleeding. A survey of 612 patients. Am Heart J. 1980;100:179-182.
14. Randi AM, Laffan MA. Von Willebrand factor and angiogenesis: Basic and applied issues. J Thromb Haemost. 2017;15:13-20.
15. Karagiannis S, Goulas S, Kosmadakis G, Galanis P, Arvanitis D, Boletis J et al. Wireless capsule endoscopy in the investigation of patients with chronic renal failure and obscure gastrointestinal bleeding (preliminary data). World J Gastroenterol. 2006;12:5182-5185.

16. Holleran G, Hall B, Hussey M, McNamara D. Small bowel angiogyodisplasia and novel disease associations: a cohort study. Scand J Gastroenterol. 2013;48:433-438.
17. Guttmacher AE, Marchuk DA, White RI Jr. Hereditary haemorrhagic telangiectasia. N Engl J Med. 1995;333:918-924.
18. Begbie ME, Wallace GM, Shovlin CL. Heretary haemorrhagic telangiectasia (Osler-Weber-Rendu syndrome): a view from the 21st century. Postgrad Med J. 2003;79:18-24.
19. Blecker D, Bansal M, Zimmerman RL, Fogt F, Lewis J, Stein R et al. Dieulafoy's lesion of the small bowel causing massive gastrointestinal bleeding: two cases reports and literature review. Am J Gastroenterol. 2001;96(3):902-905.
20. Moore JD, Thompson NW, Appelman HD, Foley D. Arteriovenous malformations of the gastrointestinal tract. Arch Surg. 1976;111:381-389.
21. Liao Z, Gao R, Xu C, Li ZS. Indication and detection, completion, and retention rates of small bowel capsule endoscopy: A systematic review. Gastrointest Endosc. 2010;71:280-286.
22. Yamamoto H, Kita H, Sunada K, Hayashi Y, Sato H, Yano T et al. Clinical outcomes of double-ballon endoscopy for the diagnosis and treatment of small intestinal diseases. Clin Gastroenterol Hepatol. 2004;2:1010-1-16.
23. Yano T, Yamamoto H, Sunada K, Miyata T, Iwamoto M, Hayashi Y et al. Endoscopic classification of vascular lesions of the small intestine (with videos). Gastrointest Endosc. 2008;67:169-172.
24. Ren JZ, Zhang MF, Rong AM, Fang XJ, Zhang K, Huang GH et al. Lower gastrointestinal bleeding: Role of 64-row computed tomographic angiography in diagnosis and therapeutic planning. World J Gastroenterology. 2015;21:4030-4037.
25. Strate LL, Naumann CR. The role of colonoscopy and radiological procedures in the management of acute lower intestinal bleeding. Clin Gastroenterol Hepatol. 2010;8:333-343.
26. Leung WK, Ho SS, Suen BY, Lai LH, Yu S, Ng EK et al. Capsule endoscopy or angiography in patients with acute overt obscure gastrointestinal bleeding: A prospective randomized study with long-term follow-up. Am J Gastroenterol. 2012;107:1370-1376.
27. Carey EJ, Leighton JA, Heigh RI, Shiff AD, Sharma VK, Post JK et al. A single-center experience of 260 consecutive patients undergoing capsule endoscopy for obscure gastrointestinal bleeding. Am J Gastroenterol. 2007;102:89-95.
28. Koulaouzidis A, Rondonotti E, Giannakou A, Plevris JN. Diagnostic yield or small bowel capsule endoscopy in patients with iron-deficiency anemia: a systematic review. Gastrointest Endosc. 2012;76:983-992.
29. Triester SL, Leighton JA, Leontiadis GI, Fleischer DE, Hara AK, Heigh RI et al. A meta-Analysis of the yield of capsule endoscopy compared with other diagnostic modalities in patients with obscure gastrointestinal bleeding. Am J Gastroenterol. 2005;100:2407-2418.
30. Cave D. Evaluation of suspected small bowel bleeding (formely obscure gastrointestinal bleeding). [Internet] UpToDate, Dec 2019. Available from: www.uptodate.com/contents/evaluation-of-suspected-small-bowel-bleeding-formerly-obscure-gastrointestinal-bleeding/
31. Banerjee R, Bhargav P, Reddy P, Gupta R, Lakhtakia S, Tandan M et al. Safety and efficacy of the M2A patency capsule for diagnosis of critical intestinal patency: results of a prospective clinical study. J Gastroenterol Hepatol. 2007;22:2060-2063.
32. Xin L, Liao Z, Jiang YP, Li ZS. Indications, detectability, positive findings, total enteroscopy, and complications of diagnostic double-balloon endoscopy: a systematic review of data over the first decade of use. Gastrointest Endosc. 2011;74:563-570.
33. Chen X, Ran ZH, Tong JL. A meta-analysis of the yield of capsule endoscopy compared to double-ballon enteroscopy in patients with small bowel diseases. World J Gastroenterol. 2007;13:4372-4378.
34. Shabana F, Leighton JA, Das A, Harrison ME, Decker GA, Fleischer DE et al. Double-balloon enteroscopy and capsule endoscopy have comparable diagnostic yield in small bowel disease: a meta-analysis. Clin Gastroenterol Hepatol. 2008;6:671-676.
35. Lee SS, Oh TS, Kim HJ, Chung JW, Park SH, Kim AY et al. Obscure gastrointestinal bleeding: diagnostic performance of multidetector CT enterography. Radiology. 2011;259:739-748.
36. Zhang BL, Jiang LL, Chen CX, Zhong BS, Li YM. Diagnosis of obscure gastrointestinal haemorrhage with capsule endoscopy in combination with multi-detector computed tomography. J Gastroenterol Hepatol. 2010;25:75-79.
37. Huprich JE, Fletcher JG, Fidler JL, Alexander JA, Guimarães LS, Siddiki HA et al. Prospective blinded comparison with wireless capsule endoscopy and multiphase CT enterography in obscure gastrointestinal bleeding. Radiology. 2011;260:744-751.
38. Geffroy Y et al. Multidetector CT angiography in acute gastrointestinal bleeding: why, when, and how. Radiographics. 2011;31:E35-46.
39. Kuhle WG, Shelman RG. Detection of active colonic haemorrhage with use of helical CT: findings in a swine model. Radiology. 2003;228:743-752.
40. Cave D, Legnani P, de Franchis R, Lewis BS. ICCE consensus for capsule retention. Endoscopy. 2005;37:1065-1067.
41. Vargo JJ. Clinical applications of the argon plasma coagulator. Gastrointest Endosc. 2004;59:81-88.
42. Suzuki N, Arebi N, Saunders BP. A novel method of treating colonic angiodysplasia. Gastrointest Endosc. 2006;64:424-427.
43. Romagnuolo J, Brock AS, Ranney N. Is Endoscopic Therapy Effective for Angiodysplasia in Obscure Gastrointestinal bleeding: A Systematic Review of the Literature. J Clin Gastroenterol. 2015;49:823-830.
44. May A, Friesing-Sosnik T, Manner H, Pohl J, Ell C. Long-term outcome after argon plasma coagulation of small-bowel angioectasia. Endoscopy. 2011;43:759-765.
45. Igawa A, Oka S, Tanaka S, Kunihara S, Nakano M, Aoyama T et al. Major predicts and management of small-bowel angioectasia. BMC Gastroenterol. 2015;15:108.

POLIPOSES E TUMORES DE INTESTINO DELGADO

Paula Bechara Poletti ▪ Thiago Festa Secchi ▪ Artur Adolfo Parada

TUMORES DE INTESTINO DELGADO

Introdução

O diagnóstico dos tumores do intestino delgado (ID) é frequentemente difícil por causa da raridade dessas lesões e da natureza inespecífica e variável dos sinais e sintomas apresentados. Assim, o atraso no diagnóstico é comum, o que pode resultar na descoberta da doença em um estágio tardio, consequentemente, com redução na eficácia do tratamento.

Embora o ID represente 75% do comprimento e 90% do total da superfície mucosa do trato gastrointestinal, a incidência de neoplasias é inferior aos demais seguimentos deste. No geral, os tumores do ID representam 3 a 6% de todas as neoplasias gastrointestinais e, 1 a 3% de todas as neoplasias malignas gastrointestinais. Apesar da identificação de mais de 40 tipos histológicos diferentes de tumores do ID, existem 4 principais: adenocarcinomas: 30 a 45%, tumores neuroendócrinos (TNE): 20 a 40%, linfomas: 10 a 20% e sarcomas: 10 a 15%.

Na maioria dos países, a incidência geral de tumores do ID é maior no sexo masculino; começa a aumentar após os 40 a 45 anos e progressivamente até os 75 anos. A idade média no diagnóstico é de aproximadamente 65 anos.

Embora existam diferenças entre os estudos, principalmente em relação à incidência e padrões de subtipos histológicos específicos, vários estudos mostram aumento consistente da taxa geral de incidência de neoplasias do ID ao longo do tempo. O Programa de vigilância dos EUA observou que, entre 1992 e 2013, houve um aumento de 1,5 para 2,2 casos/100.000 habitantes.

No ano de 2000, a incidência dos TNE superou a dos adenocarcinomas, passando a ser o tumor do ID mais frequente relatado ao National Cancer Database dos EUA. Entre 1985 e 2005, a proporção de pacientes com TNE aumentou de 28 para 44%, enquanto a proporção do adenocarcinoma diminuiu de 42 para 33%. A proporção de pacientes com tumores estromais e linfoma permaneceu essencialmente estável: 17 e 8%, respectivamente.[1-5]

O prognóstico geral dos tumores do ID permanece ruim. Este fato pode estar relacionado, em parte, com o momento do diagnóstico, que geralmente é tardio.[6]

Algumas características específicas dos tumores do ID, como crescimento lento e extraluminal, permanecendo assintomático por anos ou apresentando queixas inespecíficas, retardam o diagnóstico. Estimam-se atrasos de cerca de 3 anos para tumores benignos e de 1,5 ano para tumores malignos.[1,2,4,5]

Adenocarcinoma

O adenocarcinoma representa de 25 a 40% das neoplasias primárias do ID apresentando-se entre as idades de 50 a 70 anos com leve predominância masculina. A idade de início tende a ser menor em pacientes com condições predisponentes, como a doença de Crohn.

O risco do adenocarcinoma do ID é maior em pacientes com história de câncer colorretal e portadores de síndromes hereditárias como câncer colorretal hereditário sem polipose (HNPCC) e a polipose adenomatosa familiar (PAF), sendo responsáveis por cerca de 10% destes.

Localização

A incidência do adenocarcinoma é maior no duodeno e diminui progressivamente ao longo do resto do ID: duodeno (49 a 58%), seguido por jejuno (19 a 29%) e íleo (10 a 15%).

Características

A endoscopia pode revelar lesão infiltrativa ou exofítica que pode mostrar ulceração, estenose e/ou sangramento (Figs. 31-1 a 31-5). Como em outros tumores, a infiltração do mesentério também pode levar à mucosa alterações, como eritema na proximidade do tumor.[1-4,7,8]

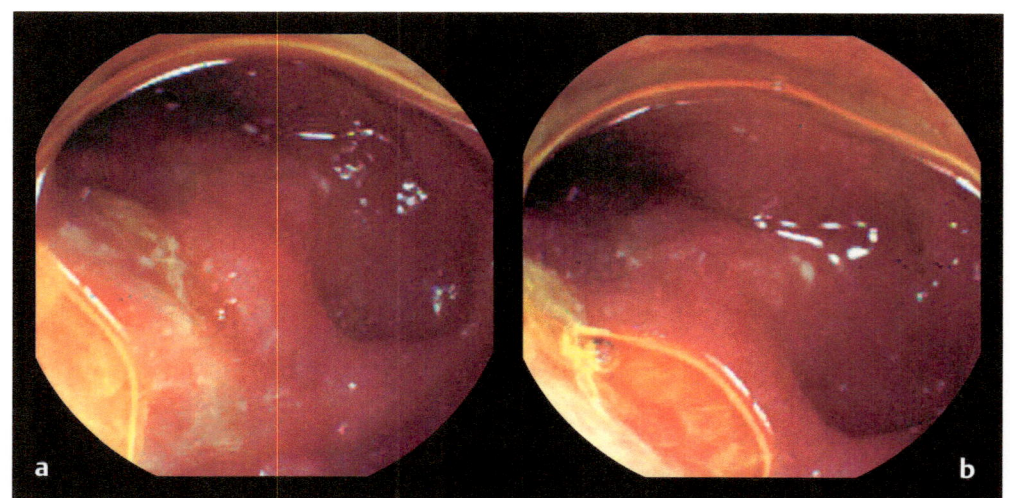

Fig. 31-1. Adenocarcinoma.

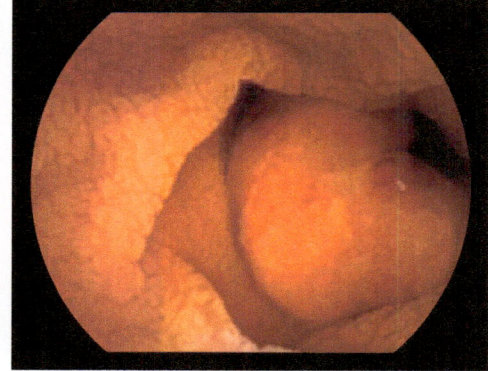

Fig. 31-2. Adenocarcinoma associado à Doença Celíaca.

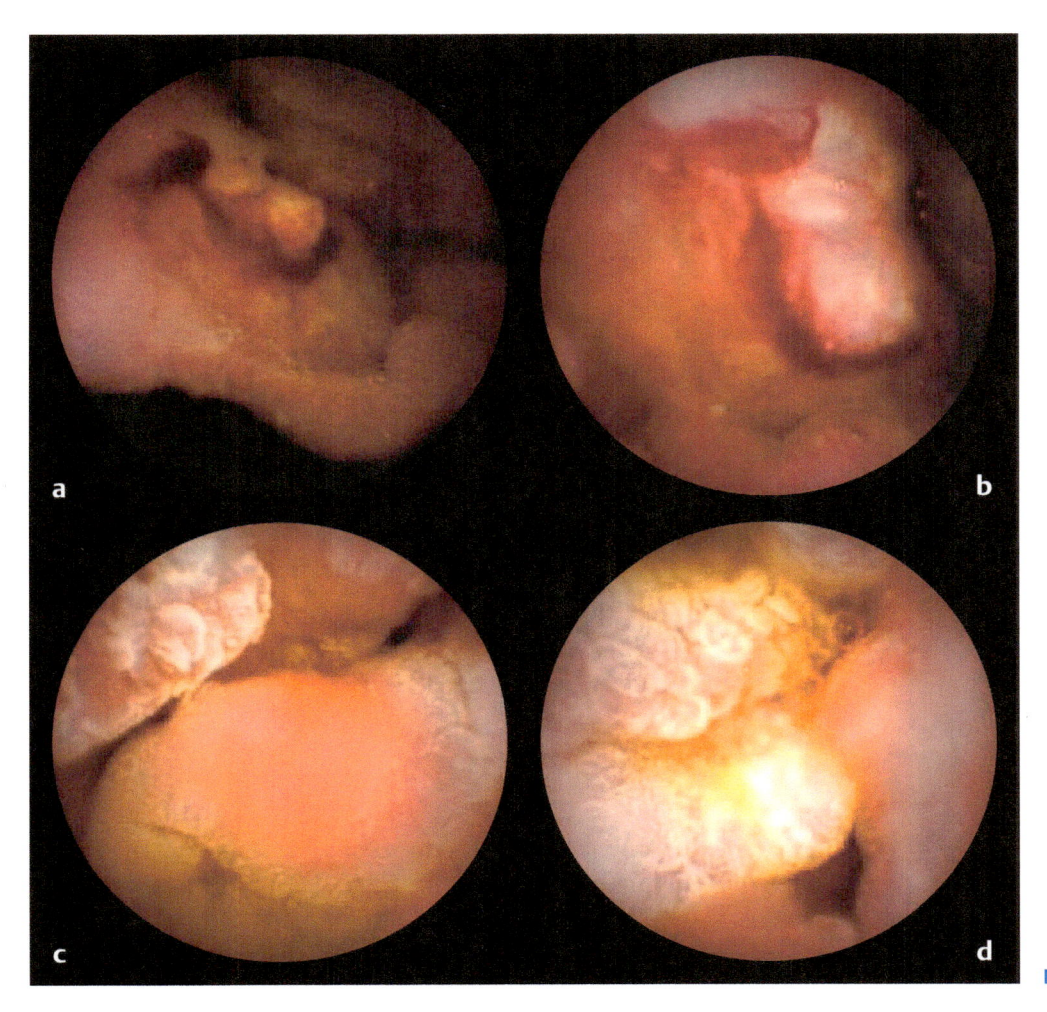

Fig. 31-3. Adenocarcinoma.

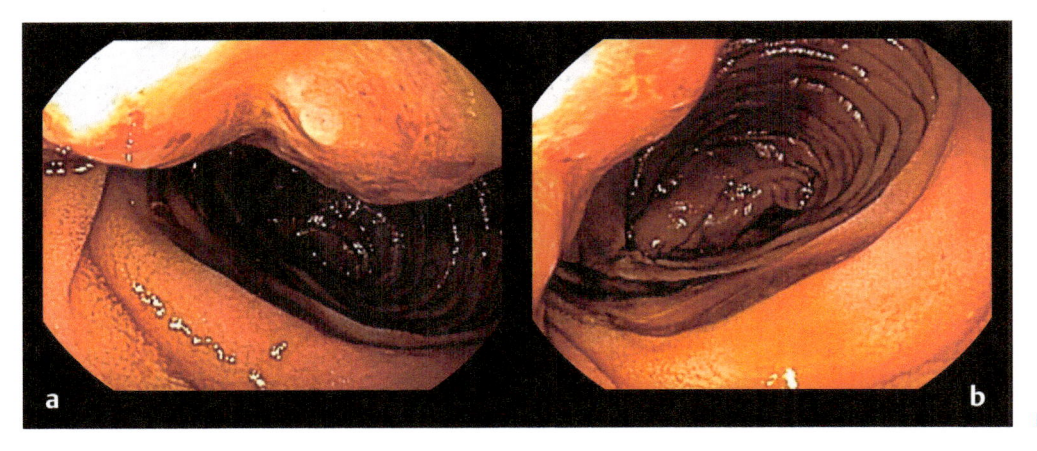

Fig. 31-4. Adenocarcinoma.

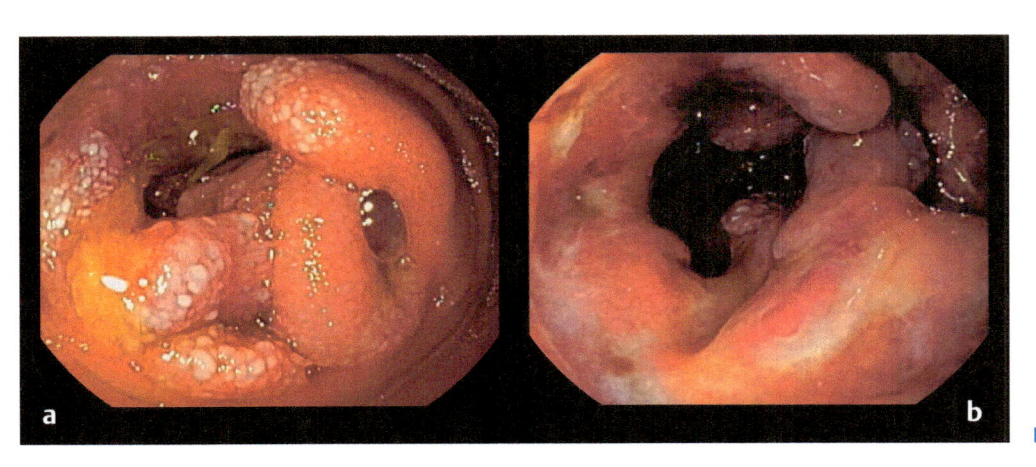

Fig. 31-5. Adenocarcinoma.

Tumores Neuroendócrinos

Os tumores neuroendócrinos (TNE) do ID têm aparência morfologicamente única e são caracterizados pela produção de aminas biologicamente ativas, que são armazenadas em grânulos neurossecretores. A secreção desses produtos pelas células tumorais pode resultar em uma variedade de síndromes clínicas causadas pelo produto secretado:

- A grande maioria dos TNE gastrointestinais (GITNE) é bem diferenciada (grau 1 ou 2), anteriormente denominada tumores carcinoides. Síndrome carcinoide é o termo aplicado a uma constelação de sintomas mediados por vários fatores humorais elaborados por algumas TNE bem diferenciadas do trato digestório e pulmões, que sintetizam, armazenam e liberam uma variedade de polipeptídeos, aminas biogênicas e prostaglandinas. Alguns desses produtos tumorais são responsáveis pela síndrome carcinoide, mas as contribuições relativas de cada um e a especificidade de qualquer componente específico da síndrome são incertas. Mais de 90% dos pacientes com síndrome carcinoide apresentam doença metastática de uma TNE primária do ID, normalmente no fígado.
- Outros TNE funcionais do ID que produzem síndromes clínicas específicas, raras, quando comparadas a esses GITNE bem diferenciados. O mais comum é o gastrinoma do duodeno, definido pela síndrome clínica associada ao excesso de secreção de gastrina (síndrome de Zollinger-Ellison). Embora a maioria dos Gastrinomas, 85%, esteja localizada no pâncreas, aproximadamente 15% serão encontrados no duodeno superior.

Outros TNE ainda mais raros no ID incluem somatostinomas duodenais, Paragangliomas e Carcinomas neuroendócrinos de alto grau (pouco diferenciados) que, raramente, são funcionantes.

A maior parte dos TNE é caracterizada por curso indolente, mas os TNE duodenais podem ter um curso mais heterogêneo, com alta taxa de metástases no momento do diagnóstico e após a ressecção, mesmo que bem diferenciada.

Nas séries modernas, os TNE representam aproximadamente 40% das neoplasias primárias do ID com distribuição etária entre 20 a 80 anos e maior incidência na sexta década.

Características

Geralmente apresentam-se como lesões elevadas intramucosas ou submucosas, de consistência firme, geralmente hipervascularizadas, com ou sem umbilicação apical, superfície de corte amarela decorrente do seu alto conteúdo lipídico. Eles tendem a se infiltrar na parede intestinal e podem-se estender pela serosa, causando encurtamento e espessamento do mesentério em razão de uma intensa reação desmoplásica associada, podendo dar origem à retração e fixação local.

À endoscopia geralmente mostra lesão de características submucosa, mas também podem ser infiltrativas ou tumores exofíticos de tamanhos variáveis.

Os TNE só podem ser classificados pelo exame histológico. Microscopicamente, ninhos sólidos de células pequenas uniformes com núcleos redondos ou ovais estão presentes com uma reação desmoplásica intensa circunjacente. Eles demonstram pouco ou nenhum pleomorfismo celular, hipercromasia ou aumento da atividade mitótica.

Localização

Os GITNE bem diferenciados no ID são mais comumente encontrados no íleo, até 60 cm da válvula ileocecal. A presença de múltiplos nódulos síncronos em 30% dos pacientes exige uma inspeção cuidadosa de todo o ID para excluir outros locais da doença.

Em razão de seu crescimento indolente, os GITNE do ID mais bem diferenciados são assintomáticos na apresentação (ou seja, não há sintomas de obstrução local ou síndrome carcinoide) e são encontrados apenas incidentalmente. Os sintomas geralmente se relacionam com efeitos de massa dos tumores primários ou metastáticos, ou podem ser causados pela produção tumoral de aminas bioativas: síndrome carcinoide.

A doença metastática, presente em 90% dos pacientes sintomáticos com síndrome carcinoide, correlaciona-se não apenas com a profundidade da invasão e localização, mas também com o tamanho da lesão primária. Para TNE < 1 cm, o risco de metástase a distância é de 0 a 2% para o apêndice, em comparação a 15 a 18% para as primárias do ID. Por outro lado, quando os TNE excederem 2 cm, 47% das lesões apresentam metástases para o fígado, pulmões e ossos são afetados com menos frequência.[1-3,9-17]

Linfoma Primário do Trato Gastrointestinal

O linfoma pode surgir como uma neoplasia primária no trato intestinal ou como um componente da doença sistêmica com envolvimento gastrointestinal (GI) (Fig. 31-6). O diagnóstico do linfoma GI primário requer:

- Ausência de linfadenopatia periférica ou mediastinal.
- Contagem normal de glóbulos brancos e diferencial no esfregaço de sangue periférico.
- O envolvimento tumoral deve estar predominantemente no trato gastrointestinal.
- Nenhuma evidência de envolvimento do fígado ou baço.

O linfoma primário do trato GI é a forma extranodal mais comum de linfoma; estômago e intestino delgado são os locais mais comuns.[1]

No Oriente Médio, 75% dos linfomas gastrointestinais se originam no ID e estão associados à doença imunoproliferativa do intestino delgado (IPSID); sinônimos incluem linfoma do mediterrâneo e doença da cadeia pesada alfa. Os linfomas do ID são menos comuns em países industrializados e não são do tipo IPSID.

Nos Estados Unidos, o linfoma primário do ID ocorre predominantemente em adultos, atingindo o pico na sétima década, e 60% dos pacientes são do sexo masculino. Algumas das condições predisponentes incluem: doenças autoimunes, síndromes de imunodeficiência (por exemplo, síndrome da imunodeficiência adquirida [AIDS]), terapia imunossupressora de longa data, doença de Crohn, Radioterapia e Hiperplasia linfoide nodular.

Localização

Os linfomas surgem dos agregados linfoides na submucosa e, portanto, sua distribuição no ID é paralela à distribuição dos folículos linfoides, desta forma o íleo é o local mais comum. Distribuição no ID: íleo (53%), jejuno (35%) e duodeno (12%).

Histologicamente, esses linfomas não Hodgkin podem ser de baixo ou alto grau e podem ser de origem de células B ou células T. O sistema de classificação revisado de linfoma europeu-americano (REAL)/Organização Mundial da Saúde (OMS), usado para outros linfomas não Hodgkin, é predominantemente usado para classificação, embora um sistema alternativo de classificação para linfomas GI primários tenha foi proposto. Os linfomas de células B que mais frequentemente envolvem o trato GI consistem no tipo de tecido linfoide associado à mucosa (MALT), células B grandes difusas, células do manto e variantes do tipo Burkitt. Os tumores do tipo MALT ocorrem com mais frequência no estômago, enquanto o linfoma das células do manto tem uma predileção pelo cólon e intestino delgado. Os linfomas menos comuns de células T são frequentemente jejunais. O envolvimento primário ou secundário do trato GI pelo linfoma de Hodgkin é extremamente raro.

Características

Como no sarcoma, os linfomas são tumores caracteristicamente volumosos; aproximadamente 70% têm mais de 5 cm de diâmetro na apresentação. À endoscopia mostra um padrão variado polipoide, nodular, ulcerações, crescimento infiltrativo, pregas espessadas e atrofia focal (Figs. 31-7 a 31-9). A doença imunoproliferativa do intestino delgado (IPSID) é caracterizada pela aparência de calçamento ou de múltiplos pólipos sésseis.[1-3,6,8-14,18]

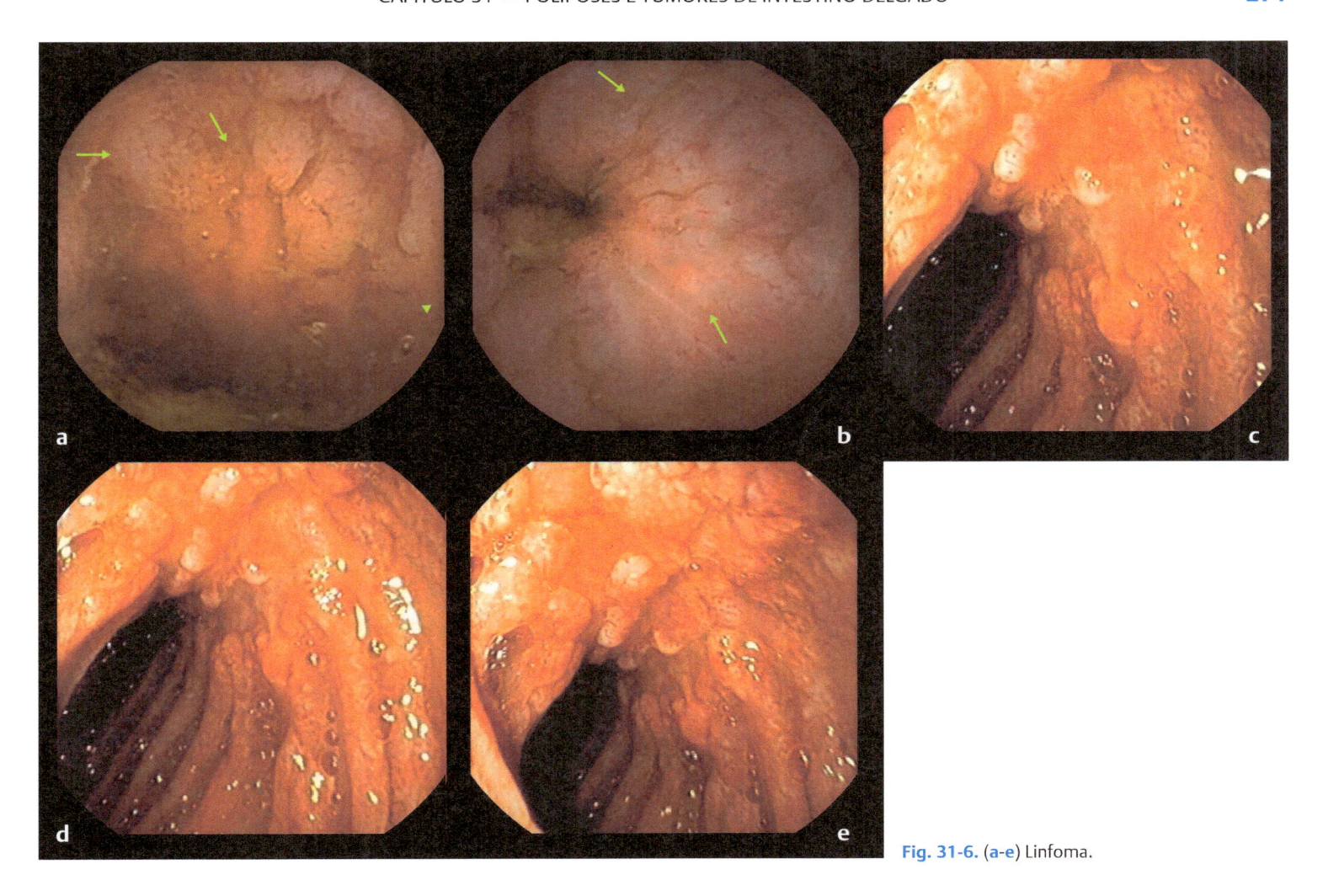

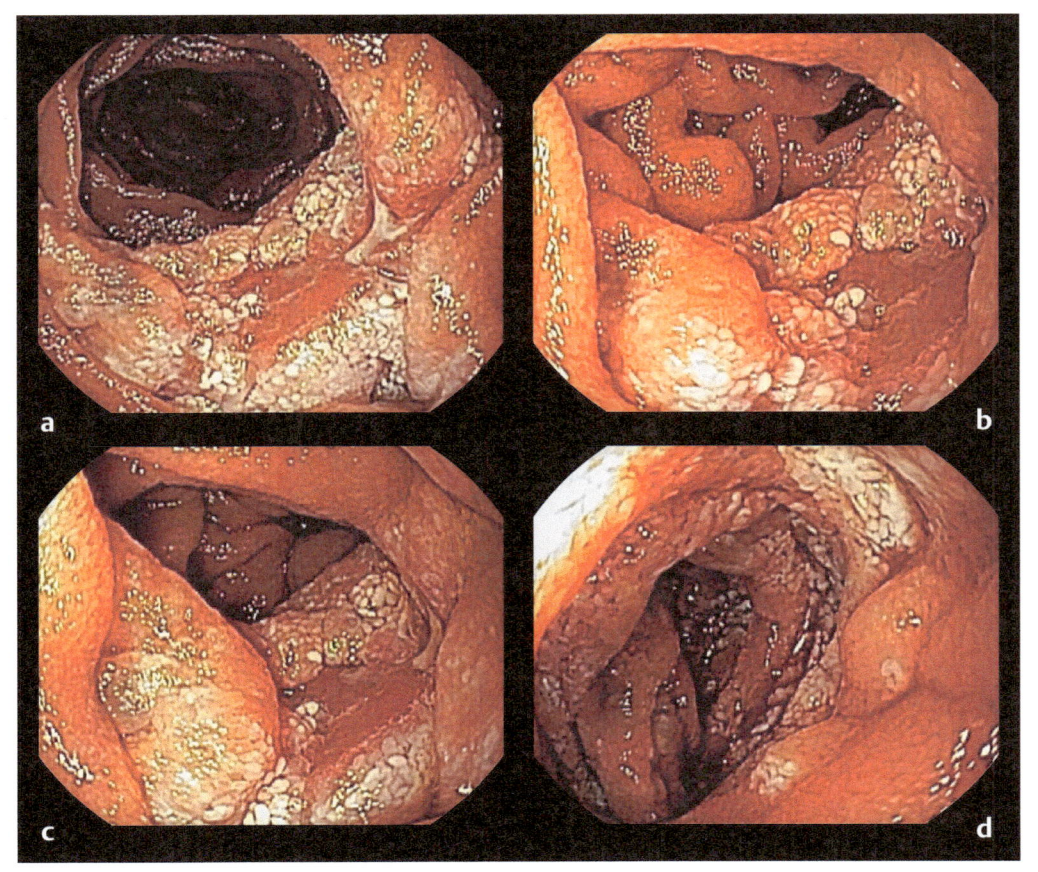

CAPÍTULO 31 ▪ POLIPOSES E TUMORES DE INTESTINO DELGADO 271

Fig. 31-6. (a-e) Linfoma.

Fig. 31-7. (a-d) Linfoma.

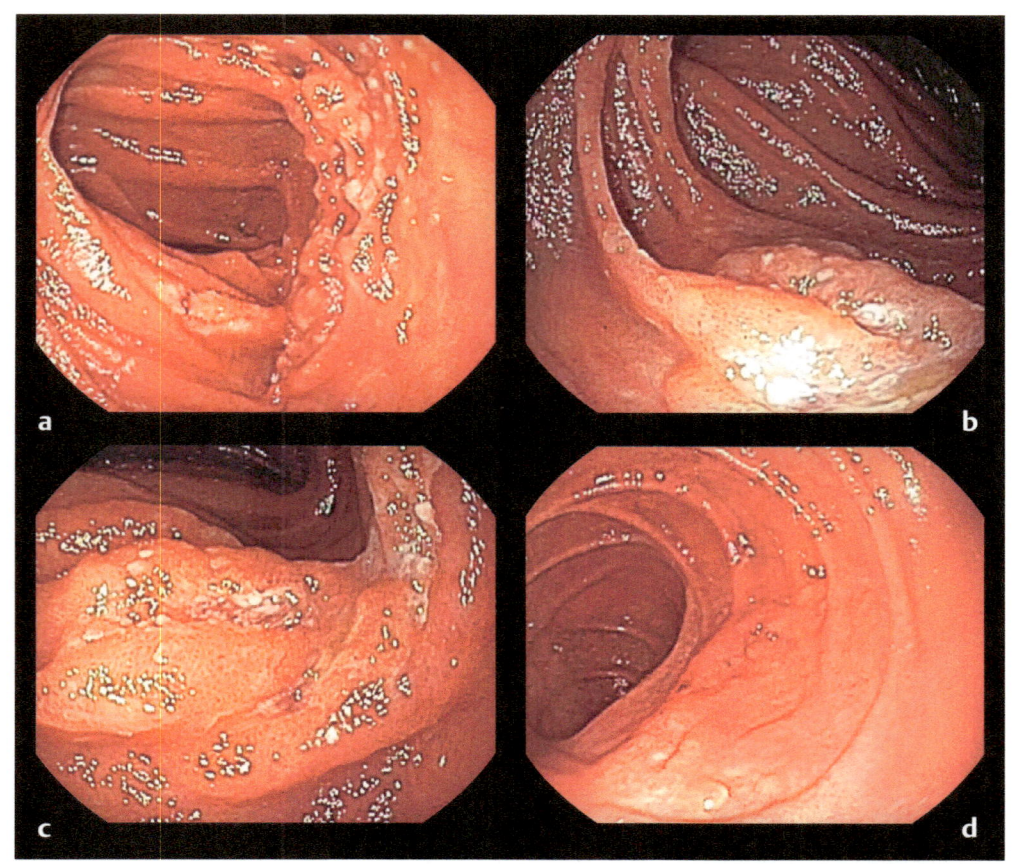

Fig. 31-8. (a-d) Linfoma.

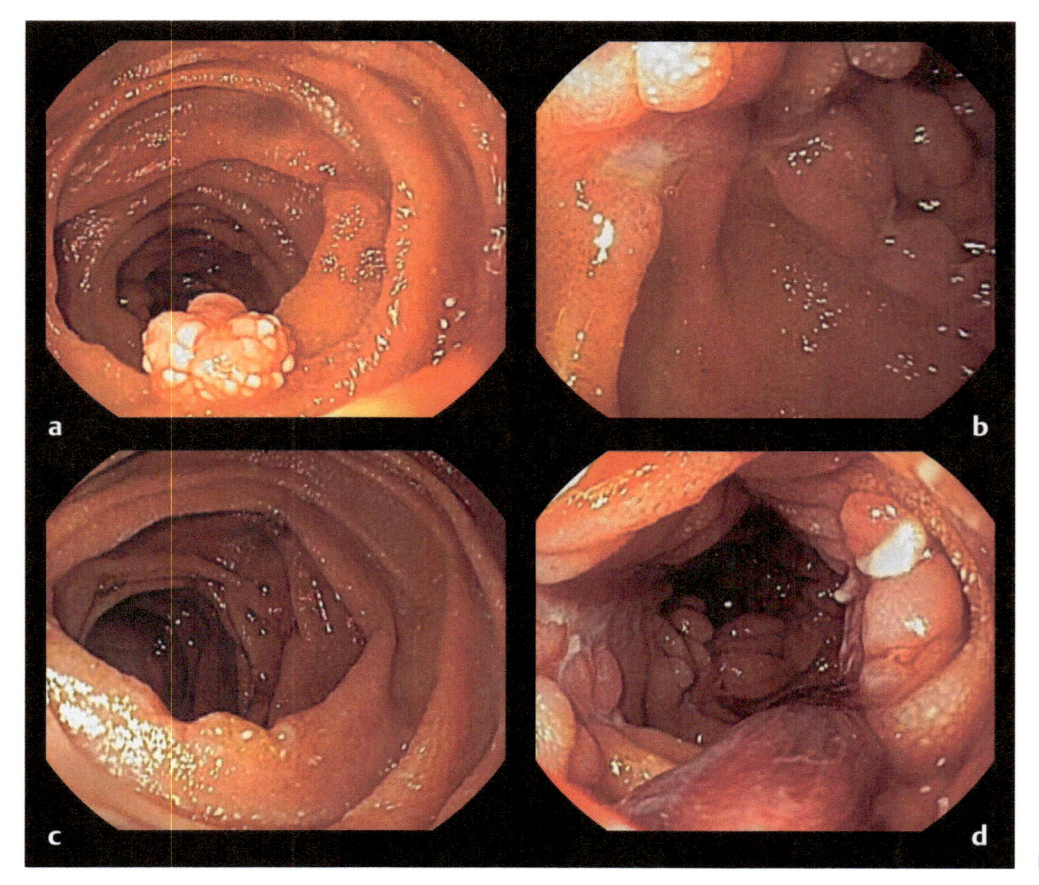

Fig. 31-9. Linfoma.

Tumores Estromais Gastrointestinais (GIST)

Os tumores mesenquimais malignos (sarcomas) representam aproximadamente 10% das neoplasias do ID (Fig. 31-10 e 31-11). Compreendem um grupo de tumores de origem não epitelial que se caracterizam por proliferação de células epitelioides ou fusiformes da camada muscular (leiomioma e leiomiossarcoma), células da bainha nervosa (sistema nervoso autônomo: schwannomas) e células mesenquimais primitivas (células de Cajal, denominados GIST: *gastrointestinal stromal tumors*) que é o tipo mais comum de sarcoma intestinal, responsável por 83 a 86% dos casos

Os tumores estromais gastrointestinais (GIST malignos) são tumores mesenquimais que expressam o marcador CD117. Provavelmente têm origem nas células marca-passo intestinais. Com comportamento biológico e prognóstico variável. Na ausência de metástase e invasão local, seu prognóstico (variando de favorável a desfavorável) pode ser avaliado com base em critérios, como tamanho do tumor, avaliação histológica, tipo e taxa de mitose. Raros, com incidência de 1 ou 2 casos/100.000 habitantes por ano, são os tumores mesenquimais mais comuns do ID.

Localização

Mais comuns no estômago do que no ID, mas, a forma maligna tende a estar localizada no ID. O potencial maligno do tumor se correlaciona com seu tamanho e localização intestinal. Mais comuns no Jejuno e no Íleo.

Características

Tumor de características subepiteliais, geralmente de consistência firme, pode estar associada à úlcera apical ou adquirir características vegetantes (Fig. 31-12 a 31-17).

Antes da identificação dos GISTs por suas características moleculares, os leiomiossarcomas representavam o sarcoma mais comum do ID. No entanto, a maioria desses leiomiossarcomas previamente classificados em estudos mais antigos na verdade correspondiam a GIST.[1-3,6,8-10,13,14,18]

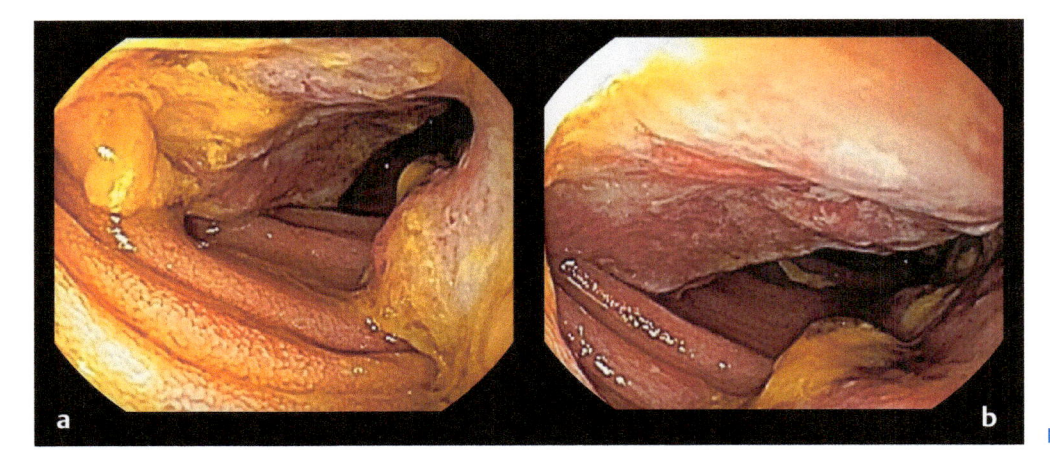

Fig. 31-10. Neoplasia mesenquimal fusocelular.

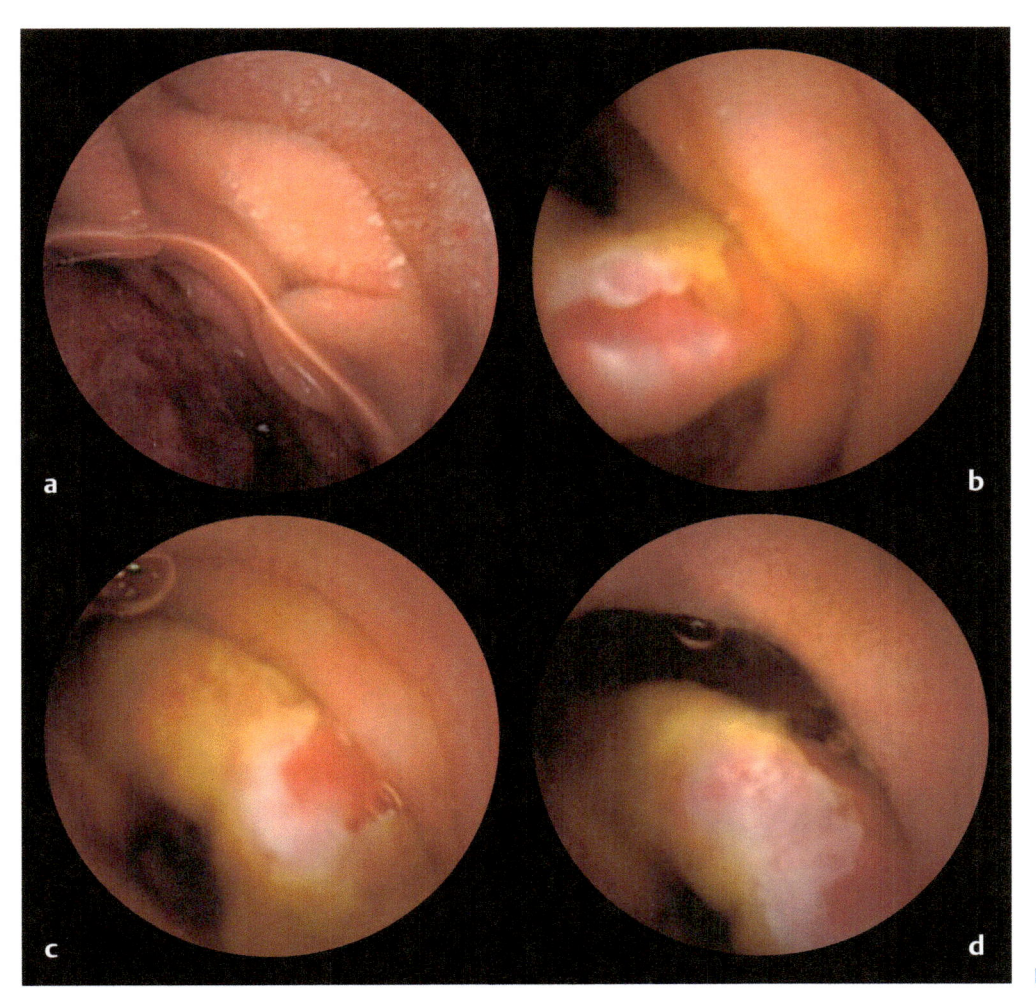

Fig. 31-11. Sarcoma de Kaposi.

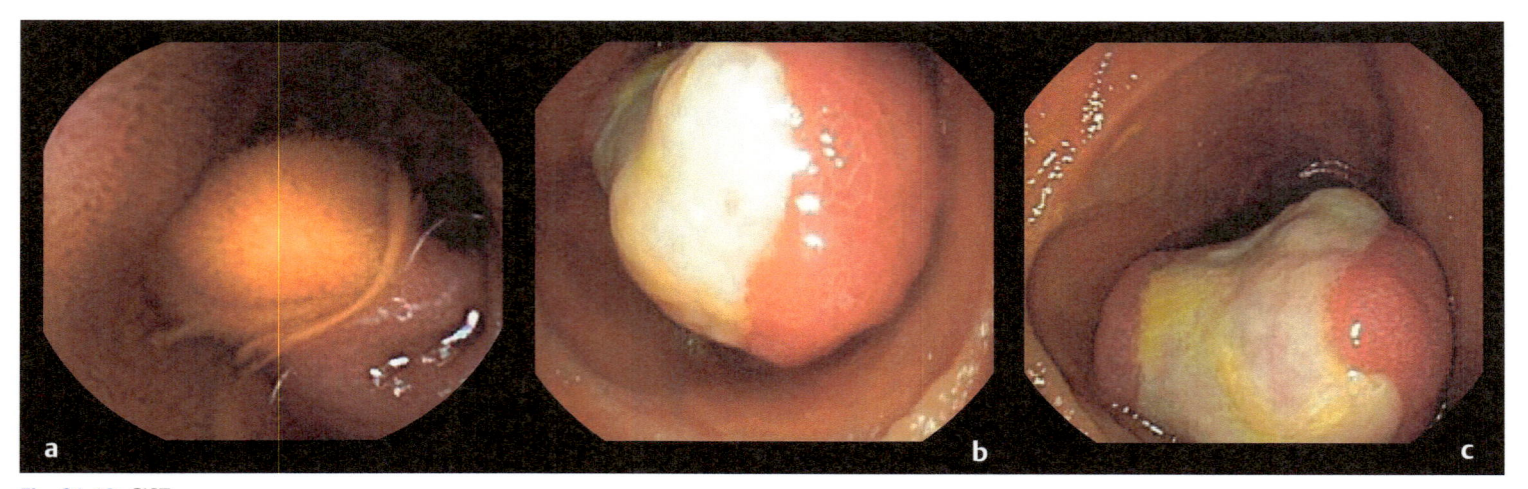

Fig. 31-12. GIST.

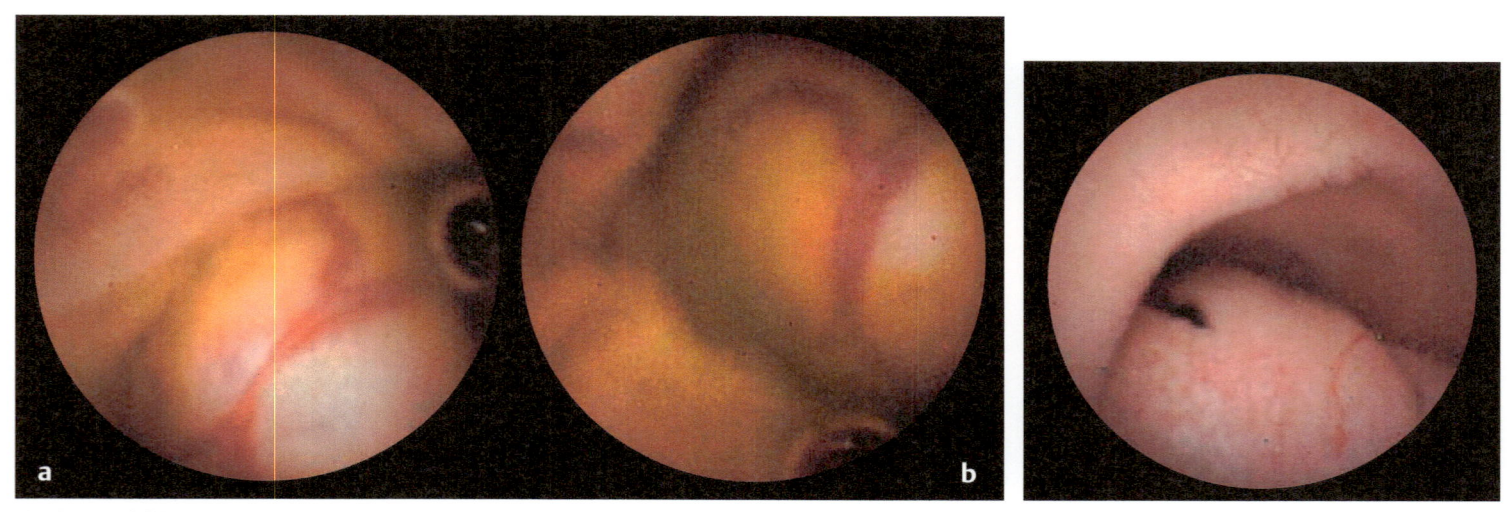

Fig. 31-13. GIST.

Fig. 31-14. GIST.

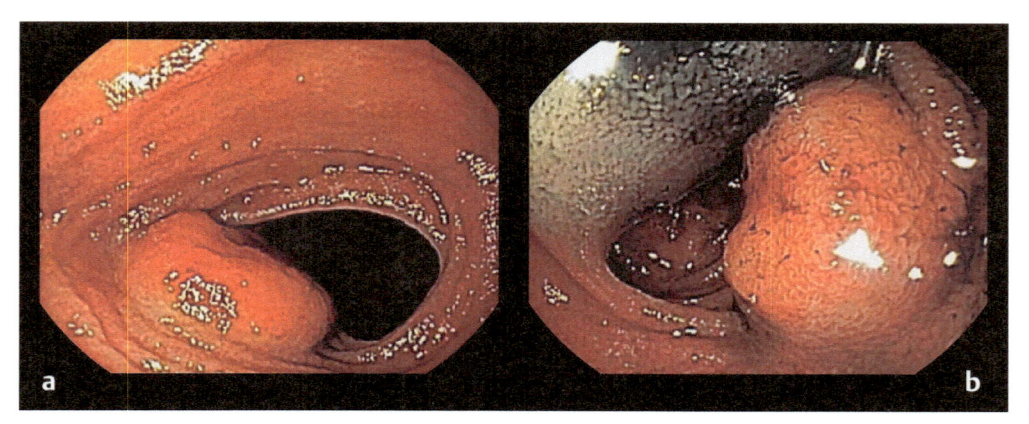

Fig. 31-15. GIST.

CAPÍTULO 31 ▪ POLIPOSES E TUMORES DE INTESTINO DELGADO

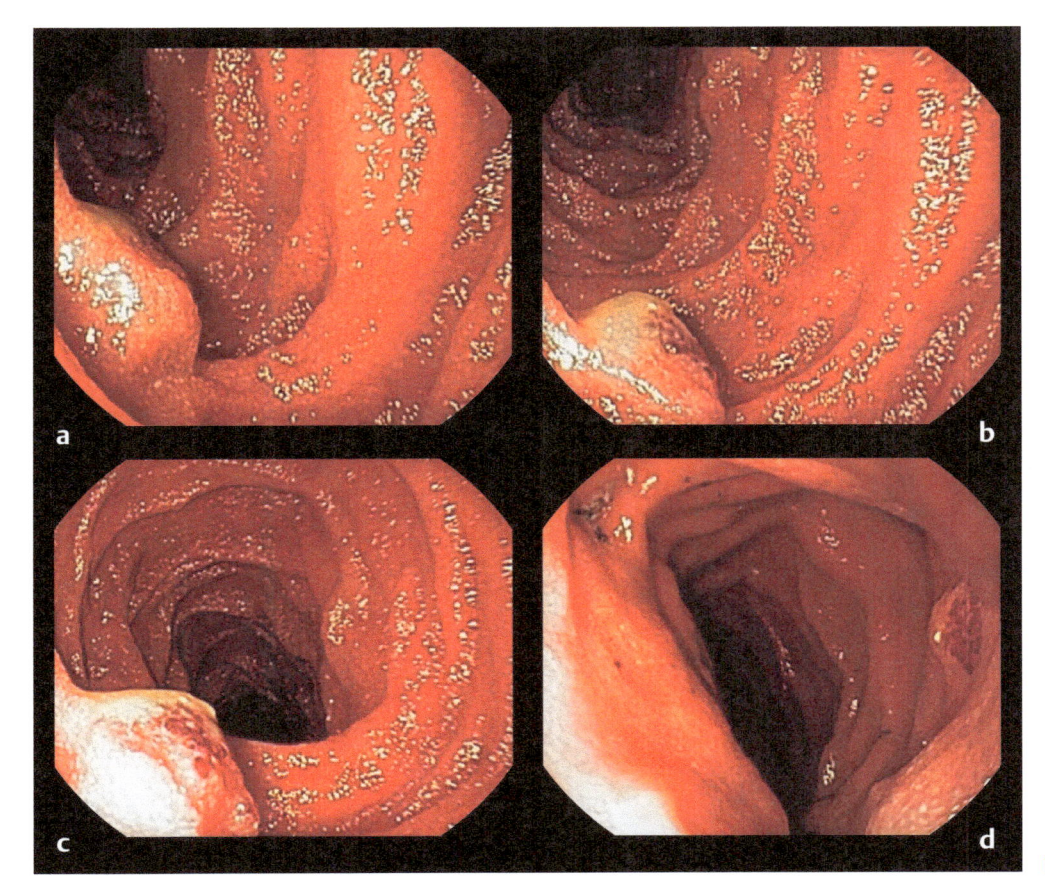

Fig. 31-16. GIST.

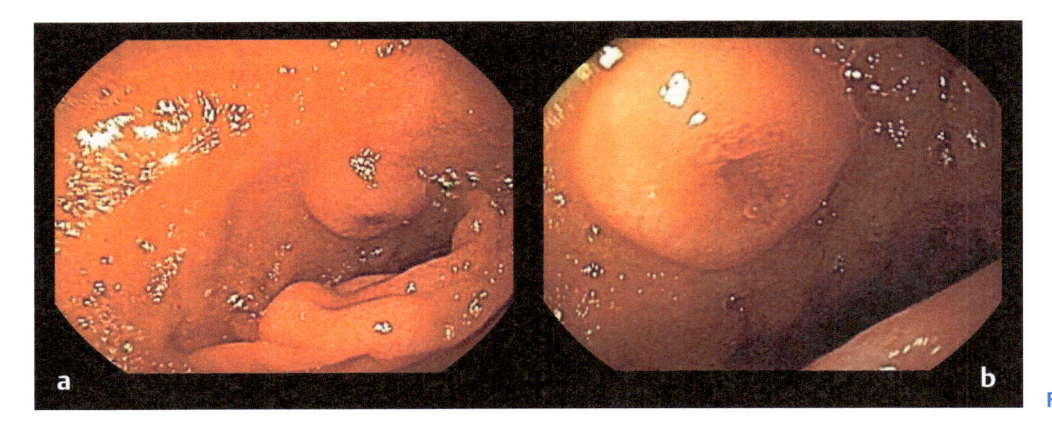

Fig. 31-17. GIST.

Lesão Metastática

O envolvimento neoplásico secundário do intestino delgado é mais comum do que a neoplasia primária do ID, dada a raridade das neoplasias do intestino delgado. O envolvimento extraluminal do ID é particularmente comum no cenário de carcinomatose peritoneal generalizada. Pode ocorrer erosão pela parede intestinal para o lúmen, principalmente em tumores com predileção por envolver a cavidade peritoneal, como câncer de ovário, cólon e gástrico.

A propagação hematogênica ao ID também é possível. Os tumores mais comuns com disseminação hematogenicamente para o ID são: melanoma, pulmão, mama, colo uterino, cólon e sarcoma.

Características

Lesão polipoide, exofítica ou submucosa, tumores ulcerados, infiltrativos associados a linfangiectasias, retrações cicatriciais.[1,2,5,8-10,13,14,18]

Melanoma

O ID é o local mais comum de metástases gastrointestinais em pacientes com melanoma metastático. O melanoma é o tumor metastático mais comum no ID, em especial nos estágios III e IV.

Características

O aspecto típico do melanoma do ID é um tumor preto, com tamanho variável, desde pequenos pontos enegrecidos a massas obstrutivas. No entanto, deve-se notar que o melanoma amelanótico não é incomum, e esses casos não podem ser diferenciados endoscopicamente de lesões de outros tumores.[1-3,6,8-10,13,14,18]

Tumores Benignos

Tumores benignos do ID geralmente permanecem assintomáticos por anos, e, na dependência de seu tamanho, se pequenas lesões, frequentemente permanecem sem diagnóstico. Eles podem-se manifestar clinicamente por sangramento, anemia ferropriva ou dor abdominal. Possíveis complicações são obstrução, intussuscepção e perfuração. Esses sintomas dependem do tamanho, localização e do tipo histopatológico.

Os tipos histológicos mais comum são: adenomas, leiomiomas e lipomas.

Localização

A frequência de tumores benignos do ID aumenta do duodeno para o Íleo.

Características

As lesões hiperplásicas, hamartomas, mucosa gástrica ectópica e adenomas podem aparecer como lesões superficiais ou elevadas. O tecido pancreático ectópico e os tumores mesenquimais geralmente são lesões elevadas de características subepiteliais, podendo apresentar na sua superfície ulceração circunscrita, que pode causar sangramento. Os tumores vasculares geralmente são sobrelevados com coloração avermelhada ou azulada. O exame endoscópico não pode diferenciar de maneira confiável entre tumores benignos e malignos do intestino delgado.[1,2,5,6,15,19]

Adenomas

Neoplasias benignas originadas da cripta do epitélio. Os adenomas no ID ocorrem predominantemente no duodeno, geralmente na região peripapilar, onde eles apresentam maior risco de transformação maligna (Fig. 31-18 e 31-19). Ocorrem esporadicamente ou a síndromes poliposas.

Existem diferentes tipos de adenomas benignos do ID: adenomas tubulares, adenoma túbulo-viloso, adenomas vilosos e adenomas de glândulas de Brunner.

Os adenomas vilosos possuem um potencial significativo de transformação maligna. Células malignas são encontradas em até 42% dos adenomas vilosos duodenais, com uma sequência de adenoma-carcinoma comparável à do câncer colorretal. A polipose adenomatosa familiar (PAF) é um fator de risco; 80% dos pacientes afetados desenvolvem adenomas duodenais, que geralmente são múltiplos. Os adenomas no duodeno têm predileção pela região da papila (ampola de Vater).

Os adenomas colônicos coincidentes são comuns em pacientes com adenomas vilosos da papila ou do duodeno, sugerindo que a colonoscopia é um componente importante da investigação diagnóstica. A apresentação usual é com sangramento ou obstrução do ID ou do trato biliar. Na biópsia, a parte superficial da lesão pode parecer benigna, com áreas de adenocarcinoma nas partes mais profundas.

Os adenomas tubulares têm um potencial maligno menor. São mais comuns no duodeno e geralmente são assintomáticos, mas podem apresentar sangramento ou obstrução.

Não existem diretrizes quanto ao manejo de adenomas duodenais esporádicos, embora muitos os removam endoscopicamente, mesmo na ausência de características endoscópicas sugestivas de possível malignidade. Além disso, não há diretrizes definitivas sobre o tamanho dos adenomas ressecáveis endoscopicamente; no entanto, a maioria dos autores recomenda que lesões ≥ 4 cm não sejam tratadas endoscopicamente.

A colangiopancreatografia endoscópica retrógrada, a ultrassonografia endoscópica, a ultrassonografia intraductal e a cromoendoscopia podem fornecer informações úteis na avaliação de adenomas ampulares, incluindo a extensão da progressão intraductal do adenoma.

Pacientes com adenomas duodenais esporádicos também devem ser rastreados quanto ao câncer colorretal, pois apresentam maior risco de neoplasia colorretal.

O adenoma da glândula de Brunner é uma neoplasia rara, caracterizada pela hiperplasia das glândulas exócrinas na mucosa duodenal proximal.[1,2,14,15,19]

Leiomiomas

Os leiomiomas são massas únicas, firmes, cinza ou brancas, bem definidas que surgem na camada submucosa da parede do ID. Microscopicamente, eles consistem em células musculares lisas bem diferenciadas. Esses tumores geralmente aumentam extraluminalmente e, portanto, não são detectados até que seu tamanho supere o suprimento sanguíneo, causando necrose central, ulceração e sangramento no lúmen intestinal.

Nos casos em que o tumor se estende por via intraluminal, a obstrução pode ser o sintoma inicial.

Os leiomiomas são raros; originalmente classificados como tumores de músculo liso do ID (aproximadamente 1%).

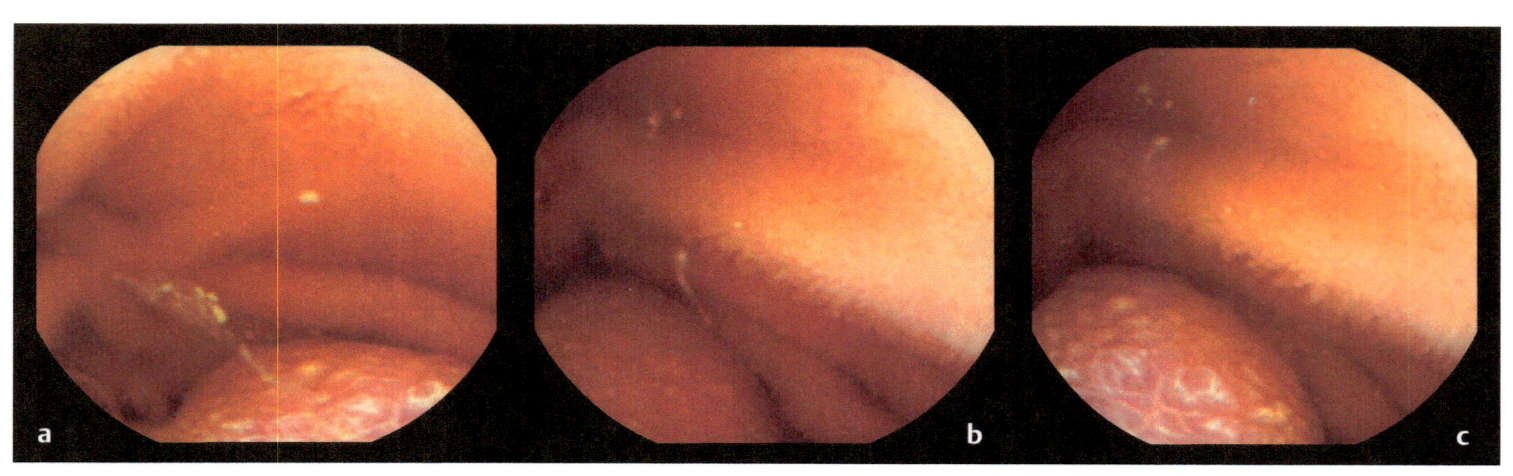

Fig. 31-18. Adenoma.

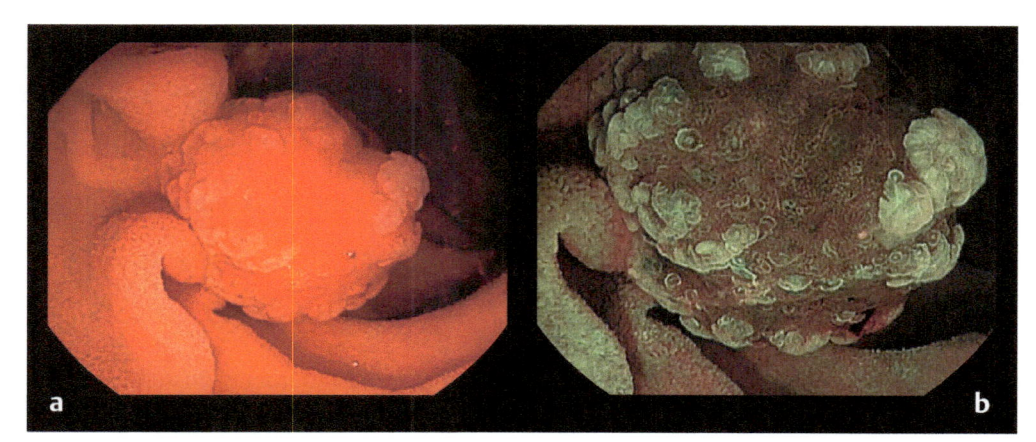

Fig. 31-19. Adenoma com degeneração.

Lipomas

Os lipomas são o segundo tumor benigno mais comum que surge no ID, ocorrem principalmente no íleo e no duodeno. Eles surgem do tecido adiposo submucoso ou da gordura serosa e podem apresentar obstrução, sangramento do ID ou, mais comumente, ser assintomáticos. São lesões submucosas com tecido adiposo homogêneo em uma superfície de corte, amarelada e de consistência amolecida (Fig. 31-20).

Tumores Desmoides

Comumente observados em pacientes com PAF, podem crescer intraluminalmente, causando obstrução ou, extraluminalmente, apresentando-se como uma massa abdominal palpável.

Hemangiomas

São lesões raras que geralmente se apresentam com sangramento.

Hamartomas

Hamartomas do intestino delgado são vistos em pacientes com a síndrome de Peutz-Jeghers.

Resumo

- Uma variedade de tumores, malignos e benignos, pode surgir no intestino delgado (ID). Os tumores malignos mais comuns são tumores neuroendócrinos bem diferenciados (TNE), adenocarcinomas, linfomas e tumores estromais. As lesões benignas que podem surgir no ID incluem adenomas, leiomiomas e lipomas.
- Tumores malignos envolvendo o intestino delgado são raros; eles representam apenas 2% de todas as neoplasias do trato gastrointestinal e menos de 0,4% de todos os cânceres nos Estados Unidos.
- A incidência de adenocarcinoma é mais alta no Duodeno. A apresentação clínica mais comum é dor abdominal; um adenocarcinoma duodenal pode-se apresentar como uma obstrução da saída gástrica.
- Os TNE gastrointestinais bem diferenciados que surgem no ID são mais comumente encontrados no íleo, a até 60 cm da válvula ileocecal. Por causa de seu crescimento indolente, a maioria é assintomática na apresentação e encontrada acidentalmente. Quando presentes, os sintomas geralmente se relacionam com efeitos de massa, incluindo obstrução intermitente. A produção tumoral de aminas bioativas resulta em síndrome carcinoide (diarreia aquosa, rubor, sudorese, chiado no peito, dispneia, dor abdominal, hipotensão) somente quando os produtos secretores obtêm acesso direto à circulação sistêmica, evitando assim o metabolismo no fígado; isto ocorre mais comumente em pacientes com metástases hepáticas extensas.
- O linfoma pode surgir como uma neoplasia primária no trato intestinal ou como um componente de doença sistêmica com envolvimento gastrointestinal. O linfoma primário do trato gastrointestinal é a forma extranodal mais comum de linfoma; o íleo rico em tecidos linfoides é o local mais comum.
- Tumores mesenquimais malignos representam aproximadamente 10% das neoplasias do ID e são mais comuns no jejuno e Íleo. O tipo mais comum é o Tumor estromal gastrointestinal (GIST).
- A frequência de tumores benignos do ID aumenta do duodeno para o íleo. Os adenomas vilosos possuem um potencial significativo de transformação maligna. Pacientes com adenomas duodenais esporádicos devem ser rastreados quanto ao câncer colorretal, pois apresentam maior risco.[1-3,6,8-10,13,14,18,20]

POLIPOSES DO INTESTINO DELGADO

Polipose Adenomatosa Familiar (PAF)

A incidência de pólipos do intestino delgado (ID) é muito baixa na população em geral, mas é significativamente aumentada em doenças hereditárias, como na polipose adenomatosa familiar (PAF) (Fig. 31-21 e Quadro 31-1).

A PAF é causada por uma herança autossômica dominante associada à mutação no gene APC, um gene supressor de tumor, lo-

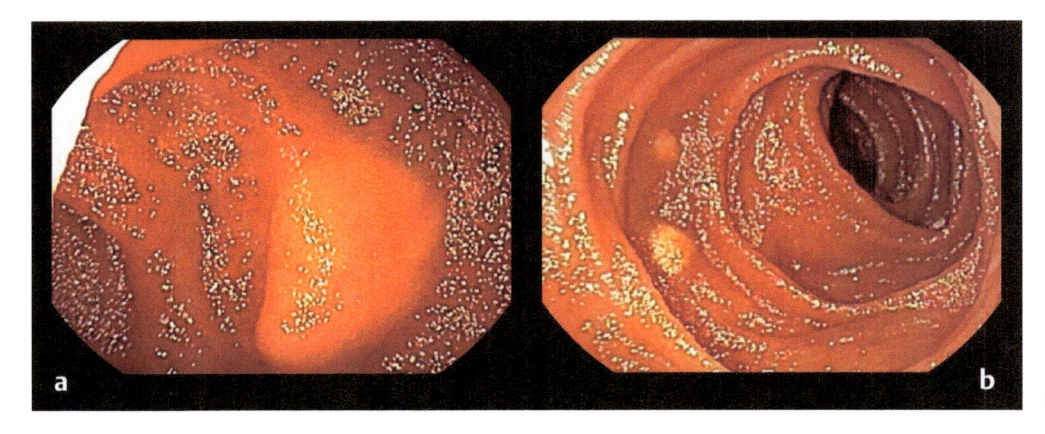

Fig. 31-20. Lipomas.

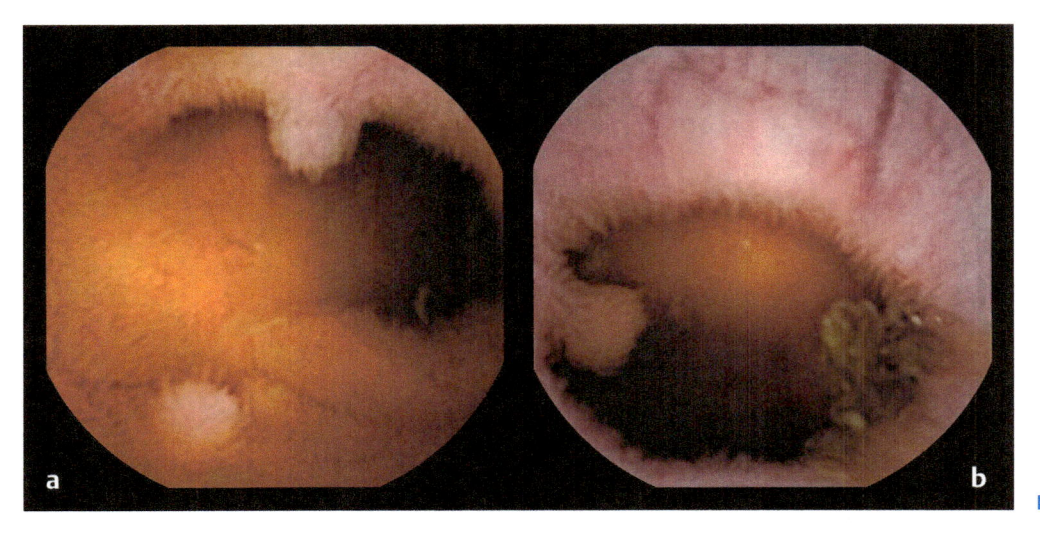

Fig. 31-21. Pólipos.

Quadro 31-1. Visão Geral das Síndromes Poliposas

Tipo histológico do Pólipo	Síndrome poliposa	Gene	Mutação	Incidência	Critérios clínicos	Risco de CCR
Adenomatoso	Polipose Adenomatosa Familiar	APC	70 - 90%	1/10.000	Clássica: 100 adenomas no cólon e reto aos 25 anos	100%
					Atenuada: < 100 adenomas no cólon e reto aos 25 anos	69%
	Polipose associada MUTYH (MAP)	MUTYH	16 - 40%	1-4/10.000	20 a 100 adenomas no cólon e reto	19 - 43%
Hamartomatoso	Peutz-Jeghers	STK11/LKB1	80 - 94%	1/250.000	1) ≥ 2 pólipos hamartomatosos 2) qualquer número de pólipos hamartomatosos e história familiar positiva PJ 3) pigmentação mucocutânea característica em paciente com 1 ou história familiar positiva de PJ 4) qualquer número de pólipos hamartomatosos e pigmentação mucocutânea característica	15 - 57%
	Polipose Juvenil	SMAD4, BMPR1A	40 - 60%	1–1,6/100.000	1) ≥ 5 pólipos juvenis no cólon, reto ou qualquer porção do TGI 2) qualquer número de pólipo juvenil em paciente com 1 ou mais familiares com PJ	39 - 68%

Extraído de Van Leerdam ME et al, 2019.[24]

calizado no cromossomo 5q21-q22. Tem incidência de aproximadamente 1-10.000 a 1/30.000 nascidos vivos, representa menos de 1% de todos os cânceres colorretais nos Estados Unidos.

Caracterizada pela presença de múltiplos adenomas colorretais; classicamente, > 100 pólipos colorretais adenomatosos, de até 100-1.000 adenomas em todo o cólon e reto, e está associado a manifestações extracolônicas. A polipose geralmente se desenvolve na segunda ou terceira décadas de vida e o câncer colorretal ocorre em essencialmente 100% dos indivíduos não tratados com idade média de 35 a 45 anos.

A PAF atenuada (AFAP) é caracterizada pelo menor número de adenomas, maior que 20, mas menor que 100, associado a um início tardio de CRC, e o risco absoluto é considerado menor do que naqueles com fenótipo clássico (> 100 adenomas) têm até 80% de risco de desenvolver câncer colorretal com idade média de 56 anos.

Os adenomas duodenais ocorrem em 45 a 90% dos pacientes com PAF, mais comumente na ou adjacente à papila duodenal, sendo a manifestação extracolônica mais frequente. Pacientes com PAF têm um risco de 5% na vida de câncer duodenal. Após a colectomia o carcinoma duodenal é a principal causa de morte por câncer em pacientes com PAF.

Pacientes com PAF também correm risco de outros tumores: câncer de tireoide folicular ou papilar, hepatoblastoma infantil e tumores do sistema nervoso central, mas estes são muito menos comuns que o câncer de cólon e duodenal.

Pólipos adicionais no ID são detectáveis em pacientes com PAF dependendo da gravidade da polipose no duodeno. Contudo, ainda não há evidências suficientes sobre sua relevância para recomendações sobre vigilância e acompanhamento.[21-23,24]

Síndrome de Gardner

A combinação da PAF com osteomas e outras anormalidades extraintestinais é chamada síndrome de Gardner. Essas manifestações incluem tumores desmoides, cistos sebáceos ou epidermoides, lipomas, osteomas (principalmente da mandíbula), fibromas, dentes supranumerários, pólipos gástricos de glândulas fúndicas, angiofibromas nasofaríngeos juvenis. Como a síndrome de Gardner também é causada por uma mutação subjacente da APC, e a maioria dos indivíduos com FAP exibe invariavelmente algumas características extracolônicas, a distinção entre FAP e síndrome de Gardner é semântica, e os termos são essencialmente intercambiáveis.

Síndrome de Turcot

A síndrome de Turcot caracteriza-se pela associação de câncer de cólon familiar a tumores cerebrais (principalmente meduloblastomas e gliomas).[23,24]

Síndrome de Peutz-Jeghers

A Síndrome de Peutz-Jeghers (PJS) é uma doença autossômica dominante de alta penetrância, caracterizada por mutação na linha germinativa no gene STK11/LKB1 em 80-94% dos pacientes. Apresenta incidência de cerca de 1/8.500 a 1/200.000 nascidos vivos. Caracteriza-se por pigmentação mucocutânea de melanina, polipose gastrointestinal (GI) e predisposição para neoplasias do trato GI e extra-GI.

Os pólipos gastrointestinais na SPJ são hamartomas, caracterizados por tamanhos variáveis, lobulados, irregulares e coloração ligeiramente mais acastanhada em relação à mucosa adjacente. Os hamartomas são compostos diferentes do tecido combinados anormalmente. Eles podem ocorrer esporadicamente, mas a maioria deles faz parte de Síndromes poliposas.

Embora os pólipos na SPJ possam ocorrer em qualquer parte do trato GI, ocorrem predominantemente no ID, particularmente no Jejuno. Os pólipos com tamanhos ≥ 1,5 cm no ID frequentemente resultam em intussuscepção, obstrução ou sangramento com anemia ferropriva.

As complicações decorrentes dos pólipos do ID frequentemente se manifestam cedo na vida. O risco cumulativo de intussuscepção pode ser tão alto, atingindo cerca de 50% aos 20 anos. Muitos pacientes requerem múltiplas laparotomias ao longo da vida.

Para facilitar a detecção precoce desses pólipos grandes, assim como de possíveis doenças malignas ocultas do ID na SPJ, as diretrizes recomendam que os pacientes sejam submetidos à vigilância bienal ou trienal a partir de 8 a 10 anos de idade.[21,24,25]

REFERÊNCIAS BIBLIOGRÁFICAS

1. Overman MJ, Kunitake H. Epidemiology, clinical features, and types of small bowel neoplasms. UpToDate. 2019.
2. Rondonotti E, Koulaouzidis A, Yung DE, Reddy SN, Georgiou J, Pennazio M. Neoplastic Diseases of the Small Bowel. Gastrointest Endosc Clin N Am. 2017;27(1):93-112.
3. Keuchel M, Hagenmüller F, Tajiri H. Video Capsule Endoscopy-A Reference Guide and Atlas. Springer Heidelberg; 2014.
4. Chen EY, Vaccaro GM. Small bowel adenocarcinoma. Clin Colon Rectal Surg. 2018;31:267–277.
5. Pourmand K, Itzkowitz SH. Small Bowel Neoplasms and Polyps. Curr Gastroenterol Rep. 2016;18(5):23.
6. Paski SC, Semrad CE. Small bowel tumors. Gastrointest Endosc Clin N Am. 2009;19(3):461-79.
7. Zaanan A, Afchain P, Carrere N, Aparicio T. Small bowel adenocarcinoma. Gastroenterol Clin Biol. 2010;34(6-7):371-9.
8. Williamson JM, Williamson RC. Small bowel tumors: pathology and management. J Med Assoc Thai. 2014;97(1):126-37.
9. Islam RS, Leighton JA, Pasha SF. Evaluation and management of small-bowel tumors in the era of deep enteroscopy. Gastrointest Endosc. 2014;79(5):732-740.
10. Cheung DY, Choi MG. Current advance in small bowel tumors. Clin Endosc. 2011;44:13-21.
11. Cobrin GM, Pittman RH, Lewis BS. Increased diagnostic yield of small bowel tumors with capsule endoscopy. Cancer. 2006;107:22-7.
12. Myhre J. Diagnosis of small-bowel tumors. Am J Dig Dis. 1963;8:916-22.
13. Chung CS, Tai CM, Huang TY, Chang CW, Chen KC, Tseng CM et al. Small bowel tumors: a digestive endoscopy society of Taiwan (DEST) multicenter enteroscopy-based epidemiologic study. J Formos Med Assoc. 2018;117(8):705-710.
14. Rondonotti E, Koulaouzidis A, Yung DE, Reddy SN, Georgiou J, Pennazio M. Neoplastic diseases of the small bowel. Gastrointest Endosc Clin N Am. 2017;27:93–112.
15. Pourmand K, Itzkowitz SH. Small bowel neoplasms and polyps. Curr Gastroenterol Rep. 2016;18:23-25.
16. Kunz PL, Reidy-Lagunes D, Anthony LB, Bertino EM, Brendtro K, Chan JA, et al. Consensus guidelines for the management and treatment of neuroendocrine tumors. Pancreas. 2013;42(4):557–77.
17. Kim MK, Warner RR, Roayaie S, Harpaz N, Ward SC, Itzkowitz S et al. Revised staging classification improves outcome prediction for small intestinal neuroendocrine tumors. J Clin Oncol. 2013;31(30):3776–81.
18. Zhao Z, Guan X, Chen Y, Wang X. Progression of diagnosis and treatment in primary malignant small bowel tumor]. J Gastroenterol Hepatol. 2009;24(2):185-92.
19. Haumaier F, Sterlacci W, Vieth M. Histological and molecular classification of gastrointestinal polyps. Best Pract Res Clin Gastroenterol. 2017;31(4):369-379.
20. Bresalier RS, Blechacz B. Tumors of the small intestine. In: Felman M, Friedman LS, Brandt LJ. Sleisenger and Fordtran's Gastrointestinal and Liver Disease. 10th ed. Saunders Elsevier; 2016. p. 2196-2212.
21. Dunlop MG. Guidance on gastrointestinal surveillance for hereditary non-polyposis colorectal cancer, familial adenomatous polyposis, juvenile polyposis and Peutz-Jeghers syndrome. Gut. 2002;51:21–7.
22. Tescher P, Macrae FA, Speer T, Stella D, Gibson R, Tye-Din JA et al. Surveillance of FAP: a prospective blinded comparison of capsule endoscopy and other GI imaging to detect small bowel polyps. Hered Cancer Clin Pract. 2010;8:3.
23. Johnson MD, Mackey R, Brown N, Church J, Burke C, Walsh RM. Outcome based on management for duodenal adenomas: sporadic versus familial disease. J Gastrointest Surg. 2010;14:229-35.
24. van Leerdam ME, Roos VH, van Hooft JE, Dekker E, Jover R, Kaminski MF, et al. Endoscopic management of polyposis syndrome: European Society of Gastrointestinal Endoscopy (ESGE) Guideline. Endoscopy. 2019;51(9):877-895.
25. Beggs AD, Latchford AR, Vasen HF, Moslein G, Alonso A, Aretz S et al. Peutz-Jeghers syndrome : a systematic review and recommendations for management. Gut. 2010;59:975-86.

CAPÍTULO 32
TUMORES DO INTESTINO DELGADO

Carlos Saul

CAUSAS DE INFECÇÃO DO INTESTINO DELGADO (QUADRO 32-1)

A manifestação mais frequente das infecções intestinais é a diarreia, seja ela aguda ou crônica.

A maioria das enterites é causada por *Enterobacteriaceae*, bacilos Gram-negativos muito comuns em todo o mundo. Frequentemente elas são transmitidas pelo consumo de carne pouco cozida (maioria dos casos), laticínios não pasteurizados, manuseio desprotegido da carne, alimentos mal lavados ou água/bebidas infectados pelas fezes de animais contaminados. Estão entre as mais frequentes causas de diarreia aguda.[1]

As doenças diarreicas agudas são extremamente frequentes e são a segunda causa, atrás somente de infecções respiratórias, de falta ao trabalho nos EUA (Quadro 32-2).

Quadro Clínico
- Possíveis sintomas incluem:
  - Dor abdominal.
  - Diarreia grave.
  - Falta de apetite.
  - Náusea e vômito.
  - Melena (perda de sangue e muco nas fezes).
  - Febre.
- Complicações:
  - A complicação mais comum é desidratação com desequilíbrio eletrolítico. Outras complicações mais raras incluem:
    - Hemorragia digestiva.
    - Perfuração do delgado.
    - Oclusão intestinal.
    - Síndrome do intestino irritável.
    - Síndrome hemolítico-urêmica.
    - Púrpura trombocitopênica trombótica.
    - Artrite reativa, como sintoma de síndrome de Reiter.
    - Síndrome de Guillain-Barré.

DOENÇAS INFECCIOSAS DO INTESTINO DELGADO E A ENDOSCOPIA

A partir da descoberta da fibra óptica, com a introdução da endoscopia digestiva alta no armamentário diagnóstico, esta substituiu gradualmente a intubação duodenal, o exame do delgado pela cápsula de Crosby, e o *String test*. Sua principal vantagem, além do exame direto da mucosa do delgado pelo endoscopista, é a coleta dirigida de material por biópsias endoscópicas, e a coleta de material pela aspiração duodenal transendoscopia.[3] Esta última técnica é muito importante para o diagnóstico de diversos agentes, como *Giardia*,[4] *Cryptosporidium*[5] e *Strogyloides*.[6]

Desde 2006, a cápsula endoscópica, que surgiu no ano 2000, é recomendada pela ASGE como primeiro método a ser empregado no diagnóstico de patologias que acometem a mucosa do intestino delgado. Dentre estas afecções se encontram as infecções do delgado, bacterianas, virais, fúngicas ou parasitárias. A melhora gradativa da qualidade de imagem, a partir do avanço tecnológico utilizado

Quadro 32-1. Causas de Infecção do Intestino Delgado

Bacterianas	- *Campylobacter jejuni* - *Salmonela* - Enterite por *E. coli* - *Shigella* - *Yersinia enterocolítica* - *Staphylococcus aureus* (enterite estafilocócica) - *Clostridium perfringens* (enterite necrotizante) - Enterite por *Bacillus cereus* - Enterite por *Vibrio parahemolyticus* - *Mycobacterium tuberculosis* - *Mycobacterium avium intracelular complex* - *Yersinia enterocolítica* - *Yersinia pseudotuberculosis* - *Typhlits* - *Actinomyces israeli*
Viral	- Cytomegalovírus - Rotavírus - Agente de Norwalk - Adenovírus
Fungos	- *Histoplasma capsulatum* - *Cryptococcosis* - *Candida* sp. - *Microsporidia*

Parasitos	- Helmintíase
	  - *Ascaris lumbricoides*
	  - *Strongyloides stercoralis*
	  - *Enterobius vermicularis*
	  - *Trichocephalus trichiura*
	  - Teníase
	  - *Hymenolepsis nana*
	- Protozooses
	  - *Entamoeba histolitica*
	  - *Giardia lamblia*
	  - *Balantidium coli*
	  - *Isospora belli*
	  - Criptosporidíase

Quadro 33-2. Maiores Causas de Diarreia Aguda

- Infecções virais
- Infecções bacterianas
- Infecções parasitárias
- Relacionadas com ingesta de medicamentos
  - Laxativos
  - Antibióticos
  - Antiácidos
  - Anti-inflamatórios não esteroides (AINEs)
  - Suplementos nutricionais
  - Outros (colchicina, ouro e muitos outros)
- Relacionados com a alimentação
  - Alergias alimentares (p. ex.: frutos do mar)
  - Aditivos (sulfitos)
  - Sorbitol
  - Intolerância a carboidratos
- Início abrupto de doença crônica
  - Doença inflamatória intestinal
  - Doença celíaca
  - Síndrome do intestino irritável
  - Radiação

Fonte: Trier JS 2012.[2]

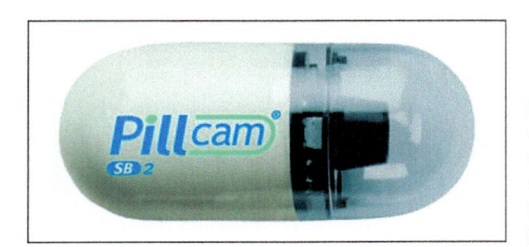

Fig. 32-1. Cápsula endoscópica para exame do intestino delgado. (Given Imaging PillCam mod. SB 2.)

nestas cápsulas, veio gradativamente trazer um mais acurado diagnóstico das lesões da mucosa do delgado, desde lesões mínimas, até lesões de maior porte (Fig. 32-1).

Estrongiloidíase ou tuberculose intestinal podem-se assemelhar muito à doença de Crohn ao provocar áreas ulceradas ou estenosantes no intestino delgado, e nestas a cápsula endoscópica ou a enteroscopia podem trazer a diferenciação. Áreas anormais no duodeno ou jejuno, apontadas por um estudo radiológico, podem ser esclarecidas pela endoscopia ou pela enteroscopia,[3] mas a cápsula endoscópica é o exame mais preciso para lesões da mucosa até porque permite a visualização de 85% de sua mucosa. Diarreia crônica ou má-absorção podem ser provocadas por *Giardia*, e a biópsia intestinal por endoscopia, ou coleta do conteúdo intestinal pela mesma, pode levar ao diagnóstico.[3] Eosinofilia pode ser um indicativo para a pesquisa de parasitos na mucosa intestinal, principalmente helmintos.[3] Muitos parasitos podem ser removidos durante a endoscopia (p. ex.: ancilostoma, áscaris, proglotes tenianos). Assim também dispepsia, dor abdominal, anemia por deficiência de ferro podem ser decorrentes de giardíase, estrongiloidíase, infecção por ancilostoma *duodenalis*, e, nestes, novamente a endoscopia com biópsias é de muito auxílio.[3] O espectro de infecções intestinais encontrado pelo endoscopista aumentou sobremaneira com o ingresso da AIDS. Infecções oportunísticas passaram a acometer o paciente portador desta síndrome, entre eles o *Cryptosporidium*, o *Mycobacterium avium intracelular complex*, citomegalovírus e outros. A aparência endoscópica da mucosa pode estar alterada, mas pode ser normal, e o paciente portar algum destes agentes. Em 15% das vezes a mucosa dos indivíduos com algumas destas infecções oportunísticas tem aspecto normal, e 30% das vezes têm aspecto alterado.[7]

A mucosa do intestino delgado de pacientes com síndrome de imunodeficiência e que tem acometimento mucoso por microsporídia, *Mycobacterium avium intracelular complex* ou citomegalovírus pode-se mostrar avermelhada, com espessamento de pregas e um aspecto dito como *frosted* (fina camada esbranquiçada), este último com significativa associação à infecção pelo *Mycobacterium*.[7]

PRINCIPAIS INFECÇÕES DO DELGADO: UM ENFOQUE PRINCIPAL AO ASPECTO ENDOSCÓPICO (AUXÍLIO DIAGNÓSTICO DA ENDOSCOPIA)

Infecções por Helmintos

Ascaridíase (Ascaris Lumbricoides)

O diagnóstico é feito pela identificação de ovos ou vermes adultos nas fezes, por vermes adultos que migram do nariz ou da boca, ou por larvas no escarro durante a fase de migração pulmonar. A infecção é mais comum na zona rural.[8] Infecções leves podem ser assintomáticas. Os sintomas iniciais são pulmonares (tosse, sibilos);[9] mais tarde, ocorrem sintomas gastrointestinais, com cólicas ou dor abdominal decorrentes da obstrução do lúmen digestivo (intestinos ou ductos biliares ou pancreáticos) por vermes adultos. Crianças infectadas cronicamente podem desenvolver desnutrição (Fig. 32-2).

Fisiopatologia

Os ovos ingeridos eclodem no duodeno, e as larvas resultantes penetram na parede do intestino delgado, migrando pela circulação portal pelo fígado para o coração e para os pulmões. As larvas se fixam nos vasos capilares alveolares, penetram nas paredes alveolares e ascendem à árvore brônquica para a orofaringe. São ingeridos e voltam ao intestino delgado, em que se desenvolvem até vermes adultos, se acasalando e liberando ovos nas fezes. O ciclo de vida é completado em aproximadamente 2 a 3 meses; vermes adultos vivem de 1 a 2 anos (Figs. 32-3 a 32-5).

Estima-se que 4 milhões de pessoas nos Estados Unidos estejam infectadas. A ascaridíase é a infecção intestinal por helminto mais prevalente no mundo. Estimativas atuais sugerem que > 1,3 bilhão de pessoas estão infectadas, do qual aproximadamente 20.000 (principalmente as crianças) morrem a cada ano de obstrução intestinal ou biliar.

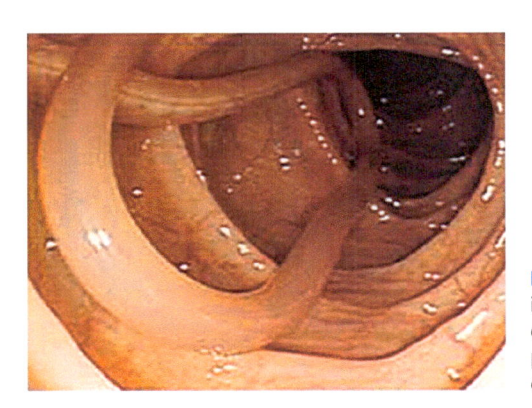

Fig. 32-2. *Ascaris* no intestino delgado. É o maior nematódeo e pode atingir 10 a 35 cm de comprimento.

Fig. 32-3. Ciclo evolutivo do *Ascaris*.

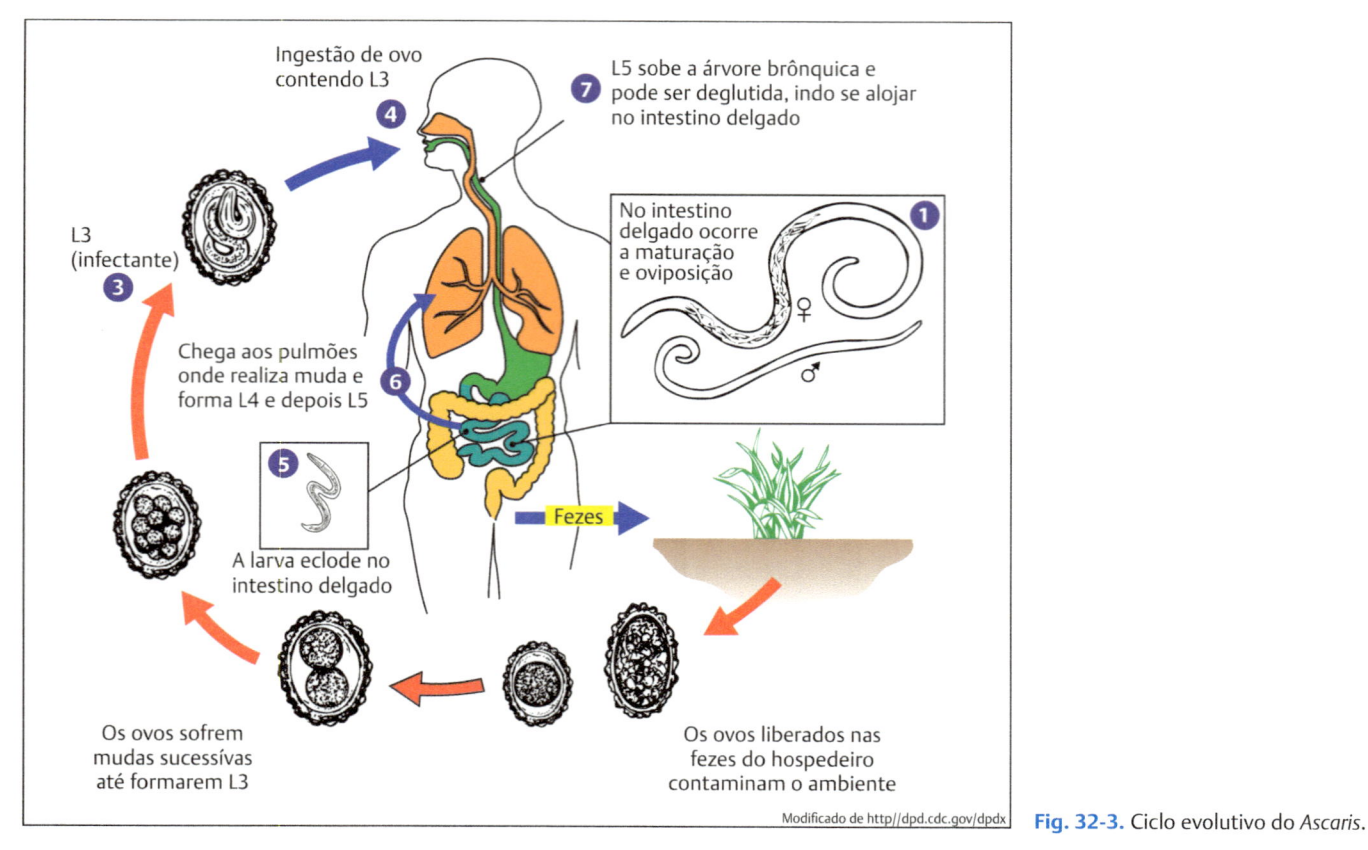

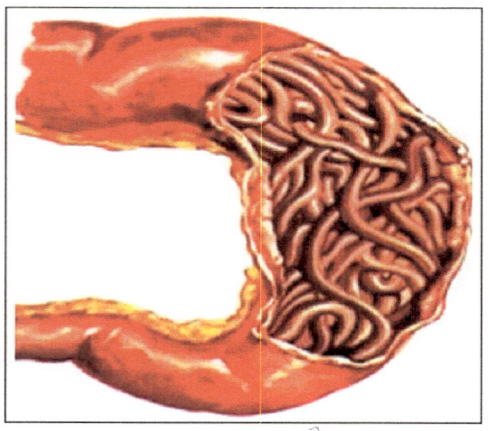

Fig. 32-4. Uma massa emaranhada de vermes na infecção grave pode produzir obstrução de intestino, em particular nas crianças.

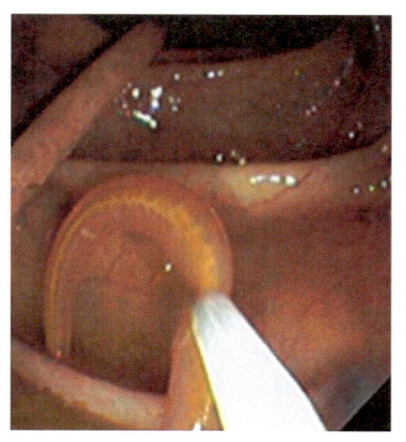

Fig. 32-5. *Ascaris* sendo removido do intestino delgado. Vermes adultos individuais com migração aberrante ocasionalmente obstruem os ductos biliares[10] ou pancreáticos, provocando colecistite ou pancreatite; colangite, abscesso no fígado e peritonite são menos comuns.

Sinais e Sintomas

A fisiopatologia não é conhecida e pode incluir competição por nutrientes, prejuízo de absorção e redução de apetite. Vermes adultos em pequeno número em geral não produzem sintomas digestivos, embora a passagem de um verme adulto pela boca ou pelo reto possa levar um paciente assintomático a procurar um serviço de saúde. Até mesmo infecções moderadas podem conduzir à desnutrição em crianças (Quadro 32-3).

A eosinofilia pode ser intensa quando as larvas migram para os pulmões, mas em geral cede quando os vermes adultos se fixam no intestino. O diagnóstico é feito pelo exame microscópico das fezes, pela detecção microscópica de ovos nas fezes. Ocasionalmente, larvas podem ser encontradas no escarro durante a fase pulmonar. Radiografia de tórax durante a fase pulmonar pode mostrar infiltração (síndrome de Loeffler). Complicações obstrutivas podem responder à terapia anti-helmíntica ou demandar extração cirúrgica ou endoscópica de vermes adultos.

Quadro 32-3. Sinais e Sintomas

Sintomas gerais	• Anorexia • Perda de peso • Alteração no desenvolvimento
Sintomas intestinais	• Cólicas • Náuseas e vômitos • Meteorismo • Diarreia e constipação
Sintomas neurológicos	• Irritabilidade • Insônia
Sintomas alérgicos	• Prurido nasal • Prurido anal • Urticária • Bronquite asmatiforme

Larvas que migram pelos pulmões podem produzir tosse, sibilos e, ocasionalmente, hemoptise ou outros sintomas respiratórios. Obstrução intestinal ou biliar causa cólicas abdominais, náuseas e vômitos. Icterícia é incomum

Strongyloides stercoralis

Parasito de distribuição universal, sendo endêmico em áreas tropicais da África, Ásia, Américas Central e do Sul e no Sudeste dos EUA.[8,11] Ciclo biológico: A larva filariforme penetra pela pele, chega aos pulmões onde é "tossida" e depois engolida, chegando ao tubo digestório, mais propriamente o intestino delgado e, neste, o duodeno e jejuno, que é onde reside a fêmea adulta. Os ovos são liberados na luz, assumindo a forma de larva rabditiforme que é excretada nas fezes e, no solo, se transforma em larva filariforme para começar novamente o ciclo. A infecção pode perdurar por muitos anos[12] (Fig. 32-6).

Dor abdominal intensa, hemorragia gastrointestinal, diarreia severa com má-absorção, emagrecimento e até obstrução intestinal podem ocorrer.[13,14] Náuseas, vômitos, dor epigástrica, diarreia e perda de peso são os outros sintomas digestivos, estes mais sérios e de formas mais severas da doença. A mortalidade pode ser alta em indivíduos predispostos a outras infecções que podem se ajuntar a esta.[15] Eosinofilia costuma acompanhar esta infecção. Estudo radiológico do intestino delgado pode mostrar espasmos, estenoses, espessamento mucoso, ulcerações. As estenoses podem lembrar o padrão da doença de Crohn. Os pacientes portadores deste parasito podem ser assintomáticos, ou apresentar reações alérgicas na pele, ou no tubo digestório, e ter sintomas inespecíficos, como gases e distensão. Quando no ciclo pulmonar podem provocar quadros de pneumonites, como a síndrome de Loeffler (Fig. 32-7).

A endoscopia vai mostrar mucosa intensamente avermelhada, com edema e espessamento de pregas. Nodulações duodenais, ulcerações, sangramento e estenoses podem ser vistas na endoscopia alta, com o uso da cápsula endoscópica e na enteroscopia. A vantagem da cápsula em mostrar toda a extensão acometida é importante, mas são as biópsias obtidas por endoscopia ou enteroscopia, que são as mais importantes no diagnóstico (Fig. 32-8).

Caso Clínico[12]

MSB, masculino, 38 anos, natural e morador de Salvador, BA, Brasil.

Janeiro de 2011: internação hospitalar por apresentar melena e dor abdominal. Apresentava também anemia (Hb: 7,2, HTC: 24,1). Efetuou endoscopia digestiva alta (EDA), Colonoscopia e TC abdominal. Todos exames normais. Na EDA e na colonoscopia não foram identificadas lesões possíveis de causar hemorragia digestiva. Efetuou transfusão sanguínea e depois teve alta hospitalar.

Abril de 2011: nova internação por melena e anemia. Desta vez sem dor abdominal. Sem hipertermia, sem perda de peso. Não refere uso de AAS ou AINEs. Hb: 7,7, HTC: 24,7. EDA: gastrite leve do antro, sem erosões ou outras lesões. Biópsias do antro: gastrite moderada, HP negativo. Colonoscopia: normal.

Solicitado exame com a cápsula endoscópica. Paciente não pode efetuar o exame.

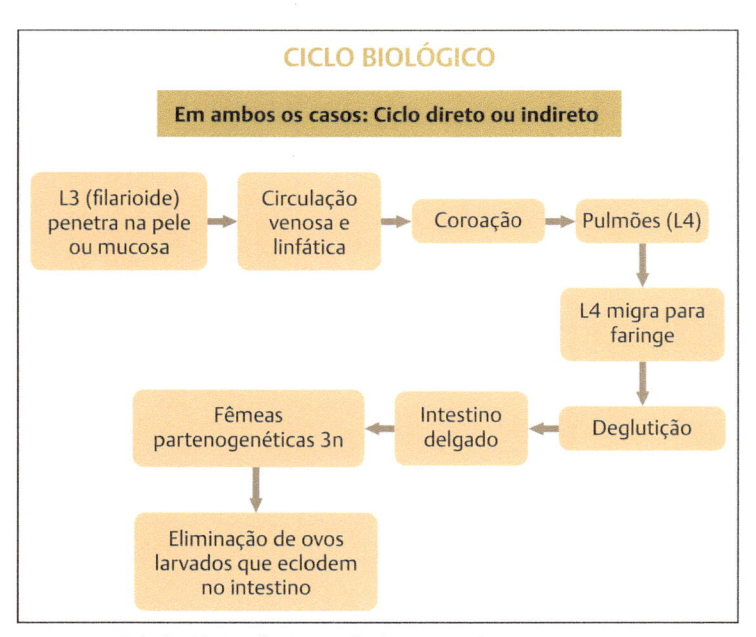

Fig. 32-6. Ciclo biológico do *Strongyloides stercoralis*.

Fevereiro de 2013: episódios frequentes de dor abdominal de média intensidade, diarreia 2-3 ×/semana c/ esporádicos e discretos episódios de melena.

Discreta perda de peso. Sem história clínica de outras enfermidades, cirurgias, ou uso de AINEs. Hb: 9,5 HTC: 32,2. Trânsito intestinal (RX): normal.

EPF: negativo. Realizada cápsula endoscópica (p/ autorização judicial).

Foi efetuado exame do intestino delgado com a cápsula endoscópica (PillCam SB 2 Given Imaging) que mostrou já no duodeno mucosa edemaciada, padrão linfangiectásico exacerbado, algumas erosões planas pequenas com discreto sangramento, em alguns pontos do duodeno certo grau de estreitamento luminar pelo edema da mucosa. Discreto retardo na passagem da cápsula por este segmento, que se estende também ao jejuno alto. Foi feito o diagnóstico de enterite possivelmente infecciosa, cogitando-se também a possibilidade de enterite parasitária. Foi recomendado repetir endoscopia alta com avanço o mais rápido possível do endoscópio no duodeno e tomada de biópsias (Fig. 32-9).

Duodeno: mucosa edemaciada, padrão linfangiectásico exacerbado, algumas erosões planas pequenas com discreto sangramento, em alguns pontos do duodeno certo grau de estreitamento luminar pelo edema da mucosa. Discreto retardo na passagem da cápsula por este segmento, que se estende também ao jejuno alto. Foi feito o diagnóstico de enterite possivelmente infecciosa, cogitando-se também a possibilidade de enterite parasitária. Foi efetuada nova endoscopia alta com entrada do endoscópio até a terceira porção duodenal, e biópsias foram aí feitas (Fig. 32-10).

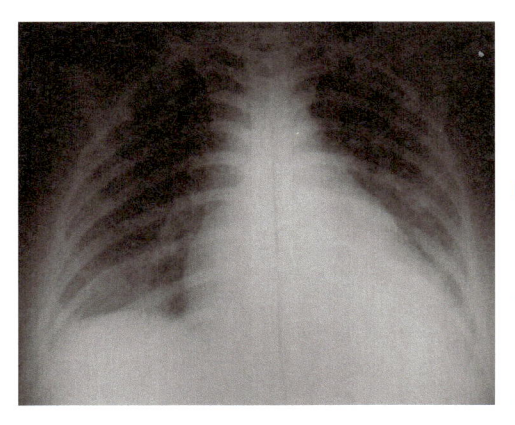

Fig. 32-7. Padrão pulmonar da síndrome de Loeffler. Padrão radiológico de condensações transitórias (pneumonites) semelhante à síndrome de Loeffler.

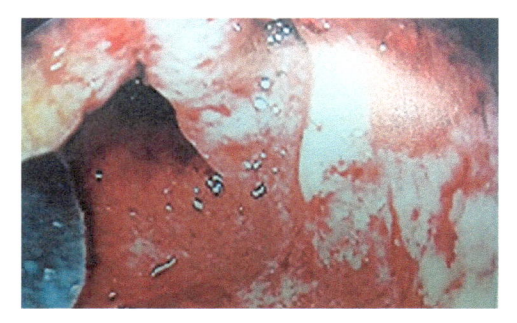

Fig. 32-8. Padrão mucoso do delgado na *Strongyloidiasis*. Mucosa duodenal nitidamente inflamada, com edema, friabilidade, erosões e difuso exsudato brancacento aderido. (Extraída de Mukul et al.[16])

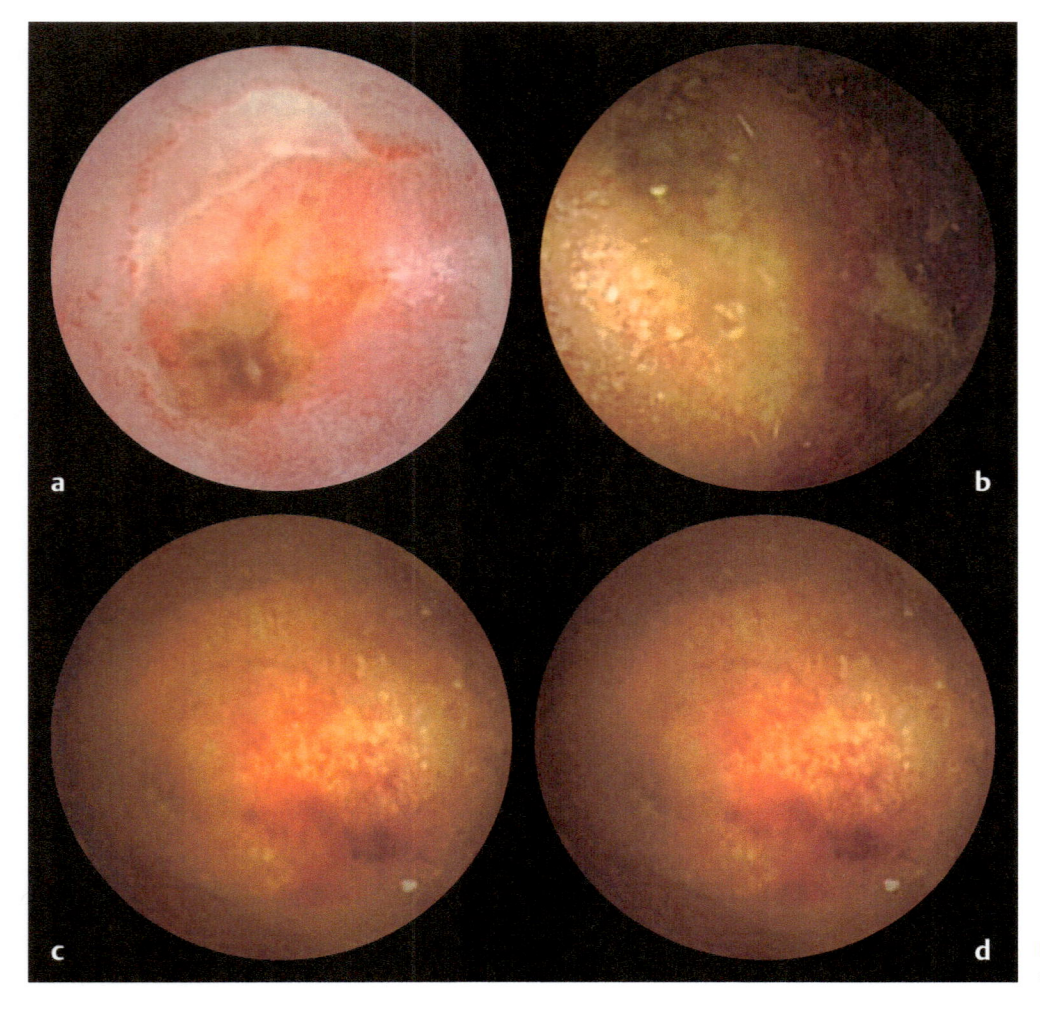

Fig. 32-9. Imagens do duodeno e jejuno alto em exame realizado pela cápsula endoscópica.

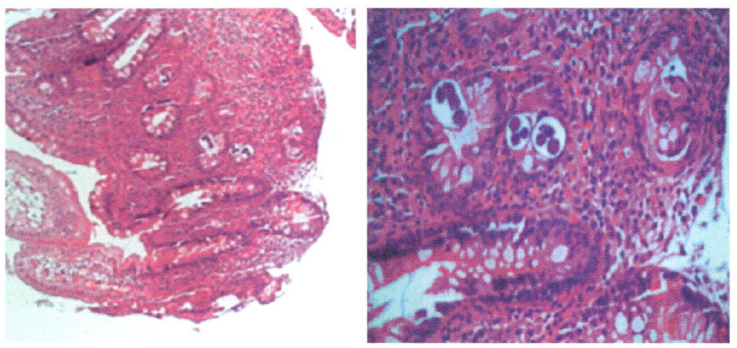

Fig. 32-10. Resultado do exame anatomopatológico de biópsias do duodeno distal. Mucosa duodenal com vilosidades encurtadas (rel. vil/cript: 3:1) com celularidade aumentada na lâmina própria por moderado infiltrado inflamatório mononuclear e granulocítico com exocitose. Folículos linfoides hiperplásicos. Observam-se frequentes larvas de *Strongyloides stercoralis* no interior das criptas.

Ancilostomíase

Tem distribuição praticamente universal.[17,18] São duas as espécies que afetam seres humanos: *Ancilostoma duodenalis* e *Necator americanus*. O ciclo de vida é semelhante ao do *Strongyloides*, e a prevalência tem diminuído pela melhora na prevenção e no tratamento[8] (Fig. 32-11).

A mais importante manifestação é a anemia por deficiência de ferro.[17] Os parasitos adultos, depois de entrarem pela pele na forma filarioide, vão aos pulmões e depois estômago, para, finalmente, se estabelecer na mucosa duodenal e/ou jejunal.[18] O parasito secreta um anticoagulante que facilita sua obtenção de sangue.[19] Um quadro de prurido cutâneo pode ocorrer quando da penetração na pele, como também um quadro pulmonar, quando o ciclo estiver

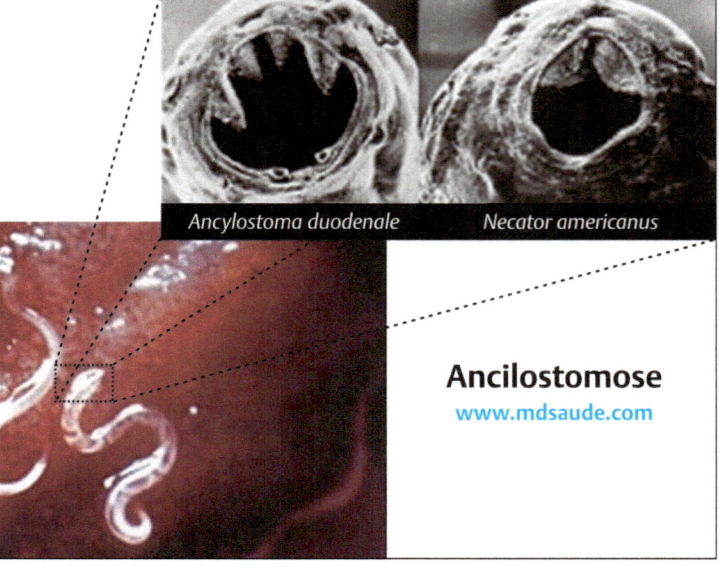

Fig. 32-11. Ancilostomose.

nos pulmões. Eosinofilia costuma estar presente, e os sintomas gastrointestinais costumam ser mais intensos nos pacientes que nunca tiveram contato anterior com o parasito. Sangramento, ocasionalmente maciço, pode ocorrer. Dor epigástrica, náuseas, vômitos e diarreia podem estar presentes, e a dor epigástrica, quando presente, é intensa.[20] Diagnóstico: em geral feito pelo encontro dos ovos nas fezes, ou do parasito no conteúdo duodenal, ou do parasito aderido à mucosa quando da endoscopia, ou do exame endoscópico com a cápsula endoscópica. Poder ser retirado com a pinça de biópsias durante a endoscopia (Figs. 32-12 e 33-13a).

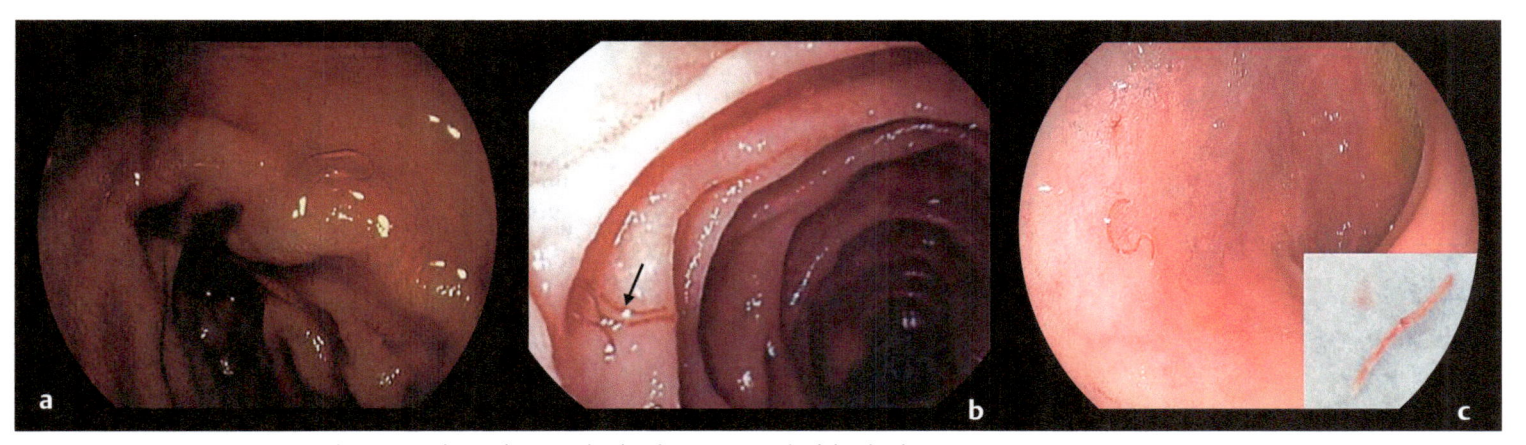

Fig. 32-12. Três apresentações endoscópicas do *Ancilostoma duodenale* na mucosa do delgado alto.

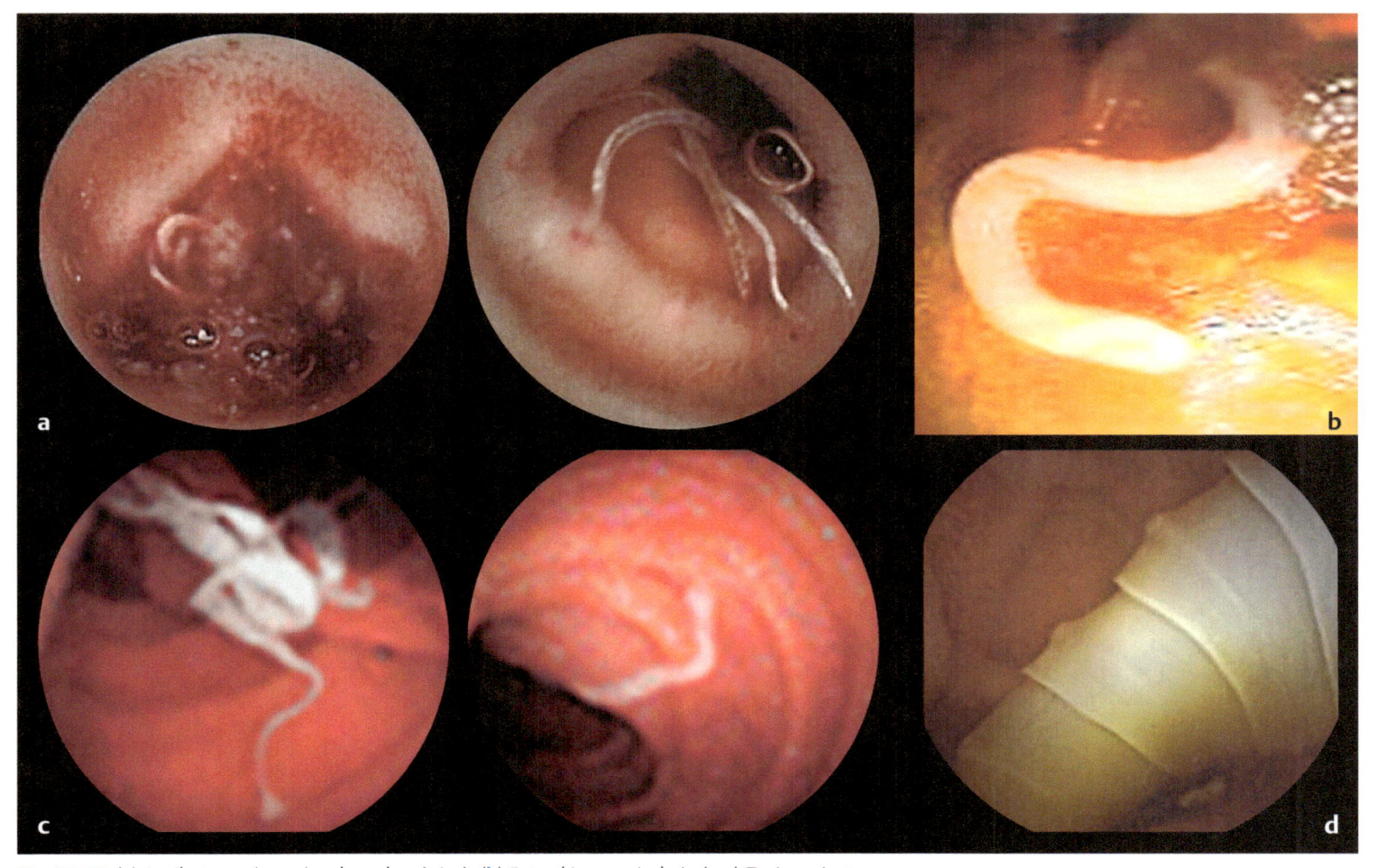

Fig. 32-13. (a) Ancilostoma (por cápsula endoscópica). (b) *Enterobius vermicularis*. (c-e) *Tenia saginata*.

Helmintos

Miscelânea: uma série de outros helmintos pode acometer as pessoas e pode ser encontrada no exame endoscópico ou no material das biópsias. Muitos são grandes o suficiente para serem vistos endoscopicamente e podem ser encontrados quando de uma investigação de dor abdominal (Fig. 32-13b).

Outros: *Schistossoma*, *Taenias* (Fig 32-13c-e), *Anisakis*, *Angyostrongilus*, *Echinostoma*, *Capilaria* e *Fasciolopsis* estão descritos na literatura.[21,22]

Infecções por Protozoários

Cryptosporidium parvum

Criptosporidia são protozoários parentes do Toxoplasma, da *Isospora* e do *Sarcoycistis*. O *Criptosporidium parvum* é considerado o principal patógeno humano.[23] Seus cistos estão na superfície da água e se abrem no duodeno e completam seu ciclo de vida na superfície microvilositária do enterócito[24] (Fig. 32-14).

Alguns relatos de países desenvolvidos e em desenvolvimento mostram que 2% nos países desenvolvidos e 8% nos em desenvolvimento têm diarreia com *Cryptosporidium* nas fezes.[23,25] É uma causa frequente de doença diarreica autolimitada em indivíduos imunocompetentes. A manifestação clínica mais frequente é uma diarreia aquosa não sanguinolenta. Cólicas abdominais, desconforto, perda de peso e náuseas são sintomas menos comuns. Pode causar doença diarreica de severidade variada em pacientes HIV positivos.[26] Quatro padrões de comportamento clínico são identificados: assintomáticos, transitórios (< 2 meses), crônicos e fulminantes. Nos pacientes desta forma dita transitória, as fezes diarreicas podem exceder a 10 evacuações por dia e persistir por 2 meses. A forma fulminante resulta em severa diarreia, semelhante à da cólera, com perda de até mais de 10 L de líquido por dia, com desidratação, perda de peso

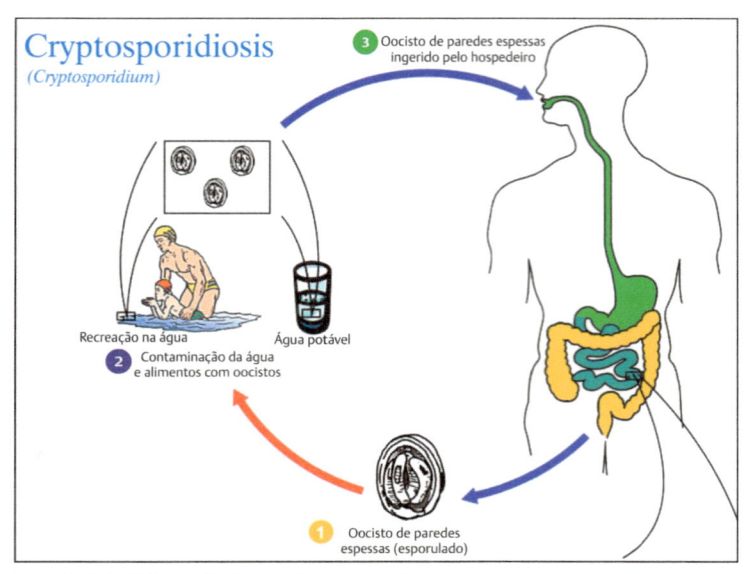

Fig. 32-14. Ciclo evolutivo do *Cryptosporideum*.

e incontinência. Esta forma está associada à baixa do CD4 e pobre resposta à terapêutica.[3] O diagnóstico pode ser feito pelo exame das fezes com testes especiais. Exame do conteúdo duodenal, retal ou do delgado pode ser também diagnóstico. O exame das fezes é mais sensível do que as biópsias retais ou duodenais em pacientes com HIV.[26] Novas drogas estão sendo empregadas no tratamento da criptosporidiose.[27]

Giardia lamblia

Nos EUA, com base em exames de fezes, mostra-se uma prevalência de 7%.[28] É um parasito intestinal comum. A transmissão se dá pela água, alimentos ou de pessoa para pessoa. Viajantes para áreas endêmicas, frequentadores de *campings* e algumas situações especiais, como crianças em centros de cuidado diário (creches) e homossexuais, têm prevalência aumentada.[29] O trofozoíto é encontrado no duodeno e no intestino delgado. A transmissão ocorre pelo cisto tetranucleado que se transforma no duodeno em duas formas trofozoítas. A contaminação ocorre semelhante à amebíase por alimentos contaminados, líquidos, vetores mecânicos, chamando atenção pela contaminação por animais domésticos (cães e gatos) e pela falta de higiene das babás, principalmente após utilizar o banheiro e não lavar bem as mãos. No homem após ingerir algum alimento contaminado pelo cisto de *Giardia lamblia*, este passará pelo sistema digestório, realizando seu desencistamento ao nível de intestino delgado, liberando os trofozoítos, que realizarão a colonização do intestino delgado. A divisão deste trofozoítos será por divisão binária. Se da divisão resultar em novo trofozoíto, ficará no intestino delgado, se for transformado em cisto, pelo processo de encistamento, não ficará aderido à mucosa do intestino delgado, pois não tem mais o disco setorial, sendo direcionado para sair juntamente com as fezes (Fig. 32-15).

Pode ser que junto com as fezes sejam liberados alguns trofozoítos, mas eles não resistem por muito tempo, morrendo em pouco tempo. O cisto pode durar 2 meses ou mais, dependendo das condições de umidade e oxigenação, até ser ingerido por um novo hospedeiro, que pode ser o homem ou algum outro tipo de animal mamífero.

As síndromes clínicas associadas à giardíase são: a) estado de portador assintomático; b) sintomas leves, como flatulência, dispepsia, dor epigástrica, perda de peso, constipação ou diarreia; c) doença severa com má-absorção.[3] Os pacientes assintomáticos e os pacientes com sintomas leves, frequentemente, têm biópsias

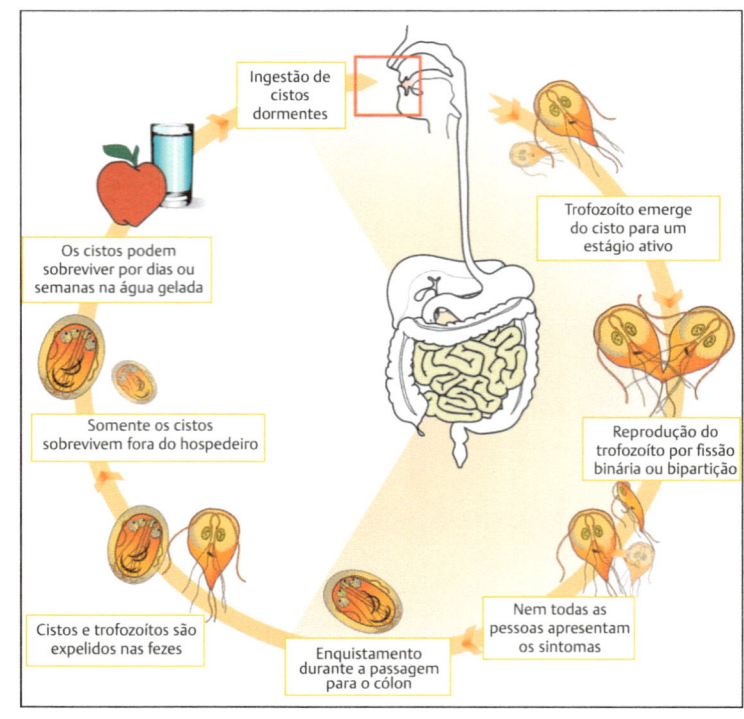

Fig. 32-15. Ciclo evolutivo da *Giardia*.

normais, ao passo que os pacientes com doença severa têm mucosa anormal. Doença subjacente do delgado pode estar presente, como sprue, deficiência de imunoglobulina A e hiperplasia nodular linfoide.[30,31] Têm sido relatados sintomas de doença biliar e de hepatite granulomatosa.[4,32]

O diagnóstico frequentemente é feito com a pesquisa do agente nas fezes, mas este encontro é muito impreciso, relatando à literatura positividade nas fezes apenas em 20 a 50% daqueles pacientes onde o agente foi detectado na aspiração de secreção duodenal.[31,33] A aspiração de fluido intestinal pode ser feita por intubação nasoduodenal, ou durante a endoscopia do duodeno. Pode também o microrganismo ser detectado no tecido obtido de biópsias do duodeno durante a endoscopia. Outras técnicas imunodiagnósticas foram desenvolvidas na busca de um diagnóstico mais acurado. Autores têm mostrado que a giardíase pode cursar com sintomatologia dispéptica,[34] o que fortalece pensar nesta entidade em pacientes dispépticos onde outros achados não são evidenciados.

Isospora Belli

A infecção ocorre após a ingesta de água ou alimentos contaminados. Os cistos são encontrados dentro do enterócito. Causa diarreia autolimitada em adultos sadios contaminados, podendo causar diarreia aquosa crônica em indivíduos normais, mas, mais marcadamente, em pessoas imunodeprimidas[35] (Fig. 32-16).[36]

O início dos sintomas ocorre em uma ou mais semanas após a ingesta dos cistos. Especialmente em hospedeiros comprometidos, mas também em não comprometidos, uma diarreia aquosa prolongada frequentemente se instala, acompanhada de gases, dor abdominal em cólicas e anorexia. Febre e eosinofilia periférica podem ocorrer, e a evidência de má-absorção de gorduras e carboidratos pode-se manifestar.[37] Para o diagnóstico o exame de fezes pode demonstrar os cistos característicos. Em casos negativos ao exame de fezes, as biópsias endoscópicas podem fazer o diagnóstico, e o endoscopista pode ver um achatamento das vilosidades, e pode ser encontrado um processo inflamatório inespecífico na lâmina própria.[37] As recidivas são muito comuns em imunossuprimidos.

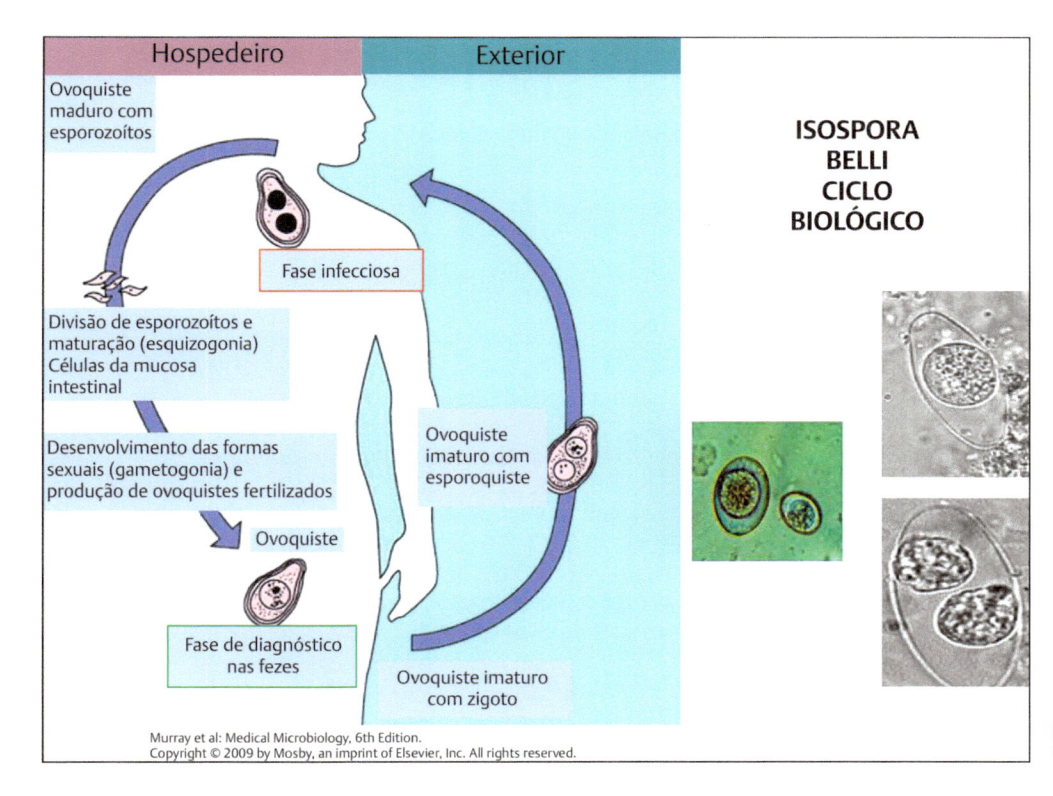

Fig. 32-16. Ciclo evolutivo da *Isospora belli*. Extraído de Murray *et al.*[36]

Cyclospora cayetanensis

Provoca diarreia tanto em imunocompetentes como em indivíduos com AIDS. Previamente conhecidas como *like*-cianobactérias, ou também algas verde-azuladas, lembra *Cryptosporidium*. O início da diarreia em geral se dá uma semana após a exposição. Endoscopia pode demonstrar enantema duodenal, e aspirados duodenais podem demonstrar o agente. As biópsias podem mostrar atrofia das vilosidades e hiperplasia das criptas. Com diarreia aquosa sem sangue ou leucócitos e em geral em hospedeiros imunocompetentes, o quadro se resolve em uma semana sem tratamento. Mas pode levar diversas semanas, e isto não é incomum. Em imunossuprimidos a diarreia pode ser crônica aquosa, semelhante a outras causas, podendo haver perda de peso e má-absorção.[38] O diagnóstico usual é pelo exame das fezes com uma técnica altamente eficaz.[39]

Infecções Bacterianas

Mycobacterium tuberculosis

Desde 1985 tem aumentado a prevalência de casos, e tal se deve aos casos de AIDS e doenças em populações imigrantes.[40] Há uma estimativa que no mundo ocorram 10 milhões de novos casos anualmente.[41] Na fase pré-tratamento da tuberculose (TB) o envolvimento intestinal era muito comum e se correlacionava com a severidade da doença pulmonar.[41] A TB intestinal é um problema em países em desenvolvimento. Mais recentemente em áreas com larga imigração ou populações com AIDS, a TB intestinal se tornou mais comum. Um relato do Hospital Central de Middlesex, em Londres, descreveu 90 pacientes com TB abdominal em um período de 10 anos.[42] Metade destes pacientes tinha TB intestinal. Comparativamente, neste mesmo período, foram internados 104 pacientes com doença de Crohn. A mais frequente apresentação é a de dor abdominal crônica. Pode haver uma massa palpável no quadrante inferior direito, debilidade, perda de peso, constipação, diarreia e febre. Má-absorção pode ocorrer secundária a supercrescimento bacteriano em áreas de estase. Pode também começar com um quadro agudo evoluindo para um quadro crônico, e a apresentação menos comum é aquela sem prévios sintomas. A apresentação aguda pode ser decorrente de peritonite secundária à perfuração do intestino delgado, ou ruptura linfonodal, obstrução intestinal, sintomas apendicite-*like*, ou até sangramento gastrointestinal agudo.[3] A região ileocecal é a mais comumente acometida, cólon ascendente ou intestino delgado.[43] Região anorretal pode ser envolvida, e a TB duodenal é rara. Entretanto pode haver um quadro semelhante a sintomas pépticos e até obstrução gástrica. Sangramento gastrointestinal alto pode ocorrer quando ocorre TB duodenal, geralmente há também TB gástrica[44] (Fig. 32-17).

Estudo radiológico pode mostrar característico envolvimento ileocecal e incompetência da válvula ileocecal e também múltiplos estreitamentos do delgado.[45] Tomografia computadorizada (TC) pode mostrar linfadenopatia mesentérica ou retroperitoneal, ascite, ou anormalidades da parede intestinal.[46] A TB intestinal lembra muito a doença de Crohn, mas também devem ser considerados, no diagnóstico diferencial, infecções por *Yersinia*, amebíase, linfomas, ou até carcinoma.[47,48] O diagnóstico pode ser feito por colonoscopia na TB colônica ou ileocecal, ou por endoscopia digestiva alta (EDA) ou enteroscopia por cápsula ou duplo balão, no acometimento do delgado. Com frequência o diagnóstico é obtido na cirurgia por não ter sido feito anteriormente.[46,48,49] Diversos diagnósticos diferenciais são invocados, como doença de Crohn, úlcera péptica complicada, carcinoma de cólon, obstrução do delgado entre outros. A presença

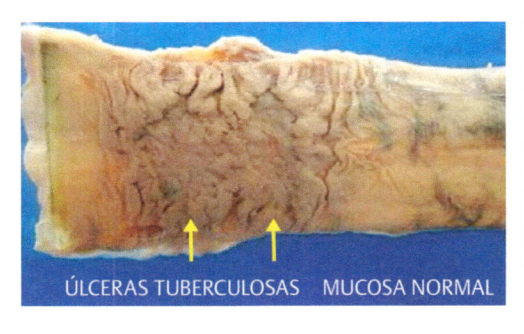

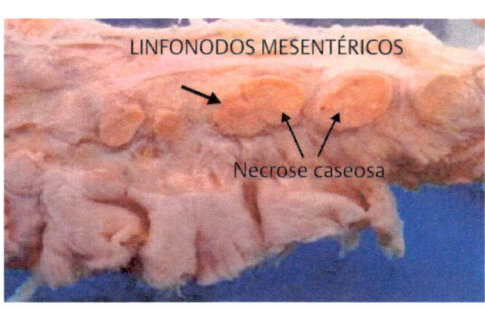

Fig. 32-17. Tuberculose intestinal.

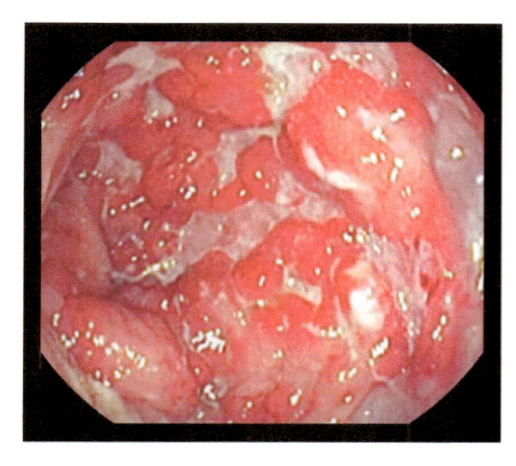

Fig. 32-18. Mucosa do delgado na tuberculose intestinal.

de TB pulmonar ativa, sintomas digestivos e achados radiológicos típicos pode ser confirmada por um exame endoscópico,[41] mas o RX pode ser normal em 20 a 50% de casos de TB intestinal.[46] O diagnóstico endoscópico confirmado por biópsias pode ocorrer em mais de 50% dos casos.[41] O ideal é enviar as biópsias para cultura. A necrose caseosa pode estar ausente, especialmente se tratamento clínico quimioterápico estiver sendo realizado. Aspectos anatomopatológicos podem distinguir TB de doença de Crohn, como também alguns aspectos clínicos (p. ex.: ausência de fístulas ou fissuras) (Fig. 32-18).

- DX diferenciais:
  - Infecções por *Yersinia*.
  - Amebíase.
  - Linfomas.
  - Carcinoma de cólon.
  - Doença de Crohn.
  - Úlcera péptica complicada, obstrução do delgado.

O tratamento consiste em drogas antiTB apropriadas. Ainda, no tratamento, estenoses podem exigir ressecção ou plastia cirúrgica e até dilatações por enteroscopia. Dilatações duodenais podem ser dilatadas por balão.[50]

Mycobacterium avium complex (MAC) e Outras Atípicas Micobactérias

A MAC é o agente mais frequentemente envolvido e está presente em mais de 25% de pacientes HIV positivos avaliados por diarreia.[51] São causas comuns de infecção intestinal em pacientes com AIDS. O intestino é comumentemente envolvido, se não for a porta de entrada. O espectro clínico do MAC intestinal é muito amplo desde formas assintomáticas ou febre de origem inexplicada, até diarreia que se acompanha de perda de peso, cansaço, dor abdominal e má-absorção. Em pacientes com doença de Crohn têm sido encontrados casos de *Mycobacterium* atípicas[52] (Fig. 32-19).

- Clínica:
  - Assintomáticas.
  - Febre de origem inexplicada.
  - Diarreia.
  - Perda de peso, cansaço.
  - Dor abdominal.
  - Má-absorção.

A endoscopia pode mostrar as pregas espessadas e nódulos branco-amarelados, semelhantes aos observados na doença de Wipple, mas também biópsias de mucosa aparentemente normal podem mostrar a presença de MAC.[54] Ileíte terminal associada ao MAC tem sido relatada. Um aspecto de fina camada brancacenta (*frosted*) pode estar presente (Fig. 32-20) e até um exsudato branco-amarelado.

É comum para o MAC intestinal se acompanhar de infecção em outros órgãos, como fígado, pulmão e medula óssea. Há aspectos anatomopatológicos que a diferenciam da doença de Whipple.

Doença de Whipple (Quadro 32-4)

Causada pela bactéria *Tropheryma whippelii*, a doença de Whipple é uma rara doença infecciosa e sistêmica. Pode ser causa principalmente de má-absorção intestinal, mas pode afetar qualquer parte do corpo, inclusive articulações, coração, pulmões, cérebro e olhos.

Dores articulares, artrites, perda de peso e diarreia são sintomas comuns, mas em torno de 10 a 15% dos pacientes não têm estes sintomas. A doença é mais comum em homens, com prevalência de 80% nesse sexo. Acomete mais homens na faixa dos 50 anos. A doença pode ser normalmente tratada com terapia antibiótica em longo prazo. A doença não tratada pode ser fatal. Inflamação e dor articular, diarreia, perda de peso e dor abdominal são os principais sintomas

Quadro 32-4. Doença de Whipple

- Rara
- 80% em homens de 50 anos
- Pode afetar qualquer parte do corpo: articulações, coração, pulmões, cérebro e olhos
- **Clínica:** 15% assintomáticos
- Má-absorção intestinal
- Dores articulares, artrites, perda de peso e diarreia
- Inflamação da pleura pode causar tosse e dor durante a respiração
- Derrame pleural. Linfadenomegalia intratorácica, endocardite
- **DX:** biópsia do intestino delgado por endoscopia
- **TX:** tetraciclina, sulfassalazina, ampicilina e penicilina por longo tempo (até 1 ano)

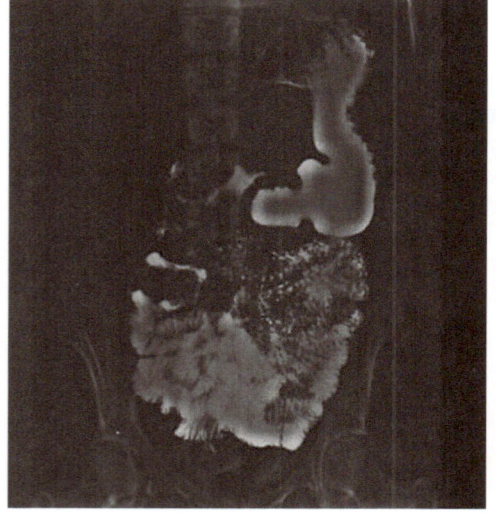

Fig. 32-19. Raio X do intestino delgado, ou TC pode mostrar marcado espessamento de pregas dando até um padrão dito pseudo-Wipple, em referência ao padrão radiológico visto na doença de Wipple.[53]

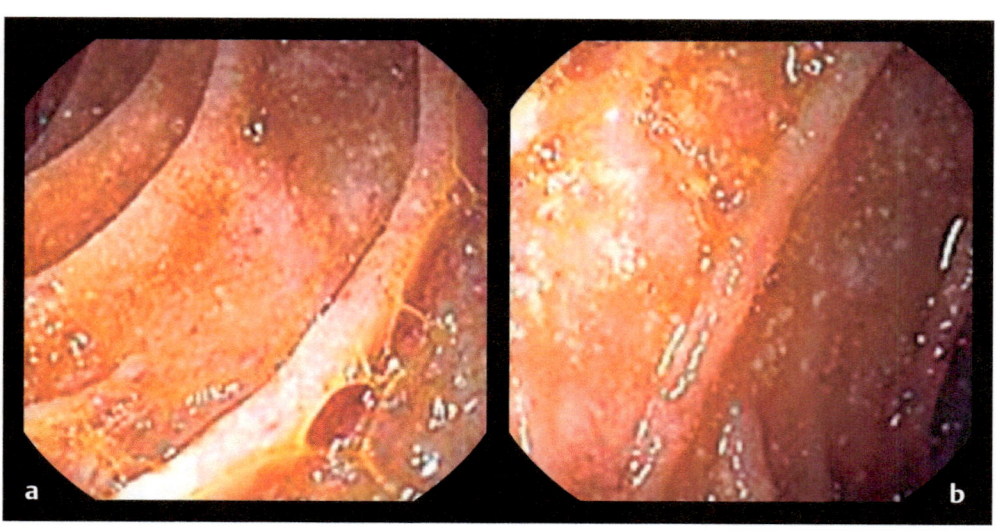

Fig. 32-20. Enterite por MAC intestinal.

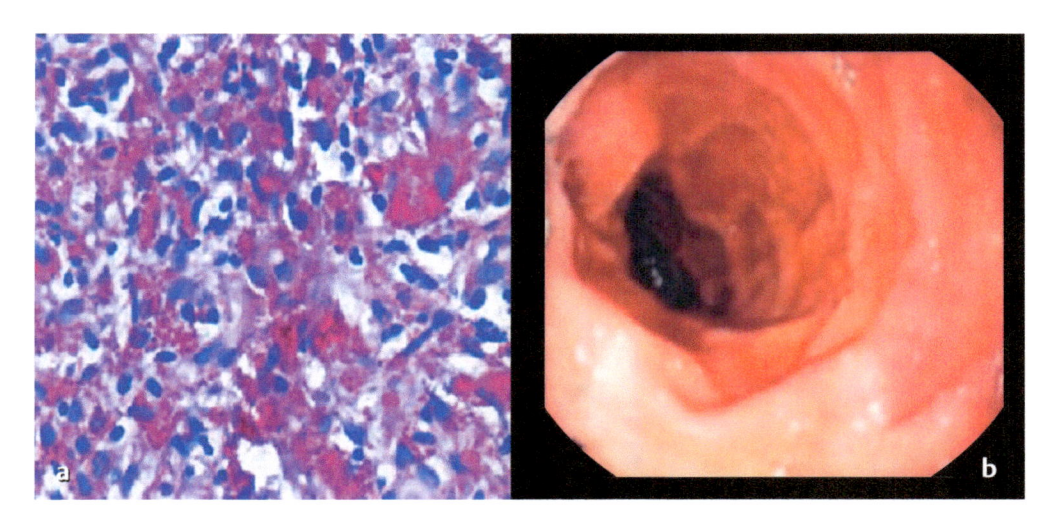

Fig. 32-21. Doença de Whipple. (a) Macrófagos ganglionares com múltiplas inclusões citoplasmáticas PAS+. (b) Imagem endoscópica da 2ª porção do duodeno evidenciando espessamento de pregas e pontuado esbranquiçado da mucosa. Extraído de Pimentel-Nunes et al.[30]

da doença. Perda de peso e anemia são causadas pela má-absorção grave. Inflamação da pleura pode causar tosse e dor durante a respiração. Pode ocorrer derrame pleural. Linfadenomegalia intratorácica pode aparecer, e alguns apresentam endocardite. O diagnóstico geralmente é estabelecido por biópsia do intestino delgado por endoscopia. Também a análise de um linfonodo aumentado de volume pode dar o diagnóstico histológico da lesão. A doença pode ser tratada com antibióticos, como tetraciclina, sulfassalazina, ampicilina e penicilina por longo tempo (até 1 ano). O quadro clínico melhora, mas a cicatrização completa pode levar mais tempo (Fig. 32-21).

Caso Clínico[31]

JR, masculino, 58 anos, natural e residente em Tubarão, SC.

Dor abdominal nos últimos 3 meses, acompanhado de anemia gradativa e com diarreia importante no último mês e meio. Relata também alguns episódios de discreta melena. Quadros de febre e com perda de 14 kg nos últimos 2 meses. Endoscopia digestiva alta e colonoscopia: normais, sem sinais de sangramento ou lesões capazes de provocar sangramento. Tomografia abdominal: ausência de lesões. Pesquisa de sangue oculto nas fezes: positiva. Indicado exame com a cápsula endoscópica.

Realizada enteroscopia com a cápsula (PillCam SB2 Given Imaging) (Fig. 32-22).

Resultado: por todo o delgado se observou um padrão anormal das microvilosidades, com nítida acentuação linfangiectásica, áreas de edema e discreto espessamento mucoso, e com muitas erosões pequenas demonstrando em muitas delas discreto sangramento vivo. Áreas de mucosa "despapilada" com desaparecimento parcial das microvilosidades.

O aspecto endoscópico de enterite sugeria principalmente a enterite da doença de Whipple.

Foi sugerido repetir endoscopia digestiva alta, com biópsias duodenais. Tal foi feito e durante a endoscopia já foi percebido o padrão descrito no exame da cápsula endoscópica. Diversas biópsias foram realizadas no duodeno (Fig. 32-23).

O aspecto anatomopatológico encontrado foi característico de doença de Whipple.

Yersinia enterocolítica

É uma causa esporádica de gastroenterite. É mais comum em crianças do que em adultos e mais em locais frios do que em locais quentes. Contaminação por alimentos, água, produtos do leite ou da carne. Também por animais domésticos e até transfusão de sangue contaminado. Dor abdominal, febre e diarreia são as manifestações mais comuns, mas náuseas, vômitos e dor de cabeça também podem estar presentes.[3] A dor mimetiza a dor da apendicite aguda, se localizando mais em quadrante inferior esquerdo, e não raramente estes pacientes são apendicectomisados. Numa minoria de casos, diarreia com pus ou sangue pode estar presente. A doença cursa comumente em uma a duas semanas, mas diarreia crônica tem sido relatada.[55] Ulcerações do íleo, peritonite, levando à perfuração, e septicemia têm sido relatadas.[56,57] Ileíte terminal localizada e linfadenite mesentérica podem levar a quadro de confusão com doença de Crohn.[58] A identificação desta *Yersinia* na cultura de fezes é frequentemente o método diagnóstico. Anticorpos séricos podem ser detectados a partir de uma semana e podem permanecer positivos por muitos anos.[55] Achados radiológicos têm sido descritos e, entre eles, mucosa nodular ou granular, ulcerações ovais ou longitudinais e dilatação do íleo.[58]

Os achados endoscópicos podem incluir enantema, edema, mucosa nodular, úlceras redondas, ovais ou irregulares, e pode haver cobertura por um exsudato amarelado fibrinopurulento.[56,57] Lesões semelhantes pode haver no cólon proximal. Pequenas lesões aftoides podem ser vistas sobre folículos linfáticos. Profundas úlceras podem-se estender até a muscular própria. Há achados anatomo-

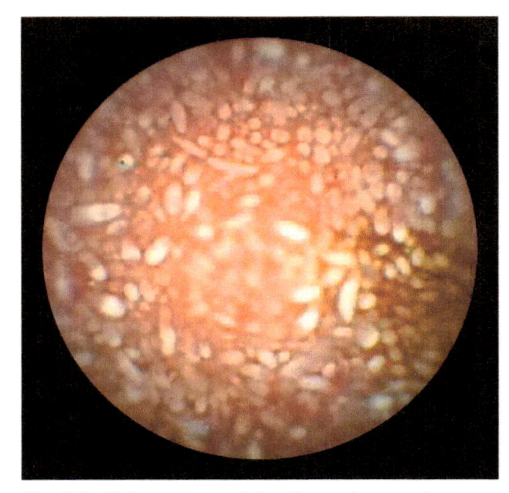

Fig. 32-22. Mucosa do delgado na doença de Whipple.

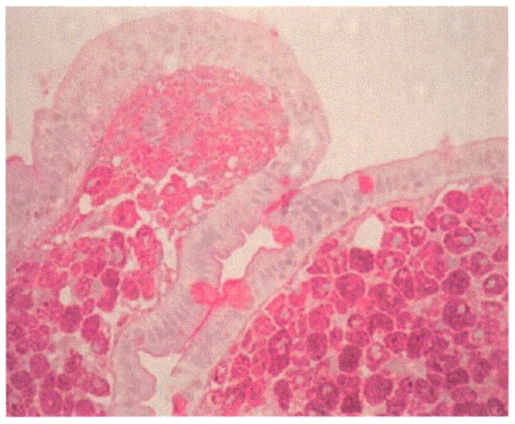

Fig. 32-23. Histologia (doença de Whipple).

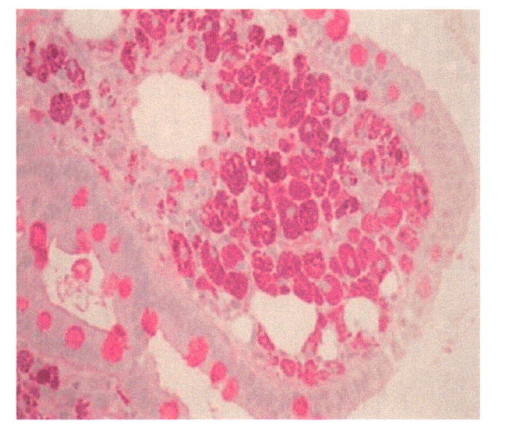

patológicos bastante característicos, e granulomas em geral não são vistos.⁵⁹

A enterite aguda em geral não requer tratamento, e o uso de antibióticos parece não encurtar o tempo de duração da doença. Mesmo assim o microrganismo é sensível a uma larga gama de agentes, como aminoglicosídeos, tetraciclina, sulfametoxazol-trimetoprim, quinolonas e outros.⁵⁵

Infecções Fúngicas

São muito raras as infecções do intestino delgado por fungos, e os casos relatados em geral ocorrem em pacientes imunocomprometidos.³ Diversos tipos de doença fúngica invasiva podem ser encontrados. Entre elas se destacam: *Candida* sp., *Aspergillus* sp., *Phycomycetes* (*Mucor, Rhizopus* e *Absidia*), *Criptococcus neoformans, Histoplasma capsulatum* e *Paracoccidiodis brasiliensis*,⁶⁰ sendo que o Histoplasma e o Paracoccioidis podem causar doença em pessoas não imunocomprometidas e que estão em zonas endêmicas. Pacientes com doenças malignas ou em situação de granulocitopenia após quimioterapia são pessoas mais comumente atingidas. A infecção por *Candida* é frequentemente reconhecida em pacientes com AIDS.

Diarreia, dor abdominal e hemorragia digestiva, a partir de erosões do delgado, são manifestações clínicas que podem acontecer. Podem mimetizar doença de Crohn. A infecção pelo *Histoplasma* pode promover uma enteropatia perdedora de proteínas, e a *Candida* e o *Aspergillus* podem promover enterocolite necrotizante.

O diagnóstico muitas vezes é difícil. As culturas não são bom método diagnóstico. A *Candida* pode estar presente em indivíduos sem qualquer quadro clínico. Embora se consiga hoje explorar todo o delgado com a cápsula endoscópica e a enteroscopia, o diagnóstico deste tipo de infecção só é feito em casos de alta suspeita clínica (Fig. 32-24).

Microsporidia

Previamente considerada como um protozoário, hoje é classificada como uma infecção fúngica.⁶¹⁻⁶³ Há muitos diferentes tipos, e dois deles podem causar doença intestinal humana: *Enterocytozoon bieunesi* e *Septata intestinalis*. Novamente é importante como patógeno em pacientes com AIDS. Autores referem que pode ser causa de doença em outras pessoas imunossuprimidas e raramente em pessoas imunocompetentes.³⁷ Pouco se sabe sobre o curso da doença em pessoas imunocompetentes. Em pacientes com AIDS e com CD4 < 100/mm³ uma doença diarreica crônica pode ocorrer, associada à perda de peso e anorexia. A diarreia pode ser intermitente e piorar pela manhã. Há indivíduos que são infectados pelo *Microsporidia*, mas não tem diarreia. A infecção por *Microsporidia* parece ser um fator de contribuição em certas doenças biliares, incluindo colecistite alitiásica e a colangiopatia em pacientes com AIDS.⁶¹⁻⁶³ A *Septata intestinalis* pode invadir a mucosa intestinal e se disseminar para os rins, bexiga, fígado, pulmão e outros sítios. A microscopia eletrônica é o padrão ouro para diagnóstico e é importante para a diferenciação das espécies, mas também é possível detectar em amostras de fezes e nas biópsias obtidas por endoscopia. Biópsias do delgado mais distal parecem fornecer maior ajuda diagnóstica do que biópsias do duodeno. Não há alterações grosseiras vistas pelo endoscopista, mas um espectro de alterações histopatológicas pode ser descrito, desde um epitélio aparentemente preservado até atrofia de vilosidades, alongamento das criptas, infiltrado linfocítico intraepitelial e variados graus de lesão do enterócito.⁶¹⁻⁶³

Cytomegalovirus

É um importante patógeno intestinal em pacientes imunocomprometidos, mas pode raramente promover doença em indivíduos não comprometidos imunologicamente. Pode acometer o intestino delgado, mas pode acometer também outros segmentos do tubo digestório (esôfago, cólon). No esôfago promover a formação de profundas ulcerações que levam a quadros de severa odinofagia ou disfagia. No cólon promovendo colites. Dor abdominal, febre e perda de peso são os achados clínicos mais frequentes, quando há comprometimento intestinal. Sangramento, úlcera perfurada e obstrução intestinal são formas complicadas de apresentação do CMV no delgado.⁶⁴,⁶⁵ Inclusões intracitoplasmáticas ou intranucleares são as apresentações histológicas que permitem diagnóstico.⁶⁵,⁶⁶ Múltiplas biópsias são recomendadas, a imuno-histoquímica pode ajudar, mas o PCR parece ser o mais sensível.⁶⁶

INFECÇÕES DO DELGADO QUE PODEM SE ASSOCIAR A INFECÇÕES DO CÓLON

Enterocolites e Colites Infecciosas⁶³

São formas de colite autolimitadas, que geralmente se manifestam com diarreia aguda, com início agudo dos sintomas, às vezes, rápido da febre. A respeito do diagnóstico, é importante recordar que as culturas são frequentemente negativas nos pacientes com colite infecciosa. Alterações crônicas podem ser esperadas após seis semanas. Assim, se os sintomas persistirem e houver sinais de que a condição se torne crônica, a colonoscopia após três meses é recomendada. A análise histopatológica pode ajudar a distinguir entre enterocolite infecciosa aguda *versus* estágios iniciais de uma doença inflamatória intestinal crônica. Um alto grau de infiltração neutrofílica e edema severo tendem a indicar colite infecciosa. A distorção severa da cripta é mais indicativa do UC. Os granulomas podem estar ausentes com CD, mas, alternativamente, podem ser encontrados na tuberculose e na iersiniose.

As aparências endoscópicas são variadas. O lado direito proximal do cólon é geralmente afetado, mas a doença disseminada também pode ocorrer. Na fase aguda, muitas vezes há áreas de enantema irregulares, às vezes parcialmente marrom-vermelho na cor, sangramento intramucoso e edema da mucosa (Fig. 32-25).

Alguns tipos infecciosos em longo prazo da colite podem imitar a DII (doença de Crohn). Isto é particularmente verdadeiro na colite por *Campylobacter jejuni* e amebíase. Os casos suspeitos devem, portanto, ser sorologicamente investigados. O diagnóstico também pode ser difícil, quando há uma superinfecção bacteriana relacionada com a DII (Fig. 32-26).

Colite Campylobacter jejuni

Aparências endoscópicas normais. Os casos severos apresentam variabilidade, com eritema desigual, edema e ulcerações dispersados (Fig. 32-27). O ataque distal ocorre com mais frequência e é mais propenso a imitar a Colite ulcerativa.

Enterocolite por Yersinia

As miniúlceras pequenas podem ser visualizadas endoscopicamente. O ataque é geralmente segmentar e tende a ocorrer no lado direito. O íleo terminal e a região cecal são frequentemente afetados. Maior similaridade com D. Crohn é decorrente da localização e morfologia.

Enterocolite por Salmonella

O ataque é primeiramente no lado direito e varia extremamente nos termos da extensão e da severidade (Fig. 32-28). No entanto, os sintomas geralmente diminuem rapidamente.

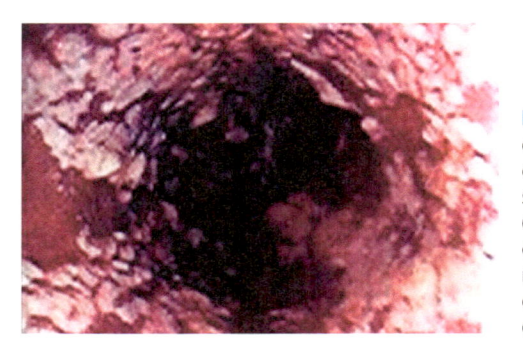

Fig. 32-24. Aspecto endoscópico da candidíase intestinal. O supercrescimento de *Candida* pode levar à diarreia, principalmente na faixa infantil, em crianças malnutridas e em etilistas.

CAPÍTULO 32 ■ TUMORES DO INTESTINO DELGADO

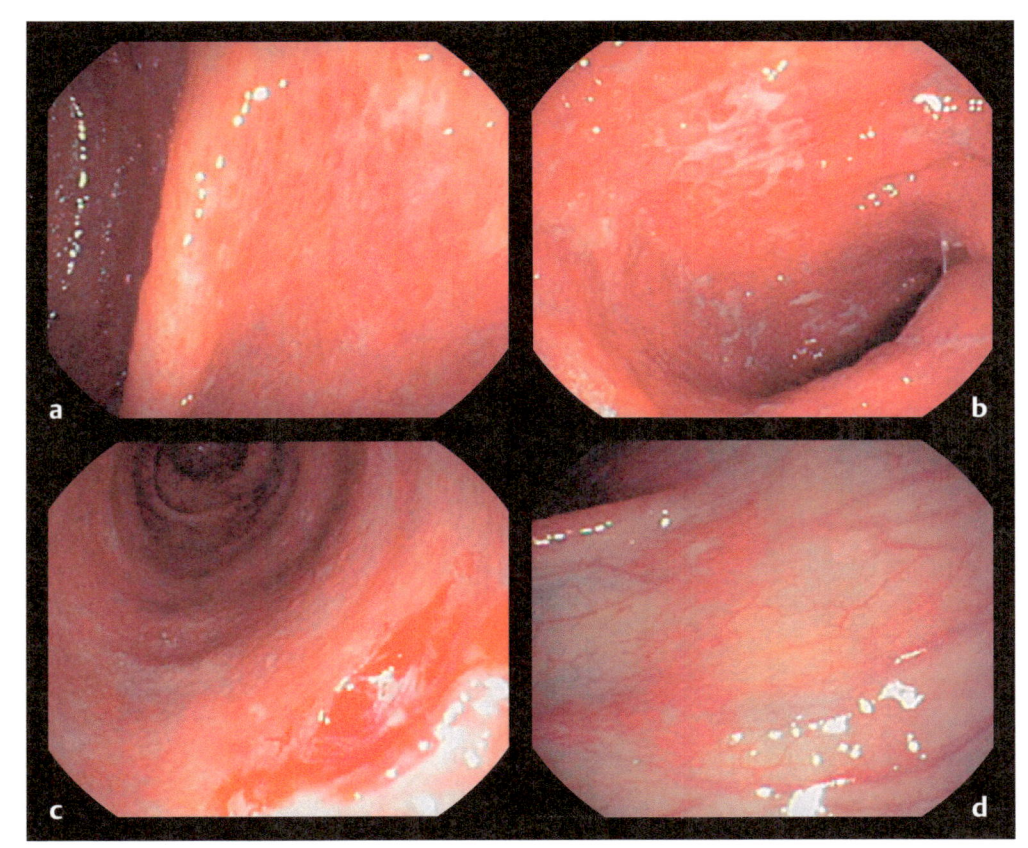

Fig. 32-25. (a-d) Enterocolite infecciosa. O padrão vascular geralmente permanece intacto, ou pelo menos parcialmente visíveis, e erosões (incluindo erosões aftosas) podem estar presentes. As úlceras são geralmente pequenas, e úlceras profundas são raras. Assim, a "arquitetura" da mucosa pode parecer intacta.

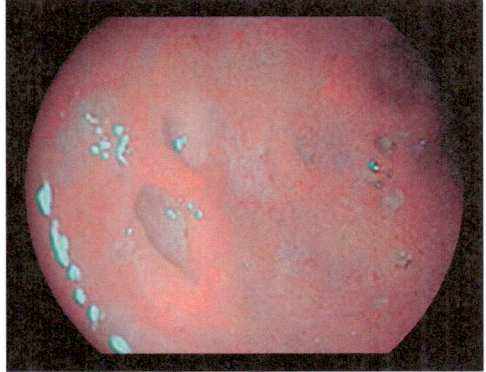

Fig. 32-26. Doença de Crohn com superinfecção por *Chlamydia trachomatis*, levando a pequenas ulcerações no cólon ascendente.

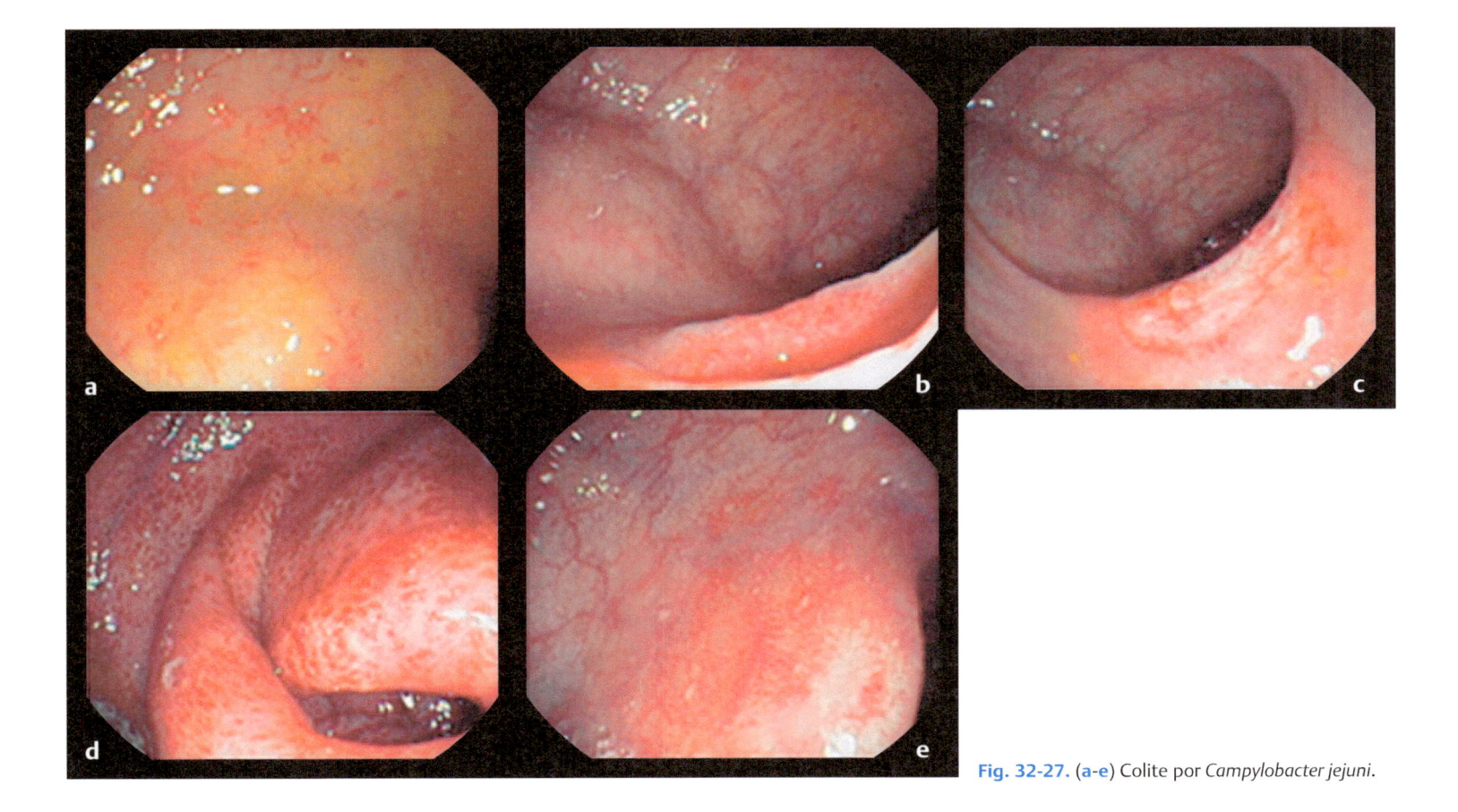

Fig. 32-27. (a-e) Colite por *Campylobacter jejuni*.

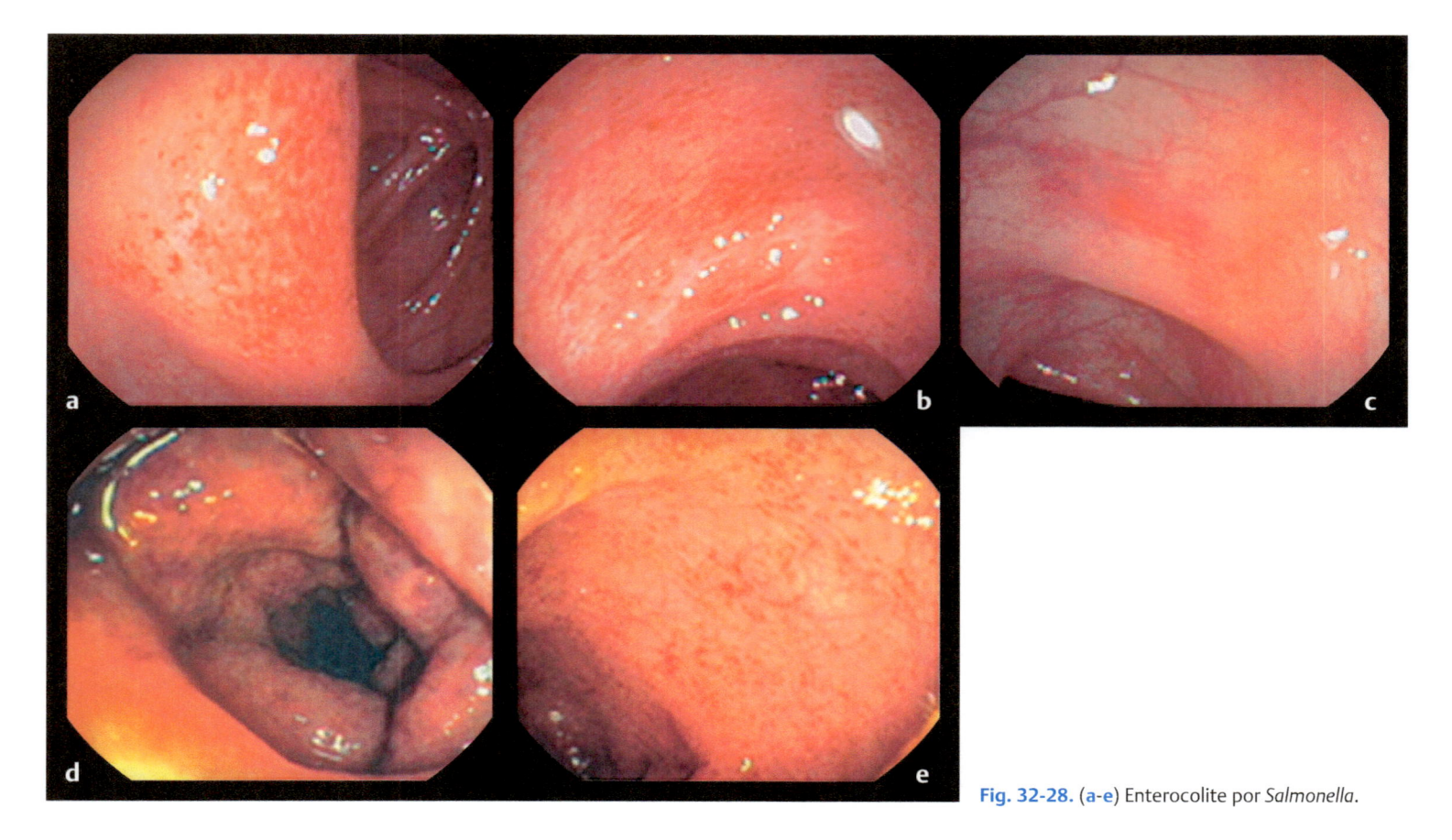

Fig. 32-28. (a-e) Enterocolite por *Salmonella*.

Amebíase
Manifesta-se principalmente em ceco e retossigmoide. Em cursos crônicos, as ulcerações podem assemelhar-se àquelas da D. de Crohn. Os protozoários podem ser encontrados em amostras da biópsia.

Colite por Citomegalovírus
Áreas irregulares, mas também vermelhidão e ulcerações largas podem criar uma aparência muito semelhante à colite ulcerativa (Fig. 32-29).

Colite Rotavirus-Induzida
O progresso morfológico geralmente não inclui colite significativa (Fig. 32-30). O enantema pronunciado da mucosa relativa ao cólon também ocorre, embora sem ulcerações maiores.

Colite Pseudomembranosa
A colite pseudomembranosa é causada por um crescimento excessivo de *Clostridium difficile*. O diagnóstico pode ser feito com base na detecção de *Clostridium difficile*. Entretanto, a severidade e a extensão são mais bem avaliadas usando a endoscopia. As pseudomembranas são placas amareladas e elevadas em uma mucosa inflamada. A mucosa circundante pode ser normal. Em estágios severos, a inflamação pode ser confluente (Fig. 32-31). Ulcerações não são frequentemente encontradas. Envolve geralmente primeiramente o retossigmoide, e o exame do retossigmoide é suficiente. No entanto, há também casos que se manifestam primeiro no cólon descendente e, em seguida, progridem proximalmente. Assim, se houver suspeita clínica e sigmoidoscopia negativa, deve-se seguir a colonoscopia total.

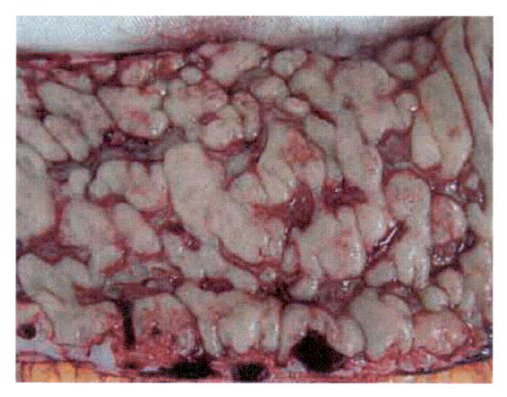

Fig. 32-29. Colite por *Cytomegalovirus*. O aspecto endoscópico pode variar desde uma mucosa de aspecto normal, até uma mucosa espessada, avermelhada e com ulcerações que podem ser profundas.

CAPÍTULO 32 ■ TUMORES DO INTESTINO DELGADO

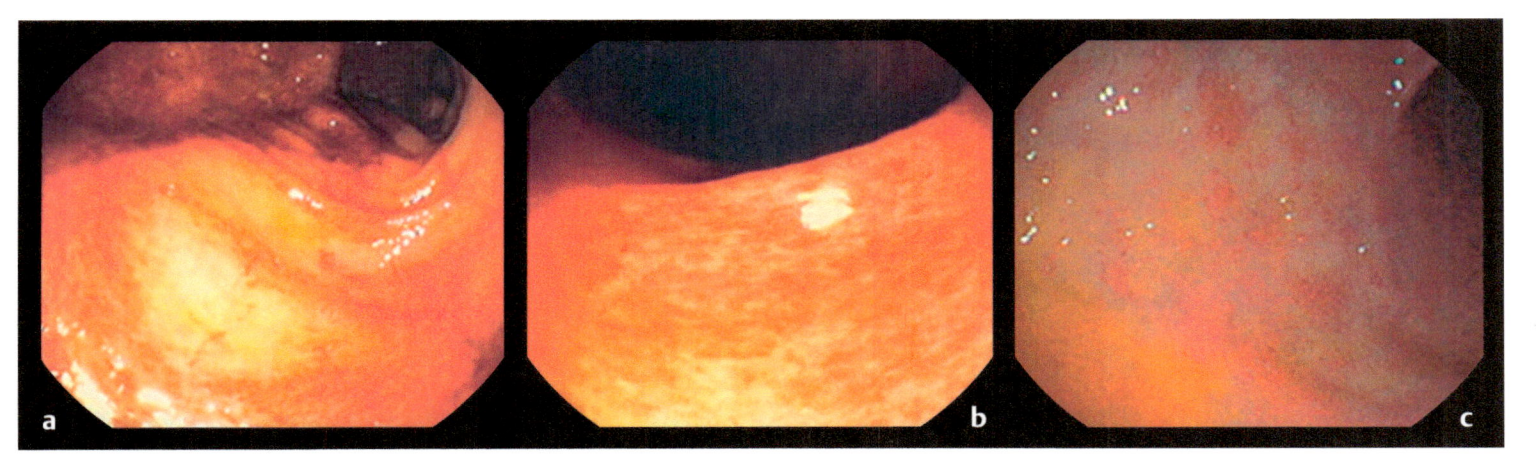

Fig. 32-30. (a-c) Colite por rotavírus.

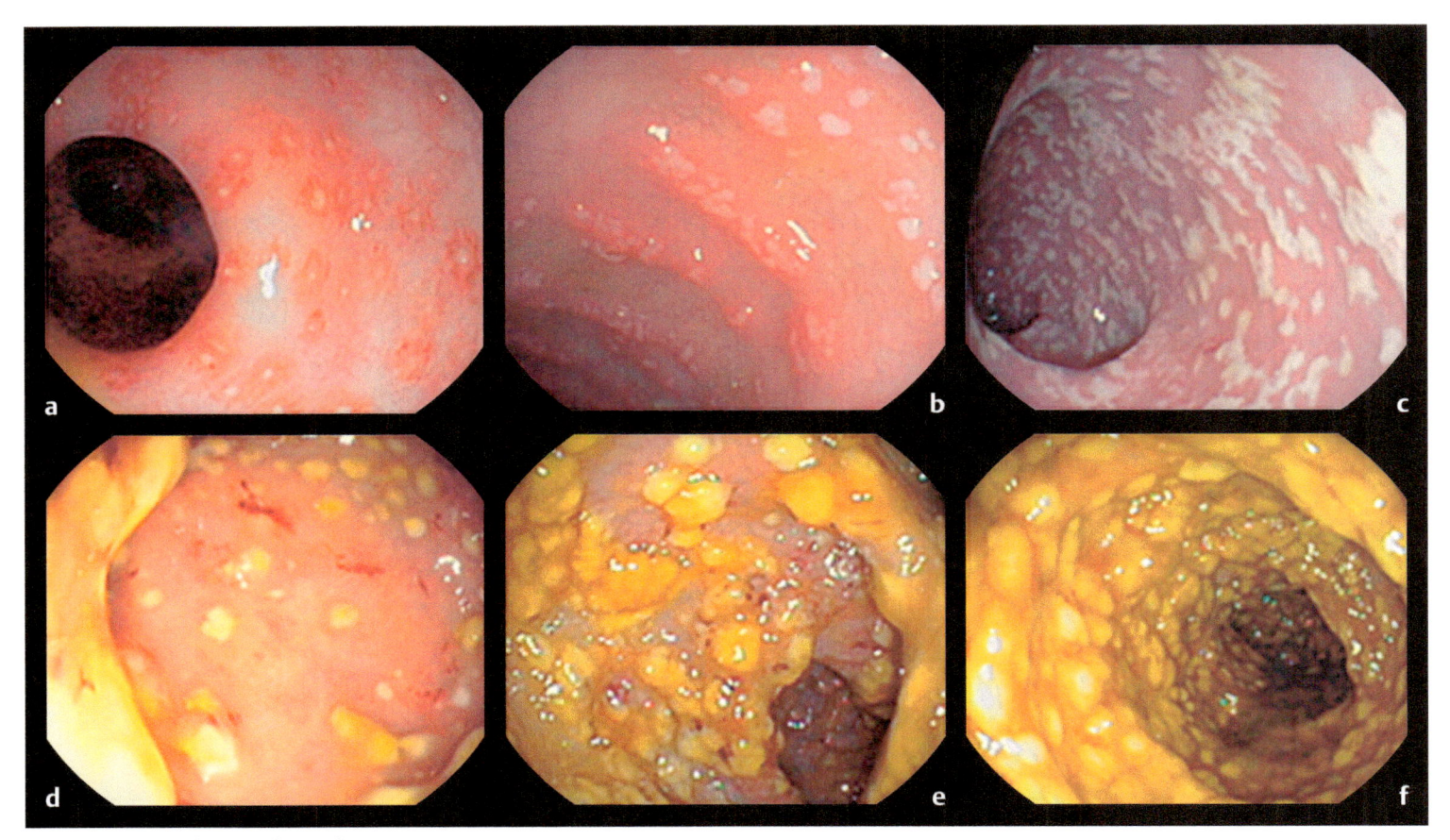

Fig. 32-31. (a-f) Colite pseudomembranosa.

REFERÊNCIAS BIBLIOGRÁFICAS

1. Kamuth KR, Murugasu R. A comparative study of four methods for detecting Giardia lambdia in children with diarrial disease and malabsortion. Gastroenterology. 1974;66:16-21.
2. Trier JS. Acute Diarrheal Disorders. In: Greenberger NJ. Current Diag and Treatment. New York: McGraw Hill Medical; 2012. p. 48.
3. Trujillo A, Cello JP, Scott MK, Herndier BGF, Alonso JK. Correlation of endoscopic and histopathologic abnormalities of the duodenum in patients with HIV/AIDS [Abstract]. Am J Gastroenterol. 1995;90:1633.
4. Fulner HS, Heumpfener HR. Intestinal helminths in Eastern Kentucky: A survey in three rural countries. Am J Trop Med Hyg. 1965;14:269.
5. Pawlovski ZS. Ascariasis. Clin Gastroenterol. 1978;7:157-178.
6. Saul C, Pias V, Jannke HA, Braga NHM. Endoscopic removal of Ascaris lumbricoides from the commom bile duct. Am J Gastroenterol. 1984;79:725-727.
7. Filmo EC. Strongyloidiasis. Clin Gastroenterol. 1978;7:179.
8. Gill GV, Bell DR. Strongyloides stercoralis infection in former Fat East prisioners of war. Brit Med J. 1979;2:572-574.
9. Brasitus TA, Gold RP, Kay RH, Magun AM, Lee WM. Intestinal strongyloidiasis: A case report and review of the literature. Am J Gastroenterol. 1980;73:65-69.
10. Bhatt BD, Cappell MS, Smillow PC, Das KM. Recurrence massive gastrointestinal hemorrhage due to Strongyloides stercoralis infection Am J Gastroenterol. 1990;85:1034-1036.
11. De Paola D, Dias LB, Da Silva JR. Enteritis due to Strongyloides stercoralis. A report of five fatal cases. Am J Dig Dis. 1962;7:1086-1098.
12. Saul C, Barcellos H. Estrongiloidíase intestinal: Sessão de casos (apresentação). Anais do VI ENLACE-Encontro Latino-Americano de Cápsula endoscópica e Enteroscopia. Buenos Aires, outubro, 2014.
13. Miller TA. Hookworm infection in man. Adv Parasitol. 1979;17:315-384.
14. Shad GA, Banwell JG. Hookworms. In: Warren KS, Mahmoud AF. Tropical and Geographical Medicine. New York: McGraw Hill; 1984. p. 359-372.
15. Hotez PF, Cerami A. Secretion of a proteolytic anticoagulants by Ancilostoma hookworms. J Exp Med. 1983;157:1594-1603.
16. Mukul K, I'vahl MD, Green PHR. Infectious diseases of the small intestine. In: Dimarino Jr A, Benjamin SB. Gastrointestinal Disease: An Endoscopic Approach. 2nd ed. Massachusetts: Blackwell Science; 1997.
17. Cheever AW, Kamel IA, Elwi AM, Mosimann JE, Danner R, Sippel JE. Schistossoma mansoni and S. haematobium infections in Egypt. III. Extrahepatic pathology. Am J Trop Med Hyg. 1978;27:55-75.

18. Parson RD. Parasitic diseases: Helminths. In: Yamada T. Textbook of Gastroenterology. 2nd ed. Philadelphia: Lippincott: 1995. p. 2362-2379.
19. Fayer B, Ungar LP. Cryptosporidium spp and cryptosporidiosis. Microbiol Rev. 1986;50:458-483.
20. Marcel MA, Madara JL. Cryptosporidium Cellular localization, structural analysis of absorptive-cell parasitemembrane-membrane interactions in guinea pigs, and suggestion of protozoan transport by the cells. Gastroenterology. 1986;90:583-594.
21. Mathan MM, Venkatesan S, George R, Mathew M, Mathan VI. Cryptosporidium and diarrhea in Southern Indian children. Lancet. 1985;2:1172-1175.
22. Blanshard C, Jackson AM, Shanson DC, Francis N, Gazzard BG. Cryptosporidiosis in HIV-seropositive patients. Q J Med. 1992;85:813-823.
23. Sharp JF, Golman M. Abdominal tuberculosis in East Birmingham. A 16 year study. Post Grad Med J. 1987;63:539-546.
24. Sherman S, Rohwedder JJ, Ravikrishnan KP, Weg JG. Tuberculosis enteritis and peritonitis. Report of 36 general hospital cases. Arch Int Med. 1980;140:506-508.
25. Vij JC, Ravesh GN, Choudhary V, Malhotra V. Endoscopic ballon dilation of tuberculosis duodenal strictures. Gastroint Endosc. 1992;38:510-511.
26. Anthony MA, Brandt LJ, Klein R, Bernstein LH. Infectious diarrhea in patients with AIDS. Dig Dis Sci. 1988;33:1141-1146.
27. Prantera C, Kohn A, Mangiarotti R, Andreoli A, Luzi C. Antimycobacterial therapy in Crohn's disease. Results of a controlled, double blind trial with a multiple antibiotic regimen. Am J Gastroenterol. 1994;89:513-518.
28. Poorman JC, Katon RM. Small bowel involvement by Mycobacterium avium complex in a patient with AIDS: Endoscopic, histologic and radiographic similarities to Whipple's disease. Gastroint Endosc. 1994;40:753-759.
29. Gray JR, Rabeneck L. Atypical mycobacterial infection of gastrointestinal tract in AIDS patients. Am J Gastroenterol. 1989;84:1521-1524.
30. Pimentel-Nunes P, Cardoso E, Brandão C, Duarte HR, Lobo C, Henrique R et al. Apresentação da Doença de Whipple como Linfoma. J Port Gastrenterol. 2011;18(3):135-138.
31. Saul C, Torresini RA. Doença de Wipple: Relato de caso. Sessão de vídeos. Anais da XI UEGW. Madrid, Espanha. Outubro, 2004.
32. Cover TL, Aber RC. Medical progress: Yersinia enterocolitica. N Engl J Med. 1989;321:16-24.
33. Rutgeerts P, Geboes K, Ponette E, Coremans G, Vantrappen G. Acute infective colitis caused by endemic pathogens in western Europe: Endoscopic features. Endoscopy. 1982;14:212-219.
34. Matsumoto T, Lida M, Matsui T, Sakamoto K, Fuchigami T, Haraguchi Y, et al. Endoscopic findings in Yersinia enterocolitica enterocolitis. Gastrointest Endosc. 1990;36:583-587.
35. Ekberg O, Sjöström B, Brahme F. Radiological findings in Yersinia enteritis. Radiology. 1977;123:15-19.
36. Murray P, Rosenthal K, Pfaller M. Medical Microbiology, 6th ed. Mosby/Elsevier, 2009.
37. Abrams GD. Infectious disorders of the intestine. In: Ming S, Goldmann H. Pathology of the Gastrointestinal Tract. Philadelphia Saunders; 1992. p. 621-642.
38. Chretien JH, Garagusi VE. Current management of fungal enteritis. Med Clin North Am. 1982;66:675-687.
39. Washington K, Gottfried MR, Wilson ML. Gastrointestinal cryptococcosis. Mod Pathol. 1991;4:707-711.
40. Smith HV, Corcoran GD. New drugs for the treatment for cryptosporidiosis. Curr Opin Infest. Dis 2004;17:557-564.
41. Boyd WP Jr, Bachmann BA. Gastrointestinal infections in the compromised host. Med Clin North Am. 1982;66:743-753.
42. Barbour AG, Nichols RC, Fukushima T. An outbreak of giardiasis in a group of campers. Am J Trop Med Hyg. 1976;25:384-389.
43. Raizman RE. Giardiasis: An overview of the clinician. Dig Dis. 1976;21:1070-1074.
44. Ament ME, Rubin CE. The relation of giardiasis to abnormal intestinal structure and function in gastrointestinal immunodeficiency syndromes. Gastroenterology. 1972;62:216-226.
45. Goldstein F, Thornthon JJ, Szydlowski T. Biliary tract dysfunction in giardiasis. Am J Diagn Dis. 1978;23:559-560.
46. Kerlin P, Ratnaike RN, Butler R, Grant NG. Prevalence of giardiasis: A study at upper gastrointestinal endoscopy. Dig Dis. 1978;23:940-942.
47. Carr M, Ma J, Green PHR. Giardia lambdia in patients undergoing endoscopy. Lack of evidence for a role in non-ulcer dyspepsia. Gastroenterology. 1988;95:972-974.
48. Shaffer N, Moore L. Chronic traveler's diarrhea in a normal host due to Isospora belli. J Infect Dis. 1989;159:596-597.
49. Brandborg LL, Goldsberg SB, Breindenbach WC. Human coccidiosis: A possible cause of malabsortion. N Engl J Med. 1970;283:1306-1313.
50. Shlim DR, Cohen MT, Eaton M, Rajah R, Long EG, Ungar BL. An algae-like organism associated with an outbreak of prolonged diarrhea among foreigners in Nepal. Am J Trop Med Hyg. 1991;45:383-389.
51. Wurtz R, Cyclospora. A newly identified intestinal pathogen of humans. Clin Infect Dis. 1994;18:620-623.
52. Snider DE, Roper WL. The new tuberculosis. N Engl J Med. 1992;326:703-705.
53. Marshall JB. Tuberculosis of the gastrointestinal tract and peritoneum. Am J Gastroenterol. 1993; 88:989-999.
54. Palmer KR, Patil DH, Basran GS, Riordan JF, Silk DB. Abdominal tuberculosis in urban Britain- A common disease. Gut. 1985;26:1296-1305.
55. Jakubowski A, Elwood RK, Enarson DA. Clinical features of abdominal tuberculosis. J Infect Dis. 1988;158:687-692.
56. Ali W, Sikora SS, Banerjee D, Kapoor VK, Saraswat VA, Saxena R et al. Gastroduodenal tuberculosis. Aust NZ J Surg. 1993;63:466-67.
57. Tabriskey J, Lindstrom RR, Peters R, Lashmann RS. Tuberculosis enterites. Review a protean disease. Am J Gastroenterol. 1975;63:49-57.
58. Guth AA, Kim V. The reapparence of abdominal tuberculosis. Surg Gynecol Obstet. 1991;172:432-436.
59. Segal I, Tim LO, Mirwis J, Hamilton DG, Mannell A. Pitffals in the diagnosis of gastrointestinal tuberculosis. Am J Gastroenterol. 1981;75:30-35.
60. Prescott RJ, Harris M, Banerjee SS. Fungal infections of the small and large intestine. J Clin Pathol. 1992;45:806-811.
61. Goodgame RW, Genta RM, Estrada R, Demmler G, Buffone G. Frequency of positive tests for cytomegalovirus in AIDS patients: Endoscopic lesions compared with normal mucosa. Am J Gastroenterol. 1993;88:338-343.
62. Hackman RC, Wolford JL, Gleaves CA, Myerson D, Beauchamp MD, Meyers JD et al. Recognition and rapid diagnosis of upper gastrointestinal cytomegalovirus infection in narrow transplant recipients : A comparision of seven virologic methods. Transplantation. 1994;57:231-237.
63. Scheubel R. Colitis. Inflamatory Bowel Disease and other forms of Colitis. In: Messmann H. Atlas of Colonoscopy. New York: Thieme: 2006. p 93-117.
64. Cohen JI, Corey GR. Cytomegalovirus infection in the normal host. Medicine (Baltimore). 1985;64:100-114.
65. Cheung NA, Ng IO. Cytomegalovirus infection in the gastrointestinal tract in non-AIDS patients. Am J Gastroenterol. 1993;88:1882-1886.
66. Fernandes B, Brunton J, Kowen I. Ileal perfuration due to cytomegalovirus enteritis. Can J Surg. 1986;29:453-456.

DOENÇAS INFLAMATÓRIAS E ATROFIAS

CAPÍTULO 33

Adriana Vaz Safatle-Ribeiro ▪ Márcio Roberto Facanali Júnior

DOENÇA DE CROHN

O intestino delgado está acometido em cerca de 60% dos pacientes com doença de Crohn (DC), e o íleo terminal envolvido em aproximadamente 90%. Desta maneira, a ileocolonoscopia representa o primeiro método na investigação da DC, com altas taxas diagnósticas na maioria dos pacientes. Contudo, como as lesões do delgado são intermitentes, alguns exames poderão ser falso-negativos. Assim, há necessidade de se avaliar o intestino delgado quando não se atingem retrogradamente as lesões com o colonoscópio convencional ou quando se suspeita de lesão de delgado proximal. Ressalta-se, ainda, que, em até 30% dos casos, somente o delgado pode estar acometido.[1-4]

A DC acomete todo o trato gastrointestinal e apresenta um padrão descontínuo, assimétrico e transmural. Os achados endoscópicos no intestino delgado correspondem a lesões aftoides, úlceras profundas e serpiginosas, além de pseudopólipos, fístulas, estenoses e aspecto em calçamento (Figs. 33-1 a 33-7, Vídeos 33-1 a 33-6).

As alterações inflamatórias nem sempre são decorrentes da DC, assim, o diagnóstico endoscópico precisa ser avaliado num contexto clínico. Ademais, algumas alterações não são específicas da DC.

Sintomas, como dor abdominal, diarreia, perda de peso, doença perianal, além de marcadores inflamatórios e anemia podem, associados às alterações radiológicas, sugerir DC. As estenoses podem ser encontradas em até 5% dos pacientes com DC ao diagnóstico e, em até 30% dos pacientes, com 10 anos de atividade de doença, sendo a maioria localizada nas regiões ileocolônica e íleo terminal.[5,6]

Na suspeita da DC, a cápsula endoscópica apresenta alto valor preditivo positivo (96 a 100%) e alto valor preditivo negativo, ou seja, é grande a chance de o paciente não ter DC na ausência de lesões.[7]

As recomendações da Sociedade Europeia de Gastroenterologia e Endoscopia (ESGE) diferem diante da suspeita de DC ou na DC estabelecida.[8]

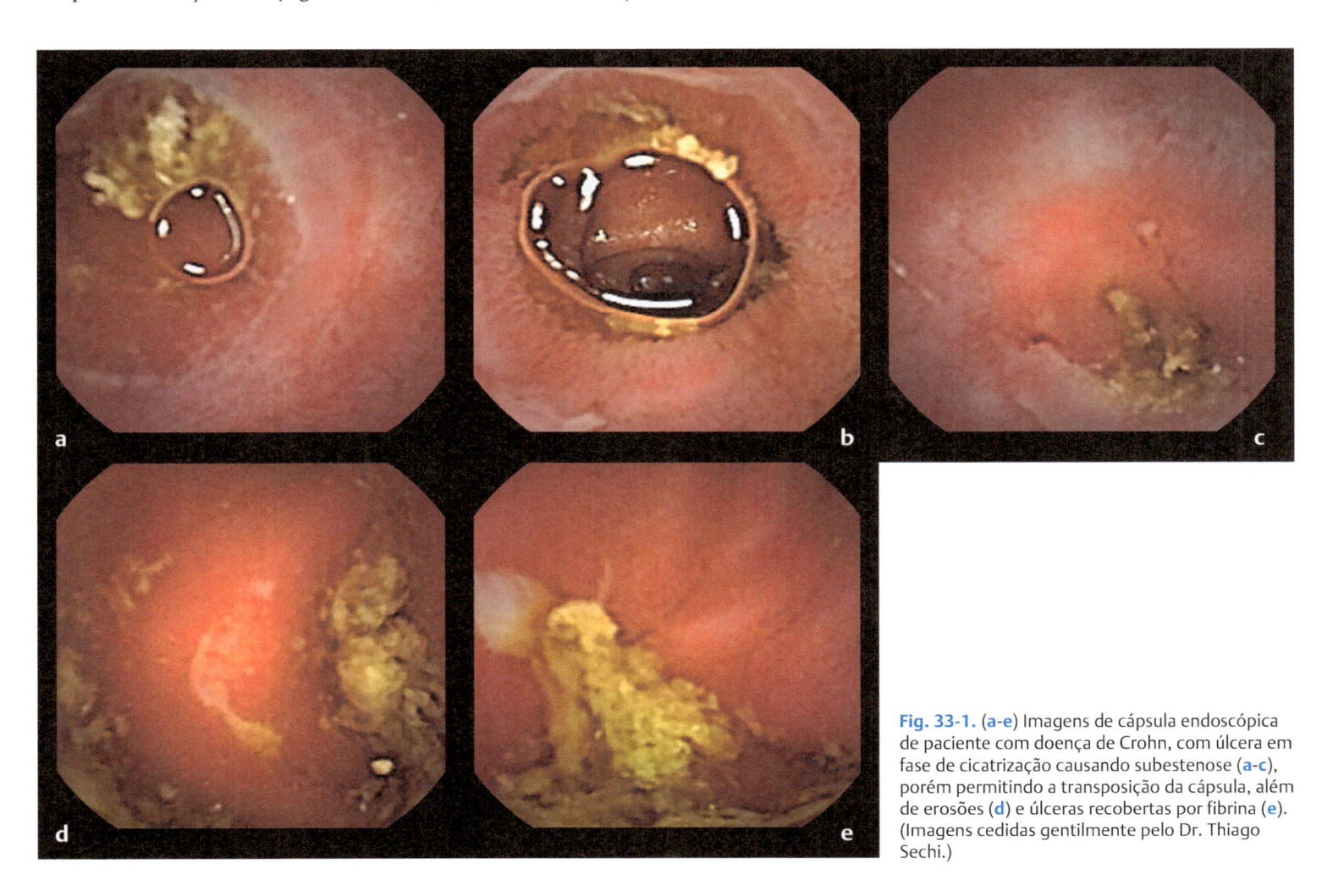

Fig. 33-1. (a-e) Imagens de cápsula endoscópica de paciente com doença de Crohn, com úlcera em fase de cicatrização causando subestenose (a-c), porém permitindo a transposição da cápsula, além de erosões (d) e úlceras recobertas por fibrina (e). (Imagens cedidas gentilmente pelo Dr. Thiago Sechi.)

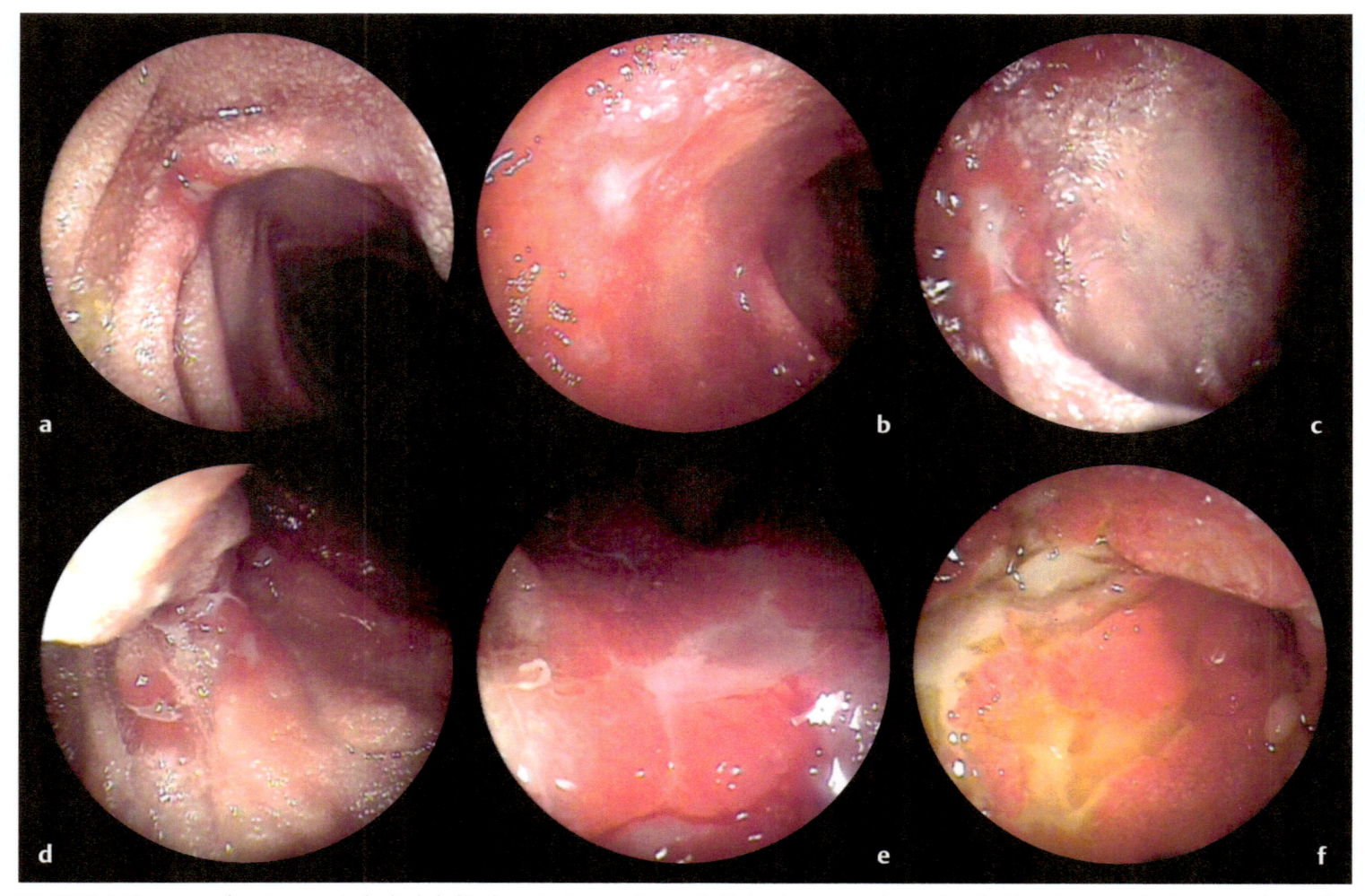

Fig. 33-2. (a-f) Imagens de enteroscopia de duplo balão de paciente com doença de Crohn demonstrando erosões aftoides, úlceras profundas e serpiginosas de jejuno, intercaladas por mucosa de aspecto preservado.

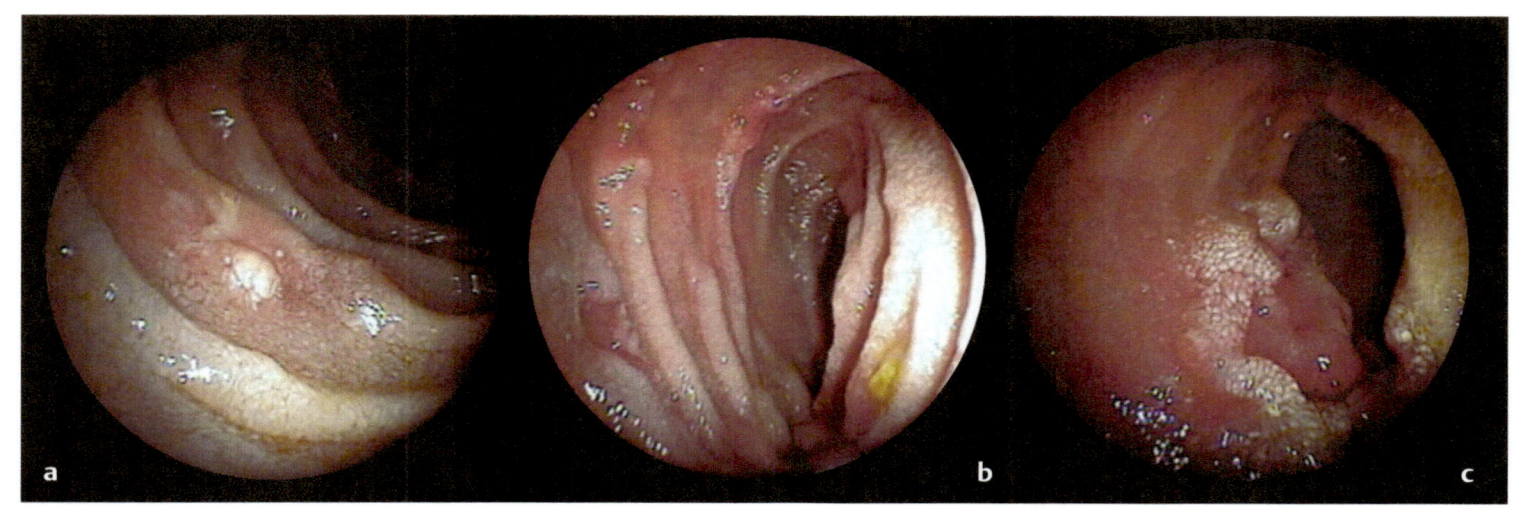

Fig. 33-3. (a-c) Imagens de enteroscopia de duplo balão de paciente com doença de Crohn demonstrando erosões aftoides e úlceras de jejuno.

CAPÍTULO 33 ▪ DOENÇAS INFLAMATÓRIAS E ATROFIAS

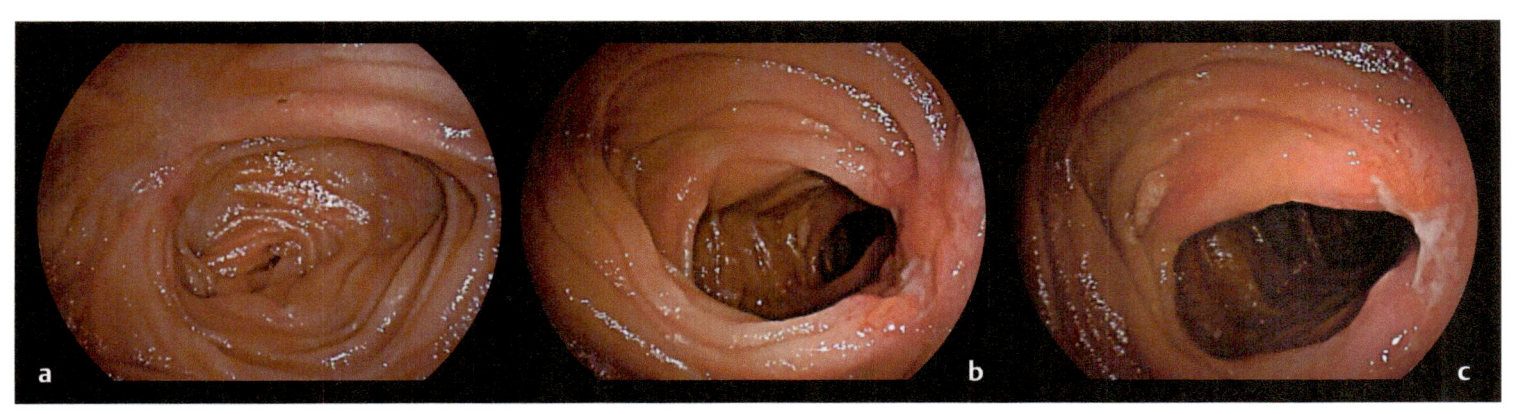

Fig. 33-4. (a-c) Imagens de enteroscopia de duplo balão de paciente com doença de Crohn evidenciando retração jejunal (a) e úlceras recobertas por fibrina (b, c).

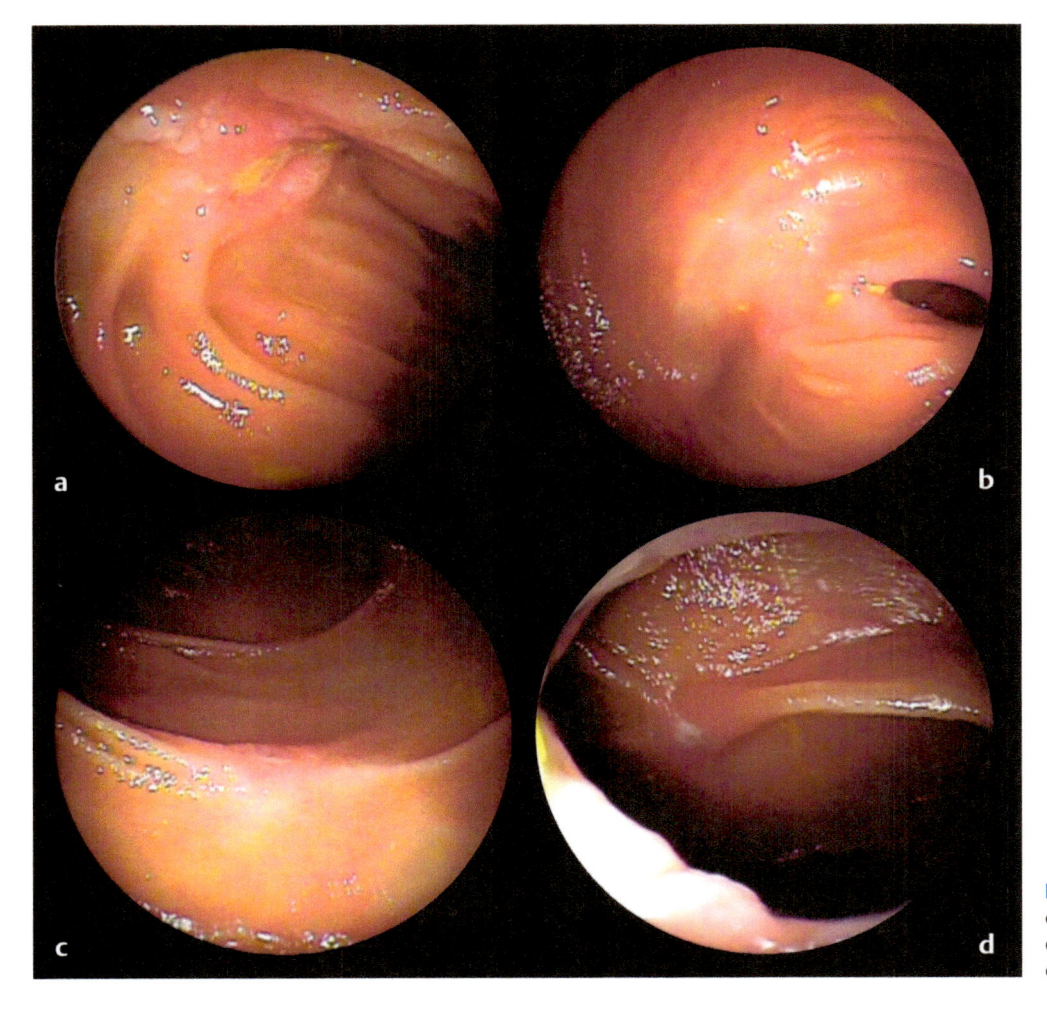

Fig. 33-5. (a-d) Imagens de enteroscopia de duplo balão de paciente com doença de Crohn, com úlceras e estenoses anelares de jejuno, com dilatação de alça a montante.

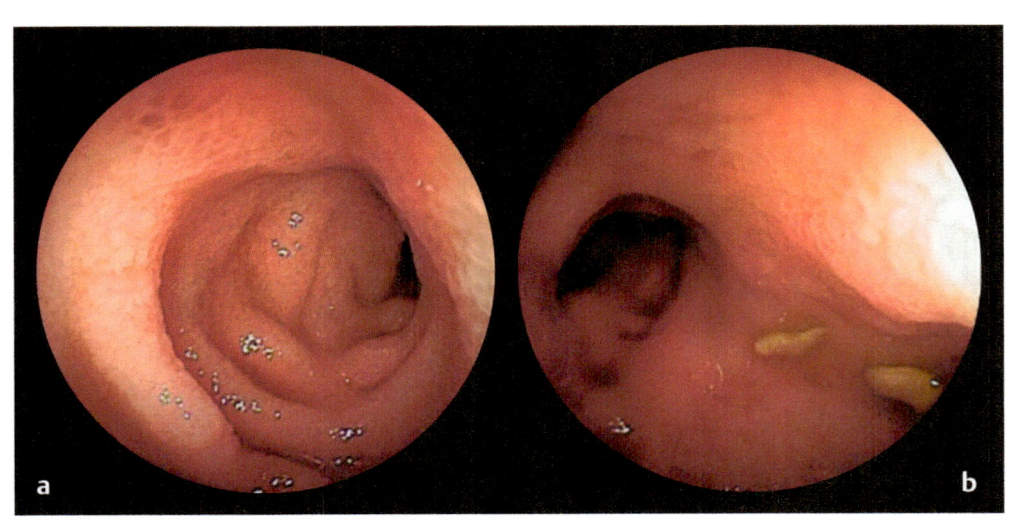

Fig. 33-6. (a, b) Imagens de enteroscopia de duplo balão via retrógrada de paciente com doença de Crohn, evidenciando estenose de íleo.

Fig. 33-7. (a-e) Imagens de enteroscopia de duplo balão via retrógrada de paciente com doença de Crohn, evidenciando edema, friabilidade, erosões e úlceras recobertas por fibrina em íleo (a-c), além de áreas de cicatrização com retração e pseudopólipos (d, e).

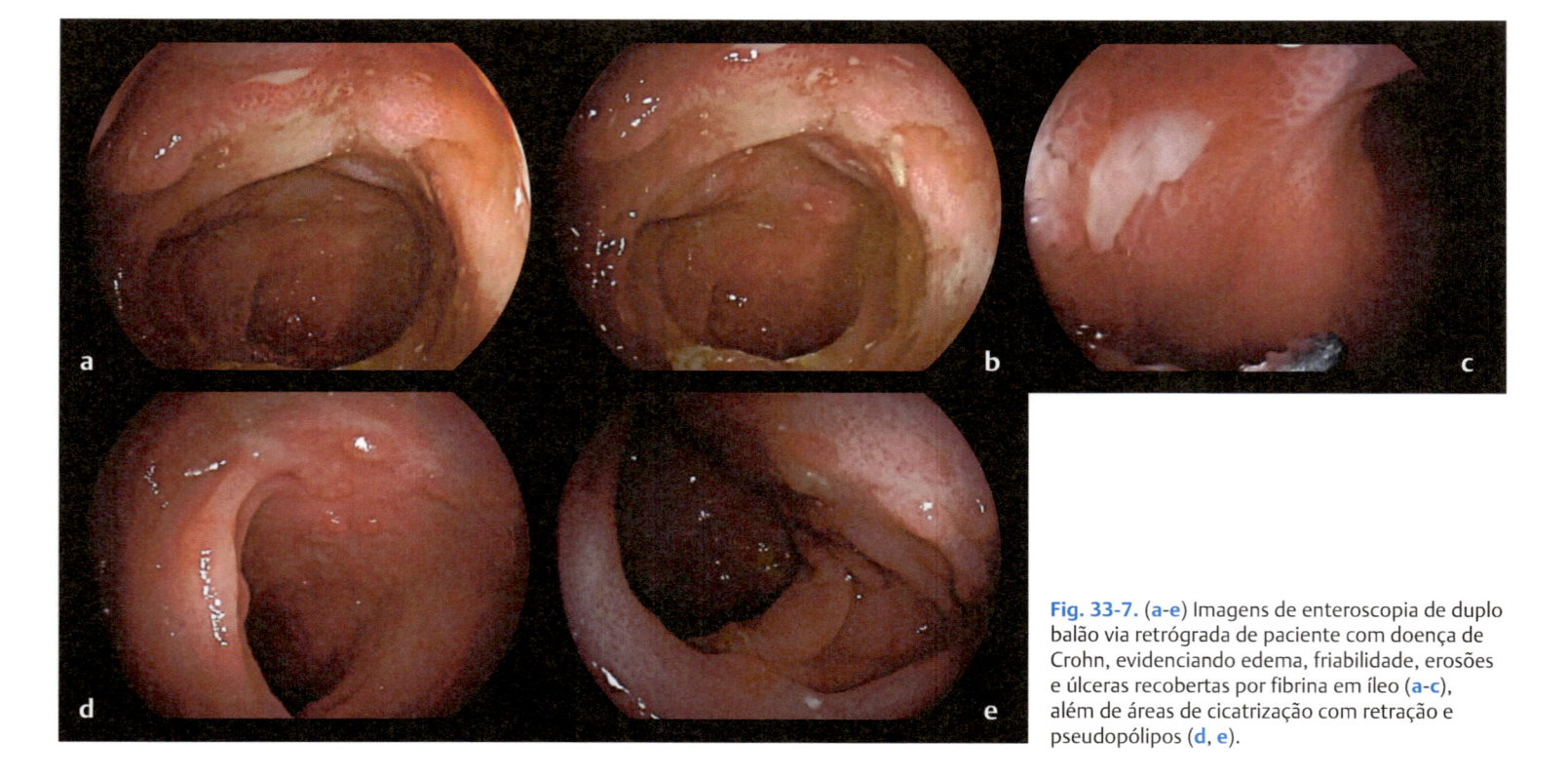

Na suspeita da DC, as recomendações são:

1. Ileocolonoscopia representa o primeiro método de investigação diagnóstica.
2. Cápsula endoscópica deve ser indicada na investigação do intestino delgado quando na ausência de sintomas obstrutivos ou estenose conhecida e achados negativos na ileocolonoscopia.
3. Diante de sintomas obstrutivos ou estenose conhecida, o exame de imagem, como a enterotomografia ou enterorressonância magnética, deve ser indicado inicialmente, não sendo recomendada rotineiramente a cápsula endoscópica de patência.[8]

Já na DC estabelecida, com base nos achados de ileocolonoscopia:

1. O exame de imagem está indicado inicialmente para identificar possíveis áreas de estenose e avaliar o acometimento transmural e extraluminal.
2. Mesmo sem sinal de estenose, a cápsula de patência deve ser indicada para confirmar tal achado antes da realização da cápsula.[8]

Alguns escores de atividade de doença, como o de Lewis[9] e o escore de DC pela cápsula (CECDAI = *Capsule Endoscopy Crohn's Disease Activity Index*),[10] podem ser úteis para o acompanhamento e avaliação da resposta terapêutica dos pacientes.

O escore de Lewis (EL) inclui três achados endoscópicos: edema de vilos, úlceras e estenoses (Quadro 33-1). O índice é calculado pelo número, extensão de acometimento longitudinal, além de alguns outros descritores, dividindo-se o tempo de trânsito da cápsula no intestino delgado em três partes iguais, chamados tercis ou terço, que são pontuados separadamente. Utiliza-se a fórmula (EL = TMAI + EE), onde TMAI = [(edema vilositário × extensão × descritor) + (número de úlceras × extensão × descritor)] avaliada no terço com maior atividade de doença. Já o escore de estenose (EE) é avaliado em toda a extensão do delgado pela fórmula: número de estenoses × ulceração × transponibilidade. Há *softwares* desenvolvidos para realização destes cálculos, que são interpretados conforme o valor. EL menor que 135 é considerado normal ou com inflamação não significativa, entre 135 e 789 é interpretado como inflamação leve, e maior ou igual a 790 já é considerado inflamação de moderada à severa.[9]

CECDAI avalia a inflamação, extensão da doença e presença de estenose nos segmentos proximais e distais do delgado (Quadro 33-2), calculado pela seguinte fórmula:

$$CECDAI = proximal (A1 \times B1 + C1) + distal (A2 \times B2 + C2).$$

Os valores de CECDAI de 3,8 e 5,8 correspondem respectivamente a 135 e 790 do escore de Lewis.[7]

Tais escores são muito utilizados para avaliação da cicatrização da mucosa, à semelhança dos escores realizados para a ileocolonoscopia (CDEIS = *Crohn's Disease Endoscopic Index of Severity*) ou escore simples para DC (SES = *Simple Endoscopic Score*).[11,12] Em estudo retrospectivo, em comparação à retocolite ulcerativa, demonstrou-se maior frequência de acometimento de delgado pela cápsula endoscópica (4:1), sendo o escore de Lewis significativamente maior na DC do que na retocolite ulcerativa nos terços distais ($p < 0,001$).[13]

Os achados da cápsula endoscópica associados a biomarcadores fecais parecem ser úteis na monitorização de pacientes em remissão clínica, com intuito de se predizer a recidiva.[14-16] A cápsula pode ainda alterar a conduta clínica terapêutica ao demonstrar lesões do delgado proximal em pacientes com DC estabelecida.[17]

Quadro 33-1. Escore de Lewis[9]

Parâmetros	Número		Extensão		Descritores
Aparência dos vilos (terço mais acometido)	Normal	1	≤ 10%	8	Única
	Edema	2	De 11 a 50%	12	Irregular
			> 50%	20	Difusa
Úlceras (terço mais acometido)	Ausência	0	≤ 10%	5	25%*
	Única	3	De 11 a 50%	10	25 a 50%*
	Entre 2 e 7	5	> 50%	15	> 50%*
	≥ 8	10			
Estenoses (todos os segmentos)	Ausência	0	Não ulcerada	2	Transponível
	Única	14	Ulcerada	24	Não transponível
	Múltiplas	20			

*Porcentagem da imagem ocupada pela maior úlcera.

Quadro 33-2. CECDAI (Niv Score)[10]

A. Escore de inflamação	
Ausência de Inflamação	0
Edema, hiperemia, erosões (leve à moderada)	1
Edema, hiperemia, erosões (severa)	2
Sangramento, exsudato, aftas, erosões, úlceras	3
Úlceras entre 0,5 e 2 cm, pseudopólipos	4
Úlceras maiores que 2 cm	5
B. Escore de extensão da doença	
Ausência de doença	0
Doença focal (segmento único)	1
Doença irregular (entre 2 e 3 segmentos)	2
Doença difusa (mais que 3 segmentos)	3
C. Escore de estenose	
Ausência de estenose	0
Única e transponível	1
Múltiplas e transponíveis	2
Intransponível	3

O risco de impactação da cápsula pode ocorrer em até 13% dos pacientes com DC estabelecida, podendo-se recomendar inicialmente o tratamento conservador. A enteroscopia assistida por dispositivo (EAD), seja por balões seja espiral, está indicada para sua retirada, caso o tratamento clínico (por meio de agentes anti-inflamatórios ou imunomoduladores) não seja eficaz para promover a passagem espontânea da cápsula.[8] Na ausência de alteração clínica, caso não seja possível a retirada da cápsula pela EAD, o tratamento conservador pode ainda ser preconizado. Poucos casos necessitam do tratamento cirúrgico para sua retirada. Por exemplo, numa casuística retrospectiva, envolvendo 2.300 pacientes, incluindo 301 com DC estabelecida, a cápsula ficou retida em cinco pacientes (1,6%), e somente dois necessitaram de cirurgia.[18]

Recomenda-se a EAD diante da necessidade da realização de biópsias, quando não se atingem as lesões com a ileocolonoscopia, principalmente para diferenciação diagnóstica com outras afecções que mimetizam a DC, como infecções ou lesões malignas.[1] Tal método pode ainda avaliar a cicatrização após terapêutica medicamentosa ou cirúrgica. Tanto a cápsula, como os exames de imagem podem orientar a rota da EAD, seja via anterógrada seja retrógrada. Deve-se lembrar que tal método necessita sedação e pode ter complicação em torno de 0,7% dos casos para diagnóstico. Porém, a grande vantagem da EAD é a possibilidade terapêutica, incluindo a dilatação de estenoses (Vídeo 33-7), retirada de corpo estranho impactado (como a cápsula impactada) e o tratamento de lesões hemorrágicas. Alguns autores demonstram grande valor da EAD na mudança de conduta terapêutica (42 a 82%), acarretando numa melhora clínica em 55 a 88% dos casos.[1,7]

A dilatação está indicada naqueles pacientes com sintomas obstrutivos e com exame de imagem com evidência de estenose associada à dilatação a montante. A dilatação endoscópica representa alternativa ao tratamento cirúrgico no tratamento primário, com impacto particularmente naqueles pacientes com múltiplas ressecções, ou como ponte para cirurgia. As dilatações pela EAD devem ser restritas àquelas menores que 5 cm de extensão e sem úlcera ativa, fístula ou abscesso, sendo segura e efetiva em curtos segmentos estenóticos.[19,20] Podem ser necessárias algumas sessões, mas tal estratégia terapêutica pode, em muitos casos, evitar o tratamento cirúrgico. Pacientes submetidos à dilatação apresentam elevado risco de recorrência, devendo ter acompanhamento regular para avaliar os sintomas.[21,22]

Uma das primeiras séries de dilatação envolveu 10 pacientes, com sucesso técnico de 80% e alívio dos sintomas em 60% dos pacientes, sem complicações.[23] Numa revisão recente, dentre as várias séries publicadas, demonstra-se sucesso clínico de 72 a 87%, resultados estes comparáveis às taxas de dilatação colorretal, com índice de perfuração que varia de 0 a 10% na maioria dos estudos.[24]

Próteses parcialmente recobertas mantidas por cerca de 7 a 28 dias representam uma alternativa àqueles pacientes resistentes à dilatação e à terapia anti-TNF, com melhora sintomática. O sucesso clínico gira em torno de 65%, porém, complicações, como dificuldade de remoção e migração, podem ocorrer.[25-27]

DOENÇA CELÍACA

A doença celíaca é uma condição autoimune, relacionada com uma resposta imunológica exacerbada à ingestão do glúten, que acomete o intestino delgado com atrofia dos vilos e consequente má absorção intestinal, anemia e perda de peso. A prevalência nos Estados Unidos e países europeus varia entre 0,2 a 1%.[8,28,29]

Testes sorológicos, como anticorpos antiendomísio e antitransglutaminase, além da resposta clínica à dieta sem glúten, corroboram o diagnóstico.

A endoscopia digestiva alta com biópsia duodenal representa o método diagnóstico de escolha. Os achados endoscópicos são: perda das vilosidades, serrilhamento das pregas, presença de sulcos e fissuras, palidez da mucosa e padrão vascular mais visível (Figs. 33-8 a 33-10 e Vídeos 33-8 a 33-10). Linfocitose intraepitelial, atrofia vilositária e hiperplasia de criptas representam os achados histológicos.

A doença celíaca pode estar associada ao desenvolvimento de jejunite ulcerativa e linfoma T enteropático (Figs. 33-11 e 33-12 e Vídeo 33-11). Deve-se salientar que a intussuscepção intestinal pode ocorrer com maior frequência nos pacientes com esta afecção, provavelmente pela alteração na peristalse.

De acordo com a classificação de Marsh modificada,[30] a atrofia com relação vilo-cripta 1:1 (Marsh tipo 3) é subdividida em 3a parcial, 3b subtotal ou 3c total (Quadro 33-3). Recentemente, outras modificações da classificação de Marsh foram propostas (Fig. 33-13).

Segundo as recomendações da ESGE, o uso da cápsula endoscópica para diagnóstico na suspeita de doença celíaca deve ser realizado somente quando não for possível ou não for desejo do paciente realizar a endoscopia digestiva alta.[8]

Contudo, a cápsula endoscópica está indicada no diagnóstico inicial para avaliar o acometimento do jejuno e íleo, e principalmente para vigilância de complicações nestes segmentos. Pode ser empregada também para casos de diagnóstico inconclusivo, como, por exemplo, naqueles pacientes com marcadores sorológicos positivos que tenham Marsh 1 e 2 ou sintomas gastrointestinais, especialmente quando não for possível realizar endoscopia digestiva alta com biópsias. Da mesma maneira, pacientes com marcadores negativos e presença de atrofia representam outro desafio diagnóstico, tendo a cápsula impacto no diagnóstico diferencial, por exemplo, da DC.[32]

Interessante mencionar que pacientes mais velhos (p = 0,025) e com anemia por deficiência de ferro apresentam envolvimento mais extenso do intestino delgado na cápsula endoscópica (25,7 vs. 13,5%; p = 0,026). Ademais, aqueles com perda de peso são mais propensos a ter envolvimento do delgado além do duodeno (37,5 vs. 5,8%; p = 0,027).[33]

Na doença refratária, deve-se considerar a cápsula endoscópica seguida da enteroscopia para realização de biópsia.[3] A jejunite ulcerativa está geralmente associada à doença celíaca refratária tipo II e com alto risco de desenvolvimento de linfoma T enteropático. O diagnóstico precoce da jejunite ulcerativa pela cápsula pode ter impacto no prognóstico do paciente, já que a terapia com imunossupressor pode prevenir a progressão para o linfoma. Do mesmo modo, o diagnóstico precoce do linfoma T pela cápsula seguida da confirmação pela enteroscopia com biópsias pode mudar o curso da doença.[32] Deve-se mencionar, contudo, sobre o risco de estenoses após jejunite ulcerativa e linfoma T, no sentido de orientar o uso prévio de exames de imagem, como enterorressonância, ou mesmo, o emprego da cápsula de patência previamente à cápsula.[28]

Outras afecções que levam à atrofia intestinal correspondem à imunodeficiência comum variável e tropical *sprue*.[34] A magnifica-

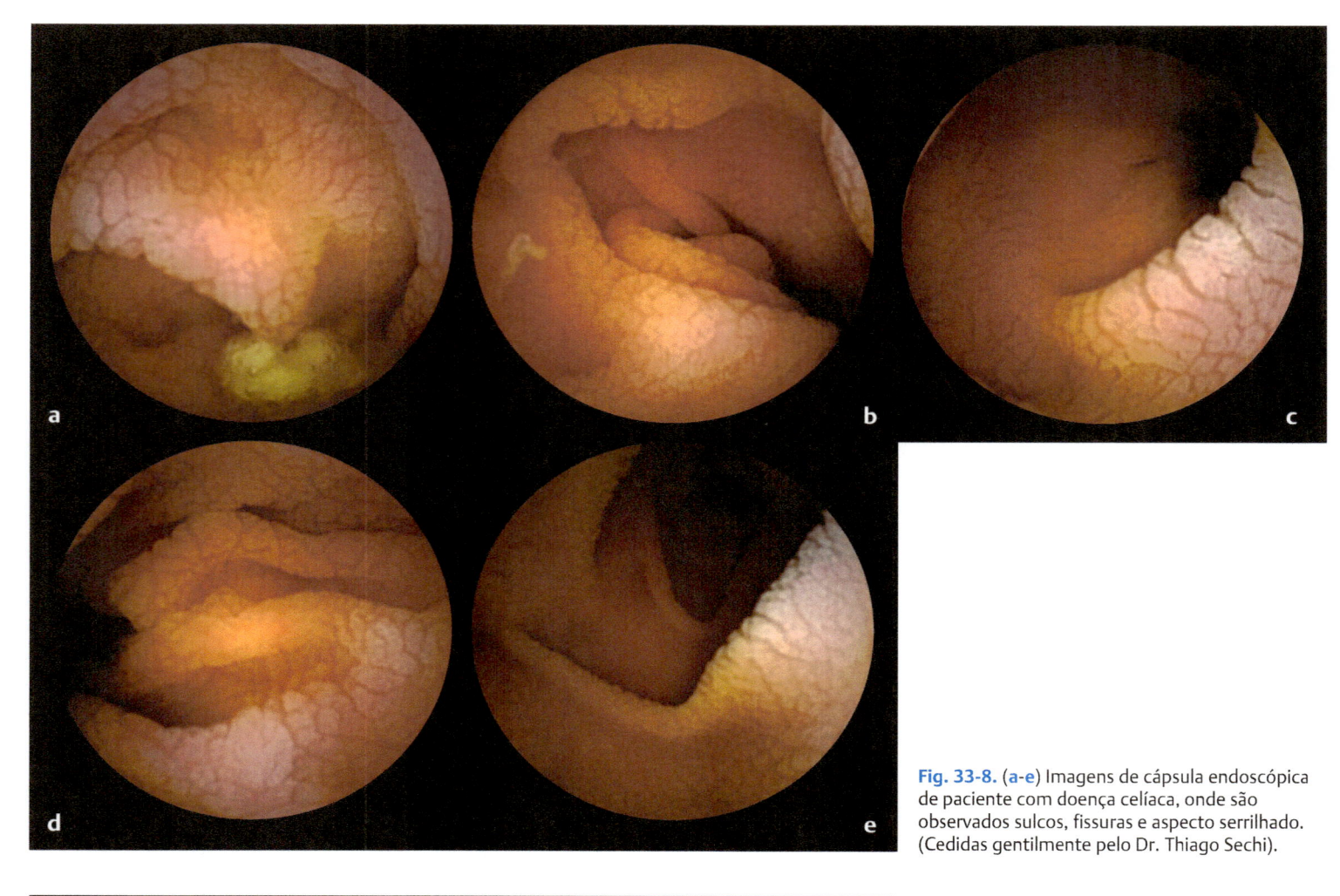

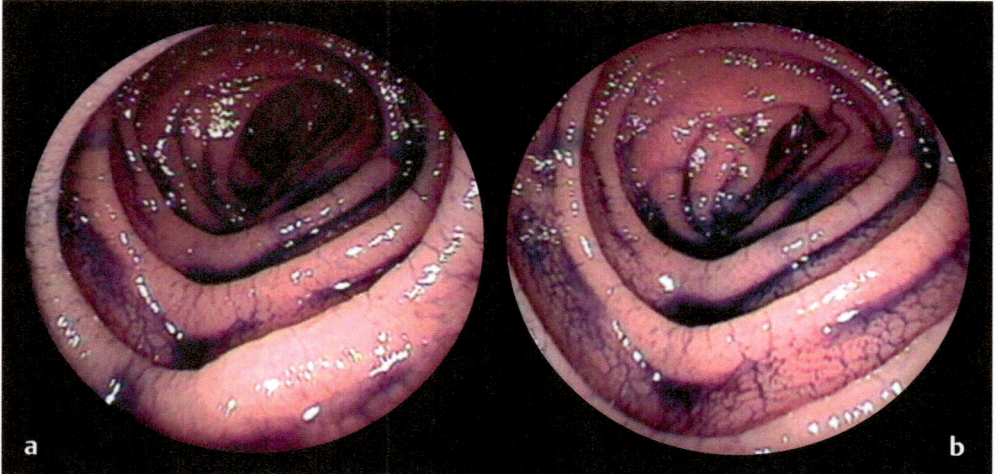

Fig. 33-8. (a-e) Imagens de cápsula endoscópica de paciente com doença celíaca, onde são observados sulcos, fissuras e aspecto serrilhado. (Cedidas gentilmente pelo Dr. Thiago Sechi).

Fig. 33-9. (a, b) Imagens de enteroscopia de duplo balão via anterógrada de paciente com doença celíaca, com realce do aspecto serrilhado após cromoscopia com índigo-carmim.

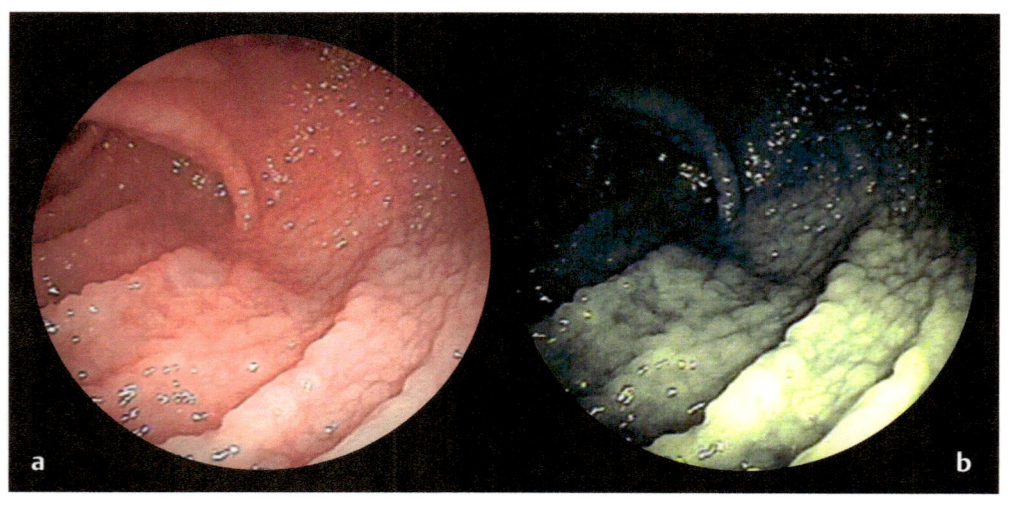

Fig. 33-10. (a, b) Imagens de enteroscopia de duplo balão via anterógrada de paciente com doença celíaca, com realce do aspecto serrilhado após cromoscopia com FICE.

CAPÍTULO 33 ▪ DOENÇAS INFLAMATÓRIAS E ATROFIAS

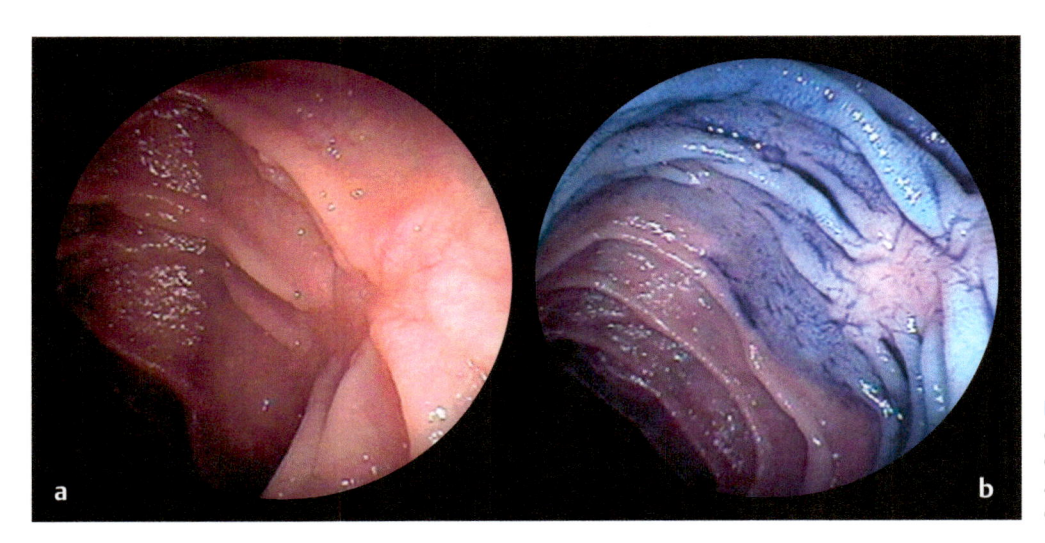

Fig. 33-11. (**a**, **b**) Lesão deprimida de jejuno, com realce à cromoscopia com índigo-carmim em paciente com doença celíaca, cujo anatomopatológico da biópsia resultou linfoma T enteropático.

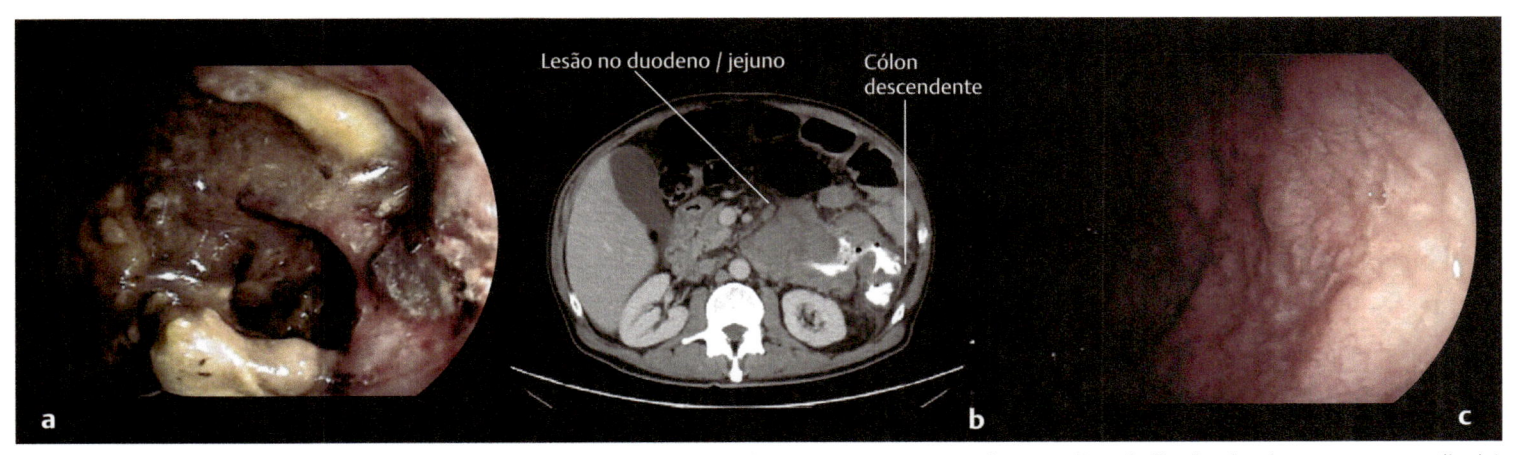

Fig. 33-12. Lesão ulcerada de quarta porção duodenal (**a**), com fístula para o cólon (**b**) em paciente com doença celíaca (bulbo duodenal com aspecto serrilhado) (**c**), cujo anatomopatológico da biópsia revelou linfoma T enteropático.

Quadro 33-3. Classificação Modificada de Marsh-Oberhuber[30]

Tipo	Linfócitos intraepiteliais por 100 enterócitos	Criptas	Vilosidades
0	< 40	Normais	Normais
1	> 40	Normais	Normais
2	> 40	Aumentadas	Normais
3a	> 40	Aumentadas	Atrofia leve
3b	> 40	Aumentadas	Atrofia acentuada
3c	> 40	Aumentadas	Atrofia completa

ção da imagem combinada ao uso de ácido acético pode aprimorar o diagnóstico de atrofia nestes pacientes.[35]

Tropical *sprue* representa um provável diagnóstico quando os pacientes relatam diarreia após terem retornado de viagens a países tropicais. Métodos sorológicos podem ajudar no diagnóstico diferencial com a doença celíaca, já que os anticorpos antiendomísio ou antitransglutaminase estão ausentes nestes pacientes.[36]

Pacientes com imunodeficiência comum variável e atrofia de vilos apresentam alta mortalidade decorrente de afecções oncológicas, imunológicas e infecciosas, devendo ter acompanhamento restrito.[37,38] Estes pacientes geralmente apresentam depleção de células plasmáticas e hiperplasia folicular linfoide. O tratamento com esteroides pode ser eficaz no controle da inflamação e na restauração da arquitetura da mucosa.[39]

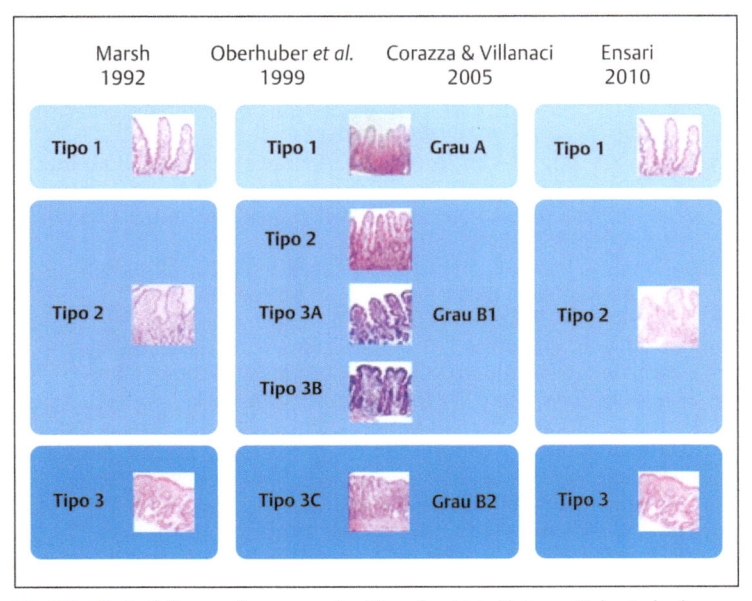

Fig. 33-13. Estádios conforme as classificações histológicas. (Adaptada de Pathology Research and Practice; 2016).[31]

CONCLUSÃO

Tanto a cápsula endoscópica como a EAD contribuem sobremaneira para o diagnóstico da doença de Crohn e da doença celíaca, como para acompanhamento, determinação das complicações e tratamento das mesmas.

REFERÊNCIAS BIBLIOGRÁFICAS

1. Bourreille A, Ignjatovic A, Aabakken L, Loftus EV Jr, Eliakim R, Pennazio M et al. Role of small-bowel endoscopy in the management of patients with inflammatory bowel disease: an international OMED-ECCO consensus. Endoscopy. 2009;41(7):618-37.
2. Eliakim R, Carter D. Endoscopic assessment of the small bowel. Dig Dis. 2013;31(2):194-8.
3. Sugano K, Marcon N. The First International Workshop on Double Balloon Endoscopy: a consensus meeting report. Gastrointest Endosc. 2007;66(3 Suppl):S7-11.
4. Tontini GE, Vecchi M, Neurath MF, Neumann H. Advanced endoscopic imaging techniques in Crohn's disease. J Crohns Colitis. 2014;8(4):261-9.
5. Hassan C, Zullo A, De Francesco V, Ierardi E, Giustini M, Pitidis A et al. Systematic review: Endoscopic dilatation in Crohn's disease. Aliment Pharmacol Ther. 2007;26 (11-12):1457-64.
6. Rieder F, Zimmermann EM, Remzi FH, Sandborn WJ. Crohn's disease complicated by strictures: a systematic review. Gut. 2013;62(7):1072-84.
7. Kim M, Jang HJ. The role of small bowel endoscopy in small bowel Crohn's disease: when and how? Intest Res. 2016;14(3):211-7.
8. Pennazio M, Spada C, Eliakim R, Keuchel M, May A, Mulder CJ et al. Small-bowel capsule endoscopy and device-assisted enteroscopy for diagnosis and treatment of small-bowel disorders: European Society of Gastrointestinal Endoscopy (ESGE) Clinical Guideline. Endoscopy. 2015;47(4):352-76.
9. Gralnek IM, Defranchis R, Seidman E, Leighton JA, Legnani P, Lewis BS. Development of a capsule endoscopy scoring index for small bowel mucosal inflammatory change. Aliment Pharmacol Ther. 2008;27(2):146-54.
10. Niv Y, Ilani S, Levi Z, Hershkowitz M, Niv E, Fireman Z et al. Validation of the Capsule Endoscopy Crohn's Disease Activity Index (CECDAI or Niv score): a multicenter prospective study. Endoscopy. 2012;44(1):21-6.
11. Daperno M, D'Haens G, Van Assche G, Baert F, Bulois P, Maunoury V et al. Development and validation of a new, simplified endoscopic activity score for Crohn's disease: the SES-CD. Gastrointest Endosc. 2004;60(4):505-12.
12. Mary JY, Modigliani R. Development and validation of an endoscopic index of the severity for Crohn's disease: a prospective multicentre study. Groupe d'Etudes Therapeutiques des Affections Inflammatoires du Tube Digestif (GETAID). Gut. 1989;30(7):983-9.
13. Ninomiya K, Hisabe T, Okado Y, Takada Y, Yamaoka R, Sato Y et al. Comparison of Small Bowel Lesions Using Capsule Endoscopy in Ulcerative Colitis and Crohn's Disease: A Single-Center Retrospective Analysis. Digestion. 2018;98(2):119-126.
14. Aggarwal V, Day AS, Connor S, Leach ST, Brown G, Singh R et al. Role of capsule endoscopy and fecal biomarkers in small-bowel Crohn's disease to assess remission and predict relapse. Gastrointest Endosc. 2017;86(6):1070-1078.
15. Doherty GA, Moss AC, Cheifetz AS. Capsule endoscopy for small-bowel evaluation in Crohn's disease. Gastrointest Endosc. 2011;74(1):167-75.
16. Koulaouzidis A, Douglas S, Plevris JN. Lewis score correlates more closely with fecal calprotectin than Capsule Endoscopy Crohns Disease Activity Index. Dig Dis Sci. 2012;57:987-93.
17. Hansel SL, McCurdy JD, Barlow JM, Fidler J, Fletcher JG, Becker B et al. Clinical Benefit of Capsule Endoscopy in Crohn's Disease: Impact on Patient Management and Prevalence of Proximal Small Bowel Involvement. Inflamm Bowel Dis. 2018;24(7):1582-1588.
18. Viazis N, Zacharakis G, Saprikis E, Anastasopoulos H, Kechagias G, Markoutsaki T et al. A single center experience of 2300 consecutive patients undergoing capsule endoscopy: indications and diagnostic yield. Endoscopy. 2011;43Supplement:A129.
19. de'Angelis N, Carra MC, Borrelli O, Bizzarri B, Vincenzi F, Fornaroli F et al. Short- and long-term efficacy of endoscopic balloon dilation in Crohn's disease strictures. World J Gastroenterol. 2013;19(17):2660-7.
20. Sunada K, Yamamoto H, Yano T, Sugano K. Advances in the diagnosis and treatment of small bowel lesions with Crohn's disease using double-balloon endoscopy. Therap Adv Gastroenterol. 2009;2(6):357-66.
21. Gustavsson A, Magnuson A, Blomberg B, Andersson M, Halfvarson J, Tysk C. Endoscopic dilation is an efficacious and safe treatment of intestinal strictures in Crohn's disease. Aliment Pharmacol Ther. 2012;36(2):151-8.
22. Hagel AF, Hahn A, Dauth W, Matzel K, Konturek PC, Neurath MF et al. Outcome and complications of endoscopic balloon dilatations in various types of ileocecal and colonic stenosis in patients with Crohn's disease. Surg Endosc. 2014;28(10):2966-72.
23. Pohl J, May A, Nachbar L, Ell C. Diagnostic and therapeutic yield of push-and-pull enteroscopy for symptomatic small bowel Crohn's disease strictures. Eur J Gastroenterol Hepatol. 2007;19(7):529-34.
24. Hirai F. Current status of endoscopic balloon dilation for Crohn's disease. Intest Res. 2017;15(2):166-173.
25. Branche J, Attar A, Vernier-Massouille G, Bulois P, Colombel JF, Bouhnik Y et al. Extractible self-expandable metal stent in the treatment of Crohn's disease anastomotic strictures. Endoscopy. 2012;44 Suppl 2 UCTN:E325-6.
26. Loras C, Pérez-Roldan F, Gornals JB, Barrio J, Igea F, González-Huix F et al. Endoscopic treatment with self-expanding metal stents for Crohn's disease strictures. Aliment Pharmacol Ther. 2012;36(9):833-9.
27. Malgras B, Pautrat K, Dray X, Pasquier P, Valleur P, Pocard M et al. Multidisciplinary management of gastrointestinal fibrotic stenosis in Crohn's disease. Dig Dis Sci. 2015;60(5):1152-68.
28. Pennazio M, Venezia L, Cortegoso Valdivia P, Rondonotti E. Device-assisted enteroscopy: An update on techniques, clinical indications and safety. Dig Liver Dis. 2019;51(7):934-943.
29. Rondonotti E, Spada C, Adler S, May A, Despott EJ, Koulaouzidis A et al. Small-bowel capsule endoscopy and device-assisted enteroscopy for diagnosis and treatment of small-bowel disorders: European Society of Gastrointestinal Endoscopy (ESGE) Technical Review. Endoscopy. 2018;50(4):423-446.
30. Oberhuber G, Granditsch G, Vogelsang H. The histopathology of coeliac disease: time for a standardized report scheme for pathologists. Eur J Gastroenterol Hepatol 1999;11:1185-94.
31. Özakıncı H, Kırmızı A, Savas B, Kalkan Ç, Soykan I, Çetinkaya H et al. Classification chaos in coeliac disease: does it really matter? Pathol Res Pract. 2016;212(12):1174-8.
32. Lewis SK, Semrad CE. Capsule Endoscopy and Enteroscopy in Celiac Disease. Gastroenterol Clin North Am. 2019;48(1):73-84.
33. Chetcuti Zammit S, Sanders DS, Sidhu R. Coeliac disease: older patients have the most extensive small bowel involvement on capsule endoscopy. Eur J Gastroenterol Hepatol. 2019;31(12):1496-501.
34. Sharma P, Baloda V, Gahlot GP, Singh A, Mehta R, Vishnubathla S et al. Clinical, endoscopic, and histological differentiation between celiac disease and tropical sprue: A systematic review. J Gastroenterol Hepatol. 2019;34(1):74-83.
35. Lo A, Guelrud M, Essenfeld H, Bonis P. Classification of villous atrophy with enhanced magnification endoscopy in patients with celiac disease and tropical sprue. Gastrointest Endosc. 2007;66(2):377-82.
36. Langenberg MC, Wismans PJ, van Genderen PJ. Distinguishing tropical sprue from celiac disease in returning travellers with chronic diarrhoea: a diagnostic challenge? Travel Med Infect Dis. 2014;12(4):401-5.
37. Pensieri MV, Pulvirenti F, Schiepatti A, Maimaris S, Lattanzio S, Quinti I et al. The high mortality of patients with common variable immunodeficiency and small bowel villous atrophy. Scand J Gastroenterol. 2019;54(2):164-168.
38. Schiepatti A, Biagi F, Fraternale G, Vattiato C, Balduzzi D, Agazzi S et al. Short article: Mortality and differential diagnoses of villous atrophy without coeliac antibodies. Eur J Gastroenterol Hepatol. 2017;29(5):572-576.
39. Malamut G, Verkarre V, Suarez F, Viallard JF, Lascaux AS, Cosnes J et al. The enteropathy associated with common variable immunodeficiency: the delineated frontiers with celiac disease. Am J Gastroenterol. 2010;105(10):2262-75.

ANATOMIA CIRURGICAMENTE MODIFICADA E ACESSO ENDOSCÓPICO

Mauricio Kazuyoshi Minata ▪ Rogério Kuga

O acesso endoscópico a determinadas porções do trato gastrointestinal pode ser dificultado em algumas condições onde houve modificação da anatomia decorrentes de intervenções cirúrgicas. Estas alterações da anatomia podem impor angulações e formação de alças que impedem a progressão do aparelho, ou mesmo permitir um acesso que torne inviável a realização de procedimentos.

Em particular, é comum a dificuldade de acesso à via biliar após gastrectomia a Billroth II, Gastrectomia parcial ou total com reconstrução em Y de Roux, *bypass* gástrico em Y de Roux e gastroduodenopancreatectomia (GDP). Em alguns casos, também é relevante o acesso ao estômago excluso em casos de *bypass* gástrico com reconstrução em Y de Roux.

Neste contexto em que há estas imposições técnicas, surgiram tecnologias para facilitar o acesso por endoscopia. Podemos citar: enteroscopia, acesso combinado com cirurgia, acesso ecoguiado.

A enteroscopia pode ser realizada por diversas técnicas, como a enteroscopia por sonda, *push*-enteroscopia e enteroscopia com auxílio de *overtube*. A evolução da enteroscopia assistida por *overtube* resultou no desuso das técnicas de enteroscopia por sonda e *push*-enteroscopia. A enteroscopia com auxílio de *overtube* é realizada pelas técnicas de balão único (*single balloon* ou SBE), duplo balão (*double balloon* ou DBE) ou espiral (*spiral enteroscopy* ou SE). Há diversas especificações entre aparelhos e *overtube* (Quadros 34-1 e 34-2).

Dentre as técnicas de enteroscopia, a com auxílio de *overtube* é a mais utilizada em nosso meio. O exame é realizado pela retificação das alças intestinais (*push-and-pull* technique), o que permite a progressão do aparelho com menor formação de alças.

O acesso ao intestino delgado e à via biliar em casos de gastrectomia com Y de Roux, *bypass* gástrico em Y de Roux, gastrectomia total com reconstrução em Y de Roux e gastroduodenopancreatectomia geralmente é realizado com enteroscopia.

Em casos de gastrectomia com reconstrução a Billroth II, o acesso endoscópico à via biliar pode ser realizado com gastroscópio. Neste contexto, há modificação do posicionamento da papila duodenal maior em relação ao acesso na anatomia sem modificação cirúrgica.

Paciente submetidos a *bypass* gástrico com reconstrução em Y de Roux que necessitam de CPRE podem ter a via biliar acessada com enteroscopia, acesso combinado com cirurgia ou acesso ecoguiado (EDGE – *Endoscopic ultrasound-directed transgastric* ERCP). Nesta última opção, é realizada uma fístula entre o estômago excluso e o *pouch* gástrico com dispositivo Hot Axios (prótese de aposição de lúmens – LAMS) para posterior passagem de duodenoscópio pela prótese e acesso à via biliar convencional. Geralmente, inicia-se, com a abordagem menos invasiva e acessível, a enteroscopia. Em caso de falha de acesso com este método ou falta de acesso a essa opção, considera-se acesso endoscópico combinado com cirurgia (Figs. 34-1 a 34-5).

Quadro 34-1. Especificações de Enteroscópios

Aparelho		Tipo	Comprimento	Diâmetro	Canal de trabalho	Campo de visão
Fujinon	EN-450T5	DBE	2.300 mm	9,4 mm	2,8 mm	140°
Fujinon	EN-450T5/W	DBE	2.300 mm	9,4 mm	2,8 mm	140°
Fujinon	EN-450P5/20	DBE	2.300 mm	8,5 mm	2,2 mm	120°
Fujinon	EC-450BI5	DBE	1.820 mm	9,4 mm	2,8 mm	140°
Olympus	SIF-Q 180	SBE	2.000 mm	9,2 mm	2,8 mm	140°
Pentax	VSB-34 30K	PE	2.200 mm	11,6 mm	3,8 mm	140°

DBE: enteroscopia de duplo balão; SBE: enteroscopia de balão único; PE: *push*-enteroscopia.

Quadro 34-2. Especificações de *Overtube*

Overtube		Tipo	Comprimento	Diâmetro externo	Diâmetro interno	Balão ou espiral	Aparelho
Fujinon	TS-12140	DBE	1.450 mm	12,2 mm	10 mm	40 mm	EN-450P5/20
	TS-13140	DBE	1.450 mm	13,2 mm	10.8 mm	40 mm	EN-450T5 EN-450T5/W
	TS-13101	DBE	1.050 mm	13,2 mm	10.8 mm	40 mm	EC-450BI5
Olympus	ST-SB1	SBE	1.320 mm	13,2 mm	11 mm	40 mm	SIF-Q 180
Spirus	Endo-Ease Discovery standard profile	SE	1.180 mm	14,5 mm	9,8 mm	5,5 mm	SIF-Q 180 EN-450T5
	Endo-Ease Discovery low profile	SE	1.180 mm	14,5 mm	9,8 mm	4,5 mm	EN-450T5/W EN-450P5/20 EC-450BI5
	Endo-Ease Vista retrograde	SE	1.000 mm	17,4 mm	13 mm	5 mm	Colonoscópio pediátrico

BE: enteroscopia de duplo balão; SBE: enteroscopia de balão único; SE: enteroscopia espiral.

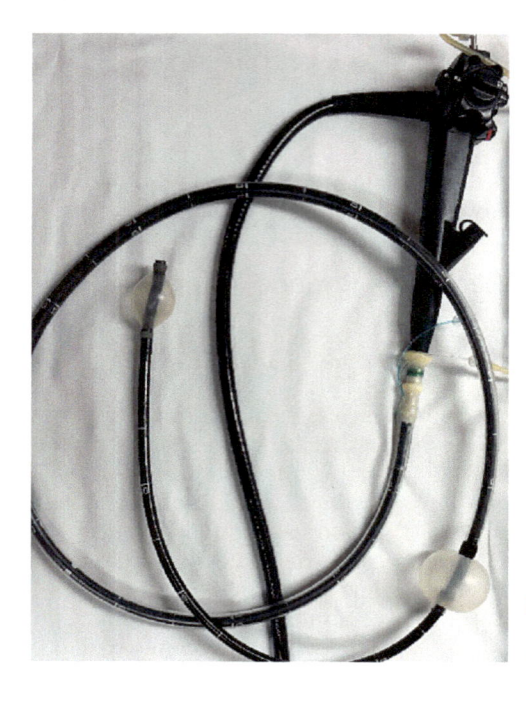

Fig. 34-1. Enteroscópio com sistema de duplo balão. Aparelho com *overtube*, balões insuflados.

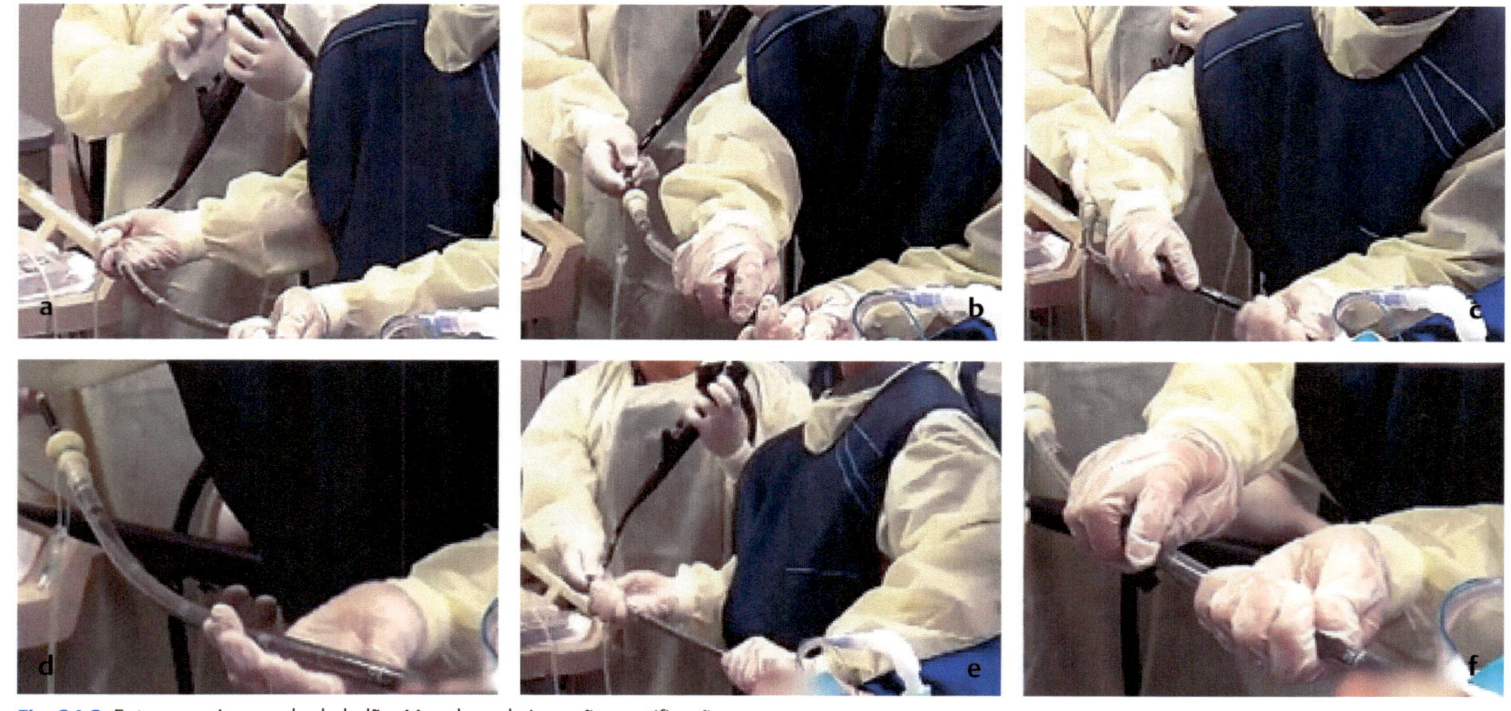

Fig. 34-2. Enteroscopia com duplo balão. Manobras de inserção e retificação.

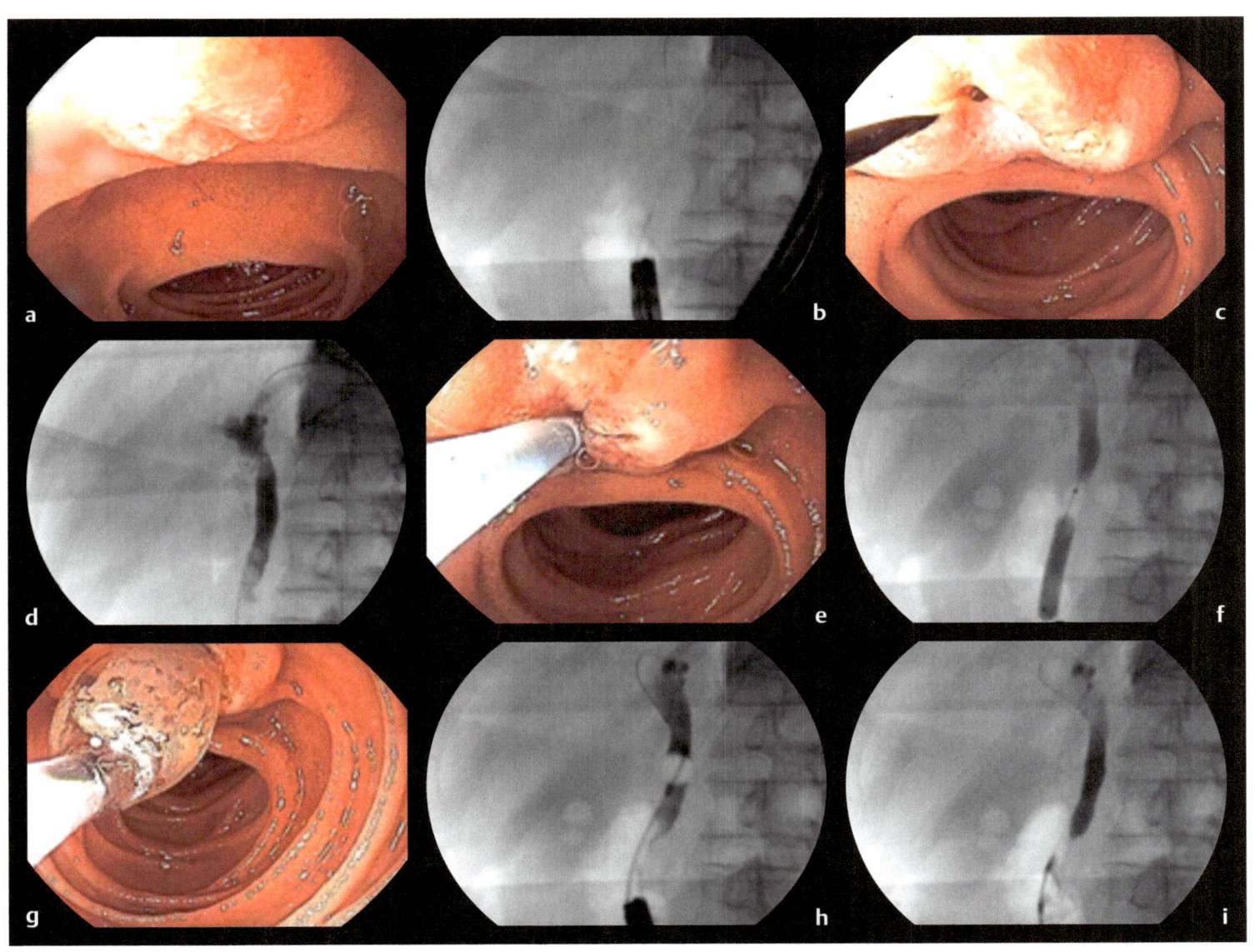

Fig. 34-3. CPRE em paciente com anatomia modificada – Billroth II. Realizada CPRE com gastroscópio. (**a**) Visão da papila duodenal maior considerando a alteração anatômica imposta pela intervenção cirúrgica. (**b**, **c**) Fio-guia na via biliar. (**d**) Colangiografia. (**e**) Papilotomia. (**f**, **g**) Dilatação balonada da papila. (**h**, **i**) Varredura da via biliar com balão extrator.

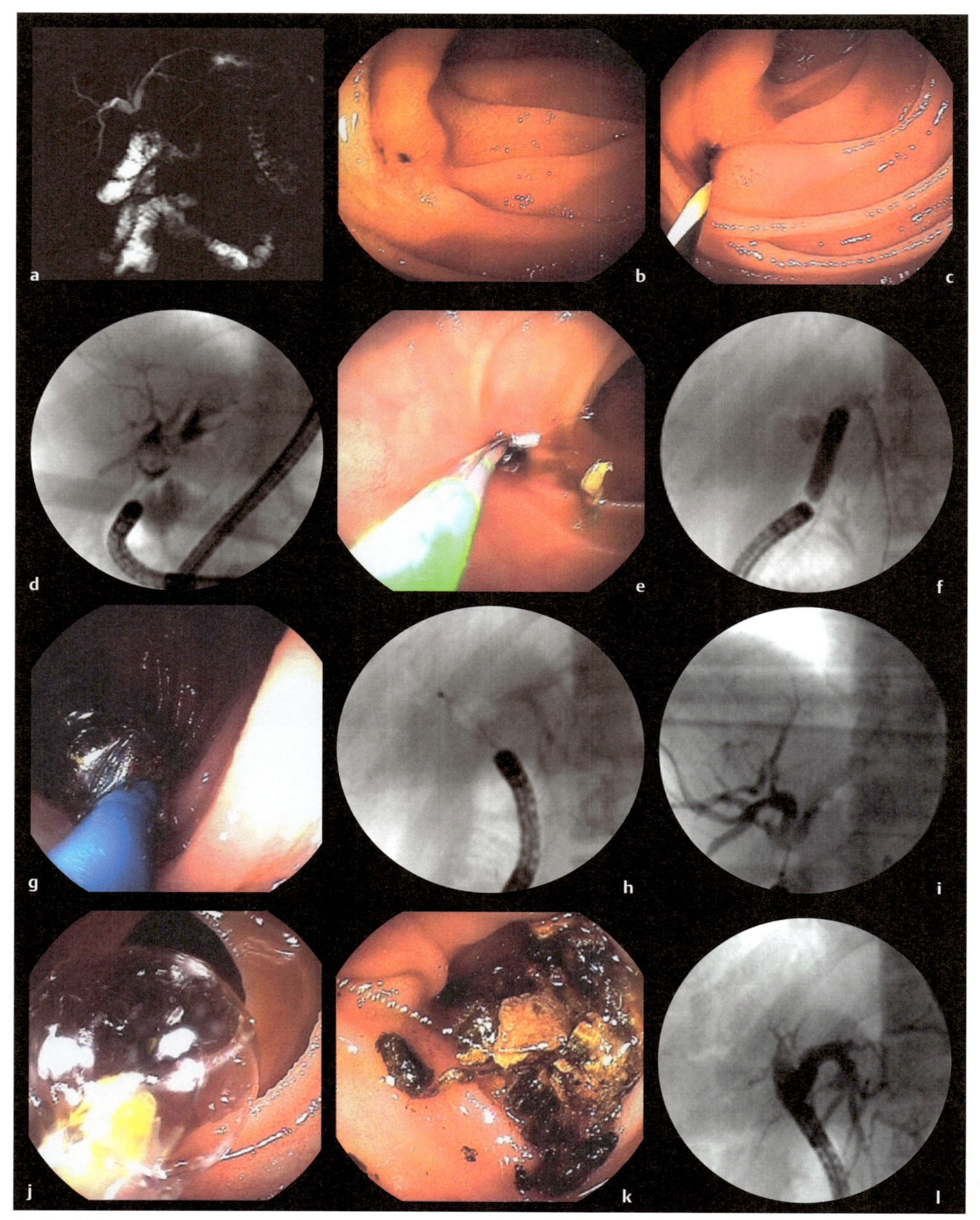

Fig. 34-4. CPRE em paciente com anatomia modificada – gastroduodenopancreatectomia (GDP). Realizada CPRE com enteroscopia com duplo balão. (**a**) Colangiorressonância com coledocolitíase. (**b, c**) Fio-guia na via biliar. (**d**) Colangiografia. (**e**) Ampliação do acesso à via biliar. (**f, g**) Dilatação balonada. (**h**) Extração de cálculos com *basket*. (**i-k**) Varredura da via biliar com balão extrator. (**l-n**) Aspecto final após intervenção. (**o**) Colangiorressonância de controle. *(Continua.)*

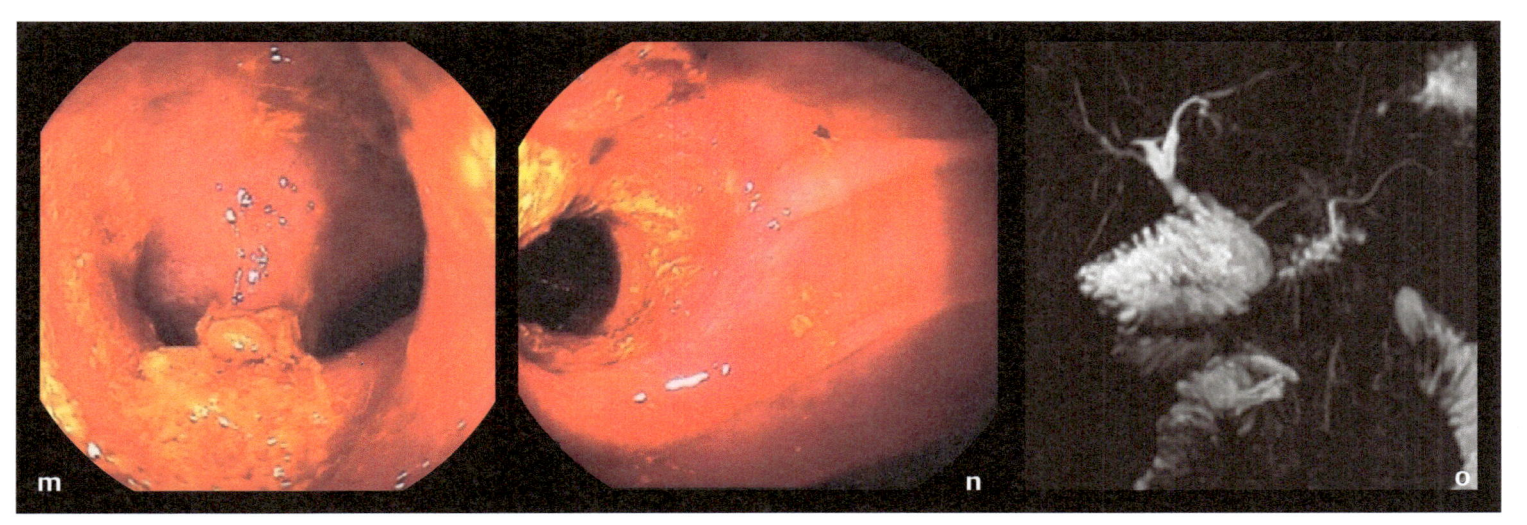

CAPÍTULO 34 ■ ANATOMIA CIRURGICAMENTE MODIFICADA E ACESSO ENDOSCÓPICO

Fig. 34-4. *(Cont.)*

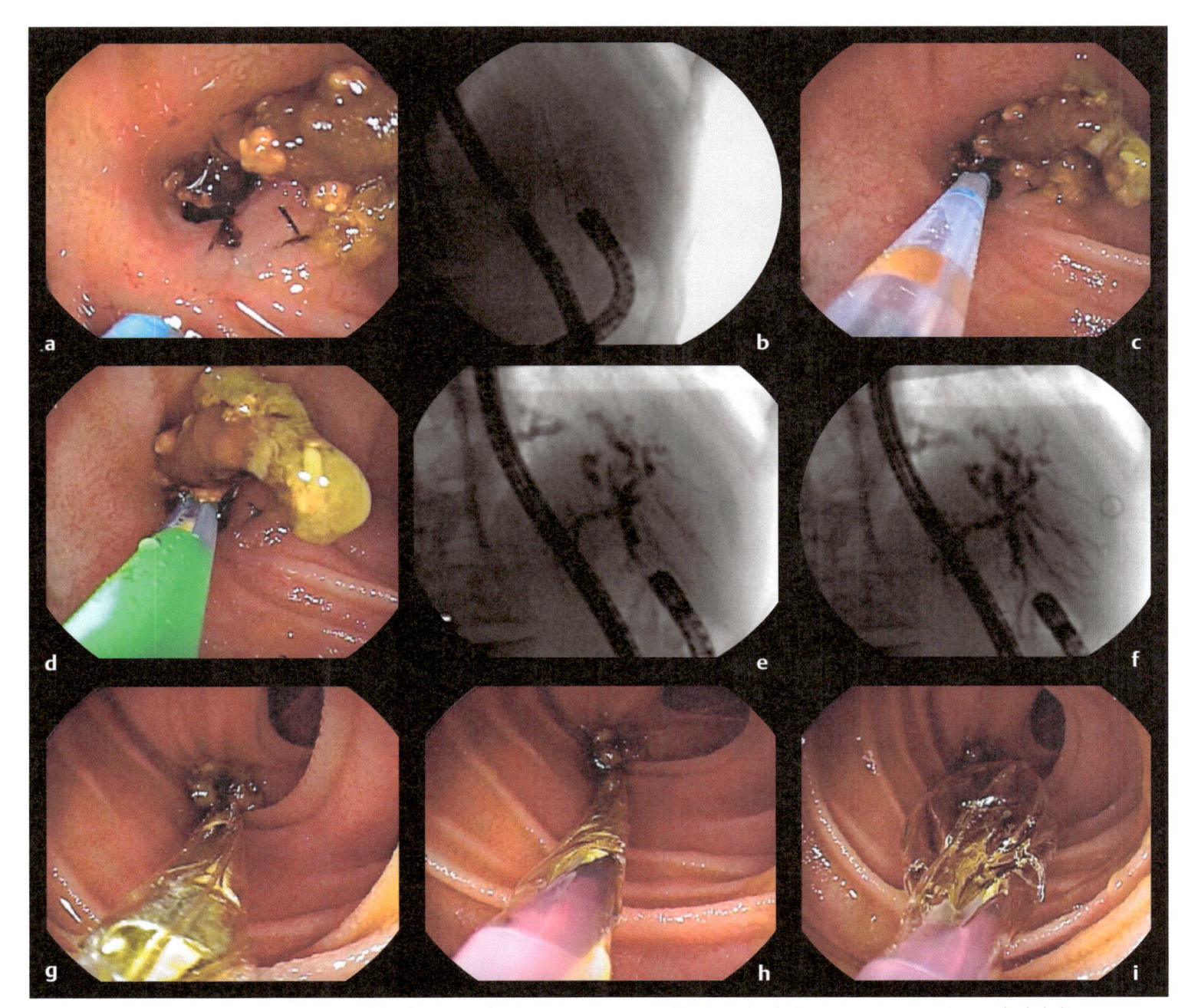

Fig. 34-5. CPRE em paciente com anatomia modificada – gastroduodenopancreatectomia (GDP). Realizada CPRE com enteroscopia com duplo balão. (**a-d**) Acesso à via biliar. (**e, f**) Colangiografia. (**g-j**) Dilatação balonada. (**k-n**) Varredura da via biliar com balão extrator. (**o**) Aspecto final. *(Continua.)*

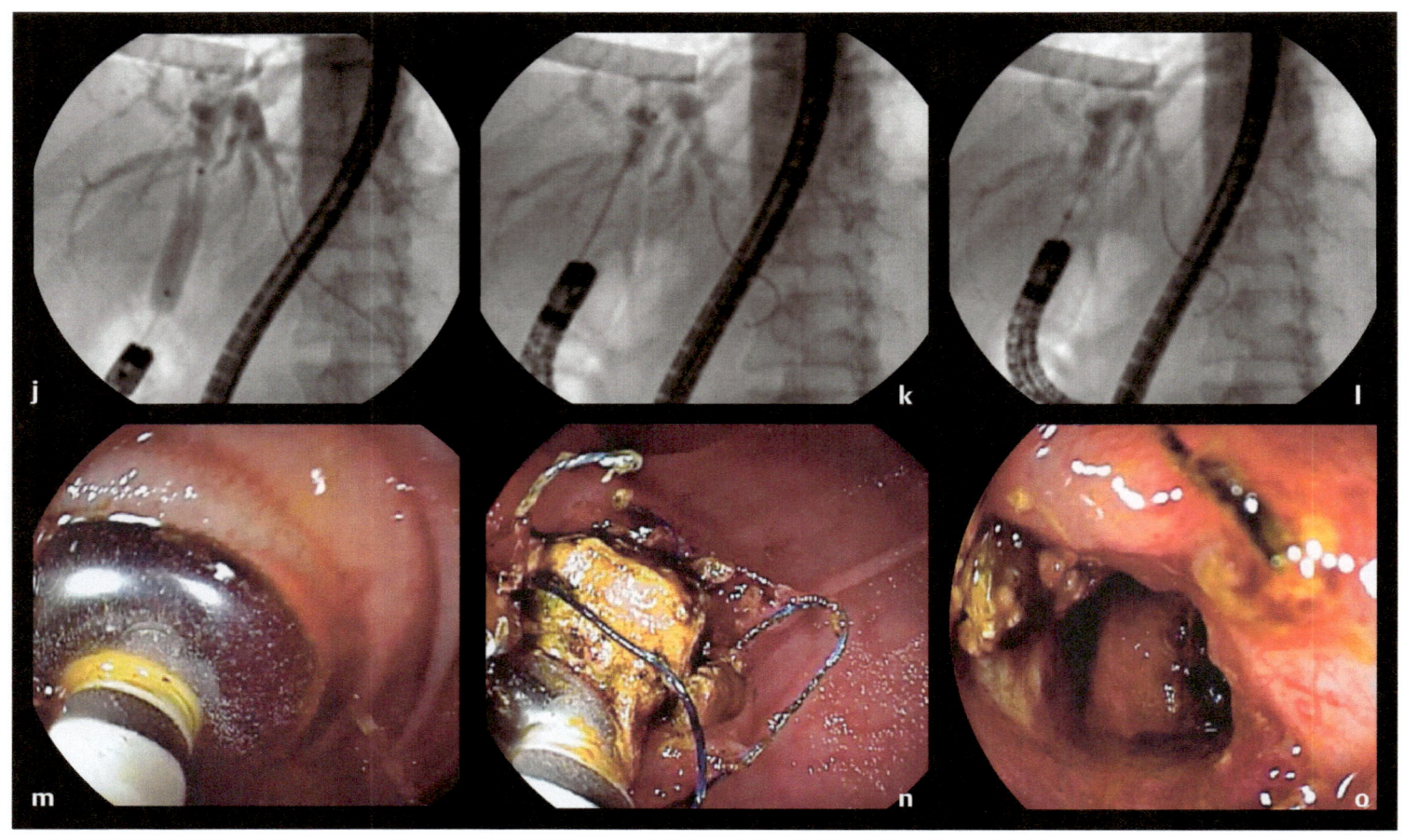

Fig. 34-5. *(Cont.)*

BIBLIOGRAFIA

ASGE Standards of Practice Committee. Khashab MA, Pasha SF, Muthusamy VR, Acosta RD, Bruining DH, Chandrasekhara V et al. The role of deep enteroscopy in the management of small-bowel disorders. Gastrointestinal Endoscopy. 2015;82(4):600-7.

ASGE Technology Committee. Chauhan SS, Manfredi MA, Abu Dayyeh BK, Enestvedt BK, Fujii-Lau LL, Komanduri S et al. Enteroscopy. Gastrointest Endosc. 2015;82(6):975-990.

Di Caro S, May A, Heine DG, Fini L, Landi B, Petruzziello L et al. The European experience with double-balloon enteroscopy: indications, methodology, safety, and clinical impact. Gastrointestinal Endoscopy. 2005;62(4):545-550.

Furtado AK, Nagasako CK, Siqueira PR. Enteroscopia. In: Averbach M, Safatle-Ribeiro AV, Ferrari Junior AP, Capellanes CA, Ejima FH, Fang HL et al. Endoscopia Digestiva – Diagnóstico e tratamento, SOBED. Rio de Janeiro: Revinter; 2013. p. 77-85.

James TW, Baron TH. Endoscopic Ultrasound-Directed Transgastric ERCP (EDGE): a Single-Center US Experience with Follow-up Data on Fistula Closure. Obes Surg. 2019 Feb;29(2):451-456.

Kuga R, Furuya CK Jr, Hondo FY, Ide E, Ishioka S, Sakai P. ERCP using double-balloon enteroscopy in patients with Roux-en-Y anatomy. Dig Dis. 2008;26(4):330-5.

Safatle-Ribeiro AV, Novaes ALO, Kuga R, Ishida RK, Baracat R. Enteroscopia assistida por balão. In: Moura EGH, Artifon ELA, Sakai P. Manual do residente em endoscopia digestiva. Barueri: Manole; 2014. p. 95-101.

Parte V VIA BILIAR E PÂNCREAS

ANATOMIA NORMAL (PAPILAS E DUCTOS)

CAPÍTULO 35

Ernesto Quaresma Mendonça ▪ Erika Pereira Macedo ▪ Angelo Paulo Ferrari Junior

INTRODUÇÃO

O entendimento da anatomia normal da papila duodenal e dos ductos biliares e pancreáticos é fundamental para a realização do procedimento de colangiopancreatografia retrógrada endoscópica (CPRE), que se caracteriza por ser um procedimento híbrido: endoscópico e radioscópico. Assim, são necessários conhecimentos para a identificação da anatomia pelas imagens endoscópicas produzidas pelo duodenoscópio, e também para a identificação da anatomia ductal pelas imagens fluoroscópicas obtidas com auxílio do meio de contraste.

Atualmente, com o advento de exames não invasivos para avaliação da anatomia biliar com altas taxas de acurácia – como a tomografia computadorizada (TC), colangiopancreatografia por ressonância magnética (CPRNM) e a ecoendoscopia – a CPRE tem sido reservada para procedimentos terapêuticos, por causa da morbidade associada ao procedimento, que geralmente é realizado sob anestesia geral.

Em geral, a CPRE é realizada com o paciente em decúbito ventral, porém em pacientes clinicamente críticos ou excessivamente obesos, pode ser optada pela realização em decúbito dorsal. É importante notar que, dependendo da posição do paciente, serão necessárias mudanças no posicionamento do arco de radioscopia ou na imagem produzida, para poder gerar uma imagem final favorável à avaliação anatômica, com o duodenoscópio localizado à esquerda, com a ponta para baixo e a angulação aguda de sua extremidade distal voltada para o lado direito da imagem (Fig. 35-1).

O duodenoscópio tem duas características específicas. A primeira é que o CCD (*charge-couped device* – dispositivo de cargas acopladas) e a iluminação estão posicionados em um ângulo de 90 graus com relação ao eixo do aparelho,[1] e não na extremidade distal, como nos demais videoendoscópios (Fig. 35-2). A segunda é a presença de um elevador na extremidade distal do canal de instrumentação que promove angulação extra de qualquer acessório introduzido por este canal (Fig. 35-3). Com estas características, a

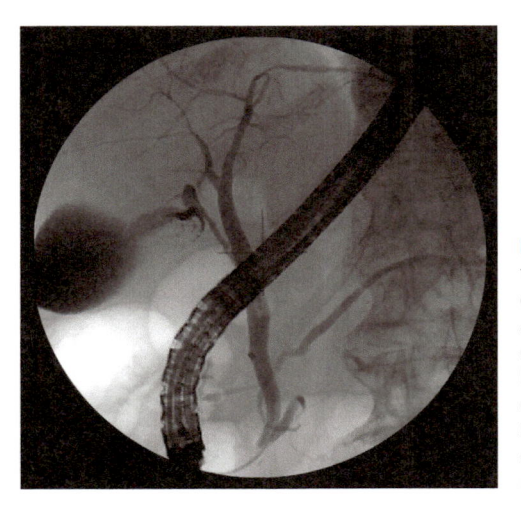

Fig. 35-1. Imagem fluoroscópica demonstrando aspecto anatômico habitual das estruturas ductais biliares e pancreáticas, com aparelho em segunda porção duodenal em posição retificada.

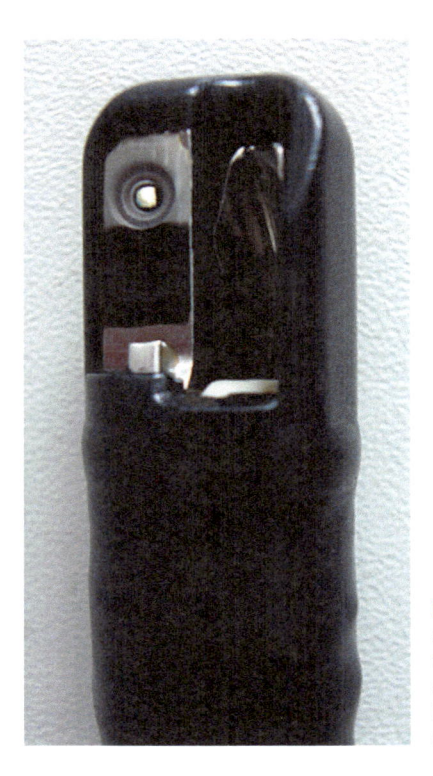

Fig. 35-2. Extremidade distal do duodenoscópio: notam-se a fonte de luz e a posição do CCD (do lado esquerdo) e o canal de instrumentação com o elevador (abaixo).

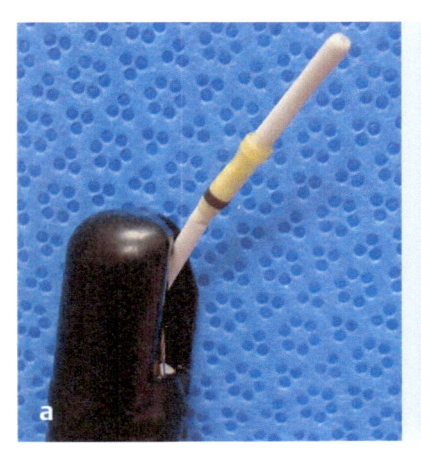

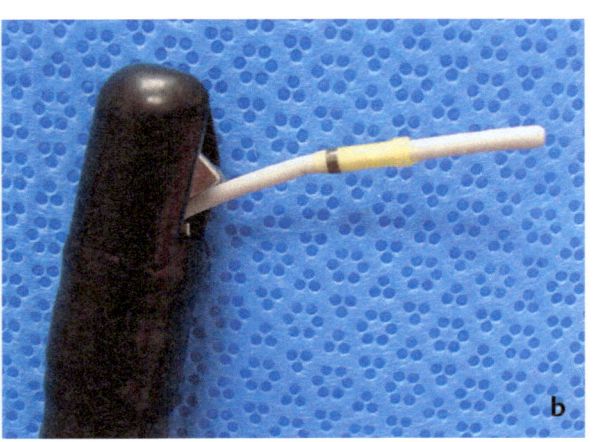

Fig. 35-3. Demonstração da angulação extra, fornecida pelo movimento do elevador: (**a**) cateter exposto pelo canal de instrumentação, com o elevador aberto (sem angulação extra), (**b**) com o elevador fechado (aumentando a angulação com relação ao duodenoscópio, o que favorece a cateterização do ducto biliar ou pancreático).

papila duodenal maior pode ser facilmente identificada (já que o ângulo de visão é perpendicular à parede do duodeno) e, com o auxílio do elevador, os diferentes acessórios podem ser manipulados e introduzidos no ducto pancreático ou biliar.

PAPILAS DUODENAIS E REGIÃO AMPULAR

A papila duodenal maior corresponde à estrutura anatômica onde o ducto biliar comum (DBC) e o ducto pancreático principal (DPP) desembocam na luz duodenal. Trata-se de uma estrutura nodular umbilicada, onde se reconhece o óstio ductal e as pregas transversal e longitudinal (Fig. 35-4). É recoberta por mucosa duodenal habitual e possui uma estrutura muscular complexa com um esfíncter comum e esfíncteres correspondentes a cada um dos ductos (Fig. 35-5). A prega duodenal imediatamente acima da região ampular é conhecida como prega de segurança, indicando o limite seguro da extensão da papilotomia (Fig. 35-6).

A região da junção entre o DBC e o DPP é conhecida como canal comum ou ampola de Vater, possuindo cerca de 2 a 10 mm de comprimento. Em cerca de 60% dos casos esta é a anatomia, porém, a disposição dos ductos na junção biliopancreática pode variar.[2] Raramente, dois orifícios isolados podem estar presentes na papila maior. A fusão dos ductos pode, ainda, ocorrer muito próximo ao orifício da papila. Nestes casos, não há formação de um canal comum. Em outros casos o DPP pode se juntar ao DBC antes de sua porção intraduodenal[3] (Fig. 35-7).

Outra alteração anatômica comum é a presença de divertículo na segunda porção duodenal. Nestes casos o óstio papilar pode estar localizado dentro da luz do divertículo, na sua borda ou externamente à sua luz (Fig. 35-8). Nestes casos, a cateterização pode ser mais difícil, e a utilização de mais de um acessório pelo canal de instrumentação do aparelho pode ser necessária (Fig. 35-9).

A papila duodenal menor apresenta aspecto relativamente semelhante ao da papila maior, com menor tamanho tanto de seu aspecto nodular, quanto do seu orifício. Localiza-se também na segunda porção duodenal, tipicamente cerca de 2 cm proximais à topografia da papila duodenal maior e corresponde ao local onde desemboca o ducto pancreático acessório (dorsal ou ducto de Santorini) (Fig. 35-10).

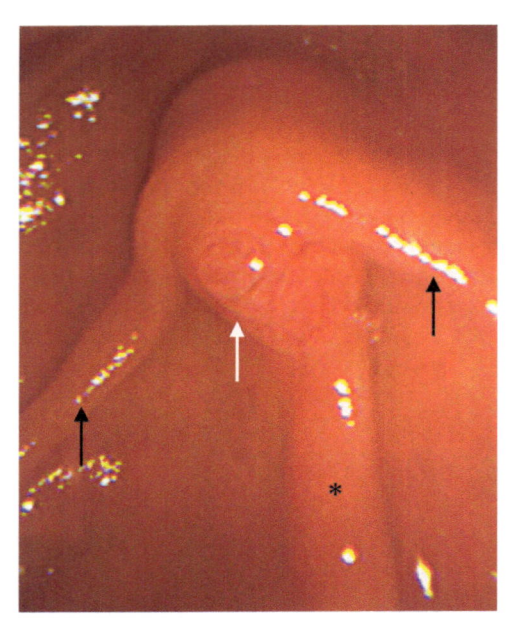

Fig. 35-4. Aspecto habitual da papila duodenal. Seta branca aponta o óstio papilar, setas pretas a prega transversal, e asterisco a prega longitudinal.

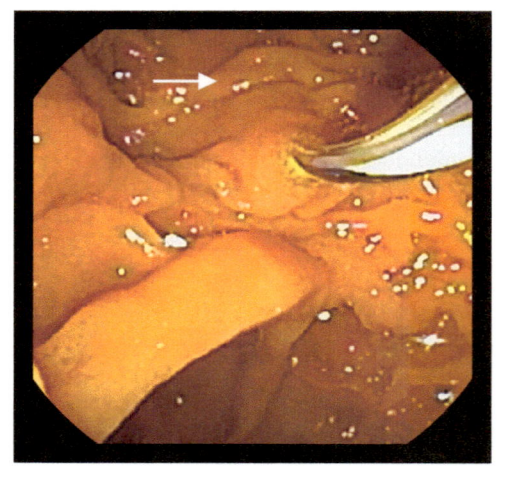

Fig. 35-6. Visão da papila duodenal após cateterização com papilótomo. Seta branca aponta a prega de segurança, indicando o limite seguro para extensão da papilotomia.

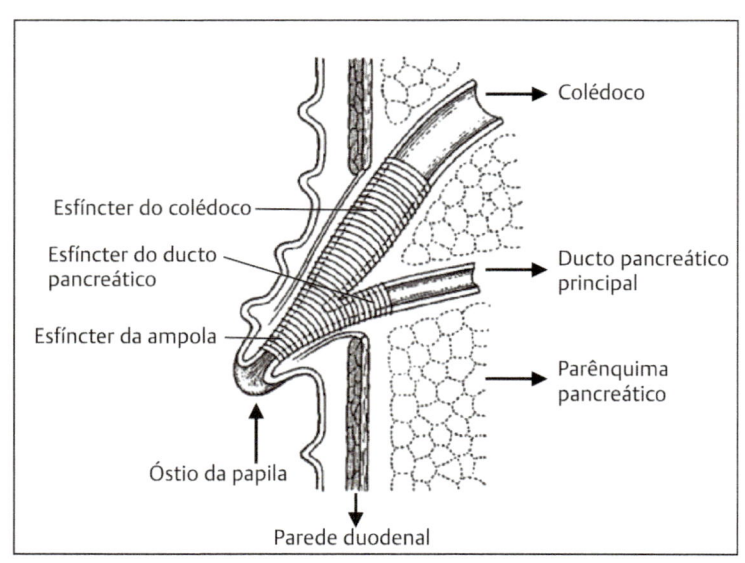

Fig. 35-5. Desenho esquemático demonstrando a estrutura esfincteriana da papila duodenal e região ampular.

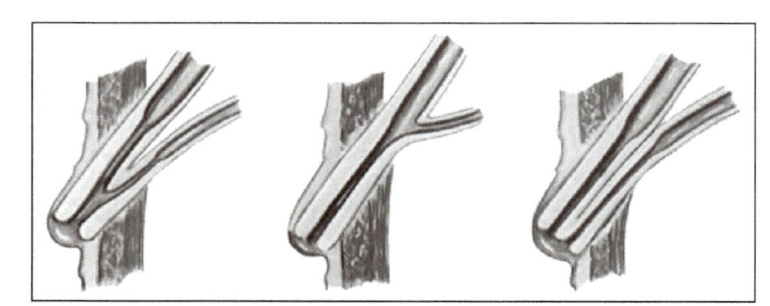

Fig. 35-7. Representação das variações anatômicas mais comuns da região ampular.

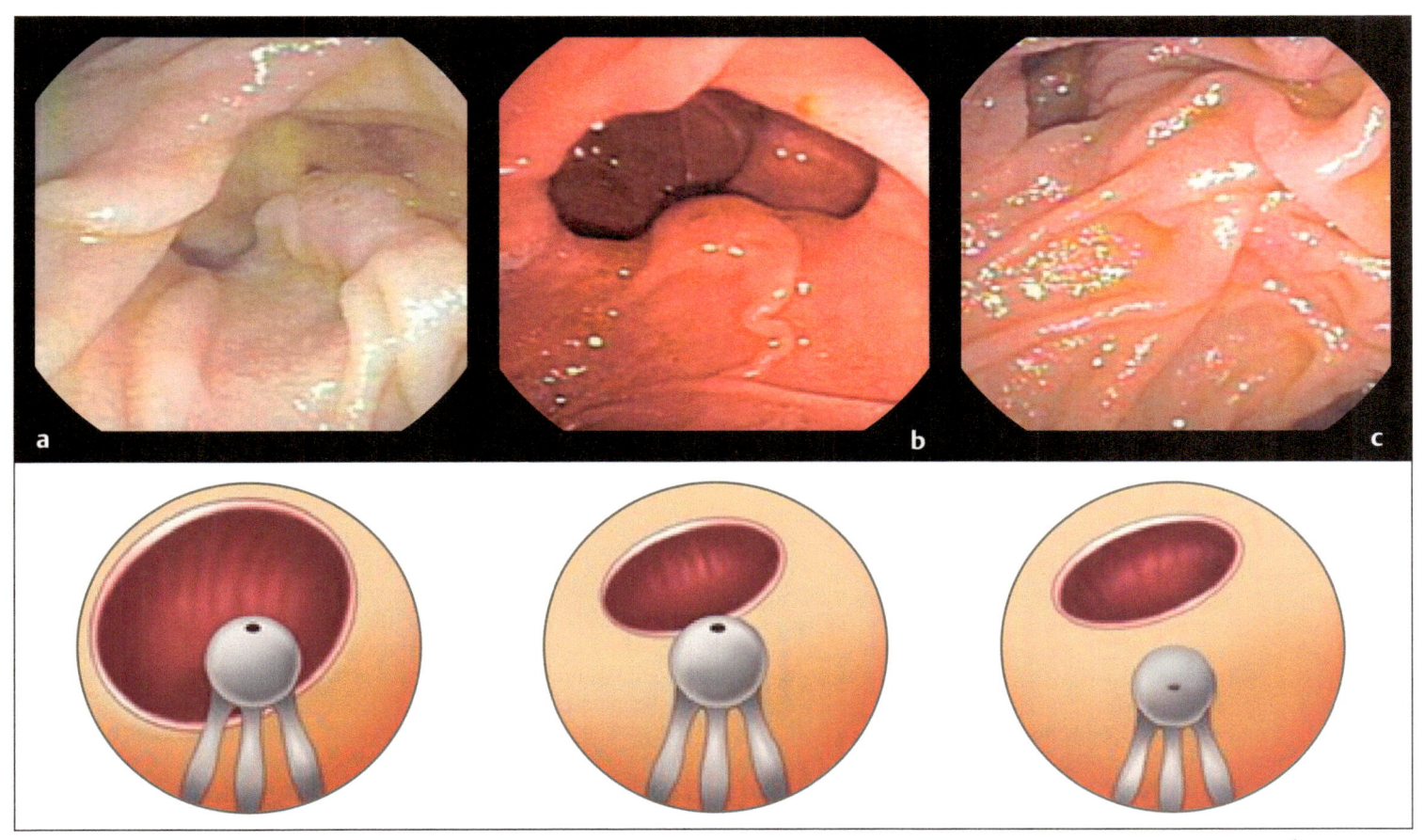

Fig. 35-8. Foto e desenho esquemático das possíveis variações da posição da papila em relação a um divertículo de segunda porção duodenal. (**a**), Óstio no interior do divertículo; (**b**), óstio na borda do divertículo; (**c**), óstio localizado externamente.

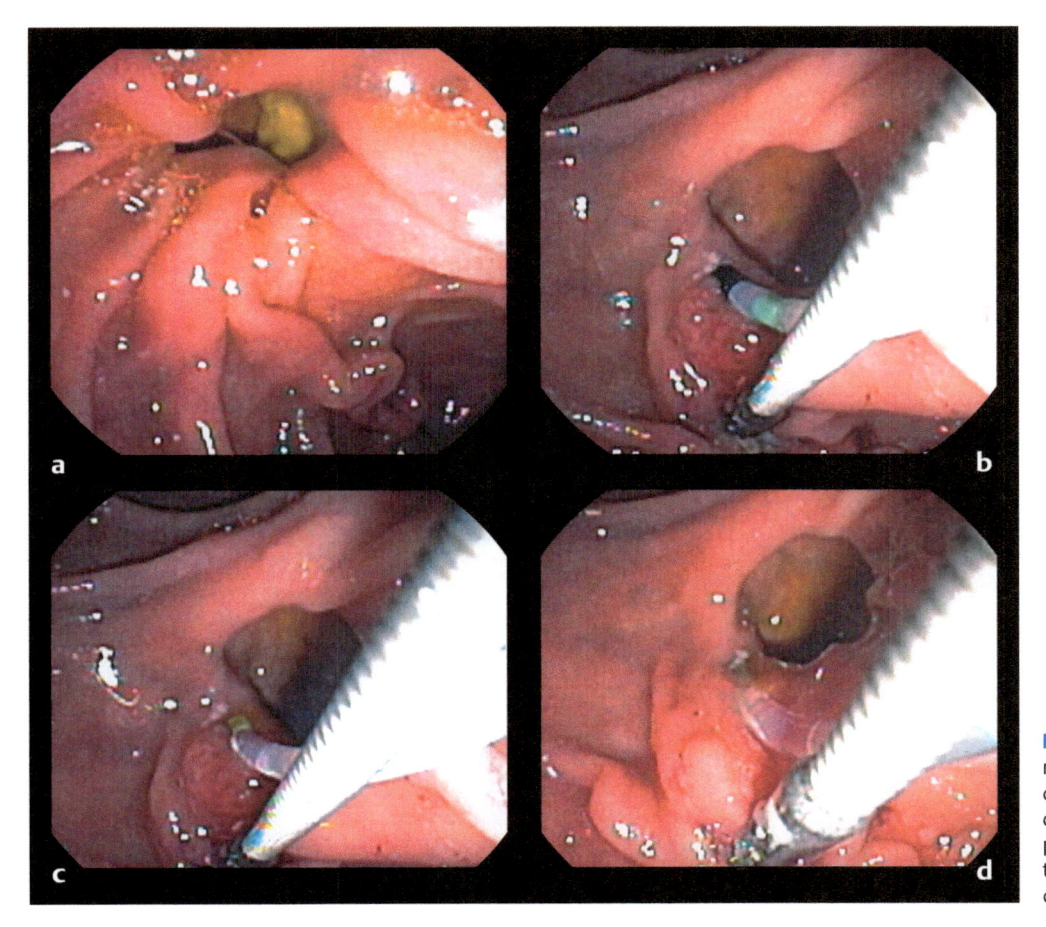

Fig. 35-9. (**a-d**) Aspecto de papila duodenal maior na borda de um divertículo de segunda porção de duodeno, e a necessidade da utilização de dois acessórios para sua cateterização: o cateter propriamente dito, e uma pinça de biópsia para tracionar a mucosa peridiverticular e expor a papila duodenal maior.

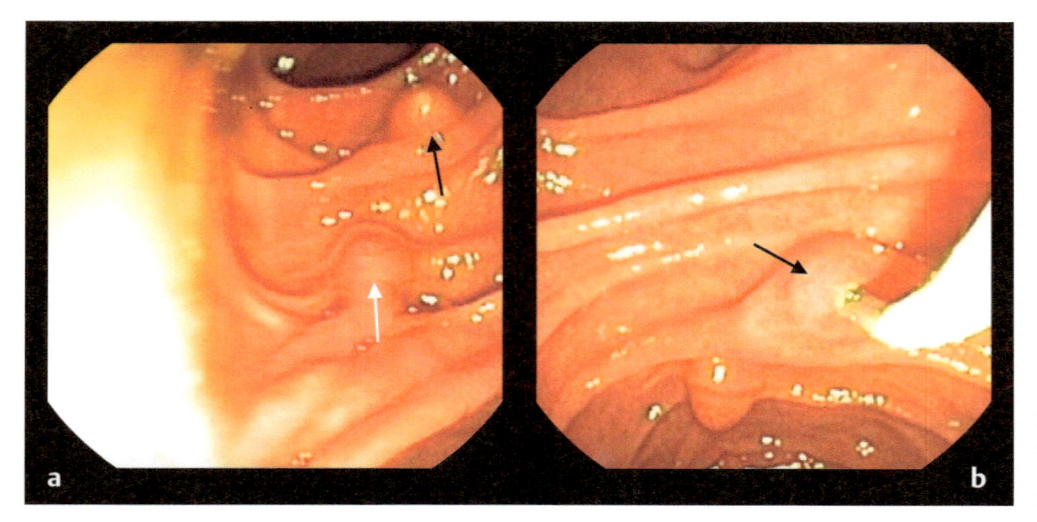

Fig. 35-10. (a) Visão endoscópica da papila duodenal maior (*seta branca*) e papila duodenal menor (*seta preta*). (b) Canulação da papila duodenal menor.

VIAS BILIARES

As vias biliares são comumente chamadas de árvore biliar em razão da disposição de seus ductos que se distribuem em ramos de calibre progressivamente menor, a partir de sua porção distal, podendo ser dividida em segmentos intra e extra-hepáticos (Fig. 35-11).

A via biliar intra-hepática é formada pela união dos canalículos biliares em ramos que dão origem aos ductos sementares que unidos originam os ductos hepáticos direito (DHD) e esquerdo (DHE). Há uma importante variação anatômica na árvore biliar intra-hepática, e diversas classificações foram propostas para descrevê-la. Destaca-se a classificação de Huang,[4] que descreve de forma separada as alterações dos ductos direito e esquerdo (Figs. 35-12 e 35-13). O conhecimento e o reconhecimento desta anatomia são particularmente importantes naquelas doenças biliares que requerem drenagem proximal, incluindo os casos de lesões iatrogênicas de via biliar, colangite esclerosante primária, tumores de vesícula biliar, colangiocarcinomas hilares e metástases linfonodais para o hilo hepático. Destaca-se, nestes casos, a importância da identificação da topografia da drenagem do segmento posterior do lobo direito (Figs. 35-14 a 35-17).

Para aquisição de um colangiograma completo, é necessário o enchimento dos ramos intra-hepáticos periféricos.[5] Como o exame habitualmente é realizado com o paciente em decúbito ventral, a contrastação da via biliar esquerda é mais precoce (Figs. 35-18 e 35-19). A visualização da via biliar direita é mais tardia (Fig. 35-20), podendo requerer a rotação do paciente,[6] maior pressão e injeção de contraste (por vezes com auxílio de balão de oclusão) ou, ainda, a cateterização seletiva do DHD (Fig. 35-21). O enchimento da vesícula biliar (VB) normalmente é tardio e nem sempre necessário, já que o estudo desta estrutura não é objetivo da CPRE, e é mais bem realizado por ultrassonografia. Deve-se ter cuidado para não injetar contraste com pressão ou em volume excessivos, para evitar o extravasamento do mesmo para o parênquima hepático (Fig. 35-22). Além disso, outro cuidado fundamental na técnica da injeção de contraste é ter certeza de que todo o ar foi retirado da seringa de contraste, para evitar que o ar na via biliar seja confundido com a presença de cálculos (Fig. 35-23).

A via biliar extra-hepática é constituída pelo ducto biliar comum (DBC) e pelo ducto hepático comum (DHC). A inserção do ducto cístico (DC), que habitualmente ocorre à meia distância entre o hilo hepático e a papila, divide anatomicamente estes dois segmentos (Fig. 35-24).

O diâmetro normal do DBC varia entre 3 e 10 mm, sendo maior em sua porção extrapancreática (Fig. 35-25). O diâmetro do DHC e do DBC em geral é 2 a 3 mm maior à colangiografia, quando comparado ao encontrado na TC ou US abdominais, por causa do aumento da pressão do mesmo secundário à injeção de meio de contraste durante CPRE.[7]

Algumas variações podem ser encontradas na via biliar extra-hepática. Embora relativamente raras, estas variações têm grande importância nas cirurgias da via biliar. Na prática, as mais importantes delas são as relacionadas com as variações de implantação do ducto cístico (Figs. 35-26 a 35-31).

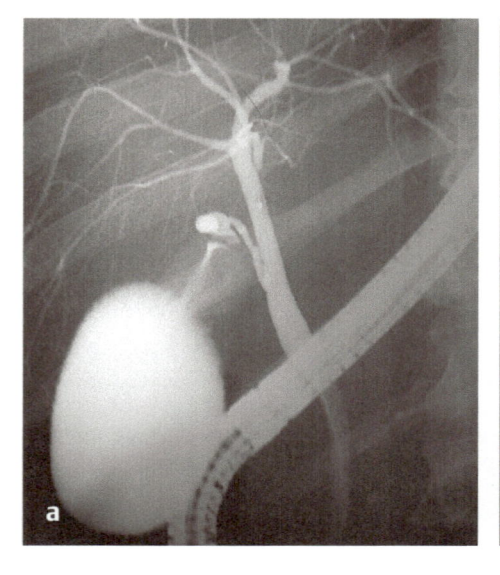

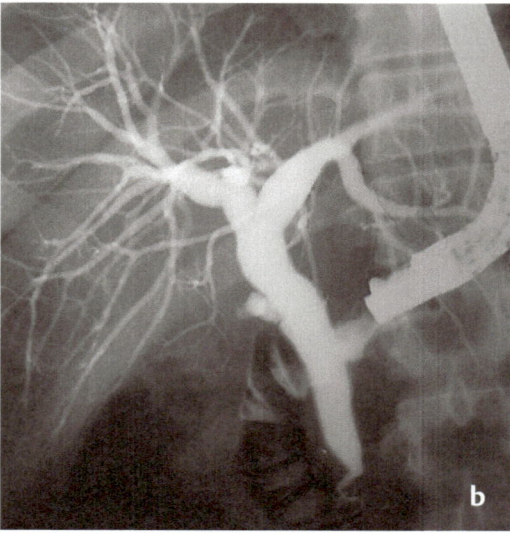

Fig. 35-11. (a) Árvore biliar normal, com os ductos intra-hepáticos, a formação do ducto hepático comum, que se une ao ducto cístico e forma o ducto biliar comum, ou colédoco. (b) Paciente colecistectomizado, notando-se o coto do ducto cístico e a árvore biliar intra e extra-hepáticas de calibre normal. Alguns autores sugerem que a árvore biliar seja dilatada em pacientes colecistectomizados, embora isto nunca tenha sido provado.

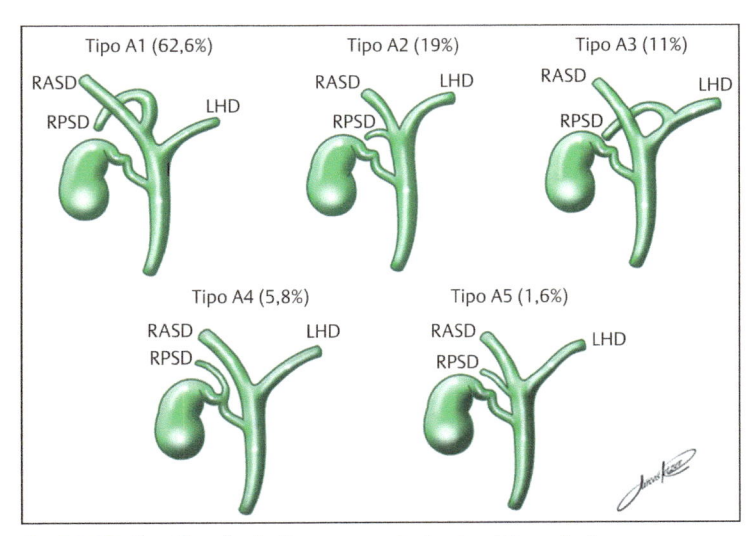

Fig. 35-12. Classificação de Huang para ductos hepáticos direitos, com respectivas frequências de apresentação (Tipo A1 a Tipo A5). RASD: ducto do segmento anterior direito; RPSD: ducto do segmento posterior direito; LHD: ducto hepático esquerdo.

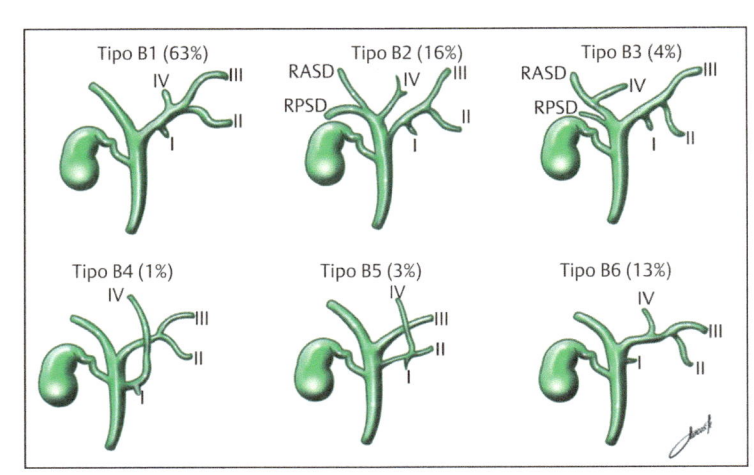

Fig. 35-13. Classificação de Huang para ductos hepáticos esquerdos, com respectivas frequências de apresentação (Tipo B1 a Tipo B6). RASD: ducto do segmento anterior direito; RPSD: ducto do segmento posterior direito; I: ducto do segmento I; II: ducto do segmento II; III: ducto do segmento III; IV: ducto do segmento IV.

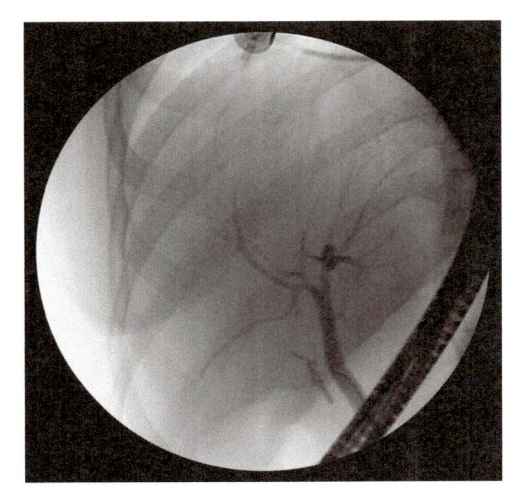

Fig. 35-14. Imagem radioscópica do tipo A1 de Huang.

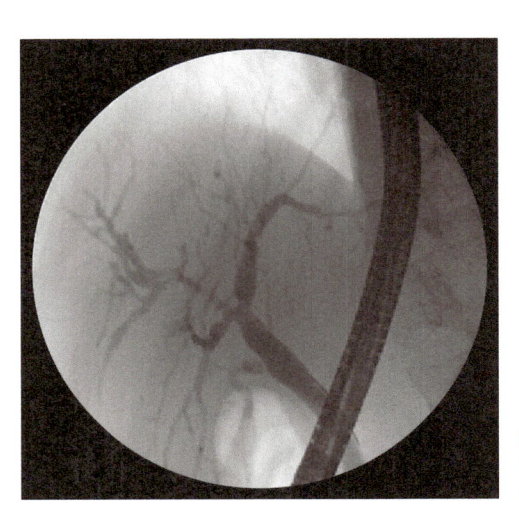

Fig. 35-15. Imagem radioscópica do tipo A2 de Huang.

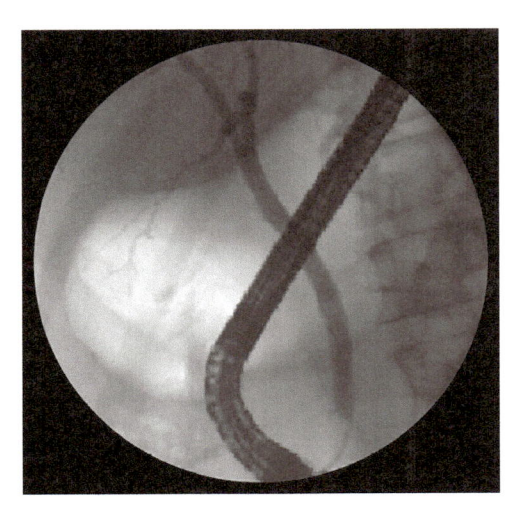

Fig. 35-16. Imagem radioscópica do tipo A3 de Huang.

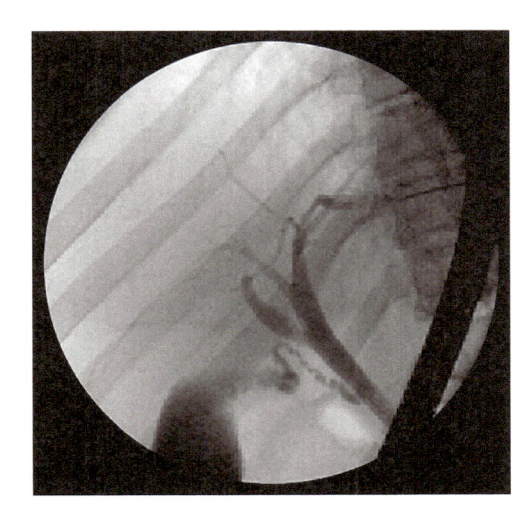

Fig. 35-17. Imagem radioscópica do tipo A4 de Huang.

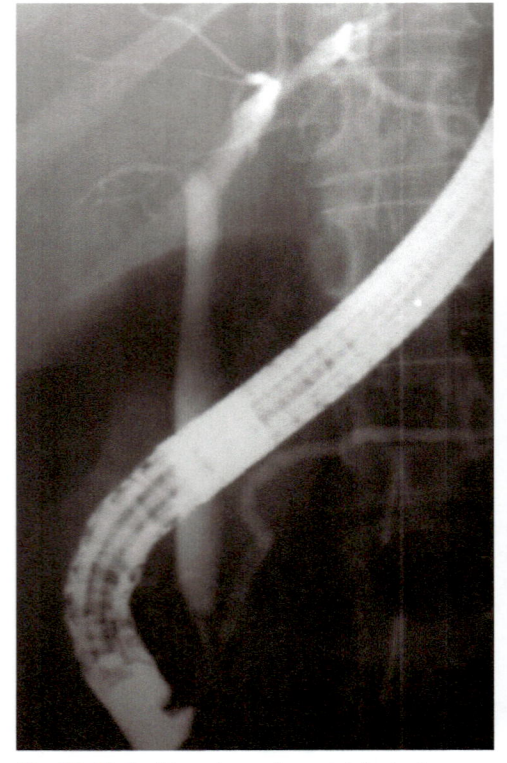

Fig. 35-18. Enchimento preferencial do ducto hepático esquerdo.

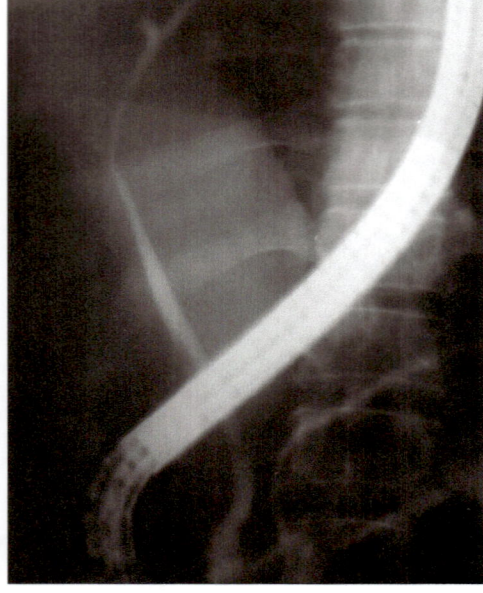

Fig. 35-19. Enchimento preferencial do ducto hepático esquerdo.

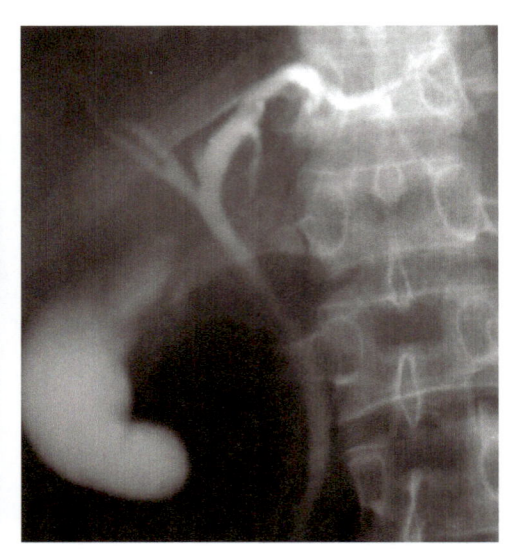

Fig. 35-20. Enchimento mais tardio do ducto hepático direito.

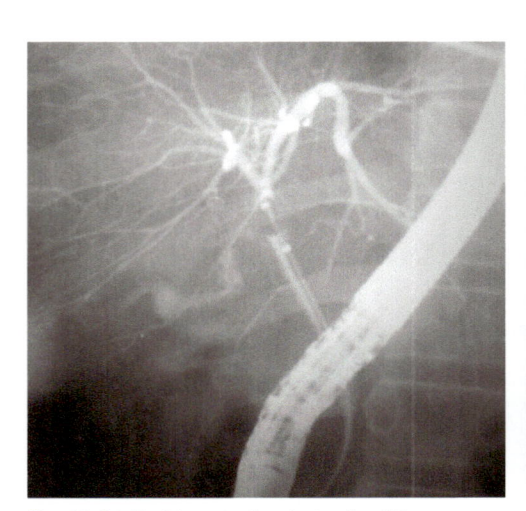

Fig. 35-21. Enchimento dos ductos hepáticos esquerdo e direito, e dos ductos intra-hepáticos, com auxílio de balão extrator, posicionado e insuflado no hilo hepático (colangiograma de oclusão).

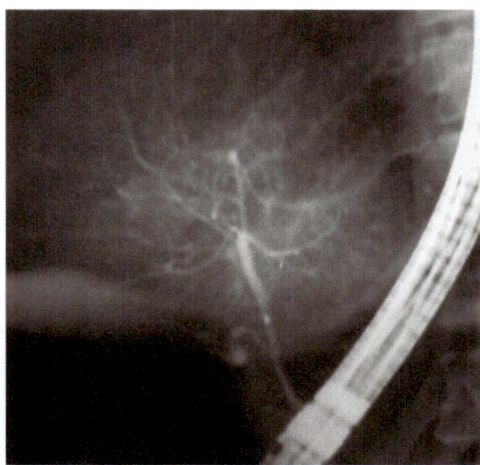

Fig. 35-22. Extravasamento de contraste para o parênquima hepático, o que pode aumentar o risco de complicações dolorosas e infecciosas.

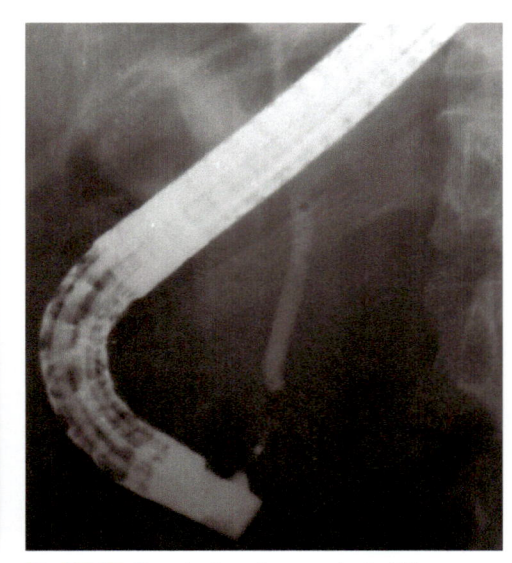

Fig. 35-23. Duas bolhas de ar no ducto biliar comum, simulando o aspecto de cálculos biliares.

CAPÍTULO 35 ▪ ANATOMIA NORMAL (PAPILAS E DUCTOS)

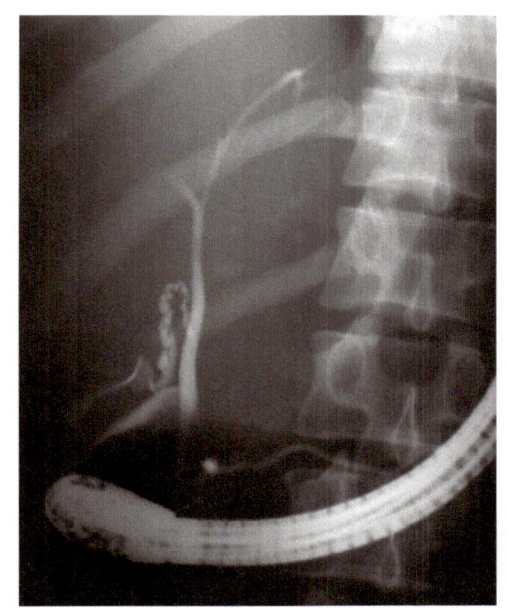

Fig. 35-24. Inserção do ducto cístico, aproximadamente à meia distância do hilo hepático e da papila duodenal maior. Acima da junção do cístico o ducto é denominado ducto hepático comum, e abaixo, ducto biliar comum, ou ducto colédoco.

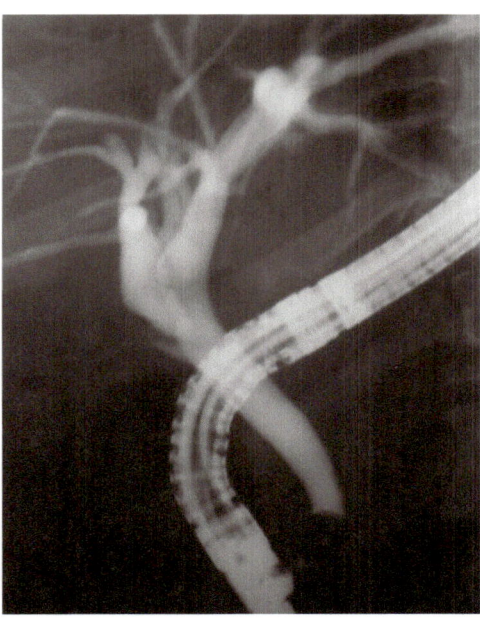

Fig. 35-25. Injeção de contraste sob pressão (presença de balão ocluindo o ducto distal, na região da papila), mostrando seu diâmetro normal máximo, próximo de 10 mm (mesmo diâmetro do duodenoscópio).

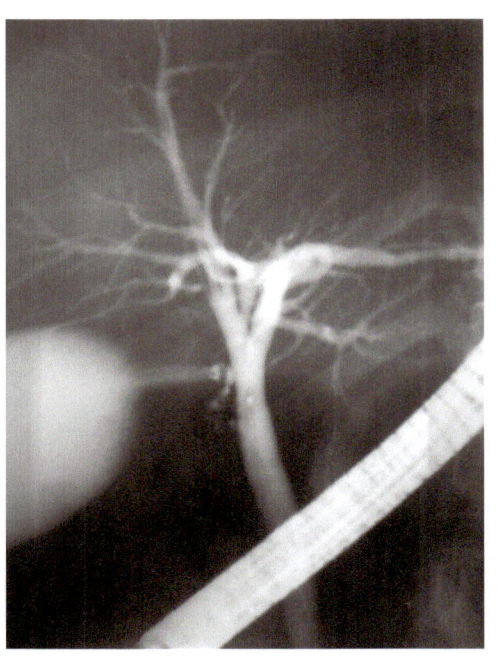

Fig. 35-26. Inserção habitual do ducto cístico – à esquerda da via biliar, à meia distância do hilo à papila.

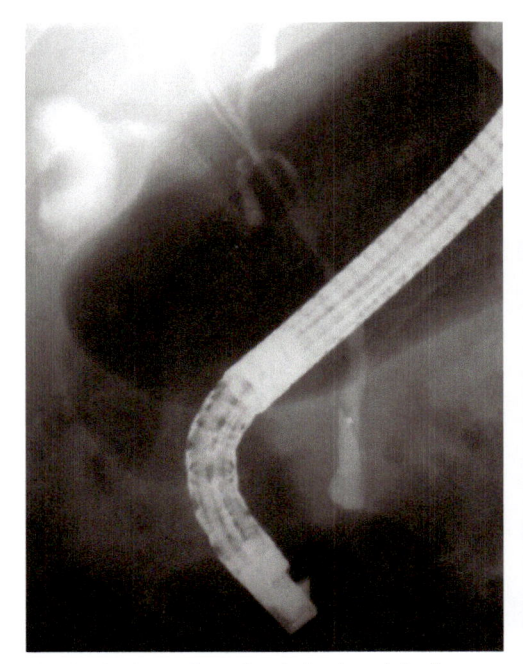

Fig. 35-27. Inserção anômala (variante) do ducto cístico, que cruza o ducto hepático comum, com inserção à direita da árvore biliar.

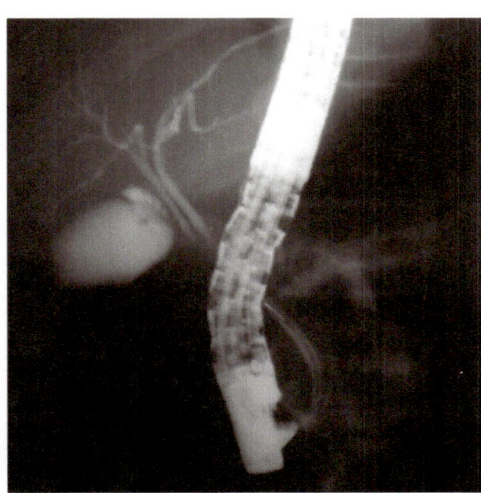

Fig. 35-28. Inserção anômala (variante) do ducto cístico, que se insere no ducto hepático direito.

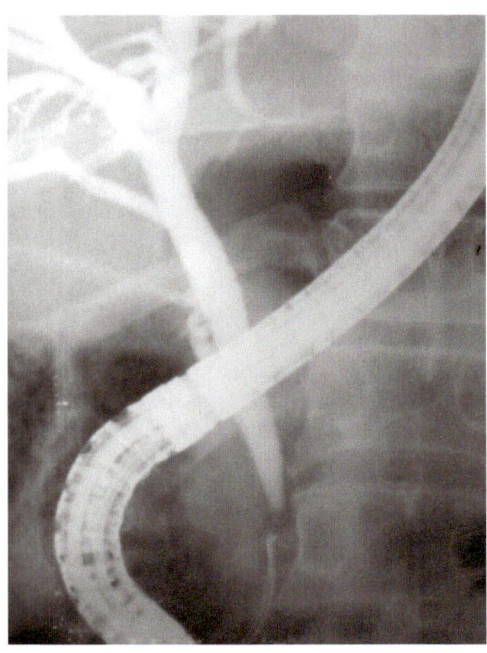

Fig. 35-29. Inserção anômala (variante) do ducto cístico, que se insere na porção distal, fazendo com que o ducto hepático comum seja mais longo do que o ducto biliar comum (ou colédoco).

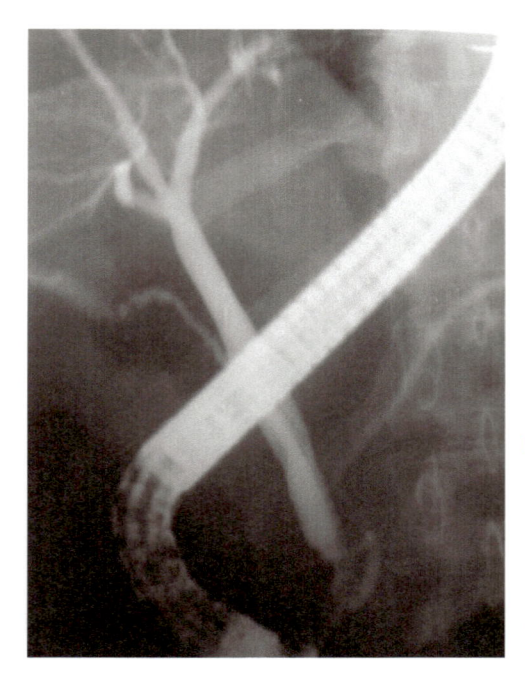

Fig. 35-30. Inserção anômala (variante) do ducto cístico, que se insere muito distalmente, quase junto à papila, fazendo com que o ducto biliar comum seja quase virtual.

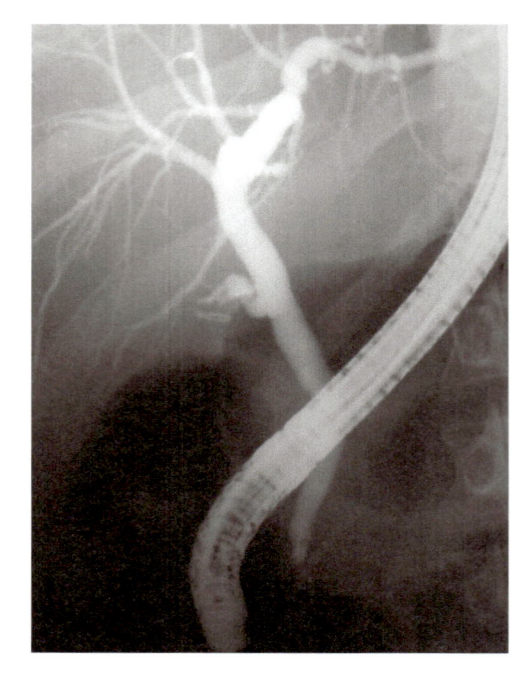

Fig. 35-31. Aspecto típico do paciente submetido à colecistectomia – nota-se apenas um coto curto de ducto cístico, com clipes metálicos em sua extremidade.

DUCTOS PANCREÁTICOS

Em projeção anteroposterior o pancreatograma se estende obliquamente desde a papila maior, à direita da coluna vertebral (na altura de L2), à cauda (Fig. 35-32), localizada à esquerda da coluna (na altura de T12).

O conhecimento da anatomia do ducto pancreático e sua projeção radioscópica é fundamental no processo de canulação das vias biliares. É necessário saber diferenciar o trajeto do fio-guia quando introduzido nas vias biliares e no ducto pancreático, evitando assim a cateterização profunda inadvertida do ducto pancreático e sua contrastação, que se associam a maior risco de pancreatite pós-CPRE (Fig. 35-33).

A partir da papila duodenal, a contrastação da via pancreática revela o desenho de dois ductos de maior interesse no estudo do pâncreas.[8] O ducto pancreático principal (DPP), também conhecido como ducto de Wirsung, é a principal via de drenagem do suco pancreático, desde a cauda até a porção ventral da cabeça do pâncreas. O ducto acessório (DA), ou de Santorini, normalmente conectado ao DPP, estende-se do 'genu' pancreático (ou joelho do pâncreas – representação da transição da cabeça para o corpo), pela porção dorsal da cabeça do pâncreas, até a papila menor (Fig. 35-34). Ocasionalmente é possível observar a presença de um ramo uncinado, presente na porção ventral da cabeça (Figs. 35-35 e 35-36). Finalmente, os ramos secundários drenam para o DPP e DA ao longo de toda a glândula (Fig. 35-37). A não contrastação do ducto acessório, do ramo uncinado, assim como dos ductos secundários não deve ser considerada como pancreatografia incompleta.

O ducto acessório e o ramo uncinado podem não ser demonstrados em até 86 e 45% das pancreatografias, respectivamente. De qualquer maneira, é necessária a injeção cuidadosa do contraste para se tentar a visualização dos ductos secundários, sem que ocorra acinarização (extravasamento do contraste para fora do ducto, em direção ao parênquima pancreático), o que aumenta o risco de pancreatite pós-CPRE (Fig. 35-38).

O DPP pode ser dividido em três segmentos: cabeça, corpo e cauda. A disposição destes segmentos é bastante variável. Normalmente o segmento cefálico se projeta cranialmente, quase paralelo

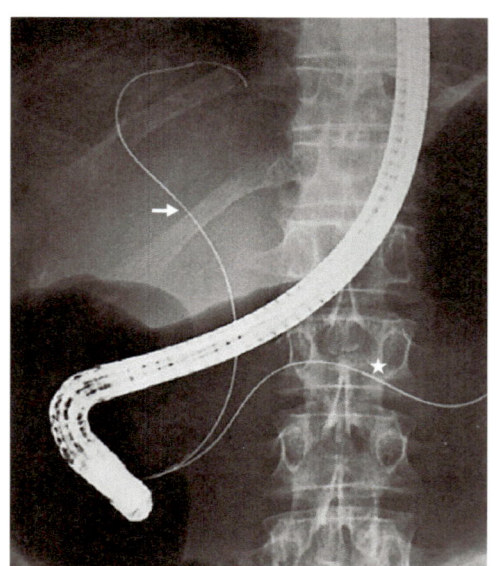

Fig. 35-33. Imagem radioscópica com presença de dois fios-guias, um em via biliar (*seta*) e outro em ducto pancreático principal (*estrela*). Observar trajeto dos ductos e relação com o aparelho (trajeto da via biliar cruza o aparelho enquanto o trajeto do ducto pancreático se afasta do aparelho).

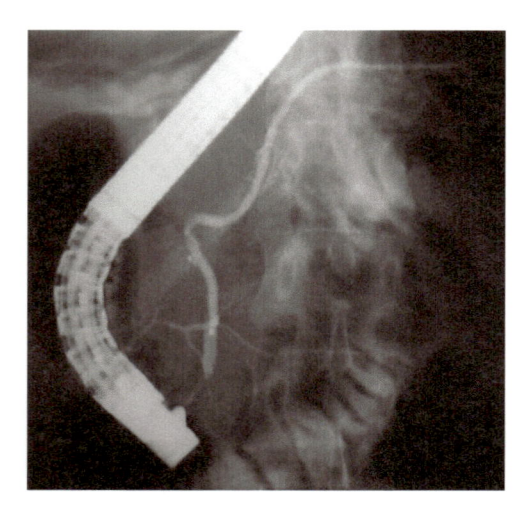

Fig. 35-32. Ducto pancreático normal com seu trajeto habitual.

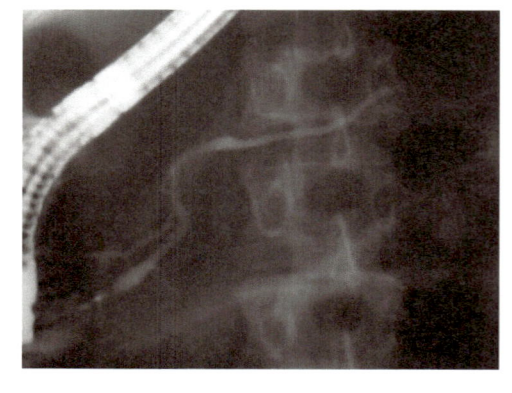

Fig. 35-34. Ducto pancreático normal, notando-se o ducto acessório (pequeno ducto em posição superior ao ducto pancreático principal), que se dirige à papila duodenal menor.

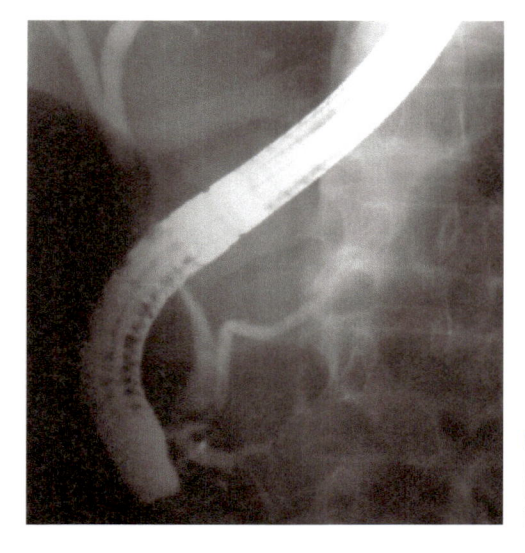

Fig. 35-35. Ducto do processo uncinado, localizado na parte mais inferior da glândula.

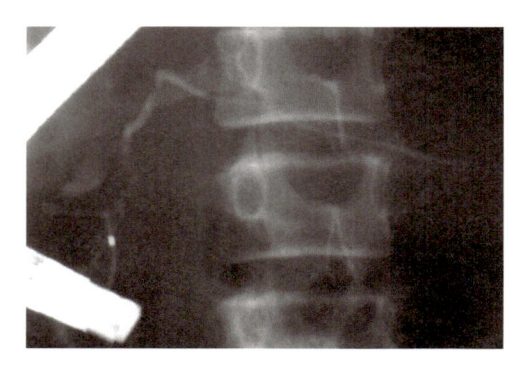

Fig. 35-36. Outro aspecto, mais tênue, do ducto do processo uncinado, dirigindo-se inferiormente a partir da ponta do cateter da pancreatografia.

Fig. 35-37. (**a**) Ducto pancreático normal, sem a visão dos ductos secundários. (**b**) Após injeção de maior quantidade de contraste, os ductos secundários tornam-se bem visíveis.

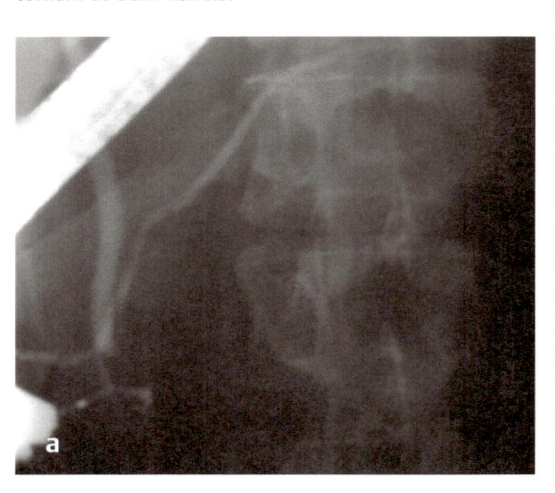

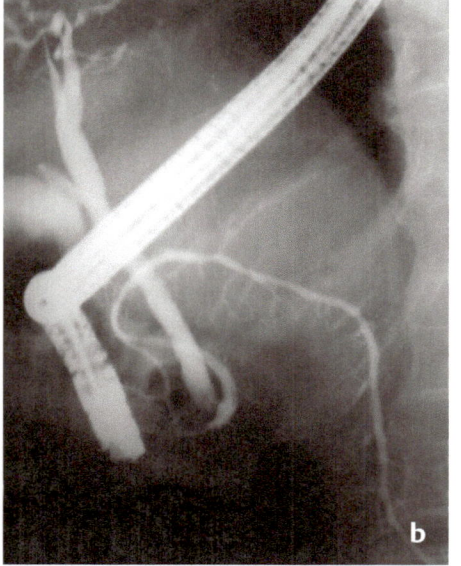

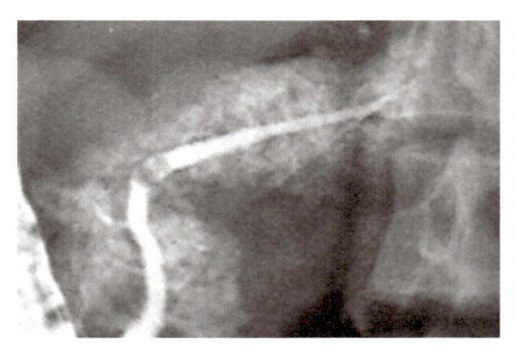

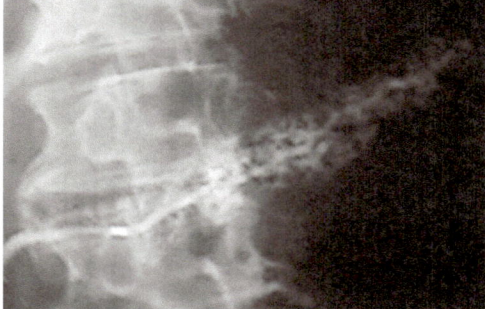

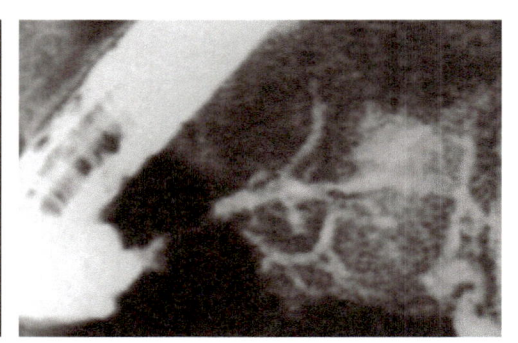

Fig. 35-38. Três aspectos de acinarização – extravasamento de contraste para o parênquima pancreático, que deve ser evitado por aumentar o risco de pancreatite pós-procedimento.

à coluna vertebral. No corpo, segue horizontalmente, apresentando desvio cranial ou caudal, por vezes se bifurcando.

Em um indivíduo adulto, o DPP tem, em média, cerca de 16 a 17 cm de extensão, podendo variar entre 9 e 24 cm. Em imagens de ductos menores que 9 cm, deve-se considerar a possibilidade de obstrução ductal. São aceitos como valores normais de diâmetro: 3 a 4 mm na cabeça; 2 a 3 mm no corpo; 1 a 2 mm na cauda (Fig. 35-39).

A cateterização da via pancreática é tipicamente mais fácil de ser obtida que a via biliar, uma vez que normalmente o ducto pancreático encontra-se em posição perpendicular à parede duodenal. No insucesso da obtenção do pancreatograma, pela papila maior, a possibilidade de obstrução ou de ducto ventral curto associado a pâncreas *divisum* deve ser considerada.

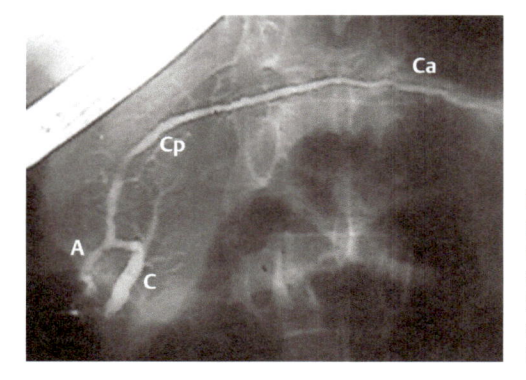

Fig. 35-39. Ducto pancreático normal, com ductos acessórios, em toda sua extensão: C, cabeça; A, ducto acessório; Cp, corpo e Ca, cauda.

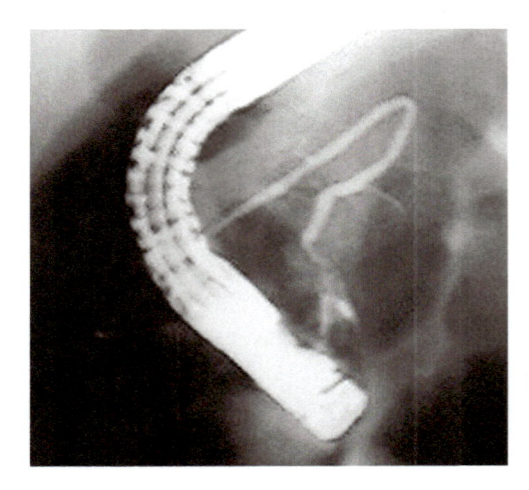

Fig. 35-40. Ducto pancreático principal em paciente com pâncreas anular.

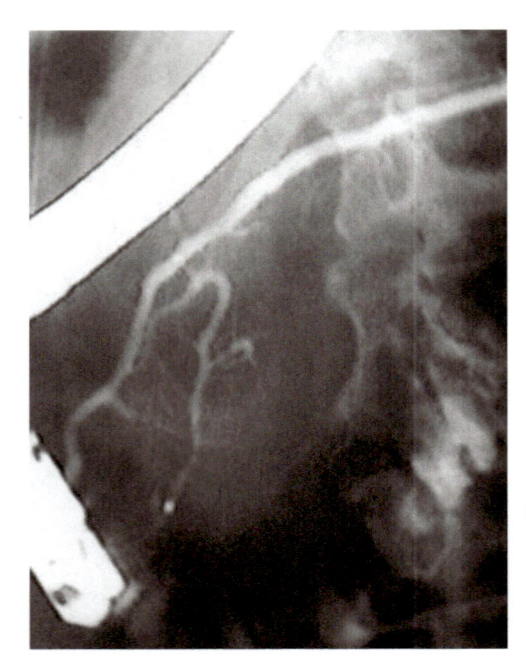

Fig. 35-41. Ducto pancreático em pâncreas *divisum* incompleto – nota-se tênue ligação entre os ductos dorsal e ventral.

Na anatomia dos ductos pancreáticos pode-se observar grande variabilidade, resultado de formação anormal durante o período embrionário. A maior parte destas variações não possui significado clínico, sendo identificada como achado diagnóstico.

O pâncreas anular[9] é um prolongamento de tecido pancreático normal que circunda a segunda porção duodenal (Fig. 35-40). A origem embrionária desta variação não é bem estabelecida. Quando presente, o segmento de pâncreas anular possui um ducto correspondente, que normalmente está conectado ao ducto pancreático principal, mas que pode desembocar, diretamente, na luz duodenal.

O ducto acessório pode-se apresentar com vários graus de supressão, podendo inclusive estar ausente. Quando presente, o ducto acessório pode não se comunicar com o ducto pancreático principal, ou ainda, não alcançar a papila menor. Estas variações são relativamente comuns e podem ocorrer em 10 e 30% da população, respectivamente (Fig. 35-41).

REFERÊNCIAS BIBLIOGRÁFICAS

1. Ferrari AP. Colangiopancreatografia retrógrada endoscópica. In: Ferrari AP (Ed.). Técnicas em endoscopia digestiva. Rio de Janeiro: Rubio. 2010; p. 165-93.
2. Kim TU, Kim S, Lee JW, Woo SK, Lee TH, Choo KS et al. Ampulla of Vater: comprehensive anatomy, MR imaging of pathologic conditions, and correlation with endoscopy. Eur J Radiol. 2008;66(1):48-64.
3. Petersen BT. Diagnostic pancreatography. In: Ginsberg GG (Ed.). Clinical gastrointestinal endoscopy. Diagnostic pancreatography. Philadelphia: Elsevier Saunders; 2005. p. 605-16.
4. Huang TL, Cheng YF, Chen CL, Chen TY, Lee TY. Variants of the bile ducts: clinical application in the potential donor of living-related hepatic transplantation. Transpl Proc. 1996;128:1669-1670.
5. Fogel EL. Diagnostic cholangiography. In: Ginsberg GG (Ed.). Clinical gastrointestinal endoscopy. Diagnostic cholangiography. Philadelphia: Elsevier Saunders; 2005. p. 581-604.
6. Sivak M. The normal retrograde pancreatogram and cholangiogram. In: Sivak MV (Ed.). Gastroenterologic endoscopy. The normal retrograde pancreatogram and cholangiogram. Philadelphia: WB Saunders; 2000.
7. Rodrigues RA, Ferrari AP. Vias biliar e pancreática normais. In: Ferrari AP (Ed.). Atlas de endoscopia digestiva. Rio de Janeiro: Rubio; 2009. p. 146-50.
8. Kozu T, Suda K, Toki F. Pancreatic development and anatomical variation. Gastrointest Endosc Clin N Am. 1995;5(1):1-30.
9. Sandrasegaran K, Patel A, Fogel EL et al. Annular pancreas in adults. AJR Am J Roentgenol. 2009;193(2):455-60.

CÁLCULOS

César Augusto da Fonseca Lima Amorim ▪ Huang Ling Fang
Marcelo Soares Neves ▪ Monica Soldan

INTRODUÇÃO

Em países ocidentais, como o Brasil, cerca de 90% dos casos de coledocolitíase resultam da passagem de um cálculo formado na vesícula biliar pelo ducto cístico (coledocolitíase secundária), processo que ocorre em cerca de 8-18% dos pacientes que são submetidos à colecistectomia.[1] Os cálculos originados na vesícula biliar são de colesterol (amarelos) (Fig. 36-1a) ou pigmentares pretos (Fig. 36-1b). No restante dos casos, ocorre formação de cálculos no próprio colédoco (coledocolitíase primária), em geral quando ocorre dilatação e estase por obstrução crônica, como em casos de estenoses, por exemplo. Os cálculos primários do colédoco resultam da estase e infecção biliar secundária: são constituídos em especial por pigmento biliar, por causa da desconjugação bacteriana da bilirrubina, dando origem aos cálculos pigmentados castanhos (Fig. 36-1c).[2] Finalmente, ainda há os cálculos ditos como residuais – que ocorrem em até dois anos após colecistectomia, decorrentes provavelmente de cálculos já presentes previamente, ainda que assintomáticos.[3]

APRESENTAÇÃO E DIAGNÓSTICO

Em boa parte dos pacientes os cálculos passam despercebidos e de forma assintomática pelos ductos biliares e são descobertos apenas por exames complementares. Todavia, em alguns casos, podem determinar obstrução parcial ou transitória, e muitos migram até serem expelidos de forma espontânea pela papila de Vater.[4,5] Durante tais obstruções passageiras, o paciente pode apresentar dor tipo cólica, no quadrante superior direito e/ou epigástrio, acompanhada de icterícia e colúria transitórias. As duas formas graves de apresentação incluem a pancreatite aguda e a colangite.[1,3,6]

Exame físico pode ajudar a identificar achados de síndrome colestática, assim como os exames laboratoriais estarão alterados na dependência do nível de obstrução ductal, com alterações do hepatograma. O diagnóstico deve ser confirmado por exames de imagem.[1,3,6,7]

A ultrassonografia abdominal (USG) é um exame de baixo custo e bastante disponível, sendo geralmente a primeira ferramenta diagnóstica. Pode visualizar dilatação da via biliar e, em alguns casos, a própria presença de cálculos nas vias biliares.[8] Porém, a acurácia da USG para identificar coledocolitíase é menor que 50%, principalmente em razão da interposição de alças intestinais. Portanto, a USG, como exame isolado para detectar coledocolitíase, é de baixa sensibilidade (26,1-36%), apesar de especificidade alta (98-100%).[9] A tomografia de abdome é outra opção, mas também apresenta limitações, especialmente na identificação de cálculos pequenos. A colangiorressonância (CPRM) apresenta valores de sensibilidade e especificidade de 85-93% e 90-99% respectivamente, e é considerada um bom exame de imagem para coledocolitíase.[9,10] Sua maior desvantagem é detectar cálculos menores de 5 mm, em especial em casos de via biliar fina e em pacientes com cálculos em colédoco distal.[10] Finalmente, a ultrassonografia endoscópica (USE) tem sido comparada à CPRM, com maior sensibilidade (89-93%) e especificidade semelhante (96-100%). A USE é o método com melhor rendimento para cálculos menores que 5 mm, com sensibilidade acima de 90% nesses casos.[9,11,12]

A colangiopancreatografia retrógrada endoscópica (CPRE), apesar ser utilizada como tradicional método diagnóstico, tem sido cada vez mais utilizada com propósito terapêutico. As técnicas disponíveis incluem a papilotomia endoscópica (esfincterotomia) ou dilatação da papila, com posterior remoção dos cálculos com auxílio de balão ou cesta extratora (*basket*). Há ainda a opção de litotripsia mecânica ou a litotripsia eletro-hidráulica/*laser* assistida por colangioscopia em casos selecionados.[13,14]

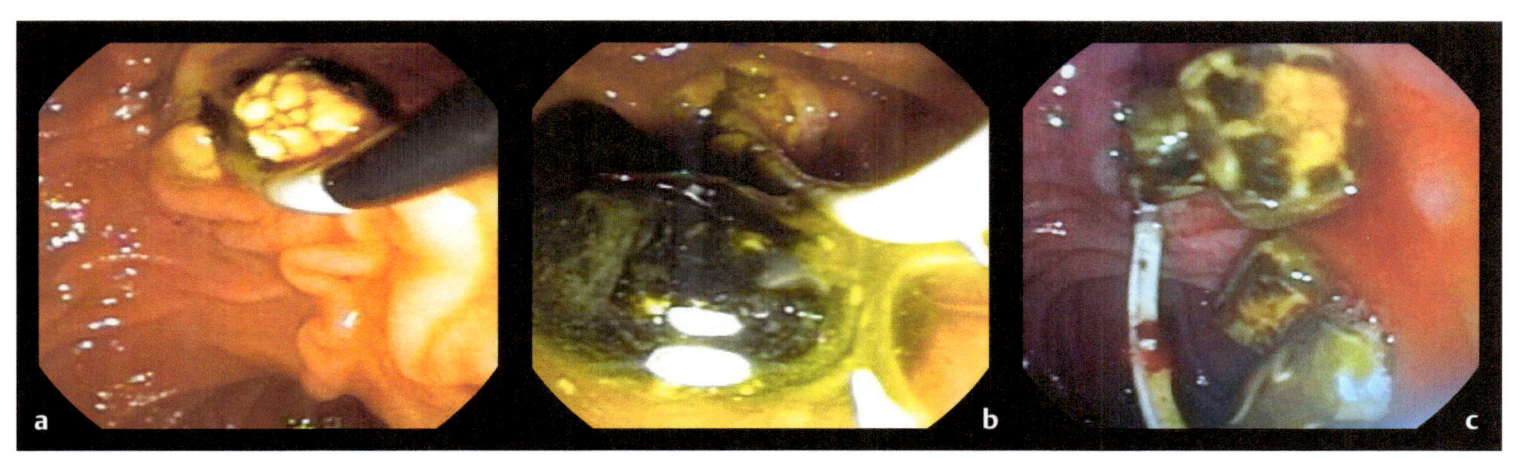

Fig. 36-1. (a) Imagem endoscópica de cálculos pigmentados. (b) Cálculo pigmentado escuro. (c) Cálculo amarelo de origem vesicular.

Avaliação de Litíase de Acordo com a Dificuldade de Tratamento

Quando não houver uma condição clínica maior que impeça a abordagem terapêutica, a coledocolitíase idealmente deve ser sempre tratada, mesmo quando assintomática, pelo risco de complicações potencialmente graves, como colangite e pancreatite aguda.[1,4,6]

Cerca de 85-90% dos cálculos biliares podem ser retirados com um balão extrator (Figs. 36-2 e 36-3) ou *basket* (Fig. 36-4) após uma papilotomia, podendo ser associado à dilatação com balão hidrostático.[1,3,6] Este tem sido um método que tem facilitado a remoção de cálculos maiores, sem que haja necessidade de realização de litotripsia mecânica, que, além de ter maior custo, demanda maior tempo de procedimento (Figs. 36-5 e 36-6). As complicações decorrentes da dilatação da papila de Vater, hemorragia e perfuração, podem ser reduzidas se alguns cuidados forem observados, como tamanho do colédoco distal, que deve ser semelhante ao calibre do balão utilizado para dilatação (variação do calibre dos balões estão entre 10 a 20 mm).[15] É importante observar condições clínicas do paciente em relação a discrasias sanguíneas e hipertensão arterial importante que podem resultar em maior risco de hemorragia pós-procedimento.

São considerados cálculos "simples" aqueles de pequeno tamanho (geralmente menores que 1,0 cm), onde a relação cálculo e diâmetro do colédoco é favorável, ou seja, cálculos menores que o diâmetro do ducto (Fig. 36-7). Isto facilita a remoção e permite que o mesmo seja retirado com menor risco de complicação.[1]

Por outro lado, cálculos em que a retirada não é factível com essas medidas iniciais são considerados cálculos "difíceis". Entram nesse cenário os cálculos ditos como gigantes (> 15 mm) (Fig. 36-8), relação cálculo × diâmetro do colédoco desfavorável (cálculos maiores que o ducto) (Fig. 36-9), cálculos intra-hepáticos (Fig. 36-10), cálculos acima de estenoses – especialmente as complexas, (por exemplo, na colangite esclerosante), cálculos em anatomia distorcida (por exemplo, cirurgia em Y de Roux), angulação da via biliar distal < 135 graus, cálculos com formatos de barris e longos (Fig. 36-11), cálculos em ducto cístico (Fig. 36-12) e múltiplos cálculos (Figs. 36-13 a 36-16).[1,14,15] Em situações onde não se consigam remover os cálculos, uma alternativa é a colocação de prótese plástica antes de uma segunda tentativa de abordagem ou mesmo de uma intervenção cirúrgica. A ideia é que a prótese possa reduzir o número de cálculos e mesmo o tamanho deles, facilitando a tentativa de remoção dos mesmos cerca de três meses depois – ainda que o mecanismo proposto não seja completamente entendido. Alguns trabalhos mais recentes colocam que as próteses metálicas totalmente recobertas também possam ser uma opção nesses casos.[1]

A síndrome de Mirizzi consiste na obstrução seja do ducto hepático comum ou do colédoco, secundária à compressão extrínseca decorrente da impactação de cálculos no ducto cístico ou no infundíbulo da vesícula. Pode acontecer em diferentes níveis e atualmente é classificada em cinco tipos (Fig. 36-17). Portanto, é importante a percepção se o cálculo está fora do eixo e da luz do hepatocolédoco, pois resultaria na falsa impressão de tratar-se de cálculo de difícil remoção, com várias passagens de *basket* ou balão extrator sem sucesso (Figs. 36-18 a 36-21). A resolução tradicional é cirúrgica na maior parte dos casos. Todavia, às vezes, é possível o tratamento por via endoscópica desde que seja factível a entrada do fio-guia e cateter pelo cístico, direcionando o cálculo para a vesícula. Após a dilatação do cístico e introdução do *basket* para litotripsia mecânica podem ser realizadas fragmentação e posterior remoção dos fragmentos do cálculo.[16]

A importância da CPRE na síndrome de Mirizzi está na desobstrução da via biliar, por meio da drenagem com prótese, evitando complicações pré-cirúrgicas, como colangite, e facilitando abordagem cirúrgica (Figs. 36-22 e 36-23). A prótese deverá ser removida na cirurgia ou mesmo posteriormente por via endoscópica.

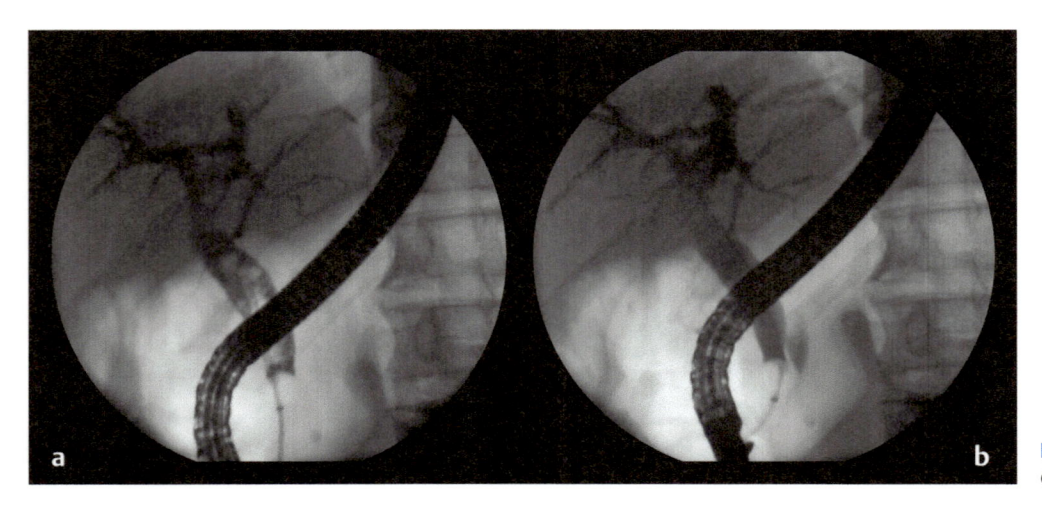

Fig. 36-2. (a, b) Cálculos e lama biliar retirados com balão extrator.

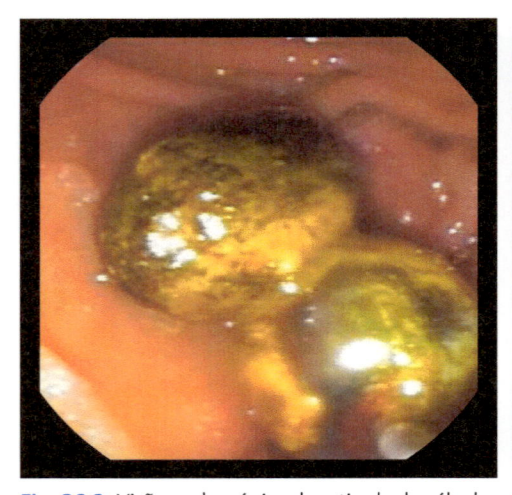

Fig. 36-3. Visão endoscópica da retirada de cálculo pequeno com balão extrator.

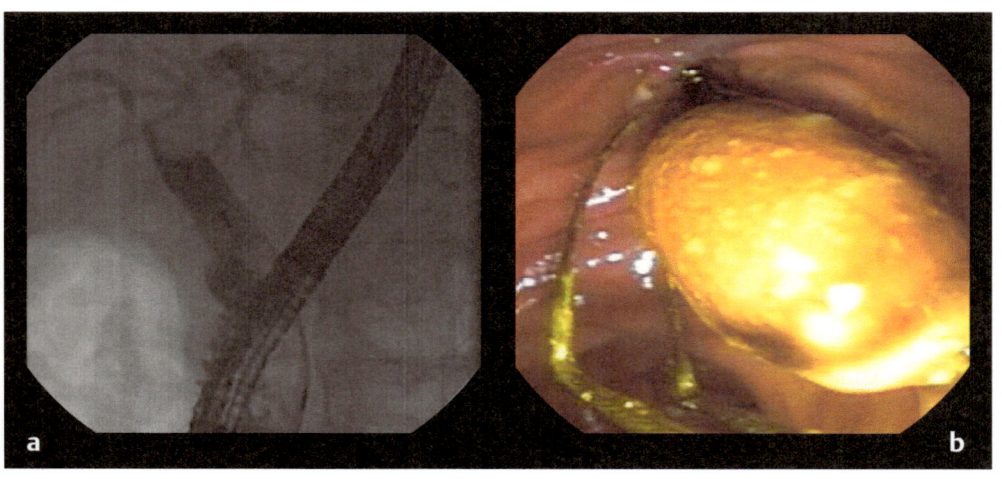

Fig. 36-4. (a) Imagem colangiográfica da retirada de cálculo com *basket*. (b) Imagem endoscópica da retirada de cálculo com *basket*.

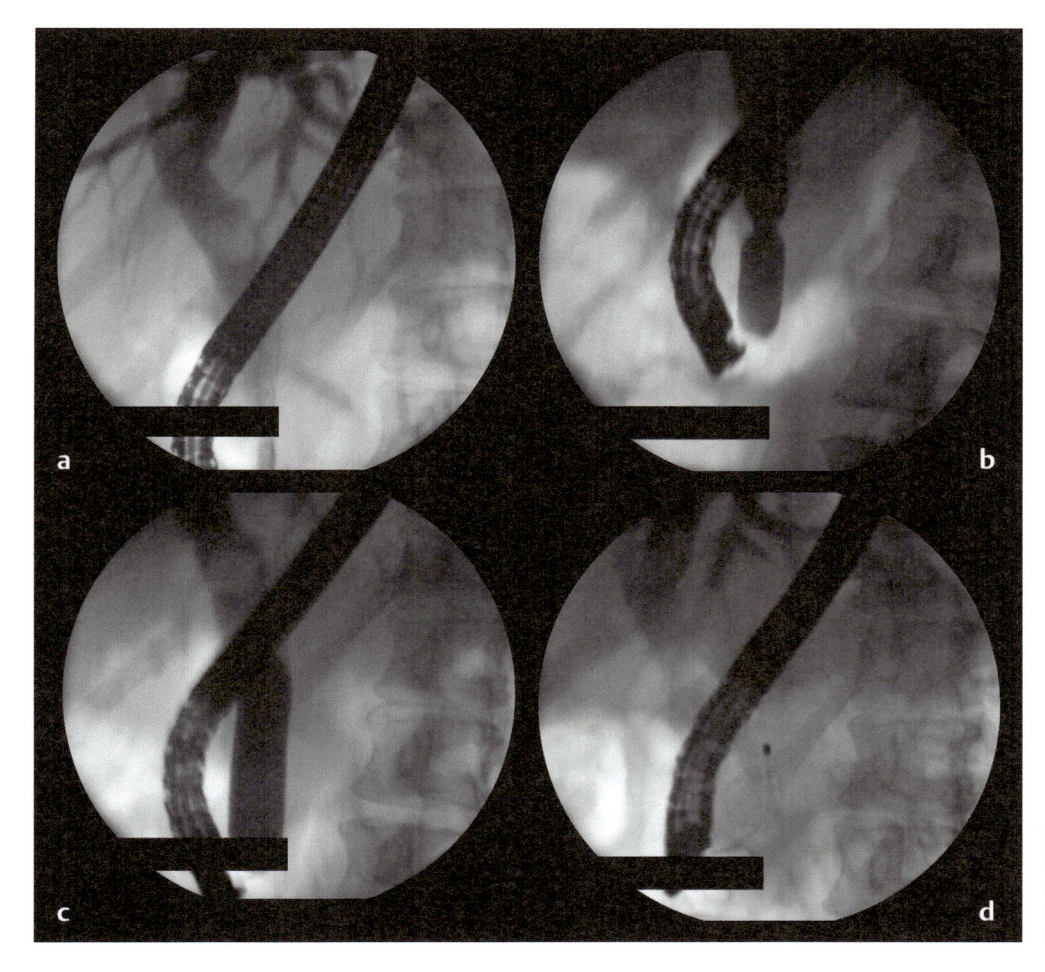

Fig. 36-5. (**a**) Coledocolitíase. (**b**) Balão dilatador ainda com "cintura" para auxiliar na retirada do cálculo. (**c**) Balão dilatador sem "cintura" para auxiliar na retirada do cálculo. (**d**) Uso de *basket* sequencialmente para retirada do cálculo.

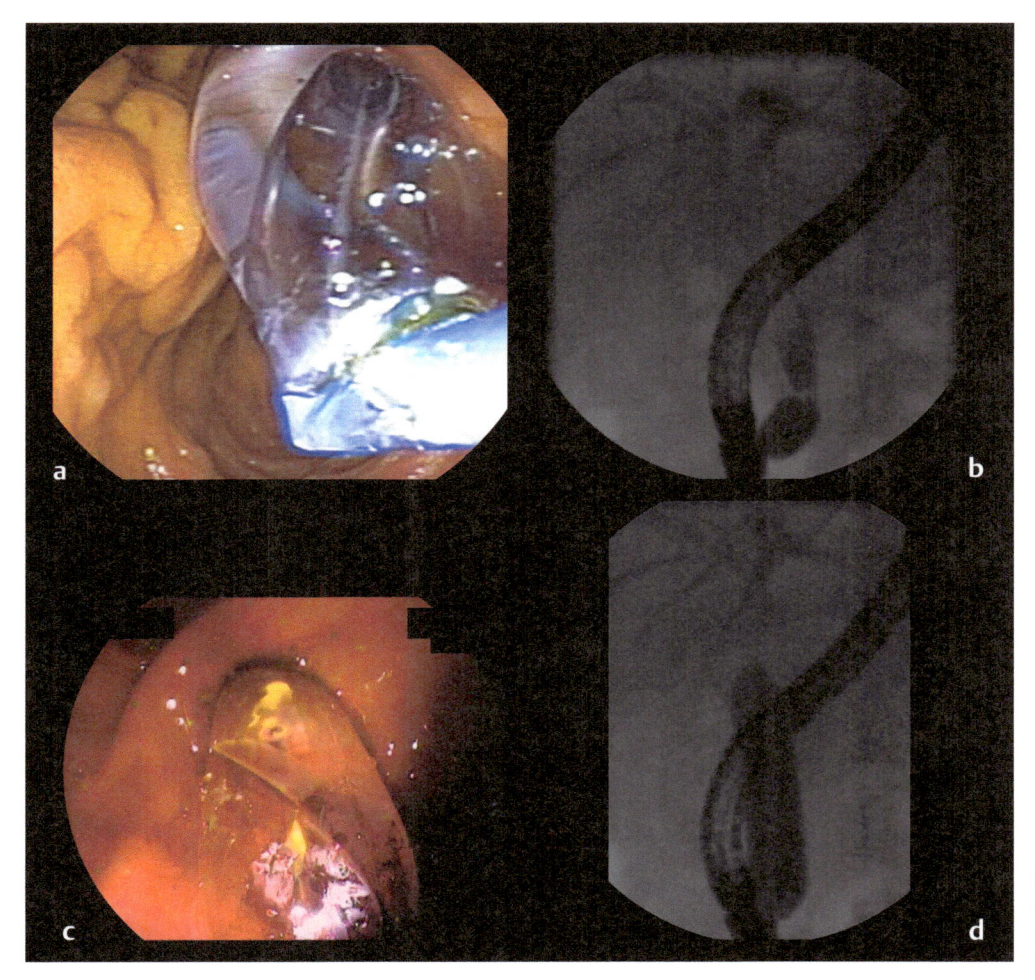

Fig. 36-6. (**a**, **b**) Balão dilatador em enchimento na papila para retirada de cálculo. (**c**, **d**) Balão dilatador totalmente insuflado na papila para retirada de cálculo

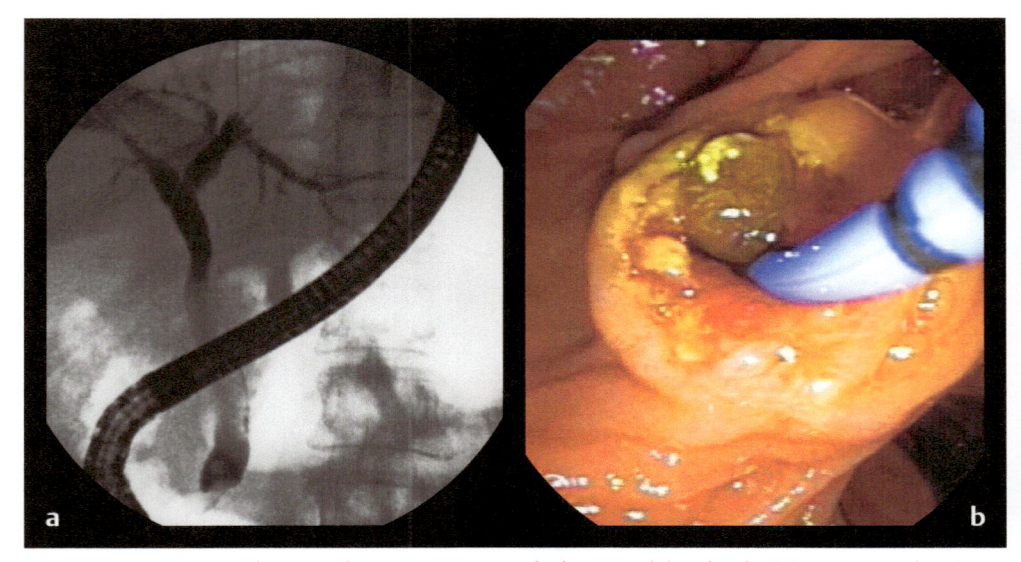

Fig. 36-7. (a) Imagem colangiográfica com pequeno cálculo em via biliar distal e (b) imagem endoscópica com retirada do cálculo com balão extrator.

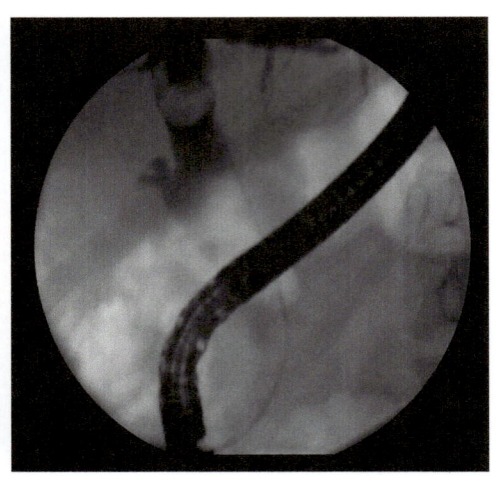

Fig. 36-8. Cálculo grande em via biliar proximal.

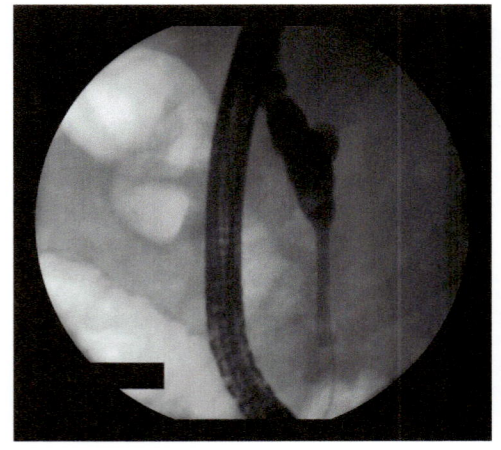

Fig. 36-9. Desproporção de cálculo × via biliar.

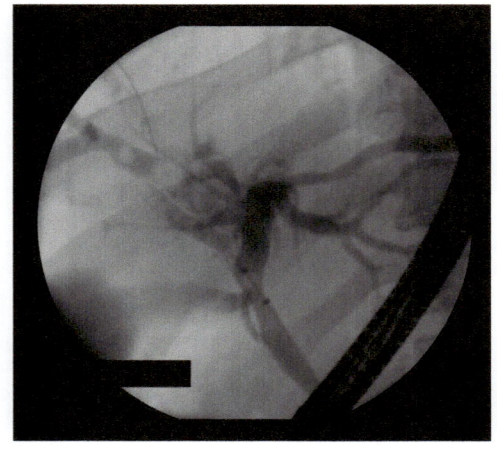

Fig. 36-10. Cálculo intra-hepático.

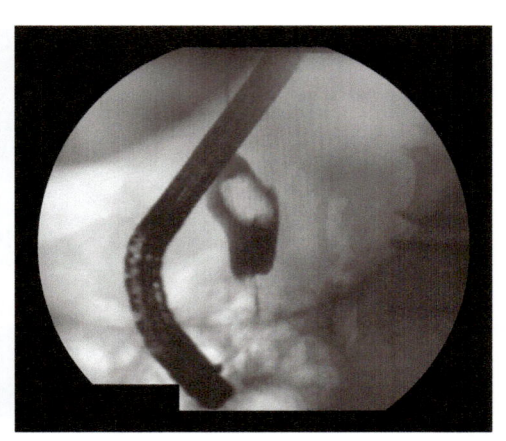

Fig. 36-11. Cálculo em barril.

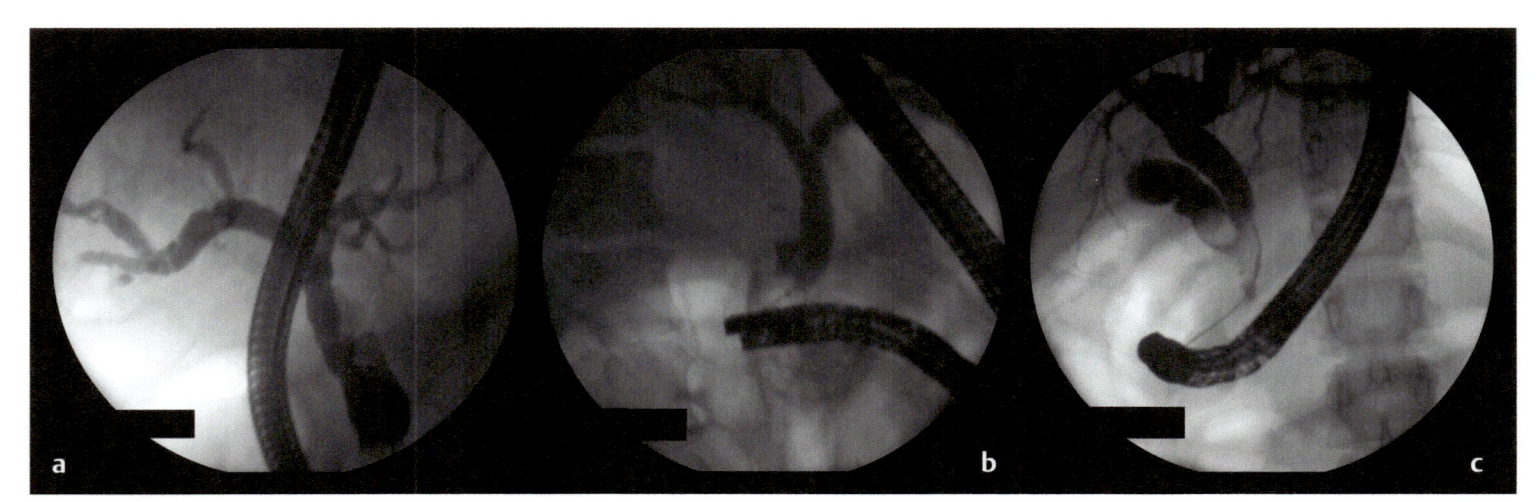

Fig. 36-12. (a, b) Cálculo no cístico. (c) Cálculo no infundíbulo.

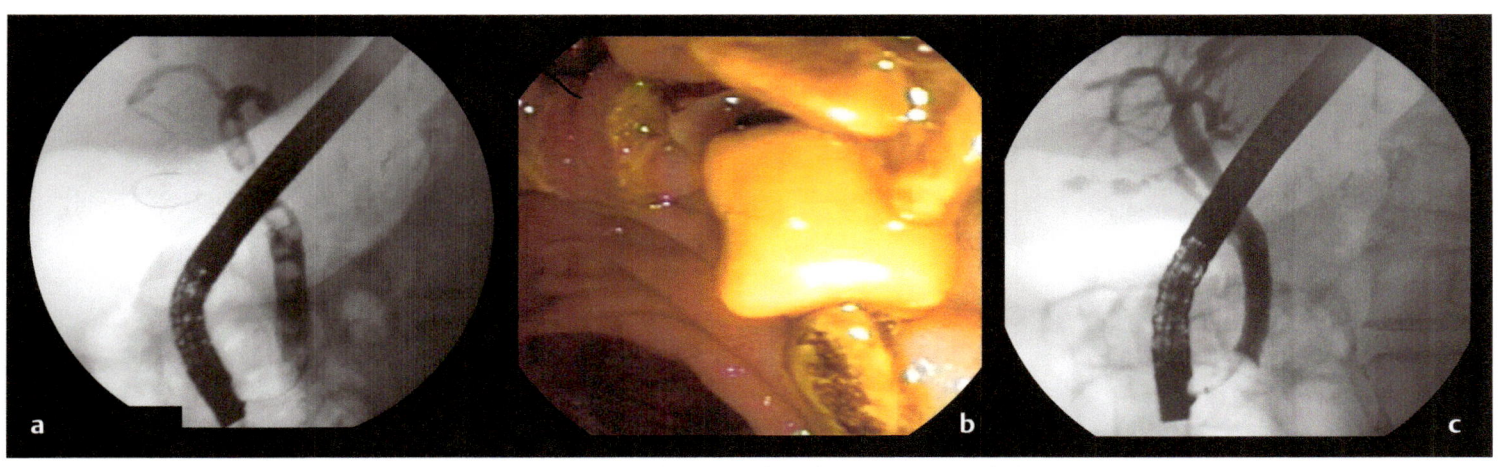

Fig. 36-13. (a) Múltiplos cálculos em colédoco. (b) Visão endoscópica da retirada dos cálculos. (c) Visão radiológica após remoção com balão extrator.

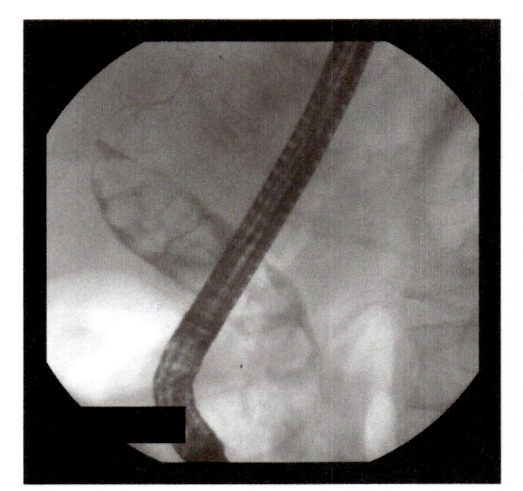

Fig. 36-14. Múltiplos cálculos em colédoco.

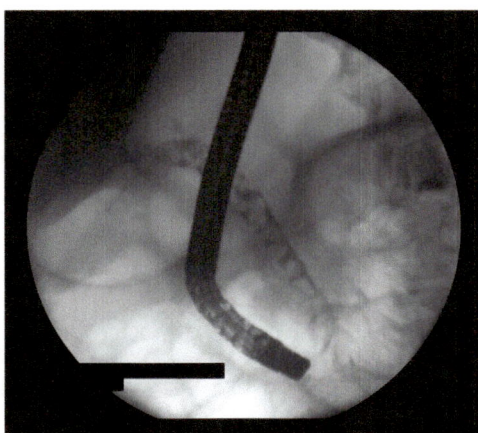

Fig. 36-15. Múltiplos cálculos no colédoco.

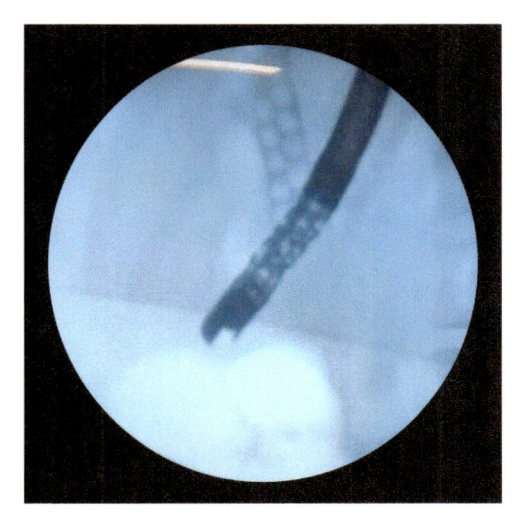

Fig. 36-16. Cálculos "enfileirados".

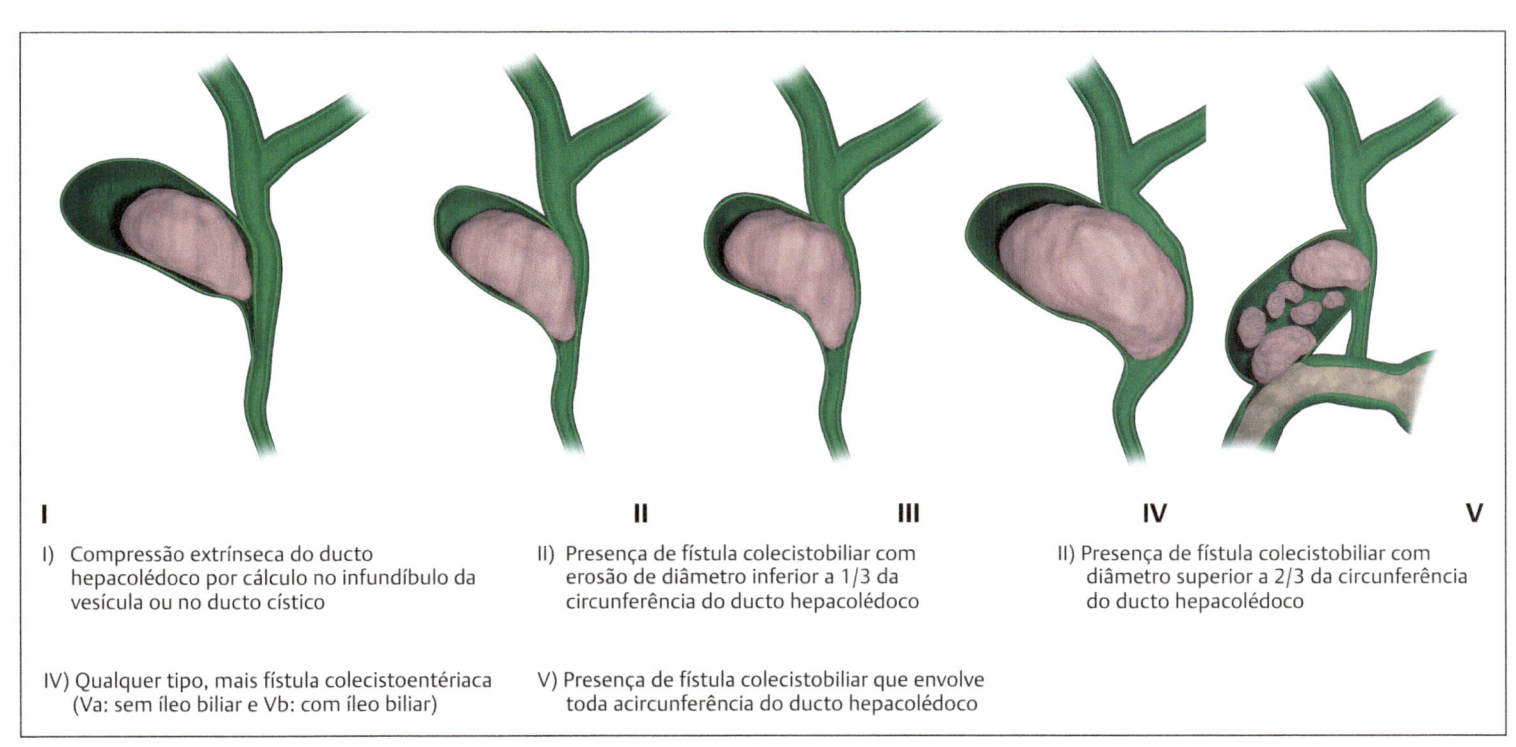

I

I) Compressão extrínseca do ducto hepacolédoco por cálculo no infundíbulo da vesícula ou no ducto cístico

II   III

II) Presença de fístula colecistobiliar com erosão de diâmetro inferior a 1/3 da circunferência do ducto hepacolédoco

IV   V

II) Presença de fístula colecistobiliar com diâmetro superior a 2/3 da circunferência do ducto hepacolédoco

IV) Qualquer tipo, mais fístula colecistoentériaca (Va: sem íleo biliar e Vb: com íleo biliar)

V) Presença de fístula colecistobiliar que envolve toda acircunferência do ducto hepacolédoco

Fig. 36-17. Classificação da Síndrome de Mirizzi.

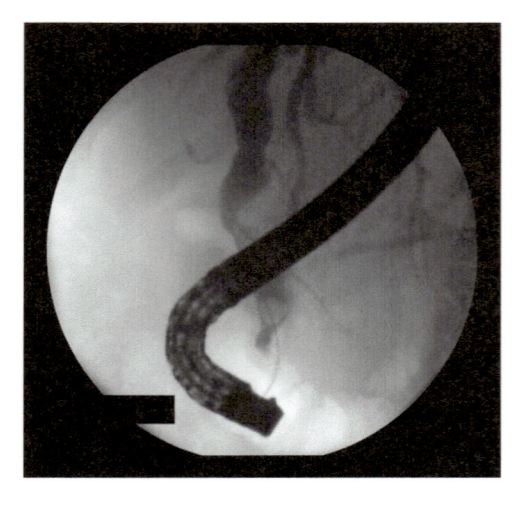

Fig. 36-18. Síndrome de Mirizzi + coledocolitíase.

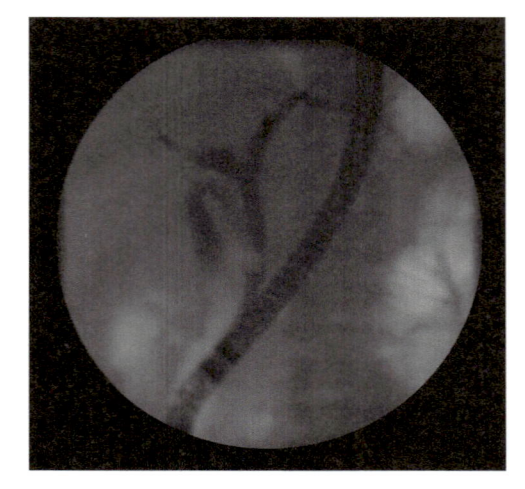

Fig. 36-19. Síndrome de Mirizzi.

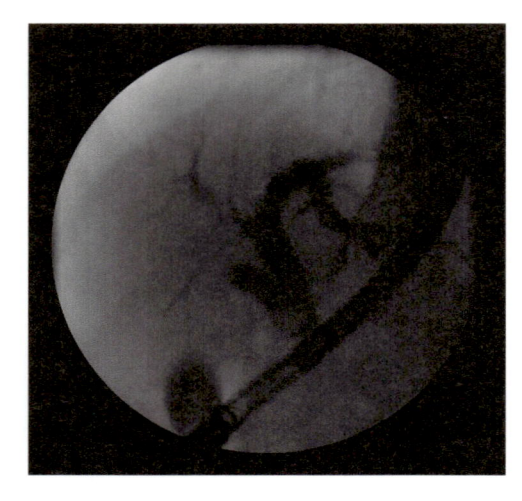

Fig. 36-20. Síndrome de Mirizzi.

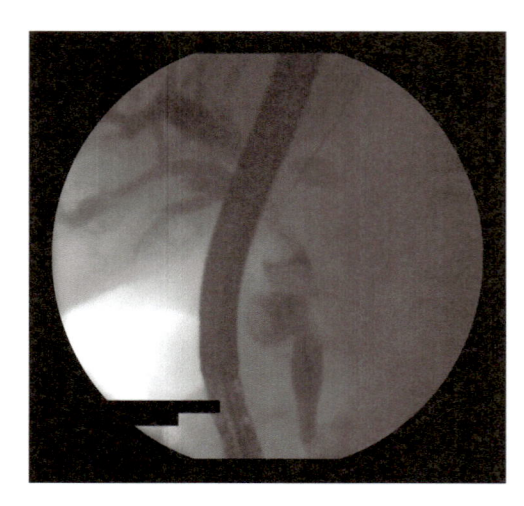

Fig. 36-21. Síndrome de Mirizzi.

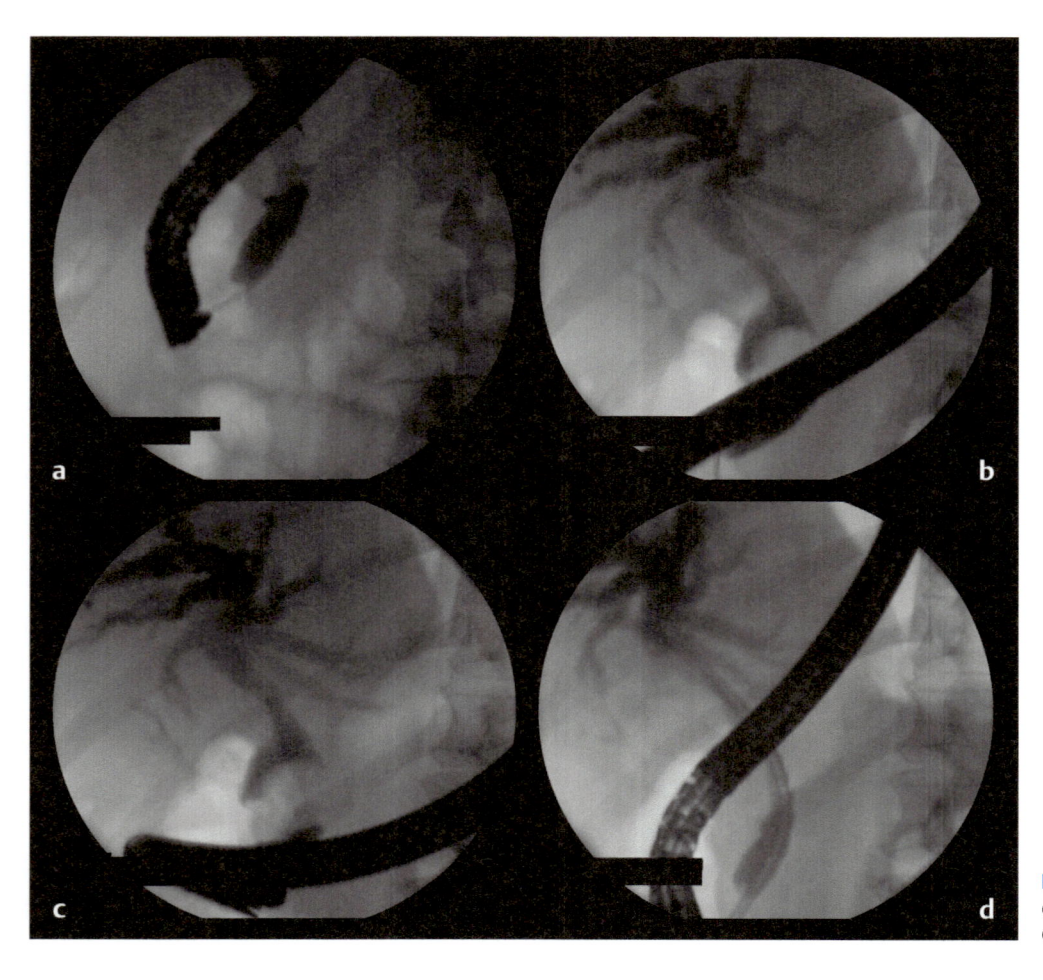

Fig. 36-22. (a, b) Síndrome de Mirizzi com grande compressão da via biliar. (c, d) Síndrome de Mirizzi com drenagem da via biliar com prótese plástica.

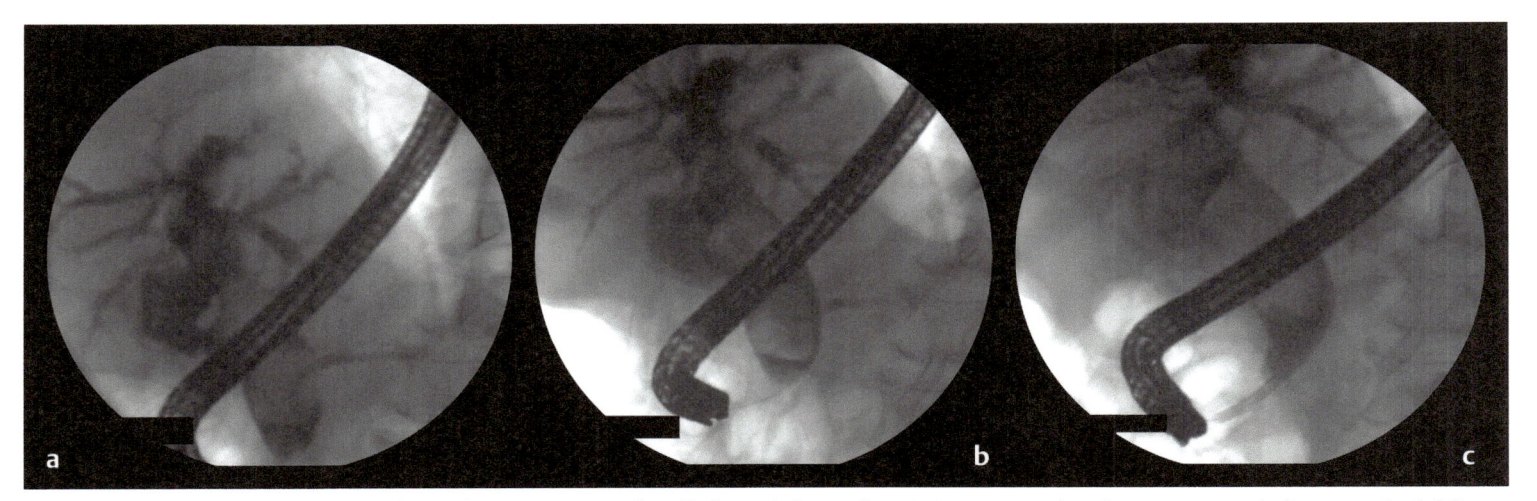

Fig. 36-23. (a, b) Grandes cálculos + síndrome de Mirizzi. (c) Grandes cálculos + síndrome de Mirizzi: passagem de prótese para garantir drenagem da via biliar.

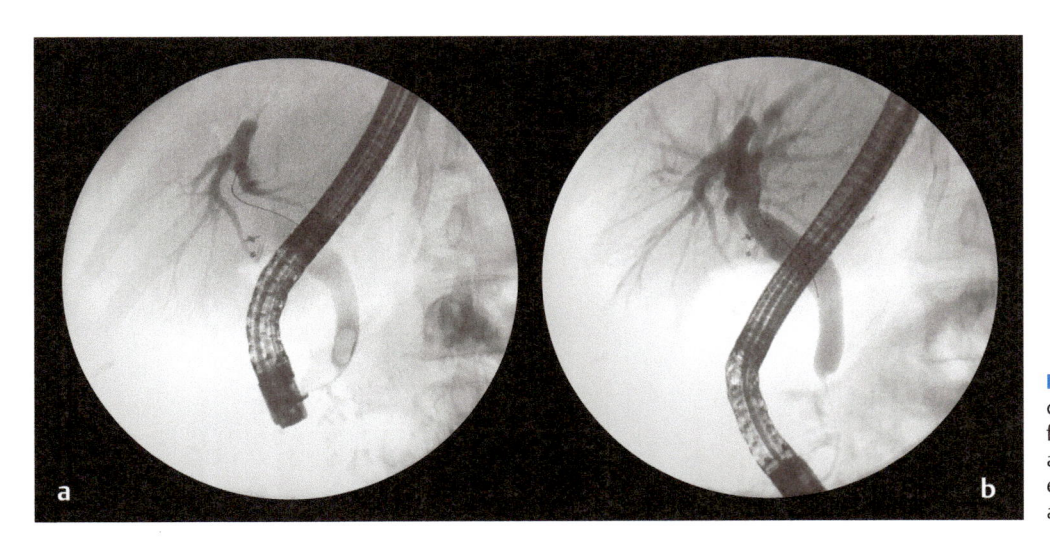

Fig. 36-24. (a) Imagem "falsa" de cálculo – bolha de ar; repare formato muito bem definido da falha de enchimento. (b) Imagem colangiográfica após "aspiração" do contraste e nova injeção – evidenciando desaparecimento da "falsa" imagem anterior.

Técnicas de Avaliação de Litíase nas Vias Biliares

Alguns cuidados durante a execução da CPRE ajudam na avaliação correta da coledocolitíase. A colangiografia da via biliar deve ser feita após completa remoção de ar dos acessórios e da seringa, evitando o falso diagnóstico de coledocolitíase resultante de bolhas de ar. Além disso, o uso de contraste pouco diluído pode dificultar a visualização de cálculos. De qualquer forma, ajuda no diagnóstico diferencial o fato de que as bolhas de ar apresentam formas mais arredondadas, bem definidas, com mudança de tamanhos na manipulação e aspiráveis, ao contrário dos cálculos geralmente mais facetados (Fig. 36-24). Outras falhas de enchimento que podem eventualmente confundir com os cálculos são coágulos de sangue ou mesmo vermes. Finalmente, defeitos de enchimento estáticos, ainda que possam lembrar o formato de cálculos, devem sempre ser avaliados quanto à possibilidade de lesões vegetantes, tumores ou massas. Exames radiológicos prévios em geral ajudam na avaliação dessa possibilidade.

O estudo colangiográfico deve ser sempre feito com atenção, principalmente nos casos com múltiplos cálculos ou após de litotripsia mecânica com multifragmentação. Da mesma forma, é mandatória a drenagem da via biliar nos casos de retirada incompleta dos cálculos por causa do risco de colangite aguda pós-procedimento, já que se trata de via biliar manipulada e com drenagem inadequada.

O decúbito ventral ou dorsal evita a superposição de imagens da árvore biliar à radioscopia e permite melhor avaliação principalmente das vias biliares intra-hepáticas. Outra ferramenta que pode auxiliar é a mobilização do duodenoscópio, retirando-o do campo da radioscopia e, logo, evitando que ele impeça a visualização adequada do colédoco.

REFERÊNCIAS BIBLIOGRÁFICAS

1. Manes G, Paspatis G, Aabakken L, Anderloni A, Arvanitakis M, Ah-Soune P et al. Endoscopic management of CBD stones: European Society of Gastrointestinal Endoscopy (ESGE) guideline. Endoscopy. 2019 May;51(5):472-491.
2. Tazuma S. Gallstone disease: Epidemiology, pathogenesis, and classification of biliary stones (common bile duct and intrahepatic). Best Pract Res Clin Gastroenterol. 2006;20(6):1075-1083.
3. Ferrari Jr AP. Atlas de endoscopia digestiva. 2. ed. Rio de Janeiro: Rubio; 2009. p. 151-174.
4. ASGE Standards of Practice Committee, Maple JT, Ikenberry SO, Anderson MA, Appalaneni V, Decker GA, et al. The role of endoscopy in the management of choledocholithiasis. Gastrointest Endosc. 2011;74(4):731-44.
5. Frossard JL, Hadengue A, Amouyal G, Choury A, Marty O, Giostra E et al. Choledocholithiasis: a prospective study of spontaneous common bile duct stone migration. Gastrointest Endosc. 2000;51(2):175-179.
6. ASGE Standards of Practice Committee, Maple JT, Ben-Menachem T, Anderson MA, Appalaneni V, Banerjee S et al. The role of endoscopy in the evaluation of suspected choledocholithiasis. Gastrointest Endosc. 2010;71(1):19.
7. Freitas ML, Bell RL, Duffy AJ. Choledocholithiasis: evolving standards for diagnosis and management. World J Gastroenterol. 2006;12:3162-3167.
8. Stott MA, Farrands PA, Guyer PB, Dewbury KC, Browning JJ, Sutton R. Ultrasound of the common bile duct in patients undergoing cholecystectomy. J Clin Ultrasound. 1991;19(2):73-6.
9. Melo CG, Mignone Neto C, Pereira ER, De Campos T, Moricz A, Oliveira MB, et al. Coledocolitíase: da suspeita ao diagnóstico. Arq Med Hosp Fac Cienc Med Santa Casa (São Paulo). 2017;62(1):35-41.
10. Liu TH, Consorti ET, Kawashima A, Ernst RD, Black CT, Greger PH, et al. The efficacy of magnetic resonance cholangiography for the evaluation of patients with suspected choledocholithiasis before laparoscopic cholecystectomy. Am J Surg. 1999;178(6):480-4.

11. Meeralam Y, Al-Shammari K, Yaghoobi M. Diagnostic accuracy of EUS compared with MRCP in detecting choledocholithiasis: a meta-analysis of diagnostic test accuracy in head-to-head studies. Gastrointest Endosc. 2017;86:986-993.
12. Kondo S, Isayama H, Akahane M, Toda N, Sasahira N, Nakai Y et al. Detection of common bile duct stones: comparison between endoscopic ultrasonography, magnetic resonance cholangiography, and helical-computed-tomographic cholangiography. Eur J Radiol. 2005;54(2):271–5.
13. Easler JJ, Sherman S. Endoscopic Retrograde Cholangiopancreatography for the management of common bile duct stones and gallstone pancreatitis. Gastrointest Endosc Clin N Am. 2015;25(4):657-75.
14. Trikudanathan G, Navaneethan U, Parsi MA. Endoscopic management of difficult common bile duct stones. World J Gastroenterol. 2013 Jan 14;19(2):165-173.
15. Artifon ELA. Endoscopic retrograde cholangiopancreatography (ERCP) for difficult common bile duct stones. Rev Col Gastroenterol. 2011;26(2).
16. Sakai P, Ishioka S, Maluf Filho F. Moura EGH, Martins BC. Tratado de Endoscopia Digestiva Diagnóstica e Terapêutica: vias biliares e Pâncreas – 3. São Paulo: Atheneu; 2015. p. 95-103.

ESTENOSE BENIGNA BILIAR

Silvia Mansur Reimão Seletti ▪ Fernanda Prata Martins

INTRODUÇÃO

A colangiopancreatografia retrógrada endoscópica (CPRE) tem papel importante no diagnóstico e tratamento das afecções benignas da via biliar. A principal causa de estenose benigna é a iatrogenia pós-procedimentos cirúrgicos. As causas mais comuns serão discutidas nos próximos tópicos deste capítulo.

PÓS-OPERATÓRIO

Lesão da via biliar durante a colecistectomia pode resultar em formação de estenose. Ocorre em 0,1 a 0,5% dos casos nas cirurgias abertas e em 0,25 a 1% nas laparoscópicas.

As estenoses diagnosticadas precocemente estão associadas à fístula por trauma e têm resposta mais favorável ao tratamento endoscópico, enquanto as estenoses que têm apresentação mais tardia estão relacionadas com a lesão isquêmica e necrose.

O tratamento endoscópico geralmente é feito com múltiplas próteses plásticas em série durante um ano, com sucesso de 74 a 90% dos casos e recorrência de 30% em dois anos após a remoção das próteses. Estenoses mais distais (Bismuth I e II) estão associadas a melhores taxas de sucesso quando comparadas às estenoses mais proximais (Bismuth III).

PÓS-TRANSPLANTE HEPÁTICO

Estenose da anastomose biliar ocorre em 15 a 20% dos pacientes submetidos a transplante hepático ortotópico. O resultado da terapia endoscópica é bastante variável, e alguns aspectos do tratamento ainda não estão bem estabelecidos. Em pacientes transplantados, 80% das estenoses ocorrem na anastomose (Figs. 37-1 a 37-5).

Estenose precoce da anastomose, ocorrida no primeiro mês após o transplante, tem indicação de dilatação e colocação de prótese, e o resultado é alcançado em 3 meses.

O tratamento de estenoses tardias pode requerer terapia prolongada e repetitiva, de 12 a 24 meses, com dilatação e uso de próteses metálicas ou plásticas.

A dilatação associada ao uso de prótese é mais efetiva do que a dilatação isolada, com sucesso em 70 a 100% dos casos (Figs. 37-2 e 37-4).

Estenoses não anastomóticas, resultantes principalmente de trombose da artéria hepática ou outra forma de isquemia), têm menor resposta à endoscopia, em até 50%.

Martins *et al.* mostraram que, em relação à resolução da estenose, o tratamento com prótese metálica tem resultados semelhantes ao com próteses plásticas. Além do mais, o uso da prótese metálica relaciona-se com menor custo e número de procedimentos.

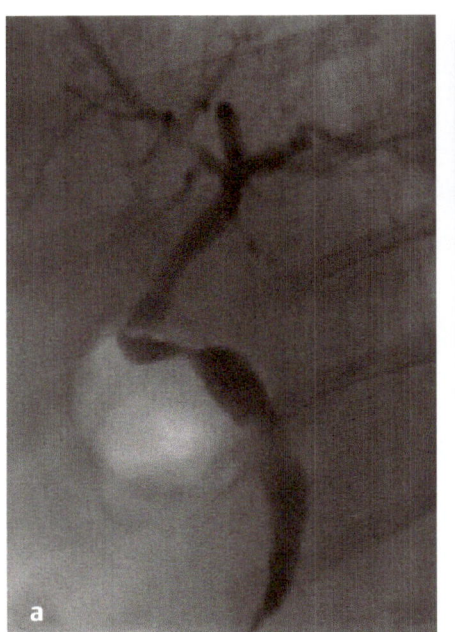

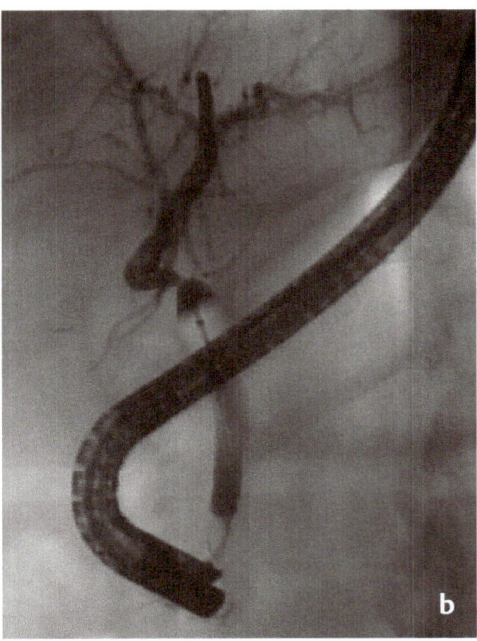

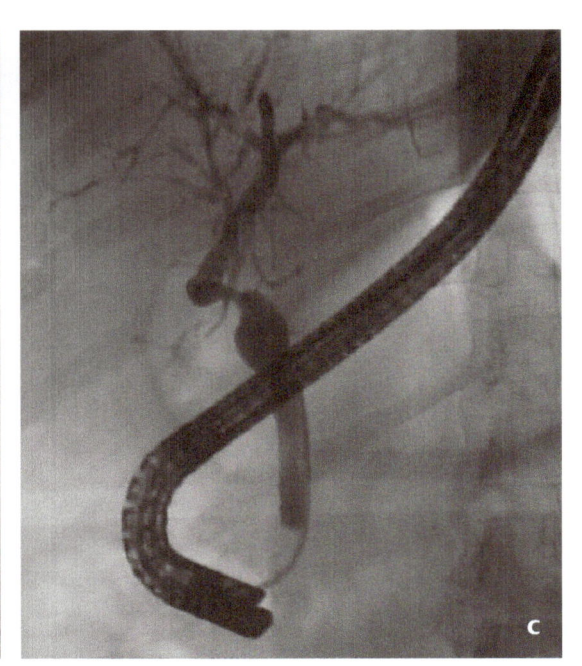

Fig. 37-1. (a-c) Estenose da anastomose biliar pós-transplante hepático, mais evidente com colangiografia de oclusão *(Continua.)*

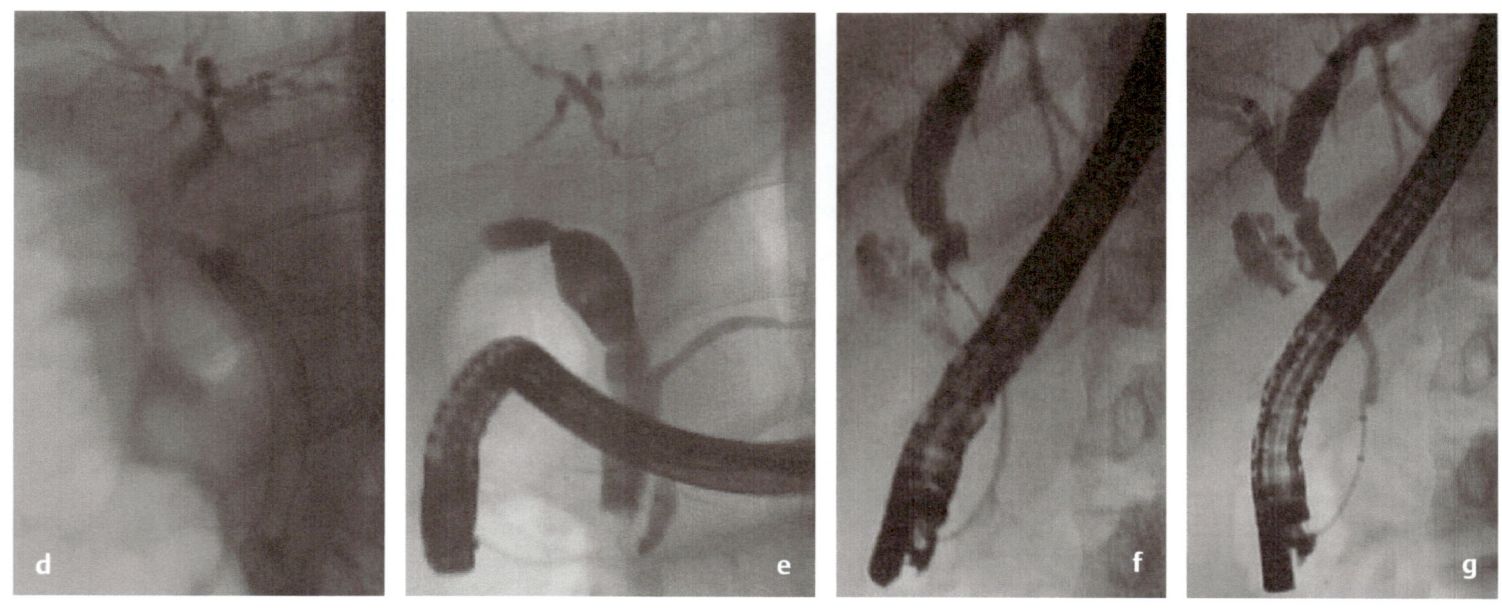

Fig. 37-1. *(Cont.)* (**d**). Uso de prótese metálica autoexpansível (**e-g**). Aspecto final após a retirada da prótese, mostrando resolução da estenose.

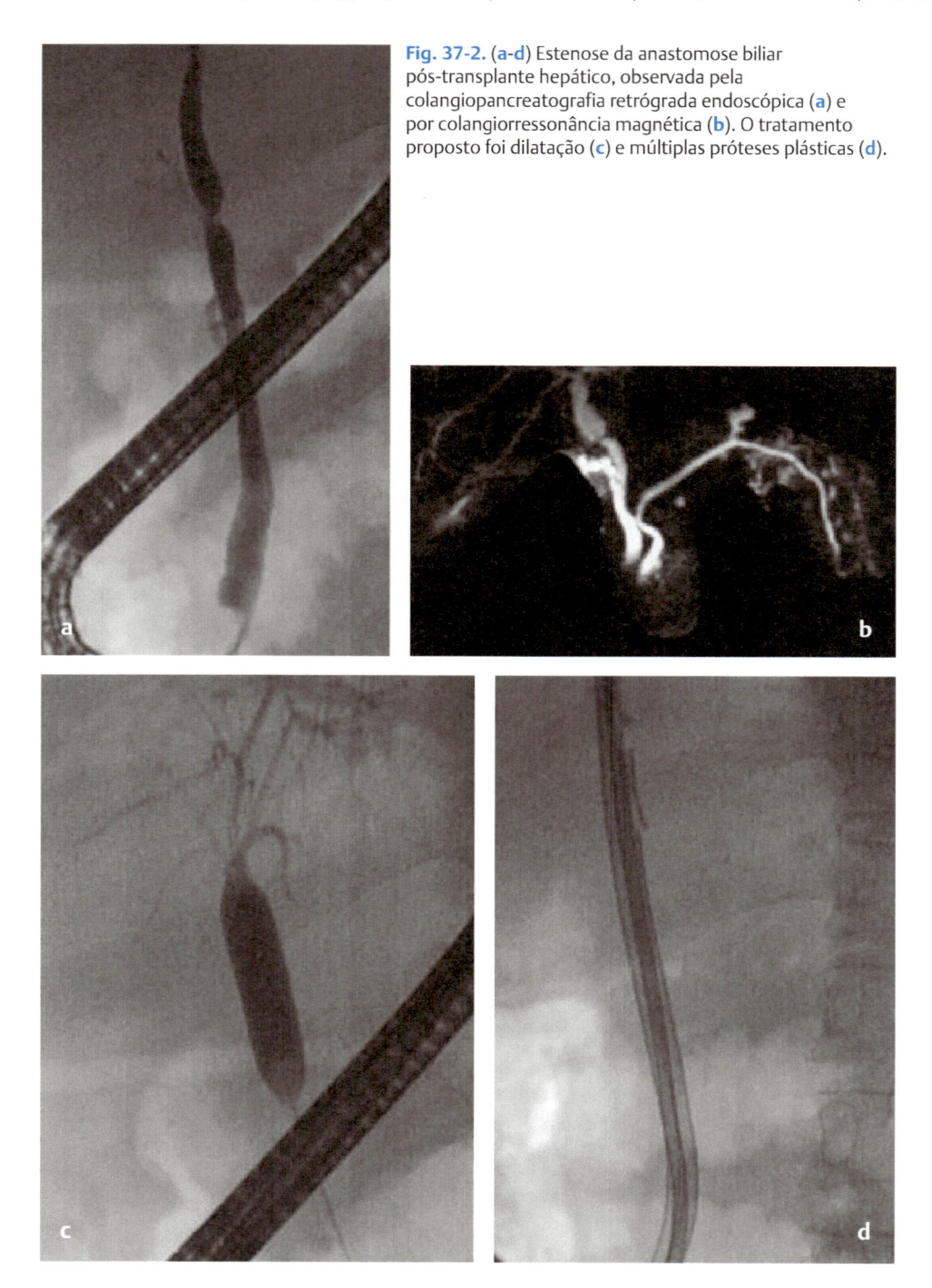

Fig. 37-2. (**a-d**) Estenose da anastomose biliar pós-transplante hepático, observada pela colangiopancreatografia retrógrada endoscópica (**a**) e por colangiorressonância magnética (**b**). O tratamento proposto foi dilatação (**c**) e múltiplas próteses plásticas (**d**).

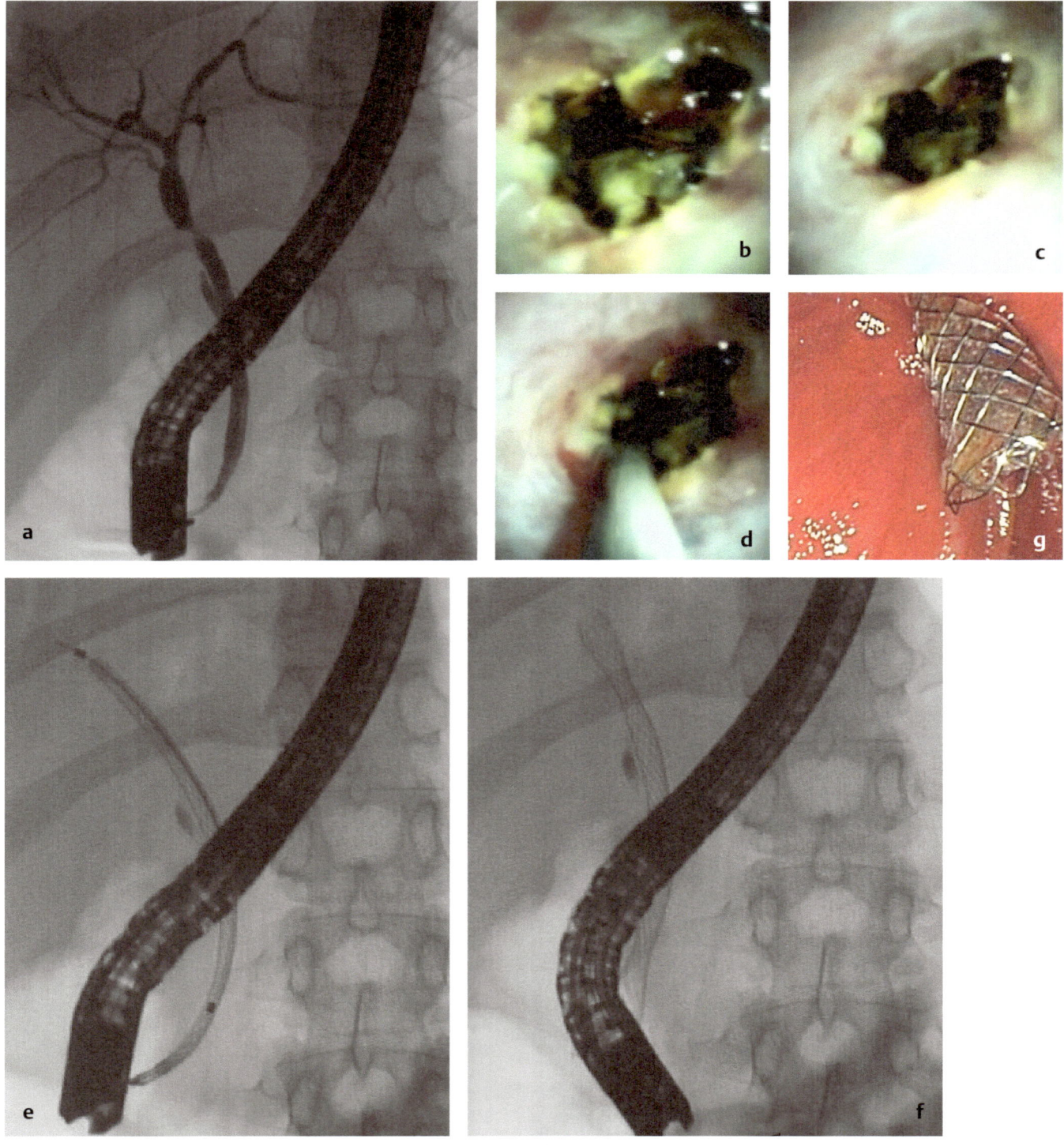

Fig. 37-3. (a-g) Estenose da anastomose biliar pós-transplante hepático, observada por CPRE (a) e por colangioscopia (b-d). Prótese metálica posicionada na via biliar (e) e aspecto final, após disparo – visão radiológica e endoscópica (f, g).

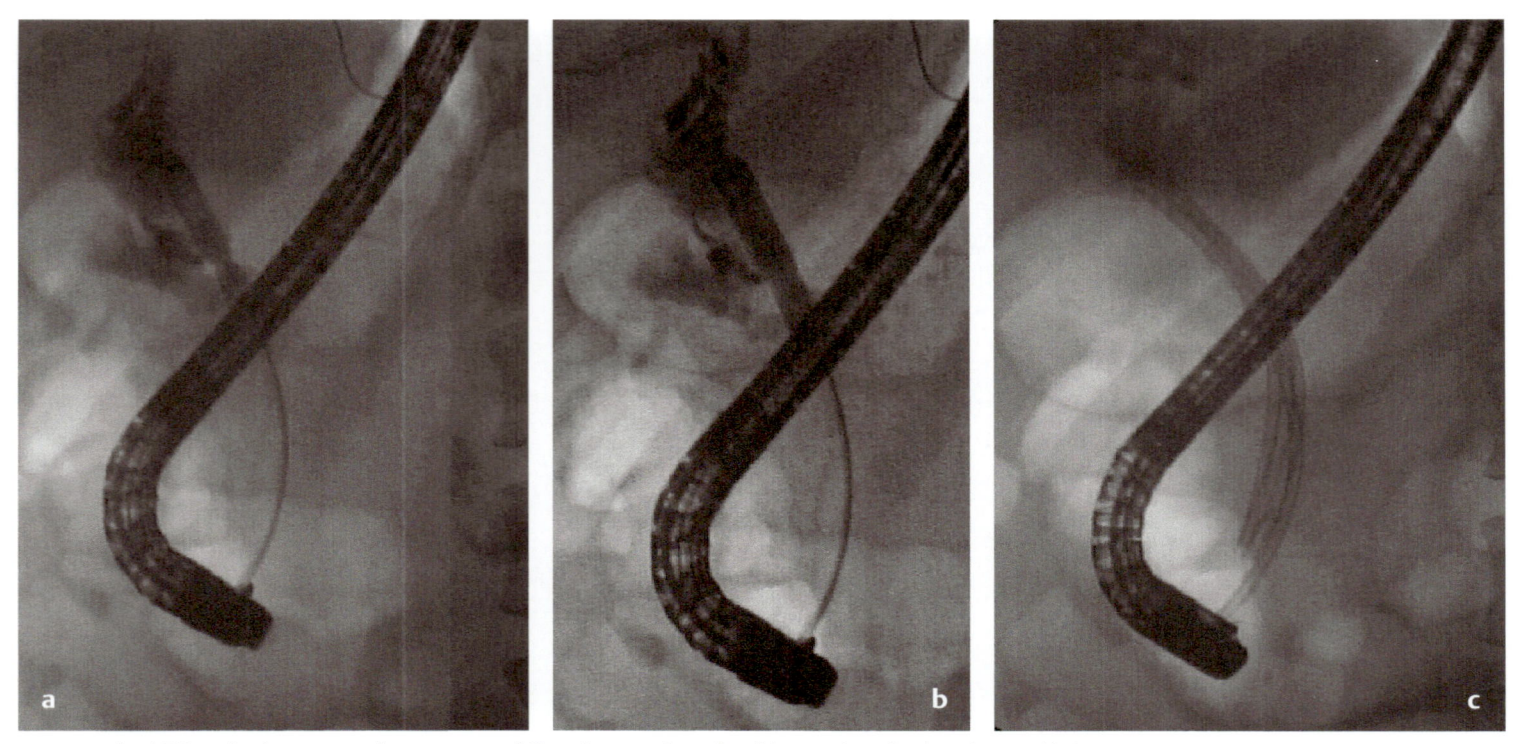

Fig. 37-4. (a-c) Dilatação da estenose da anastomose biliar pós-transplante hepático e colocação de próteses plásticas.

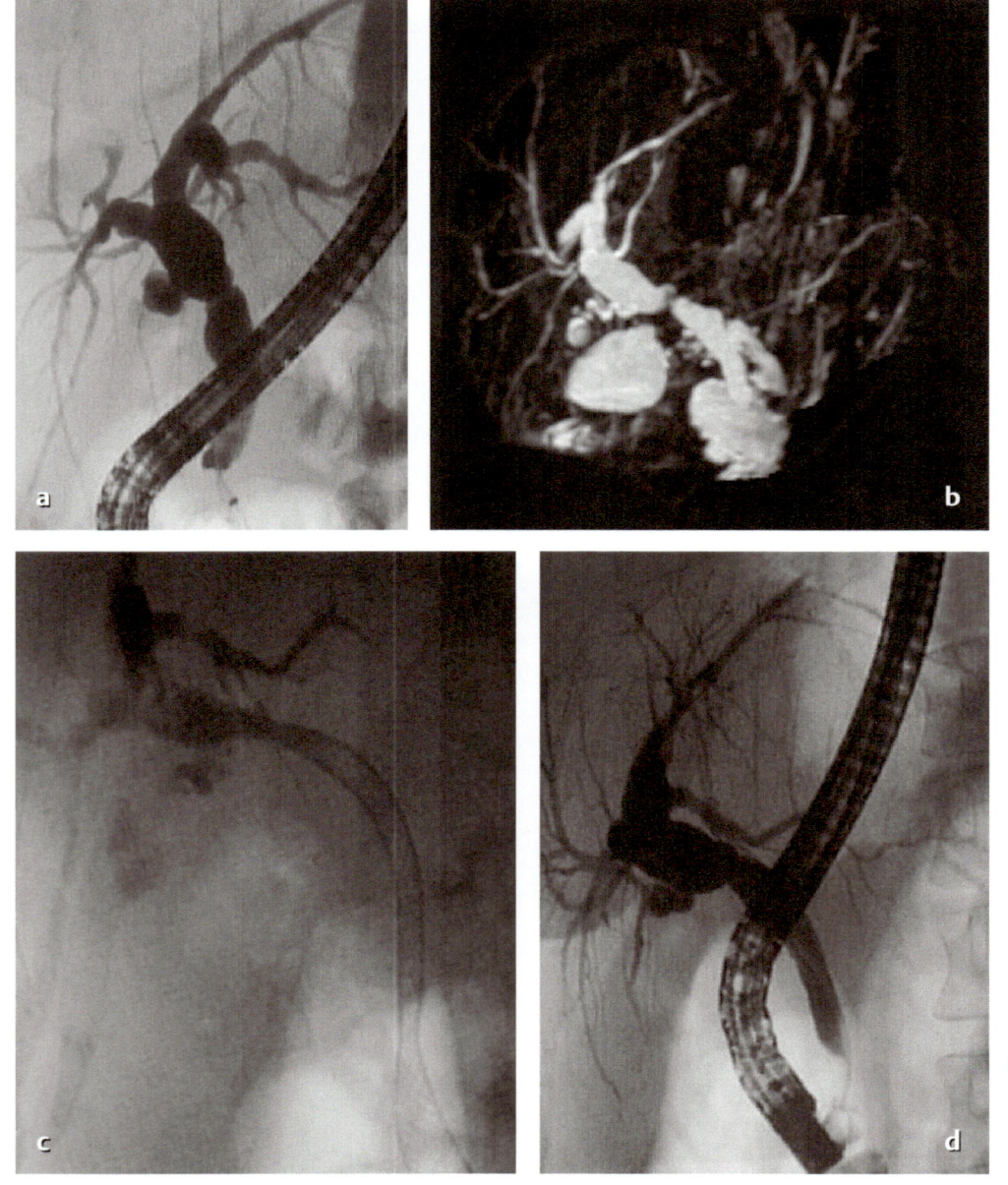

Fig. 37-5. (a-d) Estenose da anastomose biliar pós-transplante hepático, observada por CPRE (a) e por colangiorressonância magnética (b). Prótese metálica bem posicionada (c) e resultado com sucesso, após um ano (d).

COLANGITE ESCLEROSANTE PRIMÁRIA

O diagnóstico é feito pela demonstração de estenose multifocal e dilatação das vias biliares intra-hepáticas e/ou extra-hepáticas na colangiografia. A colangiorressonância por ressonância magnética substitui a CPRE por ser método não invasivo e com boa acurácia diagnóstica. Entretanto, o método endoscópico ainda tem indicações, principalmente quando:

- Exame para auxílio na confirmação diagnóstica quando a RM está inconclusiva.
- Excluir estenose em pacientes previamente estáveis com rápida piora clínica.
- Avaliação de colangiocarcinoma em casos de deterioração clínica abrupta.

A resposta à terapia endoscópica (dilatação com balão e/ou colocação de prótese) é boa e pode melhorar a sobrevida (Fig. 37-6).

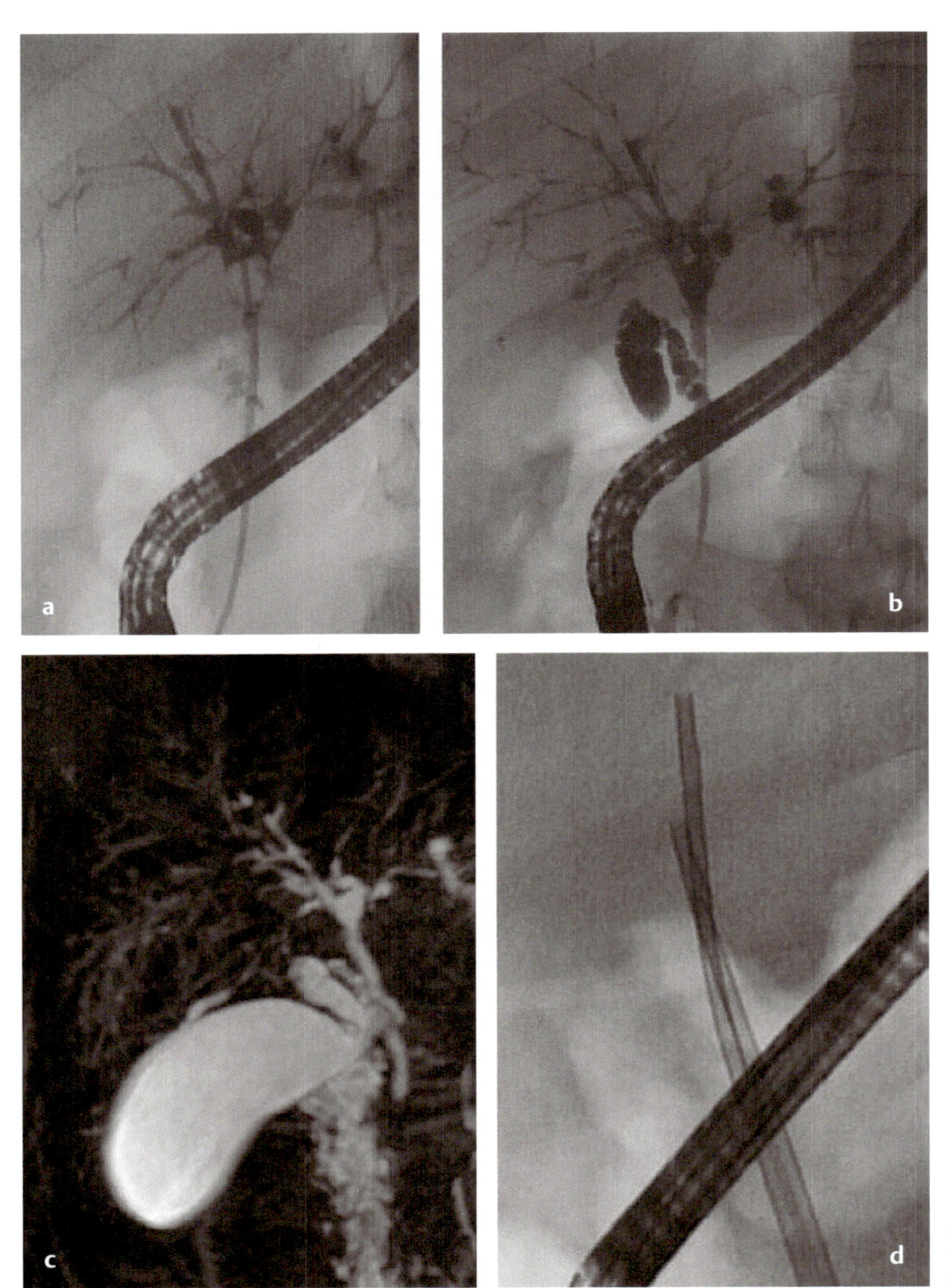

Fig. 37-6. (a-d) Colangite esclerosante primária. Tratamento da estenose dominante com próteses plásticas.

ESTENOSE BILIAR SECUNDÁRIA À PANCREATITE CRÔNICA

O sucesso da terapia endoscópica com uso de próteses plásticas varia de 10 a 32%, apesar de efeitos adversos como oclusão e migração serem frequentes (Fig. 37-7). O insucesso está relacionado principalmente com os casos com calcificação na cabeça do pâncreas. O uso de múltiplas próteses plásticas com troca a cada 3 meses tem-se mostrado superior ao uso de prótese única.

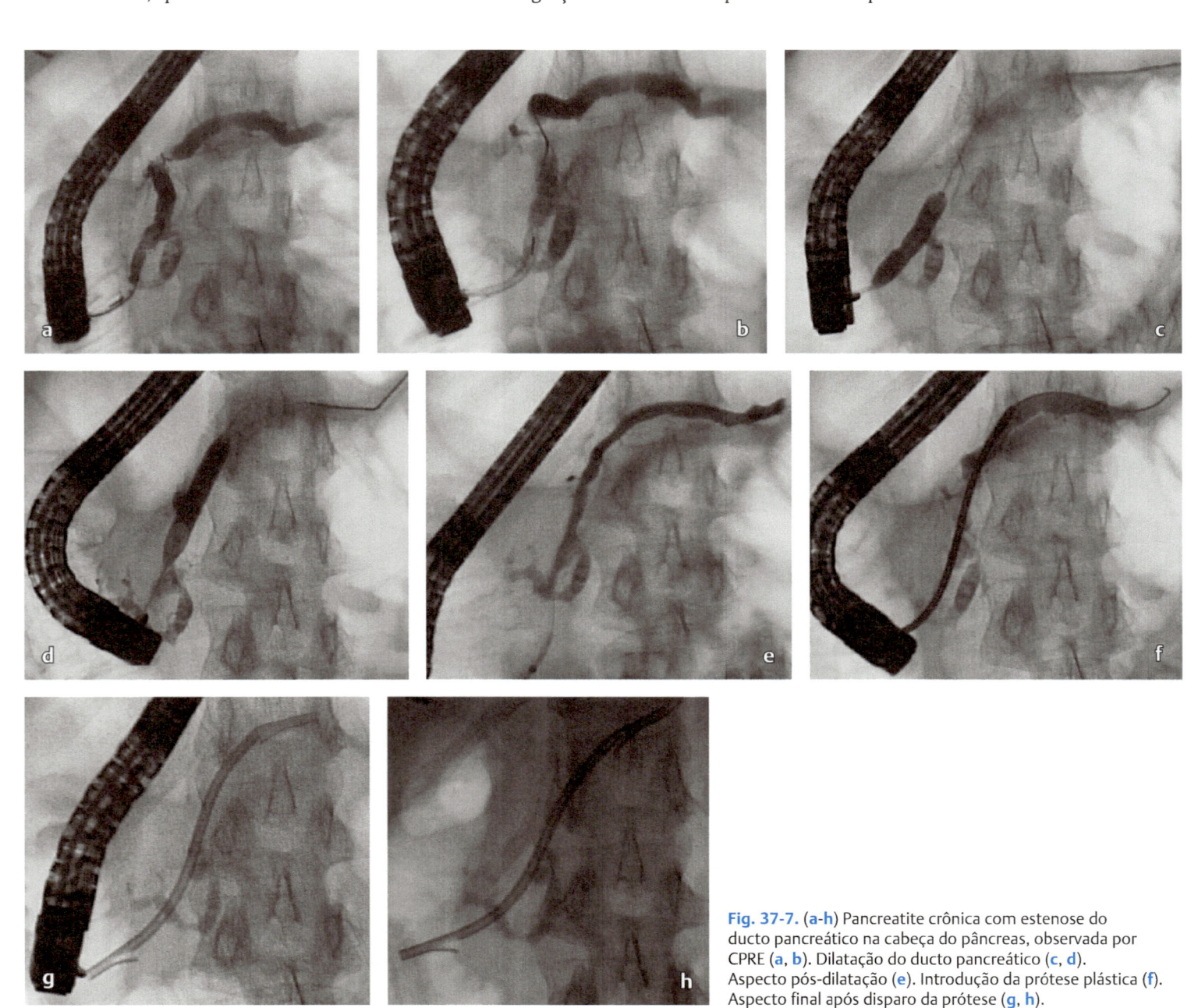

Fig. 37-7. (a-h) Pancreatite crônica com estenose do ducto pancreático na cabeça do pâncreas, observada por CPRE (a, b). Dilatação do ducto pancreático (c, d). Aspecto pós-dilatação (e). Introdução da prótese plástica (f). Aspecto final após disparo da prótese (g, h).

BIBLIOGRAFIA

ASGE Standards of Practice Committee, Chathadi KV, Chandrasekhara V, Acosta RD, Decker GA, Early DS et al. The role of ERCP in benign diseases of the biliary tract. ASGE Standards of Practice Committee. Gastrointest Endosc. 2015 Apr;81(4):795-803.

Catalano MF, Linder JD, George S, Alcocer E, Geenen JE. Treatment of symptomatic distal common bile duct stenosis secondary to chronic pancreatitis: comparison of single vs. multiple simultaneous stents. Gastrointest Endosc. 2004;60(6):945-52.

Costamagna G, Pandolfi M, Mutignani M, Spada C, Perri V. Long-term results of endoscopic management of postoperative bile duct strictures with increasing numbers of stents. Gastrointest Endosc. 2001;54(2):162-8.

Eickhoff A, Jakobs R, Leonhardt A, Eickhoff JC, Riemann JF. Endoscopic stenting for common bile duct stenoses in chronic pancreatitis: results and impact on long-term outcome. Eur J Gastroenterol Hepatol. 2001;13(10):1161-7.

Gluck M, Cantone NR, Brandabur JJ, Patterson DJ, Bredfeldt JE, Kozarek RA. A twenty-year experience with endoscopic therapy for symptomatic primary sclerosing cholangitis. J Clin Gastroenterol. 2008;42:1032-9.

Holt AP, Thorburn D, Mirza D, Gunson B, Wong T, Haydon G. A prospective study of standardized nonsurgical therapy in the management of biliary anastomotic strictures complicating liver transplantation. Transplantation. 2007;84:857-63.

Judah JR, Draganov PV. Endoscopic therapy of benign biliary strictures. World J Gastroenterol. 2007;13:3531-9.

Kahl S, Zimmermann S, Genz I, Glasbrenner B, Pross M, Schulz HU et al. Risk factors for failure of endoscopic stenting of biliary strictures in chronic pancreatitis: a prospective follow-up study. Am J Gastroenterol. 2003;98(11):2448-53.

Kassab C, Prat F, Liguory C, Meduri B, Ducot B, Fritsch J et al. Endoscopic management of post-laparoscopic cholecystectomy biliary strictures. Long-term outcome in a multicenter study. Gastroenterol Clin Biol. 2006;30:124-9.

Martins FP, De Paulo GA, Contini MLC, Ferrari AP. Metal versus plastic stents of anastomotic biliary strictures after liver transplantation: a randomized controlled trial. Gastrointest Endosc. 2018;87(1):131.e1-131.e13.

Pozsar J, Sahin P, Laszlo F, Forró G, Topa L. Medium-term results of endoscopic treatment of common bile duct strictures in chronic calcifying pancreatitis with increasing numbers of stents. J Clin Gastroenterol. 2004;38(2):118-23.

Singh S, Talwalkar JA. Primary sclerosing cholangitis: diagnosis, prognosis, and management. Clin Gastroenterol Hepatol. 2013;11:898-907.

Verdonk RC, Buis CI, Porte RJ, van der Jagt EJ, Limburg AJ, van den Berg AP et al. Anastomotic biliary strictures after liver transplantation: causes and consequences. Liver Transpl. 2006;12(5):726-35.

Zepeda-Gomez S, Baron TH. Benign biliary strictures: current endoscopic management. Nat Rev Gastroenterol Hepatol. 2011;8:573-81.

Zoepf T, Maldonado-Lopez EJ, Hilgard P, Malago M, Broelsch CE, Treichel U et al. Balloon dilatation vs. balloon dilatation plus bile duct endoprostheses for treatment of anastomotic biliary strictures after liver transplantation. Liver Transpl. 2006;12:88-94.

CAPÍTULO 38
ESTENOSE MALIGNA BILIAR

Flávio Hayato Ejima ▪ Bruno Chaves Salomão ▪ Lucas Santana Nova da Costa
Hugo Gonçalo Guedes ▪ Gustavo Werneck Ejima

INTRODUÇÃO

A estenose biliar maligna (EBM) é uma complicação comum das neoplasias que envolvem o sistema pancreatobiliar. As principais causas são o adenocarcinoma intraductal pancreático e o colangiocarcinoma, mas também pode ser causada por adenocarcinoma de papila, vesícula biliar, duodenal, linfoma e compressão extrínseca linfonodal.[1]

Infelizmente, ao diagnóstico, aproximadamente 70-80% dos casos são inoperáveis, sendo a sobrevida em 5 anos do câncer de pâncreas invasivo menor que 10%.[2] A estimativa estatística é que o câncer de pâncreas seja a segunda principal causa de morte oncológica, em 2030, com apenas 20-30% dos pacientes passíveis de tratamento cirúrgico.[3]

No caso do colangiocarcinoma, as taxas de sobrevida e diagnóstico tardio são semelhantes, em média de 3 a 9 meses. O tratamento para esses casos avançados é focado no controle e alívio dos sintomas, evitando complicações clínicas maiores.[4]

A abordagem diagnóstica das estenoses biliares inclui exames radiológicos e endoscópicos, com aumento da importância da endoscopia nos últimos anos. Mediante o uso da ecoendoscopia e da colangioscopia, é possível realizar estudo detalhado das vias biliares, além de aquisição de material para análise histológica.

As opções de tratamento paliativo para as EBM incluem abordagens cirúrgicas, percutâneas e endoscópicas, sendo cada vez mais utilizadas as técnicas minimamente invasivas e ainda mais recentemente as endoscópicas, principalmente a drenagem biliar por colangiopancreatografia retrógrada endoscópica (CPRE) e por ecoendoscopia.

A drenagem percutânea, apesar de ser igualmente eficaz, se mostrou mais cara e menos confortável para o paciente do que a drenagem endoscópica. Além do mais, a presença de um dreno externo percutâneo aumenta o risco de colangite, deslocamento do dreno, formação de fístulas, sangramento, dor local e desconforto.[1] Diante disso, a drenagem biliar endoscópica tornou-se a primeira escolha na abordagem da EBM sintomática.

Graças aos avanços no tratamento oncológico, os pacientes passaram a ter maior sobrevida, especialmente no câncer de pâncreas. Entretanto, a maioria ainda será submetida a tratamento paliativo. Por causa disso, o grande foco hoje são medidas minimamente invasivas, visando patência da via biliar com maior durabilidade, reduzindo assim o número de intervenções.[5]

ABORDAGEM DIAGNÓSTICA
EUS

A ecoendoscopia (ou ultrassonografia endoscópica) tem uma grande vantagem em relação aos demais exames de imagem para avaliação da obstrução biliar maligna que é o fato de ser um exame dinâmico, associar o ultrassom com a visão lateral endoscópica para avaliação da papila duodenal e ainda permitir a punção e coleta de células e tecidos, permitindo um diagnóstico definitivo citológico/histológico (Fig. 38-1). O benefício é ainda maior quando lidamos com lesões precoces, menores que 20 mm, onde a acurácia de métodos, como ressonância magnética e tomografia, diminuem. A ecoendoscopia permite ampla avaliação de lesões pequenas e de linfonodos sentinelas, tendo ótima acurácia para avaliação do pâncreas, papila duodenal, vias biliares extra-hepáticas, vesícula biliar e parede duodenal (Fig. 38-2). É um exame pouco mórbido e que não expõe o paciente à radiação. Além de sua capacidade diagnóstica, a ultrassonografia endoscópica ainda permite a drenagem biliar quando ocorre falha da CPRE, o que acontece em aproximadamente 5% dos casos.

Fig. 38-1. Imagem de ecoendoscopia evidenciando lesão sólida de pâncreas causando obstrução do colédoco e com possível infiltração da confluência esplenomesentérica.

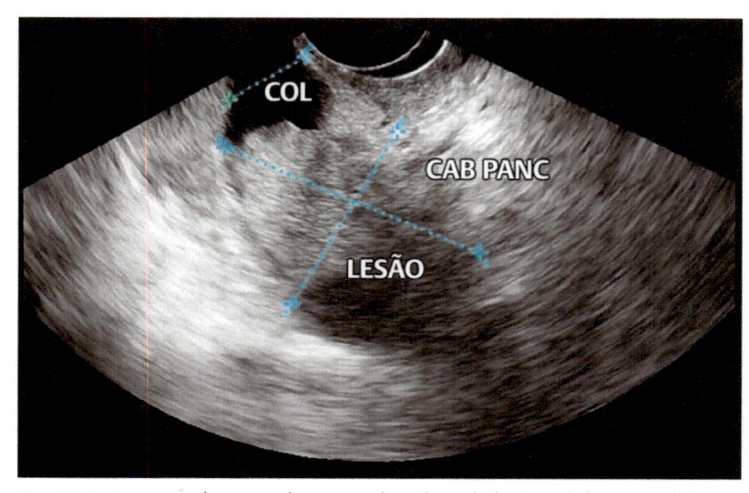

Fig. 38-2. Imagem de ecoendoscopia identificando lesão sólida ao nível do colédoco causando estenose do mesmo e dilatação a montante da via biliar.

FNA e FNB

Para a coleta de material da lesão-alvo, podem-se utilizar dois tipos de agulhas disponíveis: agulhas finas de aspiração (FNA) e agulhas finas de biópsia (FNB). Ambas possuem calibres disponíveis de 19, 22 e 25 G. Uma importante e recente metanálise realizada somente com ensaios clínicos randomizados provou que não há diferença entre as agulhas FNA de 22 e 25 G para lesões sólidas de pâncreas.[6] Entretanto, as últimas metanálises realizadas comparando FNA vs. FNB mostram uma superioridade desta última, sendo capaz de coletar material para o diagnóstico com o menor número de punções e sem a necessidade do citopatologista em sala. Mesmo assim, quando se têm esses recursos disponíveis, a FNA pode ser equivalente à FNB.

CPRE

Durante realização de colangiografia, achados que sugerem estenose biliar maligna incluem extensão > 14 mm, irregularidade, afilamento abrupto (sinal de bico de pássaro), área intraductal nodular ou polipoide, presença de coledocolitíase associada e dilatação associada do ducto pancreático (imagem do duplo ducto).[7]

Classificação

A classificação mais comumente usada refere-se aos colangiocarcinomas adjacentes ao hilo hepático, a Classificação de Bismuth-Corlette.[3] Essa classificação é interessante por nortear a abordagem pré-operatória ou a drenagem biliar por CPRE ao definir a lateralidade ou nível de obstrução biliar (Fig. 38-3).

Biópsia, Escovado Citológico, Colangioscopia

Apesar de a CPRE ser hoje fundamentalmente um procedimento terapêutico, podemos lançar mão de alguns recursos diagnósticos, como a biópsia com pinça (Fig. 38-4) sob visão radioscópica, o escovado citológico e, mais recentemente, a biópsia guiada por colangioscopia direta.

A biópsia indireta com pinça (Fig. 38-5) e o escovado citológico (Fig. 38-6), apesar de serem acessíveis, possuem baixa acurácia diagnóstica. Revisão recente da literatura com 16 estudos obteve uma sensibilidade agregada de 42% e um valor preditivo negativo de 58% para o escovado citológico. O posicionamento da pinça ou escova em local equivocado e amostra insuficiente são alguns dos responsáveis pelos baixos índices.[8]

Na última década, a colangioscopia vem ganhando força com uso de aparelhos ultrafinos e, principalmente, com a plataforma específica de operador único Spyglass DS. (Boston Scientific Endoscopy). Trata-se de um colangioscópio descartável com diâmetro de 10 Fr, inserido na via biliar pelo canal de trabalho do duodenoscópio. Possui em sua extremidade distal movimentos nos 4 eixos, um processador de imagem, um canal de trabalho/aspiração, fonte de luz e fontes de irrigação independentes.

A colangioscopia ajuda sobremaneira na distinção entre lesões benignas e malignas, visto que é permitida a avaliação do padrão vascular epitelial, com uma especificidade de 100% e sensibilidades de 96%, quando combinados com a biópsia direta com pinça própria (Spybite, Boston Scientific).[7]

Achados sugestivos de malignidade durante a colangioscopia são vasos tumorais dilatados e tortuosos, estenose infiltrativa, superfície irregular e fácil sangramento ao toque (Fig. 38-7).[9] A presença de nodulações (Fig. 38-8), ulceração, projeções mucosas papilares ou vilosas também devem ser objetos de biópsias dirigidas (Fig. 38-9).

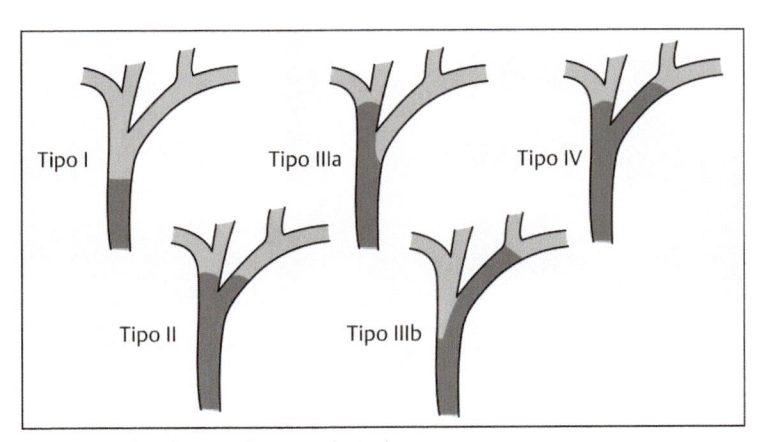

Fig. 38-3. Classificação de Bismuth-Corlette.

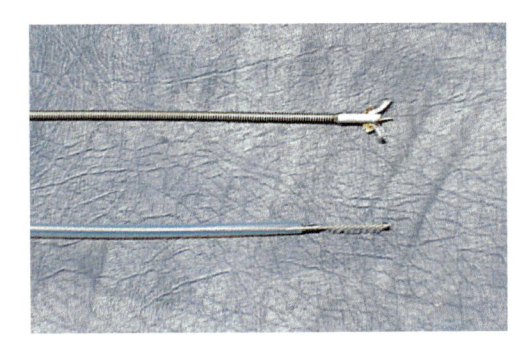

Fig. 38-4. Pinça de biópsia que pode ser usada durante CPRE para biópsia indireta guiada por radioscopia (acima) e escova citológica para realização de escovado citológico na CPRE (abaixo).

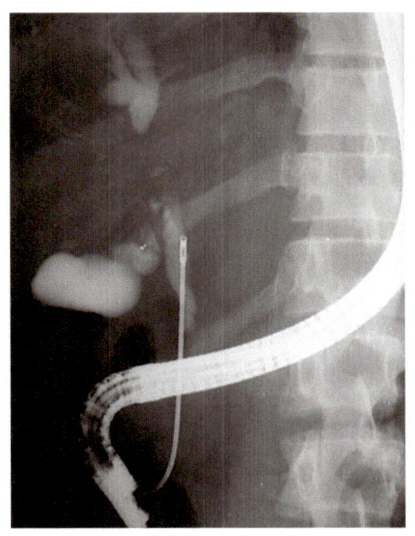

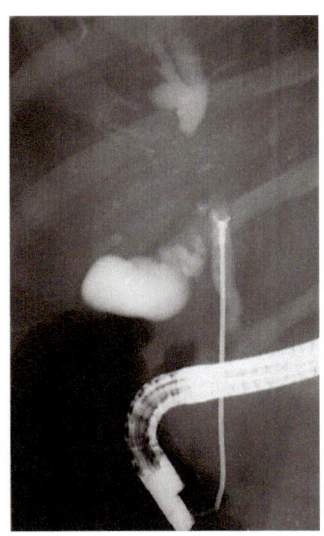

Fig. 38-5. Biópsia indireta guiada por radioscopia durante CPRE em imagem de subtração ao nível do hepatocolédoco proximal, com dilatação da via biliar a montante. Resultado anatomopatológico confirmou colangiocarcinoma.

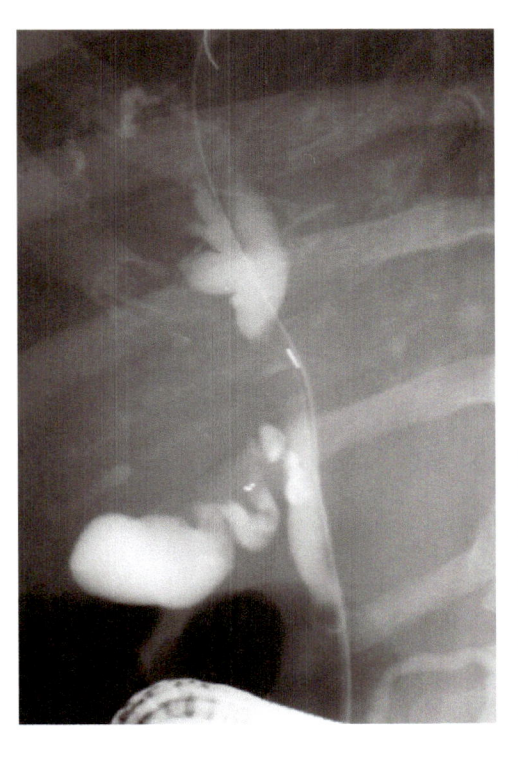

Fig. 38-6. Realização de escovado citológico com escova citológica guiada por fio-guia teflonado durante CPRE, na mesma lesão identificada na Figura 38-5. Escovado citológico identificou células neoplásicas isoladas.

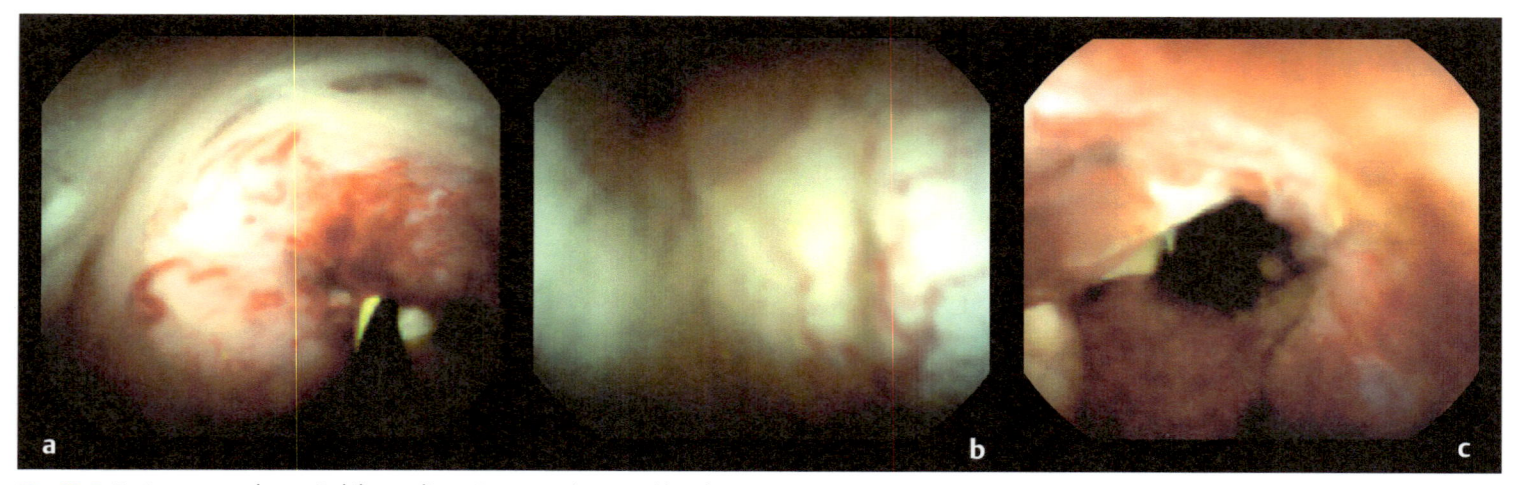

Fig. 38-7. Paciente com obstrução biliar maligna. Presença de vasos dilatados e tortuosos (a, b), com área de estenose infiltrativa com superfície irregular (c). Biópsia por colangioscopia revelou tratar-se de adenocarcinoma de vesícula.

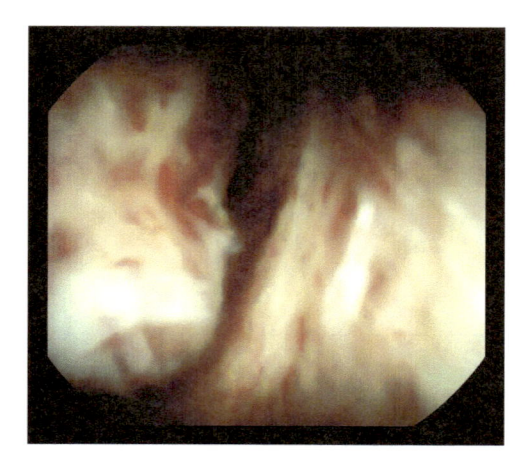

Fig. 38-8. Paciente com neoplasia pancreática com invasão do ducto biliar. Observa-se projeção nodular no interior do colédoco, com vascularização aberrante.

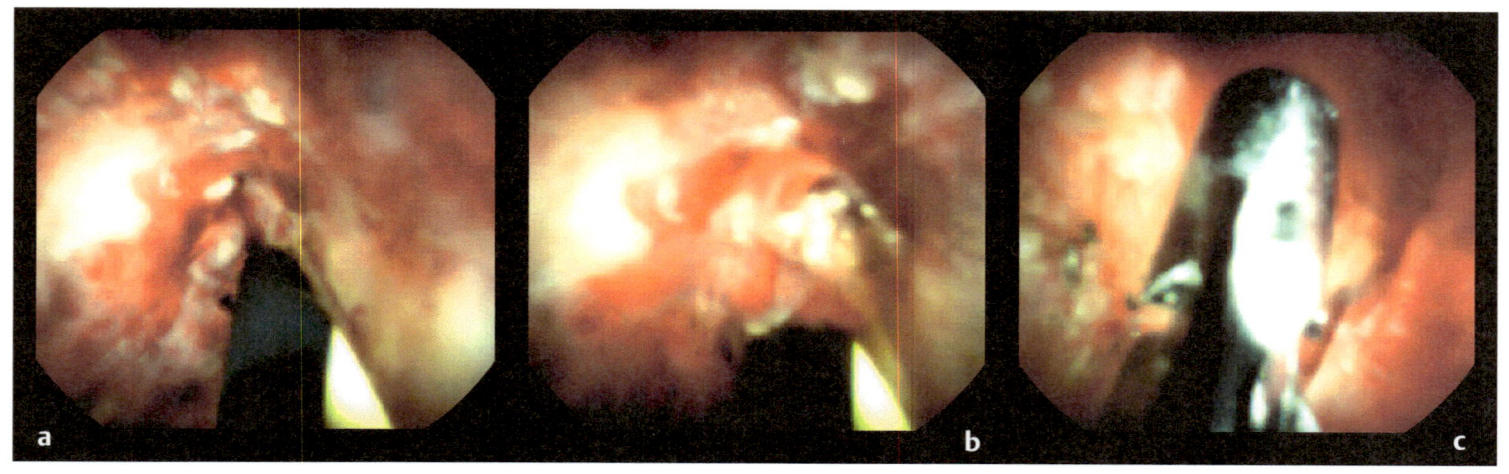

Fig. 38-9. Paciente com obstrução biliar com aspecto Bismuth I. Observa-se estenose irregular, com projeções papilares (a, b). Realizada biópsia (c) que revelou tratar-se de colangiocarcinoma.

Pacientes com neoplasia metastática podem apresentar obstrução biliar por compressão linfonodal, sem, necessariamente haver invasão ductal (Fig. 38-10). Lesões benignas em geral apresentam superfície lisa e com pouca vascularização (Fig. 38-11).

Recentemente foi publicada uma nova classificação para os achados colangioscópicos, dividindo as lesões em dois grupos: neoplásicas e não neoplásicas.[10] Apesar da boa acurácia diagnóstica e concordância interobservador encontrados, ainda não há consenso na literatura, e a histologia segue como padrão ouro para diagnóstico.

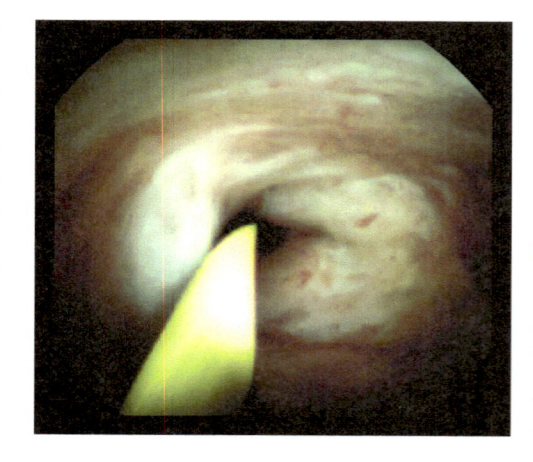

Fig. 38-10. Paciente de 65 anos em tratamento para neoplasia de mama evoluiu com obstrução biliar. Colangioscopia revelou tratar-se de compressão extrínseca linfonodal.

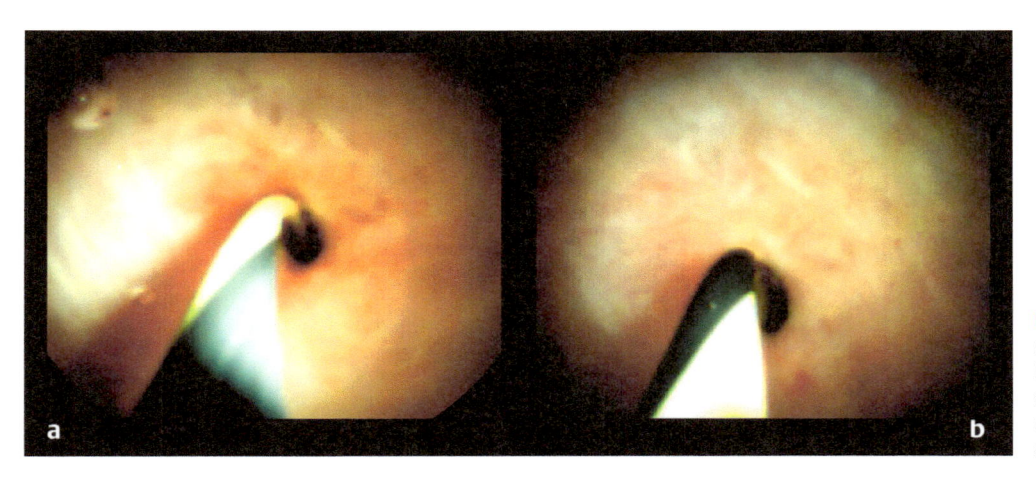

Fig. 38-11. Paciente de 45 anos, evoluindo com obstrução biliar pós-transplante hepático. Estenose de anastomose com aspecto benigno, sem alteração na vascularização (a, b). Utilizada colangioscopia para passagem do fio-guia pela área de estenose.

ABORDAGEM TERAPÊUTICA ENDOSCÓPICA

Antes da realização da CPRE para drenagem da via biliar, devem-se considerar a ressecabilidade da lesão e o planejamento cirúrgico, visando à escolha da melhor prótese para o caso.

Na vigência de uma obstrução maligna da via biliar sem outras complicações ou agravantes clínicos e o paciente apresentar doença curável, a cirurgia deve ser o tratamento de escolha em um intervalo precoce, o que usamos como parâmetro o período de 15 dias. A cirurgia curativa precoce, sem a drenagem biliar prévia, diminui o risco de se abordar uma via biliar colonizada por bactérias, além do processo de colestase causar dilatação e espessamento do colédoco, tornando sua anastomose de menor risco.

Todavia, quando o paciente não tem previsão de cirurgia precoce, necessita de neoadjuvância prévia ou está com uma complicação grave como disfunção hepática ou colangite, a drenagem biliar é primordial e não deve ser retardada.

Considerando o adenocarcinoma de pâncreas um estudo retrospectivo com 241 pacientes provou que a passagem de PMAE é segura e não interfere em nenhuma técnica cirúrgica de ressecção cirúrgica definitiva. Nos casos ressecáveis é sugerido o uso de PMAE curta (4 a 6 cm), visto que essas não causarão fibrose ou reação inflamatórias no colédoco saudável que será utilizado na reconstrução cirúrgica.[11]

CPRE
Próteses Biliares
Tamanho e Modelos de Próteses

As próteses plásticas são feitas de polietileno, poliuretano ou teflon, com diâmetros externos de 5 Fr até 12 Fr e comprimentos de 1 a 18 cm. Podem ainda haver algumas variações, como pontas com flanges únicas ou múltiplas, pontas tipo *pigtail*, perfurações nas extremidades ou centro.[3] As próteses plásticas mais comumente utilizadas e disponíveis no mercado são tipo retas com flanges ou *pigtail* de 7, 8,5 e 10 Fr, medindo 7, 10 ou 12 cm. A patência das próteses plásticas são de até 3 meses, necessitando a troca dessas por um novo dispositivo, se for necessário manter a drenagem biliar.

Existem também as próteses metálicas (Fig. 38-12), que são autoexpansíveis por causa da força elástica promovida pela sua trama de fios de metal. Por isso também são conhecidas pela abreviação PMAE (próteses metálicas autoexpansíveis). Elas podem variar quanto ao tamanho, calibre, revestimento ou não (totalmente coberta, parcialmente coberta ou não recoberta), próprias para aposição de lúmens ou não. Essas foram desenvolvidas inicialmente para o uso em obstruções biliares malignas, mas hoje as totalmente recobertas já possuem uso expandido para doenças benignas, com forte respaldo científico. A maior vantagem em relação às próteses plásticas é o seu maior calibre e maior tempo de patência que é de até 1 ano, diminuindo a necessidade de trocas de próteses, como também a necessidade de reintervenções por obstrução da mesma.[3]

O uso de PMAE para obstrução biliar maligna é recomendado por todas as associações de endoscopia, inclusive a Sociedade Europeia de Endoscopia Digestiva (ESGE).[12]

Um dado interessante é que a passagem da prótese coberta tem a mesma eficácia da prótese não coberta em termos de disfunção da prótese e complicações gerais.[13] Shamah *et al.*, em uma coorte retrospectiva de 2009 até 2017, com 278 pacientes de um centro terciário, mostraram que não há diferença estatística com relação a sucesso clínico ($p = 0,36$), duração de patência ($p = 0,72$) e complicações, com relação ao uso de próteses cobertas ou descobertas na obstrução biliar maligna. Tampouco houve diferença no sucesso clínico ($p = 0,11$) e duração de patência ($p = 0,51$) em relação ao calibre da prótese, quando se comparou 8 e 10 mm.[14]

Plástica × Metálica

Sawas *et al.* fizeram uma revisão sistemática com 19 estudos em 1.989 pacientes (1045 PMAE e 944 plásticas) que confirmou que a PMAE é associada a menor risco de oclusão em curto (OR 0,16; IC 95%, 0,04-0,62) e longo prazos (OR 0,28; IC 95%, 0,19-0,39). A mortalidade em 30 dias após a drenagem foi similar entre PMAE e próteses plásticas (OR 0,74; IC 95%, 0,47-1,17). Também foi mostrado que a falha terapêutica ocorre com maior frequência no uso da prótese plástica (13%) em relação à PMAE (7%) (OR 0,43; IC 95%,

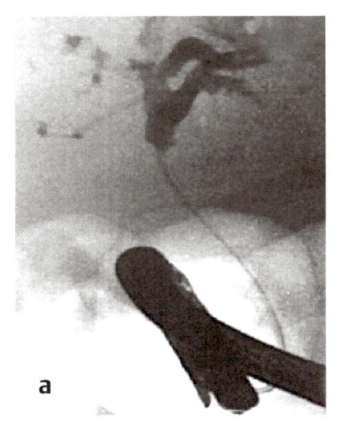

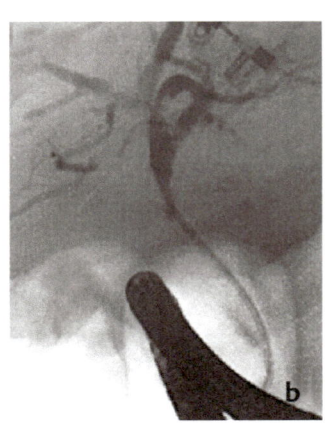

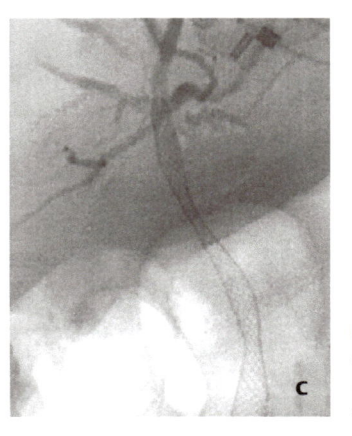

Fig. 38-12. Paciente de 72 anos com neoplasia de via biliar Bismuth I (a). Realizada passagem de prótese metálica autoexpansível com drenagem satisfatória (b, c).

0,27-0,67). A aplicação de PMAE em obstruções biliares malignas também proporcionou menor número de intervenções e menor incidência de colangite (8% vs. 21%) (OR 0,41; IC 95%, 0,22-0,76).[15]

Drenagem Bilateral × Unilateral

A decisão da drenagem uni ou bilateral envolve os diferentes tipos de obstrução hilar, como apresentado na classificação de Bismuth. Por exemplo, nos casos de tumores Bismuth I, não há necessidade da drenagem bilateral. Existe ainda alguns outros aspectos a serem considerados.

A drenagem unilateral é tecnicamente mais fácil e mais custo-efetiva que a drenagem bilateral (Fig. 38-13). Contudo, a drenagem bilateral permite um maior volume de fígado drenado.

Do ponto de vista clínico, sabe-se que, até o momento, a drenagem unilateral já diminui o risco de colangite, mas a drenagem bilateral melhora também a qualidade de vida do paciente e diminui o risco de reintervenções. Ainda não há forte evidência científica para indicar uma opção em detrimento da outra.

Em um recente estudo randomizado Lee et al. compararam a drenagem unilateral versus bilateral, para tumores tipo Bismuth II-IV. Houve uma melhor taxa de sucesso clínico (84,9 vs. 95,3%, p = 0,047) e menor taxa de reintervenção (60,3 vs. 42,6%, p = 0,049) com a drenagem bilateral, além de provar que a drenagem unilateral aumentou o risco de disfunção da prótese por obstrução.[16]

Já em outra metanálise realizada por Sawas et al., a drenagem bilateral para tumores hilares não se associou à menor taxa de disfunção do que a drenagem unilateral (OR 1,49; IC 95% CI, 0,77-2,89), nem com menor mortalidade em 30 dias (OR 0,73; IC 95%, 0,29-1,79). Também não houve diferença estatística quantoà falha terapêutica (OR 1,47; IC 95% CI, 0,77-2,89) ou incidência de colangite (OR 0,61; IC 95%, 0,27-1,38).[15]

No ensaio clínico randomizado de Fu et al., a drenagem unilateral (n = 36) foi comparada à bilateral (n = 36), sendo a drenagem bilateral realizada pela técnica de próteses paralelas (lado a lado). A taxa de sucesso técnico foi idêntica (83,3%; 30/36), sendo a taxa de sucesso clínico unilateral 90,0% (27/30) e a bilateral de 96,7% (29/30), (p = 0,605). Não foi observado nenhum fator preditor para disfunção da prótese, que ocorreu em 16,7% das drenagens unilaterais vs. 10,0% das drenagens bilaterais (p = 0,704). Também não houve diferença na média cumulativa de sobrevida entre os grupos (p = 0,844). Diante disso, os autores levantaram a hipótese que a drenagem unilateral ou bilateral é clinicamente equivalente nos pacientes com obstrução biliar maligna.[2]

Ablação por Radiofrequência

Terapias endoscópicas ablativas diretas, incluindo a terapia fotodinâmica, ablação por radiofrequência e a braquiterapia intraluminal para controle de doença local são opções para ampliar a patência da prótese, reduzir a recorrência tumoral e ampliar a sobrevida.[4]

A ablação intraductal biliar via CPRE tem crescido como opção terapêutica no manejo do colangiocarcinoma. A ablação por radiofrequência (RFA) utiliza correntes alternadas para criar um campo eletromagnético em um espectro específico que, quando aplicado a tecidos humanos, resulta em fricção molecular e abrasão térmica. Essa técnica possui uma ótima aplicação no controle do crescimento tumoral pela prótese (in-growth), por exemplo, promovendo uma necrose coagulativa. A RFA necessita de contato com o tecido-alvo direto, causando sua destruição.

Uma metanálise desenvolvida por Zheng et al., em 2016, envolvendo 9 estudos com 263 pacientes submetidos à RFA para estenose biliar maligna secundária a tumores periampulares, mostrou que o tratamento ablativo obteve significativo aumento do diâmetro do ducto biliar livre de doença. A patência da prótese após a aplicação da RFA foi de 7,6 meses (IC 95%, 6,9-8,4).[17]

Conduta na Obstrução da Prótese (Fig. 38-14)

O sucesso clínico de uma drenagem biliar é definido como uma redução dos níveis de bilirrubina total maior que 30%, em um intervalo de duas semanas após a passagem da prótese.[2]

Já a disfunção da prótese é definida como a recorrência de colestase, icterícia e/ou colangite, decorrente do crescimento tumoral (in or overgrowth), barro biliar, migração da prótese ou outras razões. Ingrowth é definido como o crescimento tumoral no interior da prótese, por entre a trama metálica. Já o crescimento overgrowth é definido como uma estenose tumoral acima ou entre a prótese. Nesses casos, uma varredura com balão é pouco efetiva e muitas vezes são necessárias terapias ablativas ou passagem de novas próteses. Quando a varredura com balão no interior da prótese consegue resolver a obstrução biliar, provavelmente a causa foi acúmulo de barro biliar apenas.[18]

Diante disso, na vigência de um possível quadro de disfunção de prótese biliar prévia, a primeira conduta é checar o correto posicionamento da prótese, seguido da realização de uma varredura com balão extrator do interior dela. Caso necessário por falhas dessas etapas, a passagem de nova prótese, seja ela plástica ou metálica, paralela ou no interior da prévia, está indicada.

Conduta na Colangite

Segundo a diretriz da ESGE,[19] a conduta no quadro de colangite aguda segue os mesmos princípios dos quadros de colangite sem prótese biliar, devendo o paciente ser estratificado de acordo com os critérios revisados de Tóquio, em 2018,[20] e a urgência da CPRE com base nessa informação:

- *Severa:* assim que possível e em até 12 h nos pacientes com choque séptico.
- *Moderada:* entre 48 e 72 horas.
- *Leve:* abordagem eletiva.

A classificação quanto à gravidade da colangite também é detalhada no *Guideline* de Tóquio para critérios diagnósticos e severidade da colangite, da seguinte forma:

- *Severa (grau III):* disfunção orgânica, seja ela cardiovascular (choque), neurológica (alteração do nível de consciência), respiratória

Fig. 38-13. Paciente com diagnóstico de neoplasia de via biliar Bismuth IV (a). Optado pela drenagem bilateral com próteses metálicas (b, c).

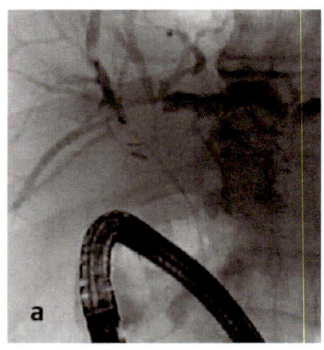

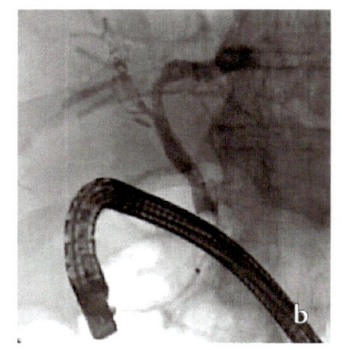

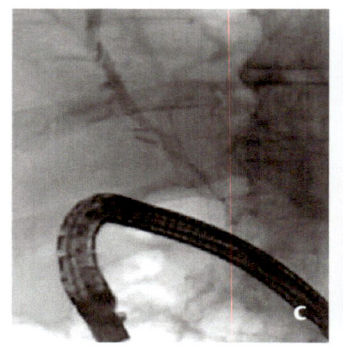

Fig. 38-14. Próteses plásticas retas transpapilares, obstruídas por depósitos de bile e grumos.

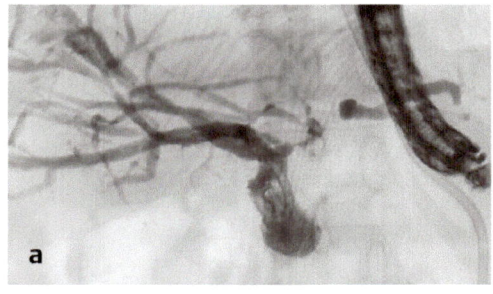

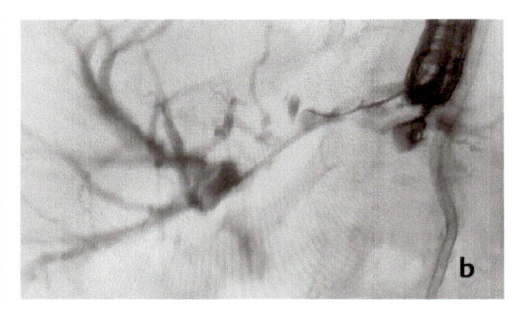

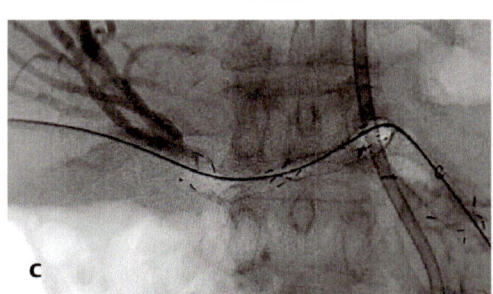

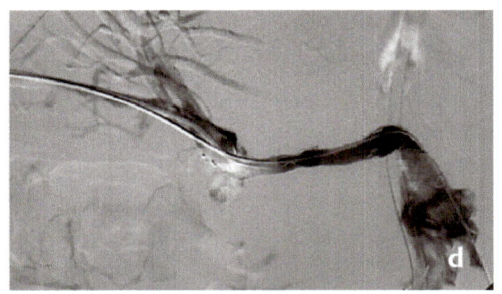

Fig. 38-15. Paciente de 74 anos com recidiva tumoral pós-gastroduodenopancreatectomia, sem possibilidade de abordagem por CPRE. Realizada punção transgástrica da via biliar intra-hepática esquerda e passagem de fio-guia (a, b). Em seguida realizada dilatação do trajeto com balão hidrostático e passagem de prótese metálica autoexpansível (c) com drenagem satisfatória (d). Procedimento realizado em conjunto com a equipe da radiologia intervencionista.

($PaO_2/FiO_2 < 300$), renal (Creatinina 2,0 mg/dL), hepática (INR > 1,5) ou hematológica (plaquetas < 100.000/mm^3).

- *Moderada (grau II):* diagnóstico de colangite aguda associado a dois dos seguintes achados: leucocitose ou leucopenia, temperatura > 39°, idade ≥ 75 anos, bilirrubina total ≥ 5 mg/dL, hipoalbuminemia.
- *Leve (grau I):* diagnóstico simples de colangite aguda.

Nos casos leves, como já exposto, a CPRE é eletiva e deve ter o princípio de resolução total do caso no único procedimento. Nos casos moderados e graves a conduta torna-se mais objetiva, diminuindo o tempo de exposição a riscos do paciente, sendo o foco a passagem de uma nova prótese, não sendo essencial a retirada da primeira.

EUS – Drenagem Biliar Ecoguiada

De uma forma geral, a taxa de sucesso técnico da uma CPRE para drenagem biliar é de 95%. Quando há insucesso na primeira CPRE, é sugerido tentar-se uma segunda vez em um intervalo de 7 dias. Na falha desta pode-se lançar mão de outros métodos de drenagem biliar, como o cirúrgico, percutâneo e o ecoguiado.[21]

O auxílio da radiologia intervencionista pode ser interessante onde não houver a ecoendoscopia disponível, pelo recurso da técnica Rendez-vous, onde se pode puncionar e cateterizar a via biliar de forma anterógrada e posicionar o fio transpapilar, permitindo assim a captura do fio-guia e o término da drenagem por CPRE.

Quando a drenagem transpapilar não for possível, a drenagem biliar ecoguiada é o método de escolha, permitindo drenagens retrógradas ou anterógradas com alta taxa de sucesso. Basicamente existem duas formas de realizar a drenagem biliar ecoguiada.

Coledocoduodenal

Nesse caso o aparelho de ecoendoscopia é normalmente posicionado no bulbo duodenal e com a identificação do colédoco dilatado é realizada uma punção, seguida da cateterização com fio-guia, confecção da fístula bilioentérica, seja com balão dilatador, cateter de Soehendra ou cistótomo, seguido da passagem da prótese metálica que deve ser totalmente ou parcialmente recoberta.

Existem ainda dispositivos onde o eletrocautério está unificado à prótese própria para aposição de lúmens (Hot Axios, Boston Scientific), em que a punção da via biliar e liberação da prótese são realizadas sem necessidade de troca de dispositivo.

Hepatogástrica

A drenagem hepatogástrica (Fig. 38-15) é a opção quando o duodeno não é passível de acesso para drenagem biliar, seja por obstrução neoplásica, seja por manipulação cirúrgica. Nesse caso é puncionada uma via biliar dilatada do lobo esquerdo hepático a partir do corpo gástrico, seguindo as mesmas etapas da drenagem duodenal, sendo que está é, por definição, uma drenagem anterógrada.[21]

CONSIDERAÇÕES FINAIS

As estenoses biliares malignas seguem um desafio diagnóstico e terapêutico. Avanços recentes no campo da Endoscopia permitem estudo detalhado da anatomia e histologia deste grupo de pacientes, permitindo assim o manejo adequado. A evolução na terapêutica também merece destaque. Com o surgimento de novos modelos de próteses, agulhas e outros dispositivos.

Hoje é possível drenagem endoscópica da via biliar mesmo na falha de terapias convencionais. Considerando o perfil dos pacientes em questão, que na maioria das vezes recebem tratamento paliativo, em busca por terapias cada vez menos invasivas, deve sempre ser estimulada.

REFERÊNCIAS BIBLIOGRÁFICAS

1. Aadam AA, Liu K. Endoscopic palliation of biliary obstruction. J Surg Oncol. 2019;120(1):57-64.
2. Fu YF, Zhou WJ, Shi YB, Cao W, Cao C. Percutaneous stenting for malignant hilar biliary obstruction: a randomized controlled trial of unilateral versus bilateral stenting. Abdom Radiol (NY). 2019;44(8):2900-8.
3. Bill JG, Mullady DK. Stenting for Benign and Malignant Biliary Strictures. Gastrointest Endosc Clin N Am. 2019;29(2):215-35.
4. Buerlein RCD, Wang AY. Endoscopic Retrograde Cholangiopancreatography - Guided Ablation for Cholangiocarcinoma. Gastrointest Endosc Clin N Am. 2019;29(2):351-67.
5. Nabi Z, Reddy DN. Endoscopic Palliation for Biliary and Pancreatic Malignancies: Recent Advances. Clin Endosc. 2019;52(3):226-34.
6. Guedes HG, Moura DTH, Duarte RB, Cordero MAC, Santos MELD, Cheng S et al. A comparison of the efficiency of 22G versus 25G needles in EUS-FNA for solid pancreatic mass assessment: A systematic review and meta-analysis. Clinics (Sao Paulo). 2018;73:e261.
7. Tabibian JH, Visrodia KH, Levy MJ, Gostout CJ. Advanced endoscopic imaging of indeterminate biliary strictures. World J Gastrointest Endosc. 2015;7(18):1268-78.
8. Sempoux C, Jibara G, Ward SC, Fan C, Qin L, Roayaie S et al. Intrahepatic cholangiocarcinoma: new insights in pathology. Semin Liver Dis. 2011;31(1):49-60.
9. Karagyozov P, Boeva I, Tishkov I. Role of digital single operator cholangioscopy in the diagnosis and treatment of biliary disorders. World J Gastrointest Endosc. 2019;11(1):31-40.
10. Robles-Medranda C, Valero M, Soria-Alcivar M, Puga-Tejada M, Oleas R, Ospina-Arboleda J et al. Reliability and accuracy of a novel classification system using peroral cholangioscopy for the diagnosis of bile duct lesions. Endoscopy. 2018;50(11):1059-70.

11. Siddiqui AA, Mehendiratta V, Loren D, Kowalski T, Fang J, Hilden K et al. Self-expanding metal stents (SEMS) for preoperative biliary decompression in patients with resectable and borderline-resectable pancreatic cancer: outcomes in 241 patients. Dig Dis Sci. 2013;58(6):1744-50.
12. Dumonceau JM, Tringali A, Papanikolaou IS, Blero D, Mangiavillano B, Schmidt A et al. Endoscopic biliary stenting: indications, choice of stents, and results: European Society of Gastrointestinal Endoscopy (ESGE) Clinical Guideline - Updated October 2017. Endoscopy. 2018;50(9):910-30.
13. Kalaitzakis E. SEMS and Sensibility: Self-Expandable Metal Stents for Malignant Biliary Obstruction-Are Stent Characteristics Important? Dig Dis Sci. 2019.
14. Shamah SP, Chapman CG, Haider H, Liao C, Waxman I, Siddiqui UD. Partially Covered Versus Uncovered Self-Expandable Metal Stents: Coating nor Diameter Affect Clinical Outcomes. Dig Dis Sci. 2019.
15. Sawas T, Al Halabi S, Parsi MA, Vargo JJ. Self-expandable metal stents versus plastic stents for malignant biliary obstruction: a meta-analysis. Gastrointest Endosc. 2015;82(2):256-67.e7.
16. Lee TH, Kim TH, Moon JH, Lee SH, Choi HJ, Hwangbo Y et al. Bilateral versus unilateral placement of metal stents for inoperable high-grade malignant hilar biliary strictures: a multicenter, prospective, randomized study (with video). Gastrointest Endosc. 2017;86(5):817-27.
17. Zheng X, Bo ZY, Wan W, Wu YC, Wang TT, Wu J et al. Endoscopic radiofrequency ablation may be preferable in the management of malignant biliary obstruction: A systematic review and meta-analysis. J Dig Dis. 2016;17(11):716-24.
18. Son RC, Gwon DI, Ko HK, Kim JW, Ko GY. Percutaneous unilateral biliary metallic stent placement in patients with malignant obstruction of the biliary hila and contralateral portal vein steno-occlusion. Korean J Radiol. 2015;16(3):586-92.
19. Manes G, Paspatis G, Aabakken L, Anderloni A, Arvanitakis M, Ah-Soune P et al. Endoscopic management of common bile duct stones: European Society of Gastrointestinal Endoscopy (ESGE) guideline. Endoscopy. 2019;51(5):472-91.
20. Kiriyama S, Kozaka K, Takada T, Strasberg SM, Pitt HA, Gabata T et al. Tokyo Guidelines 2018: diagnostic criteria and severity grading of acute cholangitis (with videos). J Hepatobiliary Pancreat Sci. 2018;25(1):17-30.
21. Guedes HG, Lopes RI, de Oliveira JF, Artifon EL. Reality named endoscopic ultrasound biliary drainage. World J Gastrointest Endosc. 2015;7(15):1181-5.

ADENOMA E TUMORES PAPILARES

CAPÍTULO 39

Rodrigo Roda Rodrigues da Silva ▪ Roberto Gardone Guimarães ▪ Bárbara de Oliveira Moreira
Frederico Fonseca Campos ▪ Raphael Segato Vaz de Oliveira

INTRODUÇÃO

Os adenomas da papila duodenal maior, também conhecidos como adenomas ampulares, originam-se de displasias das glândulas na papila de Vater ou da mucosa adjacente.[1,2] A maioria dos adenomas do intestino delgado e ductos biliares extra-hepáticos surge nesta região.[3] Podem ocorrer esporadicamente ou no contexto de síndromes genéticas, como a polipose adenomatosa familiar (PAF).[4]

O diagnóstico é mais comum na sexta e sétima décadas de vida.[2] As lesões neoplásicas primárias da ampola são incomuns, com uma incidência de aproximadamente quatro a seis casos por milhão de habitantes.[5-7] Existem evidências de que a incidência aumentou nos últimos 30 anos.[6,8]

O adenoma ampular geralmente é indolor ou acompanhado por dor epigástrica inespecífica. A presença de icterícia sugere degeneração do adenoma, estando presente em até 75% dos pacientes com carcinoma ampular.[3,8]

A identificação dos adenomas ampulares comumente se dá pela realização de endoscopia digestiva alta (Fig. 39-1), realizada para avaliação de sintomas não relacionados, vigilância de síndrome de polipose adenomatosa ou colangiopancreatografia retrógrada endoscópica (CPRE) em pacientes com icterícia.[9]

DIAGNÓSTICO ENDOSCÓPICO

Em cerca de dois terços dos casos, as neoplasias ampular e duodenal são visíveis por via endoscópica como lesões exofíticas ou ulceradas.[10] Embora técnicas endoscópicas avançadas possam ajudar a diferenciar adenomas ampulares de carcinomas, pode ser difícil excluir completamente um carcinoma sem ressecção completa da lesão.[11]

Diante da suspeita clínica, endoscópica ou radiológica de uma lesão de papila, o primeiro exame a ser realizado é a duodenoscopia com biópsias (Fig. 39-2).

A avaliação endoscópica tem como objetivo estimar o tamanho da lesão, presença de sangramento espontâneo, ulcerações e enrijecimento da mucosa. As biópsias devem ser no quadrante superior esquerdo da papila duodenal, evitando-se traumatismo do óstio pancreático por causa do risco de pancreatite após biópsias[12] (Fig. 39-3a).

A preocupação pré-operatória mais comum é definir se um tumor ampular é benigno ou maligno. O aspecto endoscópico sozinho nem sempre consegue distinguir os adenomas de carcinomas e até mesmo de pólipos adenomatosos, carcinoides, paraganglioma gangliocítico e outros tumores que podem ocorrer nessa região.[8]

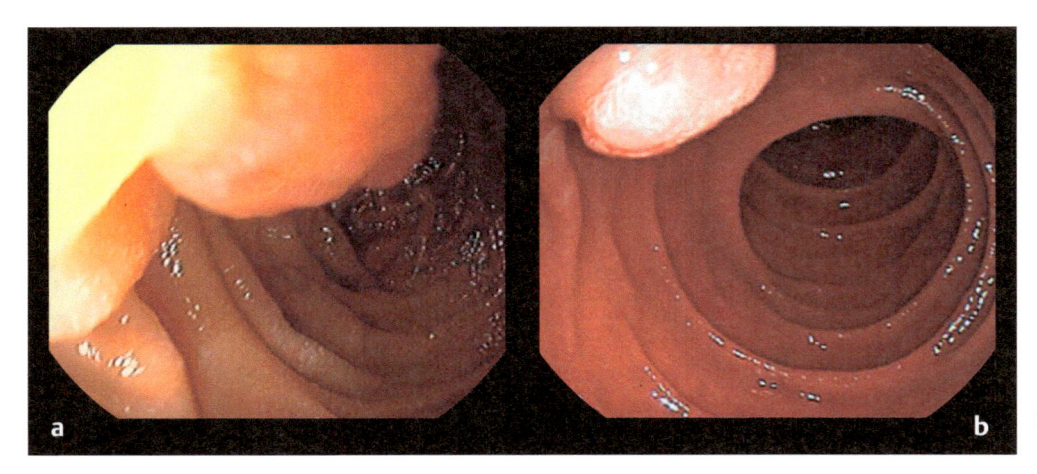

Fig. 39-1. (a, b) Visão endoscópica frontal de lesão adenomatosa da papila duodenal maior.

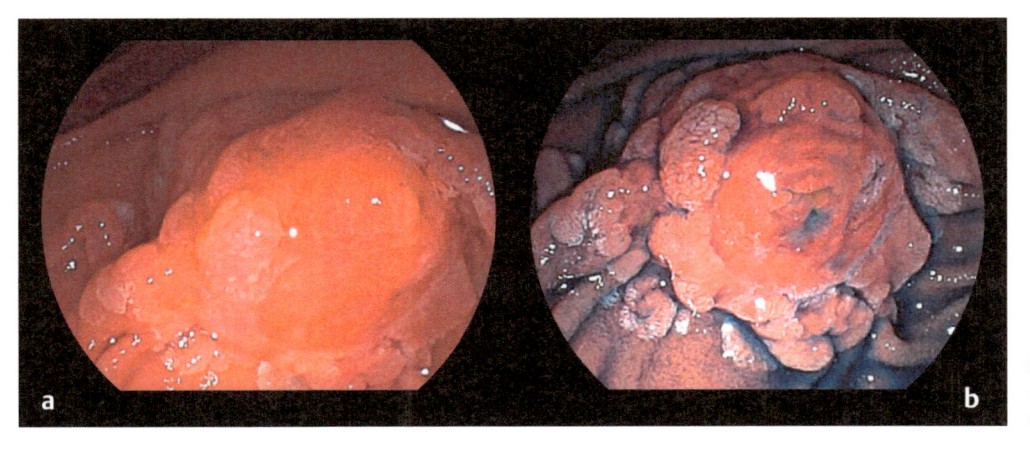

Fig. 39-2. Visão endoscópica lateral. (a) Avaliação com luz branca, (b) avaliação cromoendoscópica com índigo-carmim.

343

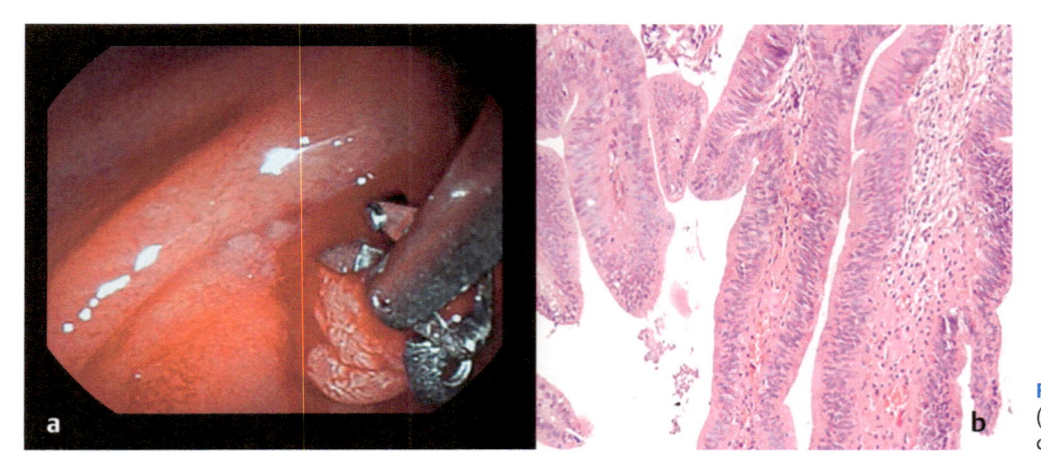

Fig. 39-3. (a) Biópsia de papila duodenal maior, (b) avaliação histopatológica de adenoma com displasia de alto grau.

O diagnóstico histológico definitivo é fundamental para o manejo adequado desses pacientes, mas a biópsia endoscópica da papila duodenal perde até 30% dos tumores ampulares malignos[13] (Fig. 39-3b).

Um estudo prospectivo mostrou que a biópsia endoscópica não é confiável para o diagnóstico pré-operatório de tumores da papila duodenal (sensibilidade de 21% antes e 37% após a esfincterotomia). No caso de displasia de alto grau determinada por biópsia endoscópica, um adenocarcinoma subjacente está presente em até 50 a 100% dos pacientes após estudo histopatológico da peça cirúrgica. Portanto, em alguns casos, a papilectomia endoscópica pode ser recomendada como uma técnica para diagnóstico e estadiamento pré-operatório por causa da elevada taxa de falso negativo em biópsias endoscópicas.[14]

INDICAÇÃO DO TRATAMENTO ENDOSCÓPICO

O tratamento endoscópico é classicamente indicado para todas as lesões menores que 4 cm, sem evidência histológica de carcinoma. Determinados achados endoscópicos na endoscopia, como ulceração, friabilidade e *non lifting sign*, sugerem histologia avançada, devendo-se considerar o tratamento cirúrgico, mesmo na ausência de carcinoma nos fragmentos de biópsias (Fig. 39-4).[12,15]

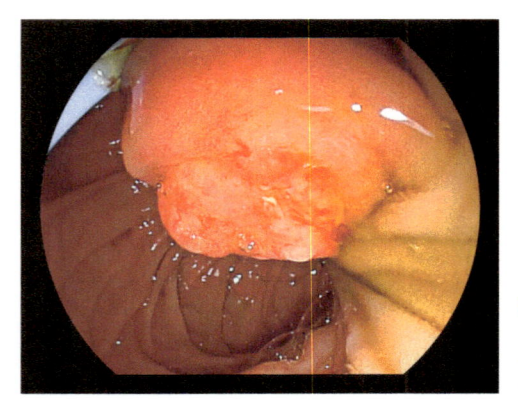

Fig. 39-4. Adenoma de papila duodenal com sinais endoscópicos de irressecabilidade.

Em casos selecionados o tratamento endoscópico pode ser oferecido a pacientes idosos ou sem condições cirúrgicas, mesmo quando se suspeita de displasia de alto grau ou adenocarcinoma restrito à papila. Da mesma forma o acompanhamento cuidadoso pode ser proposto em idosos com adenomas menores de 10 mm e com displasia de baixo grau.[16]

Os principais critérios de exclusão para ressecção endoscópica incluem: tamanho do tumor superior a 4 cm, achados endoscópicos suspeitos de malignidade, extensão da lesão para ducto biliar ou pancreático maior que 10 mm evidenciada por ecoendoscopia ou CPER, impossibilidade de acompanhamento pós-operatório e inexperiência do endoscopista.[12]

A invasão ductal em uma extensão menor que 1 cm não parece ser uma contraindicação absoluta para papilectomia, porque o tumor pode ser exposto por manobras endoscópicas, e assim pode ser completamente ressecado[6,7] (Fig. 39-5).

A realização da ecoendoscopia, embora desejável, não é obrigatória para todos os casos em que se indica o tratamento endoscópico. Seu impacto é maior nas lesões maiores que 10 mm e que possuam suspeita de malignidade, conforme Figura 39-6.[17]

A ecoendoscopia constitui o melhor método para estadiamento T, metástase linfonodal regional e para avaliação, se a extensão da lesão para os ductos biliar e pancreático. O envolvimento tumoral do ducto biliar ou pancreático reduz significativamente a probabilidade de ressecção completa via papilectomia endoscópica e reforça a indicação de tratamento cirúrgico.[6,17]

Quando a probabilidade de uma lesão invasiva é baixa (ausência de icterícia e dos sinais endoscópicos previamente descritos) e a lesão parece passível de ressecção endoscópica, o endoscopista está autorizado a realizar a papilectomia.[7]

Quando a lesão ampular apresenta grandes dimensões e sinais de malignidade a realização de tomografia computadorizada contribui na melhor caracterização do parênquima pancreático cefálico, detecção de linfadenomegalias e lesões a distância.[18]

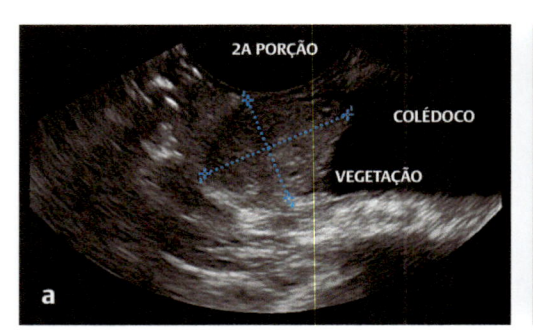

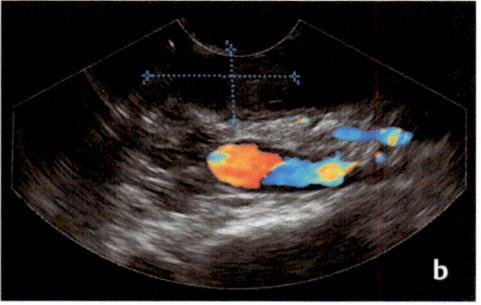

Fig. 39-5. (a, b) Estadiamento ecoendoscópico com identificação de invasão do colédoco em > 10 mm.

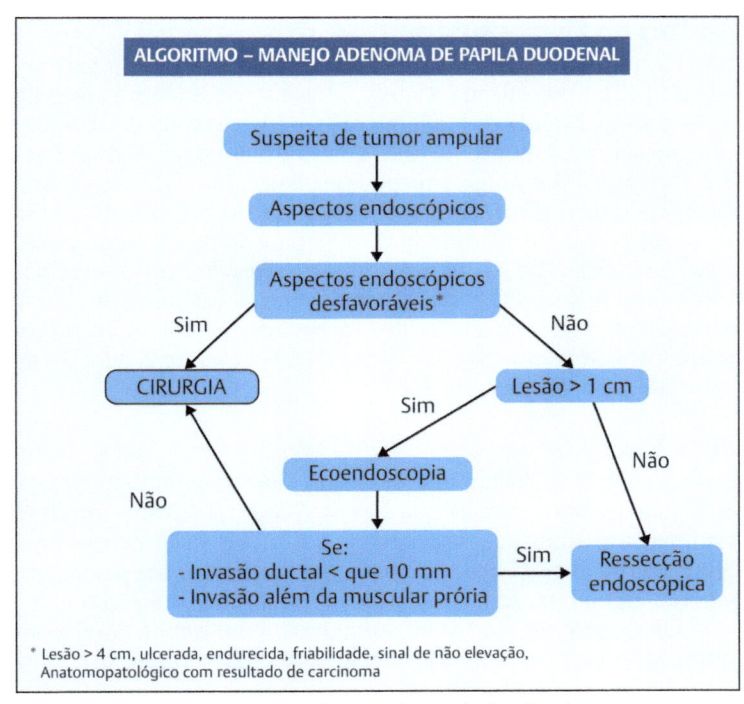

Fig. 39-6. Algoritmo – manejo adenoma de papila duodenal.

ESTADIAMENTO TNM

O estadiamento dos tumores ampulares baseia-se na classificação TNM, sendo T correspondente à extensão da neoplasia primária: a disseminação local começa de dentro, pela ampola de Vater e o esfíncter de Oddi (T1), então se estende para a parede duodenal (T2) ou cabeça do pâncreas (T3) ou acometimento de tecidos ou órgãos adjacentes, além do pâncreas (T4).[8,19]

Na 8ª edição do TNM, os tumores ampulares foram classificados como: T1a, para tumores limitados à ampola de Vater e esfíncter de Oddi; T1b, os tumores com invasão esfincteriana ou que acometem a submucosa duodenal; T2, para aqueles tumores com invasão da muscular própria duodenal; T3a, para tumores com invasão pancreática até 0,5 cm; T3b, com invasão pancreática maior que 0,5 cm, ou que invade tecidos peripancreáticos ou acometem a serosa duodenal, sem acometimento vascular ou linfonodal e T4 para aqueles com envolvimento de artéria mesentérica superior, artéria hepática e plexo celíaco, independentemente do tamanho[6,8] (Fig. 39-7).

Estudos mostram que os tumores que invadem a submucosa duodenal têm envolvimento linfonodal regional em até 42% dos casos, enquanto doença metastática quase nunca foi encontrada com tumores limitados à mucosa ou ao esfíncter de Oddi. Cannon *et al.* relataram uma incidência de metástase respectivamente de 0, 46, 50 e 100% em T1, T2, T3 e T4.[20]

TNM – AMPOLA DE VATER	
TIPO	CLASSIFICAÇÃO INVASÃO LOCAL
TX	A presença do tumor primário não pode ser confirmada.
T0	Não há evidências de tumor primário.
Tis	Carcinoma *in situ*.
T1a	Tumor limitado a ampola de Vater ou esfíncter de Oddi.
T1b	Tumor que invade além do esfíncter de Oddi (invasão pré-esfincteriana) e/ou submucosa.
T2	Tumor que invade a muscular própria do colédoco.
T3	Tumor que invade o pâncreas.
T3a	Tumor que invade ≤ 0,5 cm do pâncreas.
T3b	Tumor que invade > 0,5 cm do pâncreas ou se estende ao tecido peripancreático ou serosa duodenal, mas não se envolve ao eixo celíaco ou artéria mesentérica superior.
T4	Tumor que envolve o eixo selíaco, a artéria mesentérica superior e/ou a artéria hepática comum.
TNM – AMPOLA DE VATER	
TIPO	CLASSIFICAÇÃO METÁSTASE LINFONODAL
NX	A presença de metástase linfonodal regional não pode ser confirmada.
N0	Ausência de metástase regional.
N1	Metástase em 1 a 3 linfonodos regionais.
N2	Metástase em 4 ou mais linfonodos.
TNM – AMPOLA DE VATER	
TIPO	CLASSIFICAÇÃO METÁSTASE À DISTÂNCIA
MX	A presença de metástase à distância não pode ser confirmada.
M0	Ausência de metástase à distância.
M1	Presença de metástase à distância.

Fig. 39-7. Estadiamento tumoral. (Adaptada de AJCC cancer staging manual 8th ed.)

AMPULECTOMIA ENDOSCÓPICA

A ampulectomia endoscópica foi descrita primeiramente, em 1983, por Suzuki *et al.*, e a primeira grande série de casos foi descrita, em 1993, por Binmoeller *et al.* Deve-se enfatizar que a ampulectomia endoscópica é uma intervenção terapêutica avançada e exige experiência em CPER (Fig. 39-8).

Técnica Endoscópica

O procedimento pode ser realizado sob sedação venosa ou intubação orotraqueal. Preferimos posicionar o paciente em decúbito dorsal. Nessa posição a gravidade dificulta a migração distal do fragmento ressecado.[4]

O objetivo do tratamento endoscópico é a ressecção com margens livres e em monobloco, facilitando a avaliação histopatológica.[4,10]

Inicialmente, o endoscopista deve examinar cuidadosamente a lesão com o aparelho de visão lateral (duodenoscópio). A cromoscopia com índigo-carmim pode ajudar a definir as margens da lesão. Depois de adequada avaliação das margens, o endoscopista definirá se a ressecção em monobloco for possível. Nos casos de lesões maiores ou que se estendam para as paredes do duodeno, a ressecção é realizada pela técnica de *piecemeal* (múltiplos fragmentos). Nessa situação, muitos endoscopistas complementam a ressecção com técnicas ablativas com o intuito de reduzir as taxas de recidiva, apesar da ausência de comprovação científica robusta.[2,21]

Injeção de Submucosa

O papel da injeção de submucosa com solução salina, que pode ser associada à epinefrina ou azul de metileno, é controverso.[20] A associação à epinefrina reduziria o risco de sangramento e com azul de metileno melhoraria a visualização das margens da lesão. Alguns autores recomendam a injeção salina de submucosa para facilitar a ressecção e diminuir a chance de complicações, semelhante à mucosectomia. Entretanto, essa técnica não é recomendada pela maioria dos autores, uma vez que pode dificultar a ressecção em monobloco e aumentar a incidência de pancreatite pós-papilectomia em alguns estudos. Atualmente, não há evidência científica suficiente que suporte a injeção de submucosa rotineira antes da ressecção endoscópica de um adenoma ampular. A injeção parece particularmente útil nas lesões que se apresentam com espairamento lateral e crescimento para a parede duodenal lateralmente à papila duodenal maior.[4,22]

Ressecção Endoscópica

Não há consenso sobre a alça ideal para realização de ampulectomia endoscópica. O tamanho da alça deve estar de acordo com o tamanho da lesão. Normalmente, a alça hexagonal ou oval de 15 mm × 30 mm é ideal para maioria dos casos. Habitualmente, a extremidade da alça é ancorada acima do ápice da papila e, a seguir, a alça deve ser toda aberta cuidadosamente e posicionada abaixo da lesão por cuidadosa inserção do duodenoscópio. Após fechamento da alça e checagem da mobilidade da papila, a lesão é ressecada por aplicação contínua de corrente[12] (Vídeo 39-1).

Ajustes no Eletrocautério

Não há consenso sobre os ajustes ideais de eletrocautério para realização da ampulectomia. Alguns autores recomendam a corrente corte puro para reduzir o edema causado pelo modo de coagulação, apesar de aumento na taxa de sangramento ter sido relatada.[16] A maioria dos autores recomenda o uso do modo Blend, com alternância de correntes de corte/coagulação. A potência escolhida varia entre 30 e 150 W. Apesar da falta de evidências, as unidades eletrocirúrgicas com corte pulsado são preferidas por muitos por teoricamente permitir ressecção mais precisa, melhor hemostasia e menor lesão térmica dos tecidos adjacentes. Quando utilizado em nossa instituição, utilizamos o modo *Endocut I*, efeito 2, duração de corte 3 e intervalo de corte 3.[12,20]

Peça Cirúrgica

A recuperação do fragmento ressecado é um momento que exige agilidade do endoscopista e sua equipe. A captura do espécime deve ser imediata, utilizando-se a mesma alça da ressecção, pois há uma tendência de migração para o jejuno. Medicamentos que diminuem o peristaltismo (hioscina ou glucagon) podem ser utilizados.[10,12]

A peça deve ser fixada com alfinetes em um isopor, para evitar retração tecidual e facilitar a análise histológica.

Ablação Térmica

Após a retirada do espécime, o duodenoscópio deve ser reintroduzido para avaliação do sítio de ressecção. Nesse momento, deve-se atentar para identificação de complicações e de lesão residual. Geralmente, a ablação é utilizada para tratamento do tecido adenomatoso residual. Entretanto, o benefício desse tratamento adjuvante é controverso. Uma grande série de casos mostrou taxa de sucesso semelhante entre pacientes submetidos à ablação adjuvante (81%) e sem terapia ablativa (79%).[14] A ablação pode ser realizada com coagulação monopolar, bipolar, YAG *laser*, terapia fotodinâmica e coagulação com plasma de argônio (APC 40-50 watts). Recomenda-se avaliar esfincterectomia biliar e prótese pancreática antes da ablação térmica ao redor dos orifícios pancreático e biliar.[5]

Papilotomia e Posicionamento de Próteses

O objetivo da esfincterectomia biliar ou pancreática e do posicionamento de próteses é diminuir a taxa de complicações da ampulectomia endoscópica. A esfincterectomia antes da ressecção pode dificultar a ressecção em monobloco e prejudicar a avaliação histológica por causa da lesão térmica do espécime. Além disso, estudos sugerem aumento do risco de perfuração, sangramento e implante tumoral com essa estratégia (Fig. 39-9).

Normalmente, uma observação cuidadosa do sítio de ressecção permite identificar os orifícios biliar e pancreático na parede duodenal (Fig. 39-10a). A infusão venosa de secretina induz a secreção de suco pancreático e facilita a identificação e canulação do óstio pancreático. A prioridade após a ressecção é o posicionamento de prótese pancreática profilática para diminuição de incidência e da gravidade da pancreatite aguda (Fig. 39-10b). Nos casos em que a

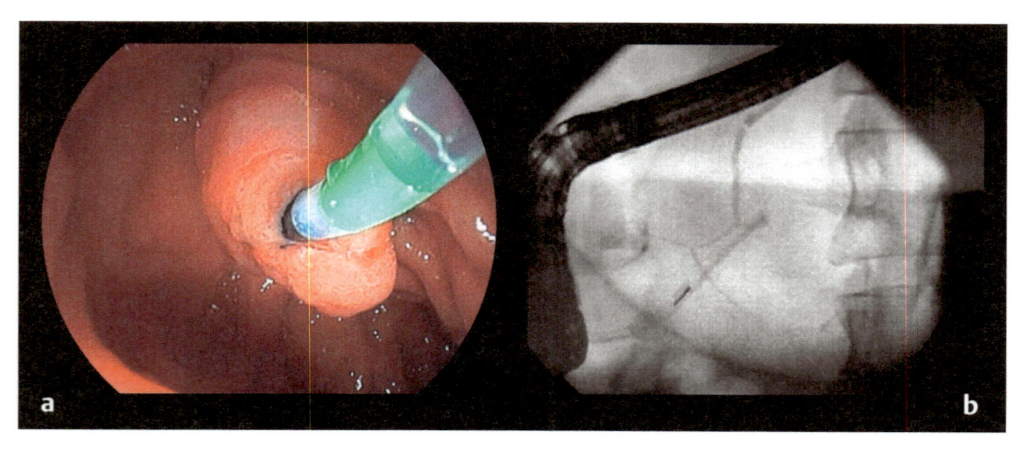

Fig. 39-8. (a) Canulação do ducto pancreático principal. (b) Pancreatografia para planejamento da ampulectomia endoscópica com objetivo de determinar invasão ductal, facilitar a canulação e colocação de prótese pancreática. Nesse caso foi evidenciado pâncreas *divisum* incompleto.

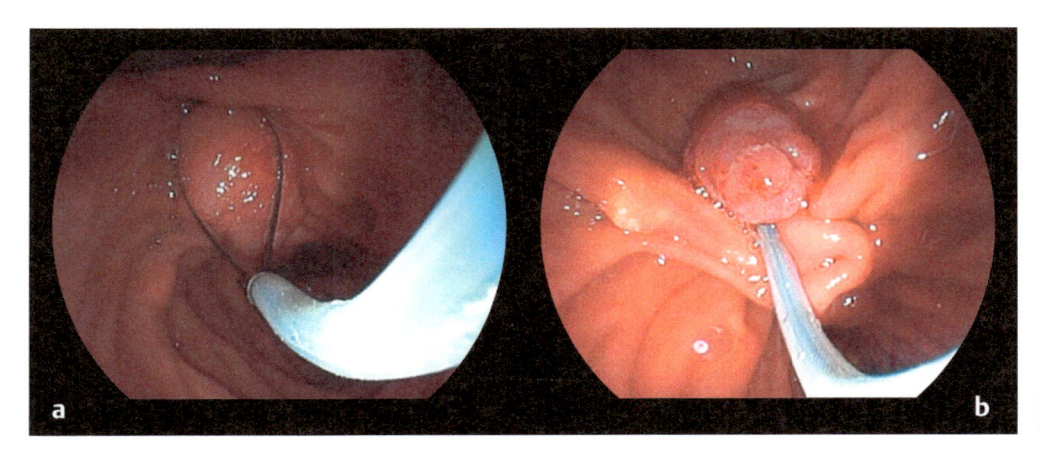

Fig. 39-9. (a, b) Papilectomia endoscópica com alça diatérmica.

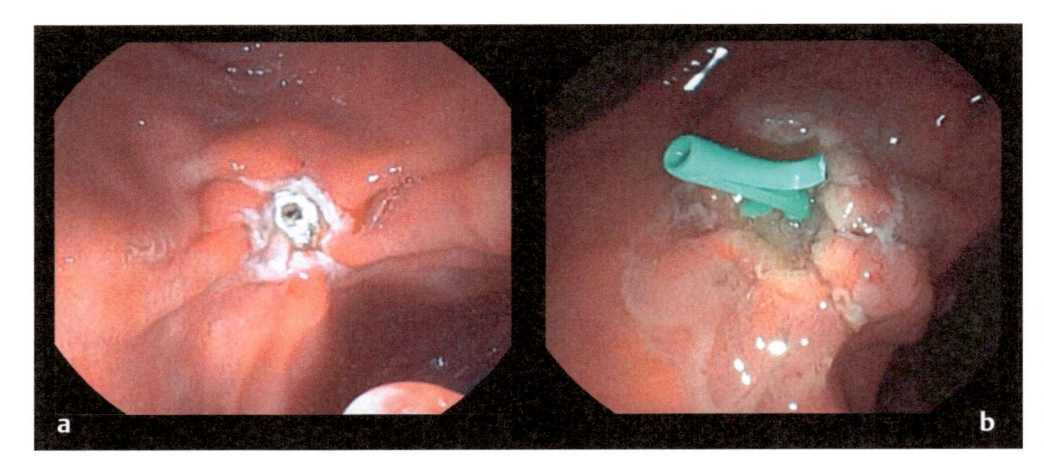

Fig. 39-10. (a) Leito cirúrgico de papilectomia. Observa-se ao centro da área de ressecção imagem enegrecida, correspondente ao ducto pancreático principal após contrastação prévia com azul de metileno. (b) Prótese pancreática posicionada em ducto principal.

colangiopancreatografia por ressonância revelou a presença de pâncreas *divisum*, a prótese pancreática não é necessária.[10]

A colangite aguda pós-papilectomia não é comum, e a prótese biliar não é obrigatória. *Experts* advogam a realização da esfincterectomia biliar e colocação de prótese coledociana para garantir a drenagem biliar.[23]

As próteses biliares ou pancreáticas devem ser removidas em duas ou três semanas e, nesse momento, deve-se avaliar a necessidade de complementar a ressecção de possíveis focos de lesão residual.[7]

COMPLICAÇÕES

As complicações pós-ampulectomia endoscópica incluem pancreatite aguda, sangramento, perfuração, colangite aguda e estenose de papila. A taxa geral de complicações é de 15%. A mortalidade relacionada com o procedimento é muito baixa, ocorrendo em 0,3% dos casos.[24]

Pancreatite

A taxa de pancreatite após papilectomia varia entre 0 a 25% nos diferentes estudos, com uma média de 10%. O posicionamento de prótese pancreática plástica de 5 Fr diminui a incidência e a gravidade da pancreatite, sendo recomendado como profilaxia padrão. O tratamento da pancreatite aguda é clínico, como nas demais etiologias.[1,5,24]

Sangramento

A taxa de sangramento pós-papilectomia é de até 25% em alguns estudos. O tratamento dessa frequente complicação inclui técnicas endoscópicas de hemostasia (clipe metálico, adrenalina, APC, pinça hemostática). No caso de insucesso na hemostasia endoscópica, a embolização por arteriografia é preferencial à exploração cirúrgica. Todos os medicamentos anticoagulantes e antiplaquetários devem ser suspensos antes do procedimento, com exceção do AAS nos pacientes com alto risco cardiovascular.[5,25]

Perfuração

A taxa de perfuração é de 0,6%. Nos pacientes com suspeita de perfuração (dor, febre, achados endoscópicos) a tomografia com contraste oral é mais sensível que a radiografia simples. O acompanhamento com equipe cirúrgica é obrigatório, mas o tratamento conservador com jejum e antibioticoterapia venosa é possível em casos selecionados.[5,21,23]

RESULTADOS DO TRATAMENTO ENDOSCÓPICO

O tratamento endoscópico é considerado curativo, quando a peça ressecada demonstra displasia de baixo ou alto graus e margens livres. Quando a análise evidencia adenocarcinoma, o tratamento cirúrgico deve ser indicado. Em situações especiais (pacientes idosos, alto risco cirúrgico, recusa do paciente) a vigilância rigorosa pode ser considerada.[26]

A taxa de sucesso da papilectomia endoscópica varia entre 45 e 90%, com taxas de recorrência de 0 a 30%. Adenomas que apresentam crescimento intraductal têm resultados menos favoráveis. São fatores preditores de sucesso, o tamanho menor do que 25 mm e a ausência de mutação genética para síndromes adenomatosas (p. ex.: polipose adenomatosa familiar).[14,27]

Vigilância Pós-Papilectomia

Todos os pacientes submetidos à papilectomia endoscópica devem ser submetidos a um programa de vigilância para detecção de recidiva da neoplasia. Alguns especialistas defendem a endoscopia com documentação fotográfica e biópsia da cicatriz rotineira. Diversos intervalos de vigilância pós-tratamento têm sido sugeridos, sendo que a maioria dos autores recomenda intervalo de 3-6 meses após o procedimento inicial, e posteriormente a cada 6-12 meses por pelo menos 2 anos.[11]

REFERÊNCIAS BIBLIOGRÁFICAS

1. Castillo C. Endoscopic ultrasound in the papilla and the periampullary region. World J Gastrointest Endos. 2010;2(8):278-287.
2. Hiroyuki I, Hiroshi H, Kenji S, Yoshimitsu K, Hitoshi A, Akihiro N et al. MR imaging of ampullary carcinomas. J Comput Assist Tomogr. 2002;26:711.
3. Chathadi KV, Khashab MA, Acosta RD, Chandrasekhara V, Eloubeidi MA, Faulx AL et al. The role of endoscopy in ampullary and duodenal adenomas. Gastrointest Endosc. 2015;82(5):773-81.
4. Griffin N, Charles-Edwards G, Grant LA. Magnetic resonance cholangiopancreatography: the ABC of MRCP. Insights Imaging. 2011;3(1):11-21.
5. Albores-Saavedra J, Schwartz AM, Batich K, Henson DE. Cancers of the ampulla of Vater: demographics, morphology, and survival based on 5,625 cases from the SEER program. J Surg Oncol .2009;100:598-605.
6. Askew J, Connor S. Review of the investigation and surgical management of resectable ampullary adenocarcinoma. HPB (Oxford). 2013;15(11):829–838.
7. El Hajj II, Coté GA. Endoscopic diagnosis and management of ampullary lesions. Gastrointest Endosc Clin N Am. 2013;23(1):95-109.
8. Amin MB, Edge S, Greene F, Compton CC, Gershenwald JE, Brookland RK et al. AJCC cancer staging manual. 8th ed. New York: Springer; 2017.
9. Ardengh JC, Kemp R, Lima-Filho ER, Santos JS. Endoscopic papillectomy: The limits of the indication, technique and results. World J Gastrointest Endosc. 2015;10;7(10):987-994.
10. Hartenfels IM, Dukat A, Burg J, Hansen M, Jung M. Adenomas of Vater's ampulla and of the duodenum. Presentation of diagnosis and therapy by endoscopic interventional and surgical methods. Chirurg. 2002;73(3):235-40.
11. Qiao QL, Zhao YG, Ye ML, Yang YM, Zhao JX, Huang YT et al. Carcinoma of the ampulla of Vater: factors influencing long-term survival of 127 patients with resection. World J Surg. 2007;31(1):137-43.
12. Cheng CL, Sherman S, Fogel EL, McHenry L, Watkins JL, Fukushima T et al. Endoscopic snare papillectomy for tumors of the duodenal papillae. Gastrointest Endosc. 2004;60(5):757-64.
13. Ruemmele P, Dietmaier W, Terracciano L, Tornillo L, Bataille F, Kaiser A et al. Histopathologic features and microsatellite instability of cancers of the papilla of Vater and their precursor lesions. Am J Surg Pathol. 2009;33(5):691-704.
14. Chang DK, Jamieson NB, Johns AL, Scarlett CJ, Pajic M, Chou A et al. Histomolecular phenotypes and outcome in adenocarcinoma of the ampulla of Vater. J Clin Oncol.2013;31:1348-56.
15. Fischer HP, Zhou H. Pathogenesis of carcinoma of the papilla of Vater. J Hepatobiliary Pancreat Surg. 2004;11(5):301-9.
16. Benhamiche AM, Jouve JL, Manfredi S, Prost P, Isambert N, Faivre J. Cancer of the ampulla of Vater: results of a 20-year population-based study. Eur J Gastroenterol Hepatol. 2000;12:75-79.
17. Skordilis P, Mouzas IA, Dimoulios PD, Alexandrakis G, Moschandrea J, Kouroumalis E. Is endosonography an effective method for detection and local staging of the ampullary carcinoma? A prospective study. BMC Surg. 2002;25;2:1.
18. Yasuda K, Mukai H, Cho E, Nakajima M, Kawai K. The use of endoscopic ultrasonography in the diagnosis and staging of carcinoma of the papilla of Vater. Endoscopy. 1988;20 Suppl 1:218-22.
19. Rivadeneira DE, Pochapin M, Grobmyer SR, Lieberman MD, Christos PJ, Jacobson I et al. Comparison of linear array endoscopic ultrasound and helical computed tomography for the staging of periampullary malignancies. Ann Surg Oncol. 2003;10(8):890-7.
20. Cannon ME, Carpenter SL, Elta GH, Nostrant TT, Kochman ML, Ginsberg GG et al. EUS compared with CT, magnetic resonance imaging, and angiography and the influence of biliary stenting on staging accuracy of ampullary neoplasms. Gastrointest Endosc. 1999;50:27-33.
21. Martin JA, Haber GB. Ampullary adenoma: clinical manifestations, diagnosis, and treatment. Gastrointest Endosc Clin N Am. 2003;13(4):649-69.
22. Pea A, Riva G, Bernasconi R, Sereni E, Lawlor RT, Scarpa A et al. Ampulla of Vater carcinoma: Molecular landscape and clinical implications. World J Gastrointest Oncol. 2018;10(11):370-380.
23. Panzeri F, Crippa S, Castelli P, Aleotti F, Pucci A, Partelli S et al. Management of ampullary neoplasms: A tailored approach between endoscopy and surgery. World J Gastroenterol. 2015;21(26):7970-7987.
24. Gincul R, Ciocirlan M, Dumortier J, Guerrier B, Comte JM, Faure A et al. Severe acute pancreatitis following endoscopic biopsy of the minor duodenal papilla. Endoscopy. 2009;41 Suppl 2:E195-6.
25. Goodman MT, Yamamoto J. Descriptive study of gallbladder, extrahepatic bile duct, and ampullary cancers in the United States, 1997-2002. Cancer Causes Control. 2007;18(4):415-22.
26. Schueneman A, Goggins M, Ensor J, Saka B, Neishaboori N, Lee S et al. Validation of histomolecular classification utilizing histological subtype, MUC1, and CDX2 for prognostication of resected ampullary adenocarcinoma. Br J Cancer. 2015;113(1):64-8.
27. Woo SM, Ryu JK, Lee SH, Yoo JW, Park JK, Kim YT et al. Recurrence and prognostic factors of ampullary carcinoma after radical resection: comparison with distal extra hepatic cholangiocarcinoma. Ann Surg Oncol. 2007;14(11):3195-201.

ANOMALIAS DUCTAIS E CISTOS BILIOPANCREÁTICOS

CAPÍTULO 40

Marcelo de Souza Cury ▪ Glauco Najas Sammarco ▪ Matheus Menezes Gomes
Giuseppe D'Ippolito ▪ Alexandre Tellian

INTRODUÇÃO

Este capítulo tem a missão de familiarizar os leitores com as alterações dos exames de imagens em portadores de anomalias e cistos biliopancreáticos, pois a detecção destes pode ser tarefa desafiadora para o gastroenterologista ou endoscopista durante os procedimentos diagnósticos e terapêuticos cada vez mais comuns e amplamente disponíveis.

É fundamental o papel do endoscopista, em conjunto com outros especialistas, na avaliação e indicação adequada de procedimentos endoscópicos como colangiopancreatografia retrógrada endoscópica (CPRE) e ultrassonografia endoscópica (EUS), muitas vezes em recém-nascidos com colestase, associada a anomalias da junção biliopancreática, cistos biliares, atresia da via biliar ou, ainda, em portadores de anomalias pancreáticas.[1]

ANOMALIAS CONGÊNITAS DE VIAS BILIARES

As principais malformações congênitas de vias biliares são:

- Anomalias de papila maior e ductos biliares.
- Cistos de vias biliares.
- Atresia de vias biliares.

Anomalias de Papila Maior e Ductos Biliares

Ocasionalmente, a papila maior, ou papila de Vater, pode estar localizada na terceira porção duodenal, no bulbo ou mesmo existirem duas papilas de Vater.[2]

Junção biliopancreática anômala (JBPA) foi definida por Misra *et al.* quando o canal comum da junção biliopancreática tem mais de 8 mm.[3] Em até 1% dos pacientes pode não haver canal comum e cada ducto exteriorizar direto na papila.

Tanto a colangiorressonância quanto a CPRE são utilizadas para o diagnóstico de JBPA, considerando-se a CPRE um método mais sensível.[4] Recomenda-se tratamento endoscópico em portadores de JBPA sintomáticos (Fig. 40-1). EUS pode ser utilizada para os casos de dúvida, conforme demonstrado na Figura 40-2.

Quanto à drenagem biliar, as Figuras 40-3 a 40-5 demonstram a distribuição habitual e as variações mais comuns.

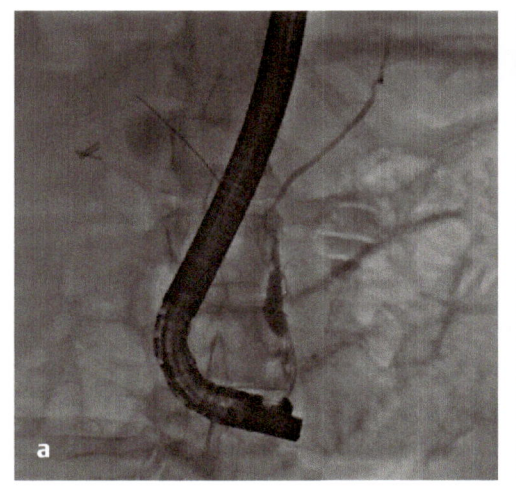

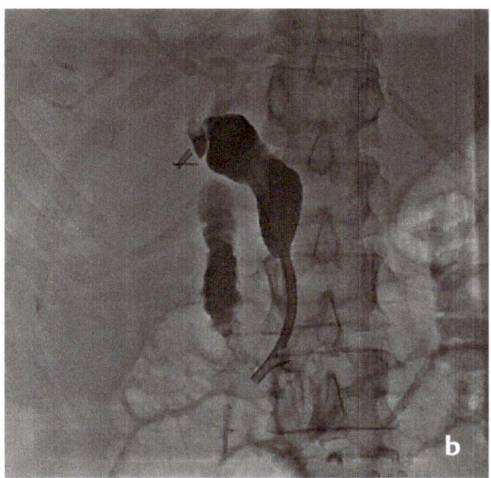

Fig. 40-1. (a) Anomalia da junção biliopancreática no momento do diagnóstico e (b) após tratamento com esfincterotomia e colocação de prótese, observar imagem de dilatação cística. (Imagem gentilmente cedida pelo Dr. Brunaldi de seu arquivo pessoal. Extraída de Cury et al, 2018.)[5]

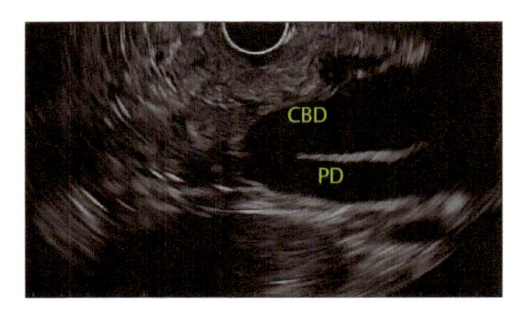

Fig. 40-2. Anomalia da junção biliopancreática em exame de EUS. CBD: ducto biliar comum; PD: ducto pancreático. (Imagens cedidas por Cury et al, 2018.)[5]

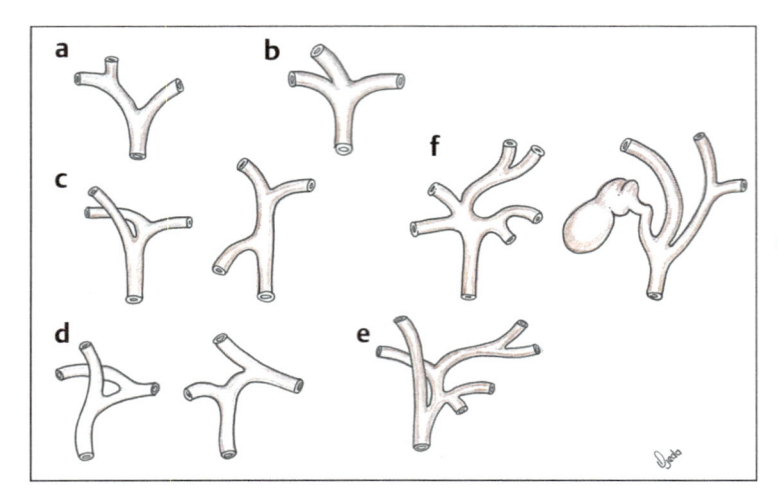

Fig. 40-3. Drenagem biliar habitual e variações. (**a**) Confluência típica – mais comum (57%); (**b**) confluência tríplice (12%); (**c**) drenagem ectópica do ducto setorial direito no ducto hepático comum (4 a 20%); (**d**) drenagem ectópica do setor direito no ducto hepático esquerdo; (**e**) ausência de confluência; (**f**) drenagem ectópica do setor posterior direito no ducto cístico. Reproduzida de CPRE. (Imagens cedidas por Cury et al, 2018.)[5]

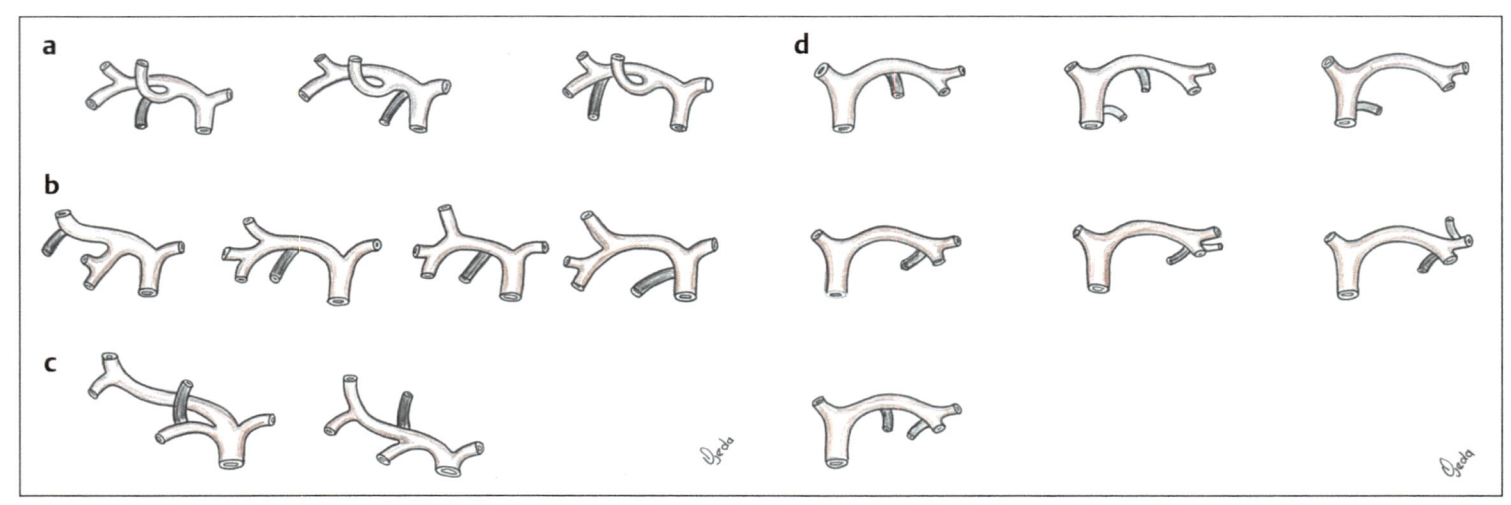

Fig. 40-4. Drenagem biliar - variações comuns dos segmentos intra-hepáticos. (**a**) Segmento V. (**b**) Segmento VI. (**c**) Segmento VII. (**d**) Segmento VIII.

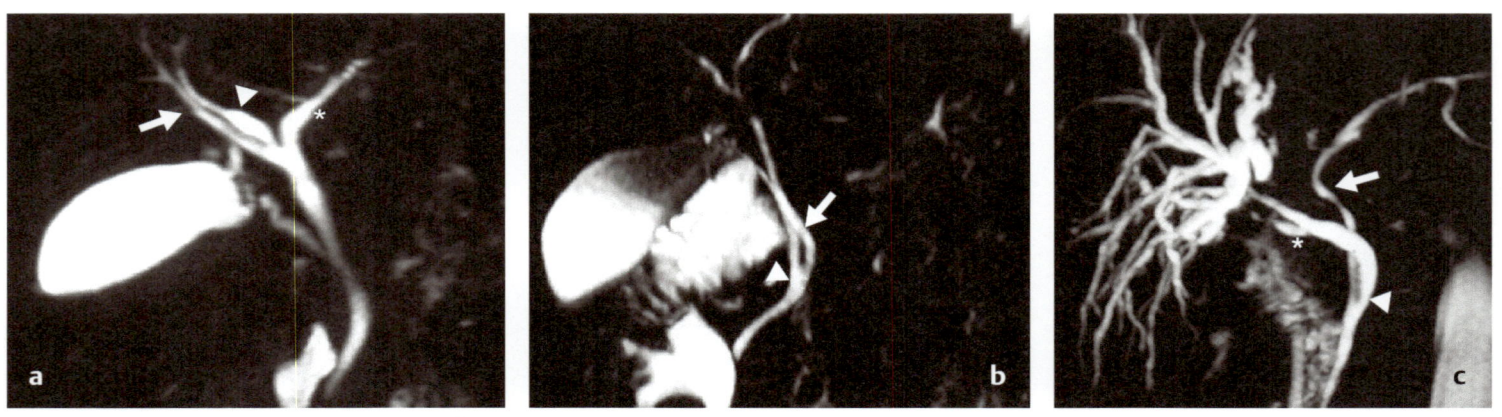

Fig. 40-5. (**a**) Colangiorressonância demonstrando trifurcação (*seta*) da via biliar. (**b**) Colangiorressonância demonstrando implantação baixa do ducto cístico (*setas*). (**c**) Colangiorressonância demonstrando drenagem da via biliar esquerda para o colédoco (*setas*). Reproduzido de CPRE, imagens cedidas por Cury et al, 2018.[5]

Cistos de Vias Biliares

Dilatações císticas das vias biliares foram classificadas por Todani *et al.*[6] em cinco grupos e estão demonstradas nas Figuras 40-6 a 40-13. É importante lembrar que a tipo I é a mais comum e a tipo V a mais conhecida como doença de Caroli, quando os cistos são exclusivamente intra-hepáticos.

EUS permite o diagnóstico dos cistos extra-hepáticos, é superior ao ultrassom transabdominal e também tem sido recomendada para orientar a programação cirúrgica (Fig. 40-14). Em casos de dúvidas, principalmente quando associados a cálculos ou neoplasia, a coledocoscopia (Fig. 40-15) e o US intraductal têm sido indicados para diagnóstico diferencial, permitindo terapia endoscópica (Fig. 40-15).[1]

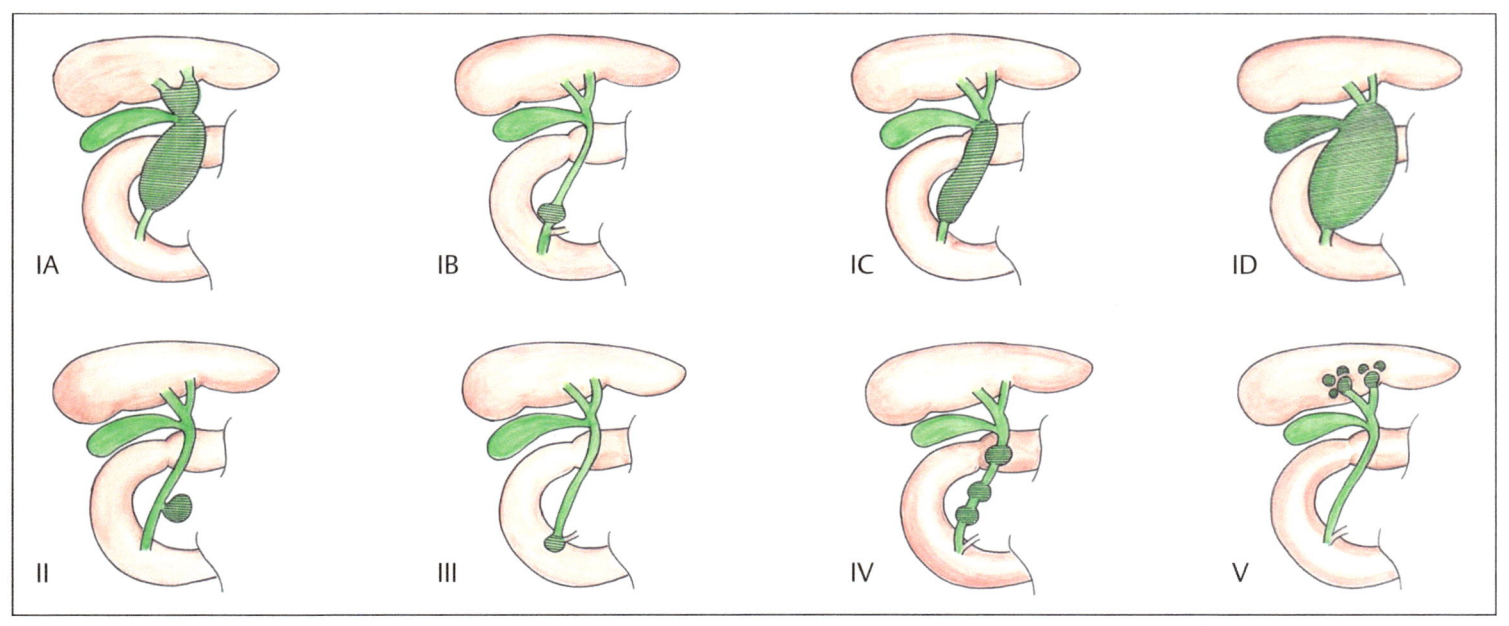

Fig. 40-6. Classificação de cistos biliares. *IA:* acometimento do colédoco e do ducto hepático; *IB:* acometimento segmentar, geralmente porção distal do colédoco; *IC:* dilatação fusiforme de toda via biliar extra-hepática; *ID:* acometimento do ducto cístico associado aos anteriores. *Tipo II:* cisto de colédoco em forma de divertículo; *Tipo III:* cisto no colédoco intrapapilar (coledococele); *Tipo IV:* vários cistos (IVA: acometem ductos intra e extra-hepáticos; IVB: apenas o ducto extra-hepático); *Tipo V:* doença de Caroli, vias biliares intra-hepáticas.

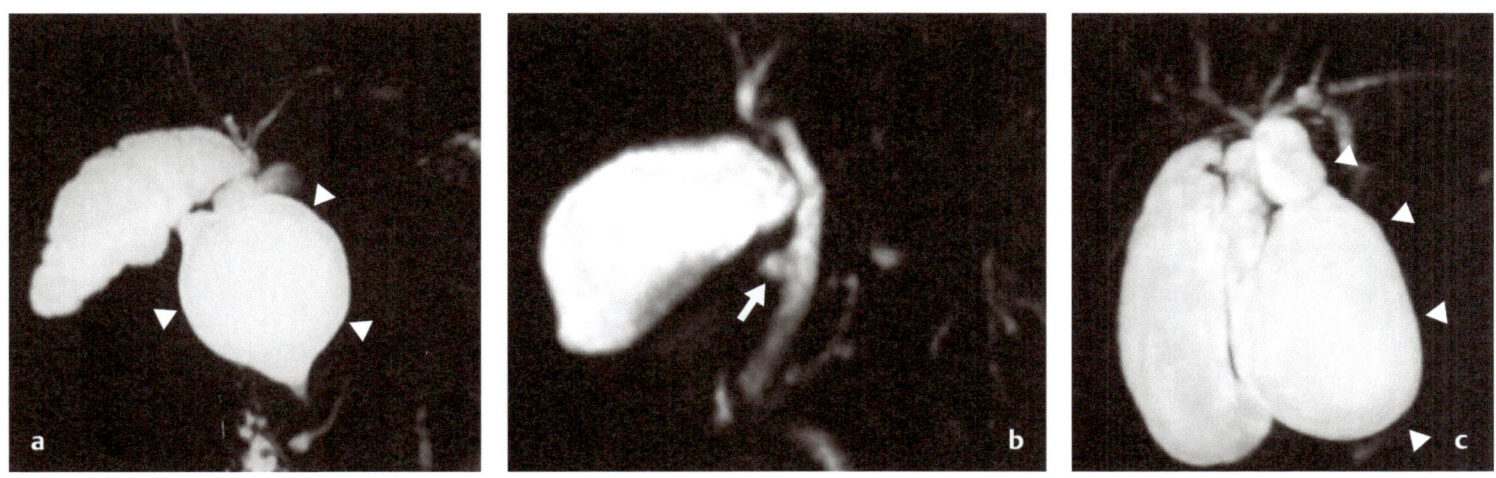

Fig. 40-7. Colangiorressonância demonstrando: (**a**) cisto biliar do tipo IA; (**b**) cisto biliar do tipo II e (**c**) cistos biliares do tipo IVB.

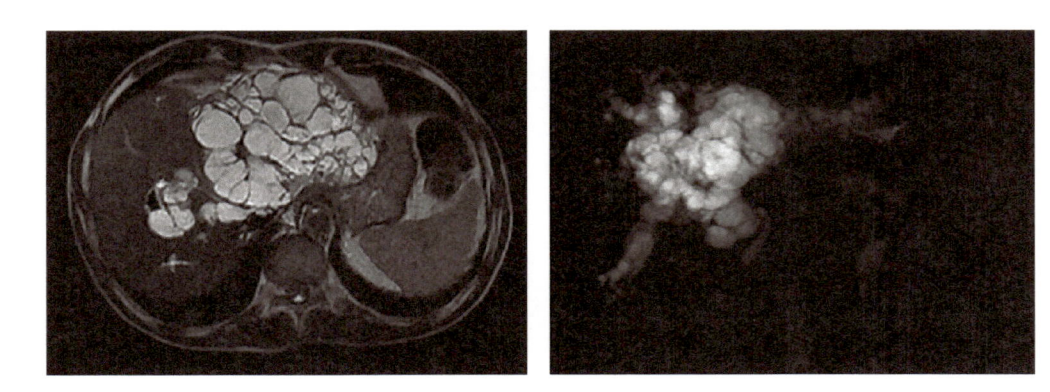

Fig. 40-8. Ressonância magnética (RM) com colangiorressonância demonstrando cistos biliares do tipo V (doença de Caroli). (Imagem gentilmente cedida por Dr. Jaime Solano Mariño.)

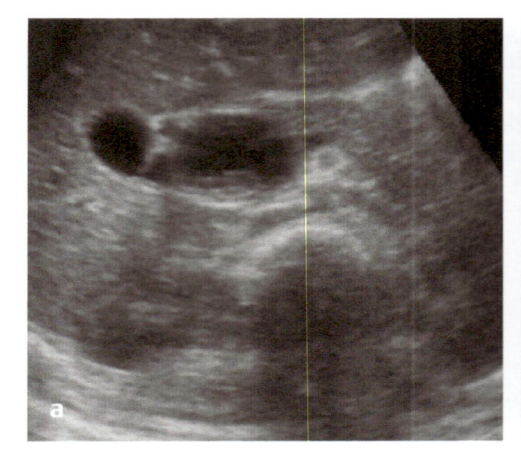

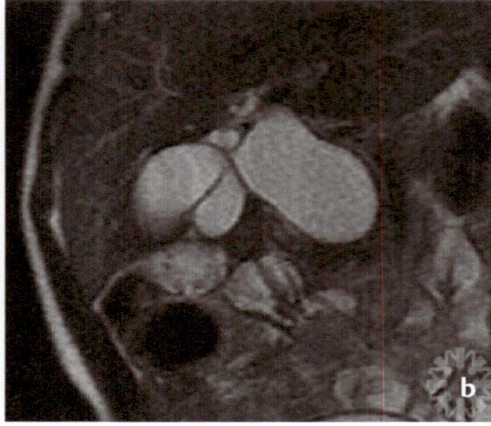

Fig. 40-9. Ultrassonografia (a) e RM (b) demonstrando cisto de colédoco do tipo IC (dilatação fusiforme de toda via biliar extra-hepática).

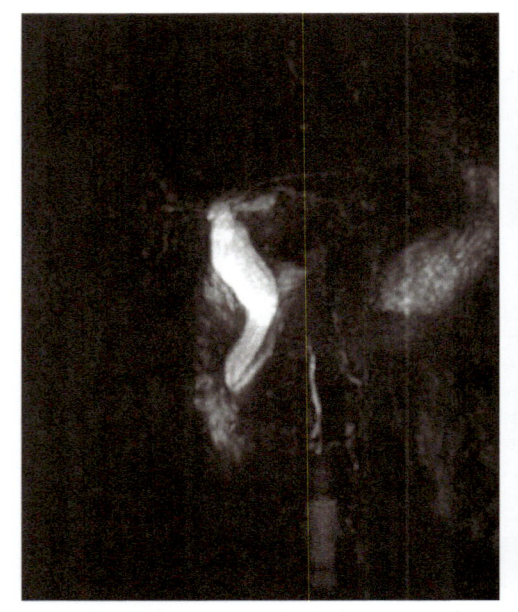

Fig. 40-10. Colangiorressonância demonstrando cisto de colédoco do tipo IC (dilatação fusiforme de toda via biliar extra-hepática).

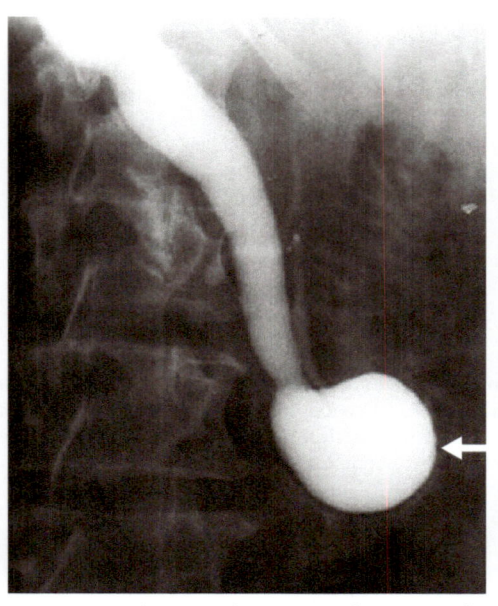

Fig. 40-11. Colangiografia por CPRE demonstrando cisto de colédoco do tipo III (coledococele – *seta*). (Imagem gentilmente fornecida por Dr. Jaime Solano Mariño.)

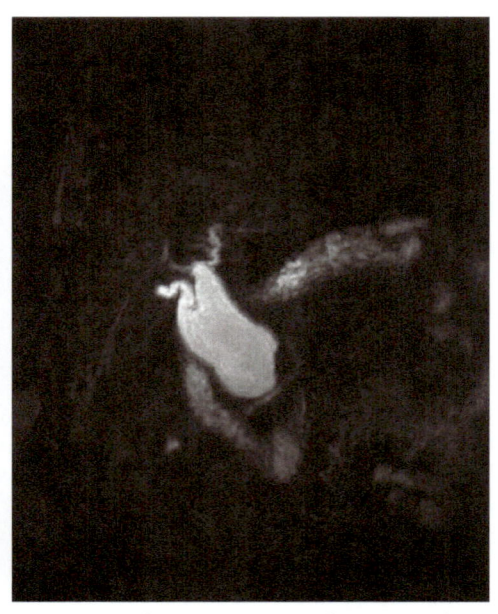

Fig. 40-12. Colangiorressonância demonstrando cisto de colédoco do tipo III (coledococele).

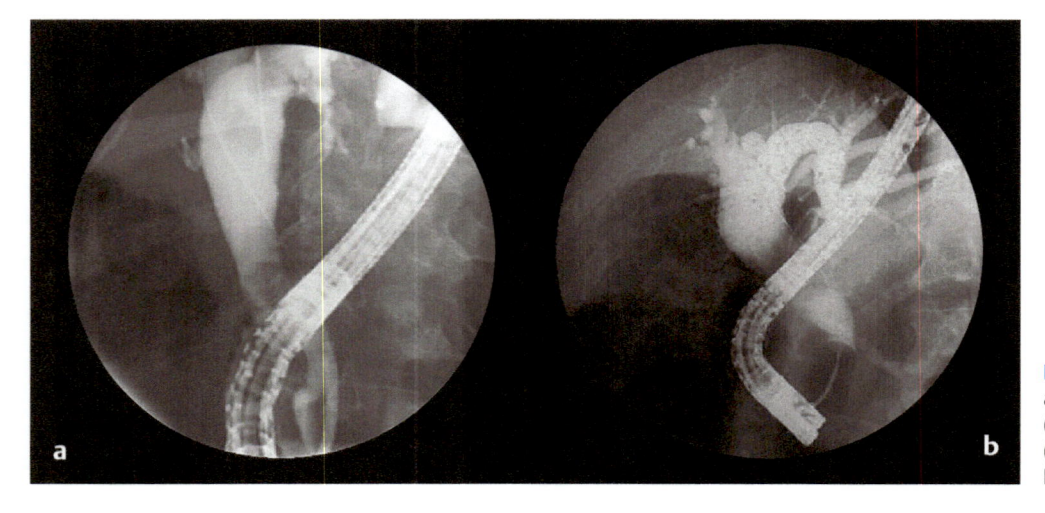

Fig. 40-13. Imagens de cisto de colédoco associado a coledocolitíase durante CPRE. (a) Coledocolitíase; (b) fio-guia posicionado. (Imagens gentilmente cedidas pelo Dr. Douglas Pleskow.)[5]

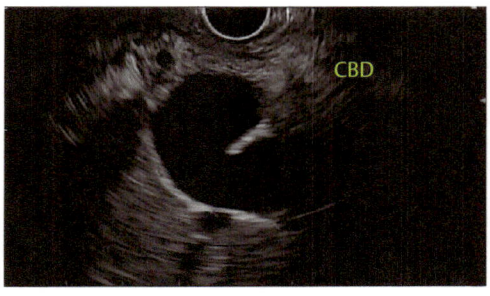

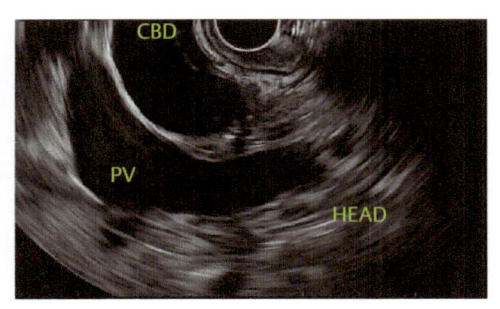

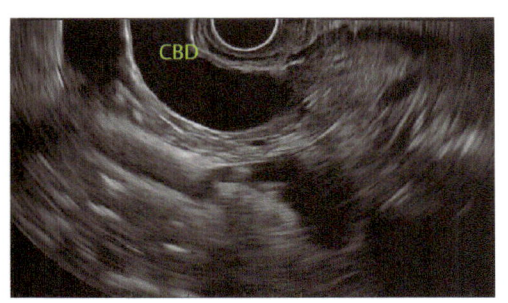

Fig. 40-14. Cistos de colédoco identificado ao EUS. CBD: ducto biliar comum; PV: ducto ventral pancreático; HEAD: cabeça do pâncreas. (Imagens cedidas por Cury et al, 2018.)[5]

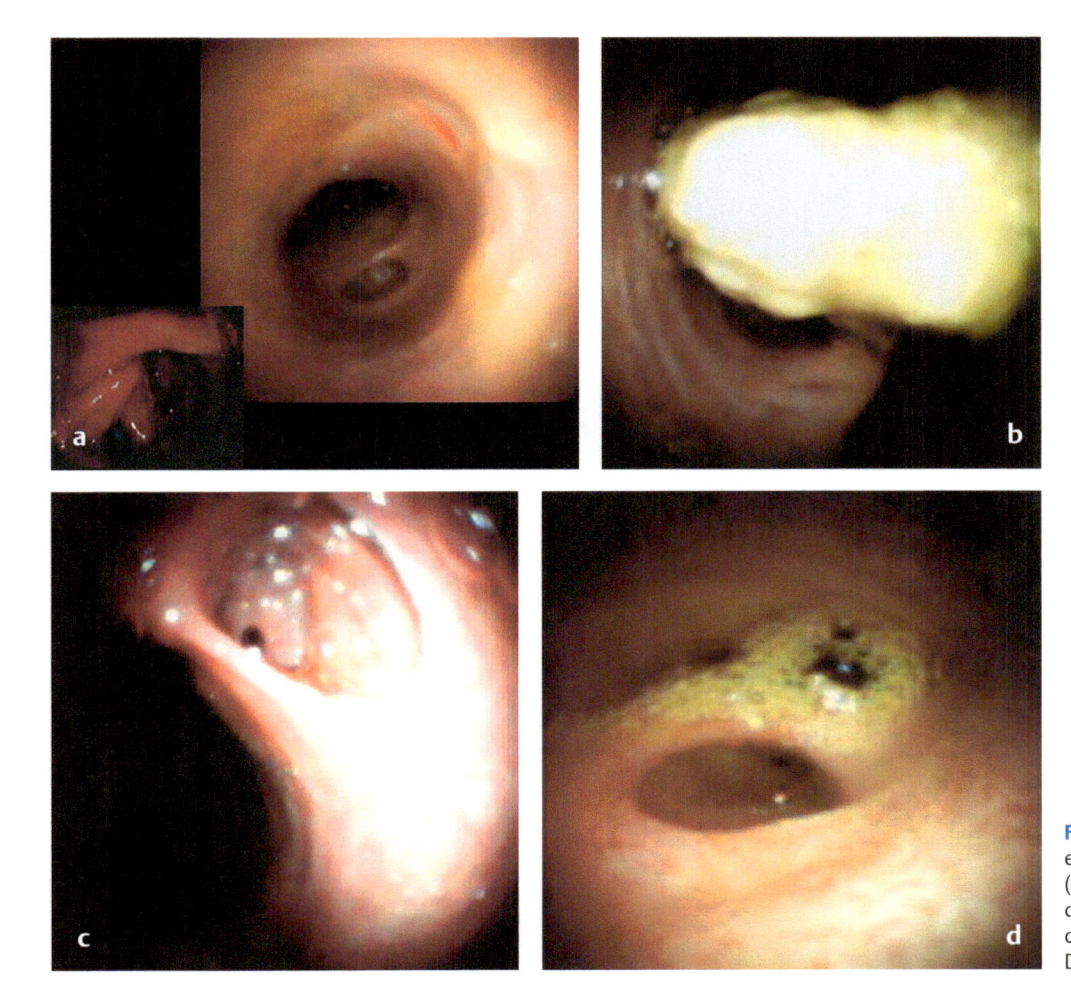

Fig. 40-15. Exame de coledoscopia (Spyglass DS) em portador de cisto de colédoco com cálculo (paciente da Fig. 40-13). (a) Cisto; (b) observa-se coledocolitíase; (c, d) implantação do ducto cístico. (Imagens gentilmente cedidas por Dr. Douglas Pleskow. Extraído de Cury et al, 2018.)[5]

Atresia de Vias Biliares

A atresia de vias biliares é um processo fibroinflamatório que leva à obstrução do sistema biliar extra-hepático,[7] podendo ser completa ou parcial (Fig. 40-16). Para o diagnóstico utilizam-se métodos amplamente disponíveis como ultrassonografia, cintilografia (Fig. 40-17) e biópsia hepática. A colangiografia no intraoperatório é diagnóstico definitivo, embora a CPRE possa ser empregada, podendo evitar laparotomia desnecessária, em casos de dúvida. Essa última tem demonstrado alta especificidade (73 a 94%) e alta sensibilidade (86 a 100%).[1,8]

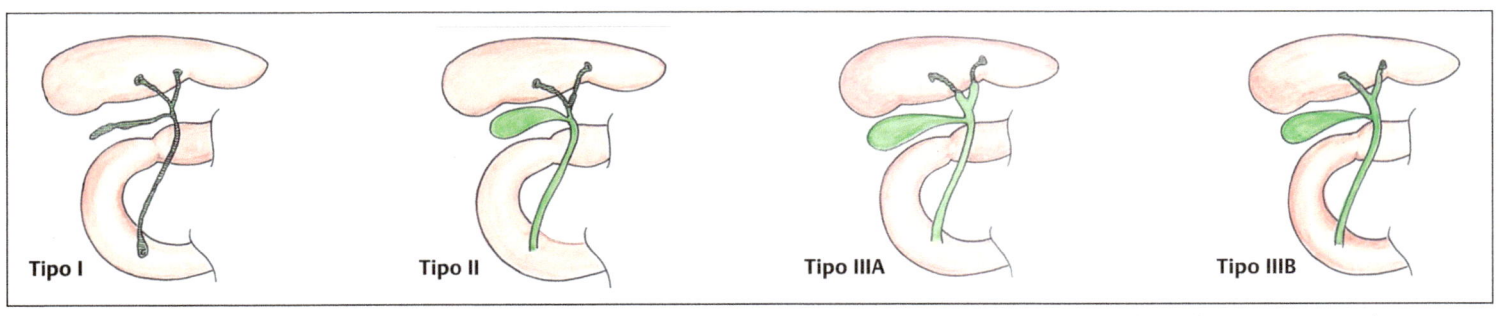

Fig. 40-16. Classificação de atresia biliar. *Tipo I:* atresia de colédoco; *tipo II:* atresia do ducto hepático; e *tipo III:* atresia dos ductos hepáticos na porta hepática.

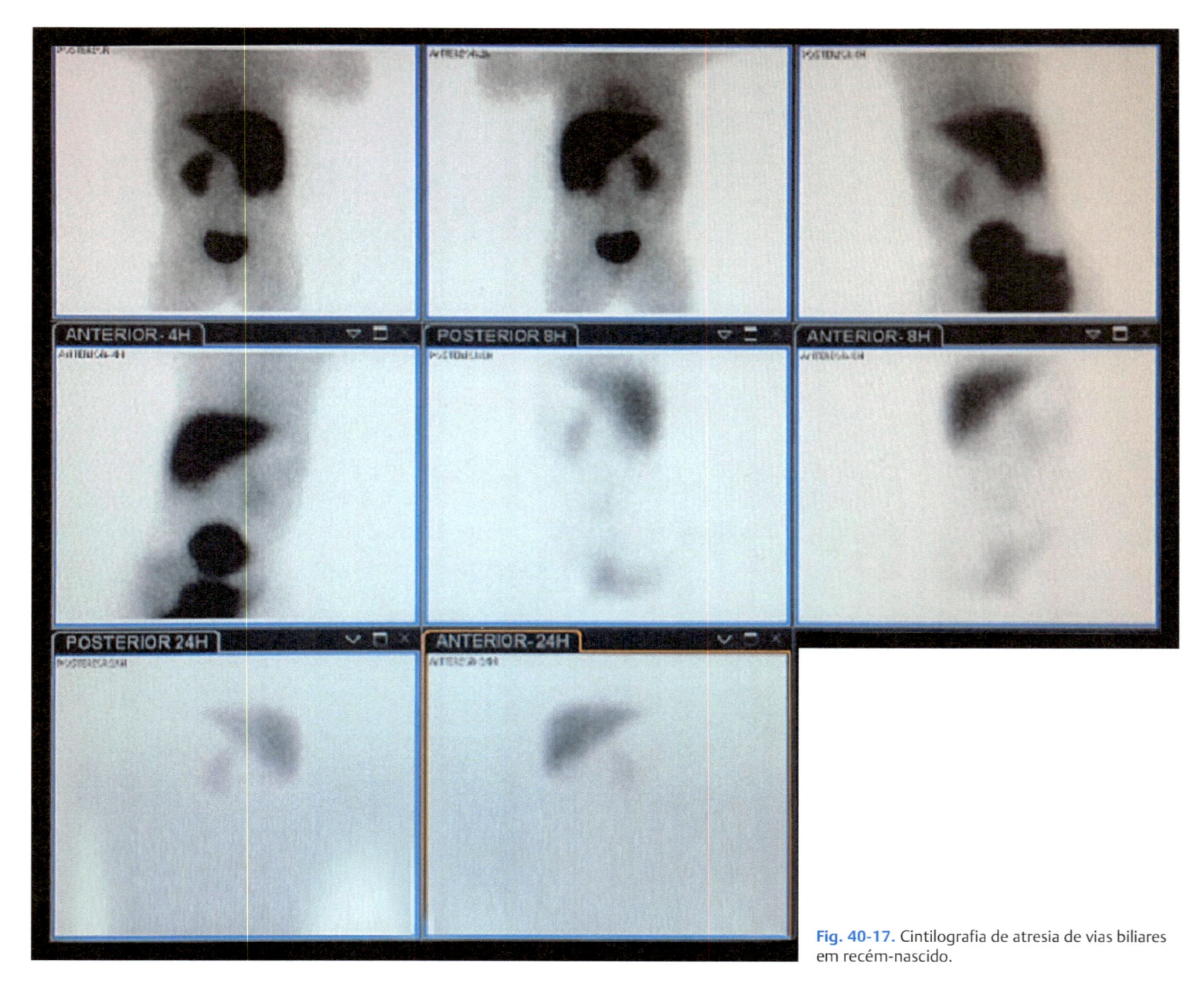

Fig. 40-17. Cintilografia de atresia de vias biliares em recém-nascido.

ANOMALIAS CONGÊNITAS DE PÂNCREAS

Neste tópico vamos abordar:

- Pâncreas *divisum*.
- Pâncreas anular.
- Agenesia pancreática.
- Cistos de ducto pancreático.

Pâncreas *Divisum*

O pâncreas *divisum* (falha na fusão dos ductos pancreáticos na fase embrionária) pode ser detectado por tomografia computadorizada, colangiorressonância e EUS, mas o diagnóstico de certeza tem sido realizado pela CPRE (Fig. 40-18).[9]

Quanto a EUS, a ausência de continuidade do ducto dorsal em direção à papila maior e a ausência de confluência dos ductos pancreático e biliar quando observados pelo duodeno são fortemente sugestivos de pâncreas *divisum*, sendo observado o cruzamento destes ductos.

Durante a CPRE observa-se interrupção do DPP e a acinarização de pequena área na cabeça pancreática. Para diagnóstico diferencial com obstrução completa por tumor, além do aspecto endoscópico de terminação abrupta sem ductos secundários e terciários, pode-se realizar a pancreatografia pela papila menor (Fig. 40-19), excluindo-se neoplasia e confirmando a presença de pâncreas *divisum* completo.[10]

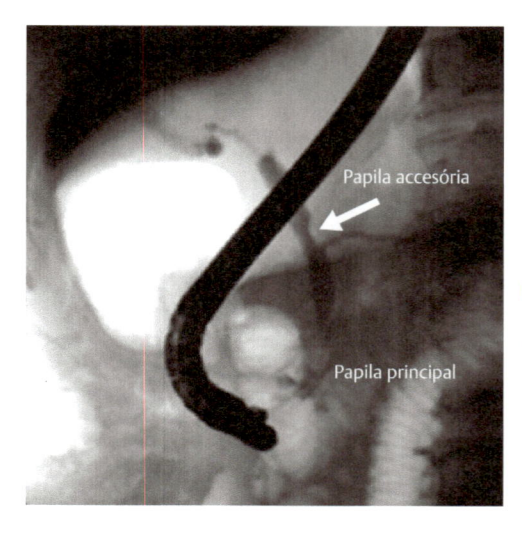

Fig. 40-18. CPRE demonstrando pâncreas *divisum*. Note que a principal drenagem está ocorrendo via papila menor. (Imagem gentilmente cedida por Dr. Jaime Solano Mariño.)

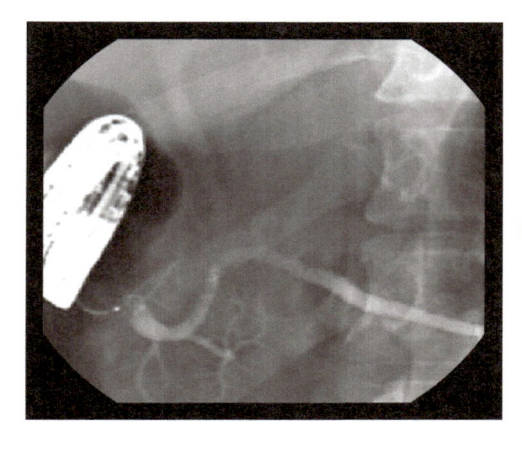

Fig. 40-19. Pancreatografia por ducto dorsal em portador de pâncreas *divisum*. (Imagens gentilmente cedidas por Dr. Douglas Pleskow.)

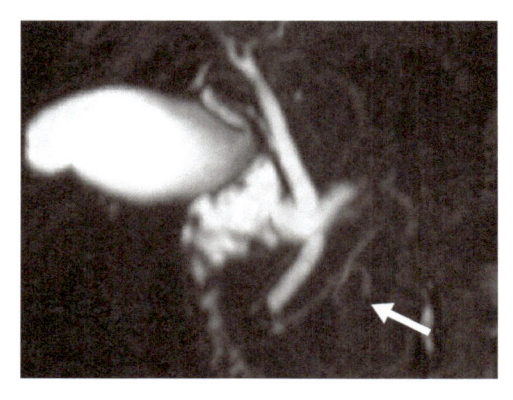

Fig. 40-21. Colangiorressonância evidenciando ducto pancreático redundante (*seta*).

Pâncreas Anular

Trata-se de uma malformação onde pâncreas tem a forma de um anel que circula o duodeno, parcial ou completamente. O diagnóstico de pâncreas anular é feito por tomografia e a EUS pode ser utilizada, pois permite visualizar um anel pancreático envolvendo o duodeno. Durante a pancreatografia, observa-se o ducto ventral circulando o duodeno (Fig. 40-20).[11]

Agenesia Pancreática

A agenesia pancreática (ou hipogenesia) é uma rara condição que promove graus variáveis de insuficiência endócrina e exócrina. Nos casos mais graves pode ser incompatível com a vida. Os endoscopistas devem ter em mente esta possibilidade rara durante o EUS ou mesmo CPRE, quando a pancreatografia pelo ducto dorsal deve ser realizada para excluir tal diagnóstico.[12]

Cisto de Ducto Pancreático

Santorinocele tem sido descrita como dilatação do ducto pancreático secundário em sua porção terminal. Reforça a hipótese de que a estenose da papila menor pode estar presente, especialmente em pâncreas *divisum* com pancreatite de repetição (Fig. 40-21).[12]

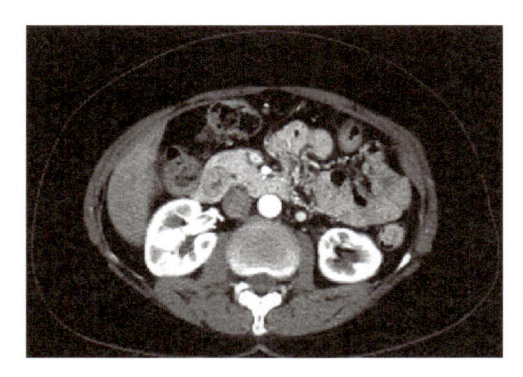

Fig. 40-20. TC de abdome evidenciando pâncreas anular total.

REFERÊNCIAS BIBLIOGRÁFICAS

1. Liu QY, Nguyen V. Endoscopic Approach to the Patient with Congenital Anomalies of the Biliary Tract. Gastrointest Endosc Clin N Am. 2013;23(2):505-18.
2. Rajnakova A, Tan WT, Goh PM. Double papilla of Vater: a rare anatomic anomaly observed in endoscopic retrograde cholangiopancreatography. Surg Laparosc Endosc. 1998;8(5):345-8.
3. Misra SP, Dwivedi M. Pancreaticobiliary ductal union. Gut. 1990;31(10):1144-9.
4. De Angelis P, Foschia F, Romeo E, Caldaro T, Rea F, di Abriola GF et al. Role of endoscopic retrograde cholangiopancreatography in diagnosis and management of congenital choledochal cysts: 28 pediatric cases. J Pediatr Surg. 2012;47(5):885-8.
5. Cury MS, Sawney MS, Silva BA. Anomalias congênitas de vias biliares e pâncreas. In: Averbach M, Ferrari Junior AP, Segal F, Ejima FH, de Paulo GA, Fang HL et al. Tratado Ilustrado de Endoscopia Digestiva. Rio de Janeiro: Thieme Revinter; 2018. p. 459-65.
6. Todani T, Watanabe Y, Toki A, Morotomi Y. Classification of congenital biliary cystic disease: special reference to type Ic and IVA cysts with primary ductal stricture. J Hepatobiliary Pancreat Surg. 2003;10(5):340-4.
7. Lakshminarayanan B, Davenport M. Biliary atresia: A comprehensive review. J Autoimmun. 2016;73:1-9.
8. Moyer V, Freese DK, Whitington PF, Olson AD, Brewer F, Colletti RB et al. Guideline for the evaluation of cholestatic jaundice in infants: recommendations of the North American Society for Pediatric Gastroenterology, Hepatology and Nutrition. J Pediatr Gastroenterol Nutr. 2004;39(2):115-28.
9. Moore K. Embriologia Clínica. Rio de Janeiro: Editora Guanabara; 1986. p. 422.
10. Kanth R, Samji NS, Inaganti A, Komanapalli SD, Rivera R, Antillon MR et al. Endotherapy in symptomatic pancreas divisum: a systematic review. Pancreatology. 2014;14(4):244-50.
11. Maker V, Gerzenshtein J, Lerner T. Annular pancreas in the adult: two case reports and review of more than a century of literature. Am Surg. 2003;69(5):404-10.
12. Crinò SF, Bernardoni L, Conti Bellocchi MC, Malleo G, Manfredi R, Breoni I et al. Efficacy of Endoscopic Minor Papilla Sphincterotomy for Symptomatic Santorinicele. Clin Gastroenterol Hepatol. 2017;15(2):303-6.

FÍSTULAS BILIOPANCREÁTICAS

Alexandre Dias Pelosi ▪ Patricia Abrantes Luna

INTRODUÇÃO

As fístulas biliopancreáticas são afecções graves e a endoscopia digestiva pode ser útil tanto no seu diagnóstico quanto no tratamento. Neste capítulo trataremos, separadamente, as fístulas biliares e as pancreáticas.

FÍSTULAS BILIARES

Etiologia

As causas mais comuns de fístulas biliares (FB) são as manipulações cirúrgicas. Apesar de as lesões da via biliar serem mais prevalentes após transplantes hepáticos e ressecções hepáticas, em números absolutos a causa mais comum é a lesão durante a colecistectomia videolaparoscópica (CVL). Os traumas abdominais também podem causar FB e correspondem a um grande número de casos em hospitais voltados ao atendimento de politraumatizados.

Quadro 41-1. Incidência de Lesão da Via Biliar Pós-Operatória: Fístulas, Ligaduras, Transecções e Estenoses

Colecistectomia videolaparoscópica	0,5 a 1%
Ressecções hepáticas	2-5 a 12%
Transplante hepático	8 a 35%

Menos frequentes são as fístulas originadas em ductos intra-hepáticos pós-drenagem de abscessos ou ablações tumorais por radiofrequência.[1]

A colecistectomia aberta tem número de lesões da via biliar 10 vezes inferior a CVL, entretanto, mais de 80% das colecistectomias são feitas por laparoscopia nos países desenvolvidos. A incidência de lesão varia entre 0,5 e 1% das CVL e parece não depender da curva de aprendizado, estando também relacionadas com cirurgias realizadas por cirurgiões experientes.[2] Dentre as lesões biliares após CVL, as fístulas biliares são as mais comuns, seguidas de estenoses e ligaduras/transecções[2] (Quadro 41-1).

Localização das Fístulas Biliares

Mais da metade das FB são originadas no coto cístico. Em seguida estão as secundárias a variantes anatômicas, onde pequenos ductos têm ligação direta do parênquima hepático para a vesícula – ductos de Luschka. Nesses casos, após a colecistectomia há extravasamento de bile por um dos ductos variantes, no leito hepático da dissecção da vesícula. Atualmente, a classificação mais usada para definir o tipo de lesão da via biliar é a de Strasberg e o tipo de tratamento também pode ser orientado de acordo com a classificação.[3,4]

Locais menos frequentes de FB são os extravasamentos pela lateral do dreno de Kher, fístulas no ducto hepático comum e em ductos intra-hepáticos (Figs. 41-1 a 41-3).[5]

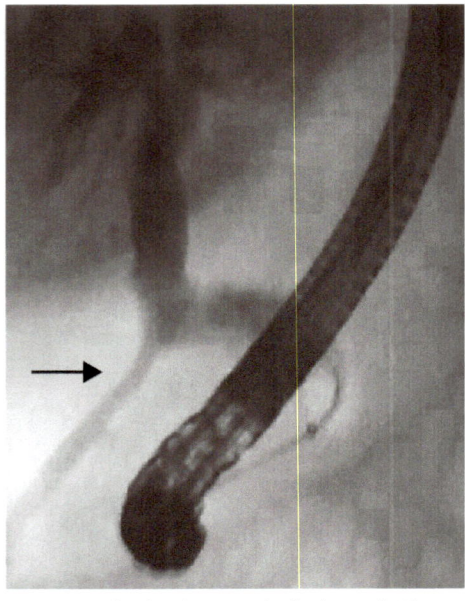

Fig. 41-1. Fístula pós-retirada de dreno de Kher.

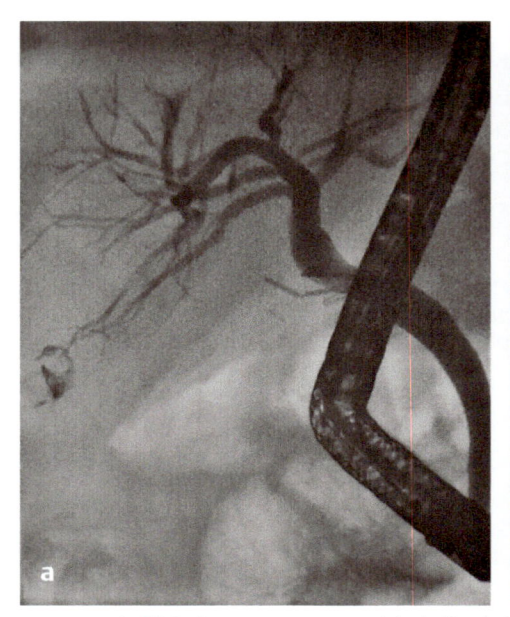

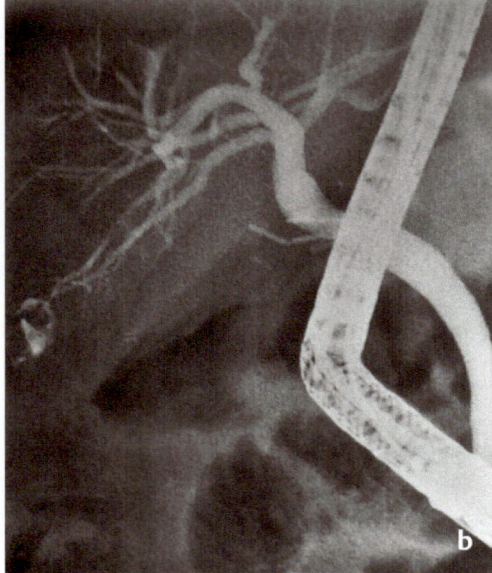

Fig. 41-2. (a, b) Dois aspectos sequenciais de fístula biliar pós-colecistectomia. Extravasamento de contraste por ducto variante (ducto de Luscka) no leito hepático da dissecção da vesícula biliar.

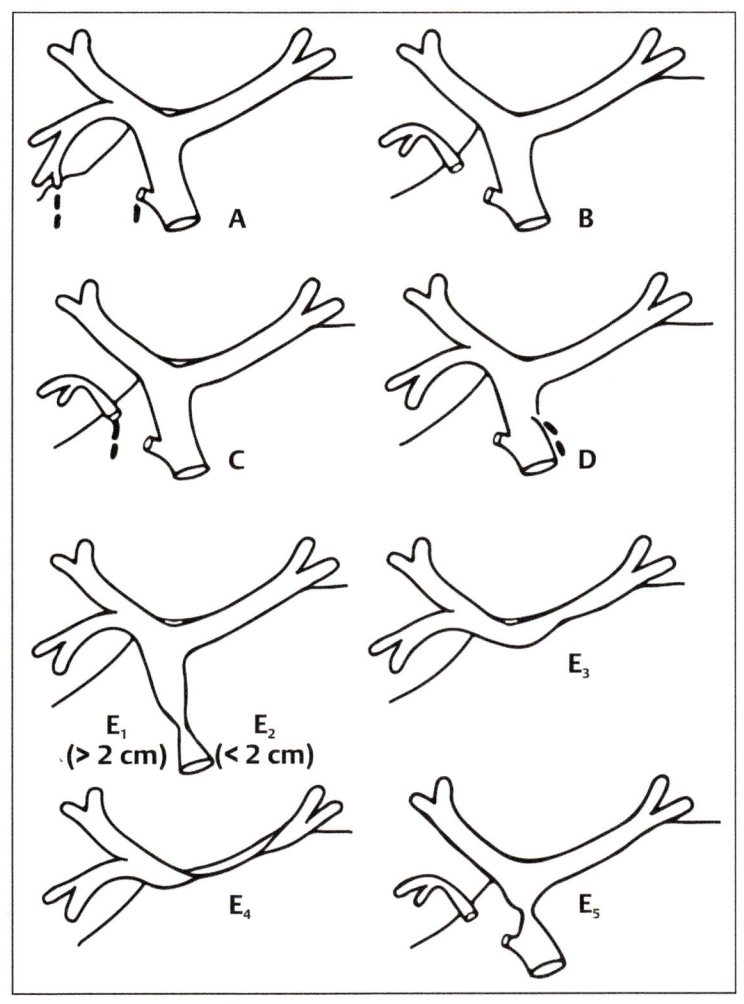

Fig. 41-3. Classificação de Strasberg para lesões da via biliar.
Classe A: lesão de pequenos ductos em continuidade com via biliar, com fístula de ducto de Luschka ou ducto cístico. **Classe B:** lesão num ducto segmentar com obstrução de parte da via biliar. **Classe C:** lesão num ducto segmentar com fístula de ducto não contínuo com via biliar principal. **Classe D:** lesão lateral com fístula na via biliar principal extra-hepática. **Classe E1:** lesão com estenose a mais de 2 cm da bifurcação dos hepáticos. **Classe E2:** lesão com estenose a menos de 2 cm da bifurcação dos hepáticos. **Classe E3:** lesão com estenose na bifurcação dos hepáticos. **Classe E4:** lesão com estenose na bifurcação isolando os ductos direitos e esquerdos. **Classe E5:** lesão com estenose hilar complexa, isolando vários segmentos. (Imagem extraída de Research Gate.)[6]

Quadro Clínico

Apenas 20 a 30% dos casos de lesão da via biliar são reconhecidos durante a cirurgia.[7] O restante dos pacientes apresenta sintomas no pós-operatório ou mesmo depois da alta e a clínica é bastante variável.

Quase 30% dos pacientes são oligossintomáticos e apresentam apenas drenagem de bile por um dreno ou pela ferida operatória. Entre os sintomáticos, que são a maioria, a dor é o sintoma mais frequente, seguido de febre, icterícia e distensão abdominal[8] (Quadro 41-2).

Quadro 41-2. Sintomas associados às fístulas biliares

Assintomáticos	28%
Sintomáticos	72%
Dor	62%
Febre	37%
Icterícia	7%
Distensão abdominal	3%

Diagnóstico

Cintilografia

A cintilografia hepatobiliar é um bom método diagnóstico, entretanto, não acessível em todos os hospitais. O ácido iminodiacético, ligado ao Tecnécio 99m, após infusão venosa, percorre a via metabólica das bilirrubinas e pode ser útil no diagnóstico de doenças obstrutivas como colecistite aguda, atresia biliar ou em casos de extravasamento de bile. No caso das fístulas, há acúmulo anormal do radiofármaco fora da via biliar e dos intestinos. Uma análise tardia, em 24 horas, pode aumentar a sensibilidade no diagnóstico de FB de baixo débito. Associação a SPECT-CT pode facilitar o diagnóstico com a superposição da imagem cintilográfica e tomográfica.[9,10]

Tomografia Computadorizada

A caracterização das FB não é possível com o método, mas ele é importante para o diagnóstico de complicações secundárias (ascite biliar, coleções líquidas). De acordo com a presença de um halo mais espesso ao redor dos "bilomas" é possível estimar seu tempo de evolução e a medida de densidade dos líquidos pode dar pistas quanto à possibilidade de infecção secundária/abscessos.[10]

Ressonância Magnética (RM)

A RM com colangiorressonância é um ótimo método, não invasivo, para estudo da anatomia da via biliar e pancreática. Em sequências em T2, a reconstrução da anatomia biliar tem aspecto muito semelhante à colangiopancreatografia endoscópica retrógrada (CPER) e percutânea. Por esse motivo a CPER deixou de ser um método diagnóstico e foi substituído pela RM. Informações importantes podem ser obtidas sobre fatores causadores ou responsáveis pela perpetuação da fístula como a presença de estenoses distais ou coledocolitíase.

Entretanto, a RM convencional não dá informações sobre a excreção da bile. O uso de contrastes hepatoespecíficos que são absorvidos pelos hepatócitos e parcialmente excretados na bile podem acrescentar informações, permitindo a imagem do extravasamento de contraste minutos após sua infusão venosa (10-60 minutos dependendo do tipo de contraste hepatoespecífico).[11]

Colangiopancreatografia Endoscópica Retrógrada (CPER)

Raramente utilizada como método diagnóstico, pode dar informações importantes para a escolha do tratamento mais adequado. Durante a colangiografia é possível observar o extravasamento de contraste e, assim, classificar as FB como fístulas de baixo ou alto débitos. Essa classificação foi proposta em 2004 e tem valor prognóstico. As fístulas de baixo débito são aquelas em que o extravasamento de contraste acontece depois que toda a árvore biliar está preenchida de contraste. Em contrapartida, as fístulas de alto débito, que teriam resolução mais difícil e podem precisar de tratamento endoscópico mais agressivo, são aquelas em que o extravasamento acontece antes de o contraste preencher toda a árvore biliar.[5]

Tratamento

O primeiro passo a se considerar é a drenagem das coleções líquidas intra-abdominais, que pode ser feita por cirurgia ou, de forma menos invasiva, por radiologia intervencionista.

O tratamento endoscópico das FB, independentemente do que for escolhido, é sempre bastante eficaz com uma taxa de sucesso superior a 90% na maioria das séries.[12] O objetivo é sempre reduzir o gradiente de pressão transpapilar e favorecer o fluxo de bile em direção ao duodeno. Para tal é necessária a correção das obstruções distais à FB, como a retirada de cálculos residuais de colédoco ou tratamento de estenoses. Estima-se que até 25% dos casos de fístula podem ter cálculos residuais distais.[13] O gradiente transpapilar precisa ser inferior ao gradiente entre a árvore biliar e a pressão intra-abdominal no local da fístula.

Drenos percutâneos muito próximos do orifício fistuloso podem reduzir a pressão local a níveis iguais à pressão atmosférica ou, se houver aspiração ou pressão negativa aplicada ao dreno, até

Quadro 41-3. Tratamentos Possíveis das Fístulas Biliares

- Esfincterotomia biliar
- Dreno nasobiliar
- Prótese biliar plástica
- Esfincterotomia biliar + prótese biliar plástica
- Esfincterotomia + múltiplas próteses biliares plásticas
- Esfincterotomia biliar + prótese metálica
- Drenagem biliar percutânea
- Cirurgia

a níveis inferiores, favorecendo o fluxo biliar em direção à fístula. Este é um dos motivos para falha no tratamento e, por isso, drenos cavitários muito próximos ao orifício fistuloso devem ser recuados e posicionados a alguns centímetros do local de extravasamento.[14]

As opções para redução do gradiente transpapilar são muitas, não havendo um tratamento padrão (Quadro 41-3).

A CPER, dentro das primeiras 24 horas de diagnóstico das FB, não mostra maior benefício, taxa de resolução ou de eventos adversos quando comparada aos procedimentos mais tardios em até 72 horas.[15]

O tempo necessário para resolução da fístula, observado pela interrupção da drenagem de bile pelos drenos ou ferida operatória, varia entre 3,8 e 4,5 dias e não foi observada diferença estatística dependendo do método de tratamento escolhido.[12]

O uso de dreno nasobiliar, apesar de eficaz e de facilitar colangiografias de controle, gera bastante desconforto e não é um método prático, devendo ser utilizado em casos selecionados apenas.

A realização da esfincterotomia biliar também é ponto de discussão. Quando comparada com utilização de próteses sem esfincterotomia ou mesmo a combinação esfincterotomia + prótese, mostra resultados semelhantes ou levemente inferiores, sem que haja significância estatística na maioria dos estudos. Pelo risco de complicações associados à esfincterotomia, pode-se considerar evitá-la nos pacientes que serão submetidos à colocação de próteses, especialmente nos mais jovens, em que teriam os efeitos da perda do esfíncter biliar ao longo de muitos anos. Por outro lado, a esfincterotomia biliar teria a vantagem de ser um procedimento único, sem a necessidade de nova CPER para retirada da prótese.

Por isso alguns estudos defendem o uso de esfincterotomia como tratamento único para pacientes com fístula de baixo débito e a combinação com próteses plásticas nos casos de fístula de alto débito.[5]

Quando se opta pelo uso da prótese plástica, não existe diferença nos resultados entre próteses de grande diâmetro (≥ 10 Fr) e pequeno diâmetro (< 10 Fr).[16] As próteses curtas cumprem bem o papel de melhorar a drenagem biliar e resultados pouco melhores, mas sem significância estatística são descritos com próteses longas, que ultrapassam o local da fístula (*bridging stents*). Essas últimas podem ser usadas em fístulas mais distais, mas, tecnicamente, não são possíveis em FB altas, nos leitos de hepatectomias e secundárias aos ductos de Luschka, por exemplo.[12]

As múltiplas próteses plásticas e próteses metálicas autoexpansivas totalmente recobertas "nunca" são usadas como tratamento de primeira escolha. São úteis no tratamento das FB que não responderam ao tratamento inicial e, neste cenário, têm excelente resultado, com resolução de quase todas as fístulas consideradas refratárias após o tratamento inicial convencional. As próteses metálicas têm resultado final melhor que as múltiplas próteses plásticas (100% × 65 %).[17]

Em algumas situações especiais, geralmente após ressecções hepáticas, a fístula tem origem em ductos desconectados da via biliar principal (Strasberg classe C). A causa geralmente é uma variante anatômica das vias biliares ou uma ressecção hepática não anatômica. Nestes casos a CPER não é capaz de identificar a fístula e somente nova cirurgia ou acesso percutâneo por radiologia intervencionista podem identificá-las e tratá-las (Figs. 41-4 a 41-16).[1]

Um algoritmo foi proposto para o tratamento das FB ao fim deste capítulo.

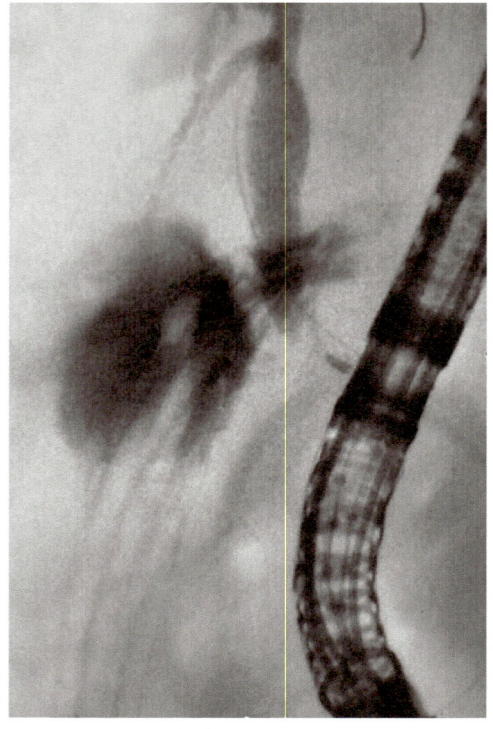

Fig. 41-4. Fístula do ducto cístico pós-colecistectomia. Extravasamento de contraste sendo coletado pelo dreno cirúrgico intracavitário.

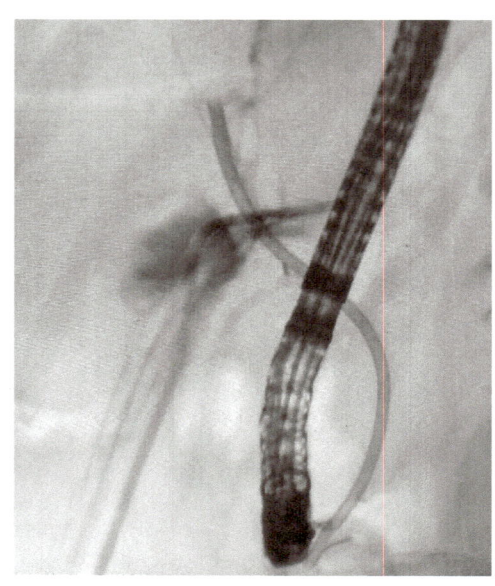

Fig. 41-5. Tratamento endoscópico do caso da Figura 41-4 – esfincterotomia biliar e colocação de prótese plástica.

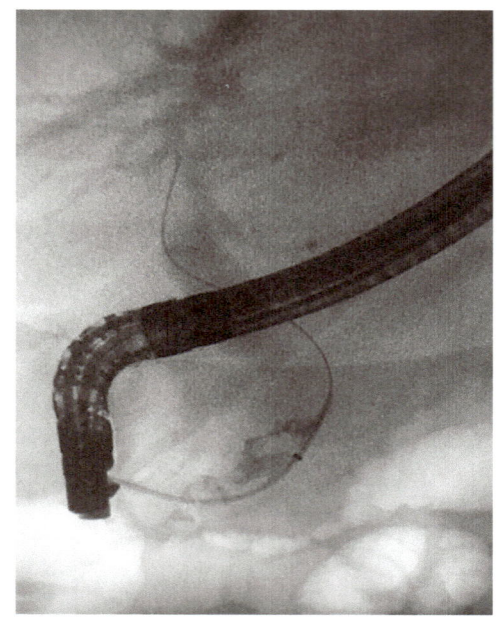

Fig. 41-6. Coledocolitíase múltipla complexa. Maior cálculo impactado no colédoco médio (sequência até Fig. 41-11).

CAPÍTULO 41 ■ FÍSTULAS BILIOPANCREÁTICAS

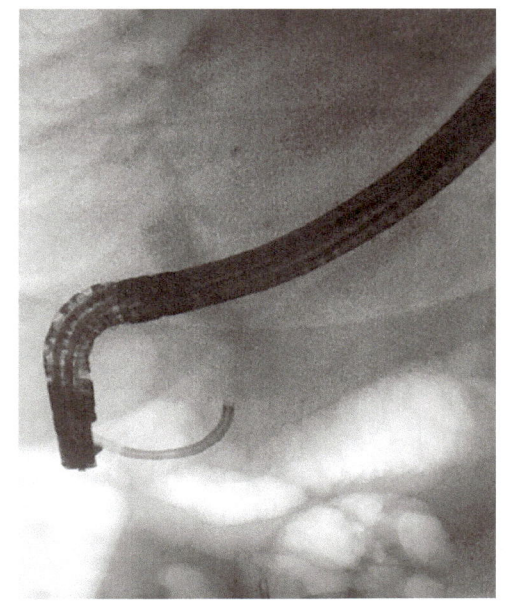

Fig. 41-7. Após tentativas de retirada do cálculo (da Fig. 41-6) de forma convencional sem sucesso, nota-se colangioscópio no interior do colédoco. Realizada litotripsia com *laser* do cálculo impactado com fragmentação e redução do seu tamanho.

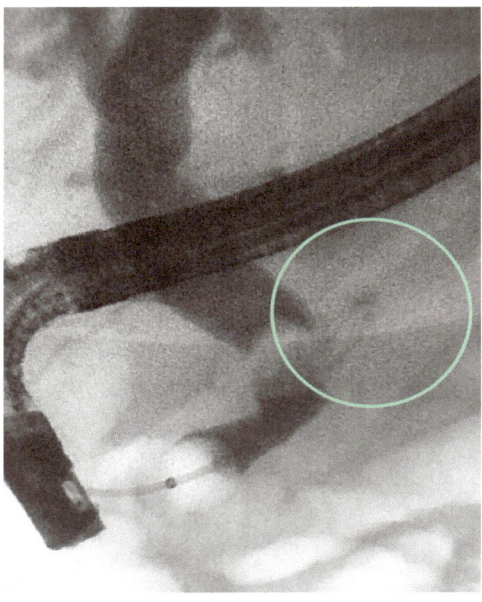

Fig. 41-8. Cálculo residual pós-litotripsia. Note extravasamento de contraste junto ao cálculo com injeção sobre pressão. Lesão da parede de colédoco pelo *laser*.

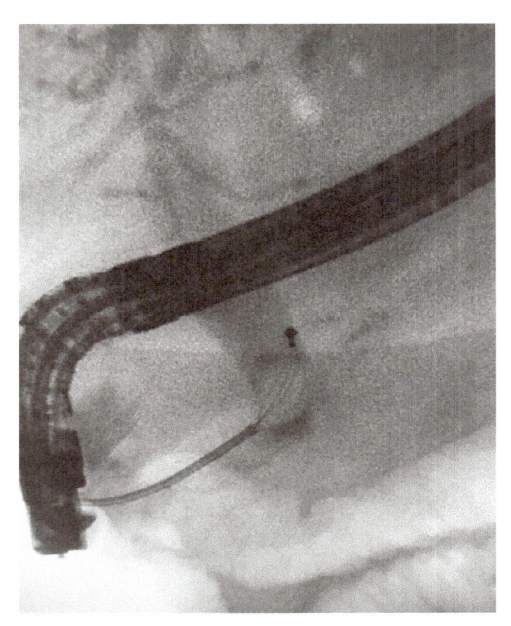

Fig. 41-9. Captura do cálculo residual com *basket*, após litotripsia com *laser*.

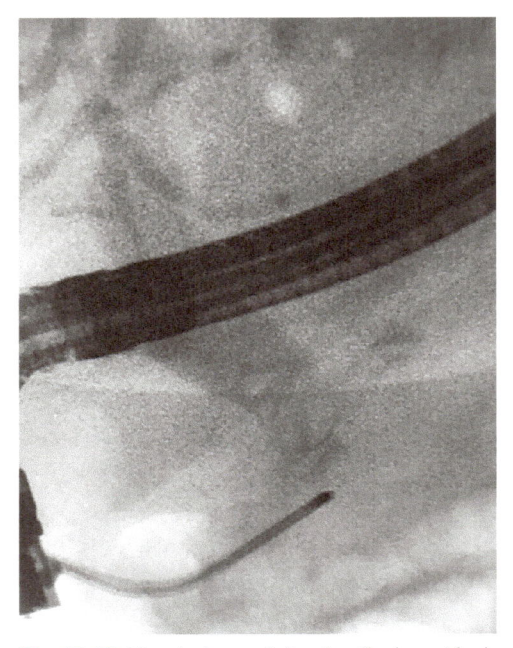

Fig. 41-10. Litotripsia mecânica do cálculo residual. Fragmentos foram todos removidos.

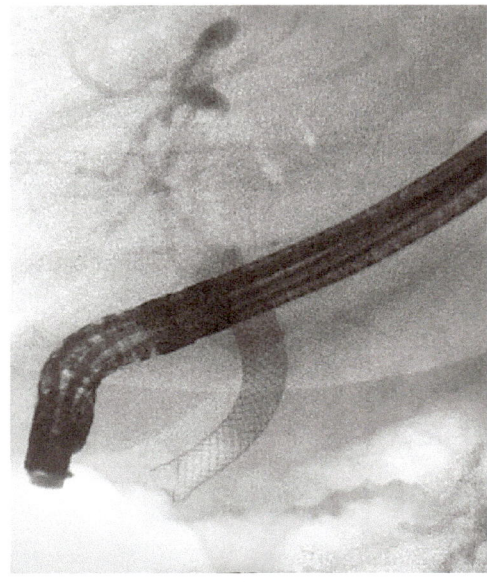

Fig. 41-11. Prótese metálica autoexpansiva totalmente recoberta e posicionada, recobrindo a área da lesão do colédoco.

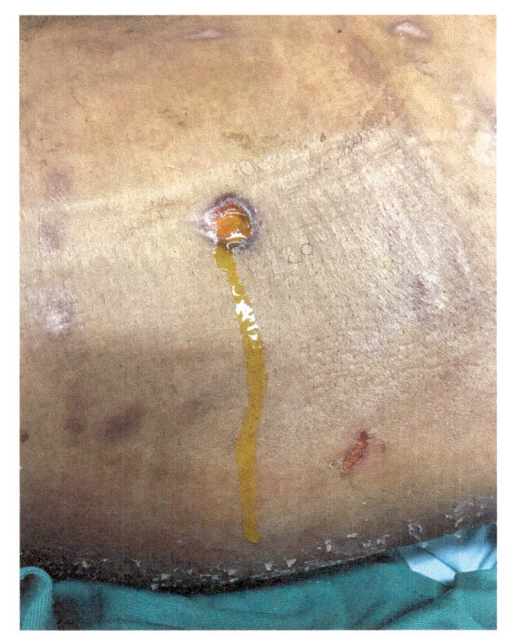

Fig. 41-12. Orifício cutâneo com saída de bile. Paciente com trauma hepático por projétil de arma de fogo (sequência até Fig. 41-16).

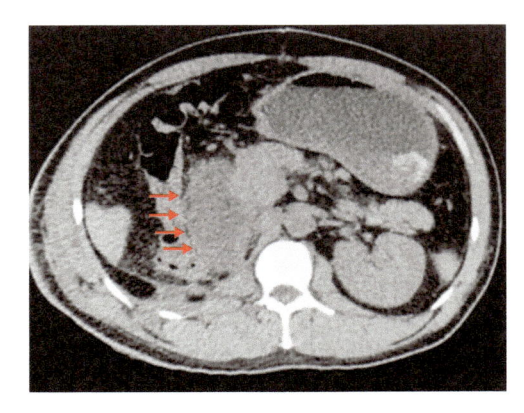

Fig. 41-13. Imagem de tomografia computadorizada mostrando "biloma" que drenou para pele do paciente (mesmo da Fig. 41-12).

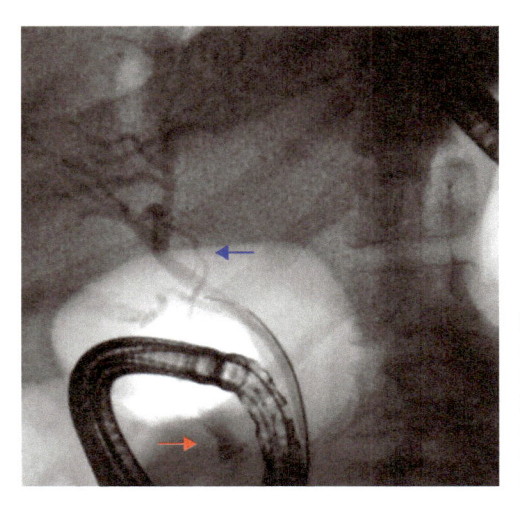

Fig. 41-14. Imagem de CPER com identificação do ducto responsável pelo extravasamento de bile (*seta azul*) e do extravasamento em si (*seta vermelha*).

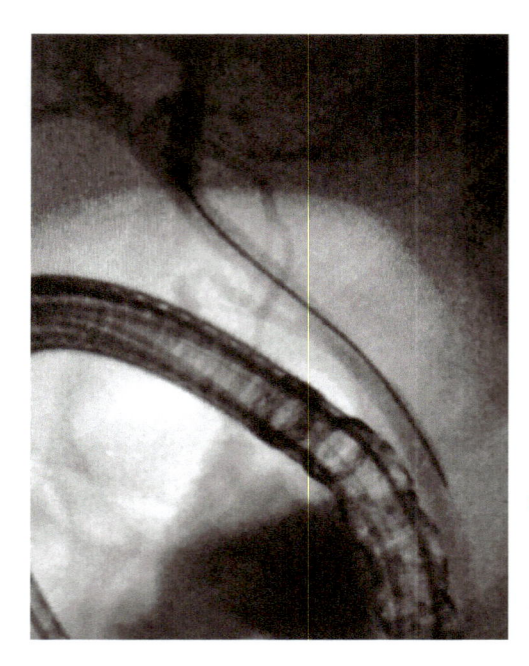

Fig. 41-15. Aumento do extravasamento com injeção de contraste sob pressão e posicionamento de fio-guia.

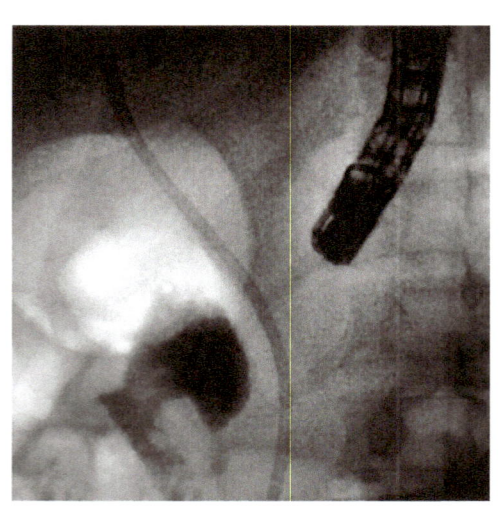

Fig. 41-16. Prótese plástica posicionada após esfincterotomia biliar. Contraste na cavidade.

FÍSTULAS PANCREÁTICAS

Etiologia

As fístulas pancreáticas (FP) são decorrentes de lesões do ducto pancreático principal ou um dos seus ramos. As causas mais frequentes são as pancreatites agudas e crônicas, as neoplasias pancreáticas, os traumas abdominais e as cirurgias pancreáticas. Muitas dessas lesões têm resolução espontânea, entretanto, nas que não se resolvem, o contato do líquido pancreático com as estruturas adjacentes pode levar a erosões de artérias com formação de pseudoaneurismas, sangramentos de estruturas vasculares, necrose tecidual e formação de abscessos.[18]

Formas de Apresentação

A apresentação das FP depende do local e tamanho da ruptura ductal. Vazamentos de líquido pancreático contidos podem gerar coleções fluidas peripancreáticas ou até mesmo pseudocistos. Quando não são contidos, podem-se apresentar como ascite pancreática, derrame pleural ou pericárdico e são denominadas fístulas pancreáticas internas. Se, por acaso, há drenagem de líquido pancreático por drenos cirúrgicos, pelas feridas operatórias ou por drenos posicionados por radiologia, recebem o nome de fístulas pancreáticas externas.[19]

Neste capítulo, será dado enfoque às fístulas não decorrentes da pancreatite aguda. Tópicos como drenagens de pseudocistos, tratamento da necrose pancreática (*walled of necrosis*) e síndrome de desconexão ductal pancreática serão tratados, especificamente, em outros capítulos.

Diagnóstico

As fístulas externas geralmente são muito evidentes. A saída de líquido claro, rico em amilase, maior ou igual a 3 vezes o nível sérico, pela ferida operatória ou por um dreno cirúrgico, é diagnóstica. A pancreatografia, ou seja, a imagem do ducto pancreático com infusão de contraste pelo dreno externo pode confirmar o diagnóstico.[7,20]

Não só as cirurgias pancreáticas podem ter esse efeito adverso, mas manipulações em órgãos vizinhos, como esplenectomias, nefrectomias esquerdas, hemicolectomias e gastrectomias também podem gerar lesões de parênquima pancreático (Fig. 41-17).[20]

A tomografia computadorizada é capaz de identificar as complicações das FP e, muitas vezes, indicar sua origem, como na figura abaixo, onde se observa uma fratura pancreática pós-trauma abdominal fechado. No entanto, não permite a identificação da atividade da FP no momento do exame. A CPER permite a visualização das alterações ductais, fatores predisponentes para FP como cálculos e estenoses e, ainda, permite a identificação do extravasamento de contraste. Contudo, além de um percentual expressivo de exames falsos negativos, que chegam a 25% em algumas séries, têm o inconveniente de ser um exame invasivo, com taxa não desprezível de eventos adversos.[21]

Em analogia às patologias da via biliar, também no pâncreas, a ressonância magnética com colangiopancreatorressonância vem substituindo a CPER diagnóstica (Figs. 41-18 e 41-19). Ela é capaz de dar as mesmas informações da TC e ainda delinear o sistema ductal pancreático, mostrando suas alterações anatômicas e identificar pontos de ruptura. Quando usado o estímulo à secreção pancreática com infusão venosa de secretina, pode-se identificar o ponto da FP

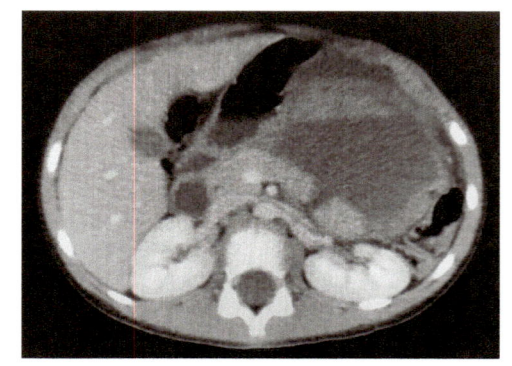

Fig. 41-17. Imagem tomográfica de fratura pancreática após trauma abdominal fechado com extravasamento de grande quantidade de líquido pancreático em criança de 7 anos.

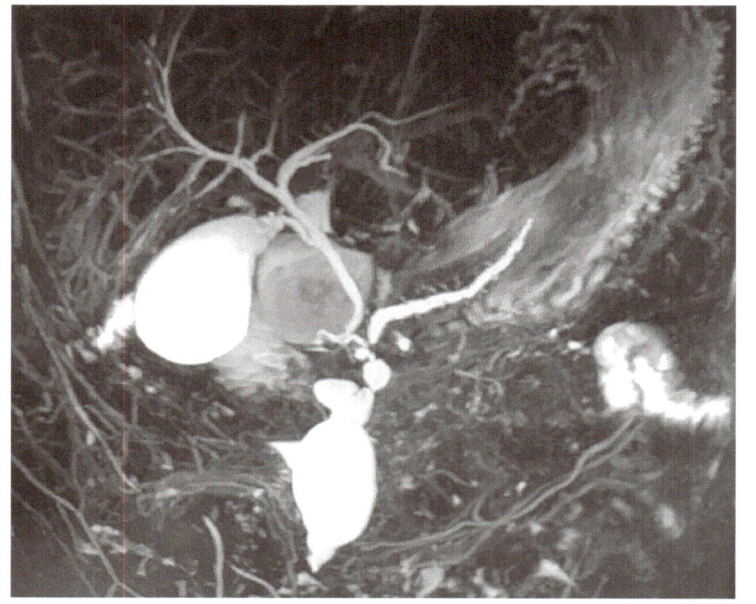

Fig. 41-18. Colangiopancreatorressonância. Paciente submetida à cirurgia de enucleação de pNET em processo uncinado, evoluindo com fístula pancreática externa pelo trajeto do dreno cirúrgico.

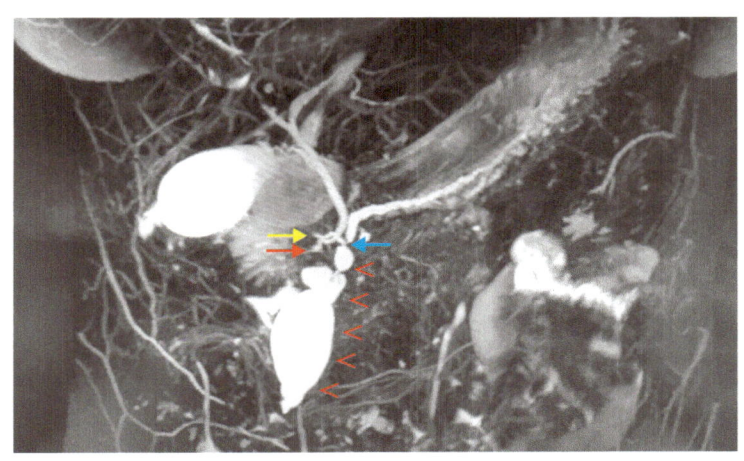

Fig. 41-19. *Seta amarela:* ducto pancreático acessório drenando na papila menor. *Seta vermelha:* colédoco chegando à papila de Vater, sem identificação do ducto pancreático principal no local. *Seta azul:* amputação do ducto pancreático principal com dilatação a montante por lesão cirúrgica do ducto. *Ponta de seta vermelha:* extravasamento de líquido pancreático que drenou para pele.

ou observar aumento das coleções peripancreáticas, o que permite concluir que há atividade da FP.[22] Outra vantagem da RM é a capacidade de avaliar o ducto pancreático principal distal a uma ruptura completa, avaliação que não é possível por CPER.

Tratamento

O tratamento inicial das FP é clínico. Dieta zero por via oral, nutrição parenteral total ou jejunal, equilíbrio hidroeletrolítico são medidas tradicionais adotadas. O uso de análogos de somatostatina (octreotida) faz parte do tratamento e, muitas vezes, da profilaxia da FP pós-operatória, entretanto, sem um nível de evidência elevado. Ele comprovadamente promove redução do débito das fístulas (na dose de 100 microgramas de 8/8 horas por via subcutânea), mas sem necessária correlação com sua resolução.[23] O tratamento clínico pode ter sucesso de até 50% e, em sua falha ou piora clínica, infecção, incapacidade de nutrição ou coleções fluidas sintomáticas, é necessário considerar o tratamento cirúrgico, endoscópico ou radiológico.[24]

O tratamento endoscópico das FP pode ser dividido e 3 vertentes como no Quadro 41-4.

A drenagem transmural, comunicando endoscopicamente os pseudocistos, coleções e necroses organizadas com estômago ou duodeno e a reconexão nas síndromes de desconexão ductal completa, serão abordadas em outros capítulos. Aqui daremos ênfase à drenagem transpapilar.

A drenagem transpapilar e suas variações podem ser usadas no tratamento de pequenos pseudocistos comunicantes com o ducto pancreático principal, nas fístulas internas (ascite pancreática, derrames pleurais e pericárdicos ricos em amilase) e nas fístulas externas.[19,23]

O objetivo das próteses pancreáticas é reduzir o gradiente transpapilar e favorecer a drenagem da secreção pancreática em direção ao duodeno. A esfincterotomia pancreática pode ser associada ou não à prótese. Raciocínio similar existe quando, num paciente operado e com anatomia alterada, utiliza-se a prótese transanastomose pancreatojejunal. O tempo de permanência mínimo das próteses é, em média, 4-6 semanas, havendo descrição de períodos mais longos que, no entanto, elevam o risco de danos ao ducto pancreático.

Quadro 41-4. Tratamento Endoscópico das Fístulas Pancreáticas
- Drenagem transpapilar
- Drenagem transmural
- Reconexão do ducto pancreático desconectado (pacreatoduodenostomia ou pancreatogastrostomia)

Pequenos Pseudocistos Comunicantes

O uso de *stents* pancreáticos tem taxa de resolução variável no tratamento de pseudocistos, sempre em torno de 75%. Algumas características são necessárias para esta indicação. Os pseudocistos devem ter tamanho inferior a 6 cm, não devem conter *debries* e necrose pelo risco de infecção por drenagem ineficaz.

Nestes casos, a drenagem transmural ou procedimentos combinados devem ser preferidos. Respostas melhores acontecem quando é possível posicionar a prótese ultrapassando a área de ruptura e atingindo o ducto distal a FP (*bridging stent*).[25]

Ascite Pancreática e Derrame Pleural

São condições decorrentes da ruptura de ductos pancreáticos ou pseudocistos. Os dados de literatura são baseados em pequenas séries com número pequeno de pacientes. Na falha do tratamento clínico o uso de *stents* pancreáticos tem alta taxa de sucesso técnico, 86-100%, e clínico, 55-100%.[19] Paracenteses e toracocenteses repetidas podem ser necessárias até a resolução final.

Bridging stents também geram melhores taxas de resolução que próteses que ficam com sua extremidade distal antes ou imediatamente no local da FP.[25]

Opção às próteses convencionais são os drenos nasopancreáticos, que também têm resultados semelhantes e, apesar de mais desconfortáveis, permitem pancreatografias de controle seriadas.[24]

Fístulas Externas

Também têm taxas de resolução entre 72 e 92% com uso de *stents*. *Bridging stents* também têm resultados melhores, mas nem sempre são possíveis. O tempo médio necessário para resolução das FP externas é de cerca de 10 dias.[19]

As FP externas são comuns em pós-operatórios, já que os drenos cirúrgicos orientam o extravasamento das secreções pancreáticas para a pele (Figs. 41-20 a 41-27). Após pancreatectomias distais, as próteses podem ser inseridas pela papila nativa de forma convencional. Entretanto, nos casos de gastroduodenopancreatectomias, onde há ressecção da cabeça pancreática, a anatomia alterada dificulta o acesso à anastomose pancreatojejunal. Este acesso pode ser feito com endoscópios ou colonoscópios de visão frontal nos casos de reconstrução em alça única ou com enteroscópios balão-assistidos, nos casos de reconstrução em Y de Roux com anastomose pancreática na alça do Y.

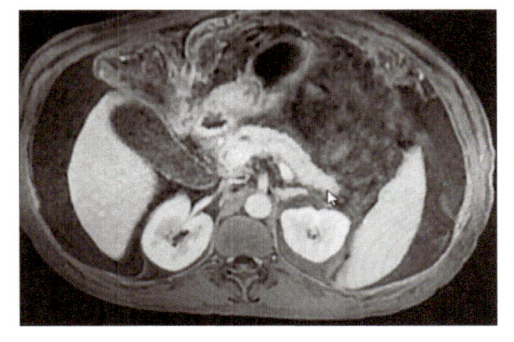

Fig. 41-20. Ressonância magnética de paciente etilista com ascite pancreática, sinais de pancreatite crônica e pancreatite do sulco pancreático duodenal.

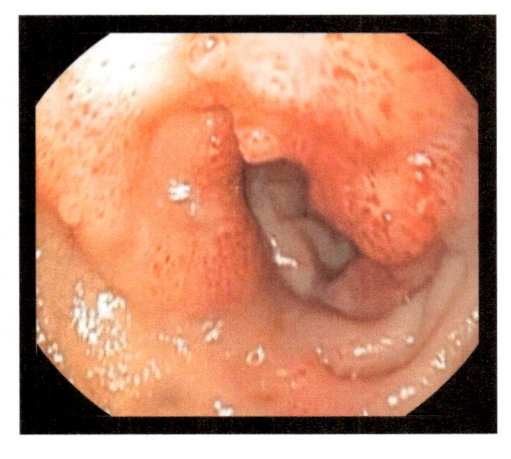

Fig. 41-21. Aspecto endoscópico do duodeno no paciente da Figura 41-20, característico de pancreatite do sulco (*groove pancreatitis*).

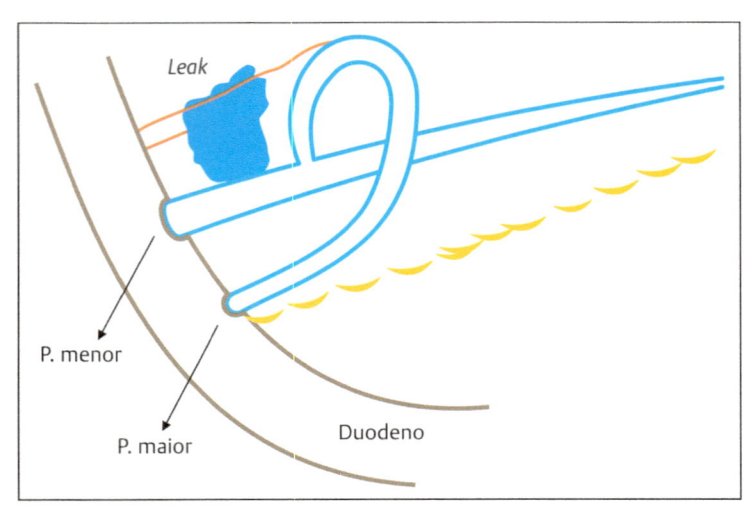

Fig. 41-22. Desenho mostrando pâncreas *divisum* incompleto: ductos principal e acessório se comunicando, mas a drenagem preferencial é pela papila menor.

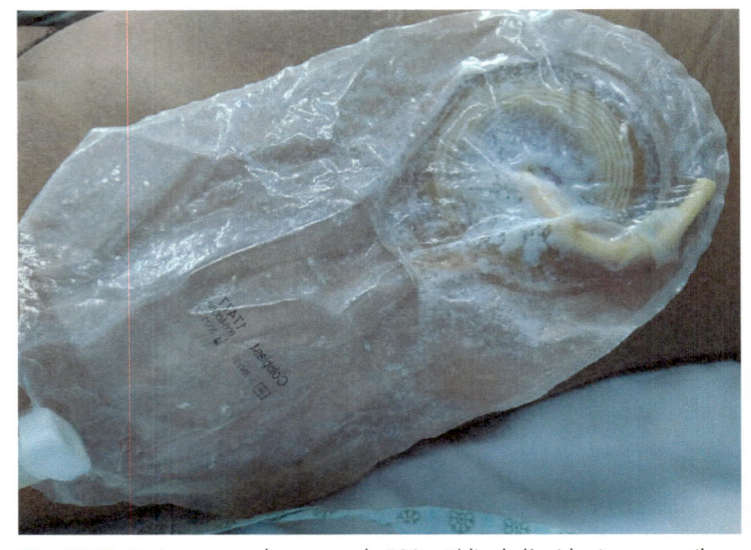

Fig. 41-25. Paciente com drenagem de 500 mL/dia de líquido rico em amilase, em pós-operatório de pancreatectomia do corpo caudal por lesão cística de pâncreas.

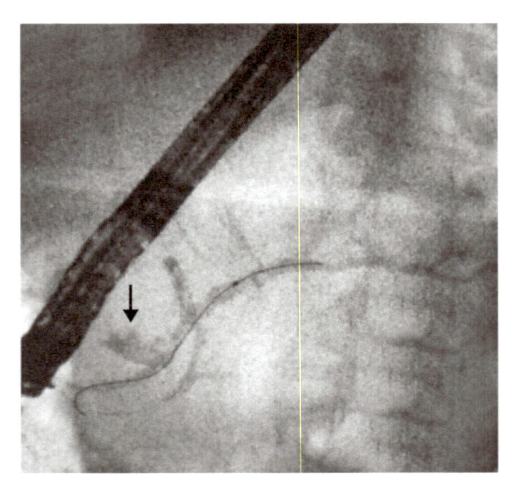

Fig. 41-23. Cateterismo da papila menor com ducto principal delineado e extravasamento de contraste identificado (*seta*).

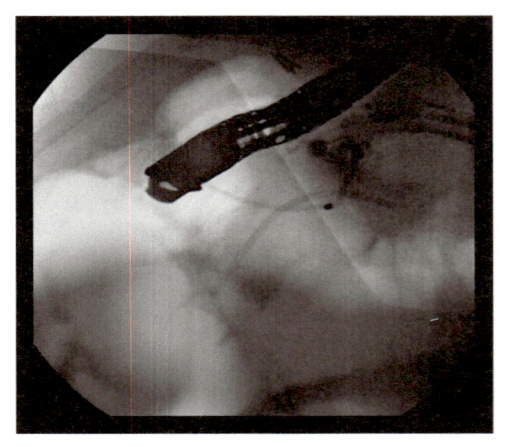

Fig. 41-26. Prótese pancreática colocada pela papila maior previamente sem resolução do quadro. Cateterismo da papila menor com confirmação de pâncreas *divisum* e extravasamento de contraste. Note o dreno cavitário com contraste no interior.

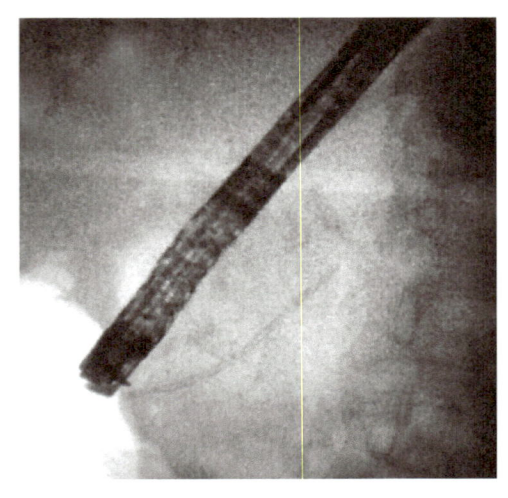

Fig. 41-24. Colocação de prótese pancreática plástica ultrapassando a área de ruptura ductal com resolução da ascite após 6 semanas.

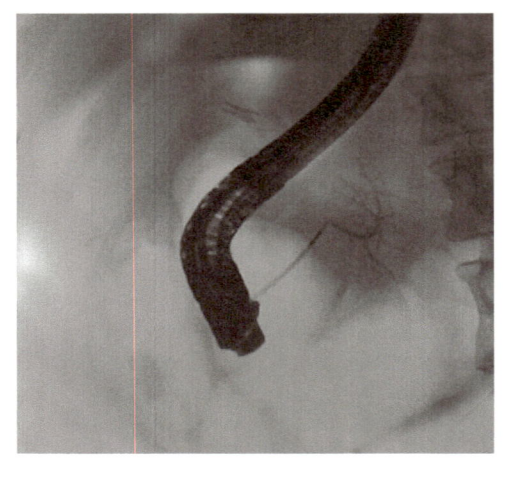

Fig. 41-27. Após retirada da prótese da papila maior, injeção de contraste confirmando pâncreas *divisum* e ducto pancreático fino e sem extravasamento.

Existem descrições, em pequenas séries, de tratamentos endoscópicos associados à drenagem endoscópica com próteses, como a injeção de cola de fibrina ou cianoacrilato no trajeto fistuloso. No primeiro caso, como a cola é rapidamente degradada, injeções repetidas seriam necessárias para auxiliar o fechamento das FP.[26] Com o Histoacril e colas semelhantes, bastaria uma única injeção. Os resultados são muito bons, mas o número de pacientes tratados desta forma ainda é pequeno para seu uso rotineiro.[27]

Outra opção também descrita para tratamento das fístulas externas sem coleção seria a internalização da fístula guiada por ecoendoscopia. Na maioria das vezes usada como tratamento de resgate nos casos de FP de difícil tratamento, em séries com número inferior a 25 casos, tem taxa de resolução de 94%. A técnica consiste em realizar uma punção ecoguiada do trajeto fistuloso por via transgástrica ou transduodenal. A punção usa como guia a imagem ultrassonográfica do dreno externo e, depois da passagem do fio-guia até a FP, deve-se dilatar esse trajeto e posicionar um duplo *pigtail* que comunica internamente a FP com o estômago ou o duodeno. Em seguida remove-se o dreno externo.[18]

Complicações

São descritas em todos os tipos de tratamento endoscópico. O Quadro 41-5 lista as complicações mais frequentes após tratamento endoscópico de FP.

Quadro 41-5. Complicações das Drenagens Transpapilares de Fístulas Pancreáticas

- Pancreatite aguda
- Dor
- Infecção
- Migração da prótese
- Alterações ductais pelo uso prolongado da prótese
- Obstrução da prótese

CONSIDERAÇÕES FINAIS

As fístulas biliopancreáticas são problemas incomuns e devemos estar familiarizados com suas formas de apresentação e diagnóstico. O tratamento clínico falha na maioria dos casos e o tratamento endoscópico tem taxa de resolução superior a 80%. São procedimentos avançados que devem ser realizados em centros de alto volume, com toda estrutura necessária à condução do tratamento e manejo das complicações.

REFERÊNCIAS BIBLIOGRÁFICAS

1. Kapoor S, Nundy S. Bile Duct Leaks from the Intrahepatic Biliary Tree: A Review of Its Etiology, Incidence, and Management. HPB Surgery; 2012.
2. Khan MH, Howard TJ, Fogel EL, Sherman S, McHenry L, Watkins JL et al. Frequency of biliary complications after laparoscopic cholecystectomy detected by ERCP: experience at a large tertiary referral center. Gastrointest Endosc. 2007;65(2):247-52.
3. Strasberg SM, Hertl N, Soper NJ. An analysis of the problem of biliary injury during laparoscopic cholecystectomy. J Am Coll Surg. 1995:180:101-25.
4. Spanos CP, Syrakos T. Bile leaks from the duct of Luschka (subvesical duct): a review. Langenbecks Arch Surg. 2006;391(5):441-7.
5. Sandha GS, Bourke MJ, Haber GB, Kortan PP. Endoscopic therapy for bile leak based on a new classification: results in 207 patients. Gastrointest Endosc. 2004;60:567-74.
6. Javairiah F, Barton J, Grotz T, Geng Z, Harmsen W, Huebner M et al. Is There a Role for Endoscopic Therapy as a Definitive Treatment for Post-Laparoscopic Bile Duct Injuries? J Am Col Surg. 2010;211(4):495-502. [Accessed 31 Aug, 2019]. Available from: https://www.researchgate.net/figure/Strasberg-classification-of-bile-duct-injuries-and-strictures-Class-A-injury-to-small_fig1_46035997.
7. Baron TH, Kozarek R, Carr-Locke D. ERCP. 3rd ed. Philadelphia: Elsevier; 2018.
8. Kaffes AJ Hourigan L, De Luca N, Byth K, Williams SJ, Bourke MJ. Impact of endoscopic intervention in 100 patients with suspected postcholecystectomy bile leak. Gastrointest Endosc. 2005:61:269-75.
9. Snyder E, Banks KP. Hepatobiliary Scintigraphy. StatPearls [Internet]. Treasure Island: StatPearls Publishing; 2019.
10. Nikpour AM, Knebel J, Cheng D. Diagnosis and Management of Postoperative Biliary Leaks. Semin Intervent Radio. 2016;33:307-12.
11. Kul M, Erden A, Atman ED. Diagnostic value of Gd-EOB-DTPA-enhanced MR colangiography in non-invasive detection of postoperative bile leakage. Br J Radiol. 2017;90(1072):20160847.
12. Vlaemynck K, Lahousse L, Vanlander A, Piessevaux H, Hindryckx P. Endoscopic management of biliary leaks: a systematic review with meta-analysis. Endoscopy. 2019;51(11):1074-81.
13. Barkun AN, Rezieg M, Mehta SN, Pavone E, Landry S, Barkun JS. Postcholecystectomy biliary leaks in the laparoscopic era: risk factors, presentation, and management. McGill Gallstone Treatment Group. Gastrointest Endosc. 1997;45:277-82.
14. Mutignani M, Forti E, Larghi A, Dokas S, Pugliese F, Cintolo M et al. Refractory Bergmann type A bile leak: the need to strike a balance. Endosc Intern Open. 2019;07:E264-E267.
15. Abbas A, Sethi S, Brady P, Taunk P. Endoscopic management of postcholecystectomy biliary leak: When and how? A nationwide study. Gastrointest Endosc. 2019;90:233-41.
16. Katsinelos P, Kountouras J, Paroutoglou G, Chatzimavroudis G, Germanidis G, Zavos C et al. A comparative study of 10-Fr vs. 7-Fr straight plastic stents in the treatment of postcholecystectomy bile leak. Surg Endosc. 2008;22:101-6.
17. Canena J, Liberato M, Meireles L, Marques I, Romão C, Coutinho AP et al. A non-randomized study in consecutive patients with postcholecystectomy refractory biliary leaks who were managed endoscopically with the use of multiple plastic stents or fully covered self-expandable metal stents (with videos). Gastrointest Endosc. 2015;82:70-8.
18. Jürgensen C, Distler M, Arlt A, Brückner S, Ellrichmann M, Matthes K et al. EUS-guided drainage in the management of postoperative pancreatic leaks and fistulas. Gastrointest Endosc. 2019;89:311-9.
19. Varadarajulu S, Rana SS, Bhasin DK. Endoscopic Therapy for Pancreatic Duct Leaks and Disruptions. Gastrointest Endoscopy Clin N Am. 2013;23:863-92.
20. Bassi C, Dervenis C, Butturini G, Fingerhut A, Yeo C, Izbicki J et al. Postoperative pancreatic fistula: an international study group (ISGPF) definition. Surgery. 2005;138:8-13.
21. Costamagna G, Mutignani M, Ingrosso M, Vamvakousis V, Alevras P, Manta R et al. Endoscopic treatment of postsurgical external pancreatic fistulas. Endoscopy. 2001;33:317-22.
22. Gillams AR, Kurzawinski T, Lees WR. Diagnosis of Duct Disruption and Assessment of Pancreatic Leak with Dynamic Secretin-Stimulated MR Cholangiopancreatography. AJR. 2006;186:499-506.
23. Curry D, Hobbs B. Octreotide in the prevention and treatment of gastrointestinal and pancreatic fistulas. Surgical Critical Care Evidence-Based Medicine Guidelines Committee; 2017.
24. Bhasin DK, Rana SS, Siyad I, Poddar U, Thapa BR, Sinha SK et al. Endoscopic transpapillary nasopancreatic drainage alone to treat pancreatic ascites and pleural effusion. J Gastroenterol Hepatol. 2006;21:1059-64.
25. Varadarajulu S, Noone TC, Tutuian R, Hawes RH, Cotton PB. Predictors of outcome in pancreatic duct disruption managed by endoscopic transpapillary stent placement. Gastrointest Endosc. 2005;61:568-75.
26. Engler S, Dorlars D, Riemann JF. Endoscopic fibrin gluing of pancreatic duct fistula following acute pancreatitis. Dtsch Med Wochenschr. 1996;121:1396-400.
27. Seewald S, Brand B, Groth S, Omar S, Mendoza G, Seitz U et al. Endoscopic sealing of pancreatic fistula by using N-butyl-2-cyanoacrylate. Gastrointest Endosc. 2004;59:463-70.

COLANGIOSCOPIA E PANCREATOSCOPIA

Fernanda Prata Martins

INTRODUÇÃO

A pancreatoscopia peroral foi descrita pela primeira vez por Takagi e Takegoshi em 1975, com o uso de um fibroscópio de pequeno calibre inserido pelo canal de trabalho do duodenoscópio até o ducto pancreático pela papila. Os protótipos iniciais tinham apenas feixes de imagem por fibra óptica, sem qualquer canal de trabalho ou capacidade de deflexão da ponta e necessitavam de dois operadores para realização do exame.

Posteriormente, os equipamentos evoluíram até que o aparecimento de um sistema aplicado para colangiopancreatoscopia que requer apenas um operador (*SpyGlass™ Direct Visualization System*), trouxe novas perspectivas para avaliação e terapêutica dos ductos biliopancreáticos (Fig. 42-1).

Os sistemas disponíveis para colangiopancreatoscopia podem ser baseados em um endoscópio comumente referido como "mãe-bebê", em aparelhos ultrafinos não dedicados ao trato biliar e, mais recentemente, no sistema de cateter (*SpyGlass™ Direct Visualization System*). As principais características de cada um deles estão resumidas no Quadro 42-1.

A colangioscopia é usada, principalmente, para avaliação de estenoses biliopancreáticas indeterminadas, tratamento de cálculos biliares difíceis e cálculos no ducto pancreático principal (DPP).

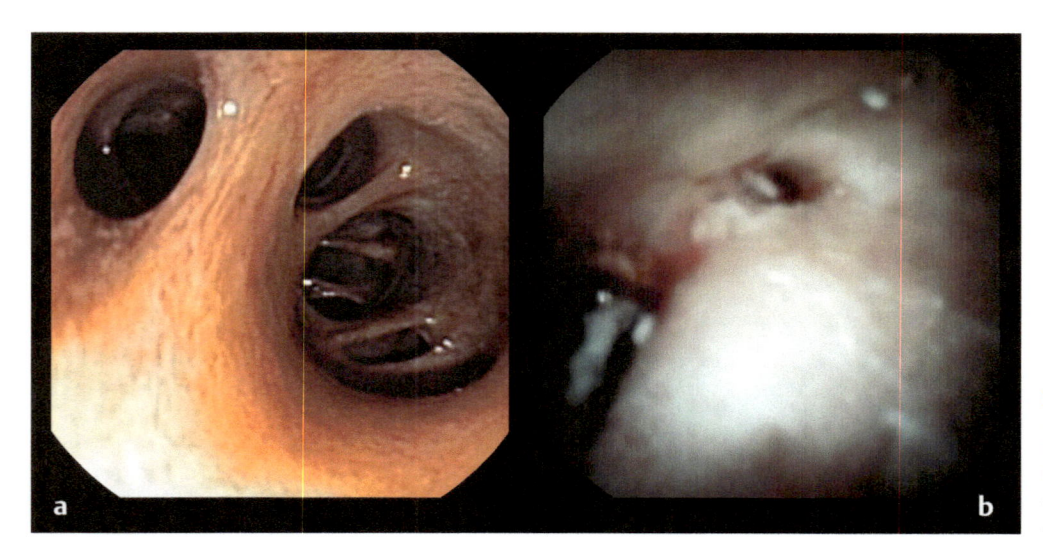

Fig. 42-1. Videocolangioscopia direta (a) mostrando ductos biliares e suas ramificações intra-hepáticas com mucosa de aspecto normal. Pancreatoscopia (b) em portador de pancreatite crônica evidencia a mucosa ductal esbranquiçada e o suco pancreático turvo.

Quadro 42-1. Comparação entre as Três Técnicas Disponíveis para Colangiopancreatoscopia

	"Mãe-bebê" 2 operadores	Colangioscopia direta	Sistema de visualização direta SpyGlass	
			Primeira geração	Segunda geração
Número de endoscopistas	2	1	1	1
Direções da ponta do aparelho	2	2-4	4	4
Ângulo de deflexão lateral	70° até 160°	90° até 210°	> 30°	> 30°
Ângulo de deflexão (*up/down*)	–	210/90	> 30°	> 30°
Canais de irrigação dedicados	–	–	+	+
Diâmetro do aparelho	2,8 a 3,4 mm	4,9 a 6 mm	0,77 mm	10,5 French
Diâmetro do canal de trabalho	0,75 a 1,2 mm	2,0 mm	1,2 mm	1,2 mm
Campo de visão	100°	120° a 125°	70°	120°
Profundidade do campo visual	3 a 50 mm	3-100 mm		
Qualidade da imagem	+	+	–	+
Cromoendoscopia virtual*	–/+	–/+	–	–
Necessidade de processador independente	+	–	+	+

(Continua.)

Quadro 42-1. *(Cont.)* Comparação entre as Três Técnicas Disponíveis para Colangiopancreatoscopia

	"Mãe-bebê" 2 operadores	Colangioscopia direta	Sistema de visualização direta SpyGlass	
			Primeira geração	Segunda geração
Custo do procedimento	+	–	+	+
Disponibilidade de equipamento	–	+	–	–
Facilidade de acesso biliar	+	-	+	+
Estabilidade	+	-	+	+
Passagem de estenoses	+	-	+	+
Acesso intra-hepático profundo	+	-	+	+
Disponibilidade de acessórios	+	Diversos	Pinça (3 French)	+
Risco de embolismo por ar	–	+	–	–

*NBI®: Narrow band Imaging®; FICE: Fuji Intelligent Chromo Endoscopy ou i-Scan: PENTAX Medical i-scan image processing.
Adaptado de Tringali A *et al*. Intraductal biliopancreatic imaging: European Society of Gastrointestinal Endoscopy (ESGE) technology review. Endoscopy. 201510.1055/s-0034-1392584.26147492

TÉCNICAS DE EXAME

Colangiopancreatoscopia com Dois Operadores ("Mãe-bebê")

A colangiopancreatoscopia com dois operadores consiste na utilização de um endoscópio de fino calibre ("bebê"), introduzido pelo canal de trabalho do duodenoscópio ("mãe"), sendo necessários dois endoscopistas para manejar o sistema completo.

Alguns modelos de aparelhos de fibra óptica e outros com vídeo estão disponíveis no mercado internacional. Todos requerem fonte de luz dedicada, processador de imagens, monitor de vídeo, além de bombas de ar e água próprios.

Em geral, quanto menor o diâmetro externo do aparelho, maior sua maleabilidade no interior do ducto. Entretanto, em contrapartida, os aparelhos mais finos apresentam um canal de trabalho mais estreito e menor número de cabos internos para produzir deflexão da ponta. Há uma variedade de acessórios específicos para uso na colangiopancreatoscopia, como escova de citologia, pinça de biópsia (3 Fr), cateter de EHL, que devem estar disponíveis no momento do exame.

As limitações dessa técnica incluem: necessidade de dois endoscopistas; elevado custo global do procedimento em razão da fragilidade do equipamento e do alto custo de manutenção; pequeno calibre do canal de trabalho do aparelho que não permite irrigação e sucção na presença de um acessório e a capacidade limitada de manobras que compromete a habilidade de atravessar estenoses ou alcançar ductos intra-hepáticos.

Procedimento Endoscópico

A esfincterotomia endoscópica ou dilatação da ampola de Vater com balão são necessárias. O colangiopancreatoscópio é inserido pelo canal de trabalho de um duodenoscópio terapêutico. O ducto a ser estudado é, inicialmente, cateterizado por um fio-guia previamente carregado no endoscópio "bebê". O colangiopancreatoscópio é então avançado sobre o guia até o interior do ducto por meio de uma combinação da visão direta com o controle fluoroscópico.

Uma vez posicionado no interior do ducto desejado, o fio-guia deve ser removido a fim de liberar o canal de trabalho para irrigação e introdução de acessórios. Cabe ao segundo endoscopista a operação das manoplas do colangiopancreatoscópio e também a introdução da pinça de biópsia e passagem de demais cateteres para terapêutica.

Geralmente é necessária a irrigação com solução salina estéril para limpeza de debris, cálculos e tampões de proteínas, visando melhorar a visão no interior dos ductos. O exame endoscópico do sistema biliopancreático geralmente é realizado utilizando-se a luz branca, entretanto, a tecnologia NBI® (*Narrow band Imaging*®) está disponível em alguns aparelhos e processadoras Olympus.

Colangioscopia Direta (Um Operador)

A colangioscopia direta consiste no acesso do ducto biliar comum com endoscópios não específicos para o trato biliopancreático, em geral, aparelhos ultrafinos designados ao uso transnasal ou pediátrico.

Descrita por Urakami *et al.*, há 3 décadas, utilizou um fibroscópio padrão (8,8 mm). Em 2006, Larghi e Waxmam publicaram a primeira série de casos reportando a colangioscopia peroral diagnóstica utilizando videoendoscópios ultrafinos (5,9 mm) dedicados ao trato digestório alto.

A principal vantagem do uso do endoscópio eletrônico ultrafino é a qualidade superior da imagem da mucosa ductal, somada a um canal de trabalho com mais de 2 mm, que permite a passagem de uma série de acessórios e até mesmo próteses plásticas de 5 French (Fr). Podemos citar, ainda, a maior durabilidade do equipamento e a necessidade de apenas uma fonte de luz, uma processadora de imagem e um endoscopista operador.

Como desvantagem temos o diâmetro do aparelho, que nem sempre é compatível com o tamanho do ducto biliar ou da papila e pode limitar seu uso.

Procedimento Endoscópico

Existem quatro técnicas para acesso direto ao ducto biliar: (1) inserção à mão livre, (2) orientada por fio-guia, (3) assistida por balão com *overtube* e (4) assistida por balão com ancoragem intraductal. Em todas elas a esfincterotomia é mandatória.

1. *Técnica de inserção à mão livre:* o endoscópio ultrafino é introduzido até o duodeno com mínima insuflação de ar. Já na segunda porção duodenal o aparelho deve ser manipulado em retroflexão e tracionado lentamente com o objetivo de encaixar sua ponta no orifício papilar. Uma vez na via biliar, utilizar, preferencialmente, insuflação de solução salina, água ou CO_2 em virtude do risco de embolismo gasoso.
2. *Técnica orientada por fio-guia:* após cateterização da via biliar durante colangioprancreatografia retrógrada endoscópica (CPRE), um fio-guia de 0,035" ou 0,025" tipo rígido (*stiff*) é inserido na árvore biliar intra-hepática. O duodenoscópio é então vagarosa e cuidadosamente removido, enquanto o fio é mantido em posição fixa. Um endoscópio ultrafino, pré-carregado com um cateter de CPRE é conduzido sobre o fio-guia e avançado por tração até o duodeno, de onde deverá ser introduzido no ducto biliar pela papila, sob visão endoscópica direta (Fig. 42-2a) e fluoroscópica (Fig. 42-2b).
3. *Técnica assistida por balão com ancoragem intraductal:* após a esfincterotomia, com ou sem dilatação da papila, o duodenoscópio é retirado. O endoscópio ultrafino, pré-carregado com um fio-guia e um balão extrator de cálculo são avançados até a papila. Cateterização biliar inicialmente com fio-guia e balão

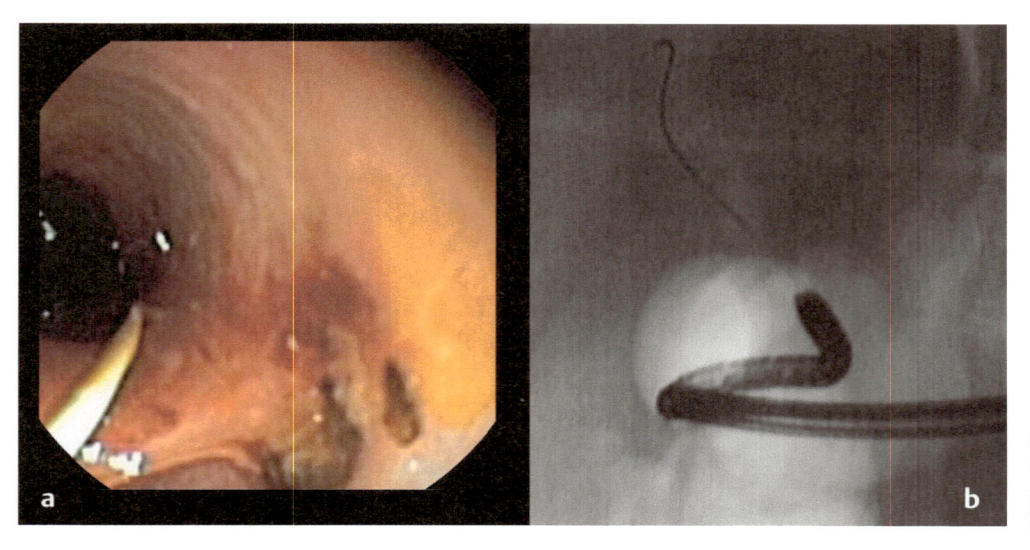

Fig. 42-2. Colangioscopia orientada por fio-guia: endoscópio ultrafino, é conduzido sobre o fio-guia e avançado por sob visão endoscópica direta (a) e fluoroscópica (b).

extrator. O endoscópio ultrafino deve, então, ser avançando sobre o fio-guia, ao mesmo tempo que uma tração é aplicada ao cateter do balão já insuflado no interior da via biliar. Após estabilização do aparelho, o balão pode ser desinflado.

4. *Técnica assistida por balão com* overtube: o uso do *overtube* foi proposto com o objetivo de minimizar a formação de alça dos aparelhos ultrafinos no estômago. Contudo, os modelos atuais de *overtubes* são grandes em relação ao diâmetro dos endoscópios, dificultando a manipulação de ambos e, portanto, raramente utilizados.

De forma geral, ao alcançar o segmento de interesse no ducto biliar, a colangioscopia direta permite a realização de diversos procedimentos diagnósticos e terapêuticos: biópsia, litotripsia eletro-hidráulica ou a *laser*, passagem de fio-guia para colocação de prótese biliar plástica ou metálica e ablação tumoral por coagulação com plasma de argônio ou terapia fotodinâmica.

Algumas tecnologias capazes de aprimorar a visibilidade de capilares e de outras estruturas minúsculas na superfície das mucosas estão disponíveis em diferentes sistemas de processadores, são elas: geração de imagens em banda estreita (NBI) da Olympus, tecnologia de processamento espectral da imagem, ou *Fujinon intelligent chromoendoscopy* (FICE) e a cromoscopia virtual em tempo real, ou *i-Scan* da Pentax.

Colangiopancreatoscopia por Operador Único Utilizando o Sistema de Visualização Direta *SpyGlass*™

A colangioscopia por operador único com base no método "mãe-bebê" foi introduzida comercialmente no mercado em 2007 pela Boston Scientific (Natick, Massachusetts, USA) com o lançamento do sistema de visualização direta, o *SpyGlass*™ *Direct Visualization System*. O sistema permite a um endoscopista realizar, sozinho, o procedimento, por meio da fixação do cateter de acesso ao duodenoscópio (Fig. 42-3).

A primeira geração do módulo do *SpyGlass*™ consiste em uma sonda de fibras ópticas (*SpyGlass*™) reutilizável (até 10 usos). Uma segunda geração, o *SpyGlass*™ *DS Direct Visualization System,* com tecnologia digital foi aprovada pela *Food and Drug Administration* (FDA) e lançada comercialmente em fevereiro de 2015. O sistema consiste em um cateter descartável de 10,5 Fr que se conecta de forma bastante simplificada a um controlador digital (Fig. 42-4) que fornece iluminação ao mesmo tempo em que recebe, processa e emite as imagens do sistema biliopancreático adquiridas pelo cateter.

As vantagens desse sistema incluem: a necessidade de apenas um endoscopista para controlar simultaneamente os dois aparelhos e a introdução de acessórios pelo canal de trabalho; a capacidade de deflexão da ponta do colangioscópio; a existência de um canal de trabalho de 1,2 mm com canais dedicados à irrigação.

Dentre as desvantagens, podemos citar o diâmetro externo de 10 Fr, pode limitar as aplicações pancreáticas, o custo elevado e a falta de recursos de aprimoramento de imagem.

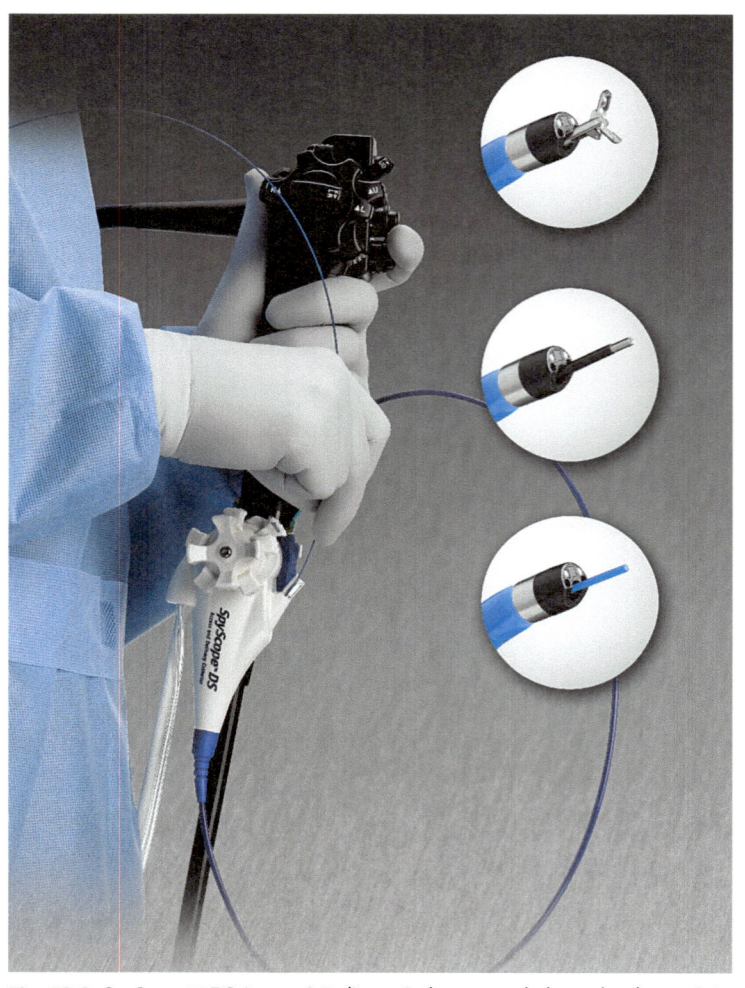

Fig. 42-3. SpyScope™ DS Access & Delivery Catheter acoplado ao duodenoscópio permite que apenas um endoscopista seja capaz de operar as manoplas do endoscópio e do SpyScope™ e, também, coordenar a passagem de acessórios para diagnóstico e terapêutica no sistema biliopancreático. (©Boston Scientific Corporation. All rights reserved. Image provided courtesy of Boston Scientific.)

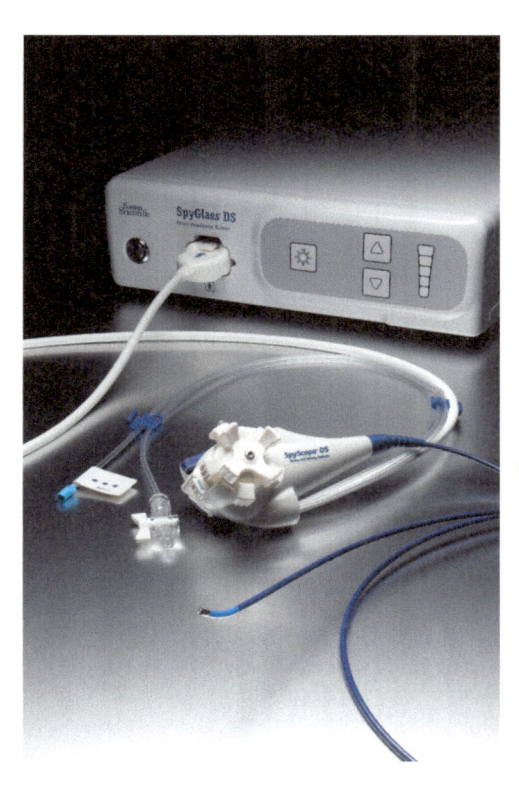

Fig. 42-4. Sistema controlador do SpyGlass™ DS Direct Visualization System tem tamanho portátil e conexões simplificadas do tipo "ligue e use". (©Boston Scientific Corporation. All rights reserved. Image provided courtesy of Boston Scientific.)

Procedimento Endoscópico

Após a esfincterotomia, o SpyScope™ DS Access & Delivery Catheter (segunda geração) deve ser fixado ao duodenoscópio e inserido pelo canal de trabalho do aparelho até sua introdução no ducto alvo (Fig. 42-5). A flexibilidade do SpyScope™ DS facilita a cateterização e a avaliação da via biliar distal (Fig. 42-6). Além disso, a óptica digital, associada às capacidades de sucção e à irrigação, permitem a visualização substancialmente melhorada do que a versão anterior. Uma resistência pode ser encontrada durante a passagem de acessórios, em decorrência do diâmetro do canal de trabalho e do uso do elevador do duodenoscópio.

PREPARO DO PACIENTE

Antibioticoterapia profilática é recomendada rotineiramente e pode ser feita com uso de fluoroquinolonas, gentamicina ou ampicilina.

A profilaxia da pancreatite aguda é recomendada. Administrar anti-inflamatório (indometacina ou diclofenaco) via retal, antes ou imediatamente após o procedimento.

Anticoagulação: muitos pacientes submetidos à colangioscopia necessitarão de esfincterotomia, que é considerada um procedimento de alto risco em relação ao sangramento e, portanto, os anticoagulantes devem ser manejados segundo orientações específicas.

No Japão, todos os pacientes recebem também drogas que inibem a secreção pancreática (gabexato mesilato, nafamostat mesilato e ulinastatina) antes do procedimento.

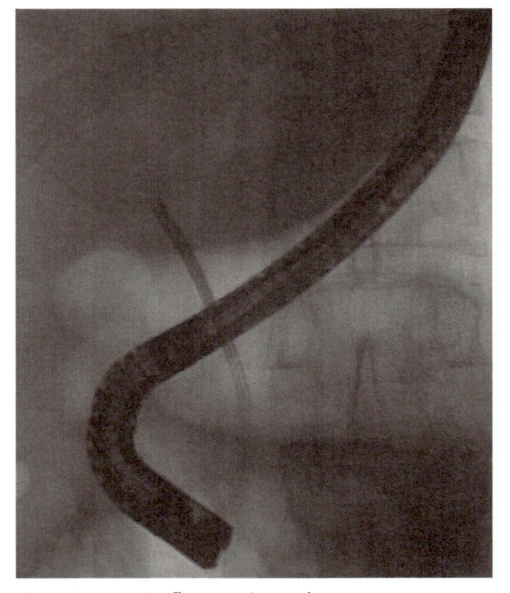

Fig. 42-5. Visão fluoroscópica do cateter SpyScope™ DS inserido através canal de trabalho do duodenoscópio até o ducto biliar comum.

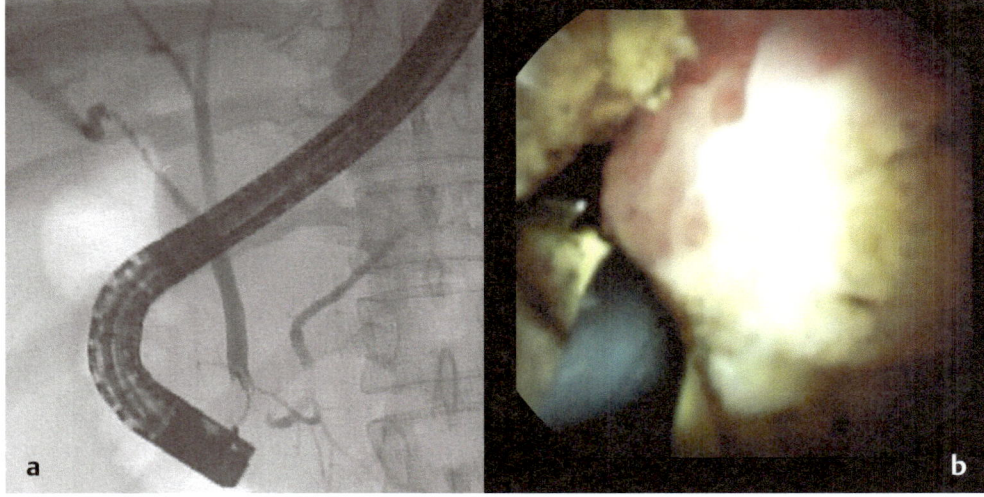

Fig. 42-6. Falha de enchimento observada no porção distal do colédoco durante a fluoroscopia (a). A colangioscopia direta identificou a presença de lesão vegetante, sugestiva de neoplasia (b). O diagnóstico foi confirmado pelo estudo anátomo-patológico.

INDICAÇÕES CLÍNICAS
Colangioscopia

A colangioscopia permite o diagnóstico diferencial de estenoses intraductais indeterminadas (Fig. 42-7) ou falhas de enchimento pela visualização direta do epitélio biliar e realização de biópsias dirigidas (Fig. 42-8). A sensibilidade e a especificidade da biópsia com pinça de 3 Fr é 49 a 88% e 89 a 100%, respectivamente. A associação de tecnologias de aprimoramento de imagem (NBI®, FICE ou i-Scan) promove maior nitidez do padrão e trama vascular, o que pode ser usado para identificar displasia. Outros métodos adjuntos que podem melhorar a acurácia diagnóstica incluem a cromoendoscopia e a endomicroscopia confocal. A confirmação de malignidade no colangiocarcinoma do tipo esclerótico pode ser difícil, em virtude da reação fibrótica ao tumor e expansão para as camadas subepiteliais, o que resulta em escassez de células malignas nas biópsias mucosas superficiais. Há pouca utilidade na avaliação da estenose biliar por compressão extrínseca.

Características morfológicas atribuídas às **lesões benignas**:

- Superfície de aspecto plano ou papilogranular homogêneo sugestivo de hiperplasia.
- Superfície elevada indicativa de inflamação.
- Área esbranquiçada com ou sem convergência de pregas compatível com cicatriz (Fig. 42-9).
- Fina rede de capilares de pequeno calibre (Figs. 42-10 e 42-11).
- Fios de sutura e debris na anastomose biliar (Fig. 42-12).

Características sugestivas de malignidade (sensibilidade 89 a 100%, especificidade 77 a 96%):

- Massas ou nódulos intraductais (Fig. 42-13).
- Estenoses infiltrativas ou ulceradas (Fig. 42-14).
- Projeções mucosas papilíferas (Fig. 42-15 e Vídeo 42-1) ou vilosas.
- Friabilidade.
- Presença de vasos alargados, irregulares e tortuosos (Fig. 42-16).

Ainda no escopo diagnóstico, a colangioscopia permite a avaliação da extensão do colangiocarcinoma e o rastreamento de tumores ou cálculos em portadores de colangite esclerosante primária (CEP). Nos portadores de CEP, a colangioscopia melhora significativamente o diagnóstico de malignidade em comparação à CPRE sozinha (sensibilidade de 92% × 66%, especificidade de 93% × 51%, e valor preditivo negativo de 97% × 84%). Características colangioscópicas tradicionalmente malignas, como estenoses nodulares e infiltrativas, podem estar presentes na CEP sem neoplasia (Fig. 42-17).

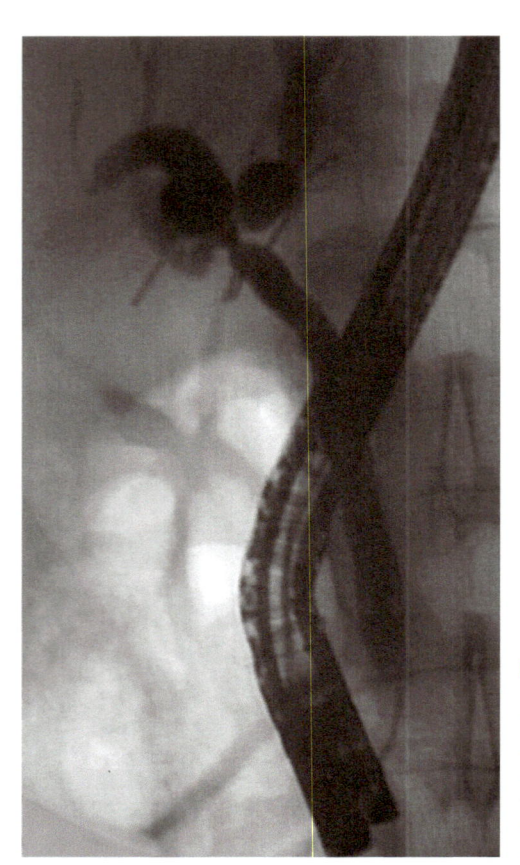

Fig. 42-7. Estenose indeterminada no hilo hepático identificada durante a CPRE. A colangioscopia direta é capaz de auxiliar no diagnóstico diferencial desses casos.

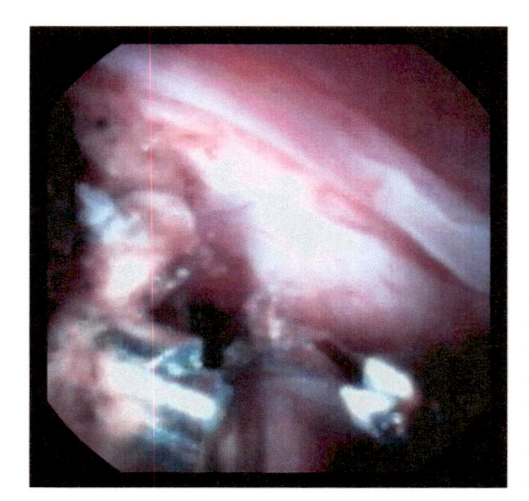

Fig. 42-8. Realização de biópsias dirigidas com pinça (SpyBite™) durante colangioscopia direta peroral em paciente pós-transplante hepático com estenose biliar.

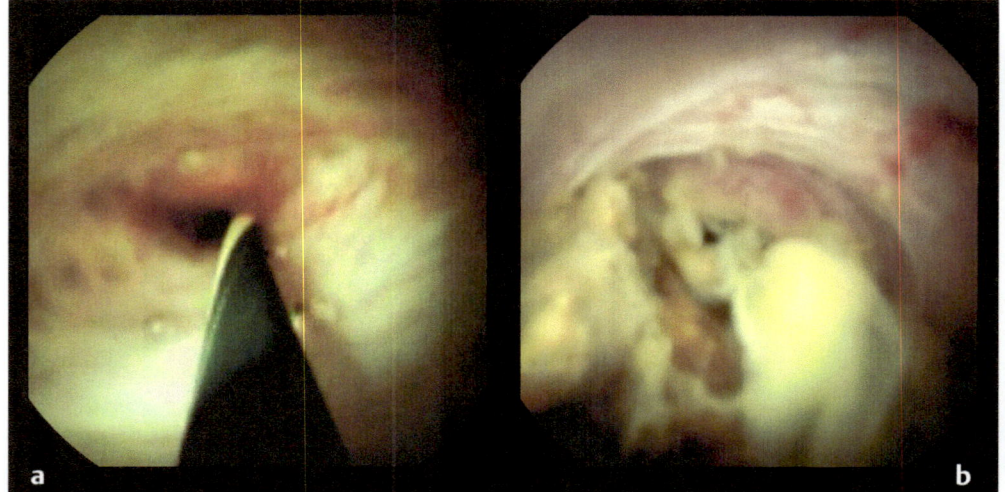

Fig. 42-9. Imagem obtida durante colangioscopia direta revela mucosa esbranquiçada com estenose puntiforme de aspecto cicatricial na região da anastomose em paciente pós-transplante hepático (a). Nesse outro paciente com estenose anastomótica pós transplante hepático, nota-se também estenose de aspecto cicatricial, com a mucosa ductal esbranquiçada e convergência de pregas (b).

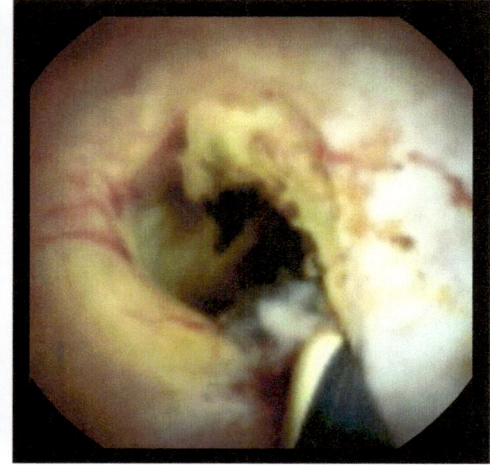

Fig. 42-10. Colangioscopia direta em paciente com estenose da anastomose biliar pós-transplante hepático revela a presença de uma fina rede de capilares de pequeno calibre ao redor da estenose.

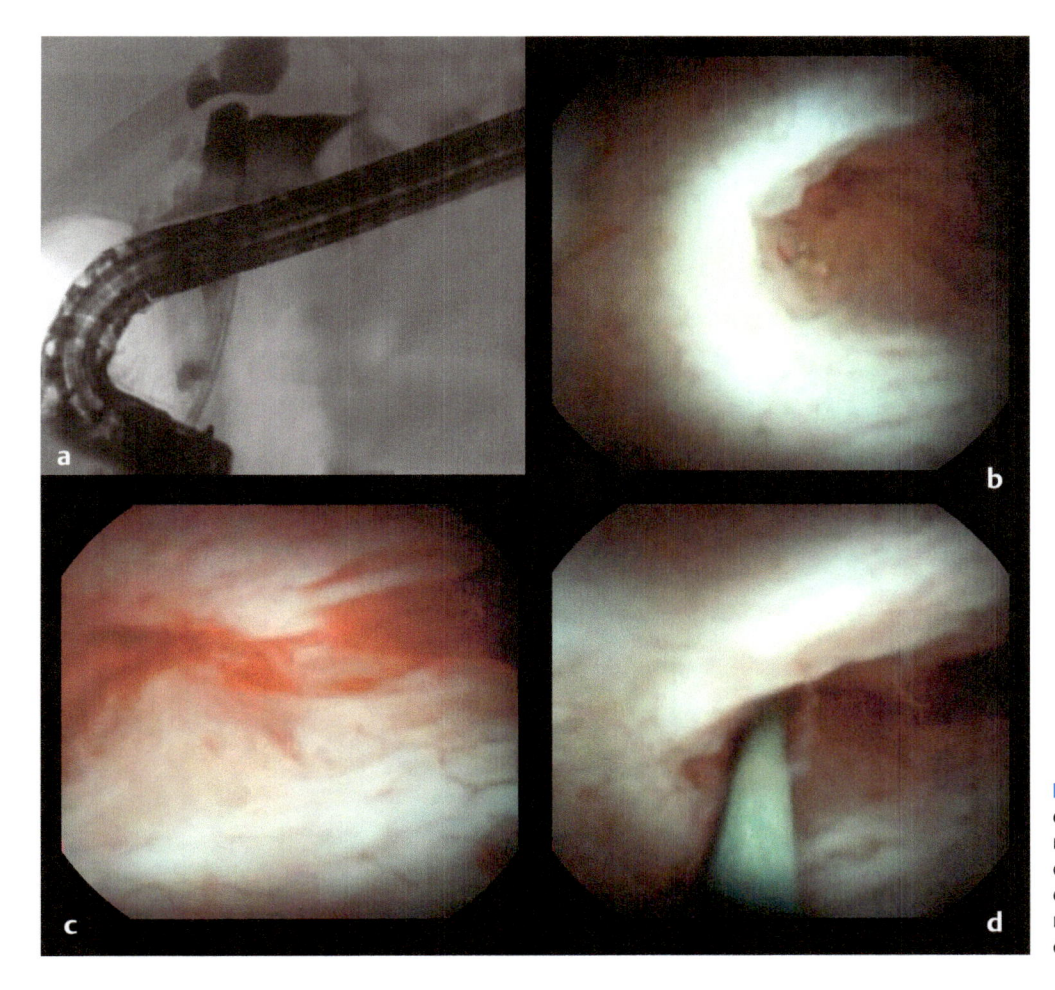

Fig. 42-11. CPRE realizada em paciente com estenose anastomótica pós-transplante hepático mostra estenose grave da anastomose (a). À colangioscopia direta observamos a mucosa ductal esbranquiçada, com estenose puntiforme (b) e fina rede capilares de pequeno calibre (c). A passagem do fio-guia foi orientada sob visão direta (d).

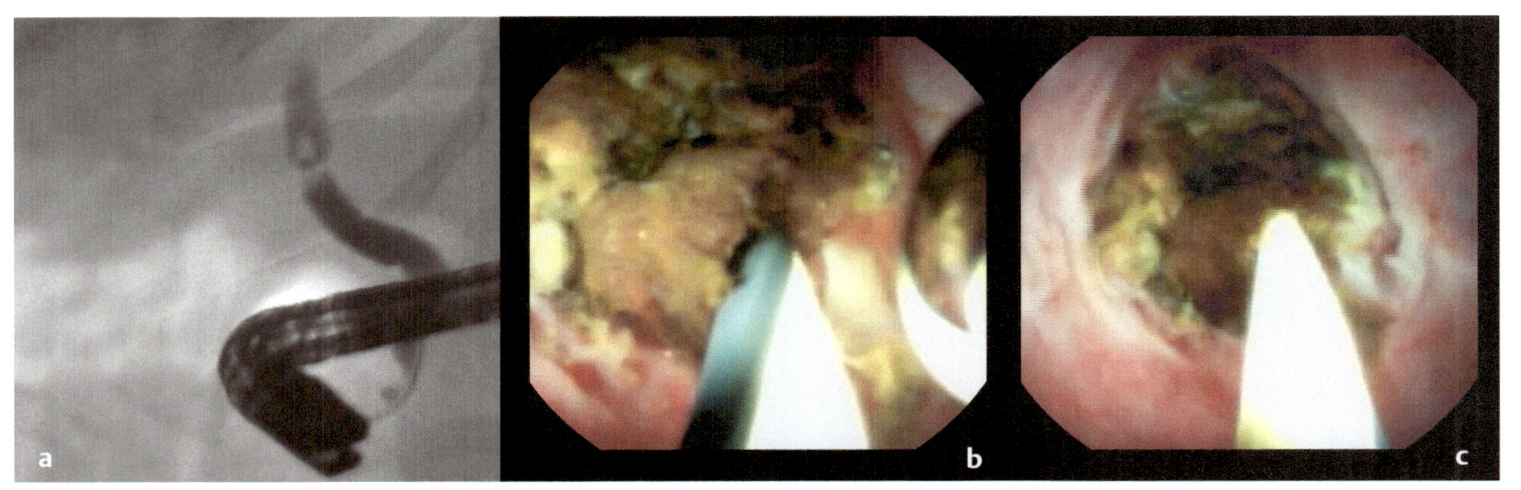

Fig. 42-12. CPRE em paciente transplantado hepático evidencia estenose grave da anastomose biliar, com falha de enchimento proximal (a). Colangioscopia direta revela a presença de fios de sutura e *debris* na anastomose biliar (b, c).

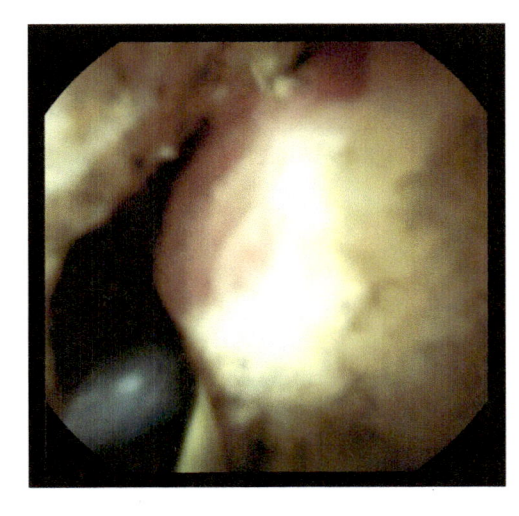

Fig. 42-13. Colangioscopia direta exibe a presença de lesão nodular no colédoco distal. O estudo anátomo-patológico confirmou tratar-se de neoplasia maligna.

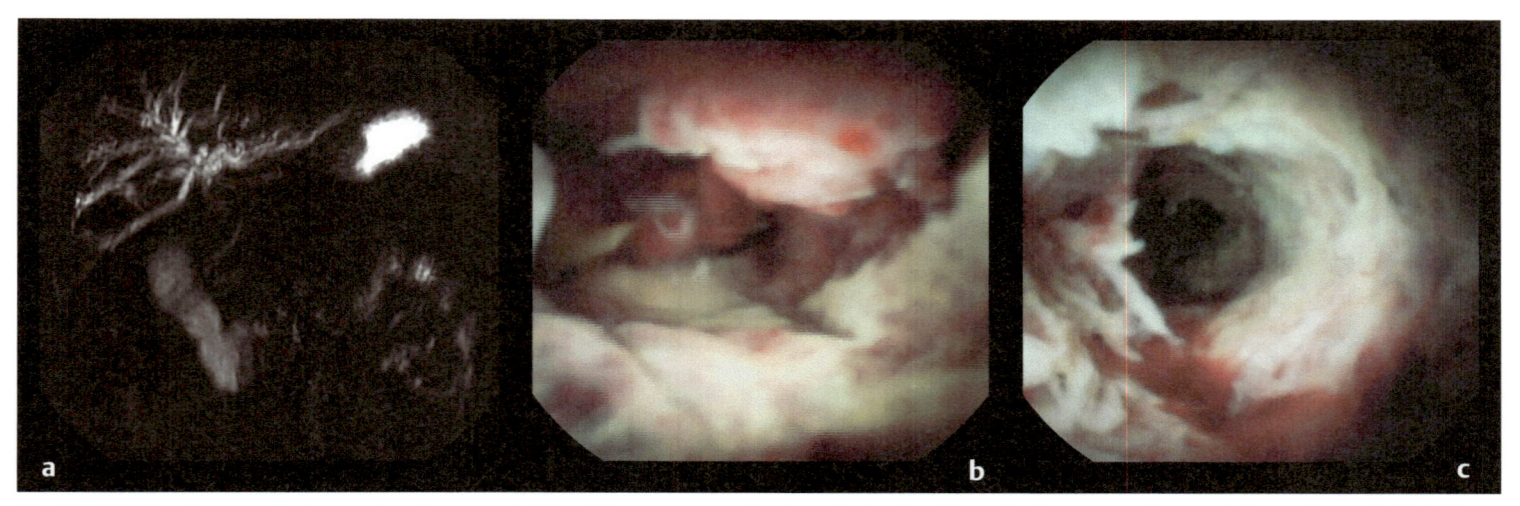

Fig. 42-14. Colangiorressonância aponta estenose no hilo hepático, comprometendo os ductos hepáticos direito e esquerdo, sugerindo um tumor de Klatskin, Bismuth IV (a). Colangioscopia direta confirmou a presença de estenose infiltrativa (b) e ulcerada (c) na região do hilo hepático, possibilitando ainda o diagnóstico histológico da lesão.

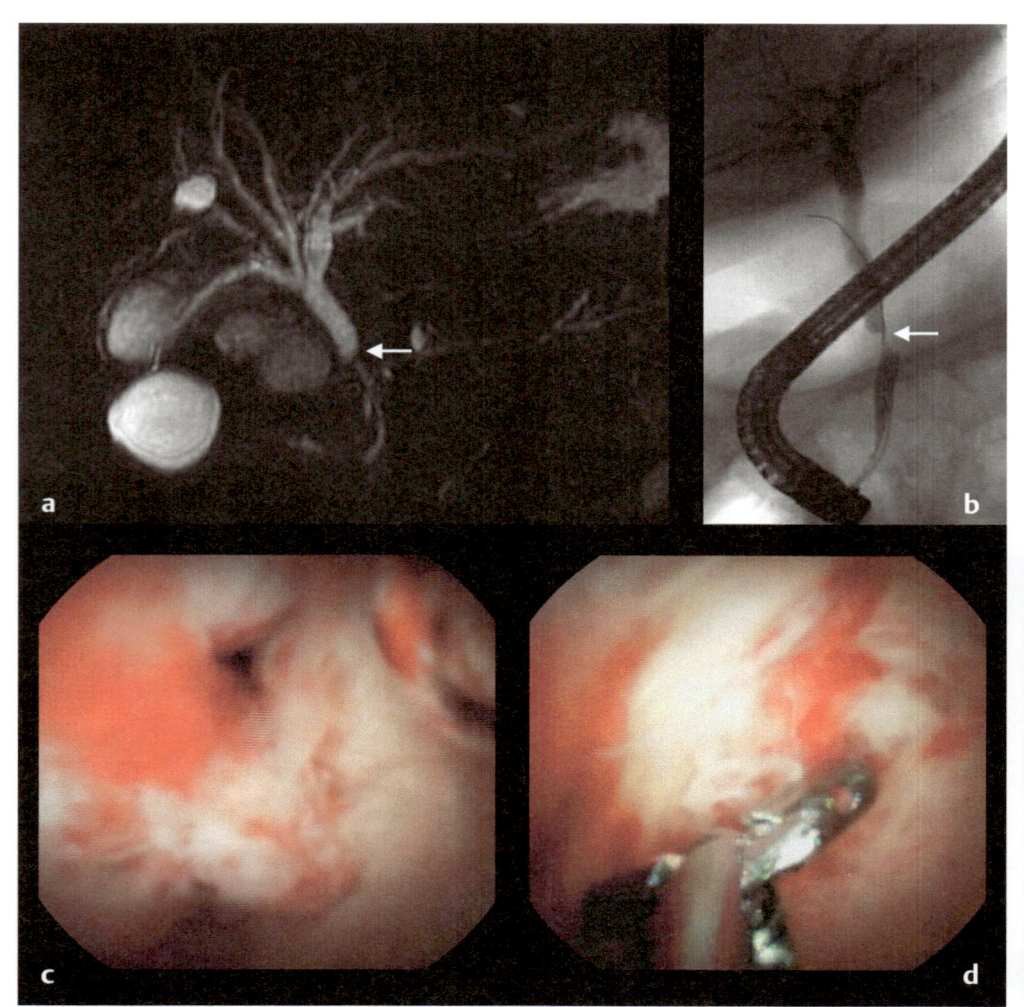

Fig. 42-15. Colangiorressonância realizada em paciente com icterícia obstrutiva destacou uma lesão hipovascularizada, infiltrativa envolvendo o hepatocolédoco levando à redução do calibre nesse ponto (seta) com dilatação da via biliar a montante (a). CPRE ratifica a estenose (seta) no hepatocolédoco (b) e possibilita a realização da colangioscopia direta. A visão direta da via biliar identificou lesão na mucosa ductal, de aspecto papilífero (c), sugestiva de neoplasia. A biópsia realizada com pinça (SpyBite™) (d) confirmou a presença de adenocarcinoma.

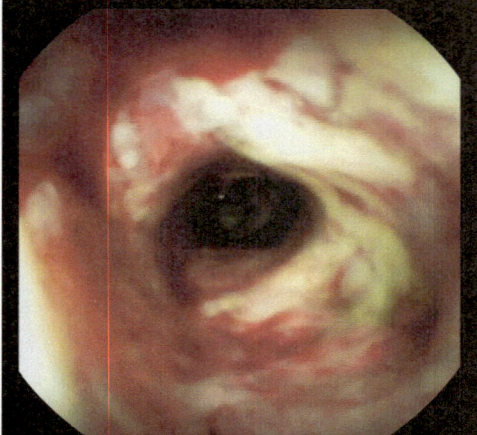

Fig. 42-16. A presença de vasos alargados, irregulares e tortuosos sugere malignidade da lesão identificada à colangioscopia direta.

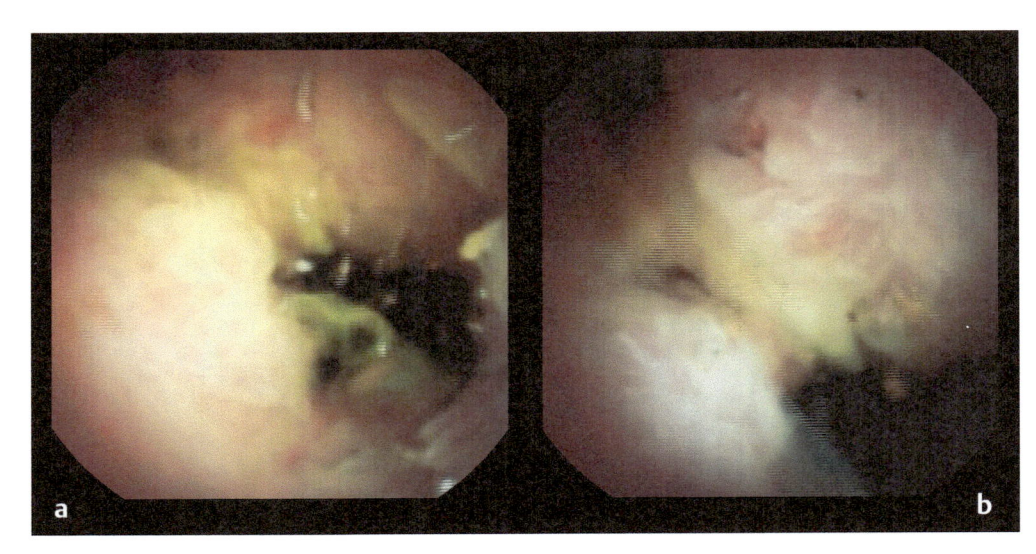

CAPÍTULO 42 ■ COLANGIOSCOPIA E PANCREATOSCOPIA

Fig. 42-17. Colangioscopia direta em paciente portadora de colangite esclerosante primária. Observa-se diminuição da luz no hilo hepático (a), em decorrência da presença de uma lesão vegetante de aspecto papilífero, que sugere neoplasia (b). As biópsias revelaram apenas achados inflamatórios. Eventualmente paciente foi submetida à transplante hepático sem neoplasia identificada no explante do órgão.

A colangioscopia possibilita o tratamento de cálculos biliares difíceis. A litotripsia intraductal (eletro-hidráulica ou *laser*) é a terapêutica mais frequente.

A remoção completa dos cálculos extra-hepáticos (Fig. 42-18) é alcançada em 83 a 100% dos casos, com 18 a 22% de recidiva em acompanhamento médio de 2 a 5 anos. Os fatores que podem comprometer o sucesso são: alteração cirúrgica da anatomia, presença de estenoses, angulação ductal significativa e cálculos impactados.

Nos cálculos intra-hepáticos, a eficácia da colangioscopia peroral pode ser limitada pela incapacidade de avançar o aparelho por

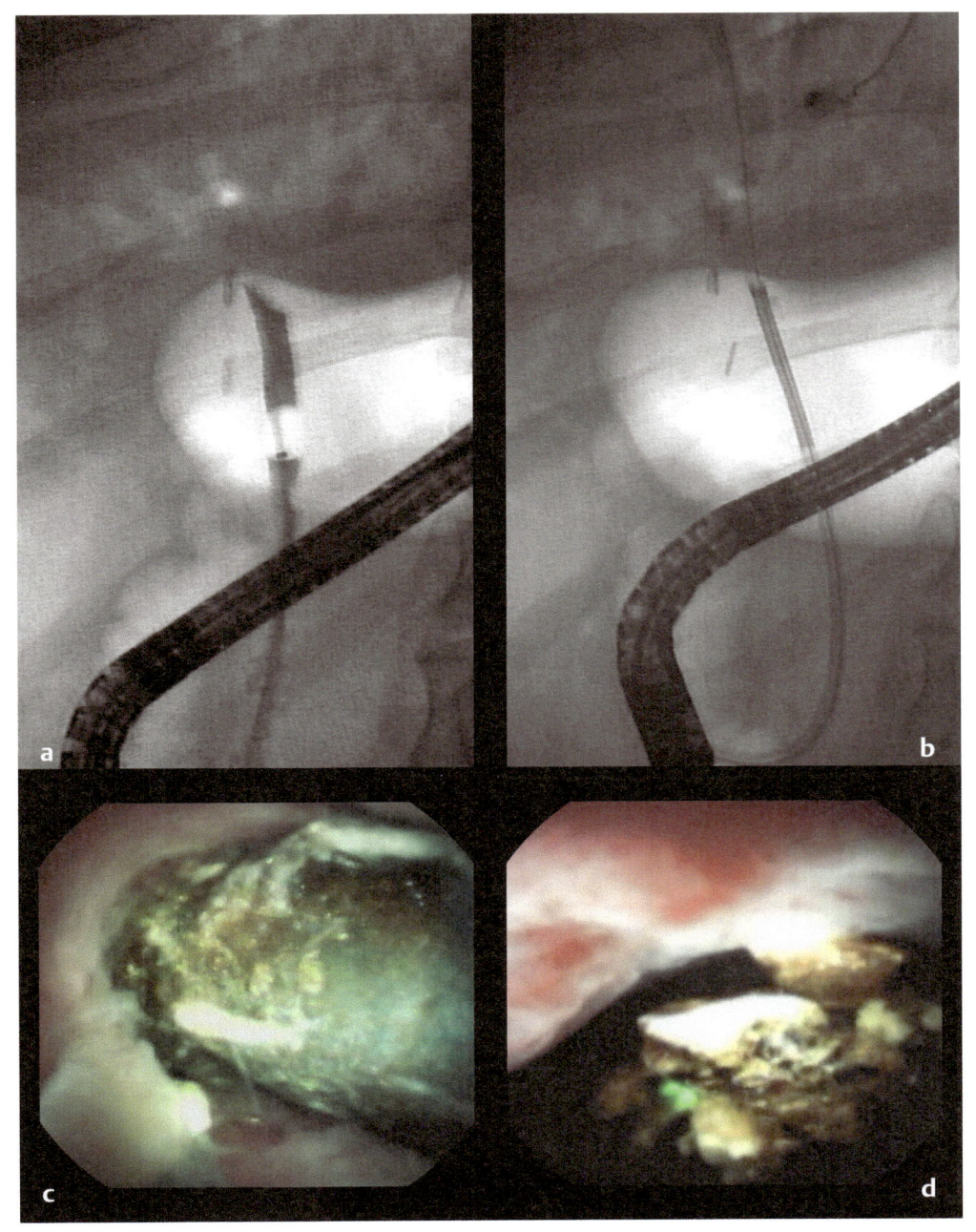

Fig. 42-18. CPRE identificou uma falha de enchimento, sugestiva de cálculo, na porção proximal do ducto biliar comum, levando à sua oclusão parcial (a). A litotripsia mecânica permitiu a retirada de alguns fragmentos do cálculo, porém, sem sucesso na limpeza da via biliar. Optado então pelo uso do colangioscópio (b) que constatou a presença do cálculo biliar, sem estenose ductal (c). Com auxílio da colangioscopia foi possível realizar a litotripsia à laser, fragmentando o cálculo e possibilitando a sua remoção completa (d).

estenoses intra-hepáticas e ductos de menor calibre. Em geral há necessidade de endoterapia mais intensiva, com maior número de sessões. A taxa de resolução da hepatolitíase (Fig. 42-19) chega a 64%, com recorrência ou colangite em até 35 a 50%.

Existem relatos de sucesso na extração de cálculos em pacientes com Mirizzi (Fig. 42-20 e Vídeo 42-2) e o sucesso a longo prazo parece ser mais provável naqueles sem cálculos residuais da vesícula biliar.

Outras possíveis indicações terapêuticas da colangioscopia incluem: o auxílio na passagem do fio-guia em estenoses graves (Fig. 42-21 e Vídeo 42-3), cast syndrome (Fig. 42-22 e Vídeo 42-4), drenagem transpapilar da vesícula na colecistite aguda, retirada de corpo estranho e próteses migradas, ablação dirigida de tumores com plasma de argônio ou terapia fotodinâmica.

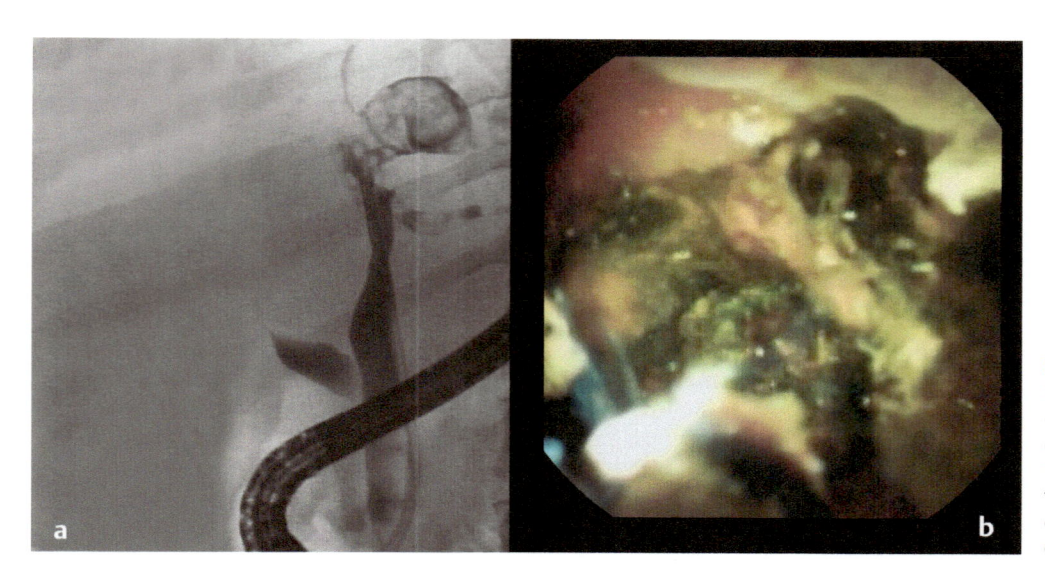

Fig. 42-19. CPRE aponta estenose irregular no hilo hepático, com ductopenia intra-hepática, e dilatação cística isolada no ducto hepático esquerdo, com falha de enchimento no seu interior, sugestiva de cálculo (a). O diagnóstico foi confirmado pela colangioscopia direta (b), entretanto, não houve sucesso na extração completa do cálculo.

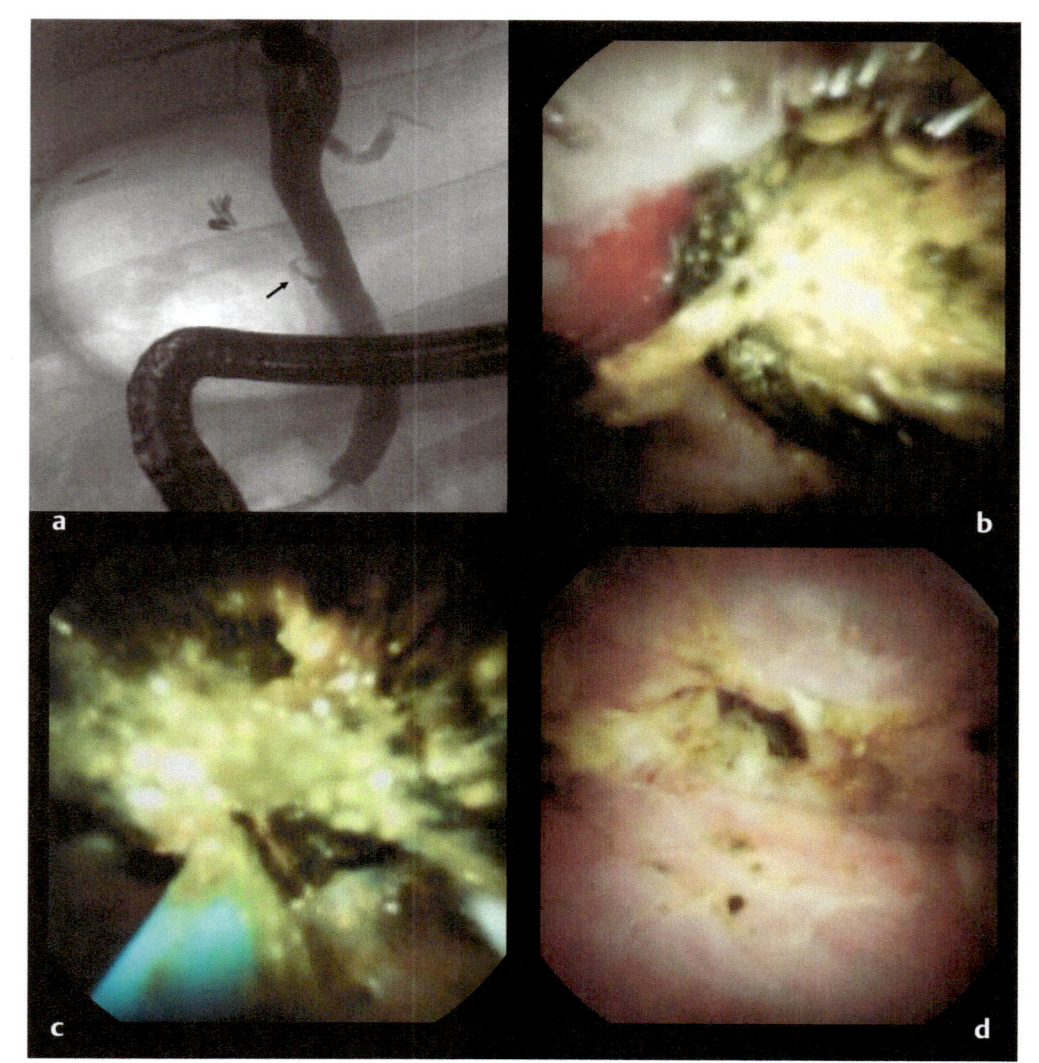

Fig. 42-20. Colangiografia (a) mostra uma imagem de falha de enchimento, compatível com cálculo no coto cístico (seta). A colangioscopia direta confirmou a presença do cálculo impactado (b) no orifício do ducto cístico, possibilitando a litotripsia à laser (c), e remoção completa dos fragmentos com balão extrator. Aspecto colangioscópico após a retirada do cálculo (d).

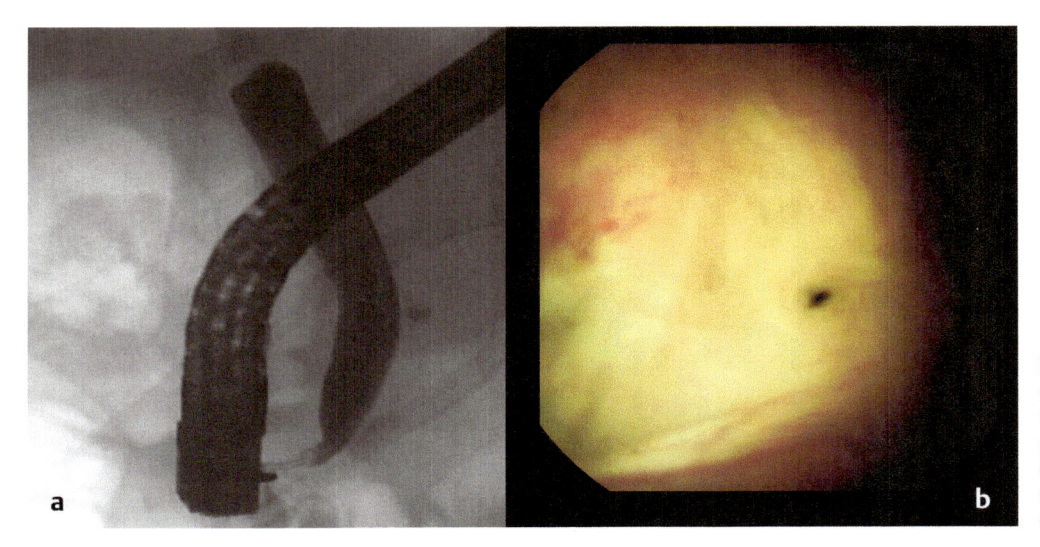

Fig. 42-21. Paciente pós-transplante hepático, com estenose anastomótica grave identificada durante a colangiografia (a), não sendo possível a passagem do fio-guia orientado pela fluoroscopia. A colangioscopia constatou a presença de uma estenose puntiforme (b) e possibilitou a passagem do fio-guia sob visão direta.

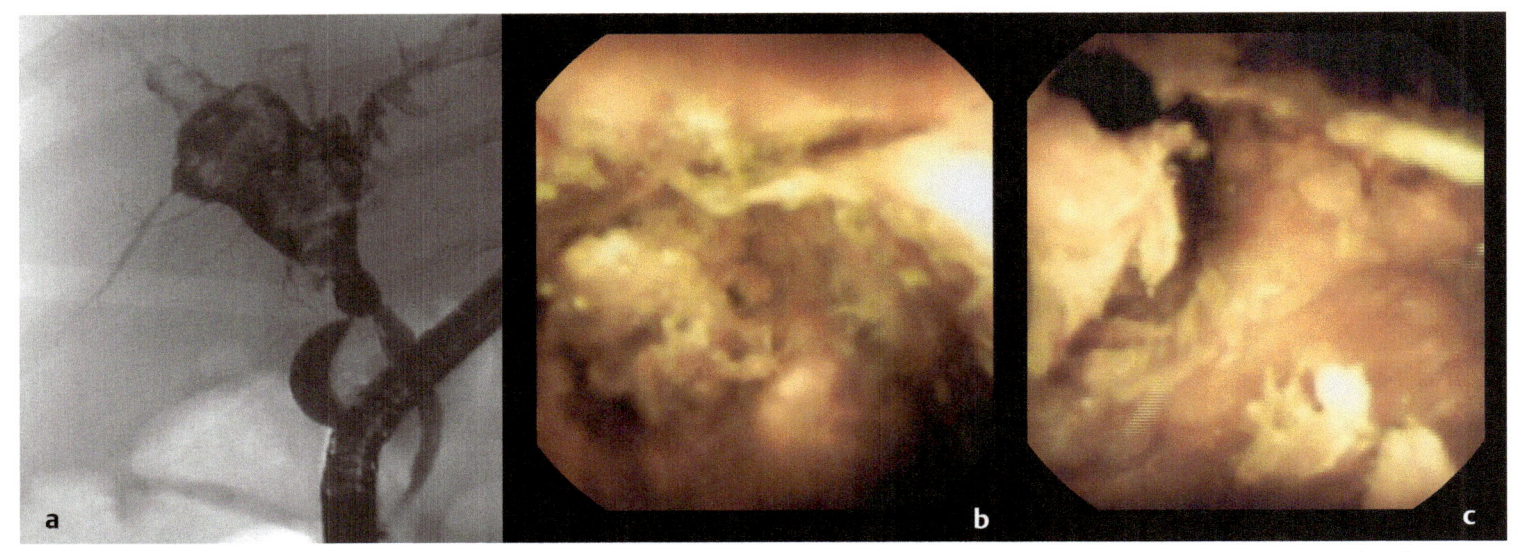

Fig. 42-22. CPRE em paciente pós-transplante hepático revela anastomose biliar patente, com dilatação importante na região do hilo hepático, além de inúmeras falhas de enchimento em seu interior, sugerindo *Cast Syndrome* (a). A colangioscopia comprovou a patência da anastomose biliar, e a presença de grande quantidade de material descamativo na região da dilatação da via biliar (b, c) confirmando a suspeita diagnóstica.

Pancreatoscopia

A pancreatoscopia é realizada utilizando-se os mesmos sistemas projetados para colangioscopia, embora, atualmente, apenas o sistema SpyGlass™ tenha aprovação da FDA. A inspeção intraductal pode ser limitada em razão do menor calibre e da tortuosidade do DPP. A aplicação permanece limitada a centros especializados, pois é desafiadora e tem custos significativos.

As principais indicações para a pancreatoscopia peroral englobam a avaliação de estenoses ou falha de preenchimento de etiologia incerta, análise da extensão da neoplasia mucinosa papilar intraductal (IPMN) e endoterapia de cálculos ductais.

A visualização direta do ducto pancreático pode identificar malignidade e diferenciar tumores intraductais de cálculos ou mucina amorfa. O ducto pancreático principal normal apresenta paredes lisas, de coloração rosa-esbranquiçada, com vasos capilares finos, além de claras confluências de ductos acessórios.

Na pancreatite crônica podemos observar a mucosa ductal eritematosa (Fig. 42-23), ou esbranquiçada e áspera remetendo a uma cicatriz (Fig. 42-24), suco pancreático turvo, tampões de proteína e/ou cálculos calcificados no DPP (Fig. 42-25 e Vídeo 42-5). A formação de estenoses pode ser cicatricial ou decorrente do edema da mucosa. Os vasos capilares finos da superfície do ducto são, em geral, indefinidos e, nos casos avançados, as marcações vasculares tendem a ser visíveis, podendo ocorrer interrupção, estenose, irregularidade, rearranjo e alongamento.

Os achados pancreatoscópicos na estenose maligna abrangem: eritema, friabilidade, irregularidade, nodularidade e/ou alterações erosivas, protrusão vilosa ou vegetante, alterações da vascularização (dilatação de capilares) e projeções papilares. Contudo, a parede do ducto pode estar recoberta por epitélio normal em pacientes com lesões malignas do parênquima que comprimem o DPP.

Na IPMN, a pancreatoscopia pode fornecer o diagnóstico definitivo da doença em 67 a 95% dos pacientes com base na aparência característica dos tumores papilares, possibilitando ainda a biópsia de áreas suspeitas na mucosa ductal e avaliando a extensão da lesão para escolha do melhor procedimento terapêutico. Os achados sugestivos de malignidade são as protrusões vilosas do tipo ovas de peixe com vascularização proeminente, vilosidades e protrusões vegetantes (sensibilidade de 68% e especificidade de 87%). A determinação da presença de lesões no DPP é importante, uma vez que o risco de displasia de alto grau ou malignidade é maior do que nas lesões de ductos secundários. Lembrando que a avaliação de ductos secundários é mais difícil.

O incremento do NBI® proporcionou a aquisição de imagens com alto contraste do ducto pancreático e da estrutura de superfície do IPMN, fornecendo excelente visualização dos padrões vasculares do tumor que são preditivos da malignidade.

A principal aplicação terapêutica da pancreatoscopia é a litotripsia intraductal (eletro-hidráulica ou *laser*) guiada, que pode ser realizada isoladamente ou como adjuvante da litotripsia extracorpórea ou da cirurgia descompressiva. O sucesso avaliado

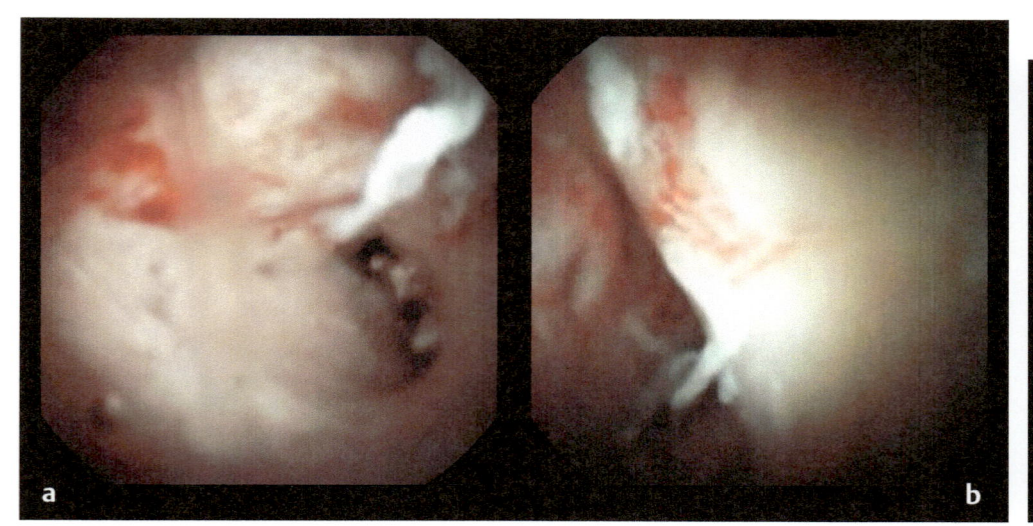

Fig. 42-23. Na pancreatite crônica podemos observar, durante a pancreatoscopia, a mucosa ductal eritematosa e friável (a) com suco pancreático turvo (b).

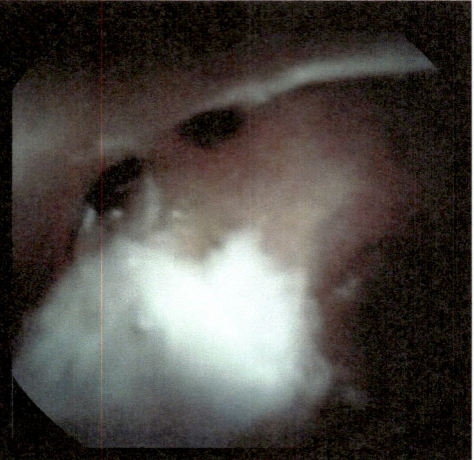

Fig. 42-24. Pancreatoscopia realizada em portador de pancreatite crônica evidencia a mucosa ductal brancacenta e áspera, além da presença de tampão proteico.

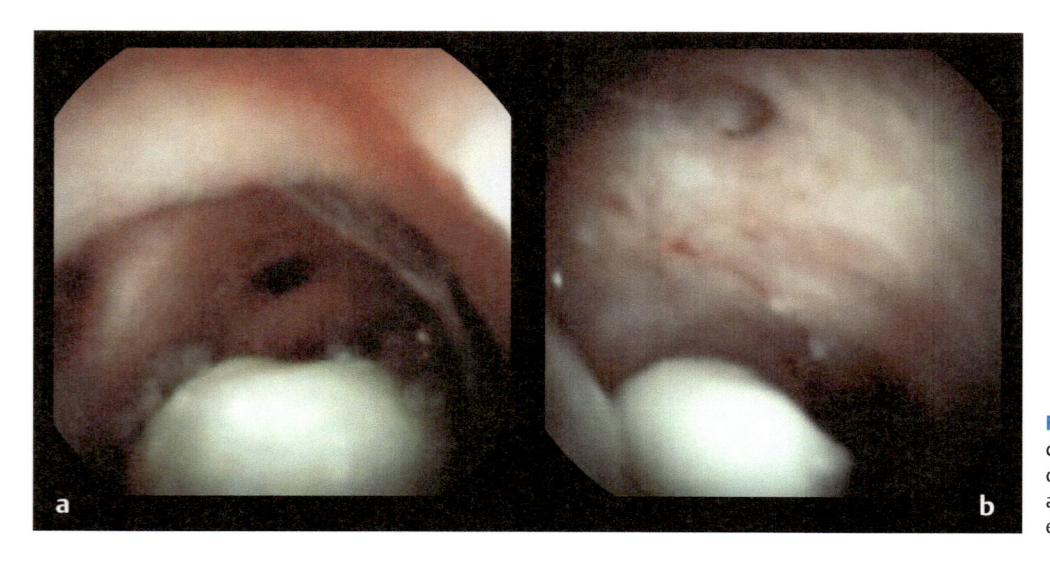

Fig. 42-25. Pancreatoscopia revela dilatação do ducto pancreático principal, com presença de cálculo brancacentos (a, b) e, novamente, a alteração da mucosa, que apresenta-se esbranquiçada e áspera (b).

em pequenas séries de casos é alcançado em cerca de 75%, com alívio imediato da dor em 77 a 100% e melhora sustentada em 54% a 86% dos pacientes.

EVENTOS ADVERSOS

A CPRE com colangioscopia apresenta taxa global de eventos adversos mais elevada quando comparada à CPRE, isoladamente. Os mais relevantes são: colangite, pancreatite, embolia gasosa, sangramento, fístula biliar e perfuração.

Colangite é a complicação mais frequente (até 14%) e está relacionada com a irrigação com fluido e aumento da pressão intraductal. A bacteriemia é mais comum nos pacientes submetidos a biópsias durante a colangioscopia e está associada a risco elevado de colangite.

Pancreatite ocorre em 3 a 12% dos casos, podendo ser induzida pela estimulação mecânica da passagem do aparelho ou pela lavagem intraductal excessiva. A maioria dos casos é autolimitada e manejada de modo conservador. A prevenção de pancreatite moderada ou severa é recomendada conforme exposto anteriormente.

A embolia gasosa é o efeito adverso mais grave, decorrente do escape de ar pelo sistema venoso portal ou hepático, que pode chegar à circulação sistêmica após passagem por um forame oval patente. Parece estar relacionada com o aumento da pressão intraductal, gerada pela insuflação contínua de ar, combinada à obstrução papilar pela presença do endoscópio. Recomenda-se insuflação com CO_2, irrigação da via biliar com solução salina e minimizar o trauma da mucosa biliar.

Hemobilia autolimitada e fístula biliar são complicações relacionadas com a terapêutica com a litotripsia eletro-hidráulica podem ser observadas em até 20% dos casos.

BIBLIOGRAFIA

Adler DG, Cox K, Milliken M, Taylor LJ, Loren D, Kowalski T et al. A large multicenter study analysis of adverse events associated with single operator cholangiopancreatoscopy. Minerva Gastroenterol Dietol. 2015;61:179-18426018124.

Arya N, Nelles SE, Haber GB, Kim YI, Kortan PK. Electrohydraulic lithotripsy in 111 patients: a safe and effective therapy for difficult bile duct stones. Am J Gastroenterol. 2004;99:2330-2334.

ASGE TC, Komanduri S, Thosani N, Abu Dayyeh BK, Aslanian HR, Enestvedt BK et al. Cholangiopancreatoscopy. Gastrointest Endosc. 2016;84:209-221.

Attwell AR, Brauer BC, Chen YK, Yen RD, Fukami N, Shah RJ. Endoscopic retrograde cholangiopancreatography with per oral pancreatoscopy for calcific chronic pancreatitis using endoscope and catheter-based pancreatoscopes: a 10-year single-center experience. Pancreas. 2014;43:268-274.

Azeem N, Gostout CJ, Knipschield M, Baron TH. Cholangioscopy with narrow-band imaging in patients with primary sclerosing cholangitis undergoing ERCP. Gastrointest Endosc. 2014;79:773-779.

Caldwell SH, Bickston SJ. Cholangioscopy to screen for cholangiocarcinoma in primary sclerosing cholangitis. Liver Transpl. 2001;7:380.

Chen YK, Parsi MA, Binmoeller KF, Hawes RH, Pleskow DK, Slivka A et al. Single-operator cholangioscopy in patients requiring evaluation of bile duct disease or therapy of biliary stones (with videos). Gastrointest Endosc. 2011;74:805-814.

Chen YK, Pleskow DK. SpyGlass single-operator peroral cholangiopancreatoscopy system for the diagnosis and therapy of bile-duct disorders: a clinical feasibility study (with video). Gastrointest Endosc. 2007;65:832-841.

Draganov PV, Lin T, Chauhan S, Wagh MS, Hou W, Forsmark CE. Prospective evaluation of the clinical utility of ERCP-guided cholangiopancreatoscopy with a new direct visualization system. Gastrointest Endosc. 2011;73:971-979.

Itoi T, Sofuni A, Itokawa F, Tsuchiya T, Kurihara T, Ishii K et al. Peroral cholangioscopic diagnosis of biliary-tract diseases by using narrow-band imaging (with videos). Gastrointest Endosc. 2007;66:730-736.

Larghi A, Waxman I. Endoscopic direct cholangioscopy by using an ultra-slim upper endoscope: a feasibility study. Gastrointest Endosc. 2006;63:853-857.

Lim P, Aggarwal V, Craig P. Role of balloon-assisted cholangioscopy in a multiethnic cohort to assess complex biliary disease (with videos). Gastrointest Endosc. 2015;81:932-942.

Manta R, Frazzoni M, Conigliaro R, Maccio L, Melotti G, Dabizzi E et al. SpyGlass single-operator peroral cholangioscopy in the evaluation of indeterminate biliary lesions: a single-center, prospective, cohort study. Surg Endosc. 2013;27:1569-1572.

Martins FP, Ferrari AP. Cholangioscopy-assisted guidewire placement in post-liver transplant anastomotic biliary stricture: efficient and potentially also cost-effective. Endoscopy. 2017;49:E283-E284.

Navaneethan U, Hasan MK, Kommaraju K, Zhu X, Hebert-Magee S, Hawes RH et al. Digital, single-operator cholangiopancreatoscopy in the diagnosis and management of pancreatobiliary disorders: a multicenter clinical experience (with video). Gastrointest Endosc. 2016;84:649-655.

Nguyen NQ, Binmoeller KF, Shah JN. Cholangioscopy and pancreatoscopy (with videos). Gastrointest Endosc. 2009;70:1200-1210.

Okugawa T, Tsuyuguchi T, K C S, Ando T, Ishihara T, Yamaguchi T et al. Peroral cholangioscopic treatment of hepatolithiasis: Long-term results. Gastrointest Endosc. 2002;56:366-371.

Othman MO, Guerrero R, Elhanafi S, Davis B, Hernandez J, Houle J et al. A prospective study of the risk of bacteremia in directed cholangioscopic examination of the common bile duct. Gastrointest Endosc. 2016;83:151-157.

Patel SN, Rosenkranz L, Hooks B, Tarnasky PR, Raijman I, Fishman DS et al. Holmium-yttrium aluminum garnet laser lithotripsy in the treatment of biliary calculi using single-operator cholangioscopy: a multicenter experience (with video). Gastrointest Endosc. 2014;79:344-348.

Ringold DA, Shah RJ. Peroral pancreatoscopy in the diagnosis and management of intraductal papillary mucinous neoplasia and indeterminate pancreatic duct pathology. Gastrointest Endosc Clin N Am. 2009;19:601-613.

Telford JJ, Carr-Locke DL. The role of ERCP and pancreatoscopy in cystic and intraductal tumors. Gastrointest Endosc Clin N Am. 2002;12(4):747-57.

Tringali A, Lemmers A, Meves V, Terheggen G, Pohl J, Manfredi G et al. Intraductal biliopancreatic imaging: European Society of Gastrointestinal Endoscopy (ESGE) technology review. Endoscopy. 2015;47(8):739-53.

Urakami Y, Seifert E, Butke H. Peroral direct cholangioscopy (PDCS) using routine straight-view endoscope: first report. Endoscopy. 1977;9(1):27-30.

Weigt J, Kandulski A, Malfertheiner P. Technical improvement using ultra-slim gastroscopes for direct peroral cholangioscopy: analysis of the initial learning phase. J Hepatobiliary Pancreat Sci. 2015;22:74-78.

Woo YS, Lee JK, Oh SH, Kim MJ, Jung JG, Lee KH et al. Role of SpyGlass peroral cholangioscopy in the evaluation of indeterminate biliary lesions. Dig Dis Sci. 2014;59:2565-2570.

Yamao K, Ohashi K, Nakamura T, Suzuki T, Sawaki A, Hara K et al. Efficacy of peroral pancreatoscopy in the diagnosis of pancreatic diseases. Gastrointest Endosc. 2003;57:205-209.

CAPÍTULO 43
PANCREATITE CRÔNICA

Renato Luz Carvalho ■ Jose de Avila Fernandes
Adorisio Bonadiman ■ Jose Francisco de Matos Farah

INTRODUÇÃO

A pancreatite crônica (PC) é definida como uma síndrome clínica caracterizada por processo inflamatório crônico e progressivo seguido de fibrose envolvendo o parênquima pancreático em grau variável. Com a progressão da doença, ocorre perda das células acinares bem como das ilhotas pancreáticas, podendo o paciente apresentar sintomas de insuficiência pancreática exócrina e/ou endócrina. Apesar de a fisiopatologia não ser completamente esclarecida, acredita-se que, em indivíduos susceptíveis, o contato com determinados fatores ambientais pode desencadear eventos inflamatórios sequenciais que culminam com a perda celular e substituição fibrótica do tecido pancreático. O quadro pode levar à formação de estenoses alternadas com áreas de dilatação no ducto pancreático principal, formação de cálculos e calcificações parenquimatosas que podem ser notadas em exames de imagem (Figs. 43-1 a 43-13).

Diversos são os agentes causais associados ao desenvolvimento e à progressão da PC. Dentre os fatores externos, o consumo de álcool sem dúvida é o mais relevante. Estima-se que o consumo diário de 80 g ou mais de álcool por alguns anos seja suficiente para desencadear a doença. O tabagismo também parece ter um efeito independente na gênese da PC. Além desses, fatores metabó-

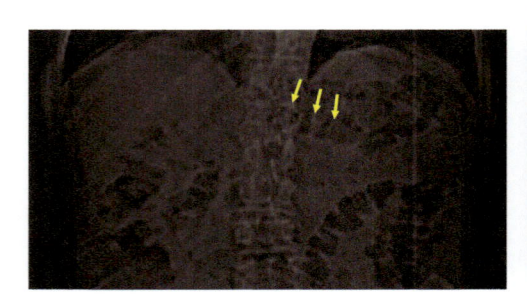

Fig. 43-1. Radiografia simples demonstra focos de calcificação em topografia pancreática (*setas*).

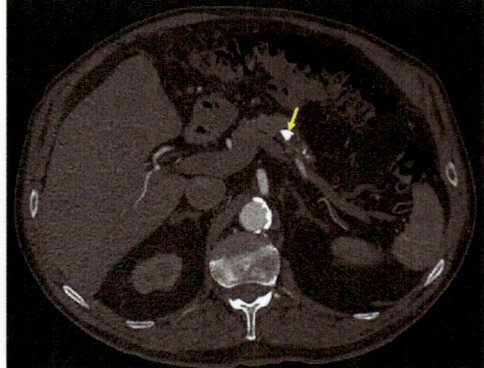

Fig. 43-2. TC com contraste EV no plano axial: cálculo com dilatação ductal no corpo pancreático (*seta*).

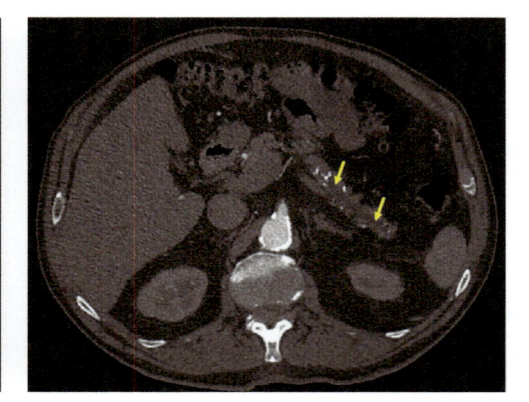

Fig. 43-3. TC com contraste EV no plano axial: cálculos com dilatação ductal no corpo e cauda pancreática (*setas*). Atrofia pancreática sem sinais inflamatórios agudos.

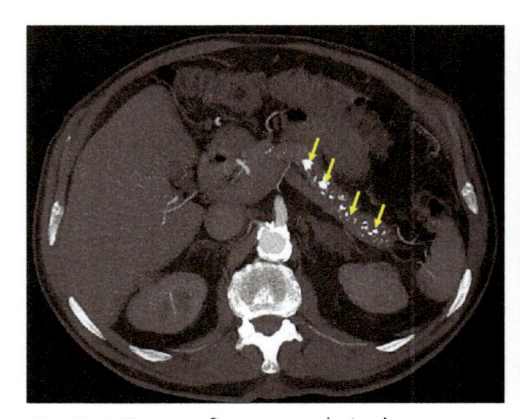

Fig. 43-4. Tomografia computadorizada com técnica MIP (Máxima Intensidade de Projeção): melhor demonstração dos cálculos intraductais. Pâncreas reduzido compatível com atrofia.

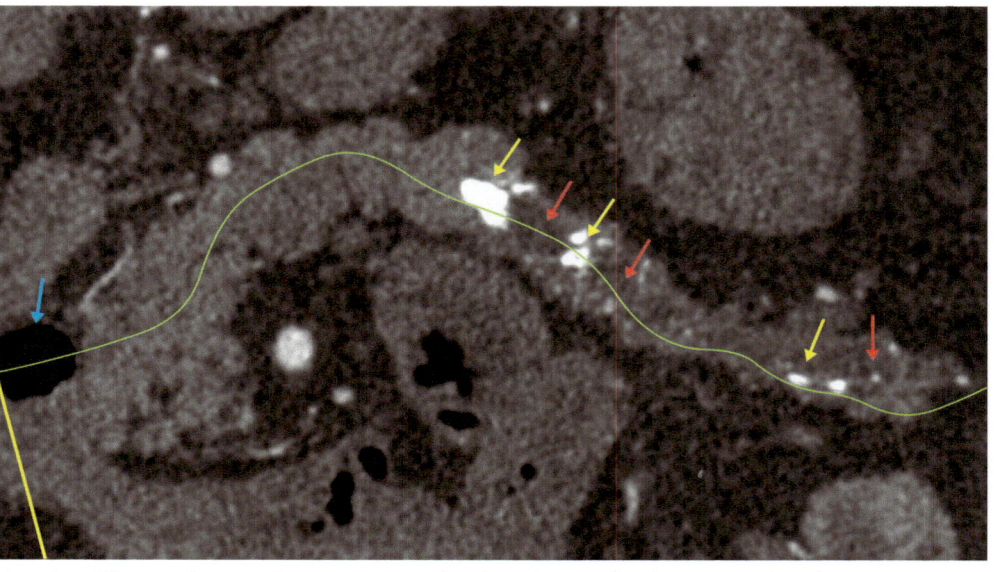

Fig. 43-5. TC com reformatação curva acompanhando maior eixo do pâncreas com boa demonstração de toda a extensão do mesmo. Cálculos intraductais (*setas amarelas*), ducto pancreático dilatado (*setas vermelhas*) e divertículo duodenal justapapilar (*seta azul*).

CAPÍTULO 43 ▪ PANCREATITE CRÔNICA

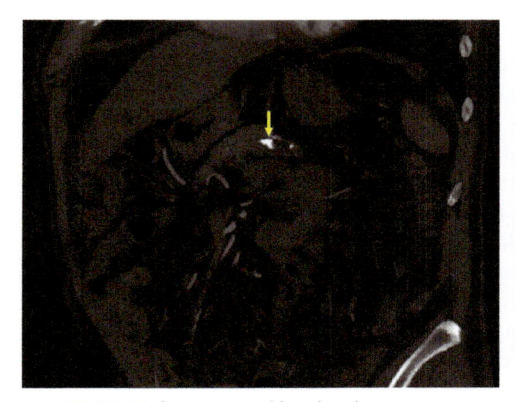

Fig. 43-6. TC plano coronal localizado com contraste EV. Cálculo ductal (*seta*).

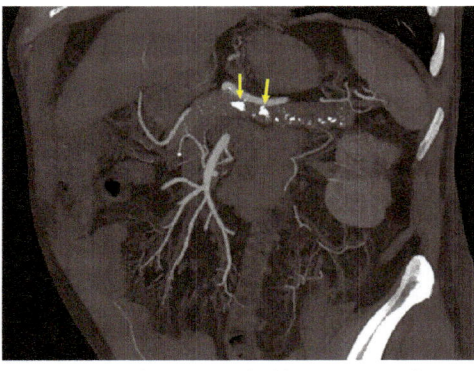

Fig. 43-7. TC plano coronal oblíquo espessado com técnica MIP. Cálculos (*setas*).

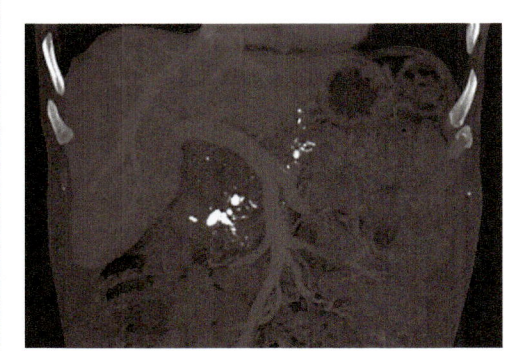

Fig. 43-8. Plano coronal espessado com técnica MIP (melhor demonstração das calcificações pancreáticas).

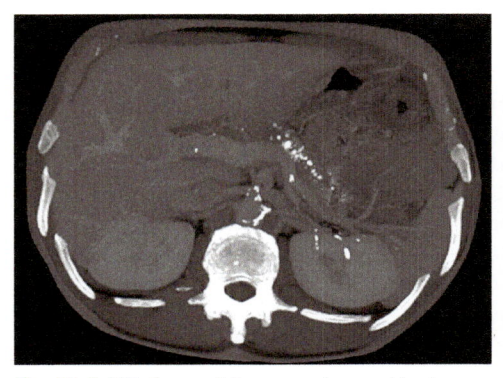

Fig. 43-9. TC plano axial espessada com técnica MIP (melhor demonstração das calcificações pancreáticas).

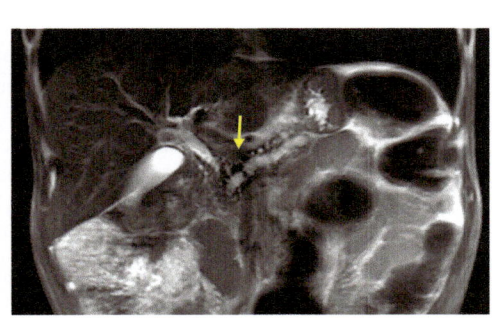

Fig. 43-10. RM coronal T2, dilatação do ducto pancreático principal e secundários, com cálculo intraductal.

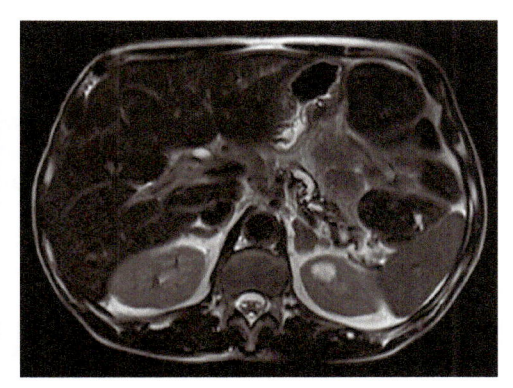

Fig. 43-11. RM axial T2, dilatação e tortuosidade do ducto pancreático principal (*seta*).

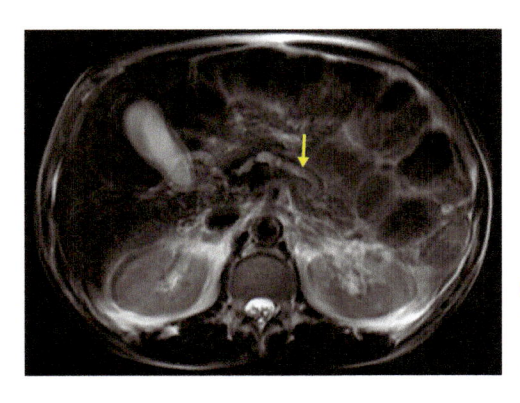

Fig. 43-12. RM axial T2 espessada, dilatação e tortuosidade do ducto pancreático principal.

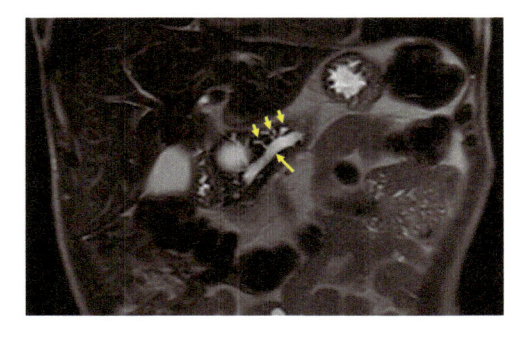

Fig. 43-13. RM coronal T2, dilatação dos ductos pancreático principal (*seta maior*) e secundários (*setas menores*), podendo simular IPMN.

licos (hiperlipidemia, hipercalcemia, medicamentos, insuficiência renal...), genéticos, autoimunes ou obstrutivos (pâncreas *divisum*, neoplasias...) também podem levar a quadros de PC.

Apesar de, inicialmente, não apresentar sintomas característicos, com a progressão da doença a dor epigástrica com irradiação para o dorso se torna o sintoma mais comum. A fisiopatologia exata da dor não é exatamente esclarecida nesta situação, podendo estar associada à própria fibrose e obstrução ductal do órgão ou ao surgimento de complicações, como os pseudocistos, presentes em cerca de 20 a 40% dos pacientes portadores de PC. Sinais de insuficiência pancreática exócrina com esteatorreia e desnutrição proteico-calórica também podem surgir. Em casos mais avançados, os pacientes podem apresentar diabetes tipo 3c, secundário à falência pancreática endócrina.

O diagnóstico é feito por meio de exames de imagem com achados típicos associados a testes para avaliação funcional do pâncreas em casos específicos.

A radiografia simples e a ultrassonografia são os exames menos invasivos e que podem trazer alguns achados na pancreatite crônica (Figs. 43-14 e 43-15). Com a melhora técnica e maior disponibilidade dos exames de tomografia computadorizada (TC) e ressonância nuclear magnética (RM), a visualização de atrofia e calcificações parenquimatosas e de alterações ductais como dilatação (ducto de Wirsung > 5 mm) e estenoses, ou mesmo diagnóstico de cálculos no sistema ductal pancreático, tornou mais preciso e menos invasivo o diagnóstico de PC em casos avançados

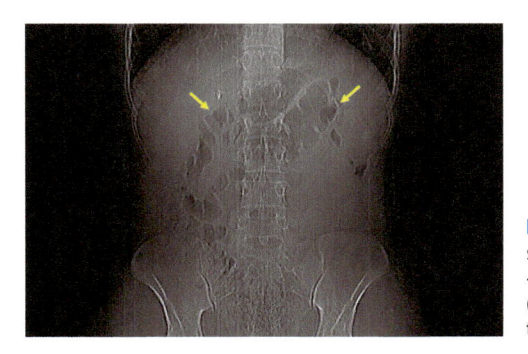

Fig. 43-14. Radiografia simples de abdome – Sinal do *cut-off* (gás retido no cólon transverso).

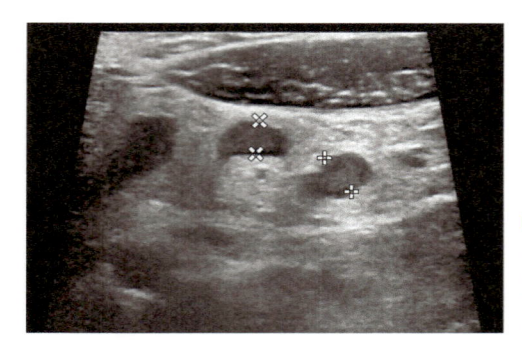

Fig. 43-15. Corpo do pâncreas com dilatações ductais e "plugues proteicos" (entre os cursores).

da doença (Figs. 43-16 a 43-21). Estudos mostram que a TC é superior na detecção de calcificações ao passo que a RM apresenta maior acurácia no diagnóstico da atrofia do parênquima. A colangiopancreatografia retrógrada endoscópica (CPRE) também pode auxiliar no diagnóstico ao detectar alterações ductais, mas não é capaz de fornecer dados do parênquima pancreático. O exame de ultrassonografia, embora apresente baixa sensibilidade e especificidade no diagnóstico da PC, pode ser útil em casos avançados ou na detecção de complicações, como na presença de pseudocistos. Dificuldade diagnóstica ainda permanece em casos iniciais da PC, em que os sintomas são mais amenos e as alterações muito sutis, podendo não ser observadas em exames de TC ou RM. Nesta situação, o achado de alterações sugestivas no exame de ecoendoscopia, especialmente associado ao exame histopatológico, pode auxiliar no diagnóstico (Fig. 43-22).

Desde a década de 1970, diversos sistemas de classificação foram propostos para a PC. A classificação de Cambridge leva em consideração os aspectos morfológicos. O sistema TIGAR-O, adotado por diversos autores, utiliza seis diferentes grupos etiológicos no para classificação da PC (T – Tóxico/metabólico; I – idiopático, G – genético, A – autoimune, R – pancreatite aguda recorrente e O – obstrutivo). A classificação de Rosemont divide os achados ecoendoscópicos em normais, indeterminados, sugestivos ou consistentes com PC, sendo muito útil no diagnóstico nas fases iniciais da doença.

Recentemente o sistema M-ANNHEIM para classificação da PC tem sido adotado pela maioria dos autores. Trata-se de um sistema unificado, desenvolvido e proposto em 2007, a partir de dados adotados por diversos sistemas de classificação vigentes na época. Esta classificação leva em consideração múltiplos fatores etiológicos (M – múltiplos), como uso do álcool (A), nicotina (N), fatores nutricionais (N), fatores hereditários/genéticos (H), idiopáticos (I) e metabólicos (M). Com base nos achados clínicos e de exames complementares (Quadro 43-1), a PC crônica é classificada em graus de A a E, conforme a gravidade do quadro (Quadro 43-2). Este sistema, apesar de mais complexo, é mais adequado para avaliação fidedigna do paciente portador de PC.

Diversas complicações podem surgir em decorrência da PC. A desnutrição proteico-calórica pode-se instalar em virtude da insuficiência exócrina do pâncreas, com prejuízo na produção enzimática do órgão e consequente má digestão. O surgimento de diabetes por falência pancreática (diabetes tipo 3c) também pode ser observado em casos avançados. Em cerca de 20 a 40% dos pacientes portadores de PC, pode ser notada a presença de pseudocistos. Estas lesões podem ser assintomáticas ou apresentar sintomas de compressão de outros órgãos e/ou dor local. A dor local crônica, refratária e progressiva é outra complicação, assim como o surgimento de adenocarcinoma de pâncreas, cujo risco está aumentado em pacientes portadores de PC.

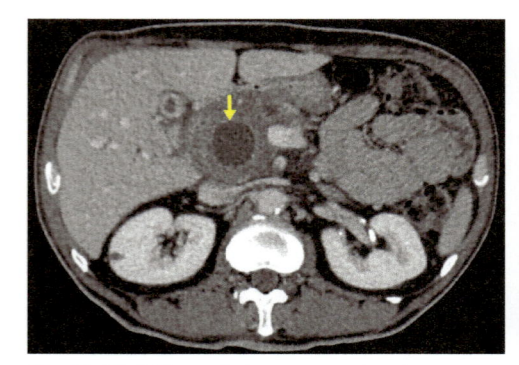

Fig. 43-16. Etilista crônico com quadro de agudização da pancreatite crônica, TC com contraste, 05/2015, aumento da cabeça pancreática e coleção líquida aguda (*seta*).

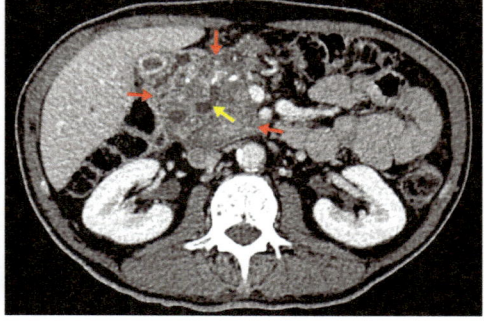

Fig. 43-17. Sinal do ducto penetrante (infere benignidade), pois o ducto adentra a região acometida (pseudotumoral), representada pelo aumento da cabeça pancreática e alteração textural na pancreatite agudizada. Cabeça pancreática (delimitada pelas setas vermelhas), ducto dilatado dentro da área acometida (*seta amarela*).

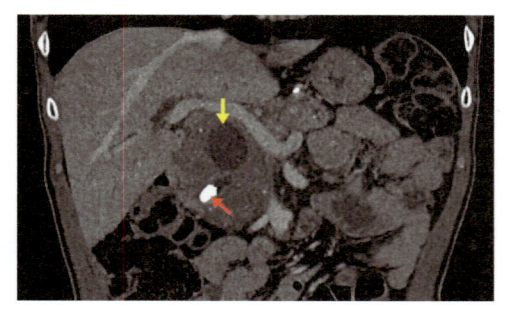

Fig. 43-18. Plano coronal TC, cálculo intraductal (*seta vermelha*), coleção líquida aguda (*seta amarela*).

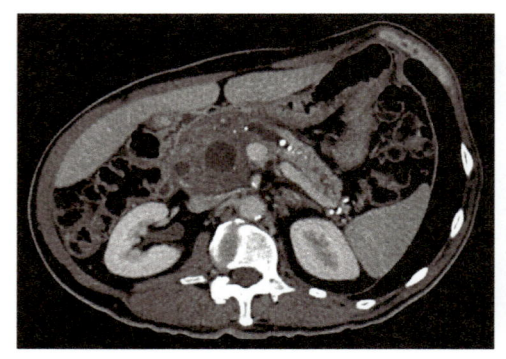

Fig. 43-19. TC axial oblíqua com contraste (melhor representação da dilatação ductal e cálculos nas demais porções do pâncreas.

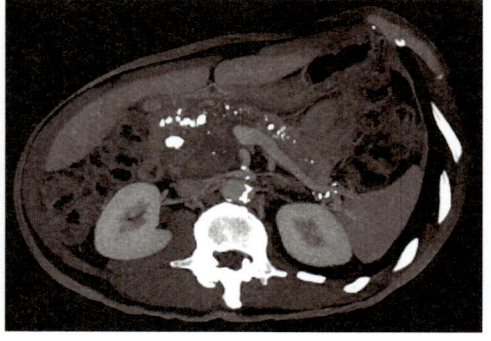

Fig. 43-20. TC axial oblíqua espessada com técnica MIP (melhor representação das calcificações e cálculos ductais no pâncreas).

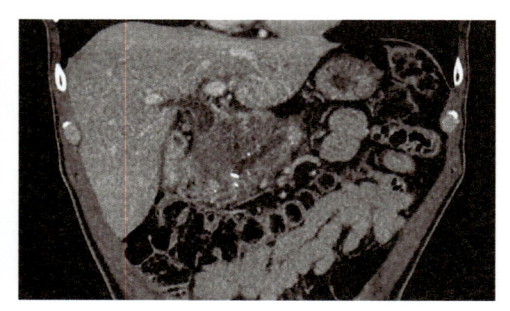

Fig. 43-21. Representação do sinal do ducto penetrante no plano coronal.

CAPÍTULO 43 ▪ PANCREATITE CRÔNICA

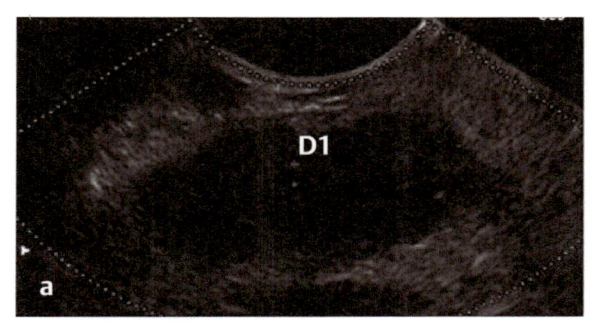

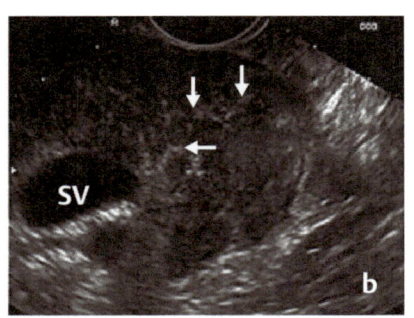

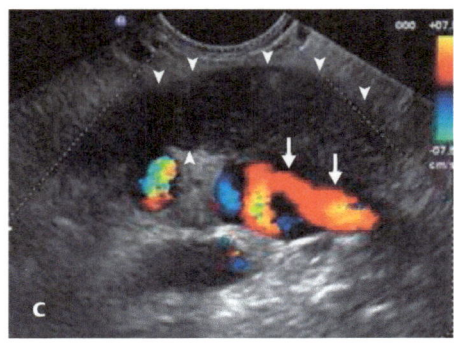

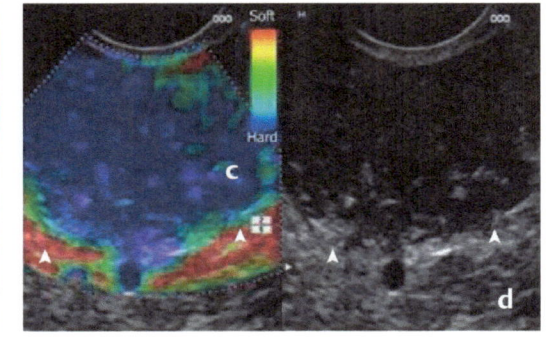

Fig. 43-22. (a-d) A ultrassonografia endoscópica (EUS) mostra alargamento pancreático difuso (*pontas de seta*) com ecotextura ecotípica e com perda de interface com veia esplênica (*setas*); lobularidade do parênquima e estrias hiperecoicas (*setas*) são visíveis na glândula alargada; o calibre do ducto pancreático é de 1,8 mm; elastografia demonstra a rigidez pancreática difusa.

Quadro 43-1. Sistema M-ANNHEIM de Classificação da Pancreatite Crônica

Características Clínicas	Pontos
Relato de dor do paciente	
Sem dor, sem terapia	0
Pancreatite aguda recorrente	1
Sem dor, com terapia	2
Dor intermitente	3
Dor contínua	4
Controle da dor	
Sem medicação	0
Analgésico comum (paracetamol) ou opioide fraco (tramadol)	1
Opioide potente (morfina) ou intervenção endoscópica	2
Intervenção cirúrgica	
Intervenção cirúrgica por qualquer motivo	4
Insuficiência exócrina	
Ausência de insuficiência exócrina	0
Insuficiência leve (não requer suplementação enzimática)	1
Insuficiência grave (requer suplementação com enzimas)	2
Insuficiência endócrina	
Ausência de diabetes	0
Presença de diabetes	4
Achados morfológicos (clas. Cambridge)	
Normal	0
Sugestivos	1
Leves	2
Moderados	3
Acentuados	4
Complicações	
Ausência de complicações	0
Complicações potencialmente reversíveis	2
Complicações irreversíveis	4

Quadro 43-2. Índice de Severidade da Pancreatite Crônica – Sistema M-ANNHEIM

M-ANNHEIM escore	Nível de severidade	Intervalo de pontos
A	Leve	0-5 pontos
B	Aumentado	6-10 pontos
C	Avançado	11-15 pontos
D	Acentuado	16-20 pontos
E	Exacerbado	> 20 pontos

PAPEL DA ENDOSCOPIA NA PANCREATITE CRÔNICA

A endoscopia digestiva pode auxiliar no diagnóstico da PC ou de suas complicações ou, ainda, ser utilizada no tratamento da doença. A seguir relatamos as principais situações em que procedimentos endoscópicos são utilizados no manejo da PC.

Diagnóstico

Os exames de imagem, em especial a TC e a RM, são capazes de fornecer dados suficientes para diagnóstico na maioria dos pacientes com PC avançada. Para doença em fase inicial, entretanto, muitas vezes esses exames não apresentam alterações suficientes para conclusão diagnóstica. Nestas situações a utilização da ecoendoscopia traz dados complementares, podendo demonstrar alterações sutis do parênquima pancreático e permitindo a realização de biópsias para confirmação sempre que necessário. Além disso, a ecoendoscopia é importante na realização de biópsias em áreas suspeitas para afastar a possibilidade de adenocarcinoma de pâncreas. Em outras situações, a endoscopia pode fornecer dados para diagnóstico de complicações, como a visualização de sangramento por meio da papila duodenal em pacientes com hemorragia secundária a sangramento pancreático em pacientes portadores de PC (Figs. 43-23 a 43-27). Mais recentemente, o exame endoscópico direto do ducto de Wirsung (pancreatoscopia com Spyglass) tem sido descrito como uma ferramenta importante para o diagnóstico diferencial entre a pancreatite crônica e casos suspeitos de neoplasia intraductal, além de poder atuar, de maneira terapêutica, nos cálculos e rolhas proteicas (Fig. 43-28).

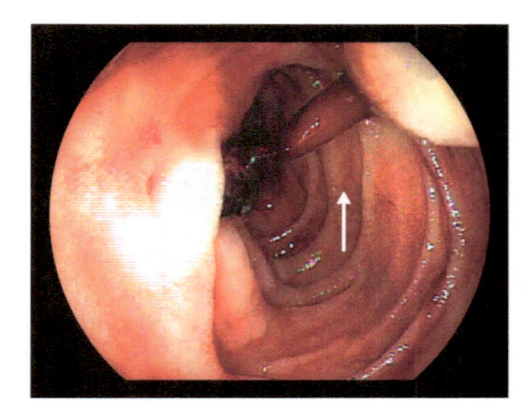

Fig. 43-23. *Hemossucus* pancreático em paciente com pancreatite crônica – HSPE IAMSPE.

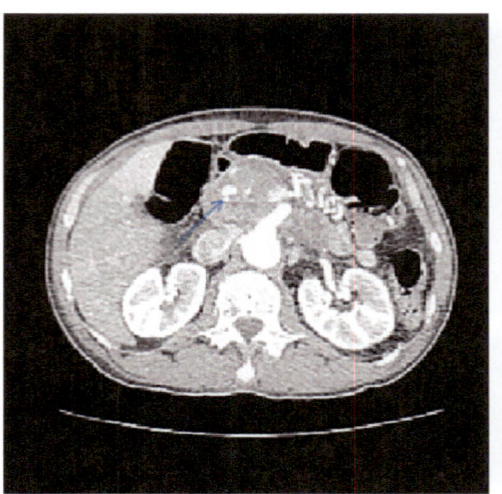

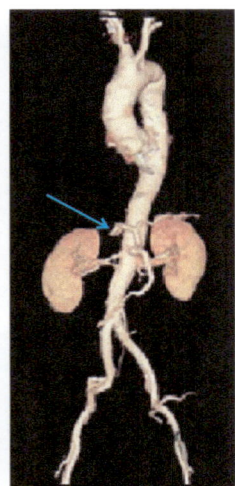

Fig. 43-24. Angiotomografia demonstrando aneurisma da artéria gastroduodenal.

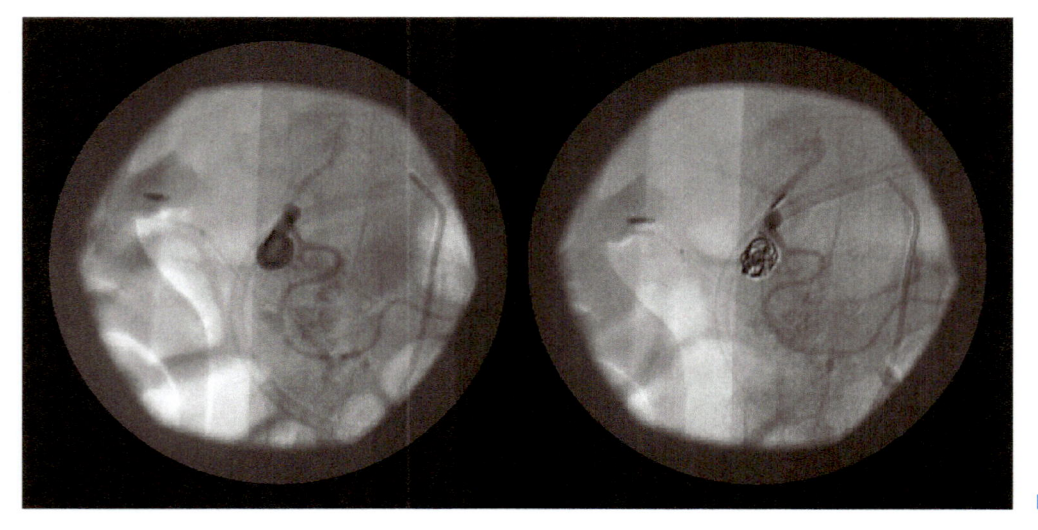

Fig. 43-25. Arteriografia com embolização.

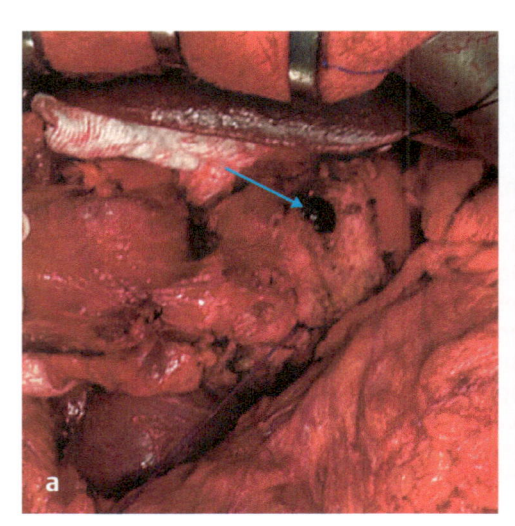

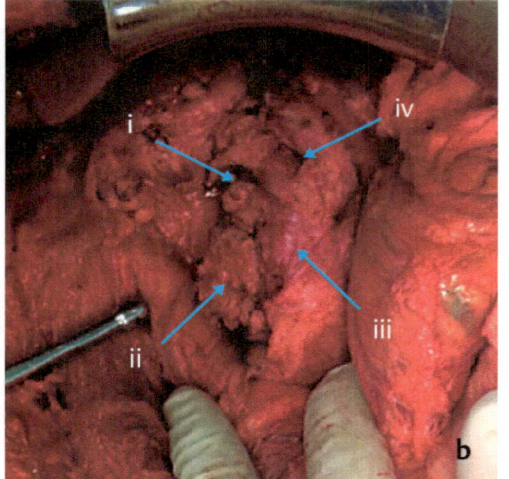

Fig. 43-26. Após recidiva do sangramento com instabilidade hemodinâmica optou-se por tratamento cirúrgico. Imagens da gastroduodenopancreatectomia realizadas neste paciente. (**a**) Saída de coágulos sanguíneos do ducto Wirsung (*seta*). (**b**) Após a dissecção cirúrgica (i), o ducto biliar principal está aberto; (ii) processo de uninato; (iii) veia mesentérica superior; (iv) pâncreas restante com um ducto Wirsung dilatado.

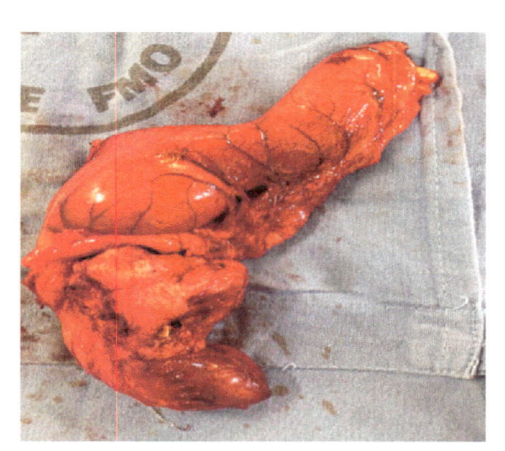

Fig. 43-27. Resultado final pós-gastroduodenopancreatectomia (GDP).

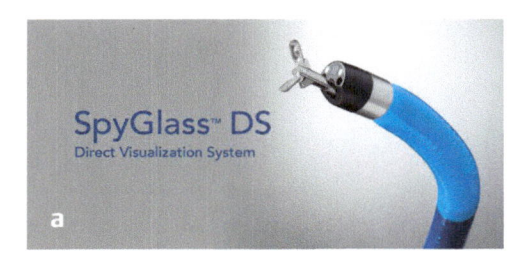

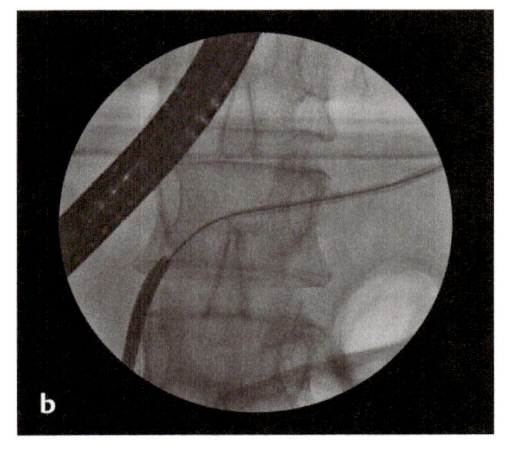

Fig. 43-28. (a) Spyglass da Boston Scientific. (b) Pancreatoscopia.

Coleções Peripancreáticas com ou sem Necrose

A classificação revisada de Atlanta faz uma distinção importante entre as coleções pós-pancreatites que contêm puramente fluidos e as coleções que contêm necrose associada ao conteúdo fluido (aqueles encontrados na pancreatite necrosante). Os termos pseudocisto agudo e abscesso pancreático foram abandonados. Em vez disso, a classificação inclui novas definições que descrevem com mais precisão os vários tipos de coleções encontradas, coleções agudas peripancreáticas (APFCs) e pseudocistos ocorrem em pancreatites geralmente edematosas, com conteúdo predominantemente líquido. Coleções necróticas agudas (ANCs) e necrose encapsulada (WON) ocorrem apenas em pacientes com pancreatite necrotizante e contêm quantidades variáveis de fluidos com conteúdo necrótico (Fig. 43-29). APFCs e ANCs ocorrem dentro de 4 semanas de início da doença. Após este tempo, APFCs ou ANCs podem resolver ou persistir, desenvolvendo uma parede madura para se tornarem um pseudocisto ou um WON, respectivamente. Qualquer subtipo destas coleções peripancreáticas pode ser infectado e se manifestar como gás interno, embora isso ocorra mais comumente em coleções com extensas áreas de necrose. Neste momento pode-se indicar a drenagem endoscópica interna (Figs. 43-30 e 43-31).

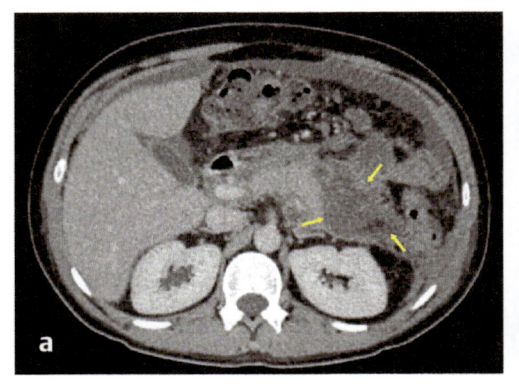

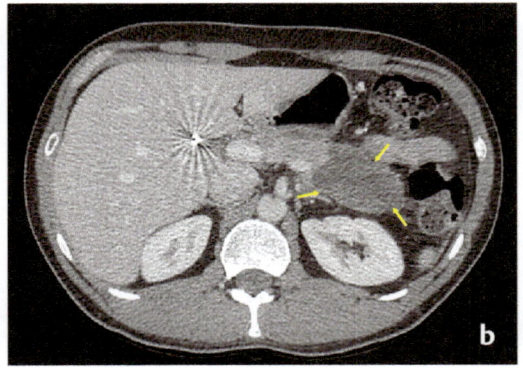

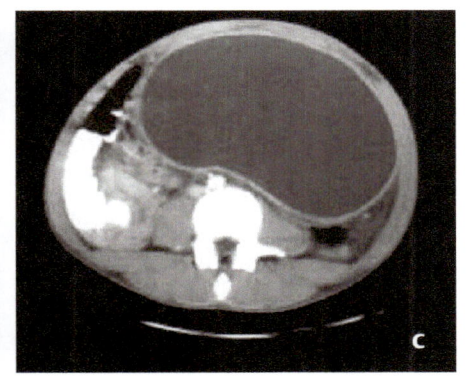

Fig. 43-29. (a-c) Coleção peripancreática com necrose em fase aguda e encapsulada após 6 semanas e imagem regular, capsulada, com conteúdo liquido e homogêneo.

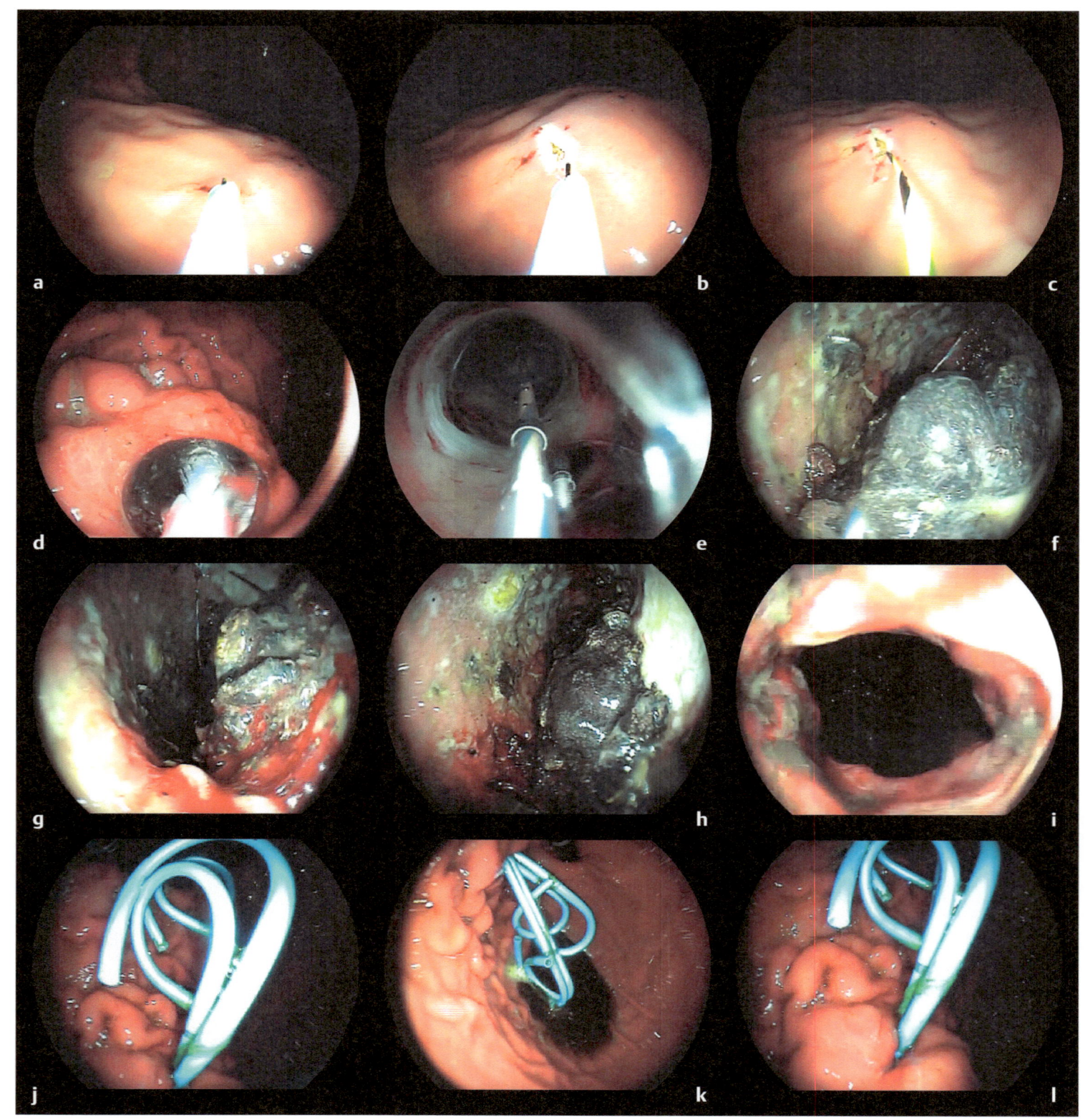

Fig. 43-30. (a-l) Drenagem endoscópica de *won* com *pigtails*. Sequência de punção, passagem do fio-guia, dilatação com balão, necrosectomia e colocação de *pigtails*.

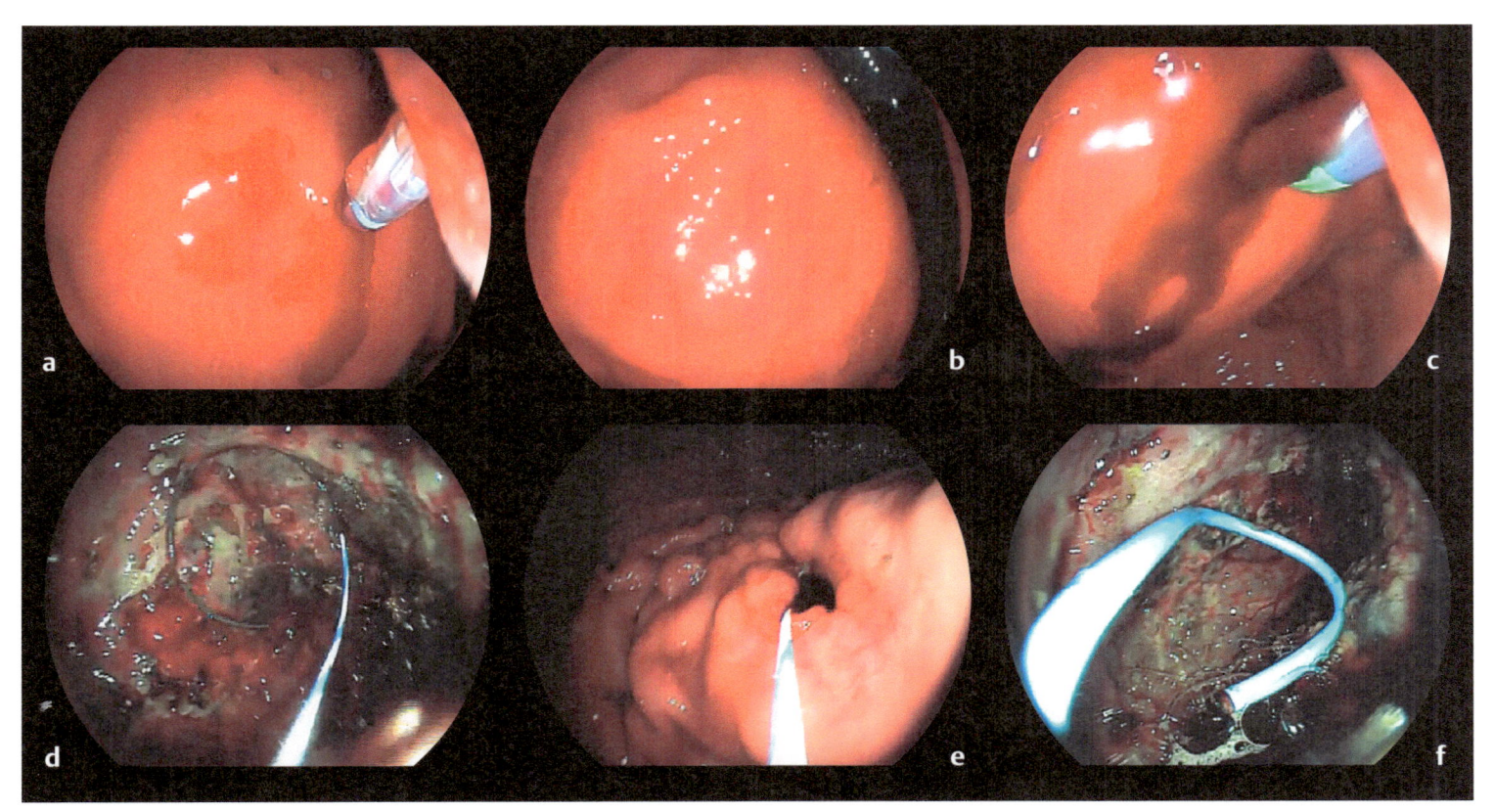

Fig. 43-31. (a-f) Drenagem interna gástrica por via endoscópica com *pigtail*.

Pseudocistos

Os pseudocistos pancreáticos são complicações frequentes, figurando entre 20 e 40% dos pacientes dos pacientes com PC. As lesões pequenas e aquelas assintomáticas, não havendo dúvida diagnóstica, podem ser apenas observadas. Por outro lado, lesões sintomáticas, com crescimento rapidamente progressivo, sem características involutivas em 8 a 12 semanas geralmente requerem tratamento, sendo a drenagem interna endoscópica a melhor opção desde que haja abaulamento identificável, previamente estudado por métodos de imagem e, sempre que possível, guiada por ecoendoscopia (Figs. 43-32 e 43-33). Nos casos de incerteza diagnóstica, em que há dúvidas quanto à possibilidade de neoplasias císticas do pâncreas, a punção ecoguiada e análise do líquido aspirado é fundamental para definição do quadro.

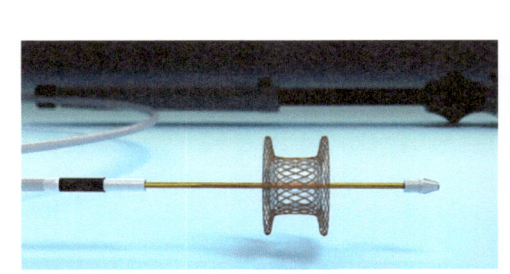

Fig. 43-32. Boston Scientific lançou no Brasil, em 2017, o *stent* AXIOS™. O sistema AXIOS™ é uma opção de tratamento mais simples e mais rápida para o tratamento do paciente", declarou Kenneth Binmoeller, MD, professor do California Pacific Medica Center (São Francisco/EUA).

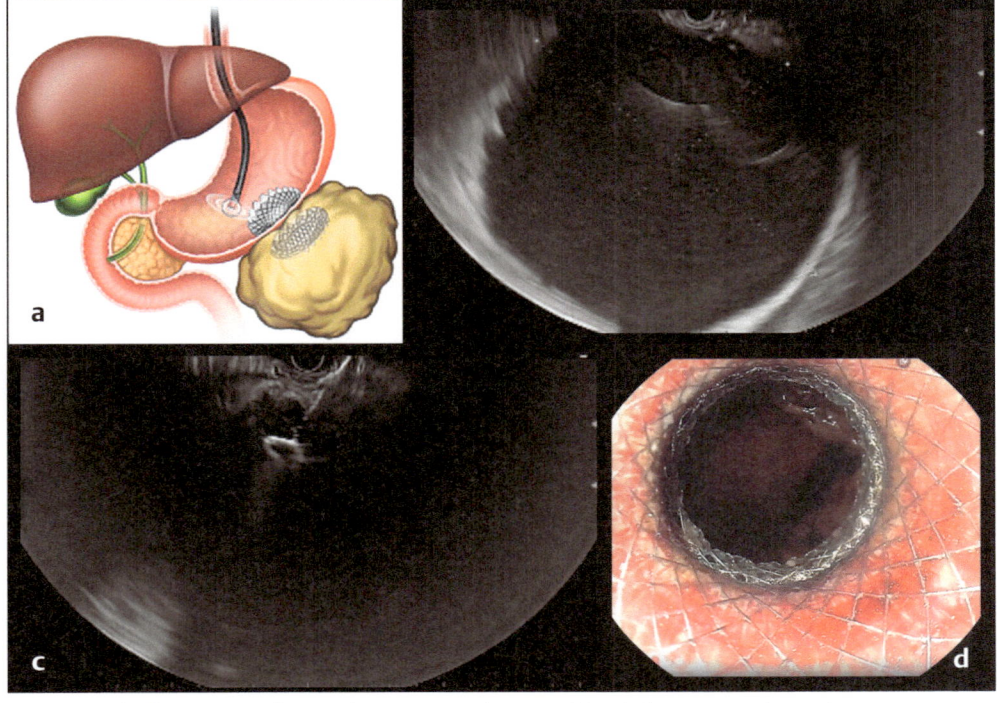

Fig. 43-33. (a-d) Drenagem de pseudocisto com prótese AXIOS guiada por ecoendoscopia.

Tratamento da Dor

A dor crônica é o sintoma mais comum da PC. Geralmente manifesta-se por dor epigástrica, com irradiação para o dorso, de intensidade variável e crescente. Uma vez interrompido o tabagismo e o etilismo e afastadas outras complicações, como pseudocistos e adenocarcinoma, o tratamento inicial é clínico, utilizando-se analgésicos progressivamente mais potentes, conforme recomendado pela Organização Mundial da Saúde (OMS). Assim, geralmente se utiliza um analgésico comum, como o paracetamol, inicialmente (Fase 1). Os anti-inflamatórios não esteroidais são evitados pelos potenciais efeitos adversos sobre o trato digestório. Para pacientes com dor refratária, utilizam-se opioides fracos, como o tramadol (Fase 2) e, por fim, opioides fortes, como a morfina, para pacientes que não respondem aos medicamentos anteriores (Fase 3).

Diante de pacientes que não respondem a contento ao tratamento clínico, a primeira opção de tratamento intervencionista é o endoscópico. O endoscopista pode atuar no tratamento da dor de diversas maneiras. Para pacientes com dilatação ductal significativa e fatores obstrutivos evidentes, como estenoses ou cálculos, a utilização de CPRE com remoção de cálculos pode ajudar no controle da dor. Em casos de estenoses ductais, a passagem de próteses por meio da CPRE também pode auxiliar. É importante ressaltar que o sucesso do tratamento endoscópico será maior para obstruções próximas à região cefálica do pâncreas (Figs. 43-34 e 43-35). Em pacientes sem fatores obstrutivos evidentes ou naqueles em que houve dor refratária após drenagem endoscópica adequada, a alcoolização ecoguiada do plexo celíaco pode ser uma alternativa de tratamento.

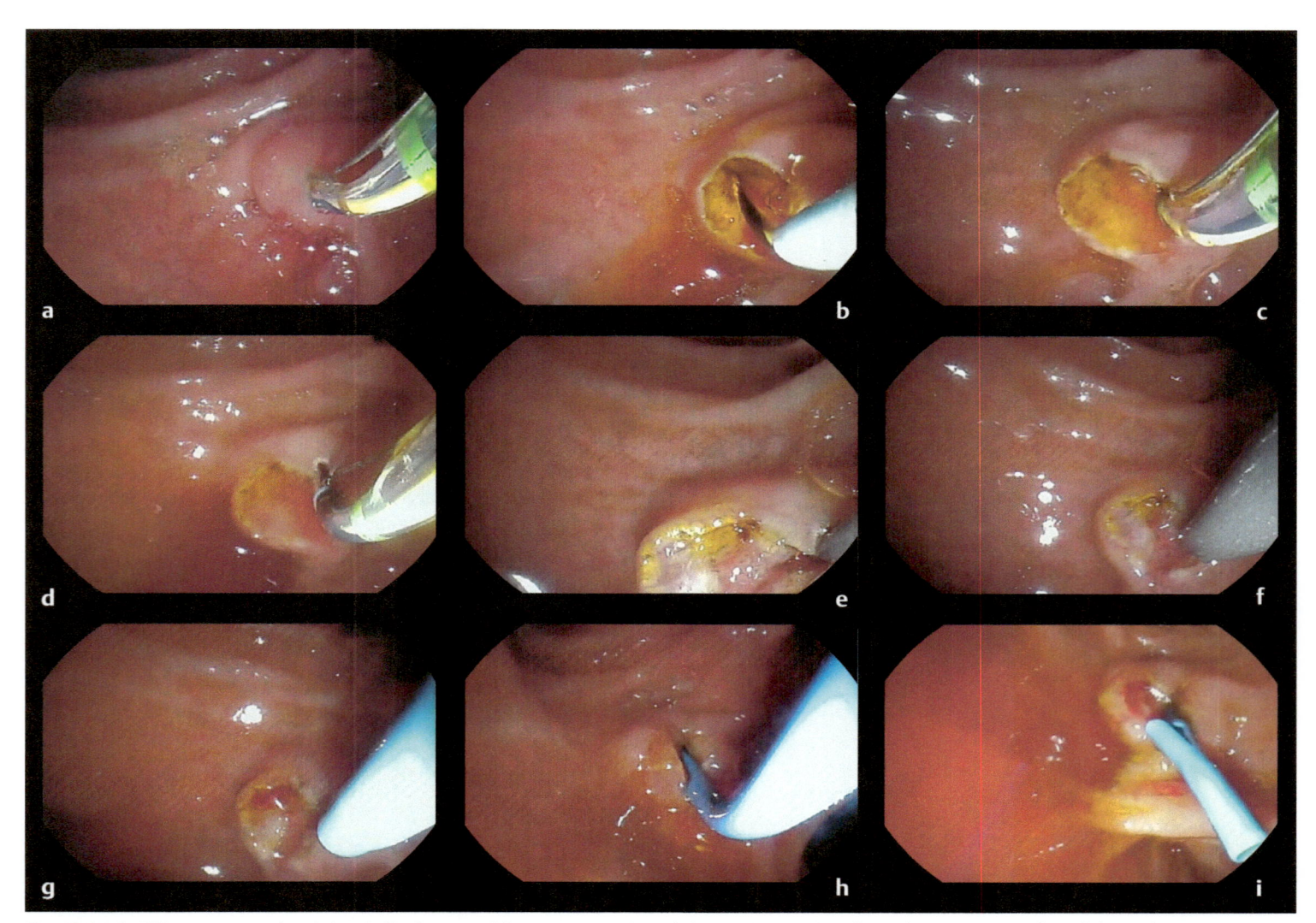

Fig. 43-34. (a-i) Tratamento endoscópico de fístula pancreática em pancreatite crônica autoimune. Sequência de cateterização da via biliar, esfincterotomia biliar, cateterização do Wirsung, esfincterotomia pancreática seguida pela colocação de prótese plástica.

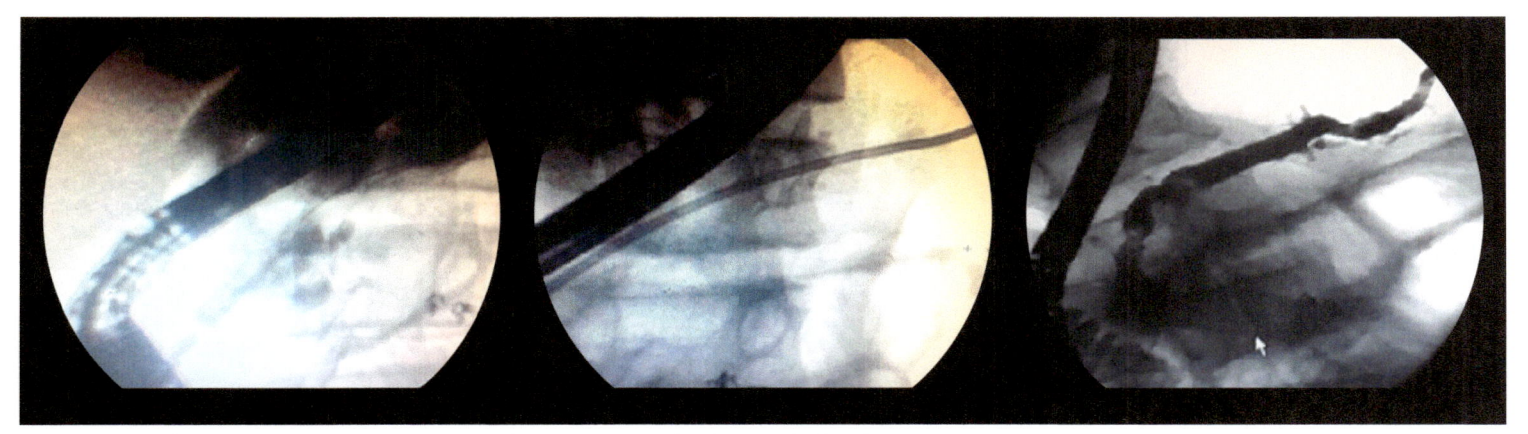

Fig. 43-35. Fístula complexa pancreática, passagem da prótese, controle pós-retirada da prótese.

Tratamento da Icterícia

Alguns pacientes com pancreatite crônica podem desenvolver tumorações inflamatórias na porção cefálica do pâncreas ou pseudocistos nesta região que exercem efeito compressivo sobre a via biliar, fazendo com que o paciente evolua com quadro de icterícia. O tratamento de eleição, nestes casos, será a passagem de prótese biliar por meio de CPRE. Em caso de compressão biliar por lesões císticas, a drenagem ecoguiada destas lesões deve ser realizada após a passagem da prótese biliar para alívio da compressão (Fig. 43-36).

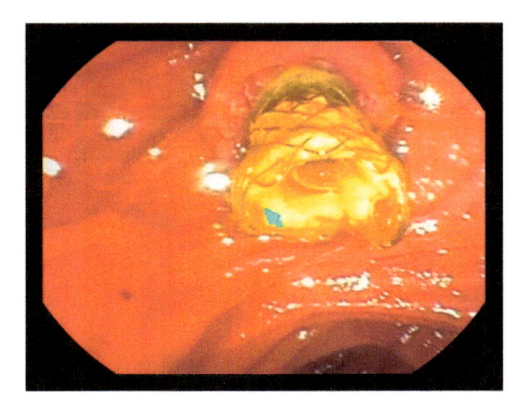

Fig. 43-36. Pancreatite crônica com compressão da via biliar. Tratamento com prótese autoexpansível totalmente recoberta.

BIBLIOGRAFIA

Conwell DL, Lee LS, Yadav D, Longnecker DS, Miller FH, Mortele KJ et al. American Pancreatic Association Practice Guidelines in Chronic Pancreatitis: Evidence-Based Report on Diagnostic Guidelines. Pancreas. 2014;43(8):1143-62.

Dumonceau JM, Delhaye M, Tringali A, Arvanitakis M, Sanchez-Yague A, Vaysse T et al. Endoscopic treatment of chronic pancreatitis: European Society of Gastrointestinal Endoscopy (ESGE) Guideline-Updated August 2018. Endoscopy. 2019;51:179-93.

Iglesias-García J, Lariño-Noia J, Lindkvist B, Domínguez-Muñoz JE. Endoscopic ultrasound in the diagnosis of chronic pancreatitis. Rev Esp Enferm Dig. 2015;107(4):221-8.

Ito T, Ishiguro H, Ohara H, Kamisawa T, Sakagami J, Sata N et al. Evidence-based clinical practice guidelines for chronic pancreatitis 2015. J Gastroenterol. 2016;51:85-92.

Kawashima Y, Kawaguchi Y, Kawanishi A, Ogawa M, Hirabayashi K, Nakagohra T et al. Comparison between Endoscopic Treatment and Surgical Drainage of the Pancreatic Duct in Chronic Pancreatitis. Tokai J Exp Clin Med. 2018;43(3):117-21.

Kim JH, Jang S, Rhee K, Lee DK. Endoscopic Treatment of Pancreatic Calculi. Clin Endosc. 2014;47:227-35.

Lohs JM, Domingues-Munhoz E, Rosendahl J, Besselink M, Mayerle J, Lerch MM et al. United European Gastroenterology evidence- based guidelines for the diagnosis and therapy of chronic pancreatitis (HaPanEU). United European Gastroenterol J. 2017;5(2):153-99.

Majumder S, Chari ST. Chronic pancreatitis. Lancet. 2016;387(10031):1957-66.

Moran RA, Elmunzer BJ. Endoscopic treatment of pain in chronic pancreatitis. Co-gastroenterology. 2018;34(6):469-76.

Pham A, Forsmark C. Chronic pancreatitis: review and update of etiology, risk factors, and management. F1000Research. 2018.7. pii: F1000 Faculty Rev: 607.

Schneider A, Löhr JM, Singer MV. The M-ANNHEIM classification of chronic pancreatitis: introduction of a unifying classification system based on a review of previous classifications of the disease. J Gastroenterol. 2007;42:101-19.

Tantau A, Mandrutiu A, Leucuta DC, Ciobanu L, Tantau M. Prognostic factors of response to endoscopic treatment in painful chronic pancreatitis. World J Gastroenterol. 2017;23(37):6884-93.

Tierney J, Bhutiani N, Brown AN, Richey JS, Bahr MH, Vitale GC. Identifying Factors Predicting Response to Endoscopic Management of Chronic Pancreatitis Secondary to Pancreas Divisum. J Gastrointest Surg. 2019.

Tirkes T, Shah Z, Takahashi N, Grajo JR, Chang ST, Venkatesh SK et al. Reporting Standards for Chronic Pancreatitis by Using CT, MRI, and MR Cholangiopancreatography: The Consortium for the Study of Chronic Pancreatitis, Diabetes, and Pancreatic Cancer. Radiology. 2019;290(1):207-15.

Trikudanathan G, Munigala S, Barlass U, Malli A, Han Y, Sekulic M et al. Evaluation of Rosemont criteria for non-calcific chronic pancreatitis (NCCP) based on histopathology - A retrospective study. Pancreatology. 2017;17(1):63-9.

Waldthaler A, Valente R, Arnelo U, Löhr JM. Endoscopic and Conservative Management of Chronic Pancreatitis and Its Complications. Visc Med. 2019;35:98-108.

Whitcomb DC, Shimosegawa T, Chari ST, Forsmark CE, Frulloni L, Garg P et al. International consensus statements on early chronic Pancreatitis. Recommendations from the working group for the international consensus guidelines for chronic pancreatitis in collaboration with The International Association of Pancreatology, American Pancreatic Association, Japan Pancreas Society, PancreasFest Working Group and European Pancreatic Club. Pancreatology. 2018;18:516 e 527.

Yoshida BY, Calheiros YB, Santos CA, Santo EJ, Peres SL, Soares RA. Hemosuccus pancreaticus treated with gastroduodenopancreatectomy: a case report and review of literature. Oncol Gastroenterol Hepatol Reports. 2012;1(1):54-7.

Parte VI CÓLON

ANATOMIA ENDOSCÓPICA DO ÍLEO TERMINAL, CÓLON E RETO

Carlos Eduardo Oliveira dos Santos ▪ Ari Ben-Hur Stefani Leão
Cesar Vivian Lopes ▪ Daniele Malaman

INTRODUÇÃO

O cólon apresenta uma anatomia por vezes difícil para o endoscopista, fruto do complexo desenvolvimento embrionário deste órgão, que em geral são variáveis imprevisíveis. Uma avaliação da anatomia do cólon normal e da consciência espacial tridimensional da posição estimada do colonoscópio pelo colonoscopista é considerada relevante. Esse entendimento e conscientização ajudam a planejar e instituir manobras específicas que são importantes para um exame seguro e completo, além de realizar estratégias de resolução de dificuldades, anatomicamente específicas durante o procedimento. A compreensão da anatomia do cólon normal e suas variações, juntamente com a técnica ideal de manuseio do endoscópio, permitem ao colonoscopista realizar um exame seguro e reduzir o risco de eventos adversos, incluindo perfuração intestinal. Este entendimento facilita um exame completo e eficiente do intestino, incluindo um exame direcionado aos "pontos cegos". Finalmente, ele ajuda a localizar corretamente as lesões do cólon para documentação precisa.

Para facilitar a didática da anatomia normal do exame colonoscópico, as características do exame serão abordadas por segmentos:

1. Canal anal, reto e junção retossigmoide.
2. Cólon sigmoide.
3. Cólon descendente.
4. Flexura esplênica.
5. Cólon transverso.
6. Flexura hepática.
7. Cólon ascendente.
8. Ceco.
9. Íleo terminal.

CANAL ANAL, RETO E JUNÇÃO RETOSSIGMOIDE

A colonoscopia começa com uma inspeção do ânus e um exame retal. O canal anal tem 3 cm de comprimento e se estende até a junção escamocolunar (também chamada de "linha denteada"). Os esfíncteres anais internos e externos normalmente estão em contração tônica. A inervação sensitiva da mucosa retal pode-se estender até 5 a 7 cm no reto distal.

O reto é o último segmento do intestino grosso, sendo o menos sinuoso e menos variável anatomicamente em relação aos demais segmentos. Seu limite distal é a linha anorretal, localizada 6 a 12 mm acima da linha denteada e o limite proximal é o ponto onde desaparece o mesocólon móvel, que acompanhava o cólon sigmoide e as fibras musculares longitudinais do intestino grosso, passam a ter distribuição circunferêncial, o que geralmente ocorre no plano horizontal que passa pela terceira vértebra sacral.

O reto pode atingir até 15 cm proximal à borda anal e pode ter uma ampola espaçosa em sua parte média, apresentando paredes bastante elásticas, com luz virtual quando vazio e chegando a um diâmetro de 6 a 7 cm quando distendido, seja por ar durante o exame endoscópico ou por conteúdo fecal. Na luz do reto há projeção de pregas semicirculares, em geral três ou mais dobras semilunares proeminentes (válvulas de Houston), que podem criar potenciais pontos cegos para o endoscopista. Estas pregas são formadas por mucosa, submucosa e por parte da camada muscular circular e não se caracterizam como válvulas verdadeiras. Este segmento colônico está revestido pelo peritônio visceral no seu terço proximal e é isento de serosa na porção distal. A reflexão peritoneal ocorre próxima a segunda válvula de Houston, sendo assim dividida em uma porção distal retroperitoneal e uma porção proximal intraperitoneal. A camada muscular externa do reto, ao contrário do restante do cólon, tem suas fibras em disposição longitudinal e não se apresenta em tênias, mas em disposição ininterrupta em toda a circunferência.

A inspeção visual completa do reto requer uma retroflexão cuidadosa do instrumento. A retroflexão pode ser contraindicada naqueles com reto pouco distensível (p. ex., pacientes com retopatia por radiação ou colite crônica). Veias proeminentes e tortuosas são um achado normal comum no reto e não devem ser confundidas com varizes retais da hipertensão portal. As veias hemorroidárias drenam para a circulação sistêmica e não para a portal.

A junção retossigmoide pode ser muito aguda, particularmente em idosos com doença diverticular estenosante, pacientes com história de cirurgia pélvica e mulheres jovens.

O canal anal e o reto estão demonstrados na Figura 44-1.

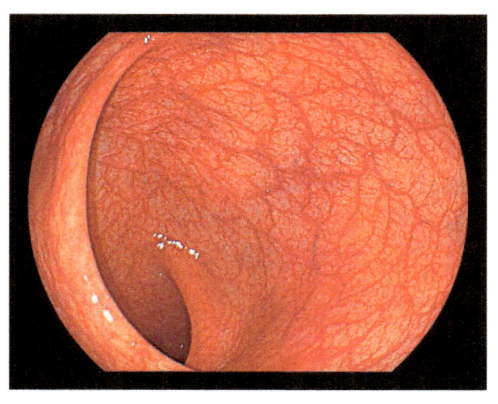

Fig. 44-1. Reto.

CÓLON SIGMOIDE

O cólon sigmoide é inserido em forma de V ao longo da borda pélvica, que pode ser modificada consideravelmente por aderências de processos inflamatórios prévios ou cirurgia abdominopélvica (Fig. 44-2). A borda pélvica e o promontório sacral que se projeta para frente fazem com que o colonoscópio passe anteriormente antes de passar novamente para a calha paracólica esquerda. Esta configuração anatômica em mais de 80% dos casos fará com que o colonoscópio tome uma espiral anteroposterior no sentido horário no cólon descendente. Técnicas de resolução de alça precisarão ser realizadas pelos colonoscopistas para facilitar a inserção do escopo suave e seguro, a fim de minimizar o desconforto do paciente e reduzir o risco de perfurações. A grande mobilidade do cólon sigmoide se deve ao extenso mesocólon, permitindo a formação de grandes alças à introdução do colonoscópio.

CÓLON DESCENDENTE

O cólon descendente normalmente é ligado de modo retroperitoneal e, geralmente, mostra-se de fácil examinação, exceto quando há uma curva aguda na junção com a flexura esplênica. Por razões gravitacionais, muitas vezes há uma interface característica ar-fluido no cólon descendente quando o paciente encontra-se na posição lateral esquerda (Fig. 44-3).

FLEXURA ESPLÊNICA (ÂNGULO ESPLÊNICO)

A flexura esplênica está localizada abaixo da margem costal esquerda (Fig. 44-4). É relativamente fixada pelo ligamento frenocólico, devendo-se ressaltar que um ligamento frouxo pode contribuir para um cólon redundante. É importante realizar manobras de redução do colonoscópio na flexura esplênica, de modo que apenas 45 a 50 cm do instrumento permaneçam inseridos, permitindo, desta maneira, uma progressão suave do colonoscópio para o lado direito do cólon. A passagem em torno do ápice da flexura esplênica pode ser aparente quando a ponta do instrumento comumente emerge do líquido para o cólon transverso cheio de ar, normalmente de formato triangular.

COLÓN TRANSVERSO

O cólon transverso geralmente fica logo abaixo da parede abdominal em uma posição avançada em razão de corpos vertebrais, pâncreas e duodeno, que se localizam posteriormente a este. Encontra-se envolto por uma dobra dupla de peritônio chamada mesocólon transverso, que fica pendurado posterior ao estômago e variando consideravelmente em comprimento. Esta parte do cólon geralmente cai na pelve nas mulheres, contribuindo para o maior comprimento médio do cólon nas mulheres.

Comumente possui uma configuração triangular atribuída à camada muscular circular interna, relativamente fina da muscular própria, em comparação com os músculos longitudinais da *tenia coli* (Fig. 44-5).

FLEXURA HEPÁTICA (ÂNGULO HEPÁTICO)

A flexura hepática está localizada próxima ao fígado no quadrante superior direito do abdome. Uma impressão de cor cinza-azulada do fígado pode ser vista neste ponto (Fig. 44-6). Com o colonoscópio retificado na flexão hepática, apenas cerca de 60 a 80 cm de instrumento foram inseridos. Ao passar a flexura hepática, o instrumento passa do cólon transverso relativamente anterior para o cólon ascendente, posicionado posteriormente.

CÓLON ASCENDENTE

O cólon ascendente corre anteriormente à flexura hepática ao avançar para o ceco (Fig. 44-7). Em aproximadamente 90% dos indivíduos, o cólon ascendente é retroperitoneal. No caso de serem encontradas dificuldades na flexura hepática, a rotação parcial do ombro direito do paciente para trás normalmente abre esta porção do cólon, facilitando a passagem do colonoscópio para o ceco.

CECO

O ceco geralmente localiza-se na fossa ilíaca direita. No fundo do ceco, muitas vezes há a aparência de fusão das três *tenias coli* ao redor do apêndice, dando origem à dobra trirradial (sinal de "Mercedes Benz"), mas a anatomia pode ser variável. Os pontos de

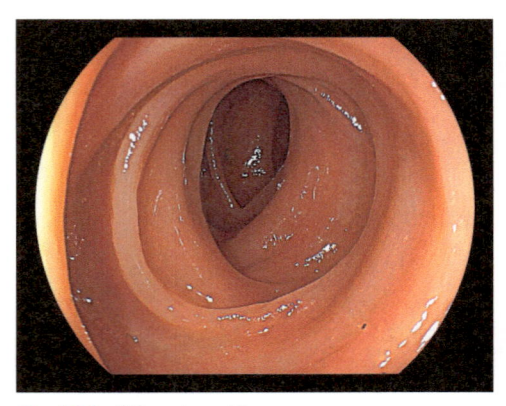

Fig. 44-2. Cólon sigmoide.

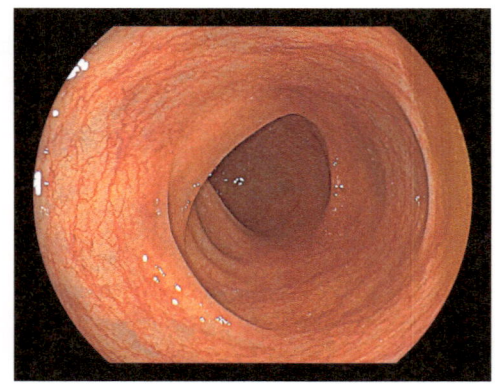

Fig. 44-3. Cólon descendente.

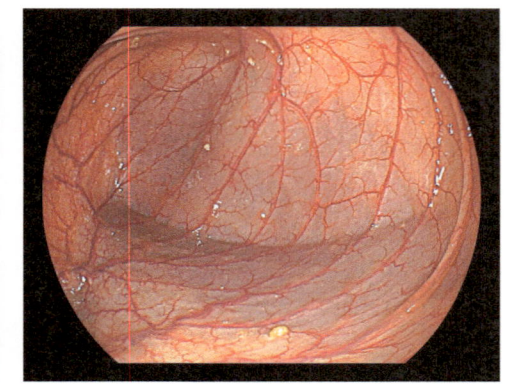

Fig. 44-4. Flexura esplênica.

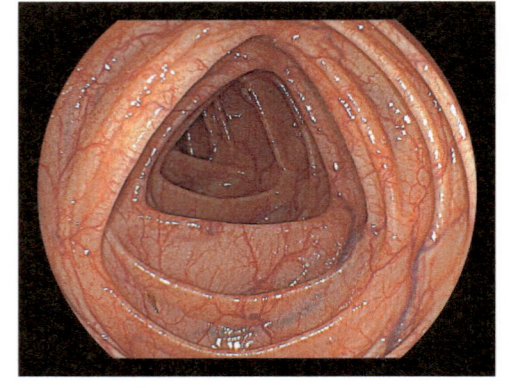

Fig. 44-5. Cólon transverso.

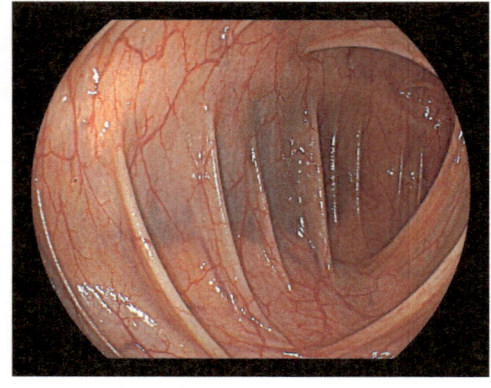

Fig. 44-6. Flexura hepática.

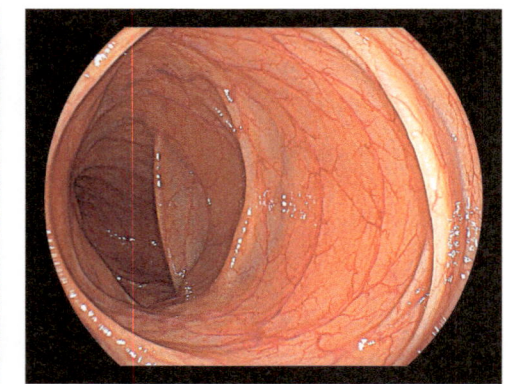

Fig. 44-7. Cólon ascendente.

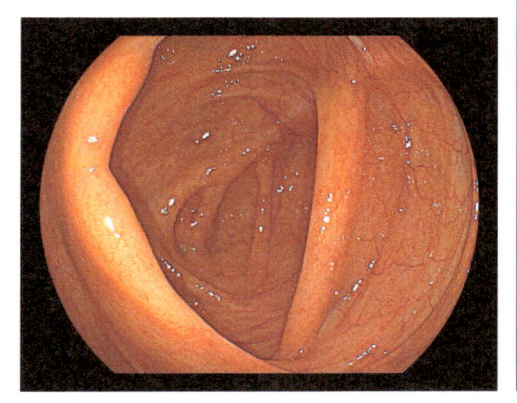

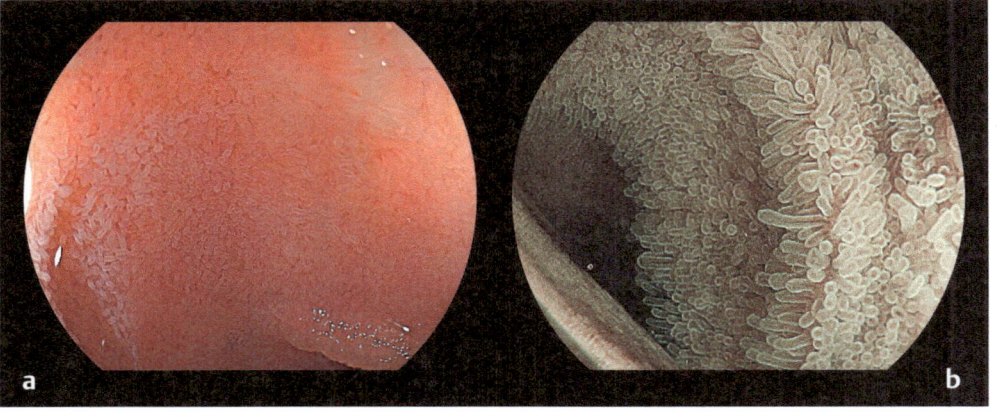

Fig. 44-8. Ceco, mostrando válvula ileocecal e óstio apendicular.

Fig. 44-9 Íleo terminal: (**a**) sob luz branca; (**b**) sob cromoscopia eletrônica e com água, observa-se vilosidades preservadas.

referência mais confiáveis do ceco são o orifício apendicular e a válvula ileocecal (Fig. 44-8). É importante salientar que o ângulo hepático, por vezes, pode apresentar uma anatomia muito semelhante à do ceco e a presença de um óstio diverticular isolado neste local pode ser confundida com o óstio apendicular, induzindo a errônia impressão de tratar-se do ceco.

O orifício do apêndice pode apresentar aparência oval, circular, irregular ou de uma fenda (mais comum), geralmente em forma crescente, sendo o apêndice cecal um tubo cilíndrico, sinuoso, que se abre na parede posterior e interna do ceco, com sua posição na cavidade abdominal determinada pela inserção do seu mesentério e apresentando uma parede que possui as mesmas camadas do intestino grosso, sendo a muscular da mucosa mais delgada e, por vezes, ausente.

A válvula ileocecal está formada pela invaginação do íleo no cólon e possui todas as camadas do intestino delgado, a exceção das camadas serosa e muscular externa que se continuam com a parede do intestino grosso. O íleo terminal forma, com o intestino grosso, um ângulo obtuso superiormente e agudo inferiormente, ou seja, o íleo penetra no intestino grosso, vindo da pelve, em um trajeto ascendente e oblíquo com relação à parede do cólon. A válvula é composta pelos lábios superior e inferior (geralmente não vistos em face), atuando como portal que leva ao íleo terminal. Está localizado na proeminente dobra ileocecal que circunda o ceco, entre 3 e 5 cm distal ao fundo cecal. Sobre o lábio superior é frequente o acúmulo de tecido gorduroso, conferindo aspecto lipomatoso à mesma e facilitando sua identificação. A passagem do colonoscópio do ceco para o íleo pela válvula ileocecal é facilitada quando há menor distensão gasosa do ceco, pois quanto maior a distensão maior a angulação quanto à resistência da musculatura circular da válvula.

ÍLEO TERMINAL

O íleo é o segmento distal do intestino delgado e estende-se do jejuno ao intestino grosso. É fisiologicamente responsável pela absorção de vitamina B12 e sais biliares. Sua inspeção durante a colonoscopia deve ser realizada de rotina. Seu formato anatômico é tubular, com diâmetro entre 25 e 35 mm, com válvulas espaçadas e com, no máximo, 4 mm de projeção luminal. A superfície mucosa tem coloração rósea, permitindo a visualização de vasos subepiteliais, que são mais escassos do que no cólon, mostra-se granular à insuflação de ar, no entanto, quando vista debaixo d'água, pode-se notar que as vilosidades flutuam para cima. Estas vilosidades são evaginações da mucosa (epitélio e lâmina própria, contendo os vasos sanguíneos, vasos linfáticos e celulas do sistema imune, medem cerca de 500 a 1.000 μm de altura, podendo apresentar distribuição contínua ou irregular. O relevo pode ser liso ou irregular, podendo haver a formação de grânulos ou diminutos nódulos, que representam a abundância de tecido linfoide na lâmina própria, mais comum em crianças e adultos jovens (Fig. 44-9).

ECOENDOSCOPIA DA PAREDE RETAL

O exame ecoendoscópico do reto é voltado, especialmente, para a avaliação de pólipos e lesões subepiteliais, bem como para o estadiamento neoplásico. À ecoendoscopia, a parede retal apresenta 2-4 mm de espessura, sendo composta por 5 camadas hiper (claras) e hipoecogênicas (escuras) alternadas.

A correlação histológica das diferentes camadas é demonstrada a seguir (Fig. 44-10):

- *Primeira camada (hiperecogênica):* mucosa superficial.
- *Segunda camada (hipoecogênica):* mucosa profunda (muscular da mucosa).
- *Terceira camada (hiperecogênica):* submucosa.
- *Quarta camada (hipoecogênica):* muscular própria.
- *Quinta camada (hiperecogênica):* interface entre a serosa e a gordura perirretal.

Os pólipos estarão restritos à camada mucosa superficial. Para a avaliação de lesões subepiteliais, observa-se o espessamento de determinada camada abaixo da mucosa superficial, sem invasão/destruição das demais (Fig. 44-11).

Já para o estadiamento neoplásico, o câncer retal será visualizado como um espessamento hipoecogênico, com destruição das diferentes camadas da parede. Segundo a classificação TNM, um tumor limitado à mucosa ou submucosa será uma lesão T1. Um tumor comprometendo até a muscular própria será um tumor T2.

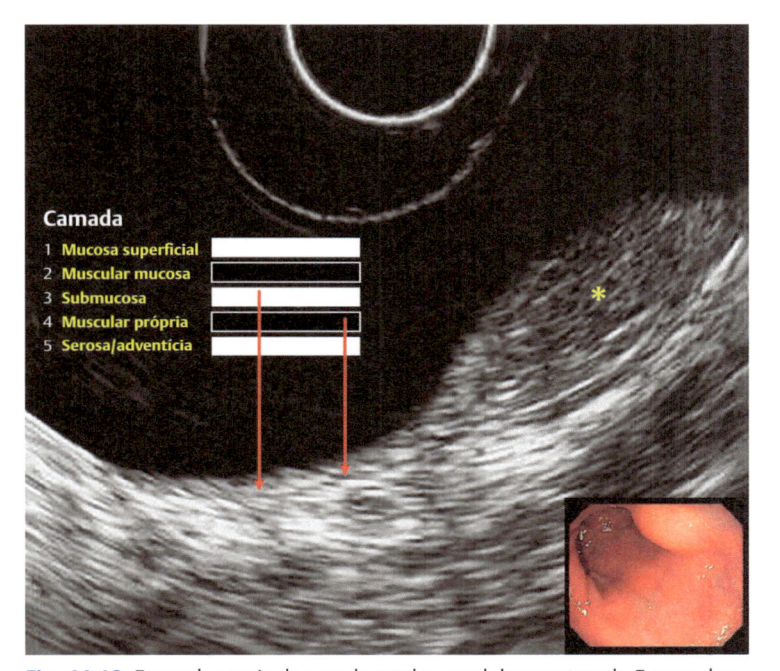

Fig. 44-10. Ecoendoscopia da parede retal normal demonstrando 5 camadas. No detalhe, lipoma retal confirmado na mesma imagem ecográfica (*).

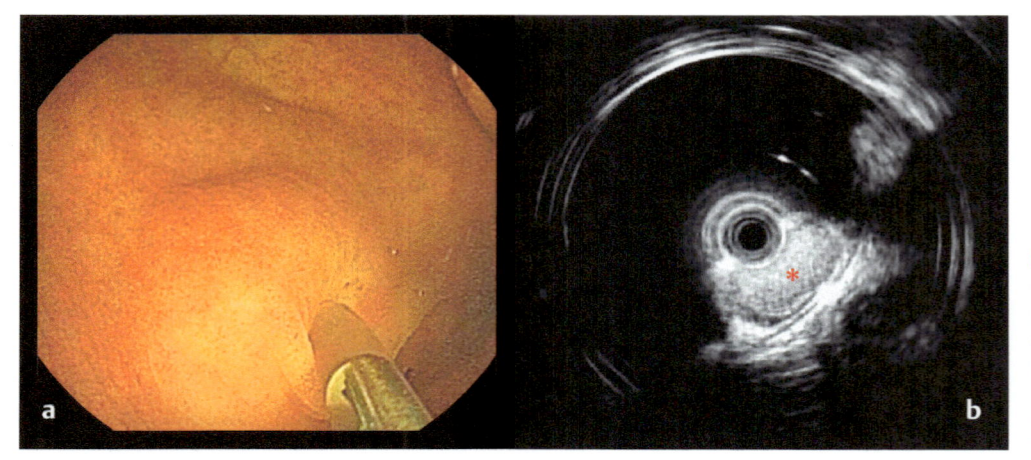

Fig. 44-11. Ecoendoscopia de lesão retal subepitelial com *miniprobe* de 20 MHz. (a) *Probe* sobre lesão com superfície amarelada após instilação de soro fisiológico no reto. (b) Ecoendoscopia demonstra lesão hiperecogênica homogênea, com bordas regulares provenientes da camada submucosa, compatível com lipoma retal.

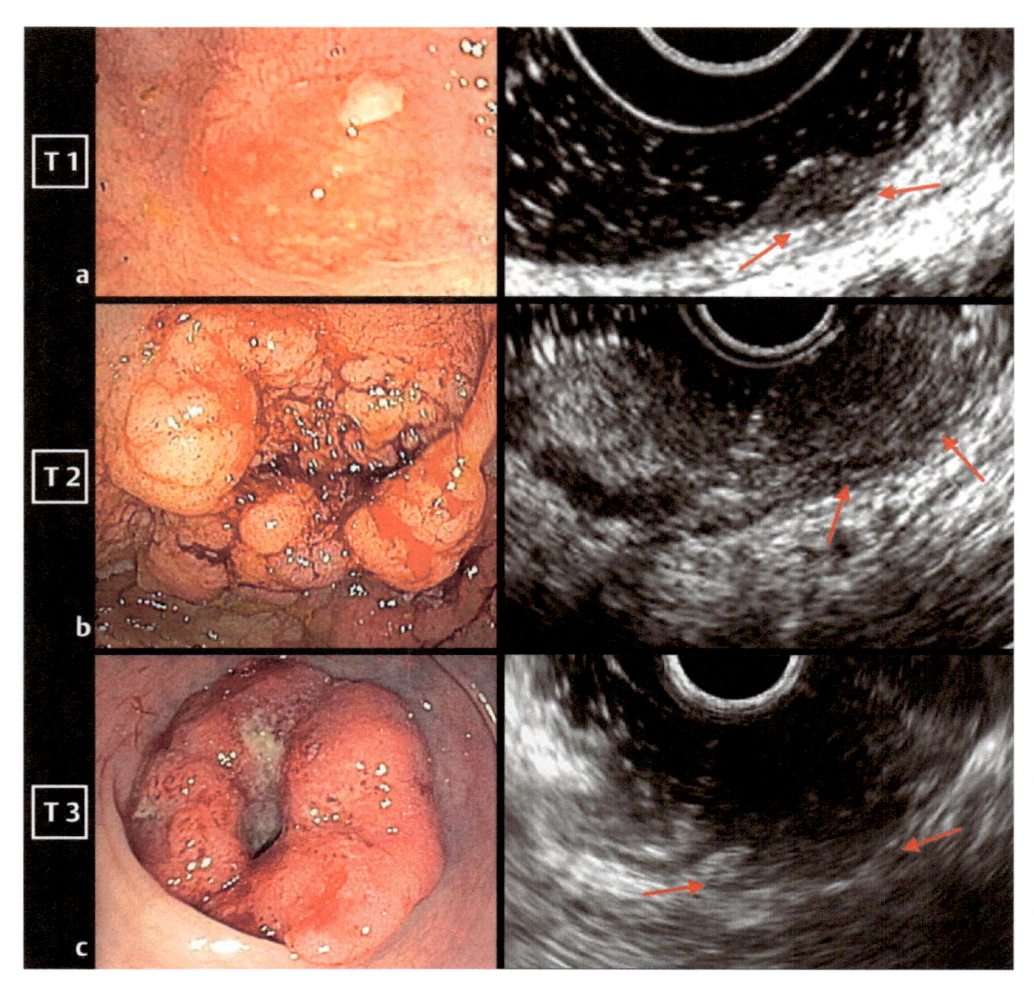

Fig. 44-12. Correlação entre a imagem endoscópica e a ecoendoscopia linear para o estadiamento T de neoplasias retais. (a) Neoplasia neuroendócrina com invasão superficial da submucosa. (b) Adenocarcinoma ulcerado com comprometimento da camada muscular própria. (c) Adenocarcinoma vegetante e ulcerado com infiltração da gordura perirretal.

Uma lesão T3 atingirá a serosa e a gordura perirretal (Fig. 44-12). Por sua vez, uma lesão T4 apresentará invasão direta de um órgão adjacente.

BIBLIOGRAFIA

Anson Bj, McVay CB. Surgical anatomy. 5th ed. Philadelphia: WB Saunders Company; 1971. p. 1241. v. 2.

Averbach M et al. Atlas de endoscopia digestiva da SOBED. Rio de Janeiro: Revinter; 2011.

Bourke MJ, Rex DK. Tips for Better Colonoscopy from Two Experts. Am J Gastroenterol. 2012;107:1467-72.

Classen M, Tytgat GNJ, Lightdale CJ. Gastroenterological Endoscopy. Stuttgart: Thieme; 2002. p. 777.

Drake RL, Vogl W, Mitchell AWM et al. Gray's anatomy for students. 2nd ed. Philadelphia: Churchill Livingstone/Elsevier; 2010. p. 1058.

Feldman M, Friedman LS, Brandt LJ. Sleisenger and Fordtran's gastrointestinal and liver disease: pathophysiology, diagnosis, manegement. 9th ed. Philadelphia: WB saunders Co; 2010. p. 2480. v. 1.

Moore KL, Dalley AF, Agur AMR. Clinically oriented anatomy. 6th ed. Baltimore: Lippincott Wiliams & Wilkins; 2010. p. 831.

DOENÇA DIVERTICULAR DO CÓLON

CAPÍTULO 45

Julio Cesar Souza Lobo ▪ Elaine Tomita Hoffmann ▪ Julio Cesar Amorim Lobo

INTRODUÇÃO

A doença diverticular dos cólons é a afecção mais comum do intestino grosso, no mundo ocidental. Onde representa uma das doenças gastrointestinais mais importantes em termos de custos diretos e indiretos na área de saúde, e sua prevalência aumenta com a idade. A grande maioria dos pacientes (80-85%) permanecerá totalmente assintomática ao longo de sua vida.[1]

DEFINIÇÕES

Divertículo

É uma protrusão sacular da mucosa pela parede muscular do cólon (Fig. 45-1).[2] Esta protrusão ocorre em áreas de fragilidade da parede intestinal, através das quais os vasos sanguíneos penetram para nutrir a mucosa (Figs. 45-2 e 45-3). Tipicamente apresentam 5 a 10 mm de tamanho, são chamados de pseudodivertículos (falsos divertículos), pois contêm apenas mucosa e submucosa recobertas por serosa.[3]

A doença diverticular consiste em:

- Diverticulose: a presença de divertículos nos cólons.
- Diverticulite: inflamação de um divertículo.
- Sangramento diverticular.

Tipos de doença diverticular:

- *Simples (75%):* sem complicações.
- *Complicada (25%):* com abscessos, fístulas, obstruções ou peritonite.

EPIDEMIOLOGIA

Prevalência por **idade**:[2]

- *Idade 40 anos:* 5%.
- *Idade 60 anos:* 30%.
- *Idade 80 anos:* 65%.

Prevalência por **sexo**:

- *Idade < 50 anos:* mais comum nos homens.
- *Idade de 50 a 70 anos:* pequena preponderância nas mulheres.
- *Idade > 70 anos:* mais comum nas mulheres.

Países ocidentais e industrializados (por exemplo: Estados Unidos, Europa e Austrália) têm maior prevalência de doença diverticular do que países da África e Ásia, que têm taxas de prevalência inferiores a 0,5%.[4,5]

FISIOPATOLOGIA

Diverticulose[6]

Fatores etiopatogênicos mais aceitos atualmente são:

- Idade (envelhecimento).
- Alterações do colágeno e da elastina na submucosa cólica.
- Aumento da pressão intracolônica.
- Alterações da motilidade dos cólons.
- Ingestão pobre em fibras.

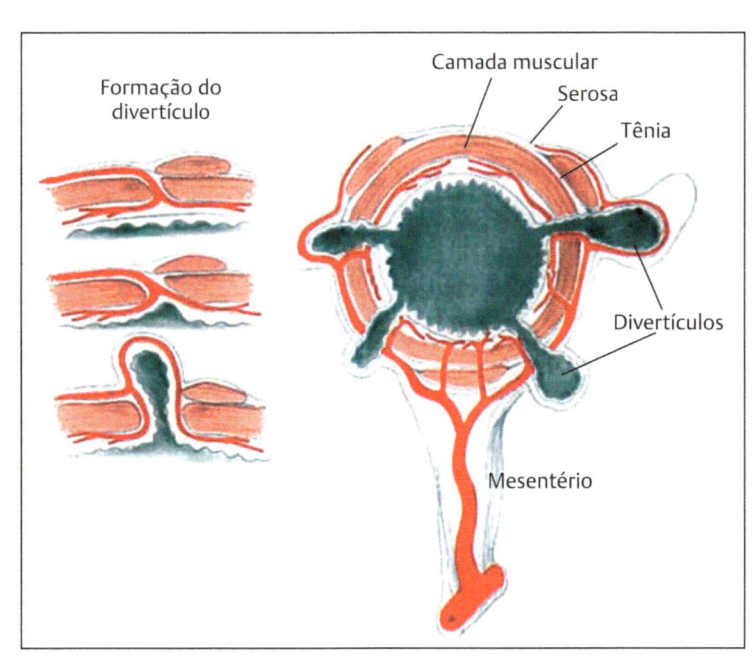

Fig. 45-1. Divertículos colônicos, anatomia e vascularização.

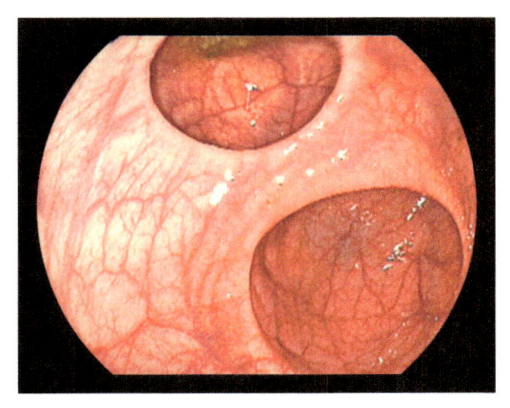

Fig. 45-2. Divertículo verdadeiro.

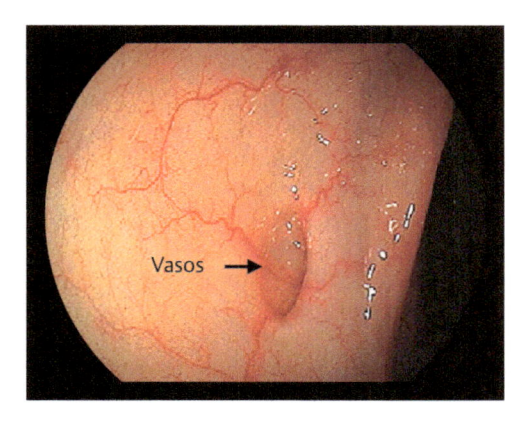

Fig. 45-3. Vasos da mucosa (*seta*).

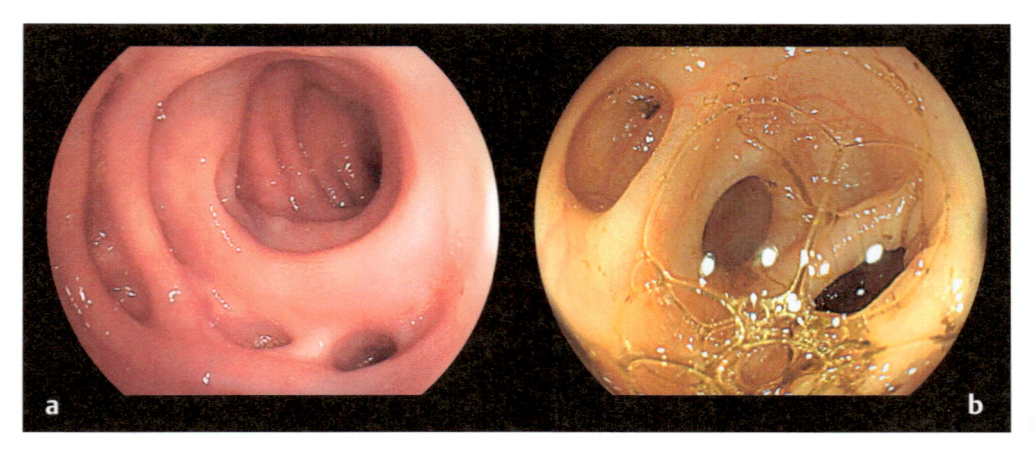

Fig. 45-4. (a, b) Forma hipertônica.

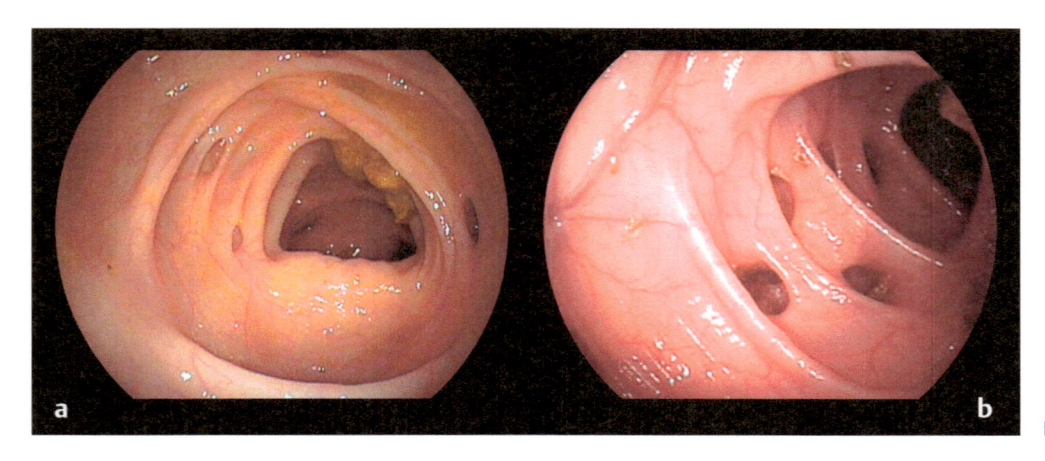

Fig. 45-5. (a, b) Forma hipotônica.

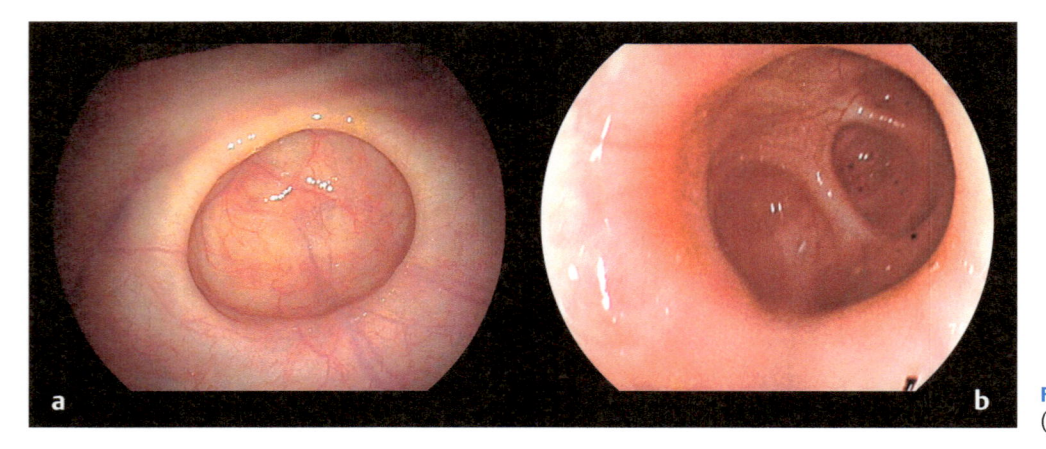

Fig. 45-6. (a) Divertículo de cólon largo. (b) Divertículos dentro do divertículo.

Existem três formas de apresentação da doença diverticular colônica:

- *Forma hipertônica:* caracterizada pelo espessamento da camada muscular, em geral, no cólon esquerdo. Estes divertículos, decorrentes do seu colo estreito, têm maior possibilidade de impactação fecal e complicações inflamatórias (Fig. 45-4).
- *Forma hipotônica:* caraterizada pelo adelgaçamento da musculatura dos cólons, por causa de alterações do tecido conjuntivo, comum em idosos. São encontrados difusamente distribuídos nos segmentos cólicos (Fig. 45-5), com cólons curto e largo (Fig. 45-6). Sua complicação mais comum é o sangramento pela lesão das arteríolas apicais.
- *Forma mista:* apresentando tanto a forma hipertônica como a hipotônica, podendo manifestar o quadro clínico de ambas.

DOENÇA DIVERTICULAR DOS CÓLONS – COMPLICAÇÕES
Diverticulite

Esse termo representa um espectro de alterações inflamatórias que vão desde a inflamação local subclínica à peritonite generalizada com perfuração livre.[3] Complicação mais comum da diverticulose, ocorrendo em 10-25% dos pacientes.[7,8]

A fisiopatologia consiste na obstrução do saco diverticular por fecálitos com irritação da mucosa, inflamação, congestão e obstrução.[1,8] O aumento da pressão intraluminal e/ou partículas alimentares levam à erosão da parede diverticular com consequente inflamação e necrose focal com perfuração microscópica e/ou macroscópica.[3] Fatores de risco para diverticulite incluem obesidade, tabagismo e medicações (anti-inflamatórios não esteroides, corticoides, opioides).[9-13] Diverticulite complicada é caracterizada pela formação de abscessos, fístulas, obstrução e/ou perfuração e ocorre em 25% dos casos.[1,3,8]

Os principais sinais/sintomas incluem dor abdominal no quadrante inferior esquerdo associado ou não à febre, leucocitose,[3] aumento das provas inflamatórias,[14] alterações do hábito intestinal (constipação em cerca de 50%, e diarreia em 25 a 35%), náusea, vômitos e sintomas urinários.[15] Um diagnóstico feito apenas com base na clínica estará incorreto em até 33% dos casos.[3] Do ponto de vista do diagnóstico a tomografia computadorizada é melhor que a ultrassonografia com sensibilidade de 93-97% e especificidade de 99-100%,[16,17] sendo considerada o padrão ouro para diagnóstico de

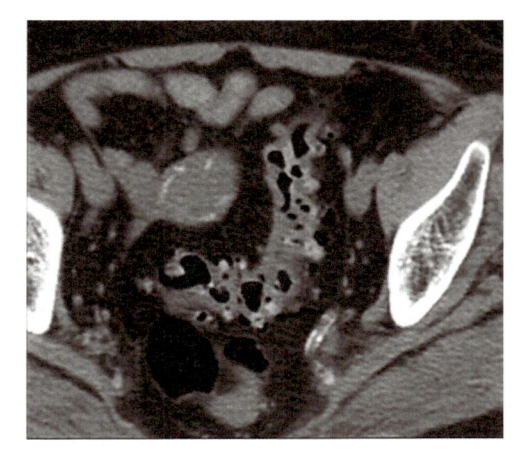

Fig. 45-7. Diverticulose.

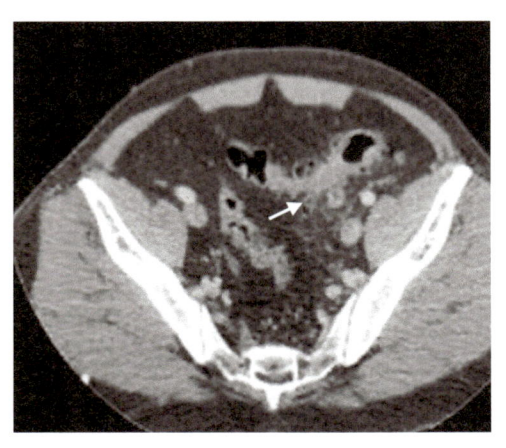

Fig. 45-8. Diverticulite aguda.

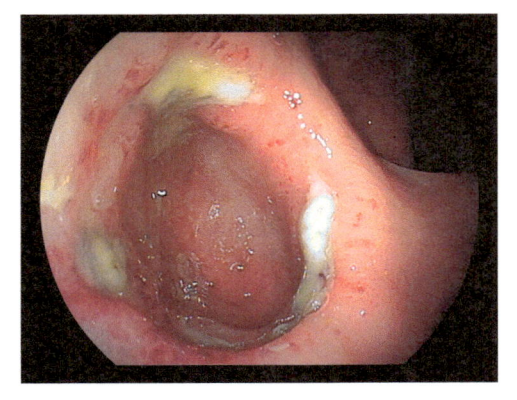

Fig. 45-9. Diverticulite.

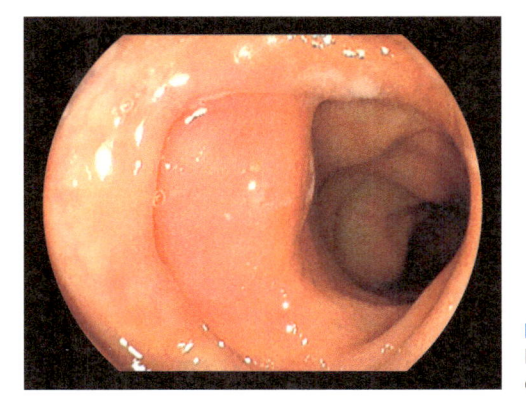

Fig. 45-10. Diverticulite, notar edema da parede.

diverticulite (Figs. 45-7 a 45-10).[17-22] Principais achados na tomografia incluem espessamento da parede intestinal, borramento da gordura mesentérica e abscessos pericólicos.[3] A gravidade da diverticulite é graduada pelos critérios modificados de Hinchey com base nos achados tomográficos e clínicos.[14,20] A classificação modificada de Hinchey divide a diverticulite em cinco estágios: estágio 0 (diverticulite clinicamente leve), estágio Ia (inflamação pericólica focal e fleimão), estágio Ib (abscesso < 5 cm próximo ao sítio primário da inflamação), estágio II (abscesso intra-abdominal, abscesso pélvico ou retroperitoneal, abscesso distante do sítio primário) e estágio IV (peritonite fecal).[17,20] O uso de exames endoscópicos é relativamente contraindicado no cenário agudo pelo aumento do risco de perfuração associado à insuflação de ar.[3]

Pacientes com diverticulite não complicada geralmente são tratados ambulatorialmente com antibióticos por 7 a 10 dias e dieta sem resíduos.[21] Vários antibióticos podem ser usados no tratamento, como ampicilina a cefalosporinas de terceira geração, assegurando cobertura completa contra Gram-positivos e negativos e cepas aeróbicas e anaeróbicas.[3,21-23] Associação de ciprofloxacino com metronidazol é um esquema comumente usado por via oral ou endovenosa.[3,21-23] Outras opções incluem amoxacilina com clavulanato e sulfametoxazol com trimetropim.[3] O tratamento ambulatorial é efetivo na maioria dos casos, e menos de 10% dos pacientes são readmitidos com 60 dias da avaliação inicial.[3,21-23] Pacientes intolerantes ao tratamento via oral, comorbidades importantes, falha do tratamento ambulatorial ou com diverticulite complicada devem ser hospitalizados para tratamento via endovenosa.[3,6,23-25] Se não houver melhora no período de 48-72 horas é recomendado rastreio para coleção intra-abdominal.[3] Nos pacientes hospitalizados após a alta é recomendado 7 a 10 dias de antibiótico via oral.[3,6,23,24] Quinze a trinta por cento dos pacientes vão necessitar de cirurgia durante a admissão com uma taxa de mortalidade de 18%.[3]

Estudos europeus recentes [26-29] vêm questionando a necessidade do tratamento com antibióticos na diverticulite aguda não complicada por ser uma doença de caráter mais inflamatório do que infeccioso. Um estudo randomizado nos casos da diverticulite não complicada não encontrou alterações em relação a complicações, duração da hospitalização e diverticulite recorrente após um acompanhamento de 12 meses.[6,23,30] Os pacientes dos estudos eram todos internados e com complicações descartadas pela tomografia. Mais estudos são necessários para melhores graus de recomendação.[31]

Em decorrência das alterações inflamatórias presentes na histologia da diverticulite aguda, a mesalazina foi razoavelmente bem estudada nesses pacientes. As evidências atualmente disponíveis (qualidade moderada) não sugerem eficácia em reduzir os riscos de recorrência, resolução da dor ou necessidade de cirurgia nessa população de pacientes.[31]

Diverticulite Recorrente

Quando a diverticulite colônica é tratada conservadoramente, o risco de recorrência é de 18,1% com um intervalo médio de 4,7 ± 5,9 meses.[20] O risco de recorrência dobra após um episódio prévio e vai aumentando gradualmente em relação ao número de recorrências.[17,32] A maioria dos episódios recorrentes tem um curso benigno. Apenas 5,5% dos pacientes hospitalizados por diverticulite recorrente necessitam de cirurgia de emergência.[17,33]

A recorrência de diverticulite leve não é considerada um fator de risco para complicações graves como formação de abscesso e perfuração.[17,34] O número de episódios repetidos de diverticulite leve não é um fator determinante na indicação de cirurgia, e a cirurgia eletiva após a resolução do episódio deve ser considerada cuidadosamente e de forma individualizada.[17,35]

Apesar do momento de o manejo cirúrgico nos pacientes idosos não estar claro, pacientes mais jovens parecem ter um risco aumentado de recorrência da diverticulite com episódios mais graves (risco cinco vezes maior de complicações).[26,36] Portanto, deve-se considerar tratamento cirúrgico profilático nesses pacientes.[26,37]

Diverticulite Complicada

A maioria dos episódios de diverticulite é não complicada, com cerca de 15% apresentando complicações, como obstruções, abscessos, fístulas e perfurações. Mesmo com a recorrência da diverticulite, ocorrendo em 15-30%, geralmente o primeiro episódio é o mais grave.[14,33,38]

Obstrução

Obstrução colônica total por doença diverticular é relativamente rara (10% das obstruções do cólon).[3] Obstrução parcial é mais comum e resulta da associação de edema, espasmo intestinal e alterações inflamatórias crônicas.

Abscesso

Ocorre em cerca de 16-20% dos pacientes com diverticulite aguda.[17,26,39] Perfuração limitada com formação de fleimão que com a progressão forma um abscesso. Os sinais e sintomas são febre com ou sem leucocitose na vigência de antibiótico adequado e massa abdominal.[3]

Abscessos pericólicos pequenos (< 4 CM) respondem em 70-90% dos casos ao tratamento conservador com antibióticos de largo espectro.[17,40] Para coleções bem definidas e simples (abcesso unilocular simples) é recomendada drenagem percutânea associada ao antibiótico com sucesso em até 81% dos pacientes.[17,41] Coleções multiloculares, fístula entérica associada ao abscesso e abscesso com material sólido são fatores que limitam o sucesso do tratamento com drenagem percutânea,[3] sendo necessário tratamento cirúrgico (colectomia parcial com colostomia temporária e bolsa de Hartmann).

Perfuração Livre

É incomum, cerca de 1 a 6% dos casos com mortalidade elevada, 20%,[20,26,42,43] ocorrendo geralmente nos pacientes imunocomprometidos. A tomografia de abdome mostra a presença de líquido peritoneal e de ar extraluminal. Clinicamente os pacientes apresentam os sintomas de peritonite (rigidez e defesa à palpação abdominal). Tratamento cirúrgico de urgência na grande maioria dos casos.[3]

Fístulas

Trajetos fistulosos se formam em até 12% dos pacientes com diverticulite. Ocorrem em 2% dos pacientes com doença complicada. Surgem a partir de um abscesso que sofre descompressão espontânea pela perfuração de víscera adjacente ou pela pele. O trajeto geralmente é único, mas pode ser múltiplo em até 8% dos casos. Mais frequente em homens, pacientes com cirurgia abdominal prévia ou imunocomprometidos. Fístula colovesical é a mais frequente (65%), seguida pela vaginal, cutânea e enterocólica.[26,44-46] O diagnóstico requer investigação múltipla, mas geralmente é identificada com exame tomográfico e fistulografia. O tratamento envolve antibiótico de amplo espectro e cirurgia.

Sangramento

A doença diverticular é responsável pela maioria dos casos de sangramento gastrointestinal baixo maciço (30-50%).[3] É estimado que 15% dos pacientes com diverticulose vão sangrar em algum momento.[3] O sangramento geralmente é abrupto, indolor e de grande volume (33% dos casos com sangramento maciço necessitando de transfusão).[3] Resolução espontânea em 70-80% dos casos. Anti-inflamatórios não esteroides aumentam o risco de sangramento na doença diverticular.[3]

O sangramento ocorre pela erosão dos vasos penetrantes (*vasa-rectum*) na cúpula do divertículo na margem antimesentérica.[2,3] O sangramento é proveniente do cólon direito em 40-90% dos casos.[3,47,48] A origem do sangramento não é identificada em 30-40% dos casos.

Colonoscopia de emergência após lavagem agressiva do cólon é recomendada por vários autores.[3,49,50] A colonoscopia terapêutica com esclerose ou termocoagulação do divertículo com sangramento pode reduzir o risco de sangramento na fase precoce, mas não altera o risco de ressangramento em longo prazo. Cirurgia está indicada nos casos de instabilidade hemodinâmica não responsiva às medidas de ressuscitação, transfusão sanguínea maior que 2.000 mL e sangramento maciço recorrente (Figs. 45-11 a 45-17).

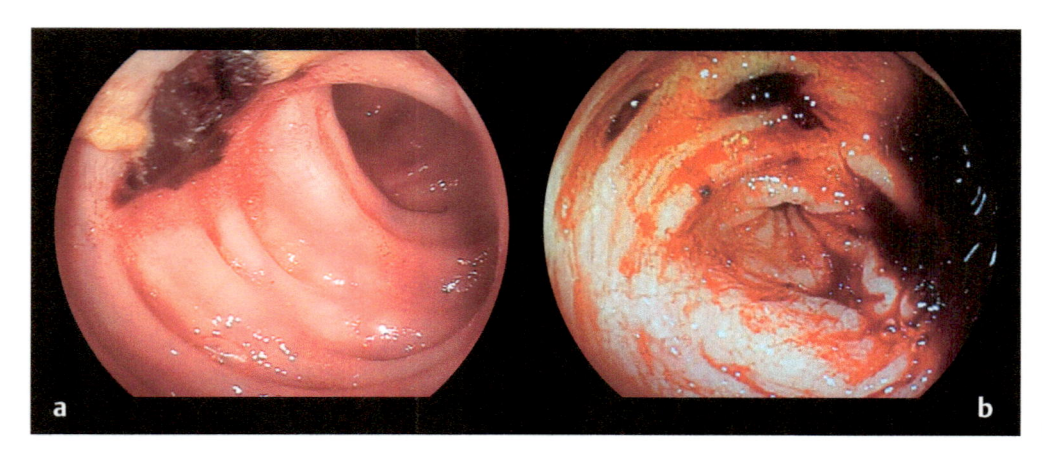

Fig. 45-11. (a, b) Coágulo aderido.

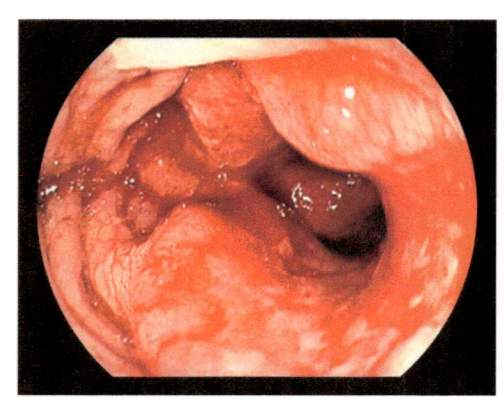

Fig. 45-12. Sangramento difuso.

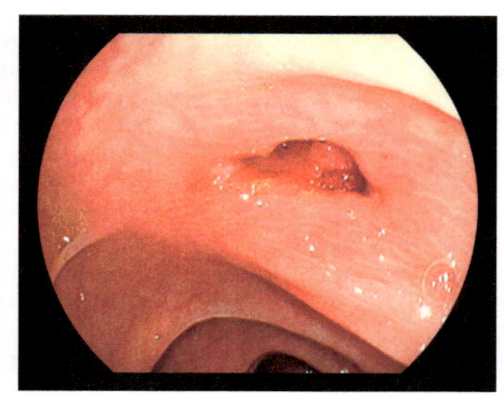

Fig. 45-13. Erosão após impactação fecal.

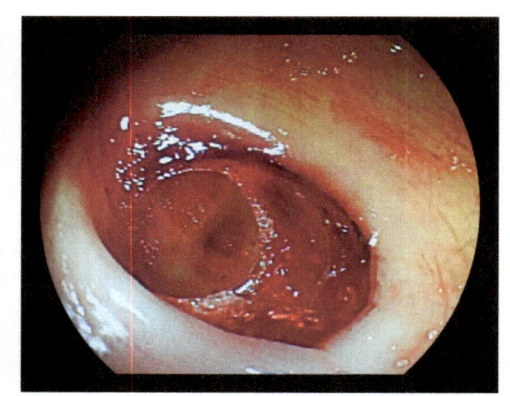

Fig. 45-14. Identificação do divertículo sangrante.

Fig. 45-15. Infiltração com soro fisiológico.

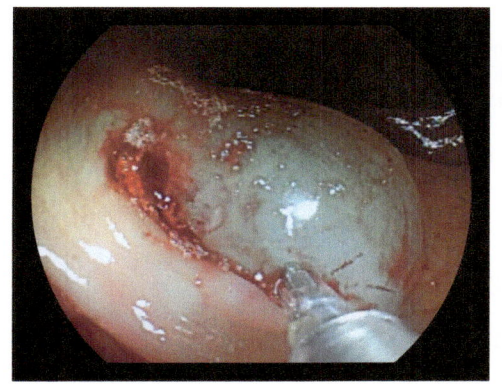

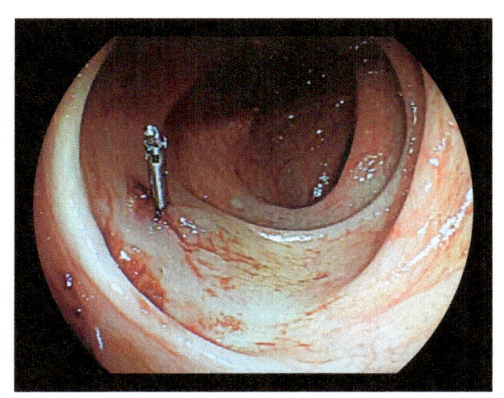

Fig. 45-16. Colocação de clipe hemostático.

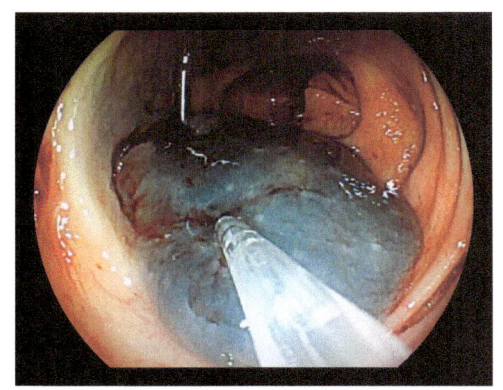

Fig. 45-17. Tatuagem, caso necessite cirurgia.

Colite Segmentar Associada à Diverticulose

Inflamação segmentar inespecífica no cólon sigmoide cercada por múltiplos divertículos.[8,51] Nem sempre envolve o orifício diverticular.[8,52] Forma crônica da diverticulite que pode mimetizar doença inflamatória intestinal.[26] Fatores de risco incluem sexo masculino e idade superior a 50 anos.[8,51] Sangramento retal, diarreia e/ou dor abdominal são sintomas associados.[8,51] Esse processo parece ser benigno e autolimitado. Pacientes com sintomas persistentes de dor abdominal, sangramento retal ou diarreia podem ser tratados com os derivados do 5-aminosalicilato.[26,46]

Situações Especiais

É comum que alguns divertículos se invaginem parcial ou totalmente para a luz do cólon, conhecidos como "divertículos invertidos". São muito parecidos com adenomas num exame inicial (Fig. 45-18), e adenomas frequentemente coexistem com divertículos. Deve-se prestar atenção ao tipo de abertura das criptas, que são pequenas e arredondadas (tipo I da classificação de Kudo). Além disso, há linhas circulares ao redor da estrutura, formando halos concêntricos, facilmente percebidos desde a base e até o ápice, produzidos pela protrusão (Fig. 45-19). A coloração da mucosa é igual ao restante do cólon normal (Fig. 45-20). Pode-se usar uma pinça de biópsia para verificar a mobilidade do divertículo, que deve ser facilmente evertido com um pouco de pressão (Fig. 45-21).

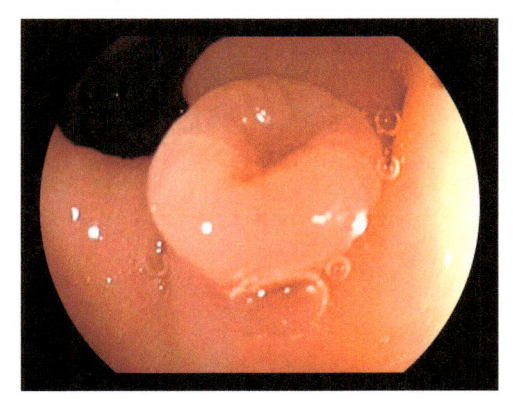

Fig. 45-18. Divertículo evertido.

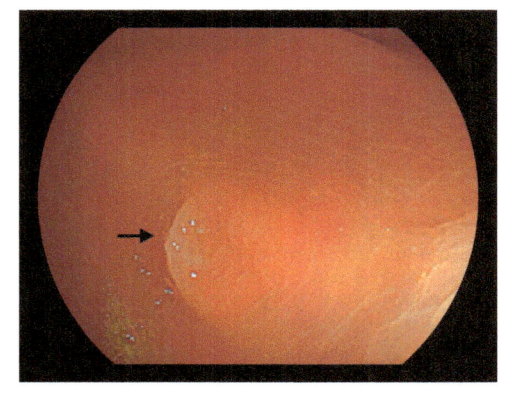

Fig. 45-19. Divertículo evertido, linhas circulares (seta).

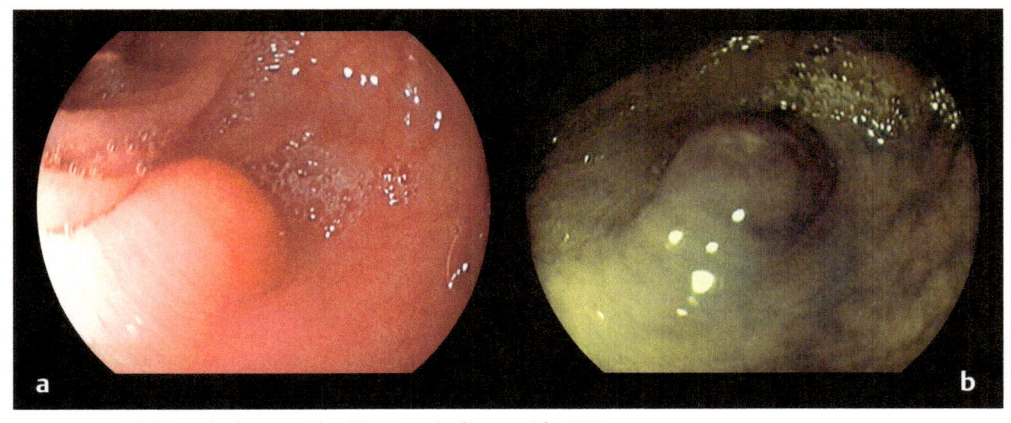

Fig. 45-20. (a) Divertículo evertido. (b) Divertículo evertido FICE.

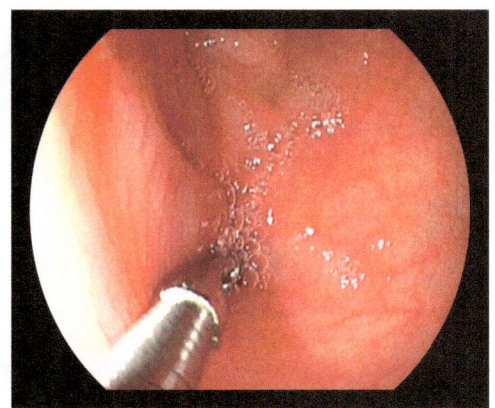

Fig. 45-21. Divertículo evertido, manobra de reversão.

REFERÊNCIAS BIBLIOGRÁFICAS

1. Bhucket TP, Stollman NH. Diverticular disease of the colon. In: Feldman M, Friedman LS, Barndt LJ (Eds.). Sleisenger and Fordtrans gastrointestinal and liver disease: pathophysiology, diagnosis, management. Volume 2. 10th ed. Philadelphia: Elsevier; 2014. p. 1-15.
2. Young-Fadok TM, Roberts PL, Spencer MP, Wolf BG. Colonic diverticular disease, CurrProbSurg. 2000;37:457-514.
3. World Gastroenterology Organization (WGO) Practice Guidelines. Diverticular disease, 2007. www.worldgastroenteroly.org//assets/downloads/en/pdf/guidelines/07_diverticular_disease pdf 2007.
4. Painter NS, Burkitt DP. Diverticular disease of the colon, a20th century problem. Clin Gastroenterol. 1975;4(1):3-21.
5. Warner E, Crighton EJ, Moineddin R, Mamdani M, Upshur R. Fourteen-year study of hospital admissions for diverticular disease in Ontario. Can J Gastroenterol. 2007;21(2):97-99.
6. Cuomo R, Barbara G, Pace F et al. Italian Consensus Conference for colonic diverticulosis and diverticular disease. United Eur Gastroenterol J. 2014;2:413-42.
7. Parks TG. Natural history of diverticular disease of the colon. Clin Gastroenterol. 1975;4:53-69.
8. Rezapour M et al. Diverticular disease: an update on pathogenesis and management . Gut and Liver. 2018;12(2):125-132.
9. Strate LL, Liu YL, Huang ES, Giovannucci EL, Chan AT. Use of aspirin or nonsteroidal anti-inflammatory drugs increases risk for diverticulitis and diverticular bleeding. Gastroenterology. 2011;140(5):1427-1433.
10. Morris CR, Harvey IM, Stebbings WS, Speakman CT, Kennedy HJ, Hart AR. Anti-inflamtory drugs, analgesics and the risk of perforated colonic diverticular disease. J Surg. 2003;90(10):1267-1272.
11. von Rahden BH, Kircher S, Thiery S et al. Association of steroid use with complicated sigmoid diverticulitis: potencial role of activated CD68+/CD163+ macrophages. Langenbecks Arch Surg. 2011;396(6):759-768.
12. Strate LL, Liu YL, Aldoori WH, Syngal S, Giovannucci EL. Obesity increases the risks of diverticulitis and diverticular bledding. Gastroenterology. 2009;136(1):115-122.
13. Hjem F, Wolk A, Hakansson N. Smoking and the risk of diverticular complications. Am J Gastroenterol. 2009;104(5):1221-1230.
14. Carabotti M, Annibale B. Treatment of diverticular disease: an update on latest evidence and clinical implications. Drugs in Context. 2018;7:212526.
15. Konvolinka CW. Acute diverticulitis under age forty. Am J Surg. 1994;167(6):562-565.
16. Laméris W, van Randen A, Bipat S, Bossuyt PM, Boermeester MA, Stoker J. Graded compression ultrasonography and computed tomography in acute colonic diverticulitis: meta-analysis of test accuracy. Eur Radiol. 2008;18(11):2498-2511.
17. Tochigi T, Kosugi C, Shuto K, Mori M, Hirano A, Koda K. Management of complicated diverticulitis of the colon. Ann Gastroenterol Surg. 2018;2:22-27.
18. McKee RF, Dignan RW, Krukowski ZH. Radiological investigation in acute diverticulitis. Br J Surg. 1993 May; 80:560-5.
19. Jacobs DO. Diverticulitis. N Eng J Med. 2007;357:2057-66.
20. Kaiser AM, Jiang JK, Lake JP, Ault G, Artinyan A, Gonzalez-Ruiz C et al. The management of complicated diverticulitis and the hole of computed tomography. Am J Gastroenter. 2005;100:910-17.
21. Tursi A. Advances in the management of colonic diverticulitis. CMAJ. 2012; 184: 1470-6.
22. Feingold D, Steele SR, Lee S et al. Practice parameters for the treatment of sigmoid diverticulitis. Dis Colon Rectum. 2014;57:284-94.
23. Tursi A, Papa A, Danese S. Review article: the pathophysiology and medical management of diverticulosis and diverticular disease of the colon. Aliment Pharmacol Ther. 2015;42:664-684.
24. Köhler L, Sauerland S, Neugebauer E. Diagnosis and treatment of diverticular disease: result of a consensus development conference. The Scientific Committee of the European Association for Endoscopic Surgery. Surg Endosc. 1999;13:430-6.
25. Biondo S, Golda T, Kreisler E et al. Outpatient versus hospitalization management for uncomplicated diverticulitis: a prospective, multicenter randomized clinical trial (DIVER Trial). Ann Surg. 2014;259(1):38-44.
26. Feuerstein JD, Falchuk KR. Diverticulosis and Diverticulitis. Mayo Clin Proc. 2016;91(8):1094-1104.
27. de Korte N, Kuyvenhoven JP, van der Peet DL, Felt-Bersma RJ, Cuesta MA, Stockmann HB. Mild colonic diverticulitis can be treated without antibiotics: a case-control study. Colorectal Dis. 2012;14(3):325-330.
28. Westwood DA, Eglinton TW. Antibiotics may not improve short-term or long-term outcomes in acute uncomplicated diverticulits. Evid Based Med. 2013;18(1):32-33.
29. Andersen JC, Bundgaard L, Elbrond H, Lauberg S, Walker LR, Stovring J, Danish Surgical Society. Danish national guidelines for treatment of diverticular disease. Dan Med J. 2012;59(5):C4453.
30. Chabok A, Pahlman L, Hjem F, Haapaniemi S, Smedh K, AVOD Study Group. Randomized clinical trial of antibiotics in acute uncomplicated diverticulitis. Br J Surg. 2012;99(4):532-539.
31. Stollman N, Smalley W, Hirano I, and AGA Institute Clinical Guidelines Committee. American Gastroenterological Association Institute Guideline on the Management of Acute Diverticulitis. Gatroenterology. 2015;149:1944-1949.
32. Hupfeld L, Burcharth J, Pommergaard HC et al. Risk factors for recurrence after acute colonic diverticulitis: a systematic review. Int J Colorectal Dis. 2017;32:611-22.
33. Anaya DA, Flum DR. Risk of emergency colectomy and colostomy in patients with diverticular disease. Arch Surg. 2005;140:681-5.
34. Stocchi L. Current indications and role of surgery in the management of sigmoid diverticulitis. Wordl J Gastroenterol. 2010 Feb;16:804-17.
35. Rafferty J, Shellito P, Hyman NH, et al. Practice parameters for sigmoid diverticulitis. Dis Colon Rectum. 2006;49:939.
36. Schauer PR, Ramos R, Ghiatas AA, Sirinek KR. Virulent diverticular disease in Young obsese men. Am J Surg. 1992;164(5):443-446: discussion 446-448.
37. Bharucha AE, Parthasarathy G, Ditah I et al. Temporal trends in the incidence and natural history of diverticulitis: a population-based study. Am J Gastroenterol. 2015;110(11):1589-1596.
38. Broderick-Villa G, Burchette RJ, Collins JC, Abbas MA, Haigh PI. Hospitalization of acute diverticulitis does not mandate routine elective colectomy. Arch Surg. 2005;140:576-81.
39. Bahadursingh AM, Virgo KS, Kaminski DL, Longo WE. Spectrum of disease and outcome of complicated diverticular disease. Am J Surg. 2003;186(6):696-701.
40. Ambrosetti P, Chautems R, Soravia C et al. Long-term outcome of mesocolonic and pelvic diverticular abscesses of the left colon: a Prospective Study of 73 cases. Dis Colon Rectum. 2005;48:787.
41. Andeweg CS, Mulder IM, Felt-Bersma RJF et al. Guidelines of diagnostics and treatment of acute left-sided colonic diverticulitis. Diag Surg. 2013;30:278-92.
42. Kriwanek S, Ambruster C, Beckerhinn P, Dittrich K. Prognostic factors for survival in colonic perforation. Int J Colorectal Dis. 1994;9(3)158-162.
43. Nagomey DM, Adson MA, Pemberton JH. Sigmoid diverticulitis with perforation and generalized peritonitis. Dis Colon Rectum. 1985;28(2):71-75.
44. Strate LL, Liu YL, Aldoori WH, Giovannucci EL. Physical activity decreases diverticular complications. Am J Gastroenterol. 2009;104(5):1221-1230.
45. Woods RJ, Lavery IC, Fazio WW, Jagelman DG, Weakley FL. Internal fistulas in diverticular disease. Dis Colon Rectum. 1998;31(8):592-596.
46. Sultan K, Fields S, Panagoupolos G, Korelitz BI. The nature of inflammatory bowel disease in patients with coexistent colonic diverticulosis. J Clin Gastroenterol. 2006;40(4):317-321.
47. Gostout CJ, Wang KK, Ahlquist DA, Clain JE, Hughes RW, Larson MV, et al. Acute gastrointestinal bleeding: experience of a specialized management team. J Clin Gastroenterol. 1992;14:260-7 (PMID: 1564303).
48. Caserella WJ, Kanter IE, Seaman WB. Right-sided colonic diverticula as a cause of acute rectal hemorrhage. N Eng J Med. 1972;286:450-3 (PMID: 4536683).
49. Jensen DM, Machicado GA, Jutabha R, Kovacs TO. Urgent colonoscopy for the diagnosis and treatment of severe diverticular hemorrhage. N Eng J Med. 2000;342:78-82 (PMID: 10631275).
50. Bloomfield RS, Rockey DC, Shetzline MA. Endoscopic therapy of acute diverticular hemorrhage. Am J Gastroenterol. 2001;96:2367-72 (PMID: 11513176).
51. Freeman HJ. Segmental colitis associated diverticulosis syndrome. World J Gastroenterol. 2016;22:8067-8069.
52. Tursi A, Elisei W, Giorgetti GM, Aiello F, Brandimarte G. Inflamatory manifestations at colonoscopy in patients with colonic diverticular disease. Aliment Pharmacol Ther. 2011;33:358-365.

LESÕES VASCULARES DO CÓLON

Edivaldo Fraga Moreira ▪ Patricia Coelho Fraga Moreira ▪ Luiz Ronaldo Alberti
Felipe Alves Retes ▪ Layce Alves da Cruz Teixeira

INTRODUÇÃO

As lesões vasculares do cólon são causas frequentes de hemorragia digestiva baixa (HDB), sendo responsáveis por cerca de 5-15% dos casos em adultos e predominam no cólon direito.[1] Já na população pediátrica é uma condição rara, estando geralmente relacionada com síndromes congênitas e são mais encontradas nos cólons descendentes, sigmoide e reto.

A apresentação clínica é muito variável, desde quadros assintomáticos até hemorragia digestiva baixa maciça com instabilidade hemodinâmica.[2-5]

A colonoscopia apresenta papel diagnóstico importante, permitindo identificar os diferentes tipos de lesões vasculares, além de possibilitar o tratamento minimamente invasivo. É importante frisar que a terapêutica endoscópica deve ser reservada para pacientes com sangramento ativo, anemia ou com repercussão clínica, não se devendo tratar os pacientes assintomáticos.

A caracterização e classificação das lesões vasculares é de suma importância, uma vez que irá direcionar o tratamento endoscópico. Elas podem ser divididas em três grandes categorias:

1. *Tumores vasculares ou angiomas:* estes podem ser benignos (hemangiomas) ou malignos (sarcoma de Kaposi ou angiossarcoma).
2. *Anomalias vasculares associadas a doenças congênitas ou sistêmicas:* como síndrome Blue Rubber Bleb Nevus, síndrome de Klippel-Trenaunay-Weber, síndrome de Ehlers-Danlos, variante CREST da esclerodermia e síndrome de Osler-Weber-Rendu.
3. *Lesões esporádicas ou adquiridas:* angiectasias, ectasias induzidas por radiação e lesões de Dieulafoy.

Neste capítulo abordaremos as lesões vasculares do cólon mais prevalentes, suas características fisiopatológicas, endoscópicas, bem como as principais modalidades de tratamento.

ANGIECTASIAS OU ANGIODISPLASIAS

Os termos angiodisplasia, má-formação arteriovenosa, angiectasia, telangiectasia e ectasia vascular vêm sendo usados como sinônimos. Alguns autores reservam o termo angiodisplasia para as lesões localizadas no cólon, no entanto, o termo angiectasia é o mais aceito atualmente.[2] São responsáveis por cerca de 5 a 10% das hemorragias digestivas baixas, sendo mais frequentes em indivíduos acima dos 60 anos, e em pacientes com doença renal crônica.[1]

Clinicamente pode apresentar-se como anemia ferropriva, pesquisa de sangue oculto nas fezes positivas, melena e hematoquezia, sendo o sangramento maciço presente em aproximadamente 15% dos pacientes. O sangramento na maioria das vezes é crônico, intermitente e cessa espontaneamente em 90% dos casos, podendo recorrer em 25 a 47% deles.[6]

Endoscopicamente caracterizam-se por pequenas lesões planas ou discretamente elevadas, medindo entre 2 e 10 mm, avermelhadas, bem delimitadas, formadas por vasos ectasiados de aspecto arboriforme ou aracniforme, localizados na mucosa e submucosa, algumas vezes com mucosa pálida ao redor da lesão (sinal do halo).[2,3,5] Podem ser únicas ou múltiplas, sendo mais comuns no cólon direito (Fig. 46-1a-c).

Em uma série de casos de pacientes com hemorragia digestiva diagnosticados com angiectasia de cólon, foram detectadas lesões no intestino delgado em 23% dos indivíduos. Esse fato sugere que a simples detecção de uma lesão vascular no cólon não implica que ela seja a responsável pelo quadro de sangramento (Fig. 46-1d-f).[6]

A identificação das lesões pode ser prejudicada por alguns fatores, como a redução transitória do fluxo sanguíneo decorrente do uso de opioides, pela hiperinsuflação de ar, presença de resíduos na luz intestinal e localização de difícil visualização, como atrás de pregas.[7]

O arsenal terapêutico endoscópico é variado, e a escolha do método leva em consideração a localização da lesão, a experiência do endoscopista e a disponibilidade de equipamentos e acessórios.

Está indicado o tratamento naqueles pacientes com HDB ou anemia por sangramento recorrente ou persistente, com presença de angiectasias, com ou sem sangramento ativo, sem outra lesão que justifique o sangramento ou a anemia.[4,8] A terapêutica endoscópica, apesar de eficaz, está associada a uma taxa de ressangramento de 7 a 15%, num período de 6 a 20 meses.[9]

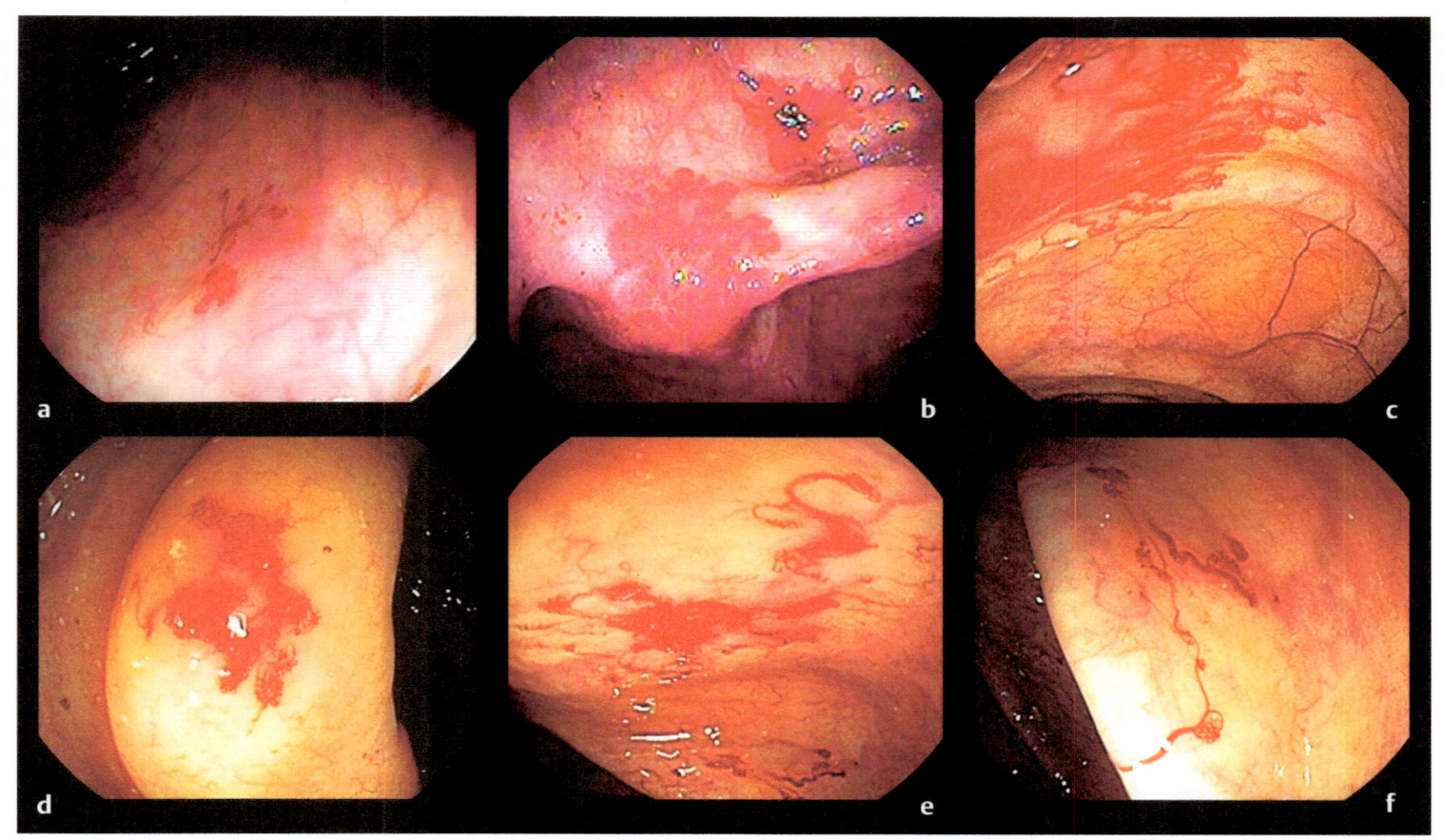

Fig. 46-1. (a-c) Imagens de angiectasias no cólon. Observe aspecto arboriforme das lesões. (d-f) Imagens de angiectasias na válvula ileocecal e no ceco. Observe aspecto aracniforme das lesões.

A coagulação com plasma de argônio é o método terapêutico mais difundido. Consiste em um método térmico em que ocorre associação de eletrocoagulação monopolar a fluxo de gás de argônio, sem contato direto com o tecido, permitindo uma cauterização previsível, com cerca de 1-3 mm de profundidade (Fig. 46-2a, b).

Deve ser realizada com cautela no cólon direito, por causa da parede mais delgada, que aumenta o risco de perfuração.[2-5,10] Na tentativa de minimizar o dano térmico transmural, alguns autores sugerem a injeção submucosa de solução salina sob a lesão previamente ao uso do argônio (Fig. 46-2c-g).

Os métodos de eletrocoagulação com cateter bipolar e com *heater probe* também são descritos como modalidades de tratamento, embora bem menos utilizados. Os métodos mecânicos, como os hemoclipes, têm a vantagem de não causar a lesão térmica na parede colônica, sendo interessantes principalmente nos indivíduos portadores de coagulopatias ou em uso de antiagregantes plaquetários e anticoagulantes, especialmente naqueles casos de sangramento em atividade.

Agentes esclerosantes, como a etanolamina, também podem ser utilizados, mais raramente, no tratamento de lesões vasculares do cólon e do trato digestório alto.[3] Recomenda-se realizar a injeção medicamentosa na submucosa adjacente à lesão vascular, evitando o centro da mesma em função do risco de sangramento (Fig. 46-3).

O tratamento endovascular por angiografia deve ser reservado para aqueles pacientes com sangramento grave que não são candidatos à cirurgia, que não responderam ao tratamento endoscópico ou no pré-operatório com objetivo de localização da lesão.

O tratamento cirúrgico é reservado aos casos de hemorragia grave, com necessidade de várias hemotransfusões ou que não responderam aos outros métodos terapêuticos.

CAPÍTULO 46 ■ LESÕES VASCULARES DO CÓLON

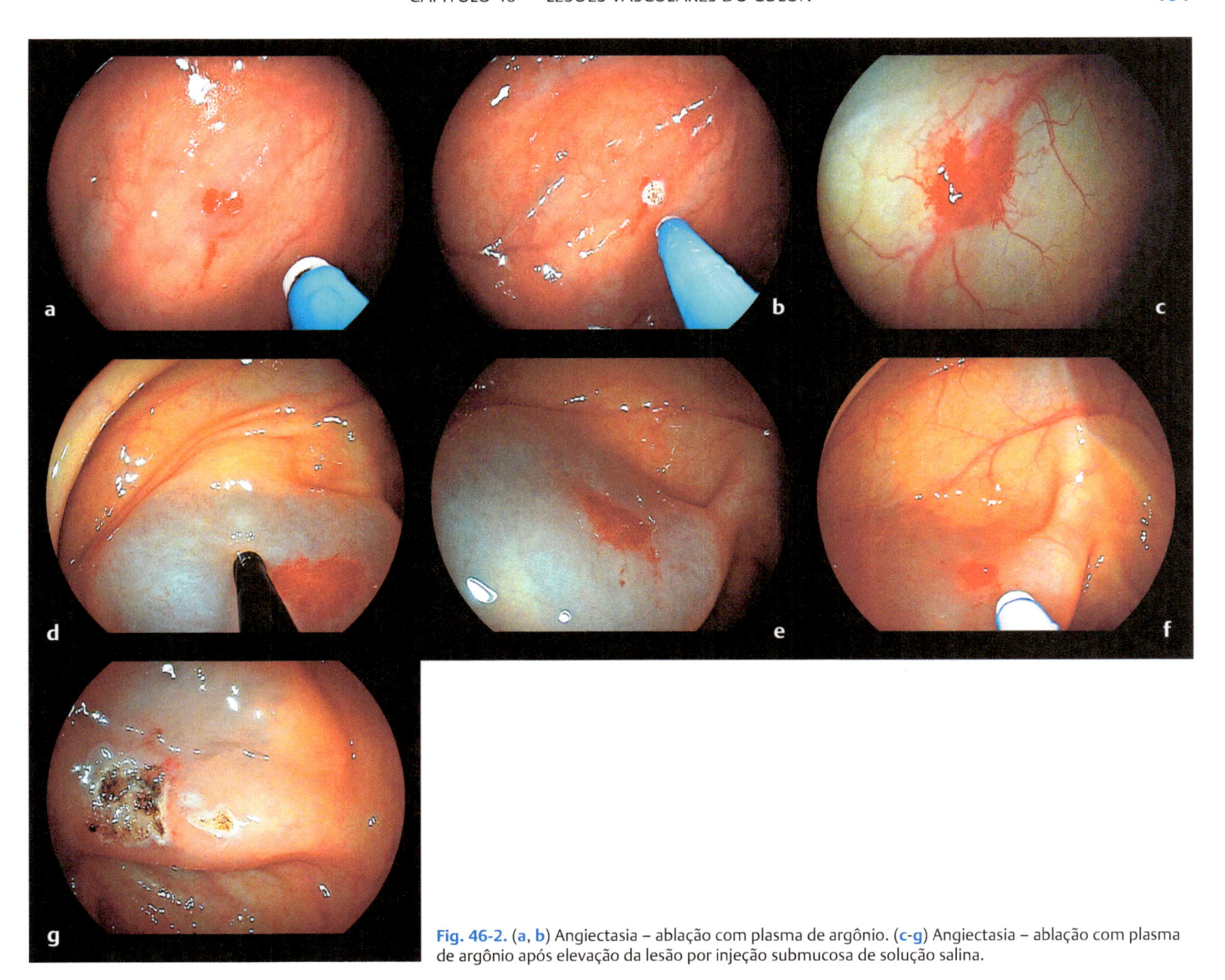

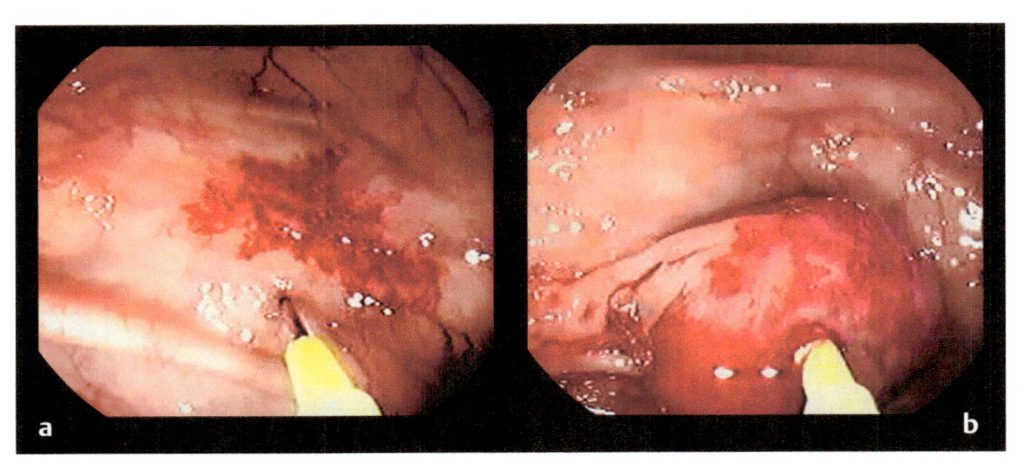

Fig. 46-2. (a, b) Angiectasia – ablação com plasma de argônio. (c-g) Angiectasia – ablação com plasma de argônio após elevação da lesão por injeção submucosa de solução salina.

Fig. 46-3. (a) Detalhe da punção adjacente à lesão vascular; (b) aspecto após injeção da solução na submucosa.

PROCTOCOLOPATIA INDUZIDA POR RADIAÇÃO

O uso da radioterapia para o tratamento das neoplasias pélvicas, sobretudo no câncer de colo uterino, endométrio, ovário, bexiga, próstata, testículo e reto, pode causar lesões em tecidos normais incluídos no campo irradiado. A incidência de lesões actínicas intestinais é de aproximadamente 15%.[11] O local mais acometido é o reto, seguido do retossigmoide e ceco.

A radiação ionizante pode levar a um processo de proctopatia actínica, que pode se manifestar de forma aguda ou crônica. A forma aguda, que habitualmente ocorre nas primeiras 6 a 12 semanas, caracteriza-se por dor pélvica, diarreia, mucorreia, tenesmo e sangramento. A forma crônica costuma ocorrer 1 a 2 anos após o término da radioterapia e caracteriza-se pela presença de estenoses, fístulas, sangramento, alterações vasculares e fibrose.

As lesões actínicas retais podem ser responsáveis por hemorragias crônicas, por vezes incapacitantes, com anemia significativa, necessidade de hemotransfusões e redução da qualidade de vida do paciente.

As características endoscópicas variam de acordo com a fase evolutiva da proctopatia:

- *Fase aguda:* com alterações inespecíficas, como edema, friabilidade da mucosa, descamação e ulceração.
- *Fase crônica:* com vasos ectasiados neoformados, multiformes, isolados ou confluentes, acometendo desde a linha pectínea e se estendendo cranialmente, com ou sem sangramento ativo (Fig. 46-4a).

Já foram relatadas várias modalidades terapêuticas, como tratamento tópico com esteroides, formol, ácido 5-aminossalicílico, oxigênio hiperbárico, escleroterapia, ligadura elástica entre outros. O método mais difundido, no entanto, é o térmico. As maiores experiências são com a coagulação com argônio e com o cateter bipolar. O tratamento com argônio é realizado em sessões, dividindo o cólon em setores, sem aplicação em áreas muito extensas ou circunferenciais com objetivo de evitar estenoses (Fig. 46-4b-e).[11-13]

A coagulação com plasma de argônio reduz o sangramento em 80 a 90% dos casos, podendo melhorar, também, a diarreia e o tenesmo em 60 a 75% dos pacientes.[14]

A ablação por radiofrequência tem-se mostrado segura e eficaz no tratamento da proctocolopatia actínica em alguns estudos retrospectivos. Ainda não existem estudos comparativos, porém uma potencial vantagem desse método seria o tratamento de uma área mais extensa em menor tempo em razão do uso de cateteres com angulação de 90 ou 360°, em vez do tratamento "ponto por ponto" realizado com argônio, *heater probe* ou bipolar. Em função das indicações terapêuticas limitadas para outras afecções, ao contrário do argônio, torna-se um investimento caro e ainda pouco disponível.[15]

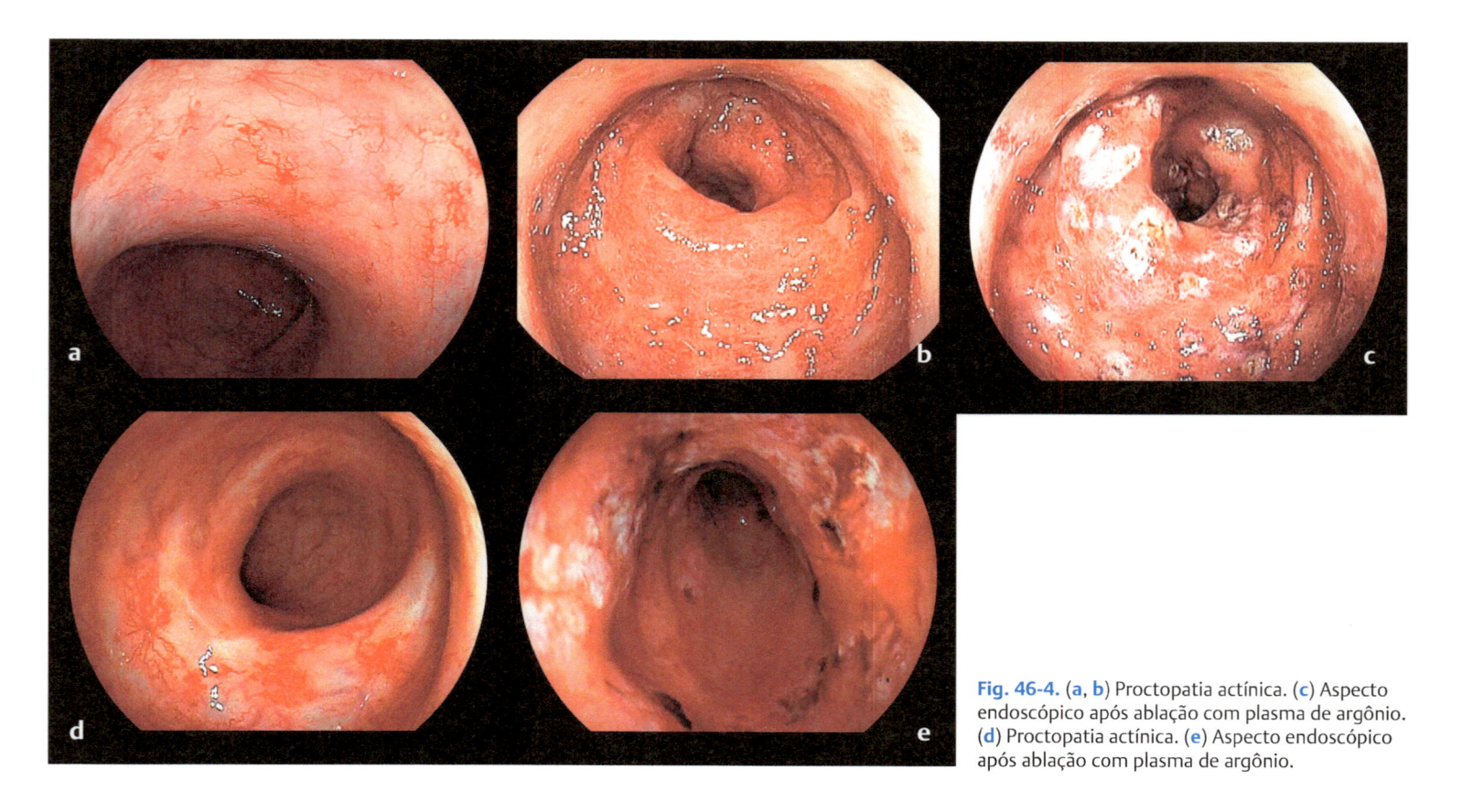

Fig. 46-4. (a, b) Proctopatia actínica. (c) Aspecto endoscópico após ablação com plasma de argônio. (d) Proctopatia actínica. (e) Aspecto endoscópico após ablação com plasma de argônio.

LESÃO DE DIEULAFOY

A lesão de Dieulafoy trata-se de uma ectasia vascular arterial localizada na camada submucosa associada a um diminuto defeito na mucosa, podendo ocasionar sangramentos graves ou intermitentes.

Endoscopicamente observa-se sangramento, em geral, pulsátil (arterial), que tem origem em um pequeno defeito na mucosa, único, circular, com um vaso protruso central, não havendo ulceração ou processo inflamatório adjacente. Esta lesão é observada com maior frequência no estômago (cerca de 74%), geralmente localizada na curvatura menor do corpo gástrico proximal, nos 6 cm proximais à junção esofagogástrica. São raras no intestino grosso, porém, quando presentes, predominam no reto e canal anal. O diagnóstico diferencial deve ser feito, especialmente quando localizadas no reto, com hemorroidas internas e varizes.

O tratamento endoscópico é considerado de escolha, com taxas de sucesso de 90%.[16] Existem relatos de vários métodos terapêuticos, como os de injeção, térmico e mecânico (hemoclipes e ligadura elástica), que podem ser utilizados isoladamente ou em associação. Existem evidências na literatura de que o método de injeção utilizado isoladamente é ineficaz nesses casos, existindo uma tendência ao uso do método mecânico, em especial os hemoclipes.[12]

Nas Figuras 45-5 observa-se aspecto de Dieulafoy de reto tratado pelo método combinado de injeção de solução de adrenalina e clipe metálico. A cirurgia é reservada aos casos refratários ao tratamento endoscópico.

VARIZES

As varizes do trato gastrointestinal baixo são causa rara de sangramento, sendo frequentemente relacionadas com a hipertensão do sistema porta, seja por cirrose ou por trombose de veia porta. Existem aquelas não associadas à hipertensão portal, secundárias à obstrução das veias mesentéricas ou esplênica decorrente de tromboses, aderências, invasões tumorais ou anomalias congênitas. A prevalência em pacientes cirróticos varia de 38 a 56%, enquanto em pacientes não cirróticos ela é de 63 a 94%.[17] No entanto, apesar da sua alta prevalência, seu sangramento é raro, ocorrendo em 0,5 a 5% dos pacientes.[17]

Endoscopicamente caracterizam-se por veias dilatadas, tortuosas, azuladas ou violáceas, com eventuais pontos avermelhados na superfície, localizadas, principalmente, em reto distal (Fig. 46-6).[17] Como as varizes do trato gastrointestinal baixo são uma causa incomum de sangramento, não existem recomendações protocoladas que orientem o seu tratamento, como acontece com as varizes de esôfago.

O tratamento endoscópico, quando necessário, deve ser a primeira escolha e inclui os métodos de injeção e a ligadura elástica. Ambos os métodos são seguros e eficazes, no entanto, em estudo comparativo entre a técnica de escleroterapia com etanolamina e ligadura elástica, a primeira apresentou menores taxas de recidiva (33,3 × 55,6%).[17] A injeção de *coils* por ecoendoscopia é um novo método que tem apresentado bons resultados, no entanto, são necessários mais estudos até que essa técnica se consolide.[18]

Em casos de insucesso na terapêutica endoscópica, pode ser necessário o tratamento por radiologia intervencionista (TIPS, BRTO ou embolização) ou cirúrgico.

HEMANGIOMAS

Hemangiomas são más-formações vasculares benignas, raras no cólon, de crescimento parietal, que predominam no retossigmoide e manifestam-se como sangramentos agudos, intermitentes ou crônicos de menor intensidade.[11] Quando existe invasão de órgãos adjacentes pode gerar dor pélvica, perineal, lombar, além de metrorragia e hematúria.

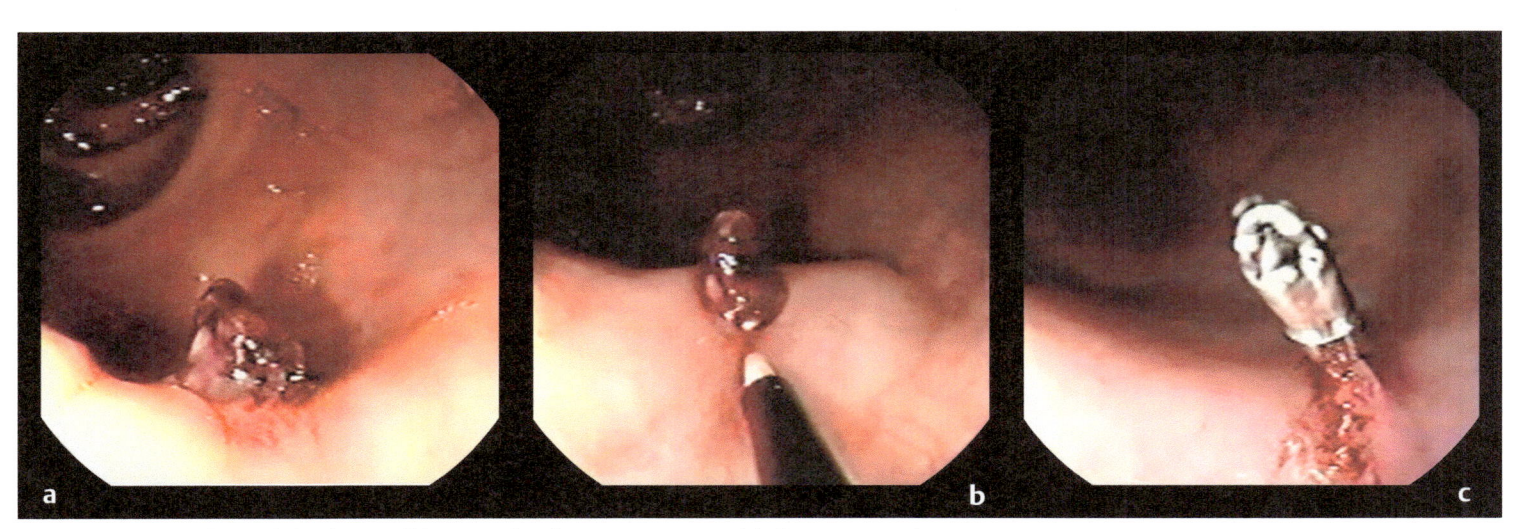

Fig. 46-5. (**a**) Lesão de Dieulafoy do reto. (**b**) Injeção da submucosa em curso. (**c**) Clipe posicionado no vaso.

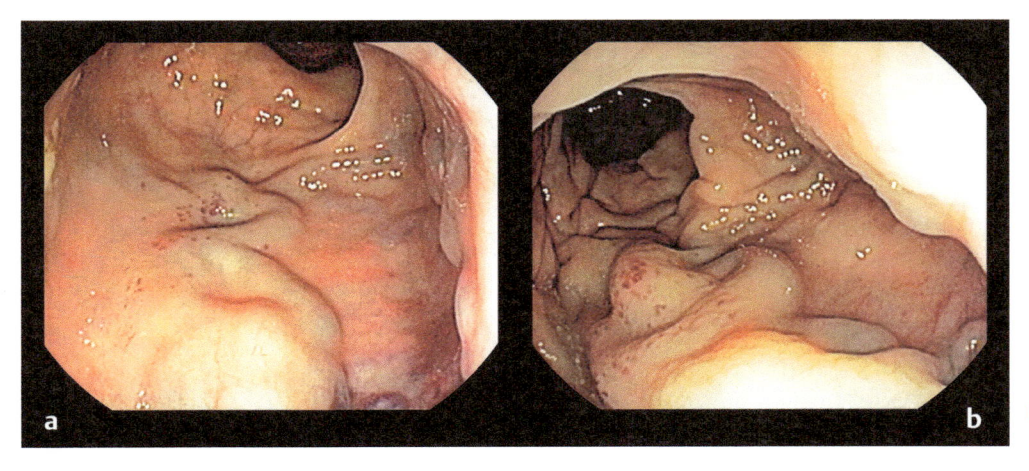

Fig. 46-6. (**a**, **b**) Varizes de reto em paciente com hepatopatia crônica.

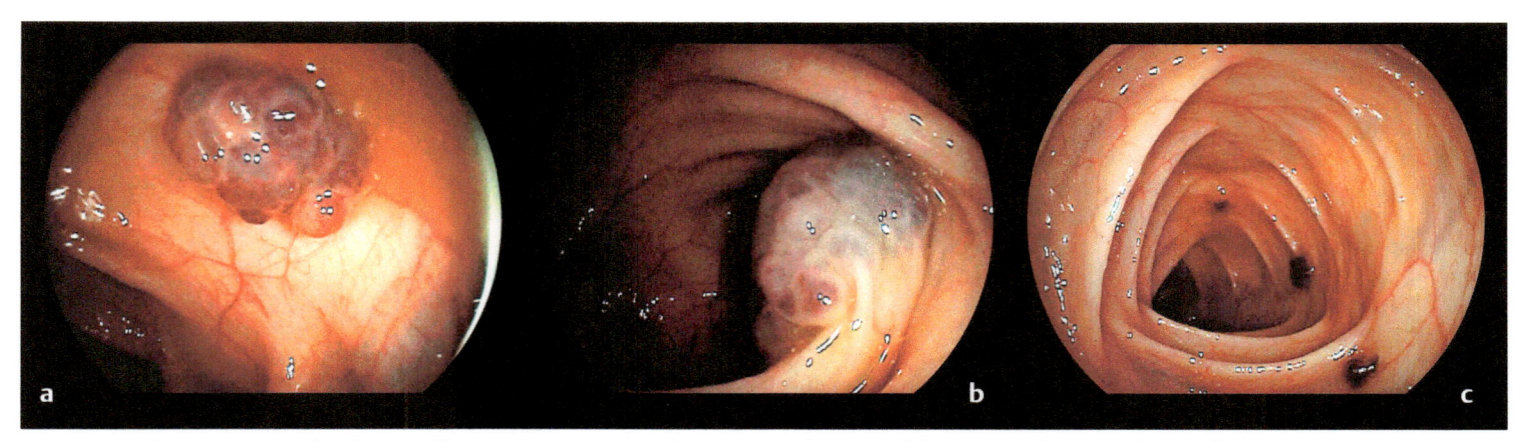

Fig. 46-7. (a-c) Hemangiomas de cólon em diferentes apresentações. (Imagens gentilmente cedidas por Dr. Silas Castro de Carvalho.)

Endoscopicamente apresenta-se como uma lesão vascular nodular, avermelhada ou violácea, com sinais de congestão. Biópsias não devem ser realizadas pelo risco de sangramento (Fig. 46-7).

Existem relatos de tratamentos com escleroterapia, crioterapia, alcoolização, coagulação com argônio, porém o tratamento de escolha é a cirurgia.

REFERÊNCIAS BIBLIOGRÁFICAS

1. Gralnek IM, Neeman Z, Strate LL. Acute Lower Gastrointestinal Bleeding. N Engl J Med. 2017;376(11):1054-63.
2. Jackson CS, Zuuren EJ, Ehrlich A. Gastrointestinal angiodysplasia. Updated. 2015 Jul 14. Disponível em: www.dynamed.com.
3. Pedrosa MC, Friedman LS, Travis AC. Angiodysplasia of the gastrointestinal tract. Uptated.: 2016 jan 07. Disponível em: www.uptodate.com.
4. Sami SS, Al-Araji SA, Ragunath K. Review article: gastrointestinal angiodysplasia – pathogenesis, diagnosis and management. Aliment Pharmacol Ther. 2014;39:15-34.
5. Thomson ABR, Duchini A, Godino J, Wong P. Angiodysplasia of the colon. Updated may 2009. Disponível em: www.emedicine.medscape.com.
6. Steger AC, Galland RB, Hemingway A et al. Gastrointestinal haemorrhage from a second source in patients with colonic angiodysplasia. Br J Surg. 1987;74:726.
7. Brandt LJ, Spinnell MK. Ability of naloxone to enhance the colonoscopic appearance of normal colon vasculature and colon vascular ectasias. Gastrointest Endosc. 1999;49:79.
8. Moreira EF, Bittencourt PFS, Moreira PCF. Hemorragia digestiva baixa. In: Zaterka S, Eisig JN. Tratado de Gastroenterologia – da graduação à pós-graduação. São Paulo: Editora Atheneu; 2011. p. 291-296.
9. Becq A, Rahmi G, Perrod G, Cellier C. Hemorrhagic angiodysplasia of the digestive tract: pathogenesis, diagnosis, and management. Gastrointest Endosc. 2017;86(5):792-806.
10. Jackson CS, Weiner BC, Lang E, Oettgen P. Acute lower gastrointestinal bleeding. Uptated. 2016 Aug 23. Disponível em: www.dynamed.com.
11. Yoo S. GI-associated hemangiomas and vascular malformations. Clin Colon Rectal Surg. 2011;24(3):193-200.
12. Mansur G. Lesões Vasculares do cólon. In: Averbach M, Corrêa P. Colonoscopia. 2. ed. Rio de Janeiro: Revinter; 2014. p. 255-262.
13. Rossini GF, Pfuetzenreiter V, Averbach M, Corrêa P. Proctopatia actínica. In: Averbach M, Corrêa P. Colonoscopia. 2. ed. Rio de Janeiro: Revinter; 2014. p. 263-266.
14. Postgate A, Saunders B, Tjandra J, Vargo J. Argon plasma coagulation in chronic radiation proctitis. Endoscopy. 2007 Apr 11;39(4):361-5.
15. Lenz L, Rohr R, Nakao F, Libera E, Ferrari A, Lenz L et al. Chronic radiation proctopathy: A practical review of endoscopic treatment. World J Gastrointest Surg. 2016;8(2):151-60.
16. Dogan U, Gomceli I, Koc U, Habibi M, Bulbuller N. Rectal dieulafoy lesions: A rare etiology of chronic lower gastrointestinal bleeding. Case Rep Med. 2014;2014:1-4.
17. Khalloufi K Al, Laiyemo AO. Management of rectal varices in portal hypertension. World J Hepatol. 2015;7(30):2992-8.
18. Jana T, Mistry T, Singhal S. Endoscopic ultrasound-guided hemostasis of rectal varices. Endoscopy. 2017;49:E136-7.

DOENÇAS INFLAMATÓRIAS INTESTINAIS

CAPÍTULO 47

Cristina Flores

INTRODUÇÃO

Os exames endoscópicos, em especial a ileocolonoscopia, são fundamentais no diagnóstico, avaliação de localização, extensão e gravidade das doenças inflamatórias intestinais (DII).[1,2] As duas principais representantes deste grupo de doenças são a doença de Crohn (DC) e a retocolite ulcerativa (RCU). Diversos aspectos destas doenças podem-se sobrepor, e o conhecimento das características detalhadas de cada uma delas é essencial para minimizar os problemas no diagnóstico diferencial.[2,3] Além disso, a importância da cicatrização da mucosa como objetivo de tratamento torna a ileocolonoscopia de suma importância no julgamento da resposta ao tratamento.[4-6]

A primeira ileocolonoscopia é da máxima importância na DII, pois é a grande oportunidade de observar e descrever as lesões endoscópicas sem a influência de medicações.[7] E neste contexto, devem-se realizar biópsias de áreas inflamadas e também de áreas normais.[8,9]

O papel da endoscopia na DII envolve:[1,9,10]

- Diagnóstico diferencial.
- Avaliação da presença, distribuição e intensidade da inflamação.
- Avaliação do resultado do tratamento e cicatrização de mucosa.
- Vigilância de displasia.
- Condutas terapêuticas, como dilatações endoscópicas.

CARACTERÍSTICAS FUNDAMENTAIS QUE FAVORECEM O DIAGNÓSTICO DE RETOCOLITE ULCERATIVA

Por definição a RCU é uma doença confinada ao reto e ao cólon. O processo inflamatório se inicia no reto e se estende proximalmente.[9] Nenhuma lesão endoscópica é patognomônica, porém, existem achados que são mais sugestivos de RCU do que DC e vice-versa. As características endoscópicas mais úteis para o diagnóstico da RCU são: inflamação que se inicia no reto de forma contínua e homogênea ao longo da mucosa colônica, com clara demarcação entre a mucosa inflamada e a mucosa normal.[1,8,9]

Importante lembrar que a RCU não envolve o canal anal.

As estenoses na RCU são raríssimas e devem obrigatoriamente levantar a suspeita de neoplasia.

Devemos utilizar a classificação de Montreal para descrever a extensão, conforme o Quadro 47-1.[11]

Características mais Comuns da RCU[8,9]

- Obliteração do padrão vascular submucosa ou perda do padrão vascular = edema de mucosa (Fig. 47-1).
- Distorção dos vasos da submucosa (Fig. 47-2).
- Enantema na mucosa (Fig. 47-3).
- Friabilidade (Fig. 47-4).
- Nítida demarcação na transição da mucosa inflamada para a mucosa normal (Fig. 47-5).
- Mucosa com aspecto granular (Fig. 47-6).
- Exsudação mucopurulenta (Fig. 47-7).
- Erosões puntiformes (Fig. 47-8).
- Ulcerações de pequenas a grandes nas colites mais graves (Fig. 47-9).
- Pseudopólipos (Figs. 47-10 e 47-11).
- Perda das haustrações (Fig. 47-12).
- Encurtamento do cólon que pode ser inferido pela colonoscopia pela distância entre a margem anal (MA) e o ceco.

Situações que podem ocorrer na RCU e que podem ser um fator de confusão no diagnóstico diferencial com a DC.

Reto poupado pode ocorrer em três situações: RCU em crianças, pacientes com colangite esclerosante primária e uso tópico de mesalazina.

Quadro 47-1. Classificação de Extensão da RCU[11]

E1 – Retite	Inflamação confinada ao reto
E2 – Colite esquerda	Inflamação que vai além da transição retossigmoide, porém não ultrapassa a flexura esplênica
E3 – Colite extensa	Inflamação que ultrapassa a flexura esplênica e pode envolver todo o cólon

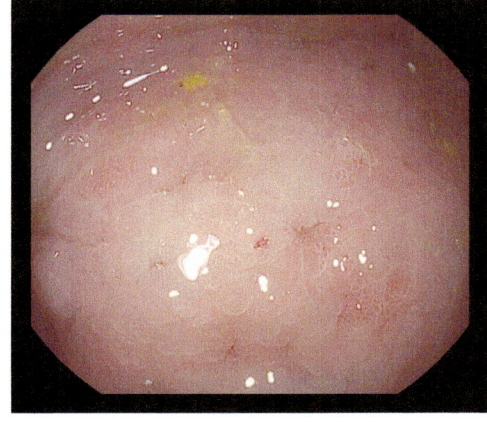

Fig. 47-1. Edema.

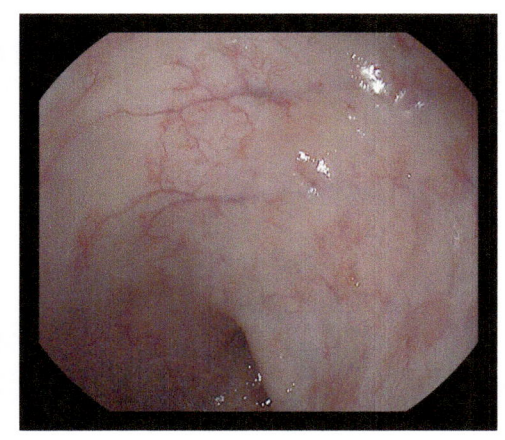

Fig. 47-2. Distorção dos vasos da submucosa.

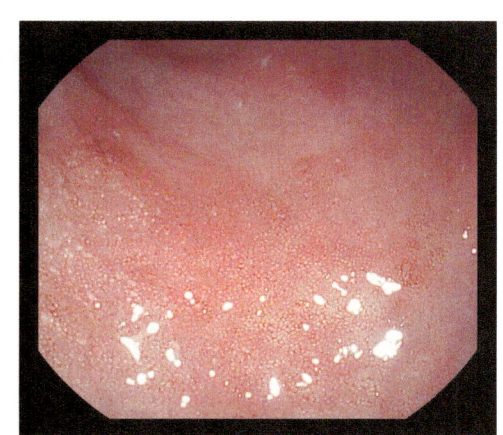

Fig. 47-3. Edema e enantema.

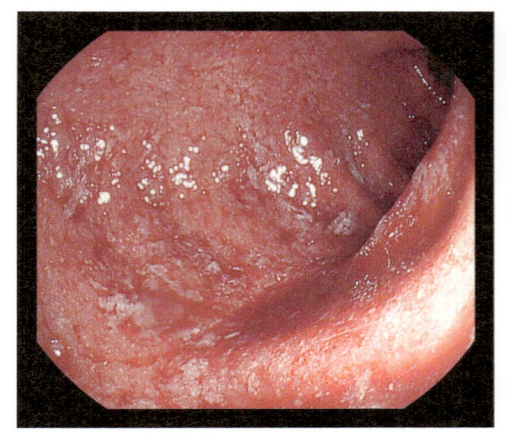

Fig. 47-4. Friabilidade.

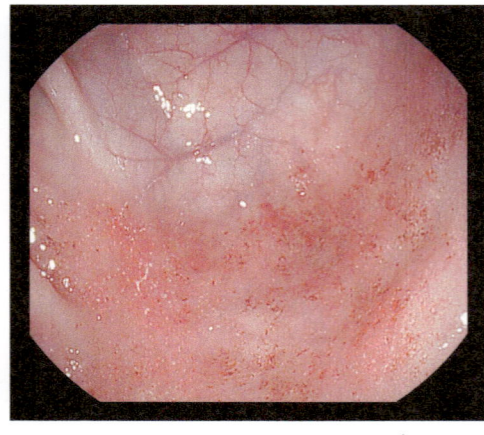

Fig. 47-5. Transição entre mucosas normal e inflamada.

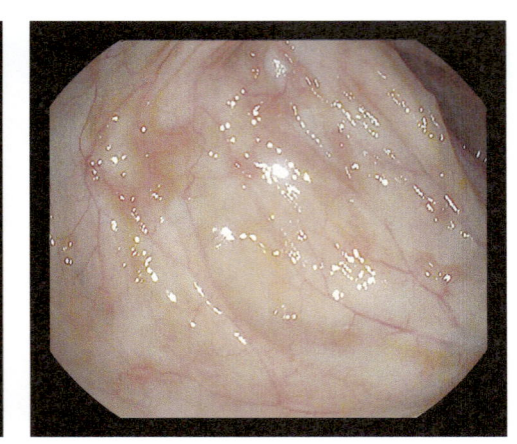

Fig. 47-6. Granularidade.

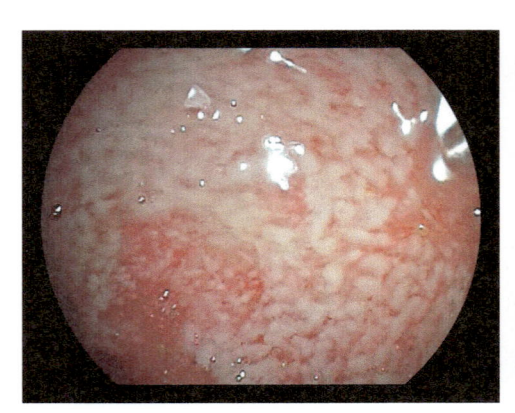

Fig. 47-7. Exsudação mucopurulenta.

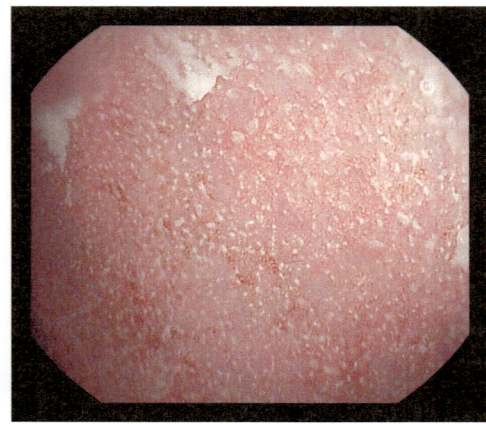

Fig. 47-8. Erosões puntiformes.

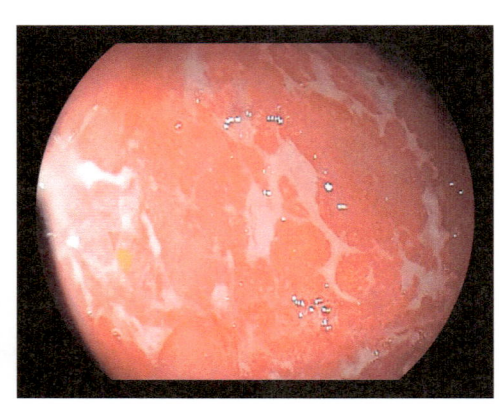

Fig. 47-9. Úlceras nas colites mais graves.

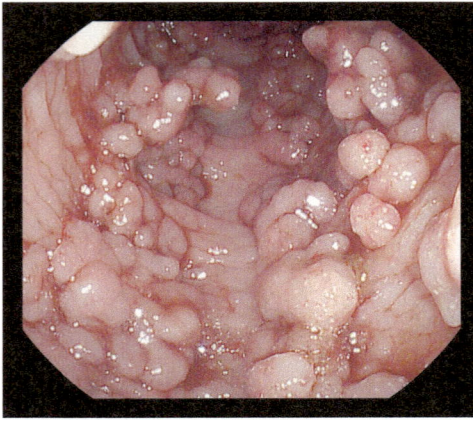

Fig. 47-10. Pseudopólipos.

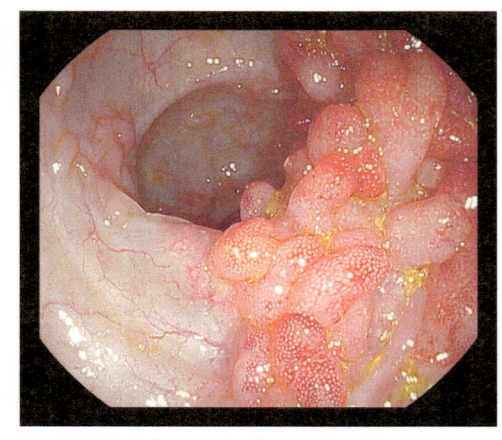

Fig. 47-11. Aglomerado de pseudopólipos.

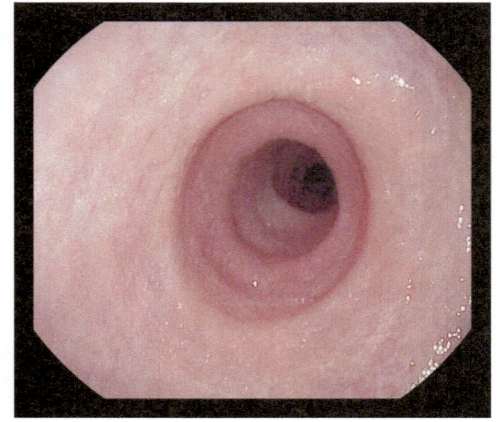

Fig. 47-12. Perda de haustrações.

Áreas focais de inflamação no ceco e junto ao orifício do apêndice não devem ser confundidas com lesões segmentares da DC (Fig. 47-13).

A RCU não envolve o íleo, no entanto, em quadros de pancolite acentuada o íleo distal pode estar alterado. Esta situação é chamada de ileíte de refluxo, e sua extensão máxima é de 5 cm no íleo distal, onde podem-se observar vilos edematosos, sufusões hemorrágicas submucosas e algum grau de exsudação. Erosões e úlceras não estão presentes nestes casos (Fig. 47-14).

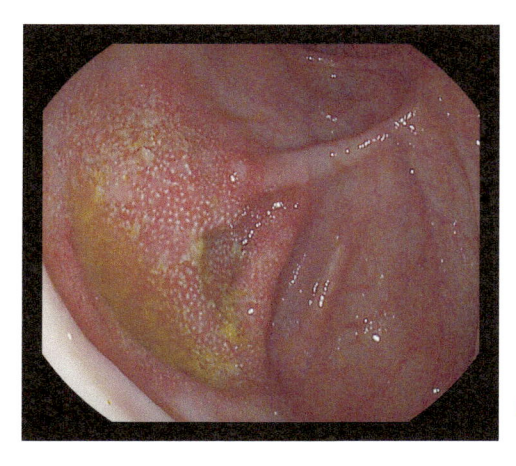

Fig. 47-13. Lesão focal periapendiceal na RCU.

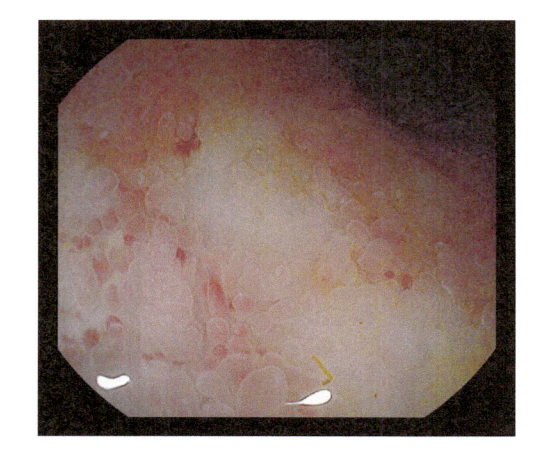

Fig. 47-14. Ileíte de refluxo.

CARACTERÍSTICAS FUNDAMENTAIS QUE FAVORECEM O DIAGNÓSTICO DE DOENÇA DE CROHN

A doença de Crohn (DC) pode afetar qualquer segmento do tubo digestivo, desde a boca até o ânus.[3] As lesões ocorrem de forma segmentar com áreas de lesões alternadas com áreas normais ou permeadas ou ao lado de áreas normais (Figs. 47-15 e 47-16).

As úlceras podem ser rasas ou profundas, estreladas, oblongas ou longitudinais e serpiginosas. As mais características são as úlceras longitudinais profundas (Figs. 47-17 a 47-19).[12] Outro aspecto sugestivo de DC é quando as úlceras longitudinais e estreladas são extensas e confluem, restando a mucosa edematosa entre elas, o aspecto se assemelha ao aspecto de paralelepípedos ou pedras de calçamento[9,12] (Fig. 47-20). As úlceras aftoides, que caracteristicamente são rasas e com menos de 5 mm de diâmetro com bordos enantematosos, são muito sugestivas de DC (Fig. 47-21).[13,14]

A mucosa ao cicatrizar pode deixar extensas áreas de retração cicatricial nacarada, até mesmo com pseudossaculações, pseudopólipos e pontes mucosas (Figs. 47-22 e 47-23).[14]

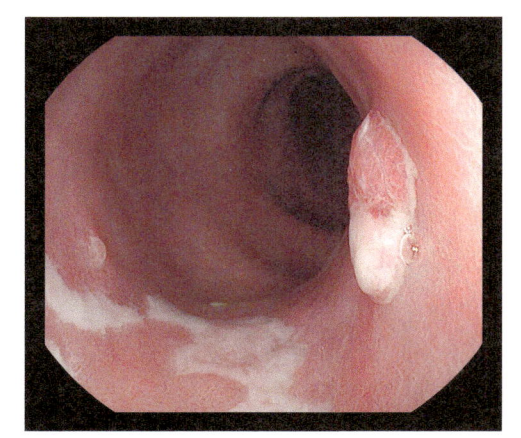

Fig. 47-15. Doença de Crohn, úlceras ao lado de áreas normais.

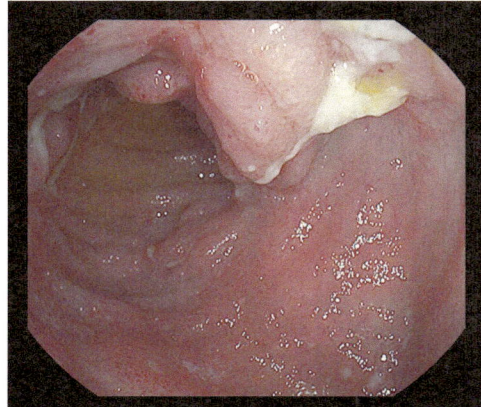

Fig. 47-16. Doença de Crohn, úlceras multiformes permeadas por áreas de mucosa normal.

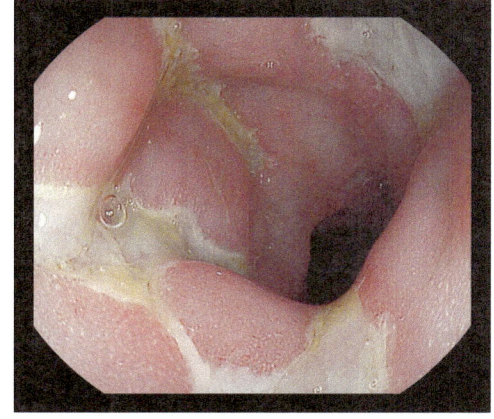

Fig. 47-17. Crohn, úlceras estreladas longitudinais confluentes.

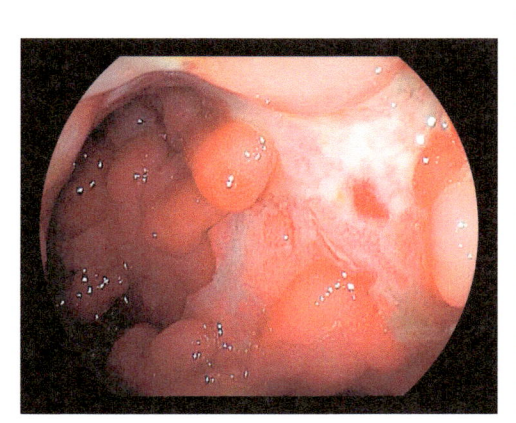

Fig. 47-18. Crohn, úlcera estrelada profunda.

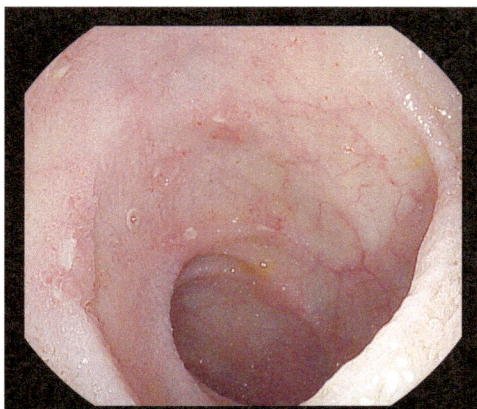

Fig. 47-19. Crohn leve de íleo com úlceras rasa e pequenas.

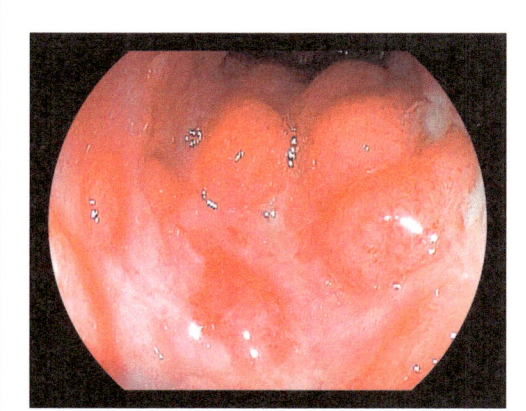

Fig. 47-20. Úlceras longitudinais, estreladas profundas e confluentes, deixando ilhas de mucosa edematosa que conferem à mucosa o aspecto de pedra de calçamento – *cobblestone*.

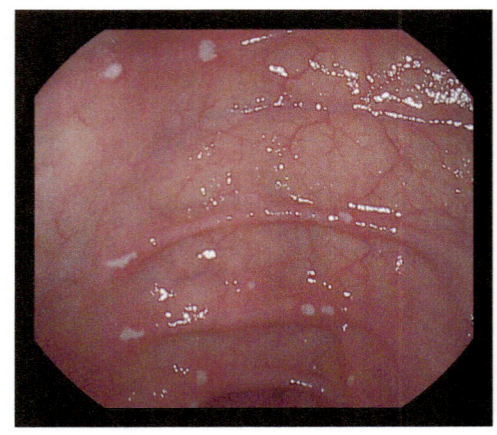

Fig. 47-21. Úlceras aftoides no cólon.

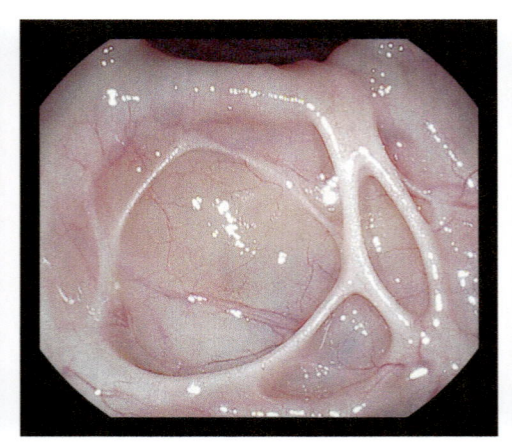

Fig. 47-22. Áreas cicatriciais com pseudossaculações de Crohn.

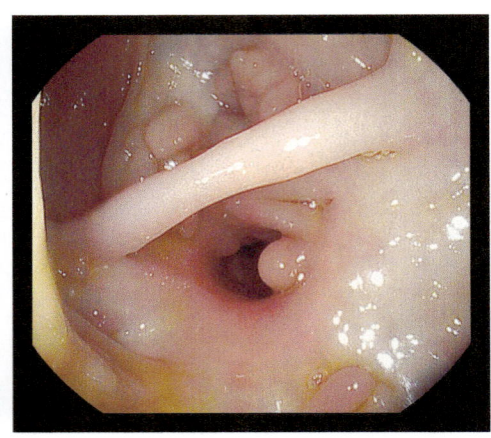

Fig. 47-23. DC cicatricial com pseudopólipos e ponte mucosa.

AVALIAÇÃO DE ATIVIDADE DAS DII
Escores de Atividade da RCU

Os índices ou escores de atividade são recomendados para uniformização da linguagem e por possibilitar comparações futuras sejam a ileocolonoscopia realizada pelo mesmo endoscopista ou não. Os únicos índices de avaliação endoscópica de atividade na RCU que foram formalmente validados são o índice de gravidade endoscópica da colite ulcerativa (UCEIS) e o índice colonoscópico de gravidade da colite ulcerativa (UCCIS).[15-18] No entanto, na prática clínica e nos ensaios clínicos o subescore endoscópico da clínica Mayo tem sido amplamente utilizado, embora não tenha sido propriamente validado (Quadros 47-2 a 47-4).[19]

Quadro 47-2. Índice de Gravidade Endoscópica da Colite Ulcerativa (UCEIS)[15,16]

Descritor	Pontuação	Definição
Padrão vascular	Normal (0)	Visualização clara dos vasos da submucosa
	Parcialmente obliterado (1)	Obliteração focal da visualização
	Obliterado (2)	Obliteração completa da visualização
Sangramento	Nenhum (0)	Sem sangue visível
	Mucosa (1)	Alguns pontos ou coágulos aderidos na superfície da mucosa que podem ser deslocados com a lavagem
	Leve na luz (2)	Algum líquido tingido de sangue na luz
	Moderado a grave na luz (3)	Franco sangramento na luz ou porejamento da mucosa hemorrágica
Erosões e úlceras	Nenhuma (0)	Sem erosões ou ulcerações visíveis
	Erosões (1)	Pequenas quebras de mucosa (≤ 5 mm) de coloração branca ou amarelada com bordos planos
	Úlceras superficiais (2)	Grandes quebras de mucosa (> 5 mm) recobertas com fibrina, mas que permanecem superficiais
	Úlceras profundas (3)	Grandes quebras de mucosa escavadas com bordos levemente elevados

Quadro 47-3. Índice Colonoscópico de Gravidade da Colite Ulcerativa (UCCIS)[17,18]

Lesão	Pontuação	Definição
Padrão vascular	0	Normal
	1	Visibilidade parcial dos vasos da submucosa
	2	Perda completa da visibilidade dos vasos
Granularidade	0	Normal ou levemente brilhante
	1	Fina
	2	Grosseira
Ulceração	0	Ausência de erosões ou ulcerações
	1	Erosões ou ulcerações puntiformes
	2	Numerosas úlceras rasas com exsudato mucopurulento
	3	Úlceras profundas escavadas
	4	Mucosa difusamente ulcerada com envolvimento > 30%
Sangramento-friabilidade	0	Nenhum
	1	Friabilidade ao toque do aparelho
	2	Sangramento espontâneo
Avaliação segmentar da gravidade endoscópica	0	Normal/remissão: visibilidade normal dos vasos da submucosa, sem sangramento, erosões, úlceras ou friabilidade
	1	Leve: enantema, diminuição ou perda do padrão vascular, fina granularidade, mas sem friabilidade ou sangramento espontâneo
	2	Moderada: friabilidade ao toque do aparelho, granularidade grosseira, erosões ou ulcerações puntiformes
	3	Grave: sangramento espontâneo ou úlceras grosseiras
Equação do escore UCCIS	5 segmentos – reto, sigmoide, descendente, transverso e ceco/ascendente	[3.1 × soma (padrão vascular nos 5 segmentos) + 3.6 × soma (granularidade nos 5 segmentos) + 3.5 × soma (ulcerações nos 5 segmentos) + 2.5 × soma (sangramento/friabilidade nos 5 segmentos)]
Avaliação global da gravidade (escala visual de 10 cm)		|-----|-----|-----|-----|-----|-----|-----|-----|-----|-----| Normal extremamente grave

Quadro 47-4. Subescore Endoscópico da Clínica Mayo[19]

Mayo 0	Mucosa com aspecto normal ou inativo cicatricial	Fig. 47-24
Mayo 1	**Doença leve** Enantema, perda do padrão vascular e discreta friabilidade.	Fig. 47-25
Mayo 2	**Doença moderada** Enantema evidente, perda do padrão vascular, exsudação, friabilidade e erosões	Figs. 47-26 e 47-27
Mayo 3	**Doença grave** Friabilidade espontânea e ulcerações	Figs. 47-28 e 47-29

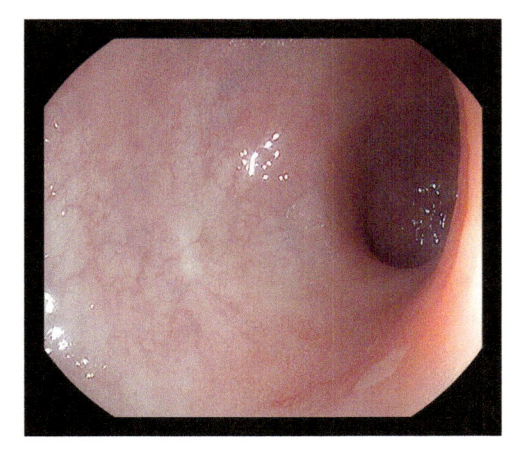

Fig. 47-24. Mayo 0 – doença inativa.

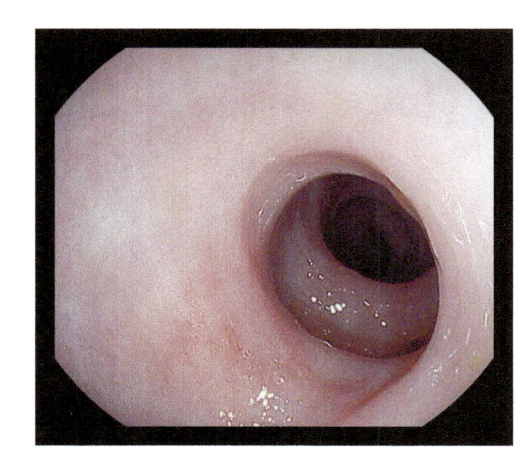

Fig. 47-25. Mayo 1 – edema com obliteração da visibilidade dos vasos da submucosa.

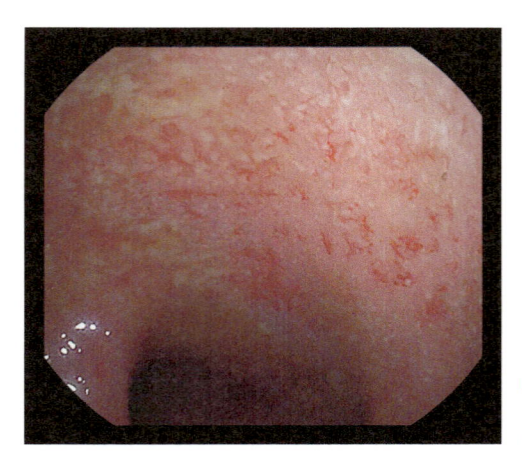

Fig. 47-26. Mayo 2 – exsudação e erosões puntiformes.

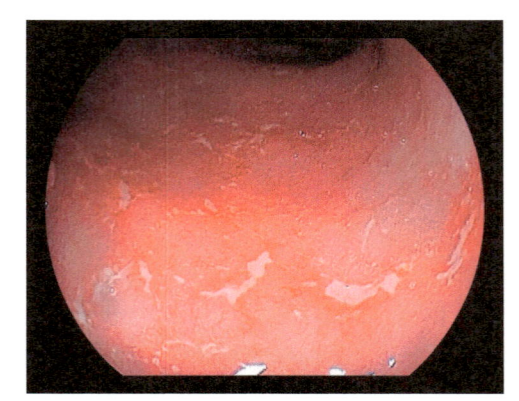

Fig. 47-28. Mayo 3 – presença de úlceras rasas, edema e pouca friabilidade.

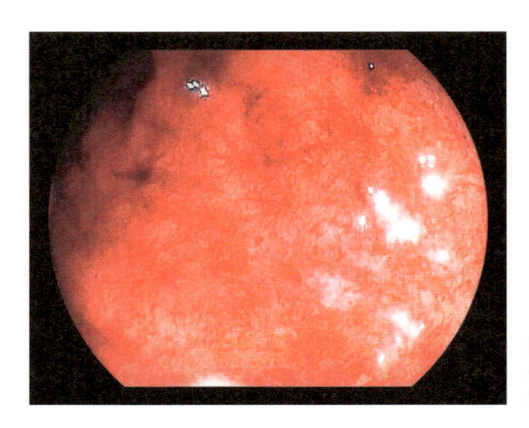

Fig. 47-27. Mayo 2 – exsudação, erosões e intensa friabilidade.

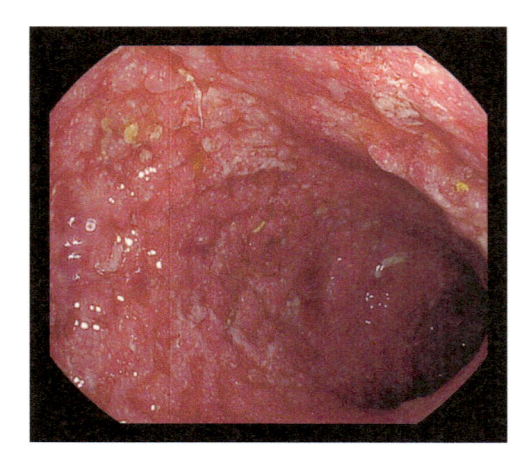

Fig. 47-29. Mayo 3 – edema, úlceras e friabilidade espontânea.

O primeiro escore endoscópico de atividade para avaliação da DC é o CDEIS.[20] O cálculo do escore total (0-44) é realizado pela avaliação da presença de úlceras rasas ou profundas, estenoses, a extensão das ulcerações e da mucosa inflamada nos cinco segmentos (reto, sigmoide/descendente, transverso, cólon direito e íleo) (Quadro 47-5). A diferenciação entre úlcera rasa e profunda é fundamental para o cálculo deste escore e possui um valor prognóstico (Figs. 47-30 a 47-33).

Em razão de certa complexidade do CDEIS, posteriormente foi desenvolvido um escore simplificado, o SES-CD, que possui excelente correlação com o CDEIS.[21] Neste escore não há distinção entre úlceras profundas e rasas e sim pelo tamanho das úlceras, além disto não leva em consideração se há atividade na estenose ou não. Apresentado no Quadro 47-6.

Outro capítulo importante na doença de Crohn é a avaliação da recidiva pós-operatória.

Ainda existem muitos pacientes que necessitam de ressecção cirúrgica. Após a ressecção ileocólica a recidiva endoscópica é de 60 a 70% após 6 a 12 meses, enquanto a incidência cumulativa de recorrência sintomática está em torno de 50% aos três anos. A avaliação da presença de lesões endoscópicas e suas características pode predizer o curso clínico subsequente. Com o objetivo de estratificar e caracterizar as lesões, o risco envolvido, foi desenvolvido um escore para avaliação endoscópica chamado escore de Rutgeerts (Quadro 47-7).[22]

Os graus de recidiva são representados nas Figuras 47-34 a 47-42.

Quadro 47-5. Índice Endoscópico de Gravidade para Doença de Crohn (CDEIS)[20]

	Íleo	Cólon direito	Cólon transverso	Cólon esquerdo	Reto	Total
Úlceras profundas (12, se presente; 0, se ausente)	___ +	___ +	___ +	___ +	___ +	Total 1
Úlceras superficiais (6, se presente; 0, se ausente)	___ +	___ +	___ +	___ +	___ +	Total 2
Superfície atingida pela doença (0-10 cm)	___ +	___ +	___ +	___ +	___ +	Total 3
Superfície ulcerada (0 -10 cm)	___ +	___ +	___ +	___ +	___ +	Total 4

Total 1 + Total 2 + Total 3 + Total 4 = TOTAL A
Número de segmentos explorados (n = 1-5) n
TOTAL A/n = TOTAL B
Estenose ulcerada (3, se presente; 0, se ausente) C
Estenose não ulcerada (3, se presente; 0, se ausente) D

TOTAL B + C + D = CDEIS

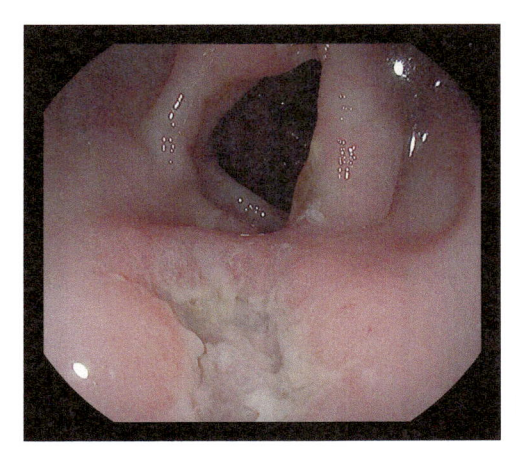

Fig. 47-30. Úlcera profunda na DC.

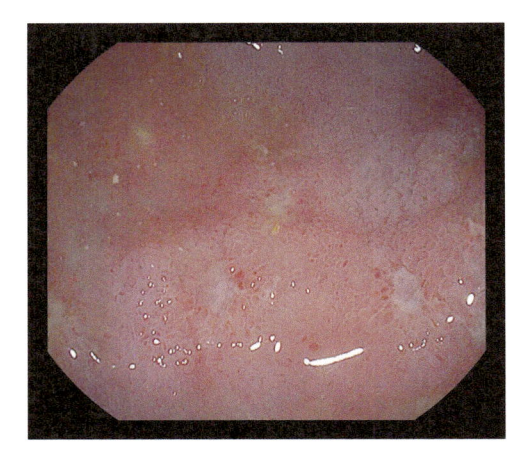

Fig. 47-32. DC, úlceras rasas no íleo terminal.

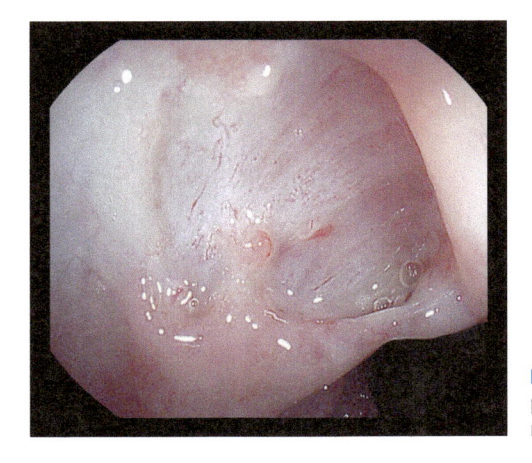

Fig. 47-31. DC, úlcera profunda chegando à muscular.

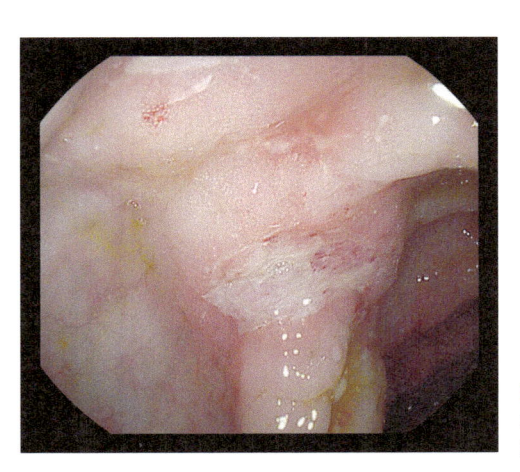

Fig. 47-33. DC, com úlceras mais extensas, porém rasas.

Quadro 47-6. Escore Simplificado de Atividade para Doença de Crohn (SES-CD)[21]

A				
Variável	**0**	**1**	**2**	**3**
Tamanho das úlceras (cm)	Nenhuma	Úlceras aftosas (0,1-0,5 cm)	Úlceras grandes (0,5-2,0 cm)	Úlceras muito grandes (> 2 cm)
Superfície ulcerada (%)	Nenhuma	< 10%	10-30%	> 30%
Superfície afetada (%)	Nenhuma	< 50%	50-75%	> 75%
Presença de estenoses	Nenhuma	Simples, transponível	Múltiplas, transponíveis	Intransponível

B						
	Íleo	**Cólon direito**	**Cólon transverso**	**Cólon esquerdo**	**Reto**	**Total**
Úlceras	____+	____+	____+	____+	____+	Total 1
Superfície atingida	____+	____+	____+	____+	____+	Total 2
Superfície ulcerada	____+	____+	____+	____+	____+	Total 3
Estenoses	____+	____+	____+	____+	____+	Total 4

TOTAL 1 + TOTAL 2 + TOTAL 3 + TOTAL 4 = SES-CD

Quadro 47-7. Escore para Avaliação da Recidiva Pós-Operatória na DC, após Ressecção Ileocólica – Escore de Rutgeerts[22]

	Avaliação do íleo neoterminal
Grau 0 (i0)	Ausência de lesões
Grau 1 (i1)	≤ 5 lesões aftoides
Grau 2 (i2)	> 5 lesões aftoides, com mucosa normal entre as lesões, ou áreas salteadas de lesões grandes ou lesões (< 1,0 cm) confinadas à anastomose ileocólica
Grau 3 (i3)	Ileíte difusa aftoide, com mucosa difusamente inflamada
Grau 4 (i4)	Inflamação difusa, com úlceras grandes, nodulações e/ou estenose

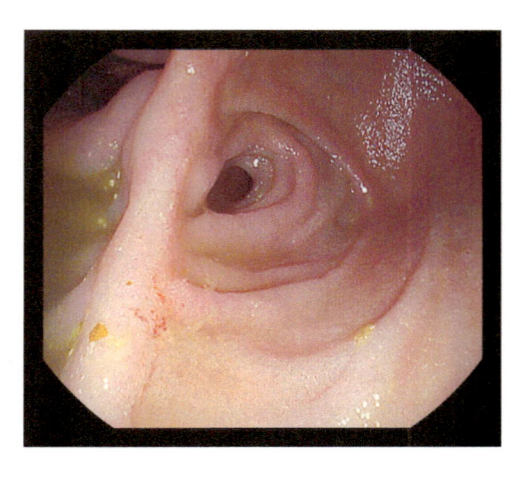

Fig. 47-34. Anastomose sem lesões – Rutgeerts i0.

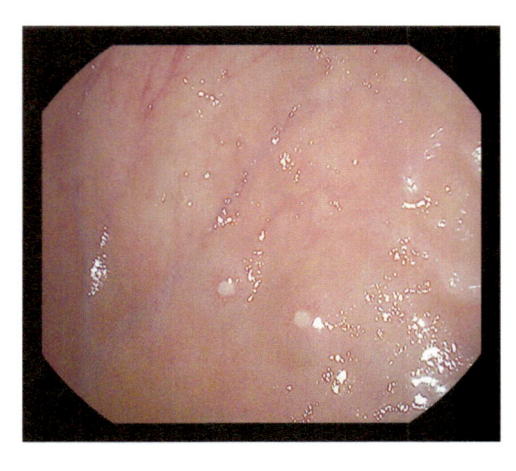

Fig. 47-35. Presença de menos de 5 úlceras aftoides no íleo neoterminal – Rutgeerts i1.

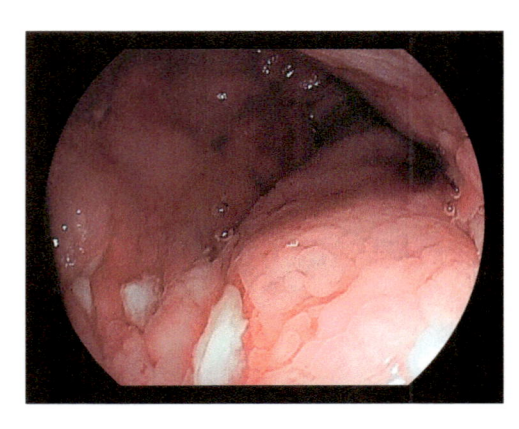

Fig. 47-36. Presença de úlceras profundas, algumas maiores do que 1 cm ao lado de segmento de mucosa normal – Rutgeerts i2.

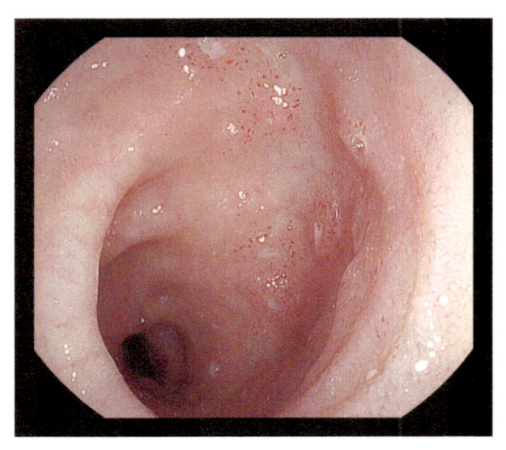

Fig. 47-37. Presença de mais de 5 úlceras aftoides no íleo – Rutgeerts i2.

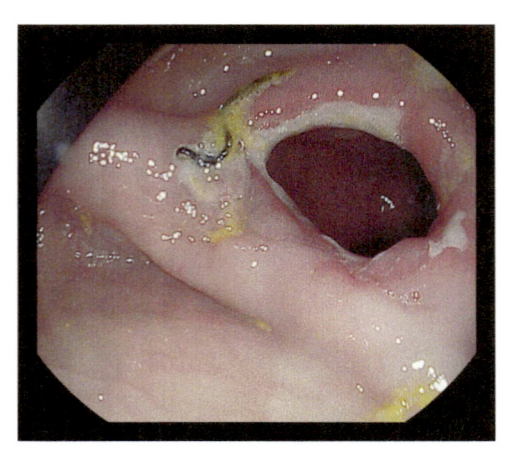

Fig. 47-38. Úlcera confinada à anastomose – Rutgeerts i2.

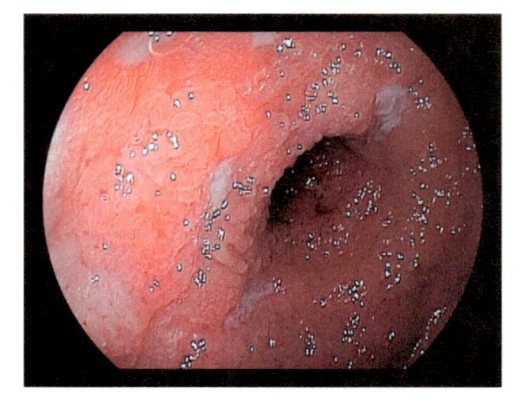

Fig. 47-39. Úlceras no íleo neoterminal com mucosa inflamada entre elas – Rutgeerts i3.

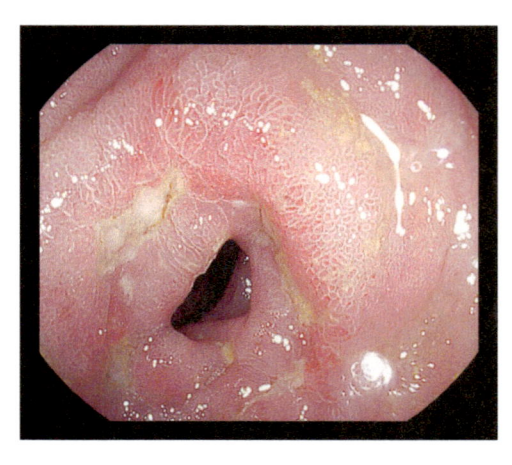

Fig. 47-40. Rutgeerts i3.

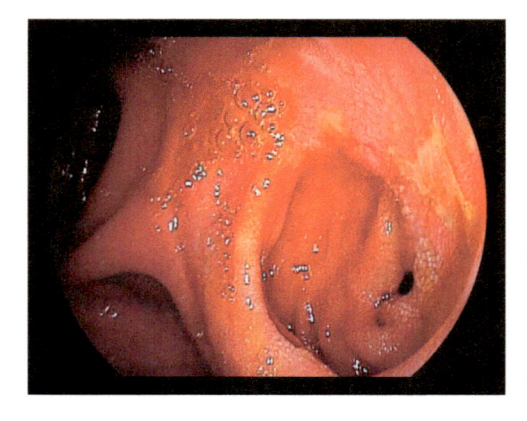

Fig. 47-41. Área de anastomose normal, porém com íleo neoterminal com úlcera extensa e estenose – Rutgeerts i4.

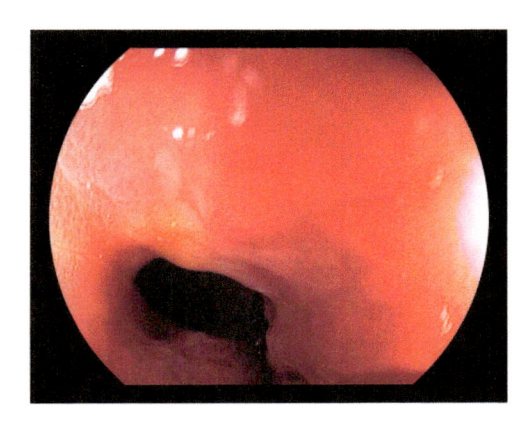

Fig. 47-42. Estenose ao nível da anastomose com úlcera – Rutgeerts i4.

REFERÊNCIAS BIBLIOGRÁFICAS

1. American Society for Gastrointestinal Endoscopy Standards of Practice C, Shergill AK, Lightdale JR et al. The role of endoscopy in inflammatory bowel disease. Gastrointest Endosc. 2015;81:1101-21 e1-13.
2. Maaser C, Sturm A, Vavricka SR et al. ECCO-ESGAR Guideline for Diagnostic Assessment in IBD Part 1: Initial diagnosis, monitoring of known IBD, detection of complications. J Crohns Colitis. 2019;13:144-164.
3. Gomollon F, Dignass A, Annese V et al. 3. EUROPEAN Evidence-based consensus on the diagnosis and management of Crohn's disease 2016: Part 1: Diagnosis and medical management. J Crohns Colitis. 2016.
4. Chang S, Malter L, Hudesman D. Disease monitoring in inflammatory bowel disease. World J Gastroenterol. 2015;21:11246-59.
5. Shah SC, Colombel JF, Sands BE et al. Mucosal Healing Is Associated With Improved Long-term Outcomes of Patients With Ulcerative Colitis: A Systematic Review and Meta-analysis. Clin Gastroenterol Hepatol. 2016;14:1245-1255 e8.
6. Shah SC, Colombel JF, Sands BE et al. Systematic review with meta-analysis: mucosal healing is associated with improved long-term outcomes in Crohn's disease. Aliment Pharmacol Ther. 2016; 43:317-33.
7. Fausel RA, Kornbluth A, Dubinsky MC. The First Endoscopy in Suspected Inflammatory Bowel Disease. Gastrointest Endosc Clin N Am. 2016;26:593-610.
8. Tontini GE, Vecchi M, Pastorelli L et al. Differential diagnosis in inflammatory bowel disease colitis: state of the art and future perspectives. World J Gastroenterol. 2015;21:21-46.
9. Annese V, Daperno M, Rutter MD et al. European evidence based consensus for endoscopy in inflammatory bowel disease. J Crohns Colitis. 2013;7:982-1018.
10. Carter D, Eliakim R. Current role of endoscopy in inflammatory bowel disease diagnosis and management. Curr Opin Gastroenterol. 2014;30:370-7.
11. Silverberg MS, Satsangi J, Ahmad T et al. Toward an integrated clinical, molecular and serological classification of inflammatory bowel disease: report of a Working Party of the 2005 Montreal World Congress of Gastroenterology. Can J Gastroenterol. 2005;19 Suppl A:5A-36A.
12. Lee JM, Lee KM. Endoscopic Diagnosis and Differentiation of Inflammatory Bowel Disease. Clin Endosc. 2016;49:370-5.
13. Moran CP, Neary B, Doherty GA. Endoscopic evaluation in diagnosis and management of inflammatory bowel disease. World J Gastrointest Endosc. 2016;8:723-732.
14. Spiceland CM, Lodhia N. Endoscopy in inflammatory bowel disease: Role in diagnosis, management, and treatment. World J Gastroenterol. 2018;24:4014-4020.
15. Travis SP, Schnell D, Krzeski P et al. Developing an instrument to assess the endoscopic severity of ulcerative colitis: the Ulcerative Colitis Endoscopic Index of Severity (UCEIS). Gut. 2012;61:535-42.
16. Thia KT, Loftus EV, Jr., Pardi DS et al. Measurement of disease activity in ulcerative colitis: interobserver agreement and predictors of severity. Inflamm Bowel Dis. 2011;17:1257-64.
17. Samuel S, Bruining DH, Loftus EV Jr et al. Validation of the ulcerative colitis colonoscopic index of severity and its correlation with disease activity measures. Clin Gastroenterol Hepatol. 2013;11:49-54 e1.
18. Neumann H, Neurath MF. Ulcerative colitis: UCCIS--a reproducible tool to assess mucosal healing. Nat Rev Gastroenterol Hepatol. 2012;9:692-4.
19. Schroeder KW, Tremaine WJ, Ilstrup DM. Coated oral 5-aminosalicylic acid therapy for mildly to moderately active ulcerative colitis. A randomized study. N Engl J Med. 1987;317:1625-9.
20. Mary JY, Modigliani R. Development and validation of an endoscopic index of the severity for Crohn's disease: a prospective multicentre study. Groupe d'Etudes Therapeutiques des Affections Inflammatoires du Tube Digestif (GETAID). Gut. 1989;30:983-9.
21. Daperno M, D'Haens G, Van Assche G et al. Development and validation of a new, simplified endoscopic activity score for Crohn's disease: the SES-CD. Gastrointest Endosc. 2004;60:505-12.
22. Rutgeerts P, Geboes K, Vantrappen G et al. Predictability of the postoperative course of Crohn's disease. Gastroenterology. 1990;99:956-63.

CAPÍTULO 48
COLITES INFECCIOSAS

Carmen Ruth Manzione Nadal ▪ Sidney Roberto Nadal ▪ José Luiz Paccos

INTRODUÇÃO

As infecções são doenças muito frequentes no mundo até hoje. No século XIX, houve predomínio dos agentes bacterianos, o diagnóstico era feito na fase avançada, e o tratamento era apenas sintomático. Não havia drogas antimicrobianas e muitos dos pacientes morriam. Eram os casos de cólera, tifo, sífilis e tuberculose. Com a descoberta dos antibióticos, essas doenças passaram a ser tratadas, e os pacientes não sucumbiam mais por esses motivos.

No final do século XX, as infecções virais começaram a prevalecer, principalmente pelo herpes-vírus simples e o vírus da imunodeficiência humana (HIV). Nesse último, há comprometimento do sistema imunológico, levando o paciente a se infectar por germes oportunistas. O tempo de vida era sabidamente curto após o diagnóstico. Rapidamente havia falência dos órgãos e evolução para óbito. Com o advento dos antirretrovirais, a imunidade foi restabelecida, a doença bem controlada e o tempo de sobrevivência têm aumentado. Agora, neste início do século XXI, afecções que eram frequentes no passado e consideradas como controladas ressurgiram numa escala assustadora. Isto é explicado pela dificuldade em diagnosticá-las, uma vez que os profissionais de saúde não estejam mais habituados a vê-las. Tivemos que reaprender a diagnosticar e tratar doenças, tanto bacterianas, como virais que ficaram resistentes às terapias mais usuais.

Com a melhora da imunidade, os pacientes HIV positivos passaram a viver mais e melhor, mesmo com alterações no seu sistema imunológico. Entretanto, houve a volta de doenças comuns com características incomuns, como é o caso do herpes hipertrófico, que simula tumor maligno,[1] e da retite pela *Chlamydia trachomatis*, cepa linfogranuloma (LGV), que sugere o diagnóstico de doença inflamatória do intestino (DII).[2]

Ao lado dessas, houve aumento das colites inflamatórias provocadas por alimentos industrializados em imunocompetentes. E naqueles com DII, com necessidade de tratamento com terapia biológica, têm sido vistas infecções oportunistas pelo citomegalovírus (CMV), herpes, tuberculose e as infecções sexualmente transmissíveis, como pelo papilomavírus humano (HPV).

As colites infecciosas são simuladoras das doenças inflamatórias do intestino. Após a ingestão de alimento contaminado, as bactérias e vírus aderem na parede, impedindo a absorção de água e provocando diarreia. Quando existe contaminação por uma bactéria mais agressiva, ela invade a mucosa e a submucosa provocando edema, hiperemia, ulceração, diarreia com muco e sangue e hiperplasia linfoide. Essa hiperplasia é observada frequentemente no íleo, ceco e reto. Quando essas bactérias são destruídas, após serem fagocitadas, liberam substâncias tóxicas, e os sintomas gerais aparecem, como febre, mal-estar, toxemia, diarreia ou disenteria.

Os sintomas iniciais das colites infecciosas são diarreia, dor abdominal e febre que têm duração de 5 a 7 dias. É a chamada diarreia aguda, 80 a 85% das vezes são limitadas. Mas, se houver baixa de imunidade e/ou a bactéria for enteropatogênica e as fezes líquidas persistirem durante 30 dias ou mais, com três episódios ou mais ao dia, é chamada de diarreia crônica.

A colonoscopia tem papel fundamental no diagnóstico diferencial das diarreias quando o hemograma já não é infeccioso, e a coprocultura é negativa. Está contraindicada na infecção aguda pelo risco de bacteriemia, megacólon tóxico e perfuração, pela friabilidade.

Naqueles pacientes com diarreia crônica que apresentam três amostras de fezes e coprocultura negativas, a colonoscopia estará indicada. Biópsias devem ser feitas mesmo que a mucosa esteja normal. Está recomendado retirar 4 a 6 fragmentos do íleo, ceco e reto (duas por segmento). Há aumento do tecido linfoide nesses locais, apresentando por isso maior probabilidade de se fazer o diagnóstico.[3-7]

As colites bacterianas mais comuns são as diagnosticadas pela coprocultura. Nesses casos, se a colonoscopia for solicitada, e esse último não foi realizado, os achados endoscópicos podem sugerir DII ou doenças de tratamento cirúrgico.

A *Escherichia coli* simula retocolite ulcerativa inespecífica (RCUI), ou se a cepa é enteroinvasiva, pode sugerir colite isquêmica.

A *Salmonella*, bacilo Gram-negativo, promove edema e hiperemia em especial na região ileocecal, simulando doença de Crohn.

A *Shigella*, cocos Gram-negativos, promove disenteria, sugerindo diverticulite no indivíduo com diverticulose.

O *Clostridium difficile*, bacilo Gram-negativo, também chamado de colite pseudomembranosa, se assemelha à colite isquêmica. Surge após o uso de antimicrobianos. Esse agente produz citotoxina que provoca erosões com placas aderentes branco-amareladas (Figs. 48-1 e 48-2).

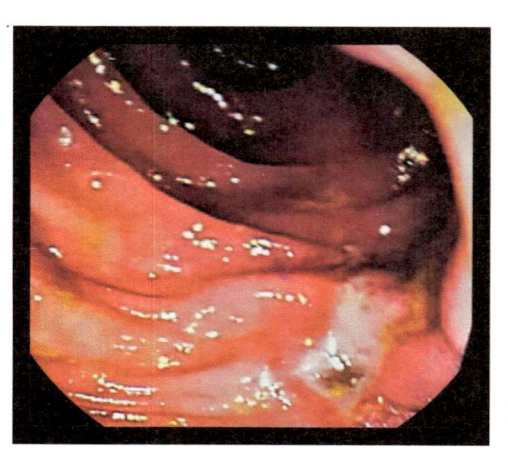

Fig. 48-1. Colite por *Shigella*.

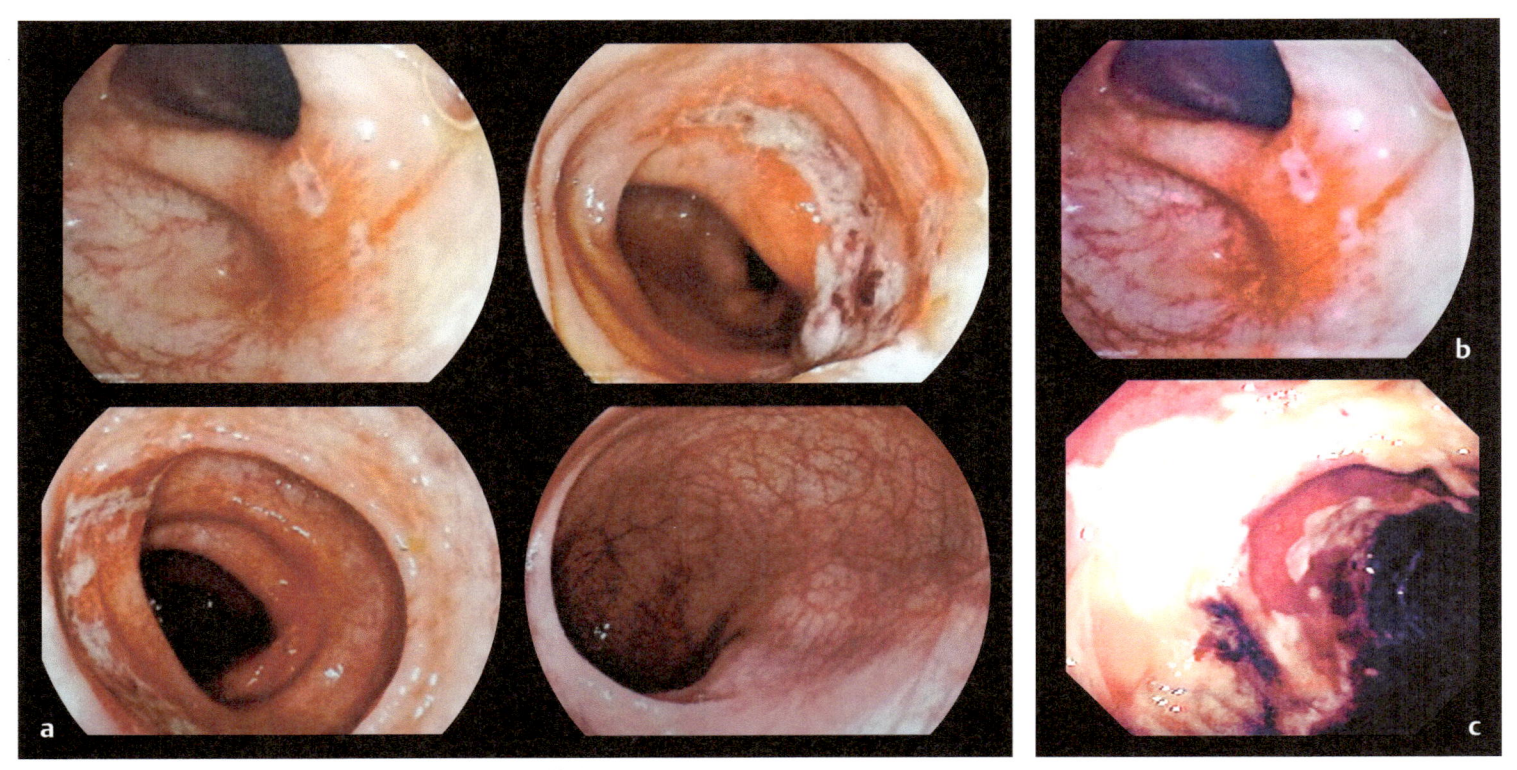

Fig. 48-2. (a-c) Colite pseudomembranosa (*Clostridium difficile*).

TUBERCULOSE

Aparece nos pacientes imunossuprimidos de longa data, naqueles com a doença inflamatória intestinal ou artrite reumatoide em uso de terapia biológica e imunossupressores,[8] em transplantados e na vigência de quimioterapia ou corticoterapia.[9] Tanto o *Mycoplasma tuberculosis* como o *M. bovis* provocam alterações na mucosa intestinal que simulam DII principalmente, doença de Crohn.[10] Suas úlceras características são transversais ao cólon, mas podem ser longitudinais. A cultura é negativa normalmente, e o diagnóstico é firmado pelo encontro do granuloma com o bacilo de Koch, o que é raro. A imuno-histoquímica deve ser realizada para esclarecer o diagnóstico como exame auxiliar. É mais comum encontrar o granuloma na submucosa do intestino e desta forma aconselha-se a retirar nova amostra do local, onde a biópsia foi feita para concluir o diagnóstico. Lembrar que o PPD na maioria das vezes não é reator, o que não deve excluir o diagnóstico de tuberculose (Fig. 48-3).[11]

HIV

No paciente imunodeprimido pelo HIV com linfócitos T CD4 abaixo de 200/mm^3 e carga viral elevada, a etiologia infeciosa deve ser considerada nas colites tanto ulcerativas, como não ulcerativas.[5-7] Nesses pacientes há diminuição dos anticorpos, e as infecções oportunistas acontecem simulando DII inespecíficas. Nos pacientes que usam a terapia antirretroviral (TARV) e com CD4 acima de 500/mm^3, as reações imunológicas são anormais, e pode ocorrer a síndrome inflamatória da recuperação imunológica (SIRI), ou doença do rebote imunológico. Essas são reações inflamatórias exacerbadas a um agente que se encontrava numa fase latente. Ocorre piora paradoxal de doença conhecida, promovendo quadros inflamatórios intensos (reação antígeno-anticorpo) simulando DII inespecífica. Além de tratar o agente causador, devemos medicar também com corticosteroides em dose anti-inflamatória (Figs. 48-4 e 48-5).

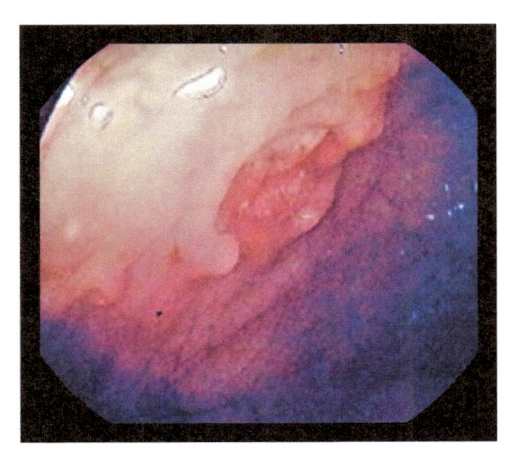

Fig. 48-3. Tuberculose.

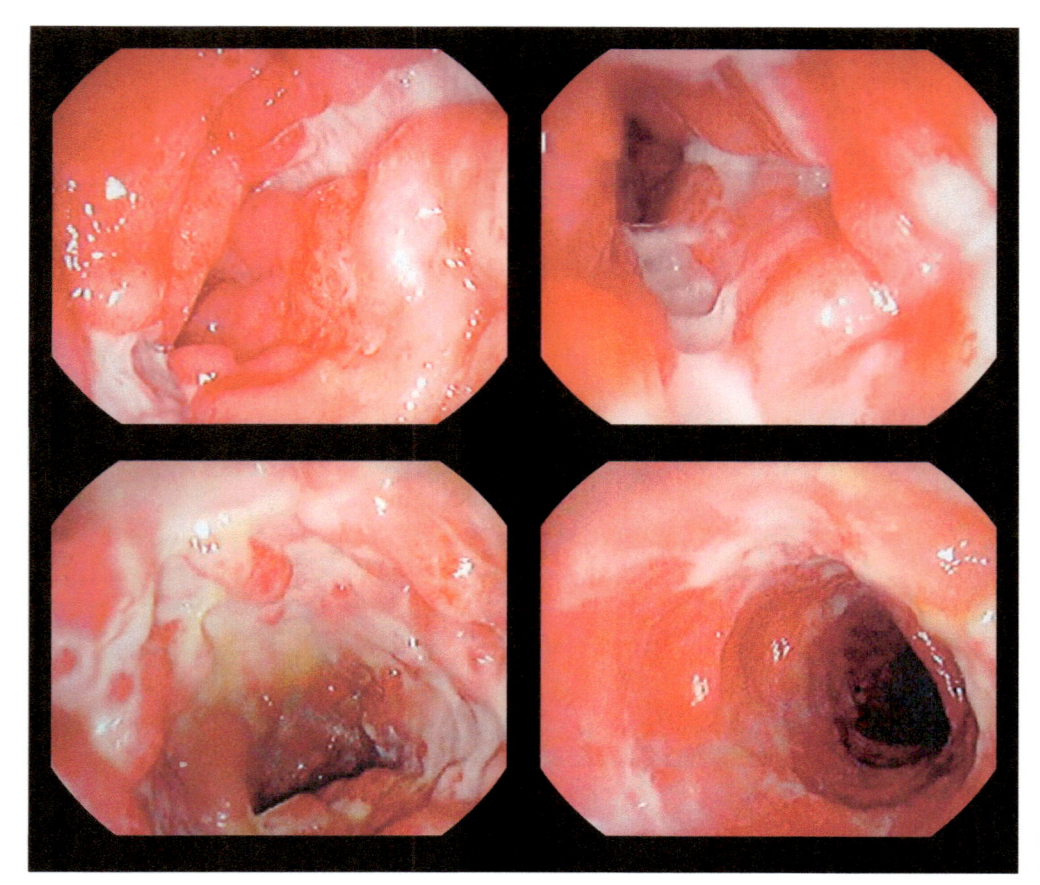

Fig. 48-4. Síndrome inflamatória da resposta imune (tuberculose).

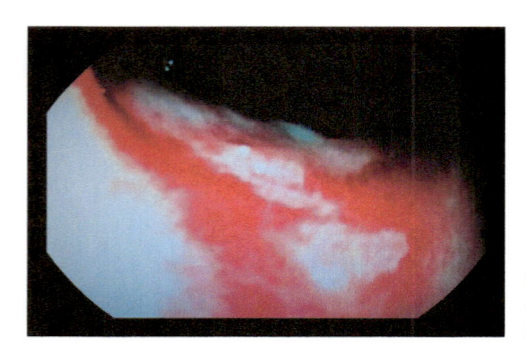

Fig. 48-5. Sarcoma de Kaposi + linfogranuloma retal.

RETITES DISTAIS

As retites mais comuns são as provocadas pela Clamídia, gonococo, herpes e treponema. No paciente HIV positivo, além desses, o CMV também deve ser considerado.

Desde 2003, trabalhos vinham mostrando o reaparecimento das infecções pela Clamídia, tipo LGV em Amsterdã,[12] Barcelona,[13] Toronto e São Francisco como a causa de proctites distais de difícil diagnóstico.[14,15] As afecções têm características semelhantes às da RCUI distal, diferenciando-se pela presença de pródromos, simulando quadro gripal, com febre, comprometimento do estado geral e dor retal.

A indicação de colonoscopia nesses casos é a dor retal acompanhada de secreção, febre e tenesmo. Durante o exame notam-se ulcerações rasas e profundas, edema, hiperemia, friabilidade e secreção mucopurulenta no reto distal. Pode haver pseudopólipos. O resultado anatomopatológico será processo inflamatório crônico inespecífico, por vezes com agudização, semelhante ao encontrado nas DII.

Em 2018, Morgado e Carraro mostraram que 55% das retites distais foram causadas por Clamídia LGV.[13] Boutin *et al.* observaram que 86% das retites no Canadá foram causadas por Clamídia.[16] Em Washington, em 2012, houve 1.400.000 de casos de Clamídia, a maioria das infecções era retal.[17] Lourtet-Hascoct *et al.* relataram que 49% das retites distais foram por LGV, 32% por gonococo e 12% têm associação de ambos, revelando uma verdadeira epidemia (Figs. 48-6 e 48-7).[18]

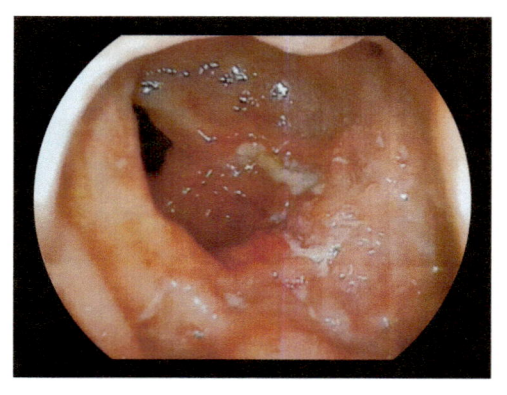

Fig. 48-6. Retite distal por linfogranuloma.

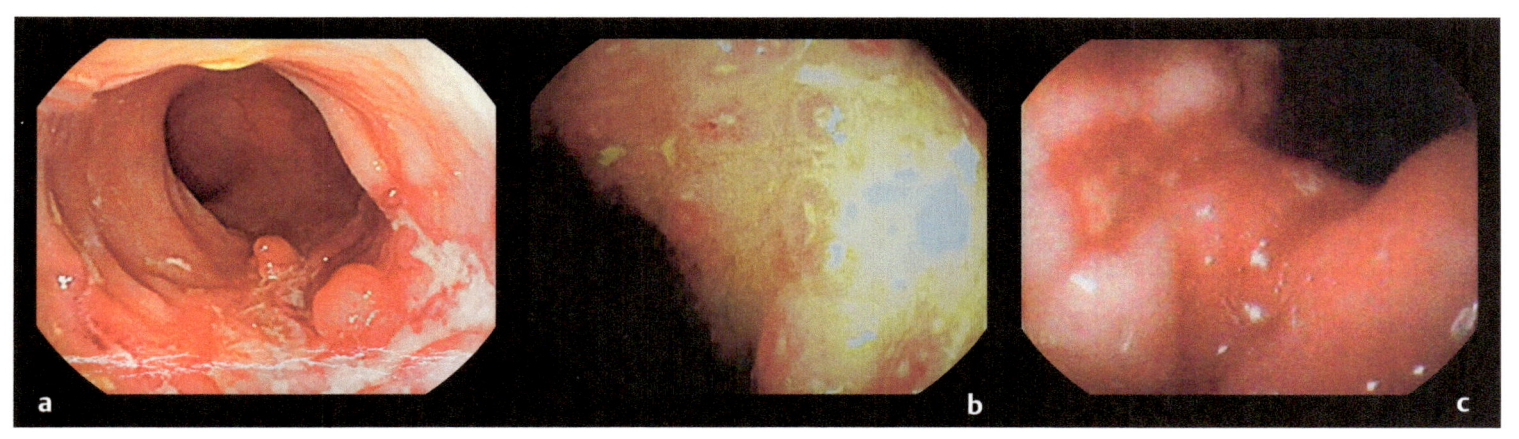

Fig. 48-7. (a-c) Linfogranuloma.

GONORREIA
A gonorreia também é uma causa de retite distal que deve ser lembrada quando encontramos secreção purulenta, e a história do paciente refere o aparecimento de sintomas 24 a 48 horas após a relação anal desprotegida (Figs. 48-8 e 48-9).

SÍFILIS
É conhecida como a "grande imitadora". Pode simular tanto lesão tumoral, como adenocarcinoma, assim como úlcera isolada do reto.[19] A biópsia pode mostrar processo inflamatório crônico inespecífico, se o patologista não for avisado da suspeita, ou processo inflamatório granulomatoso semelhante à doença de Crohn. Nesses casos, os testes treponêmicos e não treponêmicos devem ser pedidos para confirmação diagnóstica (Fig. 48-10).

COLITES FÚNGICAS
As colites fúngicas são encontradas nos pacientes imunocomprometidos.[20] Assim, se nos depararmos com quadros de moniliase colônica, a AIDS deve ser pensada.

COLITES VIRAIS
O citomegalovírus (CMV) é causa comum nos pacientes HIV positivos com imunidade diminuída e em 16% dos pacientes com DII em tratamento com terapia biológica. A colonoscopia com biópsia, o PCR para CMV e imuno-histoquímica devem ser realizados.

Já o herpes simples aparece também nos imunocompetentes, mas o anatomopatológico revela o diagnóstico quando mostra as inclusões virais (Fig. 48-11).

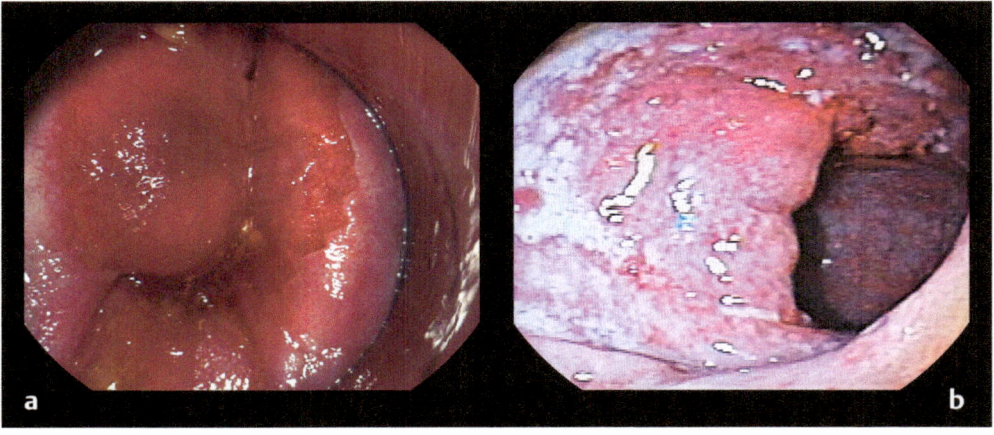

Fig. 48-8. (a, b) Gonorreia.

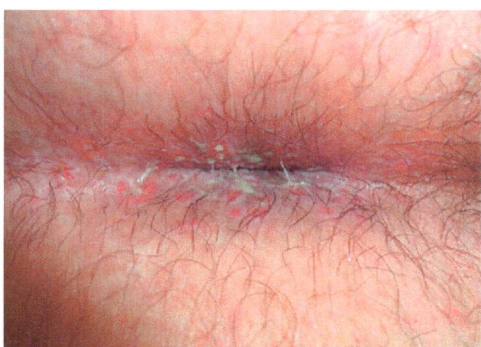

Fig. 48-9. Dermatite perianal por gonococo.

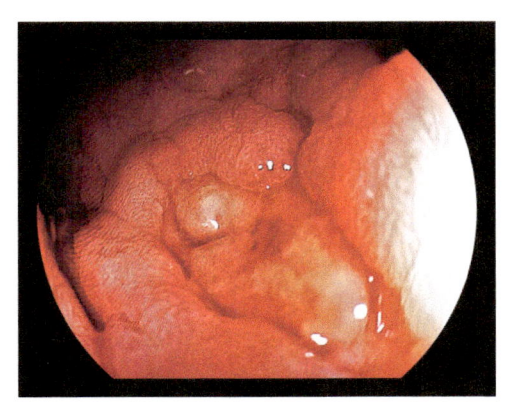

Fig. 48-10. Sífilis.

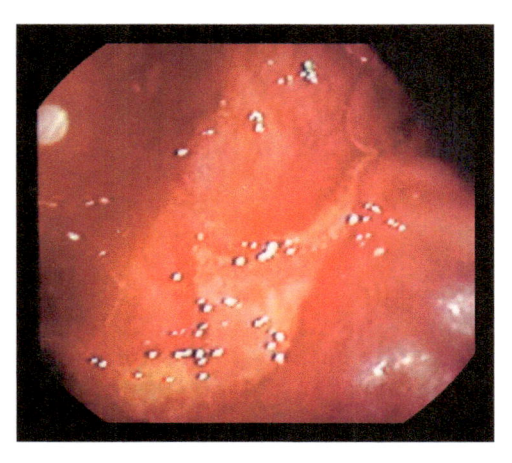

Fig. 48-11. Citomegalovírus.

HPV

O HPV vem sendo encontrado além do canal anal, atingindo a mucosa retal, confundindo-se com lesões de crescimento lateral (LST) e pólipos. O exame anatomopatológico mostra neoplasia intraepitelial de baixo ou alto grau.

Zandberg *et al.* mostraram transformação para câncer entre 9 e 13% nos pacientes não tratados e em 1,2% dos tratados.[21]

O tratamento do HPV deve visar à eliminação da área alterada para que não haja transformação para o carcinoma e lembrando que o acometimento da displasia vai até a camada basal. Assim o método ablativo ou de cauterização aplicado deve ser superficial, não ultrapassando a camada basal.

Não há na literatura consenso sobre o tratamento ideal. Caso as lesões forem extensas na mucosa retal, a cauterização elétrica deve ser evitada pelo risco de estenose. Nessa eventualidade, pode ser substituída pelo plasma de argônio,[22] mais superficial, podendo ser aplicado em área extensa, sem levar à estenose. Quando necessárias, várias sessões parecem ser a melhor opção. Utilizamos essa alternativa, com sucesso, em um paciente, que permanece sem lesões há 18 meses (Vídeo 48-1).

O acompanhamento é importante, pois 84% dos pacientes com erradicação das lesões clínicas apresentavam alterações na citologia e/ou colposcopia anal.[5-7] Sugerimos esses exames na ausência de lesões pelo HPV, logo após o tratamento, para identificação das lesões subclínicas remanescentes. Reavaliar a cada seis meses durante pelo menos dois anos. Para os pacientes imunodeprimidos, indicamos citologia anal anual após esses dois anos e na ausência de lesões pelo HPV (Figs. 48-12 a 48-16).

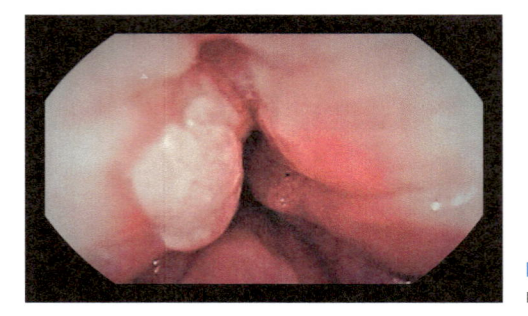

Fig. 48-12. Condiloma no canal anal.

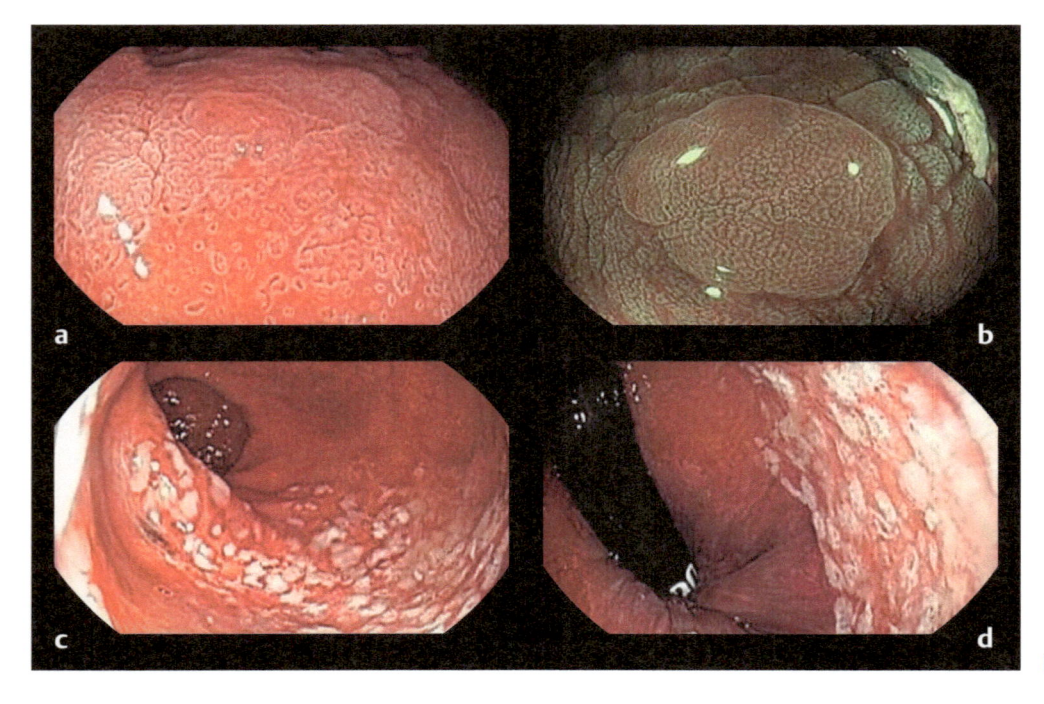

Fig. 48-13. HPV retal com magnificação.

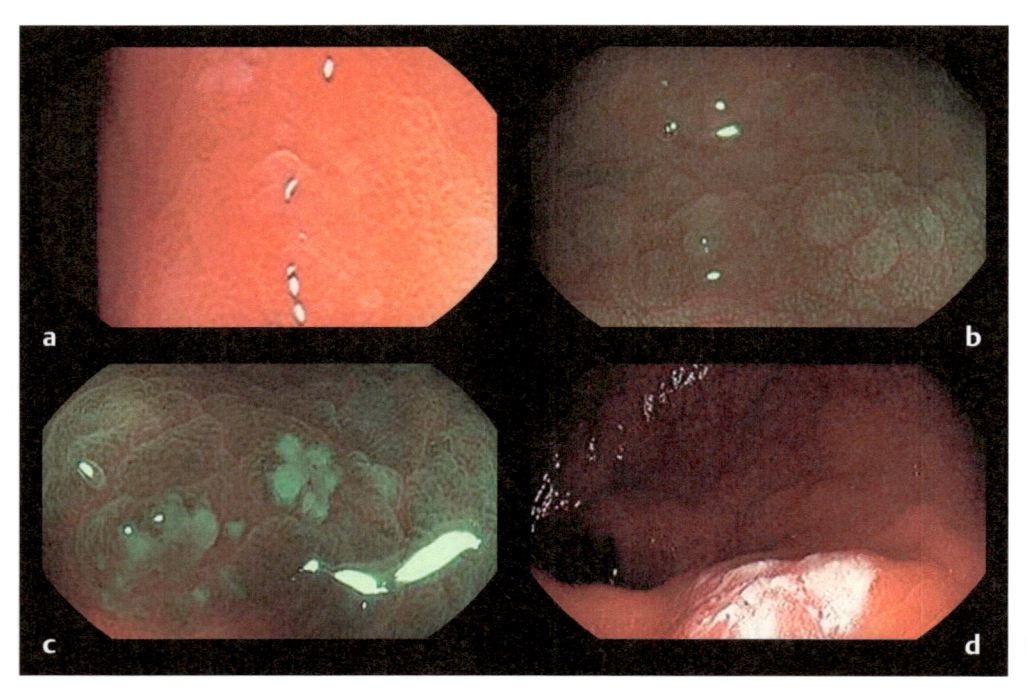

Fig. 48-14. HPV anal com magnificação após aplicação de plasma de argônio.

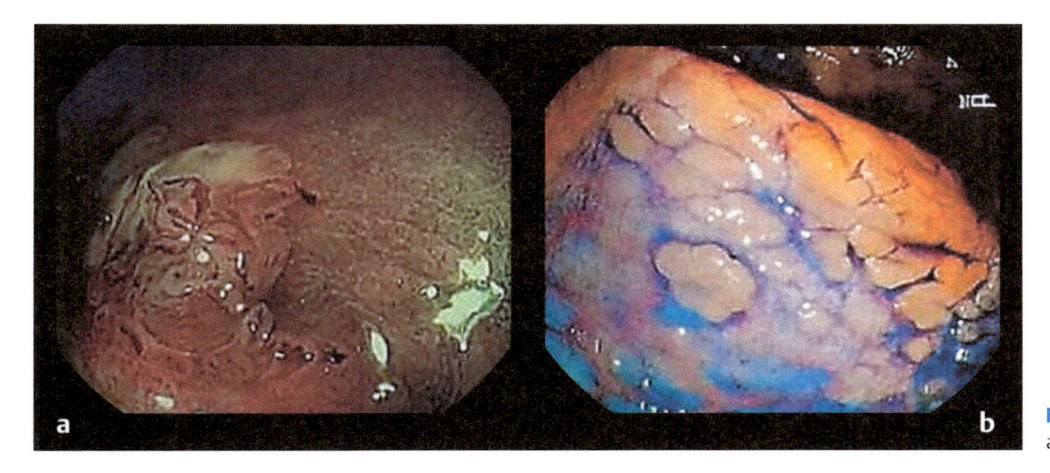

Fig. 48-15. Neoplasias intraepiteliais retais de (a) alto e (b) baixo graus (papilomavírus humano).

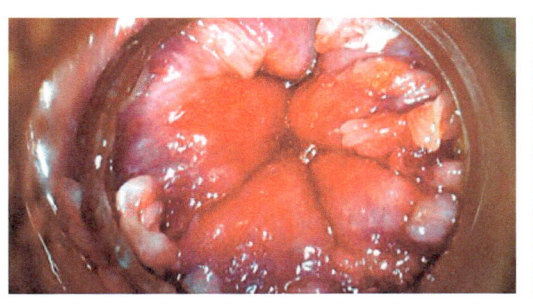

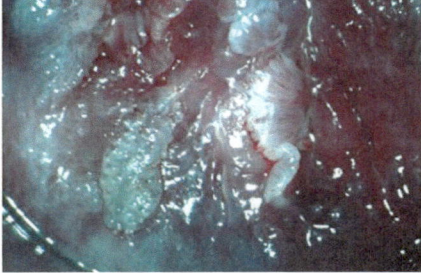

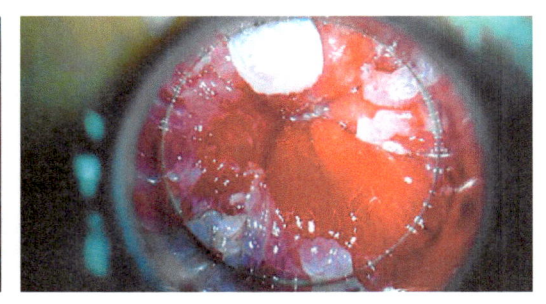

Fig. 48-16. Condilomas no canal anal vistos pela colposcopia anal.

REFERÊNCIAS BIBLIOGRÁFICAS

1. Nadal SR, Calore EE, Manzione CR, Horta SC, Ferreira AF, Almeida LV. Hypertrophic herpes simplex simulating anal neoplasia in AIDS patients: report of five cases Dis Colon Rectum. 2005;48(12):2289-93.
2. Levy I, Gefen-Halevi S, Nissan I, Keller N, Pilo S, Wieder-Finesod A et al. Delayed diagnosis of colorectal sexually transmitted diseases due to their resemblance to inflammatory bowel diseases. Int J Infect Dis. 2018;75:34-38.
3. Geboes K. The strategy for biopsies of the terminal ileum should be evidence based. Am J Gastroenterol. 2007;102(5):1090-2.
4. Harewood GC, Olson JS, Mattek NC, Holub JL, Lieberman DA. Colonic biopsy practice for evaluation of diarrhea in patients with normal endoscopic findings: results from a national endoscopic database. Gastrointest Endosc. 2005;61(3):371-5.
5. Manzione CR, Nadal SR, Calore EE, Manzione TS. Achados colonoscópicos e histológicos em doentes HIV positivos com diarreia crônica. Rev Bras Coloproct. 2003;23(4):256-261.
6. Manzione CR, Nadal SR, Calore EE. Postoperative follow-up of anal condylomata acuminata in HIV-positive patients. Dis Colon Rectum. 2003;46(10):1358-61.
7. Manzione T da S, Nadal SR, Calore EE, Nadal LR, Manzione CR. Local control of human papillomavirus infection after anal condylomata acuminata eradication. Rev Col Bras Cir. 2014;41(2):87-91.
8. Andersen NN, Jess T. Risk of infections associated with biological treatment in inflammatory bowel disease. World J Gastroenterol. 2014;20(43):16014-9.
9. Subramanian AK, Theodoropoulos NM. Infectious Diseases Community of Practice of the American Society of Transplantation. Mycobacterium tuberculosis infections in solid organ transplantation: Guidelines from the infectious diseases community of practice of the American Society of Transplantation. Clin Transplant. 2019 Feb 28: e13513.
10. Myers AL, Colombo J, Jackson MA, Harrison CJ, Roberts CR. Tuberculous colitis mimicking Crohn disease. J Pediatr Gastroenterol Nutr. 2007;45(5):607-10.
11. Arya S, Kumar SK, Nath A, Kapoor P, Aggarwal A, Misra R et al. Synergy between tuberculin skin test and proliferative T cell responses to PPD or cell-membrane antigens of Mycobacterium tuberculosis for detection of latent TB infection in a high disease-burden setting. PLoS One. 2018;13(9):e0204429.
12. Nieuwenhuis RF, Ossewaarde JM, Götz HM, Dees J, Thio HB, Thomeer MG et al. Resurgence of lymphogranuloma venereum in Western Europe: an outbreak of Chlamydia trachomatis serovar l2 proctitis in The Netherlands among men who have sex with men. Clin Infect Dis. 2004;39(7):996-1003.
13. Morgado-Carrasco D, Alsina Gibert M, Bosch Mestres J, Álvarez Martínez M, Blanco Arévalo JL, Fuertes de Vega I. Sexually transmitted diseases of the anus and rectum: Causal agents, coinfections, HIV infection and high-risk sexual behavior. Med Clin (Barc). 2019;152(3):98-101.
14. Tinmouth J, Rachlis A, Wesson T, Hsieh E. Lymphogranuloma venereum in North America: case reports and an update for gastroenterologists. Clin Gastroenterol Hepatol. 2006;4(4):469-73.
15. Klausner JD, Kohn R, Kent C. Etiology of clinical proctitis among men who have sex with men. Clin Infect Dis. 2004;38(2):300-2.
16. Boutin CA, Venne S, Fiset M, Fortin C, Murphy D, Severini A et al. Lymphogranuloma venereum in Quebec: Re-emergence among men who have sex with men. Can Commun Dis Rep. 2018;44(2):55-61.
17. Sigle GW, Kim R. Sexually transmitted proctitis. Clin Colon Rectal Surg. 2015;28(2):70-8.
18. Lourtet Hascoet J, Dahoun M, Cohen M, Pommaret E, Pilmis B, Lemarchand N et al. Clinical diagnostic and therapeutic aspects of 221 consecutive anorectal Chlamydia trachomatis and Neisseria gonorrhoeae sexually transmitted infections among men who have sex with men. Int J Infect Dis. 2018;71:9-13.
19. Pisani Ceretti A, Virdis M, Maroni N, Arena M, Masci E, Magenta A et al. The Great Pretender: Rectal Syphilis Mimic a Cancer. Case Rep Surg. 2015;2015:434198.
20. Salagre A, Galovart MT, Ciriza De Los Ríos C, Canga F. Candida colitis: an endoscopic diagnosis. Gastrointest Endosc. 2018;88(4):780.
21. Zandberg DP, Bhargava R, Badin S, Cullen KJ. The role of human papillomavirus in nongenital cancers. CA Cancer J Clin. 2013;63(1):57-81.
22. de Pokomandy A, Rouleau D, Lalonde R, Beauvais C, de Castro C, Coutlée F, et al. Argon plasma coagulation treatment of anal high-grade squamous intraepithelial lesions in men who have sex with men living with HIV: results of a 2-year prospective pilot study. HIV Med. 2018;19(2):81-89.

CAPÍTULO 49

COLOPATIA ISQUÊMICA

Daniela Medeiros Milhomem Cardoso ▪ Maria Cristina Sartor

INTRODUÇÃO

A colopatia isquêmica (CI) é uma condição relativamente rara, resultado da hipoperfusão do território colônico e geralmente de cursos benigno e transitório. A gravidade do quadro isquêmico, no entanto, varia de acordo com a intensidade e localização da isquemia e com a condição clínica do paciente.

A caracterização clínica dessa condição inclui duas formas: uma forma mais branda, de caráter autolimitado e, geralmente, sem envolvimento transmural do cólon, comprometendo somente a mucosa e a submucosa. A segunda forma constitui uma colite transmural grave, associada à necrose completa da parede, falência múltipla de órgãos, necessidade de internação em Unidade de Terapia Intensiva, abordagem cirúrgica e com alta mortalidade.

A gravidade da CI é determinada pela viabilidade do segmento acometido, extensão da isquemia, e as opções terapêuticas variam de acordo com o grau desse comprometimento. Os sinais e sintomas da CI, bem como a apresentação clínica e prognóstico, dependem do conhecimento detalhado da vascularização do cólon.

ANATOMIA VASCULAR DO CÓLON

O conhecimento da anatomia vascular do cólon é fundamental para a compreensão clínica e manejo da CI.

O cólon é perfundido pelas artérias mesentérica superior, inferior e por ramos da artéria ilíaca interna (Fig. 49-1).

A artéria mesentérica superior (AMS) dá origem a quatro ramos: pancreaticoduodenal inferior, cólica média, cólica direita e artéria ileocólica. A artéria mesentérica inferior (AMI) emite ramos que irrigam o cólon esquerdo: artéria cólica esquerda, sigmoide e retal superior. O reto inferior tem seu suprimento arterial proveniente da artéria ilíaca interna.

O cólon possui, ainda, uma extensa rede de colaterais que promovem a comunicação entre os territórios irrigados pela AMS e AMI e funcionam como proteção de fenômenos isquêmicos: a artéria marginal de Drummond, o arco de Riolan e a artéria central anastomótica (que promove comunicação entre as artérias cólica média e esquerda). A artéria marginal de Drummond está presente na maior parte da população e funciona como uma espécie de rede protetora de fenômenos isquêmicos (Fig. 49-2).

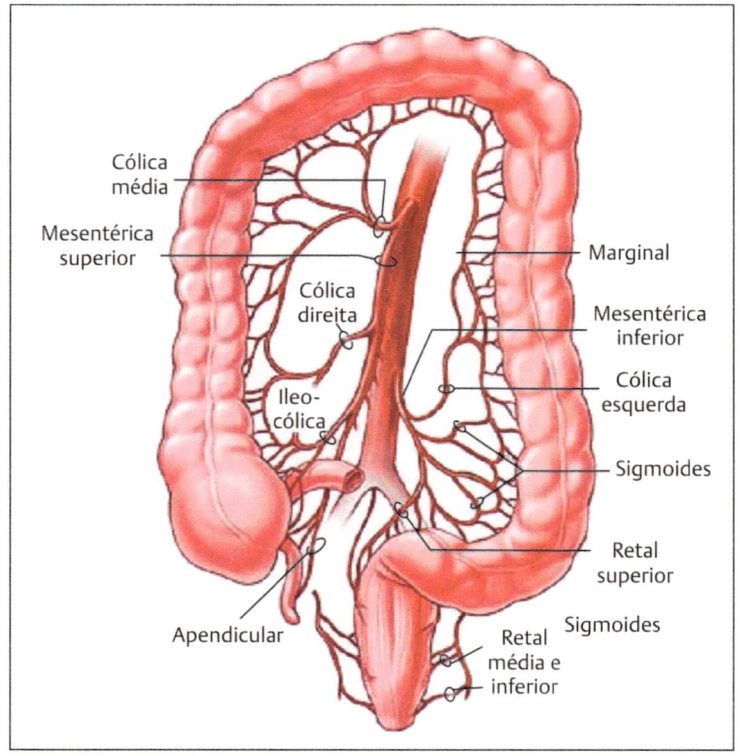

Fig. 49-1. Anatomia arterial do cólon.

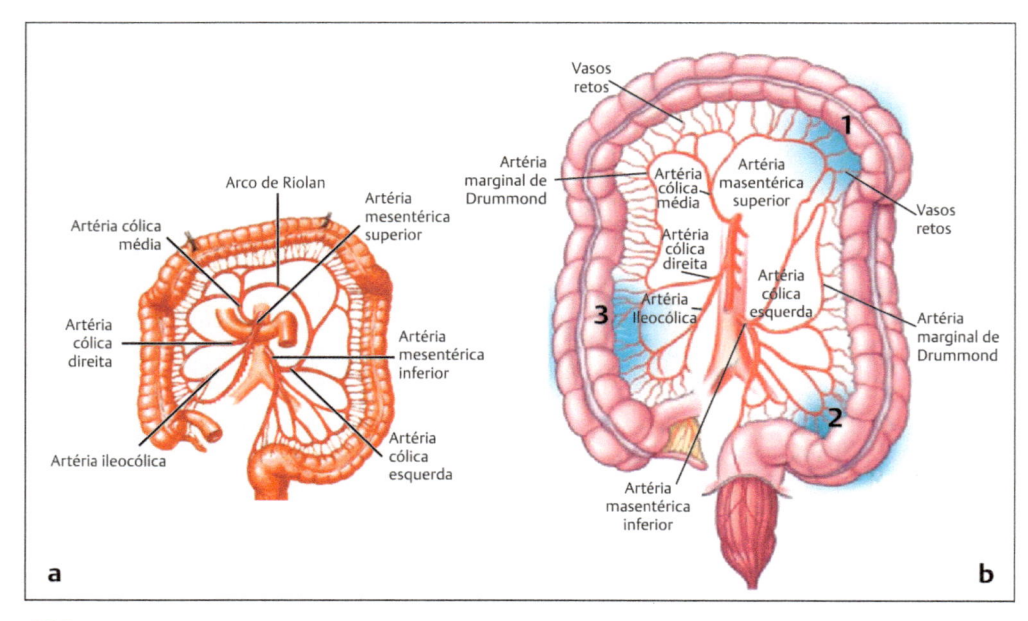

Fig. 49-2. Rede de colaterais do cólon e pontos de vulnerabilidade. Os números *1* e *2* indicam, respectivamente, os pontos de Griffith e Südeck.

Há, no entanto, algumas áreas no cólon, que são vulneráveis à isquemia. A flexura esplênica e o cólon sigmoide são os chamados pontos de encontro de suprimento arterial e, portanto, são mais suscetíveis à isquemia. Na flexura esplênica há o chamado ponto de Griffith, aonde a artéria marginal de Drummond interconecta as artérias cólica média e esquerda. Além disso, a artéria marginal de Drummond é insuficiente ou ausente em cerca de 5% da população. Uma outra área de vulnerabilidade à isquemia encontra-se na junção retossigmóidea, o chamado ponto de Südeck, descrito como território de irrigação dos últimos ramos sigmoides originados da AMI.

O reto possui duplo suprimento arterial, originado das AMI e artéria ilíaca interna, e, essa característica o torna praticamente imune a fenômenos isquêmicos.

EPIDEMIOLOGIA

A incidência da CI varia bastante da população com relatos diversos apontando para uma incidência de 4,5 até 44 casos por 100.000 habitantes/ano. Um estudo de base populacional recentemente publicado aponta para uma incidência de 16,3 casos por 100.000 hab./ano. Há uma tendência de elevação da incidência observada nas últimas três décadas, provavelmente por causa de mudanças no perfil etário das populações, com maior número de idosos.

A CI é mais frequente em mulheres e na população com idade superior a 65 anos. A presença de comorbidades associadas é comum, o que pode exercer influência da vascularização do cólon. A mortalidade pode variar de 4 a 15%, na dependência da apresentação clínica do quadro de CI. Cerca de 10% dos pacientes experimentam quadros de CI recidivante.

Vários autores apontam para o subdiagnóstico ou mesmo o não diagnóstico da CI, já que essa condição, em suas formas mais brandas, pode ser confundida com colite infecciosa ou mesmo de doenças intestinais inflamatórias (DII).

ETIOLOGIA

Há várias condições que podem levar à isquemia do cólon e, independente da causa, a cascata de eventos que promove redução do suprimento sanguíneo, pode levar a graus variados de isquemia, com gravidade igualmente variável. Essas causas podem ser subdivididas em dois grandes grupos: causas oclusivas e não oclusivas (Quadro 49-1).

PATOGÊNESE

O mecanismo fisiopatológico mais importante envolvido na CI é o fenômeno de isquemia e reperfusão. A redução do fluxo sanguíneo gera hipóxia tecidual.

A mucosa intestinal é bastante sensível à hipóxia, o que leva ao surgimento de lesões visíveis na superfície mucosa do cólon a partir de um tempo de isquemia de 20 min a 1 h.

A gravidade da isquemia depende do tempo e da extensão da hipóxia que pode, gradativamente, progredir na direção da serosa do cólon, com comprometimento transmural, normalmente após 8-16 h de evolução da isquemia.

O restabelecimento da perfusão sanguínea pode evitar consequências graves decorrentes do quadro de isquemia, incluindo a necrose do cólon, choque, SIRS (síndrome da resposta inflamatória sistêmica), falência múltipla dos órgãos e o óbito. A reperfusão, no entanto, também está associada a uma cascata de eventos inflamatórios na parede do cólon, que pode, igualmente, causar lesão tecidual via liberação de radicais livres, com edema, acúmulo de líquido intraluminal, lesão endotelial, aumento de permeabilidade e translocação bacteriana, para citar alguns exemplos.

Existem inúmeras razões que tornam o cólon particularmente suscetível a fenômenos isquêmicos:

- Quadros de hipoperfusão, independentes da causa, ativam o sistema homeostático de compensação, com desvio do fluxo sanguíneo em favor do sistema nervoso central e em detrimento da circulação visceral.

Quadro 49-1. Causas e Condições Predisponentes para a Colopatia Isquêmica

Causas da colopatia isquêmica			
Oclusivas		**Não oclusivas**	
Arterial	Embolia Trombose	Hipoperfusão	ICC Choque séptico Choque hemorrágico Anafilaxia Pancreatite Hemodiálise
Vasculite	LES Artrite reumatoide Granulomatose Tromboangeíte obliterante	Drogas	Quimioterapia (taxanos) Anti-hipertensivos Danazol Catecolaminas Cocaína Digitálicos Anticoncepcionais Interferon AINEs Sinvastatina Sumatriptano Azatioprina Pseudoefedrina
Doença de pequenos vasos	*Diabetes mellitus* Radiação Amiloidose	Obstrução mecânica	Tumores Volvo Bridas Diverticulite Síndrome Ogilvie
Trombofilias	DEF Proteína C, S, Fator III Mutação fator V de Leiden Síndrome anticardiolipina	Outros	Exercícios físicos Intensos
Cirurgias	Reconstruções aortoilíacas Colectomias Transplante renal Cirurgias ginecológicas		
Infecções	*E. Coli* CMV		
Outras	Traumas Colonoscopia		

- O plexo microvascular do cólon é menos desenvolvido que o do restante do trato digestório.
- O cólon possui um número reduzido de colaterais em comparação a outros órgãos do trato digestório.
- Variações anatômicas são relativamente frequentes, por exemplo, ausência da arcada marginal de Drummond, que ocorre em 5% da população. Estudos mostram que cerca de 80% dos casos de CI ocorrem no cólon esquerdo e cerca de 25% ocorrem em topografia de flexura esplênica.
- A simples distensão do cólon, com elevação da pressão intraluminal, pode levar à redução do fluxo sanguíneo.

QUADRO CLÍNICO

A apresentação clínica da CI pode variar na dependência da gravidade do quadro isquêmico. Contudo, não há sinais patognomônicos da CI.

A dor abdominal é o sintoma clínico mais comum e ocorre em mais de 65% dos casos de CI. Geralmente é de instalação aguda, do tipo cólica, com intensidade variando de moderada à forte e acompanhada de sensação de urgência evacuatória.

A dor da CI é visceral e, portanto, transmitida por inervação autonômica aferente e, dessa forma, não é uma dor localizada. A eventual tensão na parede do cólon e a hipermotilidade causada

Quadro 49-2. Apresentação Clínica, Critérios de Gravidade e Opções de Tratamento para a Colopatia Isquêmica

Colopatia isquêmica		
Gravidade	**Critérios**	**Tratamento**
Leve	• Sintomas típicos • Colite segmentar • Sem acometimento do cólon D • Sem fatores de risco	Suporte clínico
Moderada	Sintomas típicos + 3 dos seguintes fatores: • Sexo masculino • Hipotensão (PAS < 90 mmHg) • Taquicardia (FC > 100 bpm) • Dor abdominal • Ulceração na mucosa do cólon	• Administração de fluidos EV para estabilidade cardiovascular • Antibioticoterapia • Avaliação da equipe cirúrgica
Grave	Sintomas típicos acrescidos de mais de 3 dos critérios de colopatia moderada e qualquer um dos seguintes fatores: • Sinais de irritação peritoneal • Pneumatose, gás no sistema porta • Gangrena do cólon • Isquemia do cólon D • Pancolite	• Correção de anormalidades cardiovasculares • Antibioticoterapia • Suporte de UTI • Cirurgia para ressecção do segmento de cólon acometido

pela isquemia podem ser fatores que contribuem para o quadro doloroso referido pelos pacientes.

O sangramento gastrointestinal baixo pode ocorrer de 12 a 24 h após a instalação do quadro de isquemia. A característica do sangramento pode variar desde um vermelho rutilante, em caso de acometimento do cólon esquerdo, até uma coloração vinhosa ou em tons de marrom, em caso de acometimento do cólon direito.

Outros sintomas incluem diarreia, náuseas e vômitos. Na maior parte dos casos não há repercussão na estabilidade hemodinâmica.

No exame físico dos pacientes é comum encontrar dor e sensibilidade abdominais difusos. Quando há necrose transmural, podem ocorrer peritonite e sinais de irritação peritoneal, durante a palpação abdominal, traduzidos pela descompressão brusca dolorosa. Os pacientes podem apresentar, ainda, taquicardia e taquipneia, leucocitose, acidose metabólica, elevação do lactato, a depender da gravidade do quadro. O Quadro 49-2 mostra as diferentes apresentações clínicas e critérios de gravidade dos quadros de CI.

DIAGNÓSTICO DA COLOPATIA ISQUÊMICA

A CI possui uma variada lista de diagnósticos diferenciais, por causa do perfil epidemiológico dos pacientes acometidos e do seu quadro clínico inespecífico.

Cirurgias vasculares com manipulação de aorta, quadros de desidratação intensa, exercícios físicos intensos e extenuantes, além de condições que predispõem a trombofilia, relatadas na história clínica do paciente, podem direcionar o raciocínio clínico para o diagnóstico da CI.

Durante o processo diagnóstico é importante descartar colites por causas infecciosas, seja por meio da coprocultura seja por meio de sorologias.

Testes laboratoriais têm pouca especificidade para o diagnóstico da CI. Mais recentemente o isômero D-lactato tem sido apontado como um possível marcador da CI. O D-lactato é produzido por bactérias que colonizam o cólon. Em caso de isquemia, há aumento na permeabilidade da mucosa, com translocação bacteriana para a circulação sistêmica e consequente elevação do D-lactato, já que o mesmo não é metabolizado pelo fígado. Daí o fato de o D-lactato ser apontado como um promissor marcador de isquemia do cólon.

A radiografia simples do abdome tem baixa sensibilidade para o diagnóstico da CI, no entanto, pode auxiliar no diagnóstico diferencial com quadros de obstrução e perfuração intestinais. Alguns sinais sugestivos de CI incluem formação de *loops*, aperistalse dos cólons, espessamento parietal dos cólons, saculações e o chamado *thumb printing*, que são abaulamentos arredondados da parede do cólon, vistos no interior da luz, e indica a presença de hemorragia da submucosa (Fig. 49-3).

A angiografia mesentérica era considerada o exame padrão ouro para o diagnóstico por identificar o ponto de deficiência da vascularização. Atualmente suas indicações têm reduzido frente à maior disponibilidade de exames endoscópicos e pelo fato de ser um procedimento invasivo e não isento de complicações graves.

O exame de ultrassonografia (USG) com doppler pode ser útil na identificação de alterações estruturais da parede do cólon e não é um exame invasivo. O doppler pode demonstrar alterações na perfusão, estenoses ou mesmo tortuosidades vasculares. A sensibilidade diagnóstica da USG depende, contudo, da presença de gás na cavidade abdominal e varia de acordo com o operador.

A tomografia computadorizada (TC) de abdome pode mostrar espessamento circunferencial das alças, que inclusive pode ser quantificado em leve (3 a 6 mm), moderado (6 a 12 mm) e acentuado (> 12 mm). Além disso, a TC pode demonstrar a presença de pneumatose intestinal, ar no sistema porta, líquido livre na cavidade peritoneal e o chamado sinal do halo ou do alvo (hiperdensidade da mucosa e da muscular própria, edema submucoso e borramento da gordura pericólica). A Figura 49-4 mostra algumas das alterações da CI observadas pelo exame de TC de abdome.

Nos últimos anos a colonoscopia tem ganho importante espaço no diagnóstico da CI e, atualmente, é considerada o exame "padrão ouro". Tem boa sensibilidade e permite a coleta de material para exame histológico da mucosa do cólon.

Recomenda-se a realização da colonoscopia nos primeiros 2 a 3 dias de instalação do quadro de CI. Na impossibilidade de

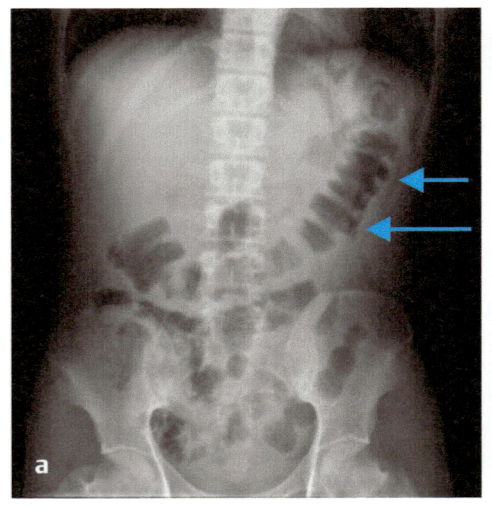

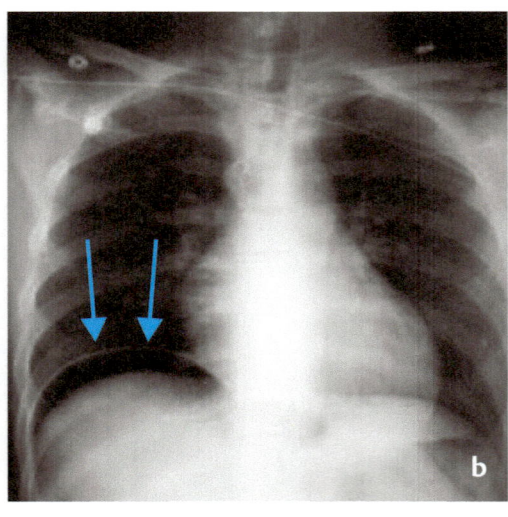

Fig. 49-3. Alterações radiográficas sugestivas de colopatia isquêmica. (**a**) *Thumb printing* (*setas*). (**b**) Pneumoperitônio (*setas*).

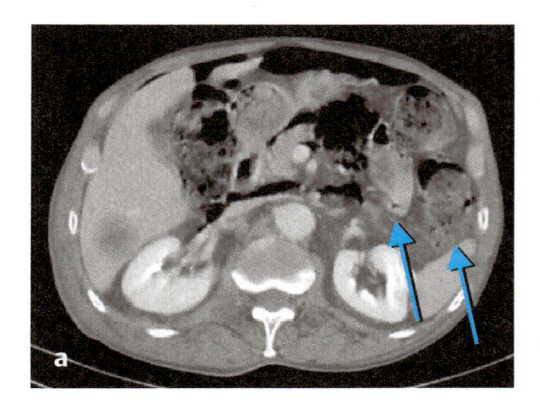

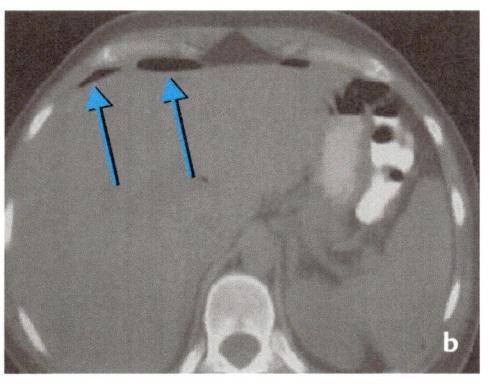

Fig. 49-4. Alterações tomográficas observadas em casos de colopatia isquêmica. (a) Pneumatose (*setas*). (b) Pneumoperitônio (*setas*).

realização de preparo anterógrado sugere-se preparo retrógrado do cólon com enemas, já que cerca de 80% dos casos de CI acontecem no cólon esquerdo.

Deve-se ter bastante cautela em relação à insuflação durante o exame de colonoscopia. A insuflação excessiva pode piorar o quadro isquêmico e, em casos graves, precipitar a perfuração do cólon. Preferencialmente deve-se conduzir o exame com insuflação de CO_2. Além de ser totalmente absorvido, o CO_2 possui poder vasodilatador, melhorando a perfusão tecidual do cólon.

A colonoscopia deve ser evitada na suspeita de peritonite ou de perfuração do cólon. Na presença de mucosa com coloração violácea, preta ou de aspecto gangrenoso durante o exame colonoscópico, a equipe cirúrgica deve ser acionada para ressecção do segmento acometido.

As alterações endoscópicas que podem ser encontradas incluem (Figs. 49-5 a 49-7):

- Pontos de hemorragia subepitelial.
- Nodulações de coloração violácea.

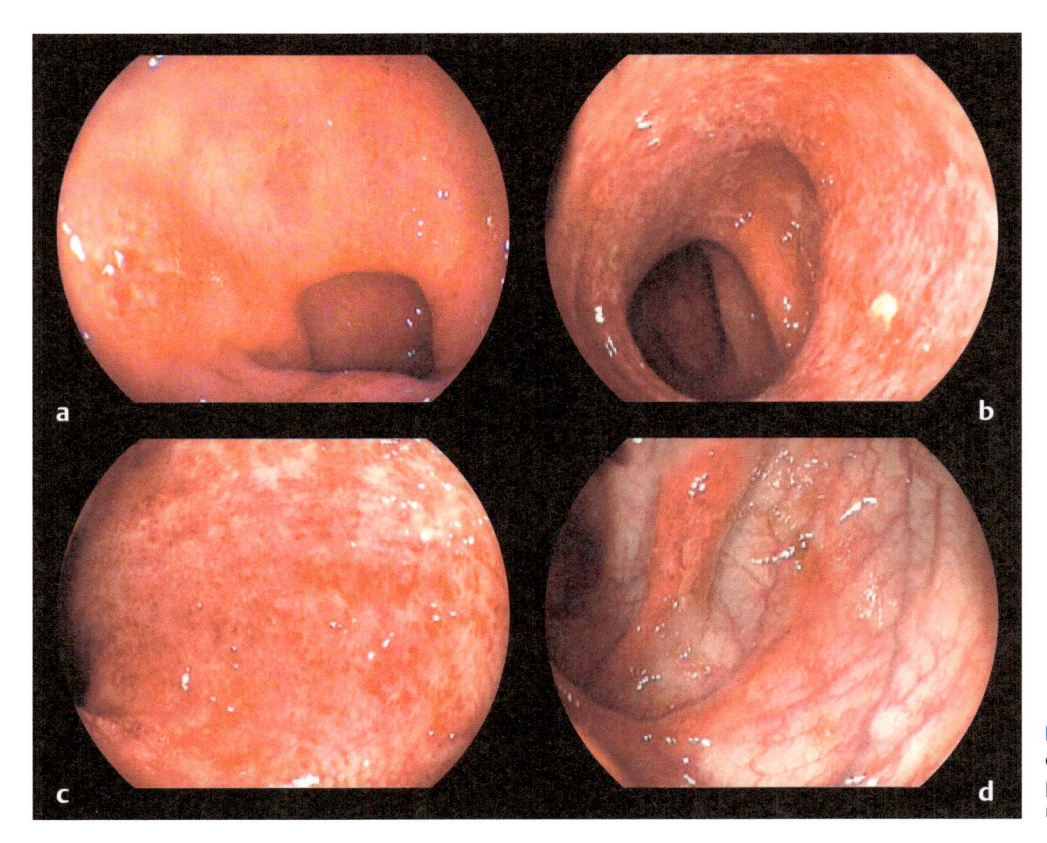

Fig. 49-5. (a-d) Alterações da colopatia isquêmica observadas durante colonoscopia: edema, petéquias, pontos hemorrágicos, exsudato e ulcerações recobertas por fibrina.

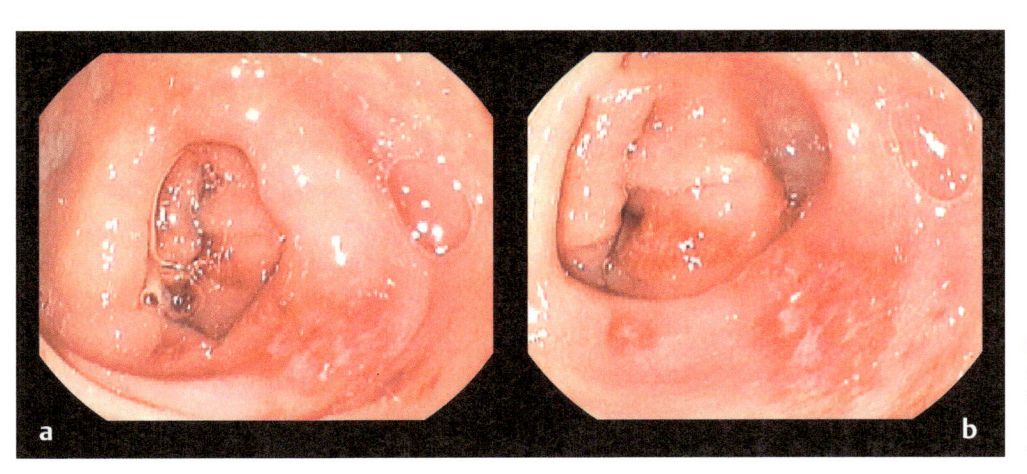

Fig. 49-6. (a, b) Alterações da colopatia isquêmica observadas durante colonoscopia: ulcerações de tamanhos e formatos variados, recobertas por fibrina, localizadas na porção antimesentérica do cólon.

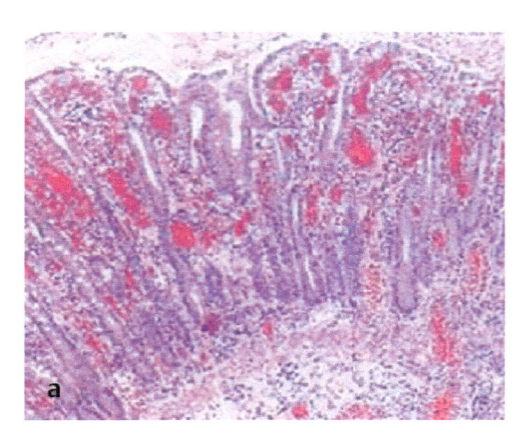

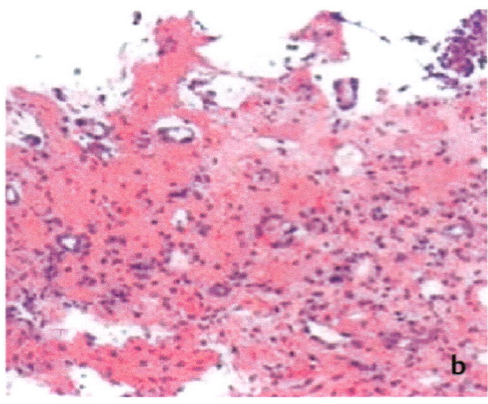

Fig. 49-7. Alterações histológicas em colopatias isquêmicas. (a) Hemorragia em lâmina própria. (b) Redução e perda de glândulas.

- Edema da mucosa.
- Petéquias.
- Friabilidade da mucosa.
- Pseudomembranas.
- Exsudato fibrinoso na mucosa.
- Ulcerações.
- Cianose, coloração escura e gangrena da mucosa em casos graves.

A distribuição das lesões é segmentar e ocorre de acordo com o território acometido pela isquemia.

As ulcerações ocorrem preferencialmente na borda antimesentérica do cólon e podemos identificar, em alguns casos, o chamado *single stripe signal* que é altamente específico de isquemia (Fig. 49-8). Esse sinal consiste em uma ulceração linear isolada, normalmente com mais de 5 cm de extensão, localizada na borda antimesentérica do cólon e mais frequente no cólon esquerdo.

A classificação da Favier gradua a intensidade da isquemia de acordo com os achados colonoscópicos (Quadro 49-3).

Histologicamente as lesões isquêmicas exibem, precocemente, lesões focais de criptas, distorção e ausência de criptas, infarto da mucosa, com a presença de nódulos hemorrágicos submucosos, infiltrado inflamatório na lâmina própria e a presença das chamadas *ghost cells* que, apesar de raramente encontradas, são patognomônicas de isquemia. Tecido de granulação, necrose e trombos intravasculares podem ser, também, observados. A Figura 49-8 mostra algumas alterações histológicas encontradas na avaliação diagnóstica da CI.

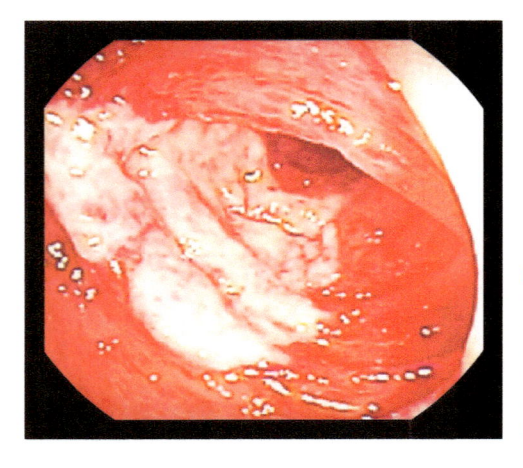

Fig. 49-8. *Single stripe sign* em borda antimesentérica do cólon descendente (paciente de 70 anos de idade do sexo feminino).

Quadro 49-3. Classificação Endoscópica de Favier para a Colopatia Isquêmica

Estágio I	Isquemia limitada à mucosa, petéquias e pequenas ulcerações intercaladas com mucosa de aspecto normal
Estágio II	Grandes ulcerações (isquemia de camada muscular própria)
Estágio III	Necrose total da parede (isquemia transmural) e possível perfuração

TRATAMENTO

A escolha do tratamento depende da gravidade do quadro de isquemia.

Em quadros mais brandos, o tratamento clínico conservador com a administração de fluidos endovenosos para manutenção da estabilidade cardiovascular e medidas clínicas gerais pode ser suficiente. O uso de oxigênio suplementar auxilia na melhoria da perfusão do cólon.

O uso de antibioticoterapia tem o objetivo de minimizar efeitos da translocação bacteriana e de quadros de sepse e é recomendado em casos de isquemia moderada à grave. As diretrizes do ACG (American College of Gastroenterology), do ano de 2015 para CI, recomendam cobertura para anaeróbios associada a uma quinolona, aminoglicosídeo ou cefalosporina de terceira geração.

Em quadros graves, jejum e dieta parenteral podem garantir repouso digestivo. O uso de SNG pode ser útil em casos de íleo paralítico.

Esteroides e laxativos catárticos devem ser evitados pelo risco de piora da isquemia. Em relação ao uso de anticoagulantes, as diretrizes da ACG recomendam o uso de heparina na fase aguda da isquemia. No entanto, há poucos estudos disponíveis, e os resultados são controversos em relação ao benefício do uso de anticoagulantes.

O tratamento cirúrgico deve ser reservado para quadros graves com necrose do cólon. As principais indicações de tratamento cirúrgico encontram-se resumidas no Quadro 49-4.

PROGNÓSTICO

Na maior parte dos casos, felizmente, a CI é traduzida por sinais e sintomas transitórios e reversíveis com medidas clínicas de suporte e manutenção da estabilidade cardiovascular. Alguns autores mostram excelentes resultados com sobrevida superior a 98% em casos de CI leve. Resultados igualmente bons são observados em pacientes jovens, sem comorbidades, visto que, nesse grupo de pacientes, a CI normalmente tem característica não oclusiva e reversível.

Quadros de CI do cólon direito costumam ocorrer por oclusão do território da AMS e, por isso, abrangem o intestino delgado, estando associados a uma maior gravidade e pior prognóstico.

Na população idosa, o prognóstico tende a ser pior, pela presença de comorbidades associadas, especialmente a doença cardiovascular isquêmica.

Quadro 49-4. Indicações de Tratamento Cirúrgico para a Colopatia Isquêmica

Indicações de ressecção cirúrgica
- Sinais de irritação peritoneal: perfuração, colite fulminante, gangrena do cólon
- Achados radiológicos de gravidade: pneumoperitônio, ar no sistema porta, pneumatose
- Sintomas persistentes após duas semanas de tratamento clínico
- Estenoses
- Sepse
- Enteropatia crônica perdedora de proteína
- Febre persistente
- Achados endoscópicos – Estágio III de Favier

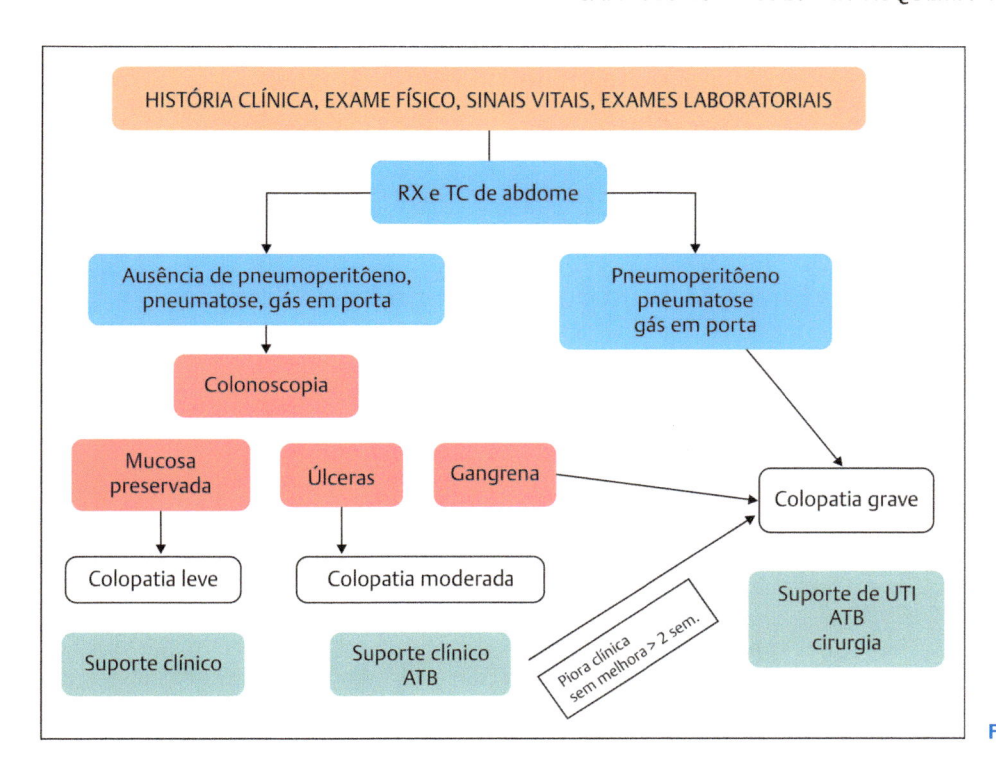

Fig. 49-9. Algoritmo de manejo da colopatia isquêmica.

Uma recente revisão sistemática, incluindo 24 artigos e 3.241 pacientes, mostrou mortalidade global de 14,9%, maior em CI direita (19,7%) em comparação à CI esquerda (9,1%). A recorrência da CI não é comum e ocorre em menos de 10% dos casos, no entanto, a mortalidade é alta (> 30%) em caso de recorrência do quadro de CI.

A Figura 49-9 mostra um algoritmo para o manejo dos pacientes portadores de CI de acordo com a gravidade da isquemia.

BIBLIOGRAFIA

Brandt LI, Feuerstadt P, Longstreth GF, Boley SJ, ACG Clinical Guideline: epidemiology, risk factors, patterns of presentation, diagnosis and management os colon ischemia (CI). Am J Gastroenterol. 2015;110(1):18-44.

Cosme A, Monteiro M, Santolaria S, Sanches-Puertolas AB. Ponce M, Duran M et al. Prognosis and follow-up of 135 patients with ischemic colitis over a five-year period. World J Gastroenterol. 2013;19:8042-6.

Demetriou G, Nassar A, Subramonta S. The Pathophysiology, Presentation and Management os Ischaemic Colitis: A Systematic Review. World J Surg 2019. http://doi.org/10.1007/s00268-019-05248-9. Published online October 23, 2019.

Doulberis M, Panagopoulos P, Scherz S, Dellaporta E, Kouklakis G. Update os Ischemic colitis: from etiopathology to treatment including patients os intensive care unit. Scandinavian J Gastroenterol. 2016;51(8):893-902.

O'Neil S, Yalamarthi S, Systematic Review os the management os ischemic colitis. Colorectal Dis. 2012;14:e751-e763.

Parikh MP, Satiya J, Berger-Sauderson M, Gupta NM, Sanaka MR. The Colonic Single-Stripe Sign: a cause os ischemic colitis. Cureus. 2019;11(5):e4622.

Sotiriadis J, Brandt LI, Behin DS, Southern WN. Ischemic Colitis has a worse prognosis when isolated to the right side of the colon. Am J Gastroenterol. 2007;102:2247-52.

CAPÍTULO 50
PÓLIPOS COLORRETAIS

Paulo Alberto Falco Pires Corrêa ▪ Jarbas Faraco M. Loureiro ▪ Maurício Paulin Sorbello

DIAGNÓSTICO

Os pólipos do trato digestório são definidos como: "toda estrutura com origem na parede dos segmentos que o compõe e que se projeta em direção à luz, de forma circunscrita".[1]

Como a parede dos segmentos do trato digestório tem, habitualmente, quatro camadas – mucosa, submucosa, muscular própria e serosa (com exceção do esôfago e reto) – um pólipo ou lesão polipoide pode-se formar em qualquer uma delas.

Às vezes, mesmo estruturas próximas ao trato digestório podem simular esta situação, como por exemplo: miomas uterinos, cistos pélvicos, nódulos ou tumores de outros órgãos.

Um fator de extrema relevância relacionado com pólipos do cólon diz respeito ao fato de que alguns deles apresentam potencial maligno,[2] logo, sua remoção, seja endoscópica ou cirúrgica, pode interromper e prevenir esta transformação ou mesmo tratá-la em alguns casos nos quais este fenômeno tenha ocorrido.[3]

Este capítulo tem como objetivo abordar somente as lesões de origem epitelial.

A detecção global dos pólipos colorretais encontra-se em torno de 23,5%, enquanto a taxa de detecção de adenomas fica entre 12,8 a 22%. Quanto à sua localização, mais de 50% dos pólipos são encontrados no cólon sigmoide e no reto.[4]

Os pólipos são detectados com maior frequência nos homens do que nas mulheres, principalmente nos pacientes com mais 50 anos de idade.

A colonoscopia, utilizada desde o início da década de 1970, é um dos exames mais utilizados para o diagnóstico dos pólipos colorretais. Tem como vantagem sobre os outros métodos, além de sua ótima acurácia, o fato de que, ao mesmo tempo em que se faz o diagnóstico, pode-se realizar o tratamento.[5] Em contrapartida, por se tratar de exame invasivo, tem maiores índices de complicação.

Estudo realizado em 2015 mostrou que a colonoscopia feita com auxílio de um *cap* (acessório plástico que se coloca na ponta do endoscópio) se revelou mais eficaz na detecção dos adenomas do cólon, quando comparada com a colonoscopia convencional.[6]

Isto deveria ocorrer pela facilidade em se "abaixar" as pregas da mucosa cólica, diminuindo os "pontos cegos", principalmente no cólon proximal. Ao utilizarmos este método em nosso serviço, estes resultados não foram obtidos (Fig. 50-1).

Conforme descrito anteriormente, alguns pólipos colorretais apresentam potencial para se transformarem em câncer, porém, sabe-se que esse processo é lento na maior parte das vezes, podendo levar 10 anos ou mais.

O diagnóstico precoce e a correta classificação das lesões encontradas são muito importantes para que uma conduta seja tomada e o tratamento adequado oferecido, minimizando possíveis intercorrências.[7]

Os pólipos colorretais podem ser classificados de cinco modos, sendo eles:

- Tamanho.
- Aspecto morfológico.
- Origem histológica.
- Padrão de abertura de criptas.
- Distribuição dos vasos sanguíneos.

Tamanho

A mensuração adequada dos pólipos nos permite classificá-los, segundo seu tamanho, como: gigantes (> 30 mm), grandes (20 a 30 mm), pequenos (5 a 10 mm) e diminutos (até 5 mm) (Figs. 50-2 a 50-5).

Para se obter a medida mais fidedigna, comparamos ao tamanho dos acessórios utilizados para removê-los.

Assim sendo, por exemplo, uma pinça de biópsia tem, habitualmente, 3 mm em cada concha e 7 mm quando totalmente aberta (Fig. 50-6).

Ressalta-se que apenas 20% dos pólipos são maiores do que 10 mm. Os pólipos grandes, isto é, com mais de 20 mm, geralmente localizam-se no cólon direito e no reto.

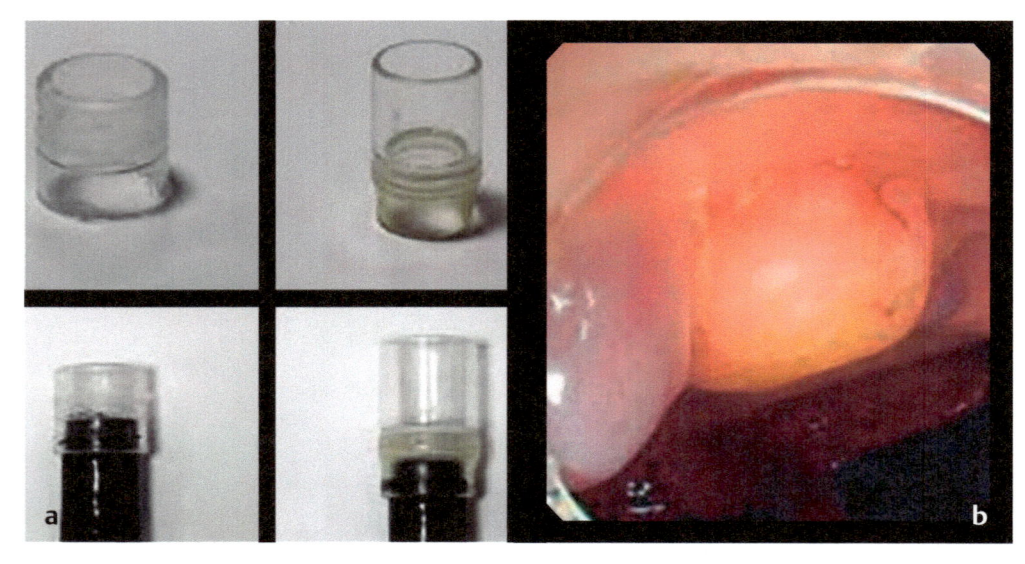

Fig. 50-1. (a, b) Tipos de *caps* e imagem do colonoscópio quando este acessório está sendo usado.

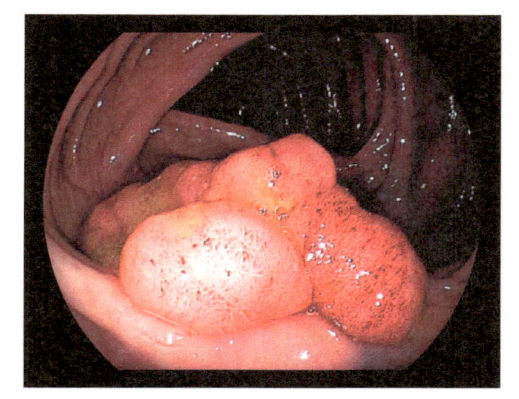

Fig. 50-2. Pólipo gigante: lesão com mais de 3 cm de diâmetro.

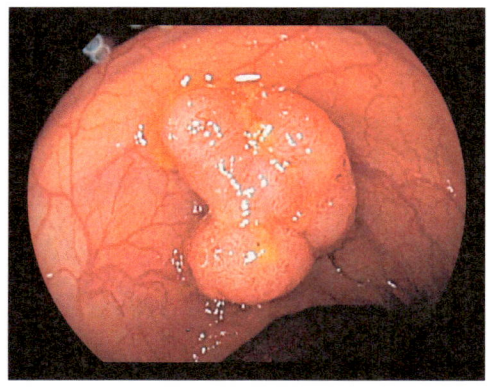

Fig. 50-3. Pólipo grande: adenoma com 2 a 3 cm em seu maior eixo.

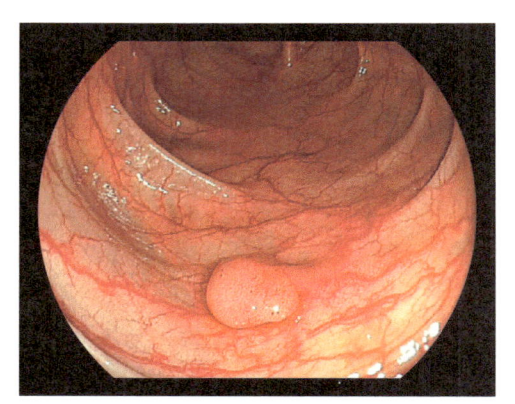

Fig. 50-4. Pólipo pequeno: lesão entre 0,5 e 1 cm.

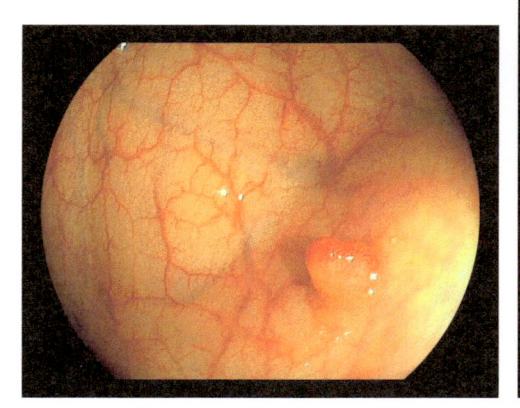

Fig. 50-5. Pólipo diminuto: até 0,5 cm de diâmetro.

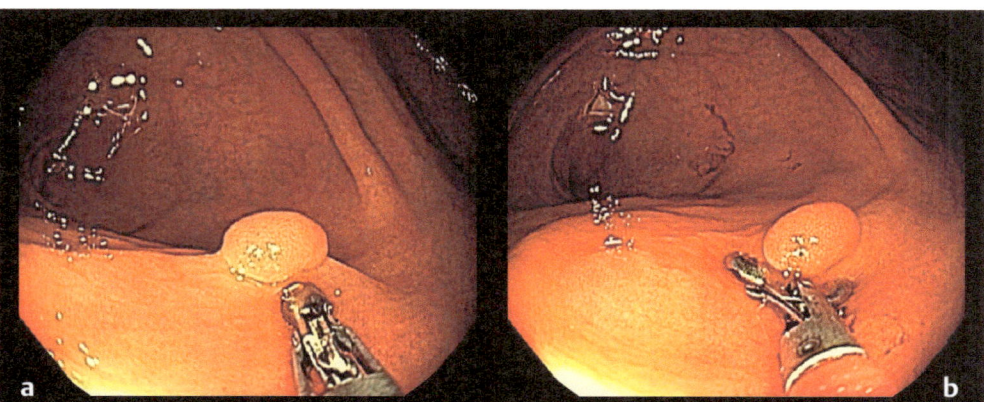

Fig. 50-6. (a, b) Com o uso de alguns acessórios podemos estimar o tamanho de um pólipo. A pinça de biópsia tem 0,3 cm fechada e 0,7 cm aberta.

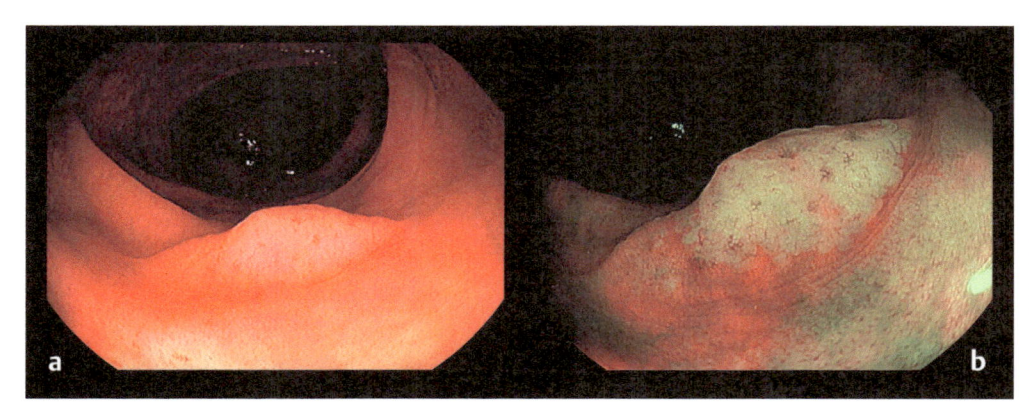

Fig. 50-7. (a, b) Lesão pobre em vasos e menor que 1 cm, no cólon distal, muito sugestiva de lesão hiperplásica.

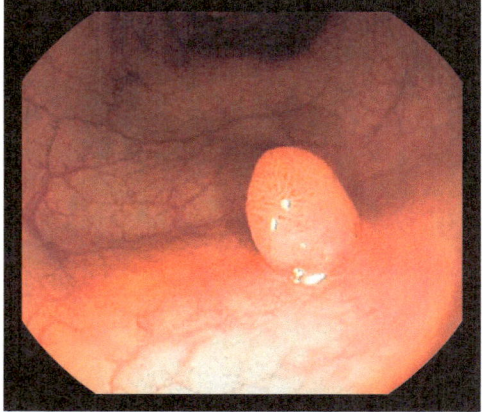

Fig. 50-8. Pequena lesão, onde mesmo sem recursos tecnológicos mais modernos, observa-se abertura alongada das criptas da mucosa (adenoma).

Os pólipos com menos de 5 mm localizados no reto são, quase sempre, não neoplásicos (geralmente hiperplásicos), mas 60 a 70% daqueles que se localizam nos segmentos mais proximais são adenomas (Figs. 50-7 e 50-8).[8]

Aspecto Morfológico

Em relação ao aspecto morfológico, atualmente os pólipos e as lesões planas (comentadas em outro capítulo) são classificados conforme o Quadro 50-1.[9]

O Quadro 50-1 resulta de consensos internacionais, oriente-ocidente, primeiramente realizado em Paris, visando à uniformização da nomenclatura endoscópica envolvendo estas lesões e tendo a classificação japonesa para o câncer gástrico e colorretal precoces como base (Figs. 50-9 e 50-10).

No caso de lesões mistas, sempre o componente que predomina vem à frente. Assim sendo, se a elevação é predominante à depressão, classifica-se IIa + IIc e, se for ao contrário, IIc + IIa. Isto vale também para outras formas mistas de lesões polipoides com componente séssil ou pediculado e vice-versa (Vídeos 50-1 e 50-2).

Quase uma década após a descrição do primeiro "adenoma plano", Kudo et al. utilizaram, pela primeira vez, o termo *laterally spreading tumors* (LST).[10] Qualquer lesão plana elevada, tipo IIa, com tamanho superior a 10 mm, passou a ser designada "LST". Este termo foi introduzido para descrever lesões que apresentam maiores diâmetros laterais e que mantêm um eixo vertical baixo, isto é, sem proporcionar grandes elevações na superfície mucosa.

Em razão de seu padrão diferenciado de crescimento, dentre outros fatores por influências genéticas distintas das lesões protrusas, as LSTs colorretais são propícias à ressecção endoscópica, pois

Quadro 50-1. Classificação (Paris-Japonesa) Macroscópica das Lesões Tipo 0 (Lesões Precoces, Restritas à Mucosa e Submucosa do Cólon e Reto) do Trato Digestório, com Aspecto Endoscópico Superficial

Polipoide
- Pediculado (0-Ip)
- Séssil (0-Is)

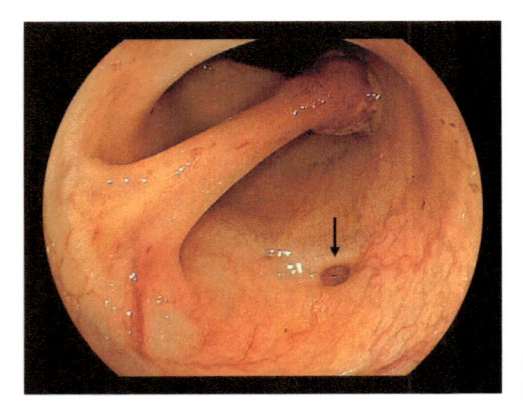

Lesões planas elevadas
- Superficialmente elevada (0-IIa)
- Plana (0-IIb)
- Levemente deprimida (0-IIc)

Mistas (tipos elevadas e deprimidas)
- (0-IIc + IIa)
- (0-IIa + IIc)
- (0-IIa + IIc)

Lesões escavadas
- Úlcera (0-III)

Lesões escavadas e deprimidas
- (0-IIc + III)
- (0-III + IIc)

Fig. 50-9. Pólipo pediculado (Ip).

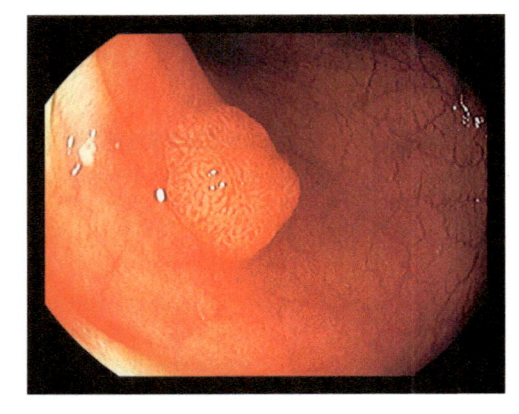

Fig. 50-10. Pólipo séssil (Is).

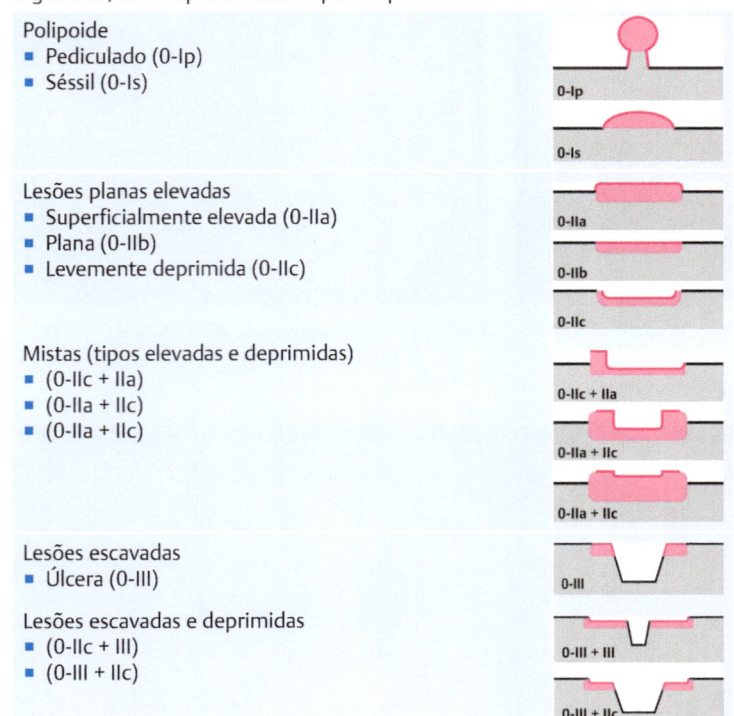

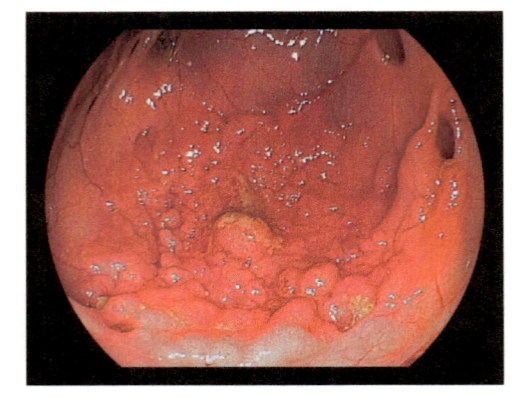

Fig. 50-11. Lesão extensa e plana, maior que 1 cm, com superfície nodular homogênea = "GLST".

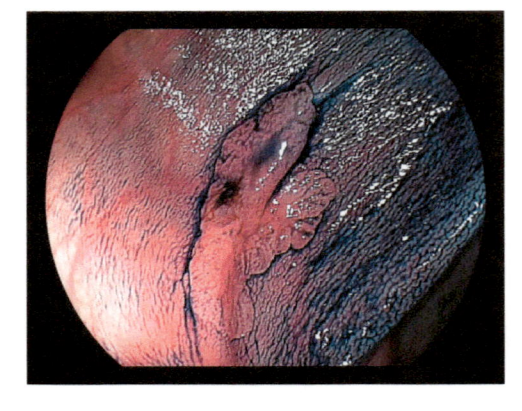

Fig. 50-12. Lesão também maior que 1 cm, porém, de superfície lisa, com ligeira depressão central = "NGLST".

apresentam menores índices de invasão da submucosa, quando comparadas às lesões polipoides sésseis (0-Is) de tamanho semelhante.[11] Todavia, apresentam maior frequência de displasia de alto grau e invasão da submucosa quando comparadas às lesões pediculadas (0-Ip) de mesmo tamanho.[12]

Yamada *et al.*, em 2001, compararam o índice de apoptose das LSTs com o dos adenomas polipoides por meio de estudos genéticos e imuno-histoquímicos, revelando que as LSTs apresentaram um índice quatro vezes maior em relação às lesões protrusas, sugerindo que o crescimento vertical dessas lesões é inibido pelo fenômeno de apoptose, resultando em um padrão de crescimento em lateralidade.[13]

No entanto, LSTs podem apresentar componente que aparenta aspecto protruso. Por definição, esta elevação não deve ultrapassar um terço de sua extensão horizontal (razão altura:largura < 1:3).[13,14] É comum a coexistência de múltiplos aspectos endoscópicos distintos em uma mesma lesão, dificultando sua adequação à classificação Paris-Japonesa. A eventual complexidade na análise morfológica pode acarretar interpretação errônea quanto à presença de componente deprimido ou escavado, por exemplo. Desse modo, a distinção com base no aspecto endoscópico geral da superfície da lesão pode ser preferível, possibilitando, também, a estimativa do risco de neoplasia avançada considerando-se somente o aspecto macroscópico predominante.

Dessa forma, as LSTs podem ser classificadas como tipo granular (LST-G) ou não granular (LST-NG) (Figs. 50-11 e 50-12).

O tipo granular consiste em um aglomerado de nódulos que formam uma superfície irregular, enquanto o não granular apresenta um padrão de superfície plano e liso.[15]

Esses dois tipos macroscópicos apresentam características moleculares distintas, sugerindo que dois ou mais mecanismos estejam associados à ocorrência de lesões diferentes, com padrões de crescimento semelhantes.[16]

Kudo et al., em 2008, subdividiram esses dois tipos morfológicos em dois outros subtipos: LST-G homogênea (LST-GH) e LST-G nodular mista (LST-GM); as LST-NG foram subdivididas nos padrões LST-NG plano elevada (LST-NG PE) e na LST-NG pseudodeprimida (LST-NG PD).[17]

Origem Histológica

Quanto à origem histológica, os pólipos são classificados em epiteliais e não epiteliais.

Em adição, os pólipos ainda se subdividem em neoplásicos e não neoplásicos (Quadro 50-2).

Os adenomas são os pólipos cólicos mais frequentes e que apresentam a maior relevância clínica (Figs. 50-13 a 50-15).

Na grande maioria dos casos, os adenocarcinomas colorretais são oriundos dos adenomas, segundo a evolução adenoma-carcinoma.

Em alguns casos também podem-se originar diretamente da mucosa (câncer *de novo*) ou em pacientes portadores de doença

Quadro 50-2. Subdivisões dos Pólipos

Pólipos neoplásicos
■ Adenomas: tubular, tubuloviloso, viloso ■ Adenocarcinomas ■ Tumor neuroendócrino tipo 1 (carcinoide)
Pólipos não neoplásicos
■ Inflamatórios ■ Hiperplásicos ■ Hamartomas

inflamatória intestinal crônica pela agressão contínua e persistente desta. Os tumores neuroendócrinos do tipo 1 são lesões que se originam das células de Kulchitsky, localizadas na camada mais profunda da mucosa, nas glândulas de Lieberkün. Essas lesões frequentemente são classificadas, de modo errôneo, como lesões subepiteliais (Fig. 50-16).

Os pólipos inflamatórios se formam após algum tipo de agressão à mucosa, como após quadro de diverticulite aguda, nas doenças inflamatórias inespecíficas ou após algumas infecções como salmonelose crônica, esquistossomose, amebíase, entre outras, e não necessitam ser ressecados (Fig. 50-17).

Em relação aos pólipos hiperplásicos, por muito tempo se acreditou que essas lesões não tinham potencial maligno, porém, alguns autores descobriram que estas lesões têm rota própria para tal transformação (rota CIMP).

Este erro genético determina pólipos com uma arquitetura serrilhada, sendo uma via de malignização mais rápida que a adenoma-carcinoma.[18,19]

Os pólipos serrilhados são mais frequentemente localizados no cólon direito e o tratamento de escolha atual é a ressecção endoscópica completa. Nos casos em que este tratamento não é eficaz, com lesão residual ou recidiva, deve-se propor um segmento endoscópico anual destes pacientes, com biópsias de áreas suspeitas e, se houver progressão da displasia, indica-se o tratamento cirúrgico (Figs. 50-18 e 50-19).[20]

Padrão de Abertura de Criptas

Kudo, em 1993, propôs uma classificação onde separa as lesões de acordo como padrão de abertura das criptas de suas glândulas na superfície da mucosa (Quadros 50-3 e 50-4).[21,22]

Para a aplicação dessa classificação, no entanto, é necessária a utilização de magnificação de imagem associada à cromoscopia (com índigo-carmim e/ou violeta cresyl), tecnologia incorporada à endoscopia no fim da década de 1990 (Figs. 50-20 e 50-21).

O principal objetivo desta classificação é definir o diagnóstico diferencial entre lesões neoplásicas e não neoplásicas.[23]

A acurácia para este fim foi avaliada em vários estudos, como por exemplo, de 80,1%, segundo Tung et al.,[24] e de 99,1% segundo Kato et al.[25]

A sensibilidade, segundo a literatura, encontra-se entre 90,8 e 98%, e a especificidade entre 73,3 e 100%.[25-27]

Um estudo conduzido por Zanoni et al., em 2007, em nosso serviço, demonstrou acurácia de 84%.[28]

A Figura 50-22 demonstra os padrões de abertura de criptas descritos por Kudo, representados em ilustração esquemática oriundas de documentações fotográficas realizadas com magnificação de imagem e cromoscopia convencional com índigo-carmim a 0,5%.[29,30]

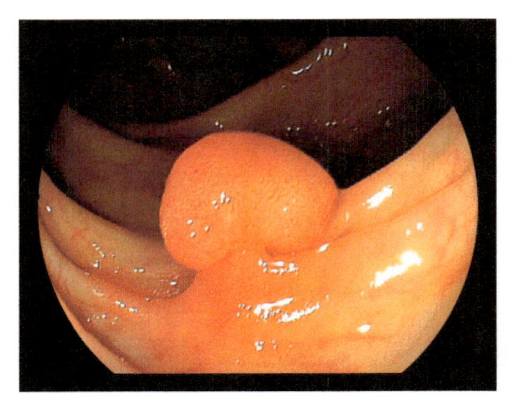

Fig. 50-13. Pólipo com glândulas com aberturas "em bastão" (tipo III) = adenoma tubular.

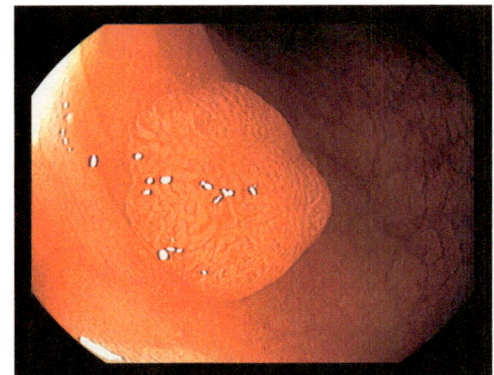

Fig. 50-14. Pólipo com algumas aberturas de glândulas "em bastão" e outras tendendo a formar "*girus*" (tipo III + IV) = adenoma tubuloviloso.

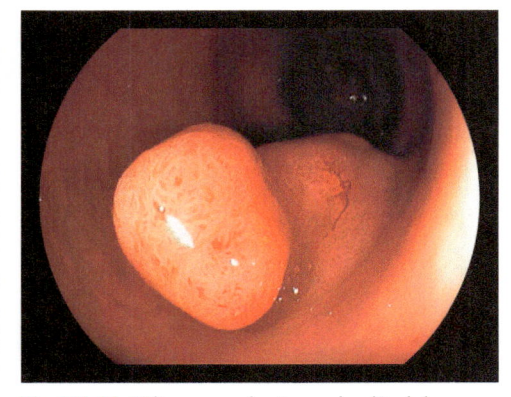

Fig. 50-15. Pólipo com aberturas de glândulas de aspecto "cerebroide" ou "*girus-like*" (tipo IV) = adenoma viloso.

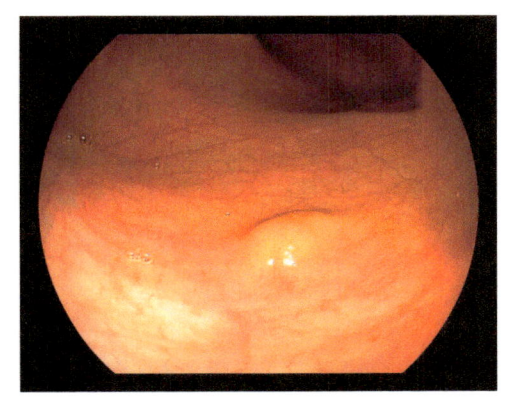

Fig. 50-16. Tumor neuroendócrino do tipo I – lesão séssil, localizada no reto distal, endurecida e levemente amarelada.

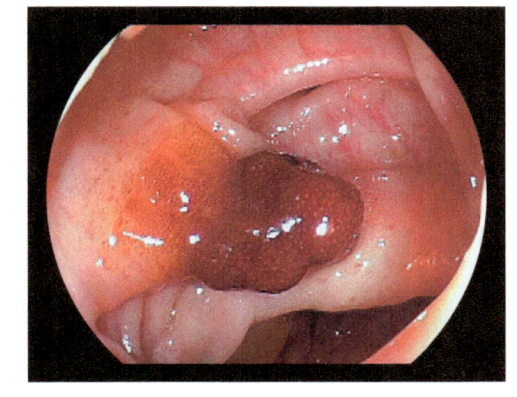

Fig. 50-17. Pólipo de coloração mais avermelhada e que apresenta as aberturas das glândulas da mucosa semelhante à mucosa adjacente e normal.

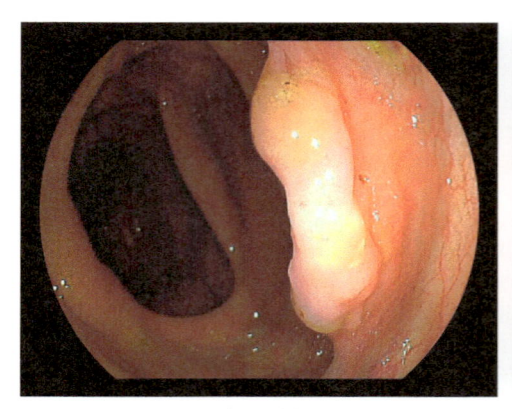

Fig. 50-18. Lesão séssil, "pálida" (pobre em vasos) e recoberta de muco, no cólon direito, maior que 1 cm. Esta lesão é sugestiva de se tratar de um adenoma séssil serrilhado (ASS).

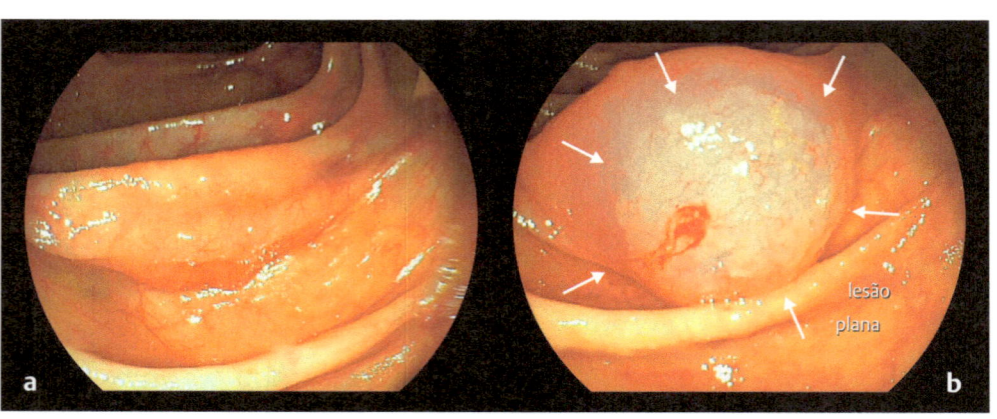

Fig. 50-19. (a, b) Área com apagamento dos vasos da submucosa em cólon direito. Após confecção de bolha salina na submucosa, evidencia-se lesão plana elevada, tipo IIa, que foi removida por mucosectomia em bloco.

Quadro 50-3. Classificação de Kudo para o Padrão de Abertura das Criptas do Cólon e Reto

Histologia	Padrão de abertura das criptas
Não neoplásica	Mucosa normal (arredondada) – Tipo I
	Lesão hiperplásica (estrelada) – Tipo II
Adenoma tubular	Lesão neoplásica (alongada) – Tipo III L
Adenoma	Lesão neoplásica (pequena) – Tipo III s
	Lesão neoplásica (giros) – Tipo IV (componente viloso)
Câncer	Lesão maligna (superfície irregular) – Vi
	Lesão maligna (superfície amorfa)

Quadro 50-4. Padrão de Criptas e Achados Usuais Segundo a Classificação de Kudo para os Pólipos do Cólon e do Reto

Tipo	Achados usuais	Exemplos
I	Mucosa normal	Lipomas, leiomiomas, pólipos inflamatórios
II	Hiperplásico	Lesões serrilhadas, hiperplásico
IIIL	Adenoma em 86,7% dos casos	
IIIs	Adenoma em 73% dos casos, carcinoma in situ (Viennas 4) em 28,3%	Associado a lesões deprimidas
IV	Adenomas em 59,7% dos casos, carcinoma in situ (Vienna 4) em 37,2%	Lesões protrusas e LSTs Adenoma tubulosoviloso
V	Invasão submucosa em 62,5%	Adenocarcinoma

Adaptado de Kudo et al., 1993.[21]

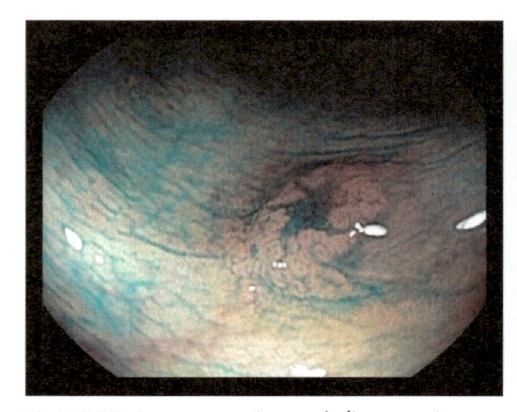

Fig. 50-20. A cromoscopia com índigo-carmin a 0,4%, sem magnificação de imagem, revela pequena lesão deprimida no cólon esquerdo.

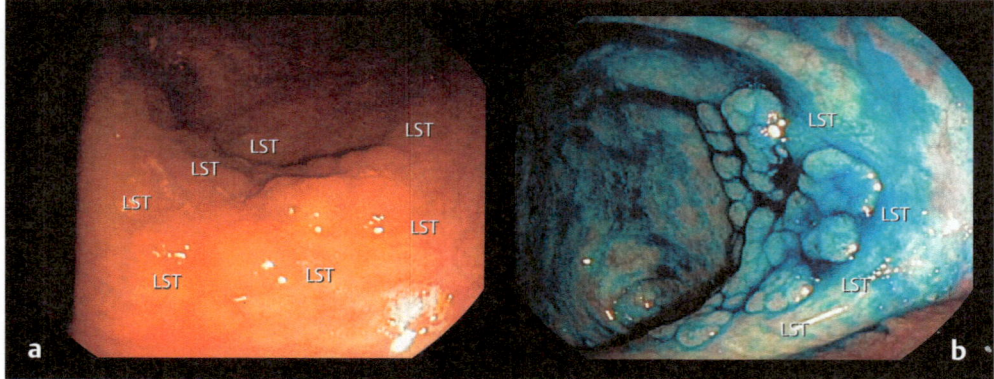

Fig. 50-21. (a, b) Agora uma lesão de crescimento lateral, homogênea, do ceco, que pode ser mais bem identificada após o uso do mesmo corante.

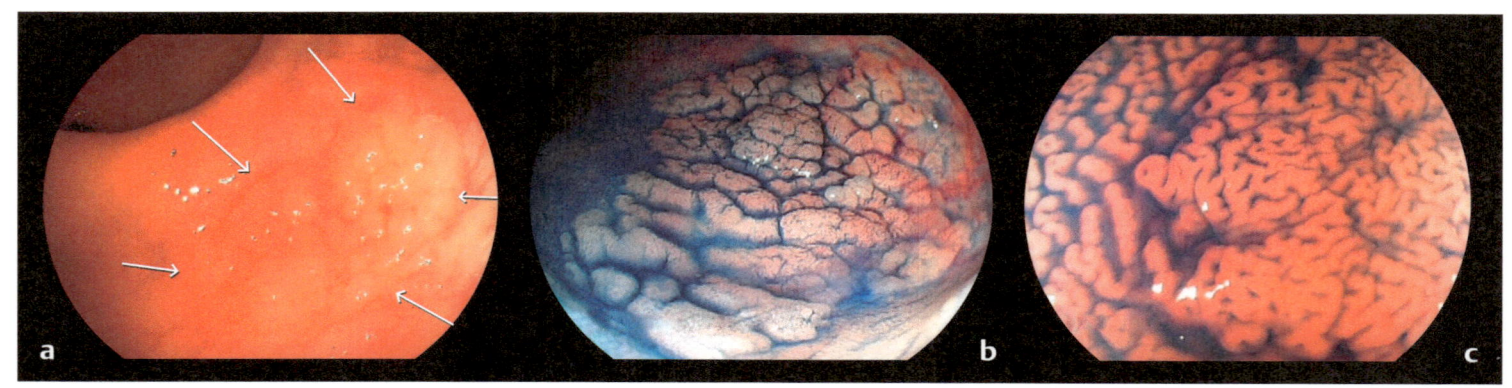

Fig. 50-22. Classificação dos padrões de cripta proposta por Kudo. Adaptada de: UpToDate.[29,30]

Distribuição dos Vasos Sanguíneos

Com o avanço tecnológico em pleno desenvolvimento, no início deste século, a cromoscopia virtual (óptica ou digital) passou a fazer parte do arsenal diagnóstico dos endoscopistas.

No princípio acreditava-se que substituiria a magnificação de imagem associada à cromoscopia convencional (uso de corantes) na avaliação do padrão de abertura das glândulas cólicas e, com o passar do tempo, notou-se que, de fato, o que ocorria era a possibilidade de avaliação mais acurada do padrão vascular destas lesões, em razão da interação do espectro de luz à hemoglobina. Portanto, atualmente, são definidas como ferramentas distintas e que se completam.

Inicialmente, a cromoscopia óptica, denominada NBI (*Narrow Band Imaging*), foi criada pela Olympus (Fig. 50-23).

Em 2006, Sano et al.[31] publicaram a primeira classificação utilizando o sistema de NBI e magnificação de imagem, com base nos diferentes padrões vasculares das lesões (Fig. 50-24).

Decorridos 2 anos, em 2008, outra classificação, denominada "Classificação de Hiroshima", foi publicada. Esta baseia-se nos achados vasculares e no padrão da superfície das lesões.[32,33]

Como a interpretação destas classificações ainda não tinha consenso e uniformidade, outras vieram.

Tanaka e mais cinco *experts* fundaram o "Cólon Tumor NBI Interest Group – CTNIG", time que teve como objetivo a criação de uma classificação simples contemplando o NBI, que fosse de fácil utilização internacional.

A partir disso, a CTNIG propôs, em 2009, a *NBI International Colorectal Endoscopic (NICE) Classification*.

Essa classificação pode ser empregada sem a utilização da magnificação de imagem, baseando-se na cor, no padrão vascular e no padrão de superfície das lesões.[34,35]

Inúmeros estudos comprovaram a eficácia do NBI para classificar as lesões colorretais, no entanto, alguns trabalhos reportaram algumas preocupações como:

- Existência de múltiplos termos para achados iguais ou similares.
- Necessidade de incluir os padrões de superfície nas classificações endoscópicas que utilizavam a magnificação.
- Diferentes achados na utilização do NBI e magnificação entre lesões elevadas e superficiais.

Com isso, em 2011, novo esforço foi feito para estabelecimento de uma classificação universal de NBI e magnificação para os tumores colorretais.

O Grupo Yutaka Saito (grupo de pesquisa do Centro Nacional de Pesquisa e Desenvolvimento no Japão) formou o *Japan NBI Expert Team* (JNET), composto por 38 especialistas em colonoscopia oriundos de todas as regiões do país, resultando na proposta de uma nova classificação (Fig. 50-25).[36]

Paralelamente ao surgimento do NBI (Olympus), a Fujinon desenvolveu tecnologia semelhante, porém, esta consistia em cromoscopia digital, denominada *Fuji Intelligent Chromo Endoscopy* – FICE (Fig. 50-26).

Em 2009, no Brasil, Teixeira et al.[37] publicaram uma classificação reconhecida internacionalmente, com base na morfologia e na distribuição dos vasos capilares mucosos ao redor das criptas (Fig. 50-27).

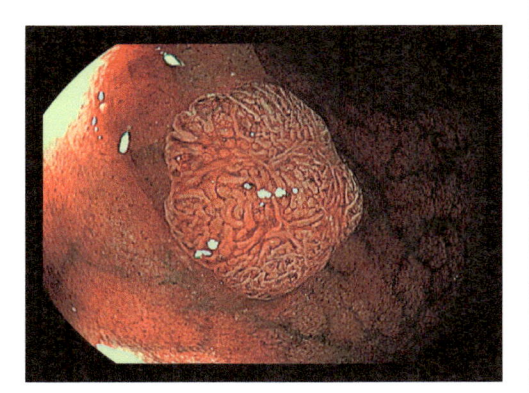

Fig. 50-23. O uso deste recurso tecnológico ("NBI") intensifica a visualização dos vasos da submucosa. Neste caso fica evidente tratar-se de um adenoma.

Fig. 50-24. Classificação de Sano.[36]

	I	II	IIIA	IIIB
Padrão capilar / Esquema				
Achados endoscópicos				
Características dos capilares	Ausência de vasos	Presença de vasos. Capilares ao redor das glândulas da camada mucosa	Trama vascular com vasos amputados ou irregulares. Falta de uniformidade. Capilares de alta densidade	Praticamente avascular ou perda dos microcapilares

	Tipo 1	Tipo 2A	Tipo 2B	Tipo 3
Padrão vascular	Invisível	Calibre e distribuição regular	Calibres variados e distribuição irregular	Interrupção de vasos
Padrão de superfície	Pontos brancos ou preto regulares similar a mucosa adjacente	Regular	Irregular ou obscuro	Áreas amorfas
Histologia sugerida	Hiperplásico ou serrilhado	Neoplasia intraepitelial de baixo grau	Neoplasia intraepitelial de alto grau ou câncer invasivo superficial	Câncer com invasão profunda
Imagens Endoscópicas				

Fig. 50-25. Classificação JNET.[36]

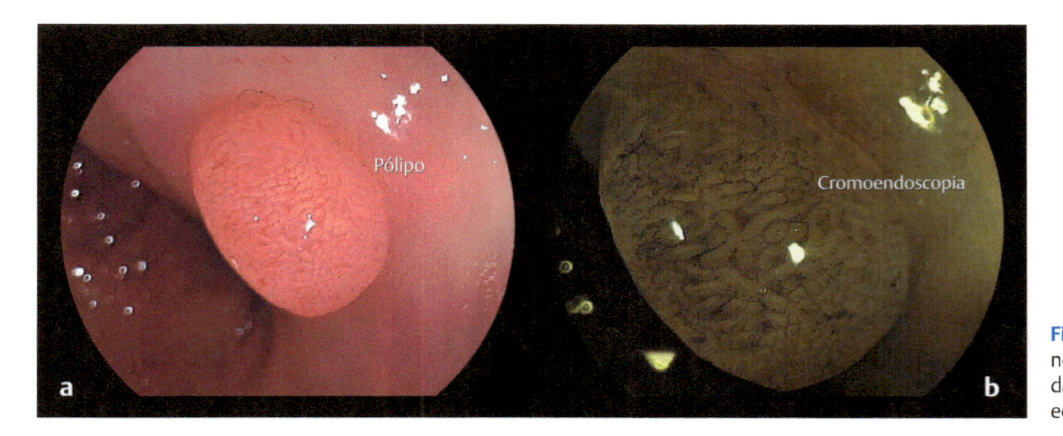

Fig. 50-26. (a, b) Semelhante ao NBI, o FICE nos permite visualizar a distribuição dos vasos da submucosa. A diferença principal é que este equipamento associa a magnificação de imagem.

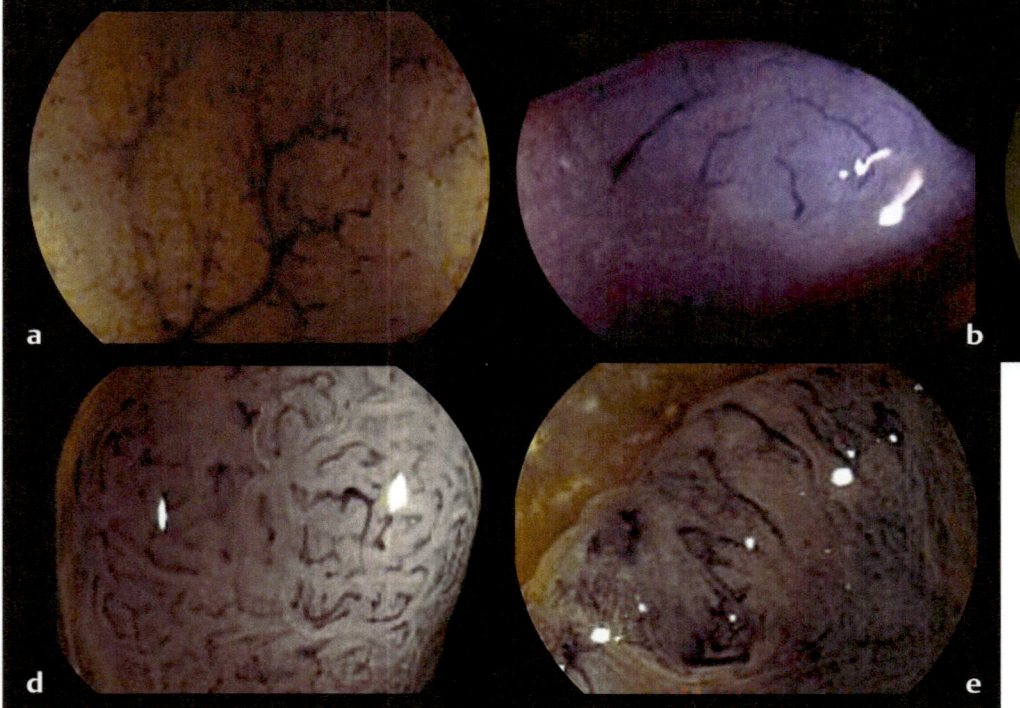

Fig. 50-27. Classificação endoscópica, proposta por Teixeira, dos vasos capilares, utilizando-se a tecnologia da Fujinon (FICE). (a) Tipo I: normal – capilares subepiteliais finos e lineares; distribuição uniforme ao redor das criptas; (b) Tipo II: hipovascularização e/ou capilares alargados com forma curva ou retilínea, uniformes sem dilatações; não há distribuição ao redor das criptas; (c) Tipo III: numerosos capilares finos, irregulares e tortuosos com pontos de dilatação em forma de espiral; distribuição evidente ao redor das criptas; (d) Tipo IV: numerosos vasos capilares grossos e com dilatações esparsas e crescimento vertical; distribuição ao redor de criptas de aspecto viloso e (e) Tipo V: pleomorfismo dos capilares, disposição irregular, vasos heterogêneos de diversos calibres; distribuição caótica. (Fonte: Teixeira et al.)[37]

Tendo em vista todos os conceitos expostos e conhecendo a realidade em que se insere a prática endoscópica de cada profissional (tecnologia disponível, material, pessoal treinado etc.), ressalta-se que não existe método de escolha ou "padrão ouro" completamente livre de falhas para a avaliação das lesões. Cabe ao colonoscopista utilizar-se de todo seu conhecimento teórico e técnico, aliado ao domínio sobre as condições clínicas do seu paciente, para decidir a conduta mais acertada, sendo ela respaldada pela literatura atualizada.

Por fim, abordaremos os pólipos serrilhados, identificados cada dia com maior frequência na rotina do colonoscopista.

Alguns conceitos, como sua localização mais frequente, tamanho, tipo histológico e biologia molecular devem ser comentados.

Localizam-se, preferencialmente, no cólon proximal. Quase sempre apresentam muco recobrindo sua superfície, que deve ser removido para realização de uma boa propedêutica endoscópica.

Apresentam tamanhos variados e se assemelham muito às lesões hiperplásicas, pois são pobres em vasos na submucosa, o que lhes confere aparência "pálida" (do termo *faint,* em inglês). Podem ser planas ou sésseis.

O uso do corante de superfície (índigo-carmim a 0,4 ou 0,5%) sobre a lesão facilita seu reconhecimento e a melhor identificação de seus limites laterais.

O uso de ácido acético pode ter efeito semelhante em relação à morfologia e limites da lesão, além de facilitar a identificação da abertura de suas glândulas.

Qualquer lesão com mais de 10 mm no cólon proximal, em que haja a suspeita de se tratar de uma lesão serrilhada, deve ser removida *in totum* durante a colonoscopia.

Os pólipos serrilhados apresentam seu potencial maligno traduzido por uma via diferente da consagrada sequência adenoma-carcinoma, descrita por Jass no início deste século:[38] trata-se da "via serrilhada".

As alterações moleculares envolvidas nessa transformação são compostas por mutações no gene BRAF e KRAS, correlacionadas com hipermetilação, acarretando genes intitulados de CIMP (CPG *Ilha Methylation Promotor*).[39]

Em 2010, a Organização Mundial da Saúde subclassificou os pólipos serrilhados em três subtipos, conforme demonstrado no Quadro 50-5.[40]

Quadro 50-5. Classificação da OMS para Lesões Serrilhadas[40]

- Hiperplásico
- Adenoma séssil serrilhado
  - Com displasia
  - Sem displasia
- Adenoma serrilhado tradicional
  - Com displasia
  - Sem displasia

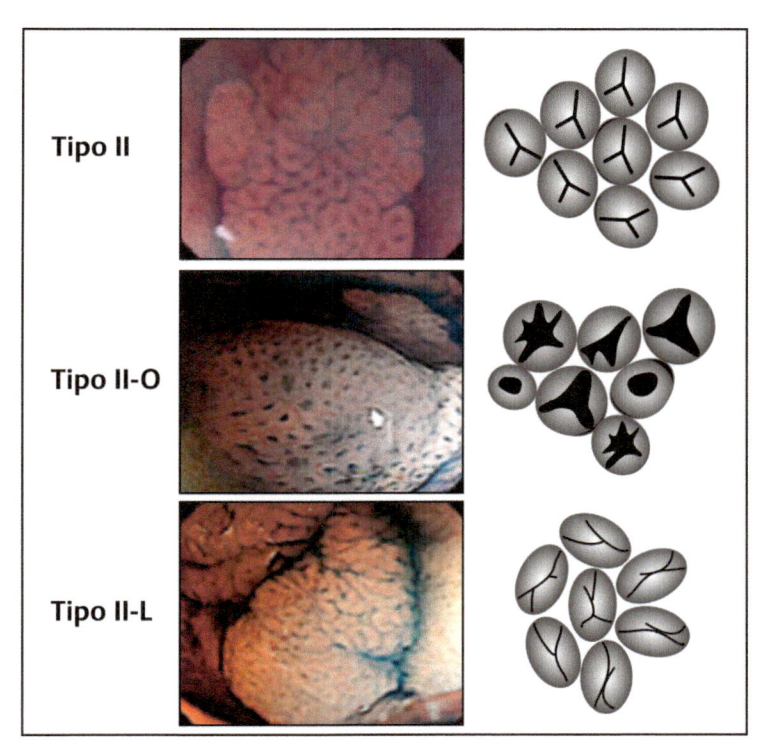

Fig. 50-28. Classificação proposta para os ASS.

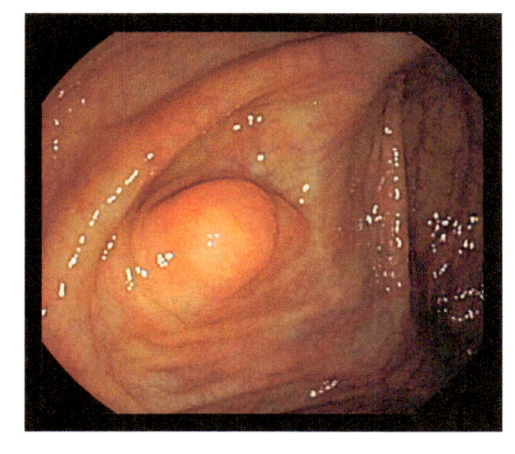

Fig. 50-30. Nesta imagem, o que simula um pólipo é o coto apendicular invertido, após apendicectomia prévia.

Alguns estudos que utilizaram cromoscopia digital e magnificação de imagem propõem definir características endoscópicas aos adenomas sésseis serrilhados (ASS) e aos adenomas serrilhados tradicionais (AST). Em razão de uma modificação na classificação de Kudo para os adenomas, o tipo II-O (*open*) e tipo II-L (*long*) foram propostos para os ASS.[41] Quando se trata, ainda, dos ASS, deve-se também acrescentar o tipo IV S (Fig. 50-28).[42]

TRATAMENTO

O principal objetivo da polipectomia consiste na remoção completa da lesão, com margens livres, seguida da recuperação da peça e encaminhamento desta para análise anatomopatológica.

Indicações de Polipectomia

Sem dúvida o ponto de maior importância para a escolha da técnica a ser empregada no tratamento dos pólipos baseia-se na cuidadosa avaliação de cada lesão antes da realização do procedimento.

Assim, devemos diferenciar lesões não neoplásicas, como por exemplo, um divertículo cólico (Fig. 50-29) ou um coto apendicular invertido (Fig. 50-30), que não devem ser ressecados, de lesões neoplásicas com potencial para malignização (representadas em sua grande maioria pelos adenomas) e, por fim, das presumidamente malignas, para as quais outras opções terapêuticas, como a cirúrgica, se impõem.

O tratamento endoscópico é amplamente indicado para os pólipos de origem epitelial, dos quais predomina a histologia adenomatosa. Além deles há também as neoplasias neuroendócrinas, que têm sua origem na camada epitelial profunda e possuem critérios específicos para indicação de tratamento endoscópico, discutidos adiante.

A ressecção endoscópica de lesões com apresentação polipoide originadas em outras camadas representa exceção, correspondendo à minoria das "polipectomias" tanto em razão da infrequência na indicação do tratamento pela via endoscópica, quanto pelo maior risco de perfuração ao ser realizada.

Os avanços tecnológicos representados pelos aparelhos com alta definição de imagem, aprimoramento na fonte de luz (xênon, *laser*) e alguns novos recursos, como a magnificação e a cromoscopia virtual, trouxeram ganho expressivo para o correto e cada vez mais preciso diagnóstico endoscópico, permitindo mudança na conduta terapêutica, especialmente nos casos de lesões maiores, em que a cirurgia pode ser evitada.

Contraindicações de Polipectomia

As contraindicações relacionam-se com diferentes pontos envolvendo condições clínicas e de preparo para o exame, além de aspectos relacionados com a lesão, conforme descritos abaixo:

- Condições clinicolaboratoriais: por exemplo, pacientes com distúrbios de coagulação, em uso de medicações anticoagulantes sem manejo adequado prévio ao exame. Estes devem ser reavaliados, ter os testes de coagulação corrigidos e o procedimento programado, sempre que possível, em consoante às recomendações das diretrizes do uso de terapia antitrombótica.[43,44]
- Preparo intestinal inadequado: o preparo inadequado impede a minuciosa avaliação do pólipo e a presença de resíduos fecais eleva o risco de perfuração durante a aplicação da corrente de diatermia em razão da presença de gases explosivos, como o hidrogênio, o butano e o metano.[45] O risco da ocorrência deste acidente é praticamente anulado pela realização de colonoscopia completa, sob boas condições de preparo, durante a qual ocorre a troca dos gases, secundária à insuflação e aspiração durante a introdução e retirada do aparelho.
- Lesões suspeitas de malignidade, em que se acredita haver componente invasivo além das camadas mucosa ou submucosa superficial, não devem ser ressecadas.

ACESSÓRIOS E ASPECTOS TÉCNICOS

Há algumas opções técnicas para a ressecção envolvendo a utilização de diferentes aparelhos e acessórios ou mesmo a combinação de mais de um deles. A decisão a respeito de qual delas utilizar dependerá de diversos fatores, dentre eles o tamanho do pólipo, sua morfologia, a localização e se houve intervenção para ressecção prévia.

De maneira geral, para facilitar o procedimento, o aparelho deve estar retificado e a lesão posicionada nos quadrantes inferiores direito ou esquerdo (idealmente entre "5-7h") no monitor, de acordo com a posição do canal de trabalho do endoscópio utilizado. Na impossibilidade desta disposição, trabalha-se com a lesão posicionada no quadrante superior oposto ao do canal de trabalho, em diagonal (habitualmente entre "9-12h" no colonoscópio convencional), porém, a dificuldade é maior nesta e demais posições.

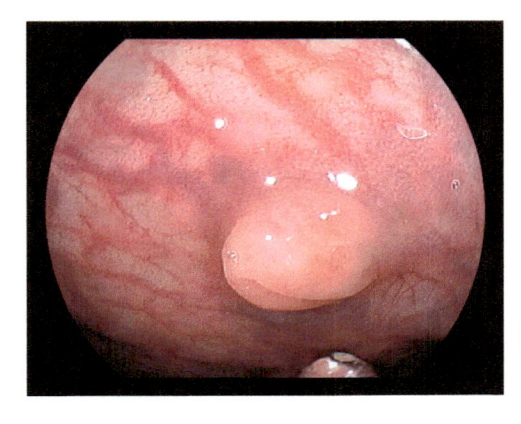

Fig. 50-29. Divertículo cólico invertido simulando um pólipo.

Equipamentos e Acessórios

Videoendoscópios

Como regra utiliza-se o colonoscópio padrão, com opções dos modelos terapêutico ou pediátrico para casos especiais.

Em algumas situações, como por exemplo, diante de estenoses, angulações fixas do sigmoide ou, eventualmente, para ressecção de lesões localizadas no reto distal, pode ser utilizado um enteroscópio ou um gastroscópio. A despeito da desvantagem ocasionada pela maior dificuldade na progressão aos segmentos proximais do cólon ao se utilizar um gastroscópio, este aparelho permite maior controle e versatilidade de manuseio durante o procedimento, seja em visão frontal ou à retroflexão, principalmente quando utilizado no reto.

Os canais de trabalho dos diferentes tubos variam de 2,8 mm, para os gastroscópios convencionais, a 3,8 mm para os modelos terapêuticos.

É importante que se tenha conhecimento sobre as características do modelo em uso, para que se faça a escolha de acessórios compatíveis no momento do procedimento.

Unidade Eletrocirúrgica

Há geradores de diferentes empresas no mercado que oferecem tecnologias variadas, fundamentadas nos mesmos princípios físicos de conversão da energia elétrica em térmica, e para sua utilização deve-se ter amplo conhecimento a respeito de seu funcionamento.

Uma informação prática relevante consiste no fato de que ao se favorecer o uso do modo "coagulação" tem-se melhor efeito hemostático, porém, eleva-se o risco de perfuração, especialmente a tardia, em decorrência da ação térmica na parede da víscera, com risco de necrose transmural. Em contrapartida, quando se utiliza, preferencialmente, o modo "corte", aumenta-se o risco de sangramento imediato, mas com menor chance de ocorrência de lesão térmica. Desta forma, deve-se ponderar quais serão as necessidades quanto à maneira pela qual a energia será aplicada no tecido, levando-se em consideração os diversos fatores diagnósticos analisados antes da ressecção, como por exemplo, lesões sésseis ou pediculadas, características do pedículo e espessura da parede do segmento envolvido (ceco, reto etc.).

Pinças de Biópsias

As pinças utilizadas para a remoção de pólipos podem ser convencionais, também denominada "a frio" (Fig. 50-31) ou tipo *hot biopsy* (Fig. 50-32), em que há aplicação de corrente de diatermia. Nesta última há cauterização junto às conchas da pinça, porém, todo o tecido localizado no interior das conchas fica protegido e não sofre ação térmica. Este efeito ocorre em decorrência do princípio físico conhecido como *gaiola de Faraday*, permanecendo o espécime viável para estudo histopatológico.[46,47] No entanto, é necessário que se tenha cautela à sua utilização, por causa do risco aumentado de lesão térmica na parede do órgão, razão pela qual sua utilização está sendo gradativamente descontinuada.[48]

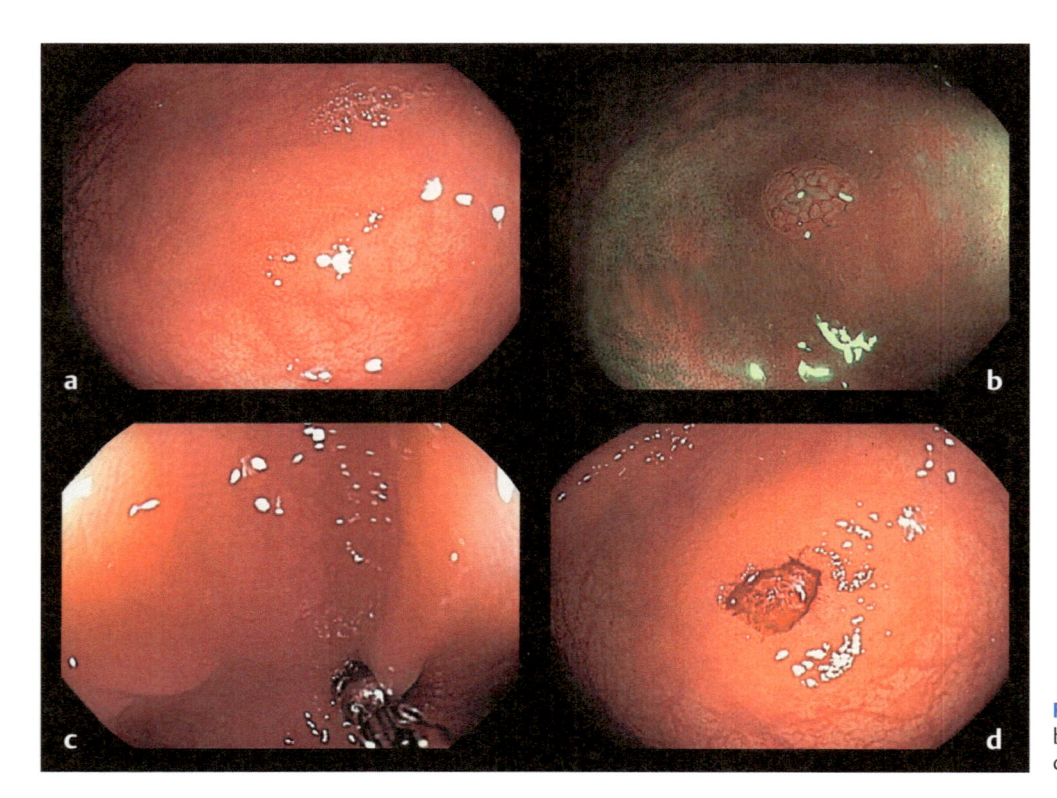

Fig. 50-31. (a-d) Polipectomia com pinça de biópsia. Esta técnica pode ser usada em pólipos diminutos (até 0,5 cm).

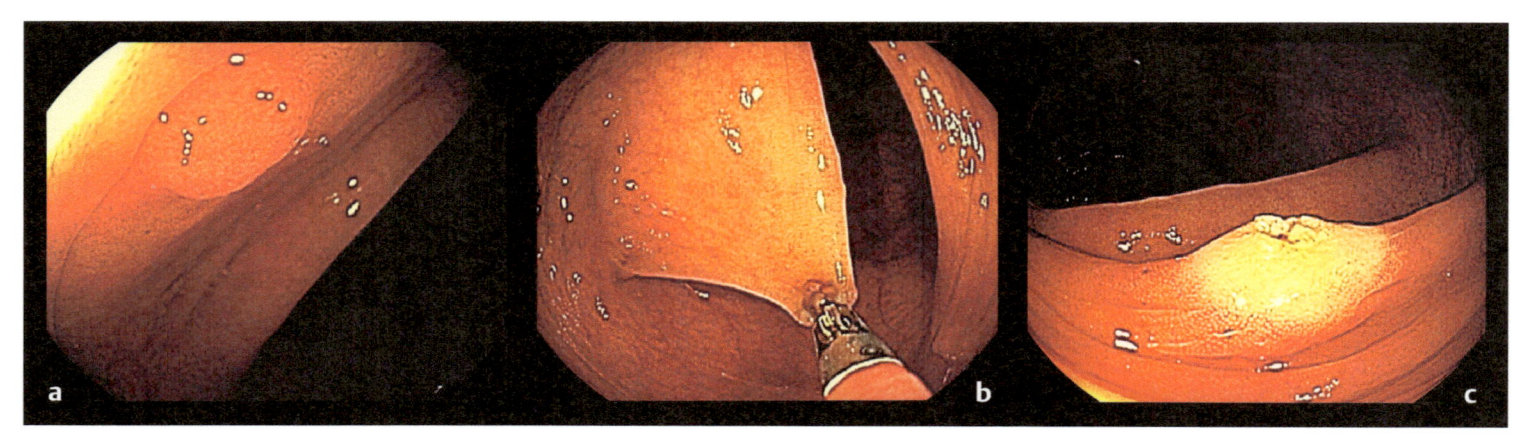

Fig. 50-32. (a-c) Polipectomia com pinça tipo *hot-biopsy*.

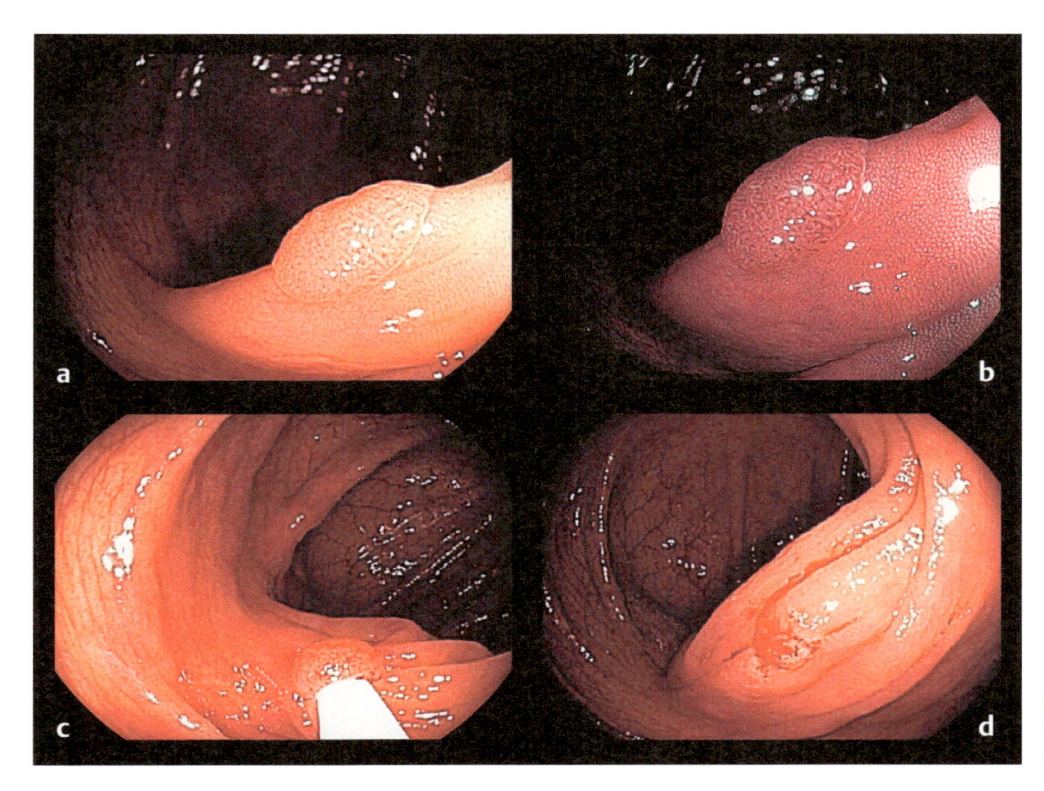

Fig. 50-33. (a-d) Polipectomia com alça "a frio". Esta técnica tem sido a mais recomendada para pólipos pequenos.

Ao escolher o acessório para a polipectomia devemos nos atentar ao fato de que quando avaliadas as porcentagens de ressecção "em bloco", completa e com preservação do espécime para análise patológica, estudos recentes apontam para melhores resultados da ressecção com alça "a frio" (Fig. 50-33), quando comparada ao uso de pinça, inclusive para diminutas lesões (1 a 5 mm) e sem incremento na incidência de complicações.[49]

Deste modo, recomendamos o uso da pinça para pólipos de até 5 mm (especialmente para aqueles com até 3 mm), quando, então, devemos considerar a utilização da alça.

Alças de Polipectomia

Ao se utilizar a alça, o pólipo é laçado visando-se a ressecção completa com margem de segurança livre de lesão e, sempre que possível, em fragmento único, denominada "em bloco" (Fig. 50-34).

No entanto, nas lesões sésseis e planas maiores, especialmente naquelas com diâmetros superiores a 20 mm, a apreensão completa da lesão se torna mais trabalhosa e muitas vezes inviável, motivo pelo qual frequentemente são ressecadas em mais de um fragmento, denominada fatiada ou *piecemeal* (Fig. 50-35).

As alças podem ter vários formatos (oval, em crescente, hexagonal ou arredondado), diferentes tamanhos, ser feitas em filamento único ou multifilamentares (trançada) e possuírem ou não espículas, que podem facilitar a apreensão do tecido (Fig. 50-36).

Algumas alças podem ser rodadas durante sua manipulação e este recurso pode facilitar a laçada do pólipo (Fig. 50-37).

Por fim, há um conjunto composto por alça e cateter injetor no mesmo dispositivo, com o objetivo de facilitar a apreensão do tecido imediatamente após a injeção, poupando o tempo necessário para troca de acessórios.

Não há padrão estabelecido para a seleção da alça a ser utilizada, de modo que a escolha envolve fatores como as características e localização da lesão, experiência do colonoscopista e situações vivenciadas durante a terapêutica, como por exemplo, alças menores, denominadas "mini", medem entre 11 e 20 mm e são úteis não somente para a ressecção de pólipos menores, mas também para tratamento complementar de focos residuais, durante a ressecção de lesões maiores.

Diferente da pinça de biópsia, à instrumentação de uma alça, espera-se que o auxiliar tenha treinamento técnico adequado para a função, pois a manipulação incorreta do acessório pode acarretar dificuldade adicional e prejuízo ao procedimento, prolongando o tempo de exame, por levar à apreensão inadequada ou secção inadvertida do tecido, necessidade de ressecção em mais fragmentos ou até mesmo complicações, como sangramento e perfuração.

Conforme comentado anteriormente, a utilização da alça de polipectomia "a frio" é recomendada para tratamento de lesões sésseis de até 10 mm. Para a ressecção de lesões maiores ou pediculadas sugere-se a associação de diatermia.

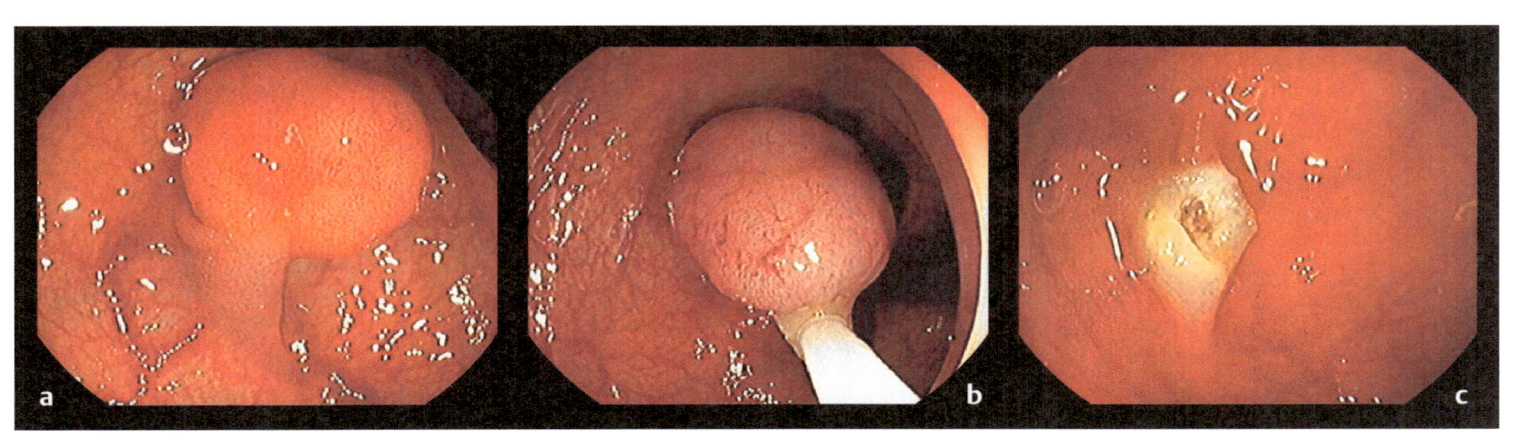

Fig. 50-34. (a-c) Polipectomia com alça "quente". Usada para lesões maiores e em que se pretende fazer uma hemostasia mais efetiva.

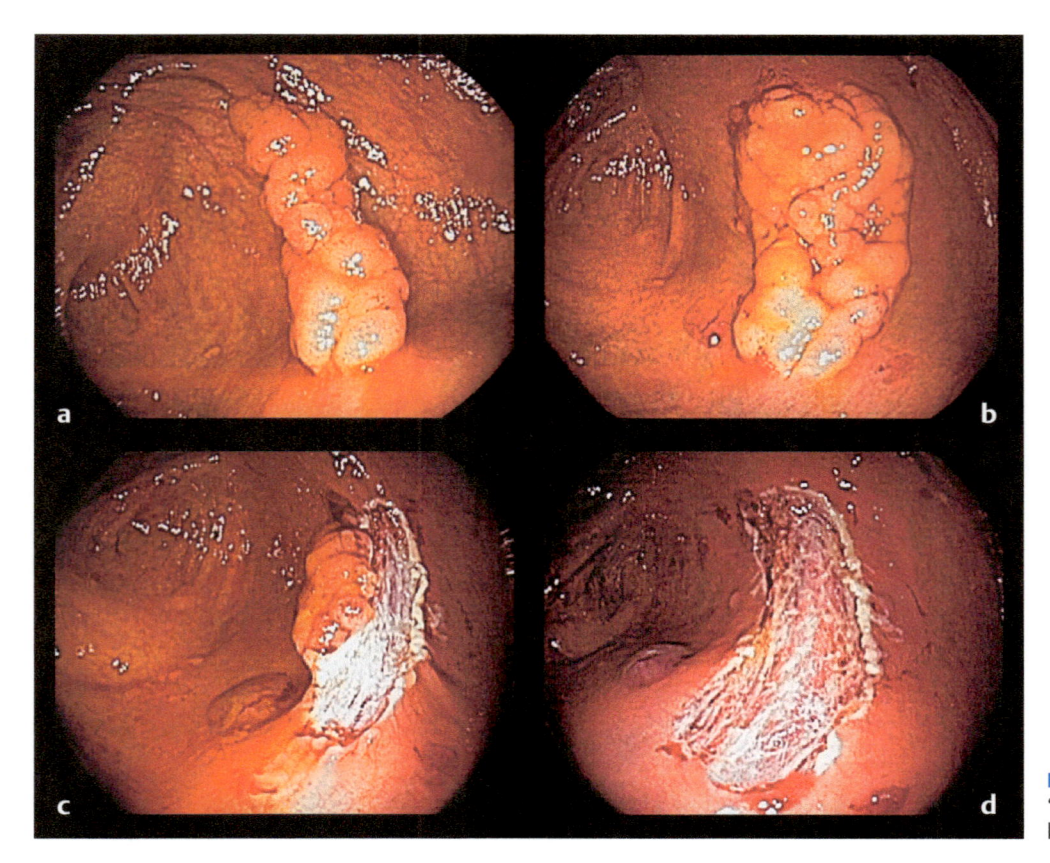

Fig. 50-35. (a-d) Ressecção fatiada ou em "*piecemeal*". É muito importante que não haja lesão residual.

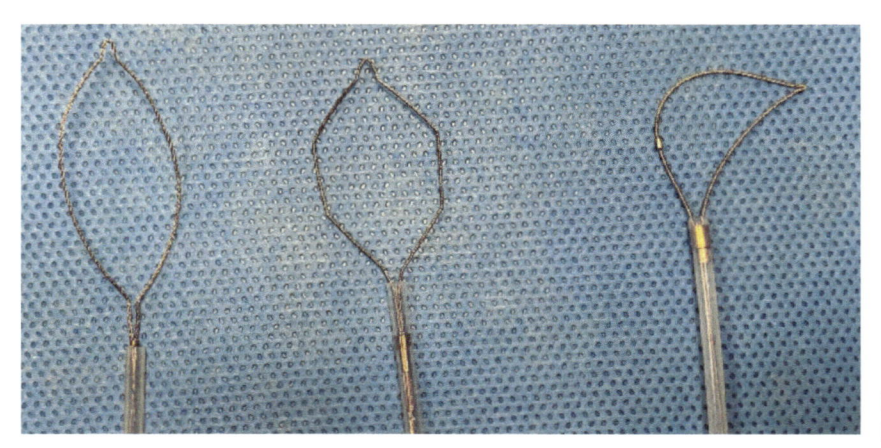

Fig. 50-36. Tipos de alças para polipectomia.

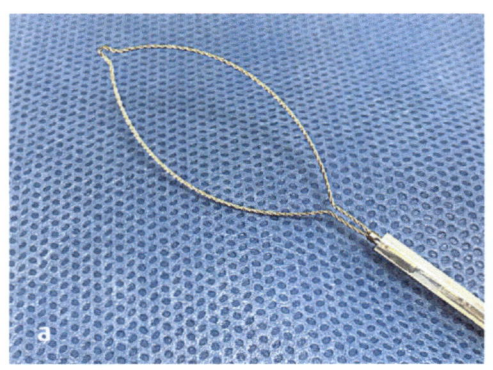

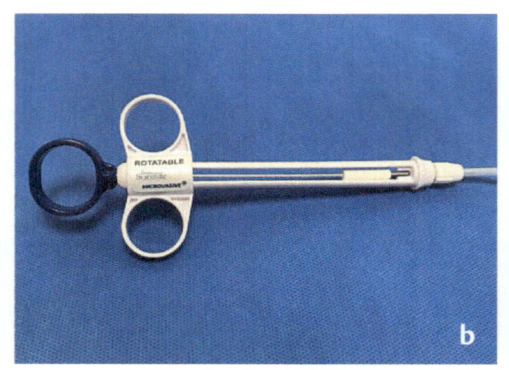

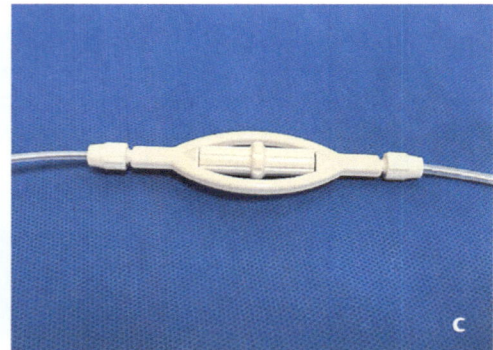

Fig. 50-37. (a-c) Alça rotatória.

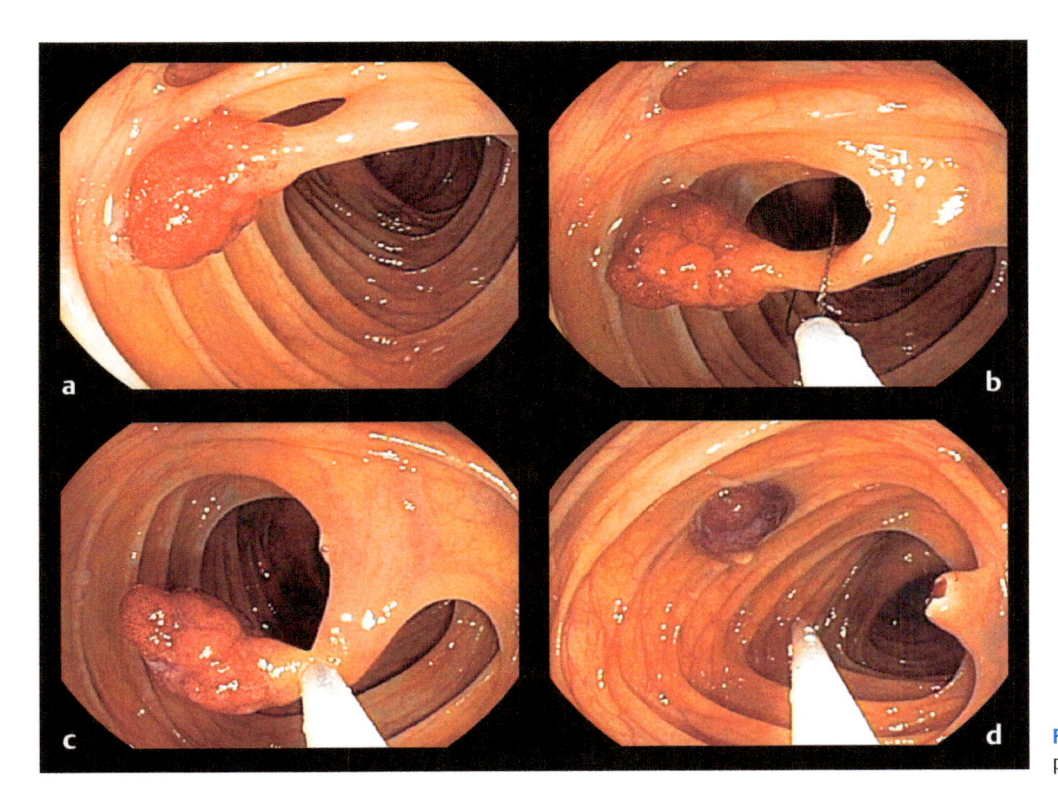

Fig. 50-38. (a-d) Polipectomia com diatermia em pólipo pediculado.

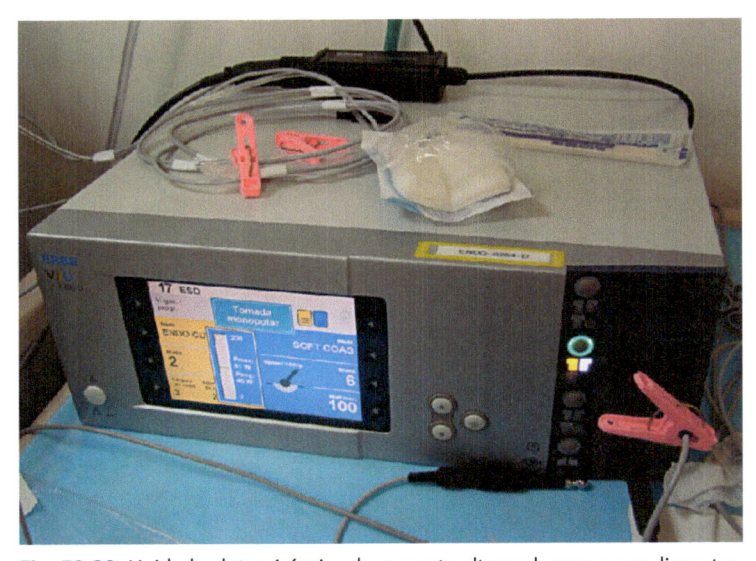

Fig. 50-39. Unidade eletrocirúrgica de corrente alternada para procedimentos endoscópicos cirúrgicos avançados.

Em pólipos com pedículo largo (Fig. 50-38), a passagem de corrente durante a ressecção deve ser lenta, sendo possível aplicá-la em "pulsos", visando-se otimizar a hemostasia, haja vista que nessas lesões presume-se a presença de ao menos um vaso sanguíneo de maior calibre na região central do pedículo. Alguns geradores mais modernos dispõem desta função de forma automatizada, pela alternância na potência e duração da energia distribuída, definida pela leitura constante e instantânea da impedância do tecido (Fig. 50-39).

As principais complicações decorrentes da polipectomia são: sangramento e perfuração. Outras incluem a síndrome pós-polipectomia e aquelas relacionadas com a técnica de exame e com a sedação.

Abaixo descrevemos algumas recomendações práticas para polipectomia com alça:

- Nas lesões sésseis, sugere-se desinsuflar parcialmente o órgão para apreensão do pólipo.
- Atenção à avaliação da espessura do tecido apreendido após o fechamento da alça. Ao se identificar tecido em excesso, prossegue-se à reinsuflação adequada, abertura parcial da alça ou reposicionamento desta, principalmente quando não é possível a visibilização da apreensão na área posterior à lesão, em razão da interposição desta ao aparelho.
- Nas lesões pediculadas, depois de adequadamente laçadas, a manutenção do pedículo apreendido com fechamento justo da alça por cerca de 2 a 3 minutos promove isquemia inicial da lesão, o que implicará a liberação de fatores teciduais, que, por sua vez, desencadearão a ativação da "cascata de coagulação", que poderá colaborar para a hemostasia após a ressecção.
- Antes da aplicação da energia, recomenda-se distensão do segmento colorretal com insuflação, centralização da alça na luz do órgão, com o intuito de afastá-la das paredes próximas e, sempre que possível, manter a porção cefálica de pólipos pediculados afastada da mucosa adjacente, para que se evite a passagem de corrente como um "circuito elétrico", minimizando o risco de lesão térmica.

Deve-se ter cuidado adicional com os pólipos localizados no cólon direito, principalmente no ceco, onde a parede intestinal é mais fina, medindo cerca de 4 mm, atribuindo risco adicional de perfuração, especialmente ao tratamento de lesões sésseis e com bases largas.

COMPLICAÇÕES DA POLIPECTOMIA

O risco de complicação durante a colonoscopia pode-se elevar em até 9 vezes, quando há biópsias ou polipectomias, principalmente se utilizado o eletrocautério.[45]

Síndrome Pós-Polipectomia

A síndrome pós-polipectomia tem incidência aproximada de 0,003 a 1% e ocorre em razão da queimadura transmural pela utilização do eletrocautério, resultando em dor abdominal, com achados de exame físico compatíveis com peritonite localizada, mas sem sinais de perfuração durante a investigação por exames radiológicos de imagem, como tomografia computadorizada.

Os exames laboratoriais, como leucograma e proteína C reativa, podem estar alterados, simulando quadro agudo cirúrgico.

Os sintomas podem ter início nas primeiras 12 horas após o tratamento, porém, podem surgir de forma tardia em até 5 a 7 dias.

Esta complicação é tratada com suporte clínico, jejum e hidratação parenteral durante o período de observação, com progressão

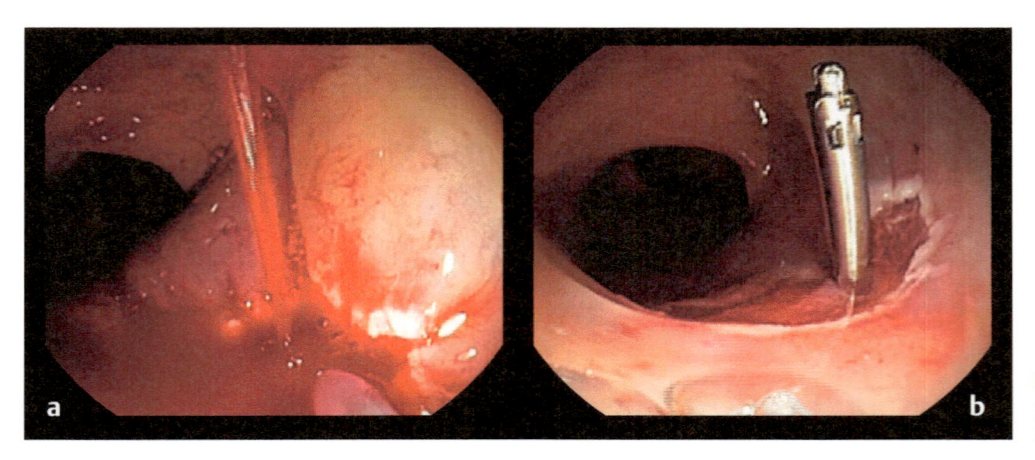

Fig. 50-40. (a, b) Sangramento em jato pós-polipectomia. Controle do sangramento com clipe metálico.

gradativa da dieta via oral, analgesia, com ou sem antibiótico. A resolução do quadro geralmente ocorre em 2 a 5 dias.

Para os pacientes que não apresentam melhora ou evoluem com piora clínica durante o acompanhamento, a cirurgia deve ser considerada.[45,50]

Sangramento

A incidência de sangramento pós-polipectomia é muito variável na literatura, encontrando-se entre 0,1 a 10,2%.[51] No entanto, a incidência esperada deve estar em 0,1 a 0,6% e indicadores acima de 1% obrigam revisão imediata das técnicas endoscópicas utilizadas.[52]

O sangramento pode ocorrer imediatamente após a polipectomia (Fig. 50-40), possibilitando identificação e hemostasia no ato do exame ou de forma tardia, com incidência estimada entre 0,6 a 1,2%,[51] podendo ser mais grave, eventualmente com necessidade de um novo procedimento para revisão da escara.

Alguns fatores relacionam-se com o risco aumentado de sangramento, dentre eles: pólipos com mais de 10 mm, lesões no cólon direito, pólipos pediculados, obesidade, manejo inadequado de terapia antitrombótica (como varfarina, heparina e clopidogrel) antes do procedimento, número de pólipos ressecados, experiência do colonoscopista e histologia da lesão.

Na imensa maioria dos casos, o sangramento imediato é de pequena monta, controlado sem maiores dificuldades durante a realização do exame, enquanto aqueles com necessidade de hospitalização, transfusão de hemoderivados, reintervenções endoscópicas ou mesmo cirurgia são raros e considerados verdadeiras complicações.[53]

Para controle endoscópico do sangramento existem diferentes dispositivos, além de agentes vasoconstritores, conforme listado abaixo. A injeção de solução contendo epinefrina e o clipe metálico são os mais frequentemente utilizados.

Térmico por Contato
- Pinça tipo Grasper ou tipo *hot-biopsy*.
- *Heater probe/Gold probe* (cateteres bipolares diatérmicos).
- Ponta da alça.

Térmico sem Contato
- Coagulação por plasma de argônio.

Mecânico
- Cateter injetor (efeito compressivo da solução injetada no tecido).
- Clipes metálicos.
- Alça destacável (*Endoloop*).
- Ligadura elástica.
- Sutura endoscópica.

Agentes Vasoconstritores
- Injeção de solução de epinefrina.

Profilaxia de Sangramento

Diversos métodos de prevenção de sangramento foram propostos e documentados pelos mais diversos desenhos de estudos, incluindo alguns poucos prospectivos randomizados. A seguir destacam-se os principais pontos em relação a cada um deles.

Solução de Epinefrina

A injeção de solução com epinefrina (1:10.000) na base de lesões pediculadas reduz o fluxo sanguíneo por meio de efeitos de compressão tecidual e vasoconstrição.

Estudo prospectivo randomizado com 488 pacientes, separados em três grupos – grupo A – colocação de alça destacável (*Endoloop*); grupo B – profilaxia por meio de injeção de solução contendo epinefrina na base do pedículo; e grupo C – polipectomia convencional, sem medidas preventivas –, evidenciou incidência total de sangramento de 4,3% (grupo A: 1,8%; grupo B: 3,1%; grupo C: 7,9%). Apesar de o sangramento (principalmente precoce – em até 24 h) ter ocorrido com maior frequência no grupo-controle (grupo C), sugerindo vantagem teórica no uso da profilaxia, a diferença encontrada não foi estatisticamente significante. No entanto, quando estratificado por tamanho do pólipo, observou-se redução significativa na ocorrência de sangramento quando aplicadas uma das duas técnicas descritas para as lesões com mais de 20 mm (grupo A: 2,7%; grupo B: 2,9%; grupo C: 15,1%; $p < 0,05$).[54,55]

Alça Destacável (Endoloop)

Em 1989, Hachisu desenvolveu esta alça destacável feita de fio de náilon. Conforme discutido anteriormente, este acessório foi confeccionado com o objetivo de prevenir sangramento após ressecção de pólipos pediculados. É importante que se adquira o conhecimento a respeito do uso do dispositivo antes de sua aplicação, em razão de alguns pontos importantes a respeito de sua utilização (Fig. 50-41). Apesar do incremento no tempo total do procedimento, sua instrumentação é simples e o sucesso técnico no posicionamento é quase sempre atingido.[54]

Clipe

A aplicação de clipe antes ou após a polipectomia como forma de prevenção de sangramento permanece controversa.[56,57]

Não favorecemos a colocação de clipes previamente à ressecção, por não haver evidências do benefício de sua utilização e pelo risco de transmissão de corrente elétrica através da estrutura metálica, com possibilidade de lesão térmica da parede do órgão.

Metanálise recente envolvendo 13.009 pacientes, com 18.416 polipectomias realizadas, avaliou o benefício da utilização do clipe após a polipectomia.

A ocorrência global de sangramento pós-procedimento foi de 0,9%, dos quais 1,6% ocorreu na vigência do clipe, e 0,7% nos casos em que o clipe não foi aplicado, não havendo significância estatística depois de concluída a análise deste estudo.[51]

Assim, preconizamos o uso deste acessório apenas como medida terapêutica de hemostasia e não como profilática.

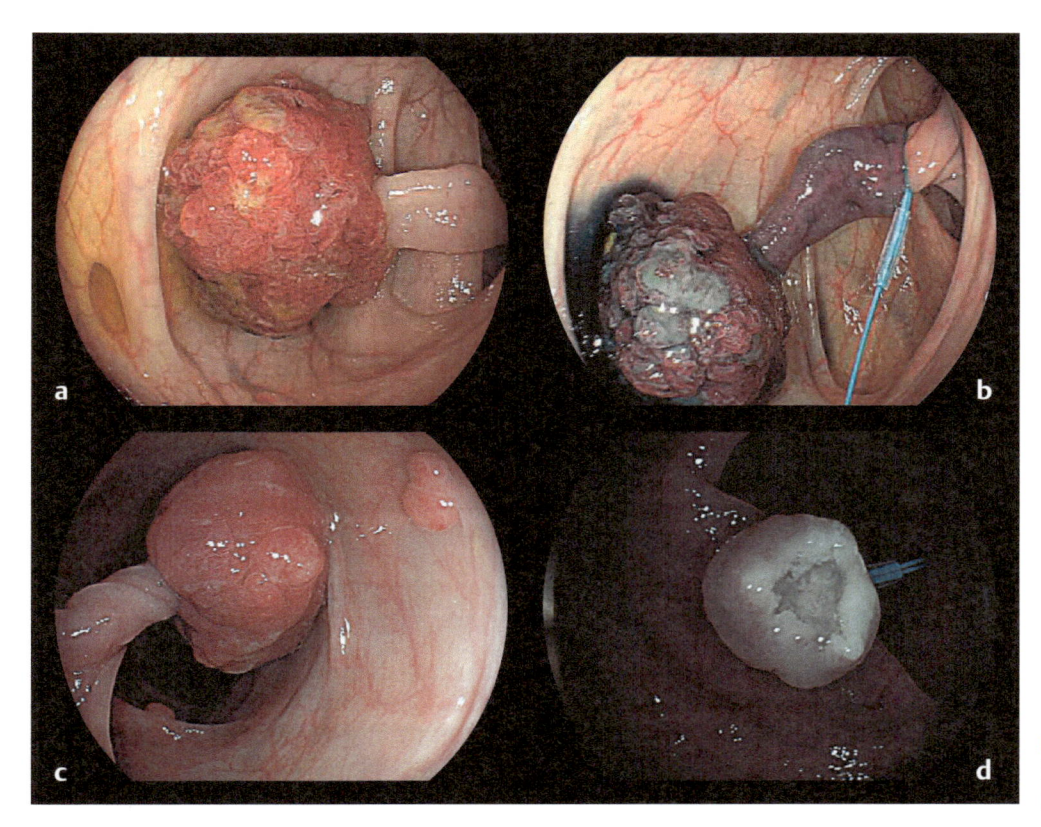

Fig. 50-41. (a-d) *Endoloop*. Aplica-se o *loop* na base do pólipo pediculado. Segue-se a secção do pedículo acima do *loop* já aplicado.

Perfuração

Complicação temida e, felizmente, rara na rotina endoscópica, a incidência de perfuração após polipectomia varia de 0,7 a 1,1%.[58]

Alguns fatores incrementam o risco de perfuração, como idade avançada, inflamação ativa do cólon (colite ulcerativa, doença de Crohn, colite infecciosa aguda etc.), tamanho e morfologia da lesão e localização no cólon direito. Outros fatores não relacionados com o paciente ou com a lesão incluem: tipo de acessório escolhido, o uso e as configurações do eletrocautério, conforme comentado previamente, e a experiência do colonoscopista.[59]

Os achados clínicos pós-procedimento que alertam para a possibilidade de perfuração incluem dor e distensão abdominal persistente, rigidez ou defesa à palpação (peritonismo) e ausência de sinais de trânsito intestinal. Os sinais vitais, inicialmente, podem ser normais. Taquicardia pode estar presente.

A radiografia de abdome pode evidenciar pneumoperitôneo, mas o exame normal não exclui perfuração, especialmente quando se trata de cólon ascendente e descendente, por serem segmentos peritonizados (retroperitoneais) e a perfuração pode estar contida no retroperitônio.

A tomografia computadorizada possui maior acurácia (> 90%) para o diagnóstico desta complicação e deve ser o método de escolha diante da suspeita clínica.[60]

O reconhecimento imediato da perfuração permite a tentativa de tratamento via endoscópica, esperando-se melhor evolução clínica (Fig. 50-42).[61]

Para os casos diagnosticados durante o procedimento, indicam-se clipes metálicos inseridos pelo canal de trabalho (*through the scope* – TTS) ou sobre o aparelho (*over the scope* – OTSC) como tratamento (Fig. 50-43).

Em perfurações com menos de 20 mm, especialmente naquelas com até 10 mm, o sucesso técnico e clínico de correção pela via endoscópica são de cerca de 89 e 93%, respectivamente. Nos casos de insucesso, piora clínica ou naqueles com diagnóstico tardio, em que a contaminação peritoneal está frequentemente presente, o tratamento cirúrgico deve ser imediatamente indicado.[60]

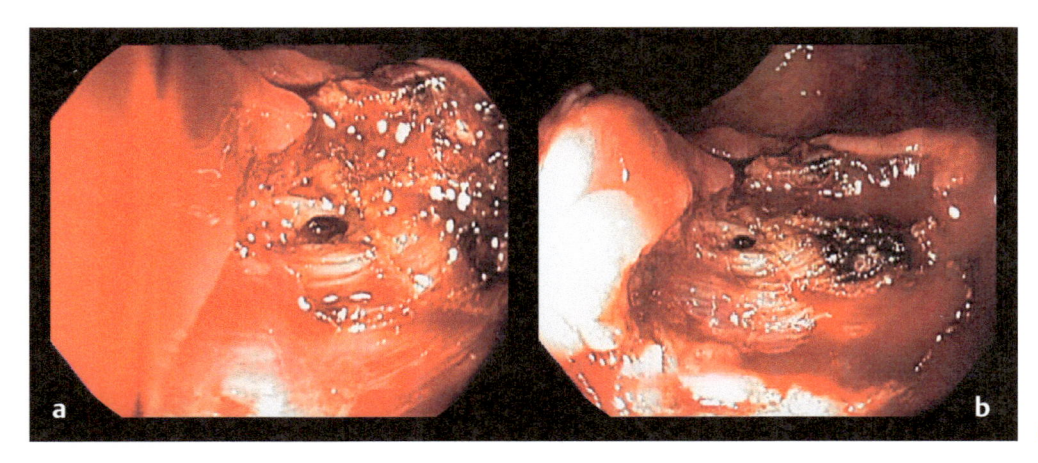

Fig. 50-42. (a, b) Perfuração pós-polipectomia.

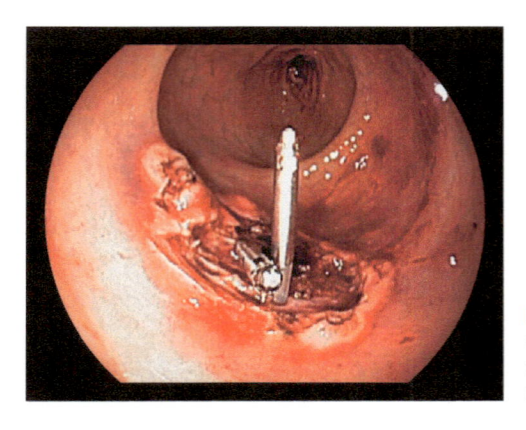

Fig. 50-43. Aplicação de dois clipes para tratar a perfuração com sucesso.

NEOPLASIA NEUROENDÓCRINA ("CARCINOIDE")

As neoplasias neuroendócrinas podem corresponder, segundo alguns estudos, até 7% dos pólipos do cólon. São diagnosticadas com maior frequência no reto e raríssimas vezes têm comportamento maligno. Quando no reto, não são produtoras de substâncias vasoativas, portanto, exames laboratoriais para investigação de tais substâncias são desnecessários.

De acordo com as diretrizes atuais do *National Comprehensive Cancer Network* (NCCN), para as lesões retais com menos de 1 cm, o tratamento endoscópico está indicado (Fig. 50-44). Para lesões com 1 cm ou mais deve-se realizar estadiamento local por ultrassonografia ou ressonância magnética, ambas pela via endorretal.

As lesões confirmadas como T1 do estadiamento TNM podem ser ressecadas pela via endoscópica (ou transanal), sem a necessidade de investigação adicional. Para as lesões T2-T4, há necessidade de realização de estadiamento sistêmico completo, quando, então, tratando-se de lesão de até 2 cm, indica-se a ressecção local, como aplicado às lesões T1.

Às demais, o tratamento local, seja endoscópico ou transanal, está contraindicado.

Quanto ao acompanhamento clinicoendoscópico: para as lesões com menos de 1 cm não há necessidade de exames adicionais ou acompanhamento, desde que completamente ressecadas. Para aquelas com menos de 2 cm, recomenda-se controle endoscópico associado à ultrassonografia ou à ressonância via endorretal após 6 e 12 meses e, então, conforme recomendação clínica (Fig. 50-45).[62]

O estadiamento anatomopatológico pós-ressecção endoscópica é de fundamental importância. Assim sendo, se não houver grau de diferenciação histológica pouco ou mal diferenciada ou invasão vascular, o índice de mitoses for menor que dois por campo de grande aumento (CGA) à microscopia e o Ki-67 < 2% (índice proliferativo), pode-se considerar que a ressecção foi curativa.

Em oposição às lesões retais, de acordo com as diretrizes do *NCCN*, para todas as lesões suspeitas para neoplasia neuroendócrina localizadas no cólon está indicado o estadiamento sistêmico completo antes da definição de conduta, geralmente não havendo indicação para o tratamento endoscópico.[62]

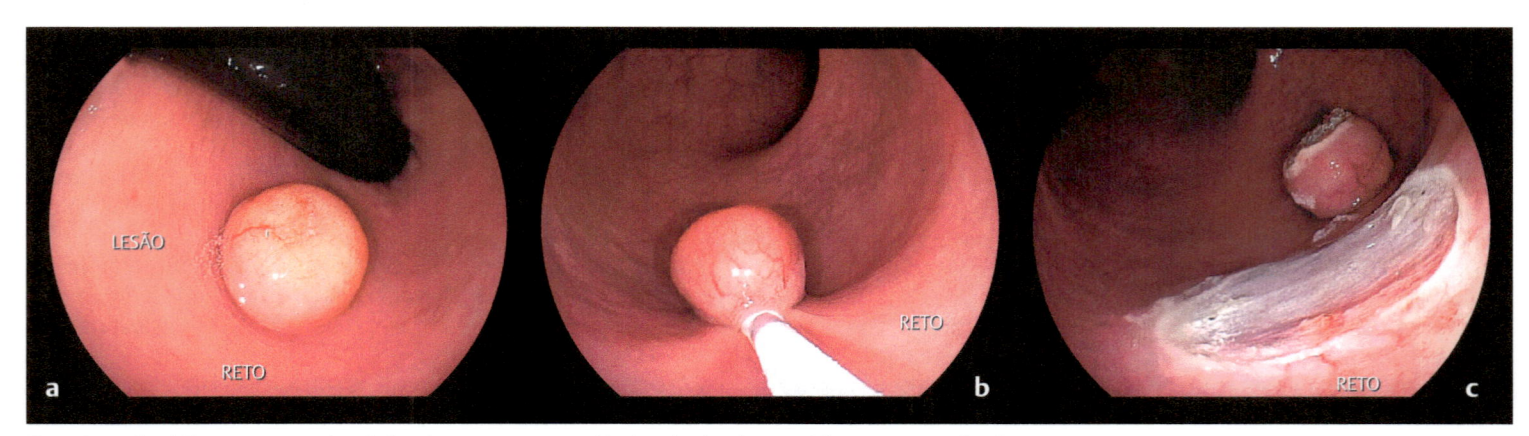

Fig. 50-44. (a-c) Tratamento endoscópico de tumor neuroendócrino do tipo 1, com 1,3 cm, no reto distal.

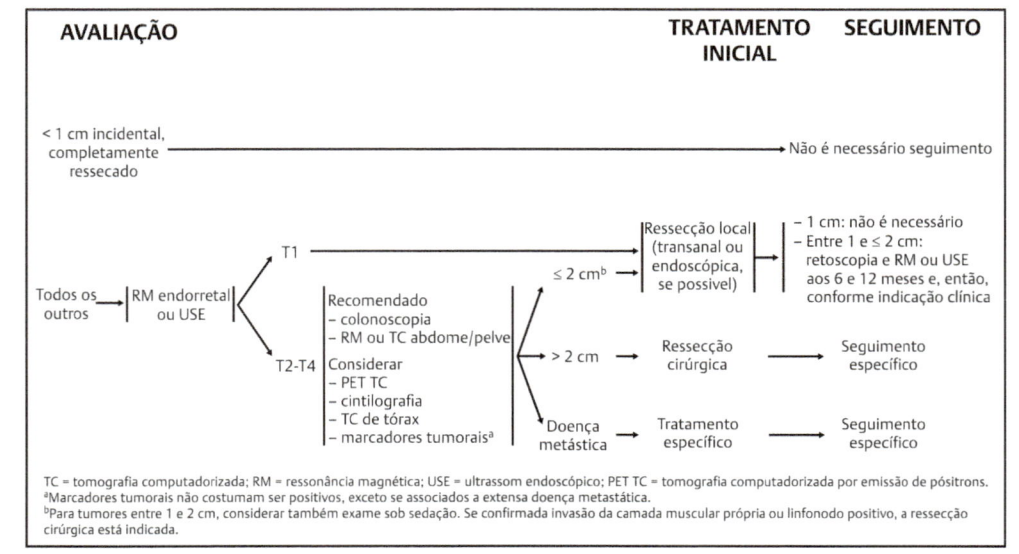

Fig. 50-45. Algoritmo – tratamento e acompanhamento dos tumores neuroendócrinos do reto. (Adaptada de *Neuroendocrine Tumors – NCCN Guidelines – version* 1.2017.62.)

MUCOSECTOMIA

Para o tratamento das lesões epiteliais adenomatosas com mais de 1 cm, especialmente quando planas ou sésseis, habitualmente emprega-se a técnica de mucosectomia (ou ressecção endoscópica da mucosa),[63] tema abordado em detalhes em outro capítulo desta obra.

Esta evolução da técnica de polipectomia convencional com alça foi descrita por Deyhle, em 1973.[64]

Realizada por meio de injeção de solução fisiológica (SF) na submucosa, criando-se um coxim ("bolha"), com o intuito de distanciar a mucosa (superfície de secção) da camada muscular própria, permitindo a ressecção de fragmentos maiores, com incremento na segurança, reduzindo-se assim o risco de perfuração (Fig. 50-46).[65]

Dissecção Endoscópica da Submucosa

Nos anos 1990, com o aprimoramento das técnicas de ressecção e dos dispositivos endoscópicos, foi desenvolvida pela escola japonesa a técnica chamada de dissecção endoscópica da submucosa, também discutida em outro capítulo deste livro.

Traz como principal vantagem a possibilidade de ressecção de lesões maiores (principalmente acima de 2 cm) em fragmento único. Tem sua principal utilização no tratamento adequado daquelas com características de risco para ressecções incompletas, como áreas deprimidas (ou pseudodeprimidas) e recidivadas.

RECUPERAÇÃO DO ESPÉCIME

A obtenção do material ressecado e seu envio para análise patológica é fundamental para o tratamento adequado, uma vez que, além do diagnóstico definitivo, é por meio da combinação da avaliação morfológica endoscópica à histológica que se definirá como deverá ser programado o acompanhamento para cada paciente.[66]

A recuperação do material ressecado pode ser obtida de algumas formas: pela retirada da pinça com tecido apreendido entre as conchas, aspiração de fragmentos menores pelo canal de trabalho com adaptação de reservatório (filtro) à rede de aspiração, sucção contínua de peças maiores enquanto se faz a retirada até exteriorização do aparelho, utilização da própria alça, fechada em posição intermediária para apreensão da peça e, por fim, com um *Roth-net*, acessório composto por uma alça envolta em malha formando uma rede (Figs. 50-47 a 50-49).

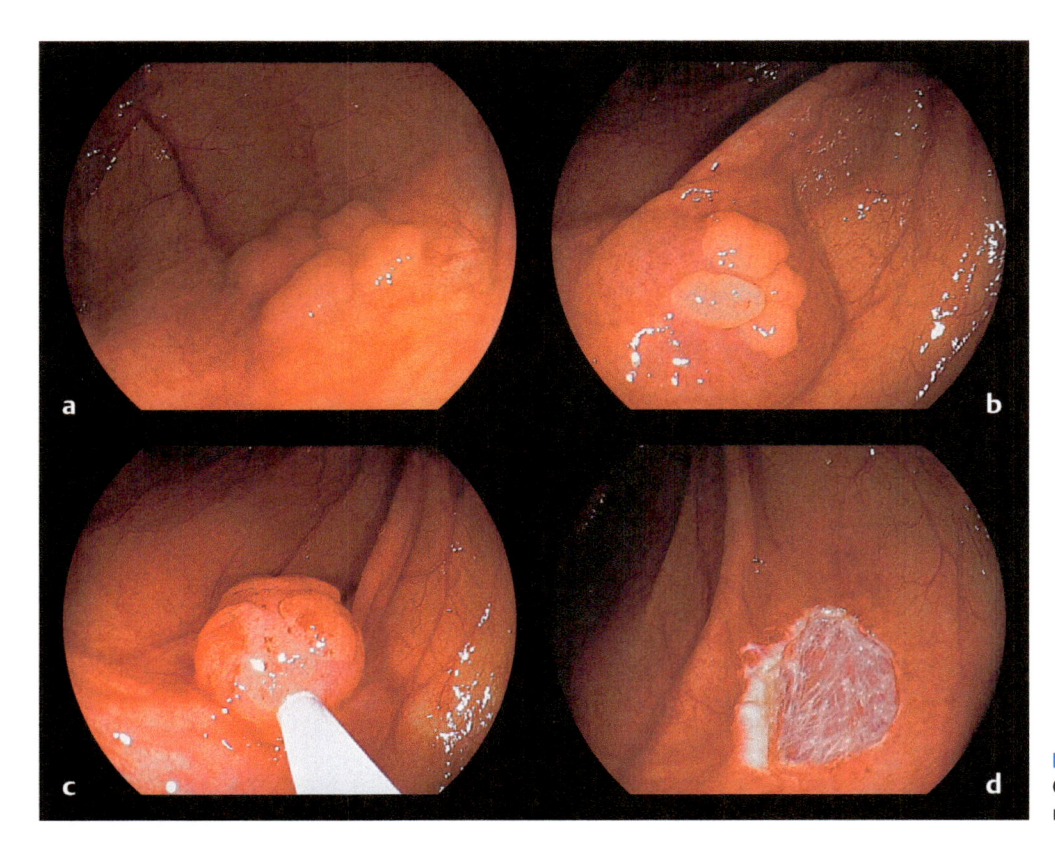

Fig. 50-46. (a-d) Mucosectomia em bloco. Confecção da bolha sublesional previamente à ressecção.

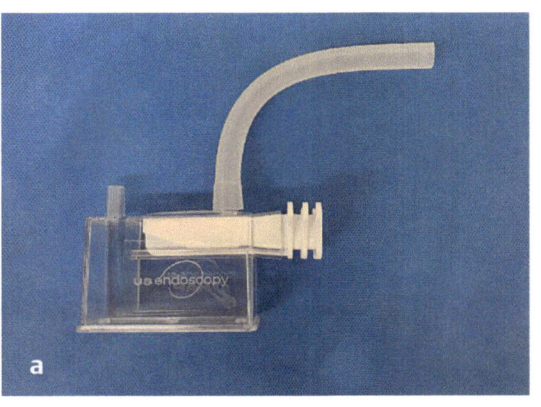

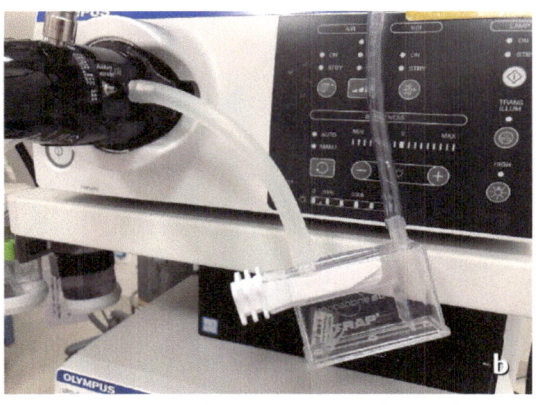

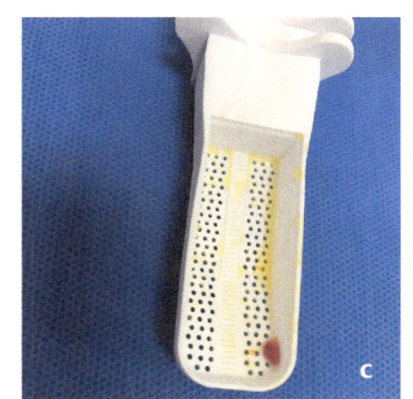

Fig. 50-47. (a-c) Sistema de recuperação de pequenos pólipos ou fragmentos de lesões maiores que foram "fatiadas", pós-polipectomia.

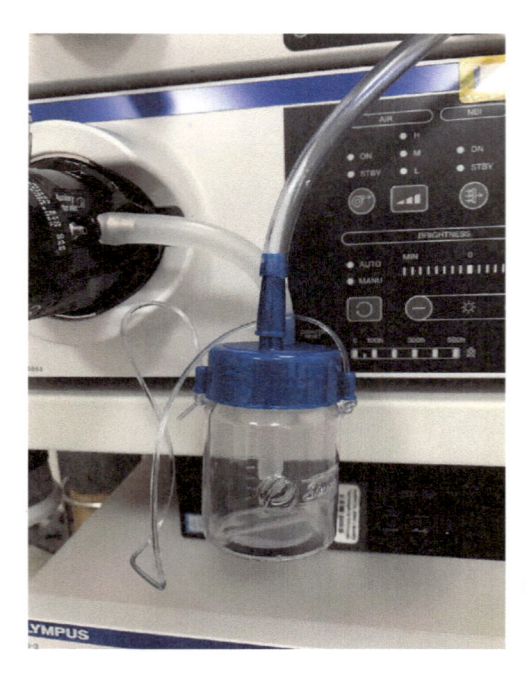

Fig. 50-48. Outra opção para recuperação dos espécimes.

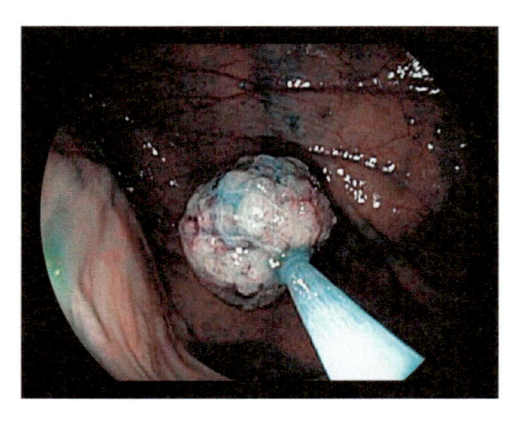

Fig. 50-49. Alça com rede. Permite a apreensão de vários fragmentos pós-polipectomia.

TRATAMENTO DO CÂNCER PRECOCE

Hassan *et al.* demonstraram que 51% dos diminutos pólipos ressecados de 18.549 pacientes submetidos à colonoscopia para rastreamento de CCR eram adenomatosos.[67] A incidência de pólipos malignos dentre todos os removidos é de aproximadamente 4,7% (2,9-9,7%), sendo os adenomas a maior parte destes.[68]

Todo adenoma apresenta algum grau de displasia, representada por hipercelularidade, hipercromatismo celular, graus variáveis de estratificação e perda da polaridade glandular.

São consideradas malignas as lesões adenomatosas com alteração citoarquitetural intensa ou displasia de alto grau (DAG), onde o fator mais marcante é a perda da polaridade glandular. A DAG também pode ser chamada de câncer ou carcinoma *in situ*, intramucoso ou intraepitelial, termos atualmente em desuso.

Na mucosa cólica e retal não há vasos sanguíneos ou linfáticos e, desta forma, a disseminação vascular ou linfonodal de lesões malignas, quando restritas à camada mucosa, não é possível. Assim sendo, a adequada remoção endoscópica destas lesões possibilita a cura. No tubo digestório esta é uma característica peculiar do cólon e do reto.

Quando diagnosticada a invasão por células tumorais ultrapassando a *muscularis da mucosa* e comprometendo a camada submucosa, estamos diante do diagnóstico de um câncer invasivo, situação em que a possibilidade de disseminação vascular ou linfonodal passa a existir.

Segundo a escola japonesa, lesões malignas precoces do cólon e do reto são aquelas em que a profundidade de invasão limita-se à camada mucosa ou submucosa, independente da presença ou não de comprometimento linfonodal.[69]

O papel terapêutico da endoscopia se restringe ao tratamento das lesões malignas precoces.

Assim, algumas lesões invasivas sésseis ou planas (extensão profunda além da membrana basal), mas ainda denominadas precoces (invasão até a submucosa ou T1, segundo a classificação TNM), podem ser curadas exclusivamente por via endoscópica.

Nestes casos há critérios bem definidos e todos devem estar presentes, conforme descrito abaixo:

- Invasão profunda da camada submucosa inferior a 1.000 micra (1 mm), aferida a partir da *muscularis mucosae*.[70,71]
- Margens laterais e profundas livres.
- Neoplasia com grau histológico bem ou moderadamente diferenciado.
- Ausência de invasão vascular sanguínea ou linfática.
- Brotamento grau I.

O brotamento (*budding*) representa a formação de grupos de células malignas (de 5 a 10) próximas ao tumor. Define-se grau I quando se encontra no máximo cinco destes grupos por CGA à microscopia no estudo anatomopatológico.

Quando algum dos critérios acima não for preenchido, o tratamento cirúrgico complementar estará indicado.

Os critérios de cura endoscópica para as lesões pediculadas são semelhantes aos das lesões sésseis ou planas, exceto no que tange às características de invasão da camada submucosa. Como a distância da região cefálica dos pólipos (primeiro local de ocorrência de invasão) até os vasos da submucosa é maior em razão da presença do pedículo, considera-se que, se a margem de ressecção endoscópica distar mais de 2 mm do ponto mais profundo da invasão, o paciente esteja curado.

Na Figura 50-50 apresenta-se o esquema original de Haggitt publicado em 1985, definindo as diferenças de lesões pediculadas para as sésseis ou planas quando há invasão das células malignas na submucosa.[72]

Em situações específicas, quando há alto risco cirúrgico ou recusa do tratamento proposto pelo paciente, condutas de exceção podem ser avaliadas de forma multidisciplinar, envolvendo o paciente e seus familiares.

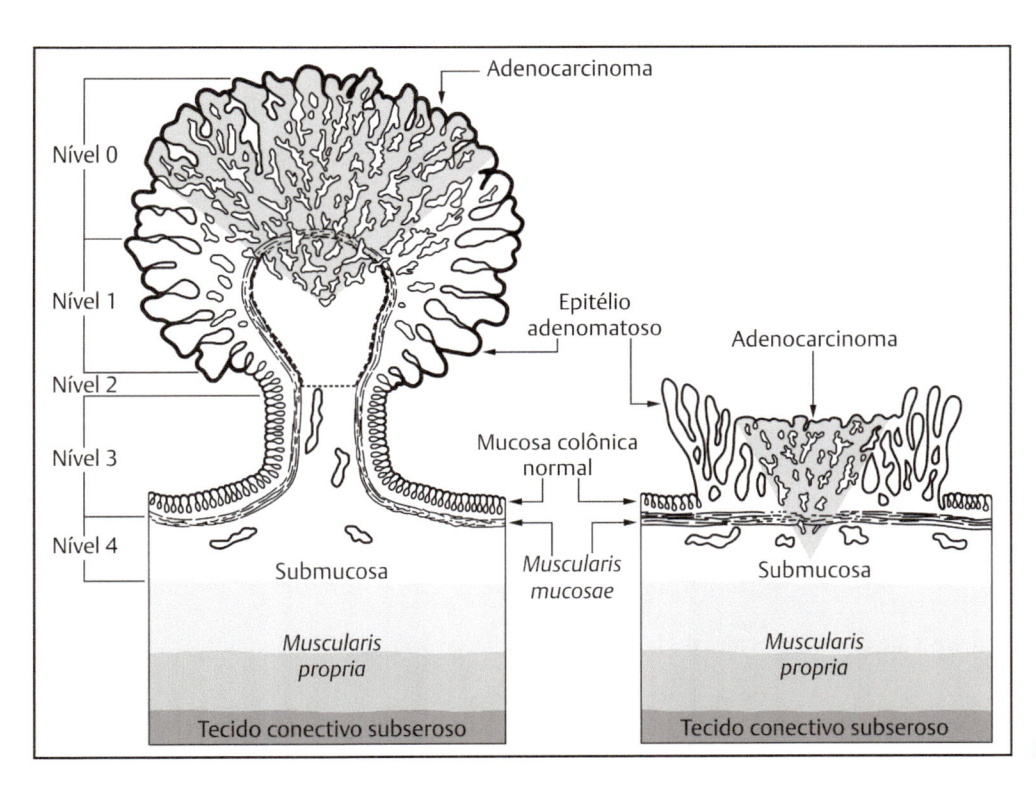

Fig. 50-50. Esquema proposto por Haggitt.[72]

TATUAGEM ENDOSCÓPICA

Por causa da redundância de alguns segmentos cólicos, especialmente do transverso e do sigmoide, a definição anatômica muitas vezes se torna imprecisa durante a avaliação endoscópica, podendo culminar com dificuldade na precisão topográfica de uma lesão.

Desta forma, em determinadas situações, recomenda-se a realização da demarcação do local da lesão ou do sítio de ressecção, visando-se facilitar sua futura identificação, seja por via endoscópica ou cirúrgica.

As principais indicações para realização da tatuagem endoscópica após o diagnóstico e ou tratamento de um pólipo cólico são:

- Pacientes submetidos à ressecção de lesões maiores ou com suspeita de componente invasivo profundo na submucosa, para os quais a complementação cirúrgica após análise anatomopatológica pode ser necessária.
- Lesão com contraindicação para ressecção endoscópica, que deverá ser submetida a tratamento cirúrgico.
- Lesão ressecada com margem duvidosa ou em mais de um fragmento (*piecemeal* ou técnica de fatiamento), para facilitar a identificação da área de ressecção durante acompanhamento endoscópico.

Para a realização da tatuagem, inicialmente injeta-se SF em volume mínimo (2 a 3 mL), suficiente para confecção de uma pequena "bolha" e identificação do plano submucoso. Esta manobra evita que a parede do cólon seja transfixada pela agulha do cateter, com consequente injeção livre do corante na cavidade peritoneal.[73,74]

Após a criação desta bolha, mantendo-se a ponta do cateter estática, com a agulha ainda dentro dela, troca-se a seringa com SF por outra com corante e se injeta aproximadamente 1 mL deste (tinta da China estéril) na diluição de 1 a 5%. Por fim, "empurra-se" com 2 a 3 mL de SF o restante do corante que ficou retido no cateter até que se observe a formação de uma bolha enegrecida (Fig. 50-51).

O local escolhido para injeção depende da localização da lesão e do objetivo da injeção.

Desta forma, preconiza-se que na flexura hepática ao cólon descendente distal seja feita a aplicação a montante e a jusante da lesão, definindo o segmento a ser removido (Fig. 50-52). No cólon sigmoide deve-se fazer a tatuagem a jusante da lesão para melhor definição da margem distal de ressecção (Fig. 50-53). Não há necessidade de realização da tatuagem no ceco, ascendente e no reto, em razão da facilidade na identificação anatômica destes segmentos.

Outro cuidado técnico que aperfeiçoa a escolha dos locais de punção para a tatuagem da parede cólica é a mudança do paciente para o decúbito dorsal e a injeção de líquido (água ou SF) dentro da luz cólica. Assim, sabe-se que a parede anterior estará contrária ao acúmulo do líquido. A injeção do corante deve ser feita, sempre que possível, nesta parede, facilitando a localização pelo cirurgião no momento da operação.

Com o advento da videolaparoscopia, a inspeção e palpação cólica durante o procedimento cirúrgico ficou prejudicada, assim, estas marcações são realizadas também para que a identificação intra-

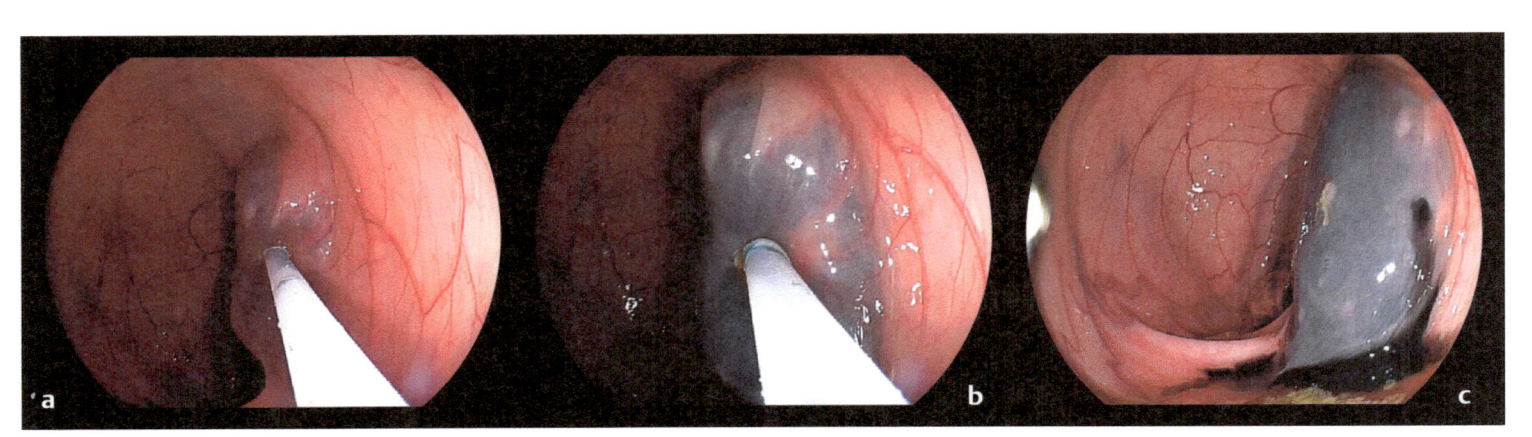

Fig. 50-51. (a-c) Sequência técnica para a confecção de tatuagem do cólon.

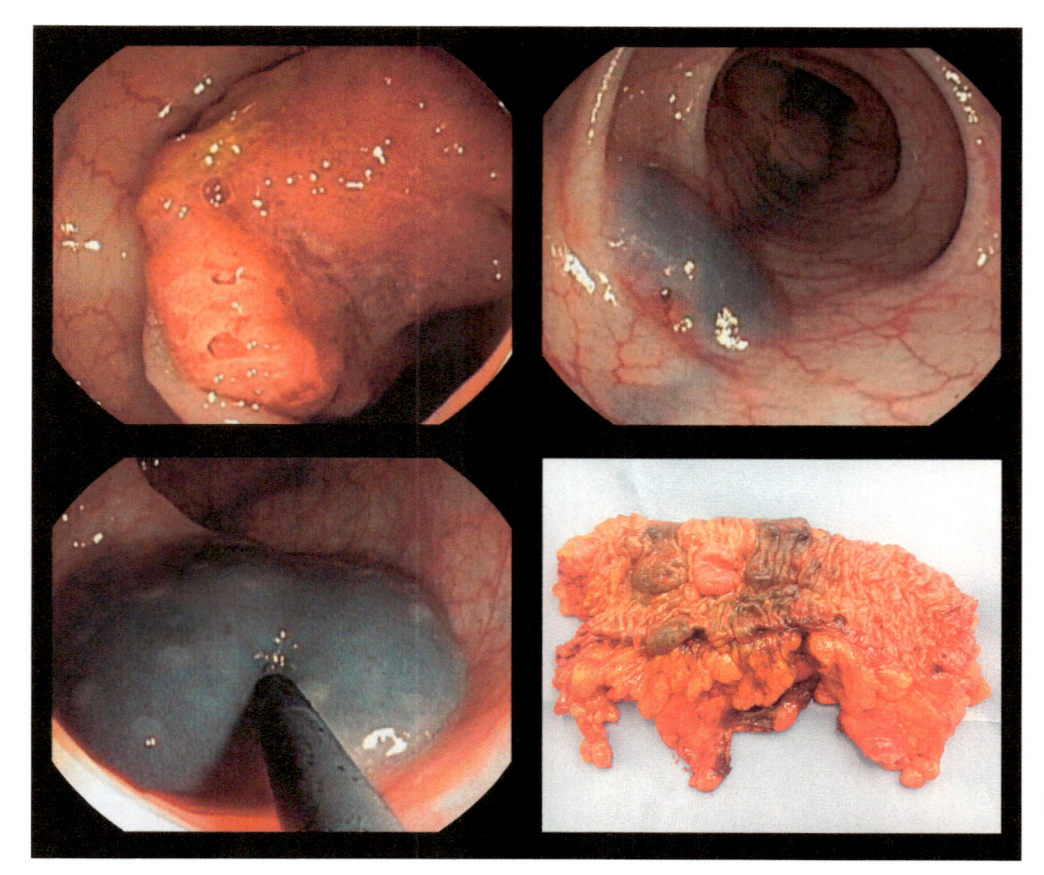

Fig. 50-52. Lesões em segmentos, onde o reconhecimento se torna mais difícil, devem receber uma tatuagem proximal e outra distal.

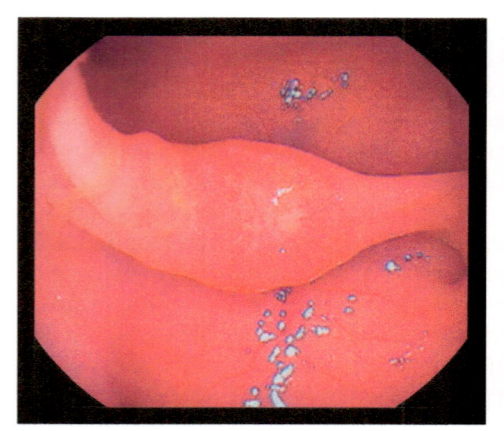

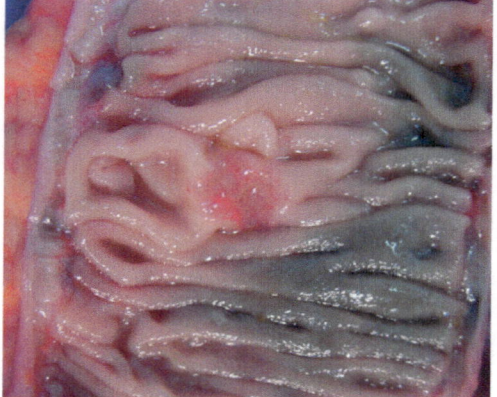

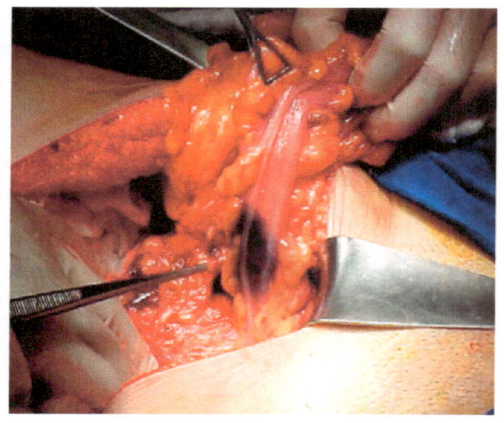

Fig. 50-53. Já outras lesões, onde só a margem distal é importante (sigmoide distal e reto alto), podem receber apenas uma tatuagem, distal.

operatória da lesão se torne possível, ainda que não se tenha a percepção tátil.

Por fim, tão importante quanto a definição dos locais para punções é a descrição por meio de um relatório minucioso e completo, contendo informações precisas para que, *a posteriori*, possa ser feita correlação correta do local da tatuagem com a lesão ou com a área de manipulação prévia.

CONCLUSÃO

O desenvolvimento tecnológico associado aos conhecimentos endoscópicos e histológicos prévios faz com que se torne cada vez mais fácil e padronizada a classificação dos pólipos colorretais, envolvendo todas as suas variações e peculiaridades. Após 14 anos do surgimento da cromoscopia virtual pelo NBI, espera-se que se tenha chegado a um consenso pela classificação JNET, todavia não se pode dar como concluída essa etapa, pois a indústria da tecnologia permanece em constante desenvolvimento. Assim, imaginamos que tecnologias atuais, um dia, tornar-se-ão obsoletas e novas descobertas serão feitas.

A detecção e a ressecção de pólipos colorretais (polipectomia) estão associadas à redução na incidência e na mortalidade por câncer do cólon e reto e estima-se que até um terço dos casos de câncer colorretal detectado pós-colonoscopia pode estar relacionado com as ressecções incompletas de pólipos em exames prévios. Desta forma, assim como caminha o desenvolvimento tecnológico, também devemos ter o compromisso de nos mantermos em constante aprimoramento científico e técnico, convergindo em benefício de nossos pacientes.

REFERÊNCIAS BIBLIOGRÁFICAS

1. Rubio CA, Jaramillo E, Lindblom A, Fogt F. Classification of colorectal polyps: guidelines for the endoscopist. Endoscopy. 2002;34(3):226-36.
2. Calderwood AH, Lasser KE, Roy HK. Colon adenoma features and their impact on risk of future advanced adenomas and colorectal cancer. World J Gastrointest Oncol. 2016;8(12):826.
3. Correa P, Averbach M, Milani CA. Pólipos e polipectomias do cólon. In: Averbach M, Correa P (Eds.). Colonoscopia. São Paulo: Editora Santos; 2009.
4. Aghdaei HA, Mojarad EN, Ashtari S et al. Polyp detection rate and pathological features in patients undergoing a comprehensive colonoscopy screening. World J Gastrointest Pathophysiol 2017;8(1):3-10.
5. Wolff WI, Shinya H. Polypectomy via the fiberoptic colonoscope. Removal of neoplasms beyond reach of the sigmoidoscope. N Engl J Med. 1973;288(7):329-32.

6. Kim DJ, Kim HW, Park SB et al. Efficacy of cap-assisted colonoscopy according to lesion location and endoscopist training level. World J Gastroenterol. 2015;21(20):6261-70.
7. Noffsinger AE. Serrated polyps and colorectal cancer: new pathway to malignancy. Annu Rev Pathol Mech Dis. 2009;4(1):343-64.
8. Loureiro JFM, Corrêa P. Pólipos e poliposes do cólon. In: Zaterka S, Eisig JN (Eds.). Tratado de gastroenterologia: da graduação à pós-graduação. São Paulo: Atheneu; 2011. p. 701-16.
9. Axon A, Diebold MD, Fujino M et al. Update on the Paris classification of superficial neoplastic lesions in the digestive tract. Endoscopy. 2005;37(6):570-8.
10. Kudo S, Takemura O, Ohtsuka K. Flat and depressed types of early colorectal cancers: from East to West. Gastrointest Endosc Clin N Am. 2008;581-93.
11. Imai K, Hotta K, Yamaguchi Y et al. Should laterally spreading tumors granular type be resected en bloc in endoscopic resections? Surg Endosc Other Interv Tech. 2014;28(7):2167-73.
12. Facciorusso A, Antonino M, Di Maso M et al. Non-polypoid colorectal neoplasms: Classification, therapy and follow-up: 2015 advances in colorectal cancer. World J Gastroenterol. 2015;21(17):5149-57.
13. Yamada H, Hasegawa H, Iino H et al. Evaluation of apoptosis as a factor affecting the growth of non-polypoid colorectal adenomas. J Int Med Res. 2001;29(6):516-22.
14. Rotondano G, Bianco MA, Buffoli F et al. The cooperative italian flin study group: prevalence and clinico-pathological features of colorectal laterally spreading tumors. Endoscopy. 2011;43(10):856-61.
15. Lambert R, Tanaka S. Laterally spreading tumors in the colon and rectum. Eur J Gastroenterol Hepatoly. 2012;24(10):1123-34.
16. Sugimoto T, Ohta M, Ikenoue T et al. Macroscopic morphologic subtypes of laterally spreading colorectal tumors showing distinct molecular alterations. Int J Cancer. 2010;127(7):1562-9.
17. Kudo Se, Lambert R, Allen JI et al. Nonpolypoid neoplastic lesions of the colorectal mucosa. Gastrointest Endosc. 2008;68(4 Suppl): S3-47.
18. Thorlacius H, Takeuchi Y, Kanesaka T et al. Serrated polyps – A concealed but prevalent precursor of colorectal cancer. Scand J Gastroenterol. 2017;52(6-7):654-61.
19. Crockett SD. Sessile serrated polyps and colorectal cancer. JAMA 2017;317(9):975.
20. Wayne JD, Rex DK, Williams CB. Colonoscopy: principles and practice, 2nd ed. Maiden, MA: Wiley-Blackwell; 2009.
21. Kudo S. Endoscopic mucosal resection of flat and depressed types of early colorectal cancer. Endoscopy. 1993;25(7):455-61.
22. Kudo S. Early colorectal cancer: detection of depressed types of colorectal carcinoma. Tokyo: lgaku-shoin; 1996.
23. Teixeira CR, Zanoni E. Magnificação de imagem e cromoscopia. In: FH AMCAE (Ed.). Atlas de endoscopia digestiva da SOBED. Rio de Janeiro: Revinter; 2011.
24. Tung SY, Wu CS, Su MY. Magnifying colonoscopy in differentiating neoplastic from nonneoplastic colorectal lesions. Am J Gastroenterol. 2001;96(9 Suppl):2628-32.
25. Kato S, Fu KI, Sano Y et al. Magnifying colonoscopy as a non-biopsy technique for differential diagnosis of non-neoplastic and neoplastic lesions. World J Gastroenterol. 2006;12(9):1416-20.
26. Liu H-H, Kudo S-E, Juch J-P. Pit pattern analysis by magnifying chromoendoscopy for the diagnosis of colorectal polyps. J Formos Med Assoc. 2003;102(3):178-82.
27. Hurlstone DP, Cross SS, Adam I et al. Efficacy of high magnification chromoscopic colonoscopy for the diagnosis of neoplasia in flat and depressed lesions of the colorectum: a prospective analysis. Gut 2004;53(2):284-90.
28. Zanoni ECA, Cutait R, Averbach M et al. Magnifying colonoscopy: interobserver agreement in the assessment of colonic pit patterns and its correlation with histopathological findings. Int J Colorectal Dis. 2007;22(11):1383-8.
29. Kudo Pit Pattern Classification. (Acesso em: 2011). Disponível em: http://cursoenarm.net/UPTODATE/contents/mobipreview.htm?30/3/30770.
30. Bernal J, Sánchez FJ, Fernández-Esparrach G et al. Building up the future of colonoscopy – A synergy between clinicians and computer scientists. Colonoscopy and colorectal book. In: Ettarh R (Ed.). Screening for colorectal cancer with colonoscopy. (Acesso em: 2015). Disponível em: https://www.intechopen.com/books/screening-for-colorectal-cancer-with-colonoscopy/building-up-the-future-of-colonoscopy-a-synergy-between-clinicians-and-computer-scientists.
31. Sano Y, Horimatsu T, Fu KI et al. Magnifying observation of microvascular architecture of colorectal lesions using a narrow-band imaging system. Dig Endosc. 2006;18:s44-51.
32. Tanaka S, Hirata M, Oka S et al. Clinical significance of narrow band imaging (NBI) in diagnosis and treatment of colorectal tumor. Gastroenterol Endosc. 2008;50(5):1289-97.
33. Kanao H, Tanaka S, Oka S et al. Narrow-band imaging magnification predicts the histology and invasion depth of colorectal tumors. *Gastrointest Endosc* 2009;69(3 Suppl):631-6.
34. Hewett DG, Kaltenbach T, Sano Y et al. Validation of a simple classification system for endoscopic diagnosis of small colorectal polyps using narrow-band imaging. Gastroenterology. 2012;143(3).
35. Hayashi N, Tanaka S, Hewett DG et al. Endoscopic prediction of deep submucosal invasive carcinoma: validation of the narrow-band imaging international colorectal endoscopic (NICE) classification. Gastrointest Endosc. 2013;78(4):625-32.
36. Sano Y, Tanaka S, Kudo SE et al. Narrow-band imaging (NBI) magnifying endoscopic classification of colorectal tumors proposed by the Japan NBI expert team. Dig Endosc. 2016;28(5):526-33.
37. Teixeira CR, Torresini RS, Canali C et al. Endoscopic classification of the capillary-vessel pattern of colorectal lesions by spectral estimation technology and magnifying zoom imaging. Gastrointest Endosc. 2009;69(3 Suppl):750-6.
38. Jass JR. Serrated adenoma and colorectal cancer. J Pathol 1999;187(5):499-502.
39. Moussata D, Boschetti G, Chauvenet M *et al*. Endoscopic and histologic characteristics of serrated lesions. *World J Gastroenterol* 2015;21(10):2896-904.
40. Snover DC, An DJ, Burt RW, Odze RD. Serrated polyps of the colon and rectum and serrated polyposis. In: Bosman FT, Carneiro F, Hruban RH et al (Eds.). WHO classification of tumours of the digestive system. Lyon, France: IARC; 2010. p. 160-5.
41. Rosty C, Hewett DG, Brown IS et al. Serrated polyps of the large intestine: current understanding of diagnosis, pathogenesis, and clinical management. J Gastroenterol. 2013;48(3):287-302.
42. Ishigooka S, Nomoto M, Obinata N et al. Evaluation of magnifying colonoscopy in the diagnosis of serrated polyps. World J Gastroenterol. 2012;18(32):4308-16.
43. Anderson MA, Ben-Menachem T, Gan SI et al. Management of antithrombotic agents for endoscopic procedures. Gastrointest Endosc. 2009;70(6):1060-70.
44. Rubin PH, Wayne J. Colonoscopic polypectomy. In: Wu GY, Sridhar S (Eds.). Clinical gastroenterology. Diagnostic and therapeutic procedures in gastroenterology. Totowa, NJ: Humana Press; 2011. p. 291-305.
45. Ko CW, Dominitz JA. Complications of colonoscopy: magnitude and management. gastrointestinal endoscopy clinics of North America. Elsevier Ltd; 2010. p.659-71.
46. Vanagunas A, Jacob P, Vakil N. Adequacy of hot biopsy for the treatment of diminutive polyps: a prospective randomized trial. Am J Gastroenterol. 1989;84(4):383-5.
47. Peluso F, Goldner F. Follow-up of hot biopsy forceps treatment of diminutive colonic polyps. Gastrointest Endosc. 1991;37(6):604-6.
48. Murino A, Hassan C, Repici A. The diminutive colon polyp: biopsy, snare, leave alone? Curr Opin Gastroenterol. 2016;32(1):38-43.
49. Komeda Y, Kashida H, Sakurai T et al. Removal of diminutive colorectal polyps: a prospective randomized clinical trial between cold snare polypectomy and hot forceps biopsy. World J Gastroenterol. 2017;23(2):328-35.
50. Jehangir A, Bennett KM, Rettew AC et al. Post-polypectomy electrocoagulation syndrome: a rare cause of acute abdominal pain. J Community Hosp Intern Med Perspect 2015;5(5):29147.
51. Boumitri C, Mir FA, Ashraf I et al. Prophylactic clipping and post-polypectomy bleeding: a meta-analysis and systematic review. Ann Gastroenterol. 2016;29(4):502-8.
52. Fisher DA, Maple JT, Ben-Menachem T et al.Complications of colonoscopy. Gastrointest Endosc. 2011;74(4):745-52.
53. Thirumurthi S, Raju GS. Management of polypectomy complications. Gastrointest Endosc Clin N Am. 2015;25(2):335-57.
54. Giorgio P, De Luca L, Calcagno G et al. Detachable snare *versus* epinephrine injection in the prevention of postpolypectomy bleeding: a randomized and controlled study. Endoscopy 2004;36(10):860-3.
55. Folwaczny C, Heldwein W, Obermaier G, Schindlbeck N. Influence of prophylactic local administration of epinephrine on bleeding complications after polypectomy. Endoscopy 1997;29(1):31-3.
56. Matsumoto M, Kato M, Oba K et al. Multicenter randomized controlled study to assess the effect of prophylactic clipping on post-polypectomy delayed bleeding. Dig Endosc. 2016;28(5):570-6.
57. Liaquat H, Rohn E, Rex DK. Prophylactic clip closure reduced the risk of delayed postpolypectomy hemorrhage: experience in 277

clipped large sessile or flat colorectal lesions and 247 control lesions. Gastrointest Endosc. 2013;77(3):401-7.
58. Heldwein W, Dollhopf M, Rösch T et al. The Munich Polypectomy Study (MUPS): Prospective analysis of complications and risk factors in 4000 colonic snare polypectomies. Endoscopy 2005;37(11):1116-22.
59. Paspatis G, Dumonceau J-M, Barthet M et al. Diagnosis and management of iatrogenic endoscopic perforations: European Society of Gastrointestinal Endoscopy (ESGE) Position Statement. Endoscopy. 2014 July 21;46(08):693-711.
60. Ma MX, Fracp M. Complications of endoscopic polypectomy, endoscopic mucosal resection and endoscopic submucosal dissection in the colon. Best Pract Res Clin Gastroenterol. 2016;Oct;30(5):749-67.
61. Rex DK, Schoenfeld PS, Cohen J et al. Quality indicators for colonoscopy. Gastrointest Endosc. 2015;81(1):31-53.
62. National Comprehensive Cancer Network. Neuroendocrine Tumors. NCCN Guidelines. 2017. Available from: https://www.nccn.org/professionals/physician_gls/PDF/neuroend ocrine.pdf.
63. Cooper HS. Surgical pathology of endoscopically removed malignant polyps of the colon and rectum. Am J Surg Pathol. 1983;7(7):613-23.
64. Deyhle P, Jenny S, Fumagalli I. Endoscopic polypectomy in the proximal colon. A diagnostic, therapeutic (and preventive?) intervention. Dtsch Medizinische Wochenschrift. 1973;98(5):219-20.
65. Sorbello MP, Correa P. Mucosectomia - Técnicas e Resultados. In: Averbach M, Correa P (Eds.). *Colonoscopia*. 2.ed. Rio de Janeiro: Revinter; 2014. p. 175-88.
66. Lieberman DA, Rex DK, Winawer SJ et al. Guidelines for colonoscopy surveillance after screening and polypectomy: a consensus update by the US Multi-Society Task Force on Colorectal Cancer. Gastroenterology. 2012;143(6):844-57.
67. Hassan C, Repici A, Zullo A et al. Colonic polyps. Are we ready to resect and discard? Gastrointest Endosc Clin N Am 2013;23(3):663-78.
68. Hassan C, Pickhardt PJ, Kim DH et al. Systematic review: Distribution of advanced neoplasia according to polyp size at screening colonoscopy. Aliment Pharmacol Ther. 2010;31(2):210-7.
69. Kashida H, Kudo S. Early colorectal cancer: concept, diagnosis, and management. Int J Clin Oncol. 2006 Feb 28;11(1):1-8.
70. Ueno H, Mochizuki H, Hashiguchi Y et al. Risk factors for an adverse outcome in early invasive colorectal carcinoma. Gastroenterology. 2004;127(2):385-94.
71. Cooper HS. Pathologic issues in the treatment of endoscopically removed malignant colorectal polyps. J Natl Compr Cancer Netw. 2007;5(9):991-6.
72. Haggitt RC, Glotzbach RE, Soffer EE, Wruble LD. Prognostic factors in colorectal carcinomas arising in adenomas: implications for lesions removed by endoscopic polypectomy. Gastroenterology. 1985;89(2):328-36.
73. Fu KI, Fujii T, Kato S et al. A new endoscopic tattooing technique for identifying the location of colonic lesions during laparoscopic surgery: a comparison with the conventional technique. *Endoscopy* 2001;33(8):687-91.
74. Stanciu C, Trifan A, Khder SA. Accuracy of colonoscopy in localizing colonic cancer. Rev Med Chir Soc Med Nat Iasi. 2007;111(1):39-43.

LESÕES NÃO POLIPOIDES DE CÓLON

Luís Masúo Maruta ▪ Marcelo Averbach

INTRODUÇÃO

Os novos recursos tecnológicos, como a endoscopia de alta resolução, magnificação de imagem e cromoscopia eletrônica permitiram considerável progresso no conhecimento e no diagnóstico das lesões não polipoides do cólon.

Do ponto de vista morfológico, as lesões de cólon são classificadas em lesões polipoides e não polipoides. As lesões polipoides são constituídas pelas lesões sésseis e pediculadas. As lesões não polipoides compreendem as lesões deprimidas e elevadas-planas, caracterizadas pelo predomínio da largura da lesão em relação à sua altura. Dentre as lesões não polipoides, a identificação das formas deprimidas, as lesões com crescimento lateral com depressão ou elevação acentuada e o adenoma séssil serrilhado têm importância fundamental no diagnóstico do carcinoma precoce de cólon, pois têm maior potencial de invasão submucosa quando comparado com as demais lesões.[1,2]

Observamos, recentemente, aumento expressivo de publicações sobre as lesões serrilhadas, considerada a maior causa do desenvolvimento do câncer de "intervalo" no cólon direito.[3,4] A maioria das lesões serrilhadas assume morfologia não polipoide. O conhecimento sobre o comportamento biológico destas lesões é altamente relevante para a prevenção do câncer colorretal.[5]

ASPECTOS HISTÓRICOS

Até a década de 1980, a forma de desenvolvimento reconhecida do câncer de cólon era pela degeneração de pólipo adenomatoso, denominado de sequência adenoma-carcinoma.

A sequência adenoma-carcinoma ocorre com a transformação maligna do adenoma e está detalhada no capítulo de pólipos de cólon.

A teoria do carcinoma *de novo*, proposta por Kyoichi Nakamura, defendia a existência de mais uma rota de desenvolvimento do câncer de cólon, além da sequência adenoma-carcinoma proposta por Morson e Muto.[6-8] Incentivava os profissionais a procurarem por lesões planas ou deprimidas.

A discussão sobre a forma *de novo* de desenvolvimento do câncer de cólon no Japão influenciou de modo significativo a procura e o diagnóstico das não polipoides e deprimidas de cólon.

Uma das incongruências apontadas em sua tese, era de não se conseguir demonstrar formas intermediárias entre os pólipos (degenerados) e o câncer avançado tipo ulcerado. Rotulou este fenômeno, ironicamente, como catástrofe noturna, já que esta suposta transformação deveria ocorrem quando os serviços diagnósticos estavam fechados.

Após a divulgação do tema, observou-se um número crescente de casos publicados de lesões planas e deprimidas.

Até hoje, apesar de várias evidências a favor, a teoria do carcinoma "de novo" ainda não é universalmente aceita ou valorizada.

Matsui estima que 38% do câncer avançado da sua casuística se originam da forma de novo.[9] O protocolo de Kyoto estima este índice em aproximadamente 40%.[10]

Na década de 1990, Fenoglio-Preiser e Longrace descreveram o tipo serrilhado das lesões de cólon e, em 1996, Torlakovic e Snover descrevem o adenoma séssil serrilhado (SSA) responsável pela maior parte do desenvolvimento do câncer do cólon direito, demonstrando uma terceira via.[11-13]

Atualmente devemos considerar a existência de três rotas de desenvolvimento do câncer de cólon: 1) através de transformação maligna de pólipo adenomatoso descrita por Morson; 2) desenvolvimento direto da mucosa pelo carcinoma de novo descrita por Nakamura e 3) através da transformação maligna do adenoma serrilhado.

Ainda não está bem estabelecida, de forma conclusiva, a proporção de cada forma no desenvolvimento do câncer colorretal.

INCIDÊNCIA E COMPORTAMENTO BIOLÓGICO

As lesões não polipoides (planas) de cólon foram descritas, inicialmente, por Kariya,[14] em 1977, no Japão e Muto,[15] em 1985, na língua inglesa. Kudo,[16] em 1986, publicou relatos de casos do tipo IIc.

Kudo, com a publicação do livro *Early Colorretal Cancer*, em 1992, apresentou detalhadamente os aspectos endoscópicos, formas de apresentação das lesões não polipoides de cólon, sua classificação, análise de criptas, técnicas para o diagnóstico e tratamento do carcinoma precoce de cólon.[17]

Estima-se a prevalência das lesões não polipoides de cólon seja em torno de 60% em pacientes assintomáticos submetidos à colonoscopia no Japão.[1] O tipo deprimido destas lesões corresponde a cerca de 2% do total das lesões de cólon, como demonstrado no Quadro 51-1. Apresentam alto potencial de invasão submucosa e existem diversos casos descritos de lesões menores que 5 mm com invasão submucosa.

A proporção de câncer com invasão submucosa em lesões não polipoide deprimidas é de 35,5% na estatística de Kudo e de 27% na estatística de Tanaka. Em relação às lesões polipoides, a proporção de invasão submucosa foi de, respectivamente, 2,4 e 0,7% nas duas casuísticas.[9] Estes dados confirmam o maior potencial de invasão submucosa das lesões não polipoides.[10]

Quadro 51-1. Diferença Estatística em Séries Japonesas e Ocidentais de Casos de Lesões Deprimidas[10]

Achados endoscópicos de lesões deprimidas de cólon: comparação entre séries japonesas e ocidentais			
		nº casos	Lesões deprimidas
Okuno *et al.*	Japão	66.670	1.291 (1,9%)
Togashi *et al.*	Japão	5.408	152 (2,8%)
Nacional Cancer Center	Japão	4.303	31 (0,7%)
Fujii *et al.*	Grã-Bretanha	68	2 (2%)
Rembacken *et al.*	Grã-Bretanha	446	4 (0,9%)
Hurlstone *et al.*	Grã-Bretanha	745	51 (6,8%)
Klessich *et al.*	Alemanha	105	2 (2%)
Tsuda *et al.*	Suécia	973	14 (1,4%)
Soetikno *et al.*	EUA	1.535	18 (1,2%)

DIAGNÓSTICO DAS LESÕES NÃO POLIPOIDES

As lesões não polipoides estão relacionadas com duas características distintas das lesões polipoides: maior dificuldade diagnóstica e maior potencial de invasão submucoso.[10] Por este motivo, o exame de colonoscopia deve atender, criteriosamente, os requisitos de qualidade para realizar o exame detalhado e com preparo adequado.[13,18]

O protocolo de Kyoto propõe o uso da estratégia de 4 etapas para obter boa prática no diagnostico endoscópico.[10] 1) Preparo intestinal adequado como primeira etapa; 2) detecção de área anormal podendo ser alteração de coloração, irregularidade e "borramento" dos vasos; 3) caracterização da lesão – utilizar cromoscopia com índigo-carmin para identificação das margens e detalhamento da superfície. Classificar a morfologia da lesão pela classificação de Paris e utilizar magnificação de imagem e cromoscopia eletrônica para avaliar a microarquitetura das criptas para estabelecer valores preditivos de reconhecimento do tipo histológico e avaliação das alterações microvasculares para classificação do padrão capilar para diferenciação entre neoplásico e não neoplásico, e 4) decisão a respeito do tratamento mais adequado, conforme classificação.

Diagnóstico Endoscópico: Detecção de Área Anormal
Alteração de Coloração, Irregularidade e Borramento dos Vasos

As alterações de cor nas lesões não polipoides de cólon podem ser de enantema ou hipocromia da mucosa. As áreas com enantema ou palidez localizadas da mucosa, principalmente se assumirem a forma oval, devem ser estudadas, detalhadamente, com a utilização de cromoscopia com índigo-carmin, que permite visualizar a delimitação nítida da lesão em relação ao tecido adjacente.[19,20] O uso da cromoscopia é preconizado pelo protocolo de Kyoto, como um dos passos fundamentais no algoritmo de avaliação de lesão de cólon para decidir conduta.[10]

A Figura 51-1 demonstra lesões do tipo IIc de cólon com hipocromia. A Figura 51-2 demonstra lesões com enantema mucoso cuja cromoscopia demonstrou lesão do tipo IIc.

A variação do grau de insuflação facilita a visualização de finas alterações de contorno da mucosa.[21] Quando notamos alguma irregularidade, com sinais de elevação ou rebaixamento na curva natural, há necessidade de examinar com maior detalhamento. A Figura 51-3 demonstra lesão deprimida de cólon visualizado no perfil, mostrando irregularidade na linha da mucosa normal quando examinado com menor insuflação do cólon.

A Figura 51-4 demonstra irregularidade na mucosa que, após cromoscopia com índigo-carmin, demonstrou uma lesão de crescimento lateral do tipo plano.

O reconhecimento de contorno duplo, bem delimitado, na superfície da lesão, também pode ser útil no diagnóstico de lesões deprimidas ou não polipoides de cólon. As Figuras 51-5 e 51-6 ilustram este duplo contorno visualizado em lesões deprimidas em duas lesões com enantema discreto.

O borramento ou interrupção abrupta da microvascularização colônica pode constituir um indicador importante de presença de lesão superficial do cólon. Nos locais onde se observa a presença desta alteração, devemos efetuar cromoscopia com índigo-carmin para estudo da lesão. A Figura 51-7 ilustra lesão com visualização alterada da vascularização. A cromoscopia demonstra presença de lesão de crescimento lateral no local.

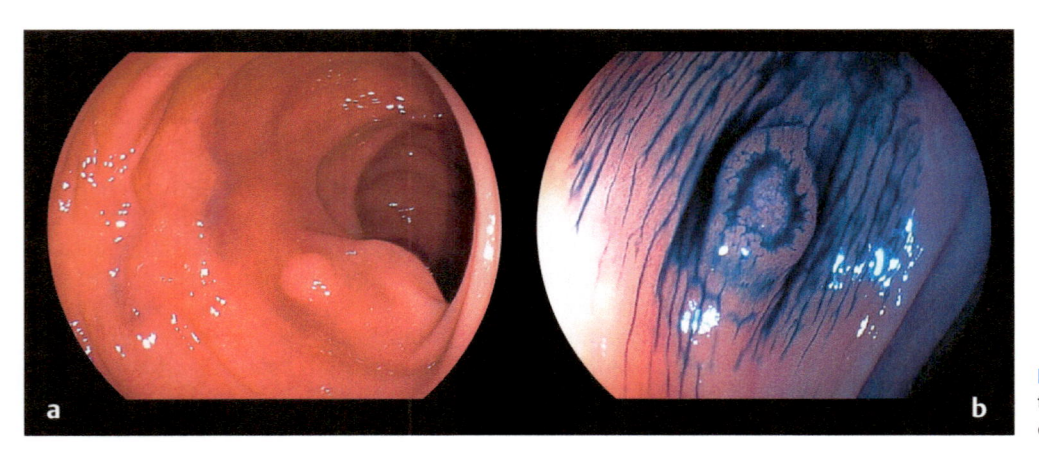

Fig. 51-1. (a, b) Lesão hipocrômica de cólon transverso de fácil visualização. A cromoscopia demonstra lesão do tipo IIc.

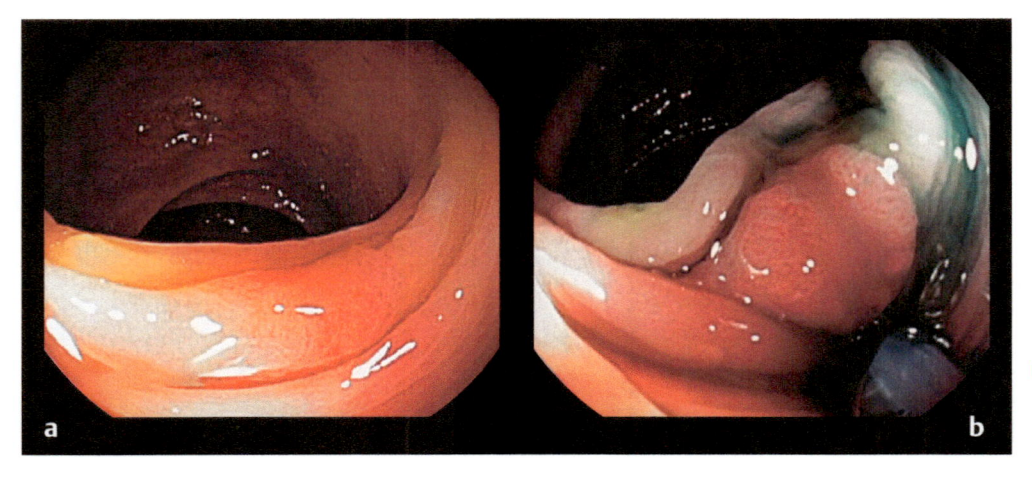

Fig. 51-2. (a, b) Lesão com enantema tênue no cólon sigmoide. A cromoscopia com índigo-carmin e a apresentação com auxílio do acessório comprova lesão do tipo IIc.

CAPÍTULO 51 ■ LESÕES NÃO POLIPOIDES DE CÓLON

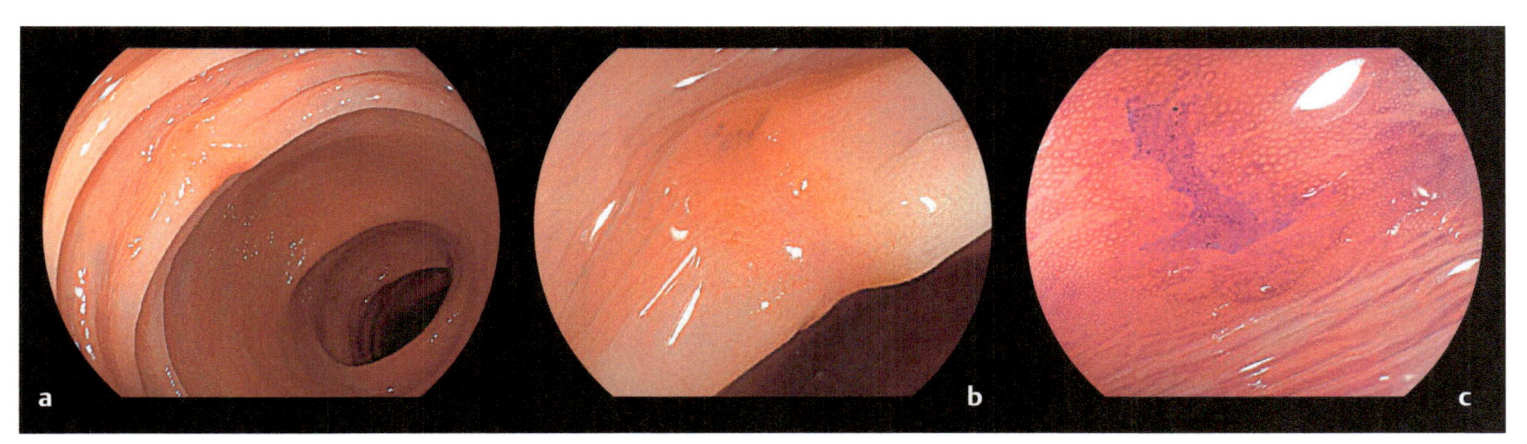

Fig. 51-3. (a-c) Lesão deprimida de cólon. A imagem no perfil, com menor insuflação de cólon, demonstra discreta irregularidade na superfície do cólon. Exame detalhado e cromoscopia com violeta de genciana comprovam criptas do tipo IIIs em lesão tipo IIc. (Imagens cedida pelo Dr. Renato T. Hassegawa, Hospital Santa Cruz SP).

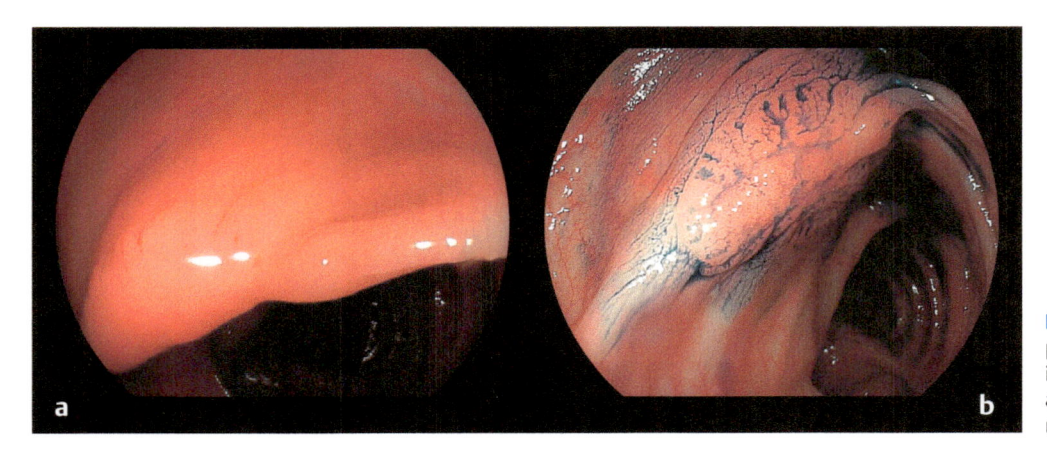

Fig. 51-4. (a, b) Lesão de crescimento lateral plana de cólon. A imagem no perfil, com menor insuflação de cólon e a cromoscopia demonstra a utilidade para se estudar a irregularidades da mucosa e a margem nítida da lesão.

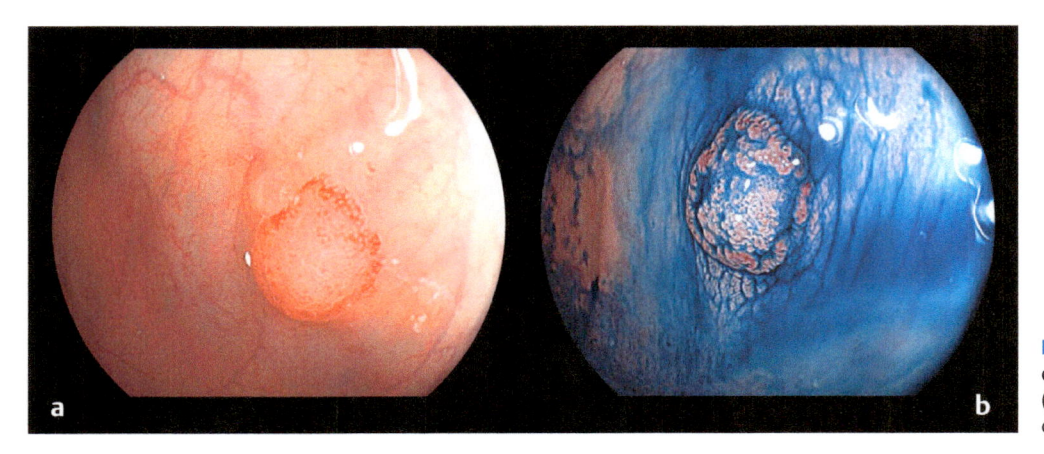

Fig. 51-5. Lesão de cólon com enantema (a) e que, após cromoscopia com índigo-carmin, (b) demonstrou duplo contorno na superfície, caracterizando uma lesão deprimida tipo IIc.

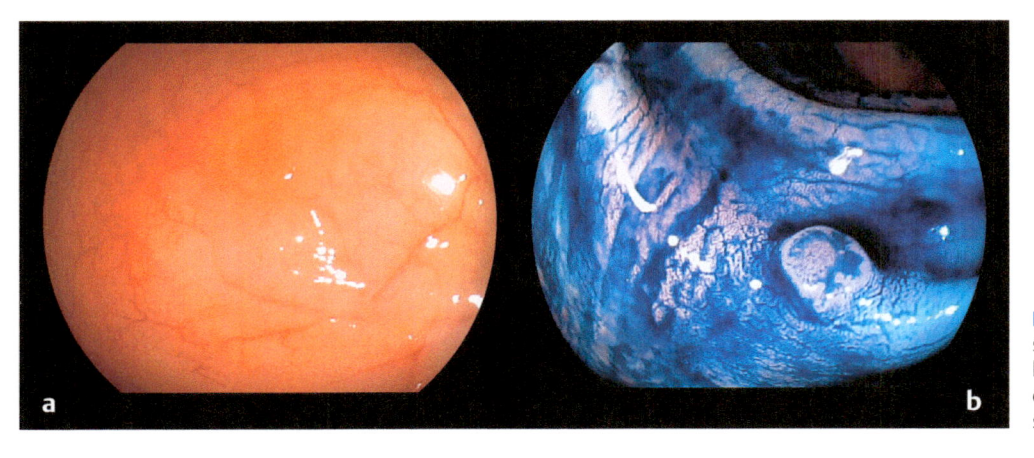

Fig. 51-6. Lesão deprimida de cólon com coloração semelhante à mucosa adjacente com a luz branca (a) e que após cromoscopia com índigo-carmin (b) demonstrou duplo contorno na superfície caracterizando lesão deprimida tipo IIc.

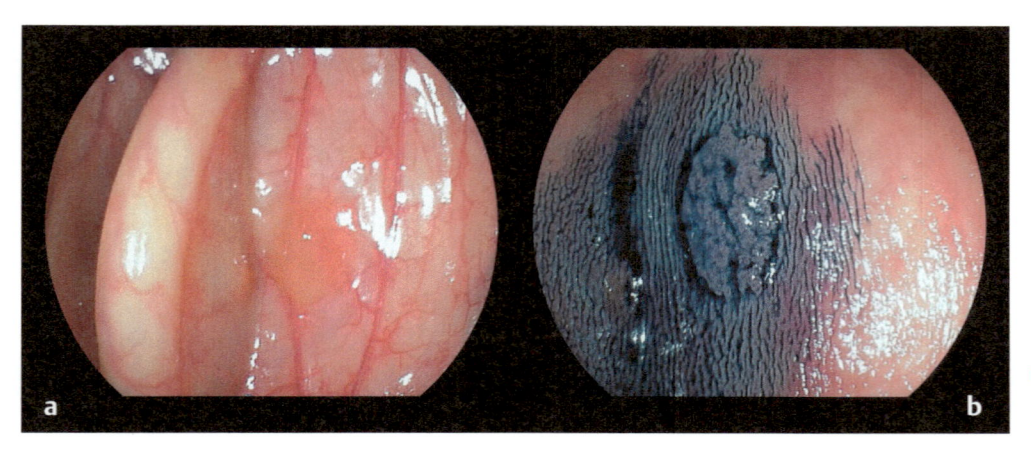

Fig. 51-7. (a, b) Lesão de crescimento lateral diagnosticado pela observação da alteração da vascularização normal do cólon.

Alterações Endoscópicas Relacionadas com a Invasão Submucosa

Existem algumas alterações mucosas que indicam maior possibilidade de invasão submucosa. Estas alterações podem ser úteis para o diagnóstico das lesões superficiais do cólon. São descritas a rigidez, pontilhado branco, sangramento espontâneo e elevação na área de depressão.

Locais onde se observa sangramento espontâneo ou com a infusão de líquido para lavagem devem ser examinados detalhadamente para verificar a presença de lesão deprimida com suspeita de invasão submucosa.

Nestas lesões, observa-se tendência à neoformação vascular e alteração na estrutura microvascular, podendo ocasionar sangramento espontâneo. A Figura 51-8 demonstra lesão superficial invasiva de cólon com sangramento espontâneo.

As Figuras 51-9 a 51-11 ilustram, respectivamente, as alterações de rigidez da mucosa, pontilhado esbranquiçado e convergência de pregas que podem ser visualizadas, em geral, nas lesões superficiais invasivas de cólon.

O sinal de não elevação após injeção submucosa (*non lifting signal*), como demonstrado na Figura 51-12, é outra ferramenta útil, com alta sensibilidade, para a avaliação das lesões invasivas. O sinal é considerado positivo quando não se consegue elevar totalmente a lesão após injeção submucosa de soro fisiológico ou solução de glicerol a 10%.[7,21]

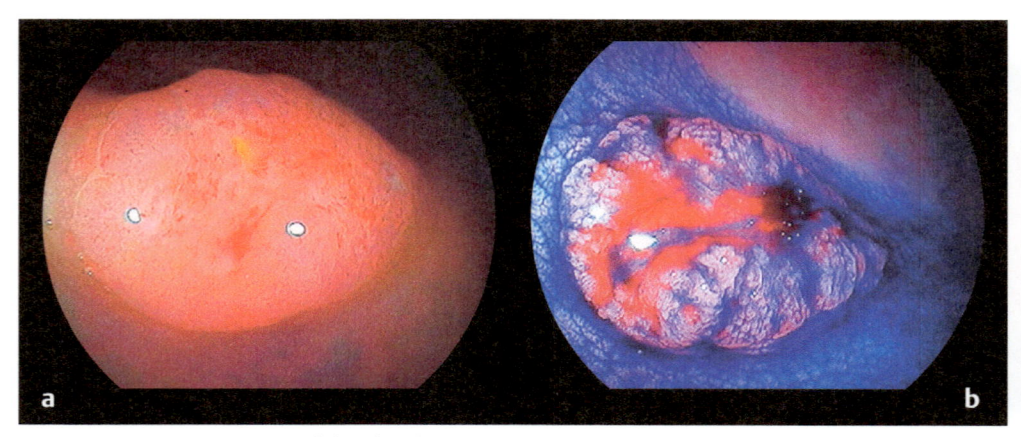

Fig. 51-8. (a, b) Lesão superficial de cólon do tipo IIc com invasão submucosa Sm2 com sangramento espontâneo.

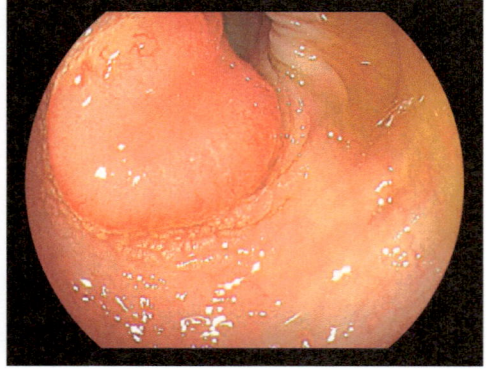

Fig. 51-9. Lesão deprimida de reto proximal com invasão maciça da submucosa. Observa-se rigidez local, provocando deformidade da luz do órgão.

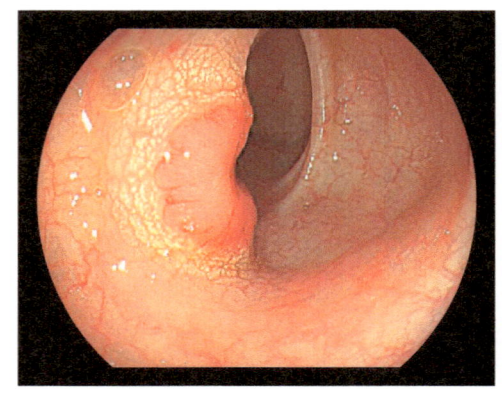

Fig. 51-10. Mesma lesão da Figura 51-9, com visualização nítida do pontilhado esbranquiçado ao redor da lesão.

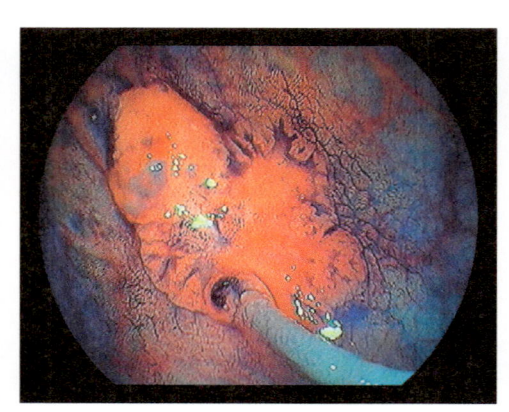

Fig. 51-11. A convergência de pregas deve ser levada em conta para se suspeitar de invasão submucosa nesta lesão.

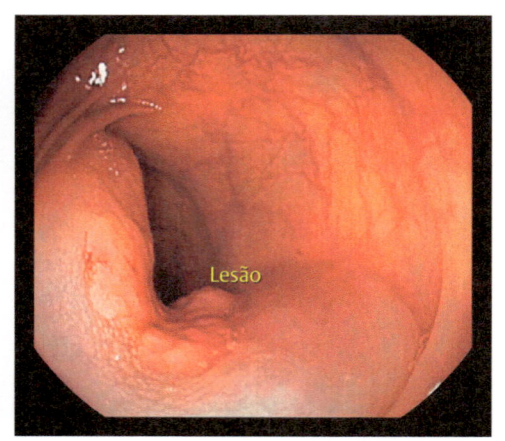

Fig. 51-12. Sinal de não *lifting* positivo. Não há elevação da lesão após injeção submucosa de soro fisiológico.

CLASSIFICAÇÃO MORFOLÓGICA DAS LESÕES

A classificação das lesões de cólon foi uniformizada em reunião de consenso organizado pela American Society for Gastrointestinal Endoscopy (ASGE), com a denominação de Classificação de Paris.[22] O consenso foi baseado nas classificações preexistentes estabelecidas pela Sociedade Japonesa de Endoscopia Digestiva e Sociedade Japonesa de Câncer Gástrico.[23]

Esta classificação está demonstrada no Quadro 51-2 e é recomendada para utilização universal.[24]

O aspecto endoscópico de cada tipo morfológico da classificação das lesões não polipoides de cólon está ilustrado nas Figuras 51-13 a 51-16.[25] Além destas, as lesões com tendência de crescimento lateral fazem parte do grupo e serão abordados na sequência.

Quadro 51-2. Classificação Morfológica de Paris/Japonesa para Carcinoma Gastrointestinal[24]

- Tipo 0 – tumor superficial polipoide, plano/deprimido ou escavado
- Tipo 1 – carcinoma polipoide geralmente com base larga
- Tipo 2 – carcinoma ulcerado com margem elevada e bem demarcada
- Tipo 3 – carcinoma ulcerado sem limites definidos
- Tipo 4 – carcinoma não ulcerado difusamente infiltrativo
- Tipo 5 – carcinoma avançado não classificável

Subtipos com morfologia superficial
- Tipo 0-I – tumor polipoide
- Tipo 0-IIa – tumor levemente elevado
- Tipo 0-IIb – tumor completamente plano
- Tipo 0-IIc – tumor levemente deprimido
- Tipo 0-III – tumor escavado (úlcera)

- Tipo 0-IIa + IIc – tumor levemente elevado com componente deprimido (tipo misto)
- Tipo 0-IIc + IIa – tumor levemente deprimido com elevação nas bordas ou na parte central (tipo misto)

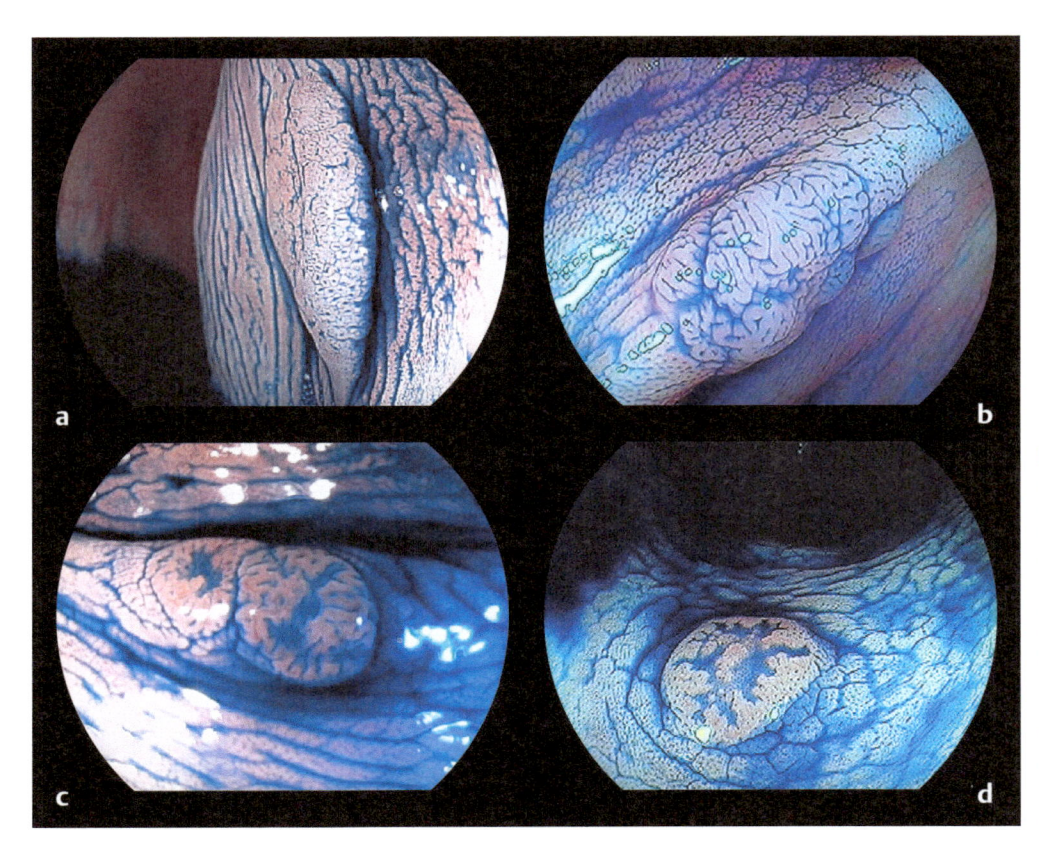

Fig. 51-13. Lesão do Tipo 0-IIa. Imagens endoscópicas de lesões do tipo 0-IIa. (**a, b**) Imagens típicas de lesão tipo IIa. (**c, d**) As lesões demonstradas apresentam depressão na superfície, mas com criptas visíveis na área deprimida. Estes casos são classificados como lesão tipo IIa, conforme classificação de Kyoto.[10] Nas lesões IIa com depressão na superfície, há coexistência de área com criptas visíveis e a depressão é mais rasa, pouco demarcada. Na classificação de Paris estabeleceu-se que estas lesões IIa + dep devem ser como lesões tipo 0-IIa em razão de sua baixa malignidade. A cromoscopia é de fundamental importância para a análise detalhada para diferenciação deste tipo de lesão.

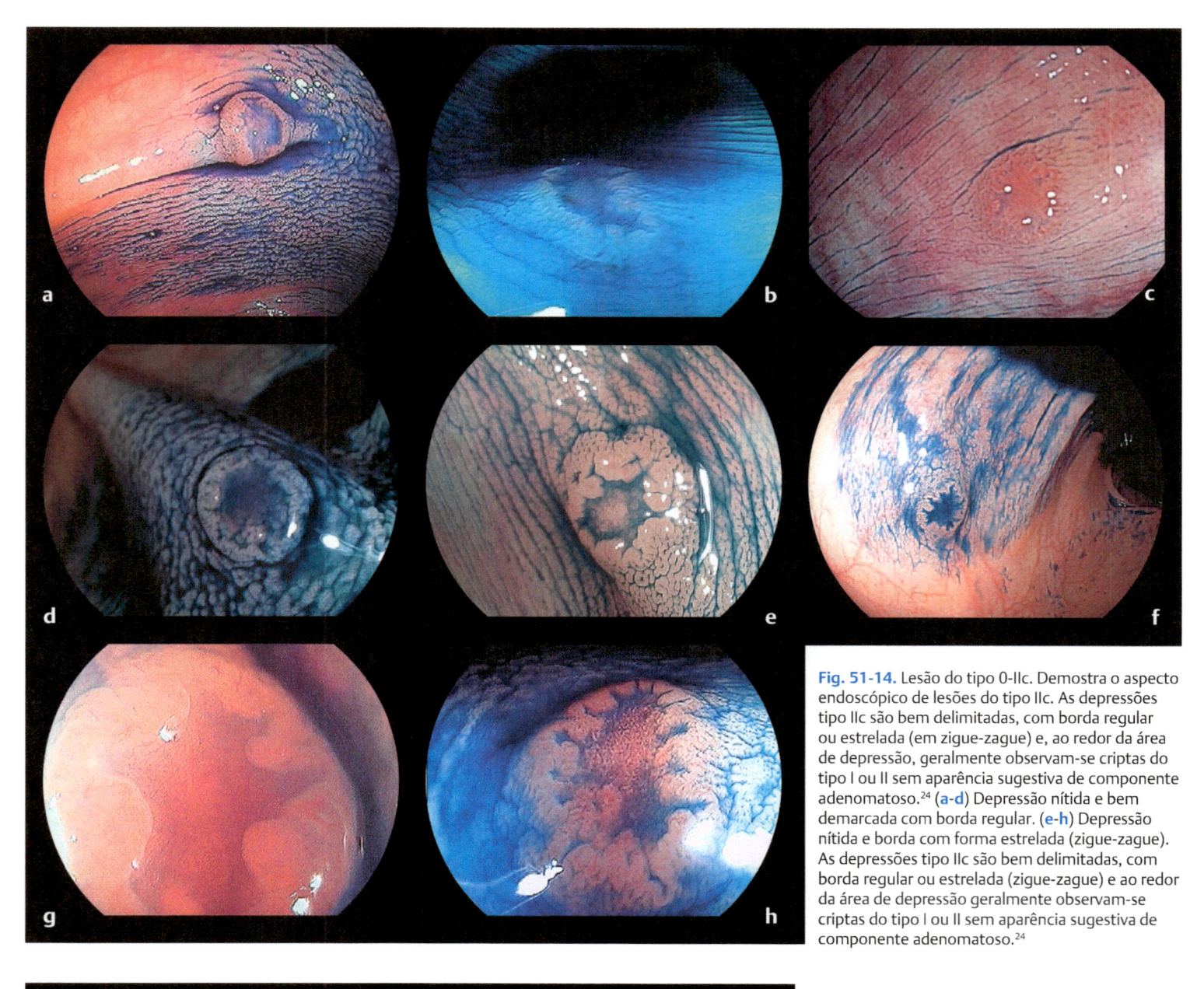

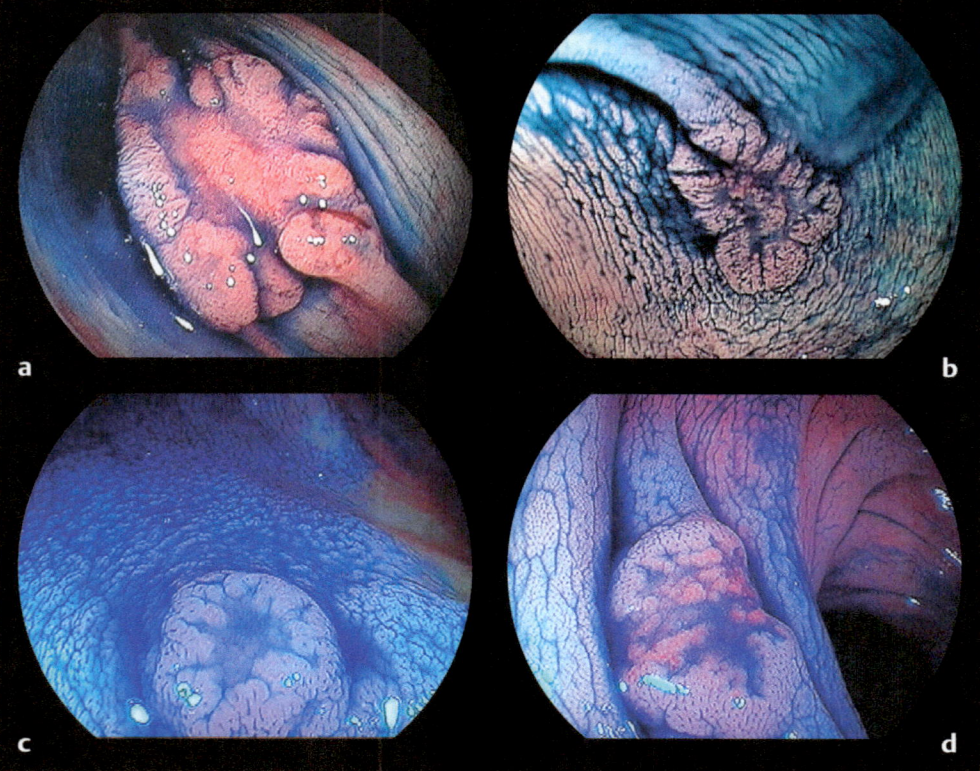

Fig. 51-14. Lesão do tipo 0-IIc. Demostra o aspecto endoscópico de lesões do tipo IIc. As depressões tipo IIc são bem delimitadas, com borda regular ou estrelada (em zigue-zague) e, ao redor da área de depressão, geralmente observam-se criptas do tipo I ou II sem aparência sugestiva de componente adenomatoso.[24] (**a-d**) Depressão nítida e bem demarcada com borda regular. (**e-h**) Depressão nítida e borda com forma estrelada (zigue-zague). As depressões tipo IIc são bem delimitadas, com borda regular ou estrelada (zigue-zague) e ao redor da área de depressão geralmente observam-se criptas do tipo I ou II sem aparência sugestiva de componente adenomatoso.[24]

Fig. 51-15. Formas mistas 0-IIc + IIa, 0-IIa + IIc. (**a, b**) Demonstram o tipo IIc + IIa. Há predomínio da área de depressão em relação à área superficialmente elevada. Elevação lateral geralmente ocorre por reação hiperplásica. (**c, d**) Demonstram a lesão tipo IIa + IIc. Nestes há predomínio da extensão da área de tipo elevação sobre a área deprimida. A elevação é superficial não superando a altura em perfil da concha fechada da pinça de biópsia (2,5 mm).

CAPÍTULO 51 ■ LESÕES NÃO POLIPOIDES DE CÓLON

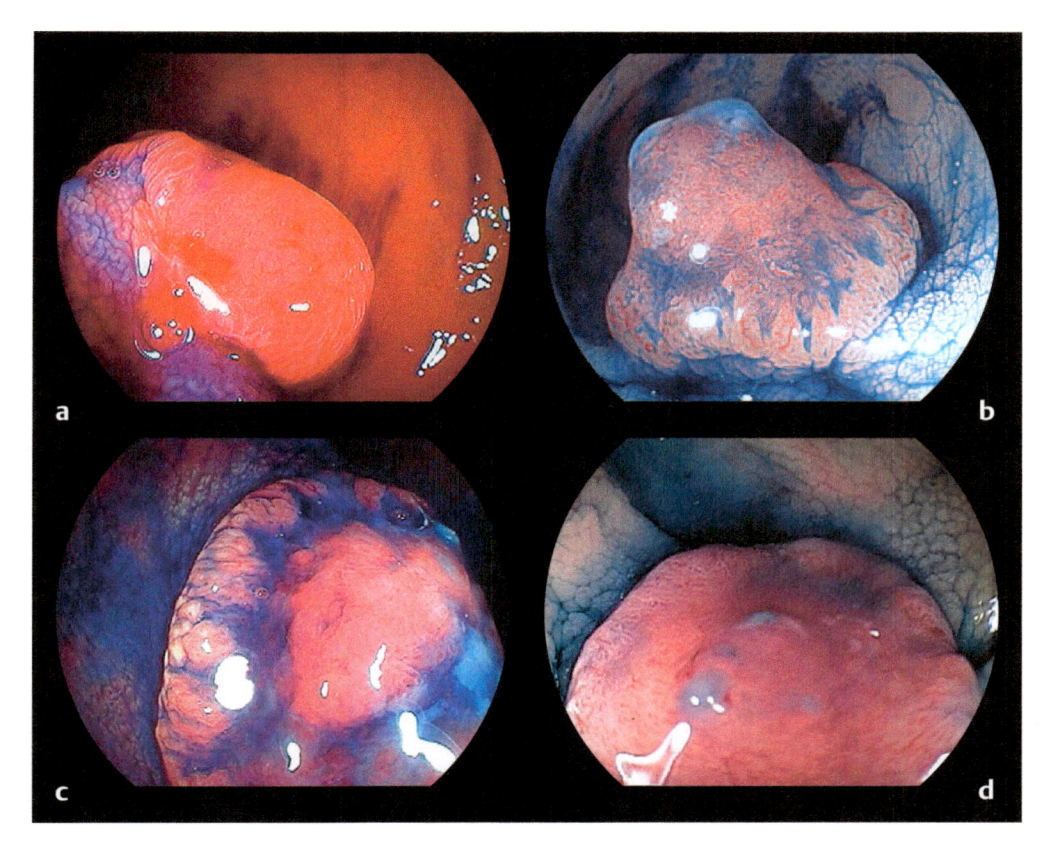

Fig. 51-16. (a-d) Formas mistas com invasão sm 0-Is + IIc, 0-IIc + Is. Tipos mistos do tipo IIc + Is e Is + IIc. A apresentação mais comum deste tipo de classificação é quando há invasão maciça da submucosa em lesão deprimida, provocando elevação superior a 2,5 mm geralmente na parte central. Quando se observa elevação na parte central da depressão, há grande possibilidade de se tratar de aspecto decorrente de invasão submucosa do tumor. A lesão tende a tomar aspecto de lesão elevada sobre um platô de lesão deprimida recebendo a denominação de "lesão *Buda-like*" por Kudo com forma tipo IIc + Is.[17] Estes aspectos podem ser nitidamente visualizados em **b-d**.

Classificação das Criptas, Vasculares e JNET

Classificação das Criptas

A análise das criptas tem importância fundamental para a diferenciação dos carcinomas invasivos. Em geral, os adenomas apresentam-se com criptas do tipo IIIL ou IV, enquanto os carcinomas invasivos apresentam criptas irregulares (Vi) ou amorfas do tipo Va. As criptas irregulares também são mais bem visualizadas com cromoscopia com violeta de cresyl e magnificação de imagem.[25,26]

A classificação mais utilizada do padrão de criptas é a proposta por Kudo e divide os padrões de I a V. O tipo III é subdividido em padrões tipo IIIL e IIIs e o tipo V é subdividido em padrões tipo Va (amorfo) e Tipo Vi (irregular). Os padrões de cripta tipo IIIs estão relacionados com as lesões tipo IIc e o tipo V está relacionado com as lesões com invasão submucosa.[17,26,27] As caracterizações das classificações das criptas estão esquematizadas na Figura 51-17.

As análises com cromoscopia com violeta de cresyl ou violeta de genciana e magnificação de imagem permitem a análise precisa das criptas.[28]

A magnificação de imagem é imprescindível para o reconhecimento das criptas tipo IIIs e do tipo Vi. Na lesão deprimida tipo IIc diagnosticada com uso de índigo-carmin e demonstrada na Figura 51-18, não é possível identificar o tipo de criptas. Após cromoscopia com violeta de Cresyl, foram identificadas criptas do tipo IIIs na área deprimida conforme demonstrado na Figura 51-19.

Em lesões com duplo contorno e com elevação na parte central, é importante tentar reconhecer as criptas para avaliar possibilidade de invasão submucosa. Uma ilustração deste processo pode ser observada na Figura 51-20, onde notamos lesão elevada com duplo contorno. A cromoscopia com violeta de Cresyl, demonstrada na Figura 51-21 no mesmo caso, demonstrou criptas do tipo Vi, indicando alta possibilidade de invasão submucosa presente.

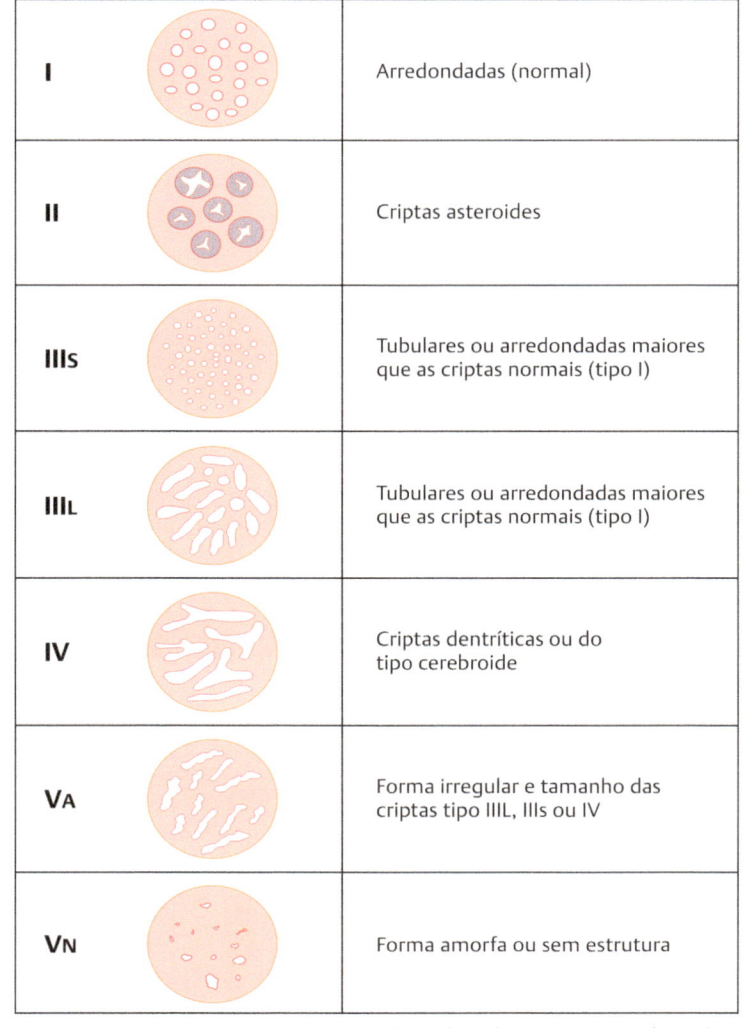

I		Arredondadas (normal)
II		Criptas asteroides
IIIs		Tubulares ou arredondadas maiores que as criptas normais (tipo I)
IIIL		Tubulares ou arredondadas maiores que as criptas normais (tipo I)
IV		Criptas dentríticas ou do tipo cerebroide
VA		Forma irregular e tamanho das criptas tipo IIIL, IIIs ou IV
VN		Forma amorfa ou sem estrutura

Fig. 51-17. Representação esquemática do padrão de criptas, segundo Kudo. (Adaptada de Tanaka.)[25]

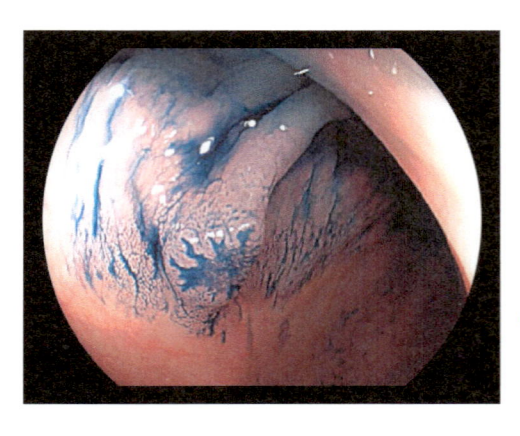

Fig. 51-18. Lesão IIc de sigmoide diagnosticado com cromoscopia com índigo-carmin.

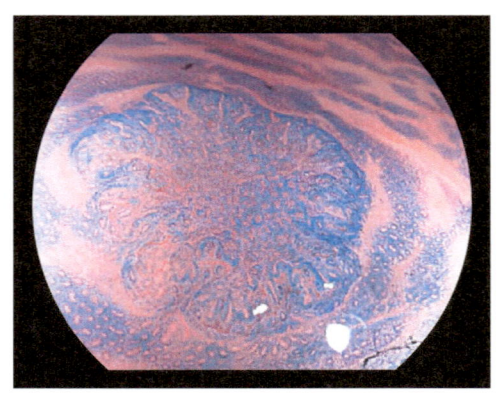

Fig. 51-19. A cromoscopia com violeta de cresyl da lesão da Figura 51-18 demonstrou criptas do tipo IIIs na área deprimida.

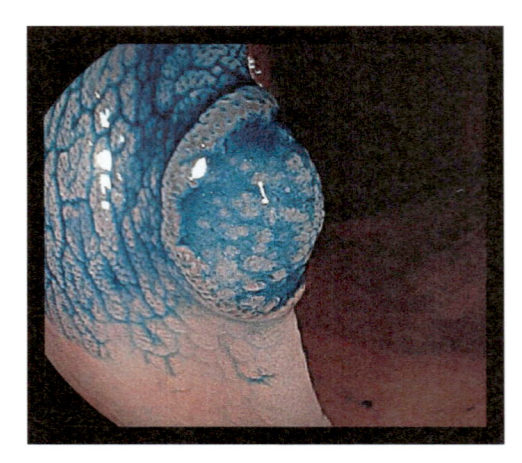

Fig. 51-20. Lesão elevada de sigmoide com presença de duplo contorno e com depressão na parte elevada. A cromoscopia com índigo-carmin não permitiu reconhecimento do tipo de cripta na área deprimida.

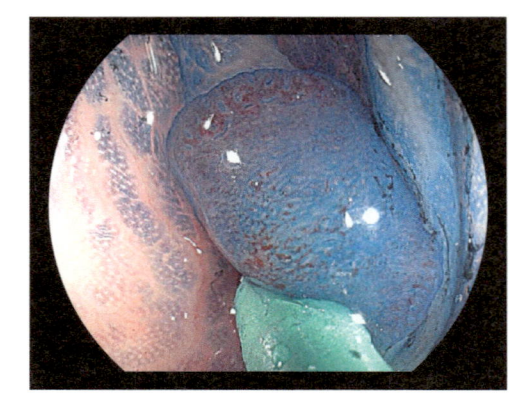

Fig. 51-21. Após cromoscopia com violeta de cresyl na lesão demonstrada na Figura 51-20, foi possível demonstrar criptas do tipo Vi na área central confirmando tratar-se de lesão com alta possibilidade de invasão submucosa. Esta lesão elevada provavelmente foi originada de uma lesão deprimida tipo IIc.

Classificação de Alterações Vasculares

Além da análise de criptas, as alterações vasculares das lesões apresentam correlação estreita com a profundidade de invasão da lesão. Existem diversas classificações de alterações vasculares. Citaremos a classificação proposta por Kanao et al.,[29] utilizando magnificação de imagem e cromoscopia eletrônica *Narrow Band Imaging®* (NBI), e a classificação de Rolim-Teixeira utilizando a tecnologia *Fuji Intelligent Chromo Endoscopy®* (FICE) com magnificação (Figs. 51-22 e 51-23).[30] As descrições destas classificações estão detalhadas no Quadro 51-3.[29,30]

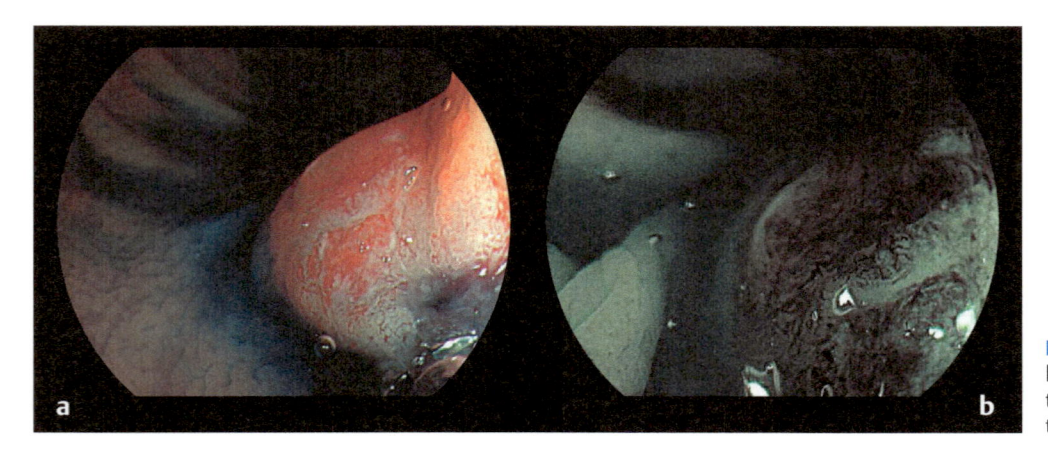

Fig. 51-22. (**a, b**) *Blue Light Imaging*™ (BLI) (**b**) da lesão da figura **a** demonstram vasos dilatados e tortuosos classificados como tipo V de Teixeira e tipo C3 de Kanao.

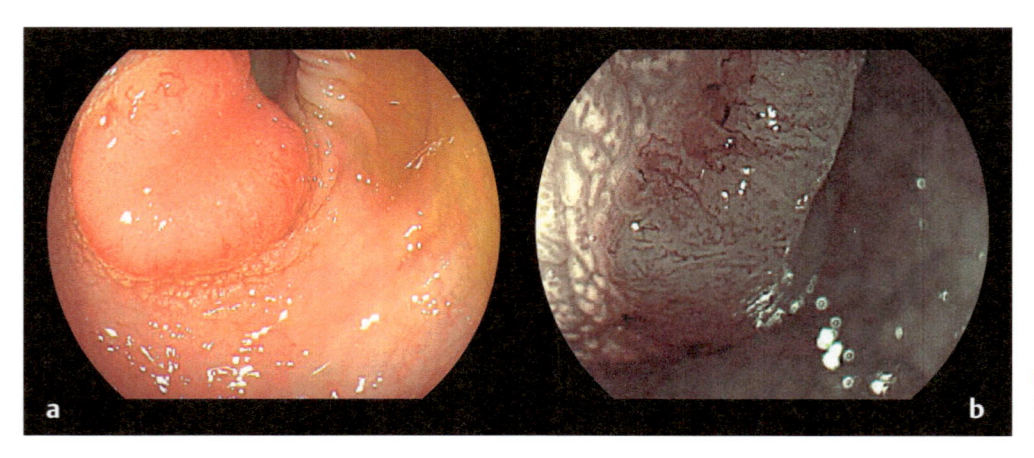

Fig. 51-23. (**a, b**) Aspecto com BLI demonstra vasos irregulares e dilatados. Classificado como tipo V de Teixeira.

Quadro 51-3. Classificações de Alterações Vasculares nas Lesões de Cólon

Classificação de Kanao[29]

- Tipo A – não são observados microvasos ou são extremamente opacos
- Tipo B – são observados microvasos ao redor das criptas, facilitando a visualização das criptas
- Tipo C – os microvassos são irregulares e com diâmetro dos vasos e distribuição heterogênea
  - Subtipo C1 – padrão irregular dos microvasos e vasos com diâmetro ou distribuição homogênea
  - Subtipo C2 – padrão irregular dos microvasos e vasos com diâmetro e distribuição heterogênea. As criptas são visíveis entre os vasos
  - Subtipo C3 – há aumento do diâmetro do vaso irregular, os vasos têm distribuição heterogênea e existem áreas avasculares na superfície. As criptas não são visíveis entre os vasos

Classificação de Teixeira[30]

- Tipo I – capilares finos, regulares, com morfologia linear, dispostos uniformemente ao redor das criptas colônicas
- Tipo II – vasos capilares com maior diâmetro que os capilares normais e com morfologia retilínea ou levemente curva, uniformes sem dilatações, dispostos marginalmente na periferia da lesão e o arranjo pericrítico não é marcante
- Tipo III – numerosos vasos capilares irregulares, com diâmetro mais fino, tortuosos e com dilatações puntiformes frequentes e afilamento de forma espiralada, mostrando marcante arranjo ao redor das criptas
- Tipo IV – numerosos vasos capilares mais grossos e longos, espiralados ou retilíneos arranjados em paralelo e verticalmente às glândulas vilosas
- Tipo V – pleomorfismo de vasos capilares com distribuição e arranjo caóticos, de vasos capilares grossos, com calibre variados e heterogeneidade morfológica

Classificação JNET (Japan NBI Expert Team)

Com a disseminação de uso do NBI e da magnificação de imagem na avaliação qualitativa e quantitativa das lesões de cólon foi proposta uma nova classificação denominada de Classificação JNET (*NBI Magnifying Endoscopic Classification of Colorectal Tumors* proposta pela *Japan NBI Expert Team*).[23,31] Esta classificação tem o objetivo de reunir a classificação da criptas e alterações microvasculares e unificar a terminologia das diversas classificações existentes.

A classificação está esquematizada no Quadro 51-4 e correlaciona o tipo de padrão vascular e o padrão da mucosa utilizando tecnologia NBI associado à magnificação de imagem.

A classificação se divide em quatro tipos: 1, 2A, 2B, e tipo 3, conforme padrões microvasculares e padrão de criptas. O tipo 1 apresenta sem vasos visíveis ou caso presente, o calibre do vaso na lesão é semelhante aos da adjacência e o padrão da superfície é regular ou com pontos esbranquiçados ou semelhantes à mucosa adjacente. O tipo 2A apresenta vasos de calibre e distribuição regular e o padrão de superfície regular (tubular, papilar ou ramificado); o tipo 2B apresenta vasos com calibre variado e distribuição irregular e padrão de superfície com criptas irregulares ou obscuras e o tipo 3 apresenta áreas avasculares ou vasos calibrosos interrompidos e a padrão de criptas amorfas. O tipo 1 representa tipo histológico de pólipo hiperplásico ou serrilhado; o tipo 2 A representa a neoplasia intramucosa de baixo grau de atipia; o tipo 2B representa a neoplasia intramucosa de alto grau ou câncer com invasão superficial da submucosa e o tipo 3 representa, em sua maioria, o câncer com invasão profunda da submucosa.[23,32]

Quadro 51-4. Classificação de Classificação de JNET (Japan NBI Expert Team Classification)

NBI	Tipo 1	Tipo 2a	Tipo 2b	Tipo 3
Padrão vascular	Invisível	• Calibre regular • Distribuição regular	• Calibre variável • Distribuição irregular	• Áreas avasculares • Vasos alargados ou com interrupção abrupta
Padrão da mucosa	Pontilhado escuro, branco; similar a área adjacente	Regular: tubular/ramificado ou papilar	Irregular ou obscuro	Áreas amorfas
Histologia	Hiperplástico ou serrilhado	Neoplasia intraepitelial de baixo grau	Neoplasia intraepitelial de alto grau ou invasão SM superficial	Invasão submucosa profunda
Exemplos				

Adaptada de Sano[23]

LESÕES DE CRESCIMENTO LATERAL

As lesões de crescimento lateral (LST) são as formas não polipoides de cólon com diâmetro maior que 1 cm. O termo foi proposto, originalmente, por Kudo.[10]

A classificação das LST está representada na Figura 51-24. São divididas em dois grupos: granulares e não granulares. O tipo granular é subdividido em granular homogêneo e o tipo nodular misto. No subtipo granular homogêneo as nodulações são uniformes, enquanto no subtipo nodular misto ocorrem nódulos com tamanhos maiores tipo Is e irregulares.[33,34] As diferenças nos aspectos podem ser visualizadas nas Figuras 51-25 a 51-30.

As lesões LST tipo não granular também são subdivididas em dois subtipos: plano e pseudodeprimido.

As formas granular nodular-mista e a não granular pseudodeprimida (subtipo b) apresentam maior índice de invasão submucosa.[10,34]

Na casuística de Oka e Tanaka,[34] o índice de invasão submucosa conforme os subtipos são:

- Granular homogêneo 0,9% (3/351).
- Granular nodular misto 13,3% (36/271).
- Não granular plano – 6,1% (43/703).
- Não granular pseudodeprimido – 42,1% (16/38).

Os autores concluem que as formas com pseudodepressão e as que apresentam nódulos maiores que 10 mm devam ser considerados como suspeita para invasão submucosa.[34]

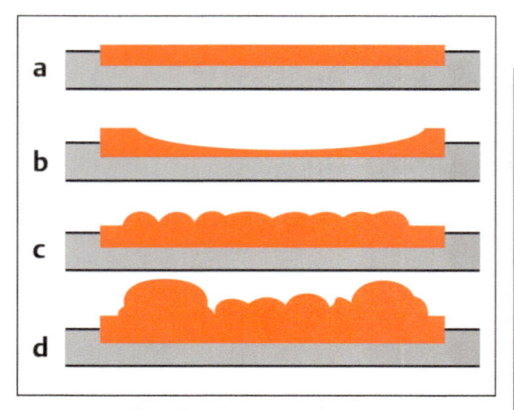

Fig. 51-24. Classificação de Paris/japonesa para lesões de crescimento lateral. O tipo a e b não são granulares, sendo a = plano e b = pseudodeprimido. O tipo c e d são do tipo granular, sendo c o tipo granular homogêneo e d o tipo nodular misto.

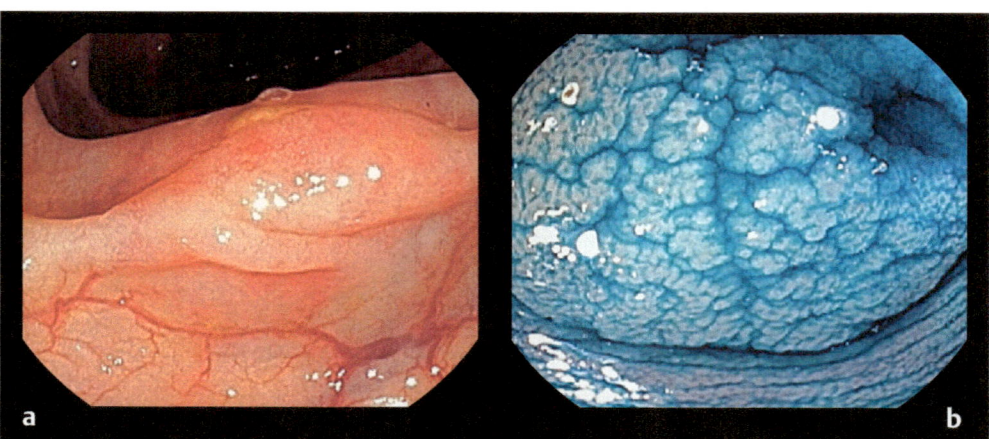

Fig. 51-25. (a, b) LST tipo não granular plano, subtipo a.

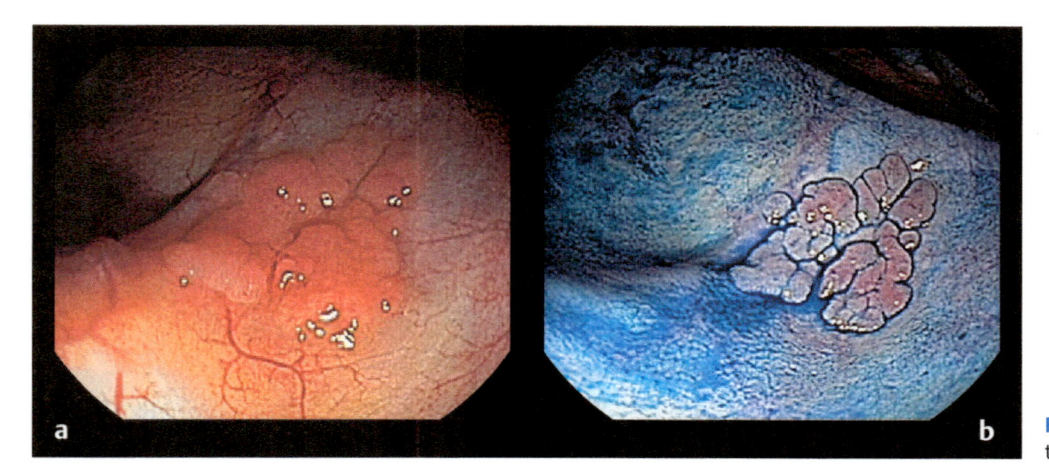

Fig. 51-26. (a, b) Lesões de crescimento lateral do tipo granular homogêneo.

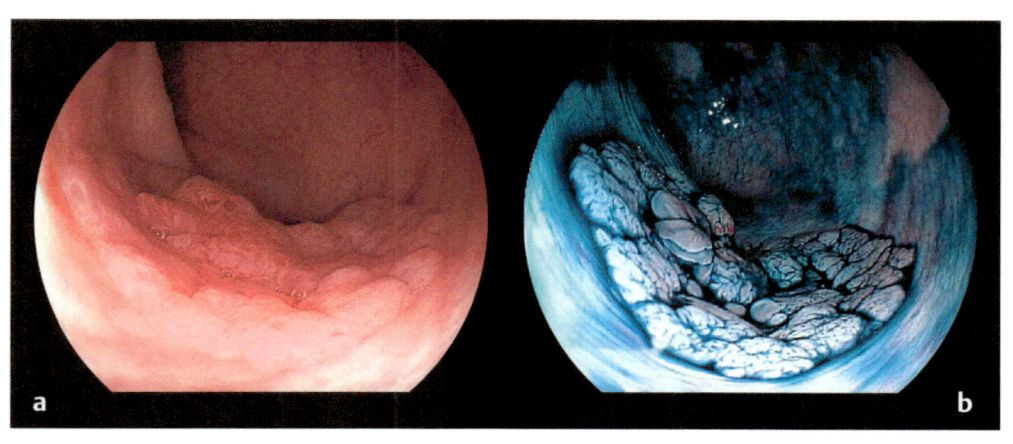

Fig. 51-27. (a, b) LST do tipo granular homogêneo.

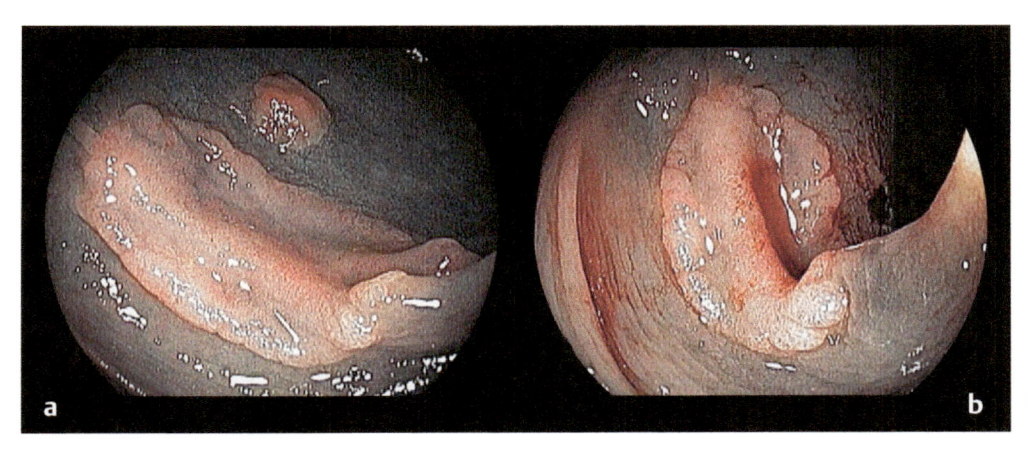

Fig. 51-28. LST C tipo não granular pseudodeprimida, subtipo b.

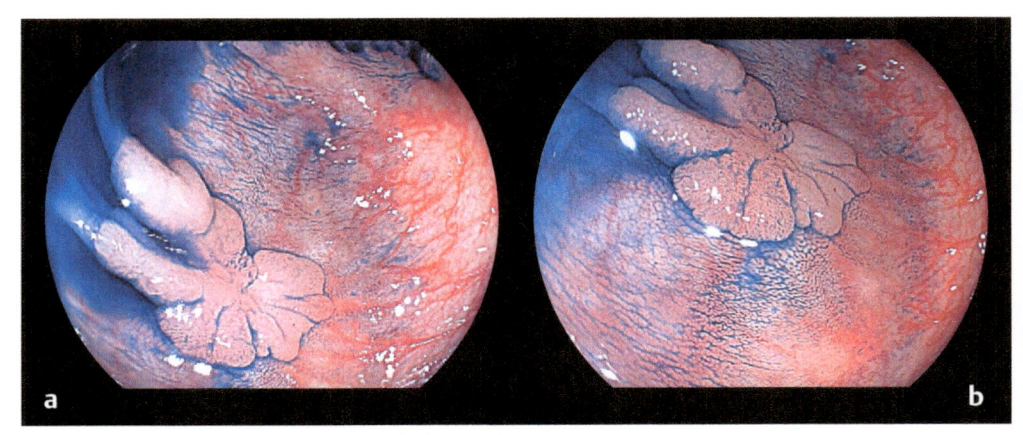

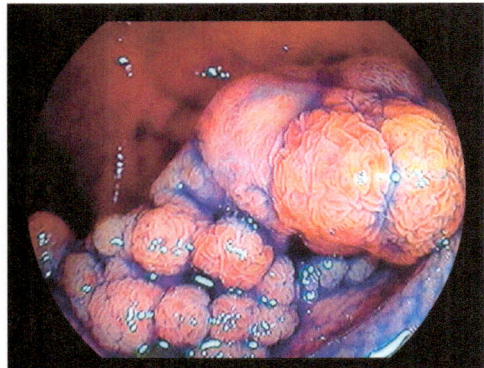

Fig. 51-29. (a, b) LST do tipo plano pseudodeprimido.

Fig. 51-30. LST misto da forma granular (d).

ADENOMA SERRILHADO

Existem três tipos principais de lesões serrilhadas: o pólipo hiperplásico, o adenoma serrilhado tradicional (TSA) e adenoma séssil serrilhado (SSA). As duas últimas são consideradas precursoras do câncer colorretal.[35] A característica descrita por Longacre e Fenoglio-Preiser, que descreveram pela primeira vez esta lesão, era a apresentação de formas mistas de adenoma tubular e pólipo hiperplásico.

As taxas de detecção das lesões serrilhadas dependem do exame endoscópico adequado e do diagnóstico anatomopatológico.[36] A concordância do diagnóstico está relacionada com a familiaridade do patologista com este tipo de lesão e apresenta grande variabilidade. Em decorrência da existência das formas mistas que, muitas vezes, são diagnosticados como adenoma tubular, há dificuldade em estabelecer sua taxa de incidência real.[37]

Diagnóstico Diferencial entre Adenoma Serrilhado e Pólipo Hiperplásico

O diagnóstico diferencial entre adenoma serrilhado e pólipo hiperplásico pode ser realizado observando-se as seguintes características: 1) presença de muco aderente na lesão serrilhada; 2) visualização de criptas do tipo O, aberto (típico do adenoma séssil serrilhado), visualizado como pequenos pontos escurecidos dentro das aberturas das criptas e que muitas vezes é possível ser identificado com cromoscopia, porém, mais facilmente visualizado com magnificação de imagem.

A lesão serrilhada pode apresentar retenção de muco na superfície e é um dos critérios para diferenciar de pólipo hiperplásico. Nos locais com depósito de muco, é conveniente a lavagem localizada para remoção do muco e realização logo após a cromoscopia. A Figura 51-31 ilustra esta característica.

A Figura 51-32 ilustra a diferenciação de pólipo hiperplásico e pólipo serrilhado com uso de cromoscopia eletrônica (*Blue Light Imaging – BLI*™), cromoscopia com índigo-carmin e magnificação de imagem.

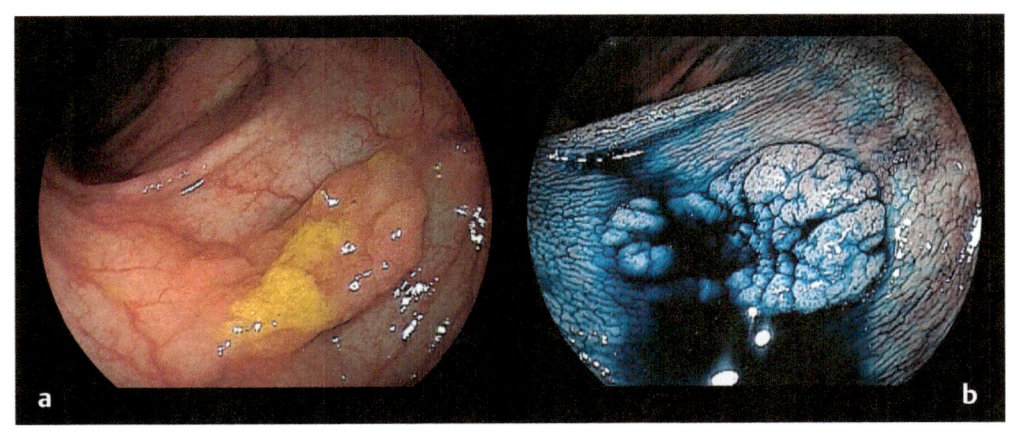

Fig. 51-31. (a, b) Lesão de crescimento lateral parcialmente recoberta por muco. Não se observa a presença de resíduos na mucosa normal do cólon, indicando a possibilidade de retenção de muco pela lesão de crescimento lateral (LST).

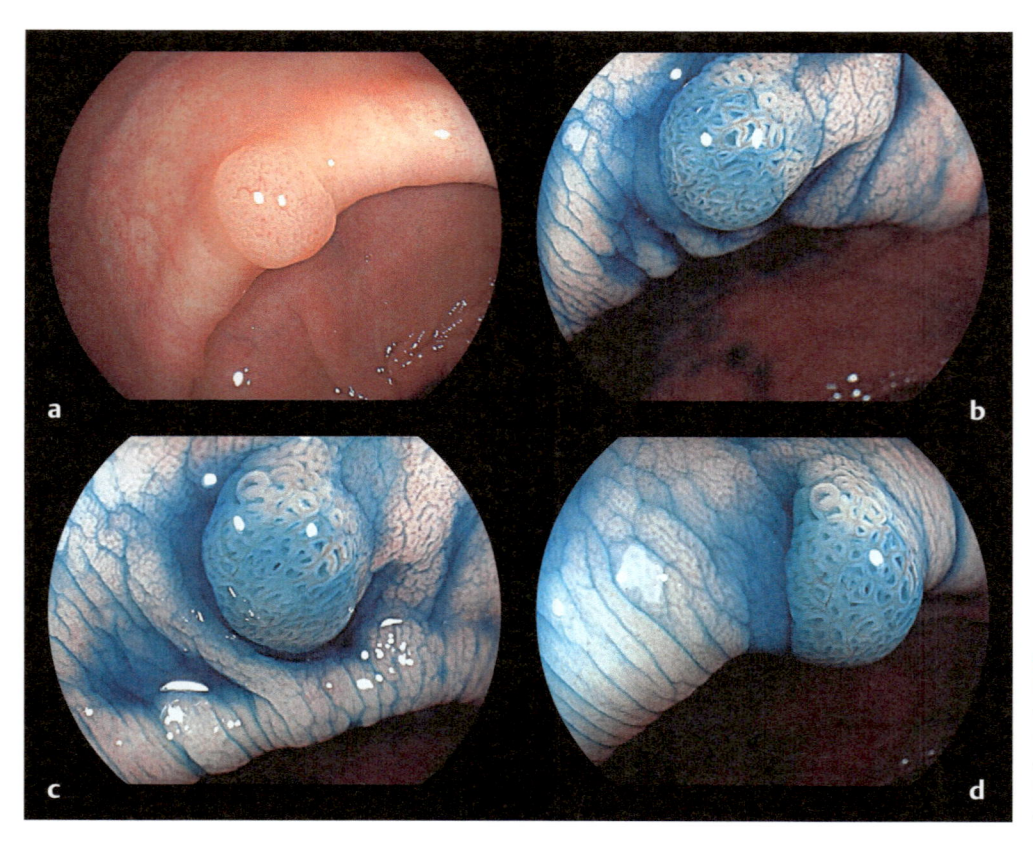

Fig. 51-32. (a-d) Diferenciação entre pólipo hiperplásico e pólipo serrilhado. (a, b) Exame com luz branca com pólipo de reto que sugere pólipo hiperplásico. (b-d) Mostra imagens com cromoscopia com índigo-carmin e magnificação de imagem permite confirmar a presença de criptas do tipo II-O, indicando adenoma séssil serrilhado.

Classificações de Pólipo Serrilhado com Uso de Magnificação de Imagem e Cromoscopia

As classificações descritas para caracterizar o adenoma serrilhado levam em conta o aspecto das criptas. A mais difundida e completa é a classificação de Kimura,[38] representada, esquematicamente, na Figura 51-33. O autor, baseando-se na classificação das criptas previamente descritas por Kudo,[17,27] acrescenta alguns subtipos de criptas, representados no esquema adaptados de Ishigooka na Figura 51-33.[39]

Além dos tipos de criptas descritos por Kudo, Kimura acrescenta os seguintes subtipos: subtipo II-O (tipo II com criptas dilatadas e abertas (*open pits*), subtipo II-L que apresenta criptas mais alongadas que o tipo II de Kudo, subtipo IV-S (tipo IV-serrilhado), que se descreve como semelhante ao tipo IV de Kudo, porém, mais alongadas e alargadas e subtipo misto que apresentam dois ou mais subtipos de criptas.

Diagnóstico Endoscópico de Displasia ou Invasão na Lesão Serrilhada

Existem poucas publicações demonstrando características do adenoma serrilhado com displasia ou degenerados.[40,41] A casuística de Murakami,[40] analisando 462 lesões serrilhadas, demostra que as 83% das ASS com displasia ou sem displasia (86%) estavam localizadas no cólon direito e que 39,6% (19 de 48) apresentavam tamanho inferior a 10 mm.

Murakami aponta que o diagnóstico de, ao menos, uma das seguintes características:[40] morfologia pediculada ou subpediculada, dupla elevação, depressão central e vermelhidão) tem alta sensibilidade (91,7%) e especificidade de 85,3% em identificar displasia ou carcinoma nos adenomas serrilhados do tipo ASS (Quadro 51-5). Estas alterações podem ser úteis para suspeitar de degeneração invasiva do adenoma serrilhado.

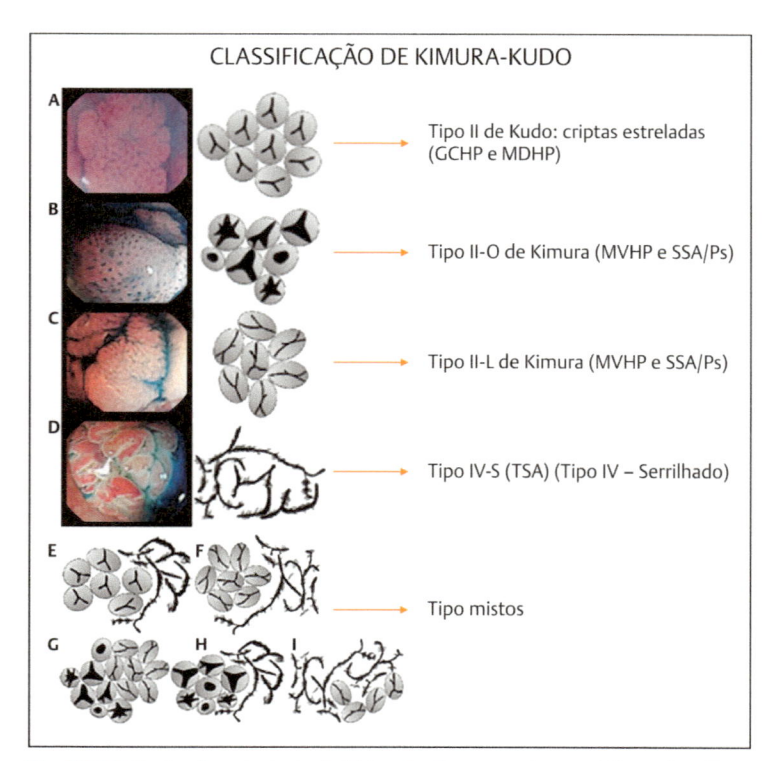

Fig. 51-33. Ilustração adaptada de Ishigooka S representa os subtipos descritos por Kimura em sua classificação.[38,39] À classificação de Kudo, acrescenta os subtipos II-O (criptas abertas), II-L (criptas mais alongadas que o tipo II) e IV-S (criptas mais dilatadas que o tipo IV de Kudo), além das formas mistas.

Quadro 51-5. Relação da Incidência de Câncer e Displasia nos Adenomas Serrilhados com Características Endoscópicas na Colonoscopia

Características endoscópicas	Adenoma serrilhado sem displasia (414)	Displasia (41)	Carcinoma (7)
Pediculado ou subpediculado	4,6% (19)	17,1% (7)	28,6% (2)
Dupla elevação	4,6% (19)	63,4% (26)	57,1% (4)
Depressão central	3,9% (16)	9,8% (4)	28,6% (2)
Enantema	3,4% (14)	39% (16)	85,7% (6)
Pelo menos uma das alterações acima	14,7% (61)	92% (37)	100% (7)

Adaptado com dados de Murakami[40]

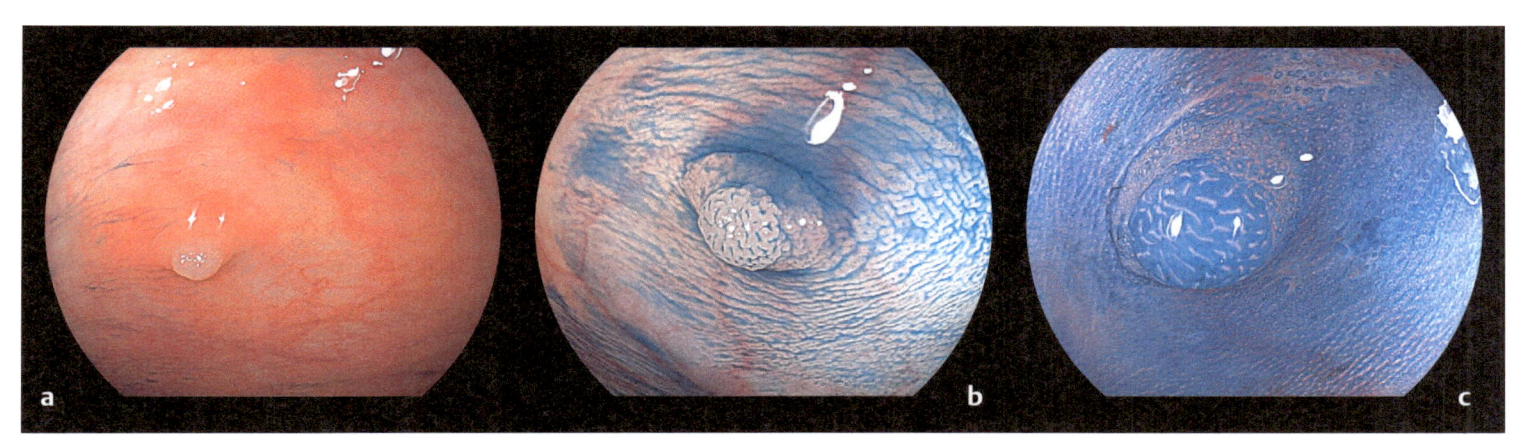

Fig. 51-34. (a, b) Lesão de pequenas proporções que apresenta dois tipos de criptas (tipos II-O de Kimura na parte periférica e tipo IIIL de Kudo na parte central mais elevada) que podem ser visualizados em **c** e pode indicar maior potencial de invasão submucosa. É indicada ressecção em bloco único.

Dados publicados por Goldstein,[42] analisando 8 casos de ASS, indicam que o tamanho das lesões com adenocarcinoma invasivo ou com displasia de alto grau era 8,5 mm (de 6 a 12 mm). Conclui que a presença de displasia ou carcinoma nos adenomas serrilhados devem ser considerados até em lesões com 10 mm ou menores.

A Figura 51-34 mostra um pólipo composto com dois tipos de criptas e dupla elevação podendo indicar maior potencial de invasão submucosa.

A avaliação do padrão das criptas com reconhecimento das criptas do tipo V de Kudo são fundamentais para, efetivamente, avaliar as alterações invasivas no SSA e estimar a profundidade de invasão.[40] Consideramos que os uso da magnificação de imagem e cromoscopia eletrônica serão rotineiros para a condução adequada do adenoma serrilhado.

As criptas do tipo II abertas (II-O) estão presentes nos ASS com e sem displasia. A ocorrência de displasia ou câncer em lesões ASS deve ser considerada quando há coexistência do tipo II com outras criptas do tipo IIIL, IV, Vi ou Vn.[40]

Todos os casos com carcinomas invasivos apresentam criptas do tipo Vi ou Vn e este achado está relacionado com a profundidade de invasão.[40]

A Figura 51-35 mostra adenoma serrilhado com criptas do tipo II-O e com criptas do tipo V indicando invasão submucosa na parte central da lesão.

A Figura 51-36 demonstra um caso de lesão plana com cerca de 10 mm no ceco, cujo anatomopatológico da peça de mucosectomia mostrou carcinoma microinvasivo com neoplasia contigua à *muscularis* mucosa. Este caso demonstra a necessidade de abordagem adequada das lesões suspeitas de adenoma serrilhado mesmo de pequenas proporções.

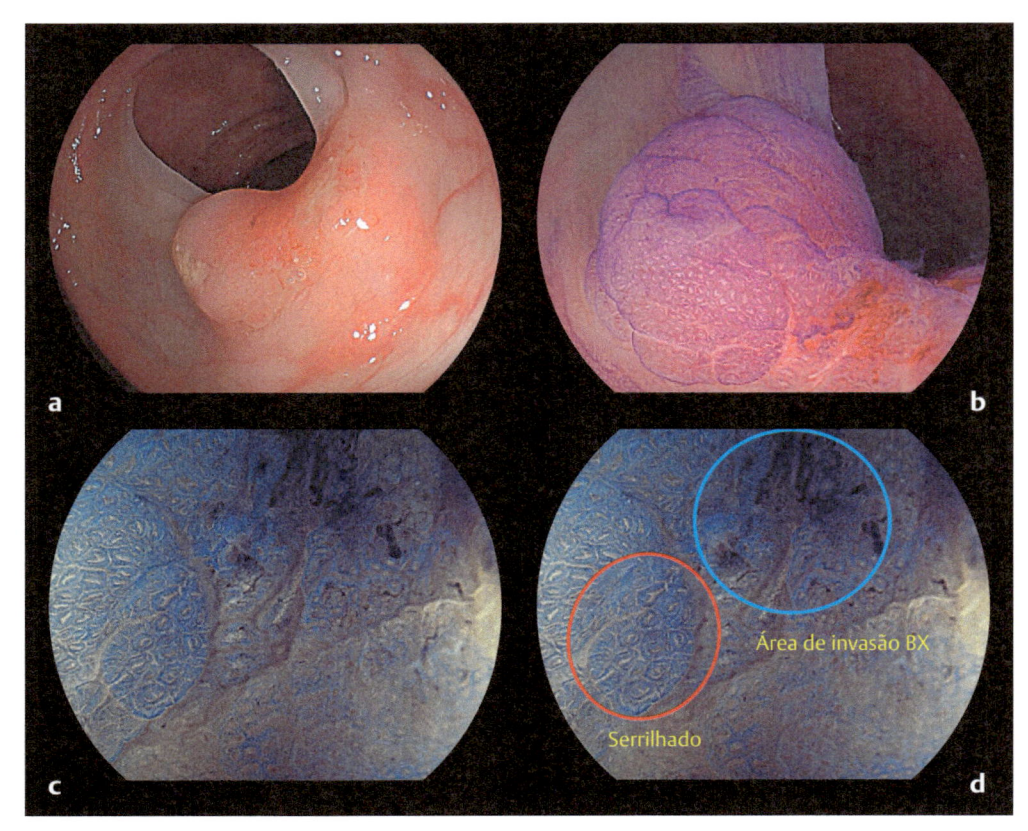

Fig. 51-35. (a) Lesão de crescimento lateral com depressão e enantema na parte superior da lesão. **(b)** Após cromoscopia com violeta de cresyl, demonstra a presença de criptas do tipo II-O indicando tratar-se de adenoma serrilhado. **(c, d)** Demonstram a mesma lesão com cromoscopia virtual com BLI™(blue light imaging). Podemos visualizar criptas do tipo II-O na área demarcada com círculo vermelho ao lado de áreas com criptas do tipo V na área demarcada por círculo azul.

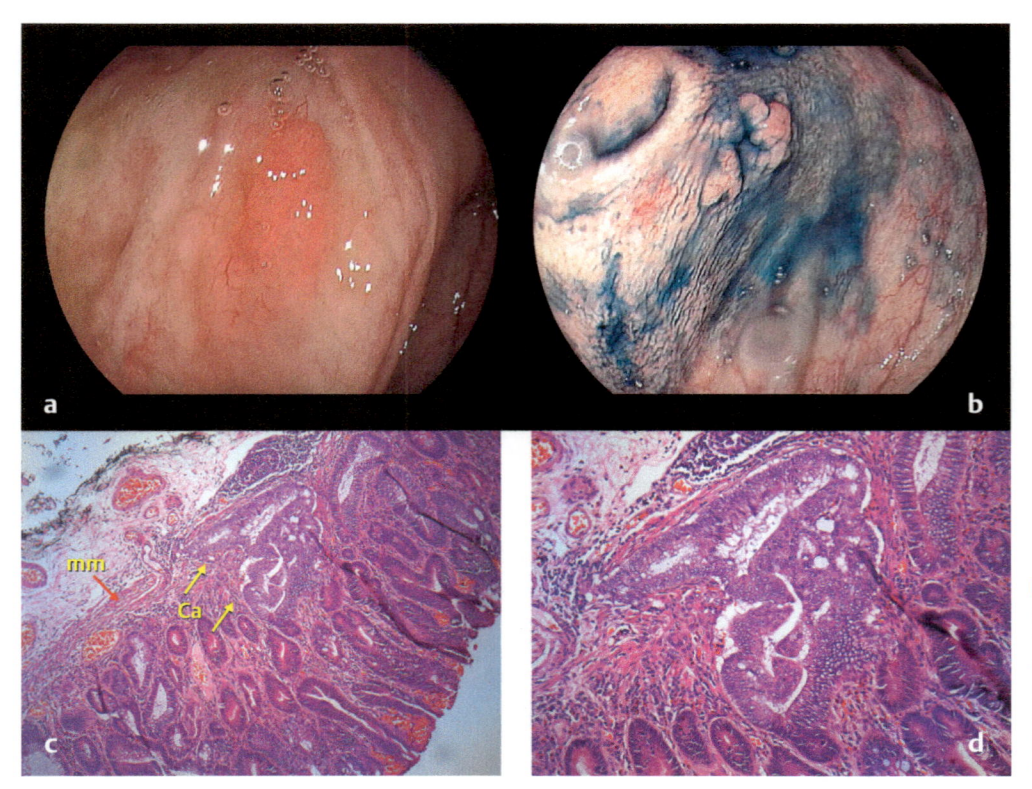

Fig. 51-36. (a-d) Lesão plana de ceco próxima ao orifício apendicular com tamanho estimado de 10 mm. O tratamento foi por mucosectomia. O exame anatomopatológico revelou carcinoma *in situ*, contíguo à *muscularis mucosa*. (Agradecemos a cessão das imagens de patologia ao Dr. Aloisio S. Felipe Jr, diretor do Departamento de Anatomia Patológica do Hospital Universitário da USP.)

REFERÊNCIAS BIBLIOGRÁFICAS

1. Goto H, Oda Y, Murakami Y, Tanaka T et al. Proportion of de novo cancers among colorectal cancers in Japan. Gastroenterology. 2006;131:40-6.
2. Beppu K et al. Diagnosis of small colorectal cancer. J Gastroenterol and Hepatology. 2010;25Suppl. 1;S57-S61.
3. Arain MA, Sawhney M, Sheikh S, Anway R, Thyagarajan B, Bond JH, Shaukat A. CIMP status of interval colon cancers: another piece to the puzzle. Am J Gastroenterol. 2010;105:1189-95.
4. Cooper GS, Xu F, Barnholtz Sloan JS, Schluchter MD, Koroukian SM. Prevalence and predictors of interval colorectal cancers in medicare beneficiaries. Cancer. 2012;118:3044-52.
5. Yamada A, Notohara K et al Endoscopic features of sessile serrated adenoma and other serrated colorectal polyps. Hepatogastroenterology. 2011:58(105):45-51.
6. Nakamura K. De novo cancer and adenoma-carcinoma sequence of the colorectum-clinicopathological differences between de novo carcinoma and carcinoma with the sequence. In japanese. Nippon Geka Gakkai Zasshi. 1999;100:766-75.
7. Nakamura K. Histogenesis y proceso evolutivo del carcinoma colorectal inducida a base de los indices objetivos de grado atipico. In Curso internacional de Avances in Patología Gastrointestinal. Japan Internacional Cooperation Agency. 1986.
8. Muto T, Nagawa H, Watanabe T, Masaki T, Sawada T. Colorectal carcinogenesis. Dis Colon Rectum. 1997;40:S80-S85.
9. Matsui T, Yao T, Iwashita A. Natural History of Early Colorectal Cancer. World J Surg. 2000;24:1022-8.
10. Kudo S, Lambert R, Allen J et al. Nonpolypoid neoplastic lesions of the colorectal mucosa. Gastrointest Endosc. 2008;68:S3-S29.
11. Longacre TA, Fenoglio-Preiser CM. Mixed hyperplastic adenomatous polyps/serrated adenomas. A distinct form of colorectal neoplasia. Am J Surg Pathol. 1990;14:524-37.
12. Torlakovic E, Snover DC. Serrated adenomatous polyposis in humans. Gastroenterology. 1996;110:748-55.
13. Torlakovic E, Skovlund E, Snover DC, Torlakovic G, Nesland JM. Morphologic reappraisal of serrated colorectal polyps. Am J Surg Pathol. 2003;27:65-81.
14. Kariya A. A case of early colonic cancer type IIc associated with familial polyposis coli. I to Cho. (Stomach and Intestine) 1977;12:1359.
15. Muto T, Kamiya J, Sawada T et al. Small "flat adenoma" of the colon with special reference to its clinicopathological features. Dis Colon Rectum. 1985;28:847-51.
16. Kudo S. Superficial depressed type (IIc) of colorectal carcinoma. Gastroenterol Endosc. 1986;28:2811.
17. Kudo S. Early colorectal cancer: detection of depressed types of colorectal carcinoma. Tóquio, Igaku-Shoin; 1996.
18. Kim HN, Raju GS. Bowel Preparation and Colonoscopy Technique To Detect Non-Polypoid Colorectal Neoplasms Gastrointest Endoscopy. Clin N Am. 2010;20:437-48.
19. Kudo S, Kashida H, Tamura T. Early colorectal câncer: Flat or depressed type. J Gastroenterol Hepat. 2000;15:D66-D70.
20. Kudo S, Kashida H, Tamura T, Kogure E, Imai Y, Yamano H et al. Colonoscopic diagnosis and management of nonpolypoid early colorectal cancer. World J Surg. 2000;24:1081-90.
21. Sano Y, Tanaka S, Teixeira CR, Aoyama N. Endoscopic detection and diagnosis of 0-IIc neoplastic colorectal lesions. Endoscopy, 2005;37:261-7.
22. Kobayashi N, Matsuda T, Sano Y. The Natural History of Non-Polypoid Colorectal Neoplasms. Gastrointest Endoscopy Clin N Am. 2010;20:431-5.
23. Sano Y, Tanaka S, Kudo SE, Saito S, Matsuda T, Wada Y et al. Narrow-band imaging (NBI) magnifying endoscopic classification of colorectal tumors proposed by the Japan NBI Expert Team. Digestive Endoscopy. 2016;28:526-33.
24. The Paris endoscopic classification of superficial neoplastic lesions: esophagus; stomach, and colon: November 30 to December 11. 2002. Gastroinest Endosc. 2003;586:S3-S43.
25. Tanaka S, Kaltenbach T, Chayama K, Soetikno R. High magnification colonoscopy. Gastrointest Endosc. 2006;64: 604-61.
26. Tanaka S, Oka S, Hirata M, Yoshida S, Kaneko, Chayama K. Pit Pattern diagnosis for colorectal neoplasia using narrow band imaging magnification. Digestive Endoscopy. 2006:18(Suppl. 1):S52-S56.
27. Kudo S, Kobayashi T, Hirota S, Nakajima T, Hosobe S et al. Colorectal tumors and pit pattern. J Clin Pathol. 1994;47:880-5.
28. Kudo S, Kashida H, Tamura T, Kogure E, Imai Y, Yamano H et al. Colonoscopic diagnosis and management of nonpolypoid early colorectal cancer. World J Surg. 2000;24:1081-90.
29. Kanao H, Tanaka S, Oka S, Hirata M, Yoshida S, Chayama K. Narrow-band imaging magnification predicts the histology and invasion depth of colorectal tumors. Gastrointest Endosc. 2009;69:631-6.
30. Teixeira CR, Torresini RS, Canali C, Figueiredo LF, Mucenic M, Pereira Lima JC et al. Endoscopic classification of the capillary-vessel pattern of colorectal lesions by spectral estimation technology and magnifying zoom imaging. Gastrointest Endosc. 2009;69:750-6.
31. Sumimoto K, Tanaka S, Shigita K, Hayashi N, Hirano D et al. Diagnostic performance of Japan NBI Expert Team classification for differentiation among noninvasive, superficially invasive, and deeply invasive colorectal neoplasia. Gastrointest Endoscopy. 2017;86:700-9.

32. Iwatate M, Sano Y, Tanaka S, Kudo S, Saito S et al. Validation study for development of the Japan NBI Expert Team classification of colorectal lesions. Digestive Endoscopy. 2018;30:642-51.
33. Oka S, Tanaka S, Hiyama T, Ito M, Kitadai Y, Yoshihara M et al. Clinicopathologic and endoscopic features of colorectal serrated adenoma: differences between polypoid and superficial types. Gastrointest Endosc. 2004;59:213-9.
34. Oka S, Tanaka S, Kanao H, Oba S and Chayama K. Therapeutic strategy for colorectal laterally spreading tumor. Digestive Endoscopy. 2009;21(S1):S43-S46.
35. Rex DK, Ahnen DJ, Baron JA et al. Serrated lesions of the colorectum:review and recommendations from an expert panel. Am J Gastroenterol. 2012;107:1315-29.
36. Kashida H. Endoscopic diagnosis of sessile serrated polyp: a systematic review. Dig Endosc. 2019;31(1):16-23.
37. Torlakovic E, Snover DC. Sessile Serrated Adenoma: A Brief History and Current Status Critical Reviews in Oncogenesis. 2006;12(1-2):27-39.
38. Kimura T, Yamamoto E, Yamano HO, Suzuki H, Kamimae S, Nojima M et al. A Novel Pit Pattern Identifies the Precursor of Colorectal Cancer Derived From Sessile Serrated Adenoma. Am J Gastroenterol. 2012;107:460-9.
39. Ishigooka S, Nomoto M, Obinata N, Oishi Y, Sato Y, Nakatsu S et al. Evaluation of magnifying colonoscopy in the diagnosis of serrated polyps. World J Gastroenterol. 2012;18:4308-16.
40. Murakami T, Mitomi H, Yao T, Saito T, Shibuya T, Sakamoto N et al. Distinct histopathological characteristics in colorectal submucosal invasive carcinoma arising in sessile serrated adenoma/polyp and conventional tubular adenoma. Virchows Arch. 2018;472:383-93.
41. Bouwens MW, van Herwaarden YJ, Winkens B, Rondagh EJ, de Ridder R, Riedl RG et al. Endoscopic characterization of sessile serrated adenomas/polyps with and without dysplasia. Endoscopy. 2014;46:225-35.
42. Goldstein NS. Small colonic microsatellite unstable adenocarcinomas and high-grade epithelial dysplasias in sessile serrated adenoma polypectomy specimens: a study of eight cases. Am J Clin Pathol. 2006;125:132-45.

ENDOSCOPIA NO CÂNCER COLORRETAL AVANÇADO

Maria Cristina Sartor ▪ Eduardo Aimoré Bonin ▪ Sthela Murad Regadas

INTRODUÇÃO

O câncer colorretal (CCR) pode ser doença tratável e curável quando identificada precocemente. Atinge, igualmente, homens e mulheres e tem incidência considerável em todo o mundo, especialmente nos países mais desenvolvidos. Se forem excluídas as neoplasias malignas da pele não melanoma, o CCR é o terceiro tumor em incidência, sendo o segundo para o sexo feminino e o terceiro para o sexo masculino. Em 2018, o Instituto Nacional do Câncer estimava 36.360 casos novos no Brasil com 18.867 mortes por CCR (www1.inca.gov.br>estimativa>2018). Comparativamente nos Estados Unidos da América (EUA) esperava-se 145.600 novos casos para 2018 com 51.020 mortes em virtude do CCR.

Dados estatísticos adaptados da American Cancer Society (ACS), Cancer Facts and Figures *2019* e do *ACS website* demonstram que em 2016 a taxa de óbitos por CCR foi menos da metade da apresentada na década de 1970, sugerindo que realmente se deve investir no diagnóstico precoce e rastreamento. A sobrevida atual esperada em 5 anos nos EUA é de 65%, embora varie bastante se estratificada por estágios de evolução da doença. Para os tumores localizados, a sobrevida estimada em 5 anos é de 90%, com 39% dos pacientes sendo diagnosticados nessa fase. A taxa de sobrevida cai drasticamente para 14% em 5 anos nos tumores com metástases à distância.[1]

A incidência de CCR na população com mais de 50 anos efetivamente caiu nas últimas décadas, muito provavelmente relacionada com o rastreamento e com a menor exposição aos fatores de risco. No entanto, aumentou para o grupo com menos de 50 anos, com cerca de um terço dos pacientes com câncer retal na faixa etária entre 45 e 55 anos. São fatores que fizeram com que a Associação Americana de Oncologia Clínica, a partir de 2018, passasse a ter o início do rastreamento aos 45 anos de idade como forte recomendação.[2]

A colonoscopia como ferramenta para o rastreamento, diagnóstico e tratamento do CCR tem papel fundamental. Os padrões atuais de qualidade nos equipamentos e acessórios disponíveis e a evolução do preparo técnico dos colonoscopistas contribuíram para o aprimoramento no diagnóstico, localização e acompanhamento desses pacientes, identificando as lesões passíveis de tratamento endoscópico e as que merecem abordagem mais invasiva. A colonoscopia também atua nas complicações associadas a essas lesões, como tratamento paliativo nas estenoses tumorais, seja por meio de colocação de próteses ou ablação para tunelização e permeabilização da luz, hemostasia com diversos tipos de energia, tratamento de complicações cirúrgicas, especialmente as estenoses anastomóticas e, eventualmente, fístulas.

DIAGNÓSTICO ENDOSCÓPICO

O CCR pode ser classificado em precoce e avançado, segundo os critérios de invasão na parede colorretal. É considerado precoce quando invade até a camada submucosa. O câncer avançado alcança a camada muscular própria e os níveis mais profundos. A colonoscopia pode prover a classificação macroscópica, tornando-se um fator preditor do estadiamento local. O diagnóstico e morfologia da neoplasia benigna e maligna precoce é motivo de discussão em outros capítulos. O carcinoma pode-se apresentar como lesão polipoide, ulcerativa ou infiltrativa. A maioria dos carcinomas colorretais é ulcerativa.

Sugihara *et al.* propuseram classificação macroscópica que divide as formas endoscópicas de apresentação em 5 tipos (Fig. 52-1).[3] O tipo 0 engloba os tumores precoces, que invadem mucosa e submucosa e que não são foco desse capítulo. O tipo 1 representa lesões protuberantes; o tipo 2 inclui as lesões ulcerativas, mas com margens definidas; o tipo 3 tem lesões ulcerativas e infiltrativas, sem definição clara das margens; o tipo 4 engloba lesões difusamente infiltradas e as lesões do tipo 5 fogem a essas formas de classificação proposta.[3]

A forma de apresentação mais comum é o tipo 2, ou seja, lesão ulcerada, com margem bem definida; muitas vezes é circunferencial, produzindo estenose e não permitindo a visibilização clara

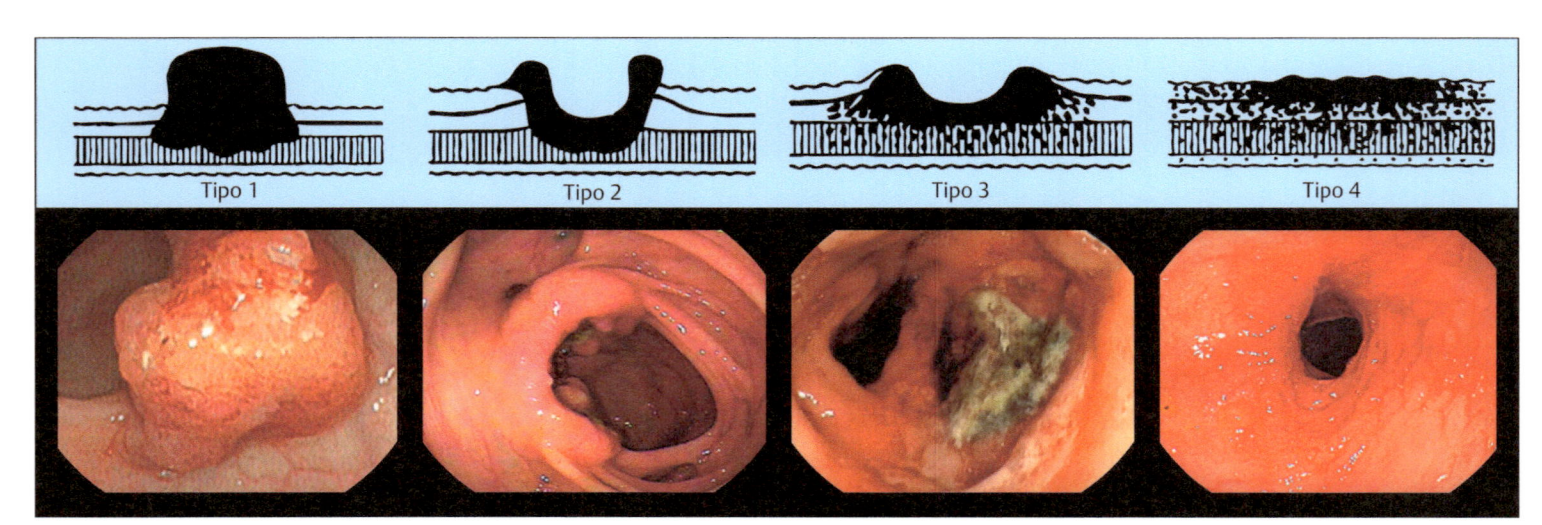

Fig. 52-1. Apresentação macroscópica dos tumores colorretais avançados. Tipo 1: lesão protuberante, claramente infiltrativa. Tipo 2: úlcera irregular com margens elevadas bem definidas. Tipo 3: ulceração irregular e margens mal definidas. Tipo 4: estenose luminal com infiltração difusa: adenocarcioma associado à doença inflamatória. (Adaptada de Sugihara K et al., 2009.)[3]

da luz. As lesões do tipo 4 estão associadas à estenose da luz, sem apresentação clara do tumor à endoscopia e com edema da mucosa; as biópsias superficiais nessas áreas podem ser infrutíferas em decorrência de disseminação mais profunda da lesão, recoberta por mucosa não neoplásica.

Lesões mais avançadas, incluindo as que alcançam as camadas mais profundas da submucosa e além, não se prestam a tratamento endoscópico como forma curativa, em razão do risco de disseminação sistêmica e da recidiva local. Esses pacientes devem ser encaminhados para cirurgia, com ou sem tratamento adjuvante e neoadjuvante, segundo o estadiamento inicial e pós-operatório, conforme protocolos validados de abordagem. As lesões volumosas, ulceradas e estenosantes não deixam dúvidas quanto à sua gravidade potencial e diagnóstico. No entanto, é importante que o endoscopista esteja apto a reconhecer as características que sugerem invasão profunda, da submucosa e além, nas lesões mais superficiais não ulceradas, não só observando a forma de apresentação das criptas e padrão vascular, mas também se valendo da palpação para determinar consistência e fixação da lesão. Essas medidas evitam indicações desnecessárias de ressecções endoscópicas mais sofisticadas.

LOCALIZAÇÃO DOS TUMORES POR MEIO DA COLONOSCOPIA

A visão endoscópica do cólon normal possui marcas bem conhecidas, mais bem visibilizadas na retirada do aparelho. Deve ser identificado e, preferencialmente, registrado em fotos, para assegurar a qualidade do exame para o médico assistente e para futuras averiguações: o fundo cecal, a sombra azulada do fígado na flexura hepática, o formato triangular do cólon transverso, a sombra azulada do baço no ângulo esplênico, o segmento retificado logo em seguida, a jusante, do cólon descendente, a tortuosidade do cólon sigmoide e o reto, com a vascularização submucosa característica e as pregas semilunares típicas das válvulas de Houston. Apontar a localização das lesões segundo esses pontos de referência é suficiente na maioria das vezes, principalmente, se forem lesões maiores que 1 cm e se a descrição das mesmas no laudo do endoscopista for adequada, fornecendo detalhes propedêuticos (Fig. 52-2). Se o relatório for detalhado e o registro fotográfico na endoscopia for apropriado, demonstrando a relação entre as demarcações endoscópicas anatômicas e a lesão de interesse para ressecção cirúrgica ou reabordagem endoscópica, haverá boa confiabilidade na descrição, na maioria das vezes.[4] Lesões no ceco ou próximas a ele, quando adentrado o íleo terminal, bem como no reto, relacionando o posicionamento às válvulas de Houston, não costumam deixar dúvidas, especialmente se puderem ser adequadamente fotografadas junto aos pontos de interesse, como a válvula ileocecal. A precisão na localização de todas as lesões do cólon é um marcador de qualidade em colonoscopia.[4,5]

As variações anatômicas do cólon, seja na sua extensão, seja na sua distribuição no abdome, que dependem de fixações naturais ou pós-operatórias, tortuosidades e configuração, variando de um paciente para outro, podem criar armadilhas para o laudo do endoscopista. A obesidade e intervenções cirúrgicas prévias mascaram marcadores topográficos. Um cólon transverso longo, com óstios diverticulares esparsos e áreas de infiltração gordurosa submucosa, especialmente nas criptas das pregas semilunares, pode criar confusão na passagem pelo ângulo hepático e a chegada ao ceco, deixando de se examinar todo o cólon proximal ao se reconhecer erroneamente um óstio diverticular em meio a essas alterações como sendo o óstio apendicular confundindo infiltração gordurosa numa flexura hepática de difícil transposição com a válvula ileal (Fig. 52-3). Cólon transverso muito longo, com sua porção média deslocada mais inferiormente ou tracionada por alguma aderência do epíploo, também pode confundir o examinador quanto aos parâmetros anatômicos.

As variações anatômicas e a necessidade de retificação do aparelho flexível dentro do cólon para que se evite formação de alças e se confira maior conforto ao paciente dificultam a medida da distância a partir do ânus até a lesão de interesse no cólon, método esse que deve ser abolido. Church lembra que mesmo lesões no reto têm problemas para serem devidamente descritas quanto à sua localização precisa se for usado esse parâmetro por meio de um endoscópio flexível.[4] O retoscópio ou retossigmoidoscópio rígido fornece a medida da distância da lesão de interesse a partir da margem anal ou da linha pectínea com mais precisão, apesar de ter alcance curto.[6] Quanto mais proximal for a lesão, menos indicado estará a informação de distância a partir da borda anal. Além de a informação não ajudar, pode levar a erros técnicos grosseiros e equívocos críticos de abordagem cirúrgica. A informação da distância de uma lesão no cólon, mesmo distal, a partir da borda anal, por meio de endoscópio flexível, registrada numericamente no laudo, consiste em má técnica.[4]

Considera-se que a avaliação pré-operatória para apontar a localização de tumores por meio de colonoscopia é complementada com o estadiamento, com tomografia computadorizada, minimizando a possibilidade de erro. No entanto, mesmo assim, a identificação correta do sítio tumoral depende da anatomia e do tamanho do tumor, com margem de erro significativa em ambos os métodos, quando comparados ao achado cirúrgico. Lee *et al.*, num estudo publicado em 2010, e Piscatelli *et al.*, em outro estudo de 2005, demonstraram que 10 a 20% dos sítios tumorais identificados na colonoscopia não correspondiam ao achado cirúrgico.[7-9] No estudo de Lee *et al.* os tumores corretamente localizados pela colonoscopia eram menores do que os erroneamente apontados. Tal fato sugere que a acurácia em se localizar tumores por colonoscopia seja mais dependente da ciência da geografia colônica e dos reparos anatômicos do que do tamanho do tumor. De modo inverso, os tumores corretamente localizados pela tomografia eram maiores do que os incorretamente localizados ou não vistos. Solon *et al.* estudaram 101 pacientes e identificaram erros de localização, usando tomografia computadorizada e colonoscopia, em 29% dos casos; no cólon transverso, a acurácia para a colonoscopia foi de 37,5% apenas, aumentando para 62,5%, quando somada à tomografia.[10]

Borda et al., analisando retrospectivamente dados de 223 pacientes e comparando achados da colonoscopia e tomografia com os da cirurgia, concluíram que tumores obstrutivos, tumores localizados no cólon descendente e no ceco foram associados à maior probabilidade de erro na localização endoscópica.[11]

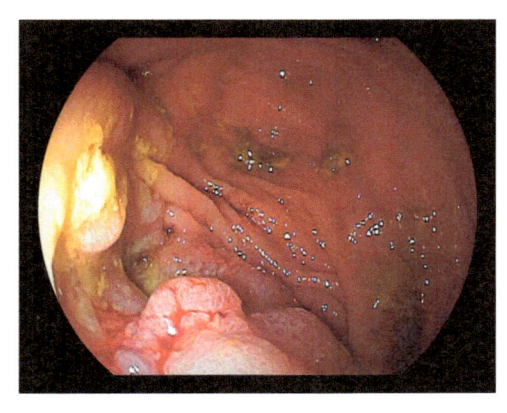

Fig. 52-2. Tumor no fundo cecal. Observa-se parte da válvula ileal.

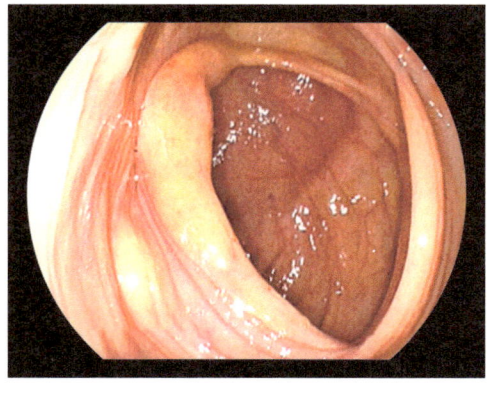

Fig. 52-3. Lipoma no ângulo hepático possível de mimetizar uma válvula ileocecal.

A variante da tomografia abdominal convencional, conhecida como colonografia, quando disponível, também pode ser usada para melhorar a eficácia de localização do tumor no cólon quando a colonoscopia deixar dúvidas, especialmente nos tumores não transponíveis ao tubo de inserção.

Os erros de localização tumoral pré-operatória podem levar a repercussões muito ruins para o paciente e equipe cirúrgica. Do planejamento pré-operatório correto dependem o posicionamento do paciente na mesa cirúrgica; o posicionamento dos portais no abdome para inserção dos instrumentos cirúrgicos; a necessidade de readequar a técnica em virtude dos equívocos de localização, a fim de permitir manobras exploratórias e de ressecção, aumentando o tempo de cirurgia e acrescentando riscos, inclusive a conversão para cirurgia aberta, mas nenhuma dessas situações suplanta o risco de se ressecar um segmento que não contém o tumor. Quando não há segurança da localização intraoperatória, pode ser necessária a realização de nova colonoscopia, mais dificultosa e que tem o potencial de atrapalhar muito a abordagem minimamente invasiva com o abdome fechado, pois distende sobremaneira todo o cólon, mesmo usando CO_2 para insuflação.

ESCOLHA DO LOCAL PARA BIÓPSIAS

Obviamente uma lesão francamente maligna, com características de operabilidade, num paciente em condições clínicas para ser submetido à cirurgia dispensaria biópsias, que poderiam retardar a abordagem cirúrgica necessária, especialmente em serviços que não dispõem de agilidade no encaminhamento desses fragmentos para o patologista. O diagnóstico endoscópico benfeito permite identificar com grande segurança a neoplasia que não tem indicação de tratamento por colonoscopia.

Apesar de ser um assunto controverso, o laudo anatomopatológico em casos onde há indicação primária de cirurgia de forma clara não interferiria nessa indicação, aumentaria custos com acessórios para biópsias e processamento das mesmas e ainda poderia protelar, desnecessariamente, a abordagem terapêutica principal. No entanto, muitos protocolos terapêuticos praticados pelo sistema público e sistema suplementar de saúde exigem biópsias prévias à cirurgia para liberação de materiais e procedimentos necessários ao tratamento. Alguns desses tumores mais avançados, especialmente no reto médio e distal, necessitam de radioterapia e quimioterapia neoadjuvantes e, com isso, comprovação diagnóstica obrigatória para a segurança da indicação, mas também para efeitos burocráticos de liberação dos procedimentos necessários pelas fontes pagadoras. Outros, já com disseminação sistêmica, podem ser candidatos à neoadjuvância, mesmo sem curabilidade, não dispensando a comprovação histopatológica da doença.

A maioria das lesões neoplásicas colorretais é produto da sequência adenoma-carcinoma e é comum encontrar tumores com porções de aspecto francamente maligno e fragmentos ainda benignos. Outros tumores crescem já nas camadas mais profundas, elevando as bordas da mucosa adjacente, que não está infiltrada. E alguns poucos se disseminam na submucosa, subjacentes à mucosa normal, podendo formar o aspecto conhecido como linite plástica, mais comum nos tumores gástricos avançados. No cólon, essa forma de apresentação é descrita em alguns casos de câncer associado à doença inflamatória intestinal. Deve-se, portanto, dar atenção especial à escolha do local a ser biopsiado para caracterização anatomopatológica dos pacientes que dependem disso para serem encaminhados para tratamento de forma eletiva, curativo ou não.

Cuidado com lesões que ainda contém restos de adenomas: quando o fragmento é colhido dessa porção, pode orientar de forma equivocada ou protelar a abordagem cirúrgica por não conseguir caracterizar o adenocarcinoma. A biópsia deve ser direcionada para a porção mais endurecida, com perda do padrão de criptas e perda do padrão vascular (Fig. 52-4), de preferência fora de áreas com necrose franca ou edema (Fig. 52-5). Da mesma forma deve-se evitar a borda elevada de um carcinoma que eclode da profundidade, onde a mucosa é normal ou apenas com infiltrado inflamatório, o que é facilmente identificável com bons equipamentos de endoscopia (Fig. 52-6).

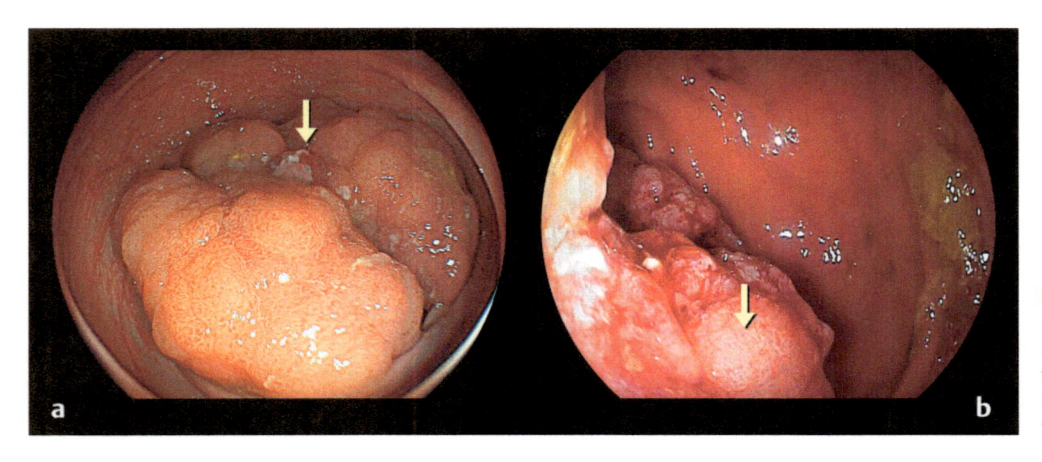

Fig. 52-4. (a) Grande adenoma com transformação maligna na porção central. Biópsia deve ser dirigida à área nodular central, com hiperemia e alterações vasculares (*seta*). (b) A borda com adenoma residual não se presta a biópsias para comprovar transformação maligna (*seta*).

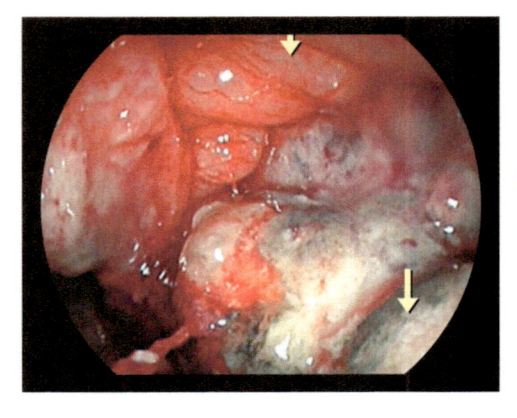

Fig. 52-5. As setas apontam áreas onde há risco de a biópsia ser infrutífera para diagnóstico de câncer, seja por tratar-se, predominantemente, de edema, seja por necrose.

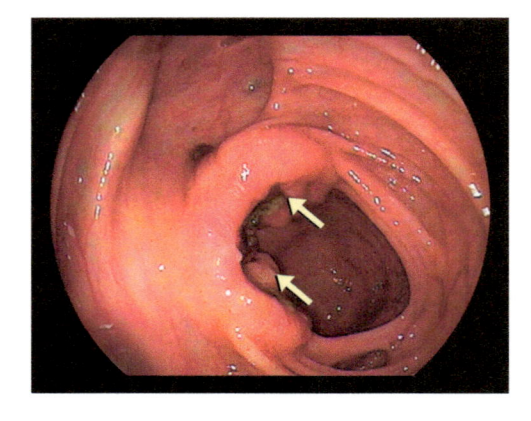

Fig. 52-6. Borda do tumor com mucosa provavelmente normal, elevada pela proliferação subjacente. A biópsia deve ser tomada na porção mais interna da borda ou centro do tumor (*seta*).

TATUAGEM

A localização intraoperatória da área a ser ressecada no cólon durante a colectomia por neoplasia pode tornar-se um desafio, especialmente em lesões menos avançadas, lesões pequenas ou pouco infiltrativas e cicatrizes de ressecções endoscópicas de lesões que necessitam de cirurgia complementar podem ser difíceis ou impossíveis de serem achadas até mesmo na cirurgia aberta, especialmente em obesos ou lesões no cólon transverso (Fig. 52-7). A videolaparoscopia e a cirurgia robótica, ao retirar a sensação tátil, pode apresentar o mesmo desafio, inclusive em lesões maiores. Há alguns meios descritos que podem ser úteis na demarcação de lesões a serem ressecadas, como uso de clipes metálicos e indocianina pré-operatórios que, no entanto, não se mantêm por muito tempo e podem ser de difícil visibilização (Adler, 2018). A colonografia virtual e, quando disponível, o uso de Scope Guide® (Olympus Co.) podem aumentar a precisão da localização da lesão, mas estão sujeitos a erros de interpretação e à pouca disponibilidade do método. A tatuagem da área de interesse, realizada por endoscopia, torna-se bastante útil, tanto para abordagens cirúrgicas quanto para reabordagens endoscópicas, por ser de fácil execução e bastante acessível.

O corante mais comumente utilizado e mais difundido é a tinta nanquim, também conhecido como tinta da China ou tinta da Índia. O corante é composto por suspensão coloidal de partículas de carbono numa solução aquosa, com substâncias orgânicas e inorgânicas, com o papel de estabilizadores e surfactantes.[12] Em virtude dessa composição, pode-se causar reações inflamatórias no local de injeção. Atualmente há soluções estéreis regularmente comercializadas.

Outros corantes, como azul de metileno, índigo-carmin, azul de toluidina, hematoxilina, eosina e verde indocianina têm permanência muito efêmera. A indocianina, bem mais onerosa, tem o agravante de não poder ser usada em pacientes com alergia a iodina.

Os autores recomendam que, para lesões no cólon que deverão ser submetidas à cirurgia convencional ou videolaparoscópica, a tatuagem deva ser feita desde logo abaixo até 1 a 2 cm distais à lesão, em 2 ou 3 quadrantes, o que deve ser adequadamente registrado no laudo. Em raras situações há necessidade de tatuar a lesão proximalmente. Isso pode, inclusive, confundir o cirurgião, especialmente se a tatuagem distal não estiver bem visível. O endoscopista deve fotografar o posicionamento da lesão em relação à tatuagem, quando possível, para conferir mais segurança à equipe cirúrgica.[13]

Geralmente a injeção de tinta nanquim como marcadora de lesão, de forma apropriada, é segura, sendo que a maioria dos eventos adversos relatados estão relacionados com a injeção intraperitoneal acidental (Fig. 52-8).

A tatuagem no reto para orientar o nível de ressecção é um aspecto controverso. Nas ressecções anteriores do reto, especialmente as videolaparoscópicas, com lesões pouco volumosas e macias, pode haver dificuldade para confirmar a margem distal adequada. A dificuldade pode aumentar naqueles pacientes submetidos à neoadjuvância com diminuição significativa da lesão inicial ou mesmo desaparecimento, mas que não têm indicação de preservação do órgão.[13] A determinação do nível da ressecção distal do reto que confira critérios oncológicos adequados pode ser até mais importante do que a localização exata do tumor.[14] Há a possibilidade de endoscopia retal intraoperatória, flexível ou rígida, mas nem todos os estabelecimentos dispõem do equipamento no centro cirúrgico e nem sempre é fácil realizá-la, em meio ao paciente posicionado para o procedimento e equipamentos da sala operatória. A manipulação do reto e a colocação adequada de um endogrampeador podem trazer dúvidas quanto à margem, mesmo com o auxílio de um endoscópio, justamente pela ausência da sensação táctil. Recomendamos que seja feita a tatuagem ao menos nas paredes anterior e posterior do reto, imediatamente abaixo do limite inferior da lesão. Assim, na dissecção da fáscia anterior do reto e na determinação do nível adequado de transecção do mesorreto, especialmente para tumores proximais e médios, o cirurgião poderá se guiar pela tatuagem observada na parede muscular do segmento (Fig. 52-9). A finalidade é evitar margem de ressecção distal insuficiente ou mes-

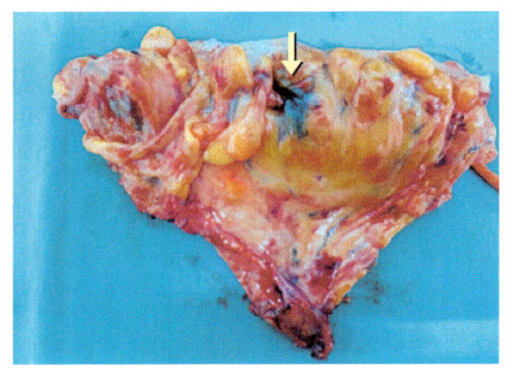

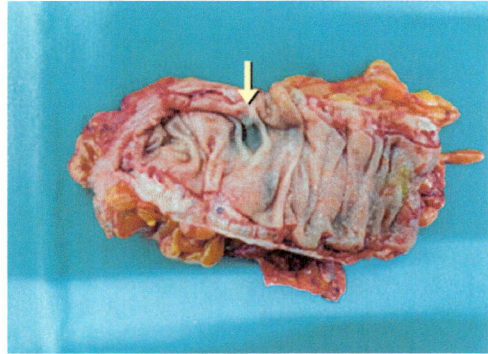

Fig. 52-7. Sigmoidectomia videolaparoscópica. Tatuagem posicionada à distância de 3 cm distal à mucosectomia prévia. Cirurgia complementar por invasão SM2. Não se percebe, de forma clara, o sítio de ressecção, apenas a tatuagem.

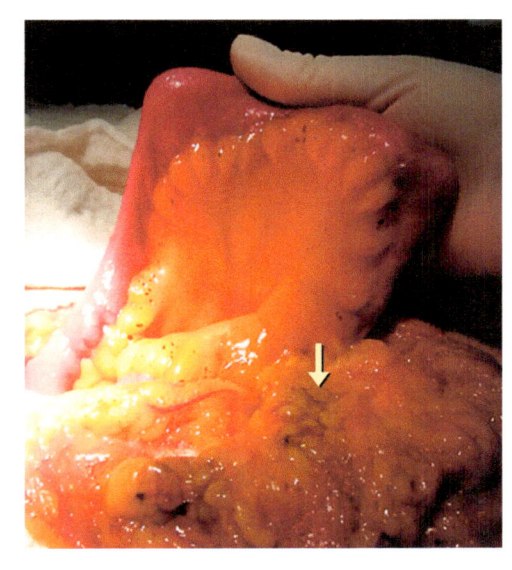

Fig. 52-8. Extravasamento de tinta nanquim pela parede do cólon para o grande epíploon.

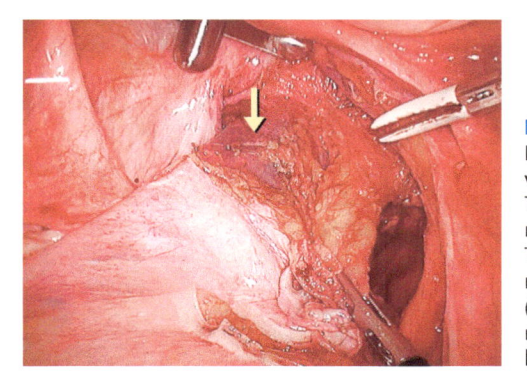

Fig. 52-9. Retossigmoidectomia videolaparoscópica. Tumor na junção do reto médio e proximal. Tatuagem no reto médio, parede anterior (seta), indicando a margem distal livre de lesão.

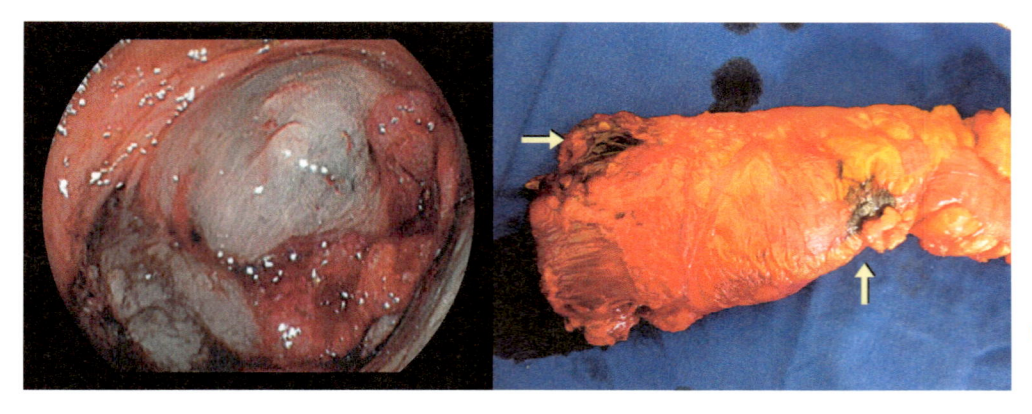

Fig. 52-10. Tatuagem para determinar margem distal (*seta*) e marcação de lesão sincrônica no reto proximal.

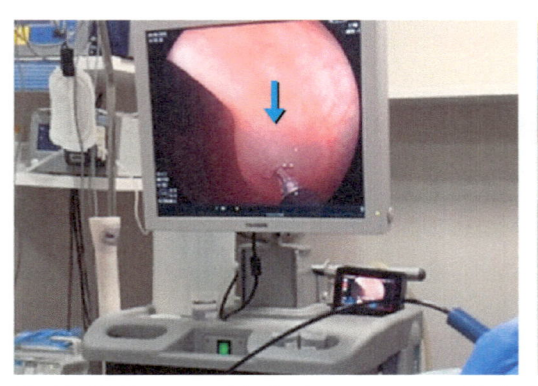

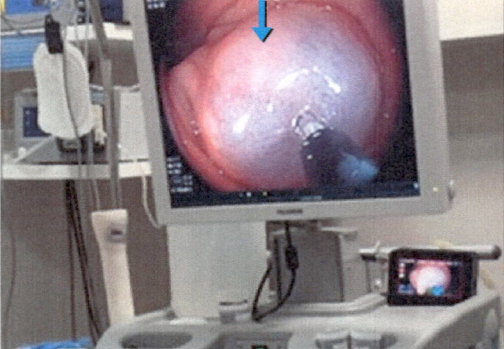

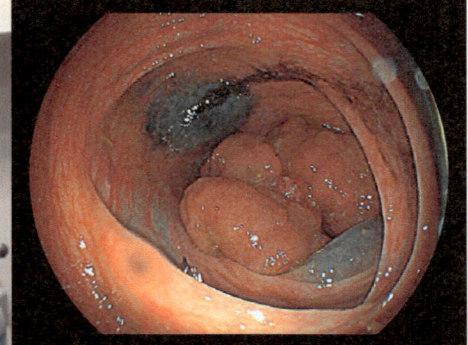

Fig. 52-11. Tatuagem: injeção de pequena quantidade de solução salina, seguindo-se nanquim e mais solução salina. A bolha não deve se localizar na camada submucosa. Se houver resistência na injeção, provavelmente a agulha está mal localizada.

mo exagerada, comprometendo a qualidade da ressecção oncológica ou diminuindo, desnecessariamente, a função de reservatório retal no pós-operatório (Fig. 52-10). Nessa situação julgamos ser muito importante a aplicação da técnica que forma pequena bolha inicial de solução salina na submucosa, seguindo-se a injeção de 0,1 a 0,2 mL de tinta nanquim no mesmo espaço e, novamente, 3-5 mL de solução salina para empurrar a tinta ao longo do cateter da agulha injetora até o ponto de tatuagem,[13,15] para que não haja extravasamento para a gordura mesorretal ou para a fáscia de Denonvilliers e os pontos não se espraiem e possam ser percebidos com a dissecção anterior e a fratura cirúrgica do mesorreto (Figs. 52-9 e 52-11).

Não há consenso sobre quais situações e para quais lesões se devem realizar tatuagens, especialmente antes de cirurgias. A decisão de tatuar pode vir do endoscopista já no exame diagnóstico, em razão do tamanho e localização da lesão,[16] ou pode ser solicitada pelo cirurgião, pelos mesmos motivos, para identificação intraoperatória, o que leva a um novo procedimento endoscópico. Neoplasias mais avançadas geralmente são passíveis de serem vistas mesmo na cirurgia videolaparoscópica, não necessitando de marcação.

Não se recomenda a confecção da tatuagem antes do estadiamento radiológico por meio de tomografia ou ressonância magnética, principalmente nos tumores do reto, em virtude de haver reação inflamatória secundária à aplicação da tinta e da solução salina, comprometendo a classificação correta do estadiamento pré-operatório, tanto no quesito invasão da parede quanto de acometimento linfonodal, o que poderia indicar, indevidamente, neoadjuvância. Nestes casos o paciente deve ser reencaminhado para tatuagem após o estadiamento radiológico.

ESTADIAMENTO DOS TUMORES COLORRETAIS

Estabelecido o diagnóstico, há necessidade de se seguir com o estadiamento clínico, determinando-se a extensão da doença, local e sistêmica, para definir a estratégia de tratamento inicial mais apropriada. O sistema de estadiamento "TNM", amplamente aceito, determina a extensão anatômica com base em três características do tumor: a extensão da infiltração do tumor na parede intestinal (T), a extensão da disseminação local ou regional dos linfonodos (N) e a presença de lesões metastáticas à distância (M).

As opções de tratamento para o câncer colorretal diferem de acordo com o estágio clínico da doença no diagnóstico: tumores confinados à parede retal podem ser tratados, principalmente, por ressecção cirúrgica inicial, mas tumores que penetraram na parede intestinal geralmente requerem quimioterapia e radiação pré-operatórias (terapia neoadjuvante) antes da ressecção cirúrgica definitiva, quando não respondedores à neoadjuvância, o que ocorre na maioria desses pacientes. Tumores no cólon com metástases hepáticas podem ter preferência por tratar, inicialmente, as metástases e depois reavaliar a abordagem ao tumor primário, na dependência da resposta terapêutica e das condições clínicas e prognóstico do paciente.

O estadiamento é o determinante principal da decisão pela estratégia terapêutica, além de estimar o prognóstico. As comorbidades e preferências do paciente e as rotinas de cada instituição podem produzir pequenas variações nos protocolos de tratamento validados durante as tomadas de decisões. As decisões terapêuticas relacionadas com o câncer do reto médio e distal envolvem a confecção de estomas, temporários ou definitivos, o que pode influenciar sobremaneira a aceitação da proposta de tratamento. A radio e a quimioterapia neoadjuvantes para o câncer do reto médio e distal afetam o metabolismo e a imagem estrutural dos tecidos e, consequentemente, alteram o padrão de imagem obtido, mudando a eficácia dos métodos radiológicos no reestadiamento. Sendo assim, o estadiamento clínico deve prover informações as mais exatas possíveis a fim de assegurar a correção da conduta e eventuais opções terapêuticas, especialmente as de ordem cirúrgica (Quadro 52-1).[17]

No que tange à endoscopia, a ultrassonografia endoscópica, ou ecoendoscopia (UE), e a ultrassonografia endorretal com sonda rígida (USER) podem contribuir sobremaneira na decisão pela abordagem terapêutica ao fornecer o estadiamento locorregional; prestam-se melhor à avaliação dos tumores distais, no reto, principalmente em decorrência dos limites de progressão no tubo digestório com os equipamentos setoriais da UE e os tubos rígidos da USER, de curto alcance.

Quadro 52-1. Parâmetros e Método de Escolha para Avaliação Pré-Tratamento do Câncer do Reto

Parâmetro	Método de escolha
Localização (distância da margem anal)	▪ Toque retal/palpação ▪ Retossigmoidoscopia rígida/flexível
Tipo histológico	▪ Biópsia
Estádio cT inicial	▪ UE/(preferível) ▪ RM pelve
Estádio cT Intermediário-avançado	▪ RM pelve (preferível) ▪ EU
Infiltração esfincteriana	▪ RM pelve (preferível) ▪ UE, toque retal
Estadio cN (*status* linfonodal)	▪ RM pelve (preferível) ▪ UE, TC pelve
Estadio cM (metástase)	▪ TC abdome (avaliação hepática) ▪ TC tórax ▪ PET-TC FDG se sinais de invasão extramural ou vascular
Decisão individualizada	Discussão multidisciplinar

Estádio cT: extensão do tumor, classificação TNM; UE: ultrassonografia endorretal; RM: ressonância magnética; TC: tomografia computadorizada, PET-TC FDG: tomografia por emissão de pósitrons fluorodesoxiglicose marcada.
Modificado de Glynne-Jones R, Wyrwicz L, Tiret E, Brown G, Rödel C, Cervantes A, Arnold D. 2018.[17]

ULTRASSONOGRAFIA ENDORRETAL NO CÂNCER AVANÇADO DO RETO

Os exames de imagem provêm informações sobre a extensão do tumor na parede retal, gordura perirretal, linfonodos, órgãos adjacentes e órgãos distantes (Quadro 52-1).[18]

Embora sejam instrumentos fundamentais na decisão terapêutica e no prognóstico do câncer do reto, os exames de imagem tendem a superestimar o estadiamento em até 10% dos casos, influenciando decisões terapêuticas. Em um estudo retrospectivo com 184 pacientes com câncer do reto, avaliando-se os 3 principais métodos de imagem (tomografia computadorizada [TC], ressonância magnética [RM] e ultrassonografia endorretal [USER]), o estadiamento foi superestimado em 13 (21%) UE, 18 (13%) TC, e 10 (26%) RM dos casos para estadiamentos clínicos II e III.[19] A RM da pelve e a USER são utilizadas para avaliação da extensão tumoral (T) e linfonodal (N) (Quadro 52-2). A TC da pelve é inferior à RM da pelve em informações sobre acometimento do mesorreto e musculatura esfincteriana, mas útil para a avaliação hepática. O PET-*scan* FDG (TC por emissão de pósitrons) é reservado a tumores avançados ou suspeita de doença metastática à TC.

Quadro 52-2. Parâmetros Utilizados na Avaliação por Imagem do Câncer do Reto

- Localização e extensão do tumor
- Avaliação das adjacências anatômicas
- Localização dos reparos anatômicos
- Acometimento esfincteriano
- Invasão vascular extramural
- Definição pré-operatória da margem circunferencial
- Linfonodos locorregionais
- Metástases à distância

Modificado de KSAR Study Group for Rectal Cancer, 2017.[18]

A UE e USER são exames de escolha para diferenciar tumores precoces para tratamento por excisão local, sendo superior à RM.[20] A RM tende a superestimar a lesão pela dificuldade em avaliar a invasão da submucosa (Quadro 52-3). Para lesões precoces, a UE apresenta acurácia entre 60-90% na predição de invasão submucosa profunda.[21] O nível de acurácia difere entre diferentes centros de acordo com o volume de exames, onde os melhores resultados são obtidos em centros com mais de 30 exames anuais.[22] Para avaliação de tumores avançados, a UE apresenta limitações na detecção de invasão vascular extramural, definição pré-operatória da margem circunferencial e acometimento linfonodal, sendo mais bem avaliado por RM. Como esses parâmetros são considerados fundamentais para decisão terapêutica, nas lesões avançadas a UE vem sendo suplantada pela RM de alta resolução (Quadro 52-3).[23] A EU e a USER são limitadas, também, para avaliação de lesões proximais, volumosas e estenosantes.[24] Com o progresso em experiência e resolução de imagens em ultrassonografia retal, têm-se observado melhora na aquisição e interpretação dos cortes e imagens, tendo-se como exemplo um estudo recente comparando-se a RM e a UE para avaliação da margem circunferencial, com boa correlação entre os exames.[25]

Quadro 52-3. Comparação entre Ultrassonografia Endorretal e Ressonância Magnética da Pelve para Estadiamento do Câncer do Reto

	Ressonância magnética da pelve	Ultrassonografia endorretal
Estadio precoce (T1/T2)	Boa resolução para invasão transmural e mesorreto	Maior acurácia para infiltração das camadas da parede retal (63-93% *versus* 75-85% comparada com RM da pelve)
Estádio localmente avançado (T3/T4)	Melhor resolução para avaliar invasão T3/T4; melhor preditor de recorrência	Desempenho inferior para avaliar T4-T3 comparado à RM (67% acurácia para T4)
Estádio N	Permite avaliar o mesorreto em toda sua extensão, melhor desempenho para avaliar linfonodos	65-75% de acurácia, limitação para avaliar mesorreto proximal. Permite punção de linfonodos suspeitos: método mais eficaz para excluir invasão nodal
Margem circunferencial	Método de escolha, com 92% de acurácia. Melhor preditor de recorrência local, sobrevida global e livre de doença	Impossibilidade de avaliar adequadamente a fáscia mesorretal
Resposta tratamento	Permite graduação de regressão tumoral, útil para predição de sobrevida global e livre de doença	Baixa acurácia (menos de 50%) em decorrência de fibrose e edema
Recidiva	Útil para definir extensão da doença	Útil para diferenciação com fibrose após radioterapia, com alta sensibilidade e baixa especificidade. A punção ecoguiada aumenta especificidade (57% para 97%)

Modificado de Hasak S, Kushnir V, 2019.[21]

Ultrassonografia Endorretal – Técnica para Estadiamento do Câncer do Reto

A ultrassonografia endorretal pode ser realizada com transdutor radial ou setorial, ambos disponíveis nas versões rígida (transdutor rígido endoanal ou transanal) (Fig. 52-12) e flexível (ultrassonografia endoscópica ou ecoendoscopia).

Ambas as tecnologias contam com resolução de imagem e frequências ultrassônicas semelhantes. Na avaliação do câncer retal, não há evidências de superioridade de um método sobre o outro. O transdutor radial realiza cortes circunferenciais e, o setorial, cortes longitudinais. Há duas tecnologias em ultrassonografia disponíveis para incremento de imagem: o uso de contraste e a elastografia. A elastografia qualitativa (ou por ondas de compressão – *strain elastography*) parece ser útil para avaliação de lesões retais precoces, quando se avalia a elasticidade tecidual, reduzida na neoplasia. O uso de contraste por microbolhas, por sua vez, permite avaliar o padrão vascular da lesão, já que o adenocarcinoma determina alterações no padrão vascular. Ambas as tecnologias são ainda especulativas na avaliação do câncer do reto, necessitando de validação científica.[26] A ultrassonografia endoscópica setorial permite a realização de punção aspirativa por agulha fina (PAAF). Embora a ultrassonografia com transdutor rígido permita a PAAF, ela não tem sido aplicada na punção de linfonodos para câncer do reto. Existe uma versão da ultrassonografia com transdutor retal rígido que conta com tecnologia para reconstrução em 3D (sensores biplanares), muito utilizada para reconstrução da imagem esfincteriana podem ser em casos de fístula e/ou incontinência fecal.[27] Tem sido aplicada na avaliação do câncer do reto com resultados interessantes, com excelente correlação interobservador, conforme estudo multicêntrico brasileiro recente envolvendo 94 pacientes.[28] Tanto a ultrassonografia endoscópica setorial quanto a ultrassonografia com transdutor rígido têm alcance limitado ao reto ou, menos comumente, ao sigmoide distal. Existe transdutores com calibres muito finos com frequências maiores, até 30 MHz, conferindo maior resolução nas camadas mais superficiais da parede, que podem ser inseridos pelo canal de trabalho do endoscópio, permitindo avaliar tumores proximais, porém, sem vantagens comparadas ao transdutor convencional na avaliação do câncer do reto.[29] Tanto a ultrassonografia endoscópica quanto a com sonda retal rígida ainda estão pouco disponíveis no país.

A ultrassonografia endorretal é exame ambulatorial e necessita de limpeza do reto, usualmente obtida por via retrógrada. É exame dinâmico, com aquisição de imagens em tempo real e operador-dependente.

O exame pode ser realizado com o paciente consciente ou submetido à sedação. Em nossa rotina realizamos o exame com o paciente em decúbito lateral com uma das coxas fletidas (posição de Sims). Outros centros iniciam o exame com o paciente em decúbito dorsal, podendo-se virar o paciente para obtenção de cortes diferenciados.

A ultrassonografia endoscópica é precedida pelo exame endoscópico, detalhando-se o aspecto macroscópico e localização da lesão de interesse. Isso é particularmente útil para as lesões precoces, sem aspecto ulcerado ou infiltrativo (Fig. 52-13). Essa etapa do exame é útil, também, para avaliar a resposta após tratamento radioquimioterápico.

Em ambas as técnicas – rígida e endoscópica – uma vez identificada a lesão, preconiza-se a instilação de água no lúmen retal ou preenchendo-se um balão acoplado na extremidade do aparelho, criando-se interface líquida para melhor aquisição das imagens.

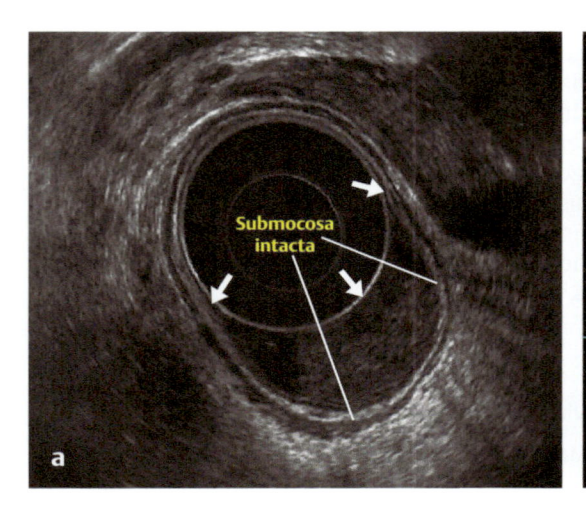

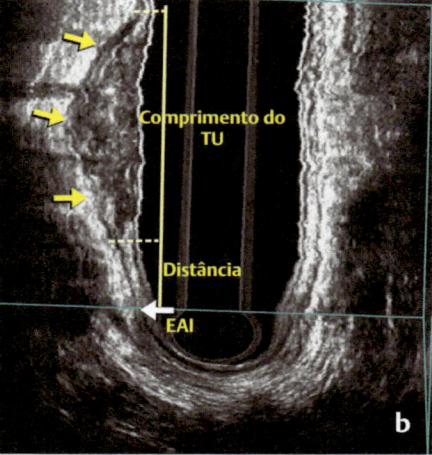

Fig. 52-12. (a) Ultrassonografia endorretal com sonda rígida 3D: neoplasia no reto médio, acometendo a muscular da mucosa. A submucosa apresenta-se íntegra. Ausência de linfonodos na gordura perirretal. Estadiamento ultrassonográfico: uT0N0. (b) Ultrassonografia endorretal – sonda rígida 3D. Neoplasia no reto médio acometendo a gordura perirretal (espículas na gordura) e envolvendo aproximadamente 50% de sua luz. O comprimento da lesão corresponde à distância entre a boda distal da lesão tumoral e a borda proximal da musculatura esfincteriana (margem distal). A margem circunferencial corresponde à menor distância entre a lesão tumoral e a fáscia mesorretal.

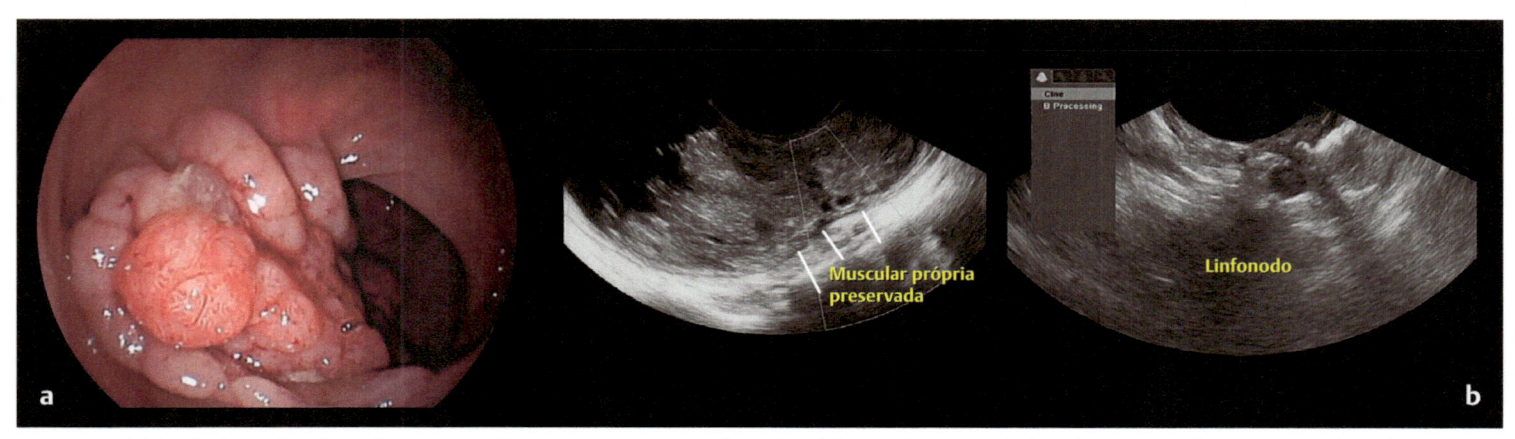

Fig. 52-13. (a) Avaliação endoscópica de tumor retal precoce: ultrassonografia endoscópica. Paciente com lesão adenomatosa de crescimento lateral, mista, no reto proximal, macronodular e suspeita de neoplasia invasora. Foi estadiada como T2N0 à ressonância magnética pélvica de alta resolução. (b) Avaliação de tumor retal precoce à ultrassonografia endoscópica. Tal lesão foi previamente avaliada como T2N0 à ressonância magnética da pelve e como T1N0 à ultrassonografia endoscópica. Havia discreto borramento e retração da camada submucosa, indeterminado para neoplasia invasora, e a camada muscular própria encontrava-se íntegra. Havia um linfonodo perilesional estimado em 5 mm, indeterminado para malignidade. A lesão foi submetida a tratamento cirúrgico e o estudo histopatológico confirmou como adenocarcinoma T1a, bem diferenciado, sem invasão angiolinfática.

Na inspeção do tumor procura-se avaliar a extensão vertical/profundidade da lesão, que geralmente se apresenta como imagem hipoecogênica. Como a UE é especialmente útil para avaliar a extensão tumoral em profundidade (T), é imprescindível a definição das camadas da parede retal. A camada submucosa e muscular própria, identificadas como terceira (hipoecogênica) e quarta (hipercogênica), respectivamente, são as mais importantes para definir o estadiamento de um tumor suspeito para câncer do reto localmente avançado (Figs. 52-14 e 52-15). Uma lesão classificada como T0 ou adenoma superficial pode ser indetectável à ultrassonografia endoluminal, sem apagamento das camadas superficiais. O borramento da camada submucosa é considerada lesão T1, não sendo possível diferenciar entre processo inflamatório, T1a ou T1b (Fig. 52-13b). Uma lesão que determina o apagamento completo da submucosa é considerada lesão avançada, podendo ser definida como T2 quando encosta-se à camada muscular própria (Fig. 52-14) ou T3 quando ultrapassa a camada muscular própria, com borramento na interface da gordura perirretal (Fig. 52-15).[26] Uma lesão de aspecto T4 apresenta-se com prolongamentos hiperecogênicos além da interface da gordura perirretal que adentra o órgão vizinho.

Na inspeção do mesorreto, procura-se identificar estruturas nodulares arredondadas sem sinal ao *Doppler* colorido, interpretadas como linfonodos, que podem estar adjacentes à lesão (satélites) ou em qualquer porção do mesorreto. Considera-se como linfonodos suspeitos aqueles arredondados, hipoecogênicos, menor medida acima de 6 mm e maior medida acima de 9 mm, atingindo sensibilidade e especificidade próximas de 50 e 90%, respectivamente.[30] Considerando a alta especificidade e baixa sensibilidade, a UE é considerada um instrumento útil para excluir a linfonodos acometidos, mas limitado para definir o acometimento neoplásico, quando suspeito. Frente à necessidade de se confirmar neoplasia em linfonodos suspeitos, principalmente para casos precoces, recomenda-se a avaliação histopatológica por punção aspirativa ecoguiada com agulha fina (PAAF) (Fig. 52-16). A colocação de marcadores fiduciários como guia para radioterapia pode ser realizada por punção guiada por ultrassonografia endoscópica.[31]

Na inspeção do canal anal considera-se o músculo esfíncter interno como prolongamento da camada muscular própria do reto. É possível identificar uma banda ecogênica interesfincteriana que separa o músculo esfíncter externo e o esfíncter interno. Esta imagem é mais bem obtida com ultrassonografia com transdutor rígido em corte longitudinal. Caso a lesão esteja envolvendo a musculatura esfincteriana, pode-se estimar o acometimento na profundidade e de estruturas adjacentes (Fig. 52-17). A lesão é localizada anatomicamente para auxiliar na decisão por técnicas de preservação esfincteriana.

Embora não exista exame de imagem confiável para avaliação de recidiva após tratamento do câncer retal,[32] na suspeita de recidiva local sem evidências de lesão na mucosa a ultrassonografia pode indicar acometimento profundo (imagem hipoecogênica espessa), permitindo PAAF ecoguiada, como tentativa de confirmação histopatológica.

A PAAF do reto está associada a risco baixo de bacteriemia transitória, não sendo recomendada administração de antibióticos em procedimentos de rotina (com base em moderado nível de evidência).[33]

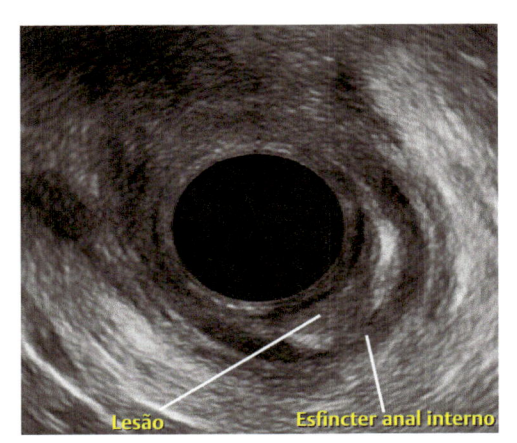

Fig. 52-14. Aspecto de invasão de tumor de canal anal transpassando a submucosa em toda sua extensão (T2) à ultrassonografia endoscópica.

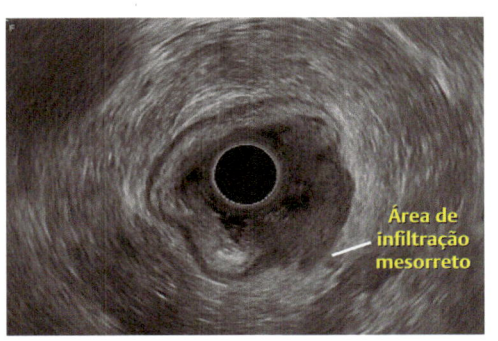

Fig. 52-15. Aspecto de invasão de tumor de reto através da camada muscular própria (T3) à ultrassonografia endoscópica.

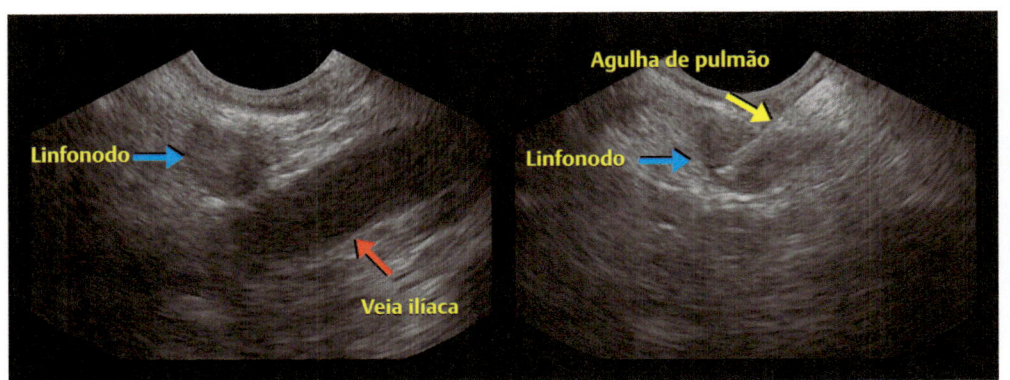

Fig. 52-16. Punção por agulha fina guiada por ultrassonografia endoscópica em linfonodo suspeito em câncer retal.

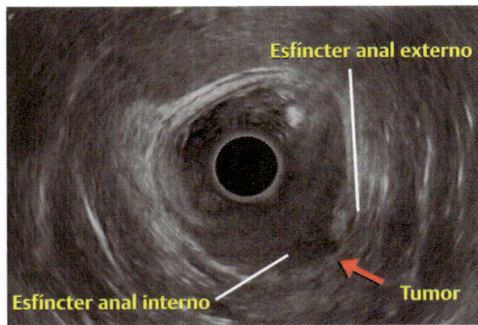

Fig. 52-17. Acometimento esfincteriano em câncer do reto distal, identificado à ultrassonografia endoscópica.

USO DE PRÓTESES ENDOLUMINAIS EM TUMORES AVANÇADOS DO CÓLON

A obstrução aguda do cólon é complicação grave em pacientes com câncer colorretal avançado e ocorre como sintoma primário em 10-30% dos casos, podendo, também, manifestar-se no curso de tratamento oncológico não cirúrgico. Essa condição exige pronta intervenção pelo risco de necrose e perfuração. A cirurgia de urgência em casos de obstrução aguda de cólon está associada a taxas de morbidade e mortalidade de 32-64%, e 15-34%, respectivamente.[34]

A inserção de prótese na obstrução do cólon é a alternativa menos invasiva à cirurgia e oferece a oportunidade de se evitar um estoma, nem sempre possível de ser removido posteriormente, o que pode influir, de forma negativa, na qualidade de vida. A indicação mais aceita para uso de próteses endoluminais no cólon é no tratamento paliativo em pacientes de alto risco anestésico com câncer no cólon esquerdo avançado obstrutivo.[35,36] A inserção de prótese também pode ser indicada como medida descompressiva temporária para pacientes de alto risco até o tratamento cirúrgico definitivo, com a vantagem de evitar estoma em até 30-40% dos casos. Existe, entretanto, questionamentos a essa indicação quanto à sua segurança e resultados oncológicos a longo prazo.[37]

A inserção de prótese no cólon está associada à taxa de sucesso técnico (abertura adequada da prótese) e clínico (descompressão colônica) próximos de 90%. Preconiza-se a utilização de prótese metálica autoexpansível não recoberta com calibre mínimo de corpo da prótese de 24 mm. As próteses parcialmente recobertas e totalmente recobertas apresentam taxas de migração elevadas, sendo utilizadas somente em casos específicos (p. ex.: tumores cavitados ou reoclusão por crescimento tumoral) e são liberadas por dentro de uma prótese não recoberta previamente inserida.[38] O método de inserção mais popularizado é a técnica TTS (*through the scope*), onde uma prótese não recoberta é inserida pelo canal de trabalho do endoscópio (canal de trabalho mínimo de 3,7 mm) e pelo tumor sobre fio-guia (Figs. 52-18 a 52-20).[39] Sugere-se o emprego de gastroscópio terapêutico para lesões distais, quando disponível, e um colonoscópio para lesões mais proximais. O procedimento pode ser realizado com ou sem sedação e, necessariamente, guiado por radioscopia, principalmente quando não é possível passar um endoscópio fino por meio da lesão. A dilatação luminal antes da inserção da prótese deve ser evitada pelo alto risco de perfuração (Quadro 52-4).

Os eventos adversos ocorrem em até 25% dos casos. Pode ocorrer perfuração, migração, falha na descompressão (eventos maiores) e dor (evento menor).[37] Os tumores maiores que 4 cm e obstrução completa têm maior risco de falha no tratamento com prótese. A falha de descompressão com prótese usualmente requer tratamento cirúrgico imediato. Perfuração é a complicação mais temida, com risco estimado de 9,5%. A migração da prótese ocorre, geralmente, dentro da primeira semana em cerca de 10% dos casos após inserção como ponte para cirurgia definitiva e em 1% dos casos paliativos. A oclusão tardia ocorre em cerca de 10% dos pacientes submetidos a tratamento com fins paliativos, em geral 3-6 meses após sua inserção, por crescimento tumoral.

O reto não é uma boa opção para colocação de prótese autoexpansível em virtude da frequência de migração e, principalmente, por produzir tenesmo intenso, extremamente desconfortável para o paciente. Essa opção deve ficar restrita a situações muito pontuais e especiais.

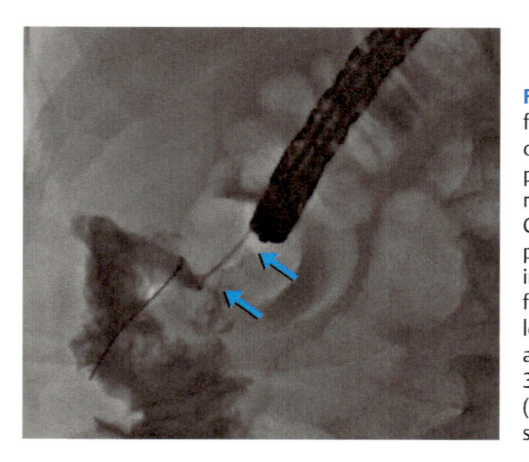

Fig. 52-18. Paciente feminina, 72 anos, obstrução do cólon por tumor maligno na flexura hepática. Colonoscopia com passagem de cateter, injeção de contraste e fio-guia, evidenciando lesão estenosante com aproximadamente 35 mm de extensão (tumor situado entre as setas azuis).

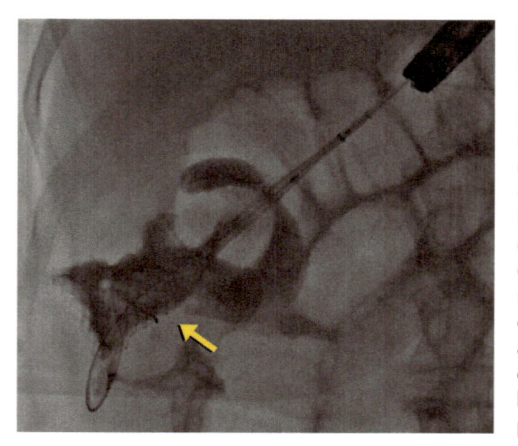

Fig. 52-19. Liberação inicial da prótese não recoberta 9 × 24 mm por técnica pelo canal de trabalho do endoscópio (TTS – *through the scope technique*). A extensão da prótese deve contemplar margem mínima de 2 cm distal e 2 cm proximal. Seta amarela: copa proximal da prótese sendo liberada junto à borda proximal do tumor.

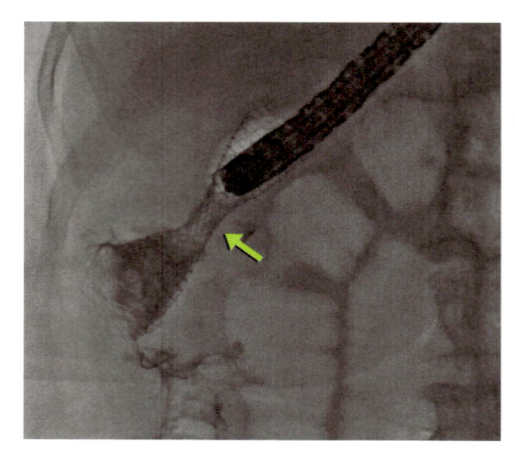

Fig. 52-20. Liberação final da prótese com sucesso técnico (abertura completa da prótese). A paciente apresentou boa evolução clínica, sendo submetida à colectomia laparoscópica cerca de 9 dias após inserção da prótese. Seta verde: área de constrição tumoral.

Quadro 52-4. Recomendações para Inserção de Prótese no Cólon no Câncer Colorretal

1. A inserção profilática de prótese no cólon não é recomendada. Deve ser reservada a pacientes com sintomas clínicos e imagem com evidência de obstrução colônica maligna, sem sinais de perfuração (recomendação forte, baixo nível de evidência)
2. A inserção de prótese no cólon para pacientes com sintomas obstrutivos como ponte para cirurgia com finalidade oncológica (potencial de cura) não é recomendada como tratamento padrão (recomendação forte, alto nível de evidência)
3. A inserção de prótese no cólon pode ser oferecida como ponte para cirurgia com finalidade oncológica para pacientes com obstrução do cólon esquerdo e risco aumentado para mortalidade pós-operatória – classificação ASA (American Society of Anesthesiologists) ≥ III e/ou idade acima de 70 anos (recomendação fraca, baixo nível de evidência)
4. A inserção de prótese no cólon é o tratamento preferencial para paliação de obstrução maligna do cólon (recomendação forte, alto nível de evidência), exceto em pacientes em tratamento ou candidatos ao uso de drogas antiangiogênicas (p. ex., bevacizumab) (recomendação forte, baixo nível de evidência)

Modificado de *European Society of Gastrointestinal Endoscopy*, VAN HOOFT JE 2014).[36]

REFERÊNCIAS BIBLIOGRÁFICAS

1. Cancer.net. American Society of Clinical Oncology. In: https://www.cancer.net/cancer-types/colorectal-cancer/statistics em 10/11/2019.
2. Siegel RL, Fedewa SA, Anderson WF, Miller KD, Ma J, Rosenberg PS, Jemal A. Colorectal cancer incidence patterns in the United States, 1974-2013. J Natl Cancer Inst. 2017;109;djw322.
3. Sugihara K, Kusunoki M, Watanabe T, Sakai Y, Sekimoto M & Ajioka Y. Japanese classification of colorectal carcinoma, Japanese society for

the cancer of the colon and rectum (2nd ed) Kanehara & Co.Ltd. Tokyo. ISBN978-4-307-20244-2
4. Church J. Localizing Colonic Lesions. Diseases of the Colon & Rectum. 2015;58:7.
5. Rizk MK, Sawhney MS, Cohen J, Pike IM, Adler DG, Dominitz JA et al. Quality indicators common to all GI endoscopic procedures. American Society for Gastrointestinal Endoscopy and American College of Gastroenterology. Gastrointest Endosc. 2015;81(1):3-16.
6. Sartor MC, Ferreira JM, Martins JF. Exame endoscópico das doenças do reto distal e do canal anal. Em: Marcelo Averbach et al. Endoscopia Digestiva – Diagnóstico e Tratamento – SOBED. Rio de janeiro: Editora Revinter; 2013. p. 547-56.
7. Adler DG, Saltzman JR, Robson, KM. Tatooing and other methods for localizing colonic lesions. Up to Date, Literature review current through: Jul 2018. This topic last updated: Jan 09, 2018.
8. Lee J, Voytovich A, Pennoyer W, Thurston K, Kozol RA. Accuracy of colon tumor localization: Computed tomography scanning as a complement to colonoscopy. World J Gastrointest Surg. 2010 Jan. 27;2(1):22-25.
9. Piscatelli N, Hyman N, Osler T. Localizing colorectal cancer by colonoscopy. Arch Surg. 2005;140:932-5.
10. Solon JG, Al-Azawi D, Hill A, Deasy J, McNamara DA. Colonoscopy and computerized tomography scan are not sufficient to localize right-sided colonic lesions accurately. Colorectal Dis. 2010 Oct.;12(10 Online):e267-72.
11. Borda F, Jiménez FJ, Borda A, Urman J, Goñi S, Ostiz M, Zozaya JM. Endoscopic localization of colorectal cancer: Study of its accuracy and possible error factors. Rev Esp Enferm Dig. 2012;104(10):512-7.
12. Ponsky JL, King JF. Endoscopic marking of colonic lesions. Gastrointest Endosc. 1975;22:42-3.
13. Sartor MC. Tatuagem dos cólons: indicação, sistematização e técnicas. In: Luiz Leite Luna et al. Atualização em Endoscopia Digestiva: Terapêutica Endoscópica dos cólons e do reto. Rio de Janeiro: Thieme Revinter Publicações; 2019.
14. Kirchoff DD, Hang JH, Cekic V, Baxter K, Kumar P, Shehebar J et al. Endoscopic Tattooing to Mark Distal Margin for Low Anterior Rectal and Select Sigmoid Resections. Surgical Innovation. 2014;21(4):376-80.
15. Fu KI, Fujii T, Kato S, Sano Y, Koba I, Mera K et al. A new endoscopic tattooing technique for identifying the location of colonic lesions during laparoscopic surgery: a comparison with the conventional technique. Endoscopy. 2001;33:687-91.
16. Yang M, Pepe D, Schlachta CM, Alkhamesi NA. Endoscopic tattoo: the importance and need for standardised guidelines and protocol. J Royal Society Med. 2017;110(7):287-91.
17. Glynne-Jones R, Wyrwicz L, Tiret E, Brown G, Rödel C, Cervantes A et al. Rectal cancer: ESMO Clinical Practice Guidelines for diagnosis, treatment and follow-up. Ann Oncol. 2018 Oct 1;29(Suppl 4):iv263.
18. KSAR Study Group for Rectal Cancer. Essential Items for Structured Reporting of Rectal Cancer MRI: 2016 Consensus Recommendation from the Korean Society of Abdominal Radiology. Korean J Radiol. 2017 Jan-Feb;18(1):132-51.
19. Scheele J, Schmidt SA, Tenzer S, Henne-Bruns D, Kornmann M. Overstaging: A Challenge in Rectal Cancer Treatment. Visc Med. 2018 Aug;34(4):301-6.
20. Heo SH, Kim JW, Shin SS, Jeong YY, Kang HK. Multimodal imaging evaluation in staging of rectal câncer. World J Gastroenterol. 2014 Apr 21;20(15):4244-55. Hepatogastroenterology. 2014 Jun;61(132):978-83.
21. Hasak S, Kushnir V. Rectal Endoscopic Ultrasound in Clinical Practice. Curr Gastroenterol Rep. 2019 Apr 12;21(4):18.
22. Marusch F, Ptok H, Sahm M, Schmidt U, Ridwelski K, Gastinger I, Lippert H. Endorectal ultrasound in rectal carcinoma--do the literature results really correspond to the realities of routine clinical care? Endoscopy. 2011 May;43(5):425-31.
23. Li XT, Zhang XY, Sun YS, Tang L, Cao K. Evaluating rectal tumor staging with magnetic resonance imaging, computed tomography, and endoluminal ultrasound: a meta-analysis. Medicine (Baltimore). 2016 Nov;95(44):e5333.
24. Balyasnikova S, Brown G. Optimal imaging strategies for rectal cancer staging and ongoing management. Curr Treat Options in Oncol. 2016;17(6):32.
25. Granero-Castro P, Muñoz E, Frasson M, García-Granero A, Esclapez P, Campos S et al. Evaluation of mesorectal fascia in mid and low anterior rectal cancer using endorectal ultrasound is feasible and reliable: a comparison with MRI findings. Dis Colon Rectum. 2014 Jun;57(6):709-14.
26. Uberoi AS, Manoop S. Bhutani MS. Has the role of EUS in rectal cancer staging changed in the last decade? Endosc Ultrasound. 2018 Nov-Dec;7(6):366-70.
27. Brillantino A, Iacobellis F, Reginelli A, Monaco L, Sodano B, Tufano G et al. Preoperative assessment of simple and complex anorectal fistulas: tridimensional endoanal ultrasound? Magnetic resonance? Both? Radiol Med. 2019 May;124(5):339-49.
28. Murad-Regadas SM, Almeida RM, Barreto RGL, Lima DMR, Regadas FSP, Rodrigues LV et al. Three-Dimensional Ultrasound: Is it Useful for Decision Making in the Management of Rectal Cancer? Is 3D Ultrasound Useful in Rectal Tumor? Int J Cancer Clin Res. 2016;3:068.
29. Castro-Poças F, Dinis-Ribeiro M, Rocha A, Araújo T, Pedroto I. 3D echoendoscopy and miniprobes for rectal cancer staging. Rev Esp Enferm Dig. 2018 May;110(5):306-10.
30. Gleeson FC, Clain JE, Papachristou GI, Rajan E, Topazian MD, Wang KK, Levy MJ. Prospective assessment of EUS criteria for lymphadenopathy associated with rectal cancer. Gastrointest Endosc. 2009 Apr;69(4):896-903.
31. Moningi S, Walker AJ, Malayeri AA, Rosati LM, Gearhart SL, Efron JE et al. Analysis of fiducials implanted during EUS for patients with localized rectal cancer receiving high-dose rate endorectal brachytherapy. Gastrointest Endosc. 2015;81(3):765-9.
32. Zhao YL, Cao DM, Zhou QC, Yang N, Yao HL. Accuracy of Endorectal Endoscopic Ultrasound (EUS) for Locally Advanced Rectal Cancer (LARC) Restaging after Neoadjuvant Chemoradiotherapy (NAT): A Meta-Analysis.
33. Khashab MA, Chithadi KV, Acosta RD, Bruining DH, Chandrasekhara V, Eloubeidi MA et al. ASGE Standards of Practice Committee. Antibiotic prophylaxis for GI endoscopy. Gastrointest Endosc. 2015 Jan;81(1):81-9.
34. Arezzo A, Passera R, Lo Secco G, Verra M, Bonino MA, Targarona E, Morino M. Stent as bridge to surgery for left-sided malignant colonic obstruction reduces adverse events and stoma rate compared with emergency surgery: results of a systematic review and meta-analysis of randomized controlled trials. Gastrointest Endosc. 2017;86:416-26.
35. Bonin EA, Baron TH. Update on the indications and use of colonic stents. Curr Gastroenterol Rep. 2010 Oct;12(5):374-82.
36. Van Hooft JE, van Halsema EE, Vanbiervliet G, Beets-Tan RG, DeWitt JM, Donnellan F et al. Self-expandable metal stents for obstructing colonic and extracolonic cancer: European Society of Gastrointestinal Endoscopy (ESGE) Clinical Guideline. Endoscopy. 2014 Nov;46(11):990-1053.
37. Ribeiro IB, de Moura DTH, Thompson CC, de Moura EGH. Acute abdominal obstruction: Colon stent or emergency surgery? An evidence-based review. World J Gastrointest Endosc. 2019 Mar 16;11(3):193-208.
38. Samadder NJ, Bonin EA, Buttar NS, Baron TH, Gostout CJ, Topazian MD et al. Placement of a covered stent for palliation of a cavitated colon cancer by using a novel over-the-scope technique (with video). Gastrointestinal Endoscopy. 2012;76(6):1275-77.
39. Bonin EA, Verschoor B, Silva FH, Vieira KC, Takata SK. Stents in gastrointestinal diseases. http://dx.doi.org/10.5772/intechopen.88117. DOI: 10.5772/intechopen.88117. (Acesso em setembro 2019).

AFECÇÕES ANORRETAIS

Marcelo Averbach ■ Oswaldo Wiliam Marques Jr
Fernando Lander Mota ■ Pedro Averbach

INTRODUÇÃO

O exame proctológico é o meio propedêutico clássico para a avaliação de pacientes cujos sintomas podem-se relacionar com afecções colorretais. No exame proctológico é feita inspeção estática, dinâmica, toque retal e anuscopia, que é realizada com anuscópio, pequeno aparelho rígido podendo ser descartável ou reutilizável após esterilização.

Apesar de a colonoscopia, no exame do ânus e do canal anal, não substituir o exame proctológico (que é executado com o paciente desperto e colaborando para a sua realização), permite bom exame também do reto distal e canal anal, podendo ser especialmente indicada em pacientes que apresentam desconforto ao exame físico, dor intensa ou estenoses do canal anal, não somente em decorrência de menor diâmetro do aparelho, mas também por ser realizado sob sedação. No entanto, é necessário salientar que a colonoscopia não torna o exame proctológico desnecessário, portanto, pacientes com queixas anorretais devem, previamente, ser submetidos a exame físicos completo e este inclui o exame proctológico.

Em algumas situações, após a realização do exame proctológico, a colonoscopia pode ser indicada como exame complementar ou mesmo visando à instituição de tratamento endoscópico, quando indicado. Não é incomum sermos surpreendidos com solicitações de colonoscopia que incluam o exame do ânus e canal anal que não foi previamente realizado no consultório médico. Esta avaliação poderá ser realizada por visão frontal do aparelho (Fig. 53-1), em retrovisão, sendo o exame feito em retroflexão, ou com o auxílio de um anuscópio rígido transparente pelo qual o colonoscópio é introduzido (Figs. 53-2 e 53-3).

ASPECTOS ANATÔMICOS DO RETO DISTAL E DO CANAL ANAL

O canal anal é a porção terminal do trato digestório. Inicia-se na junção anorretal que coincide com a borda superior do músculo puborretal, também chamado de anel anorretal que é identificável ao toque retal. O canal anal tem aproximadamente 4 cm de comprimento e termina na borda anal ou como alguns autores descrevem, na fosseta interesfincteriana.[1,2] Esta é a definição empregada pelos cirurgiões e difere da utilizada pelos anatomistas, que consideram o canal anal o segmento que se estende da linha pectínea (LP) à borda anal. A LP situa-se aproximadamente na metade do canal anal, sendo formada por criptas e papilas alternadamente, formando uma linha ondulada que dista 2 cm da borda anal (Fig. 53-4).

Acima da LP existe um pregueado longitudinal que decorre do estreitamento do reto distal quando atinge o canal anal. Estas pregas longitudinais, em quantidades que podem variar de 6 a 14, são chamadas colunas de Morgagni. Acima da LP há uma gradual mudança do epitélio mucoso (glandular) para o epitélio colunar. A uma distância de 6 a 12 mm acima da LP há uma zona de epitélio transicional, sendo notada uma mudança na coloração do epitélio. A mucosa retal, rosada, apresenta-se como área arroxeada acima da linha pectínea em razão do plexo hemorroidário interno (Fig. 53-5). A área abaixo da linha pectínea é denominada anoderme e se diferencia da pele normal em decorrência da ausência de folículos pilosos, glândulas sebáceas ou sudoríparas. Apresenta-se como área de coloração mais pálida e estende-se por aproximadamente 1,5 cm abaixo da LP.

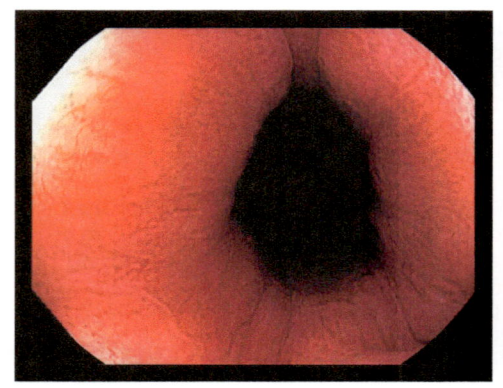

Fig. 53-1. Avaliação do canal anal em visão frontal.

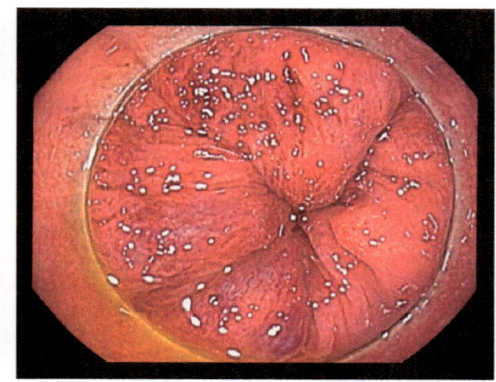

Fig. 53-2. Avaliação do canal anal com o emprego de anuscópio.

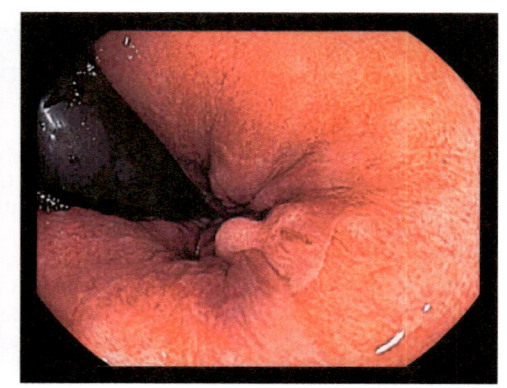

Fig. 53-3. Avaliação do canal em retroflexão.

CAPÍTULO 53 ■ AFECÇÕES ANORRETAIS

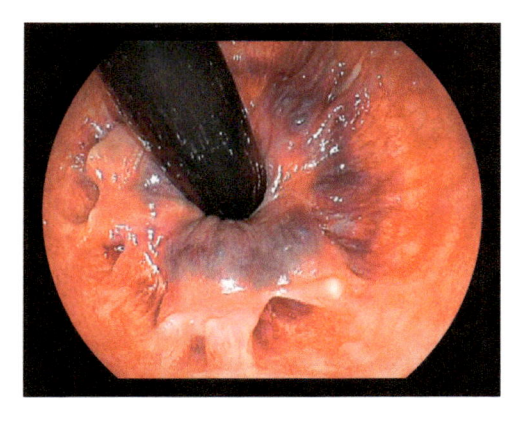

Fig. 53-4. Imagem em retrovisão mostrando a linha pectínea.

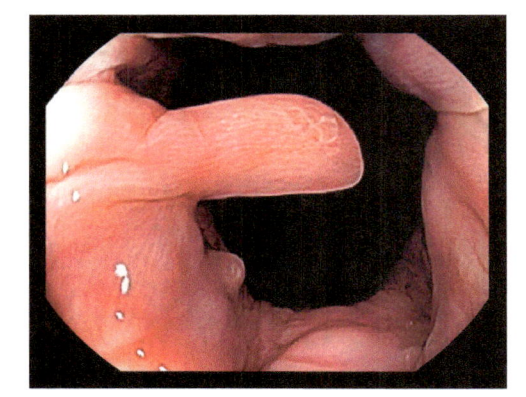

Fig. 53-6. Papila hipertrófica.

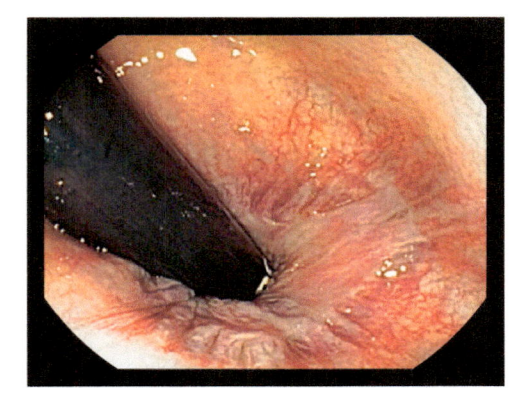

Fig. 53-5. Reto distal observado em retrovisão.

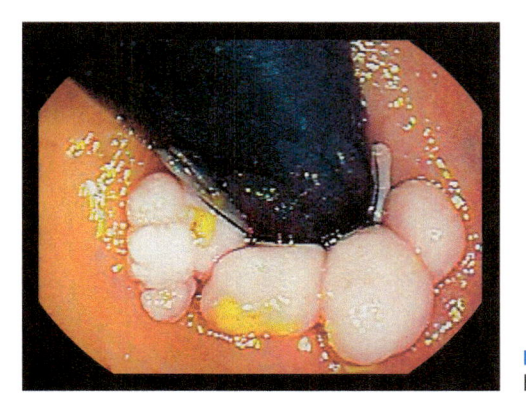

Fig. 53-7. Papilas hipertróficas.

Em pacientes que apresentam processos inflamatórios recorrentes, podem ser observadas papilas hipertróficas (Figs. 53-6 e 53-7).

Na borda anal há o plexo vascular hemorroidário externo, recoberto por pele, que frequentemente é sede de trombose, os trombos anais.

PRINCIPAIS AFECÇÕES PROCTOLÓGICAS DE INTERESSE PARA O ENDOSCOPISTA

Existem algumas afecções proctológicas que devem ser de conhecimento do endoscopista que poderá documentar e descrever no laudo do exame.

Doença Hemorroidária

As hemorroidas são coxins compostos de tecido vascular, músculo liso e tecido conjuntivo que se localizam no canal anal.[3] Estas estruturas vasculares auxiliam na continência fecal, funcionando como verdadeiros "plugues" ocluindo o ânus quando a musculatura esfincteriana está em posição de repouso. Habitualmente são agrupados em três "mamilos" localizados na posição lateral esquerda, anterolateral direita e posterolateral direita. A doença hemorroidária ocorre quando há uma dilatação anormal e sintomática do tecido hemorroidário vascular do canal anal.[3]

A doença hemorroidária tem alta prevalência, acometendo, nos Estados Unidos, 4,4% da população adulta. Aproximadamente 75% das pessoas terão algum sintoma hemorroidário em algum momento da vida.[4] Um estudo prospectivo recente revelou a presença de hemorroidas em 39% dos pacientes submetidos a programas de rastreamento por colonoscopia, sendo que 44,7% deles apresentavam sintomas da doença.[5] Esta afecção esteve associada a 3,2 milhões de consultas ambulatoriais e 306 mil internações no ano de 2004 nos Estados Unidos.[6]

A causa da doença hemorroidária é multifatorial:

1. Fatores associados a aumento da pressão abdominal: como obesidade, gravidez e obstipação.
2. Fatores degenerativos relacionados com a idade: ocorre comprometimento do tecido conjuntivo que serve como estrutura de sustentação dos plexos hemorroidários, levando ao seu deslizamento e desenvolvimento das hemorroidas.[7]
3. Fatores relacionados com a hipertrofia ou o aumento do tônus do esfíncter interno do ânus: durante os esforços evacuatórios, quando o bolo fecal força o plexo hemorroidário contra o esfíncter interno ocasionando sintomas.[8]
4. Fatores relacionados com a distensão anormal das anastomoses arteriovenosas: ocorre deslocamento dos coxins hemorroidários durante a evacuação que, em decorrência de aumento da pressão venosa local e da contração do esfíncter externo, impede-os de retornar à posição habitual, ocasionando seu ingurgitamento.[9]

As hemorroidas podem ser classificadas como externas, quando ocorrem abaixo da linha pectínea; internas, quando ocorrem acima desta; ou mistas, quando há presença de ambas.[10]

Os sintomas mais importantes relacionados com as hemorroidas são: sangramento, prolapso e prurido. A dor é referida na ocorrência de trombose. Outros sintomas menos comuns incluem vazamento mucoso ou fecal e fraqueza decorrente de anemia. Em até 20% dos casos observa-se associação de fissuras.[10]

A doença hemorroidária pode ser classificada em quatro categorias, conforme proposto por Goligher em 1980, levando-se em conta a exteriorização dos mamilos e a presença de sangramento (Quadro 53-1).

O diagnóstico é feito por história clínica e do exame proctológico.

Quadro 53-1. Hemorroidas Internas: Classificação Proposta por Goligher (1980)

Primeiro grau	Sangramento; sem prolapso
Segundo grau	Prolapso com redução espontânea
Terceiro grau	Prolapso necessitando de redução digital
Quarto grau	Prolapsada, não pode ser reduzida

Endoscopicamente, a doença hemorroidária pode ser identificada com o colonoscópio em posição frontal (Figs. 53-8 e 53-9) ou em retroflexão (Figs. 53-10 e 53-11). A hiperinsuflação do reto deve ser evitada, pois pode distender o anel anorretal "achatando" os mamilos hemorroidários.[11]

Em pacientes com hemorroidas de segundo grau e exteriorização frequente pode ocorrer processo inflamatório e ceratinização (Fig. 53-12).

Nos casos de doença muito avançada, os mamilos podem ser visualizados antes da introdução do aparelho por estarem prolapsados. Neste caso vale a pena, se possível, a redução digital antes do início da colonoscopia (Fig. 53-13).

Fukuda *et al.* (2005) propuseram uma classificação colonoscópica levando em consideração os aspectos endoscópicos: extensão, forma e presença de sinais vermelhos (Quadro 53-2). Essa classificação demonstrou correlação significativa com os sintomas apresentados pelos pacientes, em particular em relação à queixa de sangramento, e mostrou-se útil para avaliação da efetividade do tratamento endoscópico das varizes hemorroidárias.[12]

Quanto à presença de sinais vermelhos, os autores utilizam os mesmos termos propostos para descrição das varizes esofágicas segundo a Sociedade Japonesa de Pesquisa em Hipertensão Portal, a saber: presença ou ausência de telangectasias, vergões vermelhos (*red wale marks*) e pontos hematocísticos (*hematocystic spots*) (Fig. 53-14 e Quadro 53-3).

Entre as modalidades terapêuticas disponíveis para a doença hemorroidária existe o tratamento endoscópico que pode ser realizado por meio de ligaduras elásticas aplicadas por anuscópios rígidos com o emprego dos dispositivos convencionais e, mais recentemente, a possibilidade de ser realizado por meio de endoscópios flexíveis com o emprego de *kits* também utilizados nas ligaduras de varizes de esôfago.

Por meio de exame endoscópico pode-se avaliar o pós-operatório tardio dos procedimentos cirúrgicos para o tratamento da doença hemorroidária (Fig. 53-15).

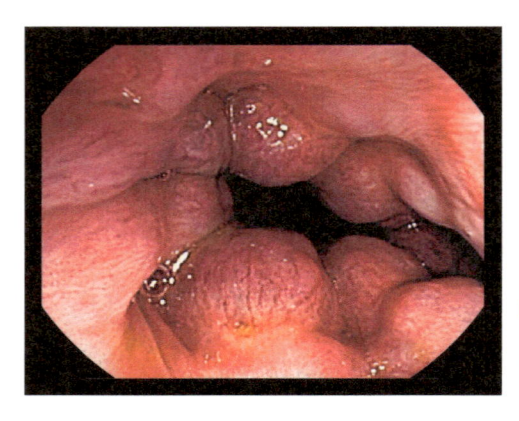

Fig. 53-8. Mamilos hemorroidários observados em posição frontal.

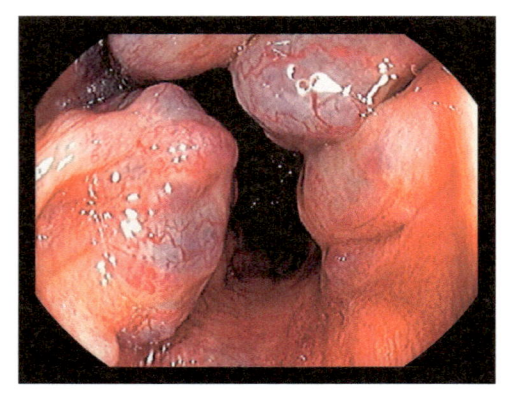

Fig. 53-9. Grandes mamilos hemorroidários.

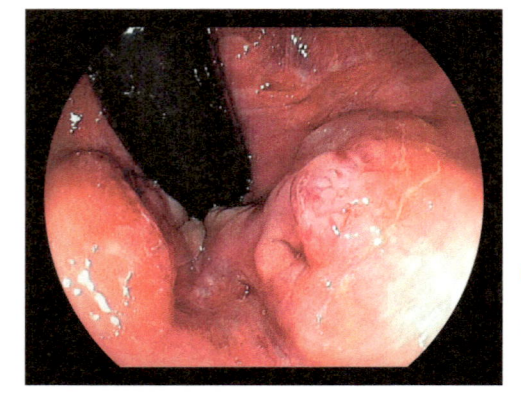

Fig. 53-10. Mamilos hemorroidários proeminentes identificados em retrovisão.

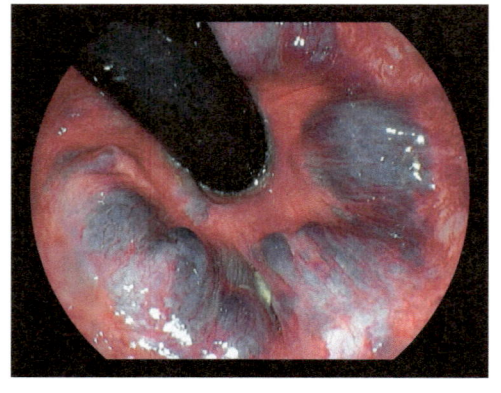

Fig. 53-11. Mamilos hemorroidários observados em retrovisão.

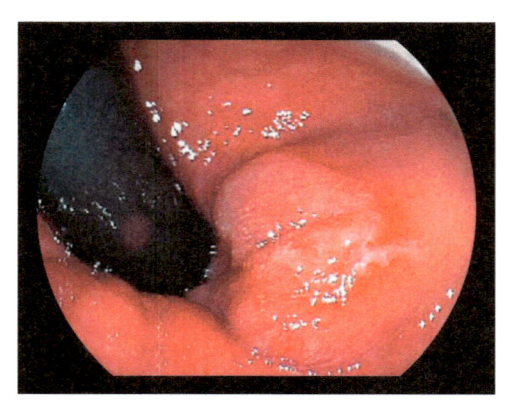

Fig. 53-12. Mamilo hemorroidário com área com processo inflamatório decorrente de exteriorizações frequentes (grau II).

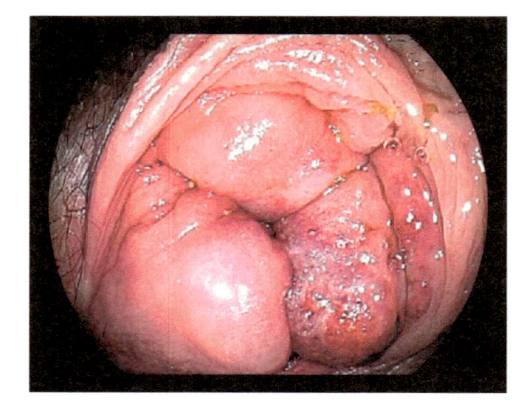

Fig. 53-13. Mamilos hemorroidários prolapsados (grau III) sendo observados em uma visão externa.

Quadro 53-2. Classificação Colonoscópica da Doença Hemorroidária Interna (Modificado de Fukuda *et al.*, 2005) – Extensão e Forma

	0	1	2	3	4
Extensão	Sem doença hemorroidária	¼ da circunferência	½ da circunferência	¾ da circunferência	Toda a circunferência
Forma	Sem doença hemorroidária	Menor de 12 mm	Maior ou igual a 12 mm		

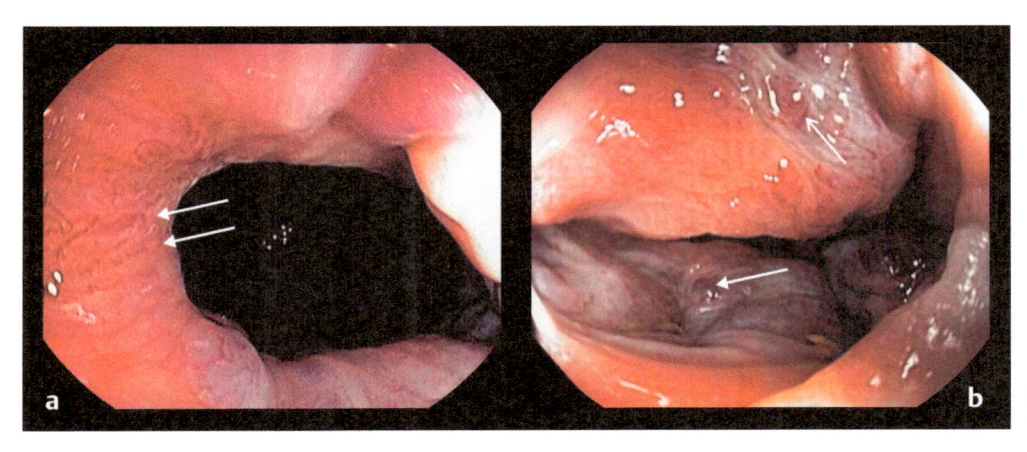

Fig. 53-14. Sinais vermelhos. (a) Telangiectasias. (b) Pontos hematocísticos.

Quadro 53-3. Classificação Colonoscópica da Doença Hemorroidária Interna (Modificado de Fukuda et al., 2005) – Sinais Vermelhos

	+	–
Sinais vermelhos	Ausente	Presente

Fissura Anal

Fissura anal é uma ferida de formato elíptico que se localiza na borda anal, distalmente à linha pectínea. As causas mais comuns são constipação crônica, ocasionando trauma local pelo bolo fecal endurecido, hipertonia do esfíncter anal interno, multiparidade ou cirurgias prévias. Podem ter relação, também, com a doença de Crohn.[10]

As fissuras podem ser classificadas em agudas ou crônicas. Estas últimas apresentam maior tempo de evolução, entre 6 a 8 semanas, e tendem a apresentar bordas elevadas sendo possível, algumas vezes, perceber a exposição de fibras do músculo esfíncter interno do ânus em seu centro. As fissuras crônicas frequentemente são acompanhadas de um plicoma, chamado de plicoma sentinela, e de uma papila hipertrófica que pode ser visualizada mais facilmente com a retroflexão do aparelho (Fig. 53-16).

Os sintomas mais característicos são dor intensa e sangramento durante as evacuações. Pacientes com fissura anal podem apresentar grande desconforto durante o preparo para o exame de colonoscopia em decorrência das várias evacuações. Para a introdução do aparelho esses pacientes podem requerer sedação mais profunda.

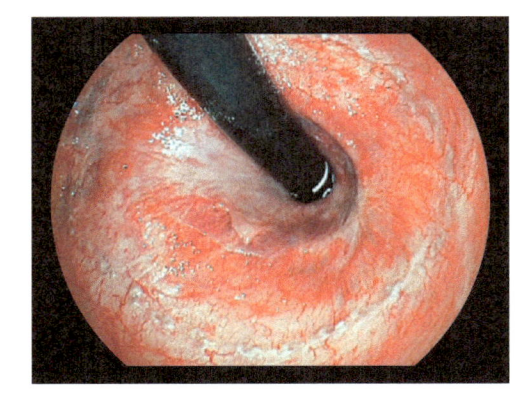

Fig. 53-15. Pós-operatório tardio de procedimento por grampeamento (PPH) – nota-se linha de grampos bem posicionada, acima da linha pectínia.

A fissura pode ser suspeitada no início do exame quando, ao toque retal, percebe-se hipertonia esfincteriana. Habitualmente, ocorre na borda mediana posterior do ânus, isto é, às 6 horas, mas pode ocorrer na linha mediana anterior em 19% dos casos.[13]

Muitas vezes é possível visualizar a fissura com sangramento ao simples toque do aparelho (Figs. 53-17 e 53-18).

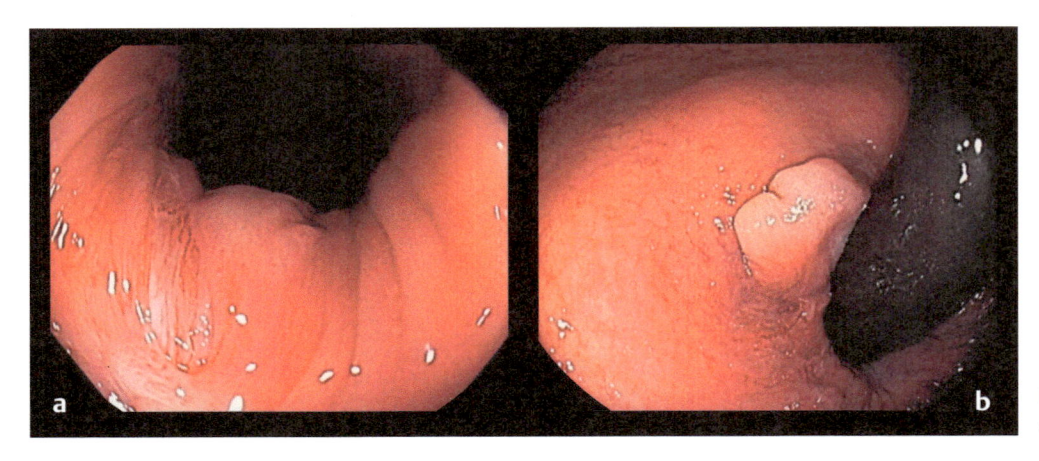

Fig. 53-16. (a) Fissura anal e (b) papila hipertrófica associada observada em retrovisão.

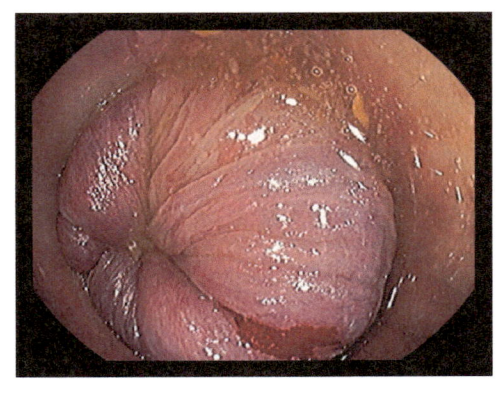

Fig. 53-17. Fissura anal aguda: sangramento em exame com anuscópio.

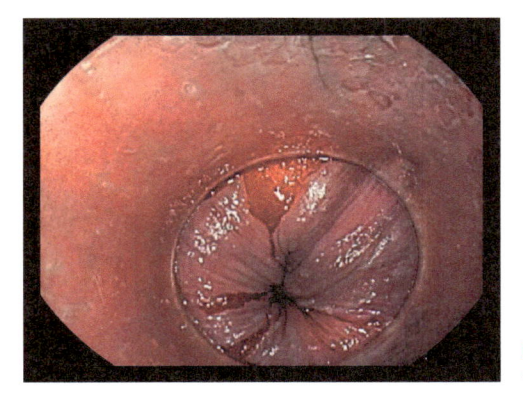

Fig. 53-18. Fissura anal com sangramento.

A colonoscopia é indicada nos casos em que há dúvida diagnóstica, nos pacientes em idade para início do rastreamento do câncer colorretal e quando há queixa de sangramento, para se afastar a possibilidade de doença inflamatória associada. Em alguns casos pode-se postergar, temporariamente, a solicitação da colonoscopia, para instituição do tratamento clínico, visando diminuir o desconforto associado ao preparo do cólon.

Fístulas e Abcessos

Os abcessos perianais se iniciam em uma das criptas localizadas na linha pectínea que, ao se inflamar, pode evoluir para um quadro supurativo. Tais abcessos, quando drenam para a região perianal espontânea ou cirurgicamente, promovem a formação de um trajeto que comunica o ponto onde a drenagem ocorreu com a cripta onde o processo se originou. Assim formam-se grande parte das fístulas perianais. O que se pode ver durante uma colonoscopia é o orifício externo do trajeto fistuloso antes da introdução do aparelho e o interno com drenagem de material purulento (Figs. 53-19 a 53-21).

Tumores

Os tumores que se localizam no canal anal podem ser primários desta região (Figs. 53-22 e 53-23) ou tumores do reto distal que acabam por se estender em direção ao canal anal. A maioria dos tumores do reto são adenocarcinomas (Fig. 53-24), enquanto os do canal anal são representados, principalmente, pelos carcinomas espinocelulares e apresentam forte correlação com a infecção pelo papilomavírus humano (HPV); assunto que será abordado mais adiante.

Estes tumores podem oferecer maior dificuldade para o diagnóstico, pois quando da retirada do aparelho o esfíncter tende a ocluir o canal anal trazendo dificuldades para um exame adequado. Esta situação enfatiza o valor do toque retal antes da introdução do colonoscópio bem como a avaliação cuidadosa dessa região em visão frontal e em retroflexão.

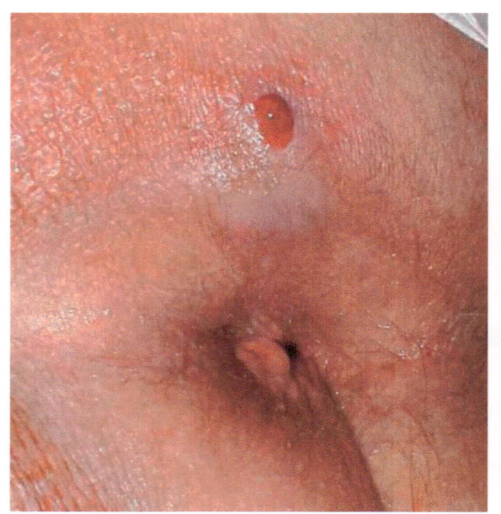

Fig. 53-19. Orifício externo de trajeto fistuloso.

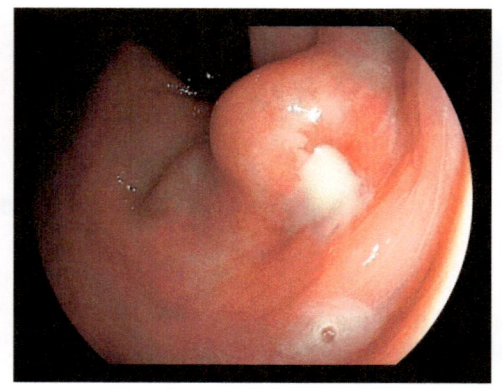

Fig. 53-20. Orifício interno de trajeto fistuloso drenando secreção purulenta.

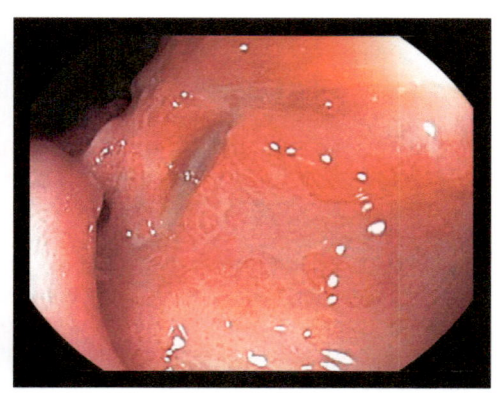

Fig. 53-21. Orifício interno de trajeto fistuloso.

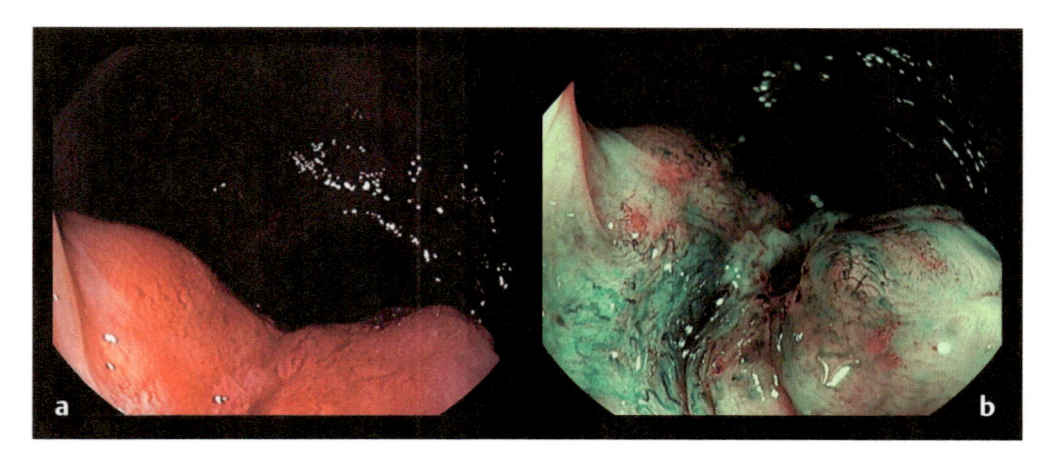

Fig. 53-22. (a) Neoplasia de canal anal; (b) neoplasia de canal anal – NBI.

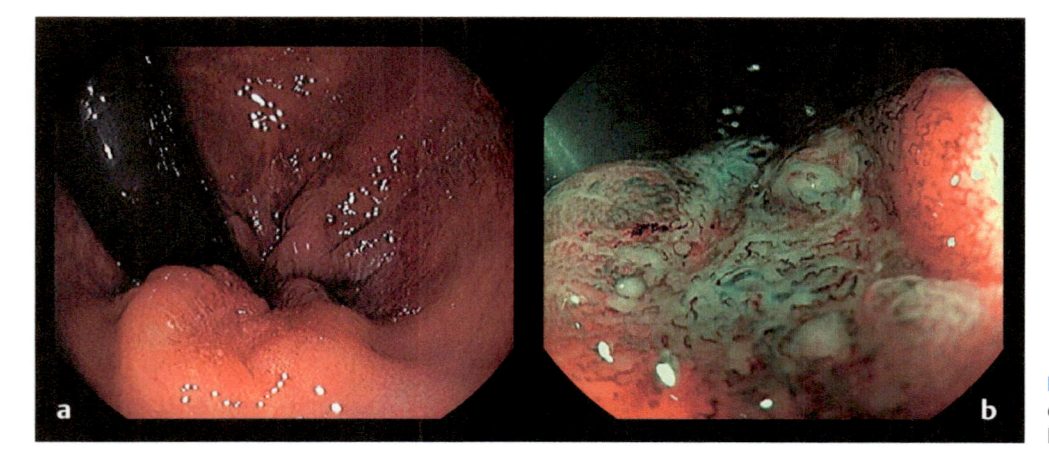

Fig. 53-23. Neoplasia de canal anal – (a) lesão elevada com depressão central; (b) utilização do NBI.

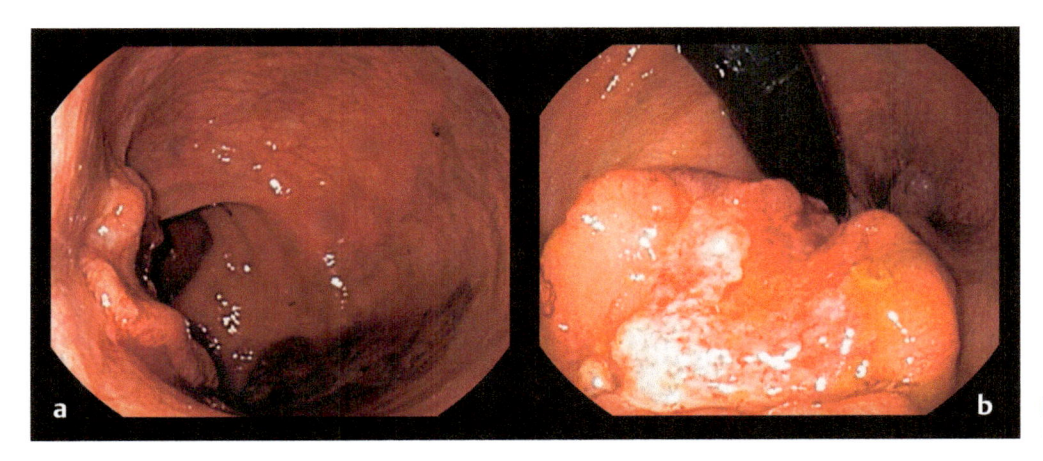

Fig. 53-24. Adenocarcinoma do reto distal (a) em retrovisão e (b) em visão frontal.

Classicamente, a anuscopia de alta resolução com citologia anal é o exame indicado para o rastreamento de pacientes em risco para desenvolvimento do câncer do ânus e canal anal.[14] A videoanuscopia com cromoscopia, por sua vez, vem mostrando resultados favoráveis no diagnóstico da neoplasia intraepitelial anal. É realizada com videoendoscópios convencionais, auxiliados por capuz de mucosectomia, podendo-se utilizar, para tornar a lesão mais evidente, ácido acético e a solução de Lugol.[15,16]

Proctopatia Actínica

A proctopatia actínica é resultado da irradiação do reto e canal anal que acarreta uma endarterite obliterante que por sua vez leva a um processo isquêmico crônico e posterior fibrose. O tempo médio para o aparecimento da doença é de 2 anos, mas pode ocorrer até 30 anos após irradiação pélvica.[10]

Os sintomas mais comumente relacionados com proctopatia actínica são hematoquezia, tenesmo, diarreia e urgência evacuatória. Os achados endoscópicos são inespecíficos e variam conforme a gravidade do quadro podendo-se encontrar desde discreto enantema localizado até úlceras extensas e estenoses.[17] É frequente, também, a ocorrência de angiectasias: vasos neoformados tortuosos que propiciam sangramento (Figs. 53-25 e 53-26) e podem ser tratados por meio de técnicas endoscópicas, conforme abordado em outro capítulo.

É importante ressaltar que, nesses pacientes, há risco aumentado para o desenvolvimento de câncer colorretal.[18-20]

Doença de Crohn

Como a doença de Crohn pode acometer todo o trato digestório, incluindo o ânus e o canal anal, é importante que o canal anal seja avaliado adequadamente e a realização da retroflexão seja feita com cautela, sempre que possível (Figs. 53-27 e 53-28). É recomendado que, quando há sinais de processo inflamatório intenso no reto, a retroflexão seja evitada em razão do risco de eventuais lesões da parede do órgão, seja pela hiperinsuflação ou por trauma direto do aparelho.

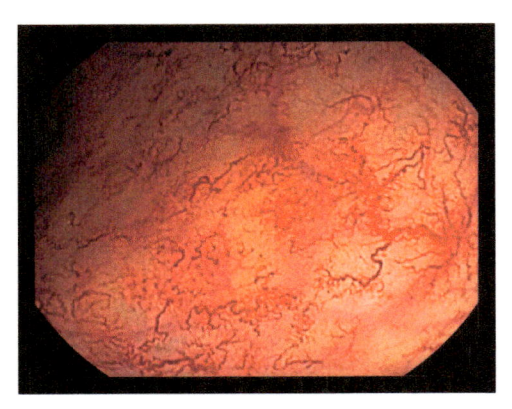

Fig. 53-25. Proctopatia actínica – nota-se vasos de neoformação.

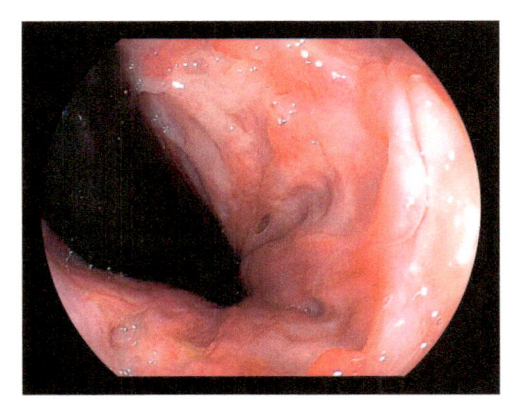

Fig. 53-27. Doença de Crohn – úlceras profundas observadas em retrovisão.

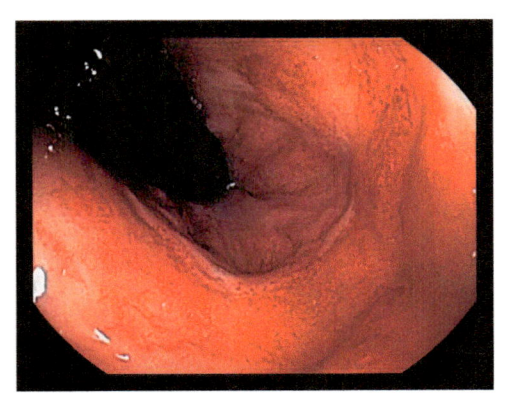

Fig. 53-26. Proctopatia actínica – retrovisão.

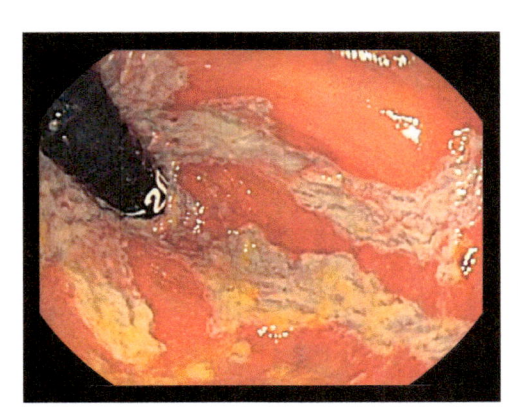

Fig. 53-28. Doença de Crohn – retrovisão mostrando úlceras longitudinais no canal anal e reto distal.

Doenças Sexualmente Transmissíveis

As doenças sexualmente transmissíveis podem acometer a região anorretal por contato sexual. Manifestam-se como processo inflamatório com ou sem ulcerações.

Os sintomas mais comumente relatados por pacientes manifestando quadro de proctite aguda são:

- Secreção anal mucopurulenta.
- Sangramento anorretal.
- Constipação.
- Sensação de plenitude retal ou evacuação incompleta.
- Tenesmo e dor.

Ao exame físico ou endoscópico, pode-se evidenciar a presença de muco aderido à mucosa retal com perda do padrão vascular normal, edema da mucosa, friabilidade e sangramento ao toque do aparelho (Fig. 53-29).

Em alguns casos são observadas ulcerações, podendo ser rasas (no caso do herpes-vírus) ou profundas com elevação das bordas e infiltração local, simulando tumores (nos casos de infecção por sífilis e no linfogranuloma venéreo). Muitos desses achados são inespecíficos, sendo necessária a realização de biópsias e exame anatomopatológico para definição do diagnóstico.

Em alguns pacientes ocorre associação de colite à enterite aguda. Nesses casos observa-se:

- Diarreia (de grande volume na enterite, e de baixo volume na colite).
- Dor e cólica abdominal.
- Perda ponderal e febre (mais comumente relacionadas com a enterite).

Os patógenos sexualmente transmissíveis mais comumente relacionados com a infecção do trato anorretal são: o papilomavírus humano (HPV), o herpes-vírus simples (HSV) e o *Treponema pallidum*, agente causador da sífilis.[21]

HPV

O canal anal é uma zona de transição entre endoderma e ectoderma, sendo suscetível a alterações metaplásicas e displásicas relacionadas com infecção pelo papilomavírus humano (HPV). A ocorrência de lesões escamosas intraepiteliais no canal anal, em particular as de alto grau, são consideradas pré-malignas e podem evoluir para o câncer anal. É a infecção sexualmente transmissível mais comum nos Estados Unidos. A estimativa é de que existam mais de 100 tipos de HPV e mais de 40 são conhecidos por infectar a região perianal, sendo os de maior risco para o desenvolvimento do câncer anorretal os tipos 16 e 18. A infecção pelo HPV pode ser latente, subclínica ou manifestar-se clinicamente por meio de verrugas anais; os condilomas, que estão associadas aos tipos de menor risco, HPV-6 e 11, em 90% dos casos.[21,22]

Embora sejam mais frequentemente encontradas na pele da região perianal, podem ocorrer no canal anal e, menos frequentemente, no reto distal. Nesta topografia podem apresentar aspecto verrucoso e serem confundidas com pólipos, principalmente quando apresentam componente viloso (Fig. 53-30). Estas lesões ficam mais evidentes e assumem coloração esbranquiçada quando aplicada solução de ácido acético a 2% (Fig. 53-31).

A maioria dos infectados é assintomática, no entanto, as principais queixas referidas pelos pacientes com infecção pelo HPV e neoplasia escamosa intraepitelial do canal anal são: prurido, san-

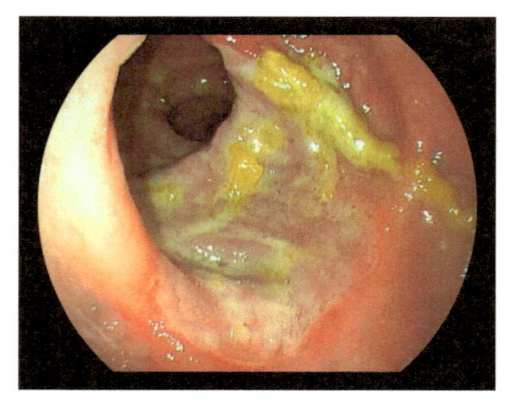

Fig. 53-29. Aspecto endoscópico da proctite aguda.

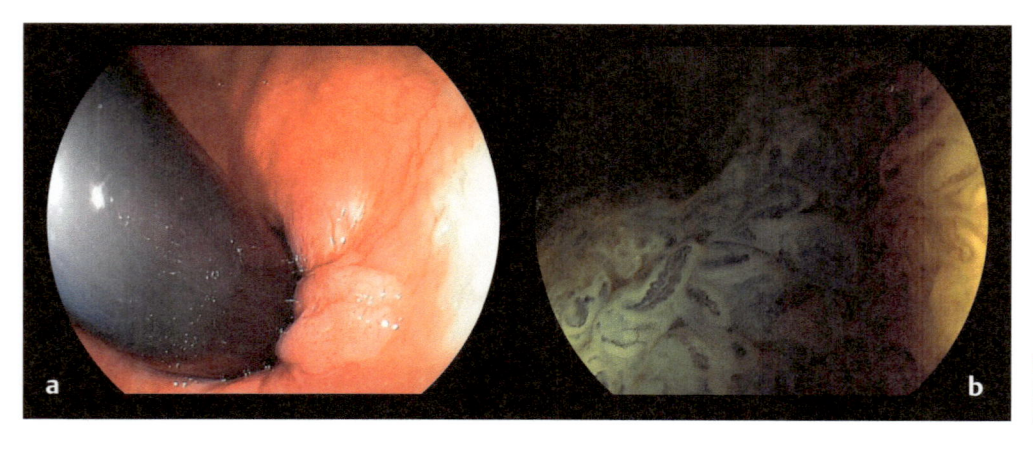

Fig. 53-30. (a) Lesão por HPV observada em retrovisão e (b) lesão por HPV – exame com FICE havendo semelhança com lesão vilosa.

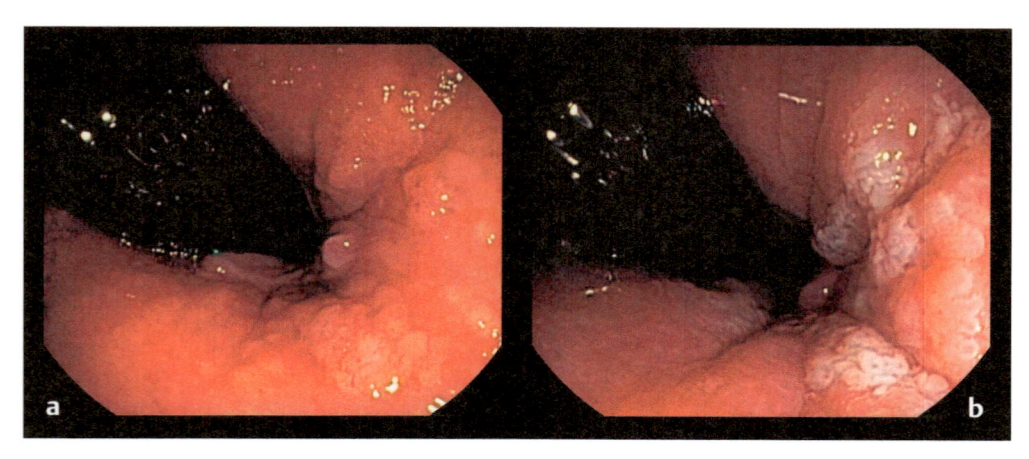

Fig. 53-31. (a) Lesão por HPV em retrovisão. (b) Após aplicação de ácido acético 2%.

gramento, irritação local e tenesmo. A avaliação do canal anal nesses pacientes é imprescindível e o diagnóstico é realizado por meio de biópsias direcionadas às áreas suspeitas, conforme discutido anteriormente.[21,22]

Nos pacientes assintomáticos é importante definir, por meio de história clínica completa, os indivíduos que apresentam fatores de risco para infecção pelo HPV, a saber: histórico de infecção prévia por HPV ou outras doenças sexualmente transmissíveis, HIV, tabagismo, imunossupressão e comportamento sexual de risco (coito anal receptivo).[23]

Embora esteja fora do âmbito de atuação do médico endoscopista, o início do exame de colonoscopia, pela visualização da região perianal e do toque retal, pode ser uma oportunidade de diagnóstico dessas lesões. Dessa forma devemos estar atentos quanto à existência dessas alterações e aptos a orientar nossos pacientes.

Herpes

A maioria dos pacientes jovens, sexualmente ativos e com histórico de úlceras perianais apresentam infecção pelo herpes-vírus simples (HSV).[24] Dois tipos de HSV são causadores de herpes genital: HSV-1 e HSV-2. O HSV do tipo 2 é o mais frequentemente relacionado com lesões perianais, porém, a incidência de lesões nessa região, causadas pelo HSV do tipo 1, vem aumentando. São caracterizadas por vesículas, que se rompem e tornam-se úlceras dolorosas, que permanecem por semanas até sua cicatrização completa. O período de incubação varia de 2 a 12 dias após a exposição, e a contaminação pode ocorrer por meio de contato com a pele, que já não apresenta características da infecção. O primeiro surto geralmente é o mais longo e sintomas sistêmicos como febre, linfoadenopatia e mal-estar geral inespecífico podem ocorrer. O HSV permanece latente e surtos são comuns ao longo da vida.[25]

O acometimento acima da linha pectínea é pouco frequente, mas quando ocorre está associado à dor anorretal intensa, parestesia sacral, ulcerações difusas na mucosa do reto distal e disúria (Fig. 53-32).[26] Metade dos pacientes com proctite herpética manifestam linfoadenopatia inguinal.[27] O acometimento do cólon e íleo terminal pode ser observado em alguns pacientes, especialmente nos imunossuprimidos, e nesses casos podem ser encontradas ulcerações de bordas bem definidas e levar a quadros de enterite com diarreia aquosa intensa, presença de muco ou sangue nas fezes e sintomas sistêmicos.[5,22] O principal diagnóstico diferencial, nesses casos, é com a enterite causada pela infecção pelo citomegalovírus (CMV).[23]

Sífilis

Um dos diagnósticos diferenciais a se considerar, em pacientes sexualmente ativos com úlceras perianais, é o da infecção pelo *Treponema pallidum*. O acometimento primário do reto pela sífilis, apesar de pouco frequente, tem sido relatado, principalmente, em homens homossexuais. O quadro clínico pode incluir sangramento, urgência para evacuar e eliminação de muco ou material purulento. Em média, os primeiros sintomas ocorrem cerca de 7 dias após a infecção, mas em alguns casos as primeiras lesões só se manifestam 3 meses após o contato.

Inicialmente ocorrem úlceras, podendo ser únicas ou múltiplas, na região de inoculação. As lesões perianais geralmente são dolorosas e desaparecem cerca de 3 a 6 semanas, independentemente do tratamento. O toque retal pode revelar lesão ulcerada no reto e a presença de sangue no lúmen luz.

A colonoscopia mostra úlcera de aspecto irregular que pode se assemelhar à doença inflamatória intestinal, neoplasia ou úlcera solitária do reto (Figs. 53-33 e 53-34). O diagnóstico é feito por meio de biópsia e sorologia.[22]

Semanas ou meses após a manifestação inicial da sífilis, 25% dos pacientes desenvolvem o quadro de sífilis secundária, que na região anorretal podem provocar a ocorrência de lesões perianais, da mucosa do canal anal e proctite. A sífilis terciária é caracterizada pelo quadro neurológico com paralisia, demência e lesões a múltiplos órgãos, podendo ocorrer 10 a 30 anos após a infecção inicial. É importante ressaltar a correlação da sífilis com infecção pelo HIV, não somente pelo comportamento de risco desses pacientes, mas pelo fato de que as úlceras ativas facilitam a infecção pelo vírus, aumentando o risco de contaminação em até 5 vezes.[28]

Donovanose (Granuloma Inguinal)

A *Klebisiella granulomatis* é uma bactéria intracelular que causa doença ulcerativa na região genital e no ânus. Embora bastante incomum, é endêmica em algumas regiões do mundo. Pode ocasionar lesões ulceradas na região perianal, apresentando coloração vermelho vivo, por serem altamente vascularizadas e sangrarem facilmente. Está associada à linfoadenopatia inguinal e granulomas subcutâneos.[27]

Cancroide

A infecção pelo *Haemophilus ducreyi* é bastante infrequente. Sua transmissão ocorre por meio de pequenas fissuras na pele durante o contato sexual. Inicialmente observa-se a formação de pápulas, bastante sensíveis ao toque, que evoluem para pústulas e, posteriormente, úlceras. Seu diagnóstico é difícil e geralmente é feito por exclusão: úlceras dolorosas perianais na ausência de infecção pelo *Treponema pallidum* ou HSV e presença de linfoadenopatia inguinal, típica do cancroide.[21]

Gonorreia e Clamídia

A maioria das infecções retais causadas pela *Chlamydia trachomatis* (linfograuloma venéreo) e *Neisseria gonorrhoeae* é assintomática. No entanto, faz-se necessário excluir ambos os patógenos em todos os pacientes com queixas de proctite (aguda ou crônica) e histórico de coito anal receptivo nos últimos 6 meses. Um quadro de criptite pode-se manifestar em alguns casos, podendo ser observada saída de secreção mucopurulenta à manipulação das criptas de Morgagni com o anuscópio, e está associado à infecção pelo gonococo.[27]

Na proctite associada ao linfogranuloma venéreo os sintomas constitucionais geralmente são exuberantes, sendo comum a associa-

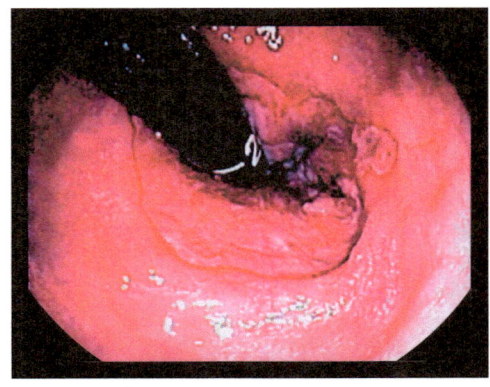

Fig. 53-32. Úlcera herpética do canal anal observada em retrovisão.

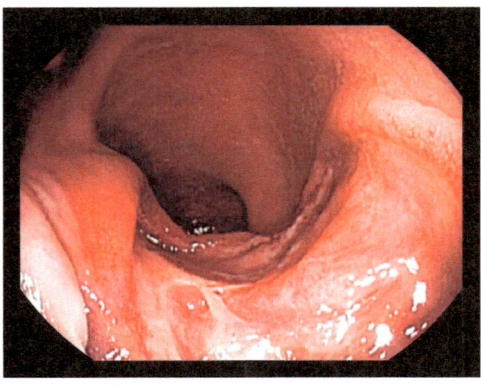

Fig. 53-33. Úlcera com bordos bem definidos.

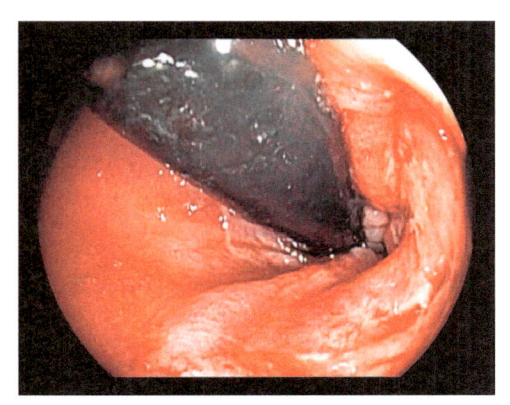

Fig. 53-34. Úlcera luética – retrovisão.

ção de febre, mal-estar geral e astenia na vigência de linfoadenopatia regional. Se não tratada, pode evoluir para formação de abscessos perianais e fístulas e a estenose retal é uma sequela tardia conhecida.[22]

TÉCNICA E RESULTADOS DA RETROVISÃO NA AVALIAÇÃO DO RETO DISTAL

A retroflexão do colonoscópio pode ser alcançada utilizando-se os comandos do aparelho em posição máxima e procedendo-se à introdução cuidadosa do tubo de inserção. Desta forma o colonoscópio permitirá a visão do reto distal e do canal anal até o anoderma. Deve-se, então, manter uma insuflação suficiente para a distensão adequada do reto distal, permitindo sua melhor visualização até a exposição adequada da LP. Há necessidade de extremo cuidado na realização desta manobra, que deverá ser interrompida a qualquer sinal de resistência ou desconforto por parte do paciente. Com a rotação do aparelho fletido, pode-se inspecionar toda a circunferência da região anorretal. Nos casos onde não é possível a retroflexão e há áreas com dificuldade de acesso, podemos utilizar o anuscópio.

Em alguns pacientes, por apresentarem um reto mais estreito, pode ser difícil ou mesmo impossível a execução dessas manobras. Nestes casos não é indicado forçar o aparelho contra o reto, evitando-se assim lesões à parede do órgão.

Essa manobra foi descrita em 1982 e, a partir de então, várias publicações mostraram que o uso rotineiro da manobra de retrovisão poderia aumentar o percentual de detecção de pólipos adenomatosos do reto distal.[11,29-33] Outros autores, no entanto, não observaram aumento na taxa da detecção dessas lesões. Em um estudo que envolveu 1.502 colonoscopias, a manobra de retroflexão no reto foi aplicada em 1.411 exames (93%),[33] não sendo possível em 7%, por questões anatômicas. Sete pólipos foram vistos somente após a manobra de retrovisão, sendo um deles um adenoma tubular e os outros seis hiperplásicos. Este estudo tem a maior casuística já apresentada e sugere que a retroflexão no reto não demonstrou importância estatisticamente significativa na detecção de lesões neoplásicas do reto distal.[33]

Embora seja uma manobra segura quando bem empregada, existem relatos de perfuração após a realização da retroflexão no reto.[34,35] Geralmente essas complicações ocorrem em pacientes que apresentam um reto demasiadamente estreito ou portadores de morbidades como a RCUI, a doença de Crohn e a proctopatia actínica.

Os objetivos do exame em retrovisão do reto não se restringem apenas ao diagnóstico dos pólipos. A avaliação da proctite distal na RCUI e da proctopatia actínica distal, a detecção de condilomas e outras afecções infecciosas do canal anal e a avaliação e o tratamento da doença hemorroidária interna, muitas vezes, só são possíveis através por essa manobra.

Realizamos um estudo em nosso serviço onde 200 pacientes, submetidos à colonoscopia, foram avaliados, prospectivamente. A avaliação do reto foi feita em visão frontal em um primeiro momento e, em seguida, foi realizada a manobra de retrovisão. Neste estudo, encontramos 8 novos achados por meio de retroflexão, sendo um pólipo adenomatoso, quatro pólipos hiperplásicos e três pólipos inflamatórios.[36] Embora a avaliação frontal do reto distal possa ser normal em alguns casos, e somente a manobra de retrovisão permita a identificação de lesões envolvendo o canal anal (Figs. 53-35 a 53-37), estatisticamente, não há evidências de que deva ser realizada em todos os exames, podendo ser reservada aos casos em que a visualização da mucosa retal, até próximo à linha pectínea, não foi satisfatória em visão frontal.

Por outro lado, acreditamos que, pela segurança e facilidade de execução, esta pode e deve ser encorajada e, indiscutivelmente, deve ser de domínio técnico do colonoscopista.

TRATAMENTO ENDOSCÓPICO DA DOENÇA HEMORROIDÁRIA INTERNA SINTOMÁTICA

Desde 1998 têm sido publicados estudos sobre a ligadura de hemorroidas usando o endoscópio flexível com o auxílio da manobra de retrovisão.[37-42] Esse método vem sendo aplicado em trabalhos com grandes casuísticas e demonstrou que, além da segurança e efetividade, traz vantagens como maior conforto para o paciente com o aproveitamento da sedação feita para a colonoscopia. Observa-se, também, redução do número de sessões necessárias ao tratamento, pela possibilidade de realizar maior número de ligaduras por sessão. Estudo prospectivo randomizado publicado em 2004 comparou a ligadura de hemorroidas pelo anuscópio rígido com aquela realizada pelo aparelho flexível.[43] Este estudo envolveu 100 pacientes com doença hemorroidária graus II ou III, todos com sangramento crônico. Não houve diferença estatística quando se comparou dor e/ou sangramento após o procedimento e recorrência do sangramento em um ano. Entretanto, quando se analisou o número de sessões, houve nítida superioridade da ligadura com endoscópio flexível, com um número de sessões e de bandas menor em relação ao tratamento com o aparelho rígido. Outra vantagem da ligadura com aparelho flexível é a possibilidade de documentação fotográfica.[43]

A técnica de ligadura elástica endoscópica de hemorroidas é muito semelhante àquela empregada na ligadura de varizes esofagianas. O mamilo hemorroidário é visualizado e aspirado para dentro do dispositivo de ligadura elástica que, então, dispara a banda elástica, fazendo assim o estrangulamento do tecido apreendido. A interrupção do suprimento sanguíneo na região promove necrose do tecido. Apesar da possibilidade de ser realizado em visão frontal, acreditamos que o procedimento em retrovisão facilita a melhor aplicação das bandas elásticas. Um fator técnico de extrema importância é atentar para que as ligaduras sejam realizadas acima da linha pectínea, evitando assim o risco dor intensa e desconforto anal.

Tendo em vista os bons resultados publicados, iniciamos em 2008 a realização da ligadura de hemorroidas com o aparelho flexível. Utilizamos em todos os casos um gastroscópio *standard* de 9,8 mm, pois os dispositivos de ligadura elástica disponíveis são os mesmos utilizados para a ligadura de varizes esofágicas e não comportam o diâmetro do tubo de inserção do colonoscópio (Fig. 53-38).

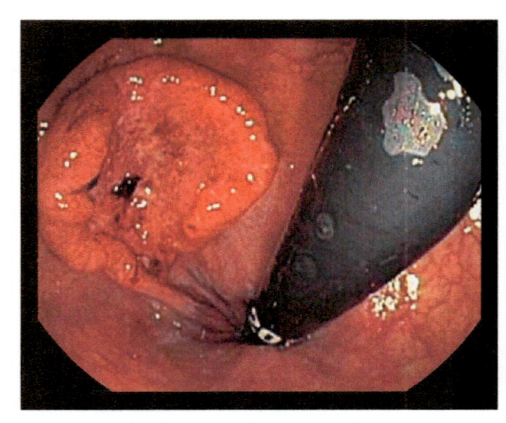

Fig. 53-35. Lesão ulcerada do reto distal.

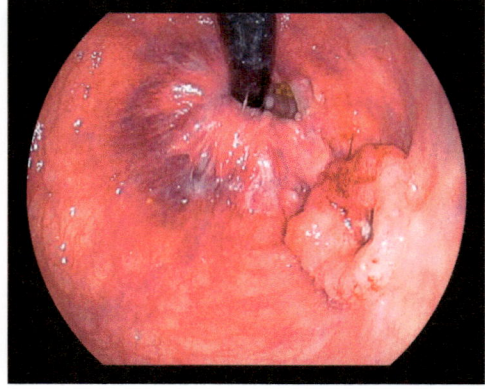

Fig. 53-36. Lesão ulcerada do reto distal.

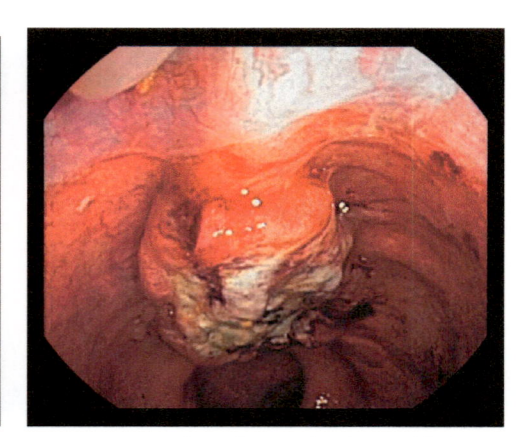

Fig. 53-37. Neoplasia de reto distal junto à linha pectínea.

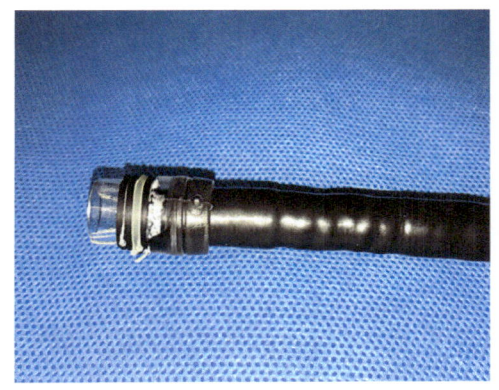

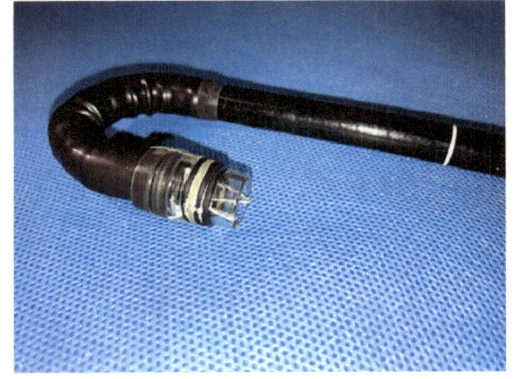

Fig. 53-38. Gastroscópio de 9,8 mm com o dispositivo de ligadura elástica em posição neutra e em retroflexão.

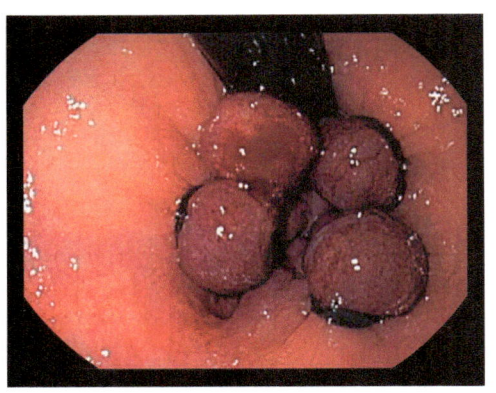

Fig. 53-39. Aspecto após aplicação de quatro ligaduras elásticas.

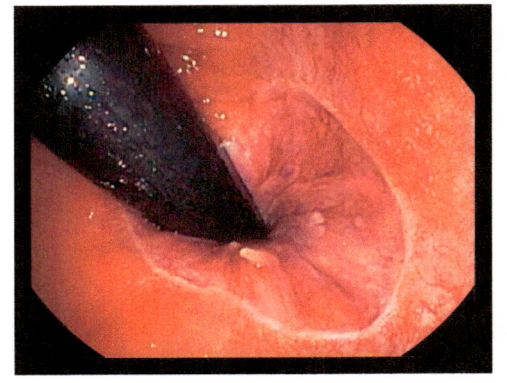

Fig. 53-40. Controle pós-PPH sem evidências doença hemorroidária.

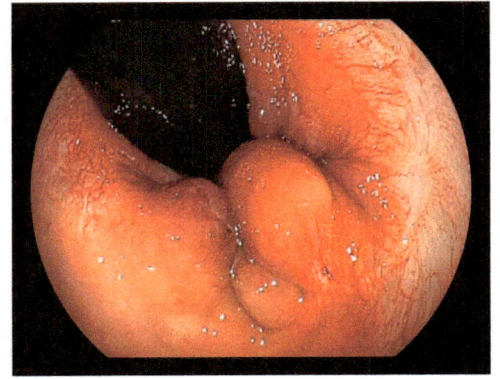

Fig. 53-41. Pós-PPH havendo mamilo residual.

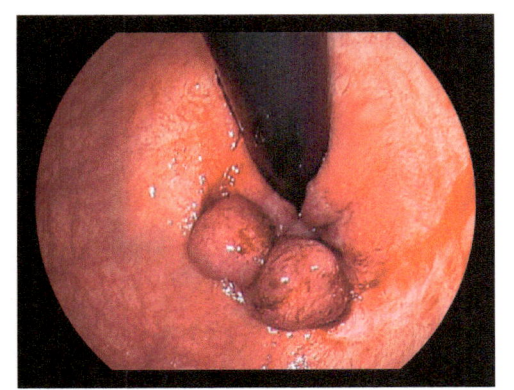

Fig. 53-42. Ligadura elástica de mamilos hemorroidários remanescentes após PPH.

Após identificação dos mamilos hemorroidários inicia-se a aplicação pelo maior deles, que é aspirado de forma a fazê-lo penetrar no dispositivo de ligadura previamente instalado no endoscópio. Com o disparo, o elástico fixa e isquemia o mamilo (Fig. 53-39).

A maioria dos pacientes sente-se satisfeita com os resultados dessa modalidade de tratamento, que se mostrou seguro e eficaz.[12,44] O principal fator negativo associado a esse método talvez seja o alto custo.

Deve-se ter em mente que os pacientes candidatos à ligadura elástica endoscópica necessitam ser previamente orientados quanto às possíveis complicações do método, principalmente a ocorrência de dor após o procedimento. Em nossa experiência, a maioria dos que apresentaram dor referiram-na como de intensidade leve a moderada, apresentando melhora com analgésicos ou anti-inflamatórios não esteroides. Em casos de dor moderada à intensa, pode-se utilizar analgésicos derivados dos opioides.

Pacientes com histórico de cirurgia prévia para tratamento da doença hemorroidária podem ser avaliados endoscopicamente e, se necessário, é possível complementar o tratamento por meio de ligaduras elásticas (Figs. 53-40 a 53-42).

DESCRIÇÃO DE AFECÇÕES PROCTOLÓGICAS NO LAUDO DA COLONOSCOPIA

É muito frequente médicos endoscopistas colocarem uma observação no laudo colonoscópico referindo-se às dificuldades e limitações do exame do canal anal com método em questão. Conforme discutido anteriormente, o canal anal pode ser examinado de forma adequada, apesar de não ser a finalidade precípua do procedimento.

No entanto, o exame proctológico vai além da retroflexão e de um toque retal precedendo a colonoscopia. Sabemos, também, que nem todos os colonoscopistas possuem treinamento e experiência na avaliação do canal anal, e em todas as suas etapas.

Ainda que o examinador esteja habilitado a realizar um bom exame proctológico, há que se concordar que este não faz parte da colonoscopia. Sendo assim, a nosso ver, eventuais afecções do canal anal devem ser descritas como informações complementares, e não como parte do relatório da colonoscopia.[54]

REFERÊNCIAS BIBLIOGRÁFICAS

1. Nivativongs S, Stern HS, Fryd DS. The length of the anal canal. Dis Colon Rectum 1982; 24: 600-1.
2. Milligan ETC, Morgan CN. Surgical anatomy of the anal canal: with special reference to anorectal fistulae. Lancet 1934; 2: 1150-6.
3. Hulme-Moir M, Bartolo DC: Hemorrhoids. Gastroenterol Clin North Am 2001; 30:183-97.
4. Nelson RL, Abcarian H, Davis FG et al. Prevalence of benign anorectal disease in a randomly selected population. Dis Colon Rectum 1995;38:341-5.
5. Riss S, Weiser FA, Schwameis K et al. The prevalence of hemorrhoids in adults. Int J Colorectal Dis 2012;27:215–220.
6. Everhart JE, ed. The burden of digestive diseases in the United States. Bethesda, MD: National Institute of Diabetes and Digestive and Kidney Diseases, US Department of Health and Human Services, 2008.
7. Haas PA, Fox TA, Haas GP. The pathogenesis of hemorrhoids. Dis Colon Rectum 1984;27(7):442.
8. Arabi Y, Alexander-Williams J, Keighley MR. Anal pressures in hemorrhoids and anal fissure. Am J Surg 1977:134(5):508-10.
9. Thomson WHF. The nature of haemorrhoids. Br J Surg 1975:62:542-552.
10. Appalaneni, VAsundhara et al. The role of endoscopy in patients with anorectal disorders. Gastroint Endosc, 2010;72(6):117-1123.
11. Varadarajulu S, Ramsey WH. Utility of retroflexion in lower gastrointestinal endoscopy. J Clin Gastroenterol. 2001;32(3):235-7.
12. Fukuda A, Kajiyama T, Kishimoto, H, et al. Colonoscopic classification of internal hemorrhoids: usefulness in endoscopic band ligation. J Gastroenterol Hepatol 20:46-50,2005.
13. Hananel N, Gordon PH. Re-examination of clinical manifestations and response to therapy of fissure-in-ano. Dis Colon Rectum 1997;40:229-33.
14. Repiso Jiménez JB, Padilla España L,Fernández Morano T, de Troya Martín M. Despistaje de la neoplasia intraepitelial anal. Biopsia de canal anal guiada por anoscopia de alta resolución. Actas Dermosifiliogr. 2017;108:65-66.
15. Oette M, Wieland U, Schunemann M, Haes J, Reuter S, Jensen BE, Sagir A, Pfister H, Haussinger D. Anal chromoendoscopy using gastroenterological video-endoscopes: A new method to pergorm high-resolution anoscopy for diagnosing intraepithelial neoplasia

and anal carcinoma in HIV-infected patients. Z Gastroenterol. 2017 Jan;55(1):23-31.
16. Hillman RJ, Cuming T, Darragh T, Nathan M, Berry-Lawthom M, Goldstone S, Law C, Palefsky J, Barroso LF Stier EA, Bouchard C, Almada J, Jay N. 2016 IANS International guidelines for practice standards in the detection of anal cancer precursors. J Low Genit Tract Dis. 2016;20(4):283-91.
17. O'Brien PC, Hamilton CS, Denham JW et al. Spontaneous improvement in late rectal mucosal changes after radiotherapy for prostate cancer. Int J Radiat Oncol Biol Phys 2004;58:75.
18. Nieder AM, Porter MP, Soloway MS. Radiation therapy for prostate cancer increases subsequent risk of bladder and rectal cancer: a population based cohort study. J Urol 2008;180:2005-9; discussion 2009-10.
19. Kendal WS, Nicholas G. A population-based analysis of second primary cancers after irradiation for rectal cancer.AmJ Clin Oncol 2007;30:333-9.
20. Baxter NN, Tepper JE, Durham SB et al. Increased risk of rectal cancer after prostate radiation: a population-based study. Gastroenterology 2005;128:819-24
21. Cone MM, Whitlow CB. Sexually transmitted and anorectal infectious diseases. Gastroenterol Clin N Am 2013;42; 877-892.
22. Vries HJC, Zingoni A, White JA, Ross JDC, Kreuter A. 2013 European guideline on the management of proctitis, proctocolitis and enteritis caused by sexually transmissible pathogens. Intl J STD AIDS 2014;25(7)456-474.
23. Berry JM, Jay N, Cranston RD, Darragh TM, Holly EA, Welton ML, Palefsky JM. Progression of anal high-grade squamous intraepithelial lesions to invasive anal cancer among HIV-infected men who have sex with men Int J Cancer 2014;134(5):1147.
24. Workowski KA, Berman S. Sexually transmitted diseases treatment guidelines 2010. MMWR Recomm Rep 2010;59(RR-12):1-110.
25. Genital Herpes-CDC fact sheet. Disponível em: http://www.cdc.gov/std/herpes/stdfact-herpes.htm. Acessado em 19 de março de 2017.
26. Goodell SE, Quinn TC, Mkrtichian E et al. Herpes simplex virus proctitis in homosexual men. Clinical, sigmoidoscopic and histopathological features. N Engl J Med 1983;30(15):868-71.
27. Whitlow C, Gottesman L, Bernestein MA. Sexually transmitted diseases. In: Beck DE, editor. The ASCRS text book of colon and rectal surgery. New York: Springer; 2011. p. 295-307.
28. Syphilis-CDC fact sheet. Disponível em: http://www.cdc.gov/std/syphillis/stdfact-syphillis.htm. Acessado em 10 de março de 2017.
29. Grobe JL, Kozarek RA, Sanowski RA. Colonoscopic retroflexion in the evaluation of rectal disease. Am J Gastroenterol. 1982;77(11):856-8.
30. Cutler AF, Pop A. Fifteen years later: colonoscopic retroflexion revisited. Am J Gastroenterol. 1999;94(6):1537-8.
31. Thornton SC, Hirshorn SA, Bradway M, Levien D. Anoscopy vs. retroflexion for evaluation of the anal canal. Dis Colon Rectum. 2002;45(8):1120-1.
32. Hanson JM, Atkin WS, Cunliffe WJ et al. Rectal retroflexion: an essential part of lower gastrointestinal endoscopic examination. Dis Colon Rectum. 2001;44(11):1706-8.
33. Saad A, Rex DK. Routine rectal retroflexion during colonoscopy has a low yield for neoplasia. World J Gastroenterol. 2008 14;14(42):6503-5.
34. Ahlawat SK, Charabaty A, Benjamin S.Rectal perforation caused by retroflexion maneuver during colonoscopy: closure with endoscopic clips.Gastrointest Endosc. 2008;67(4):771-3.
35. Averbach P, Dishchekenian FM, Queiroz PM, Azevedo RS, Schleinstein HP, Averbach M Long term follow up results of patients submitted to endoscopic Elastic Band ligation as a treatment of hemorrhoidal disease.- Gastrointestinal Endoscopy, Vol. 85, Issue 5, AB267
36. Averbach M, Amory NR, Correa P et al. Es util la retroflexion para examiner el recto distal? Un estudio prospectivo. Revista de Gastroenterologia Del Peru. 2001;21(4): S54 220.
37. Cazemier M, Felt-Bersma RJ, Cuesta MA, Mulder CJ. Elastic band ligation of hemorrhoids: flexible gastroscope or rigid proctoscope? World J Gastroenterol. 2007 28;13(4):585-7.
38. Berkelhammer C, Moosvi SB. Retroflexed endoscopic band ligation of bleeding internal hemorrhoids. Gastrointest Endosc. 2002;55(4):532-7.
39. Trowers EA, Ganga U, Rizk R, Ojo E, Hodges D. Endoscopic hemorrhoidal ligation: preliminary clinical experience. Gastrointest Endosc. 1998;48(1):49-52.
40. Su MY, Tung SY, Wu CS, Sheen IS, Chen PC, Chiu CT. Long-term results of endoscopic hemorrhoidal ligation: two different devices with similar results. Endoscopy. 2003;35(5):416-20.
41. Su MY, Chiu CT, Wu CS et al. Endoscopic hemorrhoidal ligation of symptomatic internal hemorrhoids. Gastrointest Endosc. 2003;58(6):871-4.
42. Fukuda A, Kajiyama T, Arakawa H et al. Retroflexed endoscopic multiple band ligation of symptomatic internal hemorrhoids. Gastrointest Endosc. 2004;59(3):380-4.
43. Wehrmann T, Riphaus A, Feinstein J, Stergiou N. Hemorrhoidal elastic band ligation with flexible videoendoscopes: a prospective, randomized comparison with the conventional technique that uses rigid proctoscopes. Gastrointest Endosc. 2004;60(2):191-5.
44. Averbach M, Salomão BC, Correa P et al. Ligadura de hemorróidas usando Endoscópio Flexível. Apresentado na VII Semana Brasileira do Aparelho Digestivo, 2008.
45. Rex DK, Rahmani EY, Haseman JH, Lemmel GT, Kaster S, Buckley JS. Relative sensitivity of colonoscopy and barium enema for detection of colorectal cancer in clinical practice. Gastroenterology. 1997;112(1):17-23.
46. Pishvaian AC, Al-Kawas FH. Retroflexion in the colon: a useful and safe technique in the evaluation and resection of sessile polyps during colonoscopy. Am J Gastroenterol. 2006;101(7):1479-83
47. Rex DK, Khashab M. Colonoscopic polypectomy in retroflexion. Gastrointest Endosc. 2006;63(1):144-8.
48. Tanaka S, Oka S, Chayama K. Colorectal endoscopic submucosal dissection: present status and future perspective, including its differentiation from endoscopic mucosal resection. J Gastroenterol. 2008;43(9):641-51.
49. Tamegai Y, Saito Y, Masaki N et al. Endoscopic submucosal dissection: a safe technique for colorectal tumors. Endoscopy. 2007;39(5):418-22.
50. Antillon MR, Bartalos CR, Miller ML, Diaz-Arias AA, Ibdah JA, Marshall JB. En bloc endoscopic submucosal dissection of a 14-cm laterally spreading adenoma of the rectum with involvement to the anal canal: expanding the frontiers of endoscopic surgery. Gastrointest Endosc. 2008;67(2):332-7.
51. Turner J, Saclarides TJ. Transanal endoscopic microsurgery. Minerva Chir. 2008;63(5):401-12.
52. Røkke O, Iversen KB, Ovrebø K, Maartmann-Moe H, Skarstein A, Halvorsen JF. Local resection of rectal tumors by transanal endoscopic microsurgery: experience with the first 70 cases. Dig Surg. 2005;22(3):182-9.
53. Guillem JG, Chessin DB, Jeong SY, Kim W, Fogarty JM. Contemporary applications of transanal endoscopic microsurgery: technical innovations and limitations. Clin Colorectal Cancer. 2005;5(4):268-73.
54. Averbach M, Cutait R, Correa P. A colonoscopia e o canal anal. GED 2001;20(6):235-6.

Parte VII HEMORRAGIA DIGESTIVA

HEMORRAGIA DIGESTIVA ALTA NÃO VARICOSA

CAPÍTULO 54

Eduardo Michells Oppitz ▪ Epifanio Silvino do Monte Junior ▪ Gustavo de Oliveira Luz
Marcos Eduardo Lera dos Santos ▪ Mauricio Kazuyoshi Minata

INTRODUÇÃO

A hemorragia digestiva alta (HDA) é definida pelo sangramento gastrointestinal cuja origem é proximal ao ângulo de Treitz.[1] É uma causa frequente de admissão em atendimentos de urgência e emergência, com uma incidência anual de aproximadamente 100 casos por 100.000 habitantes. Além disso correlaciona-se com morbidade e mortalidade consideráveis (7 a 14%), bem como elevados gastos em sistemas de saúde no mundo.[2] Pode ser classificada com varicosa e não varicosa.

APRESENTAÇÃO CLÍNICA

As principais formas de exteriorização do sangramento são hematêmese, melena e hematoquezia. A história clínica, que investiga ativamente fatores que podem determinar hemorragias digestivas, é um importante guia para determinar a origem do sangramento.[3]

ETIOLOGIAS

As principais etiologias de HDA não varicosa são listadas no Quadro 54-1.

Quadro 54-1. Principais Causas de Hemorragia Digestiva Alta[2]

Causas	Incidência
Úlcera péptica	33-50%
Erosões	8-15%
Esofagite	5-15%
Síndrome de Mallory-Weiss	8-15%
Malformações vasculares	5%
Tumores	5%

Outras causas menos frequentes incluem as lesões de Cameron (erosões ou úlceras no nível do pinçamento diafragmático em paciente com hérnia hiatal volumosa), a hemobilia e os sangramentos de origem tumoral (Figs. 54-1 a 54-8).[2]

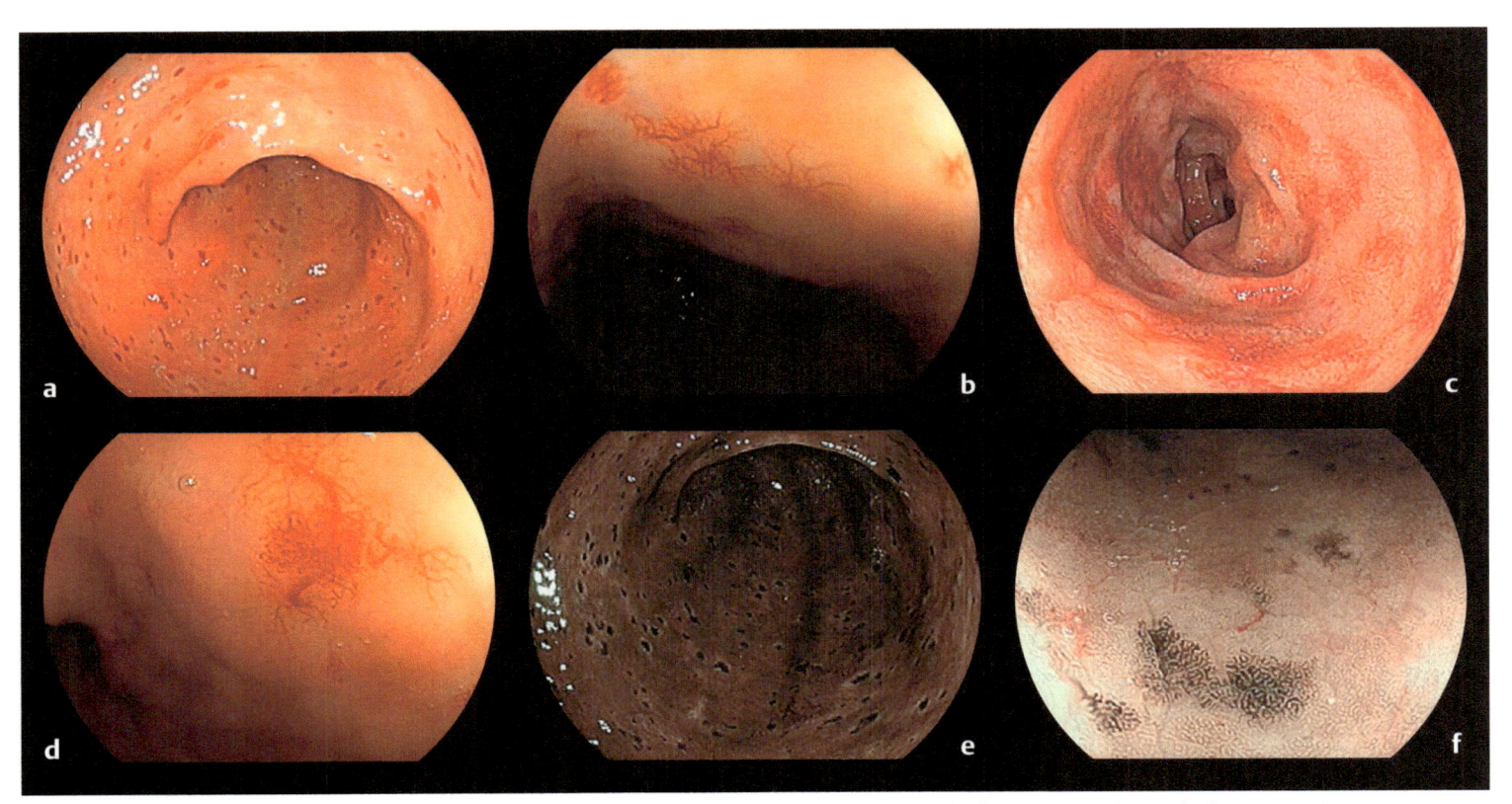

Fig. 54-1. Lesões vasculares do trato gastrointestinal. (a-d) Lesões vasculares planas em estômago e duodeno. (e-h) Avaliação das lesões vasculares com cromoscopia com *Blue Laser Imaging* (BLI) e magnificação. (i-l) Cromoscopia com LCI e magnificação de lesões vasculares planas. *(Continua.)*

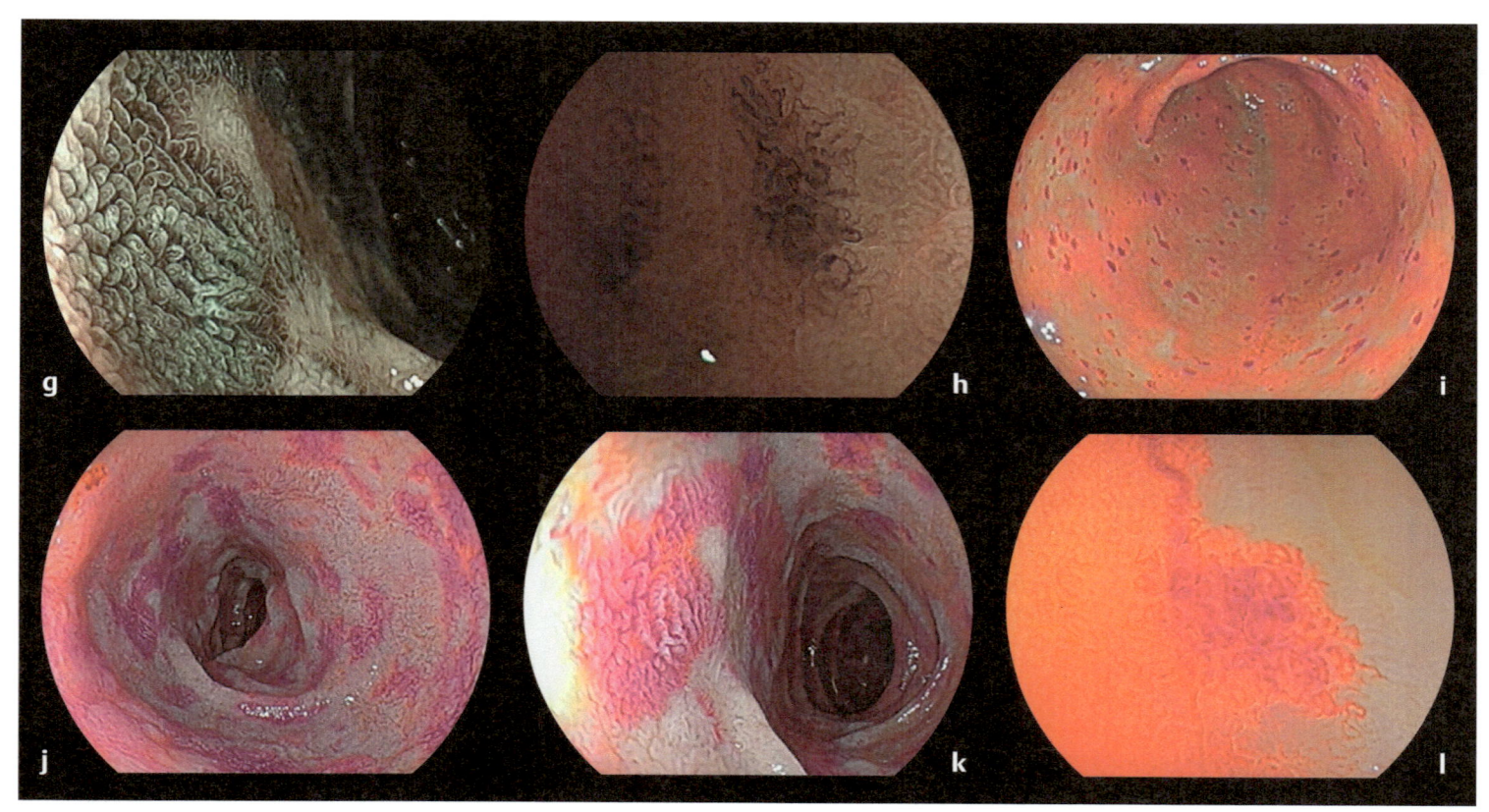

Fig. 54-1. *(Cont.)*

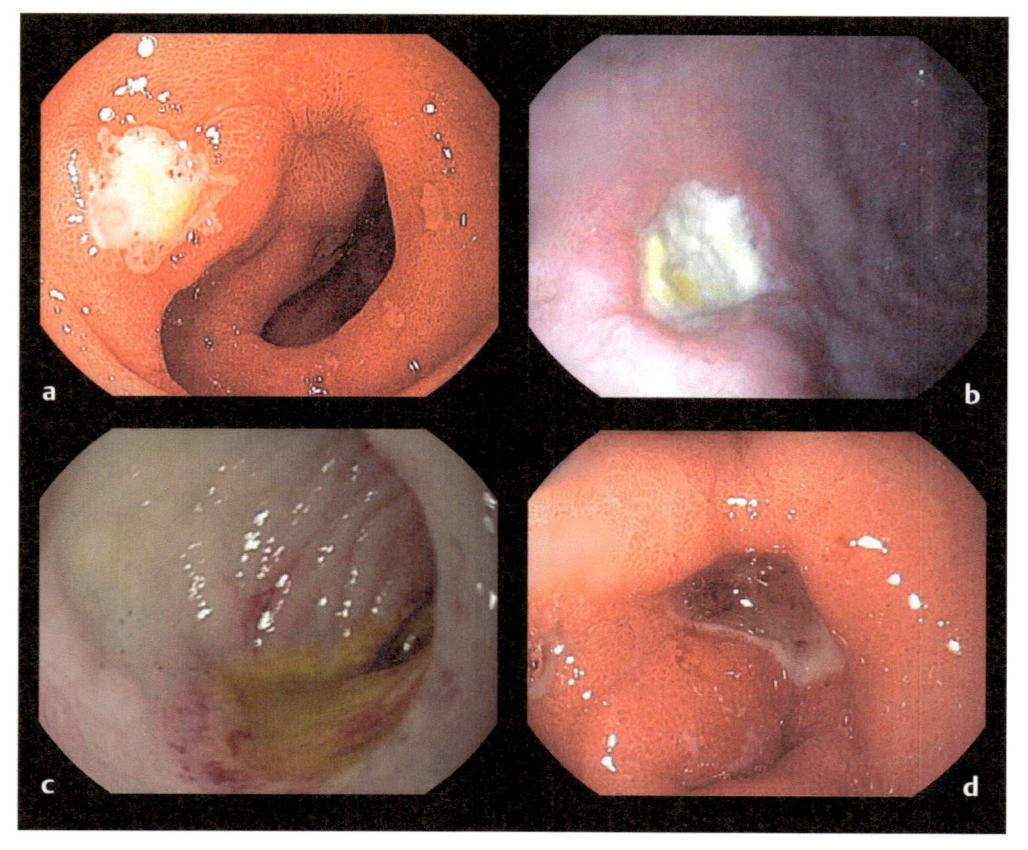

Fig. 54-2. (a-d) Úlceras duodenais.

CAPÍTULO 54 ■ HEMORRAGIA DIGESTIVA ALTA NÃO VARICOSA

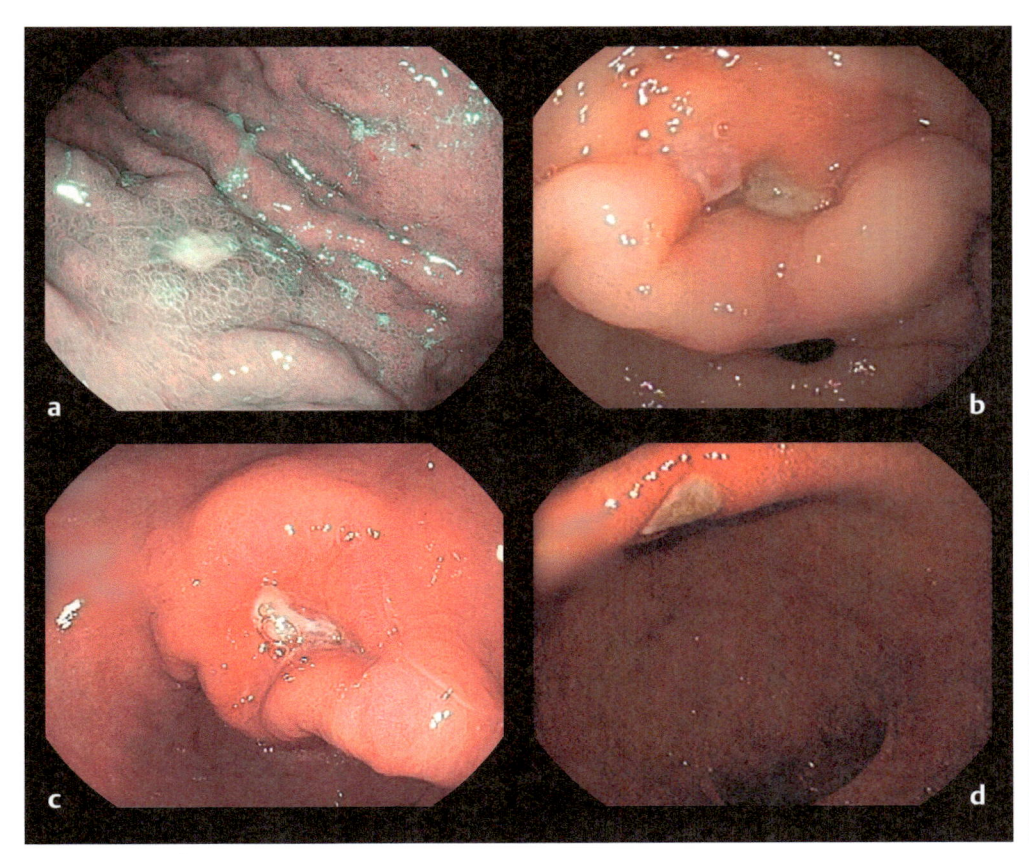

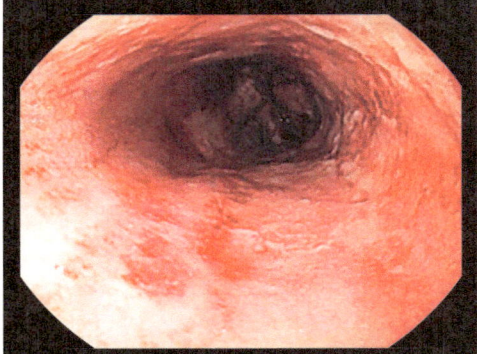

Fig. 54-3. (a-d) Úlceras gástricas.

Fig. 54-4. Esofagite.

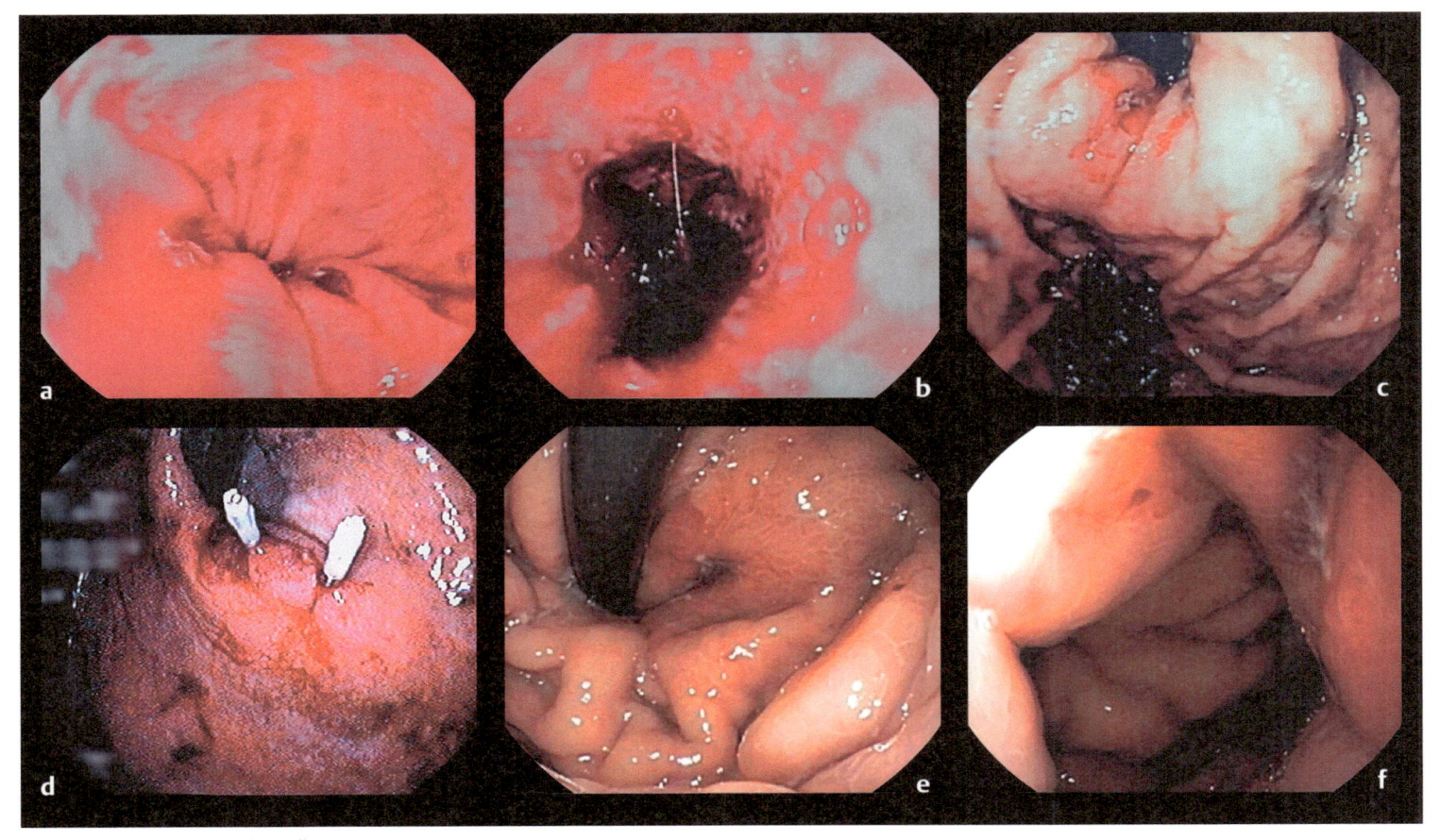

Fig. 54-5. (a-f) Síndrome de Mallory-Weiss.

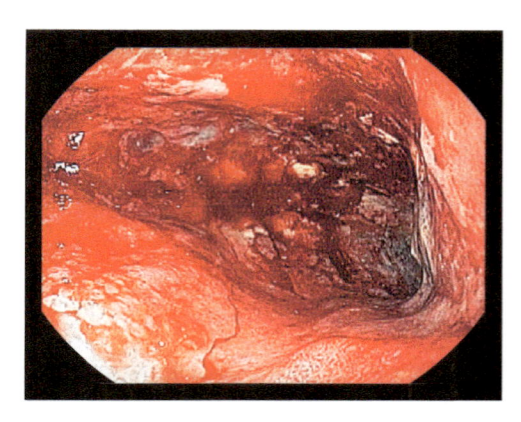

Fig. 54-6. Neoplasia gástrica avançada com sangramento ativo.

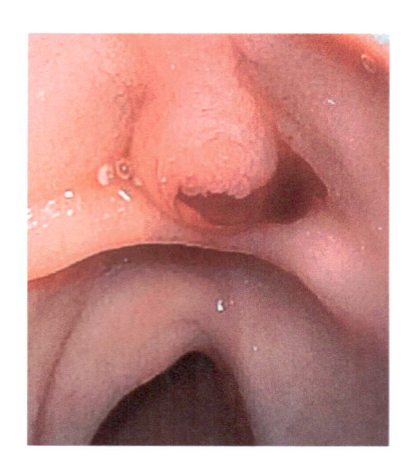

Fig. 54-7. Hemobilia. (Imagem gentilmente cedida pelo Dr. Thiago Visconti.)

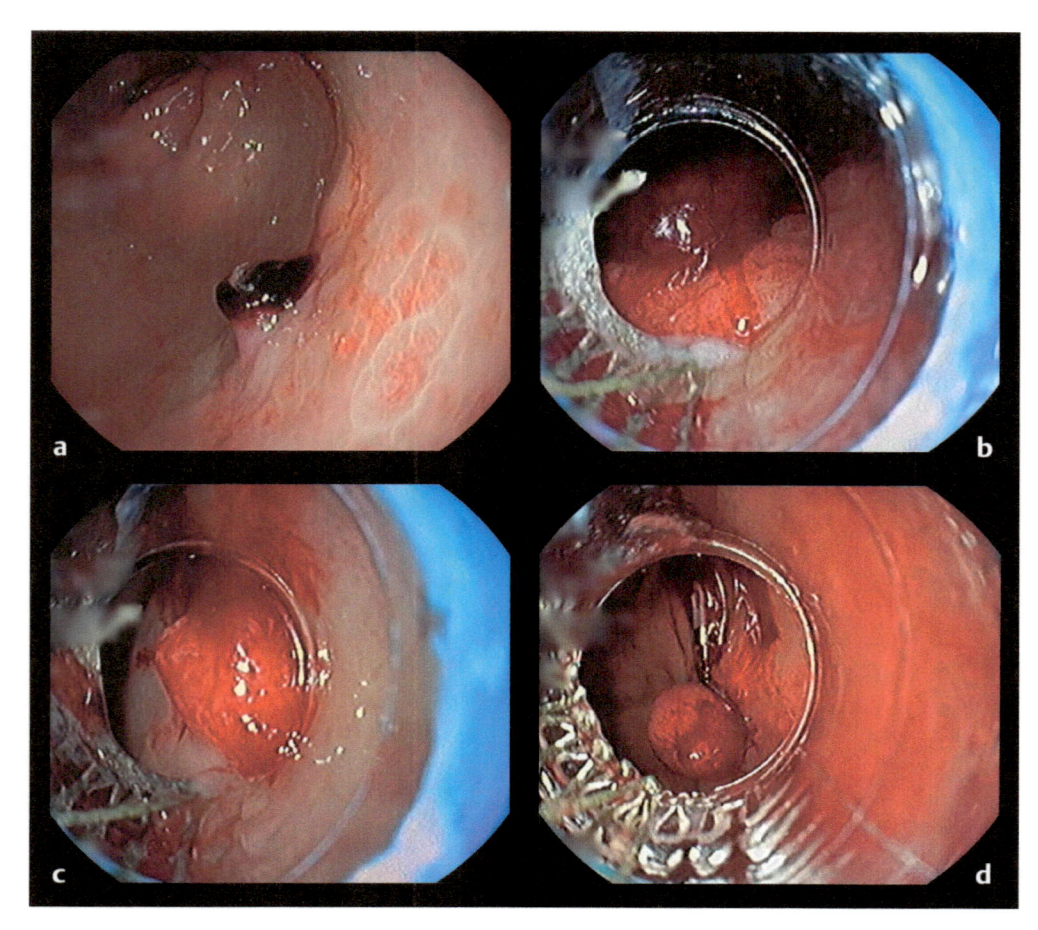

Fig. 54-8. Lesão de Dieulafoy com sangramento ativo. Terapêutica endoscópica hemostática com ligadura elástica.

CLASSIFICAÇÃO

A classificação é útil para definição de conduta no tratamento da hemorragia digestiva alta não varicosa.

Classificação de Forrest: foi desenvolvida com base em parâmetros objetivos para classificar as úlceras do trato gastrointestinal alto.[4] Há uma correlação entre os achados endoscópicos desta classificação e a chance de ressangramento.[1,5,6] Assim sendo, podemos orientar a terapêutica com base no risco de recidiva do sangramento (Quadro 54-2; Figs. 54-9 a 54-14).

Quadro 54-2. Classificação de Forrest

Classificação de Forrest		Prevalência (%)	Ressangramento (%)
IA	Sangramento ativo em jato	10	90
IB	Sangramento ativo em babação	10	10-20
IIA	Vaso visível	25	50
IIB	Coágulo aderido	10	25-30
IIC	Hematina na base	10	7-10
III	Base limpa	35	3-5

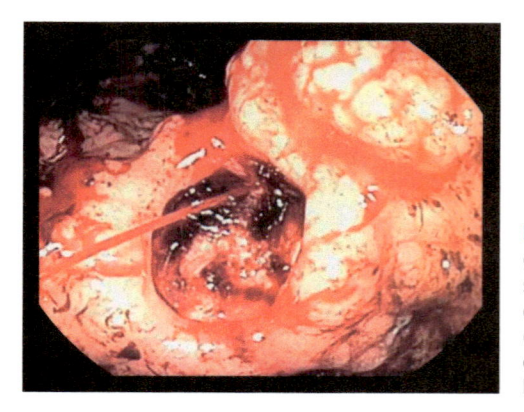

Fig. 54-9. Úlcera gástrica com sangramento ativo em jato (Forrest IA). (Imagem gentilmente cedida pelo Dr. Igor Braga.)

CAPÍTULO 54 ■ HEMORRAGIA DIGESTIVA ALTA NÃO VARICOSA

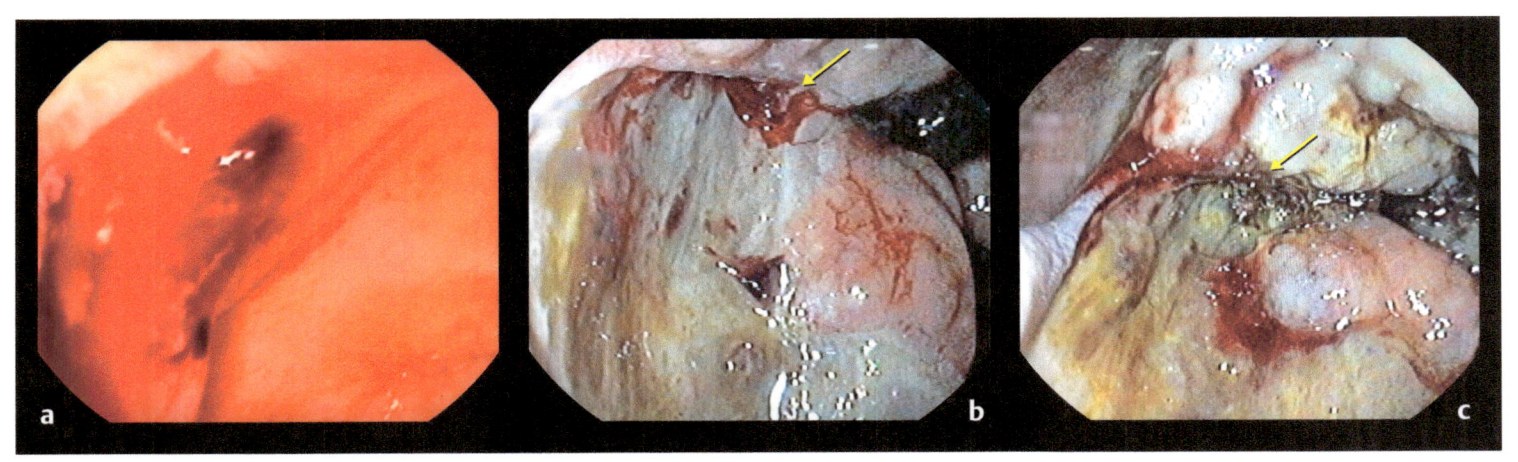

Fig. 54-10. (a-c) Úlcera com sangramento ativo em babação (Forrest IB), tratamento endoscópico com Gold Probe (setas).

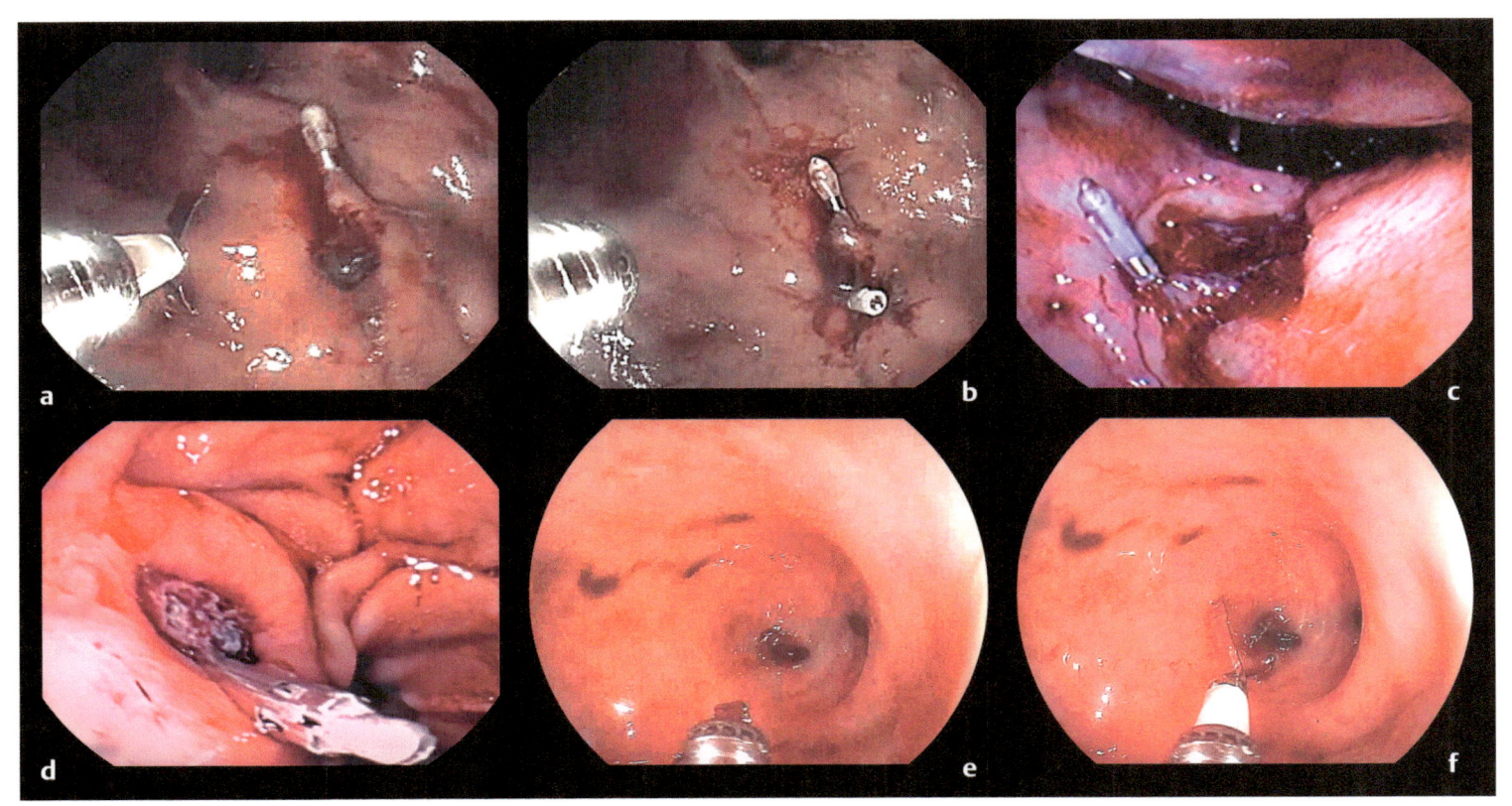

Fig. 54-11. (a-f) Úlcera com coto vascular visível (Forrest IIA), tratamento endoscópico com clipes metálicos.

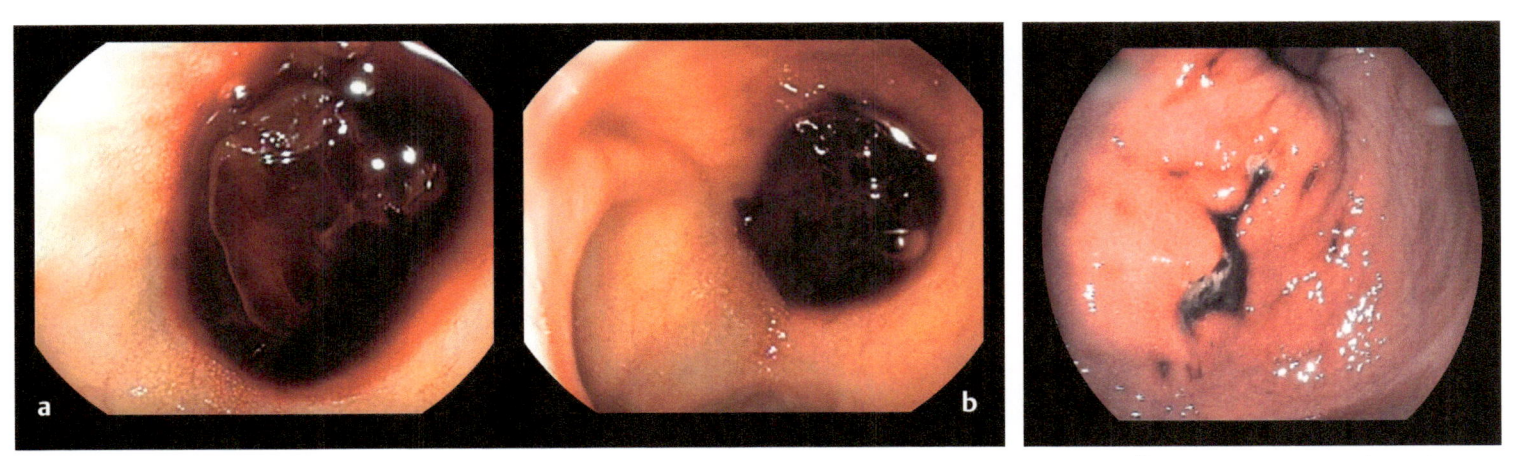

Fig. 54-12. (a-b) Úlcera com coágulo aderido (Forrest IIB).

Fig. 54-13. Úlcera gástrica com coto hematina (Forrest IIC).

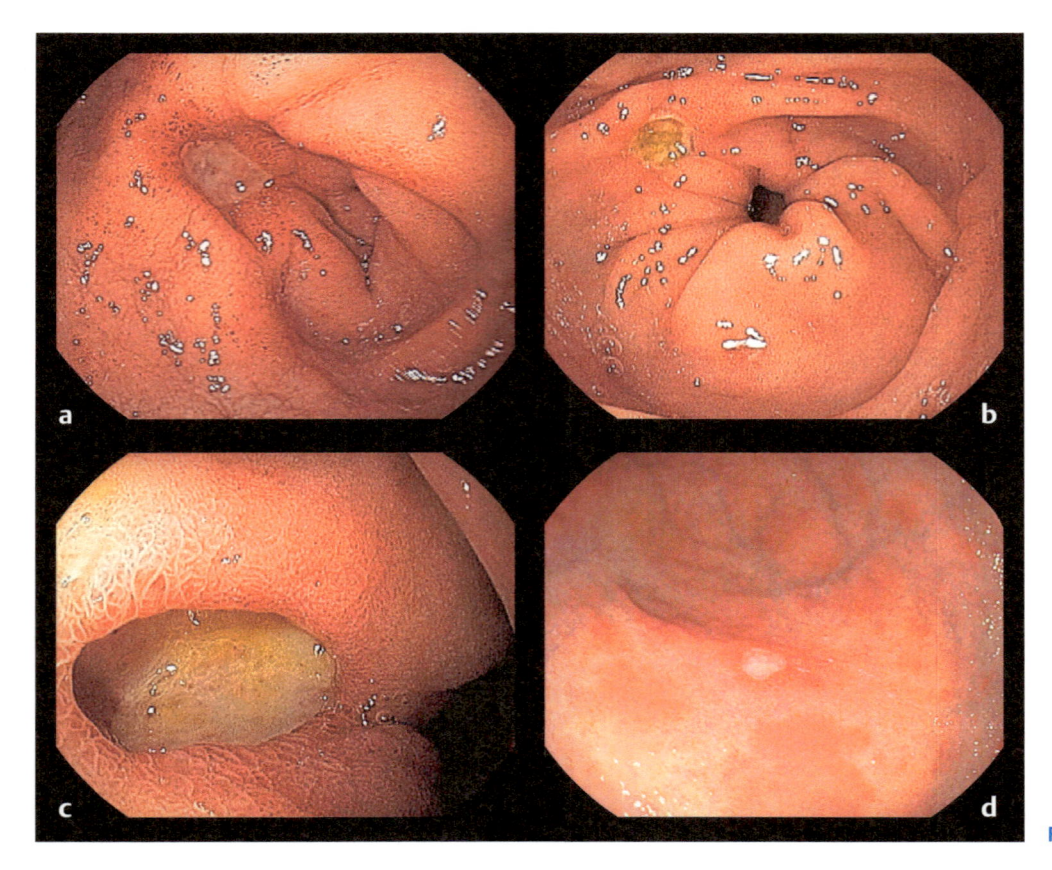

Fig. 54-14. (a-d) Úlcera com fibrina (Forrest III).

TERAPÊUTICA ENDOSCÓPICA

Deve ser instituída após as medidas clínicas iniciais para o manejo do paciente com hemorragia digestiva alta.[7] Além de ser efetiva na hemostasia, a terapia endoscópica pode reduzir drasticamente o risco de ressangramento, a necessidade de cirurgia de urgência, a necessidade de hemotransfusão, o tempo de internação hospitalar e a mortalidade.[8]

Diversos materiais e técnicas podem ser utilizados para terapêutica, de modo que a associação de métodos para hemostasia é comum. A escolha do método para terapêutica depende de múltiplos fatores, como a disponibilidade de materiais, experiência da equipe, etiologia da HDA e posicionamento anatômico.[5]

1. *Terapia de injeção (Fig. 54-15):* consiste na injeção de soluções que geram edema, vasoconstrição e trombose local, culminando em hemostasia. Diversas substâncias podem ser utilizadas, como epinefrina, etanolamina, cianoacrilato e álcool absoluto. A técnica utiliza um cateter injetor com agulha retrátil, que varia de 22 a 25 Gauge e mede entre 4 e 6 mm.[9]
2. *Clipes endoscópicos (Fig. 54-16):* a hemostasia obtida vem da compressão mecânica do vaso ou lesão com sangramento.[10]

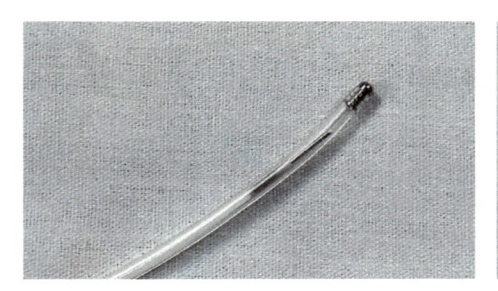

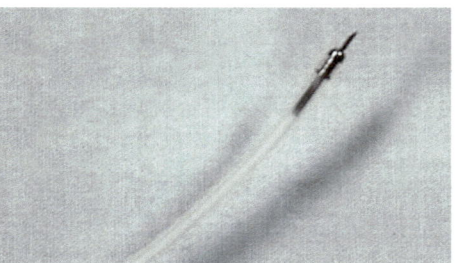

Fig. 54-15. Cateter injetor utilizado para terapêutica endoscópica.

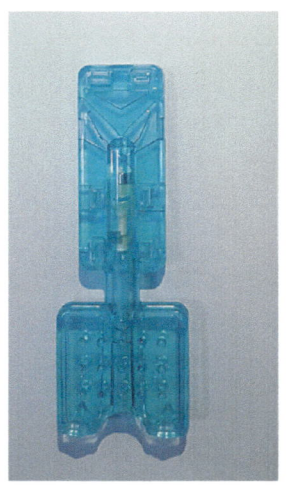

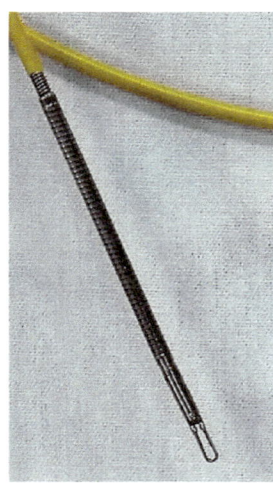

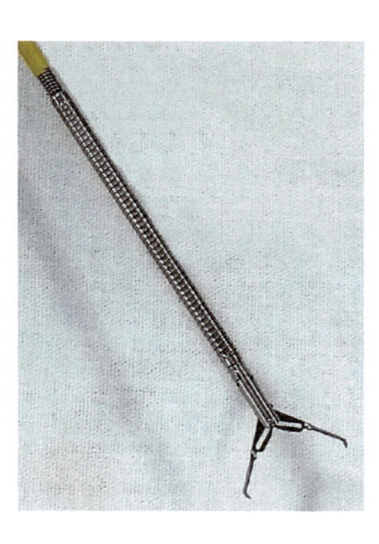

Fig. 54-16. Clipes metálicos.

3. *Ligadura elástica (Fig. 54-17):* desenvolvida inicialmente para o tratamento de hemorragias digestivas altas varicosas, a ligadura elástica vem ganhando espaço no tratamento de outras condições, como Dieulafoy e GAVE (Vídeo 54-1).[11]
4. *Pinça hemostática:* a eletrocoagulação usa dois tipos de circuitos elétricos: multipolar/bipolar ou monopolar. Por esse dispositivo é possível apreender o vaso com sangramento.[12]
5. *Coagulação com plasma de argônio (APC) (Fig. 54-18):* utiliza a forma ionizada do argônio. O gás serve de meio para promoção de coagulação sem o contato direto com a fonte do sangramento (Vídeo 54-2).[13]
6. *Heater probe/gold probe (Fig. 54-19):* é um método de coagulação por contato. Sua ação se baseia na ação conjunta da pressão exercida pelo dispositivo e o calor, que promove coagulação e trombose (Vídeo 54-3).[9]
7. *Spray de pó hemostático (Fig. 54-20):* consistem em formulações inorgânicas em pó. Atuam somente em superfícies sangrantes, causando desidratação local e concentração de fatores de coagulação. A hemostasia é atingida sem o contato direto, uma vez que o dióxido de carbono é utilizado como dispersor (Vídeo 54-4).[14]
8. *Sutura endoscópica (Fig. 54-21):* o uso deste dispositivo pode ser aplicado para diversas indicações, como tratamento de perfuração, fístulas e sangramentos. A sutura mecânica atua de acordo com os mesmos preceitos da síntese cirúrgica.[15]
9. *Ovesco:* o *over-the-scope* clipe é um dispositivo com formato semelhante a uma armadilha de urso. Trata-se de um clipe de grandes dimensões montado sobre o aparelho para abranger grande quantidade de tecido e promover hemostasia e fechamento de perfurações ou fístulas.[16]

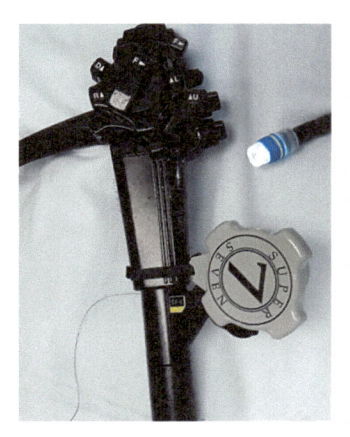

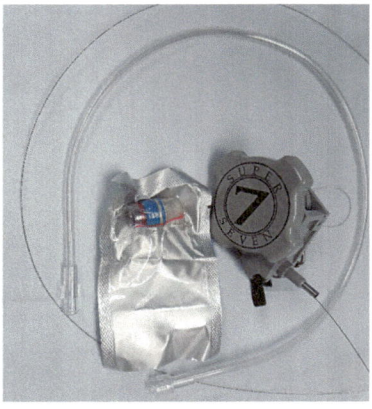

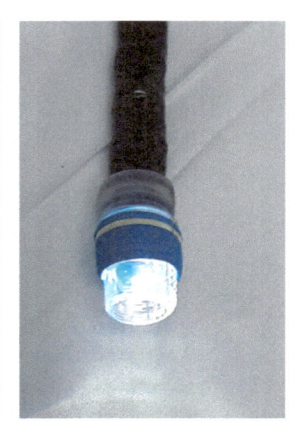

Fig. 54-17. Ligaduras elásticas.

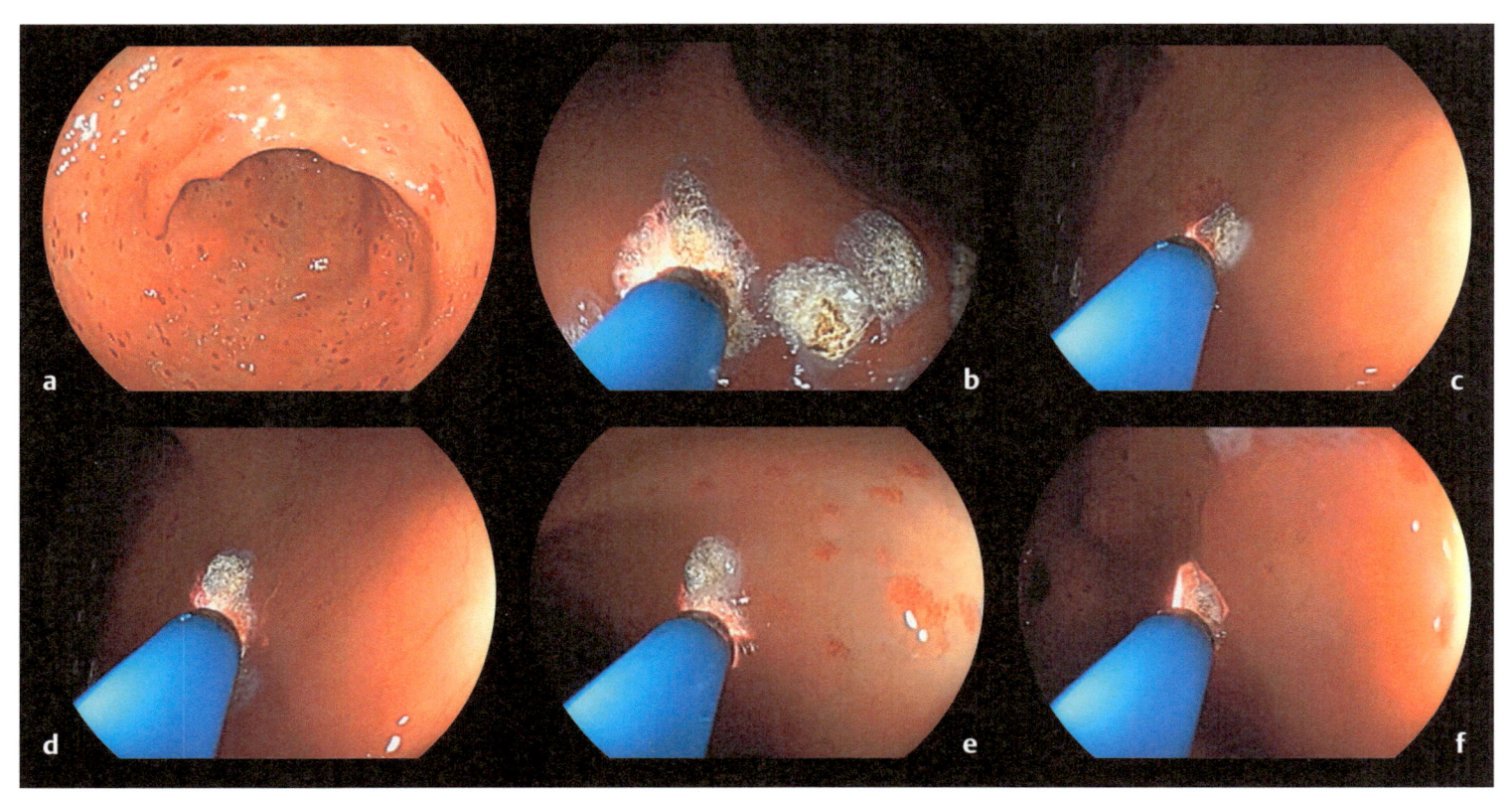

Fig. 54-18. (a-l) Terapêutica com coagulação com plasma de argônio (APC). *(Continua.)*

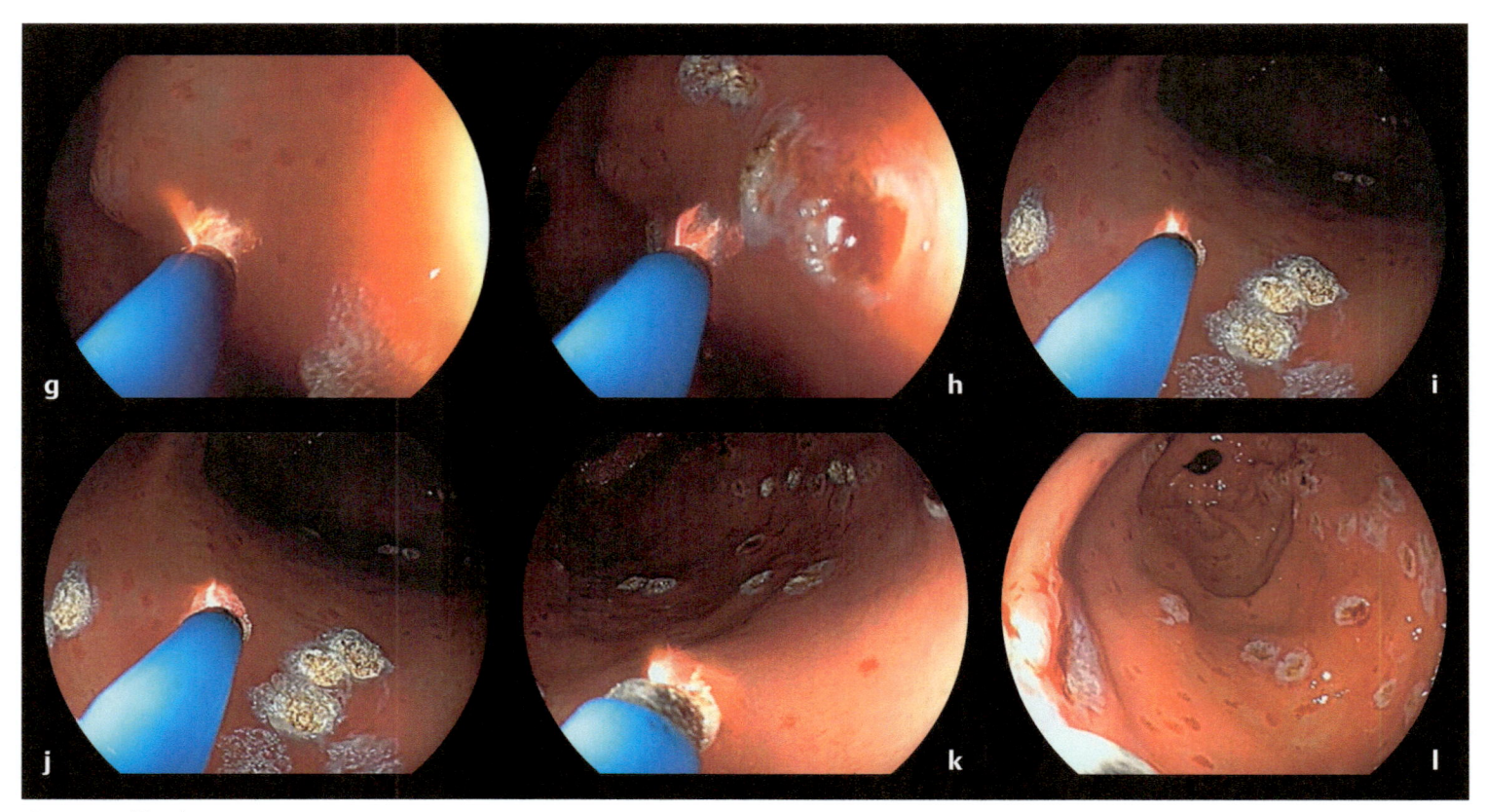

Fig. 54-18. *(Cont.)*

Fig. 54-19. Terapêutica com *gold probe*.

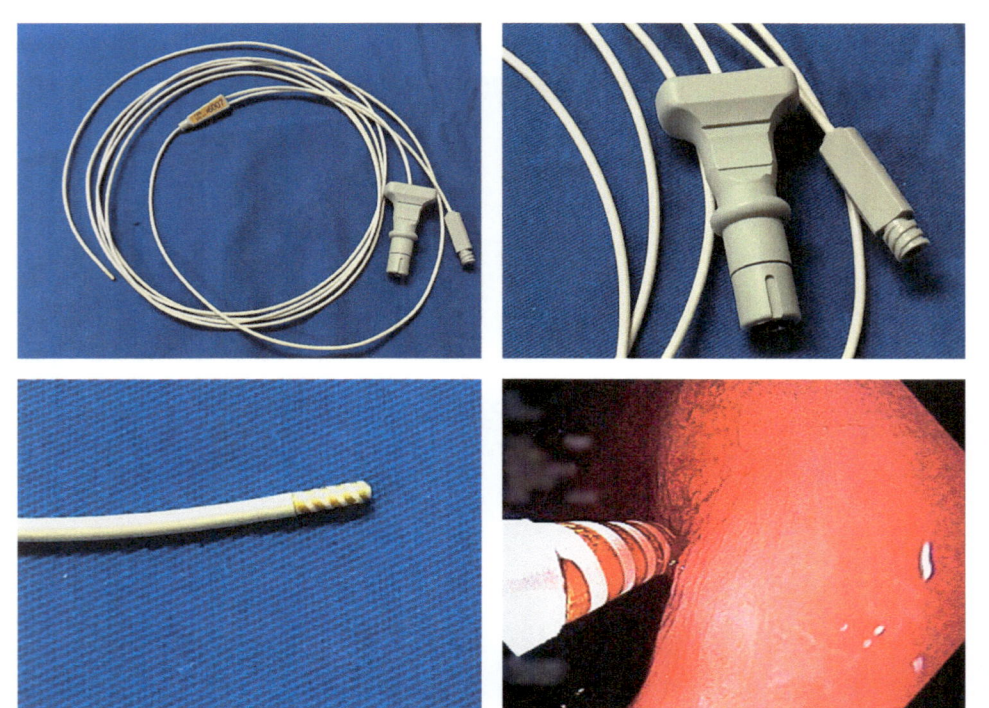

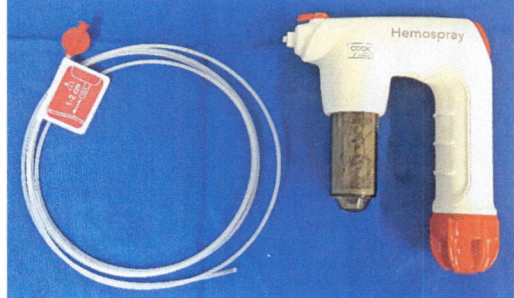

Fig. 54-20. *Hemospray*.

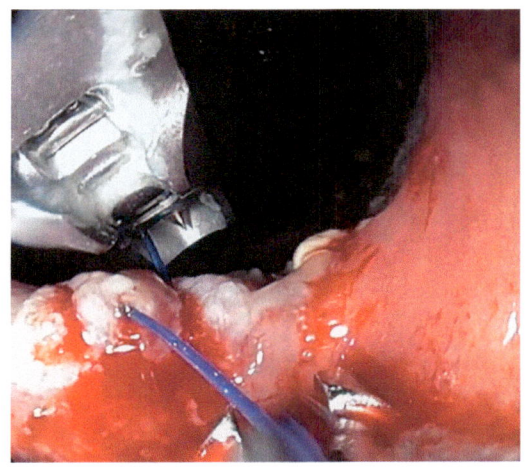

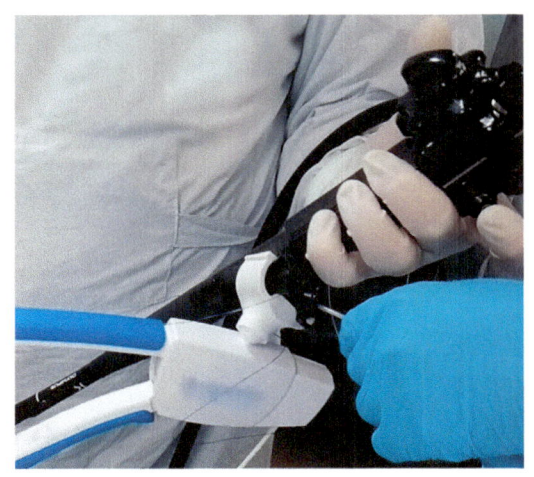

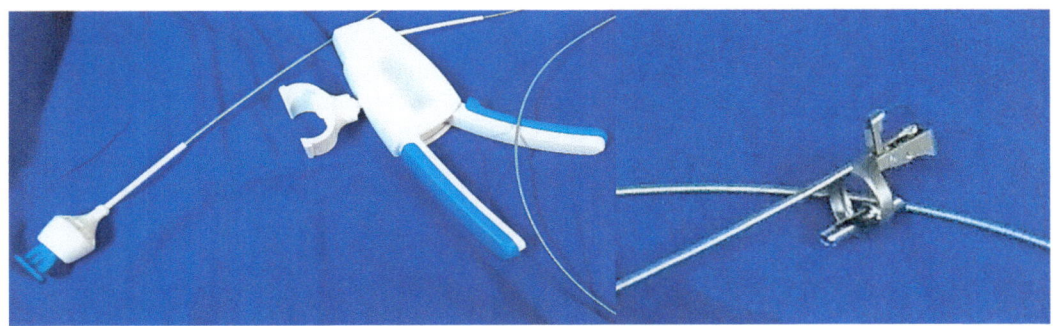

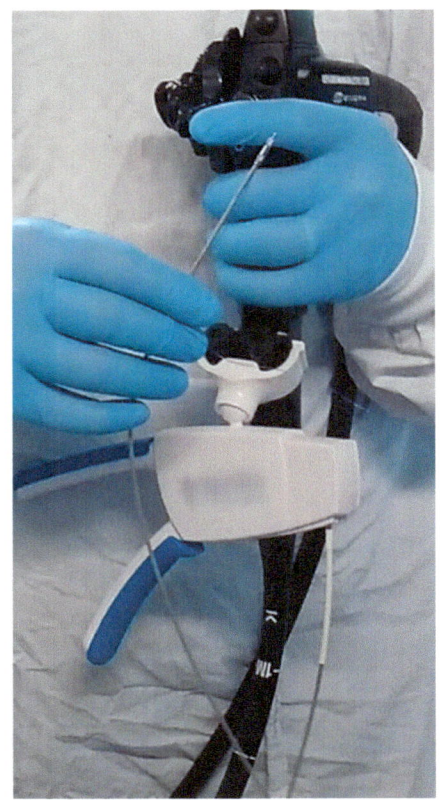

Fig. 54-21. Terapêutica com sutura endoscópica.

REFERÊNCIAS BIBLIOGRÁFICAS

1. Hwang JH, Fisher DA, Ben-Menachem T, Chandrasekhara V, Chathadi K, Decker GA et al. The role of endoscopy in the management of acute non-variceal upper GI bleeding. Gastrointest Endosc. 2012;75:1132-8.
2. Lanas A, Dumonceau J-M, Hunt RH, Fujishiro M, Scheiman JM, Gralnek IM et al. Non-variceal upper gastrointestinal bleeding. Nature Rev Dis Prim. 2018;4.
3. Stanley AJ, Laine L. Management of acute upper gastrointestinal bleeding. BMJ. 2019:l536.
4. Forrest J, Finlayson N, Shearman D. Endoscopy in Gastrointestinal Bleeding. Lancet. 1974;304:394-7.
5. Karstensen J, Ebigbo A, Aabakken L, Dinis-Ribeiro M, Gralnek I, Moine OL et al. Nonvariceal upper gastrointestinal hemorrhage: European Society of Gastrointestinal Endoscopy (ESGE) Cascade Guideline. Endosc Internat Open. 2018;06.
6. Katschinski B, Logan R, Davies J, Faulkner G, Pearson J, Langman M. Prognostic factors in upper gastrointestinal bleeding. Dig Dis Sciences. 1994;39:706-12.
7. Barkun A, Bardou M, Marshall JK. Consensus Recommendations for Managing Patients with Nonvariceal Upper Gastrointestinal Bleeding. Ann Intern Med. 2003;139:843.
8. Baracat F, Moura E, Bernardo W, Pu LZ, Mendonça E, Moura D et al. Endoscopic hemostasis for peptic ulcer bleeding: systematic review and meta-analyses of randomized controlled trials. Surg Endosc. 2015;30:2155-68.
9. Sakai Y, Tsuyuguchi T, Sugiyama H, Nishikawa T, Kurosawa J, Saito M et al. Hypertonic Saline-Epinephrine Local Injection Therapy for Post-Endoscopic Sphincterotomy Bleeding. Surgical Laparoscopy, Endoscopy & Percutaneous Techniques. 2013;23.
10. Anastassiades CP, Baron TH, Song LMWK. Endoscopic clipping for the management of gastrointestinal bleeding. Nature Clinical Practice Gastroenterology & Amp. Hepatology. 2008;5:559-68.
11. Nikolaidis N, Zezos P, Giouleme O, Budas K, Marakis G, Paroutoglou G et al. Endoscopic Band Ligation of Dieulafoy-Like Lesions in the Upper Gastrointestinal Tract. Endoscopy. 2001;33:754-60.
12. Parsi MA, Schulman AR, Aslanian HR, Bhutani MS, Krishnan K, Lichtenstein DR et al. Devices for endoscopic hemostasis of nonvariceal GI bleeding (with videos). VideoGIE. 2019;4:285-99.
13. Buckley FP, Havemann B, Chawla A. Magnetic sphincter augmentation: Optimal patient selection and referral care pathways. World J Gastrointest Endosc. 2019;11:443-53.
14. Barkun AN, Adam V, Lu Y, Chen Y-I, Martel M. Using Hemospray Improves the Cost-effectiveness Ratio in the Management of Upper Gastrointestinal Nonvariceal Bleeding. J Clin Gastroenterol. 2016:1.
15. Agarwal A, Benias P, Gutierrez OB, Wong V, Hanada Y, Yang J et al. Endoscopic suturing for management of peptic ulcer-related upper gastrointestinal bleeding: a preliminary experience. Endoscopy International Open. 2018;06.
16. Manno M, Mangiafico S, Caruso A, Barbera C, Bertani H, Mirante VG et al. First-line endoscopic treatment with OTSC in patients with high-risk non-variceal upper gastrointestinal bleeding: preliminary experience in 40 cases. Surg Endosc. 2015;30:2026-9.

HEMORRAGIA DIGESTIVA ALTA VARICOSA

Rafael Oliveira Ximenes ▪ Marília Novaes Ferreira ▪ Marco Aurélio D'Assunção

INTRODUÇÃO

A hemorragia digestiva alta varicosa (HDAV) é uma complicação grave da hipertensão portal e que possui alta mortalidade, em especial em pacientes com cirrose. De fato, a mortalidade em 6 semanas de um episódio de HDAV em cirróticos é de 15 a 20% e o risco de recorrência de 60% em 1 ano. Com os recentes avanços terapêuticos, houve uma tendência de queda da mortalidade e recorrência nos últimos anos.

A HDAV ocorre em decorrência da ruptura de varizes esofagogástricas causada por hipertensão portal. Estas aparecem quando o nível de pressão da veia porta (estimado pelo gradiente de pressão venosa hepática – GPVH) está acima de 10 mmHg (valores normais: 2 a 5 mmHg). Quando o GPVH supera 12 mmHg, a tensão na parede das varizes se eleva a ponto de provocar sua ruptura. Quanto maiores os níveis de GPVH, maior o risco de sangramento e maior a chance de falha terapêutica e mortalidade.

Em pacientes com cirrose, 70 a 90% das hemorragias digestivas altas têm origem varicosa, sendo o sítio mais comum as varizes esofágicas, seguidas por varizes de fundo gástrico. Apesar de a cirrose ser a etiologia mais comum da hipertensão portal, há outras etiologias possíveis como esquistossomose hepatoesplênica, trombose de veia porta e síndrome de Budd-Chiari (Quadro 55-1).

QUADRO CLÍNICO

As manifestações clínicas mais comuns da HDAV são hematêmese (vômitos com sangue vermelho vivo ou com aspecto de "borra de café", com ou sem coágulos) e melena (fezes enegrecidas e de odor forte, com aspecto de "graxa"). Em sangramentos muito volumosos, pode haver enterorragia (evacuação de sangue vermelho vivo).

Quadro 55-1. Etiologias da Hipertensão Portal e Surgimento de Varizes Esofagogástricas

Causas pré-hepáticas
▪ Trombose de veia porta
▪ Compressão tumoral de veia porta
Causas hepáticas
▪ Cirrose
▪ Esquistossomose hepatoesplênica
▪ Fibrose hepática congênita
▪ Doença veno-oclusiva hepática
▪ Doenças infiltrativas hepáticas (neoplasias primárias, metástases, amiloidose)
▪ Hipertensão portal idiopática (esclerose hepatoportal, fibrose portal não cirrótica, hiperplasia nodular regenerativa)
Causas pós-hepáticas
▪ Síndrome de Budd-Chiari
▪ Pericardite constritiva
▪ Insuficiência cardíaca
Causas de hiperfluxo portal
▪ Esplenomegalia de grande monta (doenças hematológicas)
▪ Fístulas arteriovenosas

Nesse caso, é frequente a ocorrência de hipotensão. Sangramentos mais graves podem levar ainda a lipotimia, síncope, taquicardia, choque, rebaixamento do nível de consciência e broncoaspiração com consequente insuficiência respiratória.

Deve-se, ainda, atentar para a associação de HDAV e infecções bacterianas. As mesmas podem ser desencadeantes da HDAV por piora aguda da hipertensão portal, que é ocasionada pelo aumento da resistência intra-hepática associada à disfunção endotelial. Além disso, a própria HDAV é fator de risco para infecções bacterianas em decorrência do aumento de translocação de bactérias intestinais.

DIAGNÓSTICO

O diagnóstico de HDAV deve ser suspeitado em pacientes com manifestações clínicas de hemorragia digestiva alta e que possuam diagnóstico prévio de doenças que levam à hipertensão portal (como a cirrose) ou que possuam, ao exame clínico, sinais que sugiram esta possibilidade (circulação colateral visível, ascite, esplenomegalia, dentre outros).

Apesar de que as medidas iniciais devem preceder a confirmação da origem varicosa do sangramento, esta deve ser confirmada pela realização de endoscopia digestiva alta (EDA), que possibilita, ainda, o tratamento da HDAV.

TRATAMENTO CLÍNICO

A HDAV é uma emergência médica e requer cuidados intensivos. Na chegada ao hospital, o paciente deve permanecer adequadamente monitorizado em uma sala de emergência até a sua transferência para UTI.

Os primeiros 5 dias após o episódio de HDAV é o período considerado para falha terapêutica. Portanto, deve-se considerar manter o paciente na UTI por esse prazo. Pacientes com baixo risco de falha terapêutica, como aqueles Child A ou Child B sem sangramento ativo à endoscopia, bem como aqueles em que o tratamento endoscópico do sangramento foi efetivo, podem ter sua permanência na UTI reduzida.

Medidas Iniciais
- Considerar intubação orotraqueal em pacientes com HDAV volumosa e/ou rebaixamento do nível de consciência pelo risco de broncoaspiração.
- A expansão volêmica pode ser feita com cristaloides, não havendo evidência de superioridade de coloides, incluindo albumina.
- Deve-se evitar hipervolemia, já que esta está associada a aumento da pressão portal e poderia piorar a HDAV.

Transfusão de Hemocomponentes
- Há evidência de que a estratégia transfusional restritiva (transfundir concentrado de hemácias quando hemoglobina < 7 g/dL com alvo entre 7 e 9 g/dL) está associada à menor mortalidade do que a estratégia liberal (transfundir quando hemoglobina < 9 g/dL com alvo entre 9 e 11 g/dL) – *hazard ratio* 0,55 (0,33-0,92).
- A redução de mortalidade com a estratégia restritiva é mais evidente em pacientes Child A e B (*hazard ratio* 0,30 [0,11-0,85]).

- Vale ressaltar que pacientes com sangramento maciço e com doença arterial (coronariana, cerebrovascular, periférica) foram excluídos dos trabalhos que demonstraram benefício da terapia transfusional restritiva. Portanto, tais pacientes podem necessitar de alvos de hemoglobina mais alto, especialmente se hemodinamicamente instáveis e/ou sintomáticos.
- Não é recomendada a correção do INR em pacientes cirróticos com HDAV, já que esse parâmetro não é um bom marcador do status da coagulação na cirrose. O INR alargado reflete uma deficiência de fatores de coagulação (que são na sua maioria de produção hepática), mas não leva em consideração a deficiência de fatores anticoagulantes, que também são de produção hepática.
- Não há recomendação a favor nem contra a transfusão de plaquetas em pacientes com HDAV. Há evidência de que a contagem de plaquetas < 56.000/mm³ está associada à menor geração de trombina. Portanto, alguns autores recomendam transfusão de aférese de plaquetas em pacientes nessa situação, especialmente se houver dificuldade no controle do sangramento.
- Apesar de não haver adequada validação neste cenário, em locais onde há disponibilidade, a tromboelastrografia pode ser utilizada para guiar a terapia transfusional.

Profilaxia de Infecção

- O uso de antibioticoprofilaxia está associado à menor ocorrência de infecções, menor recorrência da hemorragia e menor mortalidade em pacientes com HDAV. Portanto, deve ser implementada o mais cedo possível.
- As opções recomendadas são quinolonas (norfloxacino 400 mg VO 12/12 horas) ou cefalosporinas (ceftriaxone 1 g EV 1×/dia).
- Em pacientes com cirrose avançada (dois ou mais dos seguintes parâmetros: desnutrição, ascite, encefalopatia e bilirrubinas > 3 mg/dL) o ceftriaxone é mais eficaz que norfloxacino na prevenção de infecções. Também deve ser preferido em pacientes com risco de bactérias resistentes a quinolonas (p. ex., usuários de norfloxacino para profilaxia de peritonite bacteriana espontânea).
- A antibioticoprofilaxia deve ser mantida por no máximo 7 dias. Considerar suspendê-la antes quando a hemorragia estiver resolvida e as drogas vasoativas suspensas.
- Pacientes com sinais de infecção à admissão devem receber o tratamento adequado conforme sítio e fatores de risco para bactérias multirresistentes, e não antibioticoprofilaxia.

Drogas Vasoativas

- O uso de drogas vasoativas está associado à menor necessidade transfusional e menor mortalidade. Na suspeita de HDAV, seu uso deve ser iniciado precocemente, antes mesmo da EDA.
- As opções disponíveis são:
  - Terlipressina: 2 mg EV seguido por 1 a 2 mg 4/4 horas (manter 2 mg 4/4 horas até o controle do sangramento). É feita em bolo lento após diluição da ampola no diluente que vem com a mesma.
  - Octreotide: 50 mcg EV em bolo seguido por 25 a 50 mcg/hora. O bolo inicial pode ser feito sem diluição. Uma sugestão para a dose de manutenção é diluir 5 ampolas de 1 mL de octreotide 0,1 mg/mL em 95 mL de soro fisiológico 0,9% e administrar em bomba de infusão contínua a 10 mL/hora (50 mcg/hora).
  - Somatostatina: 250 mcg EV em bolo seguido por 250 a 500 mcg/hora. Uma sugestão para a dose de manutenção é uma ampola de somatostatina de 3 mg diluída em 250 mL de soro fisiológico 0,9% em bomba de infusão contínua a 21 mL/horas (250 mcg/hora).
- Dentre essas opções, a terlipressina é aquela com maior evidência de benefício (redução de mortalidade em metanálise da Cochrane), sendo a droga de escolha em locais onde há disponibilidade.
- Um ensaio clínico randomizado comparou as 3 drogas acima em pacientes com HDAV e não houve diferença de eficácia entre elas. Porém, a dose de terlipressina utilizada foi menor que a recomendada (1 mg EV 6/6 horas).
- Deve-se monitorizar o paciente em uso de terlipressina pelo risco de eventos adversos, especialmente hipertensão, congestão pulmonar, eventos isquêmicos (IAM, AVC, isquemia intestinal, testicular, cutânea, MMII) e arritmias (bradi e taquiarritmias). Portanto, pacientes portadores de condições que aumentam os riscos desses eventos adversos podem ter o uso da terlipressina contraindicado.
- Também há risco de hipertensão, arritmias e disglicemia em pacientes em uso de somatostatina e octreotide.
- O tempo preconizado de uso das drogas vasoativas é de 5 dias. Porém, pode-se considerar a sua suspensão precoce (24 horas após o tratamento endoscópico efetivo) em pacientes com baixo risco de falha terapêutica.

ENDOSCOPIA DIGESTIVA ALTA NA HEMORRAGIA DIGESTIVA ALTA VARICOSA

A EDA tem importante papel no diagnóstico das varizes, na sua classificação e no seu tratamento (profilaxia primária, controle do sangramento agudo e profilaxia secundária).

Classificação das Varizes

A EDA é o exame de escolha para o diagnóstico e classificação das varizes. Na EDA, podemos encontrar varizes no esôfago, estômago e eventualmente duodeno.

As varizes esofágicas podem ser classificadas de acordo com as classificações do consenso de Baveno ou da Sociedade Japonesa de Pesquisa em Hipertensão Portal (Quadros 55-2 e 55-3; Figs. 55-1 a 55-5), enquanto as varizes esofagogástricas podem ser classificadas de acordo com a Sociedade Japonesa de Pesquisa em Hipertensão Portal ou classificação de Sarin (Quadros 55-3 e 55-4; Figs. 55-6 a 55-9).

Quadro 55-2. Classificação de Baveno de Varizes Esofágicas

Fino calibre	Varizes < 5 mm
Grosso calibre	Varizes > 5 mm

Quadro 55-3. Classificação da Sociedade Japonesa de Pesquisa em Hipertensão Portal

Característica	Código	Descrição
Cor fundamental	CW	Varizes brancas (*white*) ou com a mesma cor da mucosa
	CB	Varizes azuladas (*blue*), acinzentadas ou arroxeadas
Sinal da cor vermelha	RWM	Mucosa em vergão vermelho (*red wale marking*): vênulas dilatadas, orientadas com aspecto de marcas de açoite
	CRS	Manchas em cor de cereja (*cherry red spot*): manchas avermelhadas, arredondadas com cerca de 2 mm
	HCS	Mancha hematocística (*hematocystic spot*): pequenas projeções arredondadas de cor vermelha ou arroxeadas com cerca de 4 mm de diâmetro e semelhantes a uma bolha de sangue, geralmente solitária em cordão tortuoso e de grosso calibre
	DR	Rubor difuso (*diffuse redness*): áreas avermelhadas difusas, sem elevações ou depressões
Forma	F1	Varizes retas
	F2	Varizes tortuosas, de calibre pouco aumentado (menor que 1/3 da luz)
	F3	Varizes tortuosas, de grosso calibre (maior que 1/3 da luz)
Localização	Ls	*Locus* superior: acima da bifurcação traqueal
	Lm	*Locus* medial: na área da bifurcação traqueal
	Li	*Locus* inferior: no terço distal de esôfago
Esofagite	E+	Presente
	E–	Ausente
Locus gástrico	Lg–	Ausente
	Lgc	Varizes em cárdia
	Lgf	Varizes em fundo gástrico

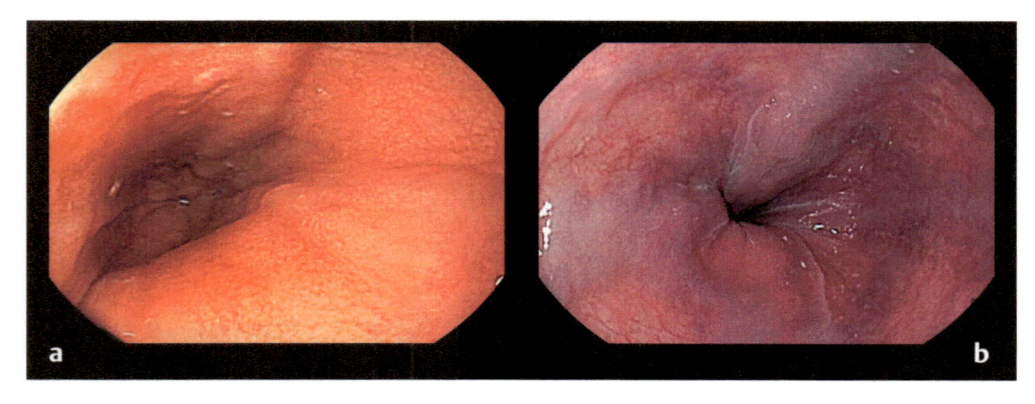

Fig. 55-1. (a, b) Varizes esofágicas de fino calibre (CB F1).

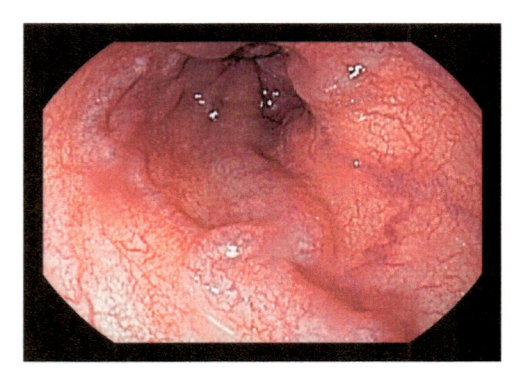

Fig. 55-2. Varizes esofágicas de médio calibre (CB F2).

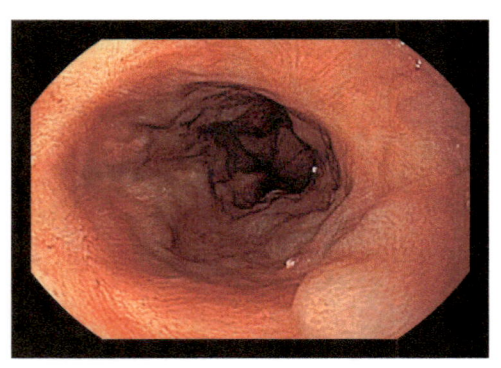

Fig. 55-3. Varizes esofágicas de médio calibre (CB F2) e retrações cicatriciais por ligadura elástica prévia.

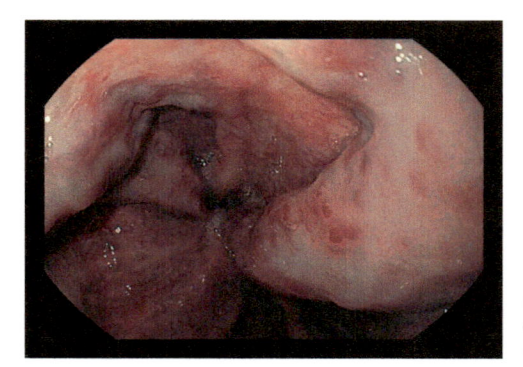

Fig. 55-4. Varizes esofágicas de grosso calibre (CB CRS F3).

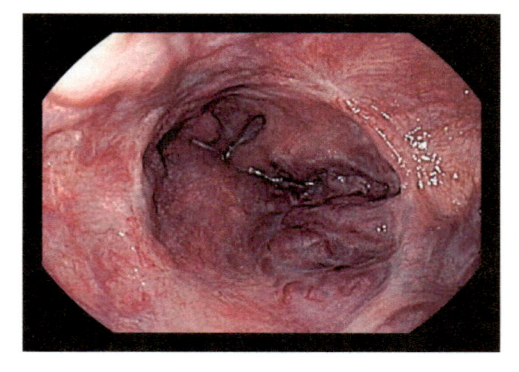

Fig. 55-5. Varizes esofágicas de grosso calibre (CB RWM F3) e retrações cicatriciais por ligadura elástica prévia.

CAPÍTULO 55 ■ HEMORRAGIA DIGESTIVA ALTA VARICOSA

Quadro 55-4. Classificação de Sarin de Varizes Gástricas

Localização	Código	Descrição
Varizes gastroesofágicas	GOV1	Continuação de varizes esofágicas que se estendem por 2 a 5 cm abaixo da transição esofagogástrica pela pequena curvatura do estômago
	GOV2	Estendem-se ao fundo gástrico
Varizes gástricas isoladas	IGV1	Varizes gástricas isoladas localizadas no fundo gástrico a poucos centímetros da cárdia
	IGV2	Varizes gástricas isoladas que ocorrem em qualquer local do estômago

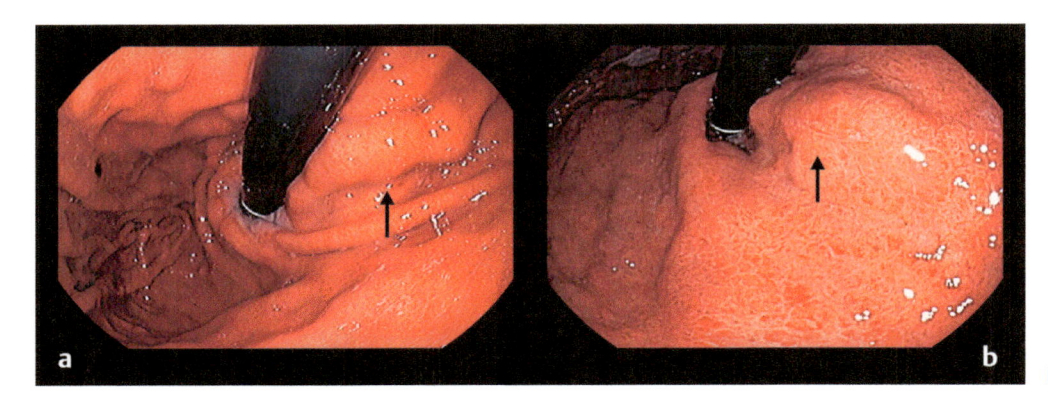

Fig. 55-6. (a, b) Variz esofagogástrica (Lgc/GOV1).

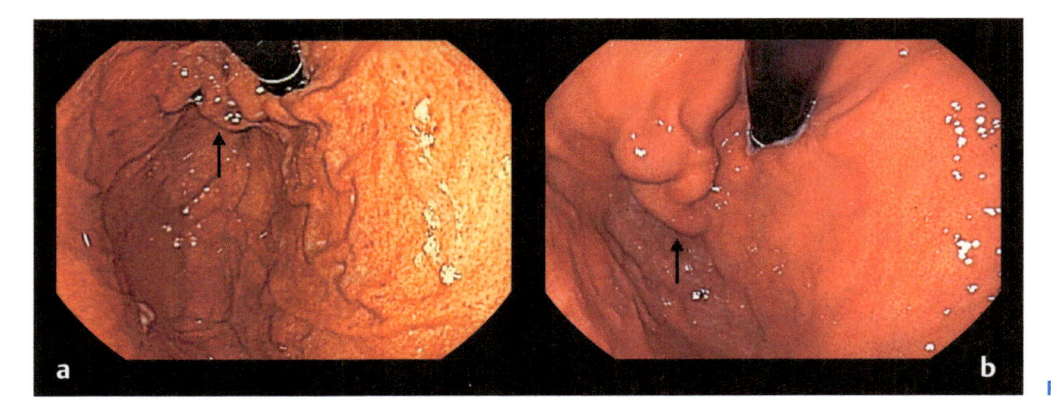

Fig. 55-7. (a, b) Variz esofagogástrica (Lgf/GOV2).

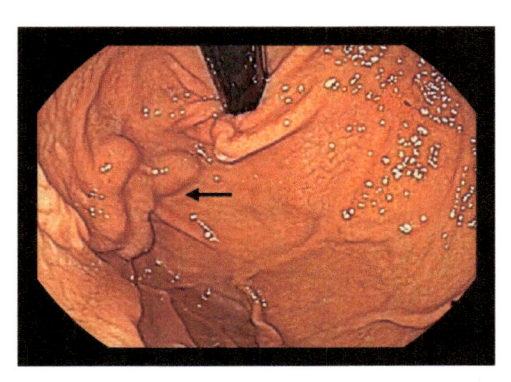

Fig. 55-8. Variz gástrica (IGV1).

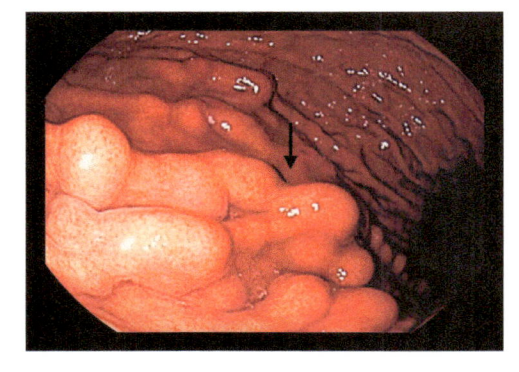

Fig. 55-9. Variz gástrica (IGV2).

Profilaxia Primária

De acordo com Baveno VI, pacientes com varizes de fino calibre com marcas vermelhas e/ou Child C devem ser tratados com betabloqueadores (BB), como propranolol ou nadolol e, mais recentemente, carvedilol (este último preferencialmente em pacientes compensados). Para aqueles pacientes com varizes de médio/grosso calibres, recomenda-se o uso de BB ou a ligadura elástica das varizes esofágicas (LEVE). A escolha do tratamento deve se basear nos recursos e conhecimentos locais, na preferência e características dos pacientes, com especial importância às contraindicações e intolerância ao uso de BB (Fig. 55-10a).

Nos casos em que se opte pela LEVE, esta deve ser realizada iniciando-se logo acima da transição esofagogástrica, com colocação das bandas subsequentes de forma ascendente e helicoidal, com utilização de até 6 a 8 bandas por procedimento (Fig. 55-10b, c; Vídeo 55-1). As bandas caem habitualmente dentro de 7-14 dias com formação de úlceras pouco profundas (Fig. 55-11). Quanto às suas principais complicações, tem-se sangramento por queda precoce das bandas como a mais frequente, seguida por dor torácica, disfagia, odinofagia e mais raramente estenose.

Devem-se realizar sessões sequenciais em intervalo de 2-4 semanas até erradicação das varizes (Fig. 55-12), seguida de EDA de acompanhamento após 1-3 meses e EDA para verificação de recorrência a cada 6-12 meses.

Apesar de estudo sugerindo que a injeção de cianoacrilato em varizes de fundo gástrico é superior à profilaxia primária com BB, o consenso de Baveno não recomenda o cianoacrilato nesse cenário.

Controle do Sangramento Agudo

A EDA deve ser realizada após a estabilização clínica do paciente e dentro das primeiras 6 a 24 horas da chegada ao hospital (preferencialmente em até 12 horas).

A primeira opção para o tratamento de HDAV por varizes esofágicas é a LEVE, que está indicada para o controle do sangramento e prevenção de ressangramento. Portanto, a LEVE deve ser realizada mesmo em pacientes sem sangramento ativo no momento da EDA.

Caso a ligadura elástica não seja disponível ou for tecnicamente inviável, uma alternativa é a injeção de substância esclerosante, como solução de ethamolin intravasal ou paravasal (Fig. 55-13). Como principais complicações, observam-se febre, desconforto retroesternal, disfagia, sangramento durante o procedimento, ulceração esofágica e menos frequentemente perfuração esofágica, mediastinite e fístula broncoesofágica.

HDAV de varizes de fundo gástrico podem ser endoscopicamente tratadas com injeção de cianoacrilato nos casos de sangramento agudo (Figs. 55-14 a 55-16; Vídeo 55-2). Antes da realização do procedimento, deve-se lubrificar a ponta do aparelho e o seu canal de trabalho com vaselina líquida ou lipiodol, para evitar que o cianoacrilato cole no aparelho. Sugere-se ainda que, no momento do

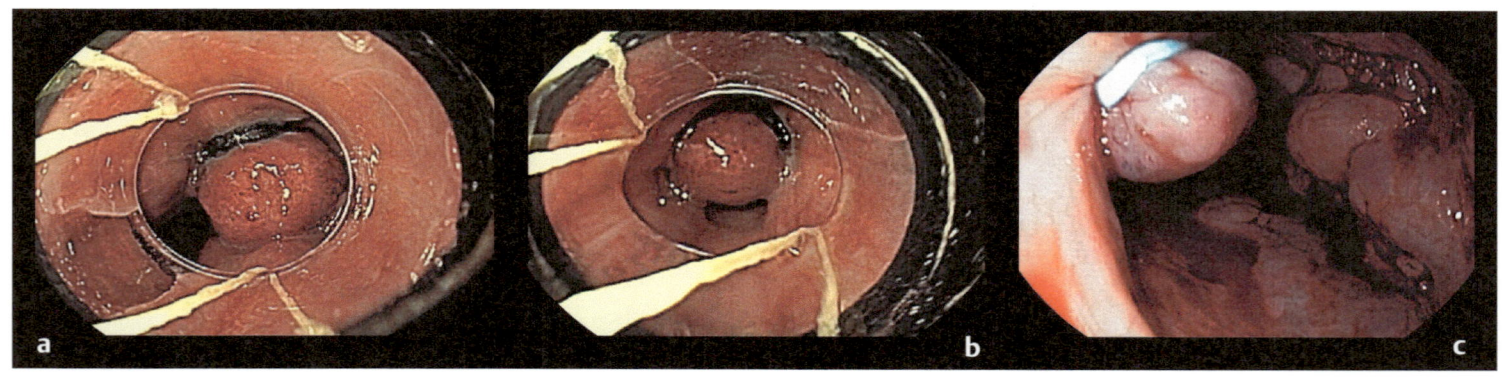

Fig. 55-10. (a-c) Ligaduras elásticas de varizes esofágicas.

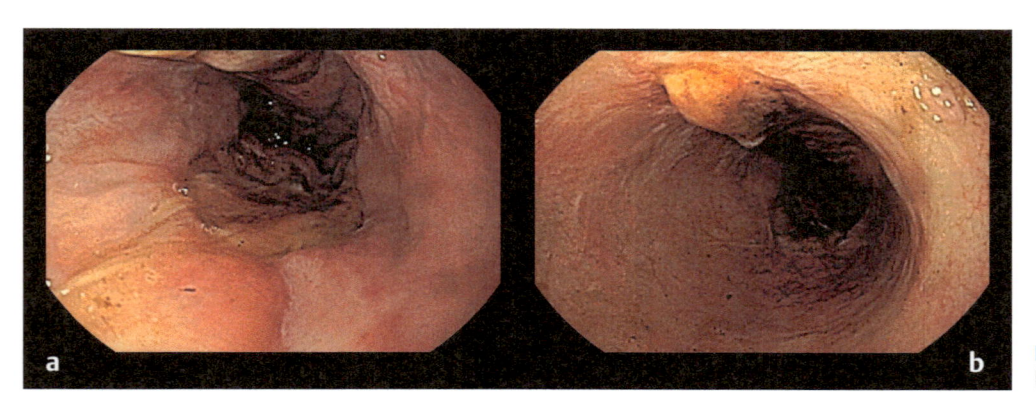

Fig. 55-11. (a, b) Úlceras esofágicas após queda de bandas elásticas.

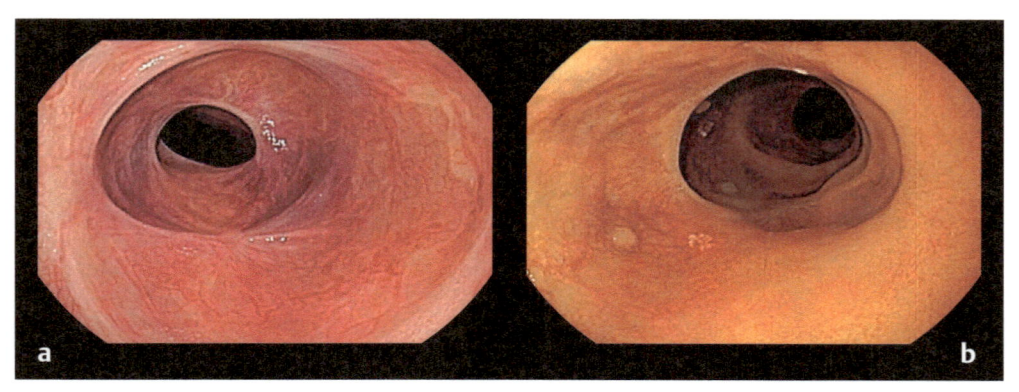

Fig. 55-12. (a, b) Varizes esofágicas erradicadas após tratamento endoscópico com ligaduras elásticas.

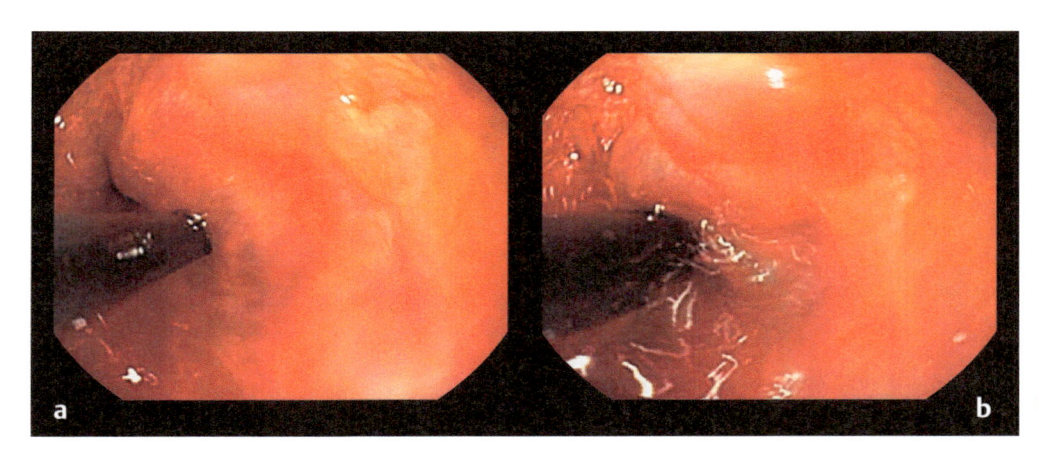

Fig. 55-13. (a, b) Injeção de ethamolin em varizes esofágicas.

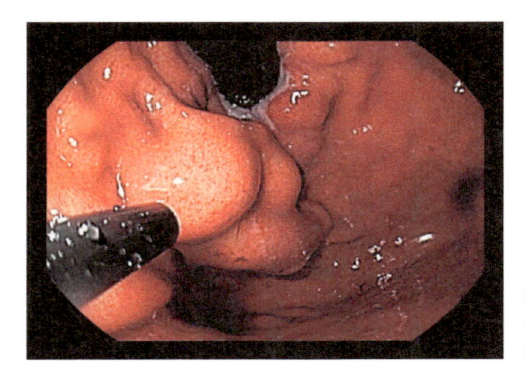

Fig. 55-14. Injeção de cianoacrilato em variz gástrica.

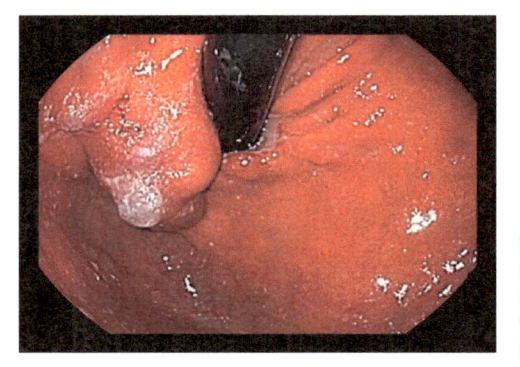

Fig. 55-15. Aspecto endoscópico imediatamente após injeção de cianoacrilato em variz gástrica.

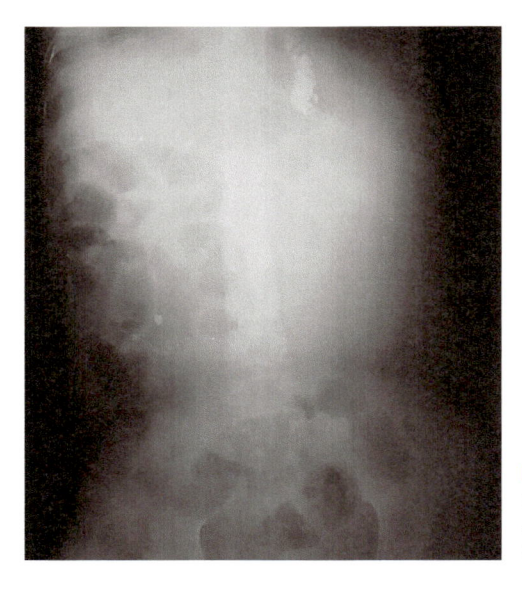

Fig. 55-16. Aspecto radiológico após injeção de cianoacrilato em variz gástrica.

procedimento, desconecte-se o tubo de aspiração para evitar que o cianoacrilato seja inadvertidamente aspirado e obstrua o canal do aparelho. O cateter de esclerose a ser utilizado deve ser preenchido com soro fisiológico. Os principais passos do procedimento são:

- Aspirar 0,5 a 0,8 mL de lipiodol em uma seringa de 3 mL.
- Posicionar o cateter de esclerose para punção.
- Aspirar 0,5 mL de cianoacrilato na seringa com lipiodol e agitar para homogeneizar.
- Puncionar a variz de fundo gástrico e injetar rapidamente a solução.
- Conectar seringa com 5 mL de soro fisiológico e injetar. Após injeção de 1 mL, empurrar aparelho de endoscopia para retirar agulha da variz (continuar injetando soro fisiológico).
- Recolher a agulha (manter o cateter exposto) e palpar a variz com o cateter. Se a mesma estiver obliterada, encerrar o procedimento. Caso contrário, fazer nova injeção.

O volume total a ser injetado não deve ultrapassar 2 mL pelo risco de embolização do cianoacrilato, em especial para o pulmão.

Após o procedimento, recomenda-se retirar o aparelho com a ponta do cateter de esclerose exposta e cortá-la com tesoura. Depois de se retirar o cateter, deve-se limpar bem o aparelho e o canal de trabalho.

Outra alternativa disponível atualmente é a injeção de "mola" (*coil*) guiada por ecoendoscopia, com ou sem injeção de cianoacrilato. A mola reduziria o risco de embolização do cianoacrilato e também teria efeito local trombogênico, contribuindo para obliteração da variz. Por fim, há autores que recomendam a injeção de *coil* e cianoacrilato nas veias que suprem as varizes de fundo gástrico em procedimento guiado por ecoendoscopia, com resultados promissores.

Controle de Sangramento Crônico

Além da formação de varizes esofagogástricas, a hipertensão portal pode também ser responsável pelo desenvolvimento da gastropatia hipertensiva portal. Tal entidade está presente em 20-80% dos cirróticos sendo responsável por < 3% dos sangramentos agudos e por 10-15% dos sangramentos crônicos.

A NIEC (*New Italian Endoscopic Club for the Study and Treatment of Oesophageal Varices*) classificou a gastropatia hipertensiva em leve e intensa. Considera-se leve quando há presença de edema com padrão em mosaico (Fig. 55-17) e intensa quando o edema está associado a pontos hemorrágicos (Fig. 55-18).

Nos casos de sangramento agudo, está indicado uso de drogas vasopressoras ou TIPS em sangramentos mais volumosos; já nos casos crônicos a terapia de primeira linha é o uso de BB ou TIPS, ambos objetivando a redução da pressão portal. O TIPS deve ser considerado nos pacientes dependentes de hemotransfusão frequente.

Já as ectasias vasculares gástricas do antro (GAVE) (Fig. 55-19) são lesões vasculares dilatadas e tortuosas da mucosa gástrica associadas, em 30% dos casos, à hipertensão portal. Podem, também, estar relacionadas com a insuficiência renal crônica, doenças autoimunes, doenças cardíacas e transplante de medula óssea.

Tal entidade pode ser causa de sangramento agudo ou crônico nos pacientes cirróticos. Nesses casos, está indicado, principalmente, o uso de terapia térmica de não contato como o plasma de argônio (Figs. 55-20 a 55-24). Outras opções de tratamento são a realização de ligaduras elásticas, ablação por radiofrequência ou antrectomia cirúrgica nos casos mais graves.

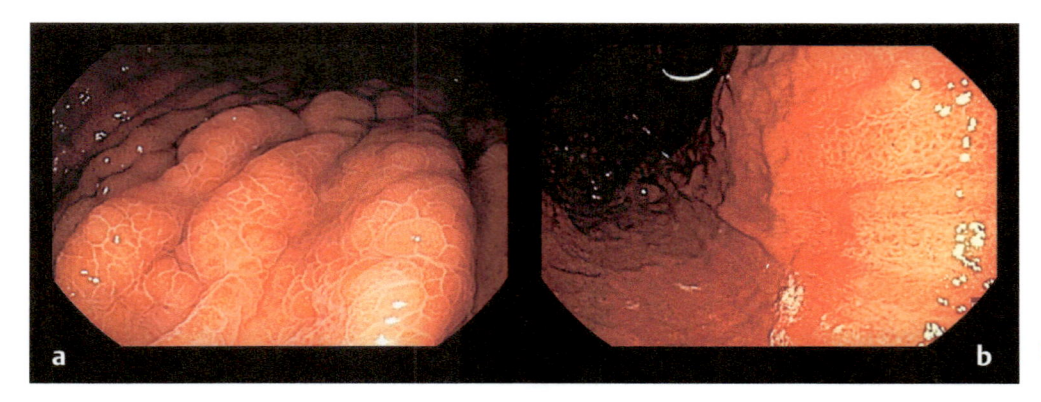

Fig. 55-17. (a, b) Gastropatia da hipertensão portal leve.

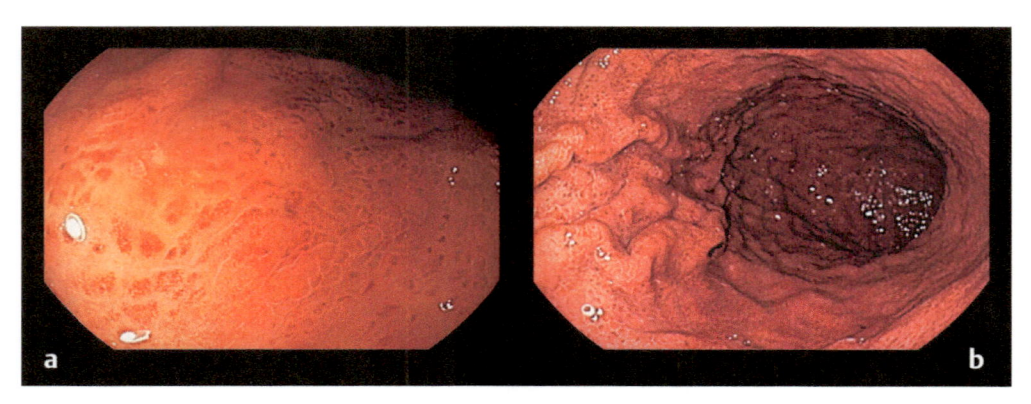

Fig. 55-18. (a, b) Gastropatia da hipertensão portal intensa.

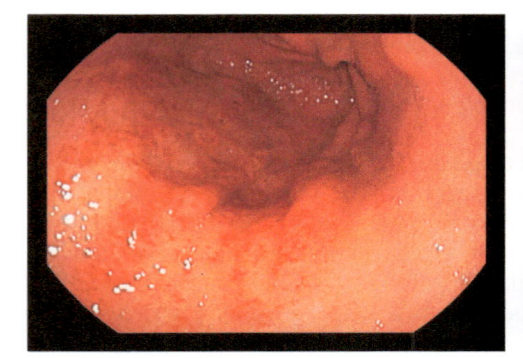

Fig. 55-19. Ectasias vasculares gástricas do antro (GAVE).

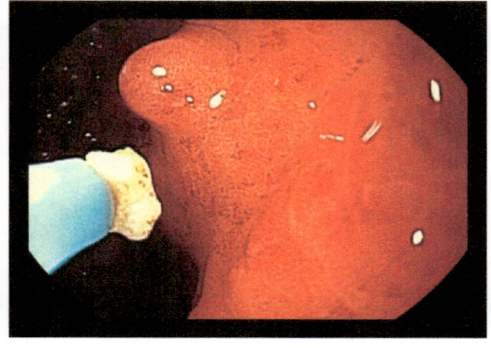

Fig. 55-20. Aplicação de plasma de argônio em GAVE.

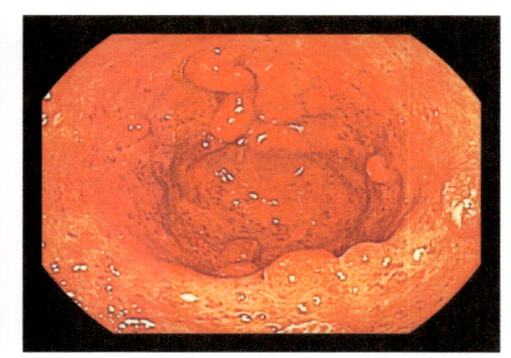

Fig. 55-21. Ectasias vasculares gástricas do antro (GAVE).

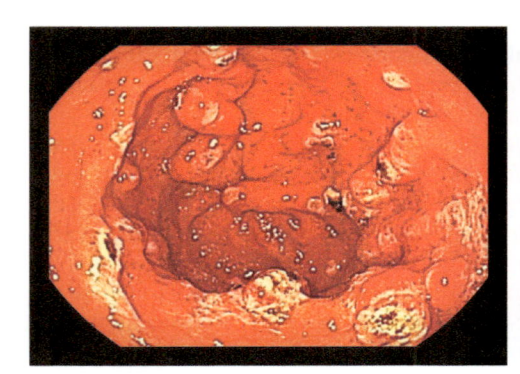

Fig. 55-22. Aspecto endoscópico após tratamento de GAVE com plasma de argônio.

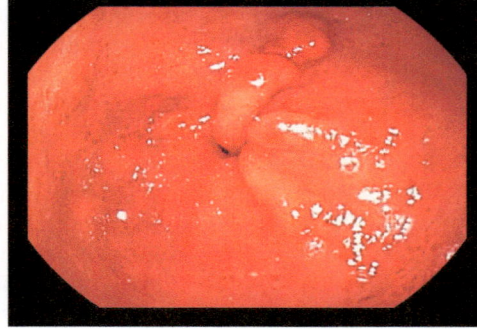

Fig. 55-23. Ectasias vasculares gástricas do antro (GAVE).

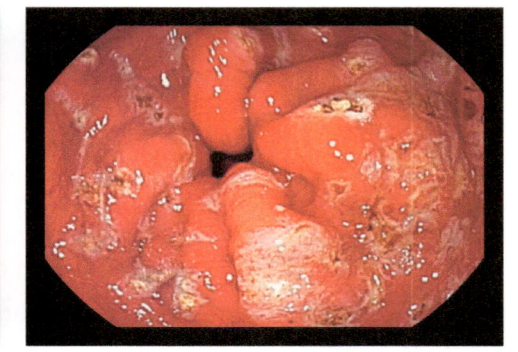

Fig. 55-24. Aspecto endoscópico após tratamento de GAVE com plasma de argônio.

CONDUTAS NA FALHA TERAPÊUTICA

Em pacientes nos quais o tratamento combinado de drogas vasoativas e terapia endoscópica inicial não for efetivo para o controle da HDAV, as opções terapêuticas disponíveis são: segunda tentativa de tratamento endoscópico, terapia mecânica (Balão de Sengstaken-Blakemore/*Stents*) e tratamento radiointervencionista (TIPS/BRTO).

São considerados critérios de falha terapêutica:

- Hematêmese com sangue vermelho vivo ≥ 2 horas após o início do tratamento (drogas vasoativas e/ou tratamento endoscópico).
- Queda de 3 g/dL de hemoglobina na ausência de transfusão sanguínea.
- Choque hipovolêmico.
- Morte.

Balão de Sengstaken-Blakemore e *Stents*

- Como ponte até a EDA ou a colocação do TIPS em pacientes com sangramento grave, pode ser utilizado balão de Sengstaken-Blakemore, passado, normalmente, por via nasal após intubação orotraqueal. A técnica para passagem do balão é a seguinte:
  - Antes do procedimento, insuflar os balonetes para checar se há vazamento de ar nas câmaras gástrica e esofágica e, depois, desinsuflá-los completamente.
  - Identificar corretamente qual é a via de insuflação do balão gástrico (normalmente branca) e esofágico (normalmente vermelha).
  - Posicionar o paciente em posição supina com cabeceira elevada 30 a 45°.
  - Lubrificar a narina com gel anestésico.
  - Introduzir o balão pela narina lenta e gradualmente. Flexionar a cabeça em direção ao peito pode facilitar a passagem do balão pelo seio piriforme.
  - Deve-se introduzir o balão por pelo menos 50 cm e checar o correto posicionamento no estômago através da aspiração do conteúdo gástrico, insuflação de pequena quantidade de ar na via de aspiração e ausculta epigástrica ou, se disponível, ultrassonografia à beira leito ou radiografia.
  - Insuflar o balão gástrico com cerca de 300 mL de ar e fechar a porta do balonete com pinça ou grampo.
  - Tracionar suavemente a sonda até apresentar resistência (tamponamento do fundo gástrico)
  - Fixar a sonda com esparadrapo, preferencialmente na região frontal (fixação no nariz apresenta risco de necrose da asa nasal).
  - Insuflar o balão esofágico até uma pressão de 25 a 40 mmHg (preferência por pressões mais baixas pelo risco de isquemia esofágica).
  - A pressão do balão esofágico deve ser aferida de 4 em 4 horas.
  - Aspirar a orofaringe com frequência.
  - O balão de Sengstaken-Blakemore não deve ser mantido por mais de 24 horas (risco de necrose esofágica).
- Em locais em que há disponibilidade, a colocação de *stents* metálicos esofágicos por EDA é uma alternativa à passagem do balão de Sengstaken-Blakemore com eficácia superior e que oferece maior comodidade e segurança.

TIPS e BRTO

- O TIPS é recomendado na falha do tratamento endoscópico combinado com drogas vasoativas e pode ser utilizado tanto para HDAV de varizes esofágicas quanto de fundo gástrico.
- Há evidência de que pacientes selecionados com alto risco de falha terapêutica e/ou ressangramento se beneficiam de colocação precoce de TIPS (primeiras 72 horas). Tal procedimento deve ser considerado em pacientes Child-Pugh C < 14 ou Child B com sangramento ativo no momento da EDA.
- No caso de HDAV por varizes de fundo gástrico, alguns autores recomendam o TIPS como tratamento de primeira escolha pela gravidade do sangramento e maior risco de falha terapêutica com outros métodos.
- BRTO (*Baloon Occluded Retrograde Transvenous Obliteration*) é um procedimento radiointervencionista que também pode ser utilizado para o tratamento de HDAV por varizes de fundo gástrico em centros com experiência neste método.

PROFILAXIA SECUNDÁRIA

- Após a resolução do HDAV, os betabloqueadores devem ser (re)introduzidos no 6º dia se o paciente estiver estável e não houver contraindicações.
- A continuidade do tratamento endoscópico deve ser programada para a completa erradicação das varizes (ligadura elástica de varizes esofágicas ou cianoacrilato em varizes de fundo gástrico).
- Em casos de falha da profilaxia secundária, deve-se considerar a colocação de TIPS.

BIBLIOGRAFIA

Beppu K, Inokuchi K, Koyanagi N, Nakayama S, Sakata H, Kitano S et al. Prediction of variceal hemorrhage by esophageal endoscopy. Gastrointest Endosc. 1981;27:213-8.

Cubillas R, Rockey DC. Portal hypertensive gastropathy: a review. Liver Int. 2010;30:1094-102.

D'Amico G, Luca A. Natural history. Clinical-haemodynamic correlations. Prediction of the risk of bleeding. Baillieres Clin Gastroenterol. 1997;11:243-56.

de Franchis R, Faculty BV. Expanding consensus in portal hypertension: Report of the Baveno VI Consensus Workshop: Stratifying risk and individualizing care for portal hypertension. J Hepatol. 2015;63:743-52.

EASL Clinical Practice Guidelines for the management of patients with decompensated cirrhosis. J Hepatol. 2018.

Escorsell À, Pavel O, Cárdenas A, Morillas R, Llop E, Villanueva C et al. Esophageal balloon tamponade versus esophageal stent in controlling acute refractory variceal bleeding: a multicenter randomized, controlled trial. Hepatology. 2016;63:1957-67.

Fernández J, Ruiz del Arbol L, Gómez C, Durandez R, Serradilla R, Guarner C et al. Norfloxacin vs ceftriaxone in the prophylaxis of infections in patients with advanced cirrhosis and hemorrhage. Gastroenterology. 2006;131:1049-56; quiz 285.

García-Pagán JC, Caca K, Bureau C, Laleman W, Appenrodt B, Luca A et al. Early use of TIPS in patients with cirrhosis and variceal bleeding. N Engl J Med. 2010;362(25):2370-9.

Garcia-Tsao G, Abraldes JG, Berzigotti A, Bosch J. Portal hypertensive bleeding in cirrhosis: Risk stratification, diagnosis, and management: 2016 practice guidance by the American Association for the study of liver diseases. Hepatology. 2017;65:310-35.

Hwang JH, Shergill AK, Acosta RD, Chandrasekhara V, Chathadi KV, Decker GA et al. The role of endoscopy in the management of variceal hemorrhage. Gastrointest Endosc. 2014;80:221-7.

Ioannou G, Doust J, Rockey DC. Terlipressin for acute esophageal variceal hemorrhage. Cochrane Database Syst Rev. 2003:CD002147.

Mishra SR, Sharma BC, Kumar A, Sarin SK. Primary prophylaxis of gastric variceal bleeding comparing cyanoacrylate injection and beta-blockers: a randomized controlled trial. J Hepatol. 2011;54:1161-7.

Patwardhan VR, Cardenas A. Review article: the management of portal hypertensive gastropathy and gastric antral vascular ectasia in cirrhosis. Aliment Pharmacol Ther. 2014;40:354-62.

Robles-Medranda C, Valero M, Nebel JA, de Britto Junior SR, Puga-Tejada M, Ospina J et al. Endoscopic-ultrasound-guided coil and cyanoacrylate embolization for gastric varices and the roles of endoscopic Doppler and endosonographic varicealography in vascular targeting. Dig Endosc. 2019;31:283-90.

Sarin SK, Kumar A. Gastric varices: profile, classification, and management. Am J Gastroenterol. 1989;84:1244-9.

Seo YS, Park SY, Kim MY, Kim JH, Park JY, Yim HJ et al. Lack of difference among terlipressin, somatostatin, and octreotide in the control of acute gastroesophageal variceal hemorrhage. Hepatology. 2014;60:954-63.

Spina GP, Arcidiacono R, Bosch J, Pagliaro L, Burroughs AK, Santambrogio R et al. Gastric endoscopic features in portal hypertension: final report of a consensus conference, Milan, Italy, September 19, 1992. J Hepatol. 1994;21:461-7.

Tripodi A, Primignani M, Chantarangkul V, Clerici M, Dell'Era A, Fabris F et al. Thrombin generation in patients with cirrhosis: the role of platelets. Hepatology. 2006;44:440-5.

Villanueva C, Colomo A, Bosch A, Concepción M, Hernandez-Gea V, Aracil C et al. Transfusion strategies for acute upper gastrointestinal bleeding. N Engl J Med. 2013;368:11-21.

CAPÍTULO 56

HEMORRAGIA DIGESTIVA MÉDIA

Admar Borges da Costa Junior

INTRODUÇÃO

A hemorragia digestiva do intestino delgado é um evento complexo em razão da sua longa extensão, localização e excesso de mobilidade.[1] Contribuindo com 5% dos sangramentos gastrointestinais, a hemorragia digestiva média (HDM) é definida como sangramento que tem origem entre a papila de Vater e a válvula ileocecal.[2,3] Sangramento gastrointestinal obscuro (SGIO) é o sangramento digestivo, de sítio desconhecido, que persiste ou recorre após avaliação com endoscopia digestiva alta (EDA) e colonoscopia.[4] O SGIO pode ser classificado em obscuroevidente (hematoquezia ou melena) e obscuro-oculto (anemia ferropriva ou sangue oculto nas fezes).[5] A conceituação de SGIO tem evoluído e seu uso vem sendo reservado para designar apenas aqueles pacientes em que a fonte do sangramento não foi identificada após avaliação endoscópica bidirecional, enteroscopia do intestino delgado com cápsula endoscópica (EIDCE) ou enteroscopia com balão (EB), e exames de imagem.[6] Os termos HDM e SGIO não devem ser utilizados de modo indiferente uma vez que SGIO inclui, também, além das lesões hemorrágicas do intestino delgado, as eventuais lesões hemorrágicas do trato digestório alto e baixo que não tenham sido vistas nos exames endoscópicos desses segmentos.[7] Em razão da dificuldade de se examinar o intestino delgado, os pacientes que apresentam HDM devem ser reconhecidos como fazendo parte de uma entidade clínica separada, pois frequentemente requerem cuidados especiais, podendo precisar de múltiplas hemotransfusões, repetidas internações hospitalares, vários procedimentos diagnósticos, o que, inclusive, ocasiona elevado consumo de recursos.[1,7]

ETIOLOGIA

Angiectasias, causa mais comum de HDM, são pequenas estruturas vasculares de paredes finas, compostas por capilares, arteríolas e vênulas, com pouca ou nenhuma musculatura lisa.[1] Em uma revisão sistemática de Liao *et al.*, com 227 estudos e 22.840 EIDCE, angiectasia foi a etiologia mais frequente, participando de 50% das causas de sangramento.[8] Angiectasias estão, algumas, vezes associadas a situações clínicas como estenose de válvula aórtica (síndrome de Heyde) e insuficiência renal crônica.[1,9] Ohmori et al. realizaram EIDCE em portadores de insuficiência renal crônica que realizam hemodiálise e encontraram lesões vasculares do intestino delgado em 61,5% dos pacientes, que se localizavam, sobretudo, no íleo.[10] Em menor frequência, outras doenças podem-se associar a angiectasias como hipertensão arterial, doença cardíaca isquêmica, doença cardíaca valvular, insuficiência cardíaca congestiva, arritmia cardíaca, doenças respiratórias crônicas, passado de tromboembolismo, uso de anticoagulante (Fig. 56-1).[11] Telangiectasias fazem diferença com angiectasias por acometerm, simultaneamente, a pele e outras mucosas que não somente a do trato gastrointestinal. Mostram, também, diferenças histopatológicas, já que telangiectasias não possuem capilares e são formadas por arteríolas que se ligam diretamente a vênulas.[12] Telangiectasia hemorrágica hereditária, síndrome de Osler-Weber-Rendu, está comumente associada à telangiectasias de intestino delgado, que geralmente surgem na quinta e sextas décadas de vida. Embora possam ocorrer em todo o trato gastrointestinal, as lesões desta síndrome são mais comuns em estômago e duodeno.[13] A lesão de Dieulafoy advém de uma ruptura arterial que surge em mucosa aparentemente íntegra. Muito mais frequente no estômago, a lesão de Dieulafoy raramente acontece em intestino delgado. Em um grupo de 284 pacientes com HDM, Dulic-Lakovic *et al.* diagnosticaram 10 pacientes com lesão de Dieulafoy (Fig. 56-2).[14]

Varizes de intestino delgado são causas raras de sangramento de intestino delgado, geralmente associada à hipertensão portal. Watanabe *et al.* estudando 173 pacientes com varizes ectópicas encontraram 4% em jejuno e 1,2% em íleo (Fig. 56-3).[15] Os tumores de intestino delgado representam 1% das neoplasias primárias do trato gastrointestinal, mas, por outro lado, o intestino delgado é o

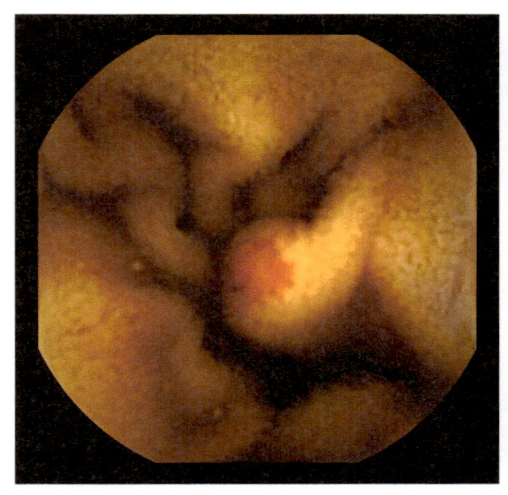

Fig. 56-1. Angiectasia.

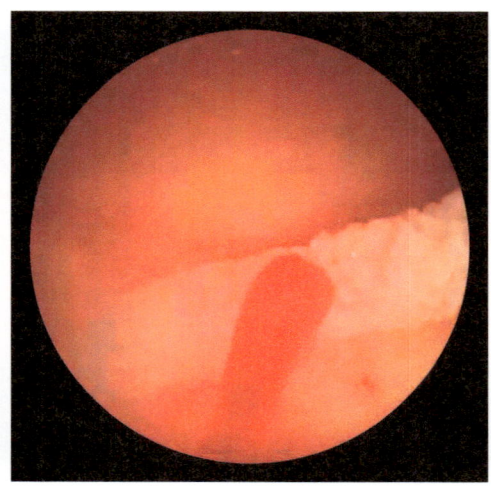

Fig. 56-2. Lesão de Dieulafoy.

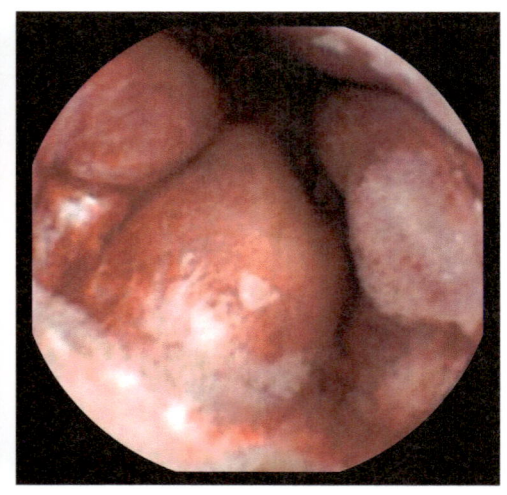

Fig. 56-3. Varizes de jejuno.

principal segmento do trato gastrointestinal a receber metástases. Tumores benignos sangram com maior frequência do que tumores malignos (29% *versus* 6%).[16] Dentre os tumores malignos de intestino delgado, adenocarcinoma é o mais frequente, seguido dos neuroendócrinos, linfomas, e tumores estromais gastrointestinais (GIST) esses têm jejuno como sua localização mais frequente em intestino delgado e hemorragia sua apresentação clínica mais comum (Figs. 56-4 a 56-6).[17,18] Outras causas usuais de HDM são erosões e úlceras, relacionadas com o uso de anti-inflamatórios não esteroides (AINEs) e doença de Crohn. Etiologias menos frequentes incluem divertículo de Meckel (especialmente em jovens), enteropatia actínica, hemangioma e fístula aortoentérica (Figs. 56-7 a 56-10 e Quadro 56-1).[19-21]

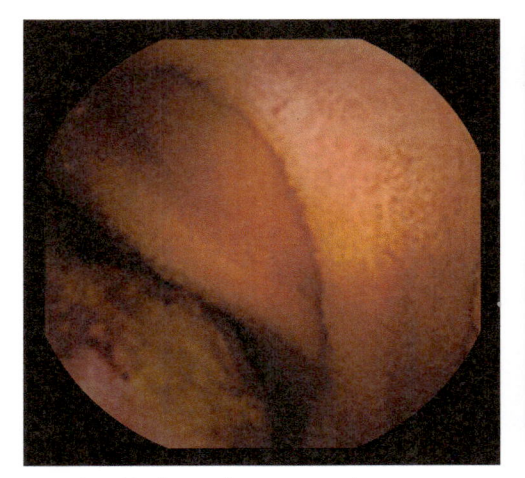

Fig. 56-4. Metástase de tumor renal.

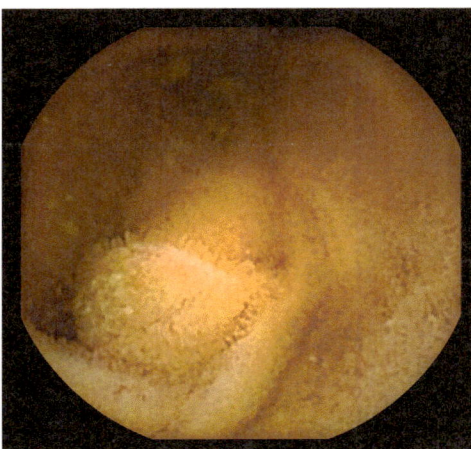

Fig. 56-5. Tumor neuroendócrino.

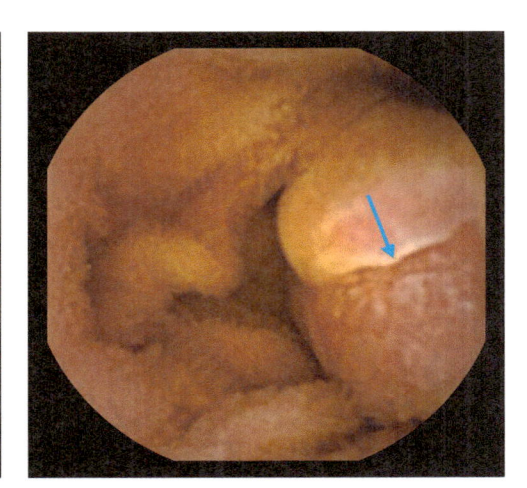

Fig. 56-6. GIST ulcerado.

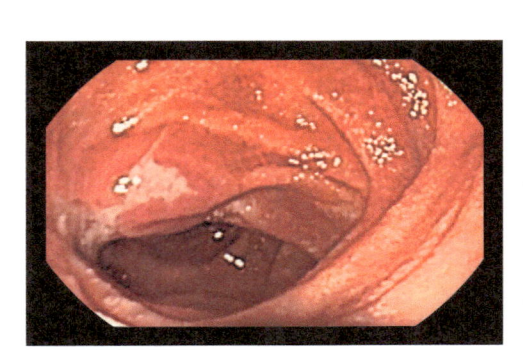

Fig. 56-7. Úlcera em doença de Crohn.

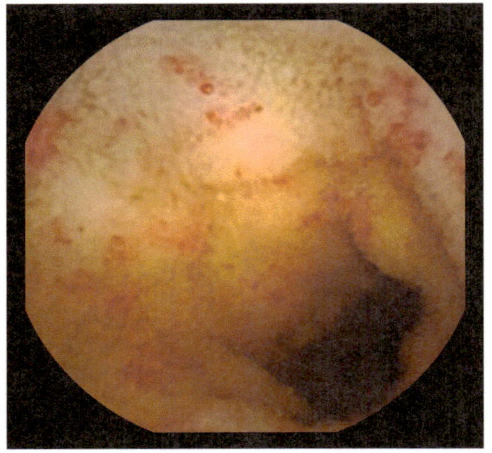

Fig. 56-8. Enteropatia actínica.

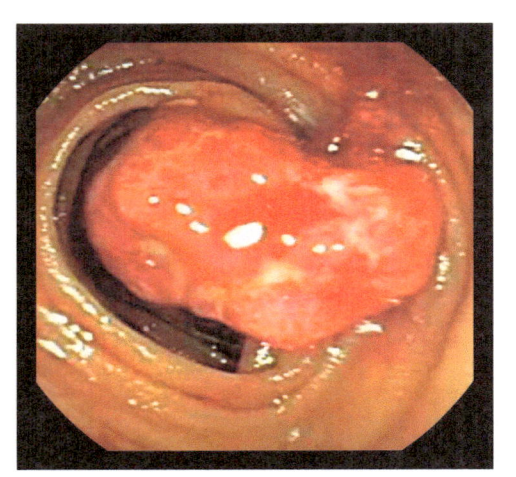

Fig. 56-9. Hemangioma.

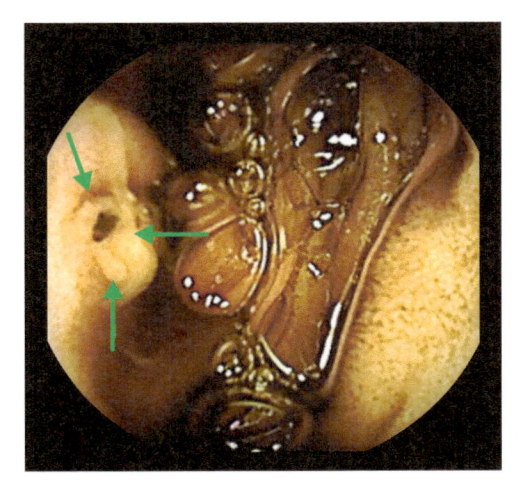

Fig. 56-10. Fístula aortoentérica

Quadro 56-1. Etiologia da HDM de acordo com o Grupo Etário[20,21]

Idosos	Meia-idade	Adulto jovem
(> 65 anos)	(41-65 anos)	(17-40 anos)
Anomalias vasculares	Anomalias vasculares	Doença de Crohn
Úlcera de intestino delgado	Tumores de intestino delgado	Tumores de intestino delgado
Enteropatia por AINE	Enterite inespecífica	Divertículo de Meckel
Tumores de intestino delgado	Úlcera de intestino delgado	Enterite inespecífica
Enterite inespecífica	Lesão de Dieulafoy	Anomalias vasculares
Doença celíaca		Doença celíaca

DIAGNÓSTICO

Pela sua conformação geralmente plana, as lesões vasculares são mais bem diagnosticadas pelos métodos endoscópicos, que visualizam a mucosa intestinal diretamente, conseguindo distinguir minúsculas lesões vasculares planas que não alteram a superfície mucosa, portanto imperceptíveis aos métodos de imagem.

Enteroscopia do Intestino Delgado por Cápsula Endoscópica (EIDCE)

EIDCE é o primeiro exame na suspeita de HDM após EDA e colonoscopia normais. Não invasiva, a EIDCE examina todo o intestino delgado sem desconforto para o paciente, tornando-se relevante método diagnóstico para avaliação da HDM. Dentre os fatores que aumentam a positividade diagnóstica da EIDCE na HDM estão sangramento ativo no momento do exame, espaço de tempo entre o episódio hemorrágico e a EIDCE menor que duas semanas, história de mais de um episódio hemorrágico, início do quadro hemorrágico > 6 meses, hemoglobina < 10 g/dL, idade > 60 anos, masculino, paciente internado, hemotranfusões recentes.[22-25] Estudos mostram que cerca de 25 a 60% dos pacientes com HDM receberam intervenções terapêuticas específicas ou mudanças de conduta baseadas nos achados da EIDCE, e que condutas resultantes de EIDCE levaram à resolução do sangramento em quase dois terços dos pacientes (Quadro 56-2).[26] A EIDCE é muito útil como *screening* antes da EB em pacientes com suspeita de HDM. Essa abordagem tem sido relatada como aumentando as positividades diagnóstica (73-93%) e terapêutica (57-73%) da EB.[27] Outros estudos comprovaram significativa redução de subsequentes exames endoscópicos, hemotransfusões e hospitalizações após EIDCE.[28] Métodos de diagnóstico alternativos à EIDCE, como EB, enterografia por tomografia computadorizada (entero-TC) e enterografia por ressonância magnética devem ser aventados em pacientes com forte suspeita clínica de lesão de intestino delgado e EIDCE negativa.[29]

Enteroscopia com Balão (EB)

Por sua capacidade intervencionista, a EB está indicada em pacientes com achados na EIDCE que requeiram biópsias, tatuagem ou terapêutica. EB é o primeiro exame quando EIDCE está contraindicada, na existência de anatomia cirurgicamente alterada, havendo forte suspeita de anomalias vasculares, quando métodos de imagem localizaram a lesão, e em pacientes com sangramento ativo como alternativa à realização da EIDCE. EB completa, geralmente, não é necessária, na maioria dos pacientes com HDM, já que a fonte do sangramento, muitas vezes, é identificada sem ser necessária a visualização de todo o intestino delgado.[30,31] Entretanto, cerca de um terço dos pacientes necessita que a EB seja efetuada pelas duas vias (oral e retal) para se chegar ao diagnóstico, isso aumenta significantemente a invasividade e duplica custos. Mesmo se examinando pelas duas vias, nem sempre é possível a realização de EB completa, particularmente em portadores de aderências abdominais. Isso significa que EB pode não alcançar e, consequentemente, não tratar

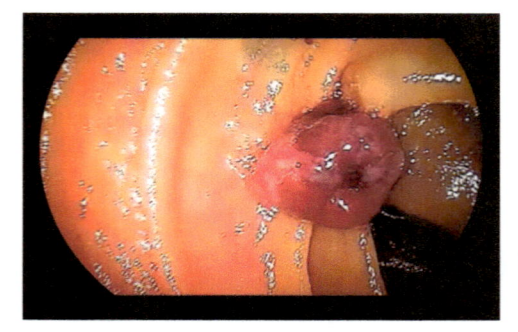

Fig. 56-11. Ligadura elástica em lesão de Dieulafoy.

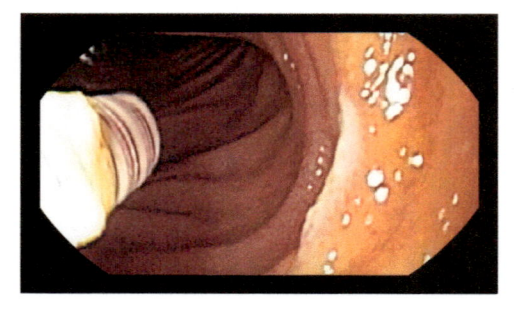

Fig. 56-12. Hemostasia com coagulador bipolar.

lesões localizadas no terço médio do intestino delgado.[26] História clínica de hemotransfusões é um bom preditor da necessidade de terapêutica endoscópica durante EB. Em um grupo de 60 pacientes com HDM que se submeteram à EB pós-EIDCE, anormalidades foram encontradas em 45 pacientes e realização de terapia enteroscópica foram necessárias 34 pacientes.[32] O manejo de pacientes com angiectasias é um problema ainda não resolvido, sobretudo quando as angiectasias são de apresentação difusa. Ressangramento das angiectasias pode ser resultado da localização inacessível das lesões, tratamento enteroscópico incompleto, minúsculas lesões localizadas entre as pregas, tornando sua visualização difícil ou possível o surgimento de novas lesões.[33] A EB dispõe dos mesmos métodos hemostáticos da colonoscopia, incluindo coagulador de argônio, coagulador bipolar, clipe, ligadura elástica, hemostasia por injeção (Figs. 56-11 e 56-12).[34]

Enteroscopia Intraoperatória (EIO)

Por causa de sua alta morbidade, a EIO durante laparotomia ou laparoscopia, é deixada como último recurso para os raros casos com sangramento recorrente que requerem múltiplas hemotransfusões e repetidas hospitalizações em que a EIDCE, a EB e a angiografia não tiveram sucesso. Recorre-se também à EIO quando a existência de aderências abdominais impede a realização da EB. A técnica de introdução do endoscópio pode ser oral, retal ou, preferencialmente, por meio de enterotomia durante a cirurgia.[35,36]

Enterografia por Tomografia Computadorizada/ Angiografia por Tomografia Computadorizada

A entero-TC apresenta melhores resultados diagnósticos nos SGIO evidentes. Possui maior sensibilidade em detectar tumorações intramurais do intestino delgado enquanto a EIDCE se mostra superior para demonstrar lesões vasculares. A entero-TC pode ser realizada em pacientes com suspeita de HDM e EIDCE negativa, em que permaneça uma forte hipótese de uma origem em intestino delgado.[6] A angiografia por tomografia computadorizada (ATC) geralmente é realizada para tentar identificar o sítio de sangramento evidente ativo, sendo nessa situação superior à entero-TC. A ATC detecta sangramento com fluxo a partir de 0,3 mmL/min, enquanto a angiografia convencional, a partir de 0,5 mL/min. ATC tem, entretanto, algumas limitações; para detectar o extravasamento de contraste o paciente deve estar sangrando ativamente, em pacientes idosos a injeção de contraste intravenoso para a ATC pode aumentar o risco de novo uso de contraste caso seja necessária angiografia convencional.

Quadro 56-2. Sensibilidade, Especificidade, Valores Preditivos Positivo e Negativo de Diagnóstico por EIDCE e EDB[26]

	Sensibilidade (%)	Especificidade (%)	VPP (%)	VPN (%)
EIDCE				
Pennazio	88,9	95	97	82,6
Hartmann	95	75	95	86
Delvaux	–	–	94,4	100
Saurin	92	48	–	–
EDB				
Tanaka	92,7	96,4	98,1	87,1

EIDCE: enteroscopia do intestino delgado com cápsula endoscópica; EDB: enteroscopia de duplo-balão; PPV: valor preditivo positivo; VPN: valor preditivo negativo.

Cintilografia/Angiografia

A cintilografia apresenta como vantagem a capacidade de detectar sangramento de baixo fluxo, 0,1 mL/min, além de captar imagens tardias que podem diagnosticar sangramentos retardados ou intermitentes.[37] Por causa da variedade da sua positividade diagnóstica, sensibilidade e imprecisão na localização do sítio do sangramento, seu uso está em declínio na investigação da HDM.

Em pacientes jovens com sangramento persistente e investigação mostrando exames negativos, a pesquisa cintilográfica de divertículo de Meckel deve ser considerada. Procedimento preferido no paciente instável, a angiografia tem a vantagem de agir terapeuticamente no momento que identifica o local do sangramento.[38-40] Como limitações tem-se a necessidade de fluxo > 0,5 mL/min, risco de insuficiência renal, sobretudo em idosos, e a ocorrência de fenômenos tromboembólicos.[41]

CONDUTA

A resolução inicial diante de uma suspeita clínica de HDM é decidir pela repetição, ou não, da EDA e colonoscopia já realizadas. Essa decisão é baseada em fatores como qualidade e data do exame anterior, se existisse, na descrição do exame, sangue ou resíduos no trato digestório. Se a última EDA possuir mais de 2 a 3 meses de realizada, e os sintomas sugerirem hemorragia digestiva alta, é razoável repeti-la, pois lesões, mais frequentemente angiectasias ou ulcerações, podem não ter sido vistas.[42]

Sangramento Evidente (Hematoquezia ou Melena)

A maior parte das HDM é de intensidade leve ou moderada. Se o sangramento estiver ativo e for intenso, levando à instabilidade hemodinâmica, a angiografia se impõe. Se a angiografia for negativa ou se o paciente tiver sangramento ativo, porém se apresentar estável, a EIDCE ou EB estará indicada.[20] A EB oferece melhor positividade diagnóstica e maior resultado terapêutico quando é realizada após uma EIDCE que orienta a rota de entrada do enteroscópio e informa o tipo e a localização das lesões a serem abordadas. Portanto, a EB deve ser reservada para quando um procedimento intervencionista – biópsia ou terapêutica endoscópica – for indicado pela EIDCE, ou na situação em que a EIDCE, geralmente por mau preparo intestinal ou pelo volume do sangramento, não conseguiu dar o diagnóstico etiológico do sangramento, apenas topográfico (Fig. 56-13).[43,44]

Sangramento Oculto (Anemia Ferropriva ou Sangue Oculto nas Fezes)

EIDCE é o exame inicial para avaliação do SGIO oculto uma vez que, ao identificar a lesão sugere tratamento clínico, enteroscópico ou cirúrgico. Caso o resultado da EIDCE seja negativo e o paciente esteja estável, a conduta expectante se impõe. Pacientes que venham a apresentar sangramento recorrente um *second-look* de EIDCE pode ser esclarecedor, sobretudo quando ocorre modificação do SGIO oculto para SGIO evidente ou houver queda nos níveis de hemoglobina de 4 g/dL.[4,45]

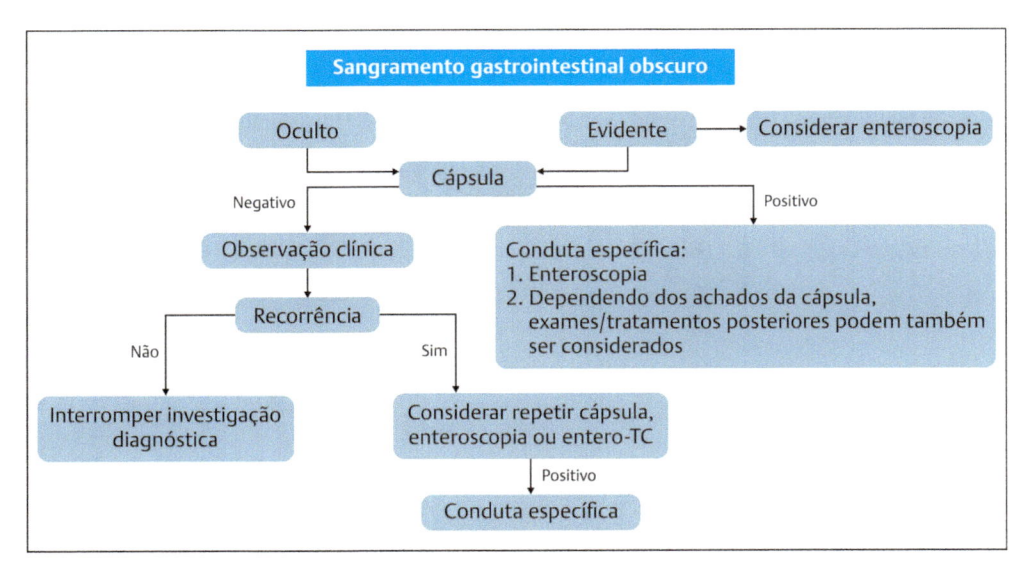

Fig. 56-13. Algoritmo no sangramento gastrointestinal obscuro. (Modificada de European Society of Gastrointestinal Endoscopy [ESGE] Clinical Guideline. Endoscopy. 2015.)[44]

REFERÊNCIAS BIBLIOGRÁFICAS

1. Gunjan D, Sharma V, Rana SS et al. Small bowel bleeding: a comprehensive review. Gastroenterol Rep (Oxf). 2014 Nov;2(4):262-75.
2. Katz LB. The role of surgery in occult gastrointestinal bleeding. Semin Gastrointest Dis. 1999;10:78-81.
3. Longstreth GE. Epidemiology and outcome of patients hospitalized with acute lower gastrointestinal hemorrhage: a population-based study. Am J Gastroenterol. 1997;92:419-24.
4. ASGE Standards of Practice Committee, Khashab MA, Pasha SF, Muthusamy VR et al. The role of deep enteroscopy in the management of small-bowel disorders. Gastrointest Endosc. 2015 Oct;82(4):600-7.
5. Sey, MSL, Yan BM. Optimal management of the patient presenting with small bowel bleeding. Best Practice & Research Clinical Gastroenterology. 2019. In press.
6. Gerson LB, Fidler JL, Cave DR et al. ACG Clinical Guideline: Diagnosis and Management of Small Bowel Bleeding. Am J Gastroenterol. 2015 Sep;110(9):1265-87.
7. Pennazio, M. Introduction to small-bowel bleeding. Techniq Gastrointest Endosc. 2012;14:94-99.
8. Liao Z, Gao R, Xu C et al. Indications and detection, completion, and retention rates of small-bowel capsule endoscopy: a systematic review. Gastrointest Endosc. 2010 Feb;71(2):280-6.
9. Batur P, Stewart WJ and Isaacson JH. Increased prevalence of aortic stenosis in patients with arteriovenous malformations of the gastrointestinal tract in Heyde syndrome. Arch Intern Med. 2003;163:1821-4.
10. Ohmori T, Konishi H, Nakamura S et al. Abnormalities of the small intestine detected by capsule endoscopy in haemodialysis patients. Intern Med. 2012;51:1455-60.
11. Holleran G, Hall B, Hussey M, McNamara D. Small bowel angiodysplasia and novel disease associations: a cohort study. Scand J Gastroenterol. 2013 Apr;48(4):433-8.
12. Braverman IM, Keh A and Jacobson BS. Ultrastructure and threedimensional organization of the telangiectases of hereditary haemorrhagic telangiectasia. J Invest Dermatol. 1990;95:422-27.
13. Begbie ME, Wallace GM and Shovlin CL. Hereditary haemorrhagic telangiectasia (Osler-Weber-Rendu syndrome): a view from the 21st century. Postgrad Med J. 2003;79:18-24.
14. Dulic-Lakovic E, Dulic M, Hubner D et al. Bleeding Dieulafoy lesions of the small bowel: a systematic study on the epidemiology and efficacy of enteroscopic treatment. Gastrointest Endosc. 2011;74:573-80.
15. Watanabe N, Toyonaga A, Kojima S et al. Current status of ectopic varices in Japan: results of a survey by the Japan Society for Portal Hypertension. Hepatol Res. 2010;40:763-76.
16. Ciresi DL and Scholten DJ. The continuing clinical dilemma of primary tumours of the small intestine. Am Surg. 1995;61:698-702.

17. Sharma SM. Small Intestinal Tumors. International Journal of Advanced and Integrated Medical Sciences. 2016;1. 9-12.
18. Vij M, Agrawal V, Kumar A et al. Gastrointestinal stromal tumours: a clinicopathological and immunohistochemical study of 121 cases. Indian J Gastroenterol. 2010;29:231-6.
19. ASGE Standards of Practice Committee, Gurudu SR, Bruining DH, Acosta RD et al. The role of endoscopy in the management of suspected small-bowel bleeding. Gastrointest Endosc. 2017 Jan;85(1):22-31.
20. Raju GS, Gerson L, Das A et al. American Gastroenterological Association. American Gastroenterological Association (AGA) Institute technical review on obscure gastrointestinal bleeding. Gastroenterology. 2007 Nov;133(5):1697-717.
21. Zhang BL, Chen CX, Li YM. Capsule endoscopy examination identifies different leading causes of obscure gastrointestinal bleeding in patients of different ages. Turk J Gastroenterol. 2012 Jun;23(3):220-5.
22. Yamada A, Watabe H, Kobayashi Y et al. Timing of capsule endoscopy influences the diagnosis and outcome in obscure-overt gastrointestinal bleeding. Hepato-Gastroenterol. 2012;59:676-9.
23. Bresci G, Parisi G, Bertoni M et al. The role of video capsule endoscopy for evaluating obscure gastrointestinal bleeding: usefulness of early use. J Gastroenterol. 2005;40(3):256-9.
24. Ge ZZ, Chen HY, Gao YJ et al. Best candidates for capsule endoscopy for obscure gastrointestinal bleeding. J Gastroenterol Hepatol. 2007;22(12):2076-80.
25. May A, Wardak A, Nachbar L et al. Influence of patient selection on the outcome of capsule endoscopy in patients with chronic gastrointestinal bleeding. J Clin Gastroenterol. 2005;39(8):684-8.
26. Pennazio M. Enteroscopy in the diagnosis and management of obscure gastrointestinal bleeding. Gastrointest Endosc Clin N Am. 2009 Jul;19(3):409-26.
27. Fry LC, Neumann H, Jovanovic I et al. Endoscopy. 2009;41(Suppl 1):A235.
28. Carey EJ, Leighton JA, Heigh RI et al. A single-center experience of 260 consecutive patients undergoing capsule endoscopy for obscure gastrointestinal bleeding. Am J Gastroenterol. 2007;102(1):89-95.
29. Pasha SF, Leighton JA, Das A et al. Double-balloon enteroscopy and capsule endoscopy have comparable diagnostic yield in small-bowel disease: a meta-analysis. Clin Gastroenterol Hepatol. 2008;6:671-6.
30. Heine GD, Hadithi M, Groenen MJ et al. Double-balloon enteroscopy: indications, diagnostic yield, and complications in a series of 275 patients with suspected small-bowel disease. Endoscopy. 2006;38(1):42-8.
31. Madisch A, Schmolders J, Brückner S et al. Less favorable clinical outcome after diagnostic and interventional double balloon enteroscopy in patients with suspected small-bowel bleeding? Endoscopy. 2008;40(9):731-4.
32. Kaffes AJ, Siah C, Koo JH. Clinical outcomes after double-balloon enteroscopy in patients with obscure GI bleeding and a positive capsule endoscopy. Gastrointest Endosc. 2007;66(2):304-9.
33. Rossini FP, Pennazio M. Small-bowel endoscopy. Endoscopy. 2000;32(2):138-45.
34. Shinozaki S, Yamamoto H, Yano T et al. Long-term outcome of patients with obscure gastrointestinal bleeding investigated by double-balloon endoscopy. Clin Gastroenterol Hepatol. 2010;8:151-8.
35. Leighton JA, Goldstein J, Hirota W et al. Obscure gastrointestinal bleeding. Gastrointest Endosc. 2003;58:650-5.
36. Jacobs R, Hartmann D, Benz C et al. Diagnosis of obscure gastrointestinal bleeding by intra-operative enteroscopy in 81 consecutive patients. World J Gastroenterol. 2006;12:313-6.
37. Howarth DM, Tang K, Lees W. The clinical utility of nuclear medicine imaging for the detection of occult gastrointestinal haemorrhage. Nucl Med Commun. 2002;23:591-4.
38. Strate LL, Syngal S. Predictors of utilization of early colonoscopy vs. radiography for severe lower intestinal bleeding. Gastrointest Endosc. 2005;61:46-52.
39. Strate LL, Lower GI. Bleeding: epidemiology and diagnosis. Gastroenterol Clin N Am. 2005;34:643-64.
40. Abbas SM, Bissett IP, Holden A et al. Clinical variables associated with positive angiographic localization of lower gastrointestinal bleeding. ANZJ Surg. 2005;75:953-7.
41. ACG Clinical Guideline: Diagnosis and Management of Small Bowel Bleeding. Am J Gastroenterol. 2015Sep;110(9):1265-87.
42. Gerson LB. Small Bowel Bleeding: Updated Algorithm and Outcomes. Gastrointest Endosc Clin N Am. 2017 Jan;27(1):171-80.
43. Teshima CW, Kuipers EJ, van Zanten SV et al. Double balloon enteroscopy and capsule endoscopy for obscure gastrointestinal bleeding: an updated meta-analysis. J Gastroenterol Hepatol. 2011;26:796-801.
44. Pennazio M, Spada C, Eliakim R et al. Small-bowel capsule endoscopy and device-assisted enteroscopy for diagnosis and treatment of small-bowel disorders: European Society of Gastrointestinal Endoscopy (ESGE) Clinical Guideline. Endoscopy. 2015 Apr;47(4):352-76.
45. Bar-Meir S, Eliakim R, Nadler M et al. Second capsule endoscopy for patients with severe iron deficiency anemia. Gastrointest Endosc. 2004;60:711-3.

HEMORRAGIA DIGESTIVA BAIXA

José Luiz Paccos ■ Jarbas Faraco M. Loureiro

INTRODUÇÃO

A hemorragia digestiva baixa (HDB), atualmente, é definida como o sangramento que se origina no cólon, no reto ou no canal anal, que apresentou seu início nos últimos três dias. Estima-se que a incidência da HDB seja de 20 a 27 casos por adultos, sendo responsável por quase um terço dos pacientes internados por sangramento digestivo.[1] A incidência aumenta com a idade, atingindo taxas de 200/100.000 na 9ª década de vida, e a mortalidade pode chegar a 3,6%.[2]

Habitualmente, o sangramento é autolimitado e cessa espontaneamente em cerca de 80% dos casos, permitindo que as colonoscopias nesses casos sejam realizadas eletivamente. Por outro lado, nos pacientes onde o sangramento persiste, o diagnóstico deve ser feito durante o quadro hemorrágico.[3]

QUADRO CLÍNICO

A grande maioria dos pacientes com HDB apresenta-se com enterorragia, todavia, melena pode ser também um sinal clínico, dependendo do volume já sangrado e da velocidade do trânsito intestinal. A instabilidade hemodinâmica pode ocorrer em casos graves, estando ou não associada à dor abdominal. Quanto à anemia, habitualmente esta ocorre de modo súbito, com quedas significativas nos valores da hemoglobina. Ressalta-se que o impacto que a HDB exerce sobre os pacientes é variável e dependente da intensidade do sangramento e das condições clínicas basais.[4]

COLONOSCOPIA

A colonoscopia é procedimento de escolha na investigação inicial da HDB,[5] mostrando-se com melhores resultados e taxas de complicações inferiores a outros métodos diagnósticos.[6] A intubação do ceco durante a HDB pode atingir 95% dos casos, apresentando acurácia entre 72 e 86%.[3,7] Quanto ao preparo intestinal, sugere-se que a anterógrada seja a escolhida, no entanto, na suspeita de a origem do sangramento ser de um local conhecido, estar situado no reto ou até mesmo quando houver história de polipectomia recente, o médico executor está autorizado a promover a colonoscopia sem preparo ou utilizar a via retrógrada, por meio de lavagem intestinal.[8]

O exame endoscópico do cólon apresenta o grande benefício de ser também terapêutico, além de poder ser realizado em qualquer setor, como UTI, centro cirúrgico e até mesmo no pronto atendimento. Alguns trabalhos indicam que a colonoscopia, realizada na urgência, diminui o tempo de internação hospitalar, logo, indiretamente, os custos do tratamento.[9,10] Em nossa casuística de 38.686 colonoscopias realizadas no Hospital Sírio-libanês, entre o período de 1985 a 2012, foram identificados 234 pacientes com hemorragia digestiva baixa moderada ou grave, que corresponde à incidência desta afecção em 0,6%. O diagnóstico definitivo foi estabelecido em 151 casos (64,5%), e instituído o tratamento endoscópico em 61 (40,4%) destes pacientes.[11] Em adição, ao se localizar o local do sangramento, seja ativo ou recente, indica-se realizar tatuagem local com Tinta Nanquim com o intuito de orientar o colonoscopista em caso de ressangramento ou facilitar o ato operatório, caso cirurgia seja necessária.[12]

CAUSAS DE HDB

A principal causa de HDB é a doença diverticular do cólon. Em relatos históricos as ectasias vasculares sempre ocuparam a segunda causa de sangramento, todavia, estudos mais recentes revelaram que as colites ocupam tal posição, observadas em 6 a 22% dos casos. A colopatia isquêmica tem-se mostrado em recentes séries como importante causa de HDB. Entre as doenças inflamatórias, a doença de Crohn, mais frequentemente do que a colite ulcerativa, é responsável por quadros hemorrágicos. O Quadro 57-1 revela as principais causas de HDB.[6]

MOLÉSTIA DIVERTICULAR DO CÓLON

A forma hipotônica da doença diverticular é a entidade com que maior frequência ocorrem os sangramentos, no entanto, não se pode excluir os sangramentos oriundos de divertículos do cólon esquerdo, hipertônicos.

Esta afecção ocorre frequentemente após a quinta década de vida, acometendo cerca de 70% dos indivíduos acima de 80 anos, por outro lado, é raramente identificada em indivíduos com menos de 30 anos. Entre 3 e 5% das pacientes portadores da moléstia diverticular apresentarão episódios de enterorragia,[13] que, normalmente, são intensos e autolimitados (75% deles cessam espontaneamente) (Fig. 57-1). Nos casos onde há parada espontânea do sangramento, colonoscopia revela a presença de óstios diverticulares preenchidos por material hemático, dificultando muito possível a identificação da origem do sangramento. É importante reforçar que pacientes que apresentaram o primeiro episódio de sangramento por essa enfermidade podem ter novo sangramento em 14 a 38%. Após o segundo episódio de sangramento, as chances de novos eventos hemorrágicos podem atingir 50%.[13-15] Em artigo recentemente publicado, os métodos mecânicos, clipe hemostático e ligadura, deverão ser o manejo de escolha no tratamento inicial da diverticulorragia.[16]

Quadro 57-1. Principais Causas de HDB

Diagnóstico	Frequência (%)	% média
MDC	15 a 55	30
Colite	6 a 22	15
Câncer/pólipos	3,5 a 30	13
Ectasia vascular	3 a 37	10
Afecções anorretais	0 a 16	11
HDA	0 a 20	10
Outras	3 a 14	6
Sem diagnóstico	0 a 11	8

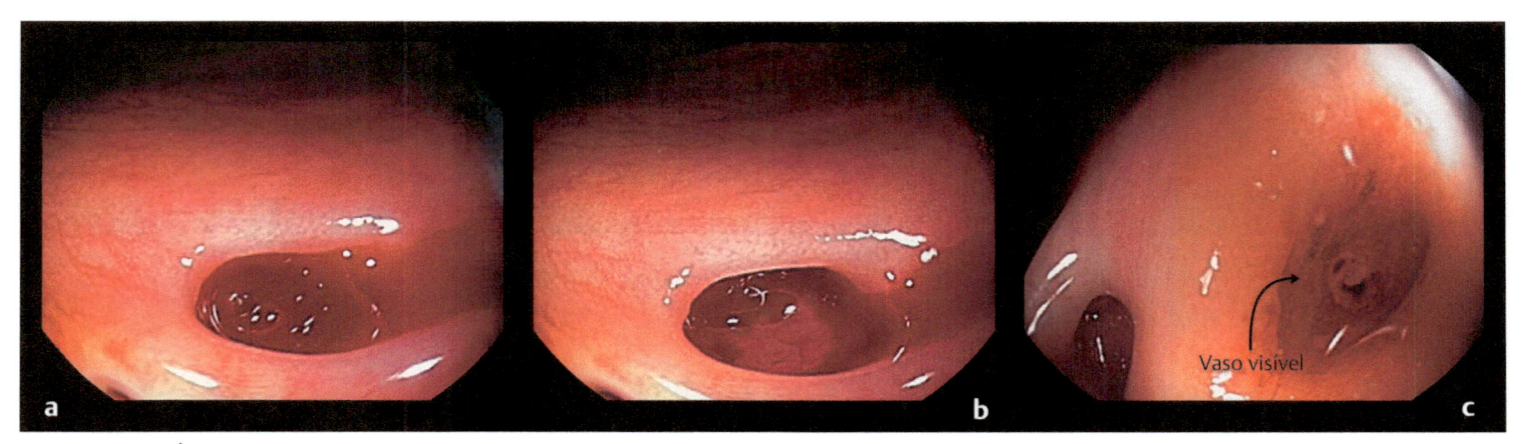

Fig. 57-1. (a, b) Óstios diverticulares com sangramento ativo. (c) Vaso no interior do óstio.

COLOPATIA ISQUÊMICA

Portadores de colopatia isquêmica, na maioria dos casos, revelam quadro de dor abdominal do tipo cólica, seguido de diarreia sanguinolenta e episódios de enterorragia, podendo ou não serem de grande volume (Fig. 57-2). Esta hipótese diagnóstica deve ser sempre considerada em pacientes idosos que tenham antecedentes de outras afecções de risco, como arritmias cardíacas, cardiopatias trombogênicas, doenças vasculares ou aquelas que causam alterações da microcirculação. No entanto, essa enfermidade também deve ser investigada em pacientes jovens que praticam atividade física extrema ou em indivíduos usuários de drogas, como a cocaína.[17] Essa enfermidade pode acometer qualquer segmento cólico, no entanto, a flexura esplênica e transição retossigmoide são os segmentos mais acometidos, locais esses onde a circulação arterial é menos abundante.

COLITES

Doença Inflamatória Intestinal

A retocolite ulcerativa inespecífica (RCUI) e a doença de Crohn (DC) são frequentes causas de sangramento digestivo, porém, se manifestam como diarreia mucossanguinolenta (Fig. 57-3), pois o sangramento maciço ocorre somente em torno de 6% dos casos. No entanto, quando tal sangramento volumoso ocorre, os manejos clínico e endoscópico são poucos resolutivos, o que pode colaborar com a maior frequência de intervenções cirúrgicas.

Colites Infecciosas

Essa enfermidade não é uma causa comum de HDB, porém acomete com maior frequência indivíduos imunodeprimidos, além de apresentar uma evolução mais prolongada e com maior intensidade nos sintomas.

A colite pelo citomegalovírus (CMV) é a afecção colorretal mais frequente em paciente com AIDS, podendo estar presente em até um terço deles.[18] Esses pacientes frequentemente apresentam úlceras de etiologia isquêmica do cólon e do reto como fonte do sangramento (Fig. 57-4).[19]

As colites por Herpes *simplex*, Histoplasma *capsulatum* e *Micobacterium* sp., apesar de bem menos frequentes, também podem ser causas de HDB em pacientes imunodeprimidos.

Causada pelas toxinas produzidas pelo *Clostridium difficile*, a colite pseudomembranosa, também, pode causar sangramento intestinal. O quadro clínico é caracterizado por diarreia profusa, febre e dor abdominal, sendo que o episódio de sangramento, geralmente, ocorre no início da instalação da infecção.

Infecções bacterianas específicas, como a salmonelose ou a shiguelose, assim como outras infecções bacterianas inespecíficas e algumas infestações parasitárias, como a amebíase, também podem manifestar-se com HDB. Nesses casos, a pesquisa do agente etiológico em exames de fezes se faz essencial para a elucidação do diagnóstico.

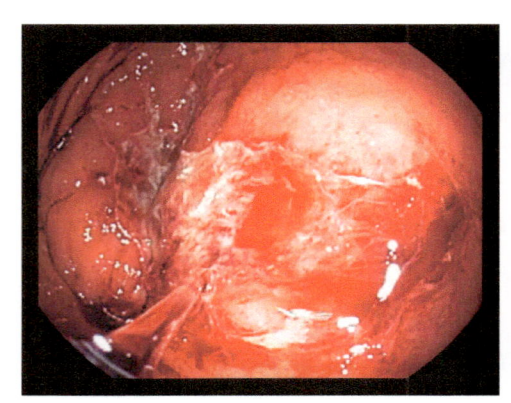

Fig. 57-2. Úlcera isquêmica com sangramento ativo.

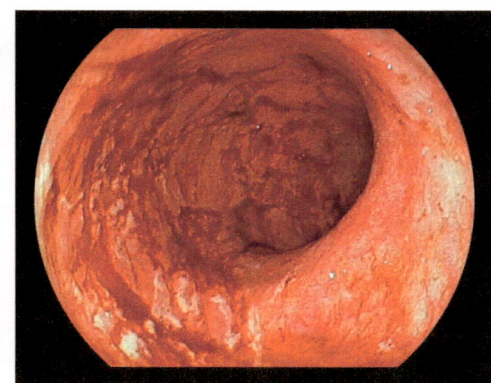

Fig. 57-3. Retocolite ulcerativa com sangramento espontâneo.

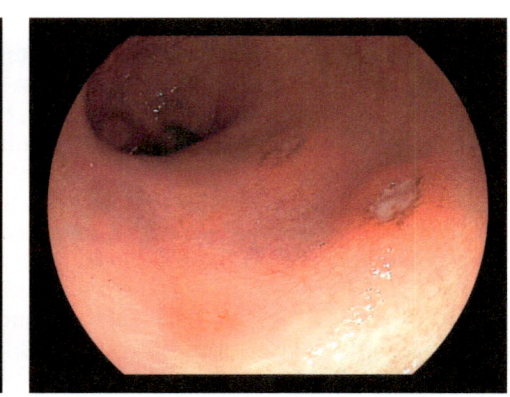

Fig. 57-4. Úlcera com bordas elevadas "em forma de vulcão".

NEOPLASIAS

Tanto as neoplasias malignas, quanto as benignas também podem-se expressar por meio de algum tipo de sangramento (oculto, sangue vivo ou coagulado misturados às fezes, melena ou enterorragia) (Fig. 57-5), que ocorre em razão da ulceração ou necrose. A hemorragia digestiva baixa maciça ocorre em cerca de 7 a 23% dos pacientes que apresentam tais neoplasias do cólon.

ECTASIAS VASCULARES

As ectasias vasculares do cólon, também denominadas de angiectasias, caracterizam-se pela presença de dilatações tortuosas do plexo vascular submucoso que, ao sofrerem rupturas espontâneas,[20] provocam sangramento para o lúmen intestinal. Essas alterações representam uma das principais causas de hemorragia digestiva baixa em indivíduos idosos, surgindo com maior frequência no ceco e cólon ascendente (Fig. 57-6). A ectasia vascular apresenta imagem endoscópica bem característica do tipo de máculas de coloração vermelho rutilante e tamanho não superior a 10 mm e podem ser achados incidentais durante o exame, não merecendo tratamento endoscópico. O tratamento de escolha atual tanto para os casos de urgências e para os casos selecionados de forma eletiva (anemia crônica, sangramento intermitente) é a ablação com plasma de argônio – APC.

AFECÇÕES PROCTOLÓGICAS

As hemorroidas e fissuras também podem-se manifestar com hemorragia digestiva baixa (Fig. 57-7). Em estudo que avaliou 17.941 pacientes portadores de sangramento anal, 11% destes apresentavam uma afecção proctológica como causa deste fenômeno.[6] Este dado reforça a importância de se realizar, sistemática e inicialmente, exame proctológico nos pacientes portadores de hemorragia digestiva baixa antes de se indicar procedimentos mais agressivos e complexos. Hemorroidas são diagnosticadas em até 75% dos pacientes com HDB, no entanto, uma relação direta como causa do sangramento existe em apenas 2 a 9% destes casos.[2,21]

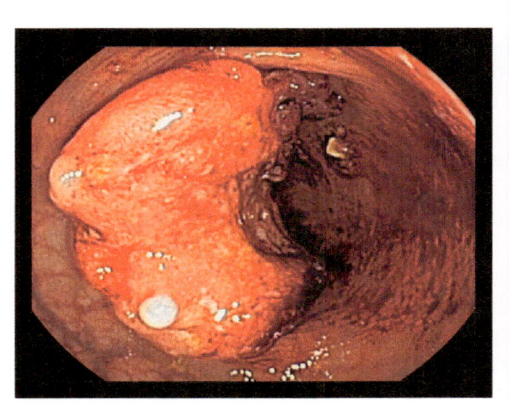

Fig. 57-5. Lesão neoplásica do reto médio.

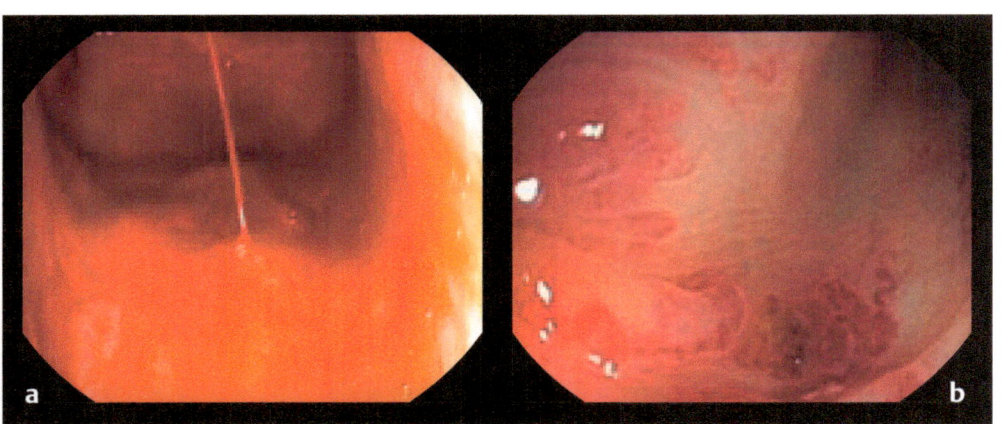

Fig. 57-6. (a) Sangramento "em jato" de angiectasia vascular. (b) Após remoção do resíduo hemático nota-se pequena erosão vascular.

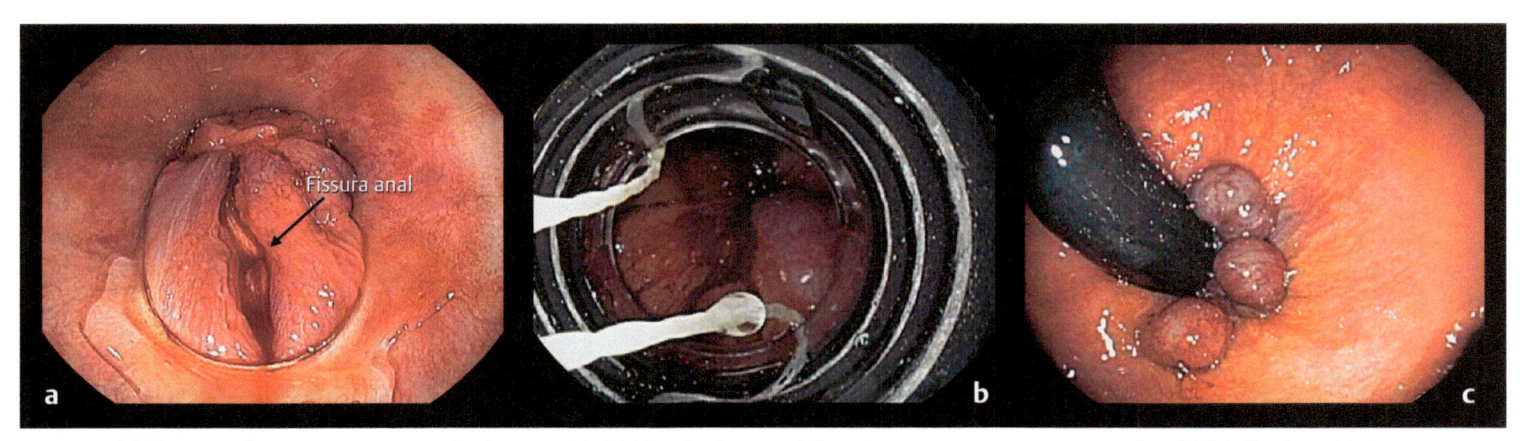

Fig. 57-7. (a) Fissura anal com sangramento ativo (anuscopia). (b) Mamilos hemorroidários internos com sangramento ativo. (c) Pós-ligadura elástica.

HEMORRAGIA PÓS-POLIPECTOMIA ENDOSCÓPICA

A hemorragia digestiva baixa é uma eventual complicação das polipectomias endoscópicas, ocorrendo em cerca de 0,2 a 3% destes procedimentos. O sangramento pode ocorrer de forma precoce ou tardia. A forma precoce ocorre no momento da execução da polipectomia, e, habitualmente, relaciona-se com a passagem inadequada de corrente elétrica pela alça diatérmica. A forma tardia acontece geralmente entre o terceiro e o quinto dia após a ressecção, podendo, no entanto, ocorrer até duas semanas após o procedimento, decorrendo da queda da escara (Fig. 57-8). Atualmente, a publicação de um grupo japonês sugere que pólipos medindo entre 4-10 mm sejam removidos com alça de polipectomia "fria", principalmente em pacientes que estão em uso de antitrombóticos, com intuito de reduzir as possibilidades de hemorragia tardia.[22]

CAUSAS ACTÍNICAS

Em decorrência do alto *turnover* de suas células, o trato digestório é o segundo tecido mais sensível à irradiação do corpo, logo após a medula óssea. O intestino delgado apesar de mais sensível do que o cólon, é menos suscetível às lesões actínicas em decorrência de sua maior mobilidade. As alterações actínicas podem ser precoces ou tardias, sendo que estas últimas podem ocorrer até 30 anos após a irradiação. As lesões actínicas do intestino grosso podem ocorrer em pacientes submetidos à irradiação pélvica por causa de neoplasias de próstata, reto, colo uterino ou bexiga. Costumam acometer preferencialmente o reto e o sigmoide distal (Fig. 57-9); no entanto, podem comprometer também o cólon transverso, o ceco e o íleo terminal, quando estes segmentos ocupam a pelve durante o processo de irradiação.

COAGULOPATIAS

Sangramento espontâneo na ausência de lesões orgânicas pode ocorrer em pacientes portadores de coagulopatias. Tal evento pode ocorrer em cerca de 50% dos portadores de leucemia aguda com contagem de plaquetas abaixo de 20.000/mm. Esta incidência cai para 0,8% quando a contagem plaquetária sobe para mais de 20.000/mm.[3]

Nestes casos a colonoscopia pode mostrar sangramento oriundo de uma mucosa endoscopicamente normal e a presença de equimoses na parede intestinal. Outras situações, como outras leucoses, hemofilia, púrpuras, aplasia de medula, uso de medicamentos anticoagulantes, também podem causar sangramento intestinal.

MEDICAMENTOSAS

O uso de anti-inflamatórios não esteroides e corticoides costuma ser outra causa de HDB. O uso destes medicamentos pode ocasionar lesões diretas na mucosa gastrointestinal, levando à formação de úlceras associadas ou não a distúrbios da coagulação também promovidos por eles.

OUTRAS CAUSAS

Além das causas descritas anteriormente, a HDB pode ocorrer no pós-operatório de hemorroidectomias, outras cirurgias proctológicas e após cirurgias colorretais (nestas últimas, o sangramento é proveniente da anastomose, podendo ser precoce, já no pós-operatório imediato, ou tardio, coincidindo com a queda da escara da anastomose) (Fig. 57-10).

Alguns pacientes com obstipação intestinal grave desenvolverão úlcera retal por isquemia, consequente à presença de bolo fecal endurecido na ampola retal (úlcera estercoral).

Da mesma forma, a úlcera solitária do reto decorrente da isquemia secundária ao prolapso retal interno também pode acarretar sangramento digestivo baixo.

Sangramento após punção de biópsias da próstata pode ser intenso e requerer medidas hemostáticas, como injeção de solução de adrenalina e/ou clipe hemostático.

Por fim, o trauma anorretal acidental, criminoso ou por empalamento, também é causa possível de hemorragia de intensidade variável.

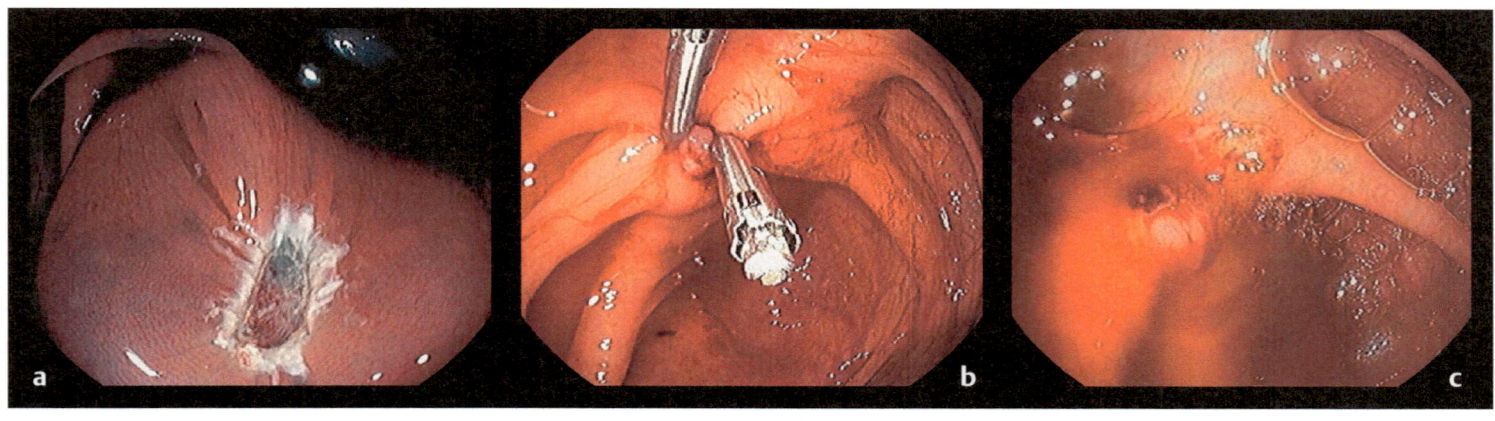

Fig. 57-8. (a) Escara pós mucosectomia. (b) Sangramento tardio (queda da escara). (c) Tratamento com hemoclipes.

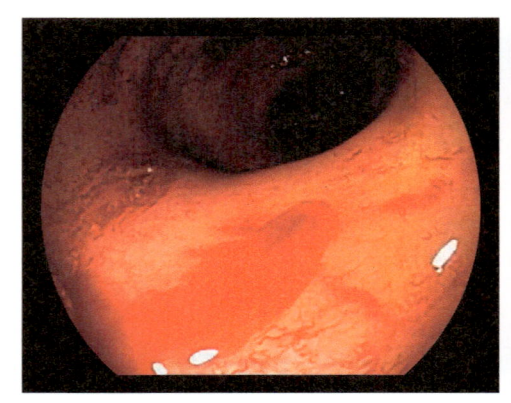

Fig. 57-9. Proctopatia actínica com sangramento ativo.

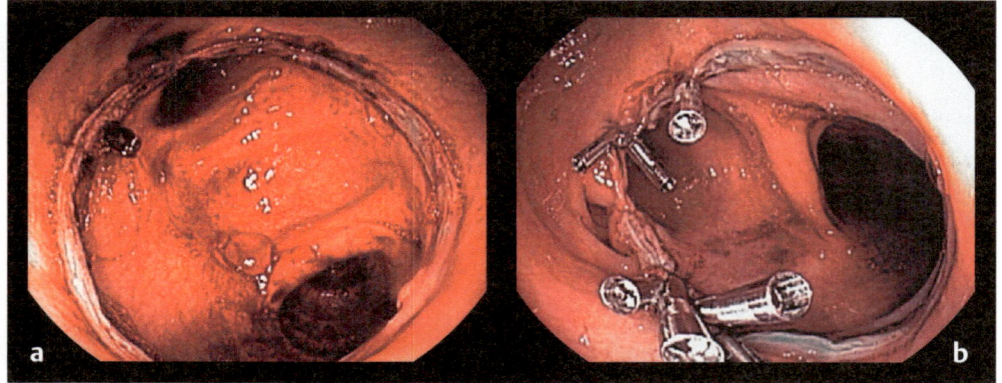

Fig. 57-10. (a) Sangramento precoce da linha de anastomose. (b) Tratamento com aplicações de hemoclipes.

TRATAMENTO ENDOSCÓPICO

Seguindo o sucesso da evolução da terapêutica endoscópica, a colonoscopia mais recentemente tem demonstrado benefícios no tratamento da HDB.

Basicamente existem três modalidades de hemostasia (termocoagulação, injeção e mecânico).

Para a aplicação de qualquer um destes métodos é necessário o diagnóstico preciso da origem do sangramento, verificação de estigmas de hemorragia e boa visibilidade do local.

Termocoagulação

Os aparelhos para termocoagulação podem atuar por contato direto (*heater probe*), por absorção de energia luminosa ou por meio da passagem de corrente elétrica monopolar, bipolar (Gold Probe™) (Fig. 57-11a) e coagulação de plasma de argônio.

A coagulação bipolar decorre da passagem de corrente elétrica entre dois eletrodos que se encontram na extremidade do acessório, e ao contrário da coagulação monopolar, a energia não atravessa o corpo do paciente, ficando restrita ao tecido abordado. Por outro lado, na coagulação monopolar, um eletrodo neutro é aplicado ao corpo do paciente, e a descarga elétrica caminha da área da aplicação até o *probe*, sendo que a coagulação ocorre de maneira mais profunda.

Quanto ao plasma de argônio (APC), a energia é conduzida até o alvo por um feixe de gás argônio que se ioniza com a ativação do cautério. A profundidade de coagulação com o APC varia entre 0,8 e 3 mm.

Terapia por Injeções

Esse método consiste na injeção local de soluções hemostáticas por agulhas com extensão de Teflon, que são introduzidas pelo canal de trabalho do colonoscópio e conduzidas até a origem do sangramento (Fig. 57-11b). A substância mais utilizada é a adrenalina, que promove a hemostasia tanto pelo seu efeito vasoconstritor, como também pela compressão exercida sobre o vaso (Vídeo 57-1). Outras substâncias esclerosantes podem também ser utilizadas, como: etanolamina, polidocanol, glicose hipertônica e álcool absoluto. Em varizes retais também é possível a injeção de cianoacrilato (como nas varizes do fundo gástrico).

Métodos Mecânicos

Existem basicamente três métodos mecânicos utilizados para hemostasia: os clipes metálicos (Fig. 57-11c), as alças destacáveis (Fig. 57-11d, e) e as ligaduras elásticas (Fig. 57-11f).

Os clipes têm-se mostrado eficazes e seguros na hemostasia, quando é possível reconhecer o vaso sangrante. As alças destacáveis (*endoloop*) são úteis quando ocorre sangramento após polipectomia, habitualmente em pólipos pediculados, onde pode ser feita a sua aplicação.

As ligaduras elásticas inicialmente só eram utilizadas no reto distal e no canal anal em decorrência do risco de perfuração. No entanto, recentemente passaram a ser utilizadas no cólon, principalmente para o controle da hemorragia causada por divertículos, com eficácia e sem o temido risco de perfuração.[23,24]

Como ocorre no controle endoscópico do sangramento digestivo alto, a associação dos 3 métodos hemostáticos pode ser a melhor conduta em uma série de situações. Assim, na diverticulorragia é possível a injeção de adrenalina associada à utilização de corrente elétrica (monopolar, bipolar ou argônio) ou a aplicação de hemoclipes (Vídeo 57-2).

O tratamento endoscópico das ectasias vasculares pode ser feito com sucesso por injeção local de agente esclerosante (Fig. 57-11g) ou por meio da cauterização com *probes* térmicos de contato ou com plasma de argônio.

Recentemente, houve o desenvolvimento do *hemospray* (Cook Medical Inc, Winston-Salem, NC), dispositivo composto por CO_2 e pó hemostático, que apresenta o intuito de auxiliar a formação de coágulos sobre áreas de sangramento de difícil localização ou controle (Fig. 57-11h). Esse método tem sido mais aplicado nas hemorragias digestivas altas, todavia, a escassez de relatos no controle da hemorragia digestiva baixa não inviabiliza seu uso.

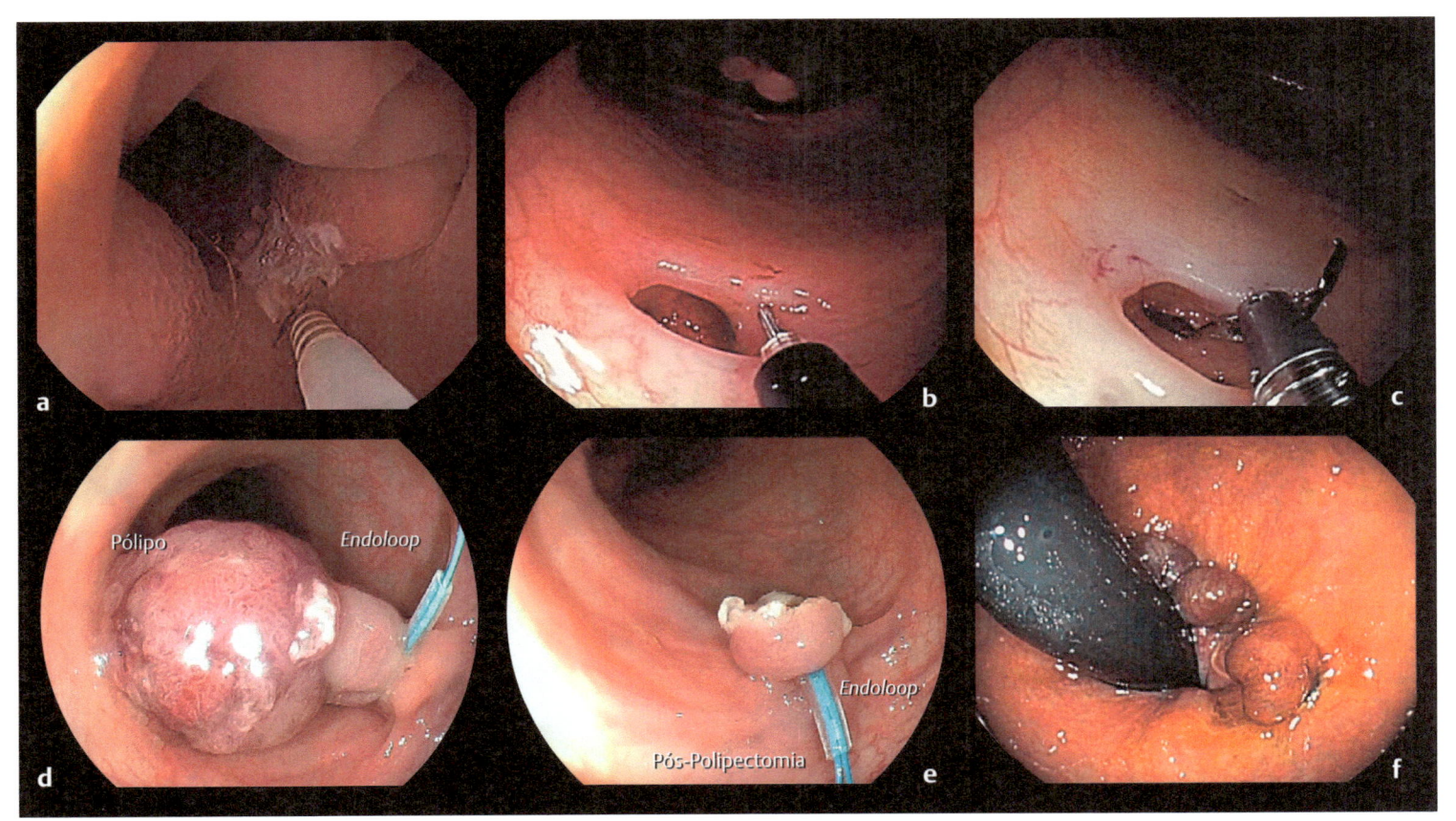

Fig. 57-11. (a) Hemostasia térmica com Gold Probe™. (b) Injeção de solução hemostática ao redor do óstio. (c) Aplicação de hemoclipe na parede proximal do óstio diverticular. (d) Aplicação de alça destacável. (e) Aspecto final da aplicação do endoloop. (f) Tratamento dos mamilos hemorroidários interno com ligadura elástica. *(Continua.)*

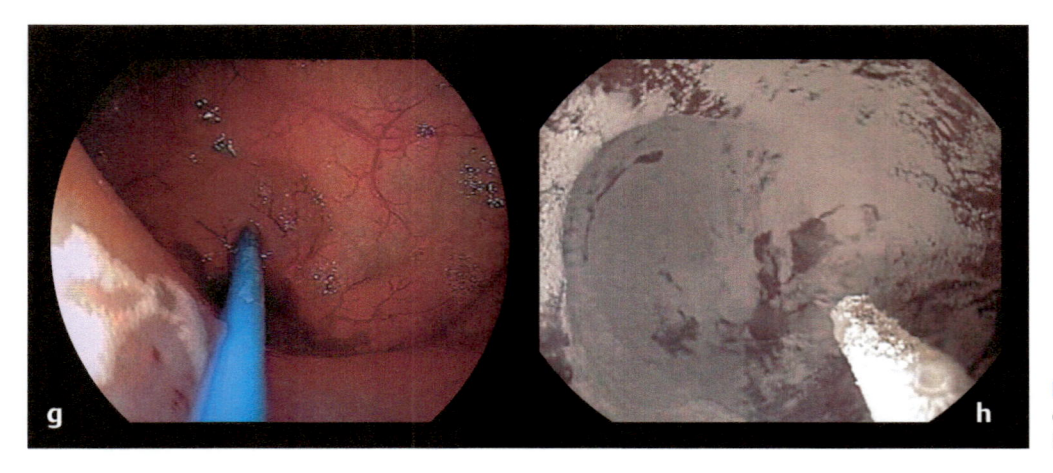

Fig. 57-11. *(Cont.)* (g) Injeção de solução esclerosante de etanolamina. (h) Aplicação de Hemospray®

REFERÊNCIAS BIBLIOGRÁFICAS

1. Barnert J, Messmann H. Diagnosis and management of lower gastrointestinal bleeding. Clin Gastroenterol Hepatol. 2010;8(4):333-43.
2. Longstreth GF. Epidemiology and outcome of patients hospitalized with acute lower gastrointestinal hemorrhage: a population based study. Am J Gastroenterol. 1997;92:419-24.
3. Edelman DA, Sugawa C. Lower gastrointestinal bleeding: a review. Surg Endosc. 2007;21:514-20.
4. Peura DA, Lanza FL, Gostout CJ, et al. The American College of Gastroenterology Bleeding Registry: primary findings. Am J Gastroenterol. 1997;92:924-28.
5. Barnert J, Messmann H. Diagnosis and management of lower gastrointestinal bleeding. Nat Rev Gastroenterol Hepatol. 2009;6(11):637-46.
6. Elta GH. Urgent colonoscopy for acute lower-GI bleeding. Gastrointest Endosc. 2004;59:402-8.
7. Bounds BC, Friedman LS. Lower gastrointestinal bleeding. Gastroenterol Clin North Am. 2003;32:1107-25.
8. Saito K, Inamori M, Sekino Y et al. Management of acute lower intestinal bleeding: what bowel preparation should be required for urgent colonoscopy? Hepatogastroenterology. 2009;56(94-95):1331-34.
9. Schmulewitz N, Fisher DA, Rockey DC. Early colonoscopy for acute lower GI bleeding predicts shorter hospital stay: a retrospective study of experience in a single center. Gastrointest Endosc. 2003;58: 841-46.
10. Jensen DM, Machicado GA. Colonoscopy for diagnosis and treatment of severe lower gastrointestinal bleeding. Routine outcomes and cost analysis. Gastrointest Endosc Clin N Am. 1997;7:477-98.
11. Correa PAFP, Teixeira C, Zago RR, Rossini GF, Paccos JL, et al. Usefulness of early colonoscopy in the diagnosis and treatment of moderate or severe lower gastrointestinal bleeding .J Coloproctol. 2017;3 7(1):25-30.
12. Jensen DM. The ins and outs of diverticular bleeding. Gastrointest Endosc. 2012;75(2):388-91.
13. McGuire Jr HH. Bleeding colonic diverticula. A reappraisal of natural history and management. Ann Surg 1994;220:653-56
14. Goustout CJ, Wang KK, Ahlquist DA et al. Acute gastrointestinal bleeding. Experience of a specialized management team. J Clin Gastroenterol. 1992;14:260-67.
15. Jensen DM, Machicado DA, Jutabha RJ et al. Urgent colonoscopy for the diagnosis and treatment of severe diverticular hemorrhage. N Engl J Med. 2000;342:78-82.
16. Nagata N, Ishii N, Manabe N Tomizawa K, Urita Y, Fubabiki T, Fujimori S, Kaise M. Guidelines for colonic diverticular bleeding and colonic diverticulitis: Japan gastroenterological association. Digestion. 2019;99 Suppl 1:1-26 foi 1159/000495282 Epub: 2019 Jan 9.)
17. Loureiro JFM, Mansur R, Correa PAFP, Drigo JM, Teixeira CV, Sola CR et al. Colite isquêmica induzida por cocaína. Rev Assoc Med Bras (São Paulo). 2012 Jan/Feb;58(1).
18. Averbach M, Cutait R, Correa P et al. Afecções colorretais em portadores da Síndrome da Imunodeficiência Adquirida e suas manifestações endoscópicas. Arq Gastroenterol. 1998;35:104-9.
19. Marques Jr OW, Averbach M, Zanoni ECA et al. Cytomegaloviral colitis in HIV positive patients: endoscopic findings. Arq Gastroenterol. 2007;44:315-19
20. Segal R, Yogev R, Witz E, Reif R, Orda R. Angiodysplasia of the colon. J R Soc Med.1987;80:249-51.
21. Bramley PN, Masson JW, McKnight G et al. The role of an open-access bleeding unit in the management of colonic haemorrhage. A 2-year prospective study. Scand J Gastroenterol. 1996;31:764-69.
22. Horiuchi A, Ikuse T, Tanaka N. Cold Snare polypectomy: Indications, devices, techniques, outcomes and future. Dig Endosc. 2018 Dec 14 foi: 10.1111/den 13314.
23. Ishii N, Setoyama T, Deshpande GA et al. Endoscopic band ligation for colonic diverticular hemorrhage. Gastrointest Endosc. 2012;75(2):382-87.
24. Setoyama T, Ishii N, Fujita Y. Endoscopic band ligation (EBL) is superior to endoscopic clipping for the treatment of colonic diverticular hemorrhage. Surg Endosc. 2011;25(11):3574-78.

Parte VIII

PROCEDIMENTOS TERAPÊUTICOS

HEMOSTASIAS ENDOSCÓPICAS

Joaquim Alves de Carvalho Junior ▪ Marco Antonio Ribeiro Camunha ▪ Roberto Carlos Fraife Barreto

INTRODUÇÃO

A hemostasia é uma das modalidades terapêuticas endoscópicas mais frequentemente realizadas, trazendo nítido benefício na condução dos casos de hemorragia gastrointestinal com o controle do sangramento e redução dos índices de ressangramento.[1]

No geral, como em toda a endoscopia, a evolução da hemostasia endoscópica acompanha a evolução tecnológica dos materiais e medicamentos.

Há vários dispositivos, medicamentos e abordagens endoscópicas para a hemostasia, conhecer bem suas indicações e aspectos técnicos é essencial para a escolha do melhor e mais adequado método a ser utilizado.

HEMORRAGIA NÃO VARICOSA

Forrest estratificou os achados endoscópicos em pacientes com hemorragia e úlcera péptica:[2] sangramento ativo (classe I), sangramento ativo em jato (Ia) e sangramento ativo em porejamento (Ib); estigmas de sangramento recente (classe II), vaso visível (IIa), coágulo aderido (IIb) e base com hematina (IIc); sem sinais de sangramento (classe III). A hemostasia endoscópica está indicada no sangramento ativo para cessar a hemorragia e nos casos de vaso visível para reduzir a taxa de ressangramento. Os casos da classe IIb devem ser reestadiados após a remoção do coágulo, isto se a úlcera estiver em um local de fácil acesso, houver um bom arsenal hemostático disponível e suporte intervencionista. Procede-se à injeção de solução de adrenalina nos quadrantes ao redor, seguida da remoção do coágulo, tangenciando uma alça de polipectomia na base da úlcera, evitando a apreensão do coágulo. A manobra com o eventual tratamento posterior reduz a recidiva de sangramento, quando comparada à terapia medicamentosa endovenosa exclusiva.[3-5] Apesar de o estudo de Forrest referir-se exclusivamente sobre as lesões pépticas, as indicações da terapêutica endoscópica podem ser utilizadas por paridade em outras etiologias não varicosas.

Terapia de Injeção

Solução de Adrenalina

O mecanismo de hemostasia da adrenalina está relacionado com tamponamento local e vasospasmo, favorecendo a agregação plaquetária (Fig. 58-1).[6]

A solução de adrenalina pode atuar para reduzir o sangramento e proporcionar melhores condições para identificação da origem ou até mesmo como um primeiro agente antes de um segundo método, geralmente térmico ou mecânico.

A técnica pode ser utilizada para a hemostasia em úlceras pépticas, lesões de Dieulafoy, síndrome de Mallory-Weiss e até mesmo nos sangramentos pós-polipectomia e de divertículos colônicos.

A monoterapia com injeção de adrenalina apresenta altos índices de recidiva do sangramento, preferencialmente deve-se utilizar a terapia combinada com um segundo método complementar, como a terapia térmica ou mecânica com aplicação de clipes hemostáticos.[7-9]

Aspectos Técnicos

A adrenalina ou epinefrina é comercializada em ampolas de 1 mL com a proporção de 1:1.000 (1 mg/mL). Para a hemostasia endoscópica deve-se utilizar a adrenalina diluída em solução salina nas proporções de 1:10.000, 1 mL de adrenalina diluídos em 9 mL de solução salina, ou 1:20.000, 1 mL de adrenalina diluídos em 19 mL. Deve ser aplicada em alíquotas de até 2 mL nos quatro quadrantes a cerca de 3 mm do ponto de sangramento ou vaso, injeção paravasal. O uso de agulhas de fino calibre, 23 ou 25 Gauge, e de seringas de menor volume, 5 ou 10 mL, facilita a aplicação. O cateter deve ser preenchido com a solução antes da introdução da agulha no tecido, evitando a injeção parietal de ar ambiente.

Esclerosantes

A etanolamina é o esclerosante mais usado em nosso meio, trata-se de um composto orgânico que associa um grupo hidroxila ("etanol") a um grupo amino ("amina").

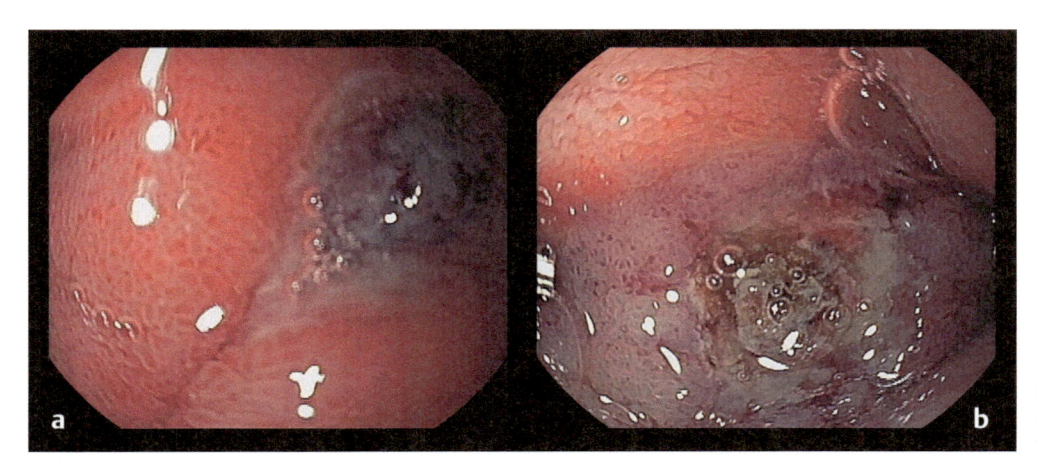

Fig. 58-1. (**a**) Úlcera no bulbo duodenal com coto vascular. (**b**) Mucosa pálida decorrente da vasoconstrição, após a injeção de adrenalina.

Há ainda outras substâncias que podem ser utilizadas para a escleroterapia, como o polidocanol, tetradecil, morruato de sódio e álcool absoluto.

A escleroterapia para tratamento de hemorragia não varicosa possui alto índice de complicações, incluindo eventos graves e fatais, como necrose parietal gástrica, devendo ser utilizada em situações específicas, como em vasos calibrosos na ausência de outros métodos hemostáticos.[10,11] O uso no cólon deve ser evitado.

Aspectos Técnicos

A etanolamina é comercializada na forma de oleato de monoetanolamina em ampolas de 2 mL, caso se opte por sua utilização deve ser aplicada com diluição ao meio em glicose hipertônica a 50%, 2 mL de etanolamina diluídos em 2 mL de glicose, procedendo-se à injeção intravasal de até 2 mL da solução.

Clipes Metálicos

O princípio hemostático do clipe endoscópico é a contensão mecânica exercida pelas hastes metálicas e a aproximação do tecido adjacente.[12]

A aplicação do clipe é mais viável e tem melhores índices de sucesso em hemorragias de eventos agudos, como lesões de Dieulafoy (Fig. 58-2), síndrome de Mallory-Weiss, sangramentos pós-polipectomia (Fig. 58-3), divertículos colônicos (Fig. 58-4) e úlceras pépticas agudas.[13] Nas úlceras pépticas crônicas que possuem um componente fibrótico maior, a aproximação dos tecidos é menos viável, fazendo com que a aplicação seja mais difícil com taxa de insucesso (recidiva do sangramento) podendo chegar a 28%.[14]

Para hemostasia nas úlceras pépticas os estudos que comparam os clipes com as modalidades térmicas apresentam resultados divergentes no controle inicial da hemorragia, o índice de ressangramento é pequeno e semelhante entre os métodos.[15]

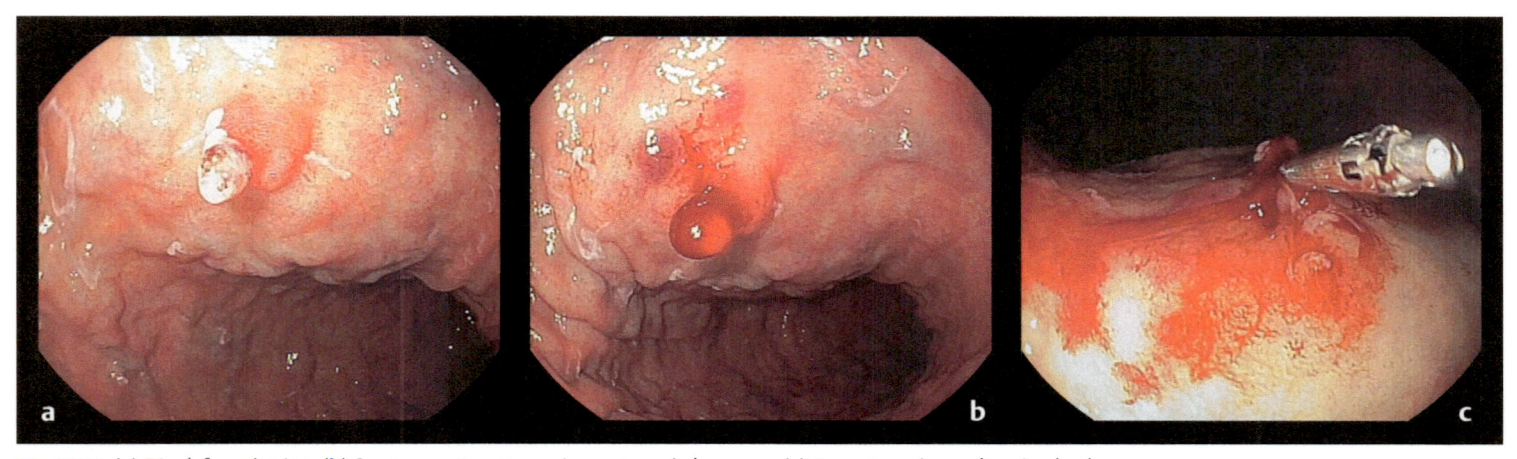

Fig. 58-2. (a) Dieulafoy gástrico. (b) Sangramento em porejamento após lavagem. (c) Aspecto após a aplicação do clipe.

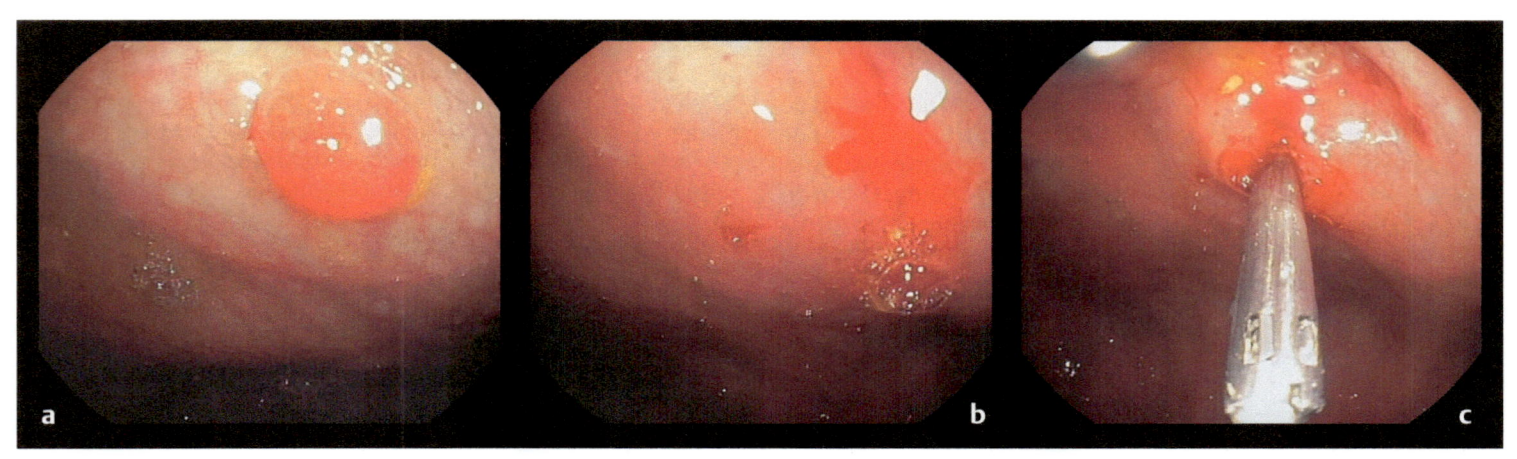

Fig. 58-3. (a) Pólipo de cólon. (b, c) Sangramento após polipectomia, cessado após a aplicação do clipe.

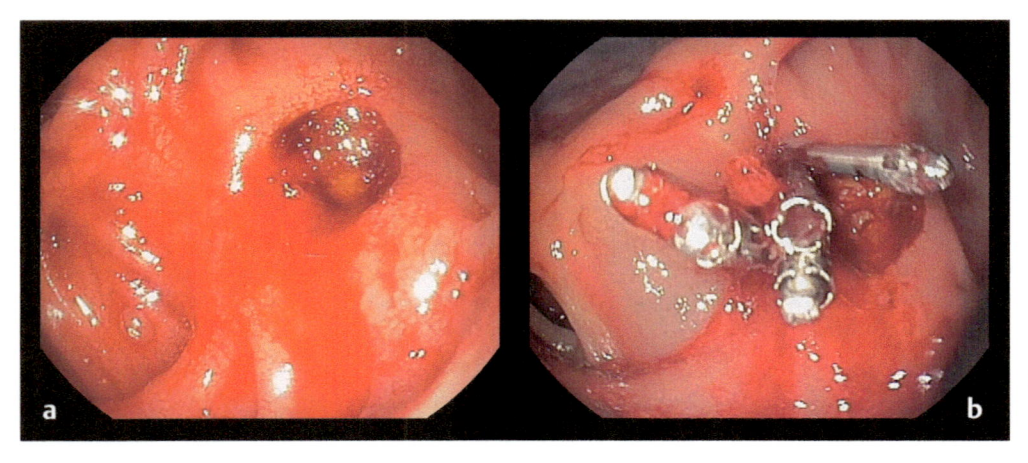

Fig. 58-4. (a) Divertículo de cólon com sangramento ativo. (b) Clipes aplicados cessando o sangramento.

Para hemostasia nas lesões agudas os clipes apresentam altas taxas de sucesso no controle do sangramento (Fig. 58-5), com baixa taxa de perfuração na síndrome de Mallory-Weiss, menor taxa de ressangramento e necessidade de intervenção cirúrgica, quando comparado à terapia de injeção nas lesões de Dieulafoy, e menor risco de perfuração, quando comparado aos métodos térmicos no sangramento diverticular do cólon.[16]

Aspectos Técnicos

Há dois tipos e mecanismos para o disparo dos clipes: 1) abertura das hastes do clipe com o fechamento parcial da manopla, seguida do fechamento das hastes com o fechamento total da manopla; 2) abertura das hastes do clipe com abertura da manopla, seguida do fechamento das hastes com o fechamento da manopla.

Desinflar o órgão antes do fechamento do clipe reduz a tensão e facilita a aproximação dos tecidos.

A aplicação dos clipes em úlcera aguda deve ser feita de modo que se coapte às bordas da lesão, nos casos de úlcera crônica a aplicação deve ser feita diretamente no vaso ou ponto de sangramento sobre a lesão (Fig. 58-6c).

Nas lesões de Dieulafoy e síndrome de Mallory-Weiss, os clipes devem ser aplicados perpendiculares às bordas ou vaso, com a aproximação da maior quantidade possível de tecidos adjacentes para aumentar a compressão.

No sangramento diverticular pode ser aplicado no vaso de forma perpendicular ou até mesmo sobre o colo fechando o divertículo (Fig. 58-4b).

Na intervenção da hemorragia pós-polipectomia devem ser aplicados perpendicular ao pedículo de forma que todo a extensão pedicular esteja comprimida pelos clipes.[17]

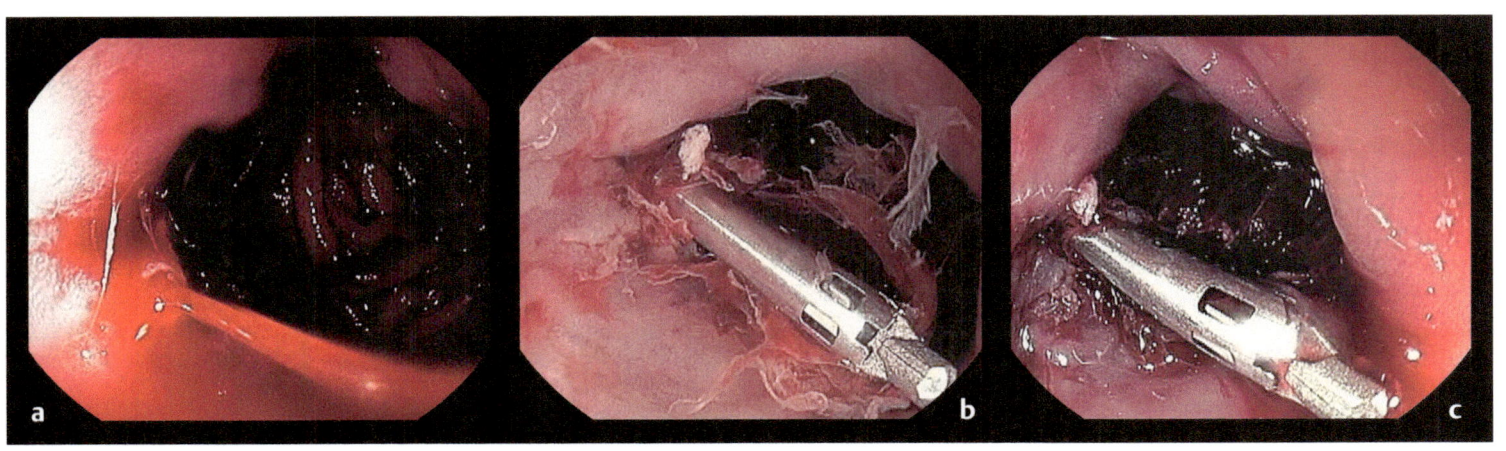

Fig. 58-5. (a) Sangramento em jato em úlcera de anastomose após "bypass" gástrico. (b, c) Clipe aplicado -underwater e insuflação com gás.

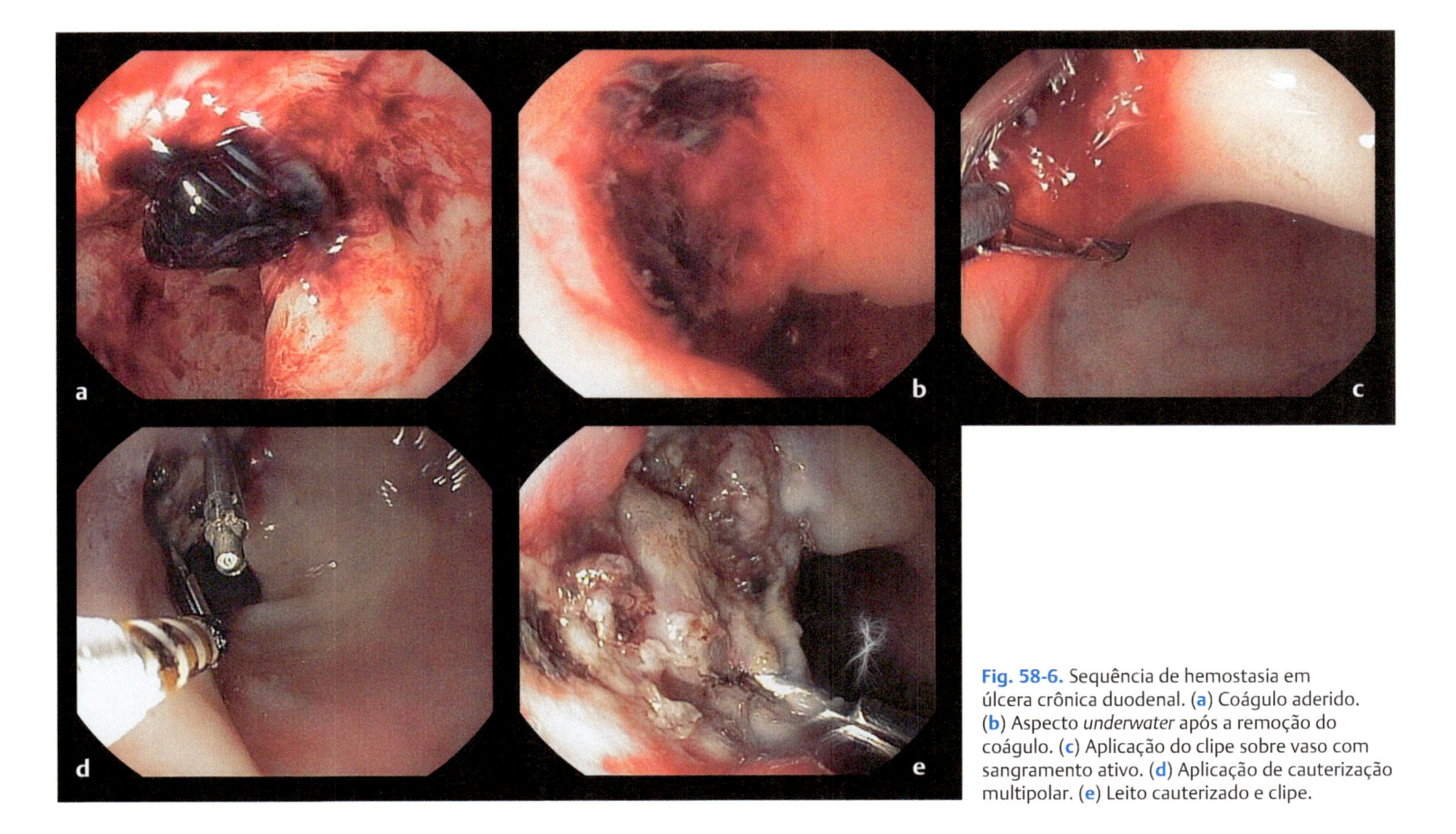

Fig. 58-6. Sequência de hemostasia em úlcera crônica duodenal. (a) Coágulo aderido. (b) Aspecto underwater após a remoção do coágulo. (c) Aplicação do clipe sobre vaso com sangramento ativo. (d) Aplicação de cauterização multipolar. (e) Leito cauterizado e clipe.

Modalidades Térmicas
Plasma de Argônio
O plasma de argônio é um instrumento de eletrocoagulação monopolar de não contato. O gás argônio é ionizado, transformando-se em plasma, por uma descarga elétrica em um eletrodo na extremidade da sonda, conduzindo a corrente para o tecido viável mais próximo, fornecendo energia térmica com cauterização que atinge a profundidade de 2 a 3 mm, podendo cauterizar de forma axial ou tangencial. A profundidade está relacionada com a potência do gerador, intensidade do fluxo, tempo de exposição e distância da ponta da sonda ao tecido.[18,19]

As vantagens do método incluem a facilidade de aplicação, tratamento de múltiplas lesões, lesões extensas e a segurança, tendo-se em vista a profundidade reduzida.

Está indicado para a terapêutica de sangramentos em angiodisplasia (Figs. 58-7 e 58-8), lesão de Dieulafoy, ectasia vascular do antro gástrico (GAVE), telangiectasia por radiação, úlcera péptica, pós-polipectomia, laceração de Mallory-Weiss e lesões neoplásicas.[18]

A diretriz da Sociedade Americana de Endoscopia Gastrointestinal aconselha que o argônio é mais indicado para a hemostasia de lesões superficiais, como GAVE e lesões actínicas.[20]

Há poucas comparações ao método publicadas para a hemostasia de lesão gastrointestinal não varicosa superior. Uma revisão sistemática identificou dois estudos controlados, incluindo 121 pacientes, que comparam o argônio a outras intervenções endoscópicas (*heater probe* e método de injeção), não havendo diferença significativa entre elas.[21]

No tratamento do GAVE, o argônio reduz o número de sessões necessárias para a resolução, entre três e quatro sessões, espaçadas em duas a três semanas, quando comparado a outras terapias (*laser*, sonda aquecida e bipolar).[22-24] Além de reduzir a necessidade de transfusões sanguíneas e aumentar a hemoglobina sérica.[25,26]

As taxas de sucesso no tratamento das angiodisplasias, incluindo as localizadas no intestino delgado, são elevadas com índices variando entre 85 a 100%, seu uso também é bem-sucedido na lesão de Dieulafoy.[27-31]

O método é eficaz para o tratamento do sangramento de telangiectasias por radiação da retopatia actínica, um estudo evidenciou a necessidade de uma mediana de 2,9 sessões entre quatro semanas (variação de 1 a 8), reduzindo a anemia.[32-34] A troca do gás inflamável colônico por ar ambiente ou gás carbônico (CO_2) evita a perfuração decorrente da explosão relatada previamente.[35]

Como o argônio oferta uma cauterização superficial, seu uso nos grandes cotos vasculares localizados em úlceras pépticas é bastante discutível, apesar de haver estudos randomizadas que comprovam resultados similares quando comparado ao *heater probe*, com a ressalva dos autores que sugerem novos e maiores estudos para confirmarem o resultado.[36]

Aspectos Técnicos
A espessura do cateter pode variar entre 1,5 a 3,2 mm, e o comprimento de 2,2 a 3,2 m, a escolha deve ser feita levando-se em consideração do diâmetro do canal de trabalho e o comprimento do endoscópio disponível.

A potência a ser utilizada pode variar entre 20 e 50 watts, o fluxo entre 0,8 a 1 L/min para a empresa Erbe Elektromedizin GmbH (Alemanha) e 1 a 3 L/min para a Wem Equipamentos Eletrônicos (Brasil) com tempo de exposição entre 0,5 a 2 segundos. A escolha dos parâmetros deve ser realizada, levando-se em consideração a profundidade que se almeja atingir. Para cólon ou intestino delgado devem-se reduzir a potência, fluxo e tempo de exposição, visando uma cauterização mais superficial, evitando complicações, como perfuração. Já para órgãos com maior espessura, como o estômago, para cotos vasculares ou reto distal, devem-se aumentar os parâmetros.

Recomenda-se o teste antes da aplicação, utilizando-se compressas de gaze umedecidas com solução fisiológica sobre a placa do bisturi. Deve-se pressionar o botão purgar antes do teste e da introdução do cateter no aparelho. Durante o uso a função purgar pode secar a ponta do cateter, facilitando a aplicação.

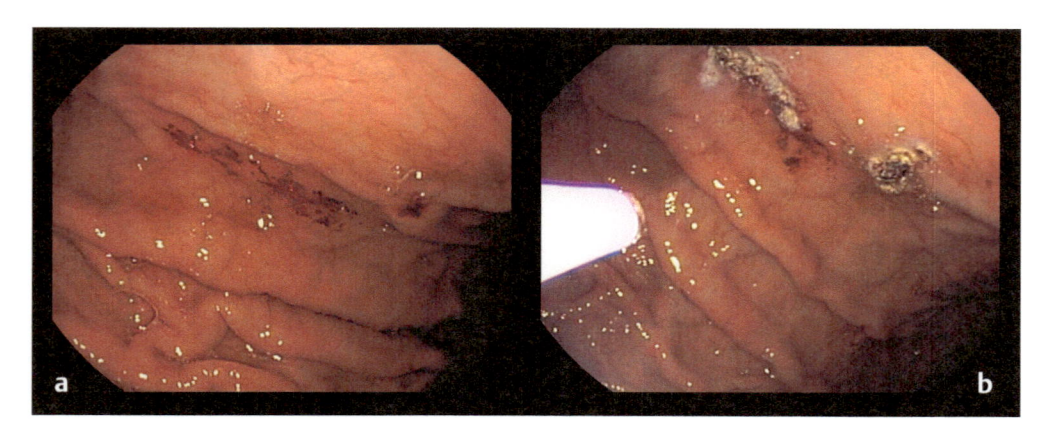

Fig. 58-7. (a) Angiectasias gástricas. (b) Aspecto após a cauterização pelo argônio.

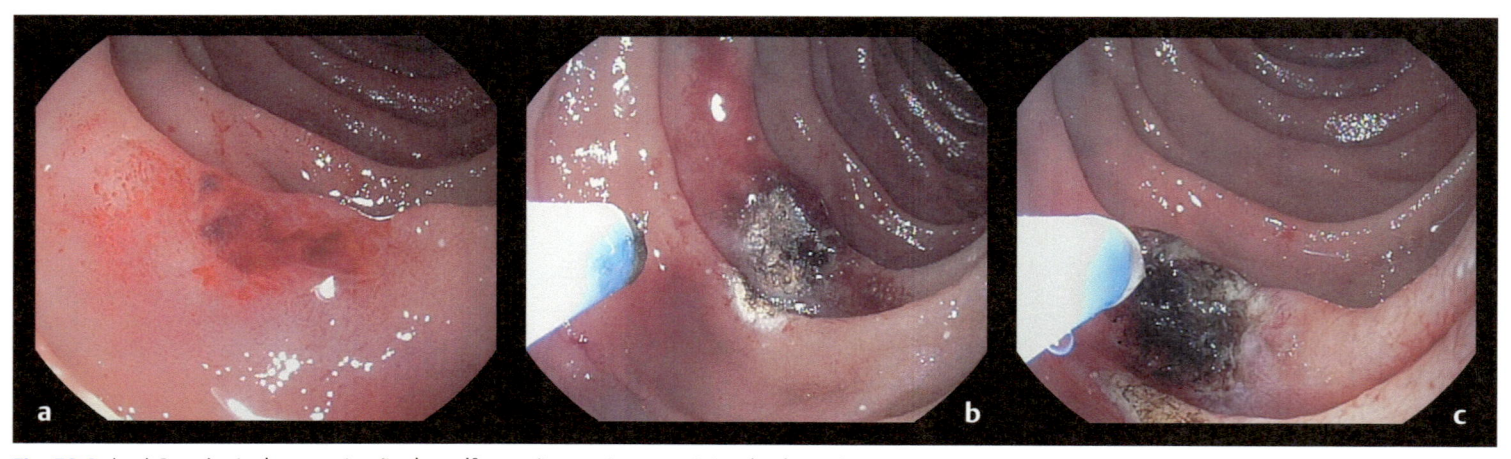

Fig. 58-8. (a-c) Sequência de cauterização de malformação arteriovenosa jejunal pelo argônio.

Após a passagem da sonda no aparelho, a extremidade distal deve ficar completamente exposta, evitando a passagem de corrente elétrica no endoscópio e consequentemente danos na parte elétrica e interferência no sistema de captura.

Geralmente a cauterização é possível com o posicionamento do cateter a uma distância menor do que 1 cm. A coagulação contínua forçada é o modo habitualmente usado, a unidade da empresa Erbe disponibiliza também a possibilidade de entrega pulsada, com os disparos intermitentes consegue-se a cauterização em menor profundidade, sendo útil no tratamento em órgãos com espessura parietal adelgaçada, como o intestino delgado.

Para auxiliar na cicatrização das úlceras decorrentes do uso da terapia recomenda-se o uso por duas semanas de sucralfato e inibidores de bomba de próton quando utilizada no trato digestório alto e de supositórios de mesalazina na terapia do reto, apesar de as úlceras serem na maioria das vezes assintomáticas.[37,38]

Sondas Monopolares, Multipolares e de Aquecimento

As sondas monopolares, multipolares e de aquecimento (*heater probe*) são instrumentos térmicos de hemostasia por contato e coaptação dos vasos, causando edema, vasoconstrição, desnaturação proteica e ativação da coagulação intrínseca.[39,40]

Para o método monopolar podem ser utilizados o cateter monopolar, sonda com 2 mm de diâmetro e terminal metálico na extremidade e pinças hemostáticas (*grasper*). Para fechar a corrente elétrica e viabilizar a cauterização, deve-se fazer uso de placa em contato com o paciente.[41-43]

As sondas multipolares possuem os eletrodos positivos e negativos na extremidade do cateter, não necessitando do uso de placa sob o paciente, sendo ligada na saída bipolar da unidade de eletrocautério (bisturi elétrico), a corrente elétrica passa entre os eletrodos, ocasionando a coagulação tecidual quando a temperatura se eleva a 70°C. Como a corrente é restrita aos eletrodos ocasiona uma cauterização mais superficial que as sondas monopolares, onde a corrente se aprofunda em direção à placa.[44] A profundidade da cauterização está relacionada com o calibre das sondas, disponíveis em 7 Fr (2,4 mm) e 10 Fr (3,2 mm), tempo de aplicação e pressão durante o contato, sendo que a coagulação mais profunda é obtida com sondas de maior calibre, maior tempo de exposição e aumento de pressão durante a coaptação e aplicação. Podendo as sondas serem utilizadas de forma perpendicular ou tangencial ao local escolhido.[45] Algumas sondas estão associadas a uma agulha retrátil que permite a injeção de solução de adrenalina quando exposta, facilitando a terapia combinada ou até mesmo a irrigação de água ou solução fisiológica quando recolhida, permitindo a lavagem do local para obter melhores condições de visibilização durante o sangramento e uma remoção da sonda menos traumática aos tecidos após a cauterização.

A sonda de aquecimento utiliza o calor e não a corrente elétrica como forma de hemostasia. O equipamento consiste em uma unidade, que gera energia e pressurização de água, um *probe*, disponível na espessura de 7 Fr e 10 Fr, com a extremidade de alumínio revestida de teflon, onde há a exteriorização dos três canais utilizados para a irrigação, e um pedal para acionamento da cauterização e irrigação.

As indicações dos métodos térmicos de contato são semelhantes às da cauterização com argônio já descritas (Figs. 58-6, 58-9 e 58-10).[46-51]

Para hemostasia das úlceras pépticas, os dispositivos térmicos de contato associados ou não à injeção de adrenalina apresentam sucesso em 78 a 100% dos casos, com taxas de ressangramento que podem variar entre 0 a 18%.[44,48,49,52-54]

Aspectos Técnicos

Para as sondas monopolares sugere-se a potência de 10 W, com pulsos de 1 a 2 segundos até a obtenção da hemostasia.[55]

Com o uso das sondas multipolares quando se pretende atingir uma maior profundidade como em úlceras gástricas sugere-se uma pressão moderada à firme com potência de 15 a 20 W e aplicação de três a cinco pulsos de 10 segundos; já para uma coagulação mais superficial sugere-se uma pressão leve à moderada, com 10 a 15 W, número e tempo de pulsos semelhantes.[55]

Com o *heater probe* quando se almeja uma profundidade maior, utiliza-se uma pressão firme aplicando-se 30 J em 4 pulsos com o tempo predeterminado pela estação, já para uma menor profundidade sugere-se uma leve pressão com uso de potência de 10 a 20 J em 4 pulsos.[56,57] O acionamento do pressurizador de água durante a remoção da sonda após o pulso faz com que seja menos traumática, evitando o descolamento dos tecidos em contato.

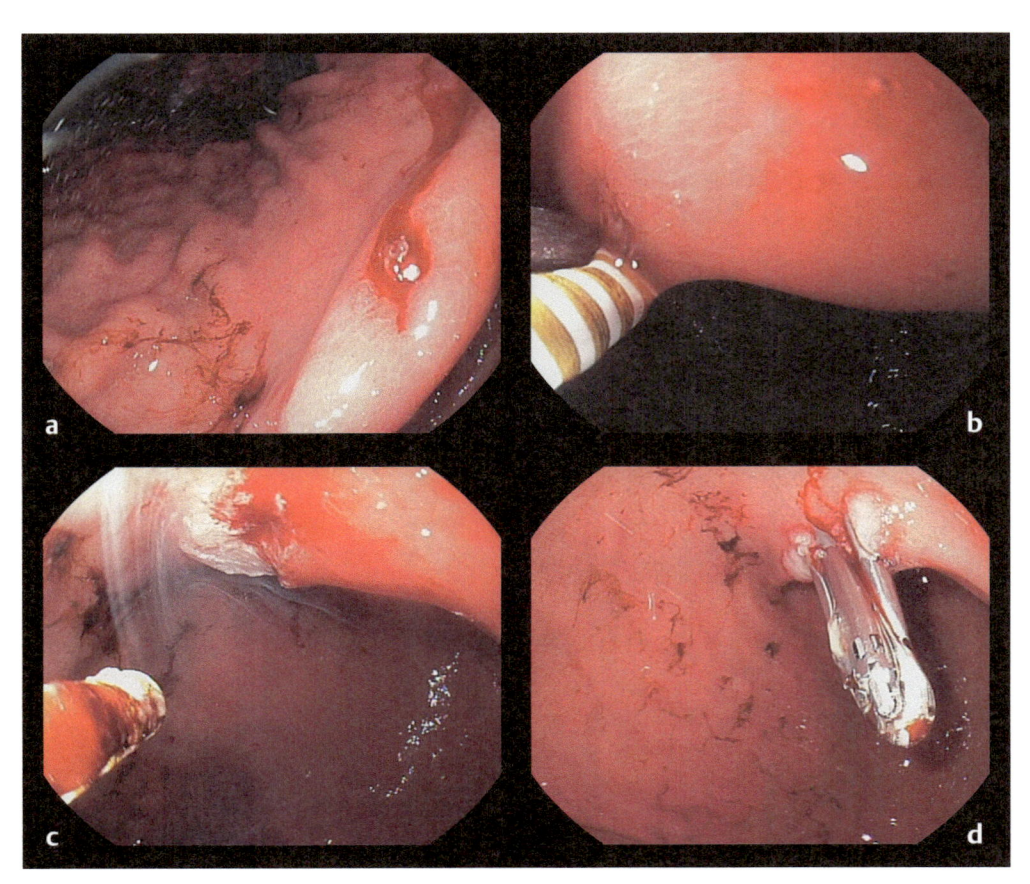

Fig. 58-9. (a) Lesão de Dieulafoy gástrica com sangramento ativo. (b) Sonda multipolar posicionada. (c) Lesão cauterizada. (d) Clipes aplicados.

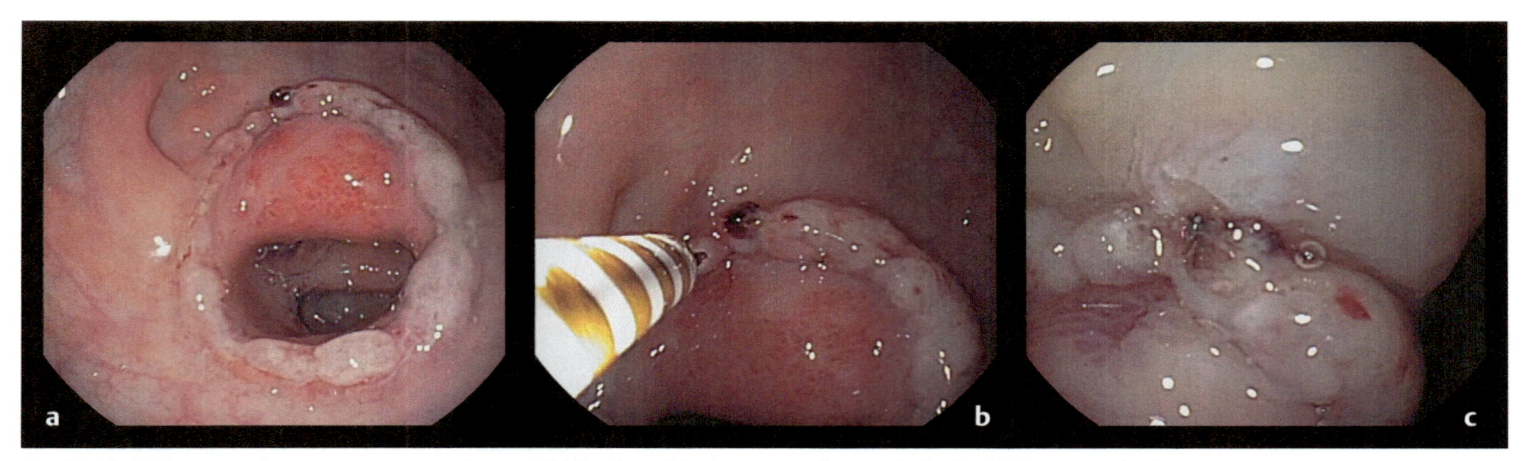

Fig. 58-10. (a) Coto vascular em anastomose colorretal. (b) Sonda multipolar com agulha exteriorizada. (c) Coto cauterizado.

HEMORRAGIA VARICOSA

A endoscopia digestiva alta oferece o principal tratamento definitivo na condução da hemorragia de varizes esofagogástricas.[58]

Ligadura Elástica

A apreensão de um segmento de variz em uma banda elástica leva à trombose por oclusão e consequente necrose local que com o tempo desprende, restando uma ulceração superficial e posterior cicatriz (Fig. 58-11).[59]

A ligadura é o tratamento de escolha para a hemostasia das varizes esofágicas, com erradicação em menor tempo, menor taxa de ressangramento, de complicações e de mortalidade geral quando comparada à escleroterapia.[60] As taxas de sucesso são semelhantes e giram em torno de 90%.[61]

O método pode ser uma opção ao uso do cianoacrilato no sangramento de varizes gástricas na pequena curvatura (GOV1).[60]

Aspectos Técnicos

Atualmente há vários dispositivos com múltiplas bandas disponíveis, evitando a passagem do *overtube* frequentemente utilizado nos *kits* montáveis de banda única.

Geralmente o conjunto para a ligadura é composto por uma manopla rotativa que se acopla ao *cap*, onde estão alojadas as bandas elásticas, por um cordão. Com a rotação o cordão é tracionado liberando as bandas. A manopla deve ser encaixada ao endoscópio com a introdução do cordão pelo canal de trabalho, posteriormente o *cap* deve ser afixado ao cordão exteriorizado na extremidade distal do canal, fazendo a adequada justaposição do mesmo à ponta do aparelho com recolhimento do cordão ao se girar a manopla.

Alguns *kits* possuem uma trava na manopla que deve ser liberada antes da introdução do endoscópio, evitando a liberação inadvertida da banda com a tensão do cordão imposta pelos movimentos.

As ligaduras devem ser realizadas inicialmente na porção distal do esôfago, inicialmente junto à transição esofagogástrica, com posterior ascensão cranial, evitando a aplicação de bandas no mesmo nível para prevenir uma eventual estenose.

Ao se escolher o local da aplicação deve-se aspirar de forma contínua até que um bom conteúdo de variz e mucosa circunjacente se encontre no interior do *cap*, ligaduras com bom conteúdo tendem a se desprender mais dificilmente, evitando a queda precoce.

É discutível a aplicação das bandas diretamente sobre o ponto de sangramento ou tampão fibrinoplaquetário que sugere sangramento recente. A aspiração direta pode soltar o tampão, levando ao sangramento ativo que dificulta a formação do vácuo necessário para a aspiração da variz, encoraja-se a ligadura caudal, isto se viável, no mesmo cordão varicoso para facilitar a abordagem no ponto de sangramento.

Após a aplicação deve-se evitar inflar o esôfago de forma vigorosa, aumentando a tensão entre as paredes e reduzindo o conteúdo albergado pelas bandas.

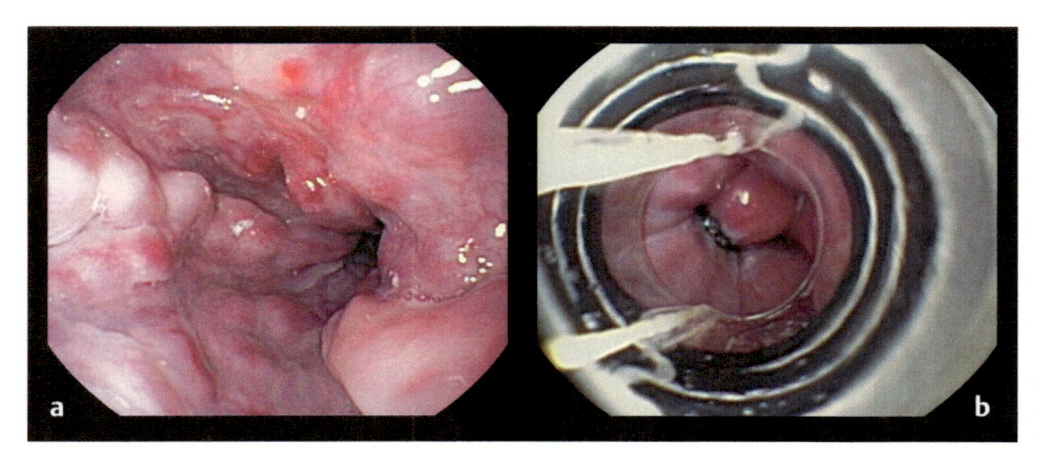

Fig. 58-11. (a) Varizes esofágicas com sinais de sangramento recente. (b) Ligadura com banda elástica, estrangulando a variz.

Escleroterapia por Injeção

Caso as tentativas iniciais de ligadura elástica para a hemostasia de varizes esofágicas falharem, a escleroterapia deve ser tentada (Fig. 58-12).

O método é de baixo custo, fácil execução e a altas taxas de sucesso, apresentando maior número de complicações, como bacteriemia transitória, perfurações e hematoma de parede, quando se comparado à ligadura elástica.[61]

A etanolamina é a substância esclerosante mais frequentemente utilizada em nosso meio e deve ser utilizada diluída ao meio em solução hipertônica de glicose a 50%, obtendo-se uma concentração de 2,5%.

Aspectos Técnicos

A solução deve ser aplicada em alíquotas de 2 a 5 mL por sítio, da mesma forma que a ligadura, sentido caudal para cranial. Com volume máximo de 20 mL por sessão. Não há consenso na literatura sobre a melhor forma de injeção, intravasal ou perivasal, os autores preferem a técnica intravasal, com perfuração oblíqua, seguida da injeção e posterior remoção da agulha de forma lenta e concomitante injeção rápida da substância, com o intuito de injetar conteúdo entre as túnicas parietais da veia, criando um "coxim" que teoricamente reduz o sangramento decorrente da perfuração.

Obliteração

O cianoacrilato é um monômero que se polimeriza ao entrar em contato com o sangue, levando à obliteração das varizes, proporcionando a hemostasia.

A obliteração com injeção de adesivos teciduais é o tratamento de escolha para a hemostasia do sangramento de varizes gástricas (Fig. 58-13).[60]

Pacientes com doença hepática avançada (Child-Pugh C) se beneficiam do uso de cianoacrilato para a hemostasia das varizes esofágicas. Um estudo randomizado e controlado evidenciou menores taxas de ressangramento e mortalidade intra-hospitalar, quando o método foi comparado à escleroterapia com etanolamina. O déficit de coagulação comprometeria a ação dos esclerosantes justificando os achados.[62]

Em uma série com 753 pacientes as complicações mais frequentes relatadas foram ressangramento com extrusão de cola (4,4%), sepse (1,3%), embolia a distância (pulmonar, cerebral e esplênica - 0,7%), com taxa de mortalidade de 0,5%.[63]

Para diminuir o risco de embolização alguns autores propuseram a introdução de mola guiada por ecoendoscopia antes da injeção de cianoacrilato. As molas, recobertas por fibras sintéticas, proporcionam amparo para evitar a embolização a distância.[64]

Aspectos Técnicos

O cianoacrilato é comercializado em ampolas de 0,5 mL. Deve ser injetado diluído ao meio em lipiodol, que reduz a polimerização e possibilita a localização radioscópica da solução após o uso, por ser radiopaco.

A dose máxima a ser utilizada é de 2,0 mL da solução (dois frascos de cianoacrilato diluídos em 1 mL de lipiodol).

Inicialmente deve-se preencher a agulha, preferencialmente de maior calibre, com lipiodol. Após introduzir a agulha na variz, confirmando o seu posicionamento, injetar rapidamente a solução, seguida de 2,0 mL de água destilada, remover o cateter da variz e recolher a agulha, tomando-se o cuidado de não tracionar o cateter para o interior do aparelho. O endoscópio deve ser removido do paciente com o cateter exposto e a agulha recolhida, evitando danos ao aparelho e paciente. Após a remoção do aparelho deve-se remover o cateter após a limpeza ou secção da extremidade da agulha.

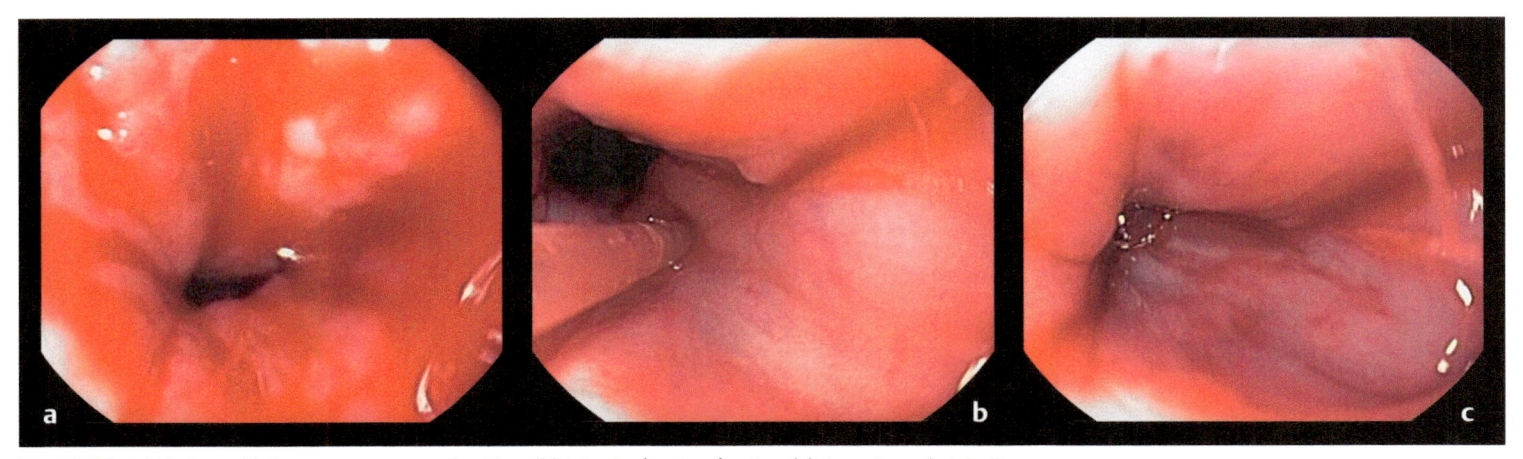

Fig. 58-12. (a) Variz esofágica com sangramento ativo. (b) Injeção de etanolamina. (c) Aspecto após injeção.

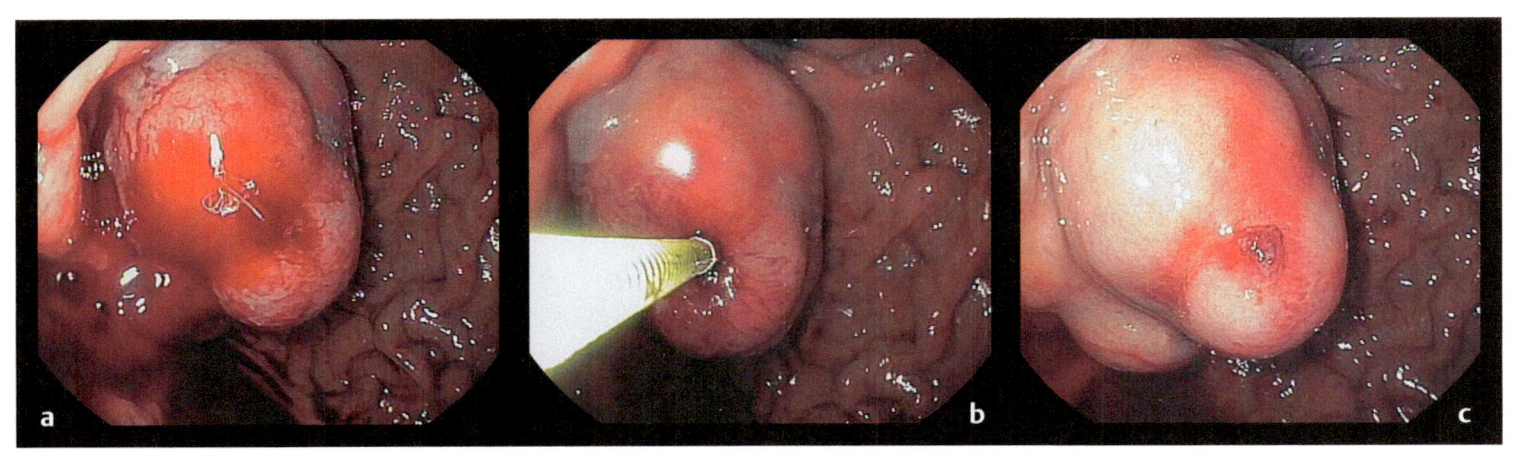

Fig. 58-13. (a) Variz gástrica com sangramento ativo. (b) Injeção de cianoacrilato. (c) Variz túrgida após injeção.

OUTRAS ABORDAGENS
Próteses Metálicas

O uso de próteses metálicas autoexpansíveis totalmente cobertas induz a hemostasia por tamponamento mecânico do vaso ou lesão hemorrágica. Seu uso tem sido relatado para tratamento dos casos de falência dos métodos convencionais, como uma alternativa ao tamponamento por balão. Um estudo multicêntrico, randomizado e controlado evidenciou superioridade da prótese quando comparada ao balão.[65]

Há séries de casos e relatos evidenciando sucesso na hemostasia da via biliar, em sangramentos após esfincterotomia, esfincteroplastia, biópsia intraductal e dilatação de anastomose pós-transplante hepático, além de hemostasia de lesões neoplásicas de duodeno e cólon.[66-72]

Clipes Montados em Cap

Inicialmente desenvolvidos para o fechamento de fístulas e perfurações o método teve as suas indicações estendidas para a hemostasia.

Há dois sistemas disponíveis, OTSC (Ovesco Endoscopy AG, Tübingen, Alemanha) e Padlock Clip (Steris Healthcare, Ohio, EUA).

Um estudo retrospectivo evidenciou sucesso na hemostasia imediata para hemorragia digestiva alta em 88 a 100% e baixa em 78 a 100% dos casos.[73]

Sutura Endoscópica

O uso do dispositivo de sutura endoscópico Overstich (Apollo Endosurgery, Texas, EUA) para hemostasia foi descrito em uma série de três casos para tratamento de úlceras gástricas hemorrágicas e em um relato para tratamento de úlcera anastomótica hemorrágica após cirurgia de *bypass* gástrico, obtendo sucesso em todos os casos.[74,75]

Agentes Tópicos
Pó Hemostático

O Hemospray (Cook Medical, Carolina do Norte, EUA) é um pó hemostático inorgânico que é pulverizado com o auxílio de CO_2 sobre o sangramento, selando os vasos lesionados, ativando as plaquetas e a via intrínseca da coagulação (Fig. 58-14).[76]

Os resultados foram avaliados em um estudo multicêntrico com 202 pacientes para sangramento gastrointestinal alto com várias causas, houve hemostasia imediata em 96,5% dos casos (96,0% das úlceras pépticas, 95,1% das lesões malignas, 97,1% em sangramentos após terapia). Apresentando altas taxas de ressangramento, 26,7% em 8 e 33,5% em 30 dias.[77]

O EndoClot (EndoClot Plus Inc, Califórnia, EUA) é um pó de polissacarídeo hemostático e absorvível derivado do amido. É pulverizado com ar ambiente, proveniente de um compressor, por meio de um cateter pelo canal de trabalho do aparelho. Forma uma matriz gelificada que adere e sela o tecido hemorrágico, levando à agregação de plaquetas, glóbulos vermelhos e proteínas de coagulação.[78]

Um estudo multicêntrico prospectivo de 70 pacientes, a hemostasia foi alcançada em 64% pacientes (100% dos casos em hemorragia alta e 83% dos casos em hemorragia baixa).[79]

Tamponamento com Ankaferd BloodStopper

O Ankaferd BloodStopper (Ankaferd Health Products Ltd, Istambul, Turquia) é um extrato de plantas medicinais (*Thymus vulgaris*, *Glycyrrhiza glabra*, *Vitis vinifera*, *Alpinia officinarum* e *Urtica dioica*) que tem sido usado como agente hemostático, apresentando resultados animadores. Comercializado na forma de líquido em ampolas, é aplicado de forma tópica no sangramento por cateter pelo canal de trabalho. Cogita-se que, quando em contato com o sangue, forme uma malha proteica para a agregação de eritrócitos, podendo influenciar na angiogênese e a proliferação celular.[76]

Uma série listou 26 pacientes com sangramento gastrointestinal alto e baixo, incluindo síndrome de Mallory-Weiss, lesão de Dieulafoy, GAVE, retopatia actínica e sangramento pós-polipectomia, obtendo sucesso em todos os pacientes.[80]

Outras séries e relatos de caso indicaram a hemostasia em sangramento de variz de fundo gástrico após injeção de cianoacrilato, tumores gastrointestinais, sangramento pós-esfincterotomia e diverticular.[81,82,83,84]

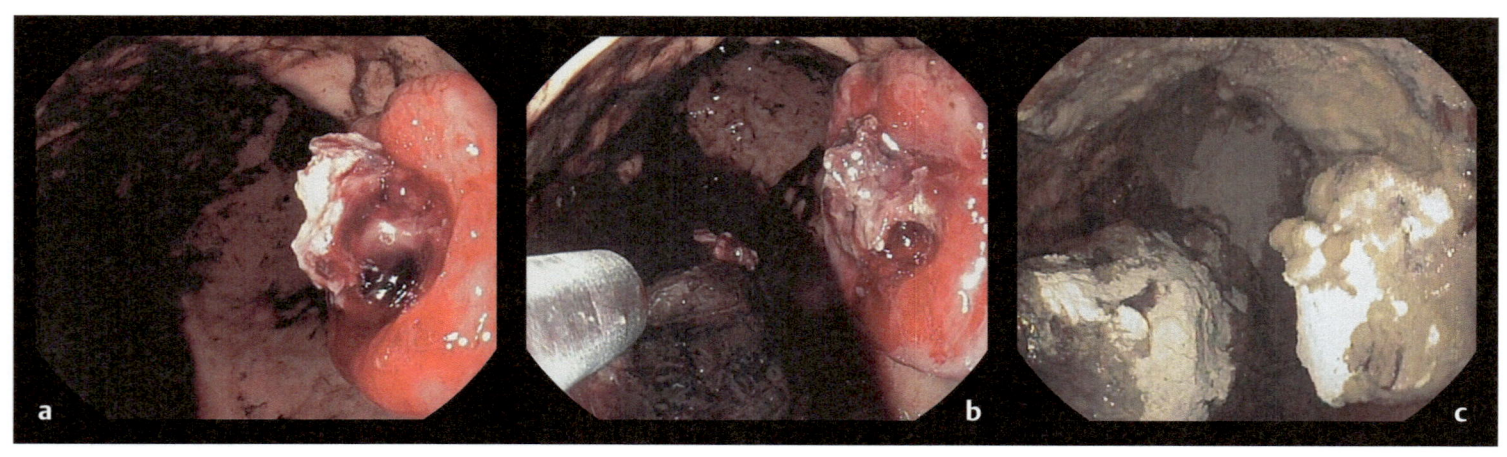

Fig. 58-14. (a) Sangramento em GIST gástrico ulcerado. (b) Exposição do cateter. (c) Pó do Hemospray sobre a lesão de paredes gástricas, cessando o sangramento.

REFERÊNCIAS BIBLIOGRÁFICAS

1. Cook DJ, Guyatt GH, Salena BJ, Laine LA. Endoscopic therapy for acute nonvariceal upper gastrointestinal hemorrhage: a meta-analysis. Gastroenterology. 1992 Jan;102(1):139-48.
2. Forrest JA, Finlayson ND, Shearman DJ. Endoscopy in gastrointestinal bleeding. Lancet. 1974;2(7877):394.
3. Bleau BL, Gostout CJ, Sherman KE et al. Recurrent bleeding from peptic ulcer associated with adherent clot: a randomized study comparing endoscopic treatment with medical therapy. Gastrointest Endosc. 2002;56:1.
4. Jensen DM, Kovacs TO, Jutabha R et al. Randomized trial of medical or endoscopic therapy to prevent recurrent ulcer hemorrhage in patients with adherent clots. Gastroenterology. 2002;123:407.
5. Katschinski B, Logan R, Davies J et al. Prognostic factors in upper gastrointestinal bleeding. Dig Dis Sci. 1994;39:706.
6. Carter R, Anderson JR. Randomized trial of adrenaline injection and laser photocoagulation in the control of haemorrhage from peptic ulcer. Br J Surg. 1994 Jun;81(6):869-71.
7. Calvet X, Vergara M, Brullet E et al. Addition of a second endoscopic treatment following epinephrine injection improves outcome in high-risk bleeding ulcers. Gastroenterology. 2004;126:441.
8. Laine L, McQuaid KR. Endoscopic therapy for bleeding ulcers: an evidence-based approach based on meta-analysis of randomized controlled trials. Clin Gastroenterol Hepatol. 2009;7:33.
9. Marmo R, Rotondano G, Piscopo R et al. Dual therapy versus monotherapy in the endoscopic treatment of high-risk bleeding ulcers: a meta-analysis of controlled trials. Am J Gastroenterol. 2007;102:279.
10. Choudari CP, Palmer KR. Endoscopic injection therapy for bleeding peptic ulcer; a comparison of adrenaline alone with adrenaline plus ethanolamine oleate. Gut. 1994;35:608.
11. Chung SC, Leong HT, Chan AC et al. Epinephrine or epinephrine plus alcohol for injection of bleeding ulcers: a prospective randomized trial. Gastrointest Endosc. 1996; 43:591.
12. Jensen DM, Machicado GA, Hirabayashi K. Randomized controlled study of 3 different types of hemoclips for hemostasis of bleeding canine acute gastric ulcers. Gastrointest Endosc. 2006;64:768.
13. Jensen DM, Machicado GA, Hirabayashi K. Hemoclipping (CLIP) of chronic ulcers: A randomized prospective study of initial success, CLIP retention rates, and ulcer healing. Gastrointest Endosc. 2005; 61:AB174.
14. Chou YC, Hsu PI, Lai KH, Lo CC, Chan HH, Lin CP et al. A prospective randomized trial of endoscopic hemoclip placement and distilled water injection for treatment of high-risk bleending ulcers. Gastrointest Endosc. 2003;57:324.
15. Sung JJ, Tsoi KK, Lai LH et al. Endoscopic clipping versus injection and thermo-coagulation in the treatment of nonvariceal upper gastrointestinal bleeding: a meta-analysis. Gut. 2007;56:1364.
16. Simpson PW, Nguyen MH, Lim JK, Soetikno RM. Use of endoclips in the treatment of massive colonic diverticular bleeding. Gastrointest Endosc. 2004;59:433.
17. Liaquat H, Rohn E, Rex DK. Prophylactic clip closure reduced the risk of delayed postpolypectomy hemorrhage: experience in 277 clipped large sessile or flat colorectal lesions and 247 control lesions. Gastrointest Endosc. 2013;77:401.
18. Grund KE, Storek D, Farin G. Endoscopic argon plasma coagulation (APC) first clinical experiences in flexible endoscopy. Endosc Surg Allied Technol. 1994;2:42.
19. Watson JP, Bennett MK, Griffin SM, Matthewson K. The tissue effect of argon plasma coagulation on esophageal and gastric mucosa. Gastrointest Endosc. 2000 Sep;52(3):342-5.
20. Hwan JH, Fisher DA, Ben-Menachem T et al. The role of endoscopy in the management of acute nonvariceal upper GI bleeding. Gastrointest Endosc. 2012;75:1132.
21. Havanond C, Havanond P. Argon plasma coagulation therapy for acute nonvariceal upper gastrointestinal bleeding. Cochrane Database Syst ver. 2005;CD003791.
22. Gostout CJ, Ahlquist DA, Radford CM et al. Endoscopic laser therapy for watermelon stomach. Gastroenterology. 1989;96:1462.
23. Gostout CJ, Viggiano TR, Ahlquist DA et al. The clinical and endoscopic spectrum of the watermelon stomach. J Clin Gastroenterol. 1992; 15:256.
24. Petrini JL Jr, Johnston JH. Heat probe treatment for antral vascular ectasia. Gastrointest Endosc. 1989;35:324.
25. Probst A, Scheubel R, Wienbeck M. Treatment of watermelon stomach (GAVE syndrome) by means of endoscopic argon plasma coagulation (APC): long-term outcome. Z Gastroenterol. 2001;39:447.
26. Yusoff I, Brennan F, Ormonde D, Laurence B. Argon plasma coagulation for treatment of watermelon stomach. Endoscopy. 2002;34:407.
27. Iacopini F, Petruzziello L, Marchese M, et al. Hemostasis of Dieulafoy's lesions by argon plasma coagulation (with video). Gastrointest Endosc. 2007;66:20.
28. Johanns W, Luis W, Janssen J et al. Argon plasma coagulation (APC) in gastroenterology: experimental and clinical experiences. Eur J Gastroenterol Hepatol. 1997;9:581.
29. Kitamura T, Tanabe S, Koizumi W et al. Rendu-Osler-Weber disease successfully treated by argon plasma coagulation. Gastrointest Endosc. 2001;54:525.
30. Kwan V, Bourke MJ, Williams SJ et al. Argon plasma coagulation in the management of symptomatic gastrointestinal vascular lesions: experience in 100 consecutive patients with long-term follow-up. Am J Gastroenterol. 2006;101:58.
31. Rolachon A, Papillon E, Fournet J. [Is argon plasma coagulation an efficient treatment for digestive system vascular malformation and radiation proctitis?]. Gastroenterol Clin Biol. 2000;24:1205.
32. Silva RA, Correia AJ, Dias LM et al. Argon plasma coagulation therapy for hemorrhagic radiation proctosigmoiditis. Gastrointest Endosc. 1999;50:221.
33. Taïeb S, Rolachon A, Cenni JC et al. Effective use of argon plasma coagulation in the treatment of severe radiation proctitis. Dis Colon Rectum. 2001;44:1766.
34. Tjandra JJ, Sengupta S. Argon plasma coagulation is an effective treatment for refractory hemorrhagic radiation proctitis. Dis Colon Rectum 2001;44:1759.
35. Ben SE, Mathieu N, Roque I, Antonietti M. Bowel explosion with colonic perforation during argon plasma coagulation for hemorrhagic radiation-induced proctitis. Gastrointest Endosc. 2003;57:412.
36. Cipolletta L, Bianco MA, Rotondano G et al. Prospective comparison of argon plasma coagulator and heater probe in the endoscopic treatment of major peptic ulcer bleeding. Gastrointest Endosc. 1998; 48:191.
37. Ravizza D, Fiori G, Trovato C, Crosta C. Frequency and outcomes of rectal ulcers during argon plasma coagulation for chronic radiation-induced proctopathy. Gastrointest Endosc 2003;57:519.
38. Schmeck-Lindenau HJ, Kurtz W, Heine M. Inflammatory polyps: an unreported side effect of argon plasma coagulation. Endoscopy. 1998; 30:S93.
39. Chung SCS, Lau JYW, Rutgeerts P, Fennerty MB. Thermal Coagulation for Nonvariceal Bleeding. Endoscopy. 2002;34(1):89-92.
40. Parsi MA et al. Devices for endoscopic hemostasis of nonvariceal GI bleeding. Gastrointest Endosc. 2019;4:285-99.
41. Nunoue T, Takenaka R, Hori K et al. A Randomized Trial of Monopolar Soft-mode Coagulation Versus Heater Probe Thermocoagulation for Peptic Ulcer Bleeding. J Clin Gastroenterol. 2015;49:472.
42. Saltzman JR, Thiesen A, Liu JJ. Determination of optimal monopolar coagulation settings for upper GI bleeding in a pig model. Gastrointest Endosc. 2010;72:796.
43. Yamasaki Y, Takenaka R, Nunoue T et al. Monopolar soft-mode coagulation using hemostatic forceps for peptic ulcer bleeding. Hepatogastroenterology 2014;61:2272.
44. Conway JD, Adler DG et al. Endoscopic hemostatic devices. Gastrointest Endosc. 2009;69:987-996.
45. Chan LY, Sung JJ, Chan FK et al. Tissue injury of injection golden probe. Gastrointest Endosc. 1998;48:291-65.
46. Jensen DM, Machicado GA, Cheng S et al. A randomized prospective study of endoscopic bipolar electrocoagulation and heater probe treatment of chronic retal bleeding from radiation telangiectasia. Gastrointest Endosc. 1997;45:20-5.
47. Kovacs T. Mallory-Weiss tears, angiodysplasia, watermelon stomach, and Dieulafoy`s: a pot-pourri. Tech Gastrointest Endosc. 2005;7(3):139-147.
48. Laine L. Multipolar electrocoagulation in the treatment of active upper gastrointestinal tract hemorrhage. A prospective controlled trial. N Engl J Med. 1987;316:1613.
49. Laine L. Multipolar electrocoagulation in the treatment of peptic ulcers with nonbleeding visible vessels. A prospective, controlled trial. Ann Intern Med. 1989;110:510.
50. Lin HJ, Hsieh YH, Tseng GY et al. A prospective, randomized trial of endoscopic hemoclip versus heater probe thermocoagulation for peptic ulcer bleeding. Am J Gastroenterol. 2002;97:2250.
51. Pavey DA, Craig, PI. Endoscopic therapy for upper-GI vascular ectasias. Gastrointest Endosc. 2004;59:233-8.
52. Jaramillo JL, Carmona C, Gálvez C et al. Efficacy of the heater probe in peptic ulcer with a non-bleeding visible vessel. A controlled, randomised study. Gut. 1993;34:1502.

53. Lin HJ, Tseng GY, Perng CL et al. Comparison of adrenaline injection and bipolar electrocoagulation for the arrest of peptic ulcer bleeding. Gut. 1999;44:715.
54. Toka B, Eminler AT, Karacaer C et al. Comparison of monopolar hemostatic forceps with soft coagulation versus hemoclip for peptic ulcer bleeding: a randomized trial (with video). Gastrointest Endosc. 2019;89:792.
55. Morris ML, Tucker RD, Baron TH, Song LM. Electrosurgery in gastrointestinal endoscopy: principles to practice. Am J Gastroenterol. 2009;104:1563.
56. Machicato GA, Jensen DM. Upper gastrointestinal angiomata: diagnosis and treatment. Gastrointest Endosc N Am. 1991;1:241-62.
57. Wang K, Lin HJ, Chua RT et al. Hemostatic effects of heat probe thermocoagulation for patients with ulcer bleending: an experience of 329 patients. Zhonghua Yi Xue Za Zhi. 1995;55(1):25-30.
58. Grace ND. Diagnosis and treatment of gastrointestinal bleeding secondary to portal hypertension. American College of Gastroenterology Practice Parameters Committee. Am J Gastroenterol. 1997;92:1081.
59. Stiegmann GV, Goff JS, Sun JH et al. Endoscopic variceal ligation: an alternative to sclerotherapy. Gastrointest Endosc. 1989;35:431.
60. de Franchis R, Baveno VI Faculty. Expanding consensus in portal hypertension: Report of the Baveno VI Consensus Workshop: Stratifying risk and individualizing care for portal hypertension. J Hepatol. 2015;63:743.
61. Laine L, Cook D. Endoscopic ligation compared with sclerotherapy for treatment of esophageal variceal bleeding. A meta-analysis. Ann Intern Med. 1995;123:280.
62. Maluf F, Sakai P, Ishida S et al. Endoscopic sclerosis versus cyanoacrylate endoscopic injection for the first episode of variceal bleending: a prospective, controlled, and randomized study in Chil-Pugh class C patients. Endoscopy. 2001;33:421-27.
63. Cheng LF, Wang ZQ, Li CZ et al. Low incidence of complications from endoscopic gastric variceal obturation with butyl cyanoacrylate. Clin Gastroenterol Hepatol. 2010;8:760.
64. Binmoeller KF, Weilert F, Shah JN, Kim J. EUS-guided transesophageal treatment of gastric fundal varices with combined coiling and cyanoacrylate glue injection (with videos). Gastrointest Endosc. 2011; 74:1019.
65. Escorsell A, Pavel O, Cardenas A. Esophageal balloon tamponade versus esophageal stent in controlling acute refractory variceal bleeding: a multicenter randomized, controlled trial. Hepatology. 2016;63:1957-1967.
66. Aslinia F, Hawkins L, Darwin P. Temporary placement of a fully covered metal stent to tamponade bleeding from endoscopic papillary balloon dilation. Gastrointest Endosc. 2012;76:911-913.
67. D'Souza PM, Sandha GS, Teshima CW. Refractory bleeding from a malignant duodenal ulcer treated with placement of a fully-covered gastroduodenal stent. Dig Dis Sci. 2013;58:3359-3361.
68. Hasegawa N, Kato K, Morita K. Covered expandable metallic stent placement for hemostasis of colonic bleeding caused by invasion of gallbladder carcinoma. Endoscopy. 2003;35:178-180.
69. Shah JN, Marson F, Binmoeller KF. Temporary self-expandable metal stent placement for treatment of post-sphincterotomy bleeding. Gastrointest Endosc. 2010;72:1274-1278.
70. Song JY, Moon JH, Choi HJ. Massive hemobilia following transpapillary bile duct biopsy treated by using a covered self-expandable metal stent. Endoscopy. 2014;46:E161-E162.
71. Valats JC, Funakoshi N, Bauret P. Covered self-expandable biliary stents for the treatment of bleeding after ERCP. Gastrointest Endosc. 2013; 78:183-187.
72. Yen HH, Chen YY, Su PY Successful use of a fully covered metal stent for refractory bleeding from a duodenal cancer. Endoscopy. 2015;47:E34-E35.
73. Richter-Schrag HJ, Glatz T, Walker C. First-line endoscopic treatment with over-the-scope clips significantly improves the primary failure and rebleeding rates in high-risk gastrointestinal bleeding: a single-center experience with 100 cases. World J Gastroenterol. 2016; 22:9162-9171.
74. Barola S, Magnuson T, Schweitzer M. Endoscopic suturing for massively bleeding marginal ulcer 10 days post Roux-en-Y gastric bypass. Obes Surg. 2017;27:1394-1396.
75. Chiu PW, Chan FK, Lau JY Endoscopic suturing for ulcer exclusion in patients with massively bleeding large gastric ulcer. Gastroenterology. 2015;149:29-30.
76. Barkun AN, Moosavi S, Martel M. Topical hemostatic agents: a systematic review with particular emphasis on endoscopic application in GI bleeding. Gastrointest Endosc. 2013;77:692-700.
77. Haddara S, Jacques J, Lecleire S. A novel hemostatic powder for upper gastrointestinal bleeding: a multicenter study (the "GRAPHE" registry) Endoscopy. 2016;48:1084-1095.
78. EndoClot Inc [homepage na internet]. Polymer solutions for hemostasis [acesso em 12 de jan 2020]. Disponível em: http://endoclot.com/technology.html.
79. Prei JC, Barmeyer C, Burgel N. EndoClot polysaccharide hemostatic system in nonvariceal gastrointestinal bleeding: results of a prospective multicenter observational pilot study. J Clin Gastroenterol. 2016;50:e95-e100
80. Kurt M, Onal I, Akdogan M. Ankaferd blood stopper for controlling gastrointestinal bleeding due to distinct benign lesions refractory to conventional antihemorrhagic measures. Can J Gastroenterol. 2010; 24:380-384.
81. Aslan E, Akyuz U, Pata C. The use of Ankaferd in diverticular bleeding: two case reports. Turk J Gastroenterol. 2013;24:441-443.
82. Beyazit Y, Akdogan M, Sayilir A. Successful topical application of Ankaferd blood stopper in a patient with life-threatening fundal variceal bleeding despite cyanoacrilate injection. Clin Res Hepatol Gastroenterol. 2012;36:e9-e11.
83. Beyazit Y, Kekilli M, Kurt M. Ankaferd hemostat for the management of tumoral GI bleeding. Gastrointest Endosc. 2011;73:1072-1073.
84. Beyazit Y, Koklu S, Akbal E. Successful treatment of endoscopic sphincterotomy-induced early hemorrhage with application of Ankaferd blood stopper. Gastrointest Endosc. 2010;72:1325-1326.

MUCOSECTOMIAS

Gustavo Rosa de Almeida Lima ■ Luciano Lenz

MUCOSECTOMIA CONVENCIONAL

A remoção endoscópica dos pólipos adenomatosos do cólon reduz a incidência de câncer colorretal em 76 a 90%.[1] No entanto, os pólipos sésseis podem ser um desafio técnico, especialmente aqueles maiores e localizados no cólon direito.[1]

Desde 1984, a ressecção endoscópica da mucosa (REM) tem sido utilizada no tratamento de neoplasias precoces e lesões pré-malignas do trato gastrointestinal. O objetivo consiste em remover lesões neoplásicas superficiais e obter amostras para o estadiamento patológico preciso. A fim de reduzir e evitar complicações como a perfuração e lesões térmicas, cria-se uma bolha com injeção de substâncias químicas na submucosa.[2]

A mucosectomia permite a remoção de tecido até o nível da camada muscular própria,[1] portanto, parte ou até o mesmo em alguns pontos há ressecção completa da submucosa. Embora a terminologia da palavra relacione apenas a ressecção da camada mucosa, o termo mucosectomia é amplamente aceito na comunidade médica.

Indicação

Está indicada em pólipos sésseis ou lesões de crescimento lateral com mais de 10 mm e em tumores neuroendócrinos retais pequenos oferecendo a vantagem de recuperação rápida, baixo índice de efeitos adversos e menor custo em relação à cirurgia.[1,3-5]

A avaliação morfológica minuciosa e a caracterização das lesões a serem ressecadas são essenciais para escolha da técnica e abordagem, uma vez que lesões com risco de invasão submucosa podem alterar a abordagem, sempre sendo preferida uma ressecção em bloco.[5]

A avaliação padrão deve levar em consideração características, tamanho, localização e posição da lesão e identificar características que podem predizer uma invasão submucosa e ressecção endoscópica incompleta, sendo, inicialmente, direcionada às áreas de maior preocupação (p. ex.: nódulo ou área deprimida).[5] A utilização da classificação de Paris das neoplasias superficiais, para classificação morfológica,[6] da superfície (granular ou não granular), do padrão das criptas, de acordo com a classificação de Kudo e a de padrões vasculares, de acordo com a classificação JNET, que são úteis na estratificação de risco de invasão submucosa e escolha da técnica ideal.[7-9]

Nunca se deve iniciar uma mucosectomia sem a intenção de tratamento ou ressecção incompleta na primeira sessão. Iniciar uma ressecção com o objetivo de redução da lesão para realizar uma ressecção, em um segundo tempo, é um erro crasso.[10] Uma lesão parcialmente ressecada terá sempre fibrose ao longo da borda, onde a ressecção inicial foi realizada, e que no momento da segunda tentativa, torna a ressecção mais complexa e, por vezes, inviável.

No caso de realização de biópsias, evite áreas planas ou na extremidade da lesão. Da mesma forma, caso a opção seja por tatuagem endoscópica, sempre a realize distante da lesão (3 a 4 cm) ou na parede oposta, a fim de evitar a fibrose no leito que será ressecado.[10]

Solução de Injeção

A solução ideal deve ser barata, fácil de adquirir, não tóxica, fácil de injetar e promover elevação da submucosa no tempo necessário para a ressecção, isso tornou a solução salina a mais comumente utilizada, em razão destas características e segurança no caso de injeção transmural,[5] contudo, o tempo de elevação é curto e a solução tende a se espalhar pela submucosa, não sendo ideal para ressecções grandes.

Em estudo comparativo em modelo animal, a hidroxipropilmeticelulose (usada em lágrimas artificiais) teve duração da bolha estatisticamente significante superior ao tempo da solução salina.[2]

A solução de ácido hialurônico, amplamente utilizado no oriente, é mais eficaz na manutenção da bolha do que a solução salina, além de ter maiores índices de ressecção completa,[11,12] porém, com custo muito superior e não disponível no mercado nacional. O uso de soluções coloides, como o amido de hidroxietilo a 6% (Voluven®) tem sido adotado em alguns centros para a realização de ressecção endoscópica submucosa, e têm se mostrado de fácil manuseio, rápida injeção e com necessidade de menos volume injetado, comparada a outras soluções, sendo uma opção para ressecções grandes.

A solução de manitol é usada no Brasil para o preparo de cólon poder ser, também, uma opção para manutenção da bolha por mais tempo que a solução salina,[13] e de baixíssimo custo quando comparada a outras soluções coloides.[14]

Ao adicionar, na solução, índigo-carmim estéril com concentração de 0,04% ou azul de metileno a 0,02%, obtém-se melhor delineamento da lesão a ser ressecada, principalmente em lesões serrilhadas (Fig. 59-1d), além de facilitar o exame do leito de ressecção (Figs. 59-2 a 59-4a, b).[5,10,15,16]

O uso de adrenalina, na concentração de 0,5 a 1:100.000, pode ajudar a evitar sangramento durante o procedimento, aumentar o tempo de bolha (em razão da diminuição da absorção resultante do fluxo vascular diminuído) e melhorar o campo de visão do procedimento, ao reduzir o sangramento imediato,[5] mas sem efeito sobre a prevenção do sangramento tardio.[4]

526 PARTE VIII ▪ PROCEDIMENTOS TERAPÊUTICOS

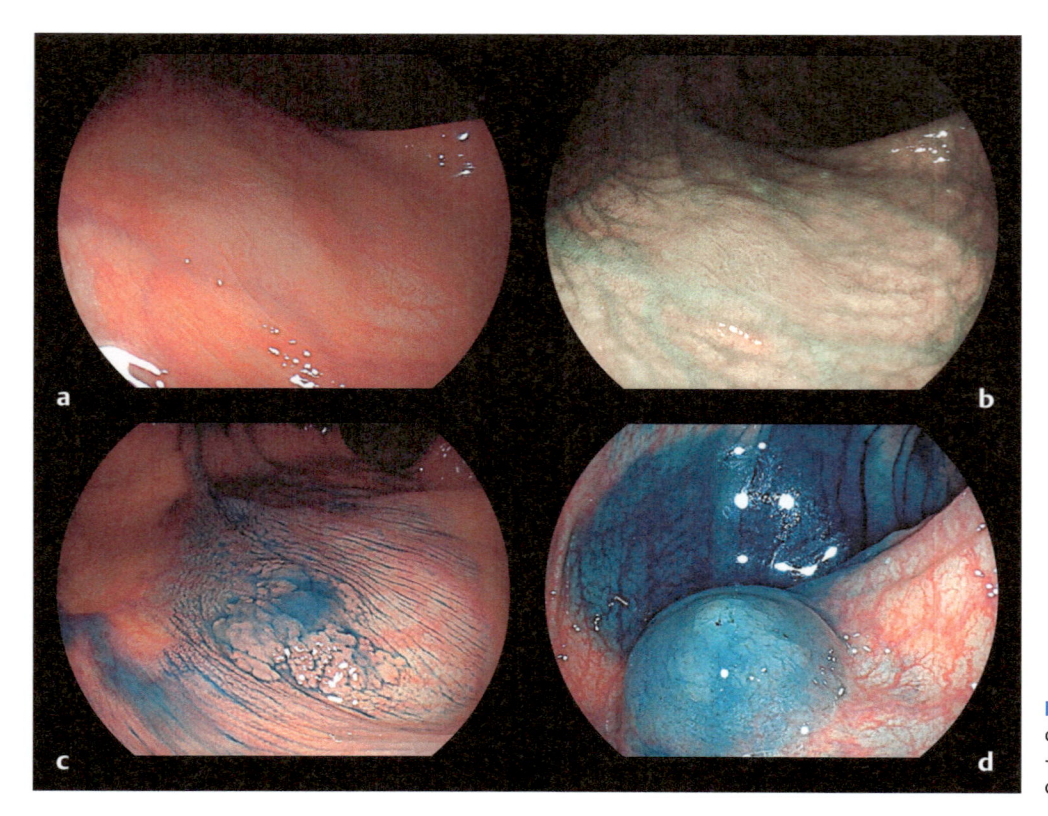

Fig. 59-1. (a) Lesão à luz branca; (b) lesão com cromoscopia óptica; (c) cromoscopia com índigo-carmim; (d) bolha submucosa com índigo-carmim delimitando a lesão.

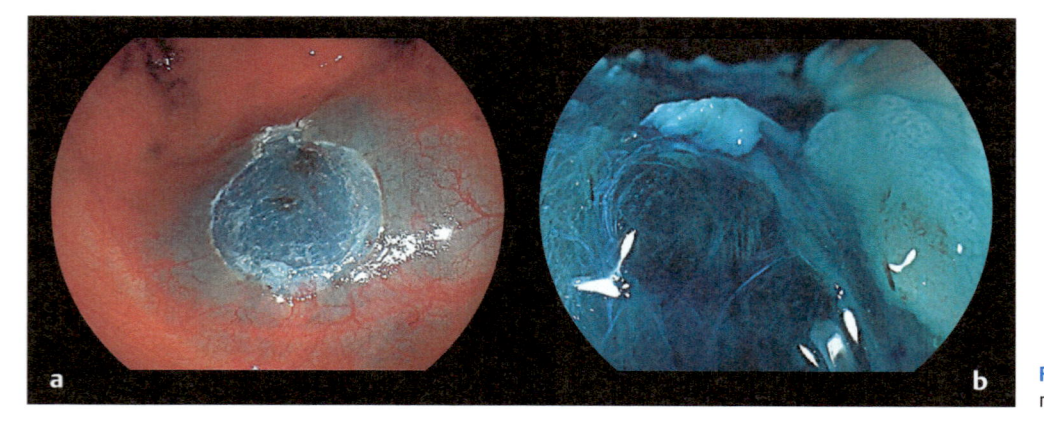

Fig. 59-2. (a) Leito de ressecção; (b) lesão residual na borda do leito de ressecção.

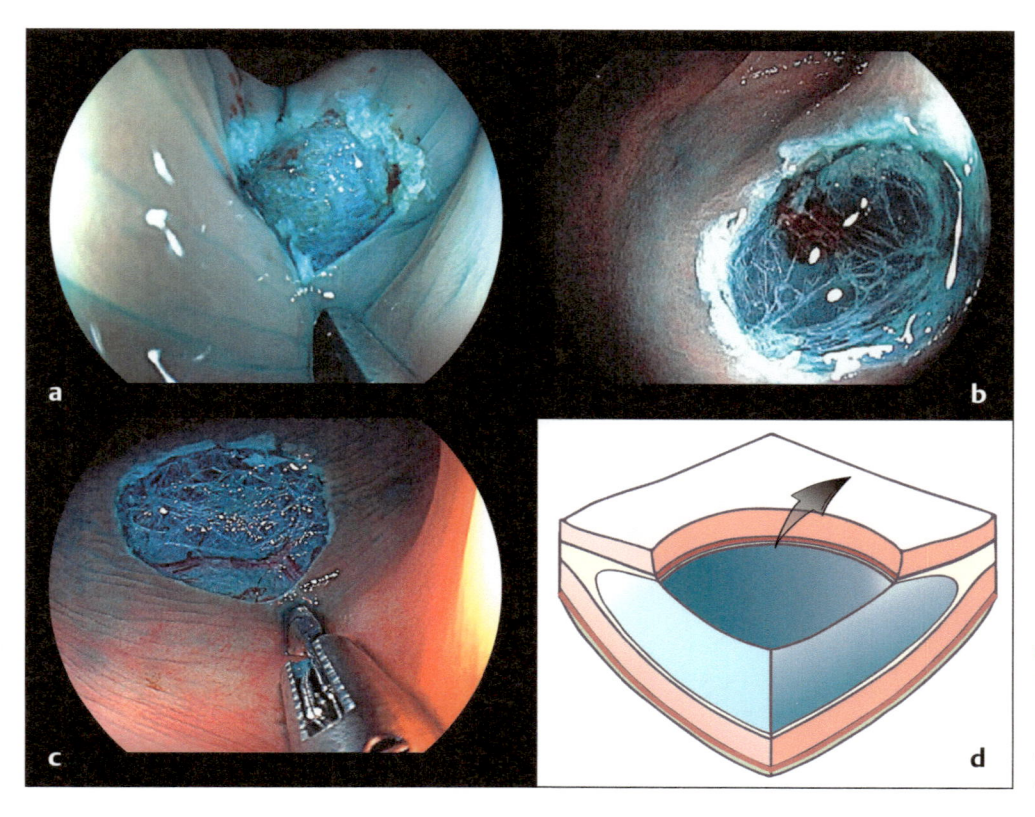

Fig. 59-3. (a) Avaliação do leito com pinça; (b) hematoma submucoso no leito; (c) Vaso submucoso exposto no leito; (d) desenho do leito de ressecção. (Ilustração gentilmente cedida pelo Dr. Gregory Ginsberg e com direitos autorais autorizados pela Editora Elsevier.)[15]

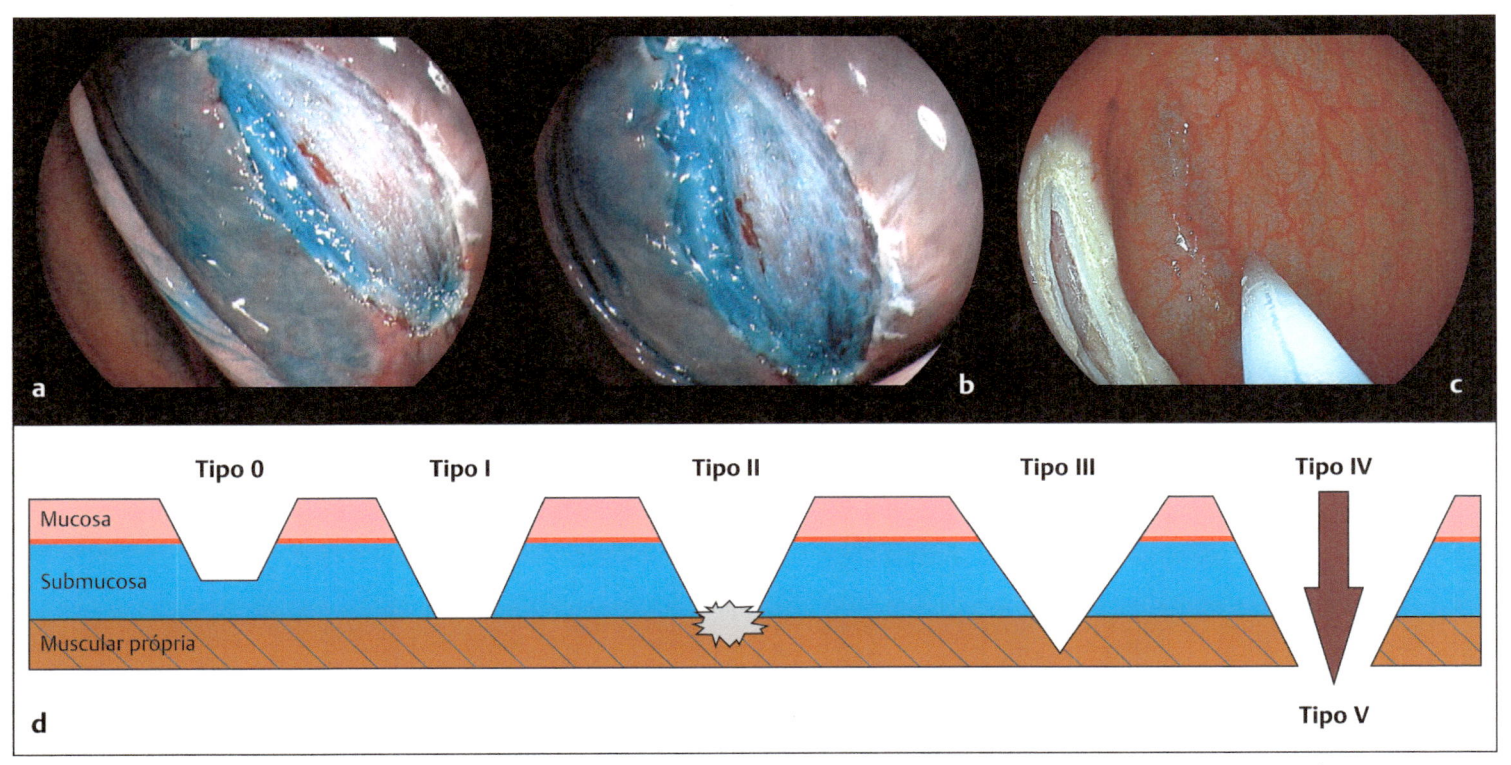

Fig. 59-4. (a, b) Tipo I – submucosa completamente ressecada com a muscular própria exposta, que não se cora, por isso tem uma aparência branca e as estrias circunferenciais da camada muscular são vistas. Essa aparência se assemelha às pregas ventrais de uma baleia azul vista de baixo d'água e é chamada de "sinal da baleia". **(c)** Modelo esquemático da classificação do leito pós-mucosectomia. **(d)** Tipo IV – perfuração evidente sem contaminação observada.

Acessórios e Unidade Eletrocirúrgica

O resultado final de uma REM é influenciado por três fatores, técnica do endoscopista, acessórios e tipo de configuração da unidade eletrocirúrgica.[17]

Atualmente muitos modelos de alças são disponíveis no mercado, tendo modelos e tamanhos variáveis de 10 a 30 mm, com muitos modelos disponíveis (p. ex.: oval, hexagonal, assimétrico, circular etc.) ou modelos mono ou multifilamentares.

O conhecimento básico da unidade eletrocirúrgica é essencial para o endoscopista terapêutico, uma vez que a escolha de configuração equivocada pode causar sérios danos.

Lembrando que a técnica monopolar exige um eletrodo neutro que recebe a corrente oriunda de um circuito fechado (aparelho ao instrumento) pelo corpo do paciente ao eletrodo neutro e de lá novamente ao aparelho.[18]

Os dois modos de configuração mais frequentes são as correntes *blend* e *endocut*. A primeira é composta por corrente mista de corte e coagulação, isso significa que e energia é oferecida com ciclos de trabalho variáveis, indicando que há mistura da proporção de células que estouram (corte) e aquelas que desidratam (coagulação), sendo que quanto maior o número do *blend*, maior o efeito de coagulação (Fig. 59-5).[17]

A corrente do *endocut* é fracionada com intervalos de corte e coagulação alternantes. A intensidade da coagulação pode ser ajustada em 4 níveis de efeito, sendo o último nível o maior efeito de coagulação,[18] a duração do corte possui 4 níveis também e o intervalo de corte possui 10 níveis (Figs. 59-6 e 59-7).

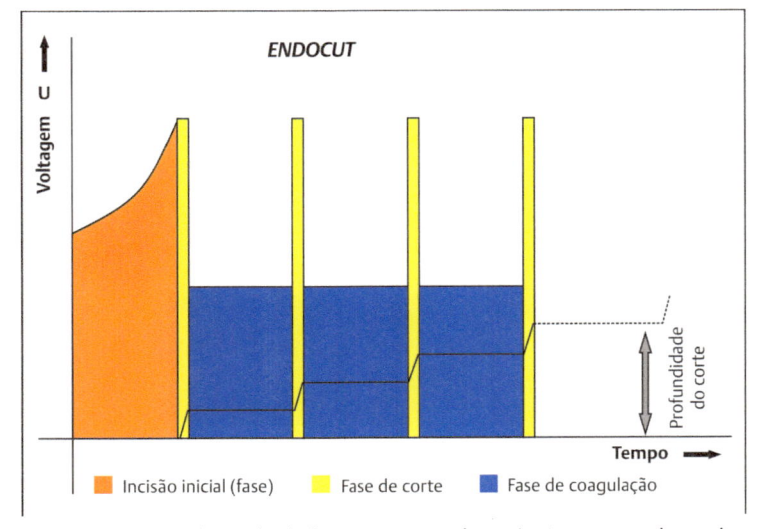

Fig. 59-5. Gráfico do modo de funcionamento da potência × tempo do modo Endocut.

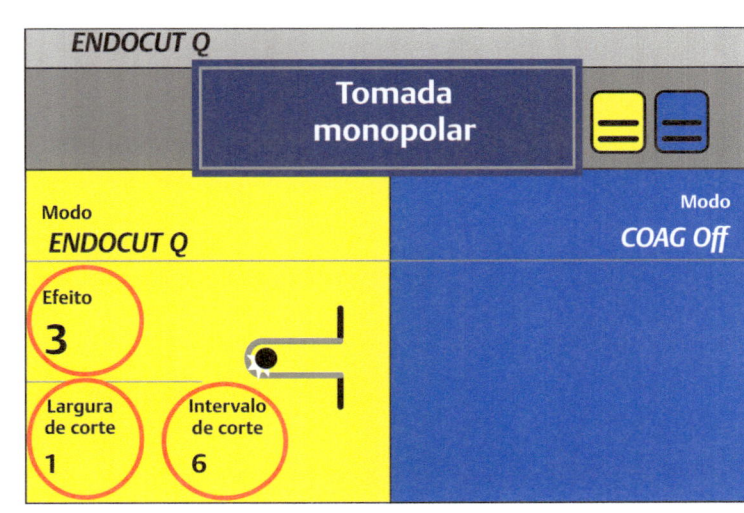

Fig. 59-6. Painel da unidade eletrocirúrgica.

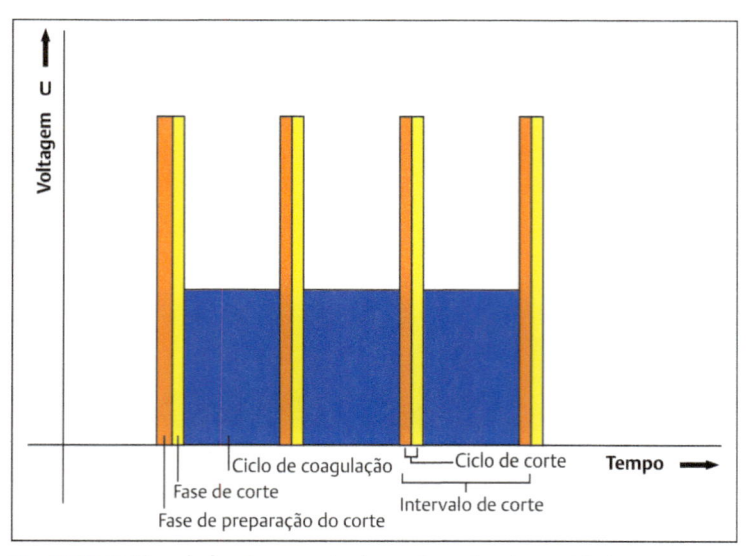

Fig. 59-7. Gráfico de funcionamento do modo *endocut* na unidade eletrocirúrgica.

Técnica

Existem algumas técnicas como REM com auxílio de *cap*, de ligadura elástica, sob imersão de água e convencional com injeção submucosa.[19] Neste capítulo demonstraremos, passo a passo, para realizar uma mucosectomia convencional com segurança e eficiência.

A estratégia adotada é essencial à realização de uma ressecção segura e com mínimo risco ao paciente, deste modo, estabelecer etapas ajuda no procedimento (Vídeo 59-1):

- *Etapa 1:* o aparelho deve estar retificado com a lesão às 6 horas no campo endoscópico. Sempre que possível, posicione o paciente de modo que o líquido no interior do órgão se acumule na parede contralateral à lesão, permitindo um campo de trabalho limpo e sem obstáculos visuais ao procedimento (Fig. 59-8).[20]
- *Etapa 2:* estabeleça uma estratégia de ressecção, definindo os limites da lesão a ser ressecada, utilize corantes de superfície e solução de injeção com corante, principalmente em lesões serrilhadas, onde as taxas de ressecção incompleta são maiores (Fig. 59-1).[21]
- *Etapa 3:* para a maioria das lesões de 20 a 30 mm, a melhor abordagem é injetar diretamente no centro da lesão, porém, evite injeções intralesionais se houver alterações morfológicas suspeita de neoplasia.[10] Se a lesão estiver sobre uma prega, pode-se adotar a estratégia de injetar na borda mais proximal da lesão ou nas áreas de difícil acesso (Fig. 59-9).[10]
- *Etapa 4:* avance a ponta da agulha tangencialmente à mucosa (Fig. 59-10).[15] Comece a injeção e sutilmente puxe a agulha em direção ao aparelho, o plano correto é confirmado com a elevação imediata da mucosa, neste momento, com o comando do endoscópio para cima *up* eleve o tecido em direção à luz do órgão e afaste a agulha da submucosa para otimizar a entrada da solução, este movimento é conhecido como injeção dinâmica (Fig. 59-11).[10,20] Outra estratégia

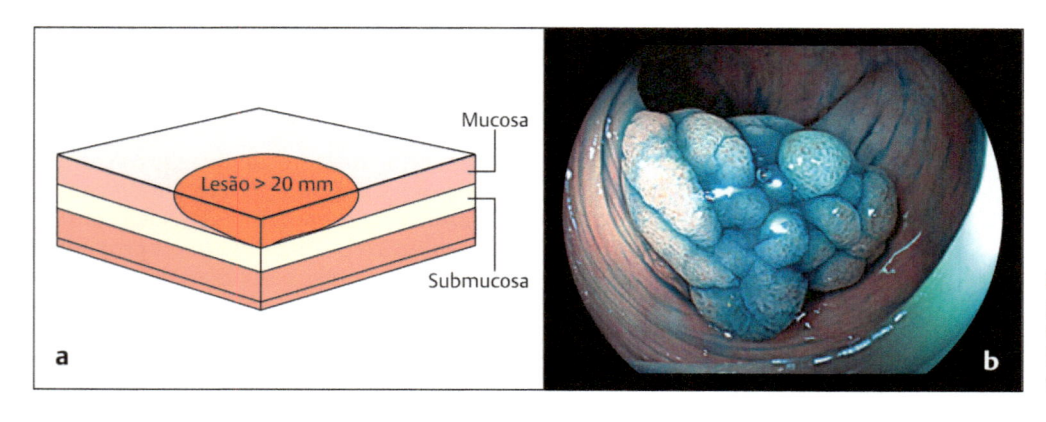

Fig. 59-8. (a) Lesão limitada a mucosa. (Ilustração gentilmente cedida pelo Dr. Gregory Ginsberg e com direitos autorais autorizados pela Editora Elsevier;)[15] (b) Manter a lesão às 6 horas no campo visual.

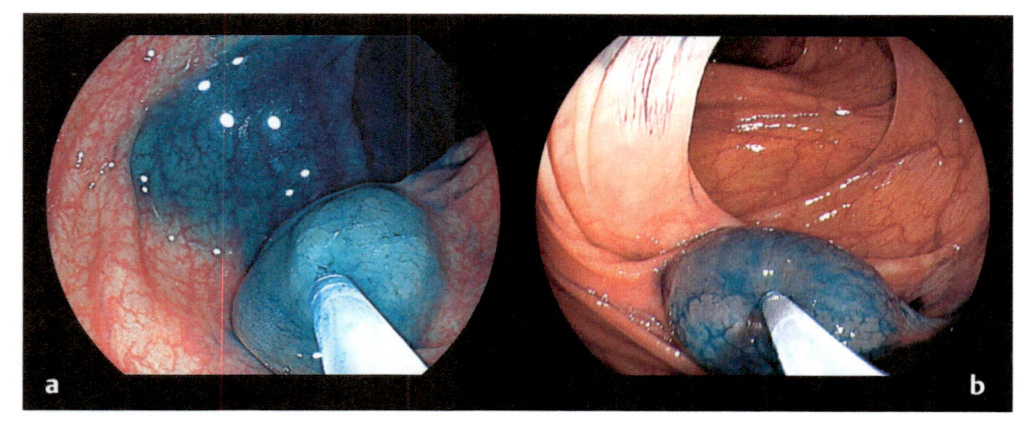

Fig. 59-9. (a) Injeção intralesional; (b) injeção proximal à lesão.

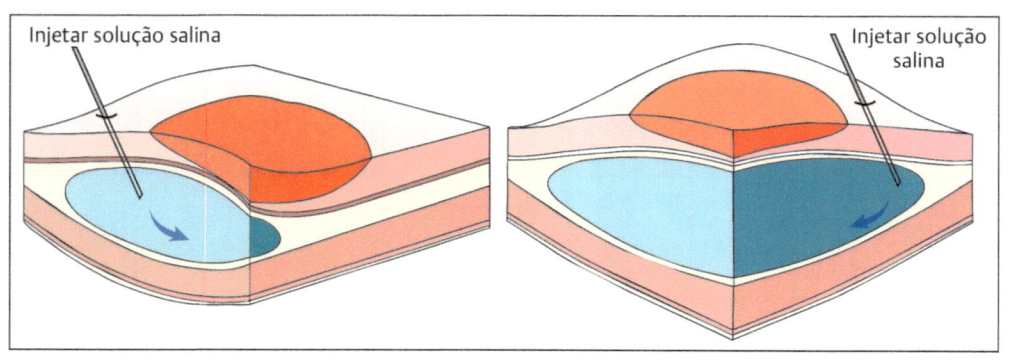

Fig. 59-10. Injeção na submucosa ao redor da lesão. (Ilustração gentilmente cedida pelo Dr. Gregory Ginsberg e com direitos autorais autorizados pela Editora Elsevier.)[15]

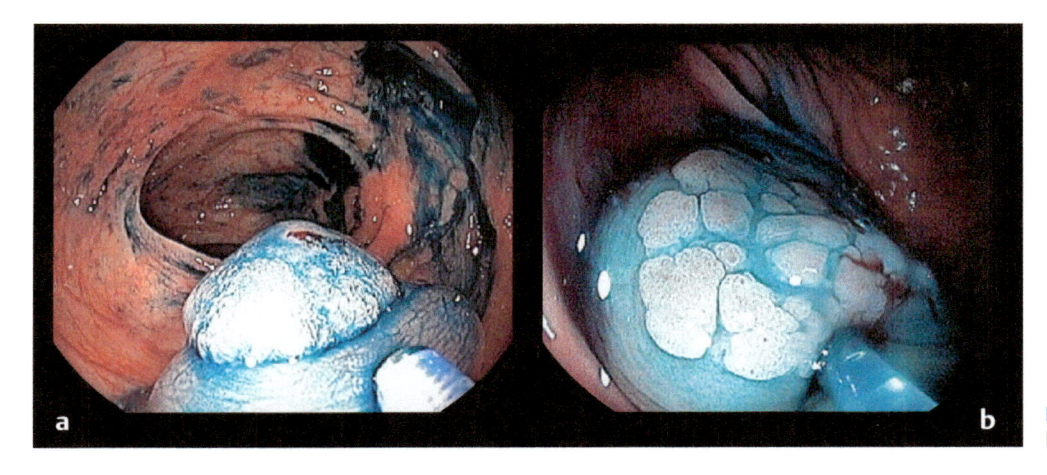

Fig. 59-11. (a, b) Injeção dinâmica para formar a bolha de solução na submucosa.

é posicionar a agulha na superfície da mucosa no local considerado ideal, iniciar a injeção e introduzir a agulha até a submucosa. Evite injetar em excesso, para não atrapalhar o campo de visão e criar uma tensão da mucosa que dificultará a apreensão com a alça (Fig. 59-12).[20]

- *Problemas encontrados:* a posição errada da agulha pode provocar injeção transmural ou aparecimento de uma bolha superficial em decorrência de injeção na mucosa (Fig. 59-13a). Nesses casos, reposicione a agulha para conseguir o plano correto. Uma elevação parcial da mucosa pode indicar fibrose ou invasão submucosa, com a lesão permanecendo em sua posição original e elevação das bordas (*No lifting sign*) (Fig. 59-13b) ou apresentando um jato para fora da lesão durante a injeção (*Jet sign*), também indica fibrose ou invasão.[4,20]
- *Etapa 5:* a ressecção em bloco é indicada em lesões de 20 a 25 mm.[20] Para lesões maiores que 25 mm podem ser necessárias a ressecção em múltiplos fragmentos. Deve-se tentar fazer apreensão com a alça, de alguns milímetros de mucosa normal ao redor da lesão. Dê preferência para alça de polipectomias de 15 a 20 mm. Caso a opção seja por alças maiores, a injeção submucosa deve ser generosa.[10] A apreensão generosa de tecido e a fibrose da camada submucosa pode provocar lesões na camada muscular.[10]

Abra a alça completamente acima do alvo (Fig. 59-14), empurre para baixo com os comandos do aparelho e aspire o ar lentamente ao passo que a alça é fechada. A aspiração do ar diminui a tensão da parede do órgão, reduzindo a superfície da lesão e aumentando a captura de tecido.[5]

Ao fazer a apreensão de grande quantidade de tecido pode-se fazer uma pequena abertura da alça e, em seguida, nova apreensão na tentativa de soltura da camada muscular possivelmente apreendida (Fig. 59-15a).[10]

Após o fechamento da alça, o movimento para frente e para trás ajuda a diferenciar os casos em que houve apreensão do músculo (Fig. 59-15b).[10] A apreensão firme da lesão com alça deve ser, no máximo, de 10 mm,[5] medidas pela distância do polegar ao dedo indicador que fecham a alça, caso a apreensão supere esses valores ou o tecido capturado esteja com a sensação de rigidez, pode indicar acometimento de camadas profundas.[10]

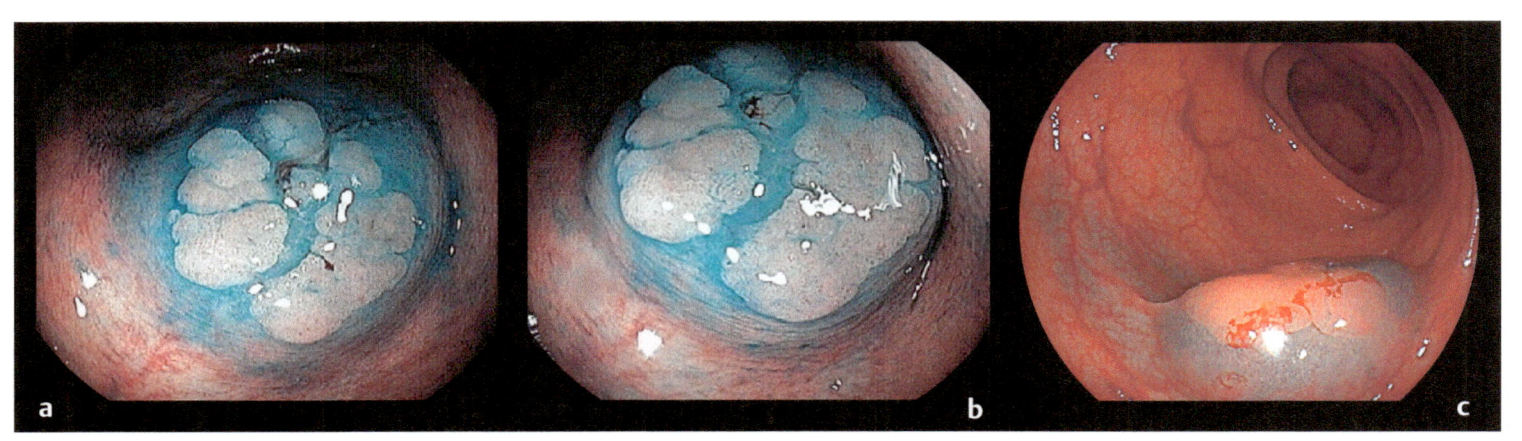

Fig. 59-12. (a-c) Injeção suficiente para elevar lesão sem provocar elevação da mucosa em excesso.

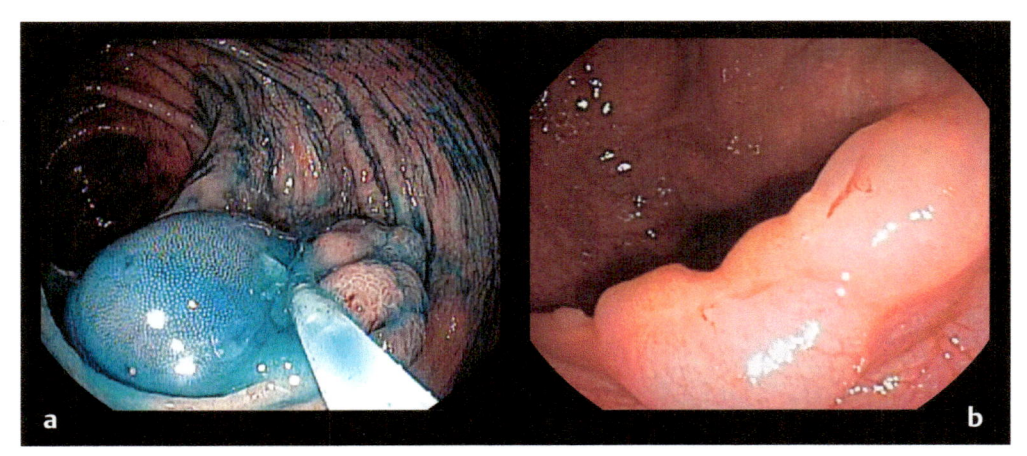

Fig. 59-13. (a) Bolha superficial devido à injeção da mucosa; (b) *Non-lifting sign*. (Foto gentilmente cedida por Dr. Iatagan R. Josino).

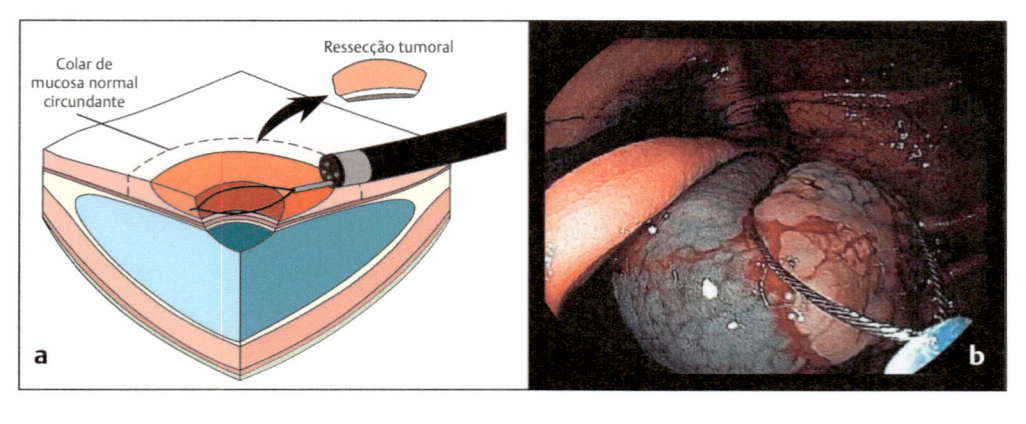

Fig. 59-14. (a) Desenho sobre o posicionamento da alça logo acima da lesão. (Ilustração gentilmente cedida pelo Dr. Gregory Ginsberg e com direitos autorais autorizados pela Editora Elsevier.)[15] (b) Imagem endoscópica.

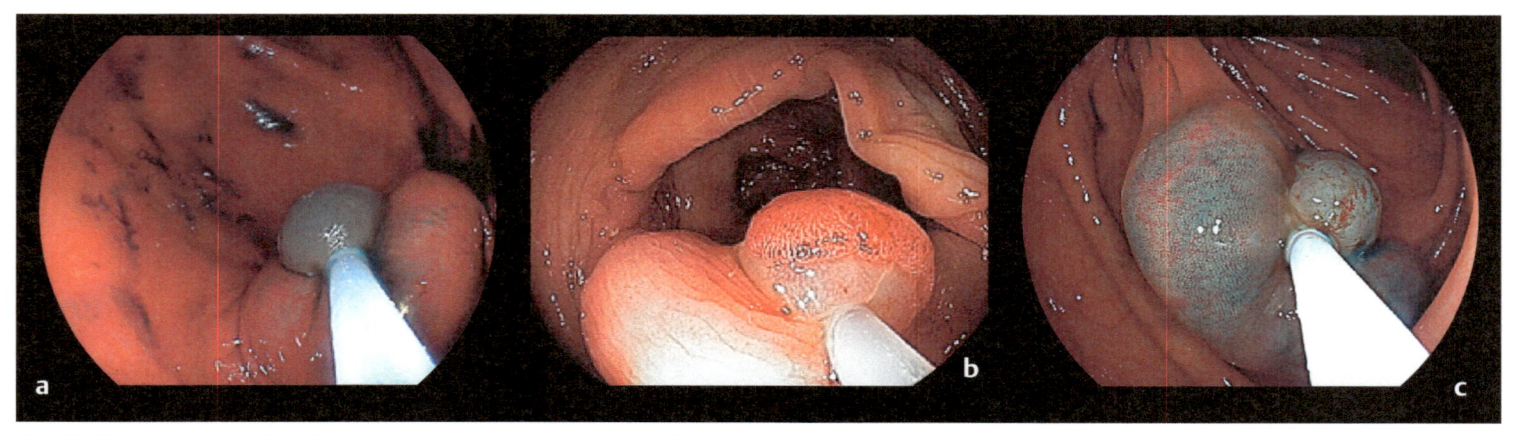

Fig. 59-15. (a) Apreensão da lesão; (c) movimento para frente e para trás após apreensão.

- *Etapa 6:* deve-se fazer um discreto movimento de elevação do aparelho (*up*) em direção à luz e pisar, continuamente, no pedal com da unidade eletrocirúrgica com a configuração escolhida, ao passo que se fecha completamente a alça, até a secção da lesão. O tempo de corte da lesão, com a configuração de corte pulsado deve ocorrer entre 1 a 3 pulsos. Caso houver uma secção prolongada indica uma possível retenção de camadas profundas ou invasão neoplásica.[5]
- *Etapa 7:* é importante a avaliação do leito de ressecção a fim de investigar possíveis lesões à camada muscular ou ressecção incompleta da lesão (Figs. 59-2 e 59-3). Técnicas ablativas térmicas, como a coagulação com plasma de argônio, para tratar lesões residuais visíveis devem ser evitadas, pois estão associadas a altas taxas de recorrência.[20]
- *Etapa 8:* avaliar a peça ressecada, a fim de verificar possíveis lesões da camada muscular com a identificação do sinal do alvo, e, se ressecção em monobloco, avaliação da margem de ressecção.

Prevenção de Complicações

A coagulação profilática de vasos no leito ressecado e o fechamento dos defeitos com clipes não demonstraram eficácia na prevenção do sangramento tardio significativo pós-mucosetomia.[22,23] Outros estudos utilizando controles sugerem que o fechamento de defeitos com clipes reduz o risco de complicações tardias como hemorragia e síndrome pós-polipectomia.[22,23] Um ensaio clínico randomizado mostrou que o fechamento endoscópico do defeito da mucosa, após ressecção grandes (> 20 mm), reduz o risco de sangramento pós-polipectomia (3,5% para o grupo clipe vs. 7,1% para o grupo controle); com diferença absoluta de risco de 3,6% (IC95%; 0,7-6,5), esta diferença demostrou ser mais evidente no cólon proximal (3,3 vs. 9,6%) (Fig. 59-16a, b).[24]

Complicações

As complicações durante ou após a REM geralmente são gerenciados com facilidade e segurança, se houver diagnóstico precoce.

Serviços que possuem volume terapêutico significativo terão complicações inerentes aos procedimentos, até certo ponto previsíveis, porém, estas podem ser gerenciadas com facilidade e segurança, se reconhecidas precocemente. O atraso no reconhecimento pode levar a sequelas graves. Deste modo, os endoscopistas que realizam este procedimento necessitam estar familiarizados com suas apresentações e gerenciamento.[20]

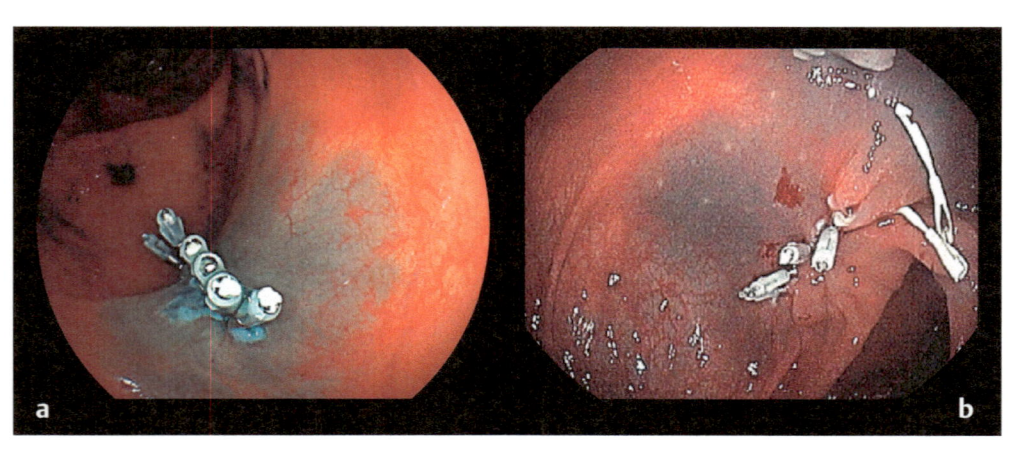

Fig. 59-16. (a, b) Fechamento com clipes do leito de ressecção.

Sangramento

O sangramento é a complicação mais comum e pode ocorrer no momento do procedimento (precoce) ou tardiamente. O sangramento precoce pode ocorrer em até 11%, raramente é grave e facilmente passível de hemostasia endoscópica.[25] Os fatores de risco são: lesões grandes, morfologia de Paris 0-IIa, histologia vilosa ou tubulovilosa e procedimentos realizados em centros de menor volume, podendo ser, com segurança e eficácia, com coagulação suave da ponta da alça.[18] A pinça fórceps ou a ponta da alça de polipectomia pode ser usada para coagulação nos casos de sangramento ativo (Fig. 59-17).

O sangramento tardio pode ocorrer em até 7% dos casos, sendo que os fatores de risco são: ressecções no cólon proximal, usuários de ácido acetilsalicílico, tamanho da lesão, idade e comorbidades.[25] O sangramento clinicamente significativo ocorre quando há necessidade de intervenção médica e a maioria dos episódios ocorre nas primeiras 48 horas após a ressecção e 60% se melhoram com medidas clínicas.[25] O tratamento endoscópico está indicado nos casos de sangramento contínuos, recorrentes ou com choque hipovolêmico não responsivo.

Dor Pós-Procedimento

A maioria das dores abdominal pós-procedimento tende a ser inespecífica e autolimitada, geralmente associada à injeção excessiva transmural ou distensão por gás. Nestes casos, nenhum sinal de localização está presente ou apresenta resolução com analgésico simples.

O uso de gás carbônico reduziu a dor pós-procedimento e também as internações hospitalares,[26] além de possuir vantagens teóricas de, no caso de perfuração, reduzir a pressão intraluminal, limitando a contaminação da cavidade peritoneal, e redução do pneumoperitônio por tensão. A progressão da dor ou ausência de alívio com analgésico simples pode sugerir perfuração não reconhecida ou uma síndrome pós-polipectomia. Atualmente, a Sociedade Europeia de Endoscopia Gastrointestinal recomenda o uso de CO_2 para REM de cólon.[27]

Síndrome Pós-Polipectomia

É o resultado de lesão térmica induzida por eletrocoagulação na parede intestinal que causa lesão transmural e peritonite localizada sem evidência de perfuração franca em estudos radiográficos, com incidência de 0,003% a 1%. Normalmente estes pacientes apresentam febre, dor abdominal localizada, sinais peritoneais localizados e leucocitose de 1 a 5 dias após a colonoscopia. O tratamento consiste em hidratação intravenosa, antibiótico de amplo espectro e jejum até que os sintomas desapareçam. A fim de reduzir os riscos, pode-se afastar a lesão da parede do cólon e aspirar o ar da luz antes de utilizar o eletrocautério, especialmente no cólon direito, para reduzir a tensão e aumentar espessura da parede.[24]

Perfuração

A perfuração pode correr em 1 a 2% das mucosectomias de cólon e, se reconhecida precocemente, pode ser fechada com clipes.[28] A lesão da camada muscular é reconhecida por áreas irregulares ou falhas no "tapete azul", quando usado solução com corante, no leito de ressecção ou pelo aparecimento do "sinal do alvo" na peça ressecada.[29] Este sinal representa a ressecção concêntrica das camadas mais profundas e aparece, na superfície seccionada do espécime, como um halo circular branco ("alvo") cercado por tecido submucoso (Fig. 59-18). Esta lesão pode ser de espessura total ou uma lesão muscular parcial.[24]

A lesão mural pode variar desde exposição da muscular própria à lesão de espessura total com um orifício visualizado e contaminação visível.[29] Recentemente foi apresentada a classificação de Sidney (Quadro 59-1 e Fig. 59-4) para lesões murais, a fim de estabelecer fatores preditivos para as perfurações.[29]

Os fatores de risco para perfuração são: localização no cólon transverso, ressecção bloco, presença de displasia de alto grau ou câncer invasivo. A invenção dos clipes endoscópicos revolucionou a endoscopia terapêutica e permitiu que perfuração de espessura total pudesse ser gerenciadas com imediatamente e com facilidade.[28]

Fig. 59-17. (a) Sangramento no leito de ressecção; (b) hemostasia com a ponta da alça.

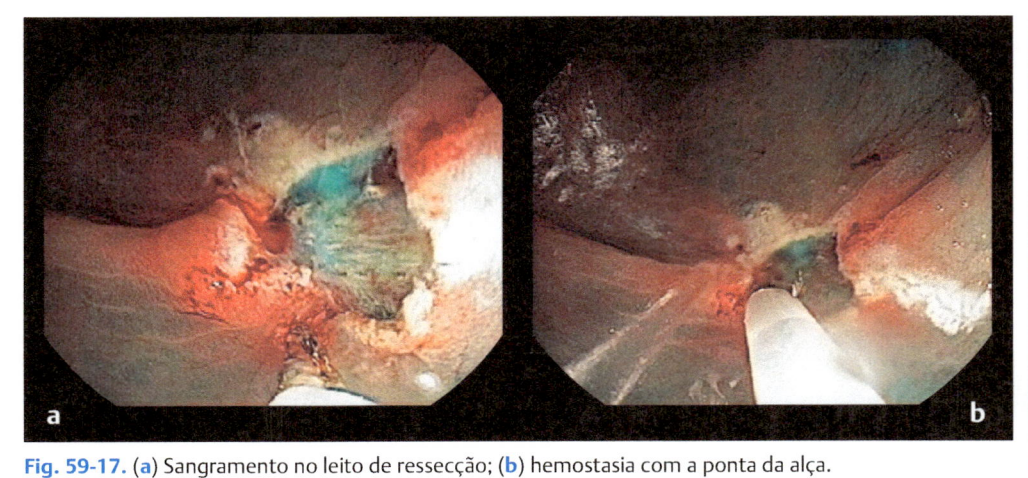

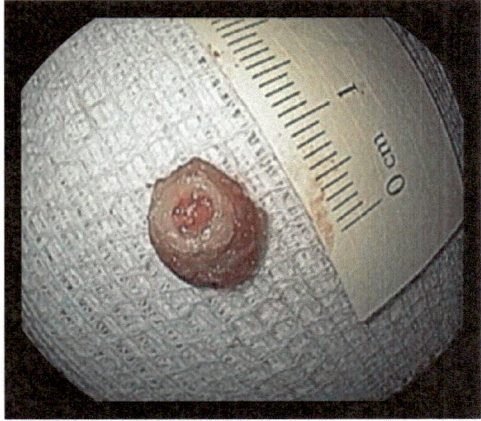

Fig. 59-18. Sinal do alvo no espécime.

Quadro 59-1. Classificação de Sidney

Classificação de Sidney para leitos pós-mucosectomia[29]

- Tipo 0: defeito normal. Fibras de tecido submucoso orientadas obliquamente com aparência de "tapete" azulado
- Tipo I: muscular própria visível, porém, sem lesões
- Tipo II: perda focal do plano submucoso com dúvidas sobre lesão da muscular própria
- Tipo III: lesão da muscular própria, "sinal do alvo" identificado no sítio de ressecção ou no espécime
- Tipo IV: perfuração evidente com anel de cauterização esbranquiçado ao redor do orifício, sem contaminação observada
- Tipo V: perfuração evidente com anel de cauterização esbranquiçado ao redor o orifício, com contaminação observada

Pós-Procedimento

Após o procedimento os pacientes necessitam de monitorização na unidade de endoscopia. O desconforto e o desenvolvimento de sinais clínicos de complicações devem ser reconhecidos precocemente e tratados rapidamente. Para casos não complicados, manter a monitorazação por 2 a 3 horas, posteriormente, alta para casa com orientações de dieta líquida clara por mais 12 horas durante a noite,[20] orientações sobre sinais de alarme e retorno ao atendimento hospitalar se houver sintomas. Não há recomendação de antibioticoprofilaxia de rotina durante procedimento ou após.[30]

Não há consenso no intervalo de seguimento, geralmente é realizado dentro de 4 a 6 meses. A cicatriz deve ser avaliada sob luz branca de alta resolução, com cromoscopia convencional e eletrônica, fotografada e biopsiada (Fig. 59-19a, b).[27] Caso haja evidências de pequena lesão residual, esta pode ser ressecada por mucosectomia adicional (Fig. 59-19c, d).

Eficácia

As taxas de sucesso do tratamento endoscópico para lesões grandes, com mais de 2 cm, variam de 83 a 100%.

Alguns estudos referem taxas de recorrência variando de 0 a 39% para lesões com mais de 2 cm.[31]

Dicas Práticas

- Sugestão de solução (3 mL de manitol a 20% + 7 mL de SF 0,9% + 1 gota de índigo-carmim a 0,8% + 1 gota de adrenalina 1:10.000). Injetar com seringa de 10 mL.
- Usar para ressecar Endocut Q → Efeito: 3; Largura de corte: 1; Intervalo de corte: 6 – ERBE VIO).
- Usar para hemostasia de sangramento ativo (Soft Coagulação → Potência: 80W, Efeito: 4 – ERBE VIO).[20]
- Ressecção em bloco limitada a 20 mm no cólon direito e 25 mm no reto.[27]
- Avaliação sistemática do leito de ressecção.
- Quando disponível use gás carbônico (CO_2).
- Embora não seja obrigatório, você nunca vai se arrepender de colocar um clipe.
- **Mais importante, nunca forneça falsa expectativa de cura, se for ressecar, resseque tudo**.

RESSECÇÃO SOB IMERSÃO D'ÁGUA – MUCOSECTOMIA *UNDERWATER*

Definição e Histórico

Descrita pela primeira vez por Binmoeller *et al.*,[32] a técnica de ressecção endoscópica sob imersão de água foi baseada na observação do ultrassom endoscópico no cólon. Com a imersão em água, a mucosa e a submucosa formam dobras semelhantes às encontradas no estômago, enquanto a camada muscular mais profunda permanece circular e não as seguem. Ao remover o gás intraluminal, a tensão da parede do cólon diminui e a parede retoma sua espessura original de cerca de 5 mm. Em decorrência da densidade de gordura da submucosa, ao ser submersa, ocorre a flutuação das lesões da mucosa para longe da camada muscular, eliminando a necessidade de injeção submucosa. Esta separação das camadas mais superficiais diminuem as chances de apreensão inadvertida da muscular própria.[32]

Além disso, o líquido intraluminal funciona como um dissipador de calor, protegendo a parede cólica mais profunda de lesões térmicas. Ademais, acredita-se que a separação de camadas e a dissipação térmica diminuam o risco de perfuração precoce e tardia, além de diminuir as chances de síndrome pós-polipectomia.[33]

Indicação

As indicações para a mucosectomia sob imersão de água são as mesmas da técnica convencional, sempre buscando a ressecção em bloco e oncológica.[34]

Este método tem sido utilizado, também, para ressecções de tumores neuroendócrinos (TNE) de reto e lesões duodenais não ampulares.[35,36]

Em um trabalho conduzido em nosso serviço (ICESP) em parceria com o Fleury Medicina e Saúde, 11 TNE retais foram ressecados pela técnica sob imersão de água, houve 100% de ressecção em bloco e sem eventos adversos (Fig. 59-20).[37] Em uma análise de 162 ressecções duodenais houve uma taxa de ressecção em bloco, de lesões menores que 20 mm, de 79%, taxa de sangramento no durante o procedimento de 0,6%, sangramento tardio de 1,2% e sem perfurações.[35]

Alguns relatos de casos já descreveram ressecções de condilomas anais por essa técnica com resultados favoráveis.[38-40]

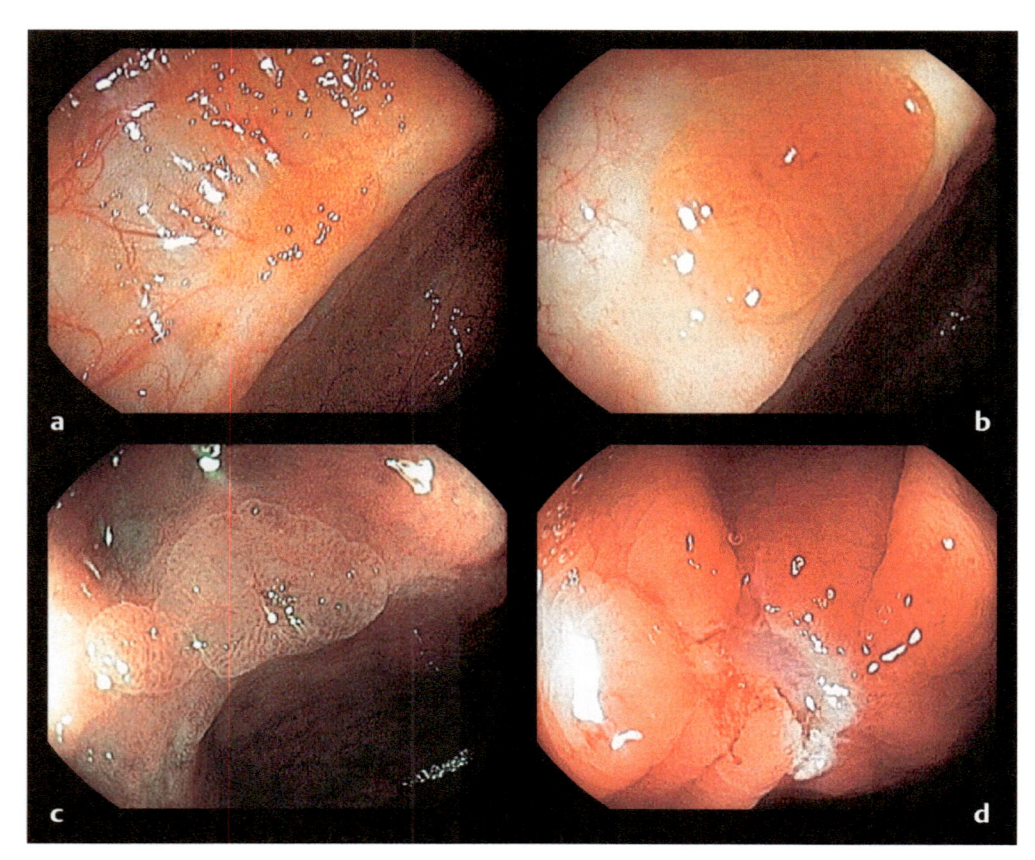

Fig. 59-19. (a) Avaliação da cicatriz com luz branca; (b) Lesão residual na cicatriz. (c) Lesão residual ao NBI; (d) Lesão ressecada por mucosectomia.

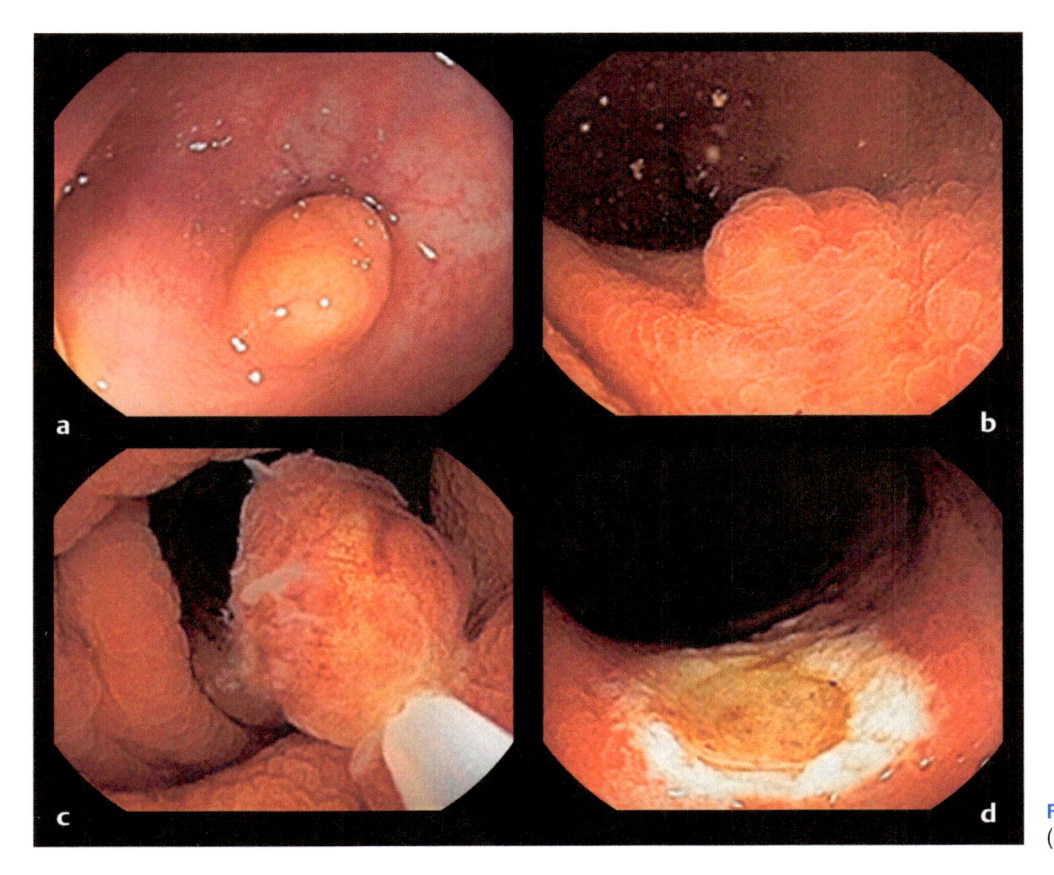

Fig. 59-20. (a) TNE retal; (b) TNE imerso em água. (c) Apreensão de TNE; (d) leito de ressecção.

Unidade Eletrocirúrgica e Infusão de Líquido

Outros procedimentos cirúrgicos utilizam corrente elétrica em meio fluido e, geralmente, necessitam de mais corrente em um meio fluido para obter o mesmo efeito que em um meio gasoso.[41]

Um efeito de dispersão de calor foi descrito para a corrente bipolar quando aplicadas em cirurgias ginecológicas e urológicas realizadas embaixo de líquido.[41] Este efeito limita a propagação de corrente ao tecido adjacente e, teoricamente, pode reduzir o risco de queimadura mural.[41] O efeito de dispersão do calor com corrente monopolar não está estabelecido, porém alguns autores relatam tal achado em suas casuísticas,[41] uma vez que a corrente dissipada ao tecido subaquático gera queimadura mais localizada em comparação com a aplicação com gás.[41] No método original de ressecção sob imersão de água, água destilada foi usada para imersão para evitar condução elétrica excessiva com soro fisiológico, contudo nos casos com infusão de grande volume foi relatada intoxicação hídrica, com hiponatremia.[38] Vale ressaltar que esse caso foi após a ressecção de adenoma duodenal e até o presente momento não temos conhecimento de caso de hiponatremia após ressecção no cólon. Outro aspecto importante é a temperatura do líquido, que deve ser morna, pois em baixas temperaturas estimula a peristalse, dificultando o procedimento. A infusão do líquido deve ser feita com bomba específica que permite encher o lúmen com velocidade adequada.

A configuração da unidade eletrocirúrgica é determinada por tentativa e erro,[41] sendo que alguns autores tenham usado o efeito de 2 a 5 e a potência máxima, entre 30 e 120 W sendo o modo *Drycut* o mais comumente selecionado (4, 5, 7, 15, 21), outros utilizam o modo *Endocut* e *Autocut*.[41-43]

Em estudo piloto realizado em nosso serviço (ICESP) inicialmente usamos o modo *Drycut* (Fig. 59-21), mas devido à ocorrência de pequenos sangramentos no leito de ressecção, mudamos para o modo *Autocut*. No entanto, os pacientes deste último grupo apresentaram sangramento significativo, exigindo tratamento endoscópico. Finalmente, usamos o modo *Endocut* (Fig. 59-22), usado, na maioria dos pacientes, sem eventos adversos. Nosso tamanho de amostra não permite tirar conclusões sobre qual modo é mais seguro. No entanto, sugerimos, até que sejam realizados ensaios comparando os diferentes modos, que o endoscopista teste os três modos e verifique qual deles é de sua preferência.[44]

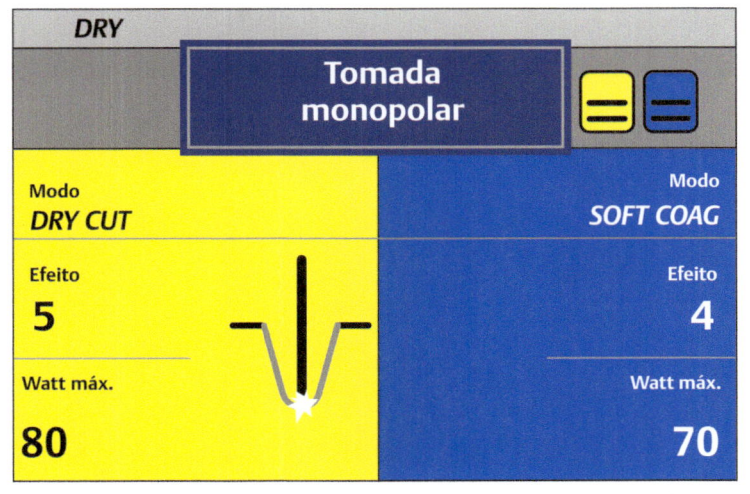

Fig. 59-21. Configuração da unidade eletrocirúrgica para ressecção *underwater* com modo *dry cut*.

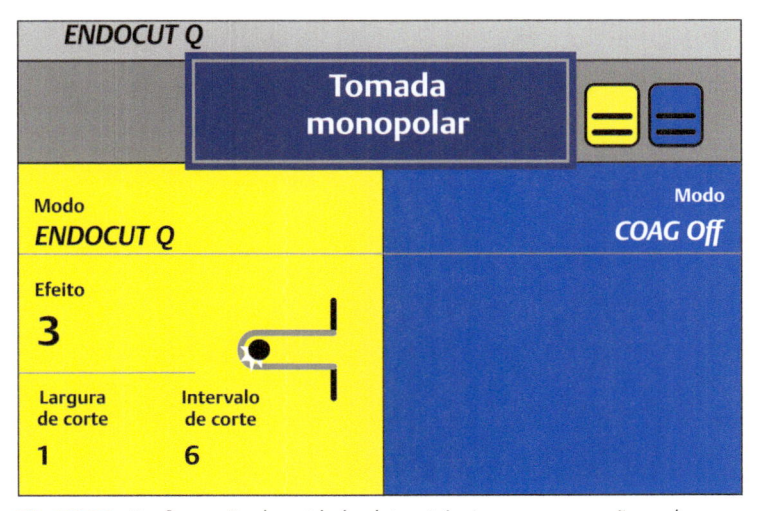

Fig. 59-22. Configuração da unidade eletrocirúrgica para ressecção *underwater* com modo *Endocut Q*.

Técnica (Vídeo 59-2)

Preparo Intestinal

O preparo do cólon deve estar excelente, sem grumos ou bolhas, uma vez que ao preencher o cólon com água não pode haver sujidade que dificulte a visualização.[41]

Passo 1 – Marcação das Margens

A visibilização dos limites da lesão pode ser difícil sob imersão de água, deste modo, a marcação das margens pode facilitar a apreensão, além de facilitar a identificação da área a ser ressecada, uma vez que o artefato da diatermia pode mimetizar lesão remanescente dificultando a identificação de lesões residuais.[41]

Pode-se usar a ponta da alça de polipectomia ou cateter de argônio para realização das marcações com distância entre elas de 3 a 5 mm (Figs. 59-23 a 59-25).[45]

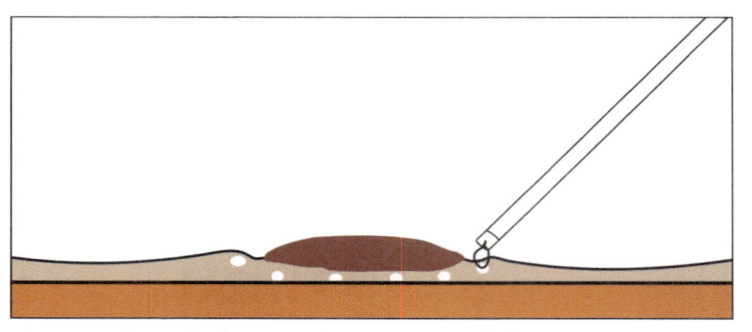

Fig. 59-23. Ilustração das marcações com a ponta da alça.

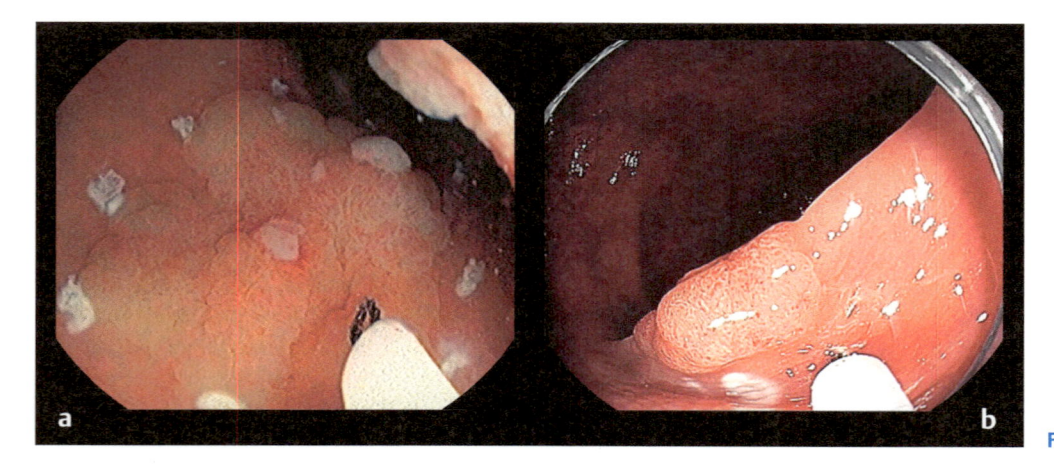

Fig. 59-24. (a, b) Marcações com a ponta da alça.

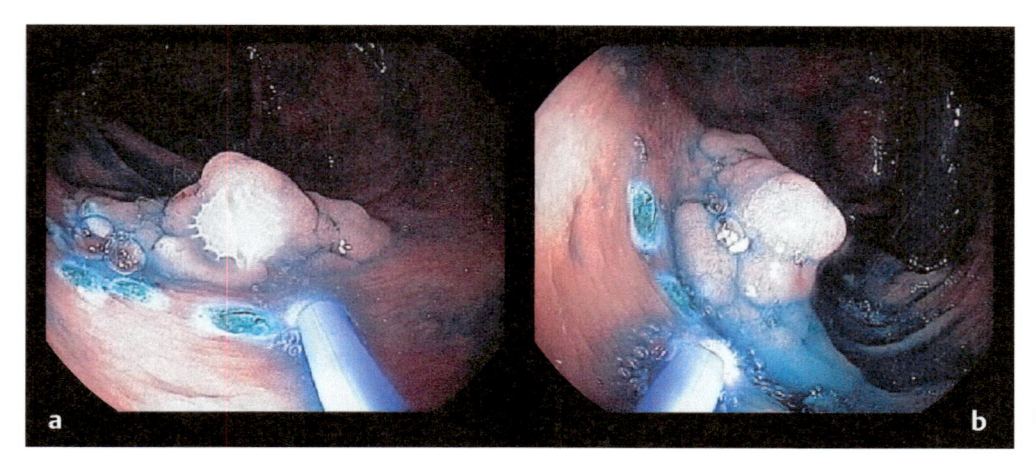

Fig. 59-25. (a, b) Marcações com plasma de argônio.

Passo 2 – Aspiração do Ar do Cólon e Infusão D'Água

Deve-se aspirar todo o ar da luz do órgão e preenchê-lo com água filtrada (Fig. 59-26), não pode haver nenhuma bolha de ar que dificulte a flutuação da mucosa e submucosa da camada muscular (Figs. 59-27 e 59-28).[41] Aconselhável, desligar a insuflação para evitar acionar o botão azul (ar e água) acidentalmente.

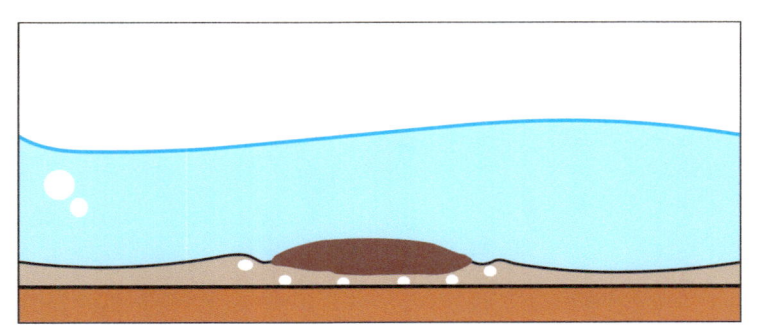

Fig. 59-26. Ilustração do preenchimento da luz com água.

Uma desvantagem da endoscopia por imersão em água é a visibilidade comprometida quando há contratilidade. Isso pode evitado com infusão contínua de água e administração de butilbrometo de escopolamina.[41]

Passo 3 – Apreensão da Lesão

A alça de polipectomia usada depende do tamanho e localização da lesão devendo ter rigidez suficiente para ser pressionada firmemente contra a parede, para maximizar a apreensão de tecido (Figs. 59-29 e 59-30).[45]

Quando a ressecção em bloco é realizada, a alça deve envolver as marcações ou situar-se fora delas (Fig. 59-31). Em lesões maiores que 20 mm podem ocorrer uma invaginação da porção central no momento do fechamento da alça, deixando ilhotas de lesão no centro do leito de ressecção. Uma forma útil de evitar tal situação é fechar a alça no momento da passagem de uma onda peristáltica.[41]

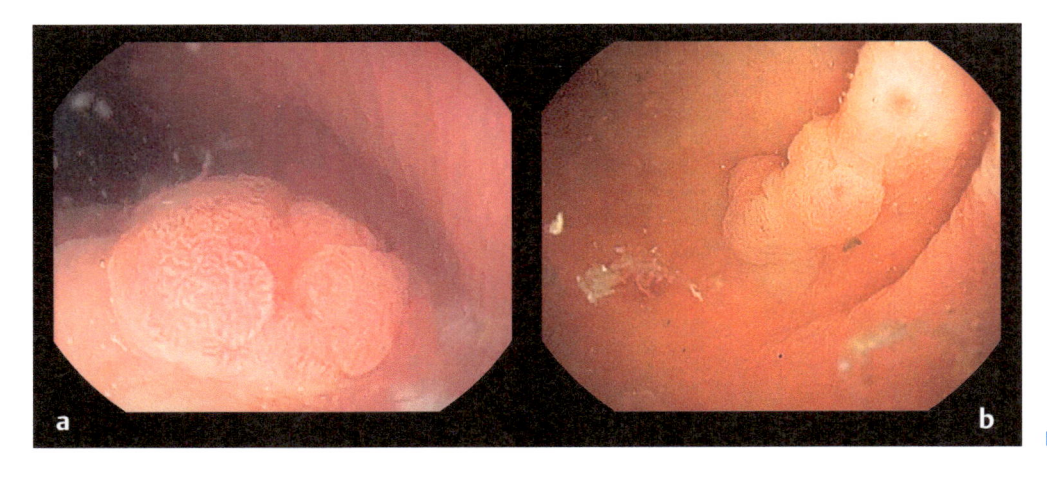

Fig. 59-27. (a, b) Lesão imersa em água.

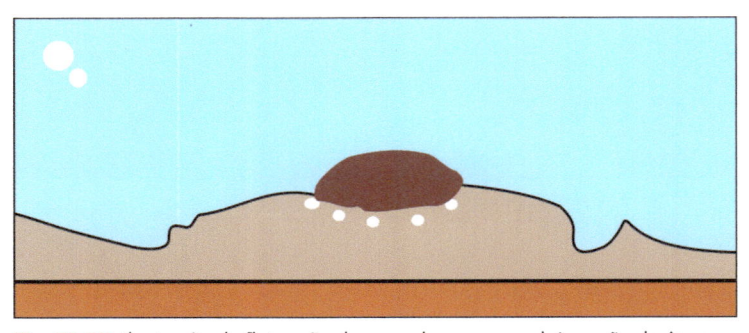

Fig. 59-28. Ilustração da flutuação da camada mucosa sob imersão de água

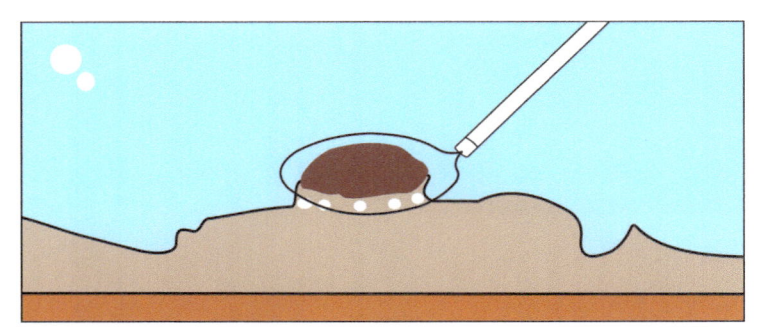

Fig. 59-29. Ilustração da apreensão da lesão com a alça.

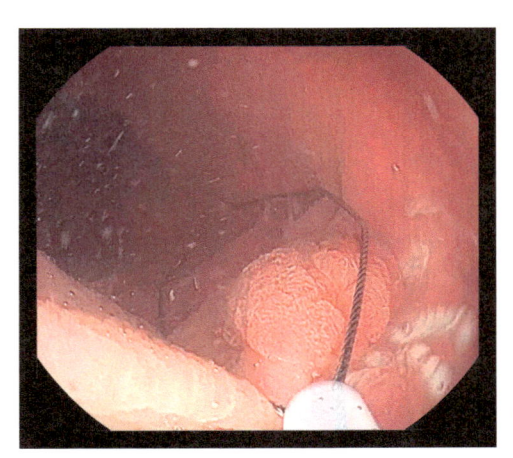

Fig. 59-30. Abertura da alça sobre a lesão.

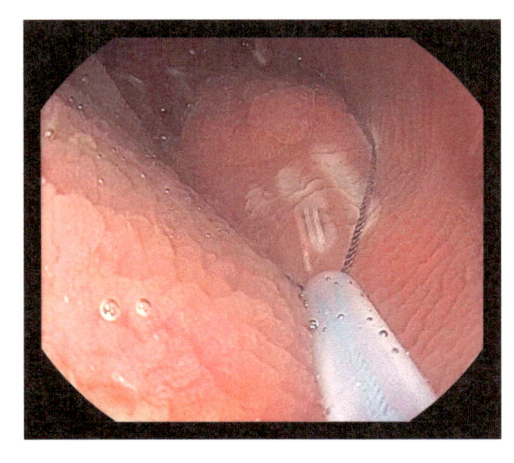

Fig. 59-31. Alça pressionada contra a parede com as marcações no campo de apreensão.

Passo 4 – Ressecção

Os movimentos após apreensão são os mesmos realizados na mucosectomia tradicional, devendo fazer o movimento para frente e para trás para diferenciar os casos que houve apreensão do músculo (Fig. 59-32), e posteriormente, fazer um discreto movimento de elevação do aparelho (*up*) em direção à luz e pisar, continuamente, no pedal com da unidade eletrocirúrgica com a configuração escolhida, ao passo que se fecha completamente a alça, até a secção da lesão (Figs. 59-33 e 59-34).

Quando a ressecção fragmentada é realizada, é importante para posicionar a alça aberta na borda da ressecção anterior, a fim de realizar ressecção sem deixar ilhotas de lesão que dificultem a sua ressecção.[41]

Passo 5 – Avaliação do Leito de Ressecção

Primeiramente, avalia-se o leito sob imersão de água (Fig. 59-35), se não houver nenhuma lesão de camada muscular ou sangramento e se houver ainda alguma parte da lesão remanescente (Fig. 59-36), pode-se ressecá-la novamente com a técnica sob imersão em fragmentos (*piece meal*). Posteriormente, deve-se aspirar toda água da luz e insufla gás para nova avaliação do leito (Fig. 59-37). A aplicação de clipes ou realização de hemostasia pode ser realizada tanto embaixo d'água, assim como com a luz preenchida de gás (Fig. 59-38).[41]

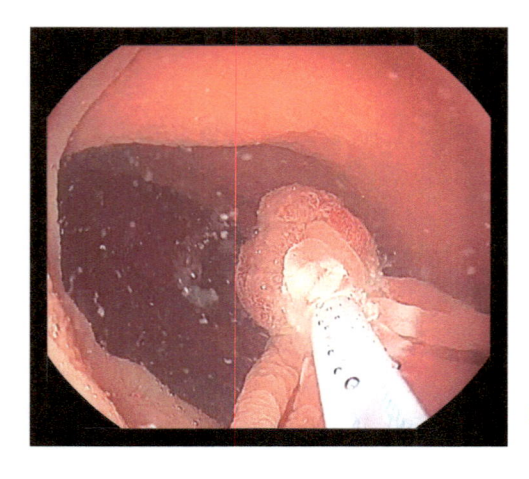

Fig. 59-32. Apreensão da lesão.

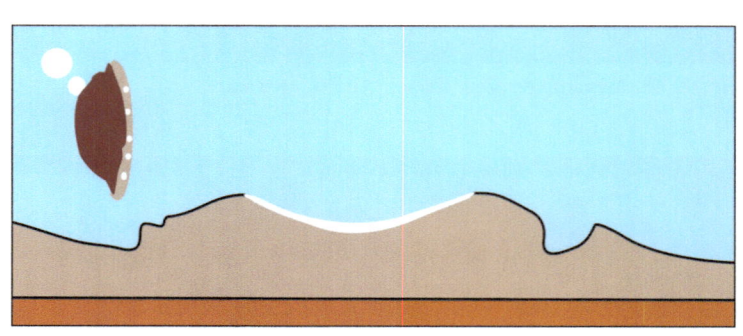

Fig. 59-33. Ilustração da ressecção sob imersão de água.

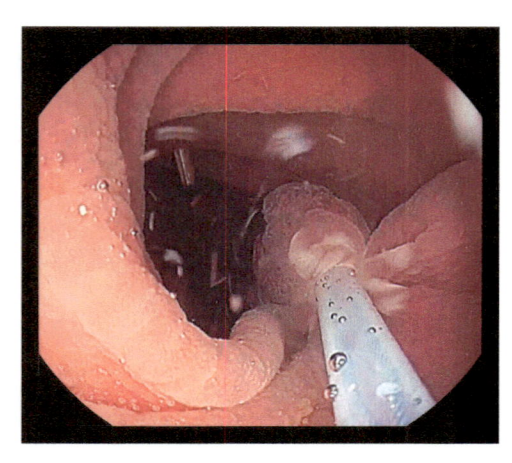

Fig. 59-34. Passagem de corrente.

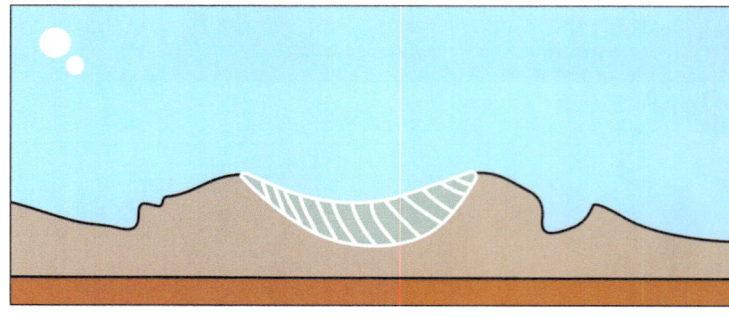

Fig. 59-35. Ilustração do leito de ressecção.

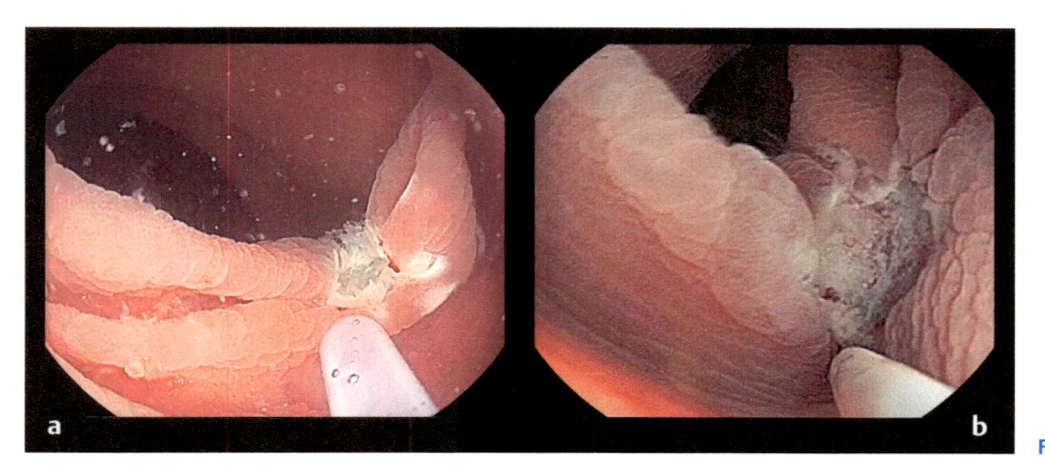

Fig. 59-36. (a, b) Avaliação do leito imerso em água.

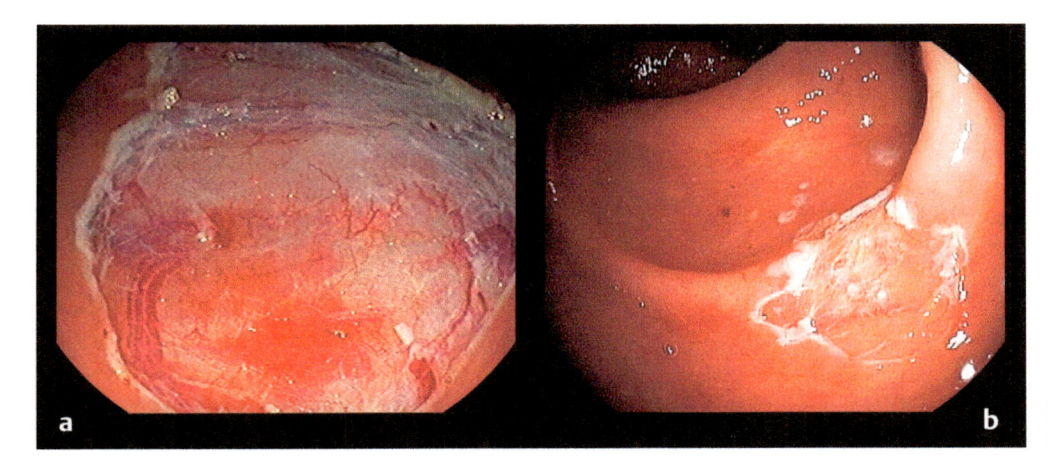

Fig. 59-37. (a) Leito com vaso exposto; (b) leito sem sinais de lesões de camada muscular.

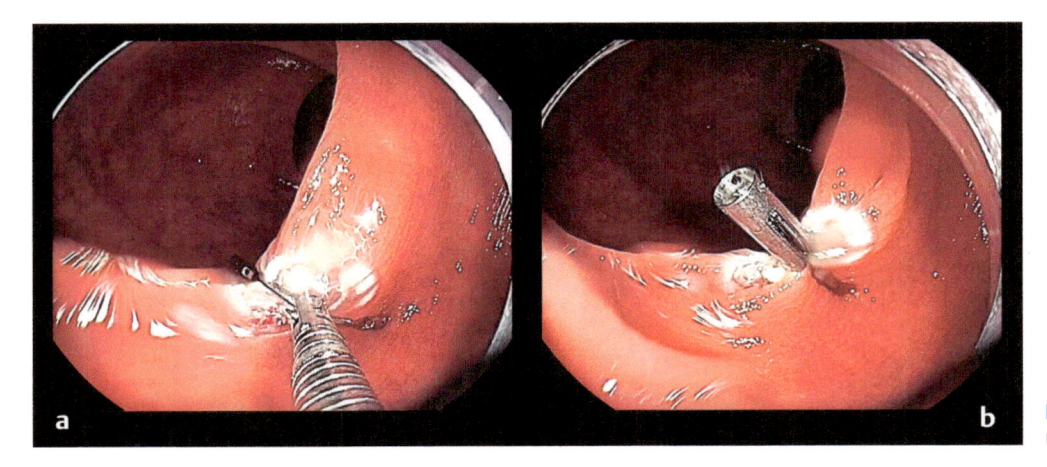

Fig. 59-38. (a) Clipe sendo aplicado com a luz repleta de gás; (b) resultado final após clipe.

Prevenção de Complicações
Complicações
Os eventos adversos da técnica com ressecção sob imersão de água não apresentam diferenças estatísticas comparadas à técnica tradicional.[46,47] Uma revisão sistemática mostrou taxa global de complicações de 3,31% (IC95%: 1,97-5,52).[33]

Sangramento
A realização de hemostasia pode ser tanto embaixo d'água como com a luz preenchida de gás,[41] em contrapartida o efeito de aproximação de que a água provoca pode facilitar a hemostasia em sangramentos imediatos.[48]

A ressecção sob imersão d'água demonstrou menores taxas de sangramento imediato (7,2% vs. 11,8%, p = 0,369) quando comparada à mucosectomia tradicional, mas sem relevância estatística.[45] Uma revisão demonstrou taxas de sangramento durante o procedimento de 3,14% (IC95%, 1,65%-5,88%), com manejo endoscópio imediato bem-sucedido em todos os casos. Já os sangramentos tardios ocorreram em 2,85% dos casos (IC95%, 1,64-4,90), similar às taxas reportadas na técnica tradicional de 2,6%.[33,49]

Perfuração
O risco de perfuração no método tradicional foi relatado em uma grande metanálise em 1,5%, em contrapartida alguns estudos têm demonstrado a segurança da técnica sob imersão de água,[33,49] sendo descritos apenas três casos na literatura. Nestes, um relato de perfuração mural de cólon direito após ressecção em retrovisão, tal complicação foi atribuída à distensão da parede do cólon pelo aparelho, impedindo a flutuação da lesão.[50] Outro caso ocorreu em lesão de cólon direito de 30 mm, cuja foi ressecada em monobloco e após injeção submucosa (técnica mista), devido ineficácia na flutuação da lesão.[51] O terceiro caso também foi com a técnica mista (convencional e *underwater*) em um paciente com retocolite ulcerativa de longa data.[52]

Pós-Procedimento
Orientações pós-procedimentos, recomendações quanto à profilaxia antibiótica como manipulação de anticoagulantes são as mesmas recomendadas para a mucosectomia convencional.

Recorrência
As taxas de recorrências nos primeiros estudos foram de 1,9% em um acompanhamento de 20 semanas.[32] Um estudo randomizado multicêntrico, demostrou que a ressecção sob imersão d'água aumentou significativamente as proporções ressecções com margens livres e lesões em monobloco, para lesões colorretais, sésseis, de 10 a 20 mm e sem aumentar os eventos adversos ou o tempo do procedimento.[47]

A técnica sob imersão d'água também pode ser utilizada para o tratamento de lesões residuais. No trabalho de Kim *et al.* foram mostrados resultados melhores, taxas de ressecção completas das lesões residuais do que com a mucosectomia convencional.[53]

Vantagens × Desvantagens
Desvantagens:

1. Dificuldade de visibilização, se o preparo do cólon não ótimo é o ideal.[41]
2. A ausência em identificação do *non-lifting sign*.[41]
3. Deve-se evitar a realização da mucosectomia sob imersão de água na retrovisão do aparelho, em decorrência de histórico de perfuração e da teoria de ineficácia de flutuação da lesão por distensão da alça pelo aparelho.[50]
4. Necessidade de bomba de infusão.

Vantagens:

1. Ao flutuar na água há mais facilidade na apreensão da lesão com a alça de polipectomia.[41]
2. Provavelmente menor risco de lesões térmicas profundas e de perfuração.[41]

3. Reduz as haustrações, permitindo tornar planas as lesões que ocupam duas faces da mesma haustração.[41]
4. Identificação com precisão o sangramento pós-ressecção sob imersão d'água.[48]
5. Teoricamente pode reduzir lesão induzida pelo efeito térmico, em decorrência da dissipação do calor, protegendo a parede do órgão. Deste modo, acredita-se que a separação de camadas e a dissipação térmica diminuam o risco de perfuração precoce e tardia e da síndrome pós-polipectomia.[41]

REFERÊNCIAS BIBLIOGRÁFICAS

1. Conio M, Repici A, Demarquay JF, Blanchi S, Dumas R, Filiberti R. EMR of large sessile colorectal polyps. Gastrointest Endosc. 2004;60(2):234-41.
2. Lenz L, Di Sena V, Nakao FS, Andrade GP, Rohr MRS, Ferrari Jr AP. Comparative results of gastric submucosal injection with hydroxypropyl methylcellulose, carboxymethylcellulose and normal saline solution in a porcine model. Arq Gastroenterol. 2010;47(2):184-87.
3. Ahlenstiel G, Hourigan LF, Brown G, Zanati S, Williams S, Singh R et al. Actual endoscopic versus predicted surgical mortality for treatment of advanced mucosal neoplasia of the colon. Gastrointest Endosc. 2014;80(4):668-76.
4. Bourke M. Endoscopic mucosal resection in the colon: a practical guide. Techniques in Gastrointest Endosc. 2011;13(1):35-49.
5. Nanda KS, Bourke MJ. Endoscopic mucosal resection and complications. Techniques in Gastrointest Endosc. 2013;15(2):88-95.
6. Lambert R, Lightdale CJ. The Paris endoscopic classification of superficial neoplastic lesions: Esophagus, stomach, and colon. Gastrointest Endosc. 2003;58(6):S3-S43.
7. Burgess NG, Hourigan LF, Zanati SA et al. Gross morphology and lesion location stratify the risk of invasive disease in advanced mucosal neoplasia of the colon: results from a large multicenter cohort. Gastrointest Endosc. 2014;79(5):AB556.
8. Komeda Y, Kashida H, Sakurai T, Asakuma Y, Tribonias G, Nagai T et al. Magnifying Narrow Band Imaging (NBI) for the Diagnosis of Localized Colorectal Lesions Using the Japan NBI Expert Team (JNET) Classification. Oncology 2017;93(1):49-54.
9. Kudo S, Hirota S, Nakajima T, Hosobe S, Kusaka H, Kobayashi T et al. Colorectal tumours and pit pattern. J Clin Pathol. 1994;47(10):880-5.
10. Rex DK. 12 Tips for improved EMR in the colon [Review article]. Gastroenterology & Endoscopy News. [revista em internet] 2017 Fev. [acesso 16 de outubro de 2019]; Disponível em: https://www.gastroendonews.com/Review-Articles/Article/02-17/12-Tips-for-Improved-EMR-in-the-Colon/40306.
11. Mehta N, Strong AT, Franco M, Stevens T, Chahal P, Jang S et al. Optimal injection solution for endoscopic submucosal dissection: A randomized controlled trial of Western solutions in a porcine model. Digestive Endoscopy. 2017;30(3):347-53.
12. Yoshida N, Naito Y, Inada Y et al. Endoscopic mucosal resection with 0.13% hyaluronic acid solution for colorectal polyps less than 20 mm: a randomized controlled trial. J Gastroenterol Hepatol. 2012;27(8):1377-83.
13. Yamazaki K, Maluf-Filho F, Costa VAP, Pessorrusso FCS, Hondo FY, Sakai P, Figueiredo LFP. Improved experimental model to evaluate submucosal injection solutions for endoscopic submucosal dissection. Arq Bras Cir Dig. 2015;28(4):262-5.
14. Hyun JJ, Chun HR, Chun HJ, Jeen YT, Baeck CW, Yu Sk et al. Comparison of the characteristics of submucosal injection solutions used in endoscopic mucosal resection. Scand J Gastroenterol. 2006;41(4):488-92.
15. Chandrasekhara V, Ginsberg GG. Endoscopic Management of Large Sessile Colonic Polyps: Getting the Low Down From Down Under, Copyright AGA Institute. Reprinted from Gastroenterology. 2011;140(7):1867-71, with permission from Elsevier.
16. Holt BA, Jayasekeran V, Sonson R, Bourke MJ. Topical submucosal chromoendoscopy defines the level of resection in colonic EMR and may improve procedural safety (with video). Gastrointest Endosc. 2013;77(6):949-53.
17. Tokar JL, Barth BA, Banerjee S, Chauhan SS, Gottlieb KT, Konda V et al. Electrosurgical Generators. Gastrointestinal Endoscopy. 2013;78(2):197-208.
18. Erbe Elektromedizin GmbH [https://www.erbe-med.com/erbe/media/Marketingmaterialien/ 85800-403_ERBE_PT_Principles_of_Electrosurgery__D101453.pdf]. Bases da cirurgia de alta frequência [acesso em 16 de outubro de 2019]. Disponível em: http: www.erbe-med.com.
19. Hwang JH, Konda V, Dayyeh BK, Chauhan SS, Enestvedt BK, Fujii-Lau LL et al. Endoscopic mucosal resection. Gastrointest Endosc. 2015;82(2):215-26.
20. Klein A, Bourke MJ. How to Perform High-Quality Endoscopic Mucosal Resection During Colonoscopy. Gastroenterology. 2017;152(3):466-71.
21. Pohl H, Srivatana A, Bensen SP, Anderson P, Rothstein RI, Gordon SR et al. Incomplete polyp resection during colonoscopy-results of the complete adenoma resection (CARE) study. Gastroenterology. 2013;144(1):74-80.
22. Bahin FF, Naidoo M, Williams SJ, Hourigan LF, Ormonde DG, Raftopoulos SC et al. Prophylactic endoscopic coagulation to prevent bleeding after widefield endoscopic mucosal resection of large sessile colon polyps. Clin Gastroenterol Hepatol. 2015;13(4):724-30.
23. Liaquat H, Rohn E, Rex DK. Prophylactic clip closure reduced the risk of delayed postpolypectomy hemorrhage: experience in 277 clipped large sessile or flat colorectal lesions and 247 control lesions. Gastrointest Endosc. 2013;77(3):401-7.
24. Kothari ST, Huang RJ, Shaukat A, Agrawal D, Buxbaum JL, Abbas Fehmi SM et al. ASGE review of adverse events in colonoscopy. Gastrointest Endosc. 2019;82(2):215-6.
25. Burgess NG, Metz AJ, Williams SJ, Singh R, Taam W, Hourigan LF et al. Risk factors for intraprocedural and clinically significant delayed bleeding after wide-field endoscopic mucosal resection of large colonic lesions. Clin Gastroenterol Hepatol. 2014;12(4):651-61.
26. Bassan MS, Holt B, Moss A, Williams SJ, Sonson R, Bourke MJ. Carbon dioxide insufflation reduces number of postprocedure admissions after endoscopic resection of large colonic lesions: a prospective cohort study. Gastrointest Endosc. 2013;77(1):90-5.
27. Ferlitsch M, Moss A, Hassan C, Bhandari P, Dumonceau JM, Paspatis G et al. Colorectal polypectomy and endoscopic mucosal resection (EMR): European Society of Gastrointestinal Endoscopy (ESGE) Clinical Guideline. Endoscopy 2017;49(03):270-97.
28. Fahrtash-Bahin F, Holt B, Jayasekeran V, Williams SJ, Sonson R, Bourke MJ. Snare tip soft coagulation achieves effective and safe endoscopic hemostasis during wide-field resection of large colonic lesions (with videos). Gastrointest Endosc. 2013;78(1):158-63.
29. Burgess NG, Bassan MS, McLeod D, Williams Sj, Byth K, Bourke MJ. Deep mural injury and perforation after colonic endoscopic mucosal resection: a new classification and analysis of risk factors. Gut. 2017;66(10):1779-89.
30. Khashab MA, Chithadi KV, Acosta RD, Bruining DH, Chandrasekhara V, Eloubeidi, MA et al. Antibiotic prophylaxis for GI endoscopy. Gastrointestinal Endoscopy. 2015;81(1):81-9.
31. Iishi H, Tatsuta M, Iseki K, Narahara H, Uedo N, Sakai N et al. Endoscopic piecemeal resection with submucosal saline injection of large sessile colorectal polyps. Gastrointest Endosc. 2000;51(6):697-700.
32. Binmoeller KF, Weilert F, Shah J et al. "Underwater" EMR without submucosal injection for large sessile colorectal polyps (with video). Gastrointest Endosc. 2012;75(5):1086-91.
33. Spadaccini M, Fuccio L, Lamonaca L, Frazzoni L, Maselli R, Di Leo M et al. Underwater endoscopic mucosal resection for colorectal lesions: a systematic review with meta-analysis (with video). Gastrointestinal Endoscopy. 2018;89(6):1109-16.
34. Curcio G, Granata A, Ligresti D, Tarantino I, Barresi L, Liotta R et al. Underwater colorectal EMR: remodeling endoscopic mucosal resection. Gastrointest Endosc. 2015;81(5):1238-42.
35. Iwagami H, Takeuchi Y, Yamasaki Y, Nakagawa K, Ohmori M, Matsuno K et al. Feasibility of underwater endoscopic mucosal resection and management of residues for superficial non-ampullary duodenal epithelial neoplasms. Digestive Endoscopy. 2019;1(5):208-11.
36. Kawaguti F, Oliveira J, Martins BC, Sorbello M, Retes F, Ribeiro U et al. Underwater endoscopic resection of a neuroendocrine rectal tumor. Endoscopy. 2015;47(S 01):E513-14.
37. Coutinho L, Okazaki O, Casamali C et al. Underwater endoscopic mucosal resection for small rectal neuroendocrine tumors. Endoscopy. 2019;51(04):168.
38. Binmoeller KF, Shah JN, Bhat YM, Kane, SD. "Underwater" EMR of sporadic laterally spreading nonampullary duodenal adenomas (with video). Gastrointest Endosc. 2013;78(3):496-502.e1.
39. Girotra M, Friedland S. Underwater endoscopic mucosal resection of anal condyloma. VideoGIE. 2018;3(4):123-4.
40. Hamada K, Uedo N, Tomit Y, Ishihara R. Underwater endoscopic mucosal resection of a condyloma acuminatum of the anal canal. Ann Gastroenterol. 2017;30(1):128.

41. Binmoeller KF. Underwater endoscopic mucosal resection. J Interv Gastroenterol. 2014;4(4):113-6.
42. Amato A, Radaelli F, Spinzi G. Underwater endoscopic mucosal resection: The third way for en bloc resection of colonic lesions? United European Gastroenterol J 2016;4(4):595-8.
43. Uedo N, Nemeth A, Johansson GW, Toth E, Thorlacius H, Thorlacius H. Underwater endoscopic mucosal resection of large colorectal lesions. Endoscopy. 2015;47(2):172-4.
44. Lenz L, Oliveira J, Mendonca EQ, Gonzalez EH, Minata MK, de Paulo GA et al. Underwater Endoscopic Mucosal Resection for Non-Pendulated Colorectal Lesions. Is the Distal Cap Really Necessary? Gastrointestinal Endoscopy. 2017;85(5):AB257-8.
45. Cadoni S, Liggi M, Gallittu P, Mura D, Fuccio L, Koo M et al. Underwater endoscopic colorectal polyp resection: Feasibility in everyday clinical practice. United Eur Gastroenterol J. 2017;6(3):454-62.
46. Schenck RJ, Jahann DA, Patrie JT, Stelow EB, Cox DG, Uppal DS et al. Underwater endoscopic mucosal resection is associated with fewer recurrences and earlier curative resections compared to conventional endoscopic mucosal resection for large colorectal polyps. Surgical Endoscopy. 2017;31(10):4174-83.
47. Yamashina T, Uedo N, Akasaka T, Iwatsubo T, Nakatani Y, Akamatsu T et al. Comparison of Underwater vs Conventional Endoscopic Mucosal Resection of Intermediate-size Colorectal Polyps. Gastroenterology 2019;157(2):451-61.e2.
48. Wang AY, Flynn MM, Patrie JT, Cox DG, Bleibel W, Mann JA et al. Underwater endoscopic mucosal resection of colorectal neoplasia is easily learned, efficacious, and safe. Surg Endosc. 2014;28(4):1348-54.
49. Hassan C, Repici A, Sharma P et al. Efficacy and safety of endoscopic resection of large colorectal polyps: a systematic review and metaanalysis. Gut. 2016;65(5):806-20.
50. Ponugoti PL, Rex DK. Perforation during underwater EMR. Gastrointestinal Endoscopy. 2016;84(3):543-4.
51. Kawamura T, Sakai H, Ogawa T, Sakiyama N, Ueda Y et al. Feasibility of Underwater Endoscopic Mucosal Resection for Colorectal Lesions: A Single Center Study in Japan. Gastroenterol Res. 2018;11(4):274-9.
52. Galtieri PA, Auriemma F, Maselli R, Fugazza A, Mangiavillano B, Belletrutti PJ et al. Omental patch for closure of a cecal perforation during endoscopic resection of a laterally spreading tumor. Endoscopy. 2019;51(08):E237-8.
53. Kim HG, Thosani N, Banerjee S, Chen A, Friedland S. Underwater endoscopic mucosal resection for recurrences after previous piecemeal resection of colorectal polyps (with video). Gastrointestinal Endoscopy. 2014; 80(6):1094-102.

CAPÍTULO 60
DISSECÇÃO ENDOSCÓPICA DA SUBMUCOSA

Durval Pessotti Junior ■ Regina Rie Imada

INTRODUÇÃO

As ressecções endoscópicas são uma alternativa à ressecção cirúrgica de lesões neoplásicas da mucosa e submucosa.

Existem inúmeras alternativas para ressecções endoscópicas de lesões, que variam de tamanho ao tipo histológico e cabe ao endoscopista conhecê-las e escolher o tratamento apropriado de acordo com a situação para obter um resultado clínico ideal.[1]

O conceito básico de ressecção endoscópica da mucosa (EMR), também chamada de mucosectomia, foi inicialmente descrita por Deyhle *et al.,* em 1973, tornando-se muito popular na década de 1980, porém a recorrência local das lesões fez iniciar uma nova busca por alternativas ao tratamento dessas lesões.

A dissecção endoscópica da submucosa (ESD), criada pelas limitações da mucosectomia, foi desenvolvida no final da década de 1990 no Japão para o tratamento do câncer gástrico precoce.[2,3] Utilizando-se técnicas completamente diferentes ao da mucosectomia e tido como um procedimento de alto risco, por causa das altas taxas de sangramento e perfuração, inicialmente pareceu ser um procedimento inviável. Os resultados mostraram um grande mérito à ESD para tratar lesões antes não ressecáveis por completo por EMR e fez com que este se tornasse um tratamento de escolha no Japão e outros países da Ásia.[4]

Atualmente tido como tratamento de escolha para tumores precoces do trato digestório alto e baixo, é uma técnica que oferece inúmeras vantagens em relação à mucosectomia:

A) Permite ressecar lesões maiores em monobloco (Fig. 60-1).
B) Análise precisa das margens laterais e profundas pelo patologista (Fig. 60-2k-m).
C) Baixa incidência de recorrência com grande potencial de ressecção curativa.
D) Ressecar lesões antes não possíveis pela mucosectomia, reduzindo a realização de procedimentos adicionais e cirurgias.
E) Remoção de lesões em locais difíceis, como a transição esofagogástrica, cárdia (Fig. 60-3), reto, incluindo o canal anal (Fig. 60-4).
F) Remoção de lesões maiores que 2 cm (Fig. 60-5), lesões ulceradas e cicatriciais (Fig. 60-4).

A ESD já está bem estabelecida e difundida entre endoscopistas orientais, porém ainda permanece tecnicamente desafiador para médicos de países ocidentais.

Existem várias barreiras para o aprendizado da ESD em países ocidentais:[5]

- Acesso limitado a especialistas em ESD e a centros de treinamento.
- Habilidade e controle preciso com domínio das técnicas endoscópicas.
- Tempo de aprendizado até incorporar este procedimento na prática clínica.
- Tempo de procedimento.
- Maiores taxas de complicações em mãos não experientes.
- Aceitação do procedimento pela equipe multidisciplinar (cirurgiões e oncologistas).
- Disponibilidade de acessórios para dissecção.

Existem alguns pré-requisitos para aprendizagem em ESD:

- Eficiência na identificação e classificação de lesões, garantindo a seleção dos pacientes.
- É essencial que o médico tenha uma vasta experiência em outras ressecções endoscópicas, como polipectomias e mucosectomias, onde muitos princípios de ressecção e manejo do endoscópio são aplicados.
- Possuir competência e manejo em eventos adversos, como perfuração e hemorragia, embora métodos mais avançados são adquiridos na aprendizagem da ESD (Fig. 60-2e-i).

Todos esses pré-requisitos aliados ao desenvolvimento de novos acessórios com diferentes facas (*knives*) têm tornado a técnica da dissecção (ESD) cada vez mais segura, fácil e factível.

Vale ressaltar que não existe uma faca superior à outra. Cada uma tem a sua característica, vantagens e desvantagens a depender da localização, tipo de lesão, tamanho e formato.

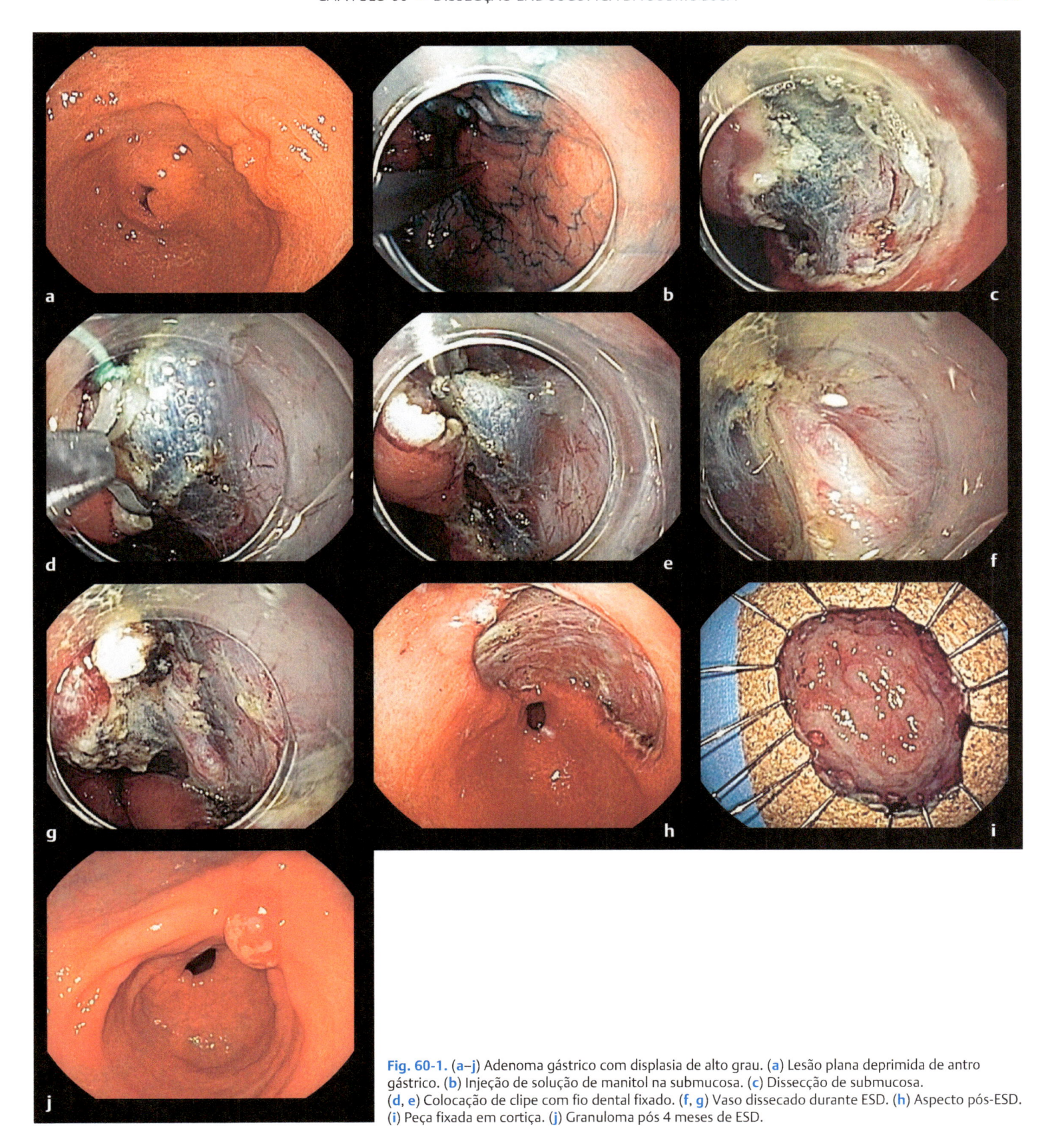

Fig. 60-1. (a–j) Adenoma gástrico com displasia de alto grau. (a) Lesão plana deprimida de antro gástrico. (b) Injeção de solução de manitol na submucosa. (c) Dissecção de submucosa.
(d, e) Colocação de clipe com fio dental fixado. (f, g) Vaso dissecado durante ESD. (h) Aspecto pós-ESD.
(i) Peça fixada em cortiça. (j) Granuloma pós 4 meses de ESD.

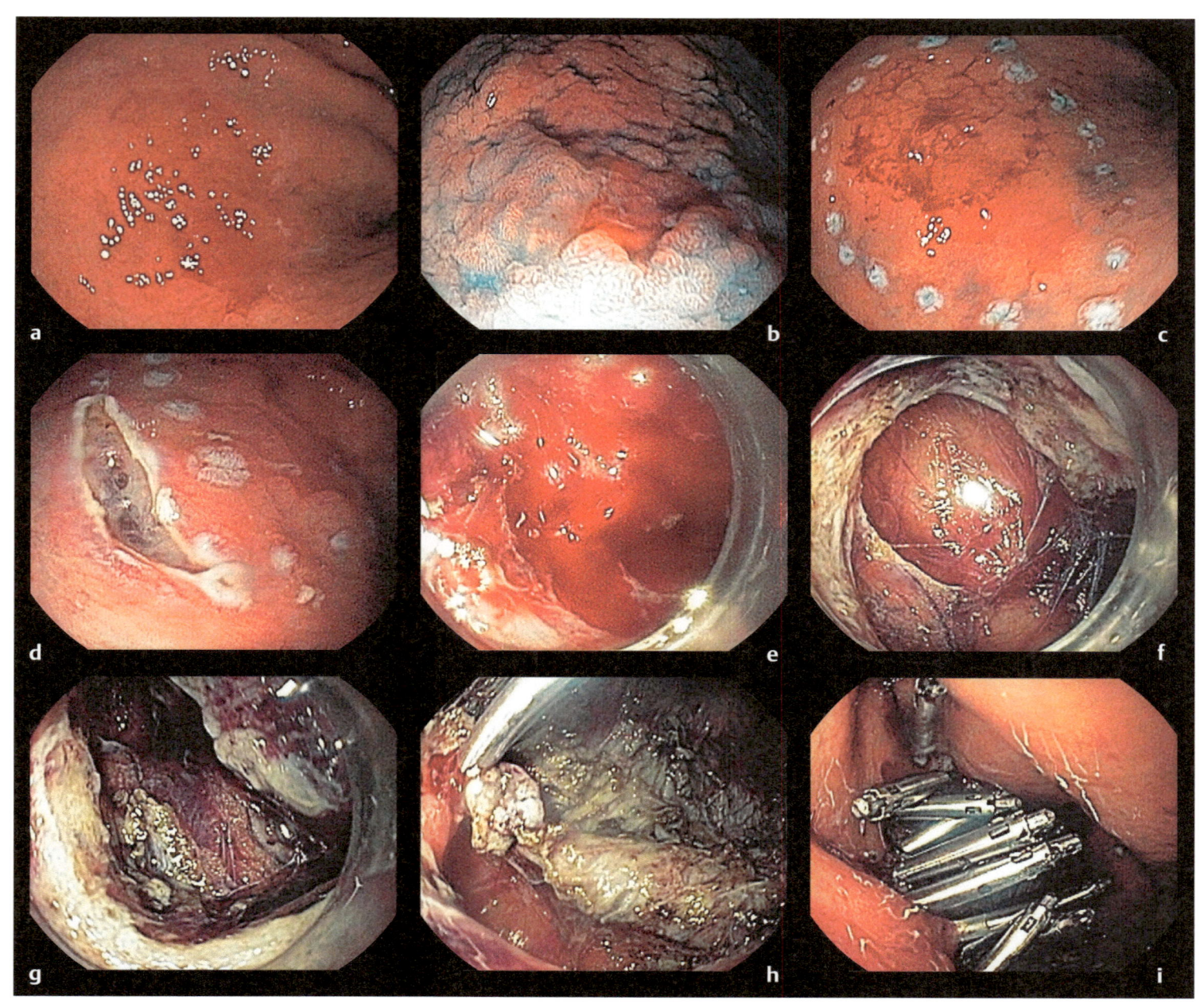

Fig. 60-2. (a-m) Lesão deprimida em corpo gástrico: adenocarcinoma microtubular padrão gástrico-foveolar. Macroscopia: lesão superficial deprimida (0-IIc). Microscopia: neoplasia precoce focal e superficialmente invasiva em submucosa (Sm1) – 0,2 mm. Invasão vascular e perineural não identificadas. Margens circunferenciais e profundas livres de neoplasia. (a) Lesão deprimida gástrica. (b) Cromoscopia com índigo-carmim. (c) Marcação das margens da lesão. (d) Incisão da mucosa. (e) Sangramento durante a dissecção. (f, g) Perfuração durante a dissecção. (h, i) Fechamento da perfuração com clipes. *(Continua.)*

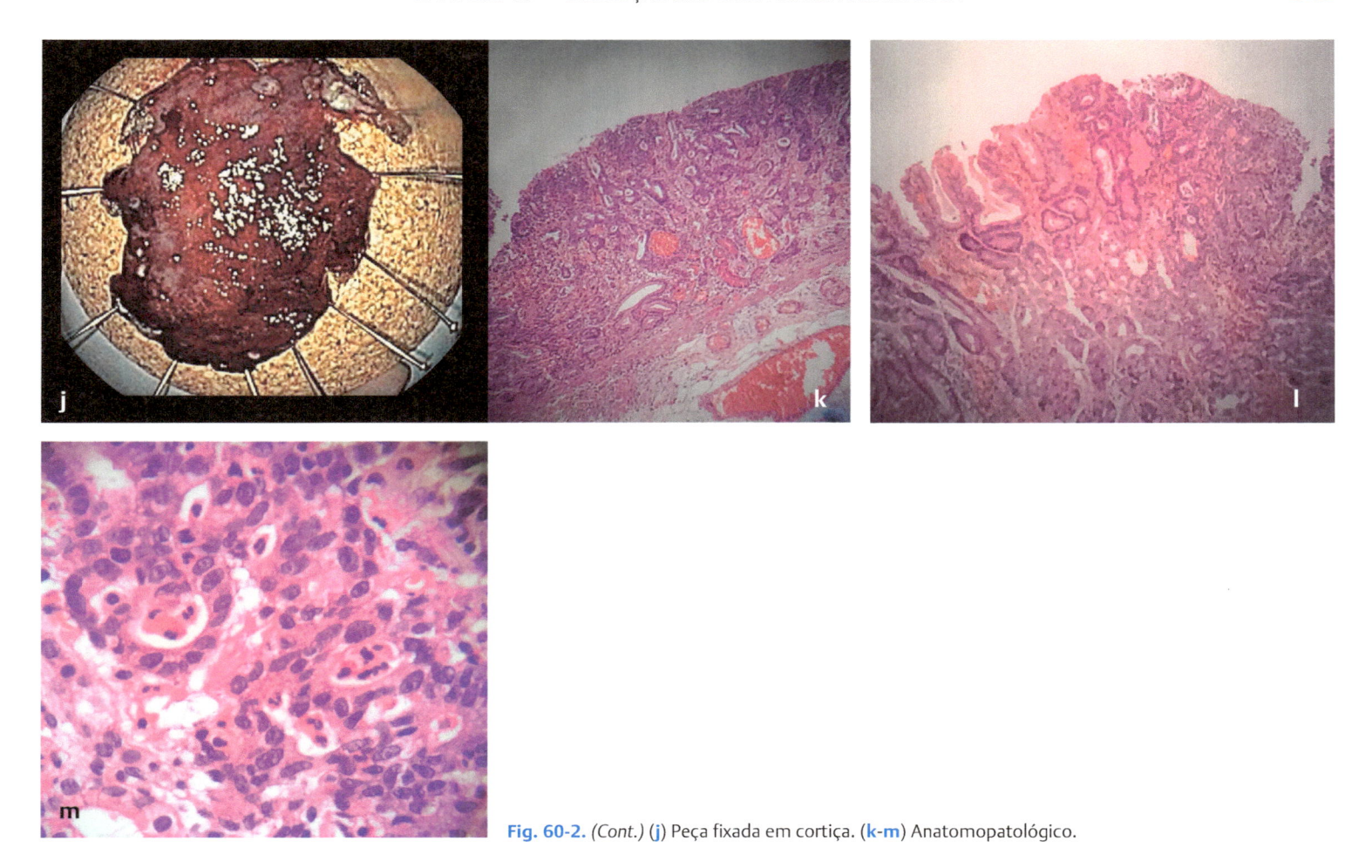

Fig. 60-2. *(Cont.)* (**j**) Peça fixada em cortiça. (**k-m**) Anatomopatológico.

Fig. 60-3. (**a-f**) ESD em adenocarcinoma bem diferenciada restrita à mucosa em cárdia. (**a**) Neoplasia precoce de cárdia. (**b**) NBI com magnificação. (**c**) Cromoscopia com índigo-carmim. (**d**) ESD. (**e**) Aspecto final pós-ESD. (**f**) Peça fixada em placa de cortiça.

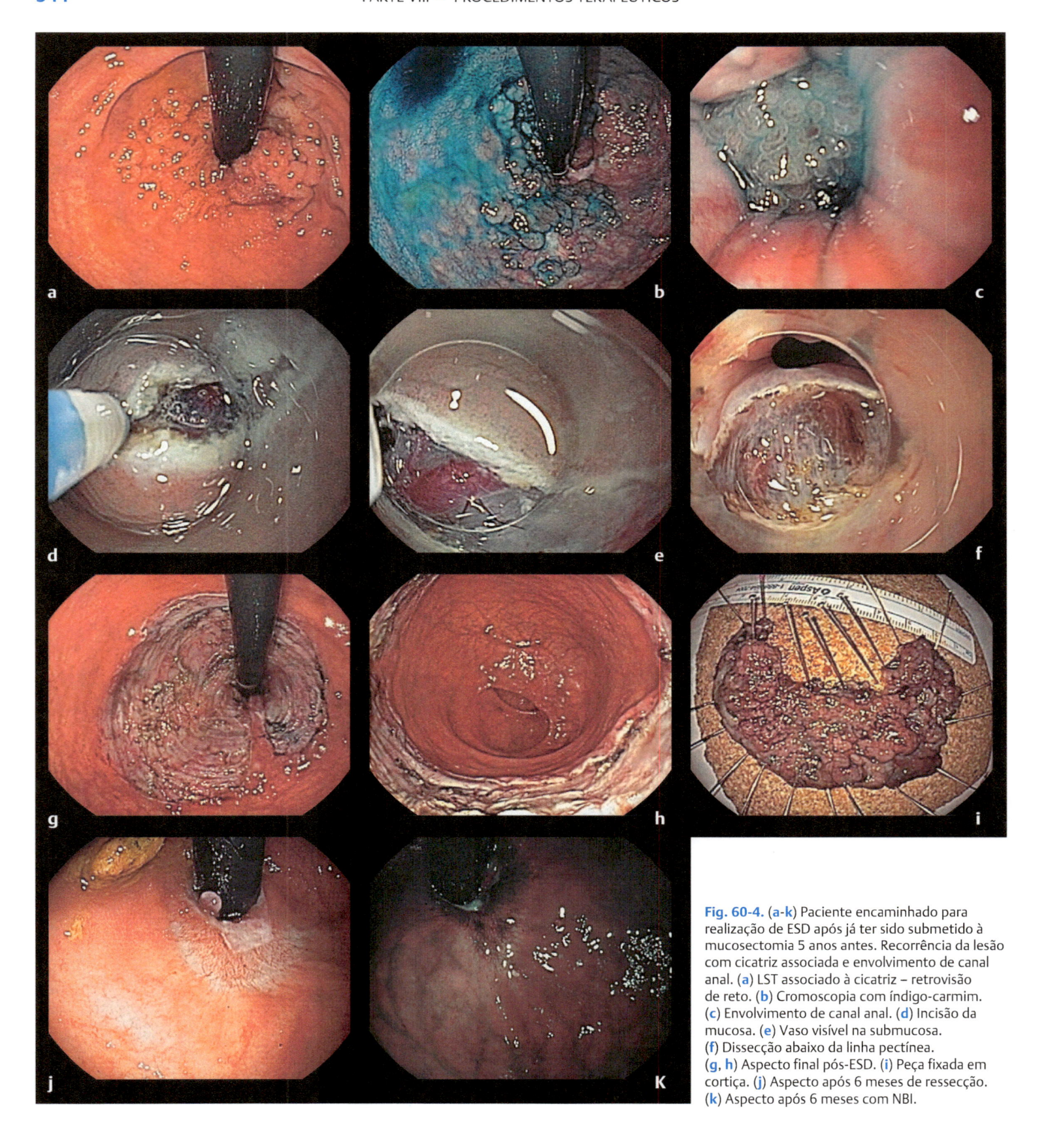

Fig. 60-4. (a-k) Paciente encaminhado para realização de ESD após já ter sido submetido à mucosectomia 5 anos antes. Recorrência da lesão com cicatriz associada e envolvimento de canal anal. (a) LST associado à cicatriz – retrovisão de reto. (b) Cromoscopia com índigo-carmim. (c) Envolvimento de canal anal. (d) Incisão da mucosa. (e) Vaso visível na submucosa. (f) Dissecção abaixo da linha pectínea. (g, h) Aspecto final pós-ESD. (i) Peça fixada em cortiça. (j) Aspecto após 6 meses de ressecção. (k) Aspecto após 6 meses com NBI.

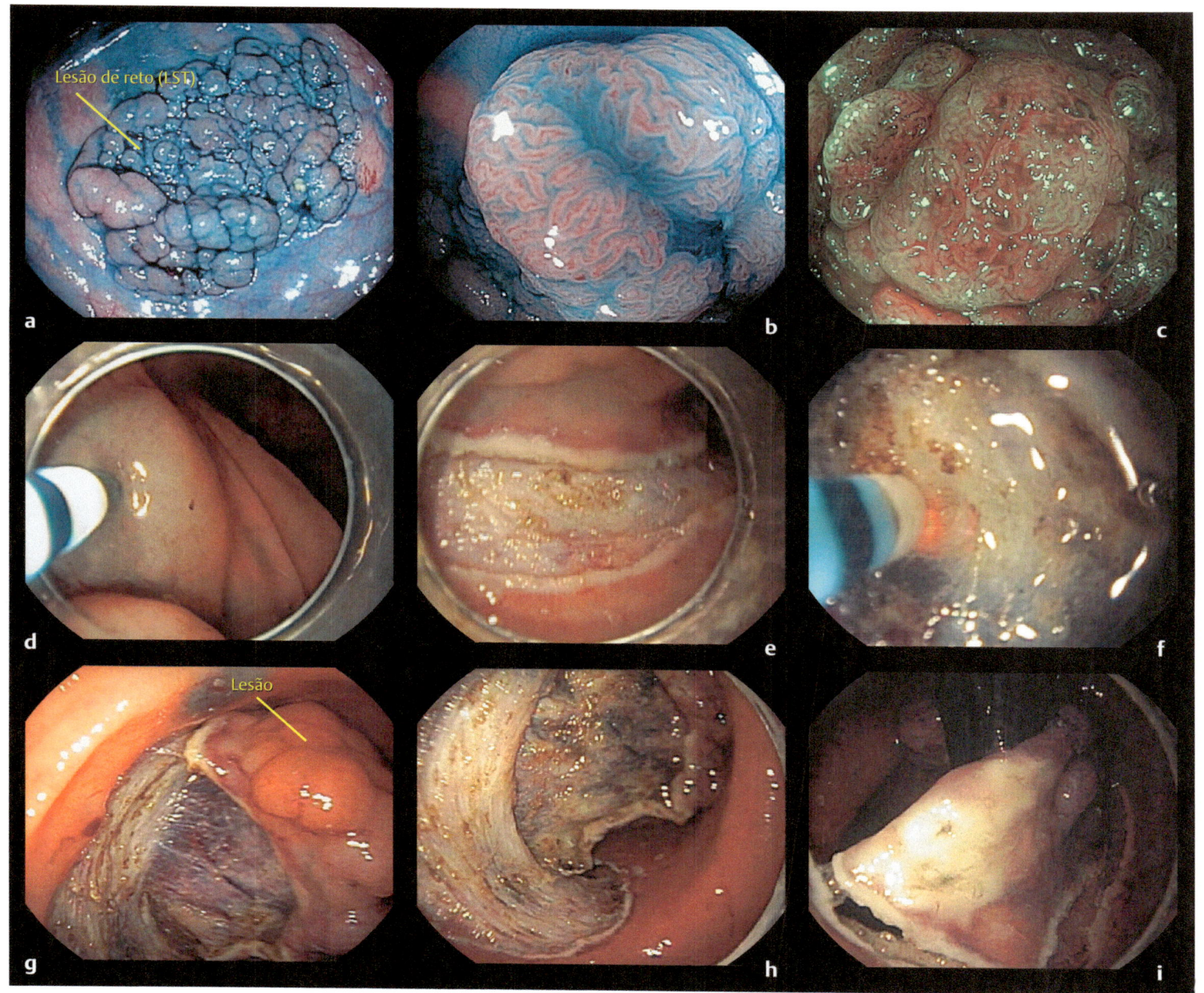

CAPÍTULO 60 ▪ DISSECÇÃO ENDOSCÓPICA DA SUBMUCOSA   545

Fig. 60-5. (a-o) LST granular homogênea de reto. (a) Cromoscopia com índigo-carmim. (b) Magnificação. (c) Magnificação com NBI. (d) Injeção de solução de manitol na submucosa. (e) Incisão da mucosa. (f-i) Dissecção da submucosa. *(Continua.)*

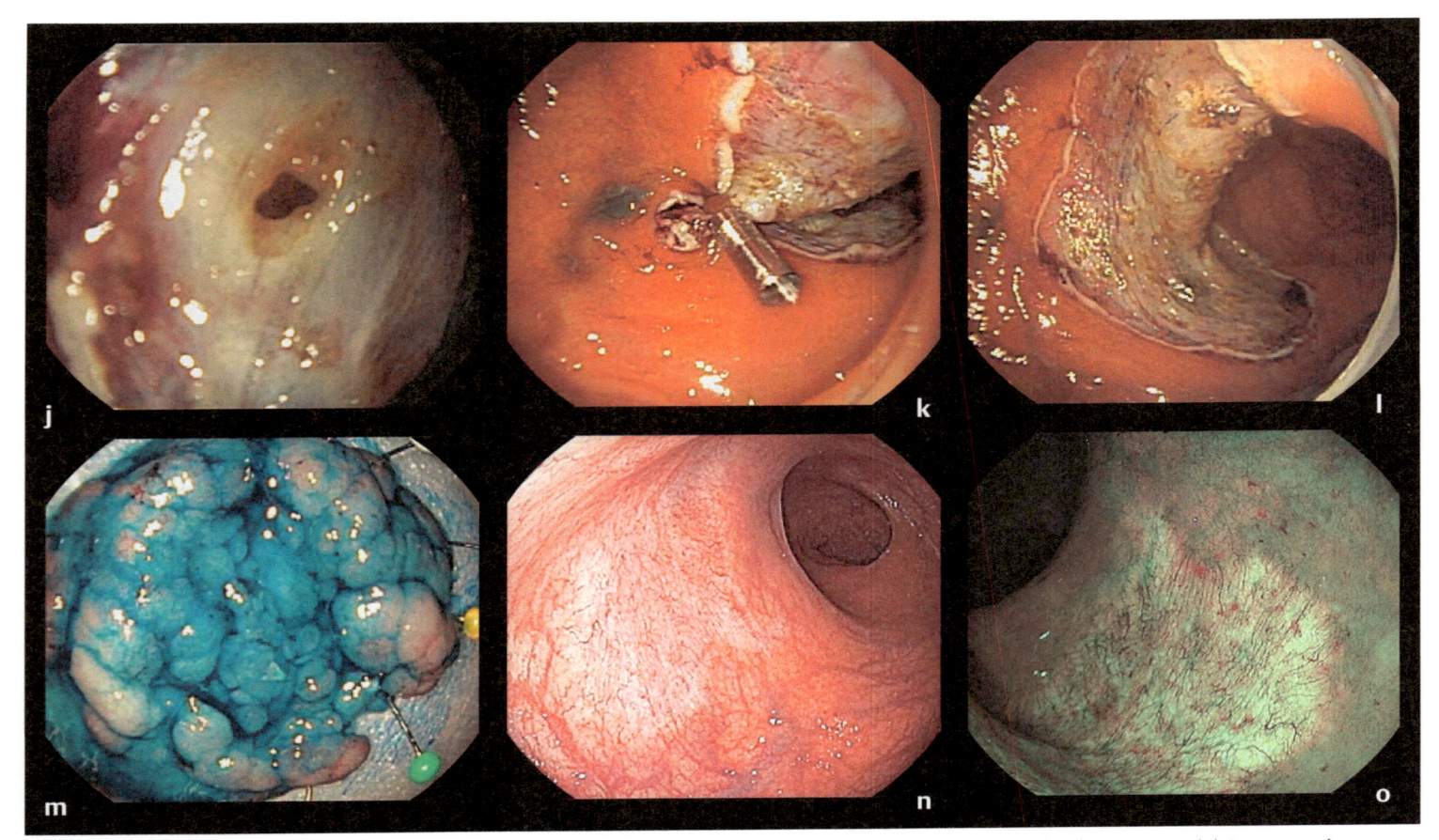

60-5. *(Cont.)* (**j**) Microperfuração da camada muscular. (**k**) Fechamento com clipe. (**l**) Aspecto final pós-ESD. (**m**) Peça fixada em isopor. (**n**) Aspecto após 6 meses. (**o**) Aspecto após 6 meses com NBI.

ACESSÓRIOS NECESSÁRIOS PARA ESD
Facas (*Knives*)
É dividida em duas categorias: tipo agulha (*needle-knife type*) e tipo tesoura (*scissor type*).[3,6]

Existem inúmeros tipos de facas, e o primeiro acessório utilizado para a ESD foi o *needle-knife*, seguida de outras inúmeras que foram desenvolvidas, como o IT *knife*, *flex knife*, *hook knife*, *dual knife*, *flush knife*, *hybrid knife*, *triangle knife*, SB *knife* e outros ainda em desenvolvimento, mas não disponíveis no Ocidente (Fig. 60-6 a 60-10).[4]

Não existe uma faca ideal. A escolha se faz de acordo com o tipo de lesão, localização e facilidade de manuseio pelo endoscopista.

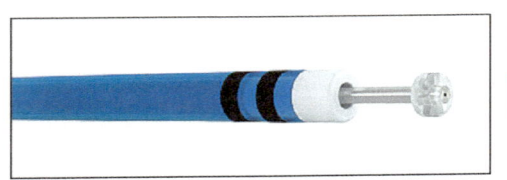

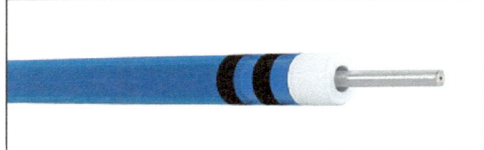

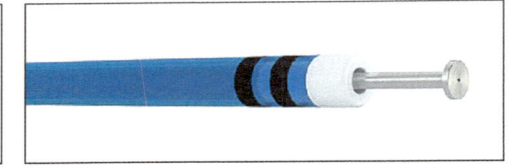

Fig. 60-6. Facas para dissecção da submucosa da ERBE.

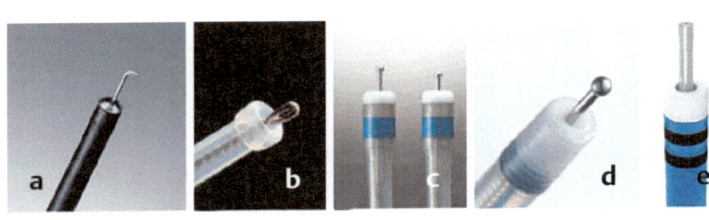

Fig. 60-7. (**a**) Hook *knife* (Olympus), (**b**) Flex *knife* (Olympus), (**c**) Dual *Knife* (Olympus), (**d**) Flush *knife* BT (Fujifilm), (**e**) Hybrid *knife* (ERBE).

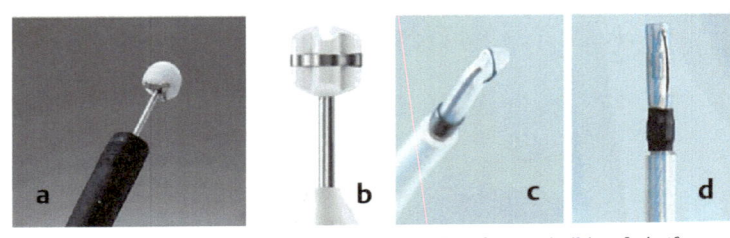

Fig. 60-8. (**a-d**) Facas para dissecção. (**a**) IT *knife* (Olympus), (**b**) Safe *knife* (Fujifilm), (**c**) Mucosectomy (Pentax), (**d**) Swan blade (Pentax).

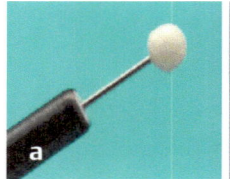

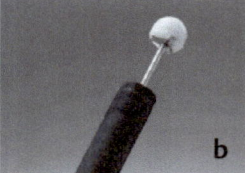

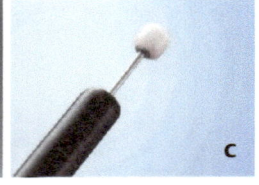

Fig. 60-9. IT *knife series* – (a) Original IT *knife*. (b) IT *knife* 2. (c) IT *knife* nano.

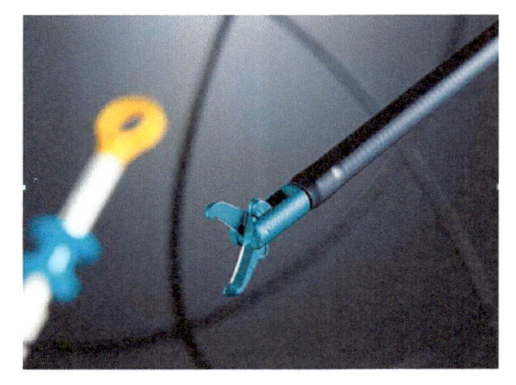

Fig. 60-10. SB *knife* Junior *type*.

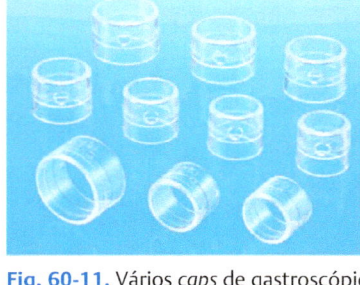

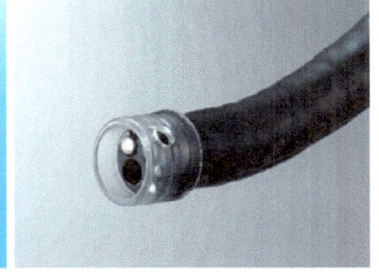

Fig. 60-11. Vários *caps* de gastroscópios e colonoscópios da OLYMPUS.

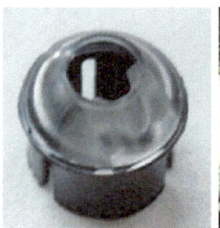

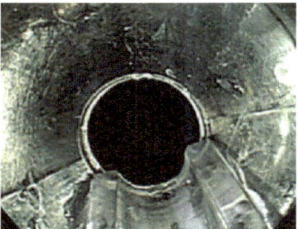

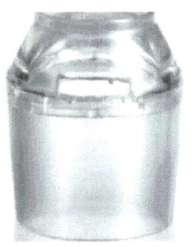

Fig. 60-12. *Cap* da Fujinon.

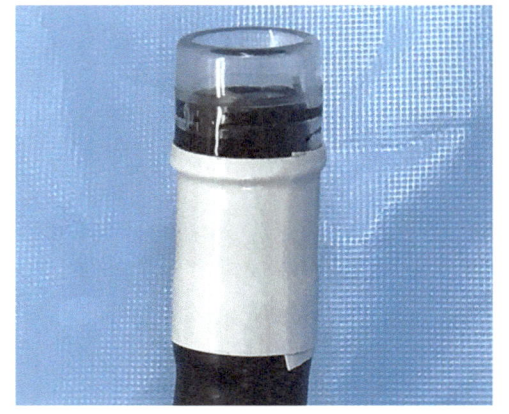

Fig. 60-13. Ponta do aparelho com *cap* e fixado com fita adesiva própria.

Cap

Material acoplado na ponta do aparelho que permite tracionar as margens da lesão, criar um espaço para dissecção além de melhorar a visualização de lesões. É um acessório indispensável na prática da ESD.

Uma outra vantagem do *cap* é a redução de movimentos peristálticos no leito da ressecção estabilizando o leito (Figs. 60-11 a 60-13).

Acessórios de Hemostasia

Uma das mais frequentes complicações é o sangramento. Para hemostasia as pinças hemostáticas são fundamentais para prevenção e tratamento de hemorragias. O contato da concha da pinça e a apreensão do vaso permitem difundir corrente elétrica, causando desnaturação proteica e hemostasia sem carbonizar o tecido.

Os mais utilizados no mercado brasileiro são o *coagrasper* (Olympus) que permite fácil rotação e hemostasia sem ocasionar lesão do vaso e a pinça de *hot biopsy* (Fig. 60-14a, b).

Outros acessórios para hemostasia são o coagulador de plasma de argônio e os clipes hemostáticos.

Bomba de CO_2

A insuflação de dióxido de carbono (CO_2) é cada vez mais usada para dissecção endoscópica de submucosa por causa da absorção mais rápida do CO_2 em comparação à do ar.[7]

Em uma metanálise foi mostrado que o uso de insuflação de CO_2 para ESD foi seguro e eficaz em relação ao desconforto abdominal, tempo de procedimento e volume de gás residual. No entanto, não houve diferenças significativas em outros parâmetros, como $PaCo_2$, $SatO_2$%, internação hospitalar, dosagem de sedação e complicações. No entanto, caso ocorra uma perfuração durante a ESD, a dor e a absorção do pneumoperitônio são menores com CO_2.

Bisturi Elétrico

Para realizar uma ESD segura e eficaz, o conhecimento do princípio do equipamento eletrocirúrgico é fundamental. Para cada faca especial de ESD existe uma configuração específica que deve ser respeitada.

Existem alguns fundamentos que precisamos conhecer para utilizar o eletrocautério. Para a incisão ou corte, é necessária a ge-

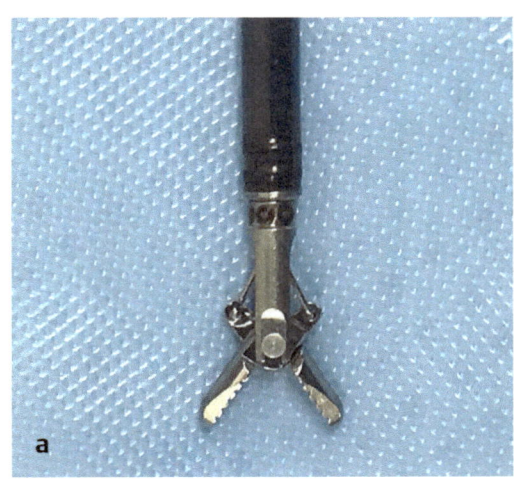

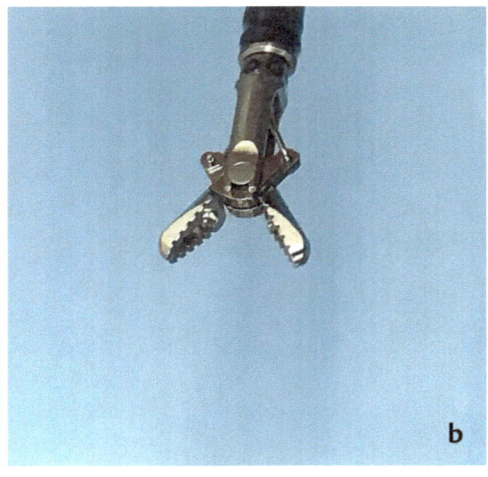

Fig. 60-14. (a, b) *Coagrasper* OLYMPUS.

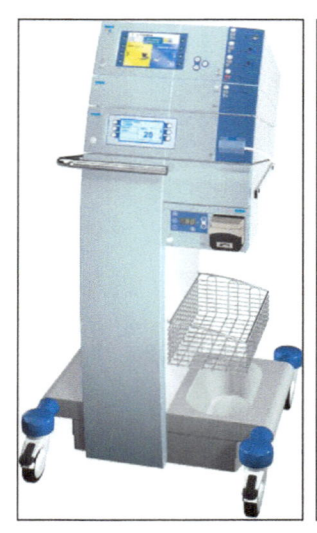

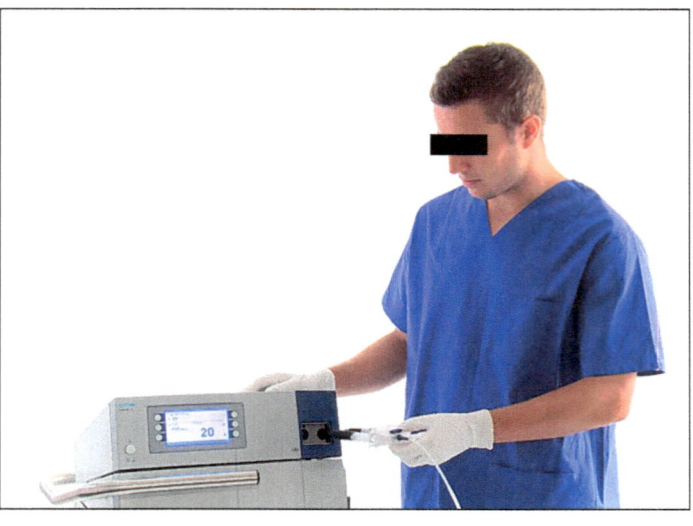

Fig. 60-15. Sistema de bisturi elétrico da ERBE com ERBE jet associado.

ração de uma faísca. Para tal é preciso uma corrente de alta frequência, também chamada de onda contínua, para uma elevação rápida da temperatura do fluido intracelular, causando essa faísca e, consequentemente, o corte. Enquanto, para a coagulação, ocorre uma desidratação com elevação lenta e gradativa da temperatura intra e extracelular com ondas intermitentes.[8]

A corrente de coagulação que possui tensão de pico mais alta que a de corte, teoricamente, tem um efeito de coagulação mais alto e causa danos mais profundos e severos ao tecido circundante. Existem vários modelos para serem usados na ESD. Entre os vários modos os mais usados são o ENDOCUT e o FORCED COAG.[9]

O modo *ENDOCUT* é caracterizado por ciclos alternados de corte e coagulação. A corrente de coagulação empregada neste modo é o SOFT COAG, que possui menor pico de tensão entre as várias correntes de coagulação, o que pode atenuar os danos causado pelo calor no tecido circundante. Esse modo pode permitir ESD com danos mínimos ao tecido (Fig. 60-15).[9]

TÉCNICA

Descreveremos alguns pontos importantes na técnica da ESD, porém é imprescindível o estudo adequado das lesões e suas margens com cromoscopia digital e convencional para avaliação adequada dos limites de ressecção (Fig. 60-5a-c).

Temos 6 etapas para a realização da ESD:

1. Marcação dos limites da lesão:
   É necessária a marcação dos limites da lesão para facilitar a identificação das margens a serem ressecadas. Para tal, podemos utilizar acessórios, como o *needle knife*, *flex knife*, *hook knife*, *flush knife*, que são facas comumente utilizadas para a dissecção. Uma alternativa a essas facas temos o cateter de argônio com um efeito térmico mais superficial e sem contato direto com a mucosa.
   A marcação deve distar cerca de 5 mm da margem da neoplasia para garantir a ressecção completa da lesão (Figs. 60-2c e 60-16c).

2. Injeção submucosa:
   É uma etapa fundamental para a ESD que permite elevar a lesão e separar esta da camada muscular, reduzindo a lesão térmica, risco de perfuração e sangramento, além de facilitar a ressecção em monobloco.
   Outro aspecto importante da injeção submucosa é que podemos injetar corantes no fluido, permitindo a identificação clara do espaço submucoso e margens.
   Alguns trabalhos relatam o uso de solução de adrenalina associado ao soro fisiológico para redução de sangramentos durante a dissecção, por causa da vasoconstrição, porém, não houve diferenças comparadas a soluções sem adrenalina.
   Inúmeras soluções são descritas, porém nenhuma é consenso em relação ao melhor. Porém a solução ideal deve permitir uma elevação adequada da lesão e permanecer por mais tempo no espaço submucoso, evitando a necessidade de injeções frequentes e repetidas.
   Dentre as soluções temos o soro fisiológico a 0,9% que é amplamente utilizado, sendo de baixo custo e fácil acesso, porém lesões de maiores proporções exigem a necessidade de injeções repetidas e frequentes.
   Outras soluções foram incorporadas para melhorar o tempo de elevação, como a solução de glucose, glicerol, hialuronato de sódio, coloides, hidroxiipropil metilcelulose e manitol.[10]
   Ferreira AO *et al.*[11] conduziram uma revisão sistemática com metanálise e, de acordo com o resultado, nenhuma solução se mostrou superior a outra em relação à capacidade de ressecção completa da lesão, índice de lesão térmica, sangramento ou perfuração.

3. Pré-corte da mucosa para obter o ponto de acesso:
   O pré-corte para introdução da ponta da faca a ser utilizada pode ser realizado com o próprio acessório ou com um *needle knife* se este não permitir.

4. Corte circunferencial da lesão:
   A incisão circunferencial da mucosa é guiada pelas marcações e feita incialmente. Idealmente é recomendado realizar a incisão 5 mm externamente à marcação.
   Quando fazemos a incisão circunferencial completa da mucosa, pode ocorrer extravasamento da substância injetada, e a elevação da submucosa pode não ser o suficiente. Isto faz com que a dissecção da submucosa seja mais difícil. Nas incisões circunferenciais parciais a elevação da submucosa é superior e se mantém por mais tempo, pois a mucosa residual que não é cortada previne o extravasamento do líquido injetado na submucosa.[12]
   A estratégia de cortar inicialmente toda a circunferência ou não vai depender da localização e tamanho da lesão.

5. Injeção e dissecção da submucosa utilizando faca:
   O uso de um dispositivo transparente na ponta do aparelho (*cap*) é essencial para a ESD porque fornece um maior controle e estabilidade do aparelho na etapa de dissecção da submucosa e melhor visualização do campo de dissecção. Repetidas injeções de líquidos são necessárias para manter a elevação da submucosa e o sucesso da dissecção com facas especiais até a liberação total da lesão. Podemos utilizar alguns acessórios para melhorar a apresentação durante a dissecção da submucosa, um artifício muito usado é a colocação de um clipe fixado a um fio dental que mantém uma tensão na peça e facilita a apresentação no campo da dissecção (Figs. 60-1d, e; 60-17).
   A etapa de dissecção submucosa tende a ser a mais desafiadora, exigindo frequentemente o manejo dos vasos submucosos expostos, prevenindo hemorragias que podem atrapalhar o campo de visão na dissecção.

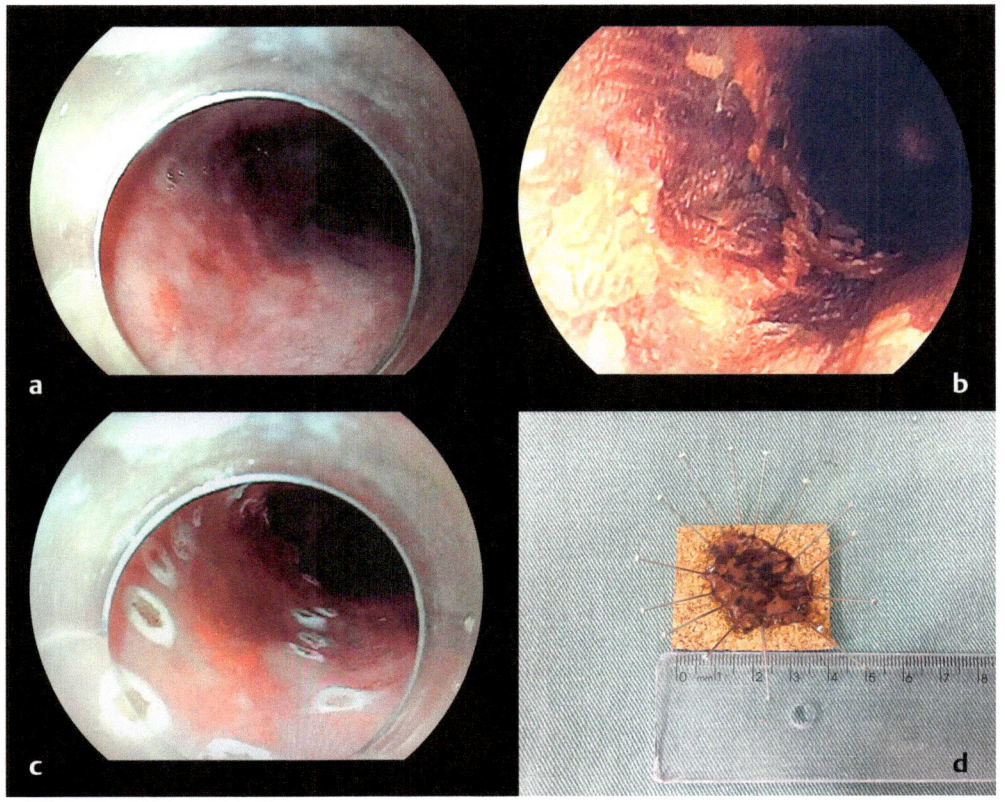

Fig. 60-16. (a-d) Carcinoma espinocelular restrito à mucosa em terço médio de esôfago. (a) CEC precoce de esôfago. (b) Cromoscopia com lugol. (c) Marcação das margens da lesão. (d) Peça fixada em cortiça.

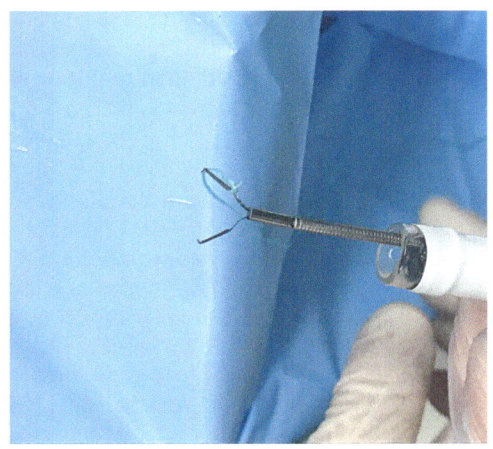

Fig. 60-17. Armação do clipe com fio dental para tração da peça durante a ESD e melhor apresentação para dissecção.

6. Hemostasia:
   Em casos de hemorragia de vasos pequenos, a hemostasia pode ser realizada pelo contato da ponta da faca. Em casos de hemorragia de grandes artérias, a hemostasia com fórceps (*coagrasper*) é indispensável (Fig. 60-14). Durante a dissecção devemos manter continuamente o endoscópio dentro do plano submucoso, evitando superficializar ou aprofundar o plano de ressecção.

PREPARAÇÃO DA PEÇA

A preparação da peça retirada na ESD é fundamental para uma análise adequada do material pelo patologista.

Após a retirada da peça, esta deve ser fixada em uma superfície plana (por exemplo uma placa de cortiça) e mergulhada em formalina (Figs. 60-1i, 60-2j, 60-3f, 60-4i, 60-5m e 60-16d). Um patologista gastrointestinal experiente deve avaliar a amostra e informar as margens laterais e profundas, grau de diferenciação do tumor, presença ou ausência de invasão linfovascular e áreas de crescimento em brotamento (Fig. 60-2l-n).

CONDIÇÕES DIFÍCEIS PARA REALIZAÇÃO DA ESD

Algumas situações dificultam a realização da ESD. São elas o espaço reduzido, posições instáveis, transmissão dos batimentos cardíacos, parede delgada do órgão e áreas com cicatriz e tatuagem.

Os médicos que realizam ESD devem orientar os médicos solicitantes do procedimento a evitarem práticas que levem à fibrose na submucosa e dificultem tecnicamente a sua dissecção. Essas práticas que incluem tatuagem nas proximidades da lesão, ressecções parciais com alças de polipectomia ou múltiplas biópsias.

Outra condição que dificulta a dissecção submucosa é o sinal da retração da muscular.[13]

Ultimamente com o desenvolvimento de novos acessórios tivemos um progresso na realização da ESD, tornando-o mais seguro. Foram lançadas várias facas de ESD e um sistema com *water jet* que permite infusão rápida de líquido na submucosa sem agulha (Fig. 60-15).

DISSECÇÃO DA SUBMUCOSA HÍBRIDA

É uma técnica modificada e simplificada da técnica da ESD padrão. A lesão marcada e a incisão da mucosa são feitas usando a mesma técnica da ESD, realizando uma dissecção da submucosa parcial seguida de uma mucosectomia com alça diatérmica. Esta técnica minimiza a quantidade de dissecção submucosa que tende a ser a parte mais desafiadora e demorada do procedimento.[14]

A técnica de ESD híbrida ainda permite a ressecção endoscópica em bloco de lesões com tamanho muito maior em comparação às mucosectomias.

ESÔFAGO

Esôfago de Barrett

Pelas diretrizes atuais tanto a mucosectomia quanto a ESD podem ser realizadas no esôfago de Barrett, porém a terapia de primeira linha é a mucosectomia.[15-17]

Embora tenham sido mostrados a segurança e a viabilidade da ESD no Barrett, incluindo uma recente metanálise,[18-20] estudos de qualidade comparando ESD e mucosectomia são escassos.

No esôfago de Barrett em casos de adenocarcinoma precoce, a ressecção endoscópica é considerada terapêutica, quando as margens de ressecções lateral e profunda forem negativas, combinadas com a histologia bem diferenciada, sem invasão linfovascular e sem invasão da submucosa ou invasão até 500 micras da submucosa.

Amostras com margens profundas comprometidas, aquelas que infiltram profundamente a submucosa (> 500 micras) ou possuem histologia pouco diferenciada ou invasão linfovascular têm alto risco de linfonodomegalia.

A ESD permite uma maior acurácia no diagnóstico histológico e por consequência pode ser usada em casos, onde há maior possibilidade de invasão submucosa não reconhecida (por exemplo: lesões de grande tamanho, carcinoma intramucoso na biópsia prévia). Além disso em alguns casos a mucosectomia pode ser tecnicamente inviável e difícil, sendo a ESD uma opção. Por exemplo, lesões onde não há elevação após injeção na submucosa ou lesões recorrentes.

Nos casos pós-mucosectomia onde for encontrado na peça o comprometimento nas margens profundas, devemos considerar como neoplasia residual, e alguma terapêutica endoscópica ou cirúrgica deve ser tomada.

Carcinoma de Células Escamosas do Esôfago

Na comparação à neoplasia relacionada com o esôfago de Barrett, o carcinoma espinocelular de esôfago apresenta maior propensão à linfonodomegalia em estágios iniciais, com isso a avaliação histopatológica precisa é de grande importância. O objetivo da ressecção endoscópica em carcinoma espinocelular de esôfago é sua retirada em bloco, com isso a ESD é considerada como tratamento de primeira linha.[16,21] A ESD tem demonstrado repetidamente ser superior à EMR ao proporcionar maior ressecção curativa em bloco com menor taxa de recorrência [35] (Fig. 60-16).

DUODENO

O papel da ESD na ressecção de neoplasias superficiais do duodeno é pequeno, em decorrência das altas taxas de complicações e números reduzidos de lesões. A parede duodenal é altamente vascularizada, possui uma fina camada da muscular própria e é exposta ao ácido gástrico, bile e suco pancreático. Como consequência a ESD em duodeno está relacionado com altas taxas de sangramento imediato e tardio, além de perfuração. Deve ser realizada por endoscopistas com muita experiência na realização de ESD.

GÁSTRICO

A segurança e os bons resultados da ESD para câncer gástrico precoce estão bem estabelecidos. As indicações absolutas incluem lesões mucosas moderadas ou bem diferenciadas, não ulceradas e menores ou igual a 2,0 cm. Outras indicações relativas (expandidas) incluem lesões mucosas moderadas ou bem diferenciadas, não ulceradas e de qualquer tamanho. Lesões mucosas ulceradas ou com discreta invasão de submucosa menores ou iguais a 3,0 cm e cânceres pouco diferenciados menores que 2 cm. O risco de metástases linfonodais quando realizada a ESD nas indicações relativas é um pouco maior que nas indicações absolutas, porém permanece aceitavelmente baixo (Fig. 60-18 e Vídeo 60-1).

Um estudo retrospectivo japonês mostrou resultados em longo prazo para a ESD no câncer gástrico precoce. A média de acompanhamento foi de 56 meses.

Um total de 6.456 pacientes foi submetido à ESD com indicação absoluta, e 4.202 pacientes foram submetidos à ESD com indicações relativas.

A recorrência local foi maior no grupo das indicações relativas (1,26 contra 0,22%), o tratamento da recidiva local foi endoscópico na maioria dos casos. Metástases não foram diagnosticadas em nenhum paciente com indicação absoluta e apareceram em 0,14% dos pacientes com indicação relativa.

Este estudo indicou um resultado favorável em longo prazo para ESD no câncer gástrico precoce.

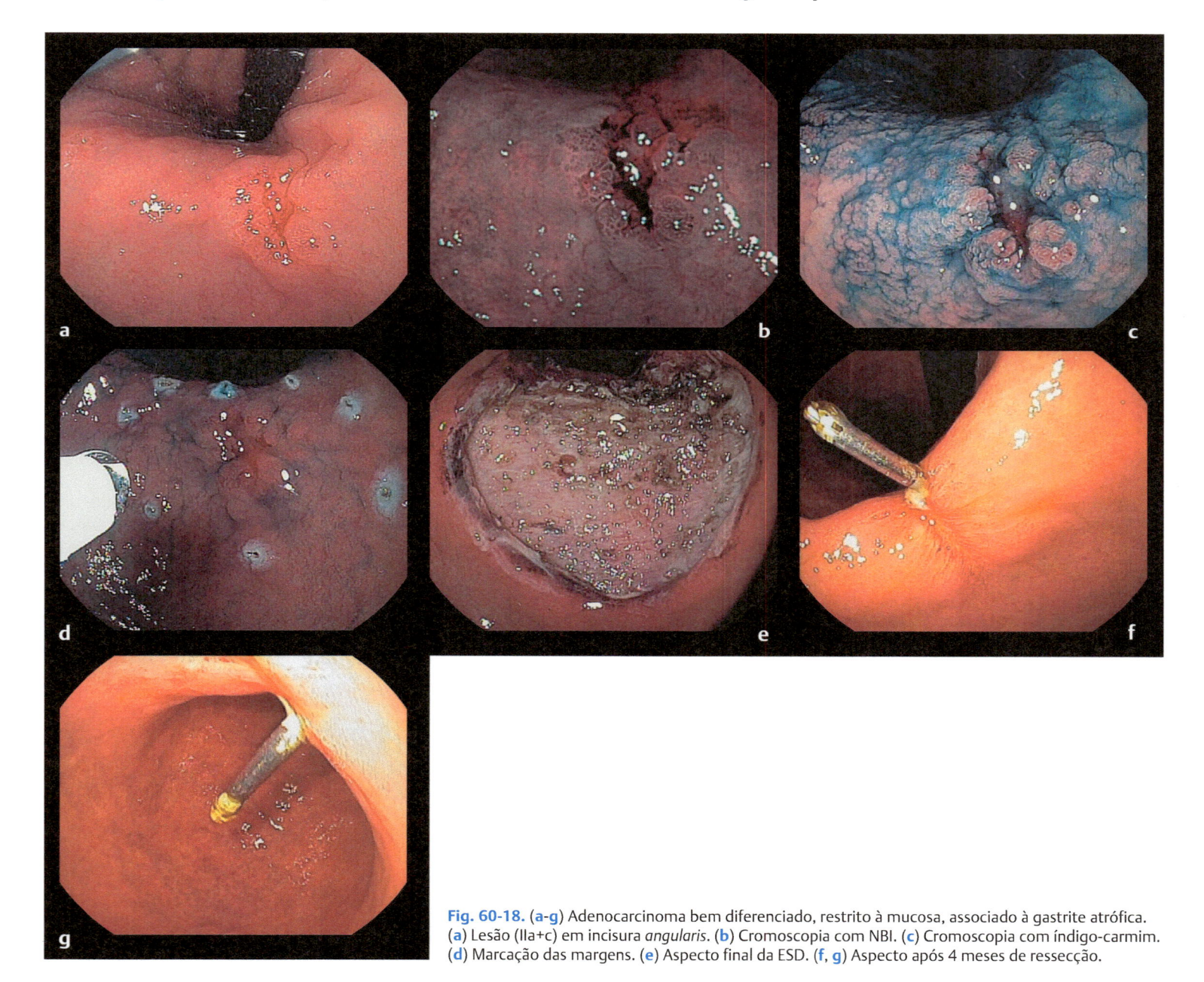

Fig. 60-18. (a-g) Adenocarcinoma bem diferenciado, restrito à mucosa, associado à gastrite atrófica. (a) Lesão (IIa+c) em incisura *angularis*. (b) Cromoscopia com NBI. (c) Cromoscopia com índigo-carmim. (d) Marcação das margens. (e) Aspecto final da ESD. (f, g) Aspecto após 4 meses de ressecção.

Uma recente metanálise comparou ESD e mucosectomia para tratamento de câncer gástrico precoce.[22] Foi demonstrado que a ESD tem altas taxas de ressecção em bloco da lesão (90,2 contra 51,7%), ressecções curativas com margens livres (82,1 contra 42,2%), assim como menor recorrência local (0,6 contra 60%), contudo, foi associado a maiores taxas de perfuração (4,3 contra 0,9%), enquanto que não houve diferença na incidência de sangramento durante o procedimento. O tempo de procedimento foi maior na ESD.

A ESD também tem sido usada para o tratamento de tumores subepiteliais gástricos, como tumores estromais gastrointestinais e leiomiomas. Em um estudo de 37 pacientes tratados com ESD para tumores subepiteliais gástricos, a ressecção completa em bloco ocorreu em 30 pacientes (81%). Tumores localizados somente na submucosa tiveram melhor resultado na ressecção em bloco comparados aos que invadiam a camada muscular própria (100 contra 68%). Não houve recidiva em nenhum paciente com ressecção completa após um acompanhamento de 21 meses. No entanto, em outro trabalho de 90 pacientes submetidos à ESD principalmente para tumores estromais gastrointestinais, a ressecção completa sem comprometimento de margens ocorreu somente em 23 pacientes (26%), após um acompanhamento médio de 46 meses houve duas recorrências.

CÓLON

Todas as lesões de mucosa colorretais devem ser estudadas e avaliadas quanto à ressecção endoscópica. As lesões que não apresentarem sinais de invasão submucosa maciça ou câncer avançado podem ser tratadas com técnicas avançadas de ressecção endoscópica. Adenocarcinomas restritos à mucosa não apresentam risco de metástase linfonodal e são passíveis de tratamento endoscópico, onde o custo e o risco são menores em comparação à cirurgia.

Em uma recente metanálise foi comparada ESD e mucosectomia para o tratamento de lesões não invasivas do cólon.[23] As taxas de ressecção em bloco foram maiores na ESD (89,9 contra 34,9%), houve também maior taxa de ressecção curativa (79,6 contra 36,2%), menor recorrência local (0,7 contra 12,7%), contudo, a ESD apresentou maior incidência de perfuração (4,9 contra 0,9%) (Vídeo 60-2).

A mucosectomia em *piecemeal* é uma técnica amplamente realizada e aceita para ressecções de extensas lesões de mucosa com bons resultados clínicos na maioria dos pacientes, contudo, a avaliação histológica precisa fica prejudicada, além de apresentar altas taxas de recorrência local. Assim sendo mucosectomia em *piecemeal* deve ser evitada em lesões com suspeita de câncer.[24]

Um estudo retrospectivo que analisa o resultado em longo prazo da ESD para tratamento de lesões colorretais apresenta bons resultados em lesões de cólon de baixo risco que são completamente removidas por ESD. Os resultados não são tão favoráveis para lesões de reto e lesões com características de alto risco.[25]

São consideradas lesões de baixo risco adenocarcinomas bem ou moderadamente diferenciados, sem invasão linfovascular e com até 1 mm de invasão na submucosa. Todas as outras lesões foram consideradas de alto risco.

Foram analisados 549 pacientes com câncer de cólon e 209 pacientes com câncer retal. Todos foram submetidos à ESD com remoção completa da lesão.

Foram divididos em três grupos:

- Lesões de baixo risco submetidas à ESD isoladamente.
- Lesões de alto risco submetidas à ESD isoladamente.
- Lesões de alto risco submetidas à cirurgia.

Foi feito um acompanhamento de 60 meses. Aqueles com lesões de baixo risco tiveram incidência de recorrência de 0% quando no cólon e 6,3% quando no reto. As taxas de sobrevida livre de recorrência em 5 anos foram de 96% para cólon e 90% para reto. Para as lesões de alto risco tratadas com ESD, a incidência de recorrência foi de 1,4% para cólon e 1,6% para reto, e as taxas de sobrevida livre de recorrência em 5 anos foram de 96% para cólon e 77% para reto. E aqueles submetidos à cirurgia, a recorrência foi de 1,9% para cólon e 4,5% para reto, e a taxa de sobrevida livre de recorrência em 5 anos foi de 97% para cólon e 95% para reto.

REFERÊNCIAS BIBLIOGRÁFICAS

1. Nishizawa T, Yahagi N. Endoscopic mucosal resection and endoscopic submucosal dissection: technique and new directions. Curr Opin Gastroenterol. 2017 setembro; 33(5):315-319.
2. Tanaka M, Ono H, Hasuike N, Takizawa K. Endoscopic Submucosal Dissection of Early Gastric Cancer. Digestion [Internet]. 2008 [cited 2019 Sep 28];77(1):23-8. Available from: http://www.ncbi.nlm.nih.gov/pubmed/18204258
3. Gotoda T, Ho K-Y, Soetikno R, Kaltenbach T, Draganov P. Gastric ESD. Gastrointest Endosc Clin N Am [Internet]. 2014 Apr [cited 2019 Sep 26];24(2):213–33. Available from: https://linkinghub.elsevier.com/retrieve/pii/S1052515713001402
4. Lee WS, Cho JW, Kim YD, Kim J, Jang BI, Kim KJ. Technical issues and new devices of ESD of early gastric cancer. World J Gastroenterol [Internet]. 2011 [cited 2019 Sep 28];17(31):3585-90. Available from: http://www.wjgnet.com/1007-9327officehttp://www.wjgnet.com/1007-9327/full/v17/i31/3585.htmDOI:http://dx.doi.org/10.3748/wjg.v17.i31.3585
5. Kotzev AI, Yang D, Draganov P V. How to master endoscopic submucosal dissection in the USA. Dig Endosc [Internet]. 2019 Jan [cited 2019 Sep 28];31(1):94-100. Available from: http://www.ncbi.nlm.nih.gov/pubmed/30022521
6. Choi HS, Chun HJ. Accessory Devices Frequently Used for Endoscopic Submucosal Dissection. Clin Endosc [Internet]. 2017 May [cited 2019 Sep 28];50(3):224-33. Available from: http://www.ncbi.nlm.nih.gov/pubmed/28609818
7. Li X, Dong H, Zhang Y, Zhang G. CO_2 insufflation versus air insufflation for endoscopic submucosal dissection: A meta-analysis of randomized controlled trials. PloS One. 2017 May 24.
8. Morita Y. Electrocautery for ESD. Gastrointest Endosc Clin N Am [Internet]. 2014 Apr [cited 2019 Sep 28];24(2):183–9. Available from: https://linkinghub.elsevier.com/retrieve/pii/S1052515713001396
9. Masamichi A, Ryu I, Yusuke T, Taro I, Satoki S, Noriko M et al. Comparison of ENDO CUT mode and FORCED COAG mode for the formation of stricture after esophageal endoscopic submucosal dissection in na in vivo porcine model. Surgical Endoscopy. 2018;32: 2902-2906
10. Castro R, Libânio D, Pita I, Dinis-Ribeiro M. Solutions for submucosal injection: What to choose and how to do it. World J Gastroenterol [Internet]. 2019 Feb 21 [cited 2019 Sep 28];25(7):777-88. Available from: https://www.wjgnet.com/1007-9327/full/v25/i7/777.htm
11. Ferreira A, Moleiro J, Torres J, Dinis-Ribeiro M. Solutions for submucosal injection in endoscopic resection: a systematic review and meta-analysis. Endosc Int Open [Internet]. 2015 Oct 6 [cited 2019 Sep 28];04(01):E1–16. Available from: http://www.thieme-connect.de/DOI/DOI?10.1055/s-0034-1393079
12. Gunaratnam NT, Zolotarevsky E. Overview of endoscopic resection of gastrointestinal tumors. [base de dados online]. UpToDate. Aug 2019. [acesso 25 setembro 2019]. Disponível em https://www.uptodate.com.
13. Toyonaga T, Tanaka S, Man-I M, East J, Ono W, Nishino E et al. Clinical significance of the muscle-retracting sign during colorectal endoscopic submucosal dissection. Endosc Int Open [Internet]. 2015 May 5 [cited 2019 Sep 28];3(03):E246-51. Available from: http://www.thieme-connect.de/DOI/DOI?10.1055/s-0034-1391665
14. Okamoto K, Muguruma N, Kagemoto K, Mitsui Y, Fujimoto D, Kitamura S et al. Efficacy of hybrid endoscopic submucosal dissection (ESD) as a rescue treatment in difficult colorectal ESD cases. Dig Endosc [Internet]. 2017 Apr [cited 2019 Sep 28];29:45-52. Available from: http://doi.wiley.com/10.1111/den.12863
15. Shaheen NJ, Falk GW, Iyer PG et al. ACG Clinical Guideline: diagnosis and management of Barrett's esophagus. Am J Gastroenterol. 2016;111:30-50.
16. Pimentel Nunes P, Dinis Ribeiro M, Ponchon T et al. Endoscopic submucosal dissection: European Society of Gastrointestinal Endoscopy (ESGE) guideline. Endoscopy. 2015;47:829-854.
17. Guo HM, Zhang XQ, Chen M et al. Endoscopic submucosal dissection vs endoscopic mucosal ressection for superficial esophageal câncer. World J Gastroenterol, 2014;20:5540-5547.
18. Yang D, Coman RM, Kahaleh M et al. Endoscopic submucosal dissection for Barrett's early neoplasia: a multicenter study in the United States. Gastrointestinal Endosc. 2017;86:600-607
19. Coman RM, Gotoda T, Forsmark CE et al. Prospective evaluation of the clinical utility of endoscopic submucosal dissection (ESD) in patients with Barrett's esophagus: a Western center experience. Endosc Int Open. 2016;4:E715-E721.

20. Yang D, Zou F, Xiong S et al. Endoscopic submucosal dissection for early Barrett's neoplasia: a meta-analysis. Gastrointest Endos. 2018;87 1383-1393.
21. Pimentel-Nunes P, Dinis-Ribeiro M. Endoscopic submucosal dissection in the treatment of gastrointestinal superficial lesion: follow the guidelines! GE Port J Gastroenterol. 2015;22:184-186.
22. Facciorusso A, Antonino M, Di Maso M, Muscatiello N. Endoscopic submucosal dissection vs endoscopic mucosal resection for early gastric cancer, a meta-analysis. World J. Gastrointest Endosc. 2014;6: 555-563.
23. Arezzo A, Passera R, Marchese N et al. Systematic review and meta-analysis of endoscopic submucosal dissection vs endoscopic mucosal resection for colorectal lesions. United Eur Gastroenterol. 2016;4:18-29. Colorectal ESD achieves a higher rate of en-block and R0 resection than EMR, at the cost of a higher risk of complication.
24. Imai K, Hotta K, Yamaguchi Y, Ito S, Ono H. Endoscopic submucosal dissection for large colorectal neoplasms. Digestive Endoscopy. 2017; 29(Suppl.2):53-57.
25. Ma MX, Bourke MJ. Complications of endoscopic polypectomy, endoscopic mucosal resection and endoscopic submucosal dissection in the colon. Best Practice & research Clinical Gastroenterology. 2016; 30:749-767.

RETIRADA DE CORPOS ESTRANHOS

Paulo Fernando Souto Bittencourt ▪ Simone Diniz de Carvalho
Anna Carolina Gatto Polo Batista ▪ Aparecida Andrade Franciscani Peixoto

INTRODUÇÃO

A ingestão de corpos estranhos (CE) é situação relativamente comum na prática do endoscopista. A maior parte dos casos ocorre na população pediátrica e quase sempre de forma acidental, ao contrário do que se observa nos adultos.[1] Nos Estados Unidos, segundo dados do National Poison Data System (NPDS), em 2017, foram reportados 89.368 casos de acidentes com CE, sendo cerca de 70% deles em crianças com cinco anos de idade ou menos.[2]

Os objetos ingeridos pelas crianças são, em geral, provenientes do ambiente domiciliar, sendo a maior parte dos eventos relacionados com a ingestão de moedas.[3,4] Já na população adulta, a impactação alimentar responde pela maioria dos casos, enquanto a ingestão de corpos estranhos verdadeiros (não alimentares) é observada principalmente em pacientes com distúrbios psiquiátricos, com intoxicação alcoólica ou em busca de ganhos secundários, como ocorre, por exemplo, na ingestão de pacotes de narcóticos.[5,6]

DIAGNÓSTICO

O diagnóstico da ingestão de CE pode ser feito pela anamnese, por meio do relato do próprio paciente ou de algum adulto que presenciou o evento. A ingestão por crianças é testemunhada em 61-78% das vezes. Quando o acidente não é presenciado, o diagnóstico pode ser desafiador, uma vez que nem sempre o paciente evolui com sinais e sintomas característicos.[3]

Corpos estranhos no esôfago podem causar disfagia, odinofagia, vômitos e dor. Sintomas respiratórios, como asfixia, estridor e dispneia, podem ocorrer em razão da compressão extrínseca da traqueia pelo CE.[1,5,6]

Pacientes com CE no estômago e intestino comumente são assintomáticos, mas podem evoluir com dor abdominal ou com sinais de complicação, como obstrução intestinal, febre, taquicardia ou irritação peritoneal.[5]

Os métodos de imagem são úteis para definir localização, tamanho, formato e quantidade de objetos ingeridos, além de identificar complicações, como pneumomediastino e pneumoperitônio. Radiografias simples, em duas incidências, em alta penetração, das regiões cervical, torácica e abdominal são recomendadas, se houver ingestão de objetos radiopacos ou desconhecidos (Fig. 61-1).[5]

Espinha de peixe, ossos de galinha, madeira, plástico, vidro e metais finos em geral não são vistos à radiografia (Fig. 61-2).[6] Alimentos impactados são quase sempre radiotransparentes e na ausência de sinais de perfuração, não há indicação de exames de imagem.[5] A tomografia computadorizada deve ser realizada em casos de CE radiotransparentes, suspeita de perfuração ou outras complicações que requeiram tratamento cirúrgico, como sangramento, falha na retirada endoscópica ou obstrução intestinal. O uso de contraste baritado não é recomendado pelo risco de aspiração, além de trazer maior dificuldade à visualização endoscópica do objeto.[5]

Conforme o estado clínico do paciente, o tipo de CE ingerido e a sua localização, define-se se o objeto que é passível de retirada endoscópica e o momento em que será feito o exame, podendo ser realizado em caráter de emergência (< 2 horas da admissão, independente do período de jejum), urgência (< 24 horas, observando-se jejum adequado) ou eletivo (> 24 horas, observando-se jejum adequado) (Quadro 61-1).[1]

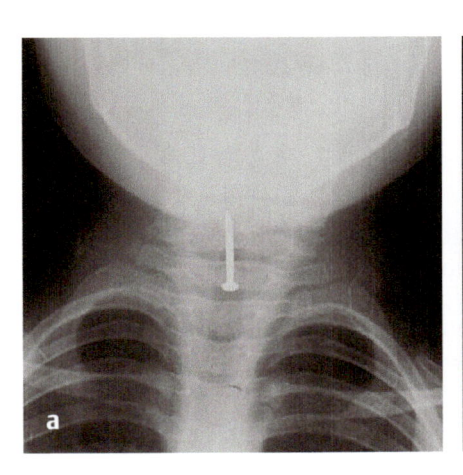

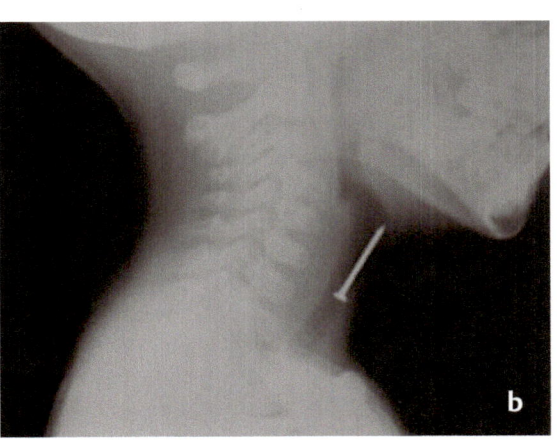

Fig. 61-1. Importância da realização de radiografias em duas incidências. Criança de 2 anos com relato de ingestão de prego e radiografia em AP com prego supostamente no esôfago (a). Realizada radiografia em perfil, que mostrou que o prego estava, na verdade, alojado na traqueia (b).

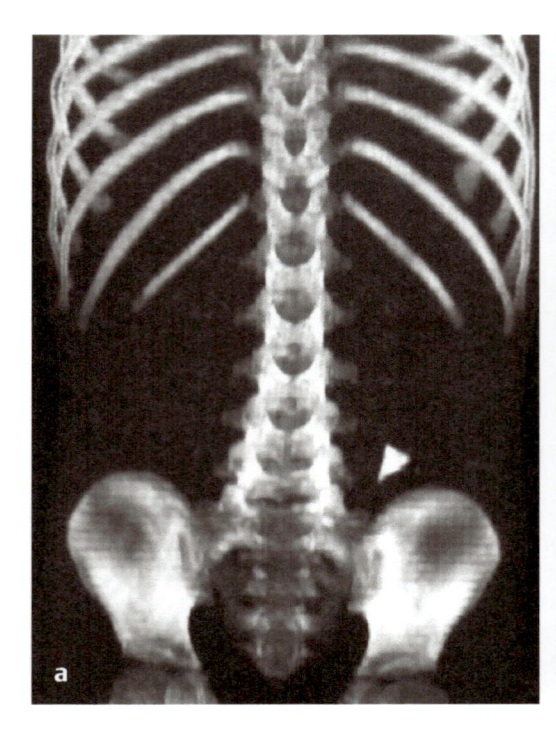

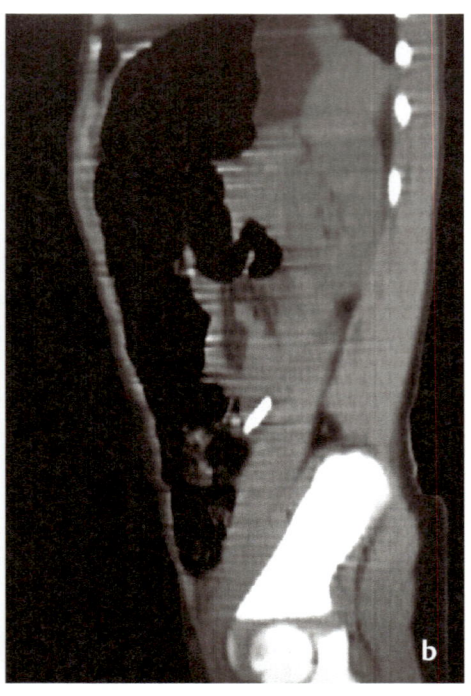

Fig. 61-2. (a, b) Tomografias de abdome demonstrando caco de vidro no intestino delgado.

Quadro 61-1. Tempo para Intervenção Endoscópica na Ingestão de Corpos Estranhos

Tipos de objetos	Localização	Tempo de retirada
Baterias	Esôfago	Emergência
	Estômago/intestino delgado	Urgência
Ímãs	Esôfago	Urgência
	Estômago/intestino delgado	Urgência
Objetos pontiagudos	Esôfago	Emergência
	Estômago/intestino delgado	Urgência
Objetos rombos e menores que 2-2,5 cm diâmetro	Esôfago	Urgência
	Estômago/intestino delgado	Eletivo
Objetos rombos e maiores que 2-2,5 cm de diâmetro	Esôfago	Urgência
	Estômago/intestino delgado	Eletivo
Objetos maiores que 6 cm	Esôfago	Urgência
	Estômago/intestino delgado	Urgência
Impactação alimentar	Esôfago	Emergência (urgência na ausência de sintomas ou na ausência de obstrução completa)

Adaptado de Removal of foreign bodies in upper gastrointestinal tract in adults: European Society of Gastrointestinal Endoscopy (ESGE) Clinical Guideline, 2016.[5]

INGESTÃO DE BATERIAS

A maioria dos casos de ingestão de baterias envolve pacientes pediátricos, com menos de seis anos de idade. As baterias ingeridas são comumente retiradas de dispositivos de uso domiciliar, como aparelhos de audição (36,5%), brinquedos (22%) e lanternas (16,5%).[7]

A maioria das baterias ingeridas migra espontaneamente pelo trato gastrointestinal, e os pacientes são, em geral, assintomáticos. Entretanto, quando ficam impactadas, o dano ao tecido se inicia dentro de poucos minutos e pode persistir por dias ou semanas por causa da presença de substância alcalina residual.[5,8] A lesão tecidual provocada pelas baterias ocorre por três mecanismos:[5,8]

- Corrosão por extravasamento de conteúdo alcalino.
- Necrose por pressão, por compressão direta.
- Queimadura elétrica, que ocorre no polo negativo da bateria e é decorrente da produção de hidróxido pela ação da corrente elétrica nos fluidos teciduais.

A radiografia simples auxilia no diagnóstico, e pela imagem radiológica é possível a diferenciação entre baterias e moedas: baterias apresentam imagem de duplo halo na incidência anteroposterior e discreto desnível na imagem em perfil; já as moedas têm contorno linear e aspecto homogêneo (Figs. 61-3 e 61-4).[9,10]

O desenvolvimento de baterias de lítio e seu uso crescente decorrente de suas vantagens comerciais (maior duração, menor peso) foram responsáveis pelo aumento das complicações relacionadas com a ingestão desses objetos (Fig. 61-5 e Vídeo 61-1). Esse tipo de bateria apresenta voltagem mais elevada, levando a lesões mais graves, e quando possui diâmetro superior a 20 mm, o risco de impactação é maior, principalmente em crianças menores que 5 anos de idade.[1,8,10]

Baterias impactadas no esôfago devem ser retiradas o mais rápido possível, sendo essa uma das situações mais críticas de endoscopia de emergência. A remoção pode ser feita utilizando-se

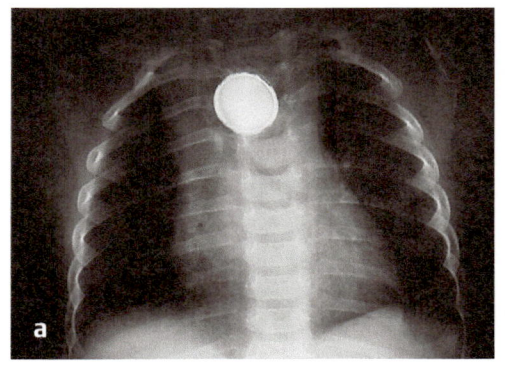

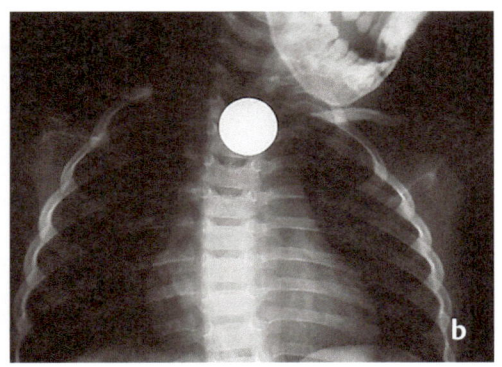

Fig. 61-3. Ragiografias de bateria (a) e de moeda (b) impactadas no esôfago. (a) Observe que há o duplo halo típico da imagem de bateria e, (b) a imagem é homogênea e com contorno linear, característica das moedas.

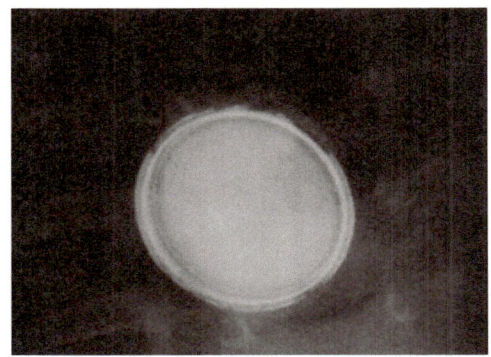

Fig. 61-4. Detalhe da imagem de duplo halo da bateria observado à radiografia. Observe também irregularidades no contorno da bateria, que são sinais de sua ruptura.

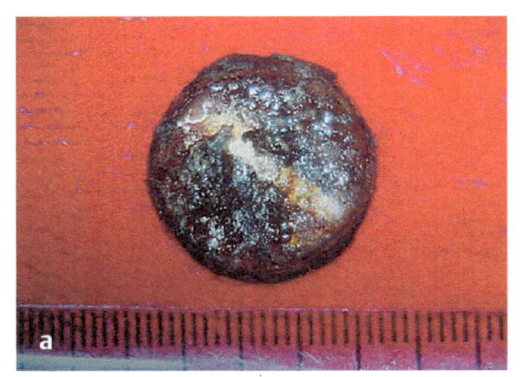

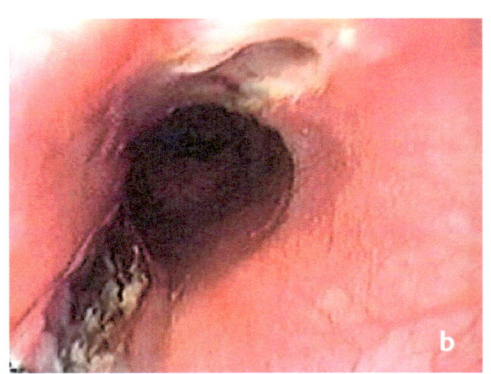

Fig. 61-5. Paciente de 8 anos, com ingestão de bateria de filmadora há 8 horas. A bateria foi retirada por endoscopia e já estava rompida (a). Alterações endoscópicas provocadas pela bateria, observando-se lesão maior na mucosa adjacente ao polo negativo da bateria (b).

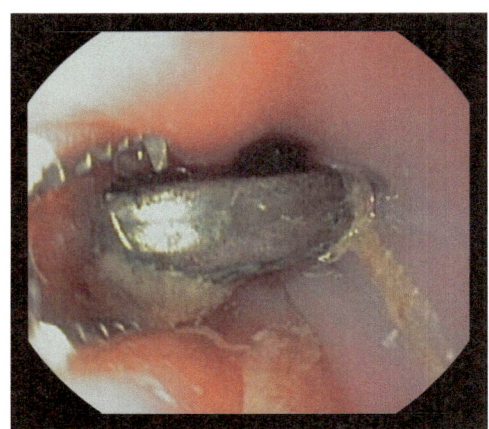

Fig. 61-6. Retirada de bateria do esôfago com auxílio de pinça de CE.

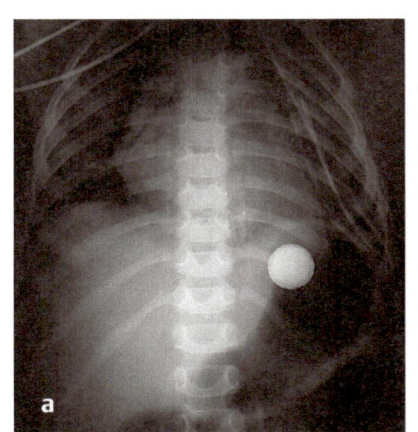

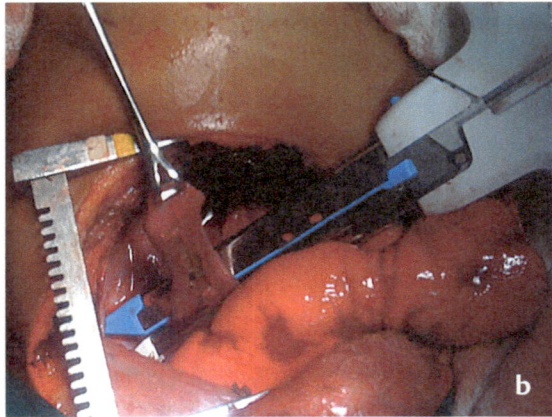

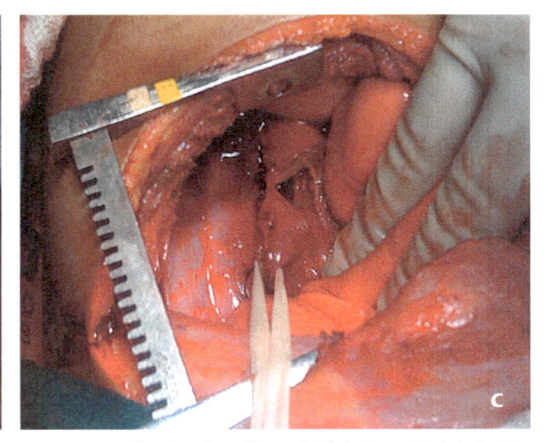

Fig. 61-7. Paciente de 3 anos, com ingestão de bateria há 12 horas, apresentando bateria no estômago e pneumomediastino à radiografia (a). Quando há sinais de perfuração de vísceras ocas, a endoscopia está contraindicada, e o tratamento é cirúrgico. O paciente em questão foi submetido à ressecção cirúrgica do segmento esofagiano acometido (b, c). (Imagens cedidas pelo Dr. Domingos André Drummond.)

pinças para retirada de corpo estranho (dos tipos dente de rato, jacaré), cestas *baskets* ou redes (Fig. 61-6). As principais complicações da impactação de baterias no esôfago são: fístula traqueoesofágica (47,9%), estenose (38,4%) e perfuração (23,3%) esofágicas (Figs. 61-7 a 61-9).[8]

O manejo de pacientes com baterias alojadas no estômago é controverso, pois não há relatos na literatura de lesões gástricas significativas secundárias a baterias, e elas migrarão espontaneamente, sem causar complicações, na maioria dos casos. Uma vez no duodeno, 85% das baterias serão eliminadas em até 72 h. Portanto, é razoável que se faça uma avaliação individualizada, podendo ser feitos os acompanhamentos clínico e radiológico, com radiografias a cada 3 a 4 dias, em pacientes com baixo risco de complicação: ausência de sintomas, ingestão de baterias pequenas (< 20 mm), crianças maiores (> 5 anos) e curta duração entre a ingestão e a admissão hospitalar (< 2 horas). Caso contrário, a endoscopia de urgência, feita nas primeiras 24 h, respeitando o período de jejum, pode ser útil tanto para retirada do CE, quanto para avaliar possíveis lesões esofagianas decorrentes de impactação transitória do objeto no esôfago.[1,5,6]

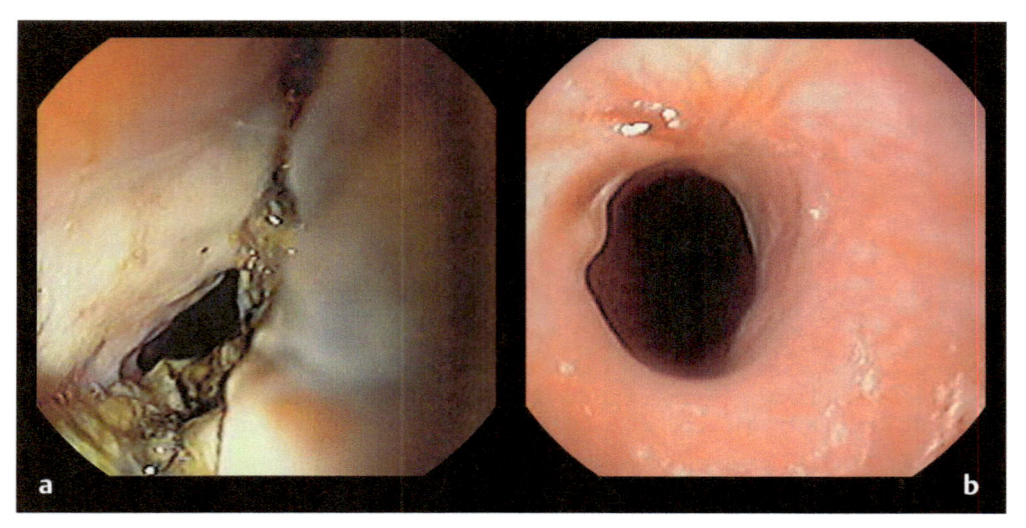

Fig. 61-8. Lesão no esôfago distal de criança com história de ingestão de bateria e remoção endoscópica tardia, após 24 h da ingestão (a). Estenose no local da lesão cerca de um mês após a ingestão do CE (b).

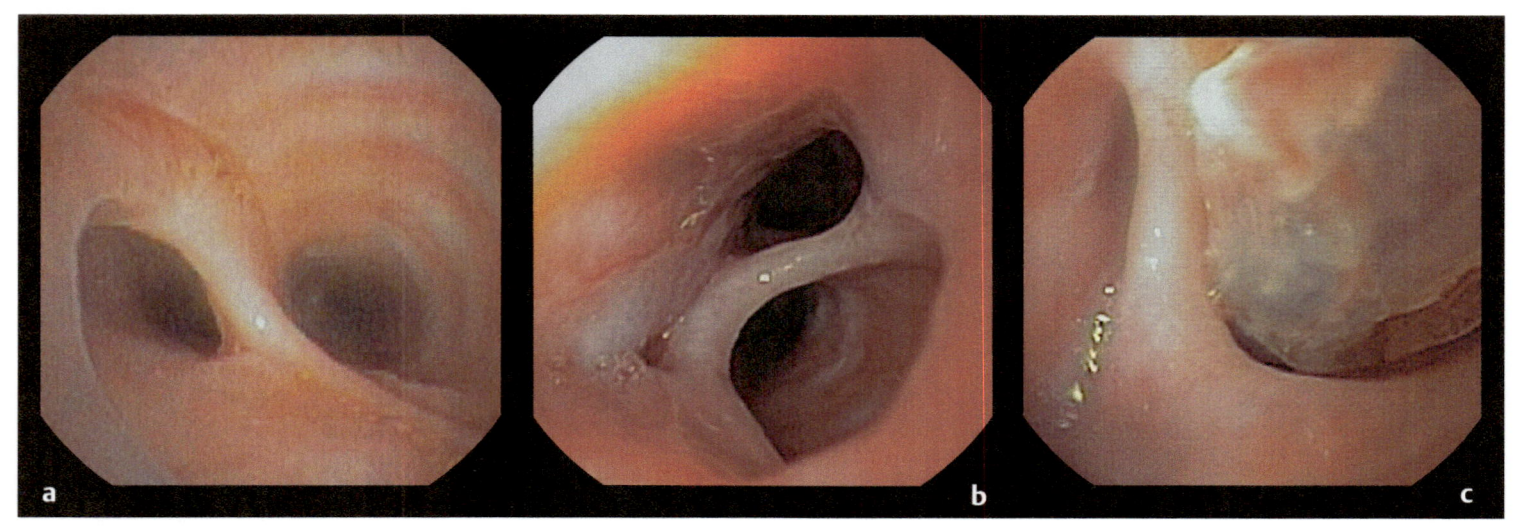

Fig. 61-9. Retirada de bateria do esôfago em criança de 1 ano, após 36 h da ingestão. (a, b) Demonstrando grande fístula traqueoesofágica decorrente da lesão esofágica pela bateria. (c) É possível, pelo esôfago, visualizar o balonete da cânula de traqueostomia. A criança permaneceu internada na UTI por 7 meses com traqueostomia, gastrostomia e jejunostomia. Posteriormente foi submetida a fechamento da fístula e evoluiu com estenose esofágica, que foi tratada com sucesso após 3 dilatações.

INGESTÃO DE OBJETOS PONTIAGUDOS

A ingestão de CE pontiagudos, como ossos de galinhas, espinhas de peixe, clipes de papel, palitos de dente, agulhas, grampos e próteses dentárias, está associada à alta morbimortalidade, principalmente em crianças.[9,11]

Quando há a suspeita da ingestão de CE, a radiografia está indicada e tem valor preditivo positivo de 100% para objetos metálicos, porém este é muito menor para outros tipos de materiais. Nos casos de objetos radiotransparentes, a tomografia pode auxiliar no diagnóstico.[1,12,13]

A impactação de objetos pontiagudos no esôfago pode causar perfurações, ulcerações, fístula traqueal ou aortoesofágica, abscessos e até mesmo óbito (Fig. 61-10).[11] Se localizados no intestino, apresentam taxa de perfuração de 15 a 35%, sendo a região ileocecal o local de sua maior ocorrência.[1,6,12] As complicações são mais frequentes em pacientes sintomáticos, com atraso no diagnóstico maior que 48 horas ou com ingestão de CE radiotransparentes. Palitos e ossos são CE com alto risco de perfuração e são os que mais comumente requerem intervenção cirúrgica (Figs. 61-11 e 61-12; Vídeos 61-2 a 61-4).[1]

Objetos pontiagudos no esôfago têm indicação de endoscopia de emergência por causa do alto risco de perfuração. Os materiais mais indicados para a remoção são as pinças de retirada de corpo estranho, alças de polipectomia e as redes. A utilização de *caps* ou *hoods* na extremidade do aparelho pode evitar lesões esofágicas.[1,5,9,14] Durante a retirada, deve-se apreender o CE por sua extremidade romba e deixar a parte pontiaguda livre. Essa manobra nem sempre é possível no esôfago, e o deslocamento do CE até o estômago pode ser mais seguro para que se possa posicioná-lo adequadamente antes de sua retirada (Fig. 61-13; Vídeos 61-5 e 61-6).[1,9]

Em casos de insucesso ou impossibilidade de remoção endoscópica de um objeto pontiagudo, recomenda-se o acompanhamento com radiografias diárias. A remoção cirúrgica deve ser considerada para objetos que não se deslocam por 72 h ou em pacientes que evoluam com complicações (Fig. 61-14).[1,6]

CAPÍTULO 61 ▪ RETIRADA DE CORPOS ESTRANHOS

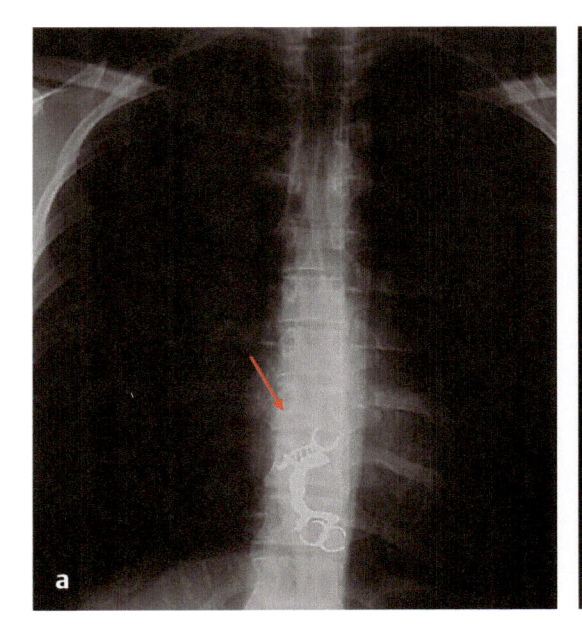

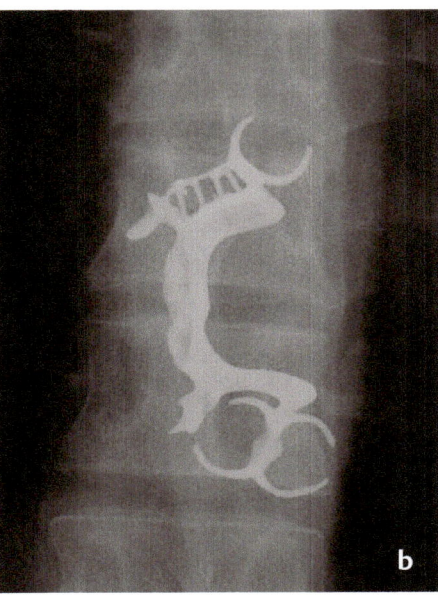

Fig. 61-10. (a, b) Paciente de 22 anos admitido com disfagia. Radiografias com prótese dentária impactada no esôfago. Na terceira tentativa, foi possível a retirada do CE por endoscopia, utilizando-se gastroscópio de duplo canal. (Imagens cedidas pelo Dr. Edivaldo Fraga Moreira.)

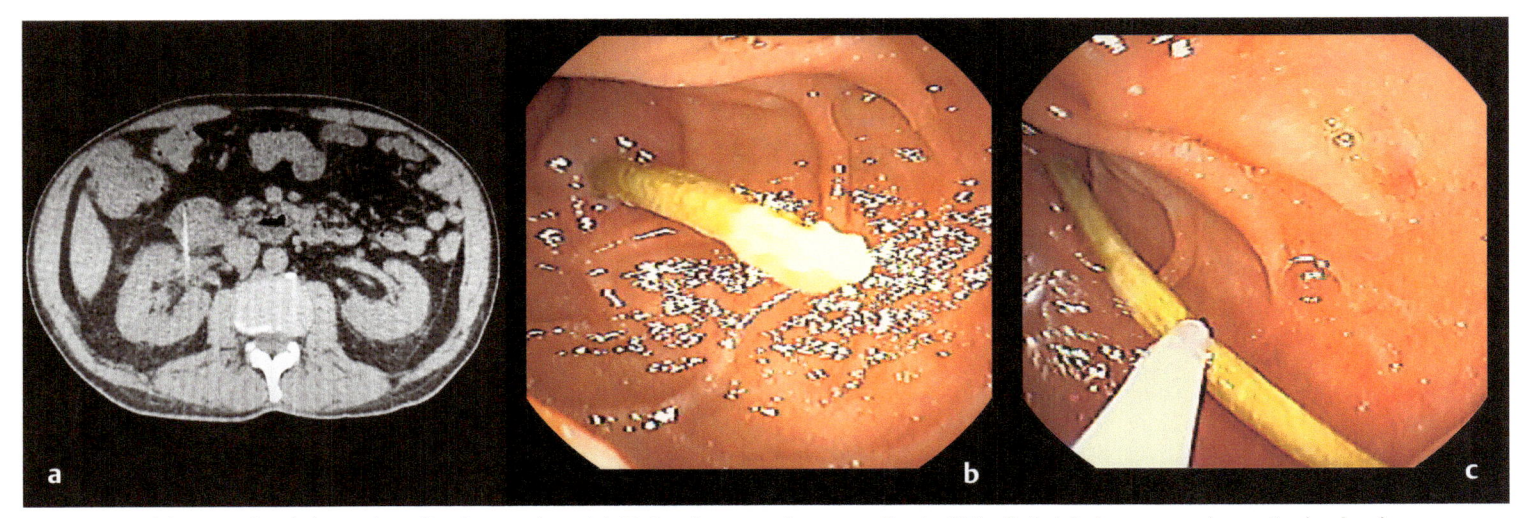

Fig. 61-11. Adulto com dor abdominal irradiando para dorso há 15 dias. Presença, à tomografia, de CE (palito) alojado na segunda porção duodenal, com sua extremidade na veia renal direita (a). Feita retirada endoscópica do palito com alça, dentro do bloco cirúrgico e com equipe de cirurgia disponível para intervenção imediata, se necessário (b, c). Imediatamente após a retirada do CE, o paciente apresentou tromboembolismo pulmonar maciço por causa da mobilização de trombo da veia renal (formado pela presença do CE). Apesar disso, evoluiu bem após suporte clínico.

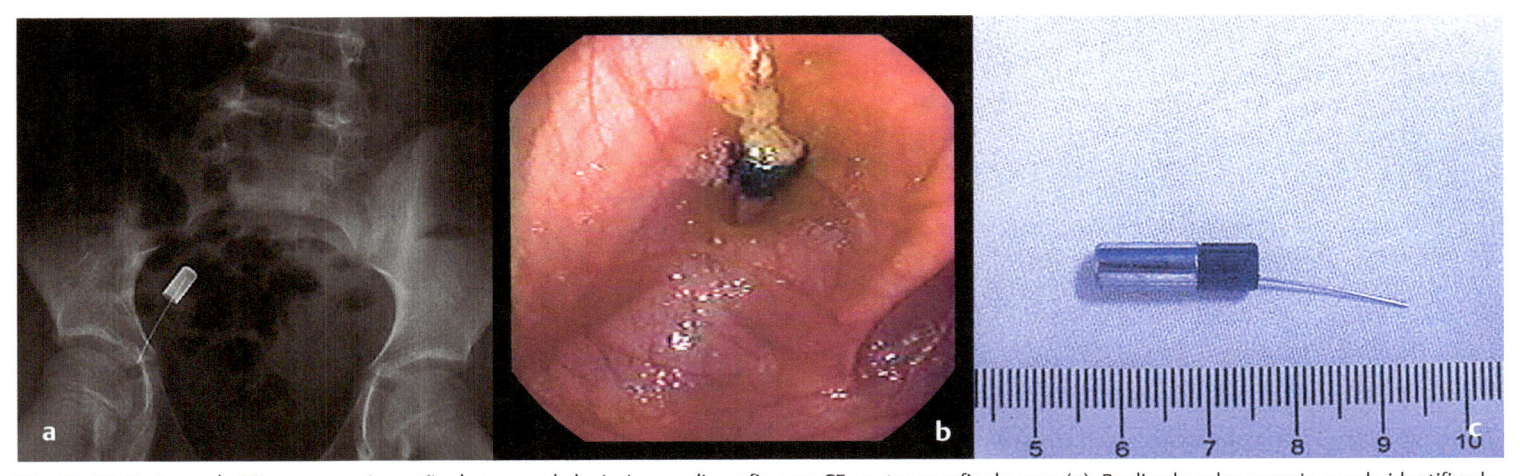

Fig. 61-12. Paciente de 12 anos, com ingestão de tampa de lapiseira e radiografia com CE em topografia do ceco (a). Realizada colonoscopia, sendo identificada a tampa da lapiseira no orifício apendicular (b). CE após sua retirada por colonoscopia com auxílio de alça (c).

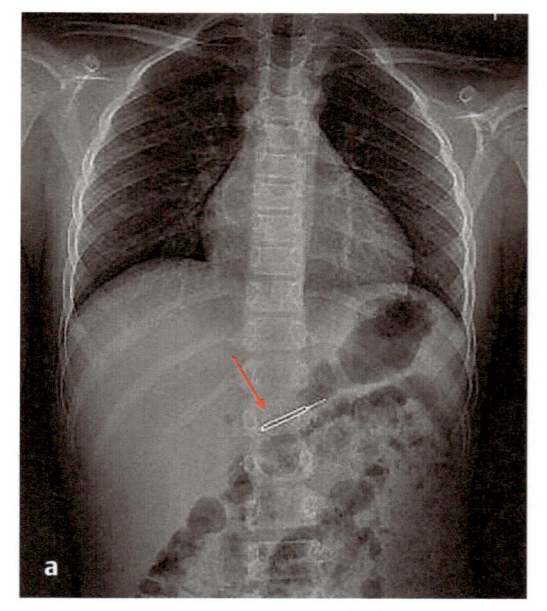

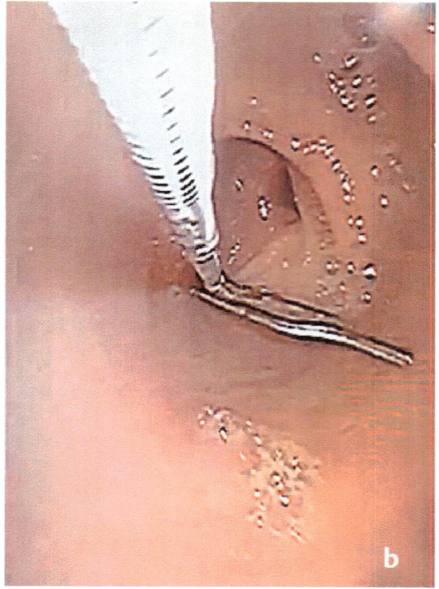

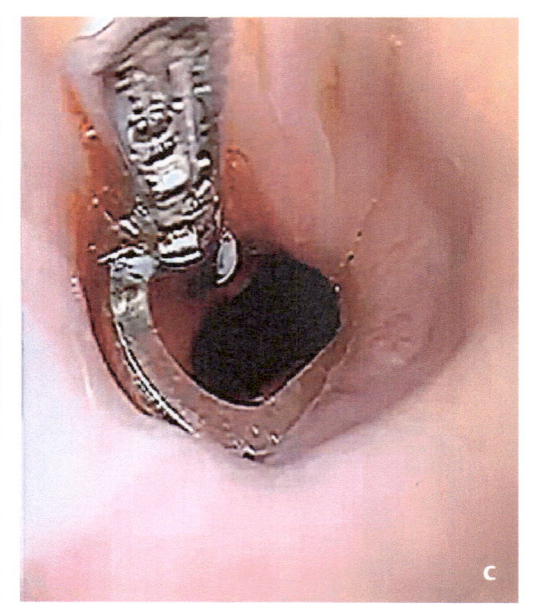

Fig. 61-13. Paciente com ingestão de dispositivo para ajuste de aparelho ortodôntico há 2 horas. Radiografia com CE em região epigástrica (a). À endoscopia, identificado o CE na terceira porção duodenal, sendo retirado com pinça para retirada de CE. Observe que o CE foi apreendido por sua extremidade romba (b, c).

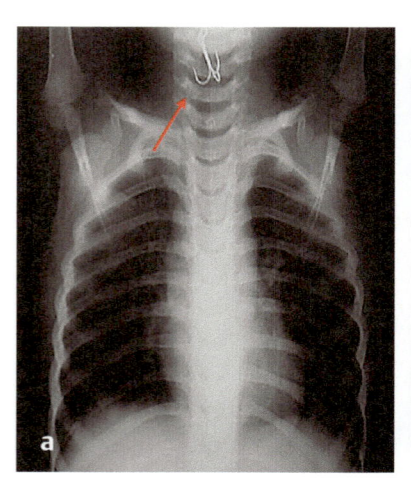

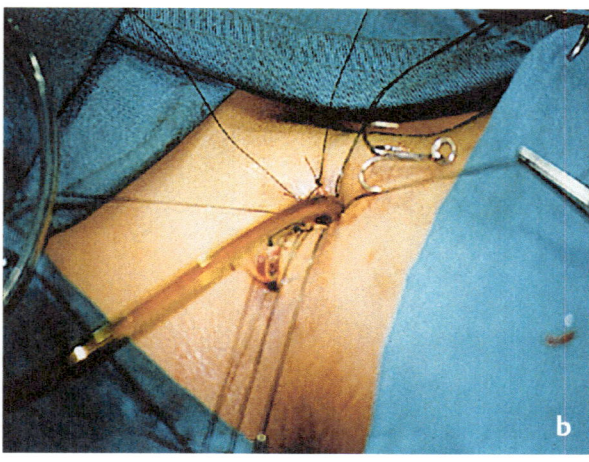

Fig. 61-14. Criança de 4 anos, com ingestão de anzol tipo garateia. Radiografia com garateia impactada no esôfago cervical (a). Pelo risco de perfuração do esôfago durante manipulação endoscópica, optado pela retirada cirúrgica do CE (b).

INGESTÃO DE MOEDAS E OUTROS OBJETOS ROMBOS

As moedas são os CE mais comumente ingeridos por crianças, e a confirmação diagnóstica é feita por radiografia simples.[3,4,6] A eliminação espontânea desses objetos ocorre em aproximadamente 30% dos casos, e está relacionada com sua localização no TGI, idade da criança e com o tamanho da moeda (Fig. 61-15).[9,15]

Crianças com moedas impactadas no esôfago, sem sinais de complicação ou obstrução esofagiana completa, podem ser observadas por até 24 horas antes de se realizar a remoção endoscópica do CE.[9]

Em casos de pacientes assintomáticos com moedas ou outros CE rombos e de tamanho pequeno, localizados no estômago, intestino delgado ou cólon, o tratamento conservador é seguro, podendo-se dar alta hospitalar com dieta livre e realizar acompanhamento com radiografias semanais. A remoção endoscópica está indicada para CE que permaneçam no estômago por mais de 3 a 4 semanas. Quando o tratamento conservador for instituído, os pais devem ser orientados quanto à observação das fezes para constatar possível eliminação do CE e quanto ao retorno hospitalar em caso de sintomas ou sinais de complicação.[5,6]

A ingestão de objetos grandes ou longos demanda atenção especial e requer remoção endoscópica de urgência. Em geral, objetos com diâmetro maior que 25 mm não conseguem transpor o piloro, e objetos com mais de 6 cm de comprimento dificilmente progredirão pelo arco duodenal. Dessa forma, objetos grandes ou longos devem ser removidos endoscopicamente, mesmo que localizados no estômago (Fig. 61-16).[1,5,6]

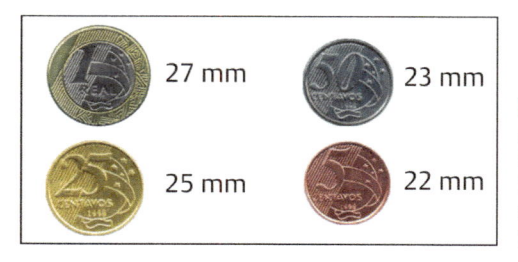

Fig. 61-15. Diâmetro das moedas brasileiras. Moedas maiores que 23 mm apresentam maior risco de impactação esofágica.

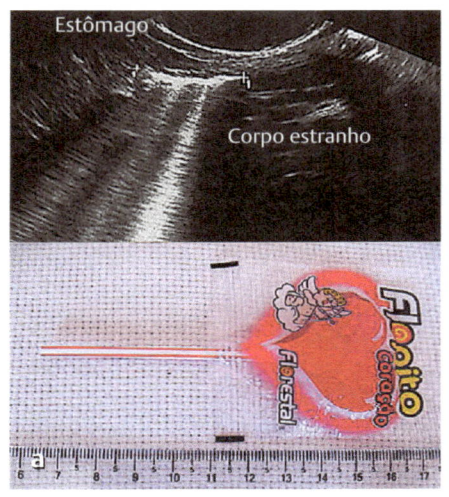

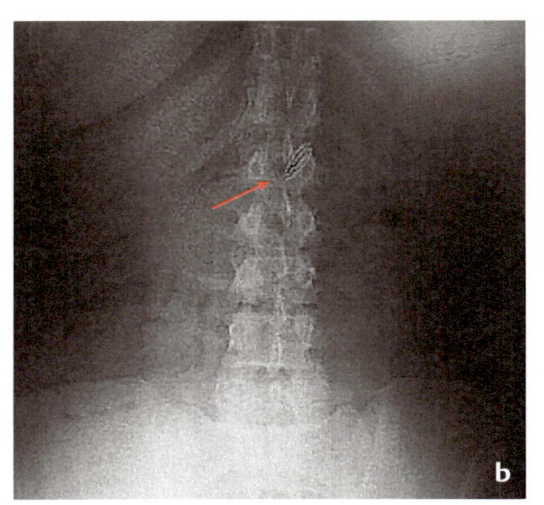

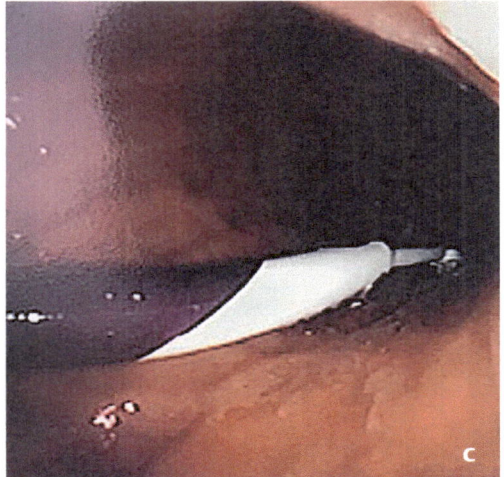

Fig. 61-16. Objetos com mais de 6 cm de comprimento devem ser retirados, pois dificilmente conseguirão transpor o arco duodenal. (a) Observa-se pirulito no estômago diagnosticado à ultrassonografia. (b, c) Observa-se escova de dentes, também no estômago, sendo o diagnóstico feito por radiografia simples. Ambos foram retirados do estômago por endoscopia. (Imagens b, c cedidas pelo Dr. Luiz Ronaldo Alberti.)

INGESTÃO DE ÍMAS

Na última década, houve um aumento da incidência de ingestão de ímãs e de sua morbimortalidade por causa do surgimento dos ímãs de neodímio. Esse tipo de ímã tem força de atração cinco a dez vezes maior do que a dos tradicionais, e a comercialização de pacotes contendo centenas de ímãs de neodímio em formato de esferas, para fins recreativos, aumenta o risco de ingestão de múltiplas unidades simultaneamente.

A ingestão de dois ou mais ímãs ou de um objeto metálico concomitante a um ímã tem o risco de atração com interposição de alça intestinal, podendo ocasionar necrose por pressão, perfuração, fístula, volvo ou obstrução intestinal. Dessa forma, diante da ingestão múltipla, está indicada a retirada endoscópica de urgência, seja por endoscopia, seja por colonoscopia, mesmo que os ímãs estejam aderidos, com aparência de objeto único (Fig. 61-17 e Vídeo 61-7). Ímãs localizados no delgado podem ser removidos por enteroscopia, cirurgia ou, em caso de paciente assintomático, pode-se optar pela conduta conservadora, com acompanhamento radiológico e avaliação clínica frequente, sob regime de internação hospitalar. Apesar de ímãs únicos não causarem complicações, recomenda-se sua retirada endoscópica pela possibilidade da presença concomitante de outros ímãs ou objetos metálicos que não foram detectados.[1,3-5]

IMPACTAÇÃO DE BOLO ALIMENTAR

A impactação alimentar no esôfago é mais comum no adulto. Em até 75% dos casos, está associada a patologias esofagianas subjacentes, como esofagite eosinofílica, esofagite de refluxo, estenose anastomótica, acalasia, neoplasia e outros.[5,6]

A obstrução esofagiana completa deve ser suspeitada na presença de sialorreia importante e incapacidade de ingestão de líquidos, situação em que está indicada endoscopia de emergência.[1,5,6] Em pacientes pouco sintomáticos, a abordagem endoscópica pode ser feita em até 24 h. A técnica mais utilizada é o deslocamento cuidadoso do bolo alimentar para o estômago, com o próprio aparelho, tendo taxa de sucesso superior a 90%.[5] Outra alternativa é a sua retirada em fragmentos, com o auxílio de pinças de corpo estranho, redes, alças de polipectomias ou cestas (*baskets*) - (Fig. 61-18; Vídeo 61-

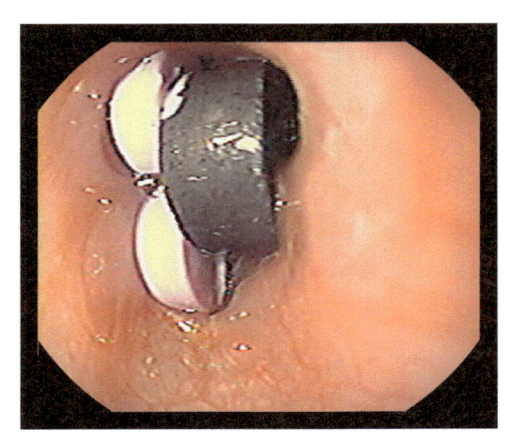

Fig. 61-17. Ímãs múltiplos no trato gastrointestinal apresentam alto risco de perfuração, e está indicada endoscopia de emergência para sua remoção.

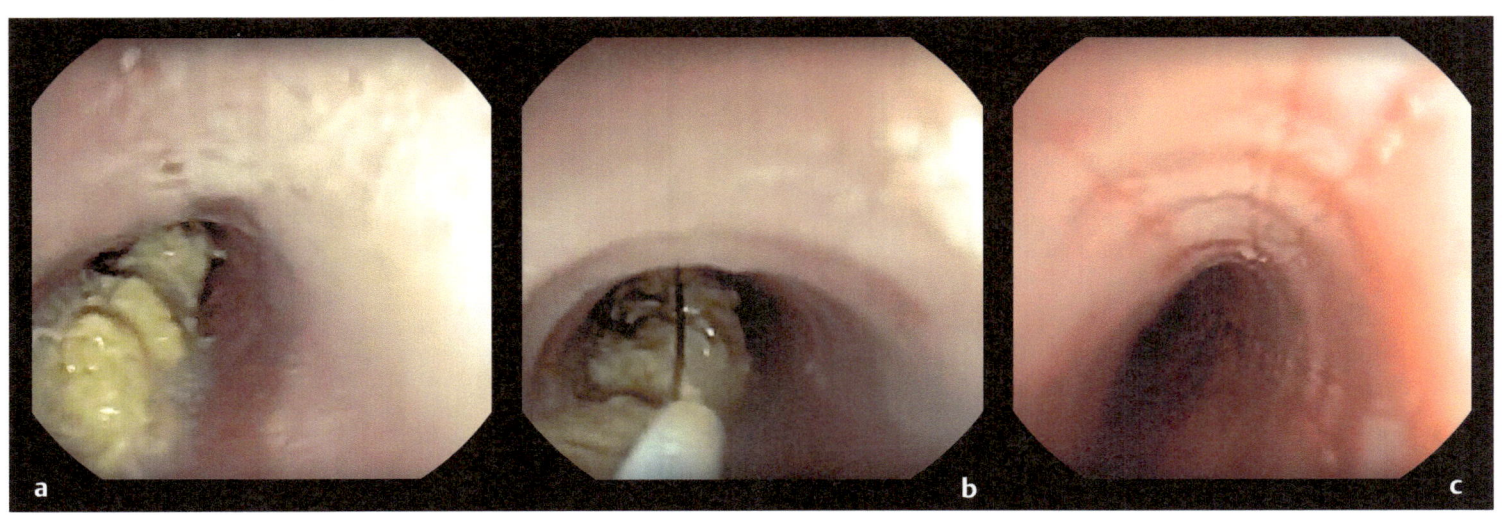

Fig. 61-18. Paciente com impactação de bolo alimentar no esôfago (a). Realizada retirada do CE com alça (b) e observadas estrias longitudinais no esôfago, alterações sugestivas de esofagite eosinofílica (c). Após a retirada do CE, foram realizadas biópsias esofágicas nas áreas alteradas, que confirmaram o diagnóstico. (Imagens cedidas pelo Dr. Edivaldo Fraga Moreira.)

8). O uso de *caps* na extremidade do aparelho, semelhantes aos utilizados para ligadura elástica, é outra opção e possibilita a sucção de fragmentos maiores.[1] Nestas situações, deve-se ter o cuidado com a presença de fragmentos ósseos no alimento, que podem desencadear complicações.

A administração de glucagon na dose de 1 mg, por via endovenosa, na impactação alimentar ainda é controversa e não deve retardar a realização da endoscopia. Entretanto, pode ser uma opção inicial em locais com recursos limitados, em que a espera pela endoscopia pode ser longa.[1]

A prevalência de esofagite eosinofílica é de cerca de 40% em pacientes com impactação alimentar e, portanto, após a retirada do CE, recomenda-se realização de biópsias esofagianas em casos suspeitos.[5] Na presença de estenose, a dilatação pode ser realizada no mesmo tempo endoscópico, principalmente nas estenoses por refluxo (anel de Schatzki). Em casos de estenose secundária à esofagite eosinofílica ou na presença de lacerações mucosas na região de impactação do CE, sugere-se iniciar tratamento medicamentoso e postergar a dilatação.[1,3]

SITUAÇÕES ESPECIAIS

Ingestão de Pacotes de Narcóticos

A ingestão ou inserção no reto de pacotes de narcóticos é prática comum utilizada no tráfico de drogas, sendo a cocaína a substância mais frequentemente encontrada nesses casos.[16] A droga é embalada em plásticos, camisinhas de látex ou balões, formando pequenas embalagens que são geralmente radiopacas.[17]

A remoção endoscópica desse tipo de CE não deve ser realizada em razão do risco de ruptura dos pacotes e extravasamento da droga, levando a uma intoxicação que pode ser fatal. Dessa forma, a conduta conservadora é a recomendada, com avaliações clínica e radiológica diárias do paciente, em ambiente hospitalar.

Se o paciente evoluir com sinais de intoxicação, a abordagem cirúrgica de urgência está indicada. A avaliação pela equipe da cirurgia também deve ser feita em casos de obstrução intestinal ou impactação dos pacotes no TGI.[5,6]

Bezoares

O bezoar é o acúmulo de materiais não digeridos no TGI, levando à formação de uma massa. Os tricobezoares são raros, compostos por pelos e mais comuns em pacientes pediátricos, do sexo feminino. Geralmente são associados à tricofagia, tricotilomania e outros transtornos psiquiátricos. A condição em que bezoares se estendem pelo piloro até o duodeno é conhecida por síndrome de Rapunzel. Podem causar graves complicações, como obstrução intestinal, hemorragia e perfuração gástrica, sendo sempre indicada sua retirada. A remoção endoscópica de tricobezoar apresenta baixa taxa de sucesso, com poucos relatos na literatura e, portanto, a remoção cirúrgica é o método de escolha nestes casos (Fig. 61-19; Vídeo 61-9).[18]

Corpos Estranhos nas Vias Biliares

A presença de CE nas vias biliares é uma condição extremamente rara e, na maioria das vezes, os objetos encontrados são provenientes de procedimentos cirúrgicos ou do TGI (Fig. 61-20). Por existirem apenas relatos de casos na literatura, não há protocolos estabelecidos para a melhor condução desses casos.[19]

CONCLUSÃO

A ingestão de CE é situação frequente na prática do endoscopista. A maioria dos CE será eliminada espontaneamente, porém, em alguns casos, há indicação de intervenção médica precoce. A conduta deve ser individualizada, considerando-se o tipo de CE ingerido, idade, possíveis complicações e emergências. Portanto, é papel do endoscopista reconhecer eventos potencialmente graves e planejar a remoção endoscópica do CE de formas eficaz e segura. Em crianças, orientações aos pais e/ou responsáveis e campanhas educativas de prevenção de acidentes ainda são as medidas mais eficazes para se evitar a ingestão de CE e suas consequências.

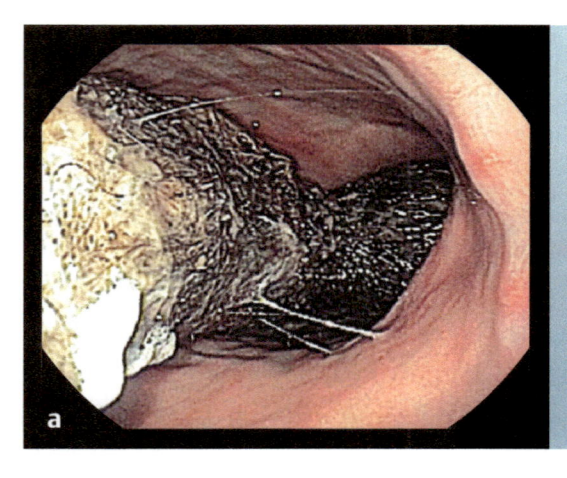

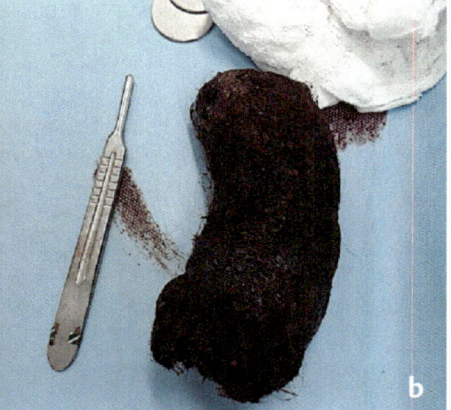

Fig. 61-19. Criança, 9 anos, submetida à endoscopia para investigação de dor abdominal. Endoscopia com grande tricobezoar no estômago (a), não sendo possível sua retirada endoscópica, mesmo com auxílio de estilete, argônio e alça. Necessária abordagem cirúrgica para remoção do bezoar (b).

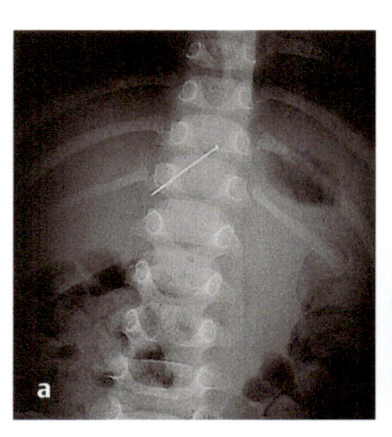

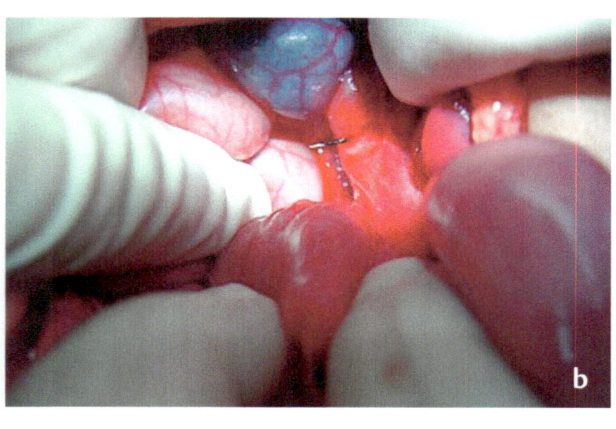

Fig. 61-20. Criança, 2 anos, com ingestão de alfinete e radiografia com o CE em epigástrio (a). Endoscopia sem alterações. Paciente submetido à laparotomia, sendo utilizada radioscopia peroperatória para auxiliar na localização do CE, que foi encontrado transfixando o ducto hepático comum (b). (Imagens cedidas pelo Dr. Guilherme Arantes.)

REFERÊNCIAS BIBLIOGRÁFICAS

1. Kramer RE, Lerner DG, Lin T, Manfredi M, Shah M, Stephen TC et al. Management of ingested foreign bodies in children: a clinical report of the NASPGHAN endoscopy committee. J of Pediatric Gastroenterol and Nutri. 2015;60(4):562-574.
2. Gummin DD, Mowry JB, Spyker DA Brooks DE, Osterthaler KM, Banner W. 2017 Annual report of the American Association of Poison Control Centers' National Poison Data System (NPDS): 35th Annual Report. Clin Toxicol. 2018;56(12):1213-1415.
3. Lemberg PS, Darrow DH, Holinger LD. Aerodigestive tract foreign bodies in the older child and adolescent. Ann of Otol, Rhinol Laryngol. 1996;105:267-271.
4. Arana A, Hauser B, Hachimi-Idrissi S, Vandeplas Y. Management of ingested foreign bodies in childhood and review of the literature. Eur J of Pediatrics. 2001;160(8):468-472.
5. Birk M, Bauerfeind P, Deprez PH, Häfner M, Hartmann D, Hassan C et al. Removal of foreign bodies in the upper gastrointestinal tract in adults: European Society of Gastrointestinal Endoscopy (ESGE) Clinical Guideline. Endoscopy. 2016;48(5):489-496.
6. ASGE Standards of Practice Committee, Ikenberry SO, Jue TL, Anderson MA, Appalaneni V, Banerjee S et al. Management of ingested foreign bodies and food impactions. Gastrointest Endosc. 2011;73(6):1085-1091.
7. National Capital Poison Center (NCPC). Intended use of ingested batteries (all battery types) Jul 2016 - Jun 2018. https://www.poison.org/battery/stats#7 (accessed 30 September 2019).
8. Litovitz T, Whitaker N, Clark L, White NC, Marsolek M. Emerging battery-ingestion hazard: clinical implications. Pediatrics. 2010; 125(6):1168-1177.
9. Lee JH. Foreign body ingestion in children. Clin Endosc. 2018;51(2):129-136.
10. Mirshemirani A, Khaleghnejad-Tabari A, Kouranloo J, Sadeghian N, Rouzrokh M, Roshanzamir F et al. Clinical evaluation of disc battery ingestion in children. Middle East Journal of Digestive Diseases. 2012; 4(2):07-110.
11. Webb WA. Management of foreign bodies of the upper gastrointestinal tract: update. Gastrointestinal Endoscopy. 1995;41(1):39-51.
12. Guelfguat M, Kaplinskiy V, Reddy SH, DiPoce J. Clinical guidelines for imaging and reporting ingested foreign bodies. Am J of Roentgenol. 2014;203(1):37-53.
13. Uyemura MC. Foreign body ingestion in children. Am Family Phys. 2005;72(2):287-291.
14. Chauvin A, Viala J, Marteau P, Hermann P, Dray X. Management and endoscopic techniques for digestive foreign body and food bolus impaction. Digest Liver Dis. 2013;45(7):529-542.
15. Waltzman ML, Baskin M, Wypij D, Mooney D, Jones D, Fleisher G. A randomized clinical trial of the management of esophageal coins in children. Pediatrics. 2005;116(3):614-619.
16. Flach PM, Ross SG, Ampanozi G, Ebert L, Germerott T, Hatch GM et al. "Drug mules" as a radiological challenge: sensitivity and specificity in identifying internal cocaine in body packers, body pushers and body stuffers by computed tomography, plain radiography and Lodox. Eur J of Radiol. 2012;81(10):2518-26.
17. Sica G, Guida F, Bocchini G, Iaselli F, Iadevito I, Scaglione M. Imaging of drug smuggling by body packing. Seminars in Ultrasound, CT and MRI. 2015;36(1):39-47.
18. Benatta MA. Endoscopic retrieval of gastric trichobezoar after fragmentation with electrocautery using polypectomy snare and argon plasma coagulation in a pediatric patient. Algeria: Gastroenterology Report. 2016;4(3):251-3.
19. Dias R1, Dharmaratne P. Ingested foreign body in the common bile duct. Journal of Indian Association of Pediatric Surgeons. 2012;17(1): 31-32.

CAPÍTULO 62

TRATAMENTO POR MEIO DA TUNELIZAÇÃO ENDOSCÓPICA SUBMUCOSA

Antônio Carlos Coelho Conrado • João Guilherme Guerra de Andrade Lima Cabral
Nara Luiza Abreu e Lima

INTRODUÇÃO

Todo endoscopista que dominar a técnica da tunelização endoscópica submucosa (TES) estará, desta forma, ampliando seu espectro de atuação pela descoberta do terceiro espaço para trabalhar. Com o lúmen sendo o primeiro e o peritônio o segundo, o termo terceiro espaço refere-se ao túnel que é intencionalmente criado dentro da parede do trato gastrointestinal (TGI),[1] entre a muscular da mucosa e a muscular própria.

Nos últimos anos, estimulado principalmente pelo sucesso e pela ampla aceitação da miotomia endoscópica (POEM = *per-oral endoscopic myotomy*) para tratamento da acalasia, realizado por Inoue et al.,[2] paradigmas foram sendo quebrados e muitas patologias que antes só poderiam ser tratadas por meio de cirurgia passaram a ficar ao alcance da terapêutica endoscópica por meio da TES: septotomia do divertículo esofágico (D-POEM),[3] piloromiotomia gástrica (G-POEM) para gastroparesia e obstrução congênita ou cirúrgica do piloro,[4,5] miotomia no tubo gástrico após gastrectomia vertical laparoscópica (GVL) complicada com obstrução por rotação axial (G-POEM no tubo gástrico),[6] ressecção de tumores da muscular própria do TGI (POET = *per-oral endoscopic tunneling resection*),[7] ressecção de neoplasia precoce do TGI por dissecção endoscópica da submucosa (ESD = *endoscopic submucosal dissection*) pela técnica da TES etc.[8]

Os procedimentos supracitados apresentam objetivos finais diferentes, mas compartilham a necessidade da TES como via de acesso ao ponto-alvo onde a terapêutica específica será executada.

DESCRIÇÃO DA TÉCNICA NA TES

No cumprimento a esta etapa técnica a posição de *cap* à extremidade do aparelho é indispensável à visualização do campo, entretanto, entendemos que *cap* cônico aperfeiçoa o procedimento por entrar mais facilmente na incisão mucosa e no tecido conjuntivo frouxo quando da dissecção para confecção do túnel, impactando em decréscimo no tempo de procedimento.

Com respeito à regulagem da unidade eletrocirúrgica, nossa preferência é por usar corrente de corte pura tanto para incisão mucosa quanto para dissecção da submucosa. Deixamos a corrente de coagulação exclusiva para os vasos perfurantes mais calibrosos que deverão ser individualizados e coagulados com pinça hemostática. O uso de corrente de coagulação na incisão mucosa causa dano térmico e uma consequente reação inflamatória aguda local que resulta em edema, acarretando maior dificuldade ao fechamento final. De tal modo, o uso de corrente de coagulação indiscriminada durante a TES só contribui para dificultar o procedimento por causa da carbonização dos tecidos, com turvação do campo e rápido desaparecimento do coxim na submucosa.

O tipo de faca depende da preferência de cada endoscopista, mas, principalmente, da parede escolhida para o procedimento. Como preconizamos deixar o endoscópio em posição neutra, optamos por faca híbrida que, além de injetar e cortar, apresenta a vantagem adicional de servir para aspirar o efluente líquido que acumula na base do túnel, dificultando a miotomia subsequente. Entretanto, se a parede escolhida estiver contralateral ao canal de trabalho,

neste caso, nossa preferência é pelo uso de faca com extremidade triangular em razão da necessidade de suave tração antes da secção.

No local escolhido para o início da TES fazemos uma bolha submucosa pela injeção de 5 mL de Voluven® com suave coloração por azul de metileno, em seguida incisão mucosa transversal de 1 cm na base da bolha com posterior injeção adicional de 5 cml diretamente na submucosa exposta (Fig. 62-1), promovendo maior elevação do lábio distal da incisão contra a muscular própria, deixando, deste modo, o espaço submucoso ainda mais exposto ao acesso do *cap*. A crítica que fazemos à incisão longitudinal é por deixar seu ponto distal de fraqueza sofrer a tensão direta transferida do endoscópio durante manobras no interior do túnel, podendo resultar em ampliação, acarretando dificuldade à manutenção da distensão do túnel e maior consumo de clipes para o fechamento. Na incisão transversal usamos esse mesmo mecanismo em favor do procedimento, tornando uma incisão inicialmente transversal em algo longitudinal, com menor risco de ampliação indesejada e sem criar qualquer dificuldade adicional ao fechamento.

Logo que o parelho alcance estabilidade no espaço submucoso, a busca pela identificação de marcos anatômicos é indispensável à orientação no interior do túnel: o sentido dos vasos vistos pela face submucosa (Fig. 62-2), a manutenção do aparelho perpendicular às fibras circulares e um pouco de orientação cognitiva são quem conduzem ao ponto pretendido (Fig. 62-3). Dentro do túnel,

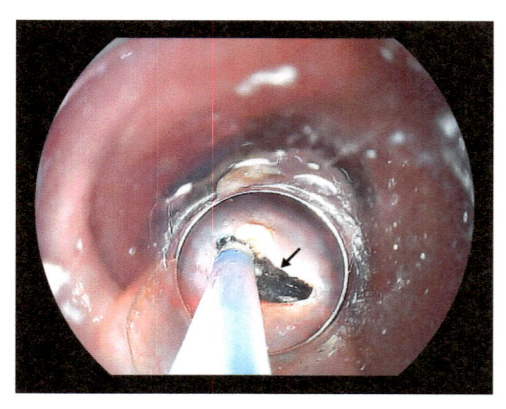

Fig. 62-1. Incisão transversal da mucosa.

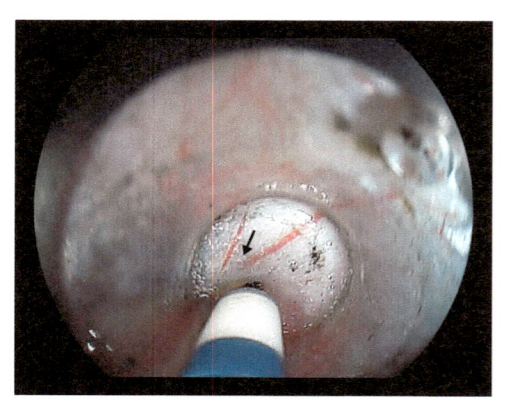

Fig. 62-2. Orientação dos vasos vistos pela TES.

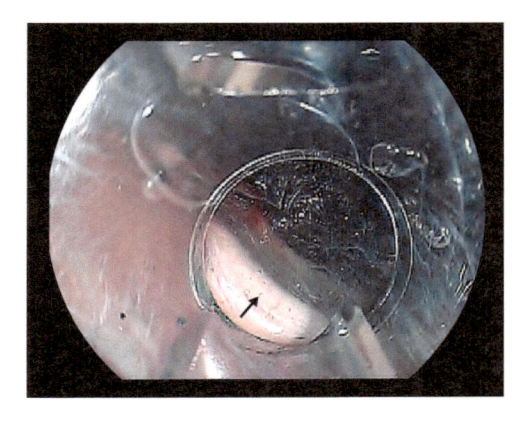

Fig. 62-3. Extremidade do *cap* perpendicular à orientação das fibras circulares.

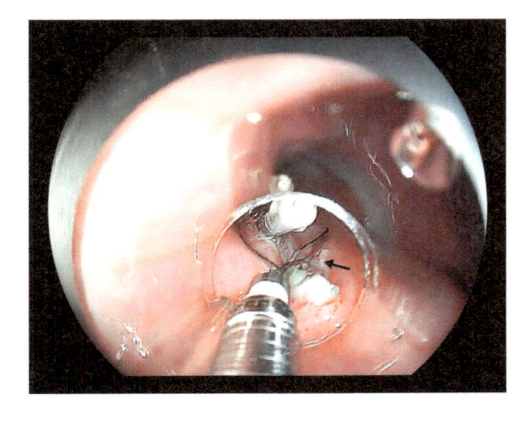

Fig. 62-4. Fechamento da incisão mucosa com clipes metálicos.

recomendamos insuflação judiciosa, mesmo que com CO_2, evitando-se, desta forma, os já conhecidos efeitos danosos causados pela hiperinsuflação. Injeções adicionais são sempre necessárias para manter o coxim submucoso, o que facilita a dissecção além de servir para manter o realce dos marcos anatômicos ao alcance da visão endoscópica.

A síntese da incisão mucosa por clipagem é o tempo final de toda a terapêutica endoscópica que utilize a TES como via de acesso (Fig. 62-4).

POEM NA ACALASIA

A acalasia é um distúrbio motor da musculatura lisa do esôfago, caracterizada pela associação da incoordenação na peristalse ou aperistalse do corpo ao relaxamento incompleto ou sua falta no esfíncter inferior do esôfago (EIE).

Tratamento

Trata-se de doença neurológica progressiva, por conseguinte, ficando fora do alcance de qualquer terapêutica que tenha como objeto final a cura definitiva. Todas as alternativas de tratamento disponíveis que mantenham o órgão *in situ* atuam diretamente no EIE visando à queda na sua pressão, o que não implica em restituir a peristalse comprometida, mas com potencial de resultar em alívio dos sintomas pela otimização da gravidade. A endoscopia terapêutica participa do leque de opções com este objetivo e o faz de maneira efetiva e segura por meio do POEM.

O POEM é um procedimento cirúrgico-endoscópico por excelência em que se associa a efetividade, já comprovada, da miotomia preconizada por Heller à preservação da integridade dos mecanismos anatômicos da barreira antirrefluxo. Por revelar-se como sendo um procedimento seguro e apresentar resultados clínicos cada vez mais favoráveis, vem, progressivamente, tornando-se como de primeira escolha no tratamento dos portadores de acalasia.[9]

Descrição da Técnica

Atualmente, como não há evidências que suportem quanto à melhor posição para colocar o paciente, se decúbito lateral esquerdo ou posição em supino, em nossa rotina o procedimento tem início com o paciente estando intubado, em decúbito lateral esquerdo, monitorizado por multiparâmetros, O_2 suplementar e sedação venosa conforme a necessidade clínica. A exceção fica por conta dos pacientes com esôfago, apresentando dilatação e tortuosidade acentuadas. Nestes, em particular, adotamos posição em supino, que por deixar o esôfago mais retificado, facilita a orientação no interior do túnel, a identificação do EIE e a subsequente miotomia (Fig. 62-5).

Distando 8 cm do EIE, procuramos deixar o endoscópio em posição mais neutra possível, o que acontece entre 7 e 8 horas, na parede posterolateral esquerda. Neste momento, como orientação prévia, procuramos repetir por várias vezes o mesmo trajeto que será percorrido no interior do túnel.

A chegada ao EIE, pelo túnel, dá-se, inicialmente, pelo conhecimento prévio da distância aos incisivos, mas por ser procedimento essencialmente anatômico, deverá ser confirmada pelo estreitamento do lúmen, o desaparecimento do padrão em paliçada dos vasos pela ótica da submucosa e, principalmente, a identificação do desfiladeiro gástrico que será tanto mais evidente quanto mais próximo do ângulo de His. A TES deverá estender-se por 2-3 cm no lado gástrico, que deverá ser confirmada por retrovisão (Fig. 62-6), só que em pacientes com EIE bastante estreitos, próprios da natureza da doença, esta transposição nem sempre é tarefa fácil, principalmente estando-se no interior do túnel. Neste caso, a conduta mais segura é não forçar a passagem pelo risco de lesão do teto mucoso que pode desabar sobre o campo de trabalho ou laceração de todo aparelho esfincteriano na base do túnel, resultando em dificuldades para continuidade do procedimento em quaisquer das situações. Estrategicamente, deve-se deixar para acessar o lado gástrico quando a continuidade da miotomia resulte em secção do EIE.

A miotomia seletiva das fibras circulares tem início 2 cm abaixo da incisão mucosa com o objetivo de evitar-se coincidência de incisões e conferir maior proteção ao mediastino (Fig. 62-7). Deve estender-se por 2-3 cm em direção ao estômago. Neste ponto a musculatura circular apresenta-se mais fina que a hipertrófica do esfíncter proximal. Este ponto é crítico, pois uma miotomia tecnicamente bem realizada a este nível é o que reduz o risco de falha do procedimento.

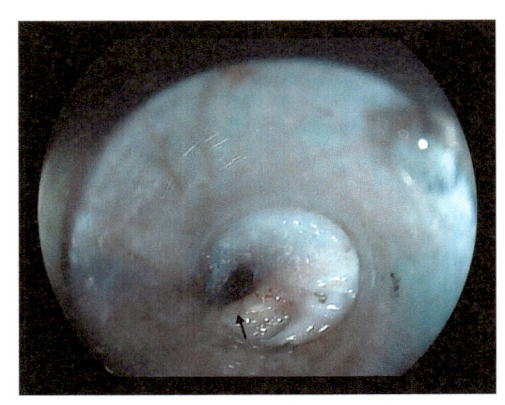

Fig. 62-5. Identificação do esfíncter esofagiano inferior.

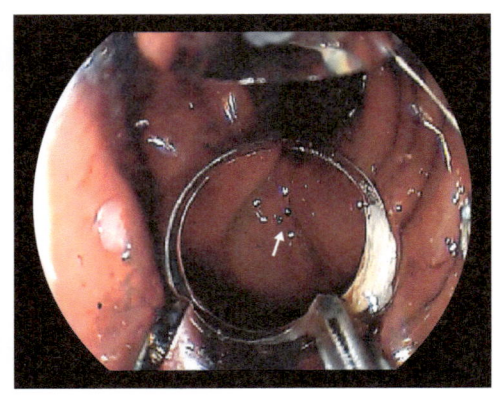

Fig. 62-6. Retrovisão confirma chegada do TES ao fundo gástrico.

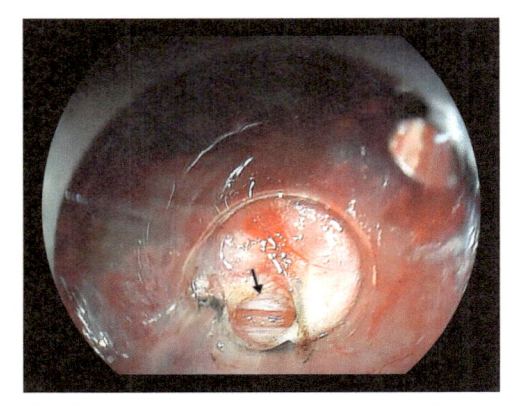

Fig. 62-7. Ponto de início da miotomia das fibras circulares.

As fibras longitudinais deverão ser preservadas o mais rápido possível em toda a extensão da miotomia (Fig. 62-8), pois são elas que, em última instância, nos conduzem e evitam desvios no interior do túnel. Na face gástrica da miotomia ainda é possível ver uma camada a mais de musculatura que corresponde às fibras musculares oblíquas (Fig. 62-9).

Ao final, devemos conferir a patência do orifício cárdico que deverá apresentar-se com maior amplitude e não oferecer qualquer resistência à ultrapassagem pelo aparelho (Fig. 62-10).

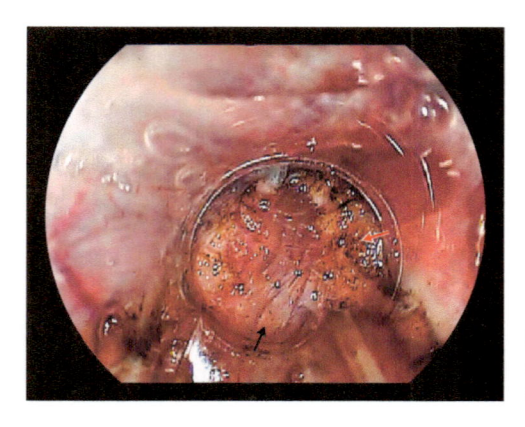

Fig. 62-8. Preservação das fibras longitudinais durante miotomia.

D-POEM NO DIVERTÍCULO DO ESÔFAGO

O divertículo de pulsão do corpo esofágico é de ocorrência rara e usualmente decorre do aumento de pressão intraluminal causada pela acalasia (Figs. 62-11 e 62-12), acarretando herniação mucosa através da musculatura esofágica enfraquecida.

Tratamento

Há mais de 50 anos, Effler *et al.* e Belsey sugeriram que o divertículo esofágico não era um problema primário, mas secundário a um distúrbio na motilidade.[10,11] Essa relação direta de causa e efeito implica diretamente na conduta cirúrgica a ser adotada, em que o racional é inicialmente corrigir a causa por meio de uma miotomia à Heller com fundoplicatura, associada à diverticulectomia transtorácica aberta, laparoscópica ou robótica para corrigir o efeito.

Recente proposta de tratamento para acalasia com divertículo concomitante surgiu de uma modificação na técnica do POEM, onde a miotomia deve ter início pela exposição e secção completa do septo muscular da margem distal do divertículo, tornando o saco diverticular e o lúmen esofágico em cavidade única,[3] resolvendo, desta forma, em único procedimento, o problema da disfagia e do acúmulo de resíduos alimentares no interior do divertículo. Com o sucesso alcançado pelo resultado clínico e a segurança do procedimento, fazem do D-POEM uma atrativa opção para o tratamento futuro para divertículos do corpo esofágico.[12-14]

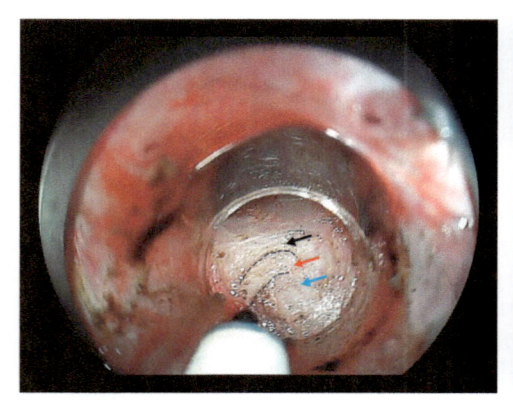

Fig. 62-9. Aspecto da porção gástrica da miotomia quando da secção das fibras circulares (*seta preta*) e oblíquas (*seta vermelha*), com preservação das longitudinais (*seta azul*).

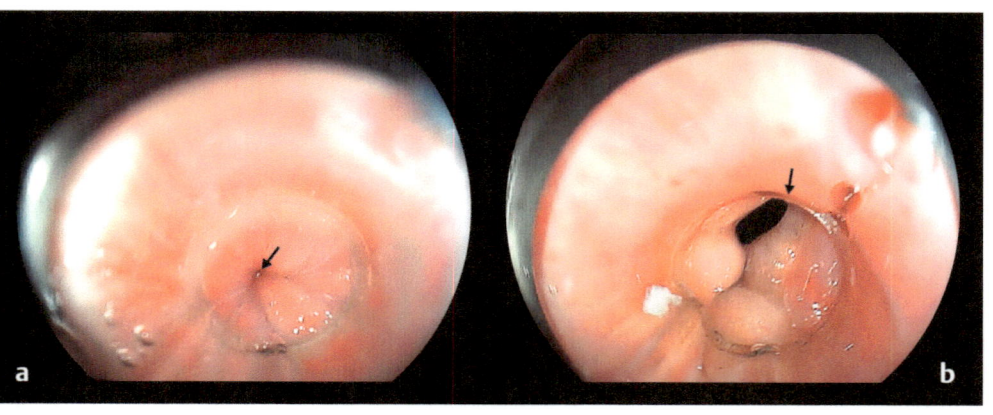

Fig. 62-10. (**a**, **b**) Visão endoscópica do esfíncter inferior do esôfago antes e após a miotomia.

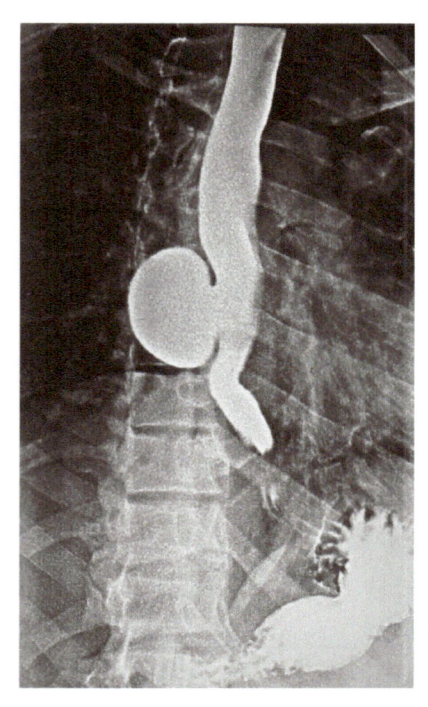

Fig. 62-11. Esofagograma de paciente com divertículo de esôfago torácico.

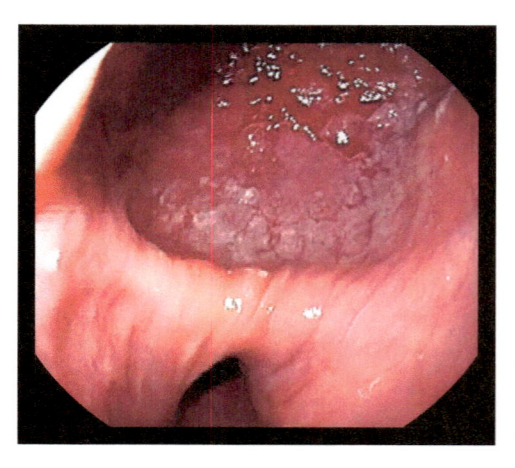

Fig. 62-12. Visão endoscópica do divertículo de esôfago torácico.

Descrição da Técnica

No D-POEM a incisão mucosa deve ficar 3 cm a montante da margem cranial do divertículo, com a TES seguindo seu curso em direção ao lado gástrico, em posição paradiverticular. O diferencial técnico é que, nesse momento, o túnel deve ser ampliado para exposição e secção do septo muscular na margem distal do divertículo com a miotomia seguindo seu curso normal no interior do túnel (Fig. 62-13). Em suma, D-POEM é o POEM em que o início da miotomia se dá pela secção do septo muscular na margem distal do divertículo (Fig. 62-14).

G-POEM NA GASTROPARESIA

A gastroparesia é uma síndrome causada pelo retardo no esvaziamento gástrico na ausência de obstrução mecânica. A aplicação dos princípios do POEM no antro gástrico para miotomia do esfíncter pilórico tem resultado em um procedimento distinto denominado (G-POEM), promovendo maior ampliação do esfíncter pilórico mitigando os sintomas.

Tratamento

As recentes publicações têm apresentado resultados promissores em termos de eficácia, segurança e alívio dos sintomas em pacientes portadores de gastroparesia refratária, hipertrofia congênita do piloro e no pós-operatório de esofagectomia com elevação do estômago ao tórax.[4,15-18]

Descrição da Técnica

A técnica consiste em uma incisão mucosa distando 4-5 cm do piloro (Fig. 62-15), na projeção da grande curvatura (6 horas) com TES progredindo até a exposição da margem do anel pilórico com posterior miotomia completa do aparelho muscular do piloro com extensão de 2-3 cm no antro proximal adjacente à piloromiotomia (Figs. 62-16 e 62-17).[4,15,16,19-21]

Como ainda não existem respostas definitivas para a controversa questão do refluxo duodenogástrico, a eficácia e a segurança do G-POEM parecem superar o risco hipotético de gastropatia alcalina.

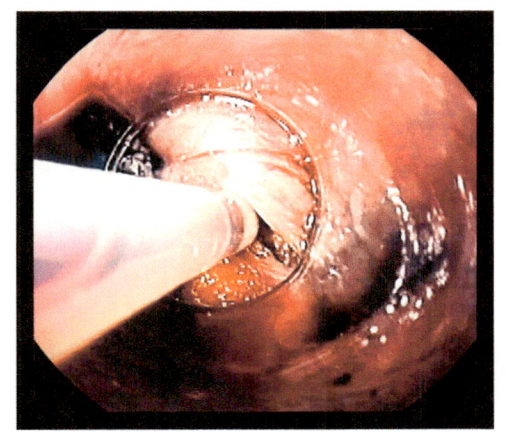

Fig. 62-13. Início da miotomia pela secção do septo na margem distal do divertículo.

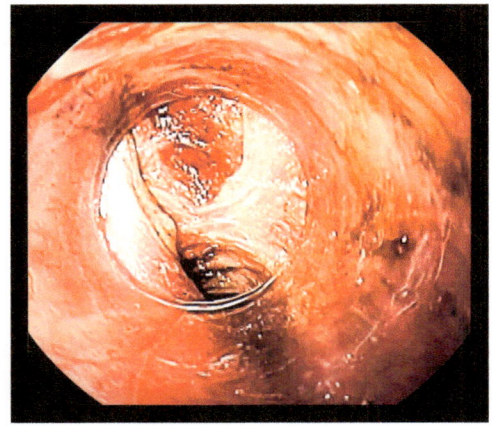

Fig. 62-14. Afastamento das fibras longitudinais após septotomia denunciando sítio original do divertículo.

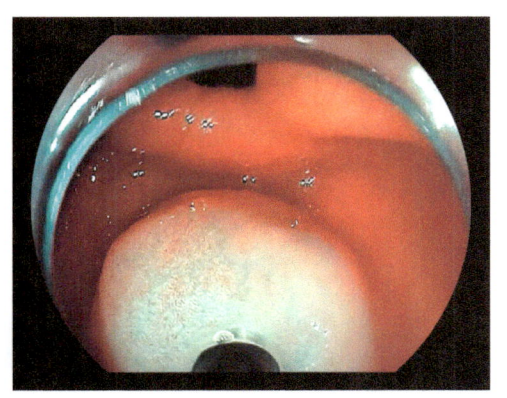

Fig. 62-15. Injeção na submucosa do antro próximo ao esfíncter pilórico.

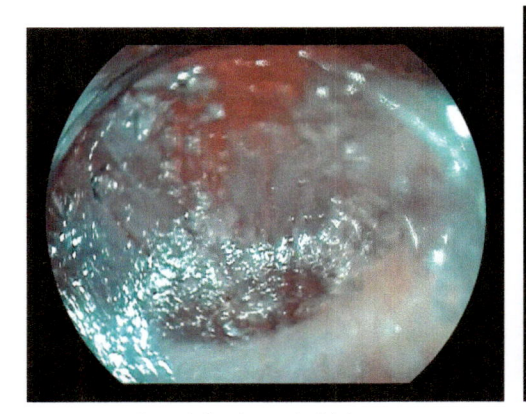

Fig. 62-16. Exposição do anel pilórico na submucosa gástrica.

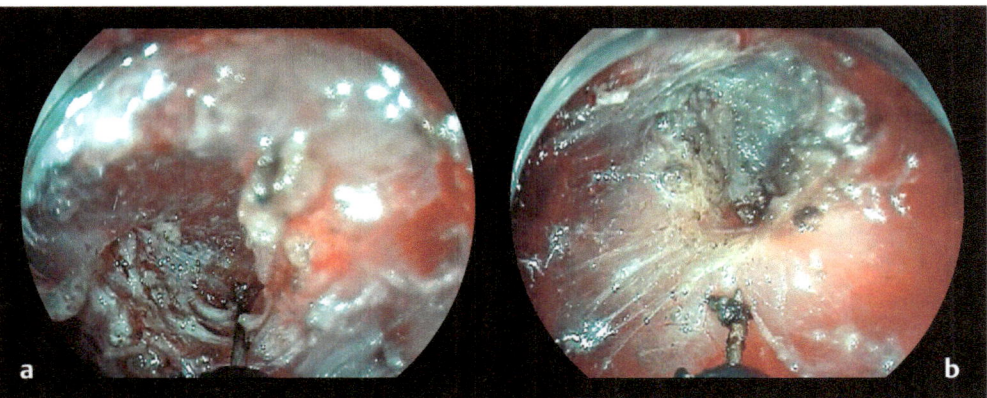

Fig. 62-17. (a, b) Processo de miotomia do esfíncter pilórico em seus estágios intermediário e final, respectivamente.

G-POEM NA ROTAÇÃO PÓS-GASTRECTOMIA VERTICAL LAPAROSCÓPICA (GVL)

A cirurgia bariátrica é o único tratamento efetivo, a longo prazo, para a obesidade mórbida, sendo a GVL, atualmente, a mais importante integrante do leque de opções de tratamento cirúrgico.[22,23] Entretanto, pode apresentar complicações potencialmente graves, ente elas: fístula, sangramento e estenose, que acontece em 3,5% dos casos.[24,25] A estenose do tubo gástrico pode ser classificada em funcional e orgânica. A funcional, também chamada de rotação axial, acontece quando o tubo gástrico roda sobre sua própria base na topografia da incisura angular, passando a funcionar como mecanismo de válvula. Pacientes com esta complicação apresentam um espectro de sintomas que dependem diretamente do tempo e do grau de obstrução, incluindo disfagia, náusea e vômito, podendo chegar à afagia e à desidratação.

A suspeita clínica de rotação deve ser confirmada por estudo radiológico contrastado e endoscópico (Fig. 62-18). No estudo radiológico, quando positivo, notamos o ponto de obstrução na base do tubo gástrico com dilatação e estase de contraste a montante. Tomografia computadorizada com contraste oral e reconstrução tridimensional é mais efetiva na determinação do ponto de obstrução, devendo ser solicitada em caso de estudo radiológico inconclusivo.

Endoscopia positiva mostra esôfago e tubo gástrico dilatados com mucosa íntegra, no tubo gástrico devemos procurar por uma linha de grampeamento disposta longitudinalmente na região correspondente à grande curvatura que conduz ao ponto de obstrução representado por convergência helicoidal de pregas no sentido horário, além da dificuldade em se manter o campo visual com insuflação e sem que haja obstrução mecânica (Figs. 62-19 e 62-20).

Tratamento

Estando-se diante de caso confirmado de rotação axial do tubo gástrico, o mais racional é indicar tratamento cirúrgico direto, já que o balonamento endoscópico é pouco efetivo para esse tipo de obstrução, só contribuindo para protelar o tratamento definitivo de estenose funcional sem qualquer componente mecânico.

Publicação recente mostra que o G-POEM também pode ser ferramenta efetiva para resolver caso de rotação do tubo gástrico pós-GVL, refratária ao tratamento dilatador. Tendo sido o sucesso do procedimento avaliado pela resolução da tortuosidade local e alívio dos sintomas de obstrução.[6]

Descrição da Técnica

A TES deve ter início em ponto equidistante entre o esôfago e o ponto de rotação, na parede posterior, e caminhar paralelamente à linha de grampeamento longitudinal, mas sem alcançá-la, até atingir o pretendido ponto de rotação. A miotomia deve começar 2-3 cm antes deste ponto e ultrapassá-lo em extensão semelhante em direção ao piloro. Entretanto, pela própria natureza desta complicação, a transposição torna-se impossível estando-se no interior do túnel (Fig. 62-21). Neste caso, a conduta é não forçar a passagem, pelo risco de lesão do teto mucoso que desaba sobre o campo de trabalho, resultando em dificuldade técnica para a continuidade do procedimento. Estrategicamente, deixamos para transpor o ponto de rotação quando a continuidade da miotomia resulte em desmonte do aparelho muscular responsável pela sustentação de obstrução puramente funcional (Figs. 62-22 e 62-23).

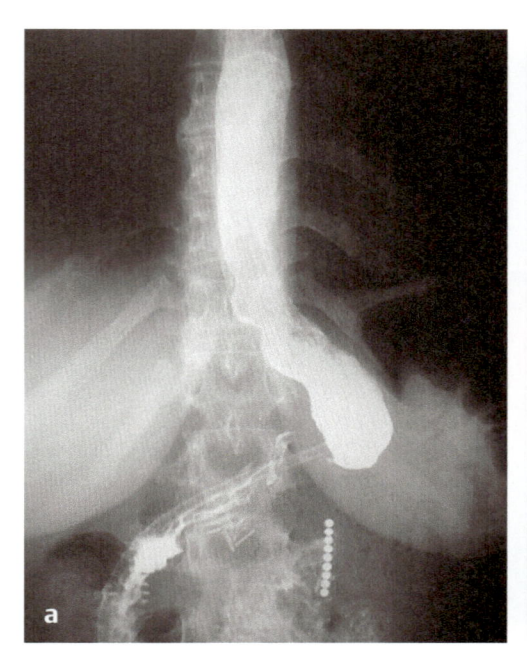

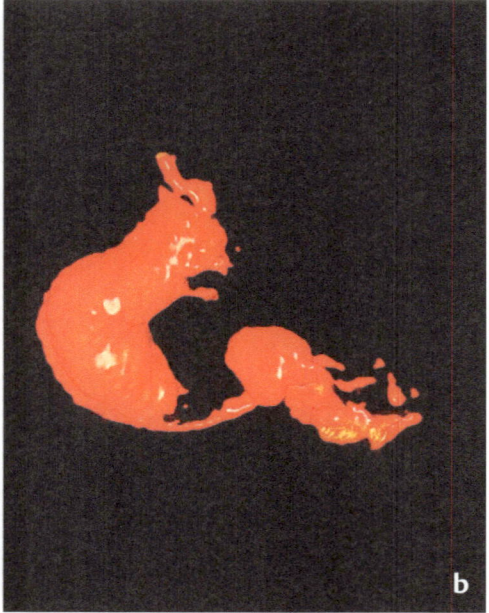

Fig. 62-18. (a) Estudo contrastado demonstrando obstrução do tubo gástrico por rotação axial em paciente com gastrectomia vertical – visão anteroposterior. (b) Recontrução tridimensional da rotação do tubo gástrico feita a partir de tomografia computadorizada após ingestão de contraste – visão posteroanterior.

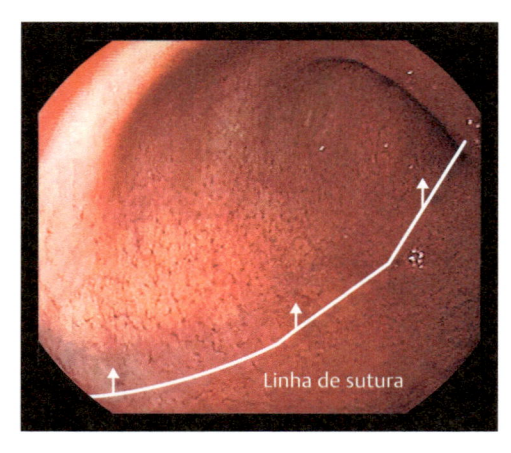

Fig. 62-19. Linha de sutura mecânica conduzindo até ponto de rotação axial do tubo gástrico.

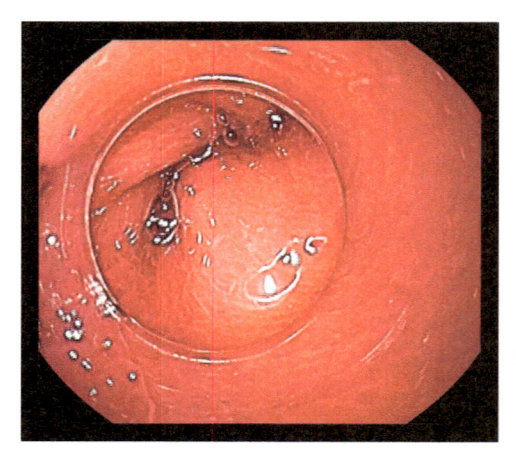

Fig. 62-20. Visão endoscópica da rotação helicoidal no sentido horário.

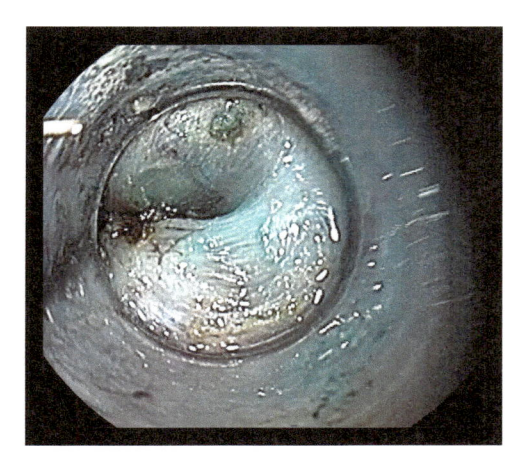

Fig. 62-21. Visão endoscópica do ponto de rotação do tubo gástrico.

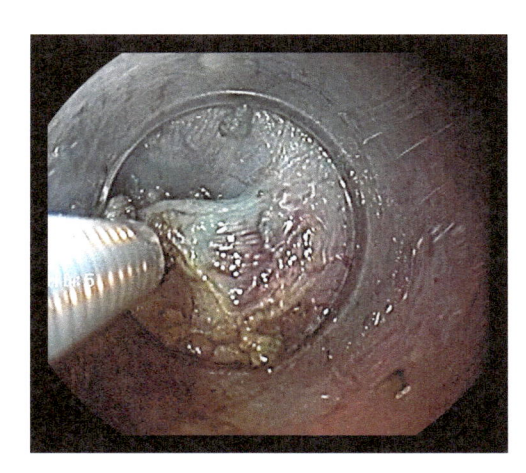

Fig. 62-22. Miotomia do ponto de obstrução do tubo gástrico.

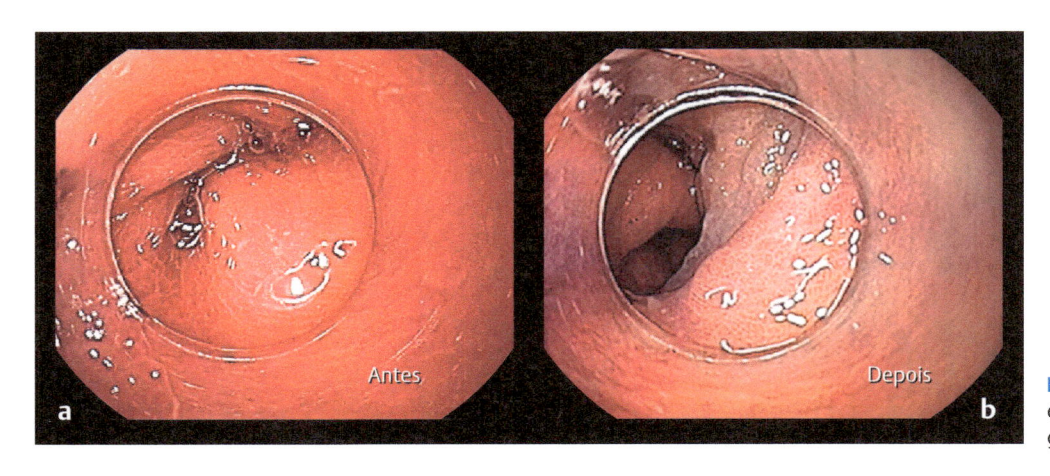

Fig. 62-23. Comparação entre o aspecto antes (a) e após (b) a mitomia do ponto de rotação do tubo gástrico.

POEM NA RESSECÇÃO DE TUMORES DA MUSCULAR PRÓPRIA DO TGI (POET)

A conduta frente aos tumores subepitelias do TGI, tradicionalmente, sempre obedeceu a duas estratégias distintas: os localizados na submucosa são de tratamento endoscópico, enquanto os localizados na muscular própria, de tratamento cirúrgico.

Tratamento

O amplo uso do POEM em miotomias de espessura total (*full-thickness*) levou ao desenvolvimento de procedimento similar para ressecção de tumores localizados na camada muscula própria (*per-oral endoscopic tunneling resection* = POET),[1,7,26] aqui representados, pincipalmente, por leiomiomas e tumores estromais gastrointestinais (GIST).

POET tem sido amplamente utilizada para tumores da muscular própria do esofágico e do estômago (Fig. 62-24),[1,7,27-31] mas como sabidamente estas lesões podem ser subestimadas pela avaliação endoscópica, podendo, inclusive, penetrar profundamente em tecidos e órgãos adjacentes, além do potencial para degeneração neoplásica, para evitar surpresas ao tratamento endoscópico, deve-se, previamente, proceder a uma avaliação por ecoendoscopia e por tomografia computadorizada.[1,7,31,32] Tumores maiores que 2,5 cm devem ser evitados por esta técnica pela dificuldade que se teria em sua recuperação pelo túnel e exteriorização pelo esôfago.

Descrição da Técnica

A TES deverá ter início 3-5 cm proximal à lesão com extensão de 2 cm além. A necessidade de um túnel longo e suficientemente largo justifica-se para alcançar estabilidade frente à lesão e ser compatível a não oferecer resistência quando de sua recuperação (Fig. 62-25). Neste procedimento em particular, a integridade da mucosa será de fundamental importância para conferir proteção ao defeito causado pela ressecção após o fechamento da incisão mucosa. A liberação do tumor deve ser pelo uso de faca eletrocirúrgica (Fig. 62-26), entretanto, no estômago, é importante que se deixe pequeno fragmento de tecido como meio de sustentação, isto evita que a lesão desabe na cavidade peritoneal. Finalmente, a completa liberação e a posterior recuperação com alça de polipectomia, cesta ou aspiração para o interior do *cap* (Fig. 62-27).

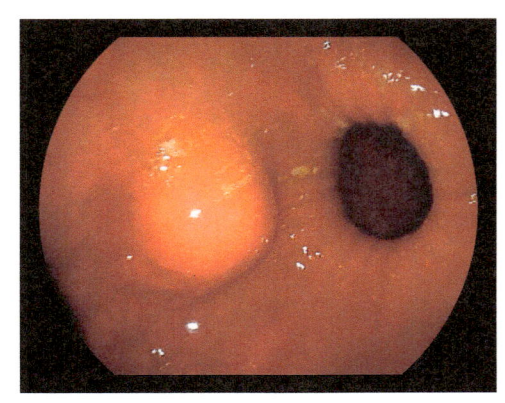

Fig. 62-24. Visão endoscópica de lesão submucosa em parede anterior do antro gástrico.

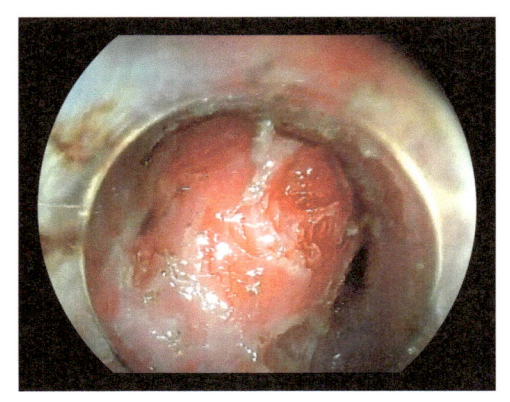

Fig. 62-25. Aspecto da lesão no interior do túnel.

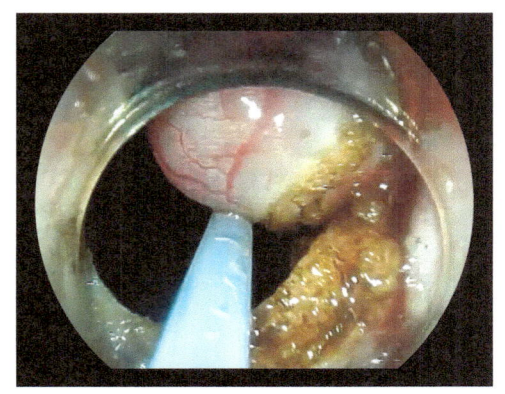

Fig. 62-26. Lesão liberada da camada muscular própria.

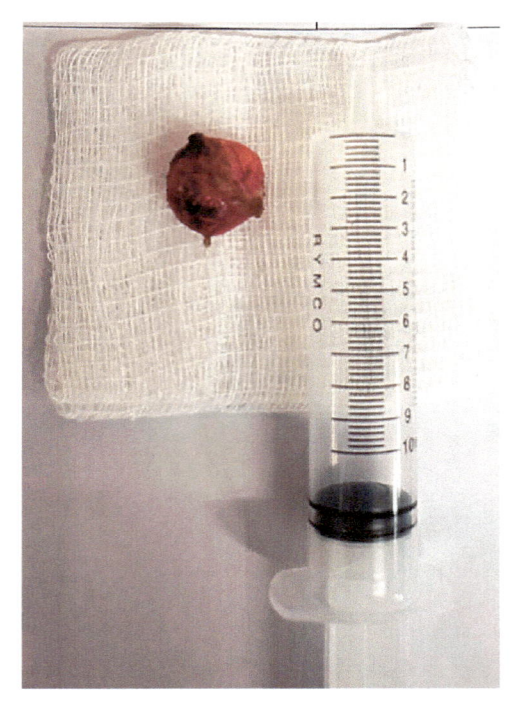

Fig. 62-27. Aspecto do espécime cirúrgico.

TUNELIZAÇÃO ENDOSCÓPICA SUBMUCOSA (TES) NA NEOPLASIA PRECOCE

O emprego da endoscopia no rastreamento da neoplasia do TGI permitiu aumento na detecção de lesões precoces, sendo essa condição ideal para o tratamento endoscópico curativo em razão do baixo risco de metástases. Empregando-se ESD, grandes lesões passaram a ser ressecadas em monobloco com a grande vantagem de oferecer ao paciente um procedimento menos invasivo, obedecendo a princípios oncológicos e ao patologista, espécime único com valor de avalição prognóstica.

Tratamento

Em 2009, os princípios da TES também foram incorporados aos da ESD para ressecção de grande lesão de esôfago.[8,32,33] Essa combinação de técnicas, por extensão, permitiu que grandes lesões do estômago e do reto pudessem ser ressecadas de maneira mais rápida e segura (Fig. 62-28), com alta taxa de ressecção completa e menor taxa de recorrência.

Descrição da Técnica

É fundamental avaliar as características endoscópicas da lesão, inclusive empregando cromoscopia química e se disponível virtual, para de terminar os limites laterais e prever grau de invasão vertical. Segue-se com a marcação externa de, no mínimo, 5 mm além da margem da lesão usando bisturi endoscópico. Após injeção submucosa devemos conferir se há elevação homogênea, sinal positivo da não elevação indica infiltração maciça da submucosa ou fibrose. Pequena incisão mucosa na margem da lesão é ponto importante para o sucesso do procedimento (Fig. 62-29), na margem proximal para lesões esofágicas e gástricas e distal para as colorretais, o suficiente para dar acesso ao *cap* à submucosa, enquanto a mucosa ao redor da lesão permanece intacta. A TES prossegue de maneira ampliada interessando toda a base da lesão (Fig. 62-30). A liberação de espécime em monobloco (Fig. 62-31), objetivo principal, é pela incisão das margens pela união dos pontos previamente colocados. Ao final temos a fusão do espaço submucoso com o lúmen e exposição da camada muscular. Os vasos perfurantes expostos devem ser individualizados e tratados por pinça hemostática.

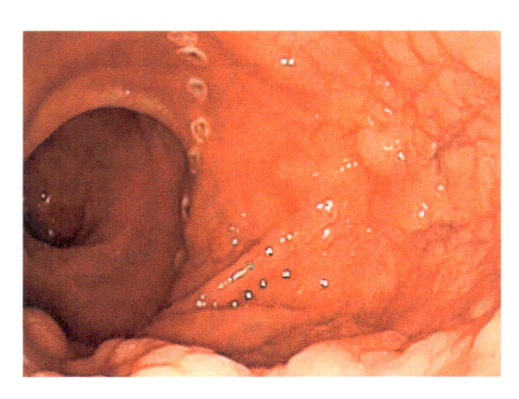

Fig. 62-28. Lesão de crescimento lateral (LST) granular homogênea em reto.

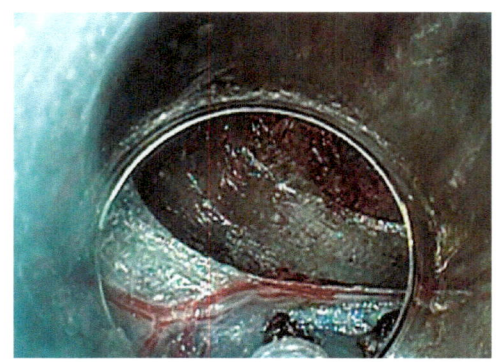

Fig. 62-30. Aspecto do túnel ampliado sob LST de reto.

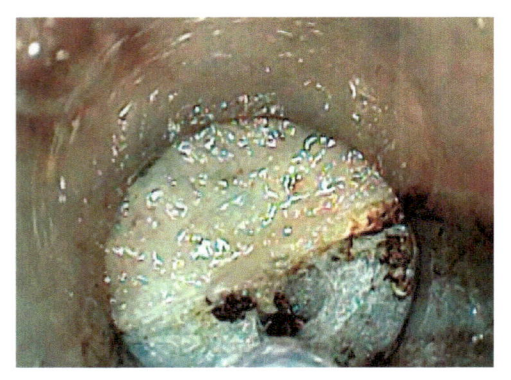

Fig. 62-29. Início da confecção do TES em margem distal da LST.

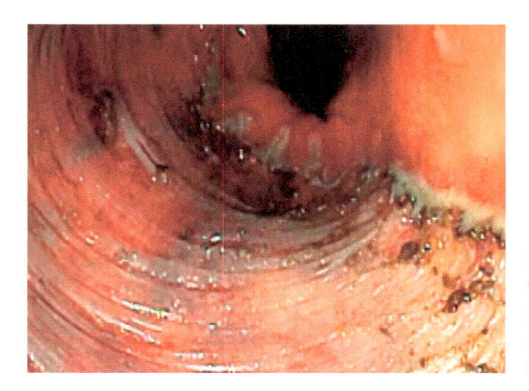

Fig. 62-31. Aspecto final do sítio de ressecção de lesão em reto com exposição da muscular própria.

REFERÊNCIAS BIBLIOGÁFICAS

1. Liu BR, Song JT. Submucosal tunneling endoscopic resection (STER) and other novel applications of submucosal tunneling in humans. Gastrintest Endosc Clin N AM. 2016;26:271-82.
2. Inoue H, Minami H, Kobyashi Y, Sato Y, Kaga M, Suzuki M et al. Peroral endoscopic myotomy (POEM) for esophageal achalasia. Endoscopy. 2010;42:265-71.
3. Conrado AC, Miranda LEC, Miranda AC, Lima DL. Submucosal tunneling endoscopic myotomy of esophageal epiphrenic diverticulum. Endoscopy. 2018 Feb;50(2):E44-E45.
4. Dalton C, Eduardo G, Luiz H et al. Endoscopic pyloromyotomy via a gatric submucosal dissection for the treatment of gastroparesis after surgical vagal lesion (vídeo). 2014 world cup of endoscopy winner. Gastointest Endoscoc Unit, Universidadeof S.P.Medical School, S.P. Brazil (available online at WWW.giejournal.org) https//dx.doi.org/10.1016/j.gie.2014.03.045.
5. Khoury T, Mizrahi M, Mahamid M, Daher S, Nadella D, Hazou W et al. State of the art review with literature summary on gastric peroral endoscopic pyloromyotomyfor gastroparesis. J Gastroenterol Hepatol. 2018;33:1829-33.
6. Farha J, Kadhim A, Simsek C et al. Gastric Per-Oral Endoscopic Myotomy (G-POEM) for the Treatment of Gastric Stenosis Post-Laparoscopic Sleeve Gastrectomy (LSG). Obesity Surg. 2019 July;29(7):2350-4.
7. Lv XH, Wang CH, Xie Y. Efficacy and safety of submucosal tunneling endoscopic resection for upper gastrointestinal submucosal tumors: a systematic review and meta-analysis. Surg Endosc. 2017;31:49-63.
8. Linghu E. Endoscopic ressection for gastrointestinal pre-cancerous lesion and early cancer. Eletronic Image Press of the Chinese Medical Association. 2009.
9. Bredenoord AJ. POEM: Ready for prime time in all achalasia patients? Endoscopy. 2016;48:1055-6.
10. Effler DB, Barr D, Groves LK. Epiphrenic diverticulum of the esophagus – surgical treatment. Arch Surg. 1959;79:459-67.
11. Belsey R. Funcional disease of the esophagus. J Thorac Cardiovasc Surg. 1966;52:164-88.
12. Mou Y, Zeng H, Wang Q, Yi H, Liu W, Wen D et al. Giant mid-esophageal diverticula successfully treated by per-oral endoscopic myotomy. Surg Endosc. 2016;30:33-8.
13. Wu C, Zhang Q, Liu W, Hu B. Successful treatment of giant esophageal diverticulum by per-oral endoscopic myotomy. Endoscopy. 2018;50:E107-8.
14. Yang J, Zeng X, Yuan X, Chang K, Sanaei O, Fayad L et al. An international study on the use of peroral endoscopic myotomy (POEM) in management of esophageal diverticula: the first multicenter D-POEM experience. Endoscopy. 2018;51:346-9.
15. Khashab MA, Stein E, Clarke JO et al. Gastric peroral endoscopic myotomy for refractory gastroparesis: first human endoscopic pyloromyotomy. Gastrointest Endosc. 2013;78:764-8.
16. Xu J, Chen T, Elkholy S et al. Gastric peroal endoscopic myotomy (G-POEM) as a treatment for refractory gastropareis: long term outcomes. Can J Gastroenterol. 2018;6409698.
17. Mekaroonkamol P, Dacha S,Wang L et al. Gastric peroral endoscopic pyloromyotoy reduces symptpms,increases quality of life, and reduces healthcare use for patients with gastropareis. Clin Gastroenterol Hepatol. 2018; S1542-3565:30372-80.
18. Khashab MA, Ngamruengphong S, Carr-Locke D et al. Gastric per-oral endoscopic myotomy for refractory gastroparesis: results from the first multicenter study on endoscopic pyloromyotomy. Gastrointest Endosc. 2017;85:123-8.
19. Kahaleh M, Gonzalez JM, Xu MM, Andalib I, Gaidhane M, Tyberg A et al. Gastric peroral endoscopic myotomyfor the treatment of refractory gastroparesis: a multicenterinternacional experience. Endoscopy. 2018;50:1053-8.
20. Jacques J, Legros R, Monteil J, Sautereau D, Gourcerol G. Outcomes and future directions of per-oral endoscopic myotomy: a view from France. Gastrointest Endosc. Clin N Am. 2019;29:139-49.
21. Gonzalez JM, Benezech A, Vitton V, Barthet M. G-POEM with antro-pyloromyotomy for the treatment of refractory gastroparesis: mid-term follow-up and factors predicting outcome. Aliment Pharmacol Ther. 2017;46:364-70.
22. Himpens J, Dobbeleir J, Peeters G. Long-term results of laparoscopic sleeve gastrectomy for obesity. Ann Surg. 2010;252:319-24.
23. Gluck B, Movitz B, Jansma S et al. Laparoscopic sleeve gastrectomy is a safe and effective bariatric procedure for the lower. BMI (35.0-43.0 Kg/m2) population. Obes Surg. 2011;21(8):1168-71.
24. Elias S et al. Gastric Twist after Laparoscopic Sleeve Gastrectomy, Diagnosis and Management: A Case Series and Discussion. Diabetes Obes Int J. 2017;2(3):000159.
25. Parikh A, Alley JB, Peterson RM et al, Management options for symptomatic stenosis after laparoscopic vertical sleeve gastrectomy in the morbidly obese. Surg Endosc. 2012;26(3):738-46.
26. Xu MD, Cai MY, Zhou PH et al. Submucosal tunneling endoscopic resection: A new technique for treating upper GI submucosal tumors origination from the muscularis propria layer. Gastrointest Endosc. 2012;75:195-9.
27. Ikeda H, Inoue H. Peroral endoscopic submucosal tumor ressection. Dig Endosc. 2018;30(Suppl 1):34-5.
28. Chiu PW, Inoue H, Rosch T. From POEM to POET: applications and perspectives for submucosal tunnel endoscopy. Endoscopy. 2016;58:1134-14.
29. Inoue H, Ikeda H, Hosoya T et al. Submucosal endoscopic tumor resection for suepithelial tumors in the esophagusand cardia. Endoscopy. 2012;4:225-30.
30. Chen T, Zhou PH, Chu Y et al. Long-term outcomes of submucosal tunneling endoscopic resection for upper gastrointestinal submucosal tumors. Ann Surg. 2017;265:363-9.
31. Li QL, Chen WF, Zhan C et al. Clinical impact for the treatment of gastric submucosal tumors originating from the muscularis própria layer. Surg Endosc. 2015;29:3640-6.
32. Cho JW, Korean ESD Study Group. Current guidelines in the management of upper gastrointestinal subepithelial tumors. Cin Endoscc. 2016;49:235-40.
33. Arantes V, Albuquerque W, Farias DCA et al. Standardized endoscopic submucosal tunnel dissection for management of early esophageal tumors. Gastrointest Endosc. 2013; 78: 946-52.

CAPÍTULO 63

ACESSOS NUTRICIONAIS

Felipe Alves Retes ▪ Débora Lucciola Coelho ▪ Victor Lima de Matos
Geraldo Henrique Gouvea de Miranda ▪ José Celso Cunha Guerra Pinto Coelho

INTRODUÇÃO

A nutrição por sonda, seja ela nasoenteral, de gastrostomia ou de jejunostomia, é o método mais indicado para oferecer suporte nutricional a pacientes em risco de desnutrição, que não conseguem manter o aporte nutricional por via oral, mas apresentam o trato gastrointestinal funcionante. De fato, a dieta enteral é mais barata, mantém a integridade da mucosa gastrointestinal e diminui o risco de complicações infecciosas quando comparada à dieta parenteral.[1]

SONDA NASOENTERAL

A sonda nasoenteral (SNE) é uma via de alimentação efetiva e barata para suporte nutricional (Fig. 63-1). A técnica mais utilizada para inserção é "às cegas", à beira do leito. Entretanto, o posicionamento errado pode acontecer em 0,5-16% dos casos.[2] A confirmação da sua posição é obrigatória, uma vez que a infusão de dieta na traqueia ou brônquio pode ser fatal, e pode ser feita por insuflação de ar, radiografia, ultrassonografia entre outros métodos. A insuflação de ar e ausculta não é um método totalmente confiável para confirmação do posicionamento, por isso, em caso de dúvida, ela só deve ser liberada para uso após avaliação por radiografia.[2] Nos pacientes com necessidade de posicionamento pós-pilórico da SNE, como, por exemplo, naqueles com gastroparesia ou risco de broncoaspiração por refluxo, a passagem às cegas é bem-sucedida em apenas 54% das vezes.[3] Associar o uso de pró-cinéticos, como metoclopramida e eritromicina, é uma estratégia que pode ser adotada para aumentar a taxa de progressão da sonda para posição pós-pilórica.[4] Nos casos de insucesso da introdução às cegas ou quando se necessita de posicionamento pós-pilórico, deve-se solicitar a passagem da sonda guiada por endoscopia, que é bem-sucedida na quase totalidade dos casos (Fig. 63-2). Apesar de a narina ser o local mais comum e fácil de inserção da sonda, ela pode ser introduzida por via oral naqueles pacientes com contraindicação de passagem pelo nariz, como presença de grandes tumores na nasofaringe e fístula liquórica.

As principais complicações relacionadas com o uso da SNE independem da técnica de inserção e incluem: epistaxe, sensação de corpo estranho na faringe, refluxo gastroesofágico (Fig. 63-3), broncoaspiração, sinusite e erosões na narina.[2,5] A disfunção da sonda é outro problema recorrente. O seu pequeno diâmetro, geralmente, 12 French (Fr), favorece sua obstrução, e sua posição na narina favorece sua retirada inadvertida, principalmente naqueles pacientes confusos e agitados. Uma complicação grave é a perfuração esofágica. Em pacientes com divertículo de Zenker, por causa do risco dessa complicação, deve-se optar pela introdução da SNE guiada por endoscopia. Além disso, não se pode esquecer do aspecto estético da sonda. Seu uso está associado à piora na qualidade de vida do paciente, com impacto negativo na sua aparência pessoal e participação em atividades sociais.[2,6]

Em relação à administração de medicamentos, é fundamental avaliar se a medicação em questão pode ser macerada e administrada por via enteral. Muitas drogas apresentam liberação controlada em segmentos específicos, após contato com as secreções do trato digestório (como o ácido do estômago) decorrente da presença de camada protetora. Não é correto assumir que uma medicação que é administrada por via oral convencional possa ser macerada e administrada por SNE, mesmo que a extremidade se encontre em posição gástrica.

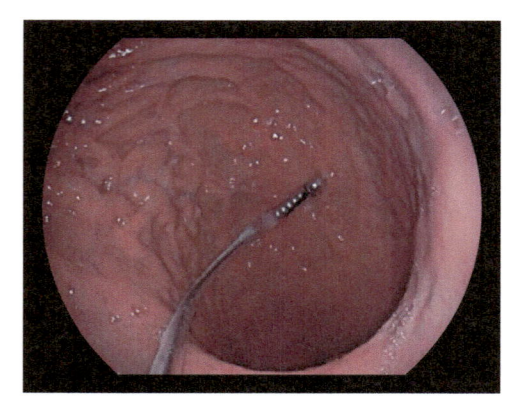

Fig. 63-1. Sonda nasoenteral em posição gástrica.

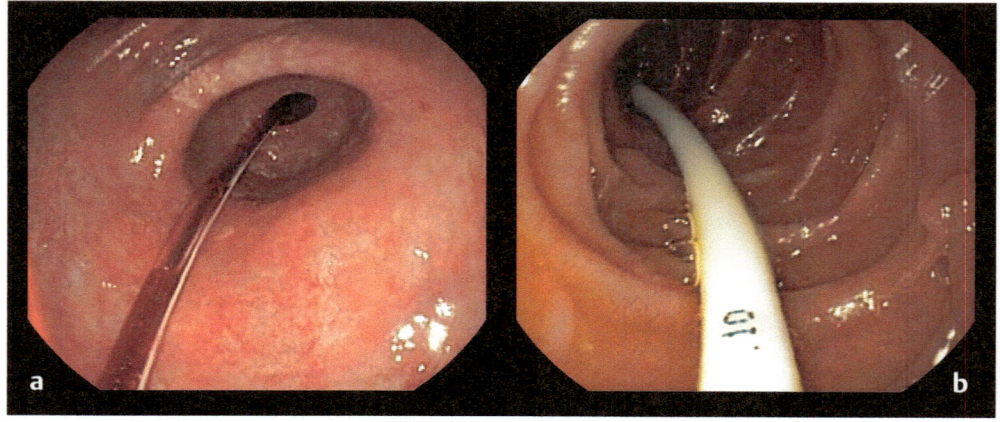

Fig. 63-2. (a, b) Sonda nasoenteral posicionada em posição pós-pilórica e em segunda porção duodenal.

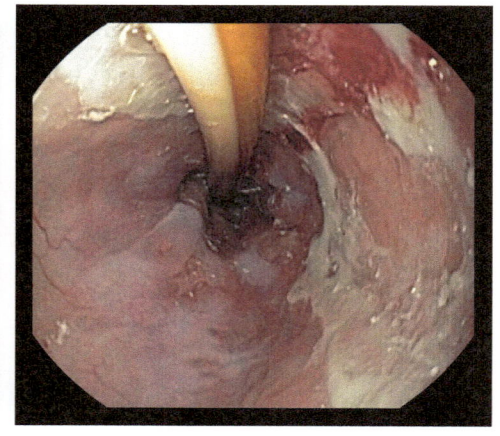

Fig. 63-3. Esofagite erosiva intensa em paciente em uso de sonda nasoenteral.

A constante necessidade de repassar a SNE, por obstrução ou saída inadvertida, além das complicações descritas, a tornam inadequada para uso em longo prazo. Sua utilização deve ser reservada, idealmente, para aqueles pacientes que irão necessitar de suporte nutricional por até 30 dias. Nos que precisarem de suporte por tempo mais prolongado, deve-se optar por uma via alimentar mais definitiva, como a gastrostomia ou jejunostomia.[2,5]

Técnica de Inserção por Via Endoscópica

A opção pela passagem da SNE sob visão endoscópica está relacionada com a falha ou contraindicação de passagem da sonda "às cegas", seja por intolerância do paciente, presença de alterações anatômicas, estenose, fístulas (Fig. 63-4), divertículos ou necessidade de seu posicionamento pós-pilórico. A taxa de sucesso é bastante elevada, variando entre 85 e 95%, no entanto, deve-se ressaltar que o procedimento endoscópico também envolve riscos, particularmente relacionados com a sedação em paciente frágil.[7]

Alguns cuidados tornam a passagem da SNE mais fácil e segura, independente da técnica escolhida: posicionar adequadamente o paciente, avaliar previamente a perviedade das narinas, lubrificar a sonda e o fio-guia e fixar a sonda após o fim do procedimento.

A técnica mais utilizada, pela sua simplicidade, é introduzir a sonda pela narina com o paciente em decúbito lateral esquerdo e empurrar o dispositivo orientando seu trajeto com o gastroscópio pelo seio piriforme, esôfago, estômago e duodeno. A retirada do aparelho deve ser feita com leves movimentos de chicoteamento, para não tracionar a sonda conjuntamente.[8,9]

Alguns profissionais preferem amarrar um fio de sutura na extremidade distal da sonda e utilizar uma pinça de corpo estranho para tracionar o fio, em conjunto com a sonda, e posicioná-la sob visão. Alguns trabalhos propõem, inclusive, a fixação do fio de sutura na mucosa com clipe metálico.[10]

Em caso de estenose, o uso de fio-guia biliar pode ser bastante útil. A técnica é análoga à dilatação com vela de Savary. A diferença está na necessidade de passar o fio-guia da boca para a narina antes da introdução da sonda, para que esta fique em posição adequada. Nos serviços em que está disponível o gastroscópio ultrafino, esta técnica é ainda mais fácil de ser realizada, pela possibilidade de introdução desse aparelho pela narina.[11]

GASTROSTOMIA ENDOSCÓPICA PERCUTÂNEA

A gastrostomia pode ser definida como a formação de uma fístula gastrocutânea com colocação de uma sonda para introdução de alimentos. Essa sonda pode ser implantada pelas técnicas endoscópica, cirúrgica, seja aberta ou laparoscópica, ou radiológica. No entanto, por ser mais simples, apresentar menor morbidade e menor custo, a técnica endoscópica é considerada, hoje, a técnica de escolha para nutrição enteral de pacientes com dificuldade ou impossibilidade de nutrição por via oral.[12]

A gastrostomia endoscópica percutânea (GEP) foi inicialmente descrita por Gauderer e Ponsky, em 1980, e consiste na introdução da sonda por via oral, tracionada por fio previamente introduzido no estômago pela parede abdominal, sob controle endoscópico.[13] Apesar do desenvolvimento de outras técnicas endoscópicas, essa continua sendo a técnica mais difundida pela sua simplicidade, efetividade e segurança.

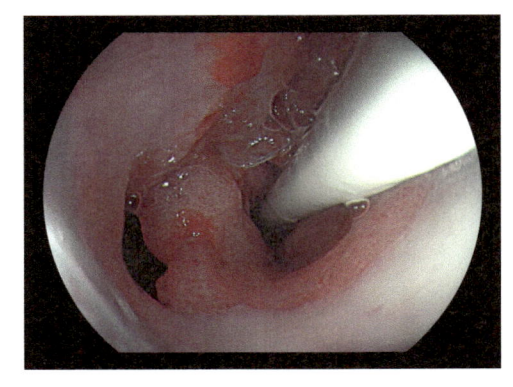

Fig. 63-4. Paciente em uso de sonda nasoenteral por fístula em anastomose esofagojejunal.

Quando comparada à SNE, a GEP apresenta resultados semelhantes em relação ao suporte nutricional, no entanto, a SNE apresenta maiores taxas de obstrução, deslocamento e perda, quando comparada à sonda de gastrostomia.[5,6]

Vale ressaltar que a GEP pode ser realizada com o paciente sob sedação, com tempo de procedimento entre 15-30 minutos, taxas de sucesso maiores que 95%, baixa taxa de complicações maiores e muito baixa mortalidade.[14,15]

Indicações

A principal indicação da GEP é a impossibilidade de alimentação oral por um período superior a 30 dias, por causa da disfagia ou da elevada possibilidade de broncoaspiração durante as alimentações, em pacientes com a função gastrointestinal preservada.[16,17] Caso o tempo estimado de utilização da sonda seja menor que 30 dias, a alimentação por SNE está indicada.

As principais indicações da gastrostomia endoscópica percutânea estão listadas no Quadro 63-1.[18]

As doenças neurológicas, que cursam com disfagia, seguida por neoplasias do trato aerodigestório, são as principais indicações de confecção de gastrostomia e correspondem por mais de 90% dos casos.[19] Indicações menos comuns incluem má-formações congênitas orofaríngeas e laringotraqueais, trauma facial, assistência ventilatória prolongada, demência, gastropexia para tratamento de volvo gástrico, doenças crônicas que necessitem de suplementação nutricional (síndrome do intestino curto), condições catabólicas (fibrose cística, AIDS/HIV) entre outras.[20]

Uma indicação de GEP não relacionada com a suplementação nutricional é a gastrostomia descompressiva. Ela tem como objetivo descomprimir o estômago, melhorando os sintomas de náusea e vômitos, naqueles pacientes com obstruções malignas (carcinomatose peritoneal, tumores obstrutivos) ou benignas (bridas) do trato gastrointestinal, porém sem condição cirúrgica.

Contraindicações

As contraindicações à GEP podem ser divididas em absolutas e relativas (Quadro 63-2).[20]

Quadro 63-1. Principais Indicações de GEP[18]

Indicações de gastrostomia	
• Disfagia neurogênica	• Anomalias congênitas
• Doenças neurodegenerativas	• Doença cardíaca congênita
• Paralisia cerebral	• Síndrome do intestino curto
• Demência	• Fibrose cística
• Esclerose lateral amiotrófica	• AIDS/HIV
• Esclerose múltipla	• Traumatismo facial grave
• Neoplasias obstrutivas do trato aerodigestório	• Descompressão gástrica
• Distúrbios psicomotores	• Coma prolongado
• Tumores cerebrais	• Fixação gástrica em caso de volvo

Quadro 63-2. Contraindicações Absolutas e Relativas da GEP[18]

Absolutas	Relativas
• Recusa do paciente	• Esplenomegalia
• Paciente com doença em fase terminal	• Hepatomegalia
• Impossibilidade de passagem do endoscópio para cavidade gástrica	• Presença de varizes esofagogástricas
• Interposição de estruturas entre as paredes gástrica e abdominal	• Diálise peritoneal
• Instabilidade hemodinâmica	• Obesidade mórbida
• Coagulopatia não compensada ou grave	• Coagulopatias tratáveis
• Ascite intensa	• Ascite leve ou moderada
• Sepse	• Cirurgia abdominal prévia
• Presença de lesões infiltrativas ou infectadas na parede abdominal ou gástrica no local da punção	• Gastrectomia subtotal

Cuidados no Pré-Operatório

A primeira medida a ser adotada antes da realização da GEP deve ser a adequada orientação ao paciente e seus familiares quanto à indicação do procedimento, seus benefícios, as opções terapêuticas, riscos e complicações. O Termo de Consentimento Livre e Esclarecido (TCLE) deve ser assinado pelo próprio paciente ou responsável e deve ser de fácil compreensão.

Deve ser respeitado tempo mínimo de jejum de 8 horas. Na população pediátrica esse tempo pode variar conforme a faixa etária e dieta utilizada (Quadro 63-3).

Exame físico deve ser direcionado à avaliação da parede abdominal. A presença de grandes cicatrizes cirúrgicas próximas ao local de incisão pode ser preditiva de não transiluminação. A presença de lesões cutâneas e ascite pode adiar e até mesmo contraindicar a realização do procedimento.

Os exames laboratoriais necessários devem ser guiados pela história clínica, exame físico e fatores de risco de cada paciente.

Os estados nutricional e inflamatório do candidato à gastrostomia podem, também, influenciar na evolução do paciente. Baixos níveis séricos de albumina e elevados níveis de proteína C reativa (PCR), particularmente se combinados, aumentam o risco de mortalidade nos primeiros 30 dias pós-GEP e devem ser considerados na decisão do procedimento.[21]

Antibioticoprofilaxia está indicada de forma rotineira nos pacientes submetidos à gastrostomia. A profilaxia é dispensável, caso o paciente já esteja em uso de antibióticos para outras condições clínicas e o antimicrobiano usado tenha cobertura adequada. A administração profilática de dose única de antibiótico endovenoso antes do procedimento é eficaz na redução de incidência de infecção periestomal. A redução do risco relativo de infecção varia entre 64-73%.[22] Habitualmente, utiliza-se cefazolina 1-2 g via endovenosa, em dose única, 30 a 60 minutos antes do procedimento.[18]

Coagulopatias e uso de medicamentos que interferem no mecanismo da coagulação devem ser investigados em todo paciente. A GEP pode ser considerada procedimento de alto risco para sangramento.[23,24] Segundo recomendações, os parâmetros de coagulação considerados seguros para realização de GEP são RNI < 1,5 e plaquetas > 50.000/mm³.[23,24] Pacientes em uso de anticoagulantes ou antiagregantes plaquetários devem ter seu risco tromboembólico avaliado, em conjunto ao seu médico assistente, antes da suspensão dos medicamentos. O ácido acetilsalicílico (AAS), quando usado em monoterapia, não precisa ser suspenso.

A escolha do tipo de procedimento anestésico dependerá das particularidades clínicas de cada paciente e de sua idade, podendo-se optar por analgesia com sedação consciente, sedação profunda ou anestesia geral. Especial atenção deve ser dada aos pacientes com câncer de cabeça e pescoço. Eles, sabidamente, possuem via aérea difícil.[25]

Técnica Operatória

A GEP deve ser realizada, idealmente, por dois médicos, um que ficará responsável pelo procedimento endoscópico, e outro que realizará o tempo abdominal.

Após a sedação, realiza-se uma endoscopia digestiva alta diagnóstica para excluir alterações que possam contraindicar o procedimento, como lesões obstrutivas pós-pilóricas. Cumprida essa etapa, o endoscopista posiciona o gastroscópio no estômago e insufla a câmara gástrica para que ocorra aproximação da parede anterior do estômago com a parede abdominal. A insuflação deve ser ideal para boa distensão da parede gástrica, sem, no entanto, provocar lacerações ou trauma na mucosa. Dessa forma, é possível identificar o ponto de transiluminação da luz do endoscópio no abdome (Fig. 63-5), o que praticamente exclui a presença de órgãos ou vísceras entre o estômago e a parede abdominal. O médico assistente, responsável pelo tempo abdominal, realiza pressão manual na parede abdominal (teste da digitopressão), escolhendo o ponto ideal para a incisão. O ponto de transiluminação deve, idealmente, estar na junção entre os terços proximal e médio de uma linha imaginária traçada entre a porção média do rebordo costal esquerdo e a cicatriz umbilical. Outra forma de localização é a definição de um ponto que se encontra a cerca de 3-5 cm abaixo da margem costal esquerda e à igual distância da linha mediana. No entanto, esse ponto pode-se apresentar em outra localização sem que se comprometa a realização do procedimento. Deve-se estar atento para que a gastrostomia não seja realizada quando o local de transiluminação ultrapassa o rebordo costal ou se encontra muito próximo a ele. Em relação à topografia na parede gástrica, o ideal é que a GEP seja realizada na parede anterior da transição corpo-antro, evitando-se a pequena e grande curvaturas, locais de vasos mais calibrosos responsáveis pela irrigação do estômago.

Após a confirmação do local ideal para a realização do procedimento, procede-se ao preparo do paciente e do médico responsável pelo tempo abdominal. Esse último realiza antissepsia das mãos e paramentação com gorro, máscara, aventais e luvas estéreis. Quanto ao paciente, a equipe de enfermagem inicialmente realiza tricotomia do abdome superior, se necessária. Em seguida, a antissepsia de todo o abdome é feita com digluconato de clorexidina desgermante a 2% e solução alcoólica de clorexidina a 0,5% pelo médico auxiliar que, depois, procede à colocação de campos estéreis, deixando exposto apenas o local de transiluminação. Em sequência, é realizada anestesia local com infiltração da pele e subcutâneo do paciente com lidocaína injetável, sem vasoconstritor a 2%, no local da punção da GEP. Pode-se aproveitar esse momento para realização da técnica *safe tract*, em que a agulha usada para a anestesia é inserida na parede abdominal em direção à luz gástrica com o êmbolo tracionado até que entrem bolhas de ar na seringa, o que deve ocorrer ao mesmo tempo em que a agulha é visualizada entrando no estômago, confirmando que não existe víscera oca entre a parede abdominal e o estômago.

O próximo passo é a escolha da técnica a ser utilizada. Não existe consenso na literatura sobre qual é o método mais adequado para a realização da gastrostomia. Essa escolha deve-se basear no quadro clínico do paciente, na experiência dos profissionais envolvidos e na disponibilidade de material no serviço.

As principais técnicas utilizadas atualmente para a realização de gastrostomia endoscópica percutânea são:

- *Técnica de tração (Gauderer-Ponsky):* técnica mais conhecida e amplamente utilizada atualmente. A sonda de gastrostomia é

Quadro 63-3. Recomendações de Jejum para Realização da GEP

Material ingerido	Período mínimo de jejum (h)
Líquidos claros (sem resíduos)	2
Leite materno	4
Fórmula infantil	6
Leite não materno	6
Refeição leve	6
Dieta sólida	8

Fonte: American Society of Anesthesiology.

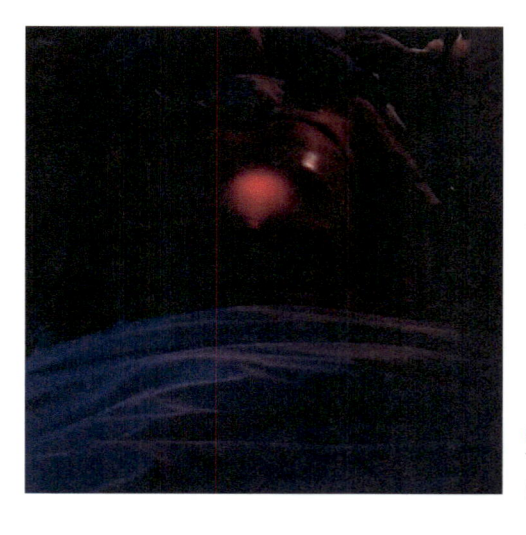

Fig. 63-5. Transiluminação na parede abdominal.

tracionada pela parede abdominal, da boca até o estômago, após ter sido acoplada a um fio-guia (Fig. 63-6).[13]

- *Técnica de introdução com gastropexia:* existe a necessidade de realização de gastropexias prévias (Figs. 63-7 e 63-8), evitando o risco de deslocamento do estômago durante a colocação da sonda, e introdução da sonda diretamente na parede abdominal (Figs. 63-9 a 63-11).[26,27]
- *Técnica de pulsão (Sachs-Vine):* a sonda é empurrada sobre um fio-guia pela cavidade oral até o estômago e parede abdominal.[14] É a técnica menos utilizada.

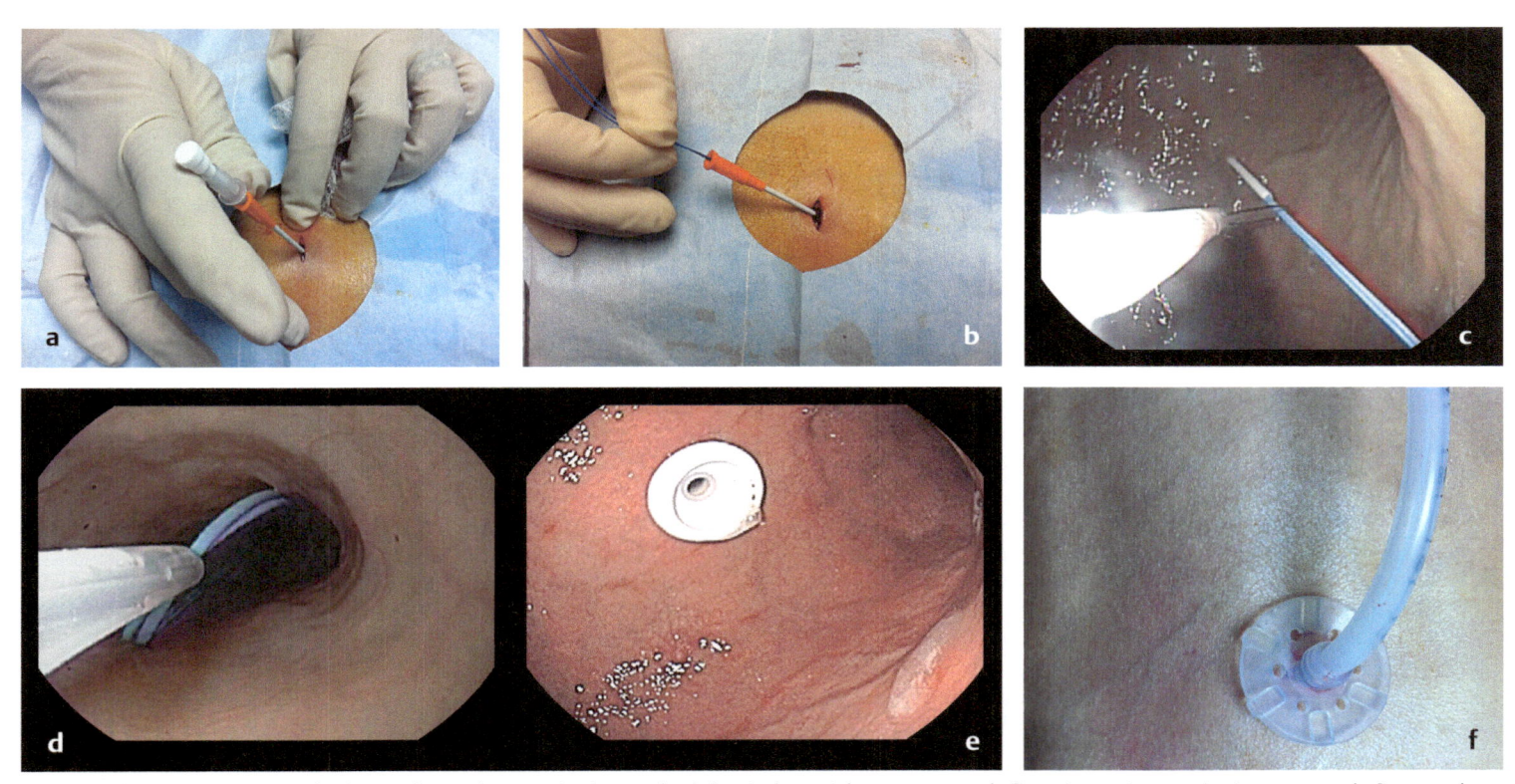

Fig. 63-6. (a-f) Gastrostomia pela técnica de Ponsky: punção da parede abdominal com jelco, passagem de fio-guia na câmara gástrica, captura do fio com alça, exteriorização pela boca e passagem da sonda.

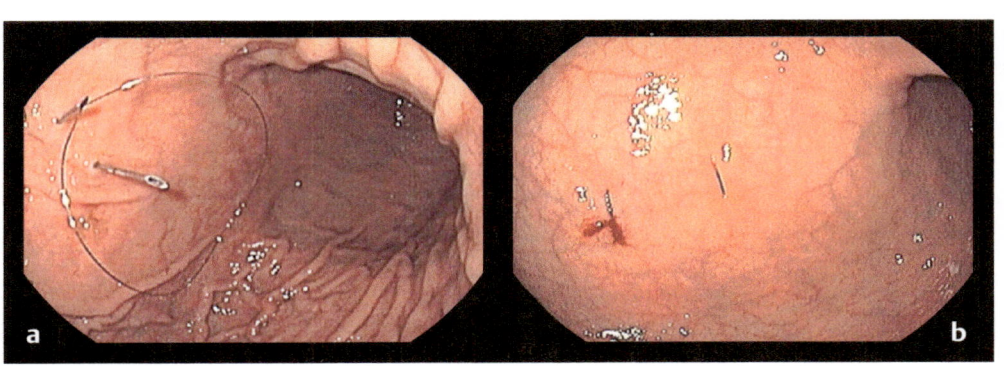

Fig. 63-7. (a, b) Gastropexia com pontos em "U".

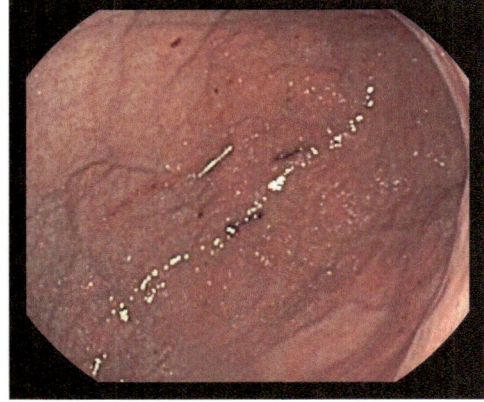

Fig. 63-8. Gastropexia com o uso de "T-tags".

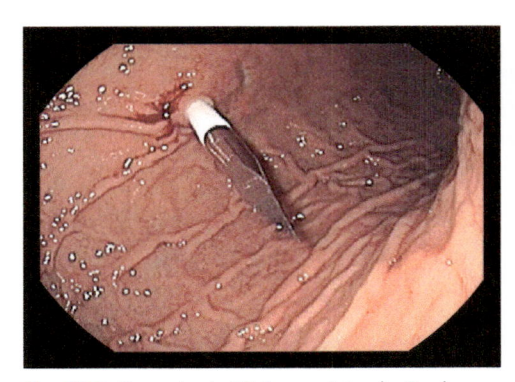

Fig. 63-9. Trocarte de 15 Fr para introdução da sonda de gastrostomia.

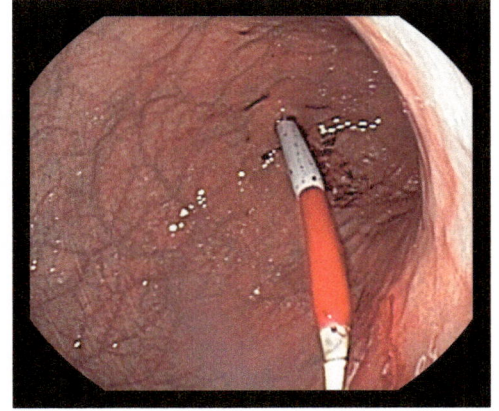

Fig. 63-10. Sistema de dilatação para introdução da sonda de gastrostomia.

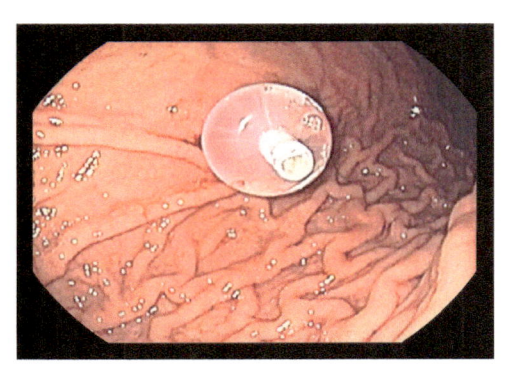

Fig. 63-11. Aspecto final – técnica de introdução com gastropexia.

Cuidados no Pós-Operatório

Muitos pacientes queixam-se de dor abdominal após inserção da sonda de gastrostomia. Ela costuma ser de leve à moderada intensidade, e o tratamento com analgésicos não opioide, em geral, é suficiente.

Tradicionalmente, a administração de dieta pela sonda era postergada até o dia seguinte, por causa do receio de escape de dieta para o peritônio. Contudo, alguns trabalhos recentes têm demostrado que o início precoce de alimentação enteral (4 horas após o procedimento) não aumenta a taxa de complicações.[28,29]

O estoma deve ser limpo diariamente e examinado em busca de sinais como descoloração da pele, edema, exsudato, pus ou vazamento ao redor da sonda. Deve-se orientar o paciente e os cuidadores para evitar colocar gazes por baixo do anteparo externo. É de fundamental importância monitorar a distância do anteparo externo em relação ao anteparo interno. As sondas são, em geral, numeradas, e o médico deve escrever no laudo em qual número o anteparo externo se encontra. Deve-se mantê-la junto a esse número, evitando assim que a sonda fique muito apertada ou muito frouxa. Além disso, a sonda deve ser girada 180° diariamente.

Para se evitar obstrução do lúmen, devem-se administrar 30 a 60 mL de água filtrada após cada administração de dieta ou medicamento.

Os pontos da gastropexia devem ser retirados em 7-10 dias.

Com o passar do tempo, a sonda pode apresentar sinais de mau funcionamento e ser necessária a sua remoção. Para realizar a troca da sonda pode-se lançar mão de duas técnicas. Ela pode ser removida sob controle endoscópico, sendo a sonda cortada rente à pele, e o anteparo interno recuperado com auxílio do endoscópio (Fig. 63-12). Outra abordagem é a remoção da sonda por tração manual da mesma sobre o local da gastrostomia. Nesse caso, o paciente pode-se queixar de dor local justificando a administração prévia de anestésico tópico, reduzindo o desconforto durante a remoção.[30,31]

Complicações

A gastrostomia é considerada um procedimento seguro e eficaz. Entretanto, como qualquer procedimento cirúrgico, ela não é isenta de riscos, e suas complicações podem ocorrer com taxas variáveis, conforme a população estudada.

As complicações pós-GEP são, em sua maioria, complicações menores (tratamento conservador) e podem ocorrer em 13 a 43% dos casos. As complicações maiores (necessidade de tratamento invasivo, internação hospitalar ou hemotransfusão), por outro lado, são descritas em 0,4 a 8,4% dos procedimentos.[16]

As complicações menores incluem: infecção periestomal (Fig. 63-13), dor abdominal, sangramento no local da gastrostomia em pequena quantidade, dermatite, granuloma perissonda (Fig. 63-14), extravasamento de conteúdo gástrico (Fig. 63-15), disfunção da sonda (obstrução ou saída acidental) (Fig. 63-16), lacerações esofágicas (Fig. 63-17), pneumoperitônio. As complicações maiores incluem: sepultamento do anteparo interno da sonda (*buried bumper syndrome*) (Fig. 63-18), fascite necrosante, peritonite, broncoaspiração, implante metastático no estoma, lesão de vísceras ocas ou órgãos sólidos, sangramentos maiores (Fig. 63-19), fístula gastrocolocutânea (Fig. 63-20) e perda precoce da sonda (Quadro 63-4).[7,16]

A infecção periestomal é a complicação mais comum após a GEP. Sua prevalência varia de 5-39% dos casos.[32,33] É caracterizada pela presença de eritema, induração e saída de secreção purulenta no local da gastrostomia. O tratamento com cuidados locais e antibioticoterapia sistêmica é suficiente na quase totalidade dos casos.

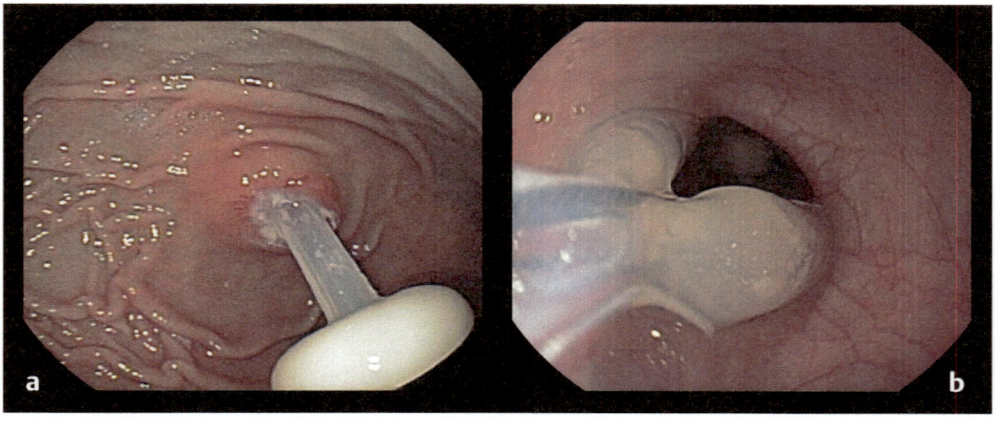

Fig. 63-12. (a, b) Retirada da sonda de gastrostomia pela técnica endoscópica.

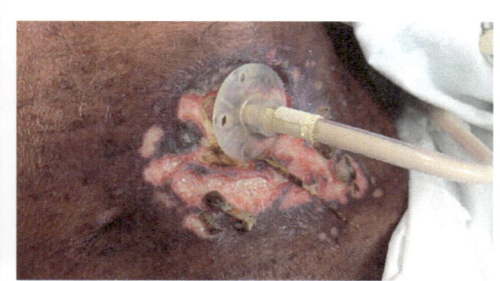

Fig. 63-13. Dermatite associada à infecção periestomal.

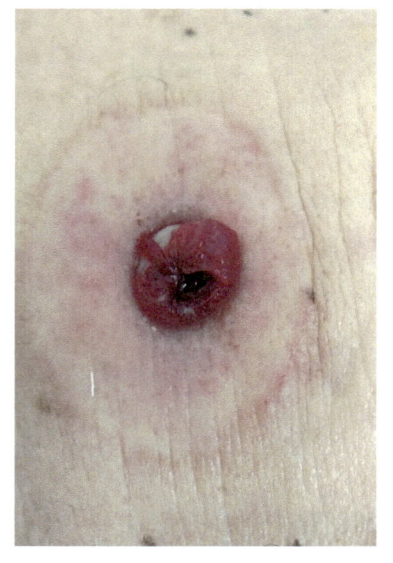

Fig. 63-14. Granuloma perissonda.

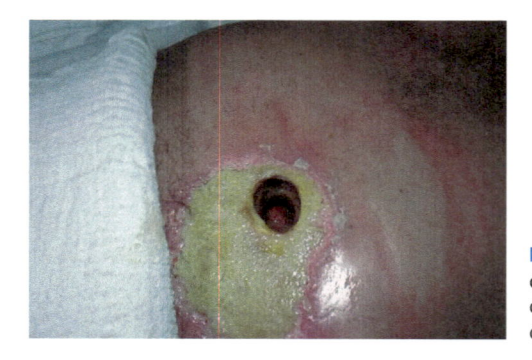

Fig. 63-15. Vazamento de conteúdo gástrico com alargamento do orifício da gastrostomia.

CAPÍTULO 63 ■ ACESSOS NUTRICIONAIS

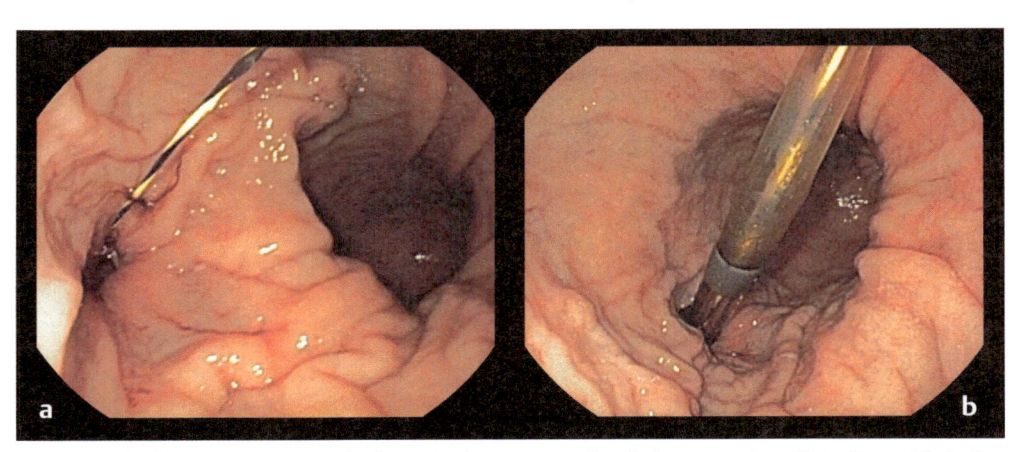

Fig. 63-16. (a, b) Paciente com perda da sonda de gastrostomia e fechamento do orifício. Necessidade de dilatação para colocação de nova sonda.

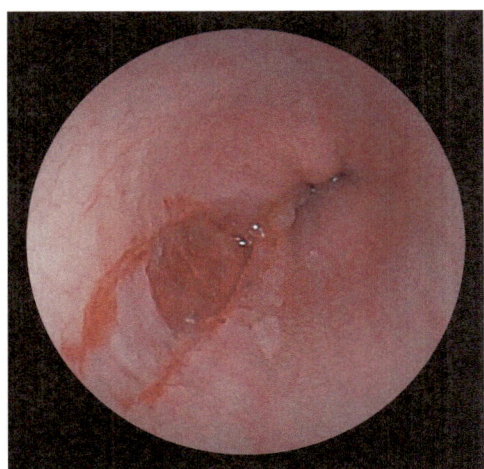

Fig. 63-17. Laceração esofágica pós-passagem de sonda de gastrostomia.

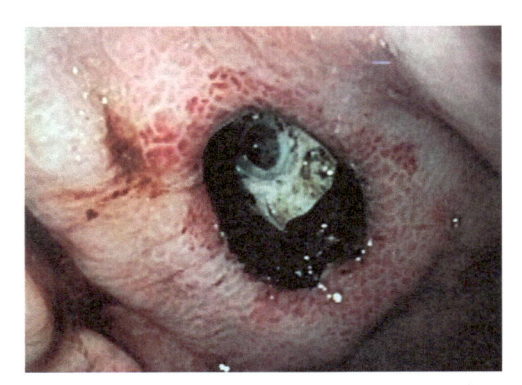

Fig. 63-18. Sepultamento do anteparo interno da sonda de gastrostomia na parede gástrica.

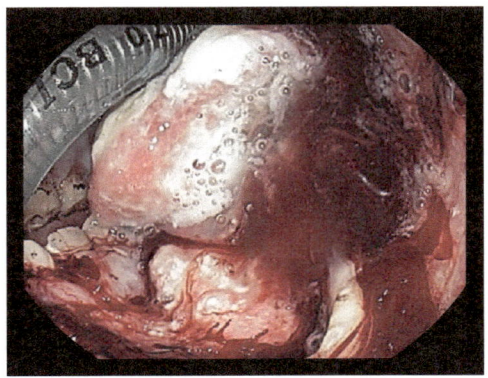

Fig. 63-19. Sangramento de tumor de orofaringe pela passagem de sonda de gastrostomia.

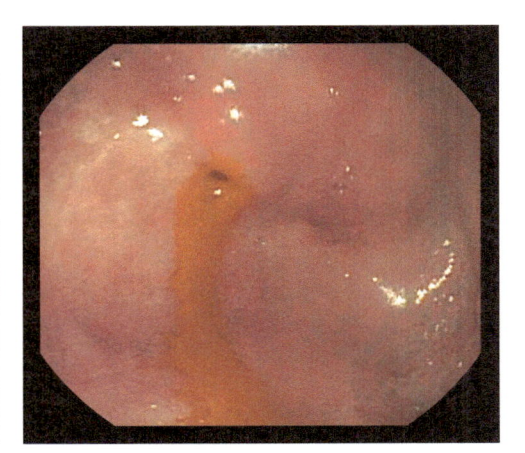

Fig. 63-20. Fístula gastrocolônica.

Quadro 63-4. Complicações Pós-GEP[7]

Complicações	
Menores	**Maiores**
■ Infecção periestomal	■ Sepultamento do anteparo interno
■ Dor abdominal	■ Fascite necrosante
■ Sangramento menor	■ Sangramento maior
■ Dermatite	■ Peritonite
■ Granuloma perissonda	■ Broncoaspiração
■ Extravasamento do conteúdo gástrico	■ Perfuração ou lesão de outros órgãos
■ Disfunção da sonda	■ Implante metastático
■ Laceração esofágica	■ Fístula gastrocolocutânea
■ Pneumoperitônio	■ Perda precoce da sonda

GASTROJEJUNOSTOMIA ENDOSCÓPICA PERCUTÂNEA E JEJUNOSTOMIA ENDOSCÓPICA PERCUTÂNEA DIRETA

A alimentação pós-pilórica é uma importante alternativa de nutrição enteral para pacientes que, a despeito da manutenção da integridade do trato digestório, encontram-se impossibilitados ou apresentam contraindicações à ingesta oral ou suporte nutricional por via gástrica.

As principais indicações para obtenção de uma via alimentar pós-pilórica são gastroparesia refratária ao tratamento clínico, obstrução de saída gástrica (maligna ou benigna), broncoaspirações decorrentes de refluxo gastroesofágico, alguns casos de pancreatite aguda grave ou crônica, fístulas traqueoesofágicas ou alterações cirúrgicas que limitam o uso da gastrostomia (como esofagectomia ou gastrectomias).[34,35]

Em períodos curtos, entre duas a quatro semanas de utilização, por exemplo, a sonda nasoenteral em posição jejunal encontra-se indicada. Todavia, quando há indicação de alimentação jejunal por períodos mais longos, é necessário se considerar a obtenção de um acesso nutricional mais estável e duradouro. Para este fim, temos à disposição técnicas endoscópicas, radiológicas e cirúrgicas.

Em face dos menores riscos, relativa simplicidade e segurança, as técnicas endoscópicas, via de regra, se constituem nos métodos de escolha.[36] A via endoscópica pode ser obtida por meio de duas técnicas: a gastrojejunostomia endoscópica percutânea (GJEP) (Fig. 63-21) e a jejunostomia endoscópica percutânea direta (JEPD).

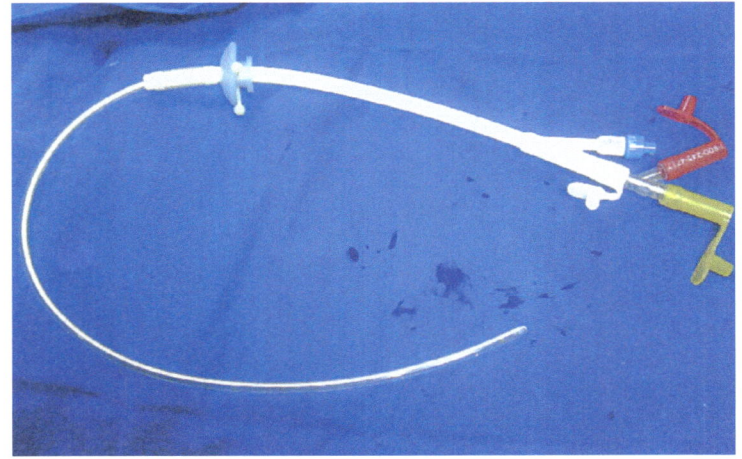

Fig. 63-21. Sonda de gastrojejunostomia.

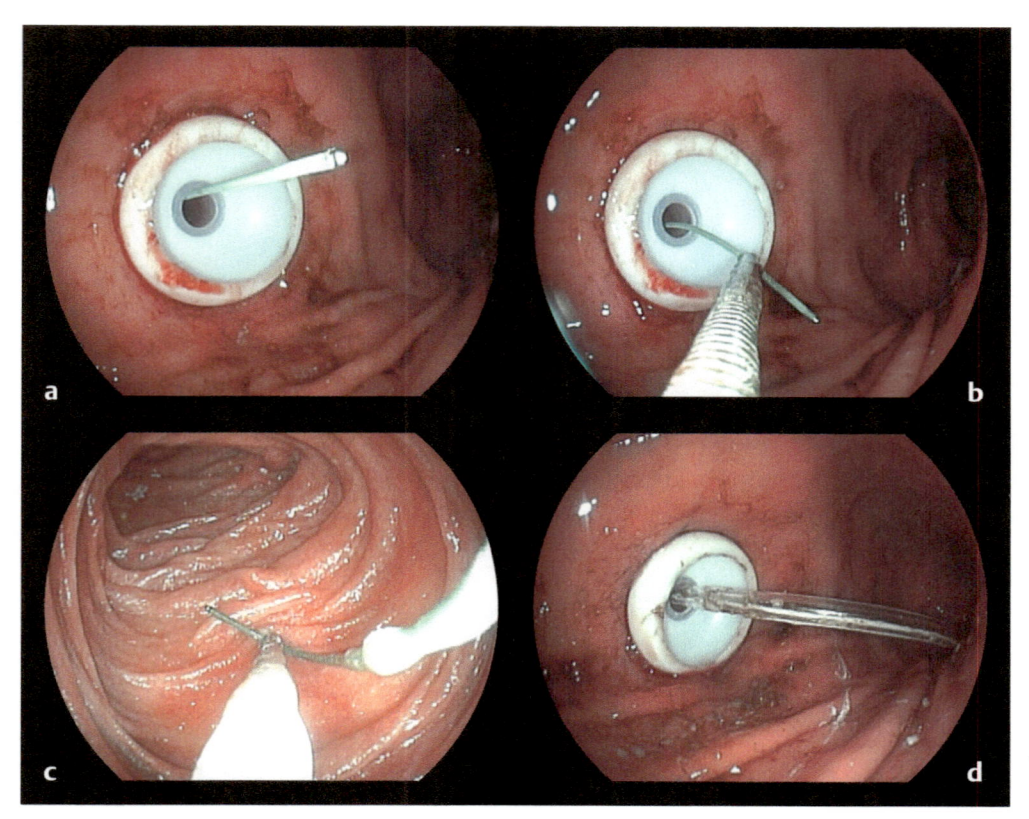

Fig. 63-22. (a-d) Passagem de fio-guia pelo interior da sonda de gastrostomia, apreensão do fio-guia com pinça, posicionamento do fio-guia distalmente na segunda porção duodenal e aspecto final após passagem da sonda de jejunostomia pelo fio-guia. (Imagens gentilmente cedidas pela equipe de endoscopia do Hospital Mater Dei – Santo Agostinho).

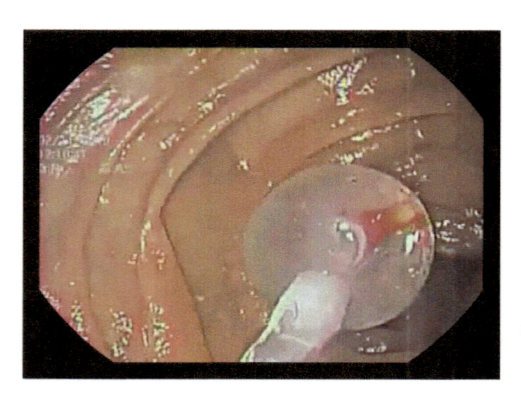

Fig. 63-23. Jejunostomia direta pela técnica de pexia e introdução.

A GJEP foi primeiramente descrita por Ponsky e Azsodi, em 1984, e consiste na passagem de uma sonda de menor calibre, por dentro da sonda de gastrostomia até o jejuno proximal.[37] A despeito do uso consagrado do termo "gastrojejunostomia", a denominação mais adequada seria gastrostomia com extensão jejunal, uma vez que uma anastomose propriamente dita não é confeccionada (Fig. 63-22).

A GJEP proporciona uma via de alimentação jejunal em curto ou médio prazo e pode, habitualmente, predizer a reposta à utilização de uma jejunostomia feita por via cirúrgica ou endoscópica. Infelizmente a gastrostomia com extensão jejunal raramente se constitui em uma solução em longo prazo, uma vez que a sonda jejunal tende frequentemente a retornar ao estômago e obstruir-se, não raro inviabilizando seu uso.[38]

A JEPD foi descrita por Shike et al., em 1987, e consiste na colocação de uma sonda alimentar, aos moldes da GEP, em uma alça jejunal (Fig. 63-23).[39] Nos pacientes com anatomia preservada, sem procedimentos cirúrgicos prévios, pode ser necessário o uso de colonoscópio pediátrico ou enteroscópio para se atingir o jejuno proximal. Nos pacientes com anatomia alterada por cirurgias prévias, o endoscópio tradicional, na maioria dos casos, é suficiente para se atingir o ponto desejado.

Duas complicações específicas deste procedimento são o volvo intestinal, pela fixação da alça jejunal, e a obstrução intestinal, causada pela própria sonda, principalmente quando se utiliza a sonda balonada.[40]

As contraindicações para a GJEP e JEPD são semelhantes àquelas da GEP. No entanto, nos casos de lesões na parede gástrica ou ausência de transiluminação pelo estômago, a JEPD pode ser tentada.[34,35]

REFERÊNCIAS BIBLIOGRÁFICAS

1. Chow R, Bruera E, Chiu L, Chow S, Chiu N, Lam H et al. Enteral and parenteral nutrition in cancer patients: a systematic review and meta-analysis. Ann Palliat Med. 2016;5(1):30-41.
2. Blumenstein I, Shastri YM, Stein J. Gastroenteric tube feeding: Techniques, problems and solutions. World J Gastroenterol. 2014;20(26):8505-24.
3. de Aguilar-Nascimento JE, Kudsk KA. Clinical costs of feeding tube placement. JPEN J Parenter Enteral Nutr. 2007;31:269-73.
4. Jiang QJ, Jiang CF, Chen QT. Erythromycin for Promoting the Postpyloric Placement of Feeding Tubes: A Systematic Review and Meta-Analysis. Gastroenterol Res Pract. 2018 Apr 3;018:1671483.
5. Pearce CB, Duncan HD. Enteral feeding. Nasogastric, nasojejunal, percutaneous endoscopic gastrostomy, or jejunostomy: its indications and limitations. Postgrad Med J. 2002;78(918):198-204.
6. Wang J, Liu M, Liu C, Ye Y, Huang G. Percutaneous endoscopic gastrostomy versus nasogastric tube feeding for patients with head and neck cancer: a systematic review. J Radiat Res. 2014;55(3):559-67.
7. Halloran O, Grecu B, Sinha A. Methods and complications of nasoenteral intubation. J Parenter Enteral Nutr. 2011 Jan; 35(1): 61-6.
8. Enestvedt BK, Jorgensen J, Sedlack RE et al. ASGE training committee 2013-2014: Endoscopic approaches to enteral feeding and nutrition core curriculum. Gastrointestinal Endoscopy. 2014;80(1):34-41.
9. Fang JC, DiSario JA. Endoscopic approaches to enteral nutritional support [Review]. ASGE Clin Update. 2003 April;10 (4):88-89.
10. Schrijver AM, Siersema PD, Vleggaar FP et al. Endoclips for fixation of nasoenteral feeding tubes: A review. Digestive and Liver Disease. 2011;43:757-761.
11. Wiggins TF, DeLegge MH. Evaluation of a new technique for endoscopic nasojejunal feeding tube placement. Gastrointest Endosc. 2006;63:590-5.
12. Bankhead RR, Fisher CA, Rolandelli RH. Gastrostomy Tube Placement Outcomes: Comparison of Surgical, Endoscopic, and Laparoscopic Methods. Nutr Clin Pract. 2005;20(6):607-12.
13. Gauderer MW, Ponsky JL, Izant RJ Jr. Gastrostomy without laparotomy: a percutaneous endoscopic technique. J Pediatr Surg.1980;15:872-875.

14. Jain R, Maple JT, Anderson MA, Appalaneni V, Ben-Menachem T, Decker GA, et al. The role of endoscopy in enteral feeding. Gastrointest Endosc. 2011;74(1):7-12.
15. Richter-Schrag HJ, Richter S, Ruthmann O, Olschewski M, Hopt UT, Fischer A. Risk factors and complications following percutaneous endoscopic gastrostomy: a case series of 1041 patients. Can J Gastroenterol. 2011;25(4):201-6.
16. Mansur GR, Souza e Mello GF, Garcia FL, Santos TB. Gastrostomia Endoscópica Percutânea (GEP). Projeto Diretrizes-Sociedade Brasileira de Endoscopia DIgestiva. 2010. Disponível em http://www.sobed.org.br
17. Park RHR, Allison MC, Lang J, Spence E, Morris AJ, Danesh BJZ et al. Randomised comparison of percutaneous endoscopic gastrostomy and nasogastric tube feeding in patients with persisting neurological dysphagia. BMJ. 1992;304:1406-1409.
18. Khashab MA, Chithadi KV, Acosta RD, Bruining DH, Chandrasekhara V, Eloubeidi MA et al. Antibiotic prophylaxis for GI endoscopy. Gastrointest Endosc. 2015;81(1):81-9.
19. Malmgren A, Hede GW, Karlström B, Cederholm T, Lundquist P, Wirén M, Faxén-Irving G. Indications for percutaneous endoscopic gastrostomy and survival in old adults. Food Nutr Res. 2011;55:1-6.
20. Rahnemai-Azar AA, Naghshizadian R, Kurtz A, Farkas DT. Percutaneous endoscopic gastrostomy: indications, technique, complications and management. World J Gastroenterol. 2014;20(24):7739-51.
21. Blomberg J, Lagergren P, Martin L, Mattsson F, Lagergren J. Albumin and C-reactive protein levels predict short-term mortality after percutaneous endoscopic gastrostomy in a prospective cohort study. Gastroint Endosc. 2011;73:29-36.
22. Sharma VK, Howden CW. Meta-analysis of randomized, controlled trials of antibiotic prophylaxis before percutaneous endoscopic gastrostomy. Am J Gastroenterol. 2000;95:3133-6.
23. Acosta RD, Abraham NS, Chandrasekhara V, Chatadi KV et al. Management of antithrombotic agents for patients undergoing GI endoscopy. Gastrointest Endosc. 2016;83:3-16.
24. Sutcliffe J, Wigham A, Mceniff N, Dvorak P, Crocetti L, Uberoi R. CIRSE Standards of Practice Guidelines on Gastrostomy. Cardiovasc Intervent Radiol. 2016;39(7):973-87.
25. Riley DA, Strauss M. Airway and other complications of percutaneous endoscopic gastrostomy in head and neck cancer patients. Ann Otol Rhinol Laryngol. 1992;101(4):310-3.
26. Dormann AJ, Glosemeyer R, Leistner U, Deppe H, Roggel R, Wigginghaus B, Huchzermeyer H. Modified percutaneous endoscopic gastrostomy (PEG) with gastropexy-early experience with a new introducer technique. Z Gastroenterol. 2000;38:933-8.
27. Martins FP, Sousa MCB, Ferrari AP. New "Introducer" PEG-Gastropexy with T Fasteners: a pilot study. Arq Gastroenterol. 2011;48(4):231-5.
28. Bechtold ML, Matteson ML, Choudhary A, Puli SR, Jiang PP, Roy PK: Early versus delayed feeding after placement of a percutaneous endoscopic gastrostomy: a metaanalysis. Am J Gastroenterol. 2008;103(11):2919-24.
29. Stein J, Schulte-Bockholt A, Sabin M, Keymling M. A randomized prospective trial of immediate vs. next-day feeding after percutaneous endoscopic gastrostomy in intensive care patients. Intensive Care Med. 2002;28:1656-60.
30. Dobrota JS. Painless removal of traction-removable PEG tubes. Gastrointest Endosc. 1999;50:457.
31. Duerksen DR. Removal of traction-removable gastrostomy tubes with local anesthetic. Gastrointest Endosc. 2001;54:420.
32. Duarte H, Santos C, Capelas ML, Fonseca J. Peristomal infection after percutaneous endoscopic gastrostomy: A 7-year surveillance of 297 patients. Arq Gastroenterol. 2012;49(4):255-8.
33. Zopf Y, Konturek P, Nuernberger A, Maiss J, Zenk J, Iro H et al. Local infection after placement of percutaneous endoscopic gastrostomy tubes: a prospective study evaluating risk factors. Can J Gastroenterol. 2008;22(12):987-91.
34. Ridtitid W, Lehman GA, Watkins LJ et al. Short- and long-term outcomes from percutaneous endoscopic gastrostomy with jejunal extension analysis of success, complications and outcome. Surg Endosc. 2016;28 [epub ahead of print].
35. Zhu Y, Shi L, Tang H, Tao G. Current considerations in direct percutaneous endoscopic jejunostomy. Can J Gastroenterol. 2012;26(2):92-96.
36. Lim AH, Schoeman MN, Nguyen NQ, Long-term outcomes of direct percutaneous endoscopic jejunostomy: a 10-year cohort. Endosc Int Open. 2015;03:E610-4.
37. Ponsky JL, Aszodi A. Percutaneous endoscopic jejunostomy. Am J Gastroenterol. 1984;79:113-116.
38. Kirby DF, Delegge MH, Fleming CR. American Gastroenterological Association technical review on tube feeding for enteral nutrition. Gastroenterology. 1995;108:1282.
39. Shike M, Schroy P, Ritchie MA et al. Percutaneous endoscopic jejunostomy in cancer patients with previous gastric resection. Gastrointest Endosc. 1987;33:372-374.
40. Zopf Y, Rabe C, Bruckmoser T, Maiss J, Hahn EG, Schwab D. Percutaneous endoscopic jejunostomy and jejunal extension tube through percutaneous endoscopic gastrostomy: a retrospective analysis of success, complications and outcome. Digestion. 2009;79(2):92-97.

TRATAMENTO ENDOSCÓPICO DA OBESIDADE E DOENÇA METABÓLICA

CAPÍTULO 64

Alberto Machado Neto ■ Eduardo Guimarães Hourneaux de Moura

INTRODUÇÃO

A prevalência da obesidade vem aumentando entre adultos, tanto nos países desenvolvidos quanto naqueles em desenvolvimento, segundo a Organização Mundial da Saúde (OMS – WHO).[1]

Dados do Ministério da Saúde apontam um aumento da obesidade no Brasil. Uma em cada cinco pessoas no País está acima do peso. A prevalência da doença passou de 11,8%, em 2006, para 18,9%, em 2016.[2]

A determinação multifatorial do sobrepeso e da obesidade está relacionada com o modo de vida das populações modernas, que consomem cada vez mais alimentos processados, energeticamente densos e ricos em açúcares, com uma quantidade de calorias além da necessidade individual.[3]

As causas do sobrepeso e obesidade não são apenas individuais, mas também ambientais e sociais. A prevenção e o tratamento desses agravos requerem medidas complexas, como a atuação articulada dos vários setores da sociedade, contribuindo para que sejam adotados modos de vida saudáveis.

O tratamento da obesidade deve ser multidisciplinar e varia de acordo com o grau da obesidade, com as comorbidades, com o estilo de vida entre outros fatores. Em alguns casos, são necessários medicamentos, realização de procedimentos minimamente invasivos por endoscopia ou até mesmo intervenções cirúrgicas. No entanto, existem recomendações gerais adequadas para a grande maioria dos obesos: educação (ou reeducação) alimentar, atividade física e as participações familiar e comunitária nesse processo.[4]

A cirurgia bariátrica deve ser considerada o último recurso contra a obesidade, devendo ser realizada nos pacientes com real indicação para o procedimento. Para ser um paciente com indicação para a cirurgia, ele não deve ter respondido ao tratamento clínico, ou seja, recebeu orientação e apoio para mudança de hábitos, realizou dieta, teve atenção psicológica, realizou atividade física e, em alguns casos, fez uso de medicamentos por, no mínimo, dois anos.

Os procedimentos cirúrgicos, por serem mais invasivos, podem apresentar complicações que impactam em um período prolongado de internação, afastamento do trabalho entre outras. Há, portanto, uma demanda por intervenções menos invasivas para a perda de peso, e que potencialmente reduzam a morbidade e facilitem o acesso a um maior número de pacientes. Uma variedade de novas modalidades endoscópicas pode-se encaixar nesse perfil.

No momento, uma variedade de dispositivos médicos empregados por via endoscópica está sendo estudada, para auxiliar na redução de peso, sendo alguns deles legalmente comercializados, e outros ainda em fase de estudo ou aguardando a liberação das entidades regulatórias.

Esses dispositivos podem ser categorizados pelo mecanismo de ação:

- *Restrição:* dispositivos que ocupam espaço, como, por exemplo, balão intragástrico, ou técnicas de sutura, como, por exemplo, gastroplastia endoscópica.
- *Desabsortiva:* exclusão duodenal, como, por exemplo, dispositivo que impede o contato do alimento com a parede do intestino proximal.
- *Alterações neuro-hormonais:* modulação da saciedade, como, por exemplo, injeção de toxina botulínica.

As terapias endoscópicas bariátricas e metabólicas (EBMTs) estão indicadas, como:

- *Terapia primária:* sobrepeso, obeso grau 1.
- *Terapia em ponte:* pré-operatória.
- *Terapia metabólica:* diabetes e hiperlipidemia.
- *Terapia revisional:* reganho de peso pós-*bypass* gástrico.

O desenvolvimento e aprovação de sistemas eficazes e seguros da EBMTs trazem uma opção a mais no tratamento desta complexa patologia.[5] A *expertise* terapêutica por meio de treinamento apropriado sem dúvida é muito importante, contudo, o benefício máximo da EBMT só é plenamente alcançado em um tratamento abrangente, multidisciplinar de controle de peso.

Neste capítulo, mostraremos os principais dispositivos endoscópicos de tratamento da obesidade disponíveis na atualidade, informando se já é aprovado pela ANVISA e pela FDA.

RESTRIÇÃO

Balão Intragástrico (BIG)

O balão intragástrico (BIG) é um dispositivo de silicone ou de polímero, introduzido dentro do estômago por via endoscópica ou por deglutição, dispensando o procedimento endoscópico, a fim de promover a diminuição do apetite, redução da ingesta alimentar e consequente aumento da saciedade, possibilitando a mudança no padrão alimentar e facilitando a perda de peso.[6,7]

De uma forma geral, o tratamento do sobrepeso/obesidade com o BIG é indicado para pacientes com índice de massa corpórea (IMC) entre 27,5 e 40 kg/m² e que não apresentam uma perda de peso sustentável com medidas conservadoras (como, terapia medicamentosa e mudança do estilo de vida) ou que não desejam ser submetidos a terapias mais invasivas, como as técnicas de cirurgia bariátrica.[8-11] O balão também tem mostrado resultados satisfatórios em pacientes com IMC maior que 40 quando associado a um programa de reeducação alimentar e exercícios físicos nos pacientes que não querem ou não podem realizar uma cirurgia bariátrica. Em pacientes com IMC maior que 50, o BIG demonstrou resultados satisfatórios para redução da hepatomegalia, condição que dificulta a técnica da cirurgia bariátrica nesses pacientes.[9,11-13]

Neste capítulo, abordaremos a história do balão intragástrico, os principais balões disponíveis no mercado, suas características e peculiaridades (Figs. 64-1 e 64-2).[14]

O Brasil configura-se em um dos países que mais utiliza esse tratamento na perda de peso. Existem cinco tipos de balão disponíveis no mercado brasileiro, conforme demonstrado no Quadro 64-1.

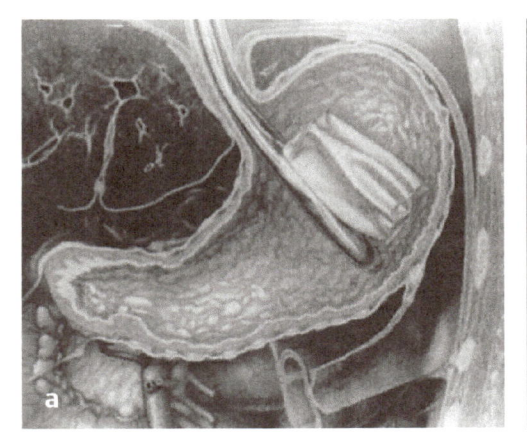

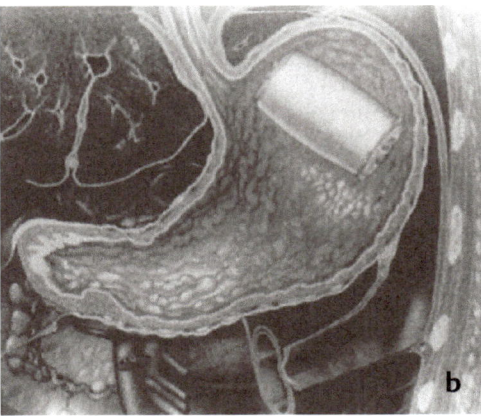

CAPÍTULO 64 ■ TRATAMENTO ENDOSCÓPICO DA OBESIDADE E DOENÇA METABÓLICA 579

Fig. 64-1. (**a**, **b**) A história do balão intragástrico iniciou-se, em 1985, quando a Food and Drug Administration (FDA), nos EUA, aprovou o uso da bolha gástrica Garren-Edwards (GEGB), um dispositivo cilíndrico de poliuretano, com o centro oco e capacidade para 200-220 mL de ar e que exigia retirada em 4 meses. Entretanto, complicações frequentes, como úlceras gástricas, obstruções, perfurações e o reganho de peso rápido do peso perdido, após retirada do GEGB, fizeram com que o mesmo fosse retirado do mercado, em 1992.[14]

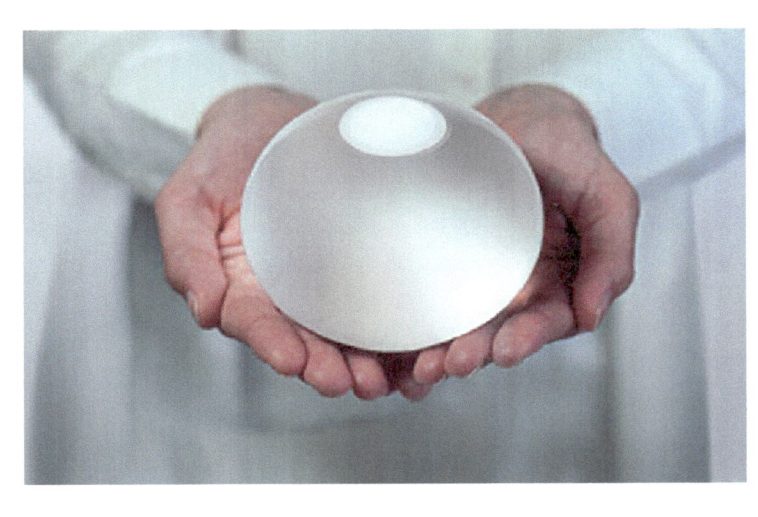

Fig. 64-2. Balão gástrico nos moldes atuais. Para abordar os problemas encontrados no GEGB, em 1997, foi realizada, na Flórida, uma conferência sobre os balões intragástricos, onde se chegou ao consenso de que o BIG ideal deveria ter as seguintes características: 1. material de silicone de alta qualidade, com resistência à agressão ácida; 2. ser preenchido por solução salina; 3. formato esférico com a superfície lisa; 4. marcador radiopaco e 5. volume ajustável entre 400-700 mL.

Quadro 64-1. Balões Disponíveis no Brasil de Acordo com o Conteúdo, Tempo de Permanência e Possibilidade de Ajuste

Balão	Conteúdo	Tempo de permanência	Possibilidade de ajustes
Orbera® Corporea® GFE®	Líquido	6 meses (Fig. 64-3)	Não
Spatz3®	Líquido	12 meses (Fig. 64-4)	Sim
Helioscope®	AR	6 meses (Fig. 64-5)	Não

Balões de 6 Meses

Trata-se de balões esféricos de silicone, que são preenchidos com 450 a 700 mL de solução salina com azul de metileno. Conforme recomendação dos fabricantes, podem permanecer até 6 meses, sendo removidos endoscopicamente após este período (Fig. 64-3).

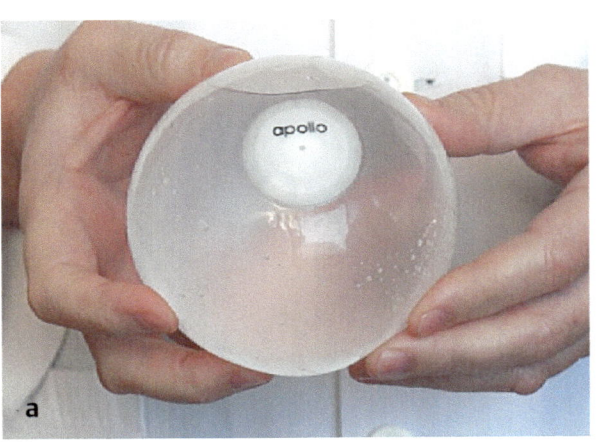

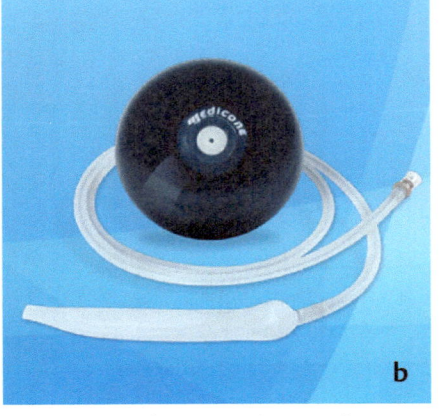

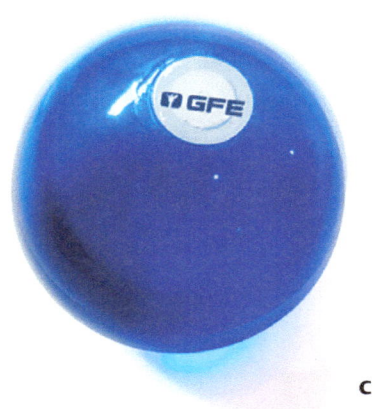

Fig. 64-3. (**a**) Orbera® Intragastric Balloon System. (**b**) Corporea® Medicone. (**c**) Flex® – GFE (Fig. 64-3).

Balão de 1 Ano Ajustável

Balão esférico de silicone com uma válvula de ajuste, que é preenchido com 450 a 900 mL de solução salina com azul de metileno e assume uma proposta diferente, pois tem a possibilidade de reajustes durante o tratamento (Fig. 64-4).

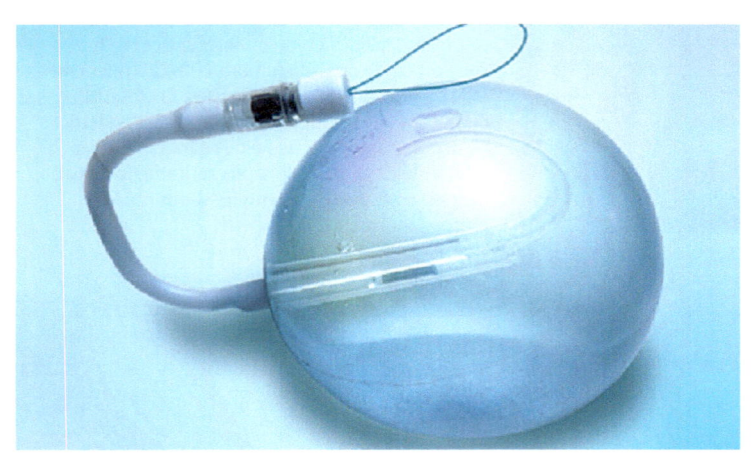

Fig. 64-4. Balão ajustável Spatz3®.

Balão de Ar

Este balão pesa 30 g, enquanto os de líquido em média 600 a 700 g quando preenchidos, e isto faz toda a diferença. O balão de ar é feito de polímero, ou seja, mais plástico e menos borracha, comparando aos de silicone. Costuma apresentar menos náuseas e vômitos, sendo mais comum o sintoma de dor nos primeiros dias. O balão de ar permanece na cúpula gástrica, causando menos estase alimentar, e, portanto, gerando menos sintomas com eructação e refluxo durante todo o tratamento (Fig. 64-5).

Outros Tipos de Balões

Além dos balões descritos anteriormente, outros tipos de balão ainda não disponíveis no nosso país já foram descritos e já estão disponíveis em outros países.

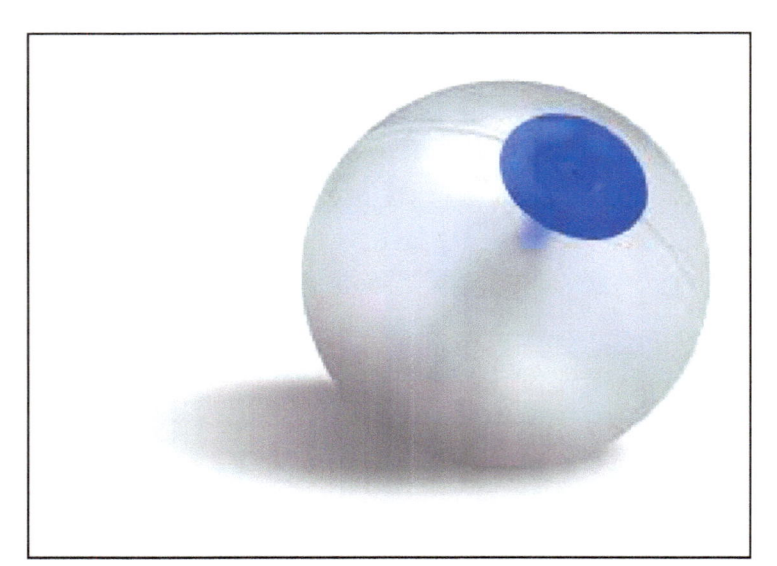

Fig. 64-5. Balão de ar – Helioscope.

Balão Duplo

Trata-se de dois balões de silicone conectados, que visam aumentar a saciedade e diminuir a chance de migração. Aprovado nos Estados Unidos pela Food and Drug Administration (FDA) desde 2015. Cada balão é inserido endoscopicamente e preenchido com 450 mL de solução salina com azul de metileno, totalizando um volume de 900 mL (Fig. 64-6).

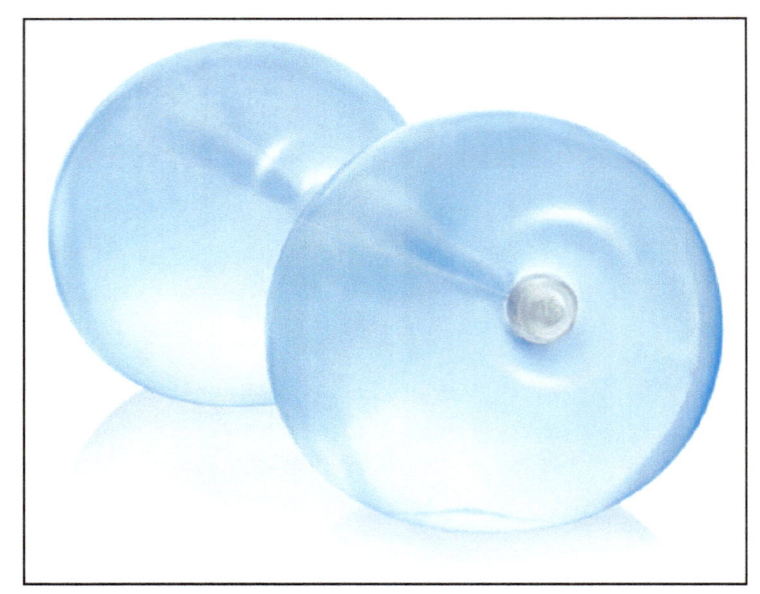

Fig. 64-6. Reshape® (Reshape Medical)

Oballon (Oballon Therapeutics)

Balão gástrico deglutível. Balão deglutível que não necessita de procedimento endoscópico ou sedação para ser inserido. A cápsula do Obalon é deglutida, e a correta posição gástrica é confirmada com auxílio da radioscopia. Em seguida, o balão é insuflado com 250 mL de uma mistura de gás, contendo nitrogênio. Ao longo dos seis meses de tratamento, pode ser inserido um total de até três balões. O balão deve ser removido com auxílio endoscópico após 6 meses. (Fig. 64-7)[11]

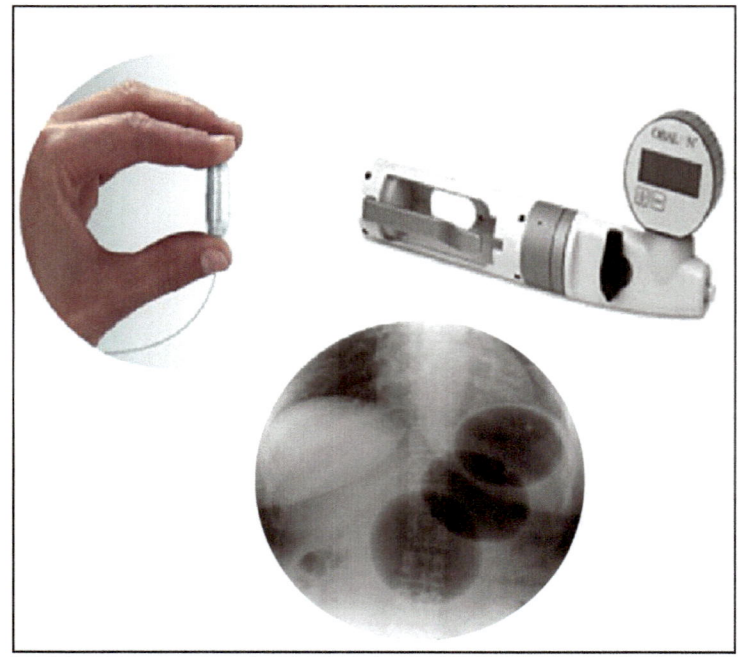

Fig. 64-7. Obalon

Elipse (Allurion Technologies)

Balão gástrico deglutível. O Elipse é também um balão deglutível, não necessitando de endoscopia ou sedação para sua inserção. Após a confirmação da posição gástrica por radioscopia o balão é preenchido com solução salina (550 mL) e não necessita de endoscopia ou sedação para sua remoção, visto que, após 4 meses, o BIG espontaneamente desinsufla e é eliminado naturalmente nas fezes. Portanto, o elipse é o único balão disponível que não necessita de endoscopia nem para sua colocação quanto para sua remoção (Fig. 64-8).[15]

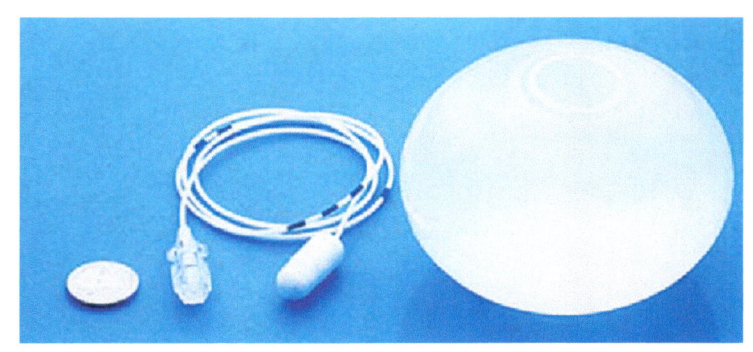

Fig. 64-8. Elipse

Transpyloric Shuttle (TPS, Baronova INC)

O Transpyloric Shuttle não é propriamente um balão intragástrico. Este dispositivo não ocupa um espaço considerável no estômago, de maneira semelhante aos demais BIGS, ele age retardando o esvaziamento gástrico. O dispositivo é composto por um balão esférico de silicone preenchido por conteúdo sólido (56 mm), cerca de 80% menos que um BIG convencional, conectado por meio de um cateter (4 mm x 96 mm) a um pequeno peso. Este dispositivo foi recentemente aprovado para uso nos Estados Unidos pela FDA (abril de 2019) após atingir perda de peso total 5% maior que o grupo-controle em estudo randomizado (estudo não publicado até a edição deste livro). Após a implantação, o dispositivo age de maneira diferente de outros BIG. As contrações gástricas agem no sentido de passar o dispositivo para o duodeno, como na passagem do alimento, no entanto, seu "balão com conteúdo sólido" não consegue avançar o piloro por causa de seu tamanho e consistência, resultando em obstrução gástrica intermitente. (Figs. 64-9 e 64-10)[5,5]

Técnicas de Implante e Remoção dos Balões

Embora o explante do balão seja considerado um procedimento de maior risco que o implante, ambos são considerados procedimentos simples e de baixo riscos, quando comparados a outros procedimentos terapêuticos endoscópicos.

Para a realização segura desses procedimentos, para qualquer tipo de balão, enumeramos alguns pré-requisitos e recomendações:

1. Realizar em ambiente adequado, com suporte avançado de vida, preparado para reanimação cardiorrespiratória.
2. Realizar os primeiros 100 procedimentos com intubação orotraqueal, conduzida por anestesista, seja no implante, seja explante da prótese.
3. Obter materiais e acessórios específicos para implante e explante.
4. Ter sempre uma prótese extra para os casos de desconexões.
5. Seguir as técnicas de implante e explante preconizadas pelos fabricantes.

Balões Líquidos Convencionais (Não Ajustáveis)

Implante

1. Manter jejum de 8 a 12 horas antes do procedimento.
2. Endoscopia digestiva alta minuciosa para não ser surpreendido com contraindicações ao implante.
3. Inserção da esfera de silicone ainda vazia, pela boca, similarmente à introdução de qualquer sonda orogástrica, até chegar ao estômago, onde será insuflada sob visão endoscópica (Fig. 64-11).
4. Antes de proceder com o enchimento do balão, deve-se assegurar do correto posicionamento do balão e do cateter de introdução, para evitar a insuflação no esôfago, por exemplo (Fig. 64-12).
5. Acoplar ao balão um cateter fio-guia para servir de veículo para a mistura de soro fisiológico e azul de metileno a 2%, que vão preencher o balão (Fig. 64-13).
6. Após o preenchimento com a quantidade adequada de solução salina (de acordo com a indicação de cada fabricante), a tubulação de enchimento é retirada junto com o endoscópio. Um reexame (*second-look*) imediato é realizado para examinar possíveis traumas e garantir que não haja vazamento do balão.[16-18]

Em caso de rompimento do balão, a solução azulada é absorvida totalmente no intestino e tinge a urina, devendo ser comunicado imediatamente ao médico (Fig. 64-14).

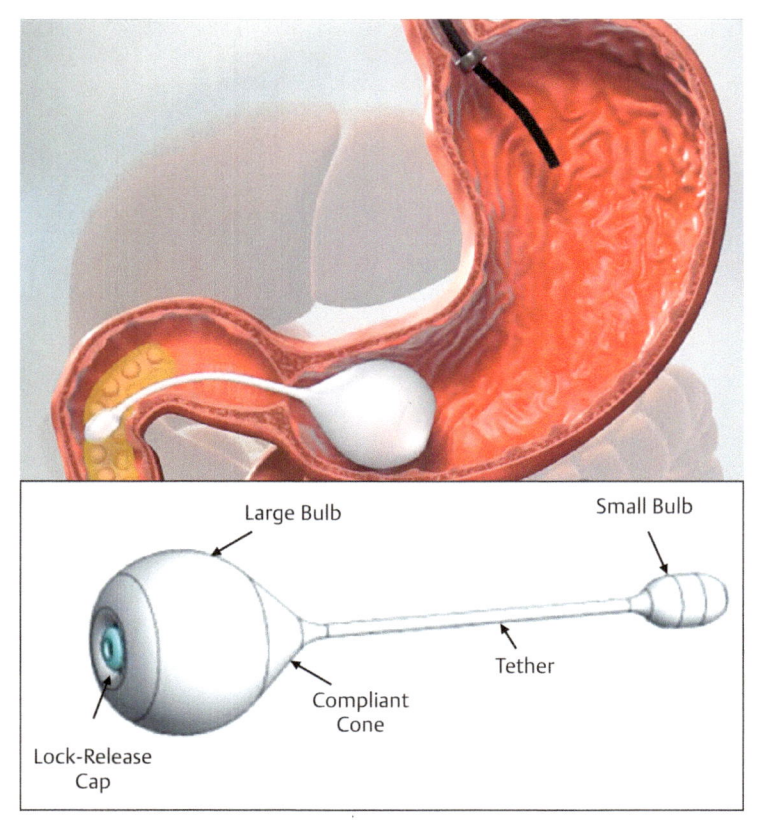

Fig. 64-9. Transpyloric Shuttle (TPS, Baronova Inc).

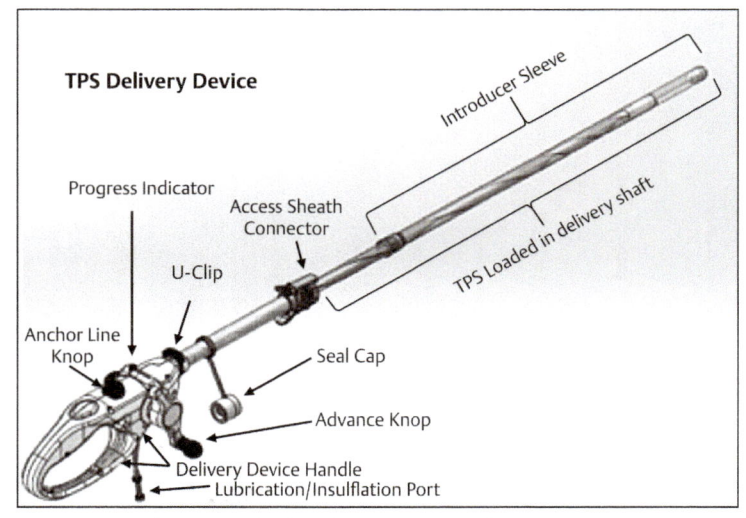

Fig. 64-10. O dispositivo é colocado por um *overtube* com o peso pré-preenchido na porção do "pequeno balão", seguido da implantação do conteúdo sólido no estômago.

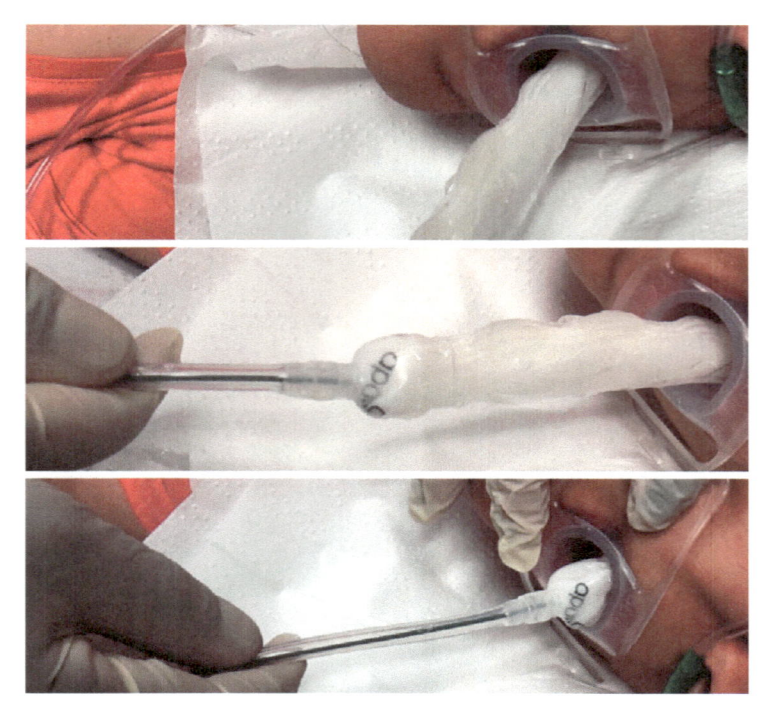

Fig. 64-11. Introdução do balão do tipo orogástrico.

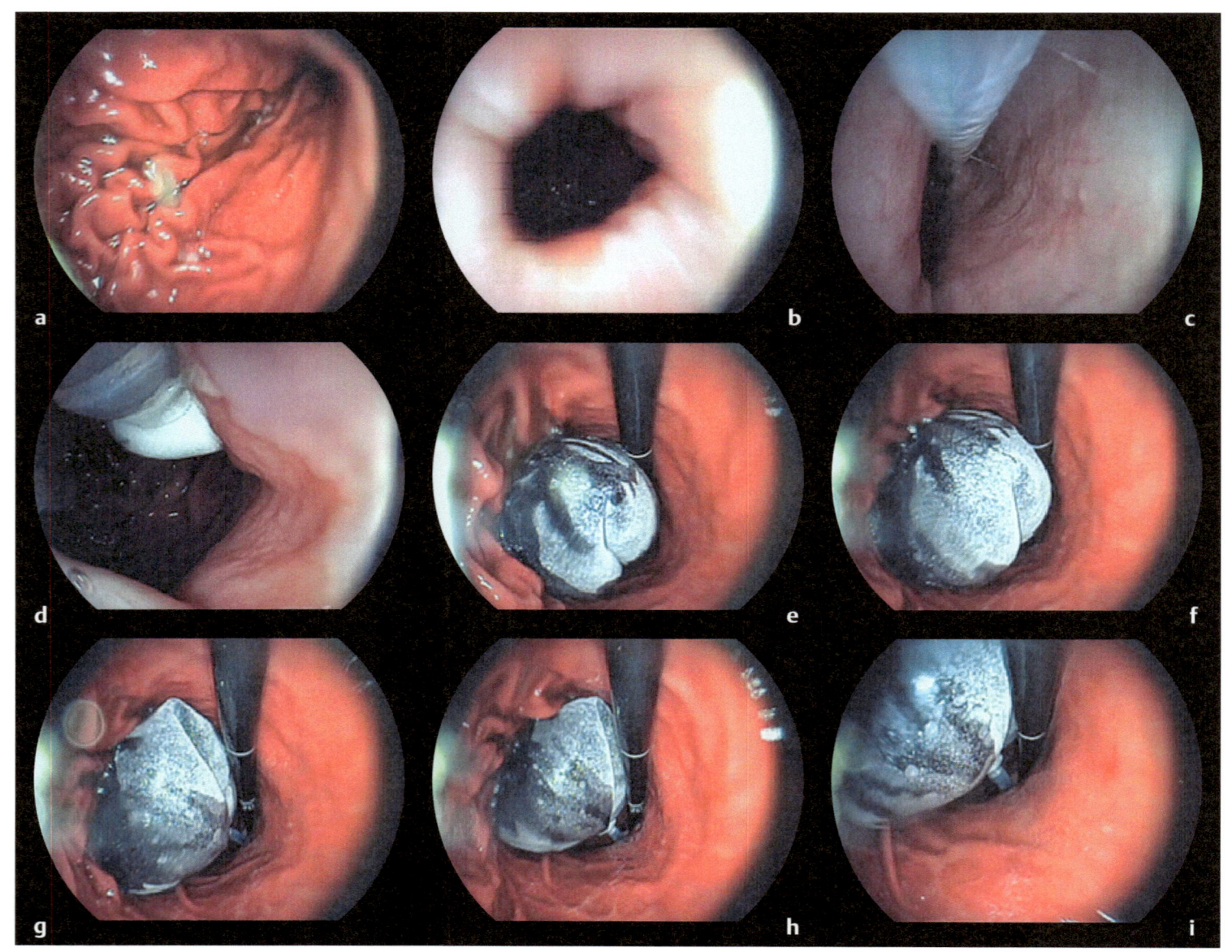

Fig. 64-12. (a-o) Posicionamento do balão siliconado em câmara gástrica sob visão endoscópica. *(Continua.)*

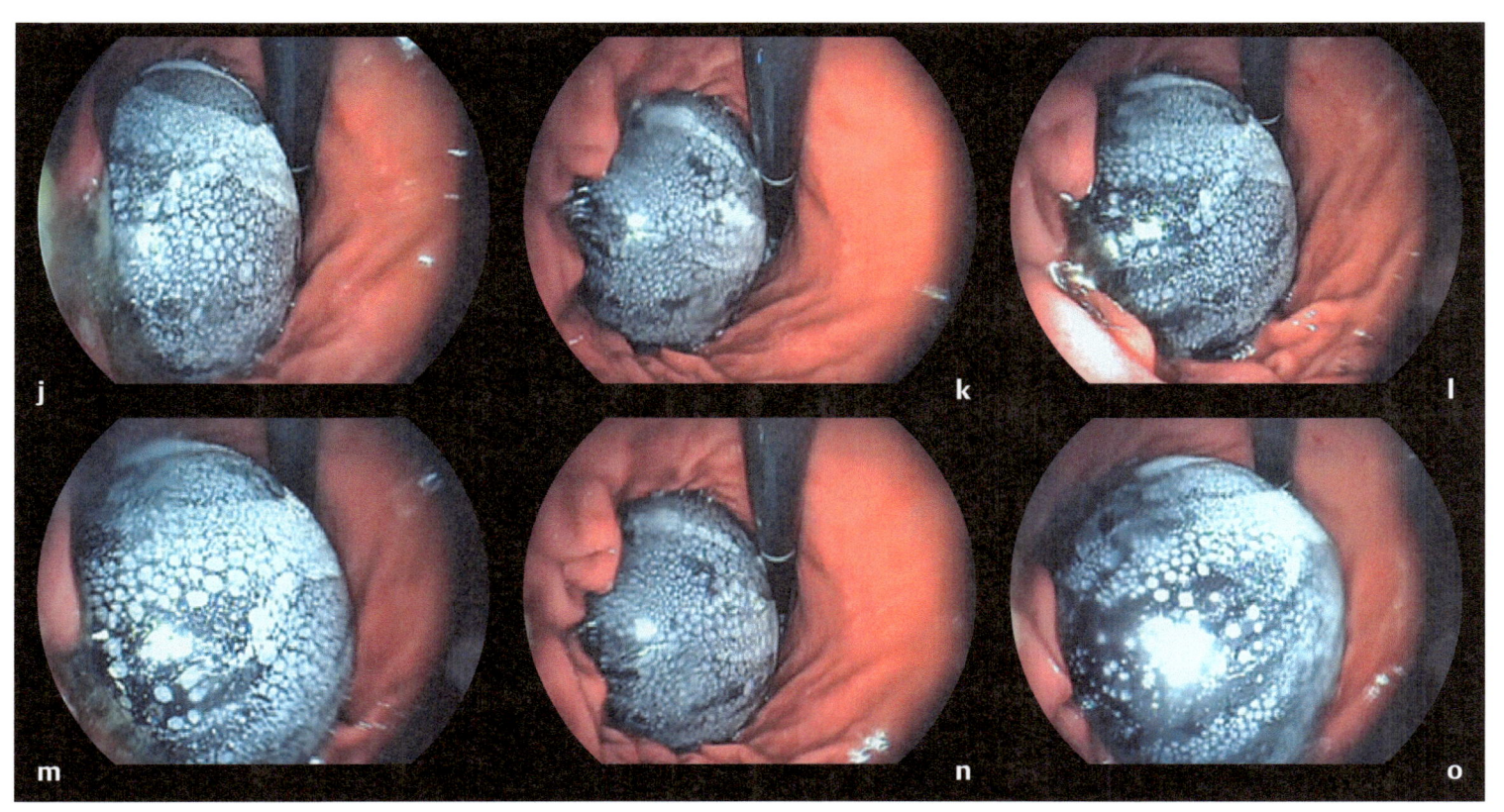

CAPÍTULO 64 ■ TRATAMENTO ENDOSCÓPICO DA OBESIDADE E DOENÇA METABÓLICA 583

Fig. 64-12. *(Cont.)*

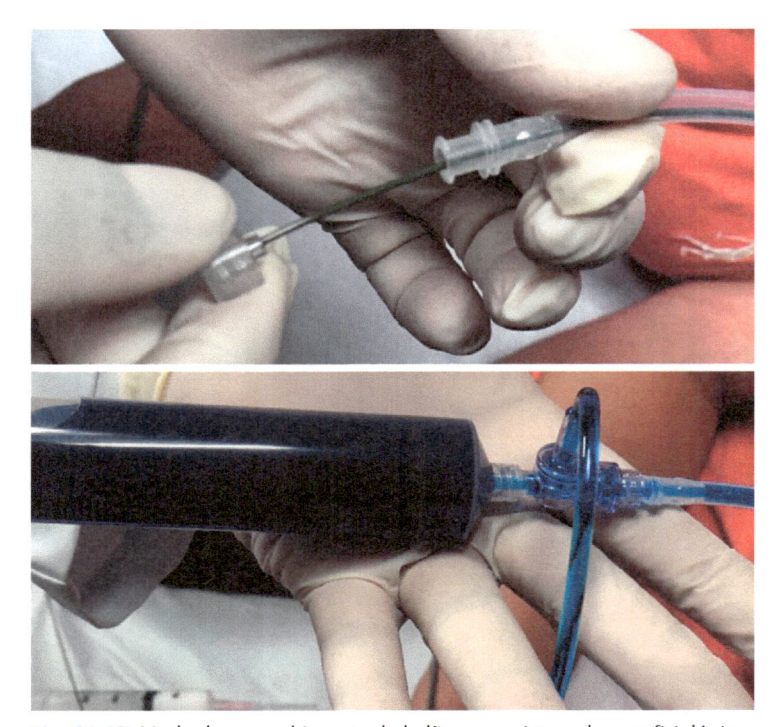

Fig. 64-13. Modo de preenchimento do balão com mistura de soro fisiológico e azul de metileno.

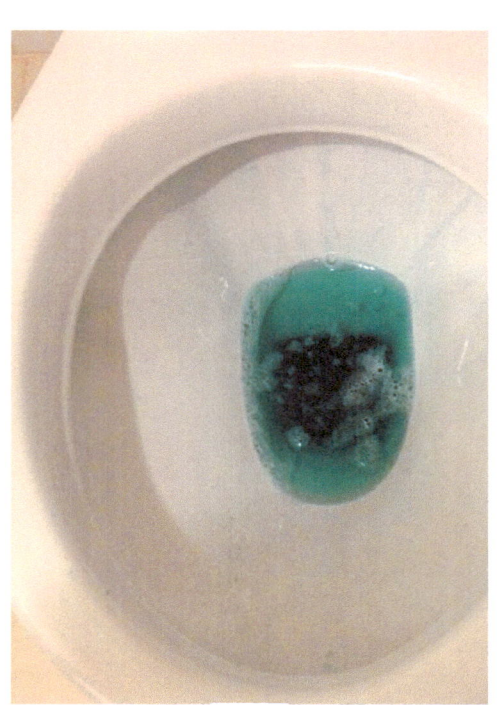

Fig. 64-14. Aspecto característico da urina após rompimento do balão.

Remoção

1. Antes do procedimento, é necessário que o paciente permaneça em jejum por 12 horas. Recomenda-se dieta exclusivamente líquida por um período de pelo menos 72 horas.
2. Antes da retirada do balão, é necessário que o médico endoscopista visualize o estômago e, se houver resíduos, a intubação é necessária ou o procedimento é suspenso, com novo preparo do paciente (Fig. 64-15).
3. A técnica utiliza uma agulha retrátil para perfurar o balão sob visualização direta. A punção do balão pode ser feita por visualização direta frontal, que é a melhor forma, ou por retrovisão.
4. Posteriormente, deve-se recolher a agulha e iniciar a aspiração do líquido pelo cateter que permanece dentro do balão. É recomendável o uso de aspiradores cirúrgicos potentes, com sucção efetiva e rápida, diminuindo o tempo do procedimento, por consequência, seus riscos (Fig. 64-16).

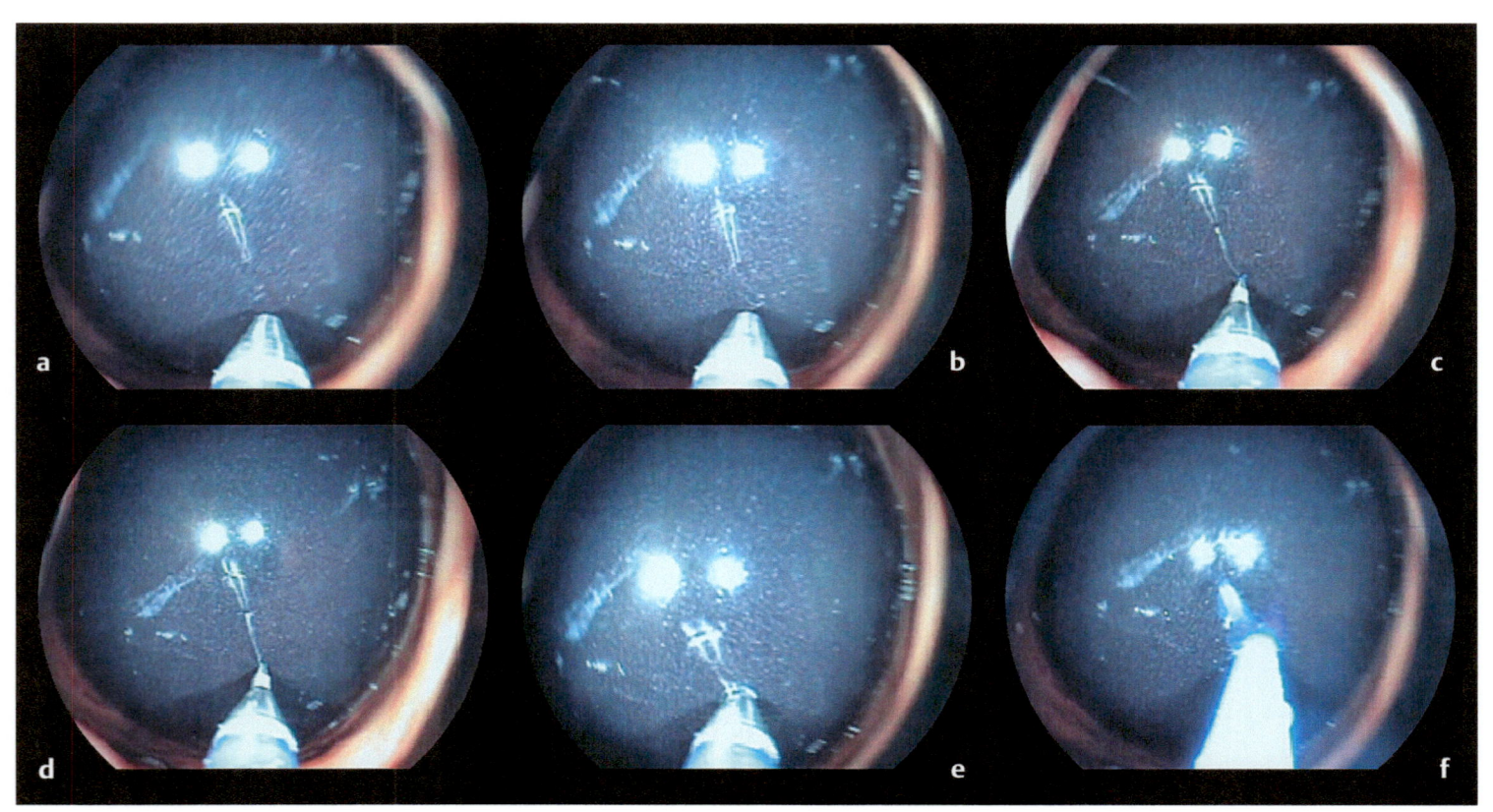

Fig. 64-15. (a-f) Visualização direta do balão, seguida de punção com agulha adequada para a técnica.

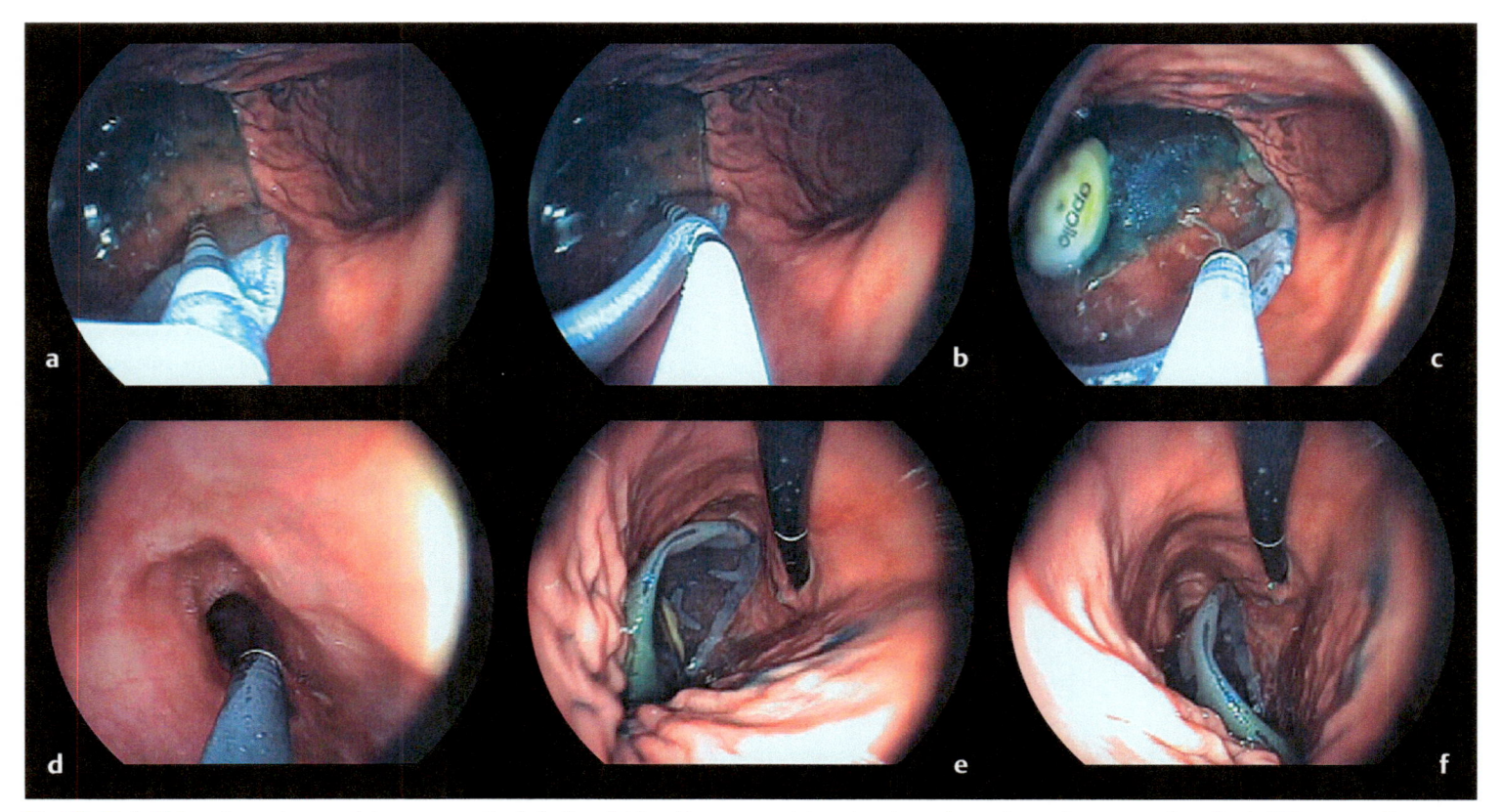

Fig. 64-16. (a-f) Esvaziamento completo e apreensão do balão gástrico. Uma vez posicionado adequadamente, realiza-se a perfuração do BIG com agulha apropriada para a técnica, seguido de esvaziamento completo do balão.

5. Após esvaziamento completo, o balão deve ser capturado com "pinça tipo *grasper*" na face contralateral à válvula (Fig. 64-17).
6. A retirada deve ser lenta e gradual, mantendo o balão junto à ponta do endoscópio. Lubrificantes apropriados podem ser usados para facilitar a extração do dispositivo, bastando para isso besuntar o esôfago em toda sua extensão desde a TEG até o seu terço médio com o próprio cateter de aspiração e desinsuflação do balão (Fig. 64-18).

   Há duas maneiras comuns de promover a extração do balão:
   A) Utilizando endoscópio de duplo canal, onde por um canal se insere uma pinça de corpo estranho (*grasper* ou *raptor*) – que apreende o balão, e no outro canal uma alça de polipectomia que apreenderá o balão por cima da apreensão prévia da pinça de corpo estranho (Figs. 64-17 e 64-19).
   B) Utilizando endoscópio de canal simples onde se passa pelo canal de trabalho apenas uma pinça de corpo estranho que tracionará o balão para fora. Na região cervical, durante a retirada, é necessário realizar hiperextensão do mento para diminuir resistência à passagem do BIG. Os autores recomendam para aqueles que se aventuram na retirada do balão, obterem uma pinça de Maguil (Figs. 64-20 e 64-21).
7. Após a extração do balão, deve-se realizar uma visualização endoscópica de todo trato digestório alto (duodeno, estômago, esôfago e orofaringe) para detectar possíveis lesões.

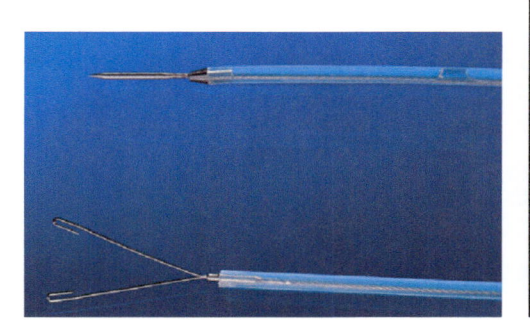

Fig. 64-17. Agulha apropriada para punção do balão de 6 meses e pinça tipo *grasper* para apreensão do balão.

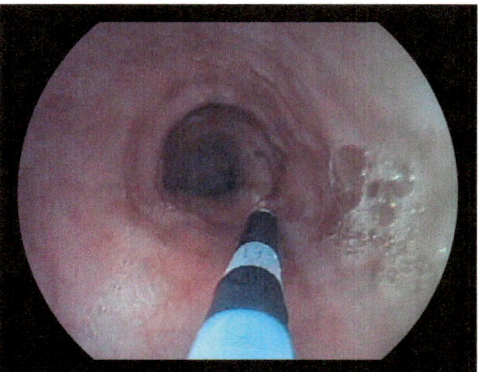

Fig. 64-18. Lubrificação do esôfago com óleo mineral ou vegetal para extração do balão, usando o próprio cateter de esvaziamento do balão.

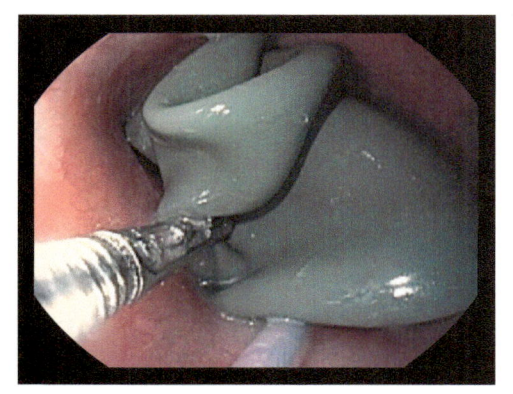

Fig. 64-19. Retirada do balão com duplo canal de dupla apreensão (alça de polipectomia + pinça *raptor*). (Imagem cedida pela Sander Medical Center – Bariatric Endoscopy Center.)

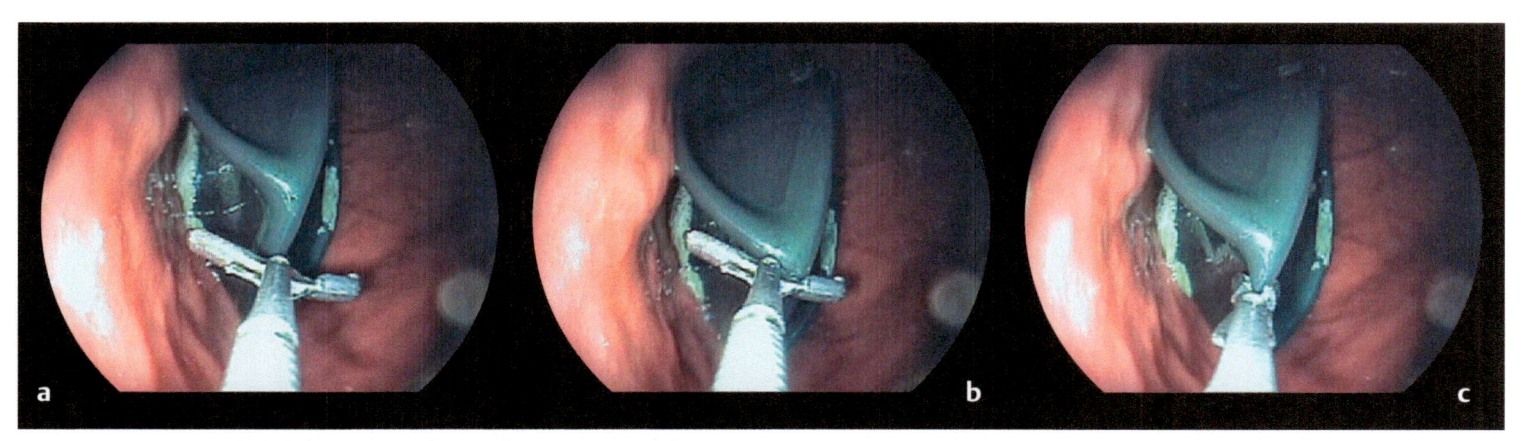

Fig. 64-20. (a-c) Retirada do balão com canal único de apreensão simples com a pinça *raptor*.

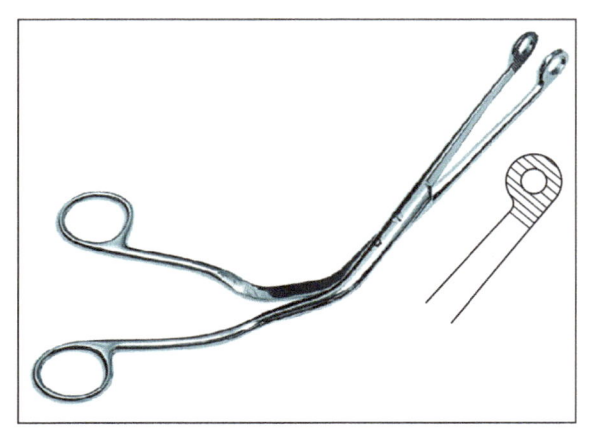

Fig. 64-21. Pinça de Maguil para apreensão externa do balão.

Balões Líquidos Ajustáveis

Em relação ao balão de líquido ajustável, o implante e a remoção são diferentes da técnica de 6 meses. O balão de 1 ano possui um rabicho com mais ou menos 10 cm de extensão, siliconado, que em seu interior possui um outro cateter, que é por onde se realizarão o enchimento e o esvaziamento do balão (Ajustes) (Fig. 64-4).[19]

Implante

1. O *kit* de introdução do balão vem composto pelo próprio balão, também por uma seringa de 60 mL, por uma tampa de vedação do balão, um sistema de equipo apropriado para o enchimento do balão e por uma camisinha de silicone. O balão é adaptado junto à ponta do endoscópio, e a camisinha de silicone recobre o conjunto, tornando-o um monobloco de introdução (Fig. 64-22). Uma vez acoplado na ponta do endoscópico, certifique-se que ele está firmemente aderido ao aparelho de endoscopia (Figs. 64-23 e 64-24).
2. Todo o conjunto é introduzido via endoscópica, sob visão frontal, até o antro gástrico. Uma vez no antro, se faz a retrovisão para visualizar se todo o conjunto está na câmara gástrica. Isto é fácil ao se visualizar a válvula de enchimento (rabicho) já na câmara gástrica (Figs. 64-25 e 64-26).
3. Na sequência, conecta-se a válvula de enchimento ao sistema de equipo especial, este já conectado a uma solução de soro fisiológico e azul de metileno a 2%. Uma vez o balão no estômago, a alça é aberta, o balão liberado, e o aparelho de endoscopia está livre (Fig. 64-27).
4. Já com o balão preenchido e o aparelho fora do paciente, procede-se à tração da válvula de enchimento, que é elástica e vem até a boca. Desconecta-se o equipo de enchimento, veda-se com a tampa fornecida para esse fim. Com uma pinça de corpo estranho passada pelo canal do aparelho, captura-se o fio de náilon aderido à válvula e introduz-se o rabicho para a câmara gástrica. Ao retirar o endoscópico de dentro do estômago observa-se a camisinha de silicone que veio afixada na ponta do aparelho. Caso contrário, será necessário resgatá-lo (Figs. 64-28 a 64-31).

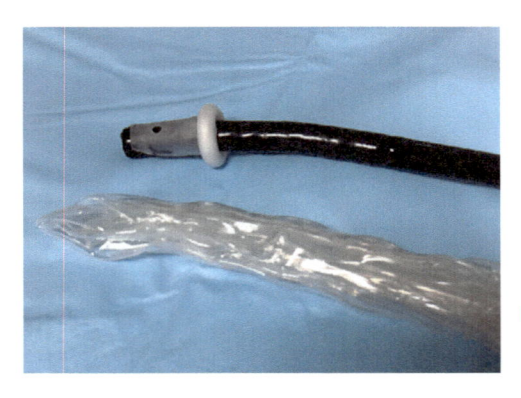

Fig. 64-22. Balão de 1 ano ajustável – camisinha e balão.

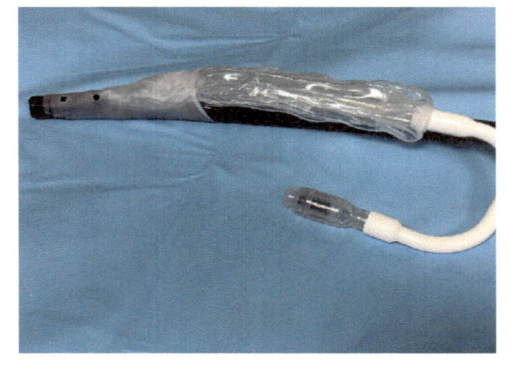

Fig. 64-23. Balão de 1 ano acoplado ao aparelho pela camisinha de silicone.

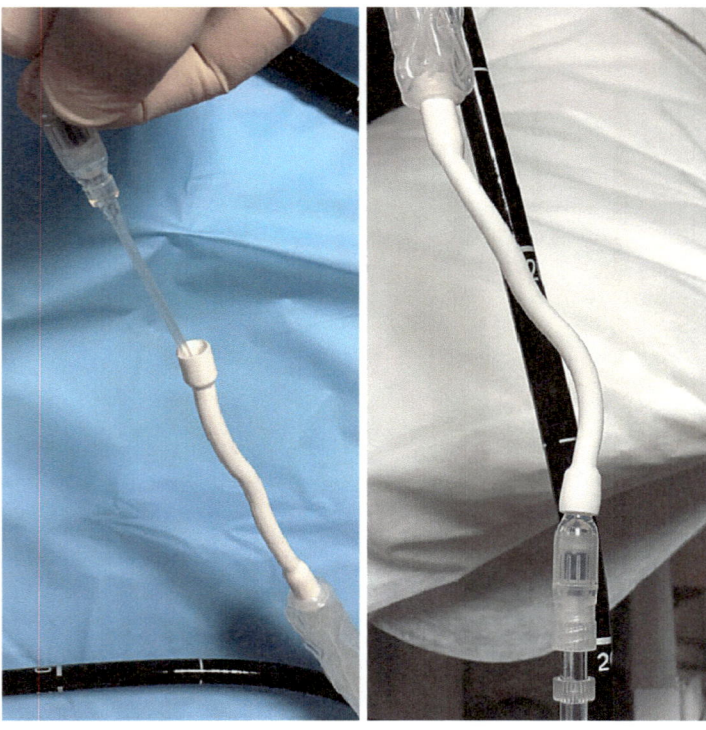

Fig. 64-24. Monobloco balão + aparelho + camisinha.

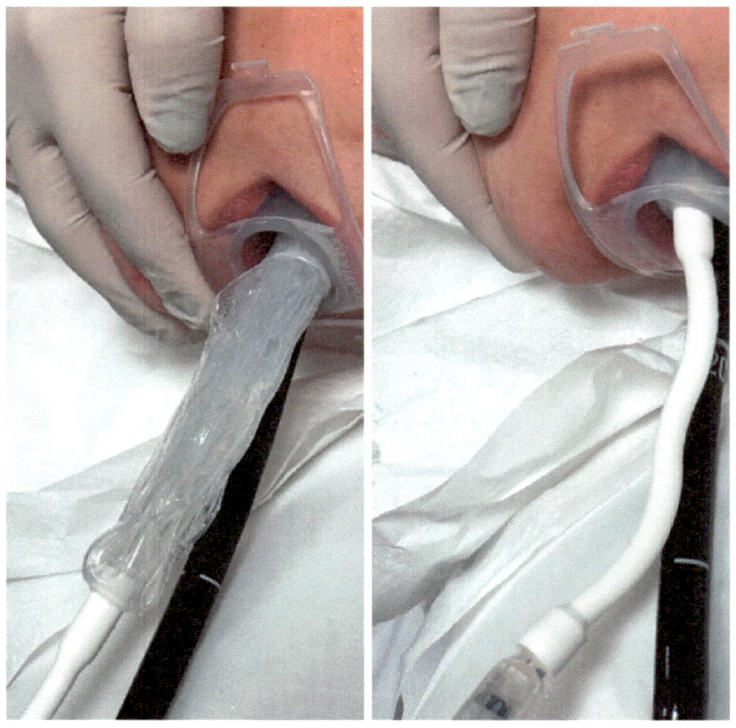

Fig. 64-25. Introdução do balão ajustável em monobloco aderido ao aparelho.

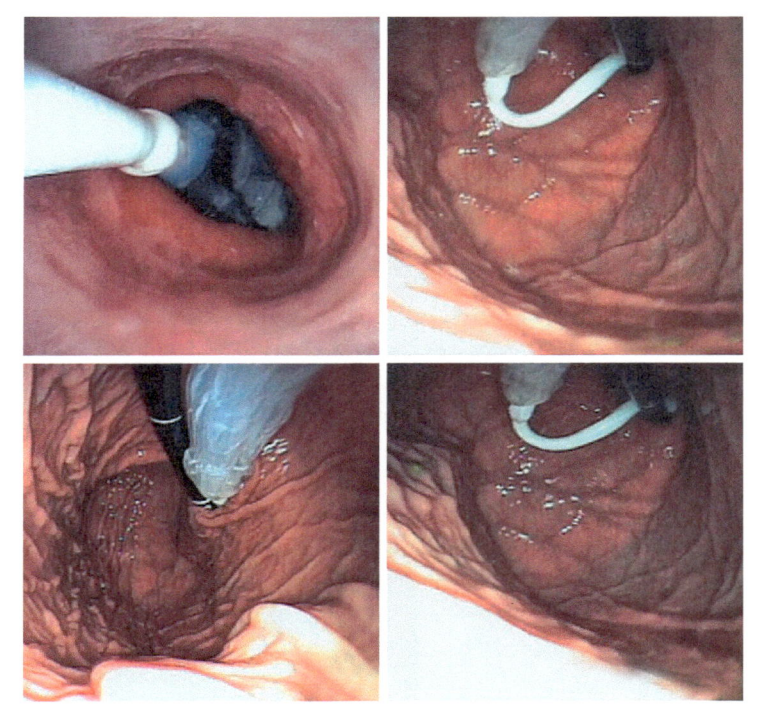

CAPÍTULO 64 ▪ TRATAMENTO ENDOSCÓPICO DA OBESIDADE E DOENÇA METABÓLICA

Fig. 64-26. Introdução de todo o balão no estômago – visualização da válvula (rabicho) já na câmara gástrica.

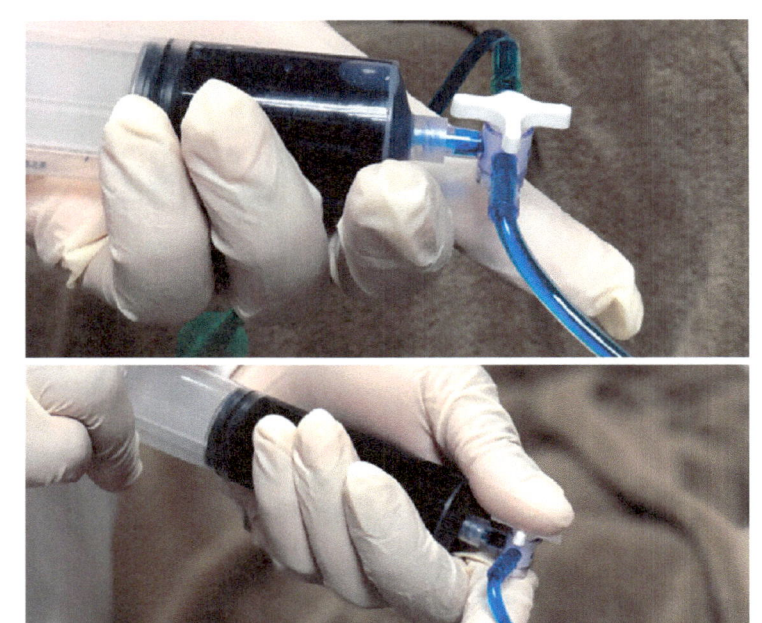

Fig. 64-27. Preenchimento do balão com solução de soro fisiológico e azul de metileno a 2%, utilizando equipo específico deste balão. Por volta de mais ou menos 500 mL de enchimento, o balão se desprende do aparelho, liberando-o. Vale lembrar que até o enchimento do balão em torno de 500 mL, o que leva em torno de 5 minutos, o aparelho permanece preso no balão, sem possibilidade de remoção da câmara gástrica.

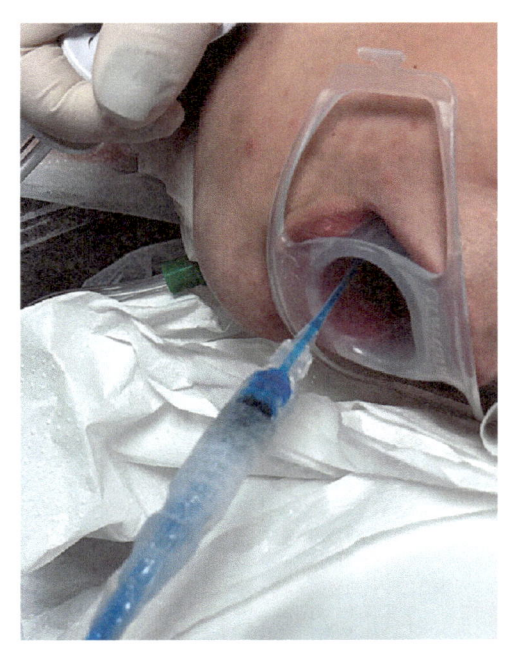

Fig. 64-28. Tração da válvula do balão ajustável até a boca para vedação.

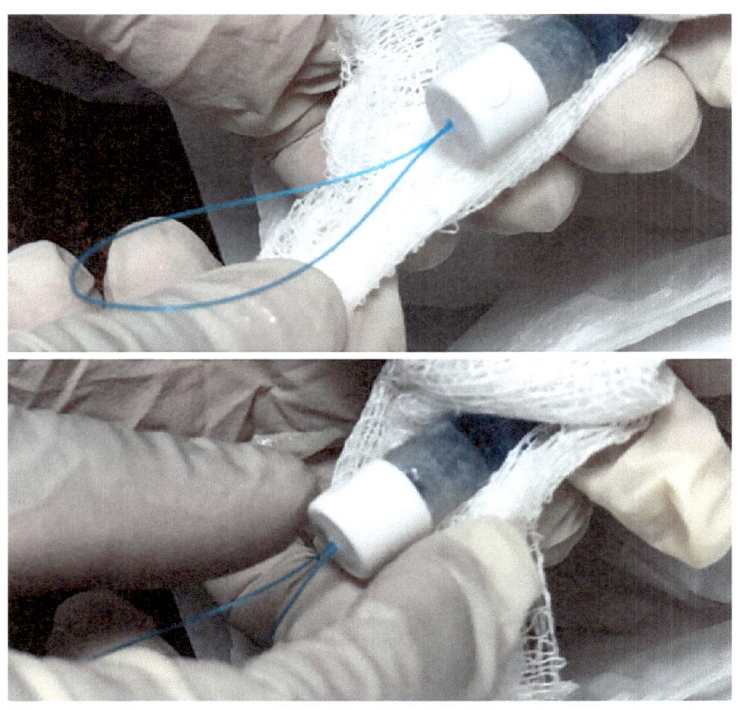

Fig. 64-29. Vedação da válvula de enchimento com tampa apropriada.

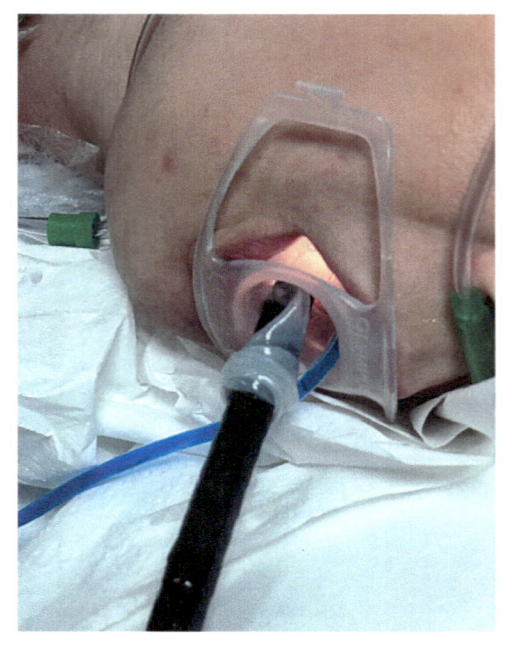

Fig. 64-31. Extração da camisinha junto à ponta do aparelho.

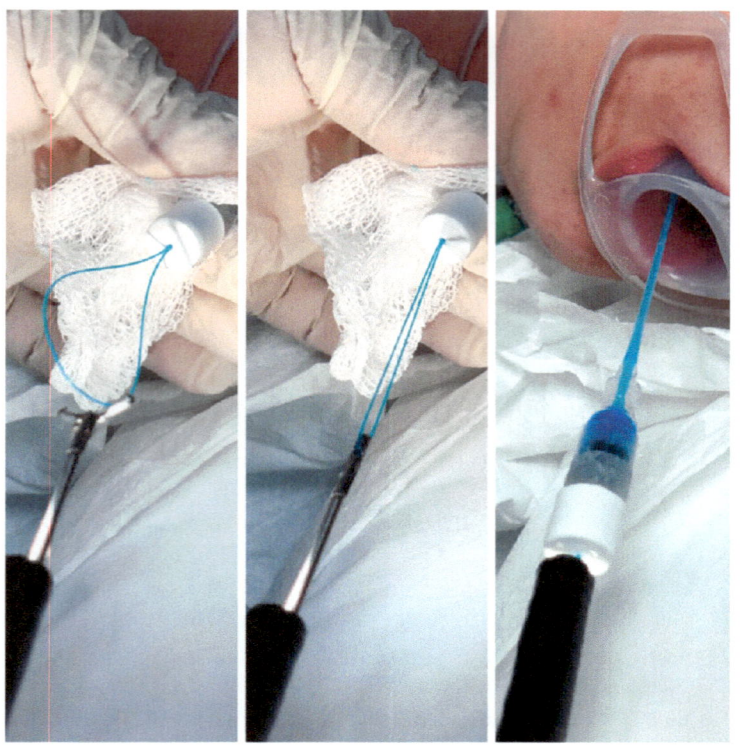

Fig. 64-30. Devolução controlada da válvula de enchimento ao estômago, onde será colocada na posição desejada pelo operador endoscopista (fundo gástrico ou antro).

Remoção

Para a extração deste balão existem duas possibilidades:

1. Proceder exatamente como se faz com o de 6 meses líquido, com perfuração do balão, aspiração do conteúdo e extração com pinça de corpo estranho.
2. Esvaziá-lo pela própria válvula de enchimento e proceder com a extração, puxando essa válvula com uma alça de polipectomia, ou mesmo puxando a própria válvula externamente pela boca, ou mesmo usando a pinça de corpo estranho após tê-lo esvaziado (Fig. 64-32).

Balões de Ar

Implante

1. Este balão é mais duro e menos flexível comparado ao balão líquido. Para sua introdução faz-se necessário o apoio digital do dedo indicador no direcionamento do balão para a orofaringe e esôfago. Empurra-se o conjunto até o estômago (Fig. 64-33).
2. Estando locado procede-se à liberação do casulo que engloba o balão. Para tanto é necessário tracionar um pequeno fio que vem fixo por um adesivo no guia de introdução. Ao tracioná-lo o casulo é desfeito, e libera-se o balão para enchimento. Pelo próprio guia de introdução há um cateter interno, com lúmen, para conexão da seringa de 60 mL (esta também é parte do *kit* de introdução) e posterior insuflação com ar (Figs. 64-34 e 64-35).
3. Diferentemente dos outros balões, esse balão apresenta apenas duas possibilidades de volume – 600 ou 720 mL. Então é necessário observar o balão escolhido para o paciente e se for

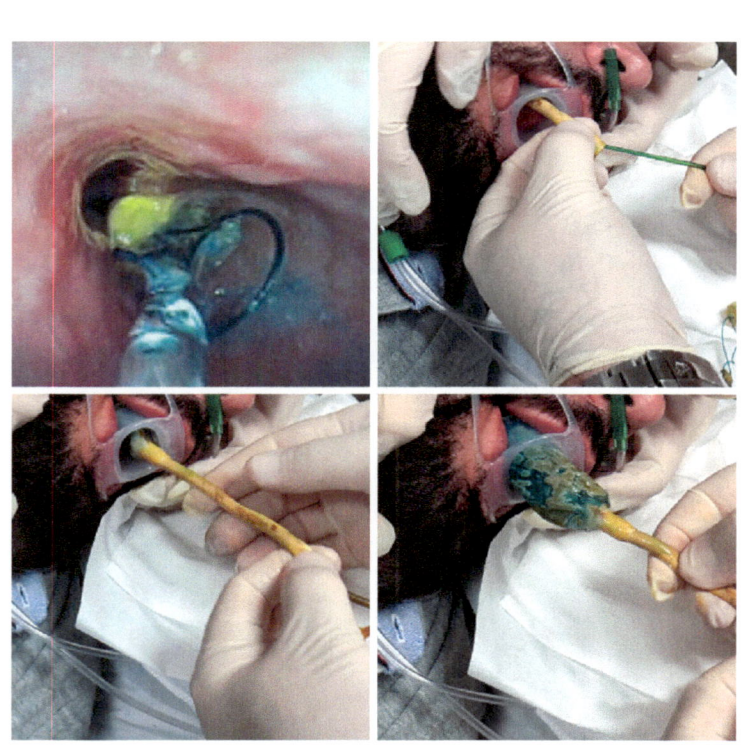

Fig. 64-32. Extração do balão de 1 ano pela válvula de ajuste.

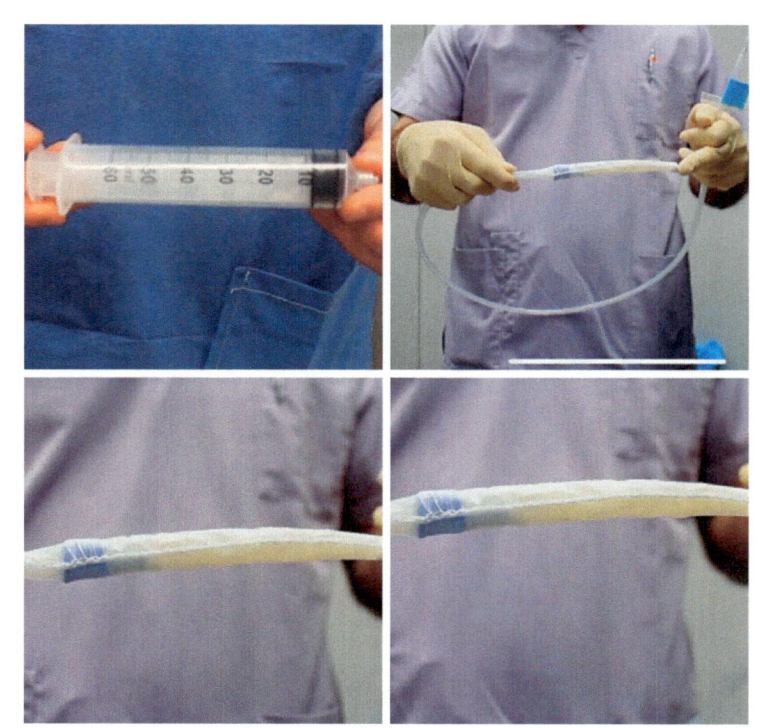

Fig. 64-33. Balão de ar dentro do casulo – mais rígido.

de 600 mL devem-se injetar 10 seringas de 60 mL de ar, por consequência, se for de 720 mL devem-se injetar 12 seringas. A injeção deve ser feita de modo lento e vagaroso (Fig. 64-36).
4. Após o preenchimento completo com o volume recomendado, deve-se tracionar o fio-guia metálico até sua marcação de cor negra neste guia. Isso significa que o cateter já liberou a válvula de enchimento e se desconectou dela. Nesse momento se procede com a tração de todo o conjunto, que forçará a desconexão do balão ao nível da cárdia (Fig. 64-37).

Remoção

1. O procedimento de explante é similar ao de 6 meses líquido. Deve-se puncionar o balão e aspirá-lo até o seu completo esvaziamento. A diferença é que a agulha para fazer isso não é a mesma e deve ser uma agulha especial fornecida pelo fabricante (Fig. 64-38).
2. Após o esvaziamento completo se procede igualmente, com a pinça de corpo estranho mista (jacaré + dente de rato) apreende-se o balão e o traciona pelo esôfago até sua exteriorização completa (Fig. 64-39).

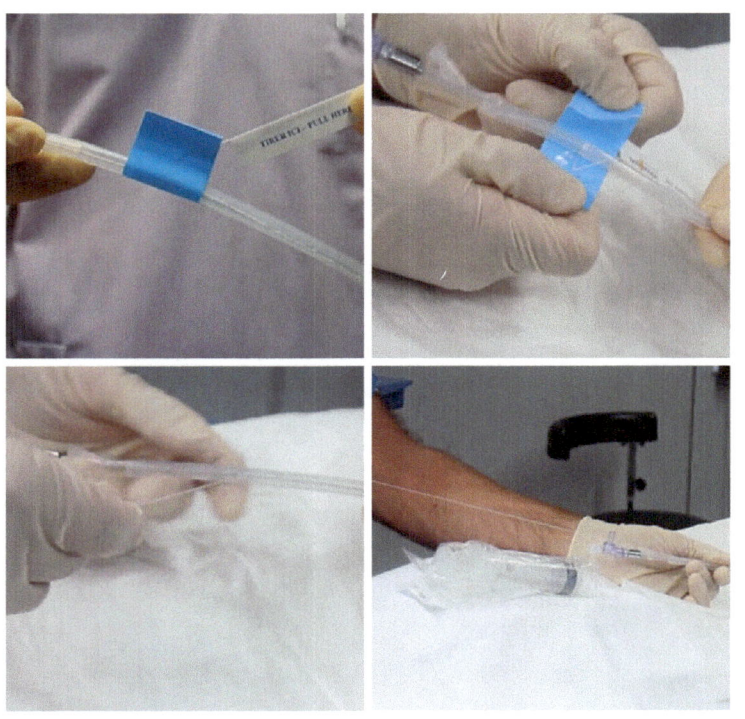

Fig. 64-34. Liberação do balão de dentro do casulo por tração do fio.

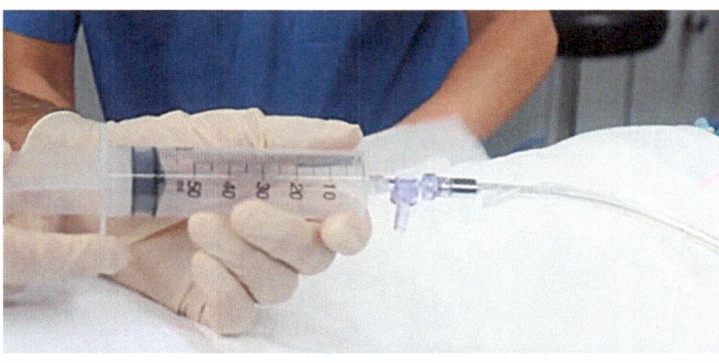

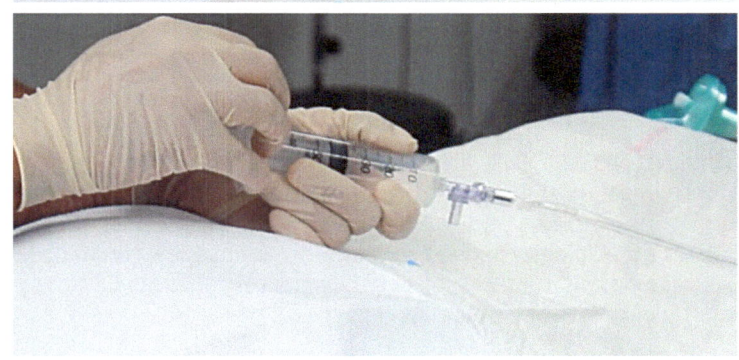

Fig. 64-35. Enchimento do balão com ar (600 ou 720 mL).

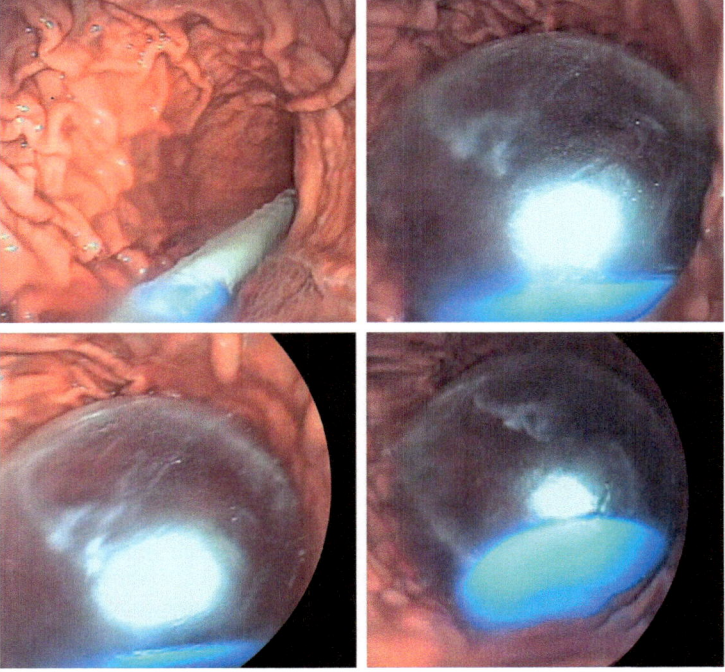

Fig. 64-36. Enchimento do balão de ar – visão endoscópica.

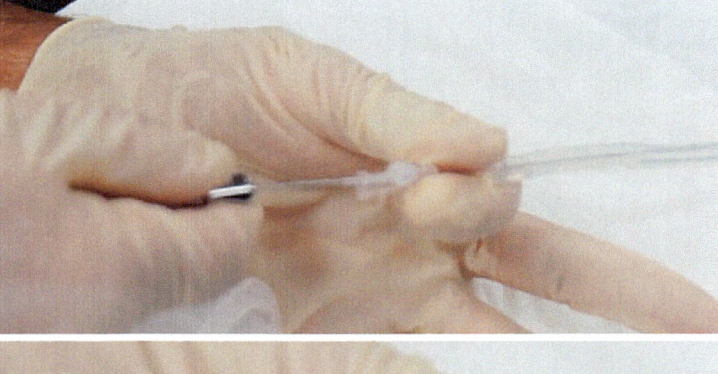

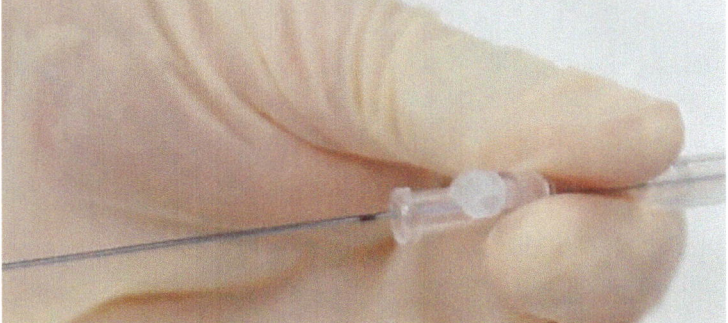

Fig. 64-37. Extração do fio metálico e desconexão do balão de ar.

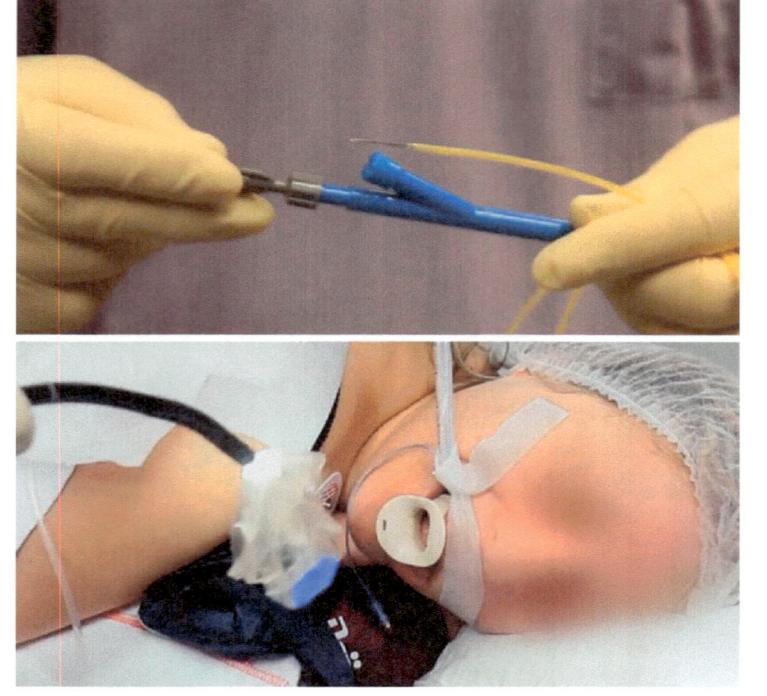

Fig. 64-38. Agulha apropriada para retirada de balão de ar e extração do balão de ar (polímero).

Fig. 64-39. Esvaziamento completo do balão de ar + apreensão para extração.

Gastroplastia

A gastroplastia transoral é um procedimento gástrico restritivo, que realiza sutura, grampeamento ou plicatura do tecido, visando alterar a morfologia e reduzir o volume do estômago. Na atualidade, há três tipos diferentes de dispositivos para a realização da gastroplastia endoluminal:[20]

1. Overstitch (Apollo Endosurgery; Austin, TX, EUA) (Fig. 64-40).[21]
2. Incisionless Operating Platform (IOP) (USGI Medical, San Clemente, CA, EUA) (Fig. 64-41).[22]
3. Endomina (EndoTool SA (SST), Gosselies, Bélgica) (Fig. 64-42).[23]

Os tratamentos endoscópicos para o sobrepeso e a obesidade apresentam, como principais indicações, as seguintes situações:

- Pacientes com IMC entre 27 e 34,9 kg/m^2 (entre 30 e 34,9 kg/m^2, nos EUA) que não alcançaram ou mantiveram perda de peso com medidas conservadoras.[10,24]
- Pacientes com IMC ≥ 35 kg/m^2 com comorbidades ou ≥ 40 kg/m^2 que apresentam contraindicação ou não desejam ser submetidos à cirurgia bariátrica.[9,24]
- Terapia em ponte para a cirurgia bariátrica em pacientes superobesos (IMC ≥ 50 kg/m^2).[9,24]

Entre as contraindicações à GVE citam-se:

1. Hérnia hiatal volumosa.
2. Disfagia motora ou estenoses esofágicas.
3. Gravidez.
4. Coagulopatia não corrigível.
5. Abuso de drogas lícitas ou ilícitas.
6. Doenças psiquiátricas não controladas.
7. Doença inflamatória intestinal afetando o trato digestório superior.
8. Pacientes hepatopatas e com hipertensão portal.
9. Qualquer suspeita de câncer.

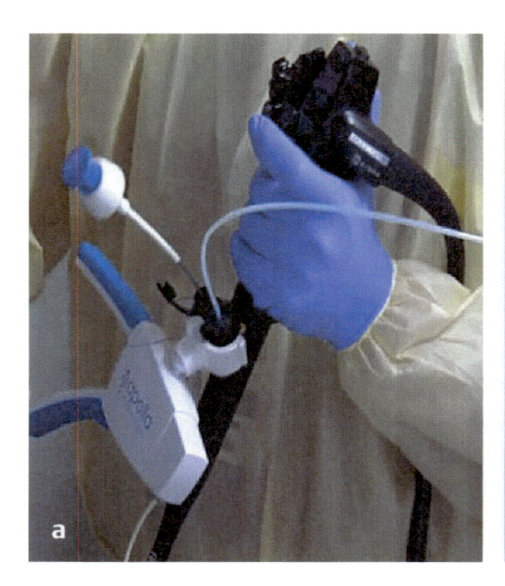

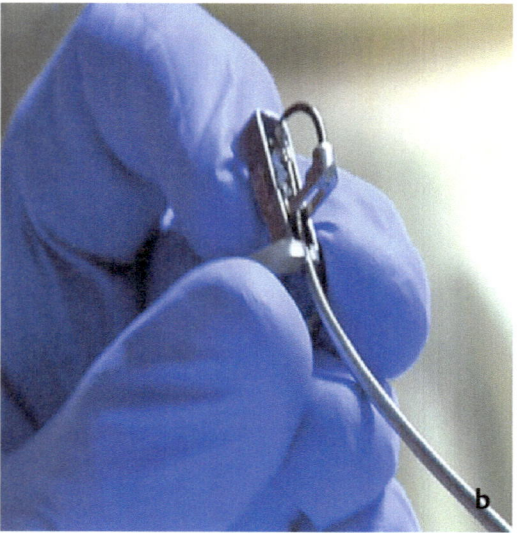

Fig. 64-40. Este sistema permite a realização do procedimento da gastroplastia vertical endoscópica (GVE) ou endossutura gástrica, por meio de diferentes padrões de suturas e reforços utilizados e desenvolvidos por vários grupos. Dispositivo Overstitch acoplado a um gastroscópio de duplo canal (a); detalhe do sistema de agulha curva (b). (Cortesia do Dr. Maurício Minata e Prof. Dr. Eduardo G. H. de Moura.)

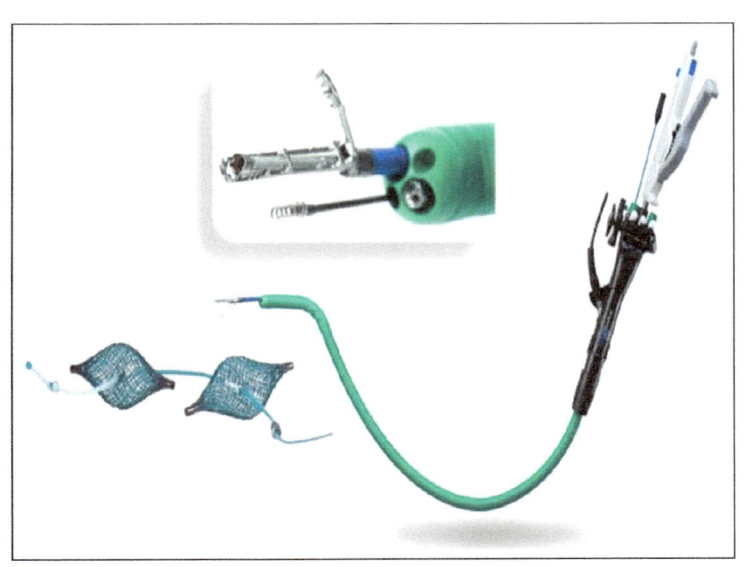

Fig. 64-41. Realiza o procedimento chamado Primary Obesity Surgery Endoluminal (POSE), que consiste em plicaturas no fundo e corpo distal do estômago, visando reduzir o volume e retardar o esvaziamento gástrico.

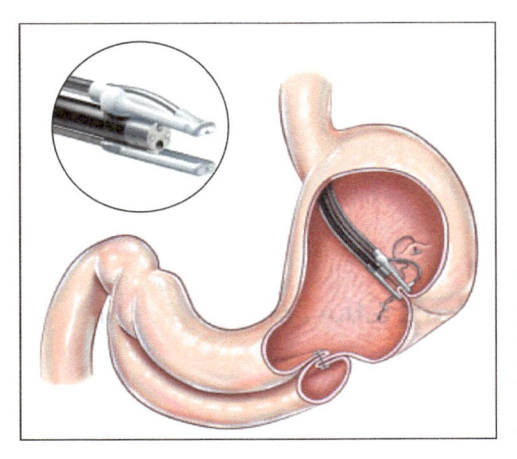

Fig. 64-42. Esta técnica realiza plicaturas entre as paredes anterior e posterior, ao longo da curvatura do estômago, reduzindo o volume gástrico.

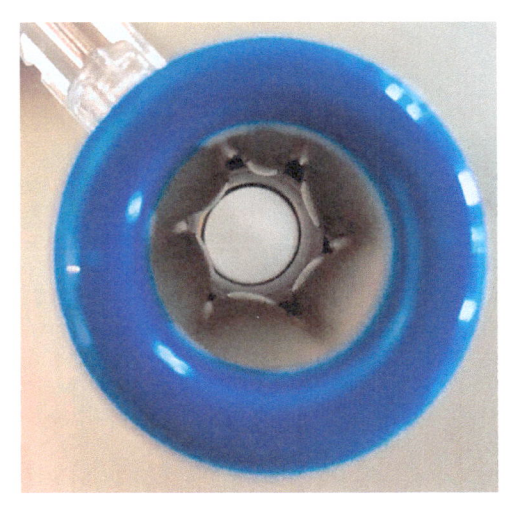

Fig. 64-43. O *overtube* utilizado é específico e possui um balão que deve ser insuflado após a passagem do aparelho montado com a máquina de sutura. O volume de insuflação deste balão é de 7-10 mL de ar e auxilia na manutenção do estômago insuflado para o procedimento endoscópico.

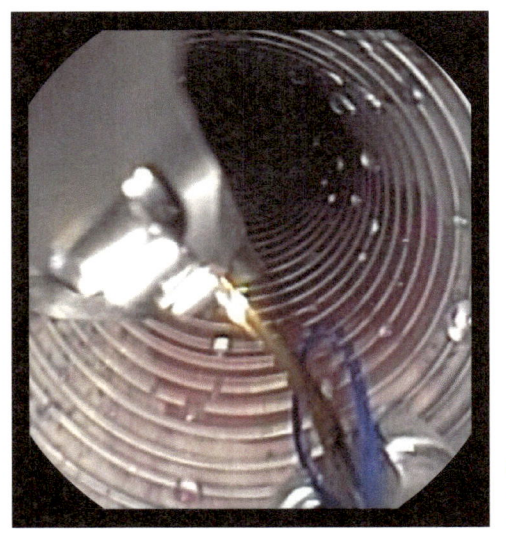

Fig. 64-44. Passagem do *kit* de sutura pelo *overtube*.

Técnicas Endoscópicas

O dispositivo de sutura Overstitch (Apollo Endosurgery; Austin, TX, EUA) é montado em um gastroscópio terapêutico de duplo canal (até o momento, o Overstitch é compatível apenas com gastroscópios da marca Olympus, das séries GIF-2T160, GIF-2T180 ou GIF-2T190) (Figs. 64-43 e 64-44).

Pelo canal de trabalho da esquerda é introduzido o *helix*, acessório que se assemelha a um saca-rolha e que é responsável por buscar o tecido a ser suturado. Na maior parte das vezes são recomendadas três voltas completas, no sentido horário, é necessário para apreender a parede gástrica, e o endoscopista faz uma leve pressão do acessório contra a parede (Fig. 64-45).

O *helix* deve ser trazido entre a torre maior e a menor da máquina de sutura e desta forma há a formação da prega gástrica, o que permite que o ponto seja de espessura total. A torre maior mede 1,2 cm, e a torre menor 0,8 cm, devendo o aparelho estar distante da parede gástrica em torno de 3-4 cm (Fig. 64-46).

Fig. 64-45. Acessório *helix*.

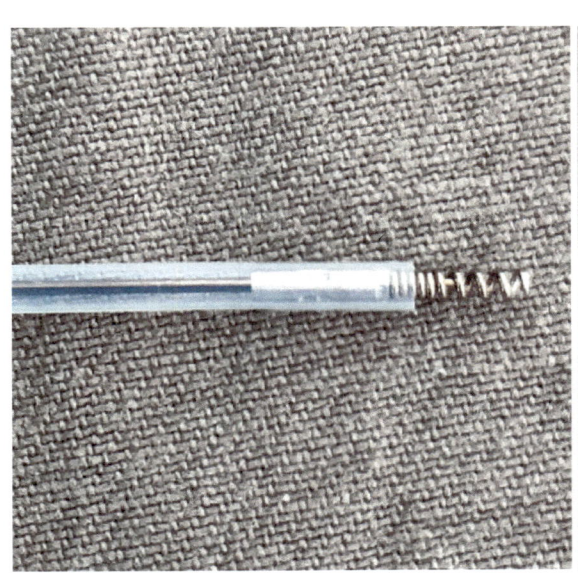

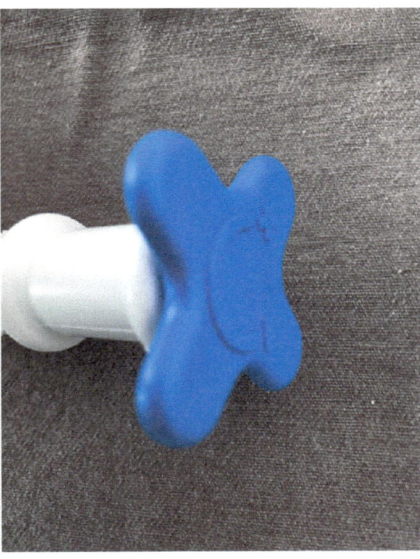

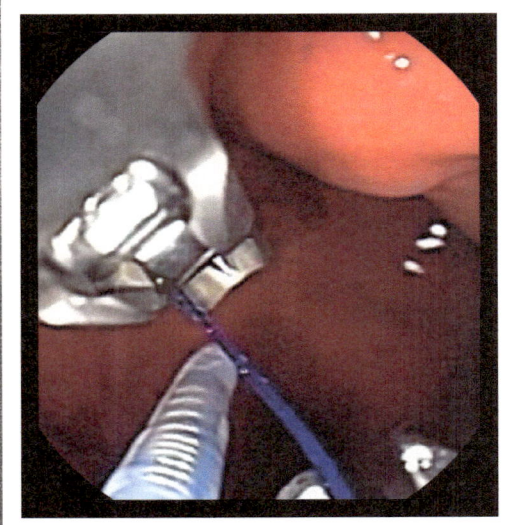

Fig. 64-46. Correto posicionamento do *helix* em relação às torres e à parede gástrica.

Em algumas situações o *helix* pode ficar preso e nunca deverá ser retirado por tração pelo risco de perfuração e sangramento gástrico. O movimento correto será o de rotação em sentido anti-horário e, quando visualizar a convergência de pregas, rodar no sentido contrário (Fig. 64-47).

Suturas são realizadas com fio inabsorvível (polipropileno 2.0). Inicia-se a primeira linha de sutura na região do corpo distal, parede anterior acima da incisura *angularis*. A progressão da sutura ocorre pela grande curvatura até a parede posterior, sendo o número de vezes que o ponto é passado variável, mas em média de 8 a 12 vezes. Após a confecção da linha de sutura deve-se proceder o retorno, iniciando pela parede posterior e terminando na parede anterior, cerca de dois centímetros proximal ao primeiro ponto. Este padrão de sutura é o mais utilizado e denominado técnica em U. Outras técnicas de sutura, como o quadrado e posteriormente o reforço, têm sido realizadas. Neste momento, após realizar a técnica escolhida, realiza-se a tração do fio, três a quatro vezes, e utiliza-se o acessório *cinth*, que tem a função de fixar a sutura e cortar o fio.

Realizam-se, então, quatro ou cinco linhas, semelhantes à descrita anteriormente, até a região do corpo proximal, preservando o fundo gástrico. O procedimento tem a finalidade restritiva, ou seja, diminuir a capacidade gástrica total e com volume final em torno de 40% menor. Caracteriza-se, portanto, por uma remodelação da forma do estômago, tubulizando ou formando pregas (Fig. 64-48).[25]

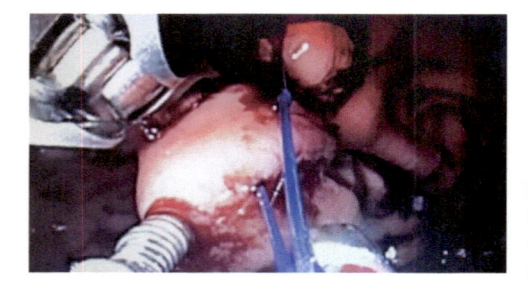

Fig. 64-47. Tração do *helix* com visualização da convergência de pregas gástricas.

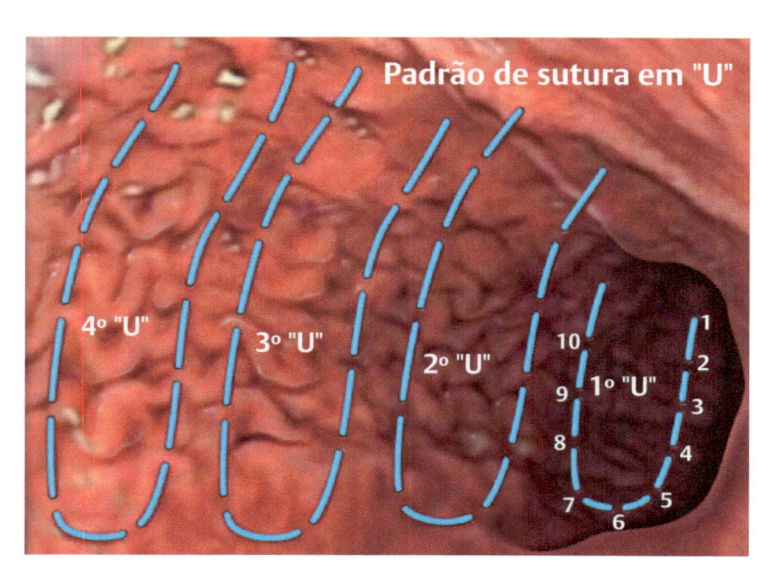

Fig. 64-48. Padrão de sutura mais empregado nos estudos recentes. Sutura em "U".[25]

Resultados

Os estudos sobre a aplicação desta técnica tendem a apontar a Gastroplastia Vertical Endoscópica (GVE) como um método de terapia bariátrica endoscópica com adequada perda de peso, apresentando uma perda de peso total que varia entre 14,4 e 19,5% em 6 meses,[21,26-29] e em 24 meses de 18,6% em um dos estudos.[21] No entanto, trata-se de estudos não randomizados, que apresentam importantes viéses metodológicos, como grandes perdas de amostra e não uniformidade dos grupos avaliados, fazendo com que a eficácia e a durabilidade dos resultados alcançados não possam ainda ser aferidas de forma fidedigna.

DISABSORTIVA

Dispositivo de Exclusão Duodenal

Neste capítulo abordaremos sobre o método de exclusão duodenal utilizando o dispositivo Duodenal-jejunal Bypass Liner (DJBL) (Endobarrier® Gastrointestinal Liner, GI Dynamics, Lexington, MA, EUA), que é considerado um método minimamente invasivo e reversível, uma vez que seja colocado e retirado por endoscopia.[30-32]

O DJBL é um dispositivo endoscópico de uso único, composto por uma ancora de nitinol para fixação e uma "manga" plástica de 62 cm de comprimento composta por fluoropolímero impermeável, que impede a mistura do alimento com as secreções biliopancreáticas antes da porção proximal do jejuno (Fig. 64-49).

O procedimento se inicia com a colocação do fio-guia no jejuno, seguido da introdução do dispositivo sob o fio-guia, com auxílio de fluoroscopia e endoscopia. A "manga" de fluoropolímero impermeável deve ser avançada até ultrapassar o duodeno e a porção proximal do jejuno. Após a confirmação da adequada posição pela radioscopia, o sistema de ancoragem é liberado e fixado no bulbo duodenal.

Após o procedimento, é realizada infusão de contraste para verificar se a posição do dispositivo está adequada e avaliar se há obstrução da "manga" plástica (Fig. 64-50).-

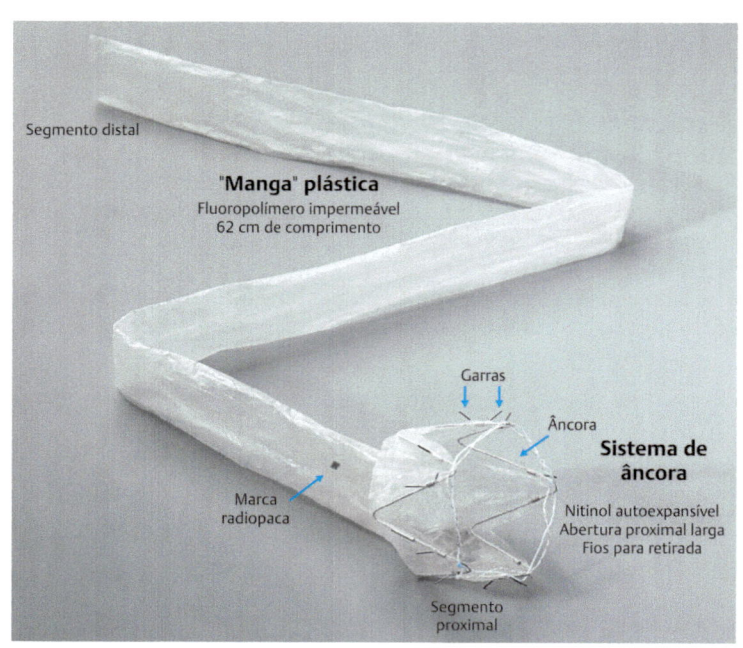

Fig. 64-49. Duodeno-jejunal bypass liner (Endobarrier®).

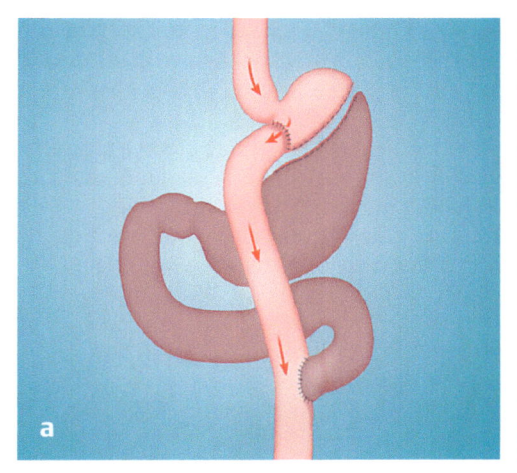

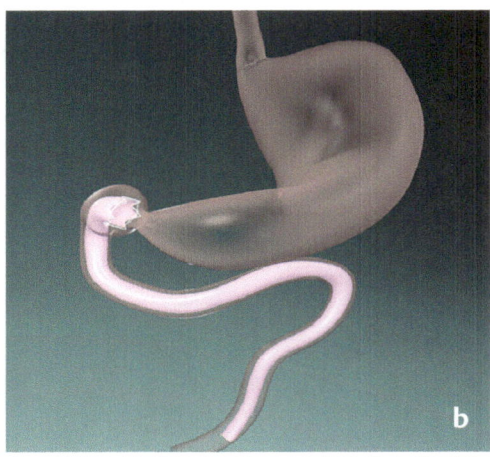

Fig. 64-50. Procedimentos análogos no tratamento da obesidade e diabetes tipo II. (a) Gastroplastia redutora em Y de Roux (*bypass* gástrico). (b) Duodeno-jejunal bypass liner.

Mecanismo de Ação

O procedimento é análogo à gastroplastia redutora em Y de Roux (*bypass* gástrico). No *bypass* gástrico, o estômago é dividido em uma pequena bolsa (*pouch*) e o estômago remanescente (estômago excluso). A bolsa gástrica é conectada à alça jejunal (Y de Roux), de forma a excluir o estômago remanescente, duodeno e jejuno proximal (Fig. 64-51).[33]

O DJBL é um dispositivo promissor no tratamento da obesidade e do diabetes tipo II, apresentando resultados satisfatórios em relação à perda de peso e ao controle glicêmico, até mesmo em pacientes que não obtiveram sucesso com tratamento medicamentoso. Com base nos resultados atuais, o dispositivo não aparenta ser um substituto à gastroplastia redutora, no entanto, deve ser considerado como uma boa alternativa para diversos pacientes.

Diversos dispositivos endoscópicos para o tratamento da obesidade e diabetes tipo II estão em desenvolvimento para que possam oferecer tratamento endoscópico com mais segurança e durabilidade.

Terapia de Aspiração

A terapia de aspiração tem o intuito de diminuir a absorção calórica, sem ocasionar distúrbios alimentares, com a remoção de alimentos ingeridos, superando as limitações e os resultados da mudança de estilo de vida apenas como tratamento da obesidade.[34] A terapia de aspiração é uma técnica endoscópica nova de perda de peso que consiste na colocação percutânea de um tubo de gastrostomia, com um portal cutâneo e acessórios separados. O sistema permite a infusão de água no estômago e subsequente aspiração do conteúdo gástrico após as refeições. Nesse capítulo abordaremos as evidências sobre esse tratamento comentando todos os trabalhos originais publicados até o momento.

O dispositivo de aspiração aprovado pela FDA americana é o AspireAssist System (Aspire Bariatrics, King of Prussia, Pensilvânia). O seu conceito é uma sonda de gastrostomia que retira o alimento ingerido do estômago após as refeições. Os seus componentes são:[33]

- Tubo-A: feito de silicone e com orifícios na sua porção gástrica para permitir a aspiração de conteúdo gástrico.
- Portal cutâneo: com 3,5 cm de diâmetro e 0,9 mm de espessura ele se conecta ao Tubo-A e possui uma válvula que se abre apenas ao engatar o conector para evitar vazamentos.
- Conector: encaixa-se ao portal cutâneo e abre a sua válvula. Possui um contador que trava o conector ao alcançar 115 ciclos de aspiração, impedindo a sua utilização.
- Escotilha/sifão.
- Reservatório com sifão: com capacidade de 600 mL e maleável, possibilita a infusão de água no estômago e posterior aspiração do conteúdo gástrico.
- Tudo de drenagem: para esvaziar e desprezar o conteúdo gástrico aspirado em local adequado (Fig. 64-51).

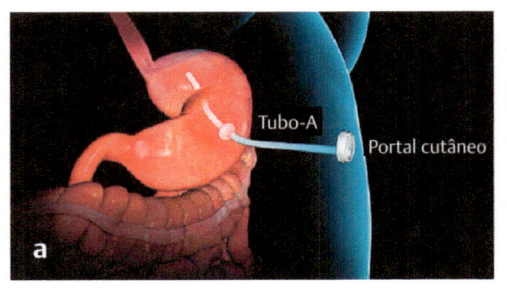

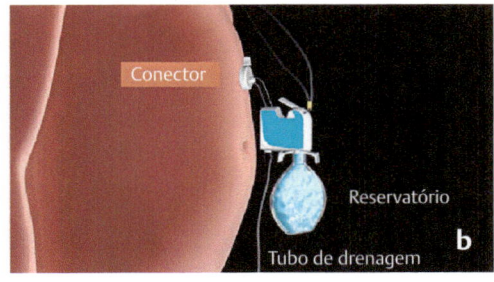

Fig. 64-51. Componentes do AspireAssist. (a) Componentes internos e (b) componentes externos. (Adaptada de Sullivan, 2013.)[33]

Técnica Endoscópica

1. Realizar a endoscopia digestiva alta: observar contraindicações como alterações anatômicas, cirúrgicas ou varizes gástricas.
2. Identificar ponto de transiluminação abdominal no quadrante superior esquerdo com insuflação adequada do estômago.
3. Realizar assepsia e antissepsia da parede abdominal por um segundo médico e anestesia local.
4. Puncionar o local de transiluminação com jelco. Introduzir o fio-guia pelo jelco e apreendê-lo com uma alça dentro do estômago
5. Retirar o endoscópio, exteriorizar o fio-guia pela boca e fixá-lo ao Tubo-A.
6. Tracionar o fio-guia pela sua extremidade da parede abdominal até exteriorizar o Tubo-A. Tracionar o Tubo-A até que o anteparo interno esteja em contato com a mucosa gástrica.
7. Após 10-14 dias, cortar o Tubo-A a aproximadamente 1 cm da pele e conectar o portal cutâneo (Figs. 64-52 e 64-53).

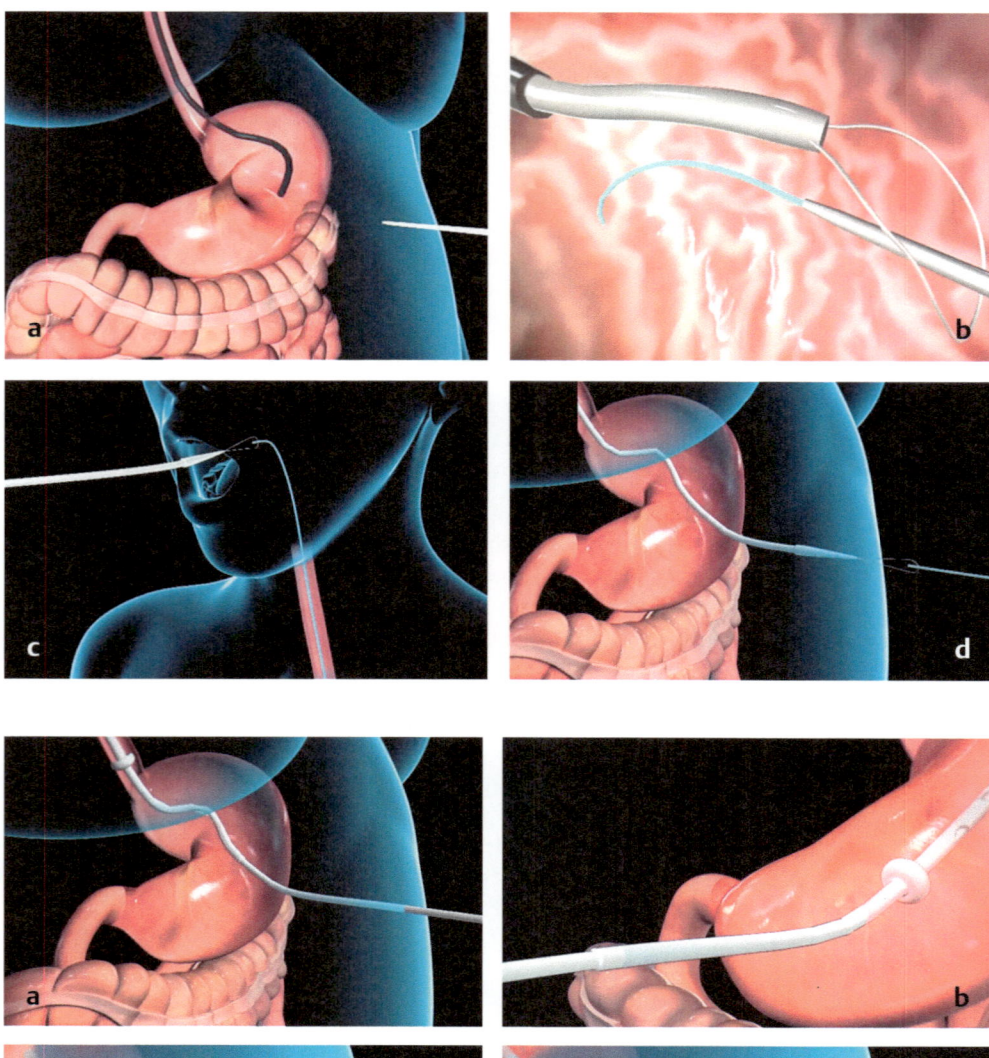

Fig. 64-52. (a) Realização da endoscopia e punção. (b) Apreensão do fio-guia pela alça. (c, d) Tração do fio-guia pelo abdome e exteriorização do Tubo-A pela parede. (Imagem disponível em www.aspirebariatric.com).

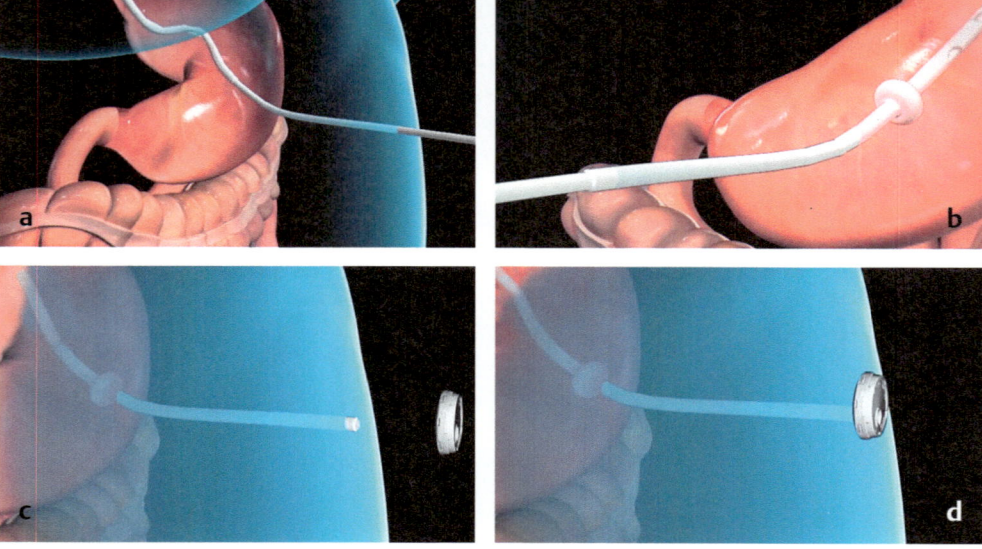

Fig. 64-53. (a, b) Exteriorização do Tubo-A pela parede abdominal até que o anteparo interno esteja em contato com a mucosa gástrica. (c, d) Corte do Tubo-A a 1 cm da pele e encaixe do portal cutâneo. (Imagem disponível em www.aspirebariatric.com).

Técnica de Aspiração (Figs. 64-54 a 64-57)

1. Encaixar o conector ao portal cutâneo.
2. Girar a válvula do portal cutâneo para liberar o fluxo de água e resíduo gástrico.
3. Abrir a válvula da escotilha/sifão e realizar a primeira drenagem de conteúdo gástrico.
4. Fechar a válvula da escotilha/sifão.
5. Infundir 200 mL de água potável no estômago, por meio da preensão do reservatório cheio.
6. Abrir a válvula da escotilha/sifão.
7. Deixar que o conteúdo gástrico drene espontaneamente pelo tubo de drenagem em um local adequado (vaso sanitário).
8. Repetir etapas 4, 5, 6 e 7 quantas vezes for necessário (geralmente 3-8 vezes/5-15 minutos), até a drenagem de conteúdo gástrico cessar.
9. Retornar a válvula do portal cutâneo para a posição inicial para fechar o fluxo.
10. Desencaixar o conector e guardar os seus componentes.

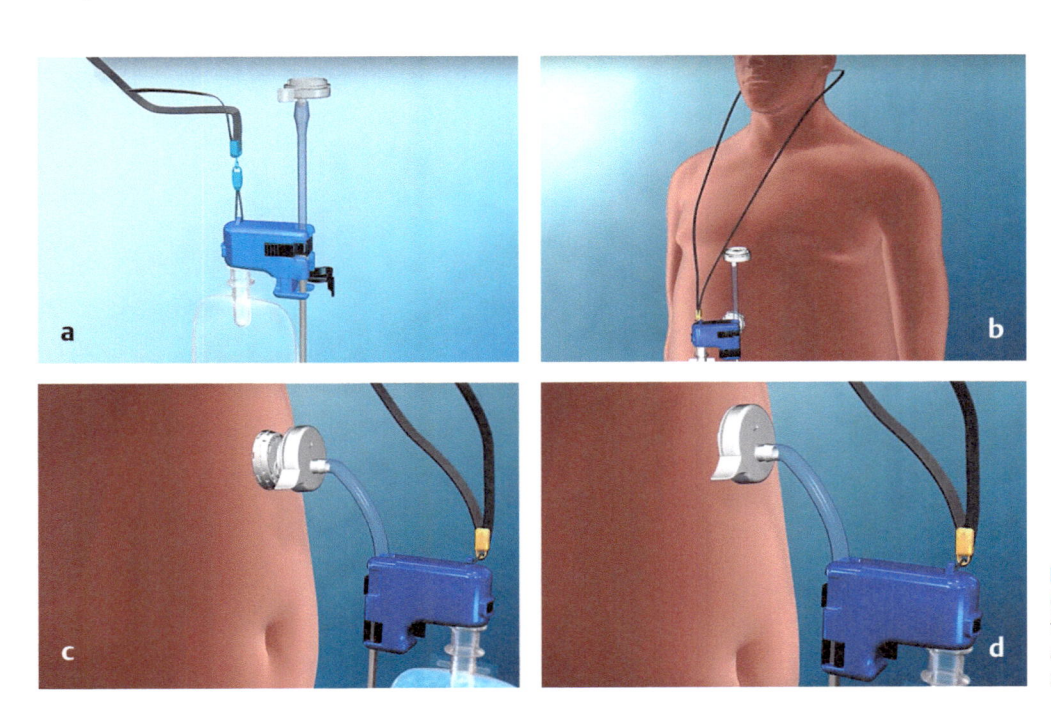

Fig. 64-54. (a) Componentes do sistema. (b) Paciente apoia o sistema no pescoço com uma faixa, como um colar. (c, d) Encaixe do conector ao portal cutâneo. (Imagem disponível em www.aspirebariatric.com).

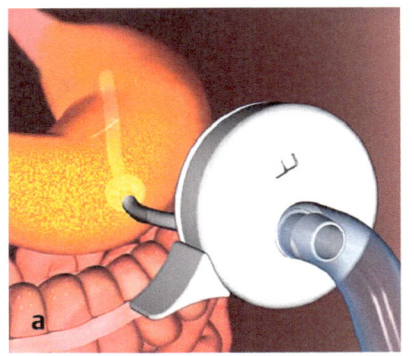

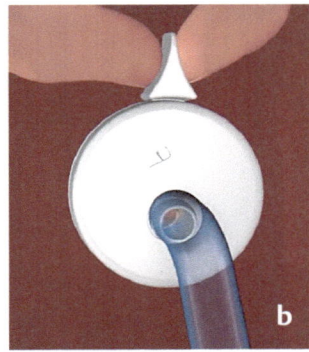

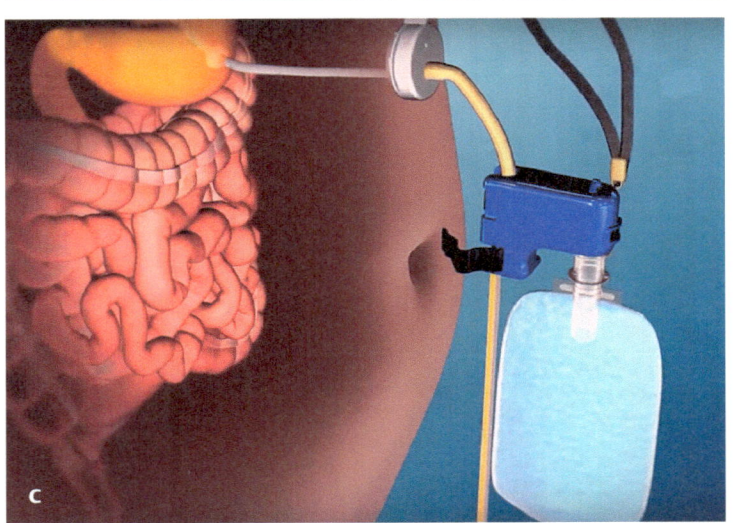

Fig. 64-55. (a, b) Abertura da válvula do portal cutâneo. (c) Drenagem inicial de conteúdo gástrico. (Imagem disponível em www.aspirebariatric.com).

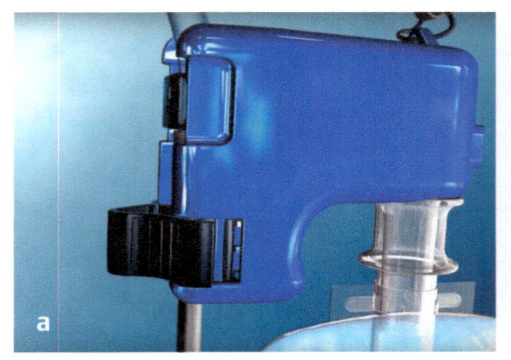

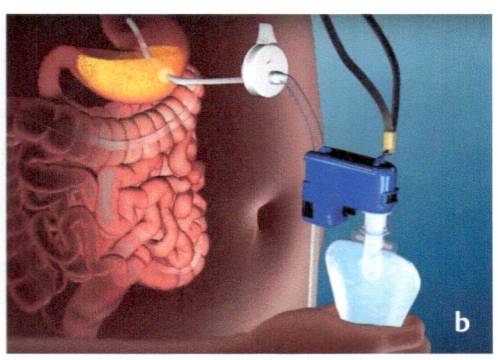

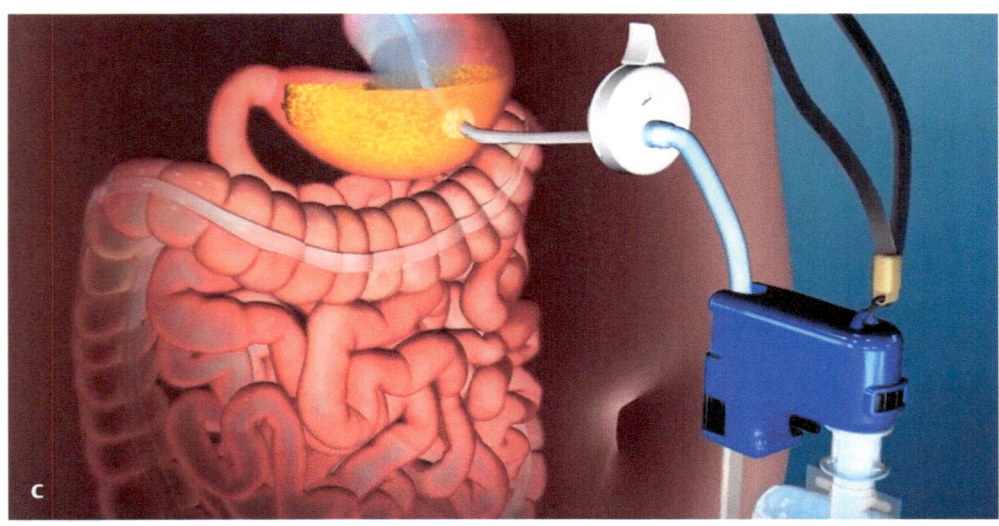

Fig. 64-56. (a) Fechamento da válvula da escotilha/sifão. (b, c) Infusão de água no estômago pelo reservatório. (Imagem disponível em www.aspirebariatric.com).

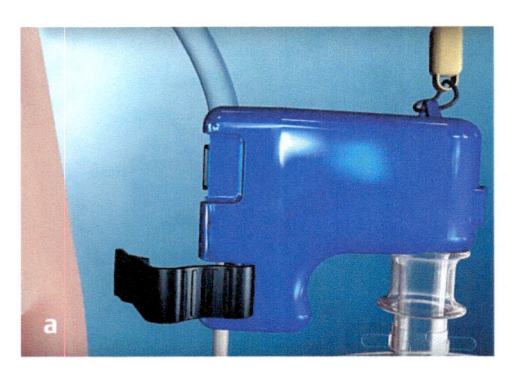

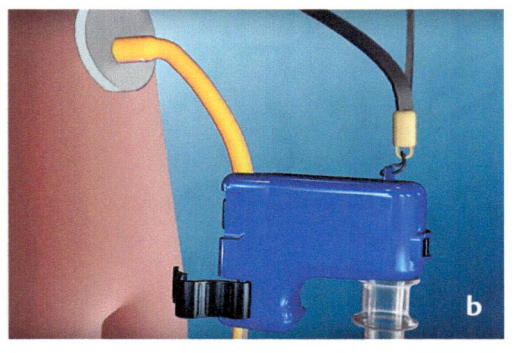

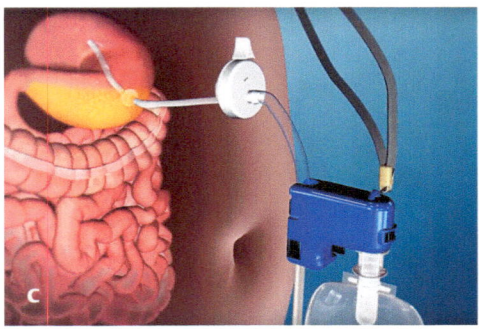

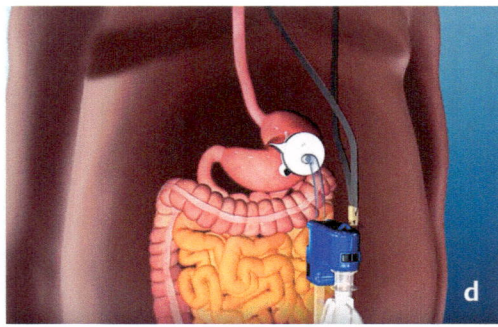

Fig. 64-57. (a, b) Abertura da válvula da escotilha/sifão e drenagem do conteúdo gástrico. (c, d) Fechamento da válvula do portal cutâneo e aspecto final. (Imagem disponível em www.aspirebariatric.com).

Indicações/Contraindicações

A terapia de aspiração está indicada para pacientes adultos com IMC acima de 35 kg/m² que falharam em atingir e manter a perda ponderal esperada com métodos não cirúrgicos. Está autorizado nos Estado Unidos em pacientes maiores de 22 anos com IMC entre 35 e 55 kg/m² e na Europa e Austrália para IMC entre 35 e 65 kg/m². A terapia de aspiração tem a intenção de ser um tratamento de longa duração utilizado em conjunto com mudança do estilo de vida e monitorização medicamentosa contínua.[35]

As contraindicações são todas aquelas à realização de gastrostomia e as relacionadas com distúrbios alimentares e psicológicos (Quadro 64-2).

Quadro 64-2. Contraindicações à Terapia Aspirativa

Contraindicações
▪ Cirurgia abdominal que aumente o risco da realização da gastrostomia
▪ Estenose esofágica, gastroparesia severa, doença inflamatória intestinal
▪ Úlcera gástrica refratária
▪ Úlcera, sangramento ou tumor descobertos na endoscopia
▪ Doença cardiovascular ou pulmonar severa
▪ Coagulopatia (plaquetas < 50.0000, INR > 1.5)
▪ Anemia
▪ Gestação ou lactantes
▪ Bulimia ou compulsão alimentar
▪ Dor abdominal crônica

Resultado

Os estudos que avaliaram a teria de aspiração como tratamento para a obesidade demonstraram que a terapia de aspiração é um método efetivo de perda de peso e melhora dos fatores de risco cardiovasculares, com baixa taxa de complicações graves, em pacientes que não obtiveram sucessos com mudança de estilo de vida.[15,33,36-38]

ALTERAÇÕES NEURO-HORMONAIS

Injeção de Toxina Botulínica

A injeção de toxina botulínica (BTA) na parede gástrica é uma terapia endoscópica desenvolvida recentemente para o tratamento da obesidade.[39] A BTA provoca uma paralisia temporária no local da injeção ao bloquear a liberação de acetilcolina nas terminações neuromusculares colinérgicas.[40,41] Hipoteticamente, se injetada na camada muscular do estômago promoveria retardo do esvaziamento gástrico com sensação prolongada de saciedade.

Este procedimento é indicado para pacientes com no mínimo sobrepeso (IMC ≥ 25kg/m²) não candidatos à cirurgia bariátrica. É contraindicado em pacientes com estado geral debilitado que não permita sedação, pacientes com cirurgias gástricas prévias (por causa da possível alteração anatômica do marca-passo gástrico), e pacientes com diagnóstico prévio de gastroparesia (decorrente da possibilidade de piora dos sintomas).

Técnica

A técnica da injeção de BTA é bastante variável na literatura, mas, de forma geral, envolve minimamente 4 ou 5 aplicações circunferenciais no antro gástrico, associadas ou não a aplicações adicionais em corpo e/ou fundo. As injeções do antro podem ser realizadas nas porções proximal, média e distal, confeccionando-se, assim, anéis paralelos (Fig. 64-58).

As injeções podem ser realizadas com endoscópio padrão e agulha de esclerose ("às cegas") ou ainda com punções ecoguiadas direcionadas à camada muscular própria gástrica, utilizando-se uma agulha de ecopunção de 25 Gauge (Fig. 64-59).

As doses totais de BTA utilizadas no tratamento da obesidade variam entre 100 a 500 IU. Respeitando os sítios previamente descritos, a aplicação da dose total da BTA pode ser dividida entre 8 a 24 injeções.

Resultados

Uma metanálise publicada, em 2016, utilizando quatro ensaios clínicos randomizados, demonstrou que a toxina botulínica não é efetiva na promoção de perda ponderal em comparação ao grupo placebo (solução salina).[42] Assim, não se recomenda seu emprego fora do contexto específico de pesquisa clínica regida pelas devidas diretrizes éticas.

CONCLUSÃO

Neste capítulo discutimos as principais terapias endoscópicas disponíveis no momento para o tratamento da obesidade, de forma ilustrativa e com embasamento científico.

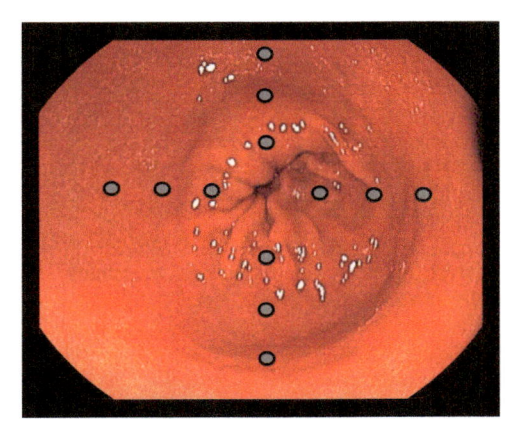

Fig. 64-58. Disposição das injeções de toxina botulínica em antro gástrico.

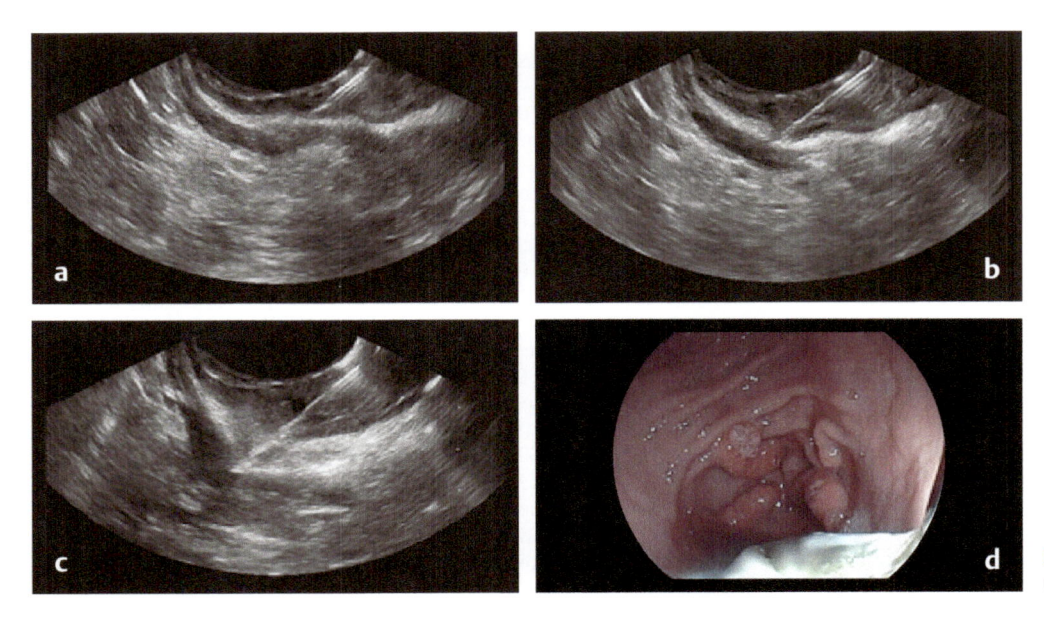

Fig. 64-59. Injeção de toxina botulínica na camada muscular com auxílio de ecoendoscopia.

REFERÊNCIAS BIBLIOGRÁFICAS

1. World Health Organization. https://www.who.int/news-room/fact-sheets/detail/obesity-and-overweight. Acesso em: 04 mai 2019.
2. Ministério da Saúde. http://portalms.saude.gov.br/atencao-especializada-e-hospitalar/especialidades/obesidade/tratamento-e-reabilitacao/indicacoes-para-cirurgia-bariatrica em: 04 mai 2019.
3. Associação Brasileira para o Estudo da Obesidade e da Síndrome Metabólica (ABESO). Diretrizes Brasileira de Obesidade. 3. ed. São Paulo, 2009. Disponível em:<http://www.abeso.org.br/pdf/diretrizes_brasileiras_obesidade_2009_2010_1.pdf>. Acesso em: 19 fev. 2016.
4. Sociedade Brasileira de Endocrinologia e Metabologia, Sociedade Brasileira de Clínica Médica, Sociedade Brasileira de Medicina da Família e Comunidade, Sociedade Brasileira de Nutrição Parenteral e Enteral, Associação Brasileira de Nutrologia. Obesidade e Sobrepeso: Tratamento Farmacológico. Projeto Diretrizes, 2010. Associação Médica Brasileira e Conselho Federal de Medicina. Disponível em:<http://diretrizes.amb.org.br/_BibliotecaAntiga/obesidade_e_sobrepeso_tratamento.pdf>. Acesso em: 04 mai 2019.
5. Sullivan S, Edmundowicz SA, Thompson CC. Endoscopic Bariatric and Metabolic Therapies: New and Emerging Technologies. Gastroenterology. 2017;152:1791-1801.
6. Kotzampassi K, Shrewsbury AD. Intragastric balloon: ethics, medical need and cosmetics. Dig Dis. 2008;26(1):45-8.
7. Fernandes M, Atallah AN, Soares BG, Humberto S, Guimarães S, Matos D et al. Intragastric balloon for obesity. Cochrane Database Syst Rev. 2007(1):CD004931.
8. Madruga-Neto AC, Bernardo WM, de Moura DTH, Brunaldi VO, Martins RK, Josino IR et al. The Effectiveness of Endoscopic Gastroplasty for Obesity Treatment According to FDA Thresholds: Systematic Review and Meta-Analysis Based on Randomized Controlled Trials. Obes Surg. 2018.
9. Zerrweck C, Maunoury V, Caiazzo R, Branche J, Dezfoulian G, Bulois P et al. Preoperative weight loss with intragastric balloon decreases the risk of significant adverse outcomes of laparoscopic gastric bypass in super-super obese patients. Obes Surg. 2012;22(5):777-82.
10. Averbach M, Ferrari Junior AP, Segai F, Eijima FF, de Paulo GA, Fang FL, et al. Tratado Ilustrado de Endoscopia Digestiva. ed. Rio de Janeiro/RJ – Brasil 2018.
11. Sullivan S, Swain J, Woodman G, Edmundowicz S, Hassanein T, Shayani V, et al. Randomized sham-controlled trial of the 6-month swallowable gas-filled intragastric balloon system for weight loss. Surg Obes Relat Dis. 2018;14(12):1876-89.
12. Papademetriou M, Popov V. Intragastric Balloons in Clinical Practice. Gastrointest Endosc Clin N Am. 2017;27(2):245-56.
13. Sallet JA, Marchesini JB, Paiva DS, Komoto K, Pizani CE, Ribeiro ML et al. Brazilian multicenter study of the intragastric balloon. Obes Surg. 2004;14(7):991-8.
14. Fromvelchik Mg, Kramer M, Stunkard AJ, Alavi A. Effect of the Garren-Edwards Gastric Bubble on Gastric Emptying. J Nucl Med. 1989;30:692-6. ©Society of Nuclear Medicine and Molecular Imaging, Inc.)
15. Machytka E, Turro R, Huberty V, et al. Mo1944 Aspiration Therapy in Super Obese Patients – Pilot Trial. Gastroenterology. 2016;150(4):S822-3.
16. Bennett MC, Badillo R, Sullivan S. Endoscopic Management. Gastroenterol Clin North Am. 2016;45(4):673-88.
17. Vyas D, Deshpande K, Pandya Y. Advances in endoscopic balloon therapy for weight loss and its limitations. World J Gastroenterol. 2017;23(44):7813-7.
18. Laing P, Pham T, Taylor LJ, Fang J. Filling the Void: A Review of Intragastric Balloons for Obesity. Dig Dis Sci. 2017;62(6):1399-408.
19. Brooks J, Srivastava ED, Mathus-Vliegen EM. One-year adjustable intragastric balloons: results in 73 consecutive patients in the U.K. Obes Surg. 2014;24(5):813-9.
20. Hill C, Khashab MA, Kalloo AN, Kumbhari V. Endoluminal weight loss and metabolic therapies: current and future techniques. Ann N Y Acad Sci. 2018;1411(1):36-52.
21. Lopez-Nava G, Sharaiha RZ, Vargas EJ, Bazerbachi F, Manoel GN, Bautista-Castaño I, et al. Endoscopic Sleeve Gastroplasty for Obesity: a Multicenter Study of 248 Patients with 24 Months Follow-Up. Obes Surg. 2017.
22. Sullivan S, Swain JM, Woodman G, Antonetti M, De La Cruz-Muñoz N, Jonnalagadda SS et al. Randomized sham-controlled trial evaluating efficacy and safety of endoscopic gastric plication for primary obesity: The ESSENTIAL trial. Obesity (Silver Spring). 2017;25(2):294-301.
23. Huberty V, Ibrahim M, Hiernaux M, Chau A, Dugardeyn S, Devière J. Safety and feasibility of an endoluminal-suturing device for endoscopic gastric reduction (with video). Gastrointest Endosc. 2017;85(4):833-7.
24. Vargas EJ, Rizk M, Bazerbachi F, Abu Dayyeh BK. Medical Devices for Obesity Treatment: Endoscopic Bariatric Therapies. Med Clin North Am. 2018;102(1):149-63.
25. Barrichello S, Hourneaux de Moura DT, Hourneaux de Moura EG, Jirapinyo P, Hoff AC, Fittipaldi-Fernandez RJ, Baretta G, Felício Lima JH, Usuy EN, de Almeida LS, Ramos FM et al. Endoscopic sleeve gastroplasty in the management of overweight and obesity: an international multicenter study. Gastrointest Endosc. 2019 Nov;90(5):770-780.
26. Sartoretto A, Sui Z, Hill C, Dunlap M, Rivera AR, Khashab MA, et al. Endoscopic Sleeve Gastroplasty (ESG) Is a Reproducible and Effective Endoscopic Bariatric Therapy Suitable for Widespread Clinical Adoption: a Large, International Multicenter Study. Obes Surg. 2018;28(7):1812-21.
27. Fayad L, Adam A, Schweitzer M, Cheskin LJ, Ajayi T, Dunlap M et al. Endoscopic sleeve gastroplasty versus laparoscopic sleeve gastrectomy: a case-matched study. Gastrointest Endosc. 2019;89(4):782-8.
28. Novikov AA, Afaneh C, Saumoy M, Parra V, Shukla A, Dakin GF et al. Endoscopic Sleeve Gastroplasty, Laparoscopic Sleeve Gastrectomy, and Laparoscopic Band for Weight Loss: How Do They Compare? J Gastrointest Surg. 2018;22(2):267-73.
29. Fayad L, Cheskin LJ, Adam A, Badurdeen DS, Hill C, Agnihotri A et al. Endoscopic sleeve gastroplasty versus intragastric balloon insertion: efficacy, durability, and safety. Endoscopy. 2019.
30. Rohde U, Hedbäck N, Gluud LL, Vilsbøll T, Knop FK. Effect of the EndoBarrier Gastrointestinal Liner on obesity and type 2 diabetes: a systematic review and meta-analysis. Diabetes Obes Metab. 2016 Mar;18(3):300-5.
31. de Moura EG, Martins BC, Lopes GS et al. Metabolic improvements in obese type 2 diabetes subjects implanted for 1 year with an endoscopically deployed duodenal-jejunal bypass liner. Diabetes Technol Ther. 2012 Feb;14(2):183-9.
32. de Moura EG, Orso IR, Martins BC et al. Improvement of insulin resistance and reduction of cardiovascular risk among obese patients with type 2 diabetes with the duodenojejunal bypass liner. Obes Surg. 2011 Jul;21(7):941-7.
33. Sullivan S, Stein R, Jonnalagadda S et al. Aspiration therapy leads to weight loss in obese subjects: A pilot study. Gastroenterology. 2013;145(6).
34. Sullivan S. Aspiration Therapy for Obesity. Gastrointest Endosc Clin N Am. 2017;27(2):277-88.
35. FDA. Summary of safety and effectiveness data (SSED) AspireAssist. In: FDA, editor. 2016. p. 1-36.
36. Nyström M, Machytka E, Norén E, et al. Aspiration therapy as a tool to treat obesity: 1-to 4-year results in a 201-patient multicenter post-market European registry study. Obes Surg. 2018;28(7):1860-8.
37. Thompson CC, Abu Dayyeh BK, Kushner R et al. Percutaneous Gastrostomy Device for the Treatment of Class II and Class III Obesity: Results of a Randomized Controlled Trial. Am J Gastroenterol. 2017;112(3):447-57.
38. Norén E, Forssell H. Aspiration therapy for obesity; A safe and effective treatment. BMC Obes. 2016;3(1):1-8.
39. Bang CS, Baik GH, Shin IS, Kim JB, Suk KT, Yoon JH et al. Effect of intragastric injection of botulinum toxin A for the treatment of obesity: a meta-analysis and meta-regression. Gastrointest Endosc. 2015 May;81(5):1141-7.
40. Foschi D, Corsi F, Lazzaroni M, Sangaletti O, Riva P, La Tartara G et al. Treatment of morbid obesity by intraparietogastric administration of botulinum toxin: a randomized, double-blind, controlled study. Int J Obes (Lond). 2007 Apr;31(4):707-12.
41. Jankovic J, Brin MF. Therapeutic uses of botulinum toxin. N Engl J Med. 1991 Apr;324(17):1186-94.
42. de Moura EGH, Bustamante FAC, Bernardo WM. Reviewing the reviewers: critical appraisal of "Effect of intragastric injection of botulinum toxin A for the treatment of obesity: a meta-analysis and meta-regression". Vol. 83, Gastrointestinal endoscopy. United States; 2016. p. 478.

TRATAMENTO ENDOSCÓPICO DAS COMPLICAÇÕES DAS CIRURGIAS BARIÁTRICAS

Galileu Ferreira Ayala Farias ▪ Eduardo Guimarães Hourneaux de Moura

INTRODUÇÃO

Há várias técnicas de cirurgia bariátrica descritas na literatura, sendo a gastroplastia redutora com reconstrução em Y de Roux (*bypass* gástrico) a mais realizada atualmente. Outras técnicas muito utilizadas são o *bypass* gástrico com colocação de anel de restrição, banda gástrica ajustável e gastrectomia (*sleeve*) vertical.[1]

As complicações da cirurgia bariátrica podem variar de acordo com a técnica utilizada. Na gastroplastia redutora com reconstrução em Y de Roux as principais complicações são estenose da anastomose gastrojejunal, fístulas e deiscências, além de extrusão e deslizamento do anel de restrição nos casos de utilização do mesmo. Estenose, fístulas, sangramento e refluxo são as complicações mais comuns em pacientes submetidos ao *sleeve* gástrico. No tratamento da obesidade com banda gástrica, as complicações mais comuns são migração e deslizamento da banda gástrica. O sangramento é outra complicação que pode ocorrer em pacientes submetidos à cirurgia bariátrica.[2,3]

Várias complicações em pacientes submetidos à cirurgia bariátrica são passíveis de tratamento endoscópico. Descrevemos as opções de tratamento endoscópico para cada tipo de complicação.

ESTENOSE DA ANASTOMOSE GASTROJEJUNAL

A estenose de anastomose é definida quando a anastomose é anelar, fibrótica, de calibre puntiforme, impedindo a passagem do aparelho (Fig. 65-1a), ou quando o diâmetro é inferior a 10 mm, ocasionando dificuldade na passagem do endoscópio. É necessário avaliar os sintomas do paciente, além do aspecto endoscópico.[4,5]

A incidência desta complicação varia de 3 até 19%.[6,7] A incidência de estenose é ligeiramente maior no *bypass* gástrico sem anel de restrição em comparação ao *bypass* gástrico com anel de restrição.[8] Decorre geralmente de complicação da técnica cirúrgica, como: deiscência, hematoma ou ulceração, processos resolvidos com fibrose e retração.[4,9,10] Pode estar associada à cicatrização de úlcera marginal e manifestar-se tardiamente, após 90 dias da cirurgia. Os sintomas são dificuldade de alimentação, principalmente com sólidos, náuseas e vômitos, geralmente entre 4 e 10 semanas da cirurgia.[8,11]

Tratamento Endoscópico

O tratamento inicial para estenose de anastomose é a dilatação endoscópica com balões pneumáticos utilizados pelo canal de trabalho do endoscópio e que permitem ou não a passagem de fio-guia.[10,12,13] Inicialmente, o fio-guia deve ser insinuado pela estenose e alojado preferencialmente na alça eferente. Depois do fio-guia bem alojado distalmente, passa-se o balão suavemente e ele é posicionado para dilatação. Esta técnica dispensa o uso da fluoroscopia e minimiza a chance de perfuração na alça intestinal que pode ocorrer na tentativa de passagem do balão às cegas, sem orientação do fio-guia. Não há um tempo de dilatação balonada bem definido, porém, geralmente, o balão é mantido insuflado por cerca de 3 minutos com intuito de realizar hemostasia adequada (Fig. 65-1).

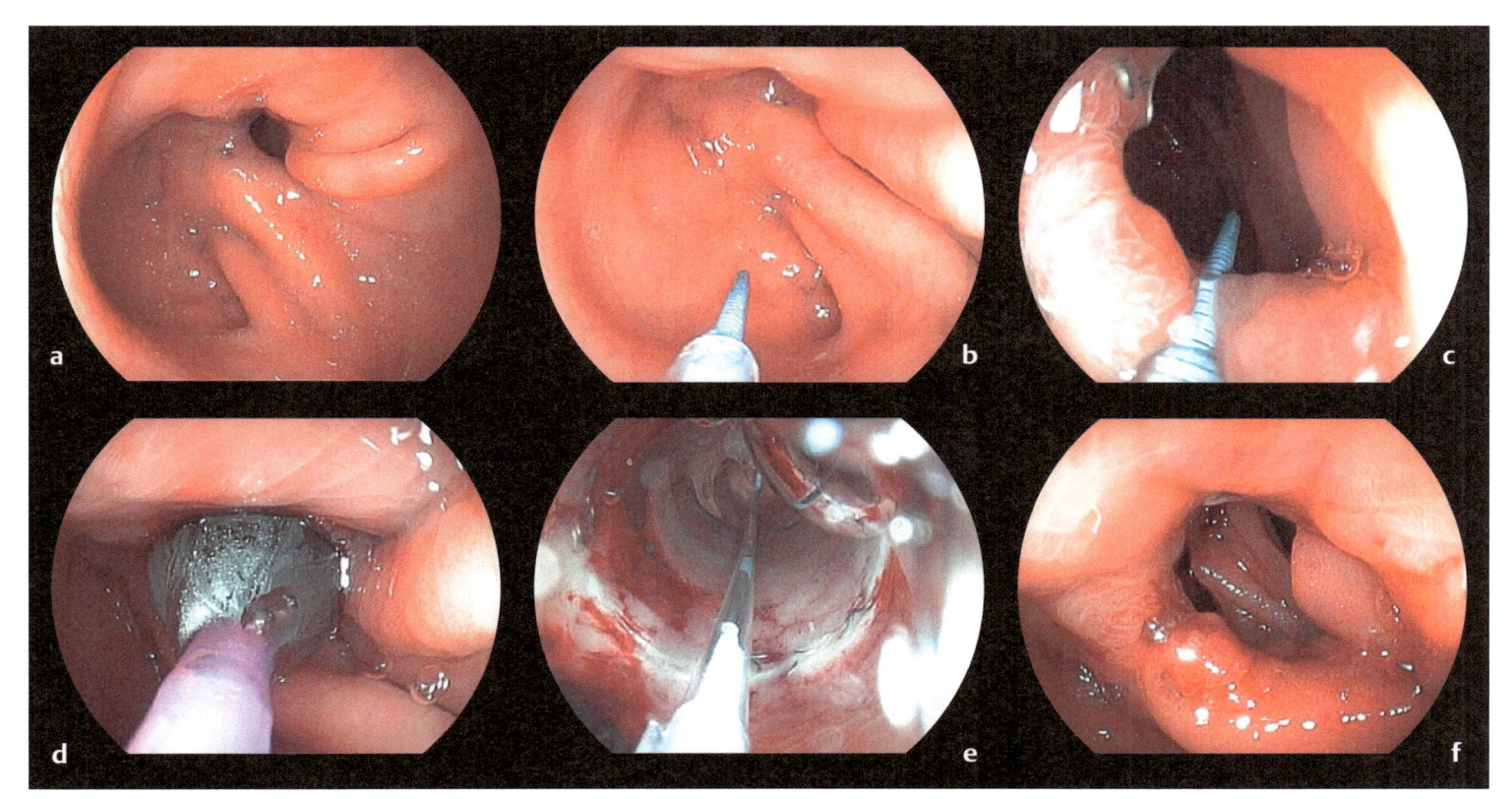

Fig. 65-1. (**a**) Estenose de anastomose gastrojejunal; (**b**) aproximação do balão dilatador com fio-guia exposto; (**c**) passagem de fio-guia para alça jejunal; (**d**) dilatação balonada de estenose de anastomose gastrojejunal; (**e**) visualização de anel estenótico pelo balão dilatador; (**f**) aspecto final após dilatação balonada.

A dilatação progressiva, até 12 mm na primeira sessão e até 13,5 e 15 mm nas sessões subsequentes, realizadas após 7 ou 15 dias, parece ser mais segura, com menor índice de complicações em comparação à dilatação inicial até 15 mm.[10,14,15] A maioria dos casos é resolvida em duas ou, no máximo, três sessões, com índice de resolução de 95 a 100%.[10,12,13,16,17]

As taxas de complicações da dilatação são baixas, entre 2 e 4%.[17-19] A perfuração é a principal complicação e a mais temida.

As estenoses são consideradas refratárias após quatro sessões consecutivas de dilatação sem melhora dos sintomas disfágicos ou impossibilidade de manutenção de um calibre adequado da anastomose.[18] Nos casos de estenose refratária pode ser realizado um tratamento alternativo, como estenotomia e injeção intralesional de corticoides. A utilização de próteses metálicas autoexpansíveis e de aposição de lúmens está sendo descrita nos últimos anos com resultados variados.

BANDA GÁSTRICA: MIGRADA E DESLIZADA

A técnica de colocação de banda gástrica ganhou popularidade após resultados desfavoráveis com as primeiras operações disabsortivas e o surgimento da banda gástrica ajustável videolaparoscópica (BGAVL).[20] Entre 2008 e 2010, a banda gástrica foi a cirurgia bariátrica mais realizada no mundo.[21,22]

A banda gástrica ajustável consiste em um anel de silicone macio, conectado a um portal de infusão colocado no tecido subcutâneo. O portal pode ser acessado com relativa facilidade por uma seringa e agulha (Fig. 65-2). A injeção de solução salina no portal leva a uma redução no diâmetro da banda, resultando em maior grau de restrição.

As complicações da BGAVL podem ser relacionadas com banda e/ou relacionadas com o *port-a-cath*.

As principais complicações do *port-a-cath* são desconexão ou extrusão do tubo, vazamento do sistema e infecção local, geralmente são mais simples e requerem pequenas intervenções cirúrgicas. As complicações relacionadas com a banda podem apresentar elevada morbidade e potencial mortalidade,[23] sendo as principais complicações migração e deslizamento da banda.

A migração da banda gástrica consiste na penetração parcial ou completa da banda no lúmen gástrico com incidência de 1,4%. Pode ser precoce ou tardia, sendo a precoce consequente a erro técnico na maioria das vezes, e a tardia consequente a enchimento excessivo da banda, plicatura gástrica apertada ou erros alimentares.[24]

Os sintomas incluem perda da saciedade e ajustes ineficientes da banda. A endoscopia digestiva alta é o melhor método para diagnosticar.[25]

O deslizamento da banda gástrica consiste em uma herniação da porção cefálica do estômago em relação à banda, podendo evoluir para isquemia e perfuração gástrica. Os sinais e sintomas são de obstrução na parte superior do estômago, podendo apresentar pirose, regurgitação e vômitos após as refeições. A radiografia contrastada é o melhor método para diagnosticar.

Tratamento Endoscópico

A remoção endoscópica da banda pode ser realizada quando 50% ou mais da banda tenha migrado para o estômago e tem-se mostrado segura e eficaz. Várias técnicas têm sido utilizadas, como utilização de *laser*, tesoura endoscópica, prótese autoexpansível e equipamentos eletrocirúrgicos. No entanto, a técnica mais frequentemente empregada é a secção da banda com fio-guia e litotriptor.

Para remoção da banda, é necessário, inicialmente, remoção cirúrgica do *port-a-cath* cutâneo e do tubo conector (Fig. 65-3), seguida da secção endoscópica da banda. A secção endoscópica da banda é realizada com auxílio de fio-guia, litotriptor e alça de polipectomia e deve seguir os seguintes passos: enlaçar a banda gástrica com fio-guia, colocar as pontas do fio-guia em litotriptor de emergência e seccionar a banda com litotriptor de emergência (Fig. 65-4).

O sucesso técnico da remoção endoscópica pode chegar até 95%, com taxa de complicação baixa.[11,26]

ANEL DE RESTRIÇÃO: EXTRUSÃO E DESLIZAMENTO

O uso de anéis e bandas de restrição associado à gastroplastia para perda de peso provou superioridade na perda ponderal persistente,[27] porém estão sendo menos utilizados por causa das complicações adicionais ao procedimento cirúrgico. Há vários tipos de bandas e anéis, como Lap-band, banda de Dácron e anel de Silastic.[28] O anel restritivo mais utilizado no Brasil é o de Silastic.

As principais complicações relacionadas com o anel de restrição são a extrusão e o deslizamento do anel.

A extrusão do anel consiste em erosão do anel para a luz gástrica, ocasionada pela reação inflamatória entre a parede gástrica e o anel, evoluindo para extrusão parcial ou total do corpo estranho para a luz gástrica (Fig. 65-5). Os sintomas associados são reganho de peso, queixas obstrutivas, dor e sangramento. A incidência varia entre 0,9 a 5,5%.[28]

O deslizamento do anel é caracterizado por seu deslocamento parcial ou total. O deslizamento total é mais grave e costuma cursar com dor abdominal intensa e vômitos pela obstrução da alça intestinal abaixo da anastomose. O achado endoscópico inclui estase alimentar ou salivar, dilatação de bolsa gástrica a montante e posição lateralizada/verticalizada do anel. O tratamento indicado é a remoção do anel pois há risco de isquemia da bolsa gástrica ou de alças de delgado, além de outras complicações relacionadas com os vômitos persistentes, como desidratação e distúrbios hidreletrolíticos.[29-31] O diagnóstico é dado por estudo radiológico contrastado (Fig. 65-6).

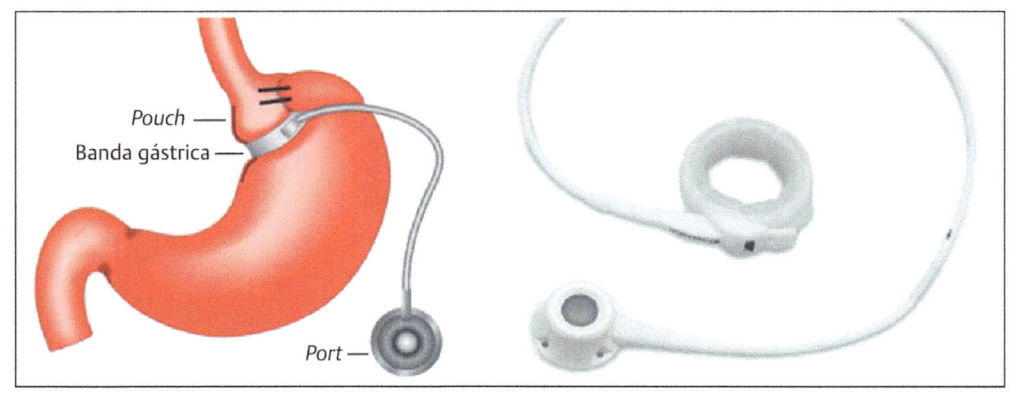

Fig. 65-2. A banda gástrica ajustável consiste em um anel de silicone macio, conectado a um portal de infusão colocado no tecido subcutâneo. O portal pode ser acessado com relativa facilidade por uma seringa e agulha.

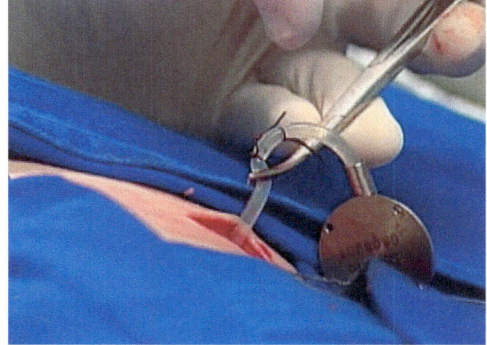

Fig. 65-3. Remoção cirúrgica do *port-a-cath* cutâneo e do tubo conector.

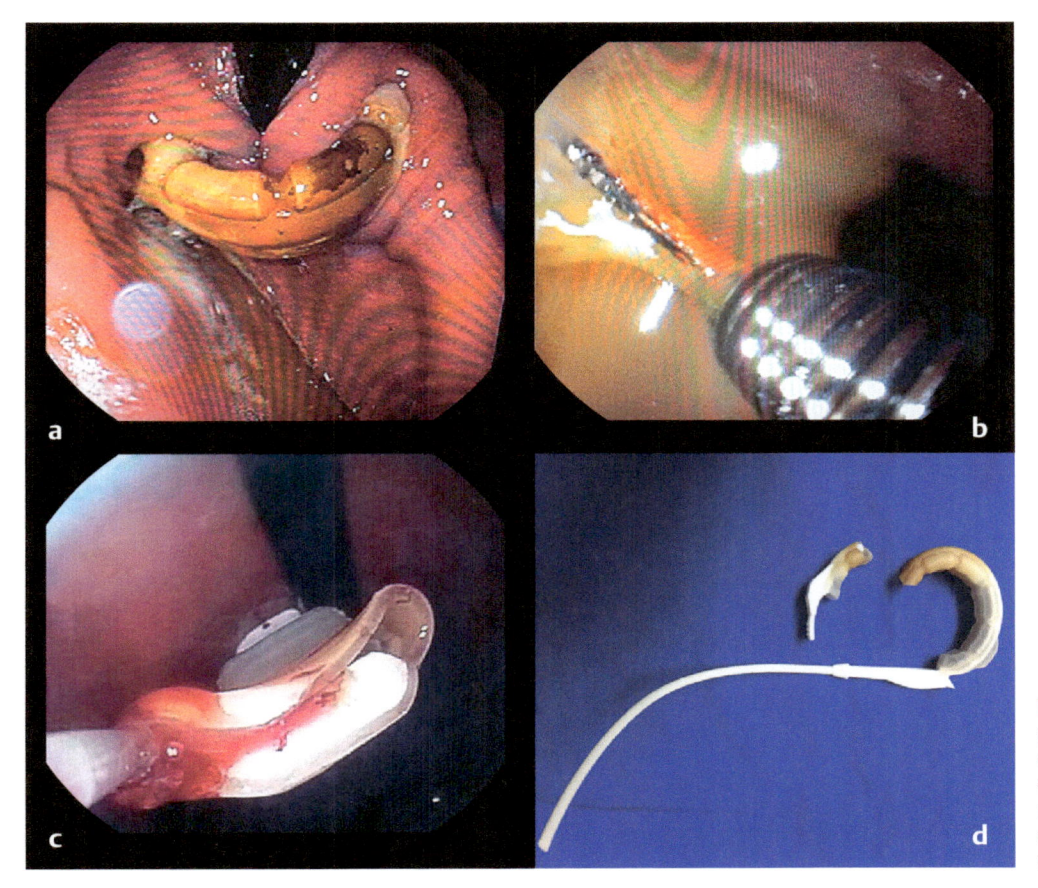

Fig. 65-4. (a) Aspecto endoscópico da banda gástrica migrada (retrovisão). (b) Fio-guia entrelaçando a banda gástrica com litotriptor envolvendo o fio-guia e encostando na banda migrada. (c) Remoção da banda gástrica com alça de polipectomia. (d) Banda gástrica ajustável removida endoscopicamente.

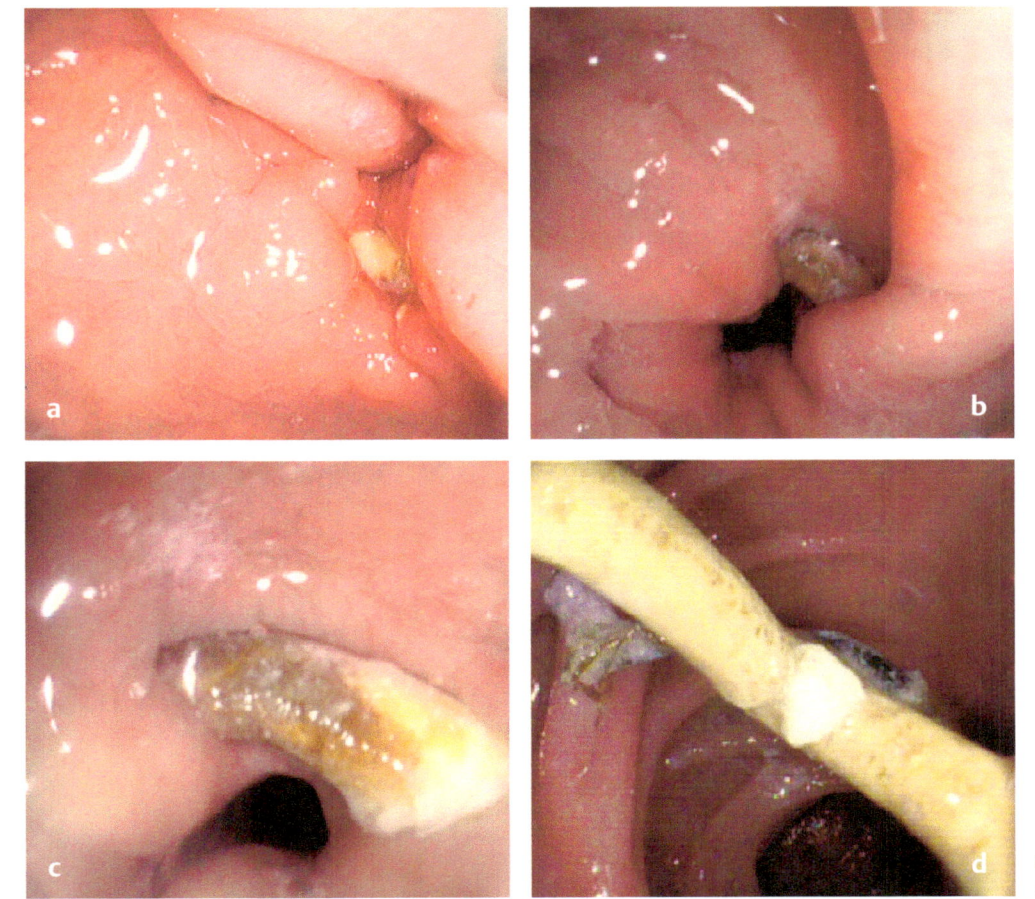

Fig. 65-5. Imagem endoscópica de migração do anel restritor.

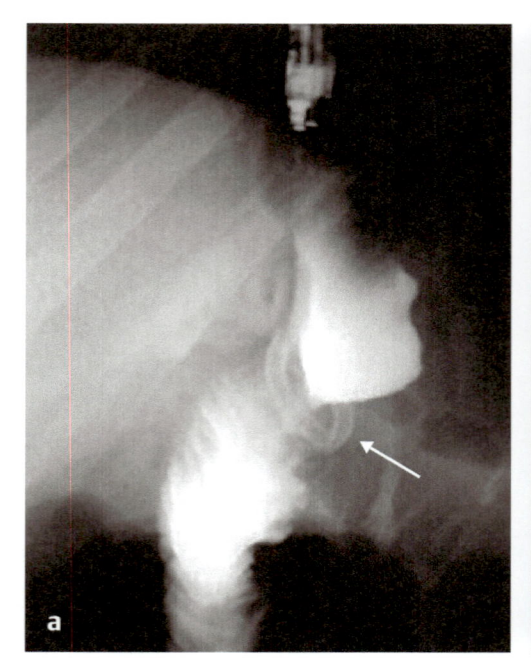

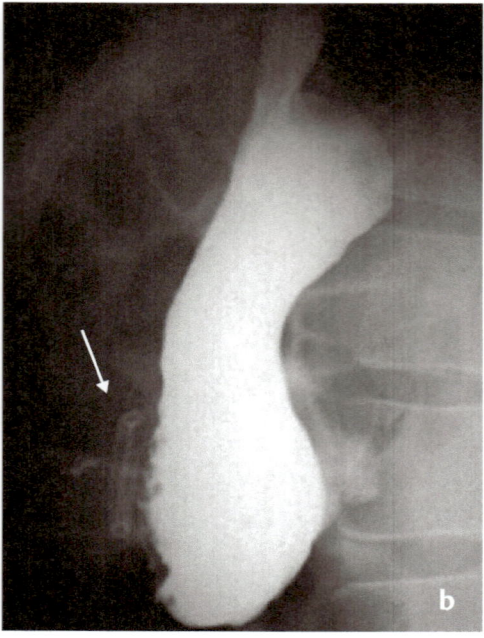

Fig. 65-6. Imagens radiológicas de deslizamento de anel restritor. (a) Parcial; (b) total.

Tratamento Endoscópico

Extrusão

É recomendado postergar a remoção endoscópica do anel quando o segmento exposto é inferior a 30%, pelo risco potencial de sangramento, e programar a remoção endoscópica quando houver maior erosão do anel.[32]

O tratamento endoscópico para extrusão do anel de restrição é a remoção com tesoura, outras técnicas que podem ser utilizadas são remoção com cortador de banda gástrica/plasma de argônio.[33,34]

A técnica para remoção com tesoura é simples e consiste na secção do anel e fio com auxílio de tesoura endoscópica. A utilização de aparelhos de duplo canal facilita o procedimento por permitir melhor mobilização do anel e evitar que o mesmo deslize, enquanto são realizadas as incisões da tesoura.

Deslizamento e Intolerância ao Anel

É recomendada a dilatação ou remoção do anel quando há desnutrição ou impacto negativo na qualidade de vida do paciente, mesmo seguindo adequadamente as orientações nutricionais.[30,35]

A dilatação ou remoção do anel pode ser realizada pela dilatação balonada ou da passagem de prótese metálica autoexpansível.

A dilatação balonada é realizada com balão pneumático de 30 mm. Nos casos de deslizamento completo, pode ser realizada uma dilatação prévia com balão hidrostático de 20 mm para permitir adequado posicionamento do fio-guia metálico com subsequente dilatação com balão pneumático. O controle radiológico é opcional. Para realização da dilatação balonada, inicialmente é posicionado um fio-guia de Savary na alça alimentar, seguido de progressão do balão pela anastomose. O balão deve ser insuflado gradualmente, até o máximo de 20 psi para promover a dilatação ou ruptura do fio. Caso não haja resposta completa, o procedimento pode ser repetido após 15 dias (Fig. 65-7).

Ferraz *et al.* descreveram o tratamento de 63 pacientes com intolerância por dilatação com balão pneumático, obtendo 93,6% de sucesso.[30] As taxas de complicações podem chegar a aproximadamente 14%, sendo o sangramento e a erosão do anel as complicações mais comuns.[29]

A remoção do anel também pode ser realizada com auxílio de próteses autoexpansíveis, plásticas ou metálicas totalmente recobertas. Em uma série de casos, o anel foi removido em conjunto com a prótese em 51,2% dos casos, porém em 41,5% dos pacientes houve erosão parcial do anel, que foi removido cerca de um mês depois. A principal complicação descrita neste estudo foi a evolução para estenose com necessidade de dilatação endoscópica em 22% dos pacientes.[35]

Para realização da passagem de prótese autoexpansível, inicialmente o fio-guia metálico de Savary deve ser posicionado sob visão direta na alça jejunal. A prótese é então liberada sob acompanhamento radiológico, posicionando o anel em seu terço proximal.[35] A remoção da prótese é realizada após cerca de 14 dias com auxílio de pinça de corpo estranho. O anel pode ser deslocado em conjunto

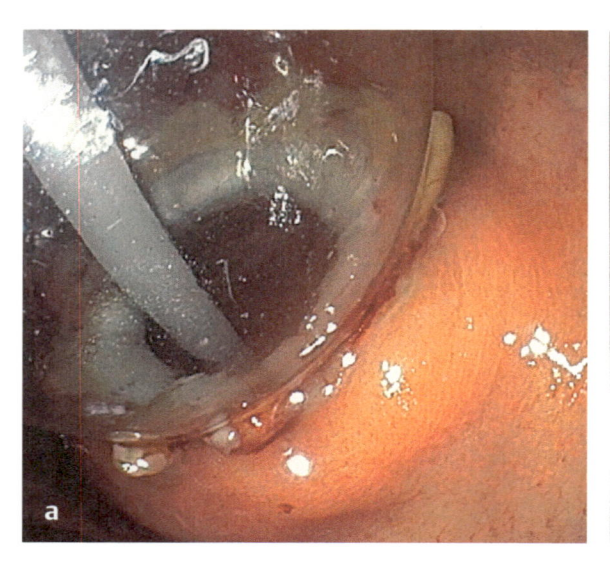

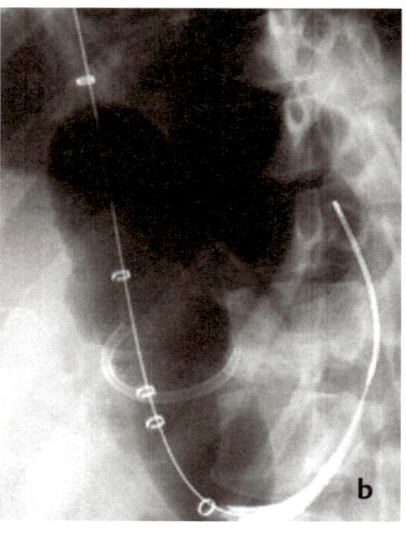

Fig. 65-7. Dilatação de anel restritor com balão pneumático. (a) Visão endoscópica; (b) visão radiológica com rompimento do anel.

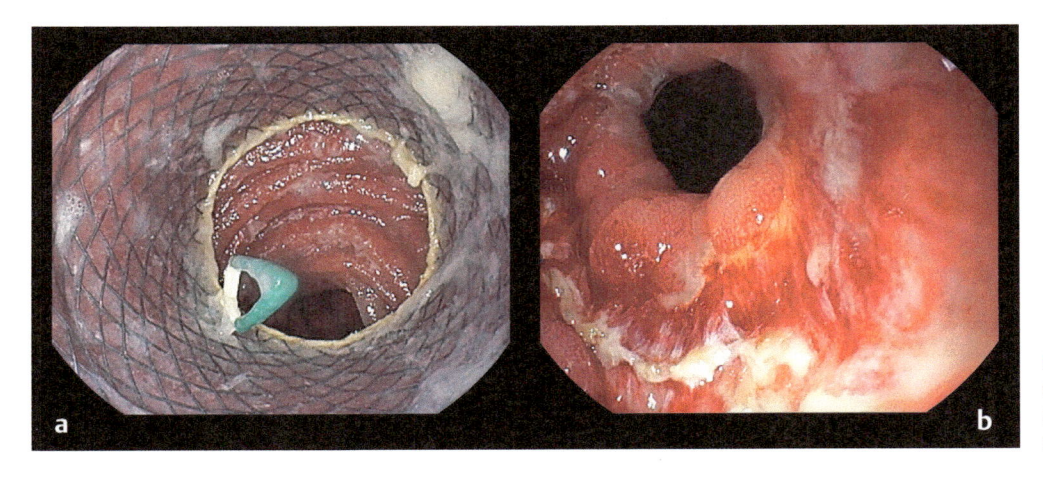

Fig. 65-8. Tratamento de anel restritor deslizado com uso de prótese metálica totalmente recoberta. (**a**) Prótese liberada; (**b**) ulceração e migração do anel.

com a prótese ou apresentar migração parcial, nos casos de migração parcial a remoção do anel deve ser realizada após cerca de 30 dias (Fig. 65-8).[31,35]

FÍSTULAS E DEISCÊNCIAS

As fístulas são as complicações mais comuns associadas à cirurgia bariátrica, com taxas variando de 0,4 a 5,6% após o *bypass* gástrico com reconstrução em Y de Roux (BGYR) e de 1,9 a 5,3% após a gastrectomia vertical.[36-39]

O tratamento endoscópico para fístula após cirurgia bariátrica vem ganhando aceitação a cada dia por causa da alta morbidade e mortalidade do tratamento cirúrgico para estas complicações.[40,41]

As fístulas normalmente se localizam na linha de sutura ou anastomose. Fístulas são definidas como comunicação entre o meio intra e extraluminal decorrente de um defeito da parede gastrointestinal.[42,43] O tempo de evolução da fístula é considerado um dos principais norteadores para a determinação do tipo de tratamento, sendo classificadas em agudas (até 7 dias), precoces (entre 1 e 6 semanas), tardias (entre 6 e 12 semanas) e crônicas (acima de 12 semanas).[44]

Nas fístulas agudas e precoces, habitualmente são utilizadas próteses metálicas autoexpansíveis para promover oclusão imediata do orifício fistuloso com interrupção da contaminação da cavidade. Apesar de possuir taxa de sucesso elevada, esta técnica está associada a algumas complicações, principalmente migração.[45]

Em casos tardios e crônicos, as fístulas estão associadas a um processo fibrótico mais intenso, reduzindo a eficácia do uso de próteses e favorecendo técnicas de drenagem interna, como o vácuo endoscópico e a septostomia.

Várias modalidades podem ser utilizadas para o fechamento endoscópico de defeitos transmurais, podendo ser usadas terapias isoladas, combinadas ou sequenciais. Tais técnicas incluem o uso de clipes e/ou matriz epitelial, colocação de prótese metálica autoexpansível, septostomia associada ou não à dilatação balonada, terapia a vácuo, prótese plástica modelo *pigtail* e oclusor septal cardíaco.[4,46-50]

Clipes e Matriz Epitelial

Os clipes são utilizados principalmente para fechamento de fístulas agudas menores que 2 cm (clipes convencionais) ou 3 cm (*over-the-scope-clip*), com margens evertidas ou não, com anatomia ou localização desfavorável para colocação de prótese metálica. Podem ainda ser utilizados para a fixação de prótese com o intuito de diminuir o risco de migração da mesma.[51,52]

Os clipes utilizados para o tratamento de fístula podem ser convencionais (hemostáticos) ou *over-the-scope* (OTSC®, Ovesco Endoscopy GmbH, Tübingen, Alemanha).

O clipe endoscópico metálico convencional é montado com cateter de aplicação de cerca de 235 cm (Fig. 65-9). Após o clipe metálico montado externamente, o endoscópio é posicionado em topografia de orifício fistuloso. O clipe montado é então introduzido pelo canal de trabalho do endoscópio e armado na luz, sendo então posicionado em contato com o local a ser tratado. Em seguida, é realizado fechamento do clipe com apreensão do tecido local, e finalmente o clipe é liberado.

O sistema OTSC é um clipe fixado sobre um *cap* colocado na ponta do endoscópio. Inicialmente é acoplada uma manopla na entrada do canal de trabalho do endoscópio. Em seguida, insere-se o fio do *cap* de forma retrógrada, com auxílio de dispositivo específico, até sair pelo canal de trabalho e conecta-se o fio do *cap* à manopla. O clipe vem pré-carregado no *cap*, e sua liberação é pela força aplicada na manopla (Fig. 65-10). Tal mecanismo é semelhante ao da ligadura elástica. É realizada aspiração do tecido para dentro do *cap* (pode ser usada uma pinça para auxiliar), e o clipe é então disparado após rotação da manopla no sentido horário (Fig. 65-11).

Em revisão sistemática realizada por Shoar *et al.* que avaliaram a eficácia e segurança do tratamento com OTSC de fístula após gastrectomia vertical, mostrou-se um sucesso total de 86,3% no fechamento da fístula.[53] Porém, alguns estudos nessa revisão sistemática envolveram outras terapias associadas ao OTSC, limitando, assim, os resultados deste estudo.

A matriz epitelial surgiu como uma alternativa no tratamento de fístula após cirurgia bariátrica há cerca de 10 anos, tendo seu uso limitado atualmente. Sua principal indicação é para os casos de fístula enterocutânea.[54]

A matriz epitelial pode ser em forma de tira ou de cone e é capturada com pinça de corpo estranho fora do paciente. O endoscópio é introduzido com a tira/cone apreendido por pinça até localizar o orifício fistuloso. Em seguida, a tira/cone deve ser inserida em trajeto fistuloso com movimentos de liberação e captura pela pinça com o racional de empurrar o material para dentro do orifício fistuloso (Fig. 65-12).

Maluf-Filho *et al.*,[55] em 2009, publicaram uma série de casos com 25 pacientes portadores de fístula gastrocutânea após *bypass* gástrico em Y de Roux refratária ao tratamento conservador e que receberam tratamento com matriz epitelial. Neste estudo, o fechamento do trato fistuloso foi obtido em 20 pacientes (80%), sendo o sucesso após uma aplicação em seis pacientes (30%), após duas aplicações em 11 pacientes (55%) e após três aplicações em três pacientes (15%).

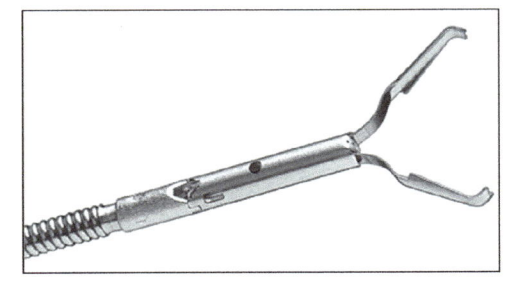

Fig. 65-9. Clipe metálico convencional.

PARTE VIII • PROCEDIMENTOS TERAPÊUTICOS

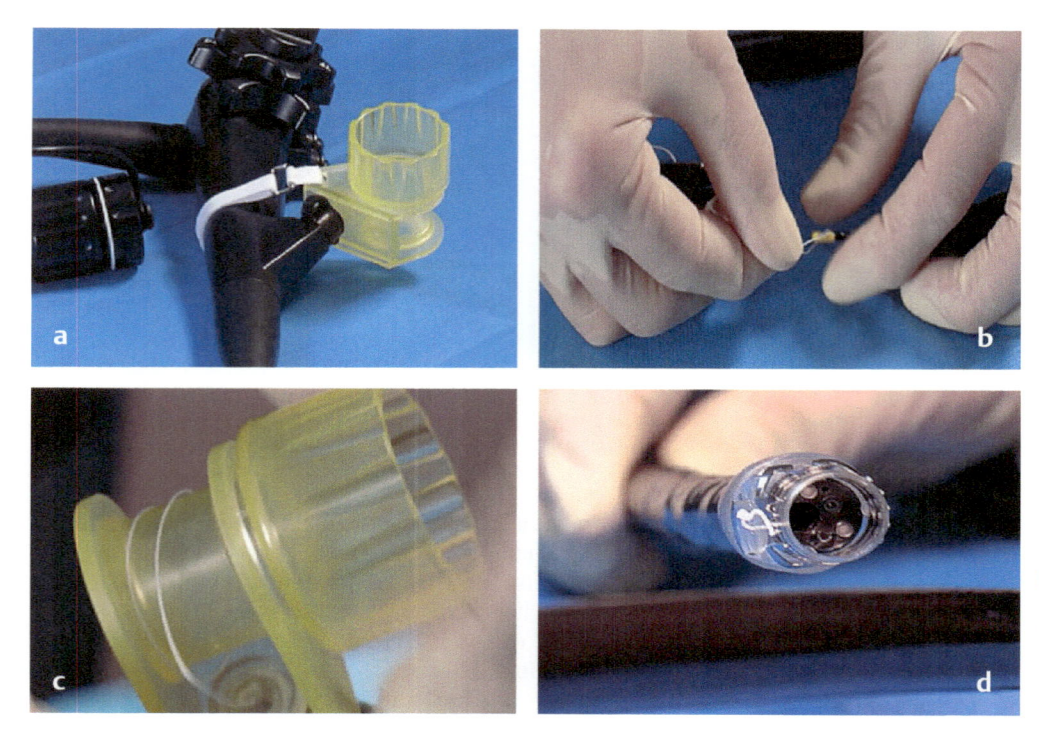

Fig. 65-10. *Over-the-scope-clip*. (a) Manopla acoplada na entrada do canal de trabalho do endoscópio. (b) Inserção do fio do *cap* de forma retrógrada, com auxílio de dispositivo específico, até sair pelo canal de trabalho. (c) Conecção do fio do *cap* à manopla. (d) *Over-the-scope-clip* montado.

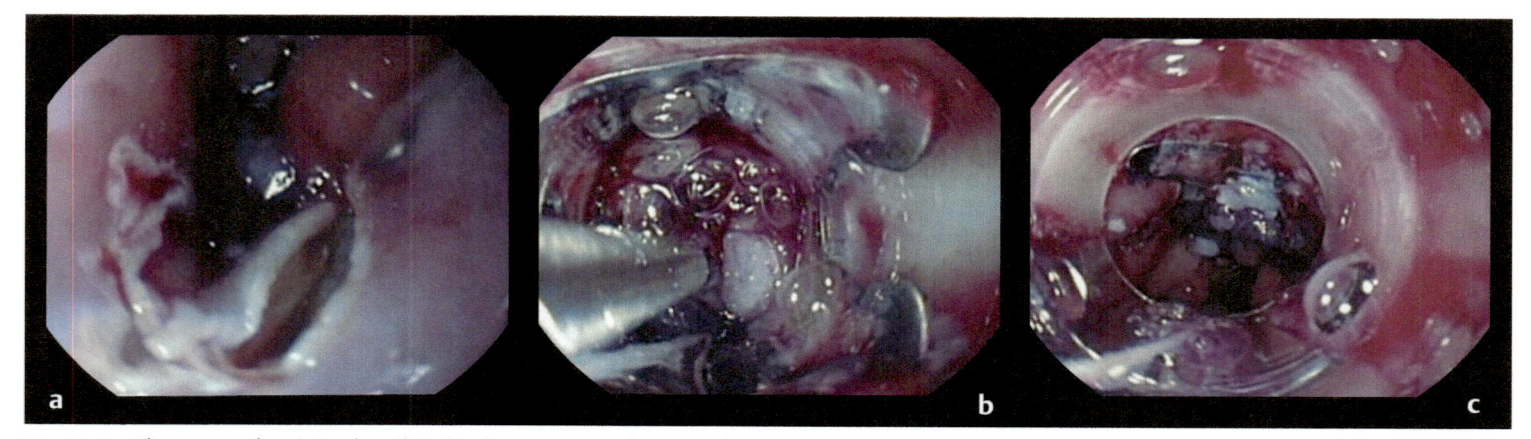

Fig. 65-11. Clipagem endoscópica de orifício fistuloso com *Over-the-scope-clip*. (a) Aspiração do tecido para dentro do *cap*. (b) Liberação do clipe. (c) Aspecto final após clipagem.

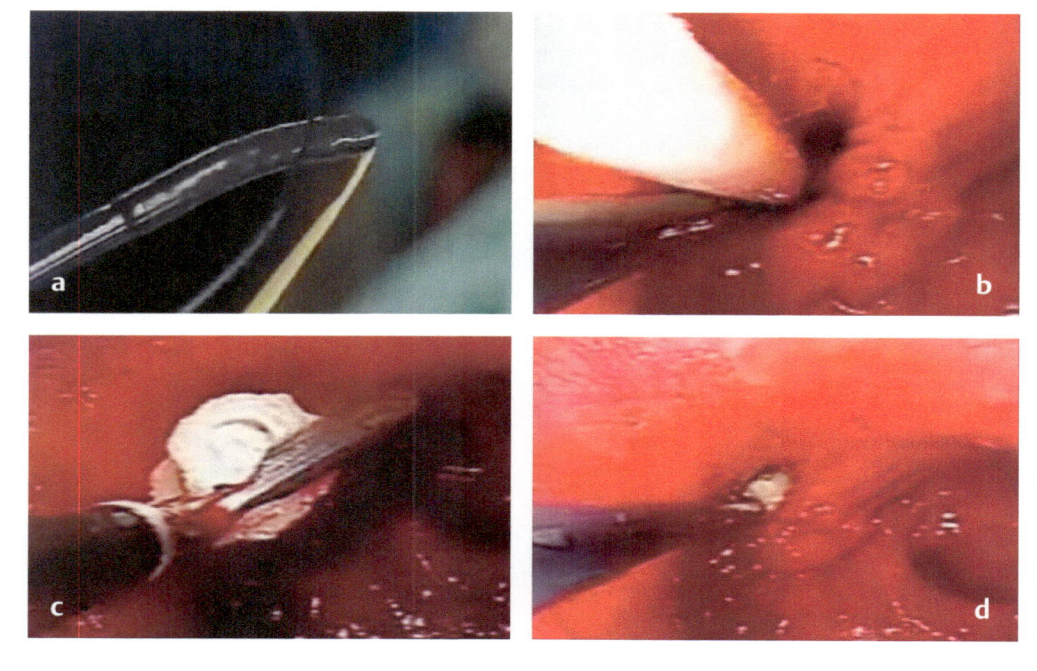

Fig. 65-12. Colocação de matriz epitelial em orifício fistuloso. (a) Apreensão da fita de matriz epitelial com pinça de corpo estranho. (b, c) Introdução de matriz epitelial em orifício fistuloso com auxílio de pinça de corpo estranho. (d) Aspecto final após introdução da matriz epitelial em orifício fistuloso.

Prótese Metálica Autoexpansível

A utilização de próteses no tratamento de fístulas ou perfurações benignas do esôfago é recomendada tanto pela Sociedade Europeia de Endoscopia Gastrointestinal, como pela Sociedade Americana de Cirurgia Bariátrica e Metabólica,[56,57] esta última recomenda a colocação de próteses, entre outras técnicas endoscópicas, no tratamento de fístulas após cirurgia bariátrica.

A colocação da prótese minimiza a pressão intraluminal, considerada o principal fator causal e de perpetuação das fístulas. A oclusão do orifício fistuloso reduz a contaminação peritoneal pelas secreções esofagogástricas e entéricas, acelerando o processo de cicatrização, além de permitir a reintrodução da alimentação oral ou enteral.[58]

Até o momento, não há na literatura definição sobre o melhor tipo de prótese a ser utilizado, e a sua escolha deve ser individualizada, caso a caso e conforme a preferência do médico endoscopista.

Existem vários modelos de SEMS no mercado (Fig. 65-13), porém o princípio para a passagem da prótese é semelhante. Inicialmente é realizada a marcação externa para verificação do posicionamento da prótese sob radioscopia. Após a marcação, deve ser realizada a passagem de fio-guia metálico sob visão endoscópica. Em seguida, é realizada a passagem da prótese, tentando manter o ponto médio da prótese na topografia do orifício fistuloso ou área de deiscência. Após confirmação do posicionamento adequado da prótese, deve-se iniciar sua liberação, sob visão radioscópica. Após a liberação, é importante confirmar o posicionamento adequado da prótese pela visão radioscópica (Fig. 65-14).

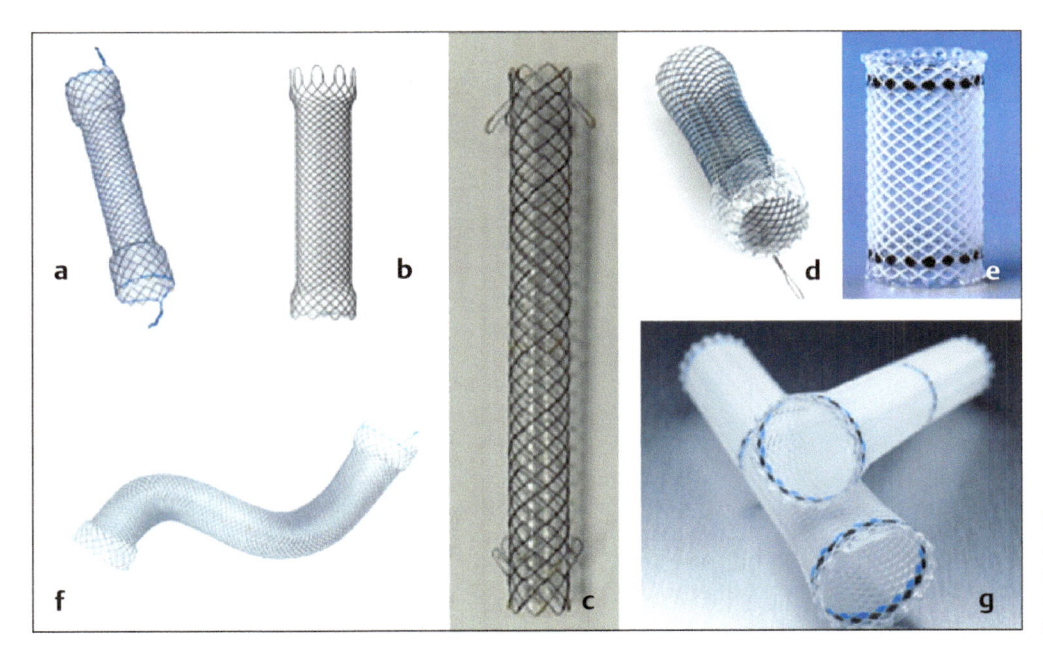

Fig. 65-13. Alguns tipos de próteses metálica autoexpansíveis disponíveis no mercado. (a) Hanarostent®; (b) WallFlex™, (c) PCSEMS, (d) SX Ella Stent Esophageal (e) Alimaxx-E stent, (f) Mega™, (g) Polyflex®.

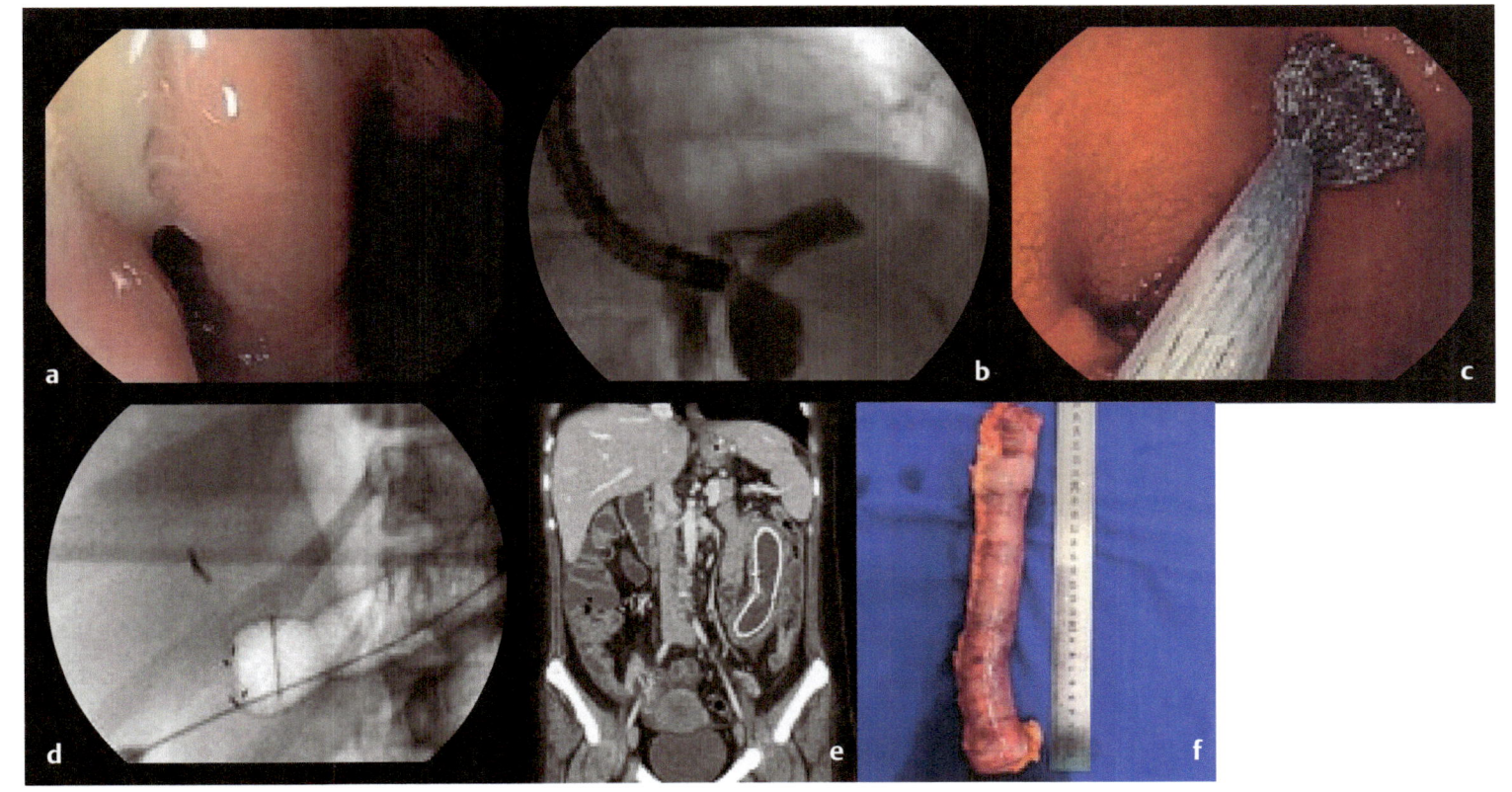

Fig. 65-14. Passagem de prótese metálica autoexpansível. (a) Identificação de orifício fistuloso. (b) Avaliação do trajeto fistuloso com auxílio de radioscopia. (c) Liberação da prótese sob visão endoscópica. (d) Prótese liberada sob visão radiográfica. (e) Prótese migrada para intestino delgado em tomografia computadorizada. (f) Peça após enterectomia de segmento intestinal com o *stent* impactado.

Em geral, as próteses são bem toleradas pelos pacientes. Entretanto, alguns pacientes podem apresentar dor retroesternal ou abdominal secundária à expansão da prótese, sensação de corpo estranho e sintomas de refluxo. A migração da prótese é uma das complicações mais temidas, podendo ser necessária a remoção cirúrgica (Fig. 65-14). A remoção da prótese deve ser programada para 4 a 6 semanas após sua colocação.

Em recente metanálise, que incluiu 24 estudos e 187 pacientes, Okazaki *et al.* relataram uma taxa de sucesso de fechamento da fístula com a colocação de *stents* de 76,1% em pacientes pós *bypass* gástrico e de 73% em pacientes *pós-sleeve* gástrico.[59] O tempo médio relatado de permanência das próteses até o fechamento da fístula foi de 42 dias no grupo do *bypass* e de 48 dias no grupo do *sleeve* gástrico. Neste estudo as próteses foram bem toleradas, e houve baixa incidência de eventos adversos graves, como sangramento e perfuração. Entretanto, foi registrada uma alta taxa de migração da prótese tanto no grupo do *bypass* (30,6%), quanto no grupo do *sleeve* gástrico (28%). Diversas alternativas, como a fixação da prótese com clipes metálicos ou sutura endoscópica, têm sido relatadas na tentativa de minimizar a sua migração.[59-63]

Até o momento não há evidência científica suficiente para indicar o uso rotineiro desses procedimentos. Em relação ao tempo de fístula, alguns estudos têm relatado uma baixa taxa de sucesso no fechamento das fístulas crônicas com a colocação de próteses isoladamente.[44,64] Estes dados não contraindicam a colocação de prótese, mas sugerem que este não seja o tratamento mais adequado para os casos de fístula crônica.

Septostomia Associada ou não à Dilatação Balonada

A septostomia é um método de drenagem interna, descrita inicialmente por Josemberg Campos *et al.*, que tem como objetivo unificar a fístula e cavidade gástrica pela secção do septo que as divide, utilizando corrente diatérmica. A septostomia geralmente é realizada associada à dilatação da câmara gástrica com balão (hidrostático ou pneumático) para corrigir desvio de eixo e/ou dilatar estenose (Fig. 65-15).[65-67]

As principais indicações são casos de fístulas e deiscências tardias e crônicas após cirurgia bariátrica, onde já está estabelecida uma deformidade anatômica na câmara gástrica com formação de cavidade e em casos precoces que já possuam tempo de evolução suficiente para formar o septo entre a cavidade perigástrica e o lúmen do órgão. O procedimento não deve ser realizado em casos agudos por aumentar a área de vazamento e causar hemorragia.[66,68]

O primeiro passo para realização do procedimento é lavar a cavidade com solução salina para remoção de *debris* e reposicionar drenos ou sondas, caso estejam dentro do lúmen gástrico ou muito próximos a ele. As incisões são realizadas de maneira gradual sobre o septo próximo ao orifício interno da fístula, sobre a linha de grampeamento, com auxílio de estilete/*needle-knife,* utilizando corrente de corte e coagulação entre 45-60 W ou plasma de argônio entre 45-70 W. A terapia com plasma de argônio é utilizada preferencialmente nos casos onde há importante reação inflamatória e, portanto, maior risco de sangramento. Caso seja necessário desviar da linha de grampeamento em decorrência de sangramento, fazer o menor desvio possível e direcioná-lo para parede posterior onde o bloqueio inflamatório traz certa proteção contra perfuração.[63,69-71]

Imediatamente após a septostomia é realizada dilatação da bolsa gástrica, incluindo a área cruenta da septostomia, com balão hidrostático de 20 mm para casos de *bypass* gástrico e com balão dilatador pneumático de 30 mm para casos de gastrectomia vertical (Figs. 65-16 e 65-17).[67]

Nos casos com coleções, é recomendado associar a septostomia a tratamento cirúrgico ou drenagem percutânea.[66,72]

As três maiores séries de casos mostraram resultados expressivos, com resolução da fístula em todos os casos e baixos índices de complicações, porém com necessidade de múltiplas sessões.[68-70]

Terapia a Vácuo

Em razão de resultados indesejáveis de algumas terapias endoscópicas no tratamento de fístula pós-bariátrica, a terapia endoscópica a vácuo vem sendo utilizada com mais frequência.[44,45,73] A terapia endoscópica a vácuo (EVT) alcança vários efeitos no tratamento das fístulas, por meio de múltiplos mecanismos, incluindo alterações na perfusão, microdeformação, macrodeformação, controle de exsudato e controle bacteriano.[74,75]

As alterações na perfusão tecidual levam a uma deformação celular seguida de estímulo por fatores de crescimento, proliferação celular, quimiotaxia de células de defesa e abundante formação de tecido de granulação, levando a uma estabilização da cavidade da fístula.[76,77] Essas alterações atuam de forma secundária no controle local da proliferação bacteriana.

Sondas de drenagem são posicionadas nos locais internos da ferida/fístula, pelas narinas, com esponja, gaze ou malhas de poliuretano presas à extremidade distal, usando várias técnicas endoscópicas.[78]

A pressão negativa é exercida na porção distal da sonda, sem que nenhuma vedação adicional ao sistema seja necessária. O tratamento deve ser realizado durante um período de vários dias.[79]

Geralmente a drenagem é trocada a cada 3 a 5 dias quando se usa a esponja na porção distal, por causa do risco de sangramento.[80] Uma endoscopia precoce deve ser realizada, se o paciente apresentar piora dos parâmetros clínicos ou houver suspeita de mau funcionamento do sistema (Fig. 65-18).[81]

Existem duas versões de EVT dependendo de onde os orifícios da sonda são colocados: endoluminal ou intracavitária.

Na EVT intracavitária (Fig. 65-19), os orifícios da sonda envolta com gaze são introduzidos pelo defeito gástrico para dentro da cavidade (extraluminal) da fístula, com o objetivo de selar o defeito aberto (Fig. 65-20), levando às transformações teciduais supracitadas induzidas pela terapia de pressão negativa, evitando a contaminação bacteriana e realizando a aspiração das secreções (diminuindo a carga bacteriana).

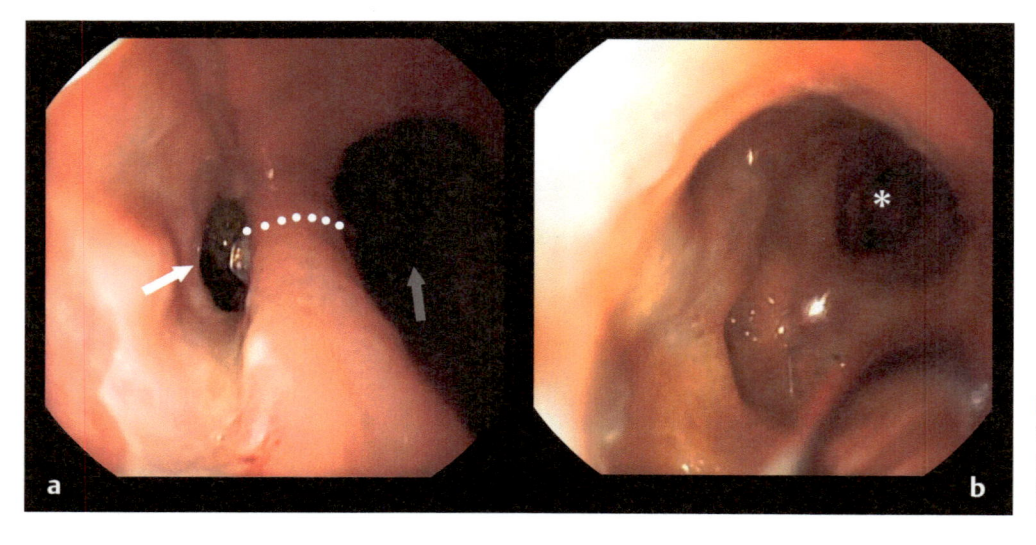

Fig. 65-15. Imagem de fístula em gastrectomia vertical. (**a**) Fístula (*seta branca*), septo com detalhe para direção ideal de realizar as incisões e lúmen gástrico (*seta cinza*). (**b**) Cavidade perigástrica infectada com detalhe (*) para base da cavidade.

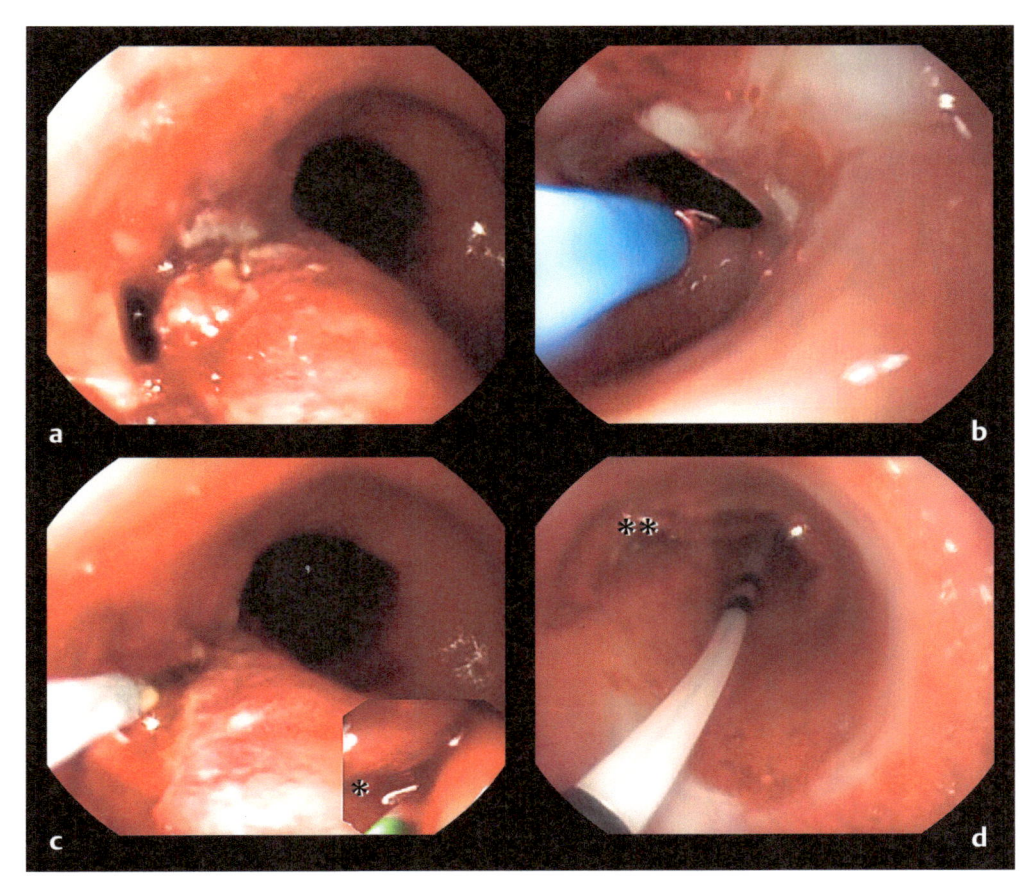

Fig. 65-16. Sequência de imagens de septostomia. (**a**) Septo com sinais de incisão. (**b**) Cateter de argônio localizado dentro da cavidade perigástrica. (**c**) Septostomia com estilete/*needle-knife* com detalhe para sangramento (*). (**d**) Dilatação com balão pneumático com detalhe (**) para área da septostomia.

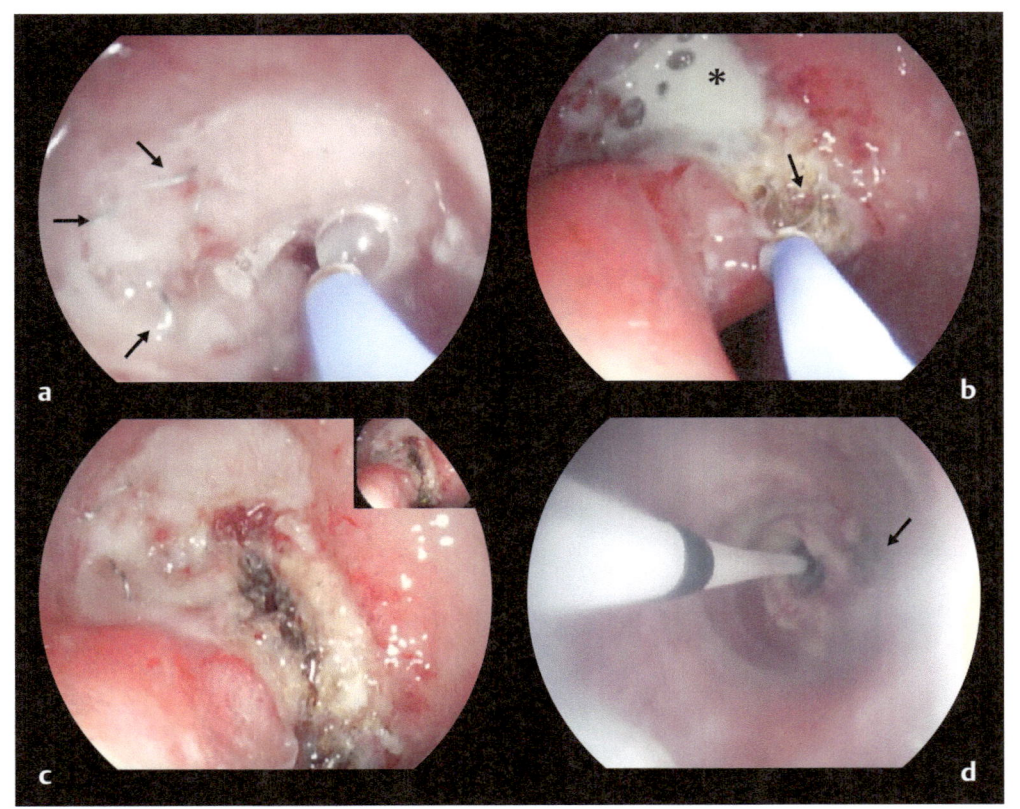

Fig. 65-17. Terceira sessão de septostomia. (**a**) Cavidade perigástrica com sinais evidentes de cicatrização. (**b**) Incisão com plasma de argônio com detalhe para direcionamento do acessório (*seta*) e secreção purulenta (*) indicando persistência de processo infeccioso local. (**c**) Septostomia concluída. (**d**) Dilatação com balão com detalhe (*seta*) para área cruenta sendo incluída pelo balão dilatador.

Na EVT intraluminal (Fig. 65-21), a porção distal da sonda com esponja (ou gaze) é colocada diretamente no lúmen gástrico. Sondas com ampliação do número de orifícios (até 12 cm de comprimento) são colocadas em casos de longos defeitos fistulosos no tubo gástrico (gastrectomia vertical), ou em *bypass* gástrico com desconexão de mais de 25% da anastomose gastrojejunal, pois isso leva a um colabamento completo do tubo gástrico ou bolsa gástrica, evitando que haja contaminação da cavidade peritoneal ou da cavidade da fístula.

Para evitar o deslocamento da sonda durante a retirada do endoscópio, conecta-se o mesmo ao vácuo após a colocação da sonda na cavidade da fístula. Isto pode ser feito pelo aparelho específico de vácuo (com pressão negativa previamente selecionada de 125 mmHg) ou conectando a sonda ao próprio sistema de vácuo hospitalar, usando um jelco de 20 G inserido na junção da sonda com látex (para evitar que a pressão ultrapasse 125 mmHg) (Fig. 65-22).

Em um estudo que incluiu pacientes com fístulas agudas, precoces, tardias e crônicas após gastrectomia vertical, o uso de EVT foi associado a 100% de resolução das fístulas, com uma média de 10,3 trocas de esponjas em uma média de 50 dias.[50]

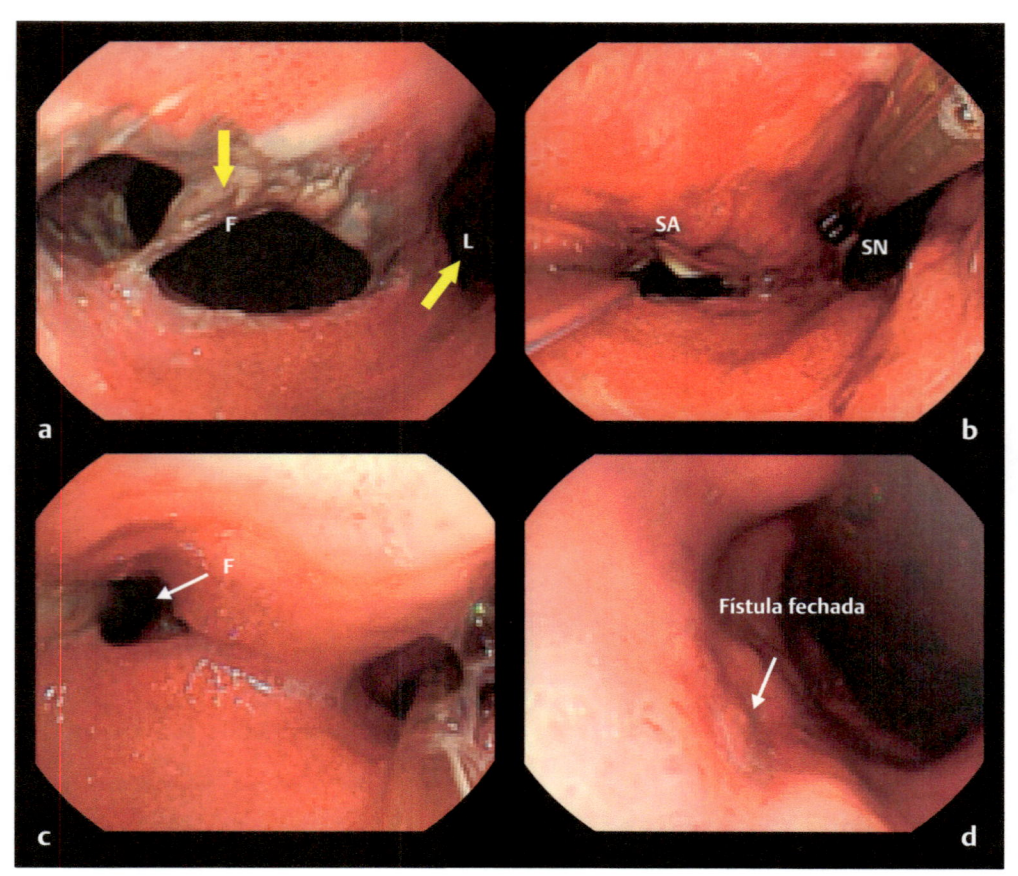

Fig. 65-18. Sequência de fechamento de fístula pós-*sleeve*. (**a**) Grande fístula no ângulo de Hiss. (**b**) Aspecto imediato da sonda intracavitária e sonda nasoenteral (SA: sonda de aspiração; SN: sonda de nutrição). (**c**) Aspecto após 7 dias de aspiração com microdeformação da cavidade. (**d**) Aspecto final após 2 meses. F: fístula; L: luz gástrica.

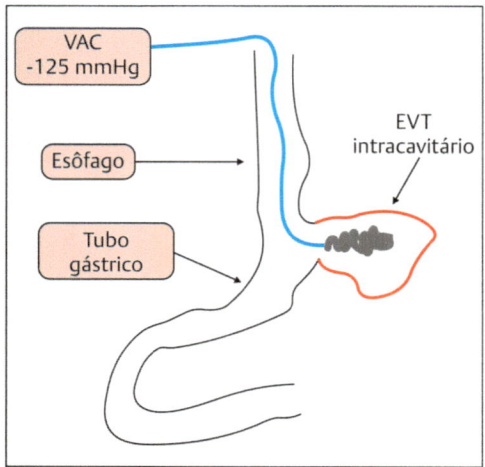

Fig. 65-19. Vácuo intracavitário. Sonda de EVT colocada na intracavitária em fístula pós-gastrectomia vertical.

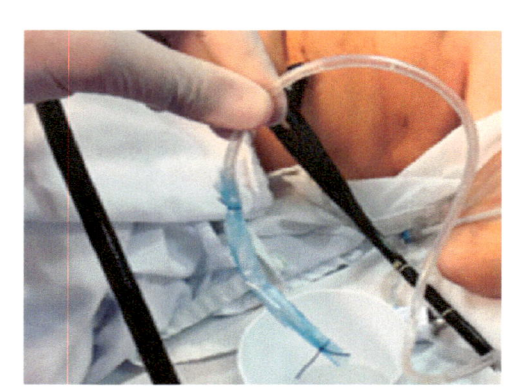

Fig. 65-20. Sonda de EVT modificada. Modelo de sonda com meia gaze interna, cobrindo as fenestrações e plástico multifenestrado externamente, facilitando a introdução e retirada.

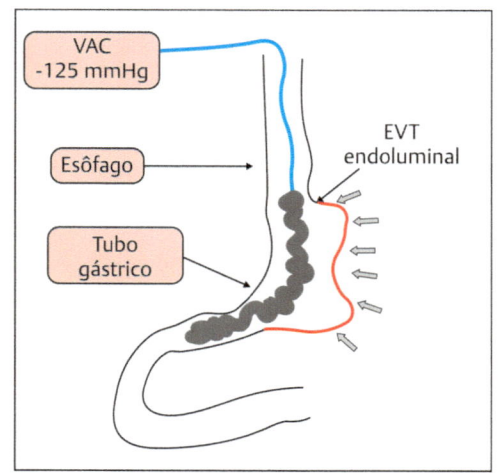

Fig. 65-21. Vácuo endoluminal. Sonda de EVT colocada endoluminal em fístula pós-gastrectomia vertical.

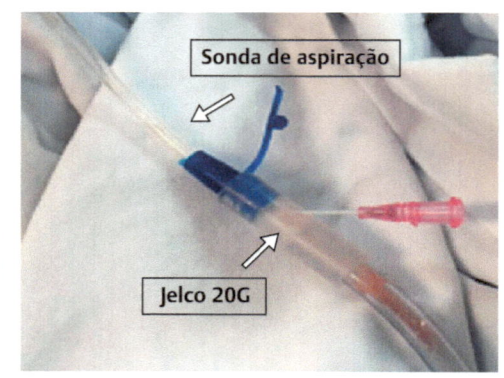

Fig. 65-22. Detalhe do Jelco nº 20 colocado na junção entre a sonda de aspiração e o látex, evitando que a pressão ultrapasse 125 mmHg. Usado na indisponibilidade de aparelhos portáteis de aspiração.

Os resultados satisfatórios da EVT no manejo de fístulas pós-*sleeve* foram confirmados em outros estudos.[82,83] No entanto, em contraste com esses resultados, um estudo demonstrou um caso em que a EVT não tratou uma fístula em linha de grampos após uma cirurgia bariátrica revisional.[84]

Prótese Plástica Modelo *Pigtail*

A drenagem interna pela parede gastrointestinal pode ser utilizada para o tratamento das fístulas com falha terapêutica em abordagens tradicionais nas gastrectomias verticais.[85] A inserção de drenos duplo *pigtail* apresentará alta eficácia e baixa incidência de complicações, sendo indicada por vários autores como abordagem inicial no tratamento de fístulas após cirurgia bariátrica.[86,87]

O objetivo da drenagem interna por *pigtail* no tratamento das fístulas digestivas é a drenagem completa das coleções e a indução da granulação pela reação à presença do corpo estranho, permitindo a cicatrização.[88] Em casos de fístulas não bloqueadas, este método não parece ser o mais adequado.[89]

Existem vários modelos de duplo *pigtail* disponíveis no mercado, com tipos diferentes de calibre, tamanho e conformação das extremidades (Fig. 65-23). O comprimento pode variar entre 3 e 15 cm. Idealmente, a prótese deve ficar com um *loop* na luz gastrointestinal logo acima do óstio fistuloso, e o segundo *loop* deve ficar devidamente armado no interior do bolsão. Geralmente o calibre escolhido fica entre os modelos de 7 ou 10 Fr.

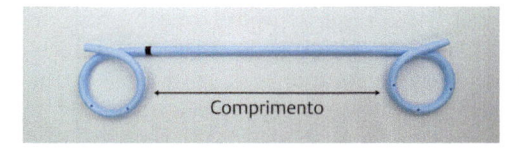

Fig. 65-23. Prótese plástica modelo duplo *pigtail*.

O passo inicial no tratamento é acessar a cavidade da fístula para lavagem e desbridamento, se transponível ao gastroscópio.[90] É sugerido colocar pelo menos duas próteses, e o pertuito pode ser dilatado para 8 mm, caso necessário. Na presença de drenagem externa, são recomendados seu fechamento e observação clínica para posterior retirada em até 4 semanas, na ausência de complicações.[87,88] O intervalo ideal para a troca dos drenos ainda não está definido, assim como a duração do tratamento para a caracterização de falha terapêutica (Fig. 65-24).[48]

Em estudo realizado por Lorenzo *et al.* foi comparada a eficácia das técnicas oclusórias tradicionais, como colocação de próteses metálicas e uso de clipes diversos, com a drenagem interna. A taxa de sucesso da drenagem com *pigtail* foi de 75-98%, superior aos 71-85% obtidos pelas técnicas oclusórias.[91] Os relatos de complicações associadas à drenagem com *pigtail* são raros.[85]

Oclusor Septal Cardíaco

O uso *off label* do oclusor septal cardíaco, que foi desenvolvido para uso do tratamento percutâneo de defeitos do septo atrial ou ventricular, tem sido descrito para o tratamento de fístulas do trato gastrointestinal.[92,93]

O oclusor septal cardíaco, conhecido como Amplatzer cardiac septal defect occluder (St. Jude Medical, Plymouth, Minn, EUA) é um dispositivo autoexpansível em formato de ampulheta ("duplo guarda-chuva"). O dispositivo é composto por malha de arame feito de níquel e titânio (nitinol) e tecido de poliéster, que promove oclusão e estimula crescimento tecidual (Fig. 65-25).

O procedimento se inicia com a passagem do fio-guia do lúmen gastrointestinal pelo orifício fistuloso, seguido de introdução do dispositivo pelo fio-guia utilizando seu sistema introdutor. A prótese é comercializada separadamente do sistema introdutor, permitindo que a prótese seja introduzida pelo canal de trabalho do endoscópio por meio de um sistema adaptado. Esta adaptação é realizada pelo uso de um empurrador de prótese biliar (7, 8,5 e 10 Fr) como sistema introdutor provendo o tamanho necessário para que a prótese seja colocada pelo canal de trabalho de aparelho que disponha de canal de trabalho de 2,8 ou 3,2 mm. A utilização desta técnica adaptada pode ser realizada com o auxílio de uma pinça de biópsia pediátrica, que é colocada por dentro da luz do cateter de via biliar. Após a passagem da pinça, é realizada a captura da prótese, que é então tracionada (encapada) para dentro do cateter (Fig. 65-26). Esta adaptação

Fig. 65-24. Fase final de cicatrização de uma fístula com um duplo *pigtail* de 7 Fr.

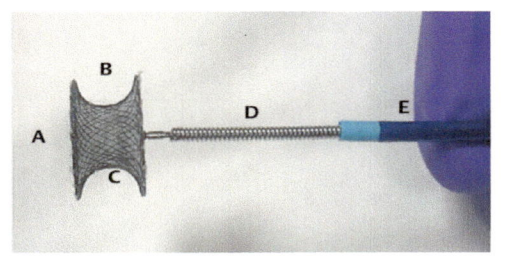

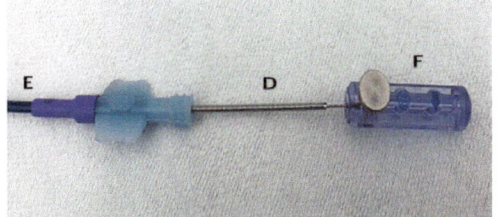

Fig. 65-25. Oclusor septal cardíaco e seu sistema introdutor. *A* Diâmetro do disco; *B* comprimento da cintura do disco; *C* tamanho do dispositivo (diâmetro da cintura); *D* cabo introdutor; *E* bainha do introdutor; *F* manopla plástica do sistema introdutor.

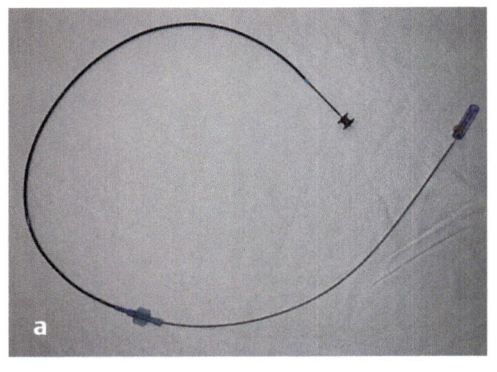

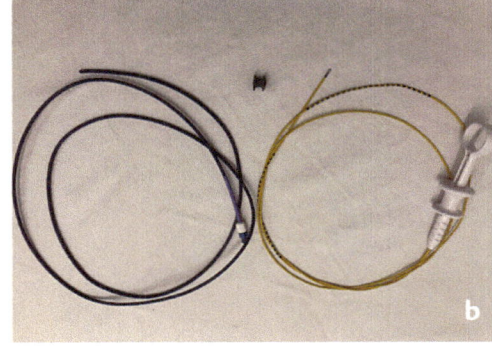

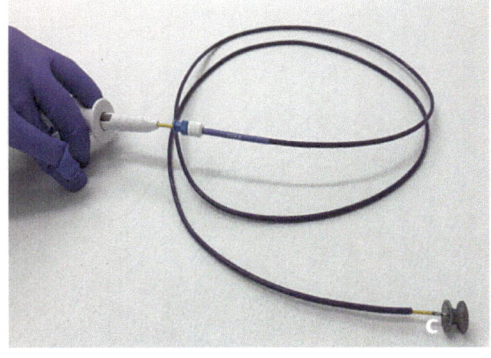

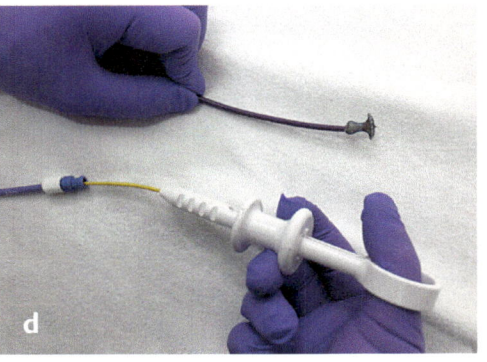

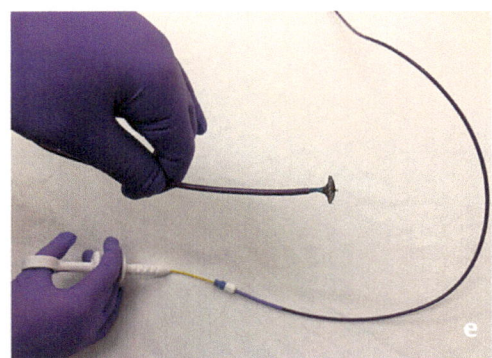

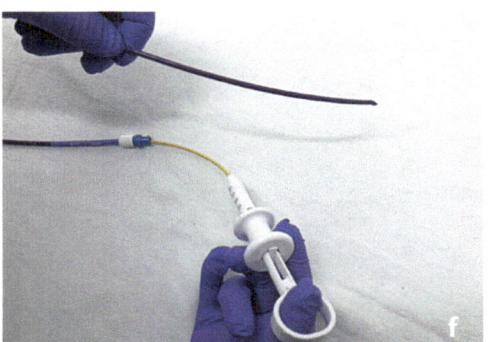

Fig. 65-26. Sistema introdutor do oclusor septal cardíaco. (**a**) Oclusor septal cardíaco junto ao sistema introdutor original de 60 cm de extensão. (**b**) Dispositivos utilizados na técnica adaptada de introdução do dispositivo por endoscopia (cateter biliar, pinça de biópsia pediátrica e a prótese). (**c**) Oclusor septal cardíaco sendo apreendido pela pinça antes de ser tracionado para dentro do cateter. (**d**) Prótese sendo colocada (encapada) dentro do cateter biliar. (**e**) Disco proximal já colocado dentro do cateter. (**f**) Oclusor septal cardíaco colocado dentro do sistema introdutor adaptado do dispositivo.[92,93]

descrita permite que a prótese seja colocada por endoscopia e não apenas com o controle radiológico.

Durante o procedimento o disco distal da prótese é liberado no trajeto fistuloso ou no lúmen do trato gastrointestinal, dependendo do local de onde o sistema introdutor foi inserido (via endoscópica ou pelo orifício cutâneo nos casos de fistulas externas). Depois, após avaliar a adequada posição por meio de visão endoscópica e auxílio da fluoroscopia, o disco proximal é liberado (Figs. 65-27 e 65-28).

Essa prótese não é retirada diferentemente de próteses normalmente utilizadas em doenças benignas do sistema digestório. Até o momento nenhum caso de complicação grave pela manutenção da prótese foi relatado na literatura, porém estudos com acompanhamentos prolongados de pacientes devem ser realizados para comprovar a segurança deste dispositivo.

Até o momento existe apenas um estudo na literatura envolvendo o uso do oclusor septal cardíaco (Amplatzer) especificamente em fístulas após cirurgia bariátrica.[94] Este estudo multicêntrico, publi-

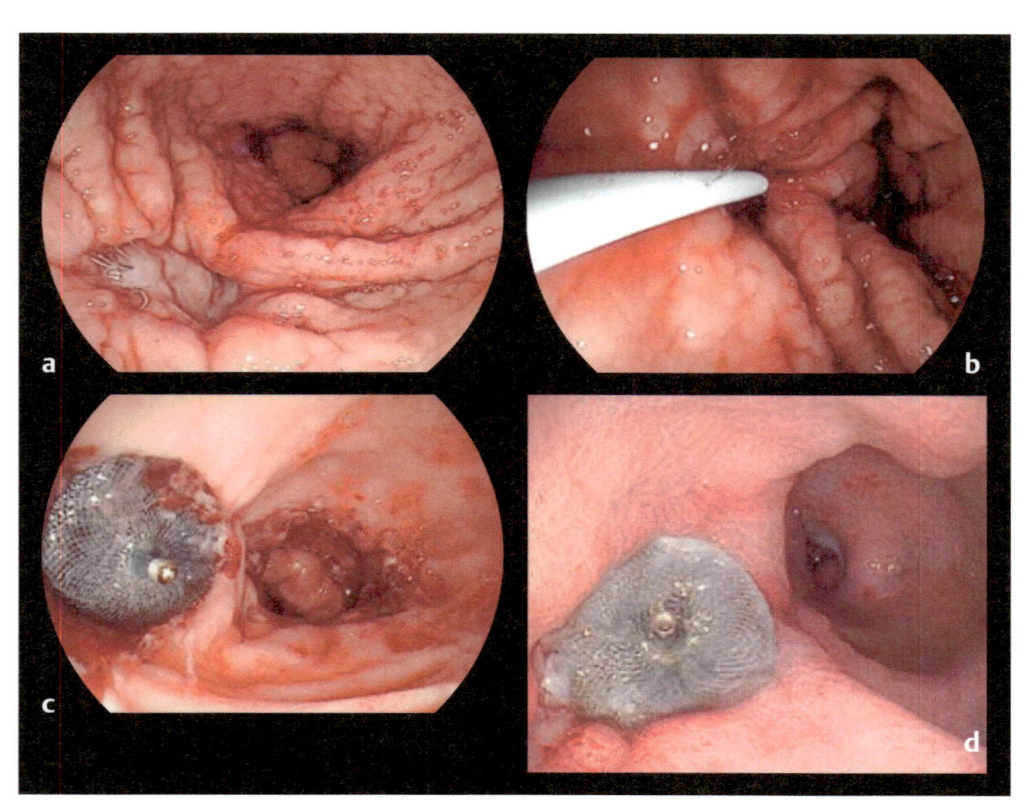

Fig. 65-27. (a) Imagem endoscópica de uma fístula pós-gastrectomia vertical. (b) Sistema introdutor adaptado durante a colocação do oclusor septal cardíaco. (c) Aspecto final após a colocação do dispositivo no orifício fistuloso. (d) Imagem endoscópica dois meses após o procedimento, demonstrando crescimento de tecido junto ao dispositivo.

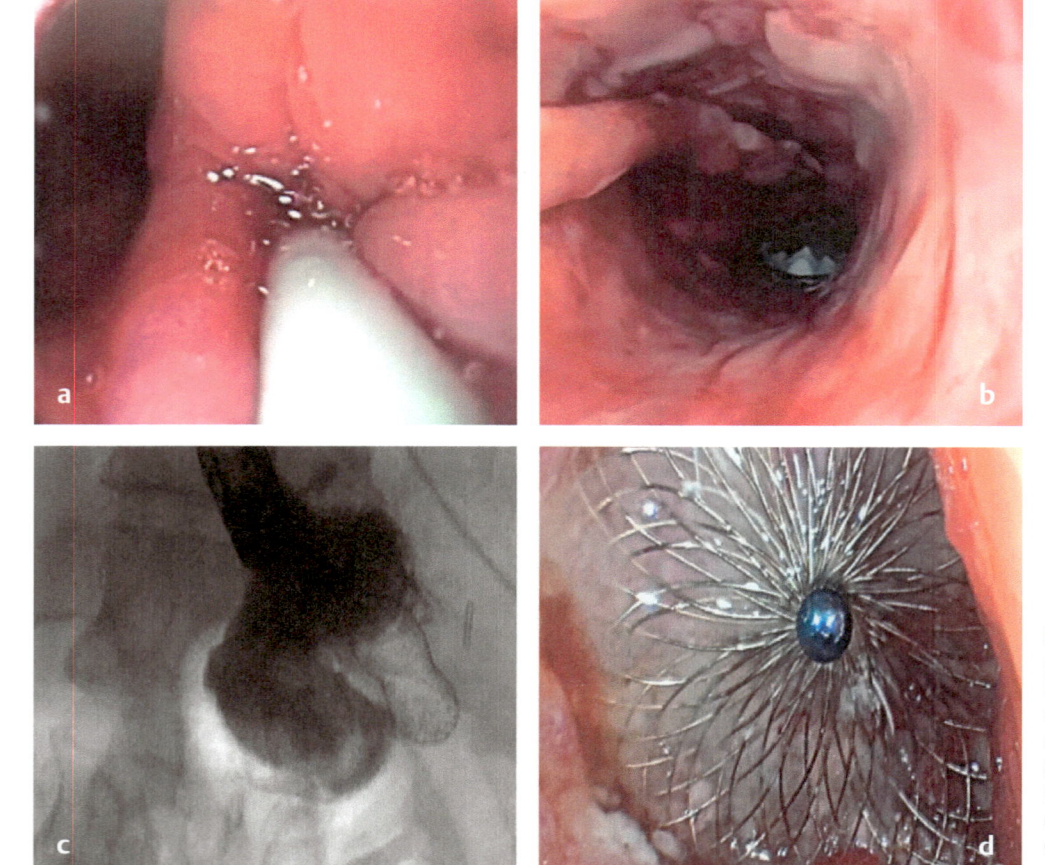

Fig. 65-28. (a) Imagem endoscópica da fístula gastrocutânea pós-gastroplastia redutora em Y de Roux (presença de sonda nasoenteral visualizada na luz gástrica). (b) Imagem endoscópica demonstrando o trajeto fistuloso epitelizado (ao fundo nota-se presença do dreno externo). (c) Estudo contrastado imediatamente após a colocação do dispositivo, demonstrando completa oclusão da fístula. (d) Oclusor septal cardíaco uma semana após o procedimento.

cado recentemente, incluiu 43 pacientes com fístulas pós-cirurgia bariátrica. A maioria dos pacientes incluídos já havia sido submetida a outras técnicas endoscópicas, sem sucesso no fechamento das fístulas. A maioria das fístulas era tardia ou crônica (81,4%), seguida de precoces e agudas. Este estudo demonstrou sucesso técnico em todos os casos. Dos 43 pacientes (90,7%) com fístulas, 39 tiveram sucesso no tratamento, e apenas quatro pacientes não responderam ao uso do oclusor septal cardíaco.

Os resultados da literatura demonstram que o oclusor septal cardíaco pode ser uma boa opção no tratamento de fístulas após a falha de técnicas convencionais. Especificamente em fístulas pós-cirurgia bariátrica, os resultados demonstram que o oclusor cardíaco septal deve ser utilizado no manejo de fístulas tardias e crônicas, evitando seu uso em fístulas agudas e precoces.

TRATAMENTO ENDOSCÓPICO DE HEMORRAGIA EM PACIENTES APÓS PROCEDIMENTOS BARIÁTRICOS

O sangramento após cirurgia bariátrica é uma complicação reconhecida, com taxas entre 1 e 4% e mortalidade menor que 1%. O sangramento pós-cirurgia bariátrica está associado a um maior tempo de internação hospitalar, além de um aumento da taxa de reoperações, complicações e mortalidade.[95-97]

As hemorragias após cirurgia bariátrica são divididas em precoce (< 48 horas) e tardia. As hemorragias precoces se dividem em intracavitárias, como lesão visceral iatrogênica, sangramento no local da colocação do trocarte, das brechas mesentéricas, das linhas de grampeamento e sangramento generalizado em porejamento, e intraluminal, que frequentemente ocorre na linha de sutura. Já a hemorragia tardia ocorre no meio intraluminal, principalmente por causa de ulcerações, como úlceras marginais.[98-100]

Sinais, como hematêmese, enterorragia ou melena, sugerem o diagnóstico de sangramento intraluminal. O sangramento extraluminal pode ser identificado pelo dreno, caso o paciente esteja drenado, ou pela presença de sangue na cavidade abdominal em exame de ultrassonografia ou tomografia computadorizada (TC).[101,102]

Assim como toda suspeita de hemorragia digestiva, o primeiro passo na terapia é a compensação clínica. A realização de EDA, dentro das primeiras 24 horas após a apresentação do paciente com suspeita de HDA, tem sido proposta como um indicador-chave de qualidade no tratamento das hemorragias do trato gastrointestinal superior.[103]

É importante lembrar que o tratamento endoscópico só é possível de ser realizado em sangramento intraluminal. De maneira geral a literatura em sangramento intraluminal é escassa, com alguns relatos de casos e poucos estudos retrospectivos.

Nos casos de sangramento intraluminal na anastomose gastrojejunal pós-*bypass* gástrico ou pós-gastrectomia vertical é recomendado o uso de técnicas combinadas (Fig. 65-29), como, por exemplo, a associação de técnicas tradicionais, como a injeção de adrenalina associada ao uso de clipe ou de um método térmico, como coagulação bipolar. Em alguns casos a monoterapia também pode ser utilizada. Existem alguns relatos do uso do pó hemostático em sangramento difuso com resultados favoráveis (Fig. 65-30). A utilização do pó hemostático evita a manipulação da linha de sutura, prevenindo o risco de deiscências em decorrência do excesso de manipulação local. Em casos de sangramento da anastomose jejunojejunal ou do estômago excluso, terapias tradicionais são recomendadas, uma vez que a terapia com pó hemostático não seja possível, visto que o cateter não tem comprimento suficiente para ser utilizado pelo canal de trabalho de um enteroscópio.[104,105]

O tratamento endoscópico do sangramento em úlceras marginais é semelhante ao tratamento de qualquer outra úlcera gástrica. Tratamentos com métodos tradicionais, como injeção de adrenalina, cauterização com cateter bipolar ou clipes hemostáticos, são frequentemente realizados.[106,107] Entretanto, recentemente o uso da sutura endoscópica nesta situação foi reportado com sucesso (Fig. 65-31).[108]

A utilização do pó hemostático também se apresenta como um método promissor no tratamento das hemorragias em úlceras marginais e em locais onde a posição da úlcera não favorece o uso de outras técnicas, como, por exemplo, o uso de hemoclipes. É impor-

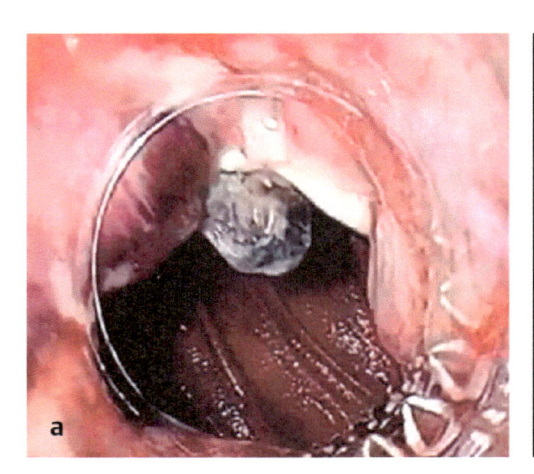

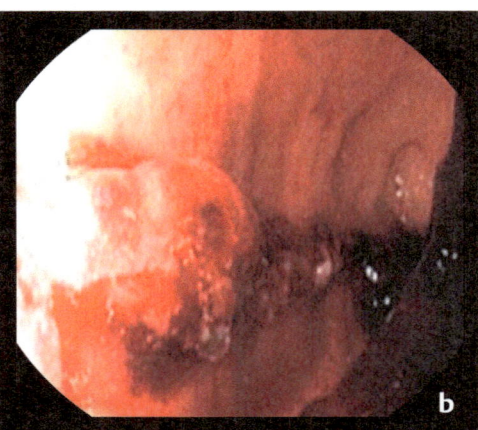

Fig. 65-29. Sangramento na linha de sutura pós-cirurgia bariátrica. (**a**) Sangramento na anastomose gastrojejunal. (**b**) Sangramento na linha de grampeamento pós-gastrectomia vertical.

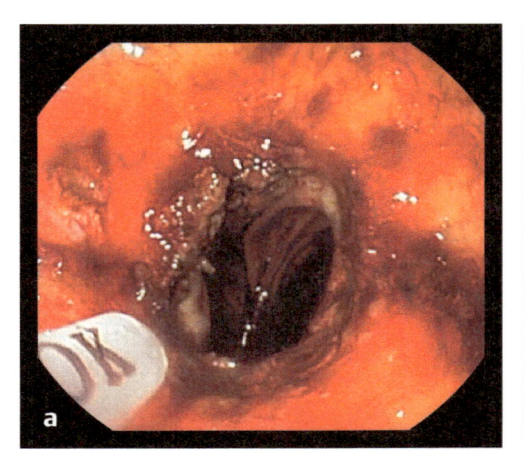

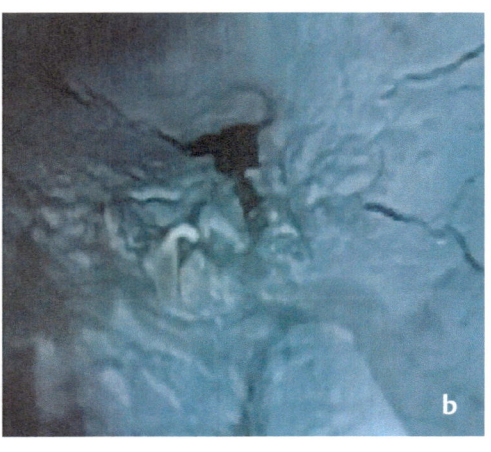

Fig. 65-30. Hemostasia de sangramento de linha de sutura (anastomose gastrojejunal) com pó hemostático. (**a**) Sangramento na anastomose gastrojejunal após *bypass* gástrico. (**b**) Hemostasia com pó hemostático.

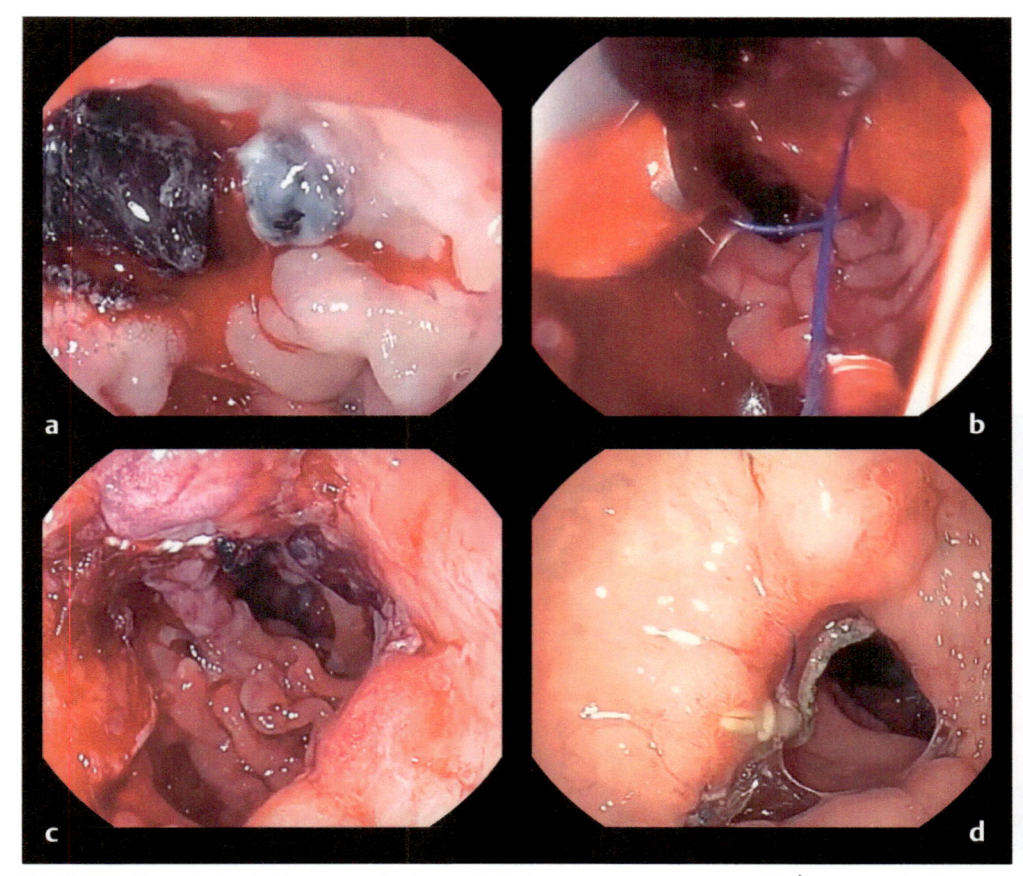

Fig. 65-31. Hemostasia de úlcera marginal com sinais de sangramento recente. (**a**) Úlcera marginal com coágulo aderido. (**b**) Sutura endoscópica de úlcera marginal. (**c**) Aspecto final após o procedimento. (**d**) Aspecto final 6 semanas após o procedimento.

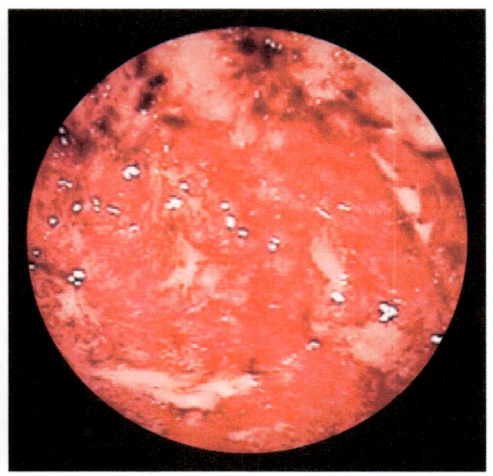

Fig. 65-32. Gastrite hemorrágica diagnosticada no estômago excluso.

tante lembrar que em pacientes com úlceras marginais e infecção pelo *H. Pylori*, é essencial a erradicação do *H. Pylori*.

A hemorragia intraluminal no estômago excluso não é tão comum e deve ser considerada como diagnóstico de exclusão. Se inicialmente a EDA não identificar o local de sangramento e o paciente foi operado pela técnica de *bypass* em Y-de-Roux, uma enteroscopia se faz necessária.[109,110] Nestes casos, é importante ter o material necessário para um possível tratamento da hemorragia utilizando um enteroscópio. Em alguns casos, como, por exemplo, na gastrite hemorrágica o tratamento endoscópico não é factível (Fig. 65-32).

REFERÊNCIAS BIBLIOGRÁFICAS

1. Buchwald H, Oien DM. Metabolic/bariatric surgery worldwide 2011. Obes Surg. 2013; 23:427.
2. Encinosa WE, Bernard DM, Du D, Steiner CA. Recent improvements in bariatric surgery outcomes. Med Care. 2009;47:531.
3. Longitudinal Assessment of Bariatric Surgery (LABS) Consortium, Flum DR, Belle SH et al. Perioperative safety in the longitudinal assessment of bariatric surgery. N Engl J Med. 2009; 361:445.
4. Kumar N, Thompson CC. Endoscopic management of complications after gastrointestinal weight loss surgery. Clin Gastroenterol Hepatol. 2013;11:343-353.
5. da Rocha LCM, Ayub Pérez OA, Arantes V. Endoscopic management of bariatric surgery complications: what the gastroenterologist should know. Rev de Gastroenterol de Mexico. 2016;81:35-47.
6. Csendes A, Burgos AM, Burdiles P. Incidence of anastomotic strictures after gastric bypass: a prospective consecutive routine endoscopic study 1 month and 17 months after surgery in 441 patients with morbid obesity. Obes Surg. 2009;19:269-273.
7. Higa K, Ho T, Tercero F et al. Laparoscopic Roux-en-Y gastric bypass: 10-year follow-up. Surg Obes Relat Dis. 2011;7:516-525.
8. Carrodeguas L, Szomstein S, Zundel N et al. Gastrojejunal anastomotic strictures following laparoscopic Roux-en-Y gastric bypass surgery: analysis of 1291 patients. Sur Obes Relat Dis. 2006;2:92-97.
9. Mathus-Vliegen EMH. The role of endoscopy in bariatric surgery. Best practice & research clinical gastroenterology. 2008;22:839-864.
10. Potack J. Management of post bariatric surgery anastomotic strictures. Tech Gastrointest Endosc. 2010;12:136-140.
11. Wetter A. Role of endoscopy after Roux-en-Y gastric bypass surgery. Gastrointest Endosc. 2007;66:253-255
12. Peifer KJ, Shiels AJ, Azar R et al. Successful endoscopic management of gastrojejunal anastomotic strictures after Roux-en-Y gastric bypass. Gastrointest Endosc. 2007;66:248-252.
13. Ukleja A, Afonso BB, Pimentel R et al. Outcome of endoscopic balloon dilation of strictures after laparoscopic gastric bypass. Surg Endosc. 2008;22:1746-1750.
14. Rocha LCM, Mansur G, Galvão-Neto MG, Dib R. Estenose puntiforme de anastomose após BGYR - Dilatação endoscópica In: Campos J, Neto MG, Ramos A, Dib R. Endoscopia bariátrica terapêutica: casos clínicos e vídeos – 1. Ed. – Rio de Janeiro: Revinter 2014. p. 125-6.
15. Espinel J, De-La-Cruz JL, Pinedo E et al. Stenosis in laparoscopic gastric bypass: management by endoscopic dilation without fluoroscopic guidance. Rev Esp Enferm Dig. 2011;103:508-510.
16. Eisendrath P, Deviere J. Major complications of bariatric surgery: endoscopy as first-line treatment Nat Rev Gastroenterol and Hepatol. 2015;12:701-710
17. Caro L, Sanchez C, Rodriguez P et al. Endoscopic balloon dilation of anastomotic strictures occurring after laparoscopic gastric bypass for morbid obesity. Dig Dis. 2008;26:314-317.
18. De Moura EGH, Orso IRB, Aurelio EF et al. Factors associated with complications or failure of endoscopic balloon dilation of anastomotic stricture secondary to Roux-enY gastric bypass surgery. Surgery for Obesity and Related Diseases. 2016;12:582-586.
19. Baumann AJ, Mramba LK, Hawkins RB et al. Endoscopic Dilation of Bariatric RNY Anastomotic Strictures: a Systematic Review and Meta-analysis. Obes Surg. 2018;28(12):4053-63.
20. Belachew M, Legrand M, Vincenti V et al. Laparoscopic placement of adjustable silicone gastric band in the treatment of morbid obesity: how to do it. Obes Surg. 1995;5(1):66-70.
21. Nguyen NT, Nguyen B, Gebhart A et al. Changes in the makeup of bariatric surgery: a national increase in use of laparoscopic sleeve gastrectomy. J Am Coll Surg 2013;216(2):252–7.
22. Patel S, Eckstein J, Acholonu E et al. Reasons and outcomes of laparoscopic revisional surgery after laparoscopic adjustable gastric banding for morbid obesity. Surg Obes Relat Dis. 2010;6(4):391-8.

23. Tucker O, Sucandy I, Szomstein S et al. Revisional surgery after failed laparoscopic adjustable gastric banding. Surg Obes Relat Dis. 2008;4(6):740-7.
24. Lo Menzo E, Szomstein S, Rosenthal R. Update on Treatment of Morbid Obesity with Adjustable Gastric Banding. Surg Clin North Am. 2016;96(4):795-813.
25. Egberts K, Brown WA, O'Brien PE. Systematic review of erosion after laparoscopic adjustable gastric banding. Obes Surg. 2011;21(8):1272-9.
26. Neto MPG, Ramos AC, Campos JM et al. Endoscopic removal of eroded adjustable gastric band: lessons learned after 5 years and 78 cases. Surg Obes Relat Dis. 2010 Jul;6(4):423-7.
27. Capella JF, Capella RF. An assessment of vertical banded gastroplasty-Roux-en-Y gastric bypass for the treatment of morbid obesity. Am J Surg. 2002;183(2):117-23.
28. Fobi M, Lee H, Igwe D, Felahy B, James E, Stanczyk M et al. Band erosion: Incidence, etiology, management and outcome after banded vertical gastric bypass. Obes Surg. 2001;11(6):699-707.
29. Campos JM, Galvão Neto M, Moura EGH. Endoscopia em Cirurgia da Obesidade. 1st ed. Campos JM, Galvão Neto M, Moura EGH (Eds.). São Paulo: Santos; 2008.
30. Ferraz Á, Campos J, Dib V, Silva LB, Paula PSDE, Gordejuela A et al. Food Intolerance After Banded Gastric Bypass Without Stenosis: Aggressive Endoscopic Dilation Avoids Reoperation. 2013;959-64.
31. Moon RC, Teixeira AF, Bezerra L, Cristina H, Wahnon A, Campos J et al. Management of Bariatric Complications Using Endoscopic Stents : a Multicenter Study. Obesity Surgery; 2018.
32. Evangelista DLF, Campos JM, Ferraz ÁAB. Uso de anillo en bypass gástrico: Ventajas y desventajas. 2009;61:571-7.
33. Shehab H, Gawdat K. Endoscopic Management of Eroded Bands Following Banded-Gastric Bypass (with Video). Obes Surg [Internet]. Obesity Surgery; 2017; Available from: http://dx.doi.org/10.1007/s11695-017-2548-2
34. Spann MD, Aher CV, Wayne J, Williams DB. Endoscopic Management of Erosion after Banded Bariatric Procedures. Surg Obes Relat Dis [Internet]. Elsevier; 2017.
35. Campos JM, Moon RC, Teixeira AF, Jawad MA, Silva LB, Pernambuco UF DE et al. Endoscopic treatment of food intolerance after a banded gastric bypass: inducing band erosion for removal using a plastic stent. Endoscopy. 2016 Jun;48(6):516-20.
36. Puli SR, Spofford IS, Thompson CC. Use of self-expandable stents in the treatment of bariatric surgery leaks: a systematic review and meta-analysis. Gastrointest Endosc. 2012;75:287-93.
37. Jones KB, Afram JD, Benotti PN et al. Open versus laparoscopic Roux-en-Y gastric bypass: a comparative study of over 25,000 open cases and the major laparoscopic bariatric reported series. Obes Surg. 2006;16:721-7.
38. Zellmer JD, Mathiason MA, Kallies KJ et al. Is laparoscopic sleeve gastrectomy a lower risk bariatric procedure compared with laparoscopic Roux-en-Y gastric bypass? A meta-analysis. Am J Surg. 2014;208:903.
39. Aurora AR, Khaitan L, Saber AA. Sleeve gastrectomy and the risk of leak: a systematic analysis of 4,888 patients. Surg Endosc Springer-Verlag. 2012;26:1509-15.
40. Gonzalez R, Sarr MG, Smith CD et al. Diagnosis and contemporary management of anastomotic leaks after gastric bypass for obesity. J Am Coll Surg. 2007;204:47-55.
41. Madan AK, Martinez JM, Lo Menzo E et al. Omental reinforcement for intraoperative leak repairs during laparoscopic Roux-en-Y gastric bypass. Am Surg. 2009;75:839-842.
42. Cho J, Sahakian AB. Endoscopic Closure of Gastrointestinal Fistulae and Leaks. Gastrointest Endosc Clin N Am. 2018;28:233-249.
43. de Moura DTH, Sachdev AH, Thompson CC. Endoscopic Full-Thickness Defects and Closure Techniques. Curr Treat Options Gastroenterol. 2018 Dec;16(4):386-405.
44. Rosenthal RJ, Sleeve I. International Sleeve Gastrectomy Expert Panel Consensus Statement: best practice guidelines based on experience of € 12,000 cases. SOARD [Internet]. Elsevier Inc. 2012;8(1):8-19.
45. Salinas A, Baptista A, Santiago E, Antor M, Salinas H. Self-expandable metal stents to treat gastric leaks. Surg Obes Relat Dis. Jan;2(5):570-2.
46. Manta R, Caruso A, Cellini C et al. Endoscopic management of patients with post-surgical leaks involving the gastrointestinal tract: a large case series. United European Gastroenterol J. 2016;4:770-777.
47. Victorzon M, Victorzon S, Peromaa-Haavisto P. Fibrin glue and stents in the treatment of gastrojejunal leaks after laparoscopic gastric bypass: a case series and review of the literature. Obes Surg. 2013;23:1692-1697.
48. Souto-Rodríguez R, Alvarez-Sánchez MV. Endoluminal solutions to bariatric surgery complications: a review with a focus on technical aspects and results. World J Gastrointest Endosc. 2017;9:105-126.
49. Scott RB, Ritter LA, Shada AL et al. Endoluminal vacuum therapy for gastrojejunal anastomotic leaks after Roux- en-Y gastric bypass: a pilot study in a swine model. Surg Endosc. 2016;30:5147-5152.
50. Leeds SG, Burdick JS. Management of gastric leaks after sleeve gastrectomy with endoluminal vacuum (E-Vac) therapy. Surg Obes Relat Dis. 2016;12:1278–1285.
51. Shehab H, Abdallah E, Gawdat K et al. Large Bariatric-Specific Stents and Over-the-Scope Clips in the Management of Post-Bariatric Surgery Leaks. Obes Surg. 2018 Jan;28(1):15-24
52. Raju GS. Endoscopic clip closure of gastrointestinal perforations, fistulae, and leaks. Dig Endosc. 2014;26(Suppl 1):95-104.
53. Shoar S, Poliakin L, Khorgami Z et al. Efficacy and Safety of the Over-the-Scope Clip (OTSC) System in the Management of Leak and Fistula After Laparoscopic Sleeve Gastrectomy: a Systematic Review. Obes Surg. 2017 Sep;27(9):2410-2418.
54. Toussaint E, Eisendrath P, Kwan V et al. Endoscopic treatment of postoperative enterocutaneous fistulas after bariatric surgery with the use of a fistula plug: report of five cases. Endoscopy. 2009;41:560-563.
55. Maluf-Filho F, Hondo F, Halwan B, de Lima MS, Giordano-Nappi JH, Sakai P. Endoscopic treatment of Roux-en-Y gastric bypass-related gastrocutaneous fistulas using a novel biomaterial. Surg Endosc. 2009 Jul;23(7):1541-5.
56. Spaander MCW, Baron TH, Siersema PD, Fuccio L, Schumacher B, Escorsell À et al. Esophageal stenting for benign and malignant disease: European Society of Gastrointestinal Endoscopy (ESGE) Clinical Guideline. Endoscopy. 2016;48:939-48.
57. Kim J, Azagury D, Eisenberg D, DeMaria EEJ, Campos GMGMGM, American Society for Metabolic and Bariatric Surgery Clinical Issues Committee et al. ASMBS position statement on prevention, detection, and treatment of gastrointestinal leak after gastric bypass and sleeve gastrectomy, including the roles of imaging, surgical exploration, and nonoperative management. Surg Obes Relat Dis. 2015;11:739.48.
58. Shaikh SN, Thompson CC. Treatment of leaks and fistulae after bariatric surgery. Tech Gastrointest Endosc. 2010;12:141-5.
59. Okazaki O, Bernardo WM, Brunaldi VO, Junior CC de C, Minata MK, de Moura DTH et al. Efficacy and Safety of Stents in the Treatment of Fistula After Bariatric Surgery: a Systematic Review and Meta-analysis. Obes Surg. 2018;28:1788-96.
60. Wang C, Lou C. Randomized controlled trial to investigate the effect of metal clips on early migration during stent implantation for malignant esophageal stricture. Can J Surg. 2015;58:378-82.
61. Rieder E, Asari R, Paireder M, Lenglinger J, Schoppmann SF. Endoscopic stent suture fixation for prevention of esophageal stent migration during prolonged dilatation for achalasia treatment. Dis Esophagus Off J Int Soc Dis Esophagus. 2017;30:1-6.
62. Shehab HM, Hakky SM, Gawdat KA. An Endoscopic Strategy Combining Mega Stents and Over-The-Scope Clips for the Management of Post-Bariatric Surgery Leaks and Fistulas (with video). Obes Surg. 2016;26:941-8.
63. Diana M, Swanström LL, Halvax P, Lègner A, Liu Y-Y, Alzaga A et al. Esophageal covered stent fixation using an endoscopic over-the-scope clip. Mechanical proof of the concept and first clinical experience. Surg Endosc. 2015;29:3367-72.
64. Puig CA, Waked TM, Baron THS, Wong Kee Song LM, Gutierrez J, Sarr MG. The role of endoscopic stents in the management of chronic anastomotic and staple line leaks and chronic strictures after bariatric surgery. Surg Obes Relat Dis. 2014;10:613-7.
65. Campos JM, Ferreira FC, Teixeira AF, Lima JS, Moon RC, D'Assunção MA, et al. Septotomy and Balloon Dilation to Treat Chronic Leak After Sleeve Gastrectomy: Technical Principles. Obes Surg. 2016;26(8).
66. Campos JM, Pereira EF, Evangelista LF, Siqueira L, Neto MG, Dib V et al. Gastrobronchial fistula after sleeve gastrectomy and gastric bypass: Endoscopic management and prevention. Obes Surg. 2011;21(10):1520-9.
67. Henrique J, Lima F De, Felício De Lima JH. Endoscopic treatment of post vertical gastrectomy fistula: septotomy associated with air expansion of incisura angularis. Arq Bras Cir Dig. 2014;27 Suppl 1:80-1.
68. Shnell M, Gluck N, Abu-Abeid S, Santo E, Fishman S. Use of endoscopic septotomy for the treatment of late staple-line leaks after laparoscopic sleeve gastrectomy. Endoscopy. 2017;49(1):59-63.
69. Baretta G, Campos J, Correia S, Alhinho H, Marchesini JB, Lima JH et al. Bariatric postoperative fistula: a life-saving endoscopic procedure. Surg Endosc. 2014 Oct.

70. Mahadev S, Kumbhari V, Campos JM, Galvao Neto M, Khashab MA, Chavez YH et al. Endoscopic septotomy: An effective approach for internal drainage of sleeve gastrectomy-associated collections. Endoscopy. 2017.
71. Haito-Chavez Y, Kumbhari V, Ngamruengphong S, De Moura DTH, El Zein M, Vieira M et al. Septotomy: An adjunct endoscopic treatment for post-sleeve gastrectomy fistulas. Gastrointestinal Endoscopy. 2016.
72. Campos JM, Siqueira LT, Ferraz AAB, Ferraz EM. Gastrobronchial fistula after obesity surgery. J Am Coll Surg. 2007 Apr;204(4):711.
73. Kumbhari V, Dayyeh BKA. Keeping the fistula open: paradigm shift in the management of leaks after bariatric surgery? Endoscopy [Internet]. 2016;48:789-91.
74. Lalezari S, Lee CJ, Borovikova AA et al. Deconstructing negative pressure wound therapy. Int Wound J. 2017 Aug;14(4):649-57.
75. Loske G, Müller C. Endoscopic vacuum-assisted closure of upper intestinal anastomotic leaks. Gastrointest Endosc. 2009 Mar;69(3 Pt 1):601-2.
76. Ladwig GP, Robson MC, Liu R et al. Ratios of activated matrix metalloproteinase-9 to tissue inhibitor of matrix metalloproteinase-1 in wound fluids are inversely correlated with healing of pressure ulcers. Wound Repair Regen. 2002 Jan;10(1):26-37.
77. Scherer SS, Pietramaggiori G, Mathews JC et al. The mechanism of action of the vacuum-assisted closure device. Plast Reconstr Surg. 2008 Sep;122(3):786-97.
78. Loske G, Müller CT. Tipps und Tricks in der endoskopischen Unterdrucktherapie. Chirurg. 2018 Nov 1;89(11):887-95.
79. Loske G, Schorsch T. Endoskopische Vakuumtherapie beim Boerhaave-Syndrom. Chirurg. 2016 Aug 1;87(8):676-82.
80. Laukoetter MG, Mennigen R Neumann PA et al. Successful closure of defects in the upper gastrointestinal tract by endoscopic vacuum therapy (EVT): a prospective cohort study. Surg Endosc. 2017 Jun;31(6):2687-96.
81. Mennigen R, Senninger N, Laukoetter MG. Novel treatment options for perforations of the upper gastrointestinal tract: endoscopic vacuum therapy and over-the-scope clips. World J Gastroenterol. 2014 Jun 28;20(24):7767-76.
82. Schmidt F, Mennigen R, Vowinkel T, Neumann PA, Senninger N, Palmes D, Laukoetter MG. Endoscopic Vacuum Therapy (EVT)-a New Concept for Complication Management in Bariatric Surgery. Obes Surg. 2017;27:2499-2505.
83. Cuadrado Ayuso M, Franco Herrera R, Lago Oliver J. Successful Management of Laparoscopic Sleeve Gastrectomy Leak with Negative Pressure Therapy. Obes Surg. 2017;27:2452-2453.
84. Szymanski K, Ontiveros E, Burdick JS, Davis D, Leeds SG. Endoluminal Vacuum Therapy and Fistulojejunostomy in the Management of Sleeve Gastrectomy Staple Line Leaks. Case Rep Surg. 2018;2018:2494069.
85. Bouchard S, Eisendrath P, Toussaint E, Le Moine O, Lemmers A, Arvanitakis M et al. Trans-fistulary endoscopic drainage for post-bariatric abdominal collections communicating with the upper gastrointestinal tract. Endoscopy. 2016;48(9):809-16.
86. Pequignot A, Fuks D, Verhaeghe P, Dhahri A, Brehant O, Bartoli E et al. Is there a place for pigtail drains in the management of gastric leaks after laparoscopic sleeve gastrectomy? Obes Surg. 2012;22(5):712-20.
87. Donatelli G, Dumont JL, Cereatti F, Ferretti S, Vergeau BM, Tuszynski T et al. Treatment of Leaks Following Sleeve Gastrectomy by Endoscopic Internal Drainage (EID). Obes Surg. 2015;25(7):1293-301.
88. Donatelli G, Dumont J-L, Cereatti F, Dhumane P, Tuszynski T, Vergeau B et al. Endoscopic internal drainage as first-line treatment for fistula following gastrointestinal surgery: a case series. Endosc Int Open. 2016;04(06):E647-51.
89. Talbot M, Yee G, Saxena P. Endoscopic modalities for upper gastrointestinal leaks, fistulae and perforations. ANZ J Surg. 2017;87(3):171-6.
90. Lemmers A, Tan DMY, Ibrahim M, Loi P, De Backer D, Closset J et al. Transluminal or Percutaneous Endoscopic Drainage and Debridement of Abscesses After Bariatric Surgery: a Case Series. Obes Surg. 2015;25(11):2190-9.
91. Lorenzo D, Guilbaud T, Gonzalez JM, Benezech A, Dutour A, Boullu S et al. Endoscopic treatment of fistulas after sleeve gastrectomy: a comparison of internal drainage versus closure. Gastrointest Endosc [Internet]. American Society for Gastrointestinal Endoscopy. 2018;87(2):429-37.
92. VHM12: Endoscopic Closure of a Gastrocolonic Fistula Using a Cardiac Ventricular Septal Defect Occlusion Device. Baron, Todd H. Gastrointestinal Endoscopy, Volume 71, Issue 5 , AB104. 2010.
93. Repici A, Presbitero P, Carlino A et al. First human case of esophagus-tracheal fistula closure by using a cardiac septal occluder (with video). Gastrointest Endosc. 2010 Apr;71(4):867-9.
94. Baptista A, Hourneaux De Moura DT, Jirapinyo P et al. Efficacy of the cardiac septal occluder in the treatment of post-bariatric surgery leaks and fistulas. Gastrointest Endosc. 2019 Apr;89(4):671-679.
95. Fecso AB, Samuel T, Elnahas A, Sockalingam S, Jackson T, Quereshy F et al. Clinical Indicators of Postoperative Bleeding in Bariatric Surgery. Surg Laparosc Endosc Percutan Tech [Internet]. 2018 Feb;28(1):52–5.
96. Rabl C, Peeva S, Prado K, James AW, Rogers SJ, Posselt A et al. Early and late abdominal bleeding after Roux-en-Y gastric bypass: sources and tailored therapeutic strategies. Obes Surg [Internet]. 2011 Apr;21(4):413-20.
97. Spaw AT, Husted JD. Bleeding after laparoscopic gastric bypass: Case report and literature review. Surg Obes Relat Dis [Internet]. 2005 Mar;1(2):99-103.
98. Zafar SN, Miller K, Felton J, Wise ES, Kligman M. Postoperative bleeding after laparoscopic Roux en Y gastric bypass: predictors and consequences. Surg Endosc [Internet]. 2019 Jan 19;33(1):272-80.
99. Fernández-Esparrach G, Córdova H, Bordas JM, Gómez-Molins I, Ginès À, Pellisé M et al. Manejo endoscópico de las complicaciones de la cirugía bariátrica. Experiencia tras más de 400 intervenciones. Gastroenterol Hepatol [Internet]. 2011 Mar;34(3):131-6.
100. Zafar SN, Felton J, Miller K, Wise ES, Kligman M. Staple Line Treatment and Bleeding After Laparoscopic Sleeve Gastrectomy. JSLS J Soc Laparoendosc Surg [Internet]. 2018;22(4):e2018.00056.
101. García-García ML, Martín-Lorenzo JG, Torralba-Martínez JA, Lirón-Ruiz R, Miguel Perelló J, Flores Pastor B et al. Endoscopia urgente por hemorragia digestiva tras cirugía bariátrica. Algoritmo terapéutico. Cirugía Española [Internet]. 2015 Feb;93(2):97-104.
102. Moretto M, Mottin CC, Padoin AV, Berleze D, Repetto G. Endoscopic Management of Bleeding after Gastric Bypass – A Therapeutic Alternative. Obes Surg [Internet]. 2004 May 1;14(5):706-706.
103. Kanwal F, Barkun A, Gralnek IM, Asch SM, Kuipers EJ, Bardou M et al. Measuring quality of care in patients with nonvariceal upper gastrointestinal hemorrhage: development of an explicit quality indicator set. Am J Gastroenterol [Internet]. 2010 Aug;105(8):1710-8.
104. Gomberawalla A, Lutfi R. Benefits of intraoperative endoscopy: case report and review of 300 sleeves gastrectomies. Ann Surg Innov Res [Internet]. 2015 Dec 19;9(1):13.
105. Valli P V, Gubler C. Review article including treatment algorithm: endoscopic treatment of luminal complications after bariatric surgery. Clin Obes [Internet]. 2017 Apr;7(2):115-22.
106. Azagury D, Abu Dayyeh B, Greenwalt I, Thompson C. Marginal ulceration after Roux-en-Y gastric bypass surgery: characteristics, risk factors, treatment, and outcomes. Endoscopy [Internet]. 2011 Nov 13;43(11):950-4.
107. Ribeiro IB, Rezende DT, Madruga Neto AC, Ide E, Furuya CK, De Moura DTH et al. Endoscopic dual therapy for giant peptic ulcer hemorrhage. Endoscopy [Internet]. 2018 Aug 14;50(11):E316-7.
108. Agarwal A, Benias P, Brewer Gutierrez O, Wong V, Hanada Y, Yang J et al. Endoscopic suturing for management of peptic ulcer-related upper gastrointestinal bleeding: a preliminary experience. Endosc Int Open [Internet]. 2018 Dec 10;06(12):E1439-44.
109. Safatle-Ribeiro AV, Kuga R, Iriya K, Ribeiro U, Faintuch J, Ishida RK et al. What to expect in the excluded stomach mucosa after vertical banded Roux-en-Y gastric bypass for morbid obesity. J Gastrointest Surg [Internet]. 2007 Feb;11(2):133-7.
110. Safatle-Ribeiro A, Lima Villela E, Guimarães Hourneaux de Moura E, Sakai P, Mönkemüller K. Hemorrhagic gastritis at the excluded stomach after Roux-en-Y gastric bypass. Endoscopy [Internet]. 2014 Dec 11;46(S 01):E630-E630.

DRENAGEM ENDOSCÓPICA DE PSEUDOCISTOS

Ermelindo Della Libera Jr ■ Giovana Biasia de Sousa ■ Frank Shigueo Nakao

INTRODUÇÃO

O pseudocisto pancreático (PC) é uma coleção líquida pancreática ou peripancreática com parede bem delimitada formada por tecido de granulação, conteúdo rico em suco pancreático e amilase, sem necrose em seu interior, com mais de 4 semanas de evolução.[1]

Pode-se desenvolver após pancreatite aguda, crônica, e ainda após cirurgia ou trauma pancreático. Após pancreatite aguda (PA), ocorre por extravasamento de líquido e secreção pancreática relacionada com o processo inflamatório e ruptura de ductos pancreáticos. Na pancreatite crônica, especialmente de etiologia alcoólica, a principal causa em nosso meio, o PC pode resultar de processo inflamatório e principalmente de alterações no ducto pancreático principal (DPP), com estenose, fístula e cálculos. Nesta situação geralmente há aumento na pressão no interior dos ductos pancreáticos. Ao contrário dos PC após PA que têm elevada taxa de resolução espontânea, os PC no curso da pancreatite crônica apresentam resolução espontânea em menos de um terço dos pacientes, e principalmente nas lesões menores do que 4 cm. Trauma abdominal fechado e cirurgias pancreáticas podem causar PC geralmente por lesão e fístula do ducto pancreático.[2,3]

As coleções pancreáticas são classificadas em quatro tipos, conforme a classificação de Atlanta, revisada, em 2012: coleções agudas peripancreáticas, pseudocistos pancreáticos, coleções necróticas agudas e necrose encapsulada (*walled-off necrosis*). Para o sucesso do tratamento do PC é fundamental o diagnóstico correto e diferenciação de cada uma destas coleções (Quadro 66-1).[1]

O quadro clínico se caracteriza por dor abdominal persistente ou recorrente após episódio de PA, sintomas de compressão gastroduodenal como sensação de saciedade precoce, náusea e vômito. PC localizado na cabeça do pâncreas pode evoluir com colestase e icterícia por compressão extrínseca da via biliar. O achado ao exame físico pode incluir uma massa abdominal palpável no andar superior do abdome. O diagnóstico diferencial se faz com as outras coleções líquidas pancreáticas/peripancreáticas, neoplasias císticas do pâncreas e outras coleções líquidas como biloma. Mesmo considerando todos os diagnósticos diferenciais, PC é a principal causa de coleção líquida pancreática ou peripancreática.

O diagnóstico é feito por meio de exames de imagem, como ultrassonografia (USG), tomografia computadorizada (TC) e ressonância magnética (RM) de abdome. A ecoendoscopia (EE) geralmente é complementar aos outros métodos de imagem descritos anteriormente, e muito útil para identificar conteúdo sólido, como necrose no interior das coleções. Além disso, atualmente é utilizada na terapia de drenagem (Figs. 66-1 a 66-3).

Na maioria dos pacientes, o PC apresentam resolução espontânea, principalmente aqueles menores do que 4 cm e após PA. A principal indicação para drenagem é a dor abdominal persistente e/ou sintomas relacionados com obstrução gastroduodenal. Outras indicações incluem crescimento progressivo do PC documentado por exame de imagem, e presença de complicações, como obstrução biliar pelo PC, infecção, sangramento, ruptura ou fístulas para órgãos adjacentes.[1,4]

Quadro 66-1. Classificação de Atlanta, Revisada de Coleções Pancreáticas Líquidas[1]

Coleção líquida aguda	Coleção líquida aguda nas primeiras 4 semanas após o início dos sintomas, resultante de inflamação pancreática. Sem necrose. Ausência de parede bem definida. A maioria permanece estéril, geralmente com resolução espontânea
Pseudocisto	Coleção líquida encapsulada com parede bem definida formada por tecido de granulação com mais de 4 semanas de evolução. Conteúdo rico em amilase, sem material sólido (necrose) em seu interior
Coleção necrótica aguda	Coleção com necrose nas primeiras 4 semanas da pancreatite, com quantidades variáveis de fluidos e material necrótico, sem parede bem definida
Necrose encapsulada (*Walled-off necrosis*)	Coleção necrótica aguda encapsulada delimitada por uma parede bem definida de fibrose, depois de 4 semanas de evolução de uma pancreatite necrosante

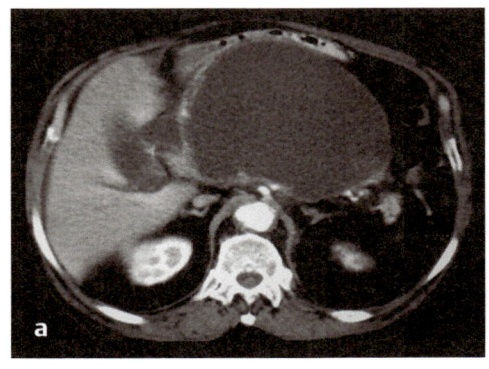

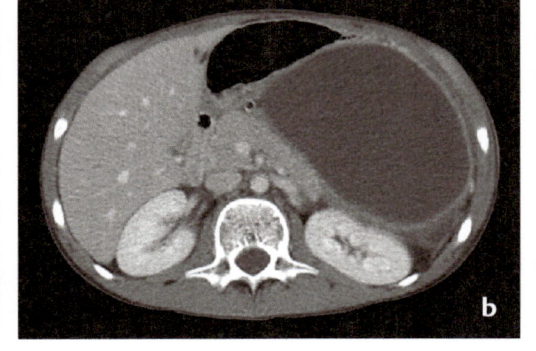

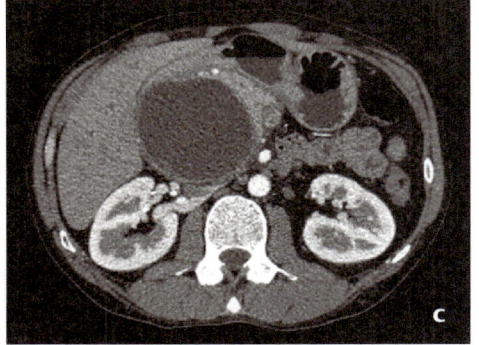

Fig. 66-1. (a-c) TC de abdome com PC de pâncreas.

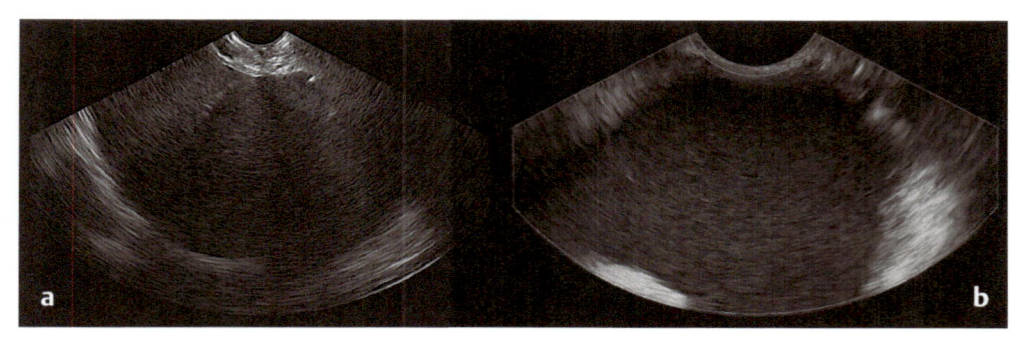

Fig. 66-2. (a, b) Ecoendoscopia com PC de pâncreas.

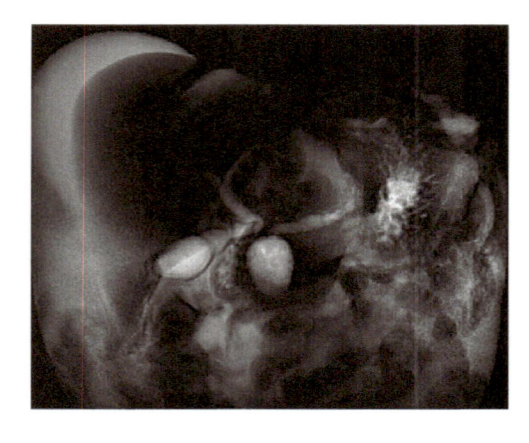

Fig. 66-3. CPRM com imagem de PC na cabeça do pâncreas e comunicação com o DPP.

DRENAGEM ENDOSCÓPICA

O tratamento do PC é dividido em três diferentes estratégias: drenagem cirúrgica, drenagem percutânea e drenagem endoscópica guiada ou não por EE.[5,6]

A drenagem cirúrgica é considerada uma modalidade segura e útil, especialmente na impossibilidade ou falha de outras opções, porém é mais invasiva, com maior morbidade, custo e tempo de internação.[6,7] A drenagem percutânea é uma opção minimamente invasiva que pode ser realizada sob anestesia local, guiada por US ou TC. O método é menos indicado e está associado a fístulas pancreático-cutâneas, maior recorrência e necessidade de novas intervenções.[4,8–10]

A drenagem endoscópica é o tratamento de primeira linha e preferível em relação à drenagem percutânea ou cirúrgica. Antes da drenagem endoscópica é importante a avaliação com exames de imagem (TC, RM/CPRM) para a caracterização do PC (tamanho, localização, número, conteúdo e estruturas vasculares) e da anatomia do DPP. A EE fornece maiores informações em relação ao conteúdo do PC em comparação aos outros métodos de imagem. A drenagem endoscópica pode ser feita por via transpapilar com colocação de próteses no DPP, transmural (gástrica/duodenal) ou pela combinação das duas vias de drenagem. A drenagem transmural pode ser realizada sob visão endoscópica direta com uso do endoscópio de visão lateral ou guiada pela EE com uso do ecoendoscópio linear. A drenagem transmural sob visão direta sem a EE pode ser feita apenas nos casos onde existe um nítido abaulamento da parede gastroduodenal pelo PC, uma distância PC – parede menor do que 1 cm, e na ausência de sinais de hipertensão portal (Figs. 66-4 a 66-6). Entretanto, atualmente a drenagem transmural guiada por EE é a técnica de escolha por ser mais segura e tecnicamente superior em relação à drenagem endoscópica convencional, por permitir a drenagem nos pacientes sem abaulamento gastroduodenal. Além disso a EE realizada imediatamente antes da drenagem endoscópica pode modificar a estratégia da terapia pela identificação de necrose no interior do PC.[4,10–12]

Vantagens da drenagem endoscópica guiada por EE

- Pode identificar condições não observadas em outros exames de imagem (necrose no interior do PC), mudando o diagnóstico e a conduta em até 37,5% dos casos.[13]
- Serve de guia em tempo real para evitar punção inadvertida de vasos, ascite, alças intestinais; com menor taxa de complicações com relação à drenagem convencional sem EE.[14–16]
- Dispensa a necessidade de um abaulamento visível da luz gastrointestinal (cuja ausência pode chegar a 50%) e identifica o ponto de maior proximidade entre o PC e a parede gastroduodenal.[17,18]
- Pode aumentar o número de pacientes elegíveis para a drenagem endoscópica, já que possui menos contraindicações em comparação à drenagem convencional e permite a drenagem do PC sem abaulamento gastroduodenal.[17]

Técnica de drenagem endoscópica

É recomendado uso de antibiótico profilático de amplo espectro, como quinolonas ou cefalosporinas de terceira geração.[6,19–21] Medicamentos anticoagulantes e antitrombóticos devem ser descontinuados, e a coagulação deve ser avaliada e corrigida.[22]

Não existe um consenso em relação à sedação (sedação moderada ou anestesia geral). A assistência anestésica com intubação orotraqueal para proteção de vias aéreas deve ser considerada, visto que após drenagem do PC é comum o acúmulo de grande quantidade de líquido em pouco tempo no estômago, elevando assim o risco de aspiração.[23]

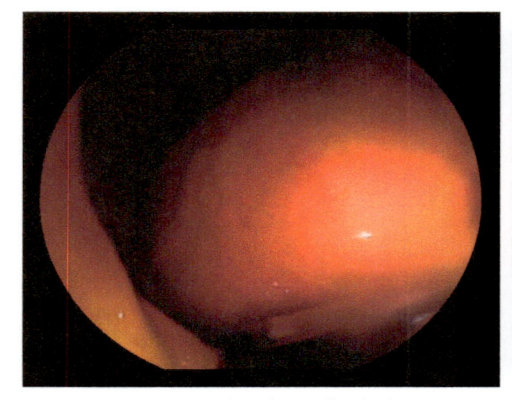

Fig. 66-4. Aspecto endoscópico de nítido abaulamento gástrico pelo PC.

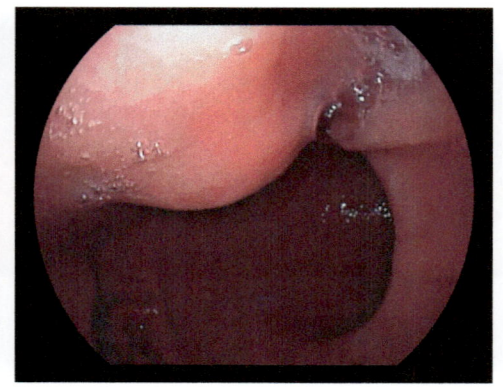

Fig. 66-5. Aspecto endoscópico com discreto abaulamento gástrico pelo PC.

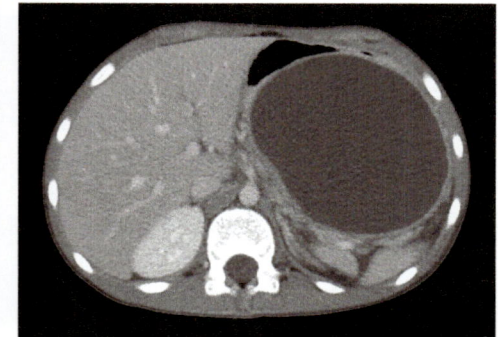

Fig. 66-6. TC de abdome com aspecto da distância entre parede gástrica e PC.

Além desses cuidados antes da drenagem, é importante reconhecer o pseudoaneurisma que pode ocorrer em 1-10% dos PC (principalmente na pancreatite crônica). Uma vez identificado, deve ser tratado com embolização por angiografia.[4,18]

A drenagem transmural guiada por EE consiste na localização do PC, com ou sem abaulamento, avaliação da distância entre a parede gástrica/duodenal e a parede do PC, além da certificação da ausência de interposição de vasos com auxílio da função *Doppler* (Figs. 66-7 a 66-10).

Na técnica de drenagem endoscópica por EE com próteses plásticas, a punção do PC é feita com agulha de punção aspirativa (preferencialmente 19 G) que permite a passagem de fio-guia de 0,035 polegadas (Fig. 66-11).[6,17] O conteúdo aspirado pode ser coletado e enviado para análise bioquímica (principalmente amilase), citológica, marcadores tumorais e cultura. A confirmação da punção do PC pode ser feita pela aspiração do líquido, injeção de contraste e pela visão ecográfica do "movimento" da agulha dentro do cisto e/ou introdução do fio-guia.

Após punção e passagem do fio pela agulha até formar duas voltas do fio no interior do cisto, a ampliação da fístula pode ser feita com papilótomo de ponta (*needle-knife*) diatérmico, dilatadores biliares de Soehendra de 6-10 Fr ou cateter cistótomo de 10 Fr. Complementa-se a dilatação do trajeto com balão hidrostático de 6-15 mm. Recomenda-se a passagem de um segundo fio-guia nesta fase, para evitar as dificuldades de uma segunda canulação do trajeto para PC. Na técnica de drenagem endoscópica convencional sem a EE, a punção do abaulamento gástrico/duodenal para acesso ao PC pode ser feita sob visão direta com uso do *needle-knife* ou do cistótomo, sob controle da radioscopia, seguido pela dilatação, como descrito anteriormente. Após dilatação, fio-guia é mantido no interior do PC, o dilatador retirado e, por fim, a prótese é inserida para manter a drenagem (Figs. 66-12 a 66-30). Conforme o local de abaulamento e localização do PC, a drenagem transmural pode ser feita por via gástrica (cistogastrostomia) ou duodenal (cistoduodenostomia). Para pacientes selecionados com PC de cabeça de pâncreas complicado com icterícia obstrutiva, pode ser necessária a drenagem da via biliar por CPRE com colocação de prótese biliar (Figs. 66-31 a 66-33).

Podem ser utilizadas próteses plásticas do tipo duplo *pigtail* ou próteses metálicas autoexpansíveis (PMAE) recobertas, incluindo as recentes próteses metálicas de aposição luminal (LAMS) (Vídeos 66-1 a 66-3). Em geral, para drenagem transmural dos pseudocistos, é recomendada a utilização de pelo menos duas próteses plásticas duplo *pigtail* (8,5-10 Fr, 3 a 5 cm), com objetivo de melhorar a drenagem e reduzir o risco de migração/oclusão. Os relatos de drenagem transmural guiada por EE com próteses metálicas de aposição luminal (LAMS) mostraram que o tanto o tempo do procedimento como tempo de resolução do PC são mais rápidos; entretanto, o resultado e o sucesso do tratamento são semelhantes ao uso de próteses plásticas. As próteses tipo LAMS possibilitam realizar todas as etapas da drenagem com um único acessório, menor tempo de procedimento e sem necessidade da radioscopia (Figs. 66-34 a 66-40). A drenagem com dreno nasocístico é pouco utilizada atualmente, podendo ser considerada em algumas situações especiais, com finalidade de irrigação, como PC com infecção ou algum conteúdo sólido.[24-27]

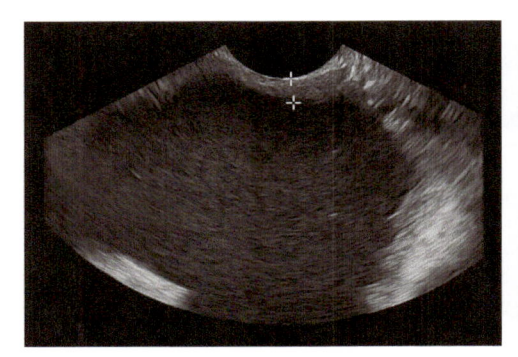

Fig. 66-7. Ecoendoscopia com PC de pâncreas. Detalhe da avaliação da distância entre a parede do estômago e do PC.

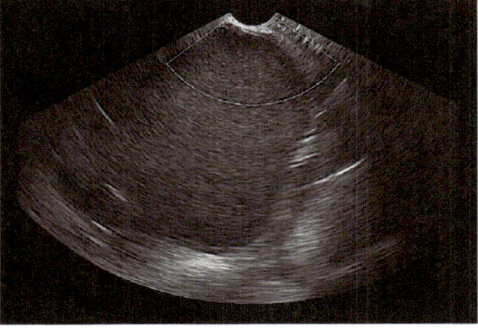

Fig. 66-8. Ecoendoscopia com PC com avaliação de vasos antes da punção.

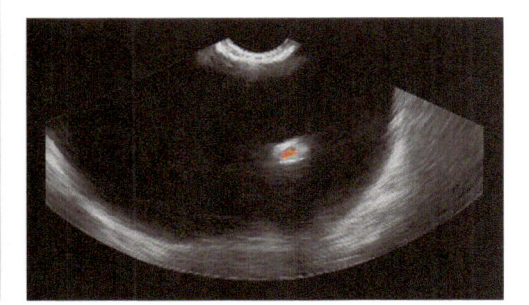

Fig. 66-9. Ecoendoscopia com PC com avaliação de vasos pelo *Doppler*. Neste caso, visibiliza-se a artéria esplênica no interior do PC.

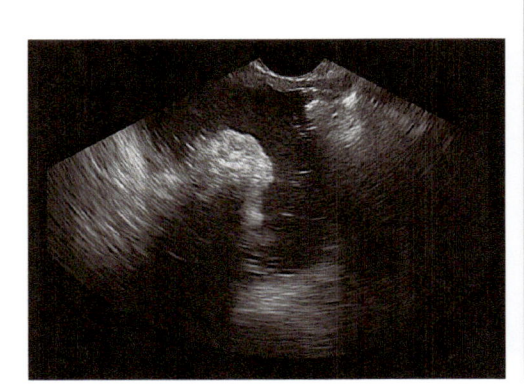

Fig. 66-10. Ecoendoscopia com PC e avaliação das características do PC. Neste caso, visibiliza-se conteúdo sólido no interior.

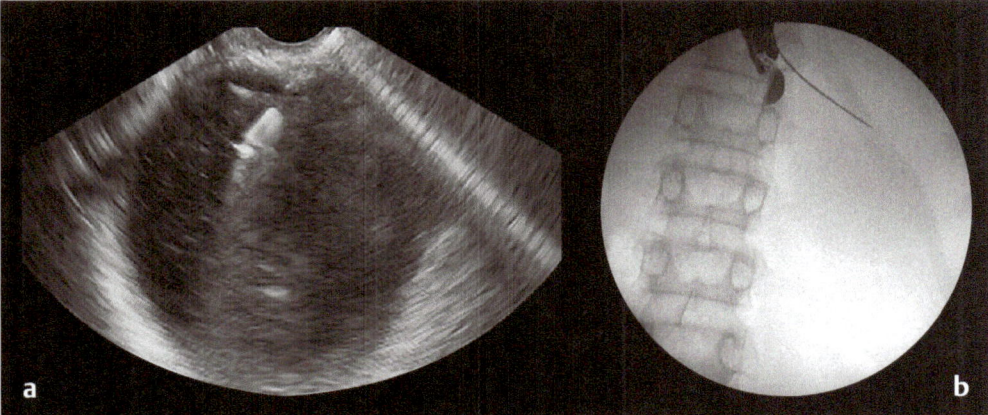

Fig. 66-11. (a) Punção do PC guiada pela EE. Aspecto ecográfico da agulha de punção no interior do PC. (b) Punção do PC guiada pela EE. Aspecto pela fluoroscopia da agulha de punção no interior do PC.

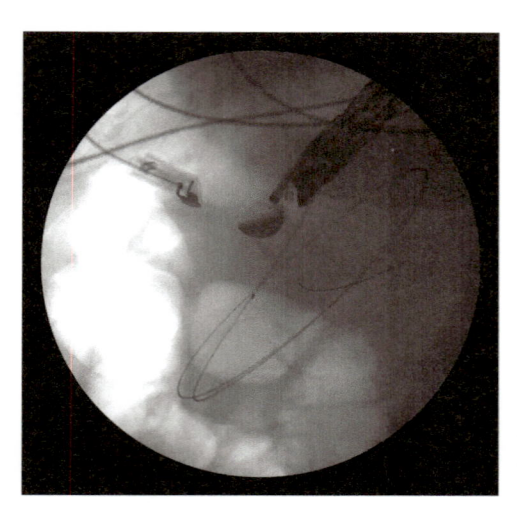

Fig. 66-12. Drenagem pela EE. Fluoroscopia com um fio-guia enrolado no interior do PC.

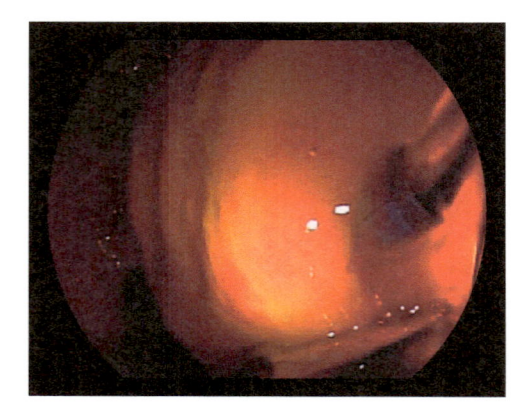

Fig. 66-13. Imagem endoscópica da abertura da parede gástrica com *needle-knife*.

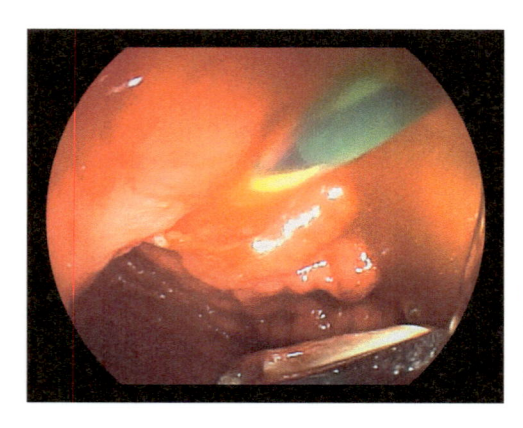

Fig. 66-14. Imagem endoscópica após passagem do *needle-knife* pela parede gástrica.

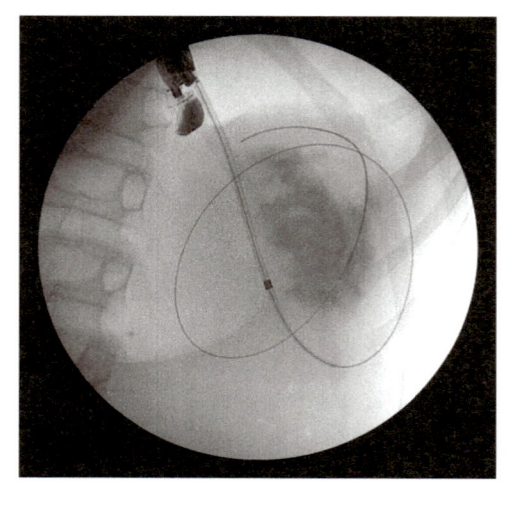

Fig. 66-15. Imagem pela fluoroscopia com o fio-guia e o *needle-knife* no interior do PC, além de contraste radiopaco.

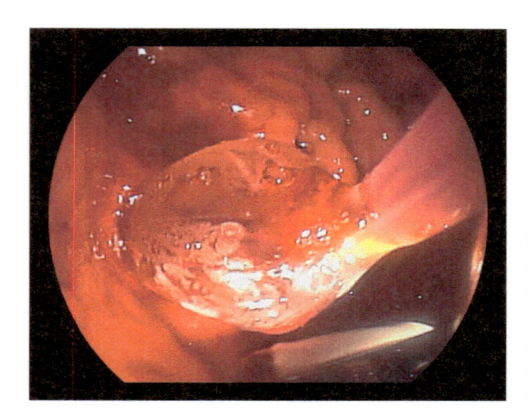

Fig. 66-16. Imagem endoscópica da dilatação hidrostática do orifício gástrico para drenagem transmural do PC, com o balão sendo insuflado.

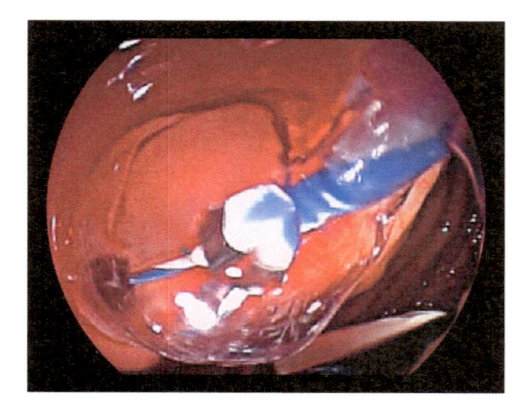

Fig. 66-17. Imagem endoscópica da dilatação hidrostática do orifício gástrico para drenagem transmural do PC, com o balão insuflado guiado pelo fio-guia.

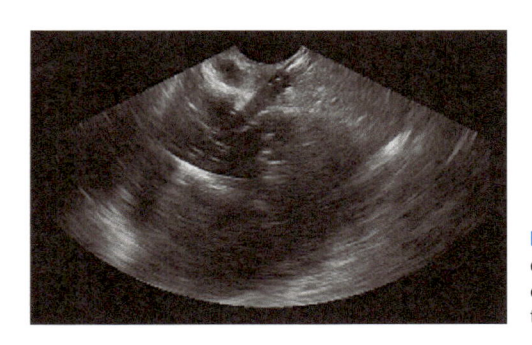

CAPÍTULO 66 ■ DRENAGEM ENDOSCÓPICA DE PSEUDOCISTOS

Fig. 66-18. Imagem ecográfica do balão dilatador na drenagem transmural por EE.

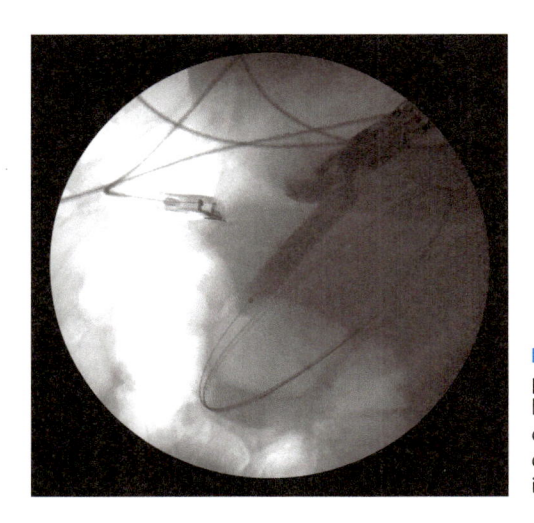

Fig. 66-19. Imagem pela fluoroscopia do balão dilatador na drenagem transmural com o fio-guia no interior do PC.

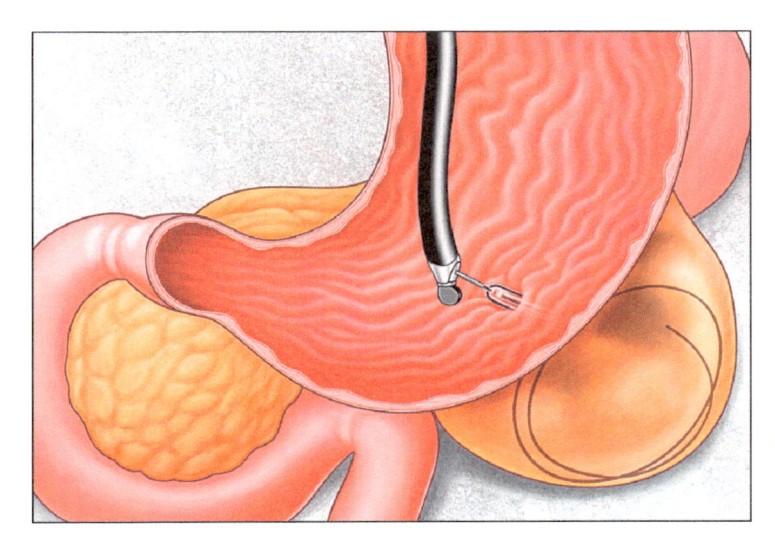

Fig. 66-20. Desenho representativo da dilatação com balão, com o fio-guia no interior do PC na drenagem transmural.

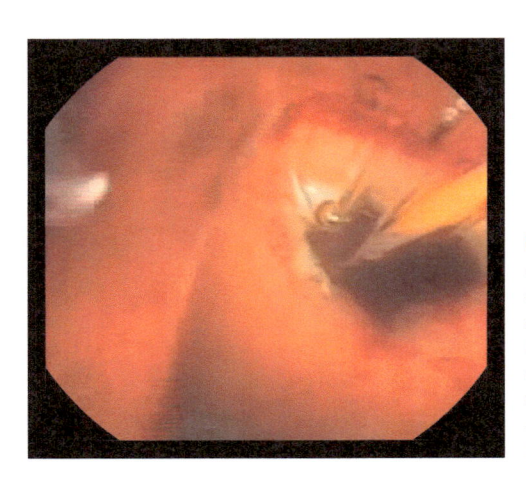

Fig. 66-21. Imagem endoscópica da drenagem transmural após a dilatação com balão. Detalhe do orifício com o fio-guia e drenagem de líquido após a retirada do balão.

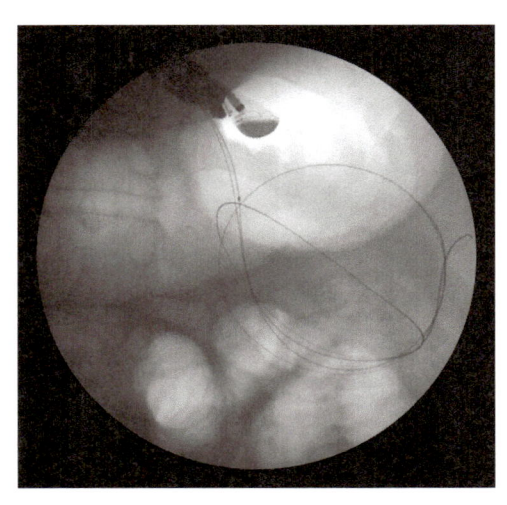

Fig. 66-22. Fluoroscopia com aspecto dos dois fios-guias passados para o interior do PC na drenagem por EE.

620   PARTE VIII ▪ PROCEDIMENTOS TERAPÊUTICOS

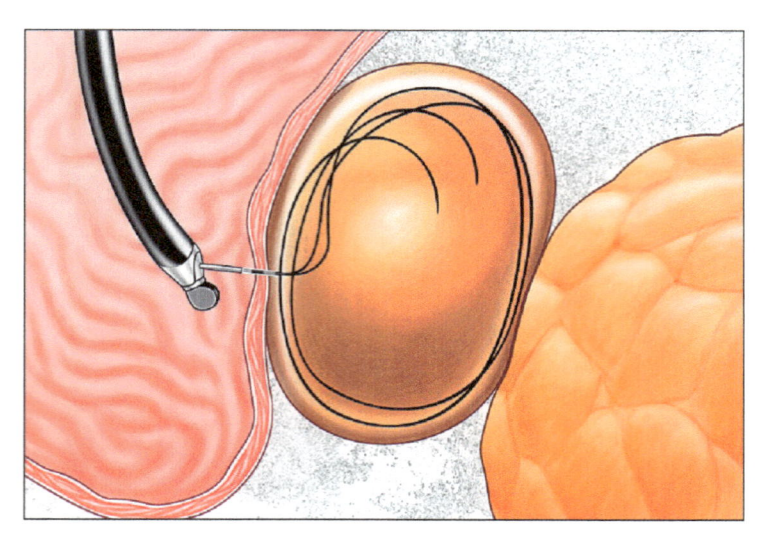

Fig. 66-23. Desenho representativo com dois fios-guias passados para o interior do PC na drenagem transmural.

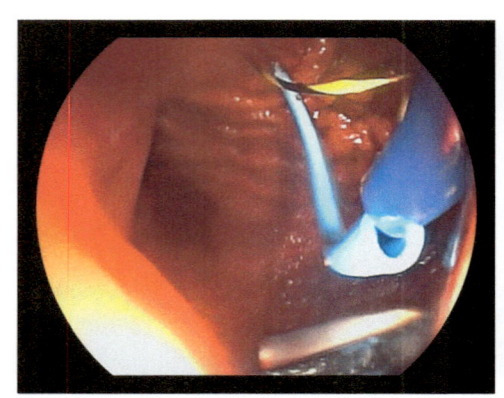

Fig. 66-24. Imagem endoscópica da passagem da primeira prótese plástica de duplo *pigtail* com detalhe do empurrador, além da manobra de afastamento do aparelho para liberação da prótese. Nota-se ainda o segundo fio-guia.

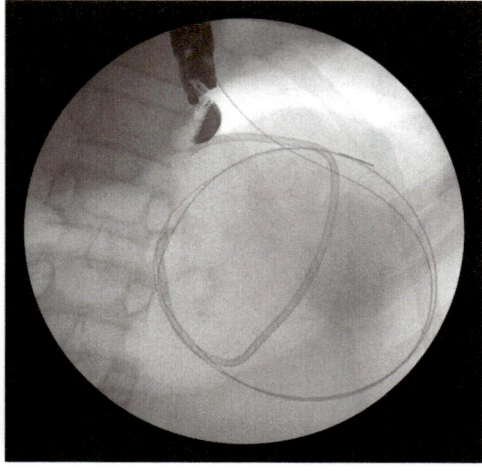

Fig. 66-25. Fluoroscopia com aspecto da passagem da primeira prótese plástica de duplo *pigtail* e do segundo fio-guia no interior do PC na drenagem transmural.

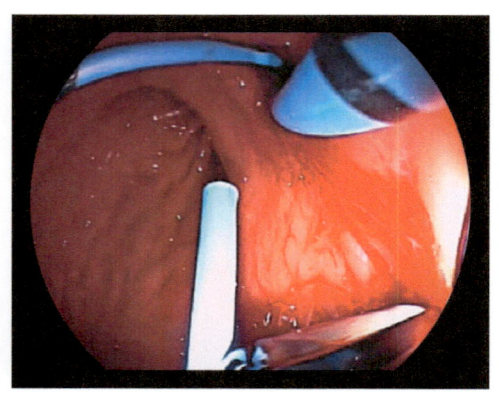

Fig. 66-26. Imagem endoscópica da passagem da segunda prótese plástica de duplo *pigtail*. Detalhe da marca que identifica o início da manobra para afastamento do aparelho para liberação da prótese.

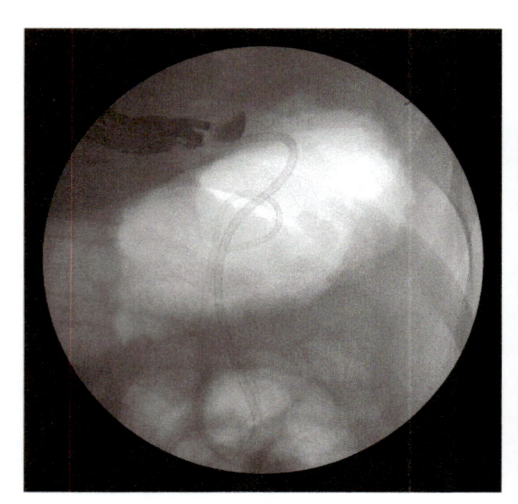

Fig. 66-27. Imagem pela fluoroscopia da passagem da segunda prótese plástica *pigtail* na drenagem transmural.

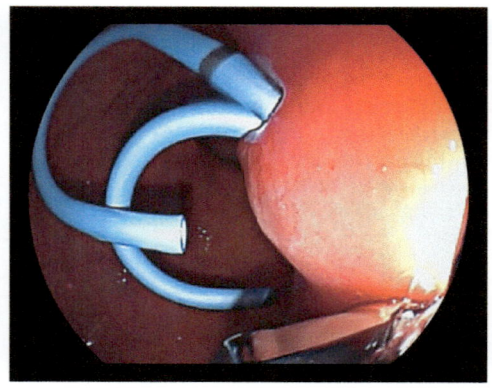

Fig. 66-28. Imagem endoscópica da passagem de duas próteses plásticas do tipo duplo *pigtail* na drenagem transmural do PC.

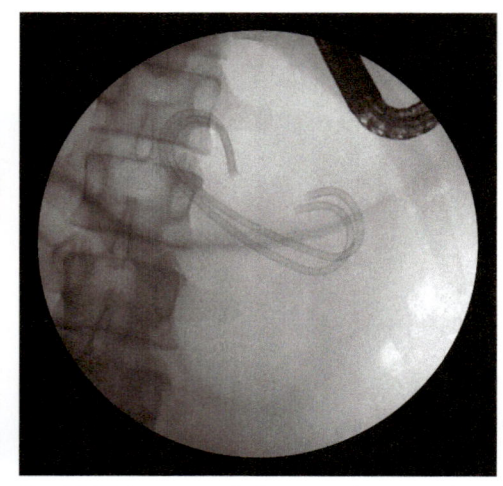

Fig. 66-29. Imagem pela fluoroscopia com as duas próteses plásticas de duplo *pigtail* da drenagem transmural.

CAPÍTULO 66 ▪ DRENAGEM ENDOSCÓPICA DE PSEUDOCISTOS

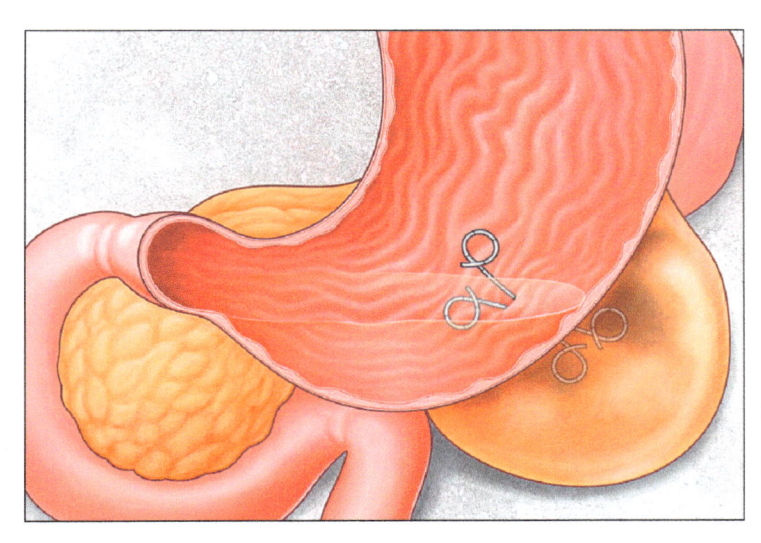

Fig. 66-30. Desenho representativo das duas próteses plásticas de duplo *pigtail* na drenagem transmural (cistogastrostomia).

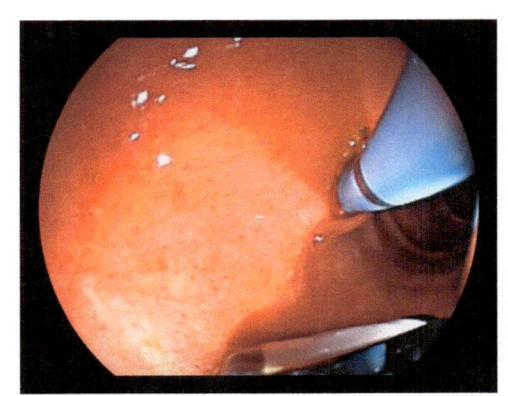

Fig. 66-31. PC de cabeça de pâncreas. Imagem endoscópica da drenagem transduodenal guiada pela EE com passagem de prótese de duplo *pigtail*. Detalhe da marca para liberação da prótese.

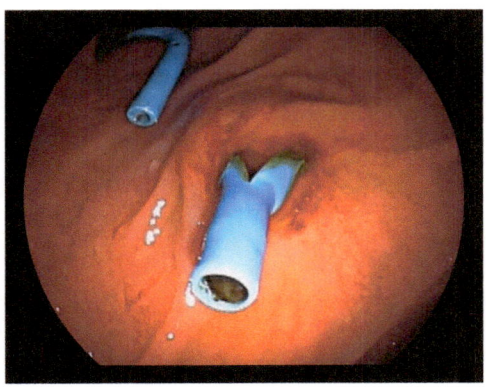

Fig. 66-32. PC de cabeça de pâncreas com obstrução biliar. Imagem endoscópica após cistoduodenostomia com prótese de duplo *pigtail* e da passagem da prótese biliar transpapilar.

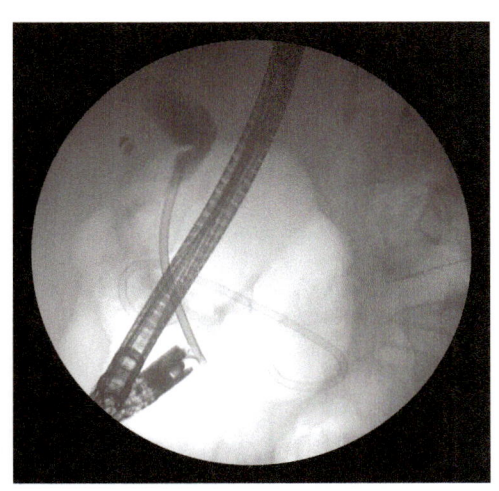

Fig. 66-33. PC de cabeça de pâncreas com obstrução biliar. Imagem pela fluoroscopia após cistoduodenostomia com uma prótese plástica de duplo *pigtail* e drenagem biliar com prótese plástica reta transpapilar.

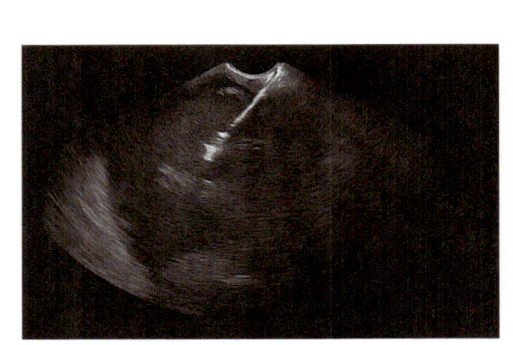

Fig. 66-34. Drenagem transmural com PMAE do tipo LAMS. Detalhe da punção do PC com o sistema introdutor.

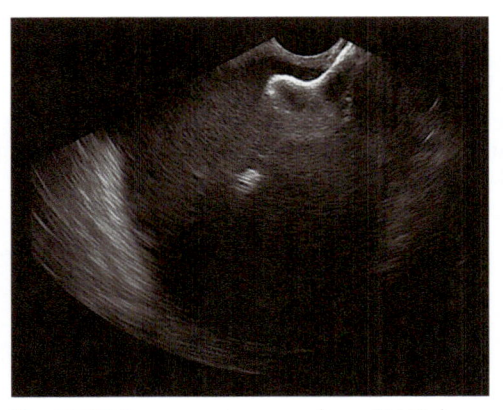

Fig. 66-35. Drenagem transmural com PMAE do tipo LAMS. Detalhe com a abertura do flange da prótese na luz do PC.

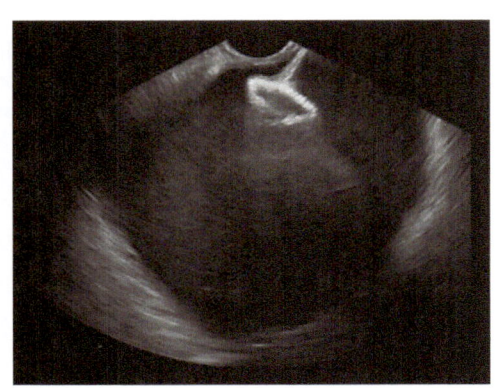

Fig. 66-36. Drenagem transmural com PMAE do tipo LAMS. Detalhe com o "flange" da prótese aberta na luz do PC.

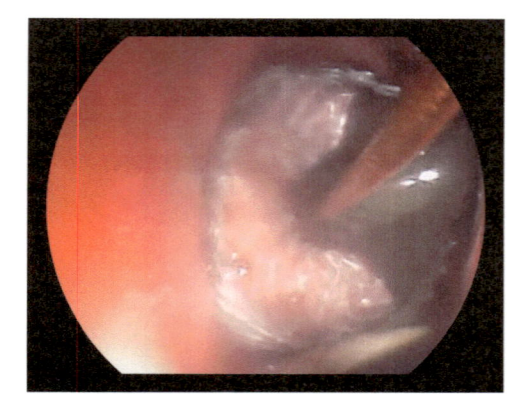

Fig. 66-37. Drenagem transmural com PMAE do tipo LAMS. Abertura do "flange" da prótese na luz do estômago, ainda com o sistema introdutor.

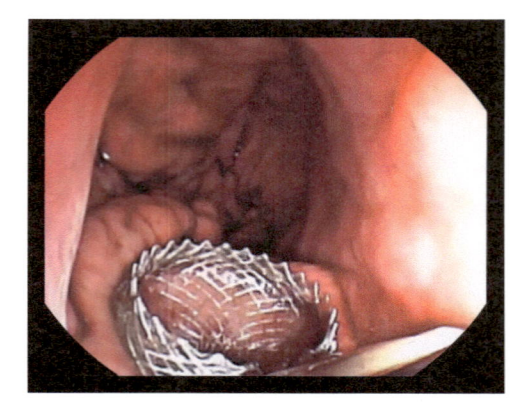

Fig. 66-39. Aspecto endoscópico da drenagem transmural pelo estômago com PMAE do tipo LAMS.

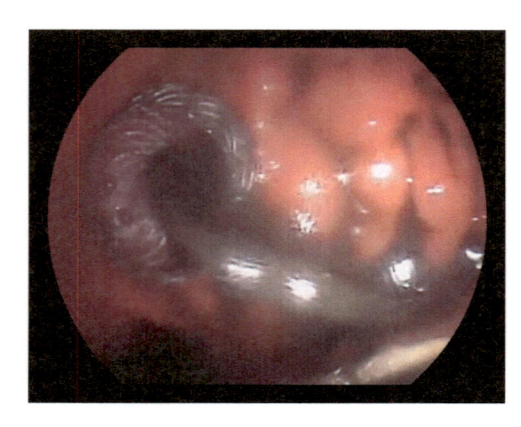

Fig. 66-38. Drenagem transmural com PMAE do tipo LAMS. Detalhe com o "flange" da prótese aberta na luz do estômago, com drenagem de líquido do PC.

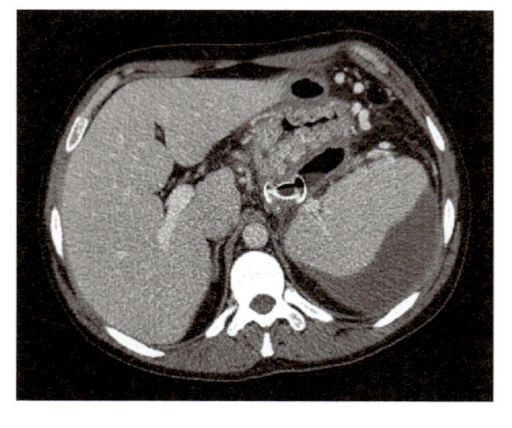

Fig. 66-40. TC de abdome. Controle após drenagem transmural (cistogastrostomia) com PMAE do tipo LAMS. Detalhe da prótese.

A drenagem por via transpapilar está indicada para PC pequenos (menores do que 5 cm), localizados na cabeça/corpo do pâncreas, associados à comunicação do PC com o DPP, com ou sem estenose. Nestas condições, a drenagem transpapilar apresenta resultado similar à drenagem transmural, com menor morbidade.[4] Também pode ser útil em casos individualizados, como no caso de desconexão de ducto pancreático, em associação à via transmural, no mesmo momento ou posterior à drenagem transmural.[6] A drenagem pela colangiopancreatografia endoscópica retrógrada (CPRE) consiste na colocação de uma prótese plástica transpapilar, fazendo com que o fluxo de suco pancreático ocorra preferencialmente para o duodeno em detrimento ao fluxo pela fístula, favorecendo a resolução do PC. Sempre que possível, a prótese deve ser posicionada de maneira a fazer uma "ponte" passando o ponto da fístula para PC. Na ocorrência de cálculos e/ou estenoses, estes devem ser tratados para promover a desobstrução do DPP (Figs. 66-41 a 66-43). Nestas situações a drenagem transpapilar com prótese plástica colocada além do ponto de estenose e/ou ruptura do DPP apresenta elevada taxa de resolução do PC.[18,22]

COMPARAÇÃO ENTRE PRÓTESES

Uma revisão sistemática envolvendo 70 estudos e 881 pacientes comparou próteses plásticas e metálicas autoexpansíveis do tipo LAMS. A taxa de sucesso foi semelhante (85 e 83%, respectivamente). Entretanto, considerando os efeitos adversos, foi postulado pelos autores que o uso de próteses metálicas poderia favorecer o surgimento de úlceras e sangramentos.[28]

Estudo randomizado e prospectivo comparou próteses plásticas duplo *pigtail* às PMAE e evidenciou que o tempo médio de procedimento foi menor com o uso das próteses metálicas, porém as taxas de sucesso técnico foram de 100% e de sucesso clínico de 80% em ambos grupos.[29] Hammad e Muhamadd *et al.* (2018), em revisão

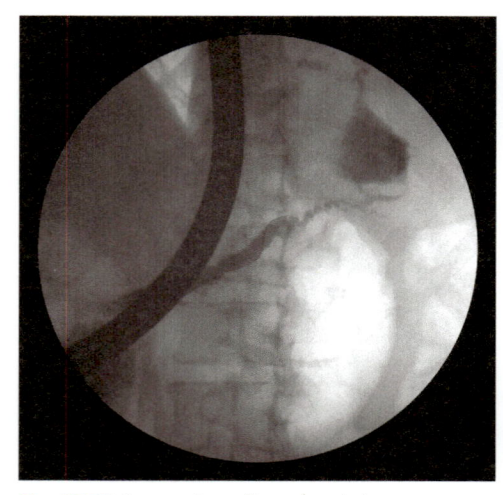

Fig. 66-41 Pancreatografia endoscópica na drenagem transpapilar. Detalhe do pseudocisto em cabeça do pâncreas, com comunicação com o DPP dilatado, cálculo em corpo. Fio-guia no DPP.

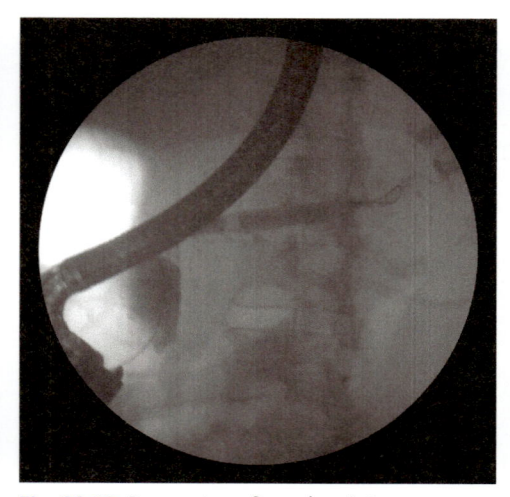

Fig. 66-42. Pancreatografia endoscópica na drenagem transpapilar. Pseudocisto de cabeça de pâncreas com comunicação com o DPP dilatado e fístula na cauda.

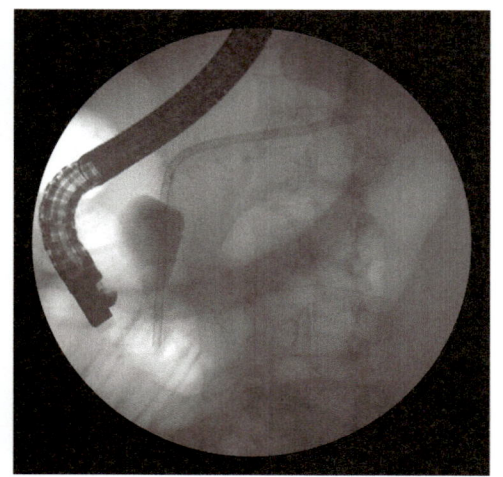

Fig. 66-43. Pancreatografia endoscópica na drenagem transpapilar de pseudocisto de cabeça de pâncreas com comunicação com o DPP e fístula na cauda. Detalhe da prótese plástica transpapilar posicionada no DPP.

sistemática e metanálise (5 estudos, 483 pacientes), compararam a eficácia da drenagem de PC com múltiplas próteses plásticas *versus* próteses metálicas do tipo LAMS. Com este estudo demonstraram que não houve diferença na taxa de sucesso técnico (p = 0,481); porém em relação ao sucesso clínico e aos eventos adversos, os resultados foram favoráveis com o uso de LAMS (p = 0,001; p = 0,016; respectivamente).[30] Por outro lado, Saunders *et al.* (2019), também por meio de revisão sistemática (7 estudos, 681 pacientes), evidenciaram que a taxa de sucesso clínico (98,3 *versus* 89,4%, p = 0,005) e de eventos adversos (15,1 *versus* 30,3%, p = 0,006) foi favorável às próteses metálicas.[31]

Apesar da controvérsia, estudos recentes indicam a utilização de próteses plásticas duplo *pigtail* para PC como primeira opção para drenagem endoscópica e reservam as próteses metálicas para as situações especiais, como infecções do PC e síndrome de desconexão do ducto pancreático.[4,26,32]

COMPLICAÇÕES

As complicações da drenagem endoscópica de PC incluem sangramento, perfuração, infecção, migração e oclusão da prótese, lesão do DPP, pancreatite, além das complicações relacionadas com a sedação/anestesia.[4,6,18]

RESULTADOS E ACOMPANHAMENTO

Em geral, a taxa de sucesso da drenagem endoscópica com resolução do PC varia entre 80-90%. Após a drenagem, TC de abdome para acompanhamento deve ser realizada após 4 a 6 semanas do procedimento. A retirada das próteses é feita após a resolução do PC. A retirada de próteses plásticas deve ser programada em torno de 6 semanas e de próteses metálicas em torno de 3-4 semanas. Pacientes com PC e alterações do DPP, como estenose e/ou fístula (geralmente relacionados com pancreatite crônica); e nos pacientes com PC e suspeita de desconexão do DPP (após trauma abdominal/cirúrgico), as próteses plásticas transmurais podem ser deixadas por tempo prolongado, para aumentar a taxa de resolução e reduzir a recorrência. Nestes pacientes, a terapia endoscópica por meio da CPRE para avaliação do DPP e eventual tratamento da estenose e/ou fístula deve ser considerada. Na eventualidade de não resolução do PC ou complicações (infecção ou migração de prótese), a drenagem endoscópica pode ser repetida.[33-35]

CONCLUSÃO

Por fim, é recomendada a drenagem endoscópica do PC pancreático como um tratamento de primeira linha, pela menor morbidade e mortalidade do que as outras formas de tratamento, e pela elevada taxa de sucesso. É importante uma avaliação cuidadosa do paciente e das características do PC antes da terapia. O tratamento endoscópico requer um endoscopista com "expertise" em terapia endoscópica avançada, equipamentos, acessórios apropriados e uma equipe multidisciplinar.

REFERÊNCIAS BIBLIOGRÁFICAS

1. Banks PA, Bollen TL, Dervenis C, Gooszen HG, Johnson CD, Sarr MG et al. Classification of acute pancreatitis - 2012: Revision of the Atlanta classification and definitions by international consensus. Gut. 2013;62(1):102-11.
2. Nealon WH, Walser E. Duct drainage alone is sufficient in the operative management of pancreatic pseudocyst in patients with chronic pancreatitis. Ann Surg. 2003;237(5):614-20.
3. Inui K, Yoshino J, Miyoshi H, Yamamoto S, Kobayashi T. New developments in diagnosis and non-surgical treatment of chronic pancreatitis. J Gastroenterol Hepatol. 2013;28(S4):108-12.
4. Dumonceau J-M, Delhaye M, Tringali A, Arvanitakis M, Sanchez-Yague A, Vaysse T et al. Endoscopic treatment of chronic pancreatitis: European Society of Gastrointestinal Endoscopy (ESGE) Guideline. Endoscopy. 2019 Feb 17;51(02):179-93.
5. Habashi S, Draganov P V. Pancreatic pseudocyst. World J Gastroenterol. 2009;15(1):38.
6. Varadarajulu S, Bang JY, Sutton BS, Trevino JM, Christein JD, Wilcox CM. Equal efficacy of endoscopic and surgical cystogastrostomy for pancreatic pseudocyst drainage in a randomized trial. Gastroenterology. 2013 Sep 1;145(3):583-90.e1.
7. Varadarajulu S, Lopes TL, Wilcox CM, Drelichman ER, Kilgore ML, Christein JD. EUS versus surgical cyst-gastrostomy for management of pancreatic pseudocysts. Gastrointest Endosc. 2008;68(4):649-55.
8. Kawakami H, Itoi T, Sakamoto N. Endoscopic ultrasound-guided transluminal drainage for peripancreatic fluid collections: Where are we now? Vol. 8, Gut and Liver. 2014. p. 341-55.
9. Akshintala VS, Saxena P, Zaheer A, Rana U, Hutfless SM, Lennon AM et al. A comparative evaluation of outcomes of endoscopic versus percutaneous drainage for symptomatic pancreatic pseudocysts. Gastrointest Endosc. 2014;79(6):921-8.
10. Guenther L, Hardt P, Collet P. Review of current therapy of pancreatic pseudocysts. Z Gastroenterol. 2015 Feb 10;53(02):125-35.
11. Park DH, Lee SS, Moon SH, Choi SY, Jung SW, Seo DW et al. Endoscopic ultrasound-guided versus conventional transmural drainage for pancreatic pseudocysts: A prospective randomized trial. Endoscopy. 2009;41(10):842-8.
12. Varadarajulu S, Christein JD, Tamhane A, Drelichman ER, Wilcox CM. Prospective randomized trial comparing EUS and EGD for transmural drainage of pancreatic pseudocysts (with videos). Gastrointest Endosc. 2008 Dec;68(6):1102-11.
13. Fockens P, Johnson TG, Van Dullemen HM, Huibregtse K, Tytgat GNJ. Endosonographic imaging of pancreatic pseudocysts before endoscopic transmural drainage. Gastrointest Endosc. 1997;46(5):412-6.
14. Ang TL, Teoh AYB. Endoscopic ultrasonography-guided drainage of pancreatic fluid collections. Dig Endosc. 2017 May;29(4):463-71.
15. Sriram PVJ, Kaffes AJ, Rao G V., Reddy DN. Endoscopic ultrasound-guided drainage of pancreatic pseudocysts complicated by portal hypertension or by intervening vessels. Endoscopy. 2005 Mar;37(3):231-5.
16. Sauer B, Kahaleh M. Prospective randomized trial comparing EUS and EGD for transmural drainage of pancreatic pseudocysts: a need for a large randomized study. Gastrointest Endosc. 2010;71(2):432.
17. Barthet M, Lamblin G, Gasmi M, Vitton V, Desjeux A, Grimaud JC. Clinical usefulness of a treatment algorithm for pancreatic pseudocysts. Gastrointest Endosc. 2008;67(2):245-52.
18. Libera E Della, Siqueira ES, Morais M, Rohr MRS, Brant CQ, Ardengh JC et al. Pancreatic Pseudocysts Transpapillary and Transmural Drainage. HPB Surg. 2000 Jan 1;11(5):333-8.
19. Kahaleh M, Shami V, Conaway M, Tokar J, Rockoff T, De La Rue S et al. Endoscopic Ultrasound Drainage of Pancreatic Pseudocyst: A Prospective Comparison with Conventional Endoscopic Drainage. Endoscopy. 2006 Apr;38(4):355-9.
20. Fisher JM, Gardner TB. Endoscopic Therapy of Necrotizing Pancreatitis and Pseudocysts. Gastrointest Endosc Clin N Am. 2013;23(4):78-802.
21. Seewald S, Ang TL, Teng KCYK, Soehendra N. Eus-guided drainage of pancreatic pseudocysts, abscesses and infected necrosis. Dig Endosc. 2009;21(SUPPL. 1):61-5.
22. Baron TH. Endoscopic Drainage of Pancreatic Pseudocysts, Abscesses, and Walled-Off (Organized) Necrosis. In: Baron TH, Kozarek R, Carr-Locke DL, editors. ERCP. Elsevier; 2013. p. 525-537e2.
23. Lang GD, Fritz C, Bhat T, Das KK, Murad FM, Early DS et al. EUS-guided drainage of peripancreatic fluid collections with lumen-apposing metal stents and plastic double-pigtail stents: Comparison of efficacy and adverse event rates. Gastrointest Endosc. 2017;87(1):150-7.
24. Ang TL, Seewald S. Fully covered self-expandable metal stents: The "be all and end all" for pancreatic fluid collections? Gastrointest Endosc. 2015;82(6):1047-50.
25. Lenz, Luciano; Nakao, Shigueo; Machado, Rodrigo Strehl; Rodrigues, Rodrigo; Libera Jr E. Tratado Ilustrado de Endoscopia Digestiva. Thieme Revinter Publicações; 2018. p. 772–779.
26. Giovannini M. Endoscopic Ultrasound–Guided Drainage of Pancreatic Fluid Collections. Gastrointest Endosc Clin N Am. 2018;28(2):157-69.
27. Law R, Baron TH. Endoscopic management of pancreatic pseudocysts and necrosis. Expert Rev Gastroenterol Hepatol. 2015 Feb 15;9(2):167-75.
28. Bang JY, Hawes R, Bartolucci A, Varadarajulu S. Efficacy of metal and plastic stents for transmural drainage of pancreatic fluid collections: A systematic review. Dig Endosc. 2015 May;27(4):486-98.
29. Lee B, Song T, Lee S, Park D, Seo D, Lee S-K et al. Newly designed, fully covered metal stents for endoscopic ultrasound (EUS)-guided transmural drainage of peripancreatic fluid collections:

a prospective randomized study. Endoscopy. 2014 Nov 20;46(12):1078-84.
30. Hammad T, Khan MA, Alastal Y, Lee W, Nawras A, Ismail MK et al. Efficacy and Safety of Lumen-Apposing Metal Stents in Management of Pancreatic Fluid Collections: Are They Better Than Plastic Stents? A Systematic Review and Meta-Analysis. Vol. 63, Digestive Diseases and Sciences. Springer New York LLC; 2018. p. 289-301.
31. Saunders R, Ramesh J, Cicconi S, Evans J, Yip VS, Raraty M et al. A systematic review and meta-analysis of metal versus plastic stents for drainage of pancreatic fluid collections: metal stents are advantageous. Surg Endosc. 2019;33(5):1412-25.
32. Chen Y-I, Khashab M, Adam V, Bai G, Singh V, Bukhari M et al. Plastic stents are more cost-effective than lumen-apposing metal stents in management of pancreatic pseudocysts. Endosc Int Open. 2018 Jul 4;06(07):E780-8.
33. Varadarajulu S, Rana SS, Bhasin DK. Endoscopic Therapy for Pancreatic Duct Leaks and Disruptions. Gastrointest Endosc Clin N Am. 2013;23(4):863-92.
34. Cahen D, Rauws E, Fockens P, Weverling G, Huibregtse K, Bruno M. Endoscopic drainage of pancreatic pseudocysts: long-term outcome and procedural factors associated with safe and successful treatment. Endoscopy. 2005 Oct;37(10):977-83.
35. Dhir V, Yuen A, Teoh B, Bapat M, Bhandari S. EUS-guided pseudocyst drainage : prospective evaluation of early removal of fully covered self-expandable metal stents with pancreatic ductal stenting in selected patients. Gastrointest Endosc. 2015;82(4):650-657.

TRATAMENTO ENDOSCÓPICO DA PANCREATITE AGUDA NECROSANTE

José Celso Ardengh ▪ Juliana Silveira Lima de Castro ▪ Juan Pablo Romáa Serrano

INTRODUÇÃO

A incidência da pancreatite aguda (PA) tem aumentado e atualmente é de 21.000 casos/ano nos Estados Unidos.[1] A maioria dos episódios de PA é leve com completa recuperação clínica. A forma grave associa-se à maior morbidade e mortalidade, chegando a 20% se associada à pancreatite necrosante (PN).[2]

Na atualidade, poucas áreas da endoscopia intervencionista obtiveram desenvolvimento tão oportuno e profícuo como na última década em relação ao tratamento das coleções fluidas pancreáticas (CFP).[3] A necrosectomia endoscópica direta (NED) não era realizada na maioria das instituições, porém atualmente vários casos podem ser tratados diariamente em centros de referência. Esse procedimento leva em torno de 60 a 90 minutos com resultados animadores. A melhor compreensão da evolução da PN, bem como o desenvolvimento da NED, aliada a avanços tecnológicos, tornaram-na um dos pilares no tratamento adequado das CFP, complementando e, até mesmo suplantando em resultados satisfatórios as abordagens percutânea e cirúrgica.[4]

O manejo endoscópico das CFP e da necrose pancreática encistada, do inglês *walled-off necrosis* (WON), tem-se tornado cada vez mais comum e hoje faz parte do arsenal de tratamento do médico endoscopista.[1,2,4-7] Novas ferramentas adicionadas à prática clínica diária, como a ultrassonografia endoscópica (USE), permitem o desbridamento retroperitoneal assistido por vídeo em tempo real. Essa técnica revolucionou o acesso retroperitoneal para o tratamento da WON.[8-11] Com base em evidências científicas cada vez mais robustas, um recente consenso internacional, formado por cirurgiões, gastroenterologistas, endoscopistas intervencionistas e pancreatologistas, concluiu que a via minimamente invasiva é preferência para a realização da necrosectomia, e a NED é o método terapêutico de escolha para o tratamento da WON na maioria das circunstâncias clínicas abordadas.[12]

DEFINIÇÃO DE NECROSE PANCREÁTICA

À tomografia computadorizada (TC) e à ressonância magnética abdominal (RM) a PN é definida pela falta de realce do parênquima pancreático após a administração intravenosa de contraste. A PN pode envolver o parênquima pancreático isoladamente, o pâncreas e os tecidos peripancreáticos, achado mais comum (Fig. 67-1), ou tecidos peripancreáticos isolados (infrequente).[5]

A classificação de Atlanta, de 2012,[13] divide as coleções fluidas e a necrose em fases aguda e crônica; a primeira é definida como aquela que ocorre nas primeiras 4 semanas após o episódio da PA, e a crônica ocorre após a 4ª semana. As CFP agudas incluem:

1. CFP aguda, que surge no contexto de um episódio de pancreatite intersticial (Fig. 67-2) e
2. CFP com necrose aguda, que ocorre na PN, podendo ser intra ou extrapancreática, conter material sólido em quantidade variável de fluido, mas sem encapsulamento (Fig. 67-3).

Por sua vez as CFP crônicas incluem:

1. Pseudocistos pancreáticos (PP) que geralmente se desenvolvem adjacentes ao pâncreas, são homogêneos e preenchidos por líquido sem detritos sólidos significativos (Vídeo 67-1 – TC e 67-2 – USE) e
2. WON, que se desenvolve no contexto da PN, pode ser pancreática e/ou peripancreática. Essas CFP são heterogêneas, contêm material sólido com quantidade variável de fluido e têm uma parede que pode ser espessa ou não (Fig. 67-4).

Todas essas coleções podem ser estéreis ou apresentar infecção, e todas têm estratégias diferentes de tratamento, pois elas representam situações clínicas diversas umas das outras (Quadro 67-1).[8]

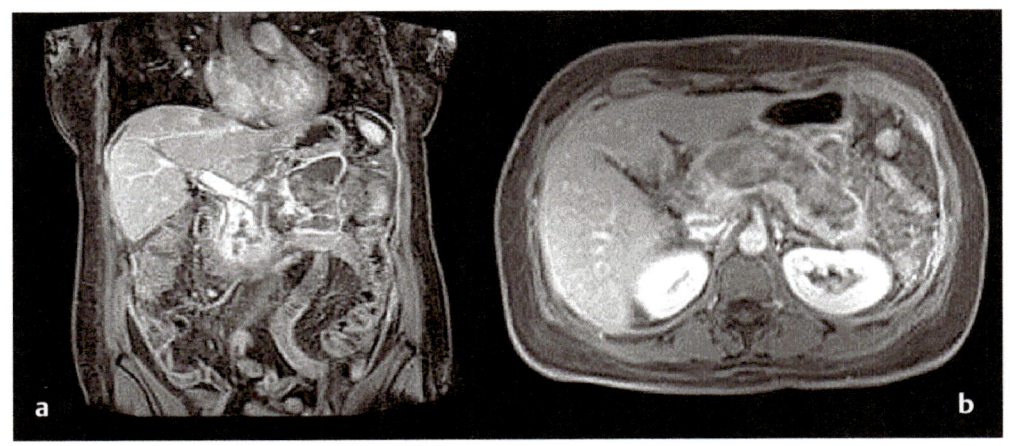

Fig. 67-1. (a, b) Ressonância magnética abdominal de PN no parênquima pancreático, e os tecidos peripancreáticos estão acometidos pelo processo inflamatório, e esse processo não está delimitado.

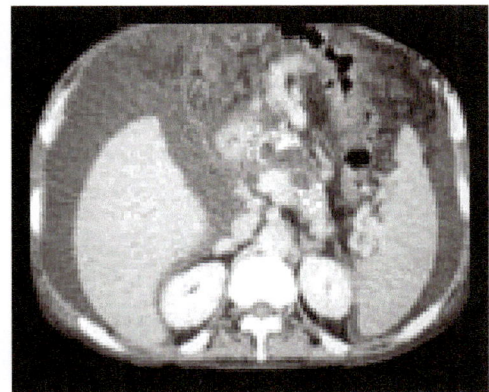

Fig. 67-2. Imagem tomográfica com contraste de uma coleção fluida pancreática e peripancreática aguda com menos de 4 semanas.

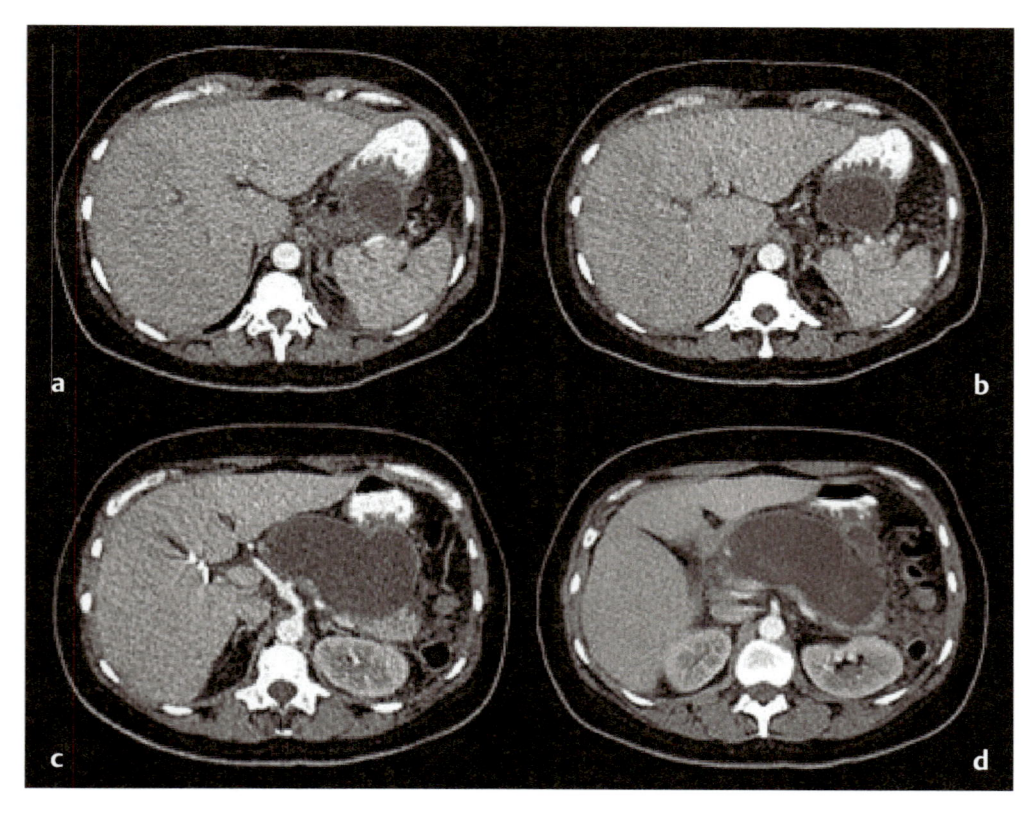

Fig. 67-3. (a-d) Imagem tomográfica com necrose aguda, acometendo o pâncreas e estruturas extrapancreáticas, com material sólido, mas sem encapsulamento bem definido com menos de 4 semanas de evolução.

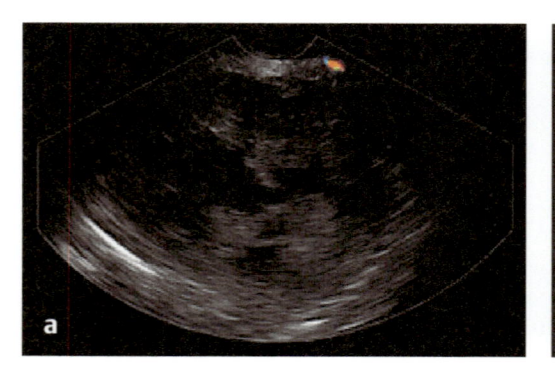

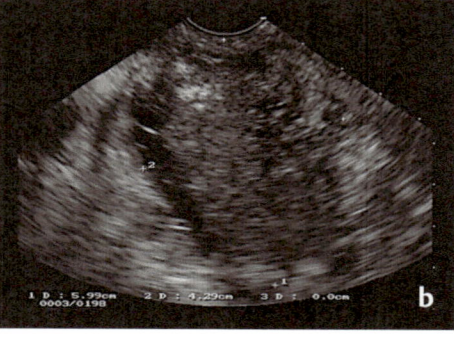

Fig. 67-4. (a, b) Imagens ecoendoscópicas de WON peripancreática. Tratam-se de CFP heterogêneas, com material sólido no seu interior e quantidade variável de fluido, com parede espessa.

Quadro 67-1. Classificação de Atlanta 2012, Revisada para CFPs na Pancreatite Aguda[13]

Coleção pancreática	Tipo de PA	Tempo da doença	Presença de *debris*	Parede
CFP aguda	Intersticial	< 4 semanas	Não	Não
Necrose aguda	PN	< 4 semanas	Sim	Não
Pseudocisto pancreático	Intersticial	> 4 semanas	Não	Sim
Walled-off Necrosis (WON)	PN	> 4 semanas	Sim	Sim

INDICAÇÃO E TEMPO DE INTERVENÇÃO

A indicação mais importante para o tratamento da PN é a presença, ou suspeita de infecção em um paciente com deterioração clínica sistêmica, apesar do suporte médico intensivo. Esse é o paciente grave, que apesar de a literatura recente sugerir que a necrose infectada possa ser tratada eficazmente com antibióticos e cuidados de suporte, o paciente evolui mal.[11] Outras indicações são: obstrução luminar ou biliar por compressão extrínseca, síndrome de sepse não diagnosticada, dor persistente que requer narcóticos, síndrome compartimental abdominal ou pancreatite aguda recorrente que nos direciona à necessidade de desbridamento (Fig. 67-5).[10]

A questão do tempo é fundamental para uma drenagem endoscópica bem-sucedida. Intervenções dentro das primeiras 4 semanas em um caso de PN, especialmente a NED, geralmente estão associada a resultados ruins e devem ser reservadas para a PN com infecção em um paciente grave com deterioração clínica. A necrose liquefativa ou mal organizada é mais difícil de ser manuseada por qualquer método comparado à necrose que contém cápsula, portanto, o princípio que nos orienta em relação ao tempo de desbridamento é retardá-lo o máximo possível, até que a coleção esteja encapsulada. Embora o encapsulamento possa ocorrer em raros pacientes em até 1 semana após o início da PA, isso é infrequente, e tipicamente o encapsulamento não ocorre até pelo menos 4 semanas do início da PA.[12]

Deve-se considerar, também, que os objetivos do tratamento na PN diferem para cada situação clínica. Por exemplo, na necrose infectada aguda com sepse no paciente hospitalizado, sem cápsula, o objetivo da terapia é controlar a infecção em vez de remover

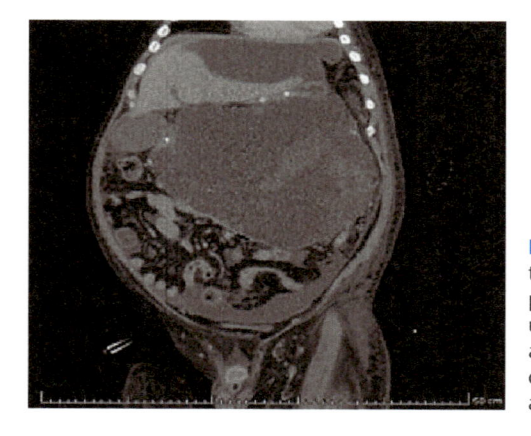

Fig. 67-5. Imagem tomográfica de um paciente com PN e uma enorme WON associada à síndrome compartimental abdominal.

o tecido necrótico infectado. Assim sendo, a drenagem percutânea com a implantação de um cateter é provavelmente mais resolutiva nesta situação. No entanto, no paciente ambulatorial com uma coleção murada com obstrução sintomática do esvaziamento gástrico, o objetivo da terapia é a remoção completa do tecido necrótico. Destarte é fundamental definir o objetivo da terapia-alvo pertinente à situação individualizada antes de escolher a abordagem a ser adotada. Não apenas o objetivo influencia o tipo de intervenção, mas também determina a agressividade do desbridamento.[9] Além disso, a extensão de uma CFP para a pelve ou goteiras parietocólicas necessita ser avaliada, para determinar a melhor forma de abordagem, se percutânea e/ou cirúrgica. Alguns centros consideram a extensão profunda na pelve uma contraindicação relativa à abordagem endoscópica.[14]

O sucesso da necrosectomia geralmente se relaciona diretamente com o grau de encapsulamento da CFP.[14,15] Em uma grande série multicêntrica de NED para WON a taxa de sucesso foi de 95%, o número médio de dias do início da PA até a primeira intervenção endoscópica foi de 46 dias.[16] Esse trabalho fortalece o conceito de que a WON deve ser tratada após a 4ª semana do inicio do episódio de PA.

ESCOLHA DO TRATAMENTO

Nas últimas 3 décadas houve uma revolução em relação às opções disponíveis para o tratamento da WON. Enquanto a cirurgia aberta foi o método terapêutico dominante nas décadas de 1970 e 1980,[17,18] a via laparoscópica começou a ser utilizada como método de preferência no início dos anos 1990.[19] Por sua vez, a drenagem percutânea da necrose liquefeita foi cada vez mais utilizada com o uso disseminado da tomografia computadorizada.[17,20] A utilização de técnicas retroperitoneais tornou-se mais frequentemente utilizada como um meio de desbridamento de necrose estéril e infectada.[21,22]

O desbridamento retroperitoneal videoassistido, do inglês *video assisted retroperitoneal debridment* (VARD) é técnica de desbridamento percutâneo com abordagem retroperitoneal, em que tanto os laparoscópios quanto os endoscópios podem ser utilizados. Essas intervenções são geralmente tão seguras quanto as técnicas cirúrgicas descritas, mais simples e eficazes; no entanto, problemas com o viés de seleção dos pacientes e a falta de ensaios clínicos randomizados e controlados limitaram sua disseminação.[23]

Em meados dos anos 1980 e início dos 1990, a terapia endoscópica transmural para pseudocistos pancreáticos foi desenvolvida (Vídeo 67-3).[24] O desenvolvimento da USE linear, e o uso de drenos nasocísticos posicionados endoscopicamente foram usados para drenar CFP.[25] Seifert *et al.*, em 2000, relataram a primeira NED, com desbridamento endoscópico em três pacientes, utilizando uma variedade de acessórios, com bons resultados.[26]

Cada vez mais, a abordagem combinada, em que duas ou mais técnicas para o tratamento da PN têm sido defendidas. O princípio por trás dessa abordagem chama-se *step-up approach*, que consiste em usar a abordagem menos invasiva possível para alcançar o resultado desejado. Assim, a intervenção pode iniciar com a NED ou percutânea da WON, apesar de estudos recentes sugerirem que a NED deva ser a abordagem preferida para qualquer paciente com uma coleção anatomicamente acessível por essa metodologia, incluindo aqueles que apresentam boas condições cirúrgicas.[4-7,9] Se esta intervenção não for bem-sucedida, repetir a intervenção ou prosseguir com uma técnica alternativa auxiliar. A decisão de prosseguir com um certo tipo de terapia deve ser orientada por especialização local ou regional e objetivo da terapia, isto é, controle da infecção *versus* erradicação da cavidade, além do uso de recursos e preservação da função dos órgãos (pâncreas e baço). O gerenciamento multidisciplinar desses pacientes por vários especialistas com especialização específica no tratamento da PN é essencial para alcançar os melhores resultados. Além disso, os pacientes com WON são mais bem atendidos em centros especializados, com uma equipe dedicada ao tratamento dessa doença.[9]

TÉCNICA DA NECROSECTOMIA ENDOSCÓPICA DIRETA (NED)

A técnica endoscópica de drenagem da WON é denominada NED. Como na drenagem do PP, a USE é usada para identificar e acessar a coleção, um fio-guia é enrolado dentro do lúmen da cavidade, e uma fístula é criada (Vídeo 67-3 e Fig. 67-6). No entanto, ao contrário da drenagem do PP, o trato é, então, dilatado o suficiente para permitir a passagem de um endoscópio para o interior da coleção (Vídeo 67-3 e Fig. 67-7). A limpeza mecânica com a remoção de detritos necróticos é, então, realizada em várias etapas (Vídeo 67-3 e Fig. 67-8). A drenagem nasocística pode ser implementada para facilitar a liquefação dos detritos e melhorar a drenagem.[27]

O peróxido de hidrogênio (H_2O_2) pode ser usado para facilitar a remoção de detritos necróticos[28]. O H_2O_2 é infundido na cavidade durante a endoscopia em uma diluição de 1:5 ou 1:10 com solução salina normal, permitindo maior deslocamento de tecido necrótico e extração de fragmentos durante a endoscopia. Seu uso demonstrou diminuir o tempo de procedimento, reduziu a taxa de ocorrência de eventos adversos (EA) e diminuiu o número total de sessões de NED até sua resolução. Alguns EA foram relatados, incluindo sangramento, perfuração e pneumoperitônio autolimitado. No entanto, esses EA são raros, principalmente após a incorporação do gás carbônico (CO_2) na insuflação durante o procedimento.[7]

As primeiras experiências com NED foram realizadas pela implantação de *stents* plásticos (Vídeo 67-3; Figs. 67-9 e 67-10) e colocação de dreno nasocístico sem desbridamento mecânico direto.[24] Isso foi descrito pela primeira vez por Baron *et al.*, em que 11 pacientes foram submetidos à drenagem de WON com uma taxa de sucesso global de 81% e uma taxa de EA de 36% com a ocorrência de sangramento e infecção, como as mais frequentes.[25] Papachristou *et al.* relataram achados semelhantes, em 2007, em um estudo com 53 pacientes, com uma taxa de sucesso global de 81% e uma taxa de ocorrência de EA de 21%.[29]

Seewald *et al.* introduziram o conceito de dilatação do trato fistuloso para permitir o avanço de um endoscópio na cavidade necrótica

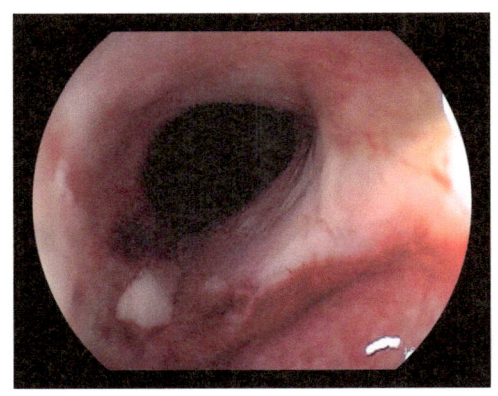

Fig. 67-6. Fístula gastrodística após dilatação com balão de 20 mm. Segunda sessão de NED, para a remoção de *debris*.

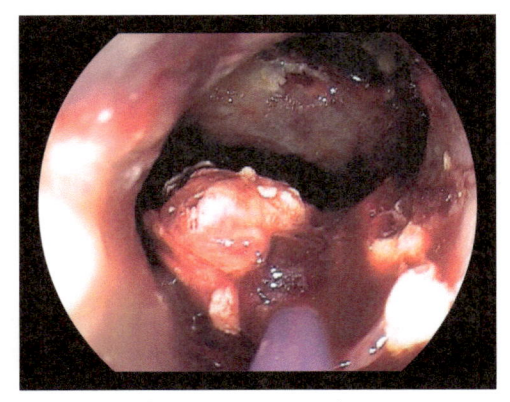

Fig. 67-7. Endoscópio no interior da WON.

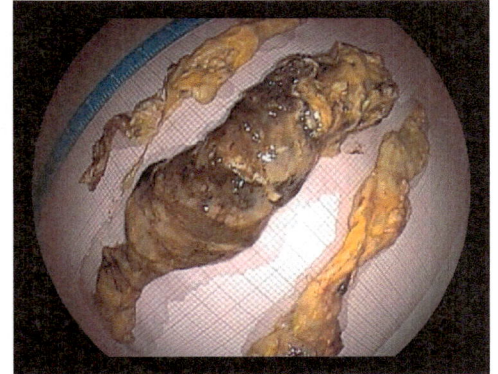

Fig. 67-8. Tecido necrótico removido com auxílio de cesta e alça de polipectomia do interior da CFP.

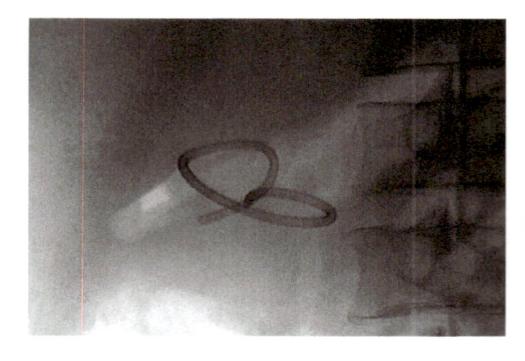

Fig. 67-9. Fluoroscopia após a implantação de uma prótese plástica do tipo *pigtail* no interior de uma WON.

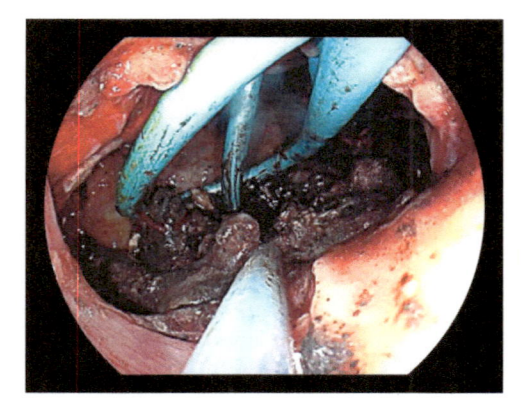

Fig. 67-10. Visão endoscópica de múltiplas próteses plásticas do tipo *pigtail* implantadas no interior de uma WON.

e a remoção mecânica dos detritos.[30] A taxa de resolução foi de 91% em 13 pacientes com WON. Após 4 meses, dois (2) pacientes apresentaram recidiva necessitando ressecção cirúrgica. Voermans *et al.* relataram taxa de sucesso de 93% em 25 pacientes, com apenas dois (2) pacientes necessitando de intervenção cirúrgica por causa de sangramento. Outros estudos encontraram resultados semelhantes.[14,31,32]

O primeiro estudo multicêntrico que avaliou a NED foi realizado por Seifert *et al.*.[33] Neste estudo com 93 pacientes, a taxa de sucesso clínico, EA e de mortalidade foi de 80, 23 e 7,5%, respectivamente. Outro estudo multicêntrico, publicado por Gardner *et al.*, analisou 104 pacientes com WON.[16] A resolução foi alcançada em 91% dos pacientes, com taxa de EA de 14%, incluindo três (3) pacientes que necessitaram de intervenção cirúrgica para sangramento ou recidiva, cinco (5) pacientes morreram de outras causas antes da resolução da WON, e uma morte perioperatória decorrente da hipotensão.

USO DE PRÓTESE METÁLICA AUTOEXPANSÍVEL BILIAR

Este tipo de prótese biliar fornece um lúmen maior para a drenagem da WON, mas é limitada por não permitir a passagem de um endoscópio convencional (Fig. 67-11). Fabbri *et al.* publicaram os resultados em 22 pacientes com WON drenados com esse tipo de prótese biliar (WallFlex, Boston Scientific).[34] O sucesso clínico ocorreu em 17/22 (77,2%) sem a necessidade de qualquer procedimento adicional. EA ocorreram em dois pacientes, um deles apresentou infecção da coleção, que foi tratada conservadoramente, e o outro apresentou migração da prótese com infecção da coleção, porém esse foi tratado cirurgicamente.

USO DA PRÓTESE METÁLICA AUTOEXPANSÍVEL ESOFÁGICA

Este tipo de prótese tem um diâmetro interno maior que permite a passagem do endoscópio pelo seu lúmen após sua implantação. O primeiro caso relatado de drenagem de uma WON usando essa prótese foi publicado por Antillon *et al.*.[35] Sarkaria *et al.* publicaram os resultados de 17 pacientes que foram submetidos à drenagem de WON com colocação de prótese de esôfago, 88% apresentaram resolução completa com média de cinco (5) sessões endoscópicas e dois (2) necessitaram de intervenção cirúrgica.[36] Nenhum EA maior foi relatado. Attam *et al.* encontraram resultados semelhantes em dez (10) pacientes usando prótese de esôfago.[37] A resolução foi alcançada em 90% dos pacientes após uma média de três (3) sessões endoscópicas. Dois pacientes necessitaram de revisão da prótese por causa da infecção persistente no acompanhamento em longo prazo, e um (1) paciente morreu de sangramento gastrointestinal por um pseudoaneurisma. Esses autores concluíram que a prótese esofágica é um conceito promissor no manejo endoscópico da WON.

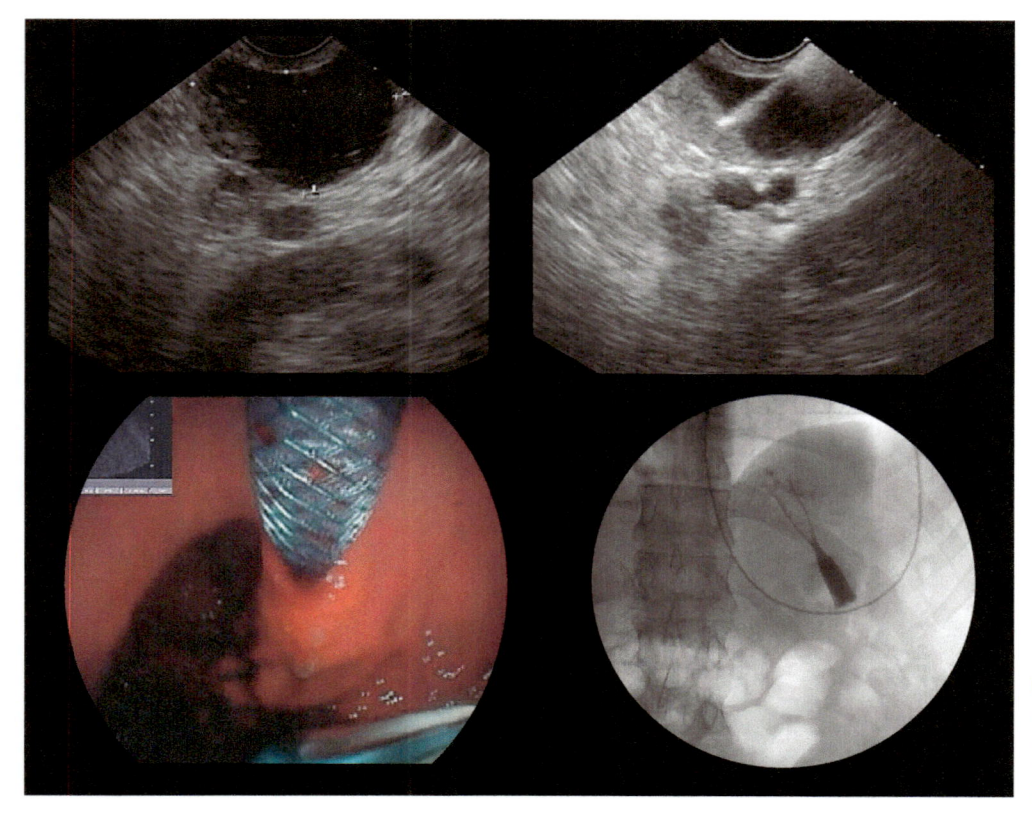

Fig. 67-11. Sequência do procedimento ecoguiado para a drenagem de PP. Identificação da coleção pela USE; punção com agulha de 19 G e inserção de fio-guia para em seguida implantação da prótese metálica biliar no interior da coleção.

PRÓTESE METÁLICA AUTOEXPANSÍVEL TIPO "CARRETEL" (DO INGLÊS) "LUMEN-APPOSING METAL STENT" – LAMS)

O uso de prótese metálica autoexpansível tipo carretel (LAMS), também conhecida por AxiosR (Xlumena, Inc.), permite a passagem de um endoscópio pelo seu lúmen para o interior da cavidade para a realização da NED mecânica. Apenas um pequeno número de estudos foi publicado avaliando especificamente seu uso para a drenagem de WON. Shah et al. obtiveram resolução da WON em 10/11 pacientes usando uma LAMS para drenagem.[38] Walter et al. implantaram-na em 46 pacientes com WON e relataram taxa de sucesso clínico de 81%, e taxa de EA de 9% decorrente da infecção por oclusão da prótese, todos tratados endoscopicamente com apenas três pacientes, que necessitaram de cirurgia por apresentarem infecção persistente.[39] Recentemente, Rinninella et al. apresentaram sucesso clínico de 90% em 52 pacientes, com uma ocorrência de EA em 5,4% dos casos.[40] Estudos multicêntricos adicionais são necessários, mas a LAMS representa um avanço promissor no tratamento endoscópico da WON.

Cumulativamente, esses estudos ilustram, que enquanto a NED é eficaz, ela exige um elevado nível de competência em endoscopia terapêutica com a ocorrência de EA mesmo nas mãos mais experientes, exigindo a presença de uma equipe multidisciplinar para a obtenção de bons resultados clínicos. A incorporação de próteses metálicas, que permitem manter um grande lúmen para a drenagem e o avanço de um endoscópio pelo lúmen da prótese para a NED, é um avanço inconteste, que pode melhorar a eficácia e diminuir a ocorrência de EA associados a essa técnica (Vídeos 67-4 e 67-5).[41,42]

INTERVENÇÕES SOBRE O DUCTO PANCREÁTICO PRINCIPAL (DPP)

Lesões ductais pancreáticas são comuns na PN. A ruptura do DPP pode ser diagnosticada quando o contraste extravasa para a coleção sob fluoroscopia (Figs. 67-12 e 67-13), durante uma colangiopancreatografia endoscópica retrógrada (CPER) e pode ser suspeitado durante a colangiopancreatografia por ressonância magnética ou USE.[3] Interrupções do DPP podem ser parciais ou completas. Rupturas completas levam à ocorrência da síndrome do DPP desconectado. As interrupções são frequentemente tratadas pela implantação de próteses transpapilares para ocluir o vazamento por meio da CPER. A CPER pode ser usada para tratar uma estenose, e as próteses são trocadas sequencialmente até a resolução da fístula.[43]

A resolução da WON por meio de abordagens transmurais é dificultada por vazamentos persistentes do DPP, e a taxa de recorrência para as CFP pode chegar a 50% após a prótese ser removida.[44] Uma combinação de técnicas transpapilar e transmural pode ser necessária ao tratamento da WON com fístula do DPP. A drenagem percutânea e a cirurgia também podem ser necessárias em alguns casos.

CONCLUSÃO

Nas últimas duas décadas, a drenagem transmural endoscópica e a necrosectomia tornaram-se pilares para o tratamento da WON. A terapia médica desempenha papel fundamental nos cuidados de suporte nutricional e tratamento para a superinfecção. A abordagem percutânea e a intervenção cirúrgica podem ser necessárias para CFP que não estejam evoluindo bem e não podem ser abordadas por endoscopia. A lavagem com peróxido de hidrogênio está surgindo como um complemento útil para desbridamento e necrosectomia. Os protocolos de drenagem transmural endoscópica estão sendo aperfeiçoados com foco na melhoria da resolução clínica da WON, diminuindo o número total de procedimentos e reduzindo os efeitos colaterais. Estudos adicionais devem definir melhor o momento para a abordagem endoscópica. O tratamento das estenoses e as fístulas ductais são componentes-chave do sucesso clínico em longo prazo. O tratamento ideal de pacientes com esses EA complexos requer uma abordagem multidisciplinar. Felizmente, essas melhorias nas abordagens minimamente invasivas parecem estar reduzindo a morbidade e a mortalidade associadas à ocorrência da PN.

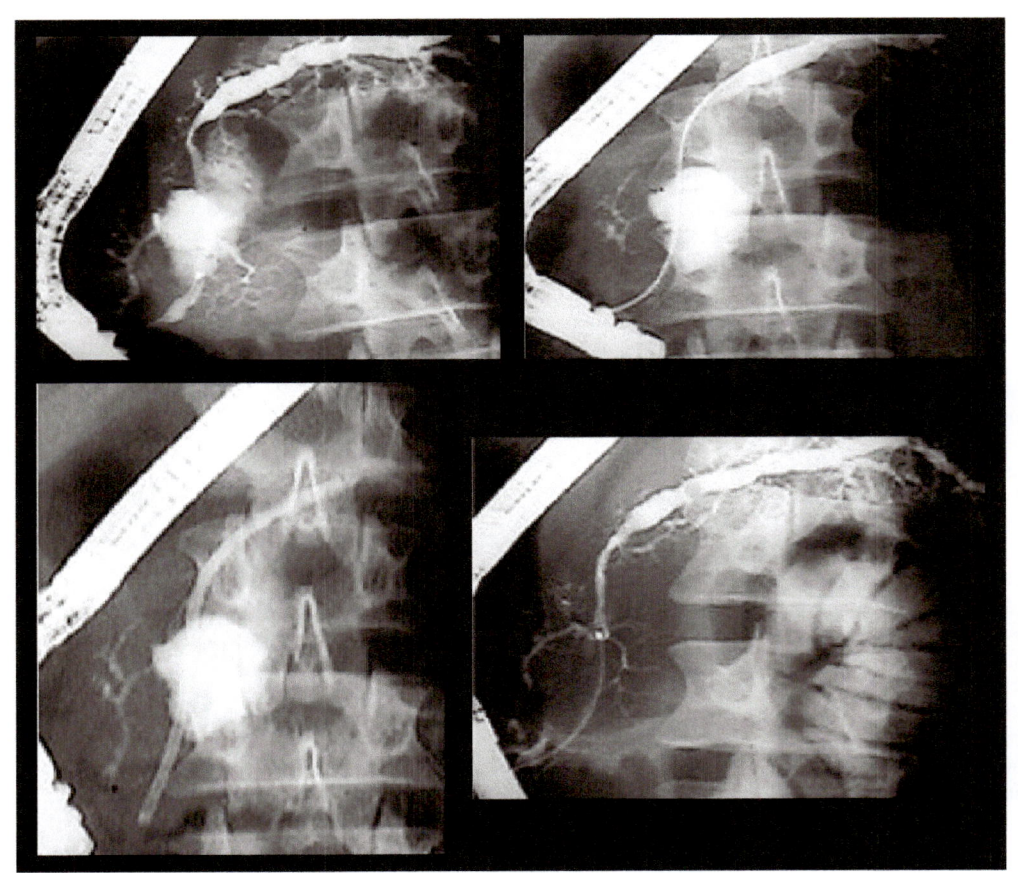

Fig. 67-12. CPRE de ruptura parcial do DPP com extravasamento do contraste para a coleção localizada na cabeça do pâncreas.

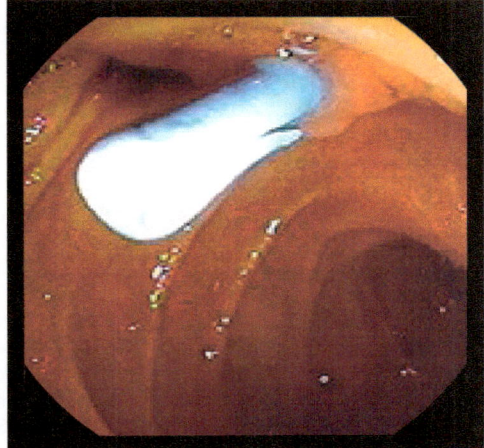

Fig. 67-13. Visão endoscópica do caso anterior com a implantação de prótese plática reta de 7 Fr no interior do DPP sem esfincterotomia pancreática.

REFERÊNCIAS BIBLIOGRÁFICAS

1. Baron TH. Managing severe acute pancreatitis. Cleve Clin J Med. 2013;80(6):354-9.
2. Rao C, Bhasin DK, Rana SS, Gupta R, Gautam V, Singh K. Implications of culture positivity in acute pancreatitis: does the source matter? J Gastroenterol Hepatol. 2013;28(5):887-92.
3. Dalsania R, Willingham FF. Treatment of walled-off pancreatic necrosis. Curr Opin Gastroenterol. 2019;35(5):478-82.
4. Elmunzer JB, Feussner DJ, Payne MK, Nadig SN, Yamada R. Combined Endoscopic-Percutaneous Biliary Restoration Following Severe Bile Duct Injury During Cholecystectomy. Am J Gastroenterol. 2018;113(3):328.
5. Banks PA, Freeman ML, Practice Parameters Committee of the American College of G. Practice guidelines in acute pancreatitis. Am J Gastroenterol. 2006;101(10):2379-400.
6. Freeman ML, Werner J, van Santvoort HC, Baron TH, Besselink MG, Windsor JA et al. Interventions for necrotizing pancreatitis: summary of a multidisciplinary consensus conference. Pancreas. 2012;41(8):1176-94.
7. Tyberg A, Karia K, Gabr M, Desai A, Doshi R, Gaidhane M et al. Management of pancreatic fluid collections: A comprehensive review of the literature. World J Gastroenterol. 2016;22(7):2256-70.
8. Committee ASoP, Muthusamy VR, Chandrasekhara V, Acosta RD, Bruining DH, Chathadi KV et al. The role of endoscopy in the diagnosis and treatment of inflammatory pancreatic fluid collections. Gastrointest Endosc. 2016;83(3):481-8.
9. Gardner TB. Endoscopic management of necrotizing pancreatitis. Gastrointest Endosc. 2012;76(6):1214-23.
10. Gardner TB, Chahal P, Papachristou GI, Vege SS, Petersen BT, Gostout CJ et al. A comparison of direct endoscopic necrosectomy with transmural endoscopic drainage for the treatment of walled-off pancreatic necrosis. Gastrointest Endosc. 2009;69(6):1085-94.
11. van Santvoort HC, Bakker OJ, Bollen TL, Besselink MG, Ahmed Ali U, Schrijver AM et al. A conservative and minimally invasive approach to necrotizing pancreatitis improves outcome. Gastroenterology. 2011;141(4):1254-63.
12. Takahashi N, Papachristou GI, Schmit GD, Chahal P, LeRoy AJ, Sarr MG et al. CT findings of walled-off pancreatic necrosis (WOPN): differentiation from pseudocyst and prediction of outcome after endoscopic therapy. Eur Radiol. 2008;18(11):2522-9.
13. Banks PA, Bollen TL, Dervenis C, Gooszen HG, Johnson CD, Sarr MG et al. Classification of acute pancreatitis--2012: revision of the Atlanta classification and definitions by international consensus. Gut. 2013;62(1):102-11.
14. Charnley RM, Lochan R, Gray H, O'Sullivan CB, Scott J, Oppong KE. Endoscopic necrosectomy as primary therapy in the management of infected pancreatic necrosis. Endoscopy. 2006;38(9):925-8.
15. Wilcox CM, Varadarajulu S, Morgan D, Christein J. Progress in the management of necrotizing pancreatitis. Expert Rev Gastroenterol Hepatol. 2010;4(6):701-8.
16. Gardner TB, Coelho-Prabhu N, Gordon SR, Gelrud A, Maple JT, Papachristou GI et al. Direct endoscopic necrosectomy for the treatment of walled-off pancreatic necrosis: results from a multicenter U.S. series. Gastrointest Endosc. 2011;73(4):718-26.
17. Beger HG, Krautzberger W, Bittner R, Block S, Buchler. Results of surgical treatment of necrotizing pancreatitis. World J Surg. 1985;9(6):972-9.
18. Kawarada Y, Iwata M, Takahashi H, Isaji S, Mizumoto R. Surgery in acute pancreatitis. The Japanese experience. Int J Pancreatol. 1991;9:59-66.
19. Pamoukian VN, Gagner M. Laparoscopic necrosectomy for acute necrotizing pancreatitis. J Hepatobiliary Pancreat Surg. 2001;8(3):221-3.
20. Branum G, Galloway J, Hirchowitz W, Fendley M, Hunter J. Pancreatic necrosis: results of necrosectomy, packing, and ultimate closure over drains. Ann Surg. 1998;227(6):870-7.
21. Carter CR, McKay CJ, Imrie CW. Percutaneous necrosectomy and sinus tract endoscopy in the management of infected pancreatic necrosis: an initial experience. Ann Surg. 2000;232(2):175-80.
22. Echenique AM, Sleeman D, Yrizarry J, Scagnelli T, Guerra JJ, Jr., Casillas VJ et al. Percutaneous catheter-directed debridement of infected pancreatic necrosis: results in 20 patients. J Vasc Interv Radiol. 1998;9(4):565-71.
23. Heider R, Meyer AA, Galanko JA, Behrns KE. Percutaneous drainage of pancreatic pseudocysts is associated with a higher failure rate than surgical treatment in unselected patients. Ann Surg. 1999;229(6):781-7; discussion 7-9.
24. Libera ED, Siqueira ES, Morais M, Rohr MR, Brant CQ, Ardengh JC et al. Pancreatic pseudocysts transpapillary and transmural drainage. HPB Surg. 2000;11(5):333-8.
25. Baron TH, Thaggard WG, Morgan DE, Stanley RJ. Endoscopic therapy for organized pancreatic necrosis. Gastroenterology. 1996;111(3):755-64.
26. Seifert H, Wehrmann T, Schmitt T, Zeuzem S, Caspary WF. Retroperitoneal endoscopic debridement for infected peripancreatic necrosis. Lancet. 2000;356(9230):653-5.
27. Akshintala VS, Saxena P, Zaheer A, Rana U, Hutfless SM, Lennon AM, et al. A comparative evaluation of outcomes of endoscopic versus percutaneous drainage for symptomatic pancreatic pseudocysts. Gastrointest Endosc. 2014;79(6):921-8; quiz 83 e2, 83 e5.
28. Windsor AC, Kanwar S, Li AG, Barnes E, Guthrie JA, Spark JI et al. Compared with parenteral nutrition, enteral feeding attenuates the acute phase response and improves disease severity in acute pancreatitis. Gut. 1998;42(3):431-5.
29. Papachristou GI, Takahashi N, Chahal P, Sarr MG, Baron TH. Peroral endoscopic drainage/debridement of walled-off pancreatic necrosis. Ann Surg. 2007;245(6):943-51.
30. Seewald S, Groth S, Omar S, Imazu H, Seitz U, de Weerth A et al. Aggressive endoscopic therapy for pancreatic necrosis and pancreatic abscess: a new safe and effective treatment algorithm (videos). Gastrointest Endosc. 2005;62(1):92-100.
31. Voermans RP, Veldkamp MC, Rauws EA, Bruno MJ, Fockens P. Endoscopic transmural debridement of symptomatic organized pancreatic necrosis (with videos). Gastrointest Endosc. 2007;66(5):909-16.
32. Escourrou J, Shehab H, Buscail L, Bournet B, Andrau P, Moreau J et al. Peroral transgastric/transduodenal necrosectomy: success in the treatment of infected pancreatic necrosis. Ann Surg. 2008;248(6):1074-80.
33. Seifert H, Biermer M, Schmitt W, Jurgensen C, Will U, Gerlach R et al. Transluminal endoscopic necrosectomy after acute pancreatitis: a multicentre study with long-term follow-up (the GEPARD Study). Gut. 2009;58(9):1260-6.
34. Fabbri C, Luigiano C, Cennamo V, Polifemo AM, Barresi L, Jovine E et al. Endoscopic ultrasound-guided transmural drainage of infected pancreatic fluid collections with placement of covered self-expanding metal stents: a case series. Endoscopy. 2012;44(4):429-33.
35. Antillon MR, Bechtold ML, Bartalos CR, Marshall JB. Transgastric endoscopic necrosectomy with temporary metallic esophageal stent placement for the treatment of infected pancreatic necrosis (with video). Gastrointest Endosc. 2009;69(1):178-80.
36. Sarkaria S, Sethi A, Rondon C, Lieberman M, Srinivasan I, Weaver K et al. Pancreatic necrosectomy using covered esophageal stents: a novel approach. J Clin Gastroenterol. 2014;48(2):145-52.
37. Attam R, Trikudanathan G, Arain M, Nemoto Y, Glessing B, Mallery S et al. Endoscopic transluminal drainage and necrosectomy by using a novel, through-the-scope, fully covered, large-bore esophageal metal stent: preliminary experience in 10 patients. Gastrointest Endosc. 2014;80(2):312-8.
38. Shah RJ, Shah JN, Waxman I, Kowalski TE, Sanchez-Yague A, Nieto J et al. Safety and efficacy of endoscopic ultrasound-guided drainage of pancreatic fluid collections with lumen-apposing covered self-expanding metal stents. Clin Gastroenterol Hepatol. 2015;13(4):747-52.
39. Walter D, Will U, Sanchez-Yague A, Brenke D, Hampe J, Wollny H et al. A novel lumen-apposing metal stent for endoscopic ultrasound-guided drainage of pancreatic fluid collections: a prospective cohort study. Endoscopy. 2015;47(1):63-7.
40. Rinninella E, Kunda R, Dollhopf M, Sanchez-Yague A, Will U, Tarantino I et al. EUS-guided drainage of pancreatic fluid collections using a novel lumen-apposing metal stent on an electrocautery-enhanced delivery system: a large retrospective study (with video). Gastrointest Endosc. 2015;82(6):1039-46.
41. Azar RR, Oh YS, Janec EM, Early DS, Jonnalagadda SS, Edmundowicz SA. Wire-guided pancreatic pseudocyst drainage by using a modified needle knife and therapeutic echoendoscope. Gastrointest Endosc. 2006;63(4):688-92.
42. Giovannini M, Pesenti C, Rolland AL, Moutardier V, Delpero JR. Endoscopic ultrasound-guided drainage of pancreatic pseudocysts or pancreatic abscesses using a therapeutic echo endoscope. Endoscopy. 2001;33(6):473-7.
43. Chen Y, Jiang Y, Qian W, Yu Q, Dong Y, Zhu H et al. Endoscopic transpapillary drainage in disconnected pancreatic duct syndrome after acute pancreatitis and trauma: long-term outcomes in 31 patients. BMC Gastroenterol. 2019;19(1):54.
44. Aghdassi A, Simon P, Pickartz T, Budde C, Skube ME, Lerch MM. Endoscopic management of complications of acute pancreatitis: an update on the field. Expert Rev Gastroenterol Hepatol. 2018;12(12):1207-18.

TRATAMENTO ENDOSCÓPICO DO ESÔFAGO DE BARRETT

CAPÍTULO 68

Matheus Cavalcante Franco ▪ Thicianie Fauve Andrade Cavalcante

INDICAÇÕES E ESTRATÉGIAS PARA O TRATAMENTO ENDOSCÓPICO

O esôfago de Barrett é a única lesão pré-maligna identificável do adenocarcinoma. Dados dos EUA de 2014 mostraram 18.174 novos casos de câncer esofágico naquele ano, sendo que 60% desses foram por adenocarcinoma.[1] O câncer esofágico costuma ter comportamento agressivo, com sobrevida média em 5 anos de 15 a 20%.[2] A terapêutica endoscópica mudou o manejo dos pacientes com neoplasia associada aos Barrett, por permitir tratamento eficaz e minimamente invasivo quando comparado com a cirurgia.

De uma forma geral, recomenda-se seguimento com endoscopia de controle para pacientes com esôfago de Barrett sem displasia a cada 3 a 5 anos (Quadro 68-1).[3-6] Para pacientes com displasia (baixo ou alto grau) ou com adenocarcinoma intramucoso, recomenda-se a ressecção endoscópica das lesões ou nódulos visíveis, seguido de ablação com radiofrequência do tecido de Barrett plano remanescente. O racional dessa estratégia é que a ressecção endoscópica, além de remover o tecido patológico, também pode esclarecer histologicamente se a terapia endoscópica foi curativa para a remoção das áreas com displasia de alto grau e com adenocarcinoma. Esta estratégia esteve associada a alta eficácia e mudança no anatomopatológico da biópsia inicial mostrando piora no grau de displasia em até 39% dos casos.[3]

A ressecção de lesões visíveis, que podem ser nodulações, áreas deprimidas ou com alterações na coloração, pode ser realizada endoscopicamente com a mucosectomia (*endoscopic mucosal resection* – EMR) com auxílio da ligadura elástica (*multiband mucosectomy technique*) (Fig. 68-1) ou com *cap* de ressecção. Ambas as técnicas são seguras e eficazes. Estudo com mais de 2.500 procedimentos de mucosectomia, utilizando ambas as técnicas, para ressecção no esôfago de Barrett comprovou a segurança dessas terapias, sendo observado sangramento em 1,2%, estenose em 1% e nenhuma perfuração.[7] Estão disponíveis no mercado conjuntos para mucosectomia com uso da ligadura elástica (Duette®, Cook Medical e Captivator®, Boston Scientific) e conjuntos para mucosectomia com *cap* de ressecção (EMR kit®, Olympus).

Sobre a ressecção endoscópica no esôfago de Barrett pela técnica de dissecção endoscópica da submucosa (ESD), estudo mostrou que a ESD, quando comparada com a mucosectomia, apresentou maiores taxas de ressecção completa, porém com maiores taxas de eventos adversos, tempo mais prolongado de procedimento e mesmas taxas de remissão de neoplasia. Os autores sugerem que a ESD esteja reservada apenas para os casos de lesões com componente luminal significativo (pela dificuldade de apreensão com o *cap* de mucosectomia) ou com suspeita de invasão submucosa.[5] Ecoendoscopia pode ser indicada para avaliação de lesões com suspeitas de invasão submucosa ou para avaliação e punção de adenopatia regional.[8]

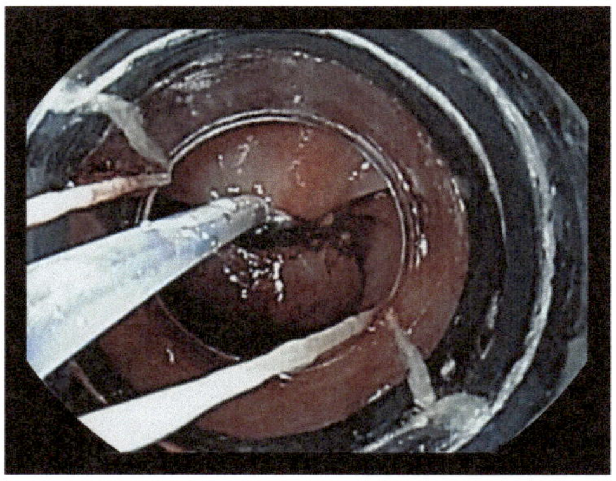

Fig. 68-1. Mucosectomia de lesão visível em paciente com esôfago de Barrett com auxílio da ligadura elástica e alça de polipectomia.

PRINCÍPIOS DA ABLAÇÃO POR RADIOFREQUÊNCIA

A ablação por radiofrequência (ARF) produz destruição do tecido-alvo pelo calor. É um tratamento amplamente utilizado para arritmia cardíaca, câncer, varizes e sangramento uterino. Nos centros americanos e europeus, a ARF tornou-se o tratamento padrão e de primeira linha para o esôfago de Barrett displásico.

Os cateteres endoscópicos de ARF são conectados à um gerador elétrico com eletrodos bipolares para distribuir energia ao tecido. A eletricidade viaja numa determinada faixa de radiofrequência (450-500 kHz) entre os polos positivo e negativo, fornecendo localmente energia em forma de calor através do eletrodo de radiofrequência. Isto resulta em coagulação e destruição dos tecidos e seus microvasos, com consequente morte tecidual (ablação). Para a destruição eficaz tecidual, os eletrodos endoscópicos devem ser colocados em contato direto com o tecido-alvo. O intervalo pré-determinado na liberação de energia, a geometria dos cateteres e os parâmetros pré-definidos do gerador (dose-energia, potência) visam alcançar uma profundidade de ablação adequada para cada patologia. Normalmente, quando aplicada contra a parede digestiva, a ablação acomete profundamente até o nível da muscularis mucosae (700-800 μm de profundidade) (Fig. 68-2). Como a submucosa não é atingida, há menor risco de hemorragia, fibrose e estenose.

Quadro 68-1. Principais Diretrizes sobre o Esôfago de Barrett

	EB sem displasia	EB com displasia de baixo grau	EB com displasia de alto grau	Adenocarcinoma intramucoso	Adenocarcinoma submucoso
ASGE[1,2]	Vigilância com EDA 3 a 5 anos	Terapia endoscópica (vigilância com EDA em 6-12 meses)	Terapia endoscópica	Terapia endoscópica	Cirurgia
ESGE[3]	Vigilância com EDA 3 a 5 anos	EDA em 6 meses Terapia endoscópica	Terapia endoscópica	Terapia endoscópica	Avaliação multidisciplinar
ACG[4]	Vigilância com EDA 3 a 5 anos	Terapia endoscópica (vigilância com EDA em 12 meses)	Terapia endoscópica	Terapia endoscópica	Avaliação multidisciplinar

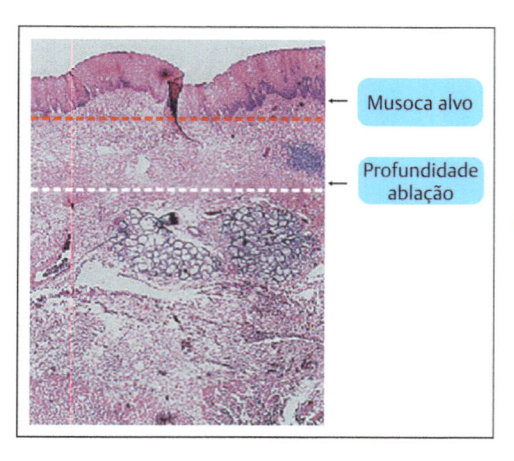

Fig. 68-2. Corte histológico demonstrando a profundidade da ablação com radiofrequência em comparação com o restante das camadas da parede esofágica.

ABLAÇÃO COM RADIOFREQUÊNCIA DO ESÔFAGO DE BARRETT

O equipamento que é utilizado para a ablação por radiofrequência (Barrx® GI solutions Covidien/Medtronic, Sunnyvale, Calif., EUA) inclui um gerador de energia (Fig. 68-3), um cateter-balão para a terapia circunferencial e os cateteres em pás para terapias focais. Estes últimos são acoplados à ponta de um gastroscópio-padrão.

A técnica de ablação circunferencial é realizada como descrita a seguir.[9] Inicialmente, antes de qualquer terapia ablativa, os pontos de demarcação anatômica na região esofagogástrica devem ser definidos, incluindo a localização da transição esofagogástrica, pinçamento diafragmático, presença ou não de hérnia hiatal, extensão circunferencial e máxima do esôfago de Barrett. Uso de imagem com cromoscopia digital é útil e também pode ser aplicada na avaliação. Na sequência, a parede esofágica deve ser irrigada com solução de acetilcisteína (1%) e lavada com água para limpeza do órgão e remoção do muco antes da ablação. Atenção para utilização apenas de água (destilada) para a lubrificação do aparelho de endoscopia e dos cateteres antes da passagem e do posicionamento, uma vez que a utilização de gel lubrificante, e mesmo de soro fisiológico, pode causar interferência e dissipação da transmissão do calor ablativo do eletrodo para a mucosa. Na terapia circunferencial, um fio-guia rígido é passado endoscopicamente e posicionado no antro sob visão direta (à semelhança da técnica de dilatação esofágica com uso de sondas de Savary-Gilliard), e então o aparelho é posteriormente removido mantendo o fio-guia em posição. Mais recentemente, foi desenvolvido um balão de ablação com sistema de autodimensionamento (Barrx® 360 Express) (Fig. 68-4), que dispensa a utilização do balão exclusivo para mensuração do calibre esofágico, o que torna esse procedimento mais simples e rápido. O balão de ablação circunferencial apresenta em sua ponta um eletrodo com 4 cm de comprimento longitudinal de ablação. A ablação é administrada começando aproximadamente 0,5 a 1 cm acima da margem proximal do epitélio do Barrett. A localização dos eletrodos deve ser acompanhada sob visão direta (Fig. 68-5), observando-se as marcas no eixo do cateter, com a visão endoscópica lado a lado durante o procedimento de ablação. A energia entregue é de 10 J/cm². A administração dura tipicamente 1-2 s. Movendo-se o cateter distalmente, o balão é progressivamente reposicionado permitindo uma sobreposição muito pequena (0,5 a 1 cm) com a zona de tratamento anterior. O procedimento é repetido a cada 4 cm até que todo o segmento do esôfago de Barrett seja tratado. Recomendam-se duas ablações para cada área do Barrett por cada sessão. Dessa forma, o cateter-balão é removido junto com o fio-guia após a primeira série de aplicações para remoção de detritos que possam estar aderidos ao eletrodo. Além disso, os fragmentos da mucosa coagulados da parede esofágica devem ser removidos utilizando-se um *cap* acoplado à ponta do endoscópico (Figuras 68-6 e 68-7). Repetem-se então os

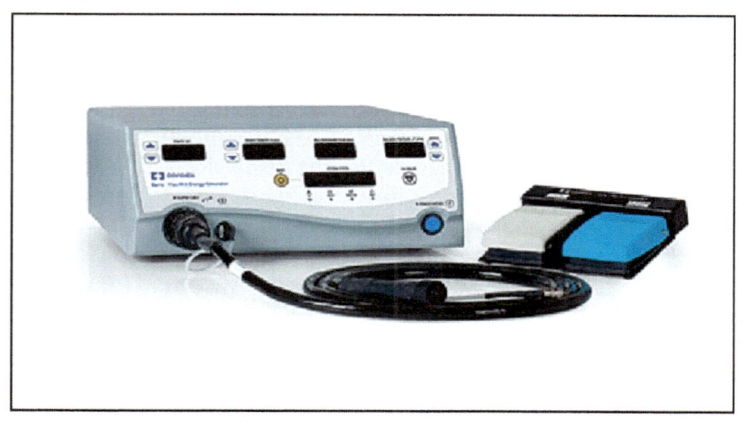

Fig. 68-3. Gerador para ablação com radiofrequência.

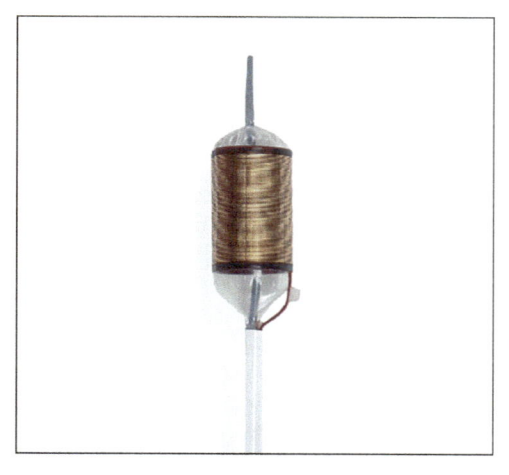

Fig. 68-4. Cateter-balão (Barrx® 360 Express) para ablação circunferencial com radiofrequência.

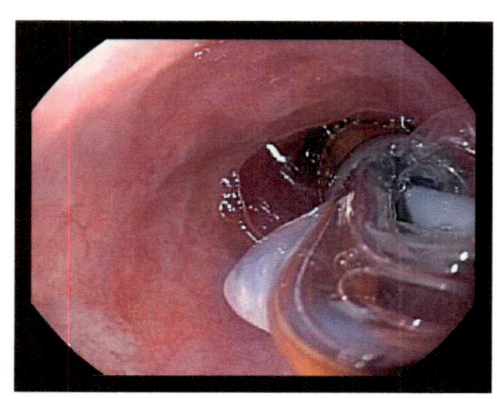

Fig. 68-5. Posicionamento do balão de ablação circunferencial para tratamento do esôfago de Barrett.

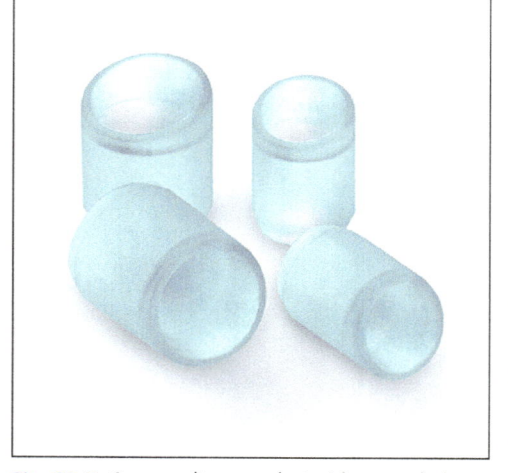

Fig. 68-6. *Cap* para limpeza do tecido coagulado após ablação com radiofrequência.

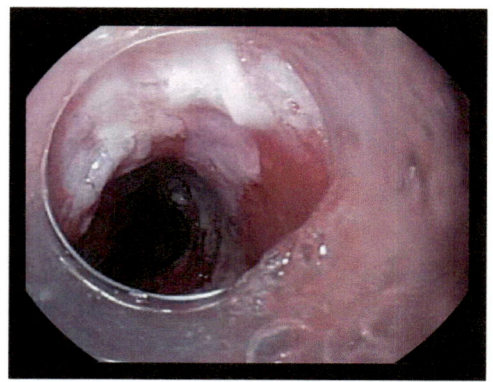

Fig. 68-7. *Cap* acoplado à ponta do aparelho para remoção do tecido exsudativo após a primeira série de ablações.

passos anteriores, com posicionamento novamente do fio-guia e nova ablação com o cateter balão. Após a realização da segunda série de ablações, o procedimento é concluído (Vídeo 68-1). Seguimento com nova endoscopia, com possível tratamento complementar, deve ser realizado em 3 meses após o tratamento.

Durante o acompanhamento, um segundo tratamento pode ser necessário. A ablação pode ser repetida com o balão para terapia ablativa circunferencial se houver grandes áreas circunferenciais de Barrett que não foram eliminadas. No entanto, é mais comum que em tratamentos posteriores os cateteres com pás (Focal 60 Barrx® RFA ou Focal 90 Barrx® RFA) sejam utilizados para tratamento focal e localizado. Os cateteres Barrx® 90 e 60 (Figuras 67-8 e 67-9) têm eletrodos com tamanho de 20 × 13 mm e 15 × 10 mm, respectivamente. Esses dispositivos são instalados na ponta do endoscópio e, em seguida, o aparelho é avançado pelo esôfago. Cuidado deve ser tomado durante a passagem do cateter pela faringe através do esfíncter esofágico superior. Na maioria dos pacientes há pouca dificuldade, mas em alguns casos, particularmente naqueles com alterações anatômicas, a passagem pode exigir paciência e, às vezes, até dilatação do esfíncter esofágico superior. Um dispositivo de ablação ultralongo (40 × 30 mm, Focal UL Barrx® RFA) (Fig. 68-10) e outro que pode ser inserido pelo canal de trabalho do aparelho (Canal Barrx® RFA) também estão disponíveis e podem ser úteis em casos selecionados (Fig. 68-11). Antes de realizar a terapia ablativa, solução com acetilcisteína (1%) é frequentemente utilizada para remover o muco e realçar as características da superfície. Uso de imagem com cromoscopia digital é útil e também pode ser aplicada (Fig. 68-12). Depois de identificado o segmento do esôfago de Barrett, o eletrodo é posto em contato com a mucosa e, em seguida, é realizada a ablação (energia de 12 J/cm^2) (Fig. 68-13). Na terapia focal devem-se realizar duas ablações na mesma área de Barrett em sequência. Após a primeira série de ablações, realiza-se a limpeza do tecido coagulado desvitalizado, em geral através do contato da própria ponta do cateter de ablação focal (Fig. 68-14). Finalmente, realiza-se a aplicação da segunda série de ablações (Vídeo 68-2). O seguimento é então realizado em 3 meses com nova endoscopia. Após a realização da ablação, seja circunferencial ou focal, os pacientes devem ser orientados a ingerir dieta leve/pastosa nos próximos 5 dias (líquidos, massas, ovos, purê), evitar ingestão de anti-inflamatórios e manter uso de inibidores da bomba de prótons.

A ARF provou ser um procedimento seguro. Dor torácica pode acontecer logo após o tratamento, entretanto costuma ser leve e durar poucos dias. A complicação tardia mais comum é o desenvolvimento de estenoses esofágicas. Sendo mais provável de ocorrer em pacientes que tiveram ablação circunferencial em áreas onde o tratamento foi sobreposto. A incidência de estenose após ablação é de cerca de 5%. Sangramento foi relatado em 1% dos procedimentos e perfuração em 0,6% (associada à passagem do cateter pelo cricofaríngeo).[10]

A ablação com radiofrequência do esôfago de Barrett com displasia ou adenocarcinoma intramucoso apresenta taxa de sucesso clínico, definido por remissão completa da displasia com remissão completa da metaplasia intestinal, de 98% após 12 meses do tratamento.[11]

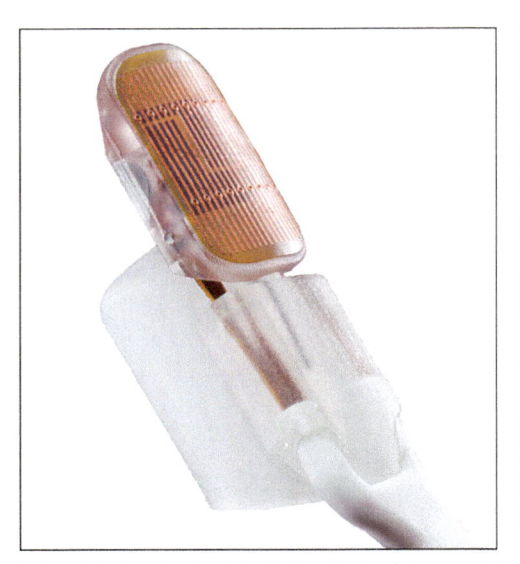

Fig. 68-8. Cateter de ablação focal (Focal 60 Barrx® RFA).

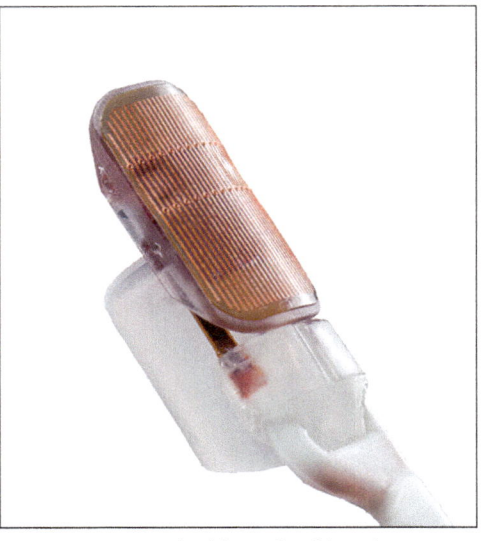

Fig. 68-9. Cateter de ablação focal (Focal 90 Barrx® RFA).

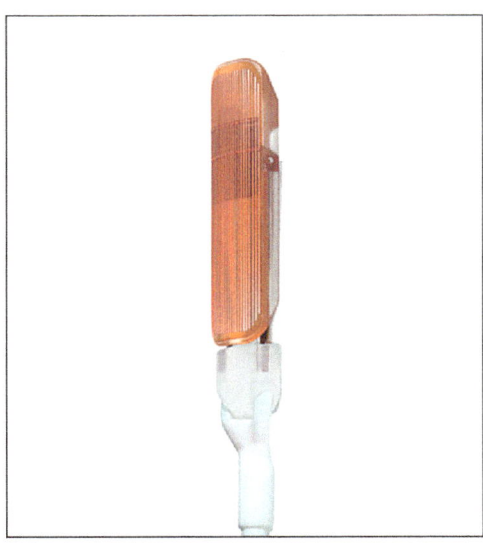

Fig. 68-10. Cateter de ablação focal ultralongo (Focal UL Barrx® RFA).

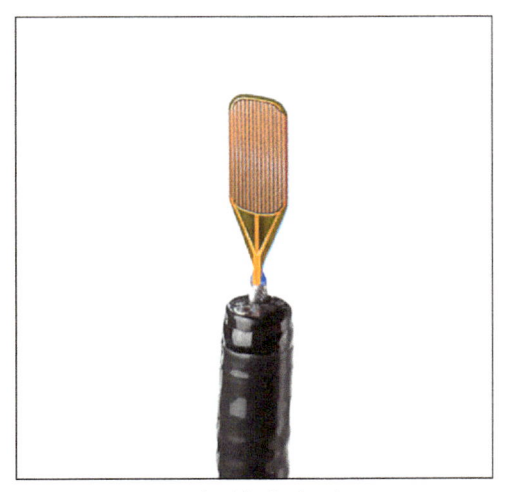

Fig. 68-11. Cateter de ablação focal para passagem por dentro do canal de trabalho (Canal Barrx® RFA).

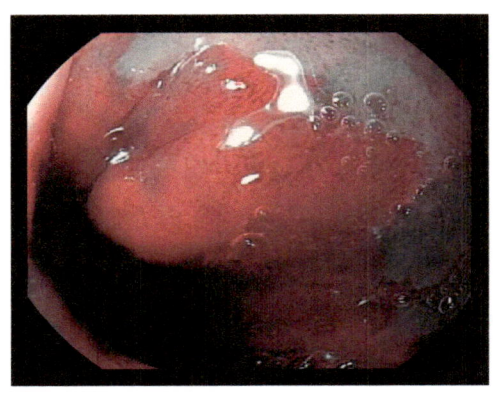

Fig. 68-12. Avaliação endoscópica de esôfago de Barrett remanescente com uso de imagem com banda estreita (NBI).

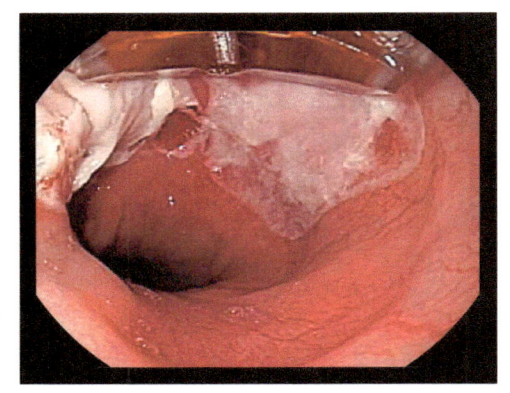

Fig. 68-13. Imagem endoscópica após a realização de ablação com radiofrequência do esôfago de Barrett.

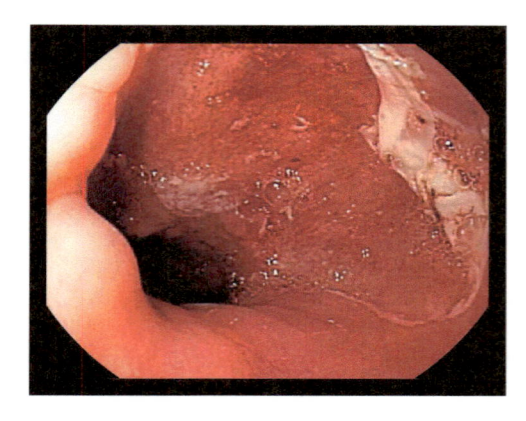

Fig. 68-14. Aspecto endoscópico após a limpeza do tecido exsudativo causado pela ablação do esôfago de Barrett com radiofrequência.

A vigilância deve ser realizada de acordo com o grau de displasia do esôfago de Barrett, sendo recomendada nos pacientes com displasia de alto grau ou adenocarcinoma a realização de endoscopia digestiva alta, com biópsias nos quatro quadrantes a cada 1 centímetro, com intervalos de 3 em 3 meses no primeiro ano, a cada 6 meses no segundo ano e anualmente após. Nos pacientes com displasia de baixo grau recomenda-se a endoscopia digestiva alta com biópsias (mesma forma descrita anteriormente), porém a cada 6 meses no primeiro ano e anualmente após.[11]

REFERÊNCIAS BIBLIOGRÁFICAS

1. Tramontano AC, Sheehan DF, Yeh JM, Kong CY, Dowling EC, Rubenstein JH et al. The Impact of a Prior Diagnosis of Barrett's Esophagus on Esophageal Adenocarcinoma Survival. Am J Gastroenterol. 2017;112(8):1256-64.
2. Hur C, Choi SE, Rubenstein JH, Kong CY, Nishioka NS, Provenzale DT et al. The Cost Effectiveness of Radiofrequency Ablation for Barrett's Esophagus. YGAST. 2012;143(3):567-75.
3. Wani S, Mph BQ, Sultan S, Agrawal D, Chandrasekhara V, Harnke B et al. Endoscopic eradication therapy for patients with Barrett's esophagus – associated dysplasia and intramucosal cancer. Gastrointest Endosc. 2018;87(4):907-931.e9.
4. Diagnosis E. The role of endoscopy in Barrett's esophagus and other premalignant conditions of the esophagus Diagnosis of BE. 2012;76(6):FALTA PÁGINA.
5. Weusten BLAM, Bisschops R, Coron E, Dinis-Ribeiro M, Dumonceau JM, Esteban JM et al. Endoscopic management of Barrett's esophagus: European Society of Gastrointestinal Endoscopy (ESGE) position statement. Endoscopy. 2017;49(2):191-8.
6. Shaheen NJ, Falk GW, Iyer PG. ACG Clinical Guideline: Diagnosis and Management of Barrett's Esophagus. Am J Gastroenterol. 2015;111(1):30-50.
7. Desai M, Saligram S, Gupta N, Vennalaganti P, Bansal A, Choudhary A et al. Efficacy and safety outcomes of multimodal endoscopic eradication therapy in Barrett's esophagus-related neoplasia: a systematic review and pooled analysis. Gastrointest Endosc. 2017;85(3):482-495.e4.
8. Shaheen NJ, Falk GW, Iyer PG. ACG Clinical Guideline: Diagnosis and Management of Barrett's Esophagus. 2015;(March):1-21.
9. Ganz RA, Utley DS, Stern RA, Jackson J, Batts KP, Termin P. Complete ablation of esophageal epithelium with a balloon-based bipolar electrode: a phased evaluation in the porcine and in the human esophagus. Gastrointest Endosc. 2004;60(6):1002-10.
10. Qumseya BJ, Wani S, Desai M, Qumseya A, Bain P, Sharma P et al. Adverse Events After Radiofrequency Ablation in Patients With Barrett's Esophagus: A Systematic Review and Meta-analysis. Clin Gastroenterol Hepatol. 2016;14(8):1086-1095.e6.
11. Gondrie JJ, Pouw RE, Sondermeijer CMT, Peters FP, Curvers WL, Rosmolen WD et al. Effective treatment of early Barrett's neoplasia with stepwise circumferential and focal ablation using the HALO system. Endoscopy. 2008;40(5):370-9.

DRENAGEM ECOGUIADA DAS VIAS BILIARES E DA VIA PANCREÁTICA

Gustavo Andrade de Paulo

INTRODUÇÃO

Desde sua introdução na prática clínica há mais de 30 anos, a ecoendoscopia (EE) evoluiu de uma modalidade exclusivamente diagnóstica para um procedimento com grande potencial terapêutico. Hoje, punções, injeções e drenagens fazem parte do cotidiano da maior parte dos serviços de EE, permitindo uma alternativa minimamente invasiva aos tratamentos cirúrgicos e radiológicos.

Os tratamentos ecoguiados são tecnicamente desafiadores e necessitam de elevada *expertise* tanto em EE como em procedimentos como colangiopancreatografia retrógrada endoscópica (CPRE) e posicionamento de próteses no trato gastrointestinal. Apesar das dificuldades, são várias as possibilidades terapêuticas ecoguiadas disponíveis atualmente. As principais são:

A) Drenagem de coleções fluidas pancreáticas.
B) Necrosectomias.
C) Drenagem de coleções abdominais e pélvicas.
D) Neurólise e bloqueio do plexo celíaco.
E) Ablação de cistos e tumores sólidos pancreáticos.
F) Administração de agentes antitumorais.
G) Colocação de marcadores para radioterapia (*fiduciais*).
H) Intervenções vasculares (escleroterapia, inserção de molas etc.).
I) Colangiografia e drenagem biliar.
J) Drenagem vesicular.
K) Pancreatografia e drenagem pancreática.

Discutiremos os detalhes técnicos, resultados e complicações das drenagens biliares e pancreáticas.

DRENAGENS BILIARES

A CPRE é o procedimento de escolha para a drenagem das vias biliares em pacientes com icterícia obstrutiva. Em mãos experientes, a CPRE é bem-sucedida em mais de 90% dos casos (em geral, de 93% a 98%), com taxas de complicações inferiores a 10%.[1-7] As causas de insucesso da CPRE incluem: incapacidade de cateterismo, anatomia alterada do trato digestório superior (cirurgia prévia, por exemplo), distorções da região periampular (variações anatômicas, infiltração tumoral, divertículo periampular etc.), obstrução gástrica e/ou duodenal, presença de próteses metálicas duodenais etc.[1-5]

Antigamente, em casos de falha da CPRE, esses pacientes eram encaminhados para uma drenagem percutânea ou cirúrgica, que cursam com elevada morbidade, com taxas consideráveis de complicações (até 33%). As principais são: sangramento, infecção recorrente, colangite aguda, fístula biliar, disfunção do dreno percutâneo e piora na qualidade de vida.[2,6,8]

A drenagem ecoguiada das vias biliares surgiu como uma opção aos tratamentos percutâneo ou cirúrgico nos casos de falha da CPRE. Desde sua descrição em 2001, esse procedimento vem sendo realizado nos principais centros de EE em todo o mundo, com excelentes resultados.[9]

A drenagem biliar ecoguiada (DBEco) pode ser conseguida de três formas:[2,6,8,10-14]

A) Rendez-vous ecoguiado, com introdução de um fio-guia na via biliar intra ou extra-hepática, passagem através da papila maior e posterior apreensão com um duodenoscópio.
B) Colocação direta de uma prótese na árvore biliar por via transgástrica (hepaticogastrostomia) ou transduodenal (coledocoduodenostomia), sem necessidade de acessar a papila.
C) Passagem anterógrada de uma prótese biliar transpapilar.

Para alguns autores, existe, ainda uma quarta abordagem que é a drenagem ecoguiada da vesícula biliar.

A escolha da melhor forma de drenagem deve ser individualizada. A Figura 69-1 apresenta o algoritmo do tratamento ecoguiado após falha da CPRE. É sempre bom lembrar que, apesar da EE apresentar excelentes resultados, ela nunca deverá suplantar uma boa técnica de CPRE.[15]

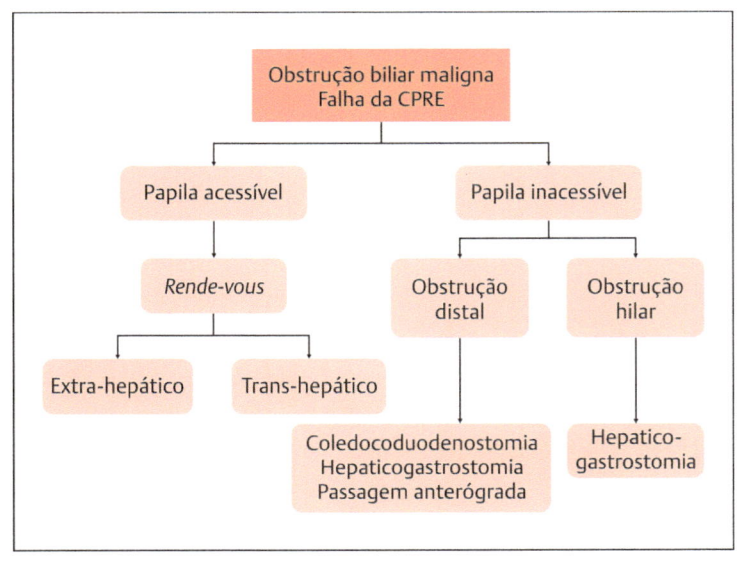

Fig. 69-1. Algoritmo de drenagem biliar ecoguiada após falha da CPRE em pacientes com obstrução biliar maligna.[15]

Rendez-Vous Ecoguiado

O *rendez-vous* ecoguiado (RDVEco) é um procedimento híbrido, que conjuga técnicas de EE e de CPRE. O papel da EE é o de promover o acesso à via biliar através da passagem anterógrada de um fio-guia pela papila maior. Todo o resto da drenagem é feito pela CPRE. Por essa razão, alguns autores não o consideram uma drenagem biliar ecoguiada verdadeiramente.[16] É um assunto controverso, mas a maior parte dos especialistas considera o RDVEco uma DBEco. Foi realizado pela primeira vez em 2004.[17]

Indicação

A principal indicação do RDVEco é a falha no cateterismo profundo das vias biliares com as técnicas convencionais. A decisão entre partir para procedimentos mais agressivos para o cateterismo (esfincterotomia de acesso, por exemplo) ou o RDVEco dependerá da *expertise* disponível em cada serviço.[18]

Antes de escolher o procedimento ecoguiado, é importante procurar entender os motivos da falha no cateterismo, considerar as condições clínicas do paciente e as alternativas disponíveis.

O RDVEco só deve ser praticado por endoscopistas com experiência em EE e em CPRE, em uma sala que comporte radioscopia e a processadora do ultrassom. Se o RDVEco falhar, é importante realizar uma drenagem percutânea para minimizar os riscos de fístula biliar.

A maioria dos autores recomenda o emprego de antimicrobianos de amplo espectro antes do procedimento para reduzir os riscos de infecção.

Técnica

Um aparelho setorial com a função Doppler colorido é introduzido até o estômago ou duodeno, sempre empregando-se uma bomba de insuflação de gás carbônico (CO_2). Após um exame completo das vias biliares e dos vasos da região, a via biliar é puncionada sob controle ultrassonográfico, utilizando-se uma agulha de 19 ou de 22 gauges (G). A punção pode ser feita nas vias biliares intra ou extra-hepáticas, dependendo das condições anatômicas e da facilidade de acesso. É importante lembrar que a agulha deve estar sem o mandril e preenchida com contraste iodado. Uma vez dentro da via biliar, a bile deve ser aspirada confirmando o bom posicionamento da ponta da agulha. Em seguida, o contraste é injetado e uma colangiografia é obtida, permitindo um bom delineamento da obstrução. Quando se realiza a punção trans-hepática (isto é, de uma via biliar intra-hepática), dá-se preferência ao segmento 2 pois esse permite melhor alinhamento.[19]

Com a configuração dos ductos biliares e o nível da obstrução bem determinados, um fio-guia longo (450 cm) é passado pela agulha e avançado em direção à papila, saindo no duodeno. A agulha de 22 G permite a passagem de um fio 0,018 polegada enquanto a de 19 G acomoda um fio de 0,035 polegada (preferido). Após a confirmação de que uma grande quantidade de fio está na luz duodenal, o ecoendoscópio e a agulha são retirados, garantindo que o fio permaneça no delgado (controle radioscópico).

Um duodenoscópio é passado ao lado do fio-guia e posicionado de frente para a papila maior. Tenta-se, novamente, o cateterismo seletivo ao lado do fio-guia. Se essa tentativa não for bem-sucedida, apreende-se a extremidade do fio com uma pinça de biópsias ou uma alça de polipectomia. O fio-guia é, então, puxado pelo canal operador do duodenoscópio, saindo pelo orifício do canal (com a ponta atraumática ficando do lado de fora). A tampa de borracha do canal operador deve ser passada sobre o fio impedindo que o gás saia. Um esfincterótomo é passado sobre esse fio até o interior da via biliar. O fio é retirado e repassado no sentido correto (ponta atraumática no interior da via biliar), permitindo a manipulação de acordo com a necessidade (Fig. 69-2).[11,16,19-21]

Deve-se tomar cuidado com a manipulação do fio-guia dentro da agulha pois a ponta cortante dessa pode "descascar" o fio. Para evitar essa complicação, alguns autores recomendam trocar a agulha logo após a passagem do fio por um cateter de 4 Fr. Outros, preferem trabalhar com uma agulha de ponta romba, que não apresenta bisel cortante.

Alguns especialistas recomendam, sempre que possível, puncionar a via biliar extra-hepática a partir da segunda porção duodenal, com o aparelho retificado. Quando o acesso não é possível pela segunda porção duodenal, temos duas opções: 1. posiciona-se o aparelho no bulbo (posição longa) e punciona-se a via extra-hepática ou 2. punciona-se a via intra-hepática pelo estômago (aparelho retificado).

O Quadro 69-1 lista as principais características do RDVEco.

Quadro 69-1. Comparação entre as Diferentes Técnicas do RDVEco[21]

	Rendez-vous intra-hepático	*Rendez-vous* extra-hepático	*Rendez-vous* extra-hepático
Posição do aparelho	Retificado	Longa	Retificado
Representação			
Local de punção	Estômago	Bulbo (D1)	Segunda porção (D2)
Estabilidade do aparelho	Estável	Estável	Instável
Manipulação da agulha	Fácil	Difícil	Normal
Diâmetro do ducto biliar	Pequeno	Grande	Grande
Direção da agulha	Papila	Hilo hepático	Papila
Distância da papila	Longa	Curta	Muito curta

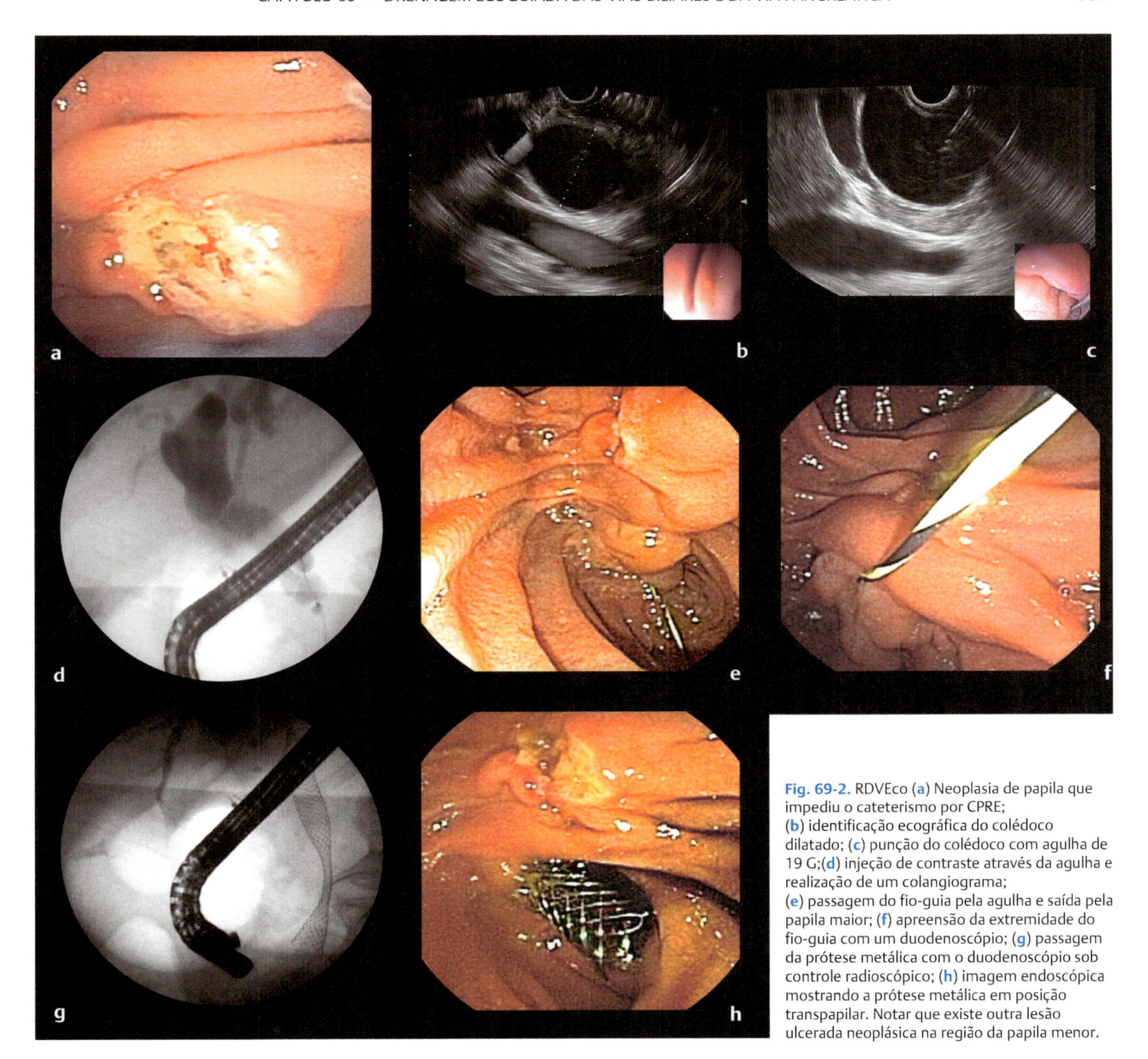

Fig. 69-2. RDVEco (a) Neoplasia de papila que impediu o cateterismo por CPRE; (b) identificação ecográfica do colédoco dilatado; (c) punção do colédoco com agulha de 19 G; (d) injeção de contraste através da agulha e realização de um colangiograma; (e) passagem do fio-guia pela agulha e saída pela papila maior; (f) apreensão da extremidade do fio-guia com um duodenoscópio; (g) passagem da prótese metálica com o duodenoscópio sob controle radioscópico; (h) imagem endoscópica mostrando a prótese metálica em posição transpapilar. Notar que existe outra lesão ulcerada neoplásica na região da papila menor.

Resultados

Os resultados do RDVEco encontram-se listados no Quadro 69-2.

No geral, o sucesso do RDVEco foi de 81%, com uma taxa de complicações de 11%.[21]

Recentemente, Iwashita *et al.* relataram os resultados do RDVEco em 20 pacientes.[20] Nos 10 pacientes em que se tentou a abordagem pela segunda porção duodenal, a drenagem foi possível em todos. Nos outros 10, tentou-se a punção pelo bulbo em cinco (60% de sucesso – 3/5) e pelo estômago em quatro (75% de sucesso 3/4). Em um paciente, não foi possível a punção em função de uma pancreatite crônica com trombose portal e intensa circulação colateral. Eles relataram uma taxa de complicações de 15% (3/20). Com base nas diferenças dos resultados, esses autores recomendam, sempre que possível, tentar a abordagem pela segunda porção duodenal.

A escolha do local de punção é crucial para o sucesso da técnica. Em teoria, a abordagem através do fígado (trans-hepática) reduz o risco de fístula biliar pois o parênquima hepático ao redor do ducto biliar tampona a fístula temporária. Entretanto, a melhor forma de reduzir as complicações relacionadas com o vazamento de bile é aumentar o sucesso do método. Uma drenagem eficaz reduz o risco de fístula e trata a peritonite biliar. Assim, como os resultados são melhores com a punção pela segunda porção, essa deve ser a primeira via tentada.

Uma dúvida que sempre fica após o insucesso do cateterismo seletivo das vias biliares com a CPRE é quando partir para o pré-corte (esfincterotomia de acesso) e quando indicar o RDVEco. Dhir *et al.* compararam o RDVEco (n = 58) com uma série histórica de esfincterotomia de acesso (pré-corte – n = 144) após falha no cateterismo seletivo das vias biliares. A taxa de sucesso na primeira sessão foi de 98,3% no grupo RDVEco e de 90,3% no grupo pré-corte (p = 0,038). O sucesso final foi de 98,3% no primeiro grupo e de 95,8% no segundo (p = 0,35). As taxas de complicações foram de 3,4 e 6,9%, respectivamente (p = 0,27). Nenhum paciente do grupo RDVEco apresentou pancreatite ou sangramento, tendo sido observado apenas um episódio de extravasamento de contraste pericoledociano.[18] Por esse motivo, para alguns autores, o RDVEco seria superior ao pré-corte, após falha no cateterismo convencional com a CPRE (nível de evidência 3).[10]

Quadro 69-2. Resultados do RDVEco[21]

Autor	Rendez-vous extra-hepático Sucesso% (n)	Rendez-vous intra-hepático Sucesso% (n)	Geral Sucesso% (n)	Complicações gerais% (n)	Complicações
Tarantino et al.	50 (4/8)	–	50 (4/8)	13 (1/8)	1 morte por cirrose
Maranki et al.*	57 (8/14)[a]	65 (26/40)[a]	63 (34/49)[a]	16 (8/49)	8[b]
Kim et al.*	80 (12/15)		80 (12/15)	13 (2/15)	1 sepse 1 pancreatite
Shah	–	–	74 (37/50)	8 (4/50)	2 pancreatites 1 fístula biliar 1 perfuração
Iwashita et al.	81 (25/31)	44 (4/9)	73 (29/40)	13 (5/40)	5[c]
Dhir et al.	98 (57/58)	–	98 (57/58)	3 (2/58)	2 extravasamentos de contraste
Kawabubo et al.	100 (9/9)	100 (5/5)	100 (14/14)	14 (2/14)	1 pancreatite 1 peritonite biliar
Park et al.	93 (13/14)	50 (3/6)	80 (16/20)	10 (2/20)	1 pancreatite 1 peritonite biliar
Khashab et al.	100 (11/11)	100 (2/2)	100 (13/13)	15 (2/13)	1 pancreatite 1 colecistite
Geral	**87 (139/160)**	**65 (40/62)**	**81 (215/267)**	**11 (24/217)**	

*Superposição de referências.
a: 5 pacientes convertidos da abordagem intra-hepática.
b: 1 dor abdominal, 4 pneumoperitônios, 1 sangramento, 1 peritonite biliar, 1 pneumonia aspirativa.
c: 1 dor abdominal, 2 pancreatites, 1 pneumoperitônio, 1 sepse/morte (não relacionada ao procedimento).

Em função dos bons resultados do RDVEco para estenoses malignas, alguns autores consideram essa abordagem bastante interessante para os pacientes com coledocolitíase e falha na remoção dos cálculos por CPRE.[22]

Coledocoduodenostomia e Hepaticogastrostomia

As drenagens biliares transluminais consistem no acesso à via biliar sob controle ecoendoscópico, passagem de um fio-guia, dilatação da fístula criada e colocação de uma prótese. Com isso, passamos a ter uma fístula permanente permitindo a drenagem biliar. A grande vantagem da drenagem transluminal ecoguiada (DLEco) é que ela independe do acesso à papila maior. Por resultar em uma comunicação permanente entre a via biliar e o estômago ou intestino, essas técnicas devem ser limitadas aos pacientes com obstrução biliar maligna sem condições cirúrgicas.

São duas as DLEco: a coledocoduodenostomia e a hepaticogastrostomia.

Coledocoduodenostomia Ecoguiada (CDEco)

A CDEco caracteriza-se pela formação de uma fístula entre o colédoco e o duodeno, através das paredes duodenal e coledociana, com posterior colocação de uma prótese biliar (plástica ou metálica). Está indicada para pacientes com obstrução biliar distal ou em terço médio (principalmente câncer de pâncreas, câncer de papila e colangiocarcinoma), após falha da CPRE. Alguns artigos relatam o emprego da CDEco em pacientes com estenose biliar benigna.[23,24] Mais estudos são necessários comparando a CDEco e a CPRE nas enfermidades benignas antes que esse procedimento passe a ser advogado.[23]

A CDEco está contraindicada em pacientes com anatomia alterada (anastomose em Y de Roux, por exemplo), ou com obstrução duodenal causada por invasão tumoral que impeça a passagem do aparelho. Se o bulbo não estiver comprometido, a CDEco pode ser realizada, seguida da passagem de uma prótese duodenal.

Técnica

Um aparelho setorial com a função Doppler colorido é introduzido até o duodeno, sempre empregando-se uma bomba de insuflação de gás carbônico (CO_2). Após um exame completo das vias biliares e dos vasos da região, com o aparelho no duodeno, o colédoco é puncionado sob controle ultrassonográfico, utilizando-se uma agulha de 19 ou de 22 G. A agulha de 22 G permite a passagem de um fio 0,018 polegada enquanto a de 19 G acomoda um fio de 0,035 polegada (preferido).[25] Nenhum estudo randomizado controlado comparou os diversos tipos e diâmetros das agulhas existentes.[23]

É importante lembrar que a agulha deve estar sem o mandril e preenchida com contraste iodado. Uma vez dentro da via biliar, a bile deve ser aspirada confirmando o bom posicionamento da ponta da agulha. Em seguida, o contraste é injetado e uma colangiografia é obtida, permitindo um bom delineamento da obstrução.

Com a configuração dos ductos biliares e o nível da obstrução bem determinados, um fio-guia longo (450 cm) é passado pela agulha e avançado para as vias biliares intra-hepáticas. Quando o colédoco está alinhado paralelo à agulha, fica fácil avançar o guia em direção ao hilo. Para evitar "descascar" o fio, pode-se empregar uma agulha sem bisel ou um fio-guia com a extremidade flexível tipo "mola". A agulha é retirada, deixando-se o fio-guia no interior da via biliar, sob controle ecográfico e fluoroscópico. A tampa de borracha do canal operador deve ser passada sobre o fio impedindo que o gás saia.

Vários acessórios podem ser empregados para dilatar o trajeto fistuloso formado: dilatadores de passagem (dilatadores de Soehendra de 6 a 10 Fr), balões de dilatação (4 a 8 mm), extratores de próteses (7 a 10 Fr), papilótomo de ponta (*needle-knife*) e cistótomo (6 a 10 Fr). A dilatação com o papilótomo de ponta apresenta maior risco de complicações, principalmente pneumoperitônio e sangramento).[26] Atualmente, os cistótomos são os acessórios de escolha para a dilatação do trajeto, pois estão sempre no mesmo eixo do fio-guia.

Após a dilatação do trajeto, uma prótese deve ser passada (Fig. 69-3 e Vídeo 69-1). Podem ser empregadas próteses plásticas de 6 a 10 Fr ou próteses metálicas. Os ecoendoscópios modernos permitem a passagem de uma prótese de 10 Fr com relativa facilidade graças à presença do elevador. Entretanto, próteses mais finas (7 ou 8,5 Fr) são mais fáceis de serem manipuladas. Embora não existam estudos comparando as próteses plásticas com as metálicas, as últimas apresentam uma série de vantagens: maior diâmetro (até 10 mm), maior tempo de patência, menor risco de fístula biliar. Vale lembrar que as próteses metálicas devem ser totalmente ou

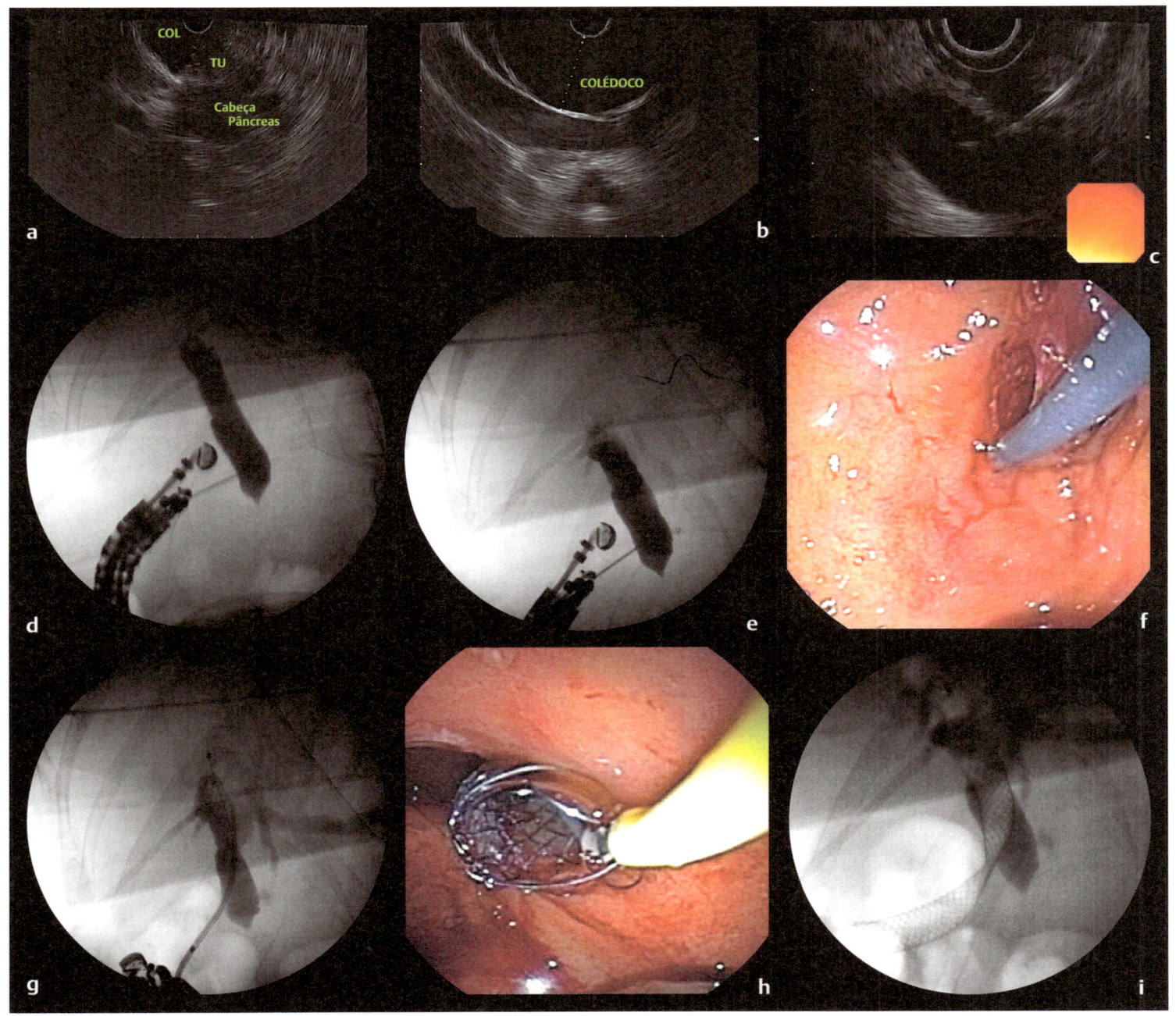

Fig. 69-3. CDEco. (**a**) Neoplasia em cabeça do pâncreas e região papilar que impediu o cateterismo por CPRE; (**b**) identificação ecográfica do colédoco dilatado através do bulbo duodenal; (**c**) punção do colédoco com agulha de 19 G; (**d**) injeção de contraste através da agulha e realização de um colangiograma; (**e**) passagem do fio-guia pela agulha e progressão até as vias biliares intra-hepáticas; (**f**) dilatação do trajeto com cistótomo; (**g**) passagem da prótese metálica sob controle radioscópico; (**h**) imagem endoscópica mostrando a prótese metálica em posição transmural, no bulbo; (**i**) controle radiográfico após retirada do aparelho.

parcialmente recobertas. Próteses não cobertas aumentam o risco de fístula, sendo contraindicadas.

Com a utilização de próteses metálicas recobertas, deve-se atentar para o risco de obstrução de ductos biliares intra-hepáticos. O comprimento da prótese deve ser bem escolhido para minimizar esse risco.

A migração distal precoce das próteses metálicas recobertas é um problema desafiador, que aumenta a morbimortalidade do procedimento. Para evitar tal complicação, alguns especialistas recomendam a passagem de uma prótese plástica double *pigtail* pelo interior da metálica. Essa prótese plástica funcionaria como uma âncora, mantendo a metálica em posição.[27]

O tempo médio de patência das próteses metálicas na CDEco é de 198 dias, similar ao das próteses colocadas por via percutânea (184 dias).[28]

Recentemente, alguns modelos de próteses metálicas especialmente desenvolvidos para drenagens ecoguiadas foram empregados na CDEco. Infelizmente, os sistemas Axios (Boston Scientific) e Nagi (Taewoong Medical) ainda não estão disponíveis no Brasil. A grande vantagem desses sistemas é que as próteses são mais curtas e apresentam abas laterais em suas extremidades que diminuem o risco de migração (formato parecido com o de um "ioiô").[29,30]

É importante ressaltar que todos os pacientes devem receber antimicrobiano profilático antes do procedimento.

Resultados

Os resultados de algumas das maiores séries de CDEco encontram-se listados no Quadro 69-3.

No geral, o sucesso técnico da CDEco foi de 90%, com sucesso clínico de 97% e uma taxa de complicações de 13%. Na revisão realizada por Yamao *et al.*, o sucesso técnico da CDEco foi de 92%, com sucesso clínico de 100% e uma taxa de complicações de 13%.[31] Na revisão de Iwashita *et al.* (n = 300), o sucesso técnico foi de 94%, com uma taxa de complicações precoces de 19%.[21]

Quadro 69-3. Resultados da CDEco

Autor	n	Sucesso técnico (%)	Sucesso clínico (%)	Prótese(s)	Complicações
Horaguchi et al.	8	8/8 (100)	8/8 (100)	PP	1 peritonite
Hara et al.	18	17/18 (94)	17/17 (100)	PP	2 peritonites, 1 hemobilia
Fabri et al.	13	9/13 (69)	9/9 (100)	PM	1 pneumoperitônio
Komaki et al.	15	14/15 (93)	14/14 (100)	PP	–
Park et al.	26	24/26 (92)	22/24 (93)	PP e PM	2 peritonites biliares, 3 outras
Artifon et al.	13	13/13 (100)	13/13 (100)	PM	1 biloma, 1 sangramento
Song et al.	15	13/15 (87)	13/13 (100)	PM	2 pneumoperitônios, 1 colangite
Vila et al.*	26	19/26 (86)	ND	ND	1 biloma, 1 pancreatite, 1 sangramento, 1 colangite
Khashab et al.	20	20/20 (100)	19/20 (95)	PP e PM	ND
Kawakubo et al.	44	42/44 (95)	ND	PP e PM	7**
Geral	**198**	**179 (90)**	**115/118 (97)**	**PP e PM**	**26**

PP: prótese plástica; PM: prótese metálica; ND: não divulgado.
* 4 pacientes com doença benigna.
** 3 pacientes com fístula biliar, 1 migração da prótese, 1 sangramento, 1 pneumoperitônio, 1 perfuração
Modificado de Ogura et al. e Yamao et al.[23,31]

Hepaticogastrostomia Ecoguiada (HGEco)

A HGEco caracteriza-se pela formação de uma fístula ente as vias biliares intra-hepáticas e o estômago, através do parênquima hepático e da parede gástrica, com posterior colocação de uma prótese biliar metálica. Está indicada para pacientes com obstrução biliar proximal (ducto hepático comum, colédoco proximal) após falha da CPRE. A principal diferença entre a HGEco e a CDEco é que a primeira pode ser realizada em pacientes com anatomia alterada cirurgicamente, como nos indivíduos submetidos à gastrectomia parcial com reconstrução em Y de Roux e nos com invasão do bulbo duodenal.[32] Também pode ser apropriada para pacientes com próteses metálicas biliares obstruídas após uma drenagem biliar bilateral em lesões hilares ou nos casos com próteses biliares e duodenais após falha da CPRE.[32]

A primeira HGEco foi realizada em 2003 por Burmester et al.[33] Desde então, várias séries têm demonstrado o sucesso desse procedimento. Quando comparada com a hepaticogastrostomia percutânea, a HGEco apresenta a vantagem de ser inteiramente realizada em um só procedimento.

A principal limitação da HGEco é que ela é foi desenvolvida para descompressão da via biliar esquerda. Assim, ela pode não ser adequada para lesões hilares (tumor de Klatskin) tipos Bismuth III ou IV ou nas obstruções intra-hepáticas à direita.[33] Recentemente, ela foi descrita para desobstrução biliar direita em duas séries, com bons resultados.[34,35] Entretanto, as dificuldades técnicas impedem uma generalização dessa indicação.

Técnica

Após a administração profilática de um antimicrobiano, um aparelho setorial com a função Doppler colorido é introduzido até o estômago e o duodeno, sempre se empregando uma bomba de insuflação de gás carbônico (CO_2). Após um exame completo das vias biliares e dos vasos da região, com o aparelho na região da cárdia ou da pequena curvatura do corpo gástrico, a via biliar intra-hepática esquerda é puncionado sob controle ultrassonográfico. Utiliza-se uma agulha de 19 G, que permite a passagem de fio de 0,035 polegada. Dá-se preferência para um fio-guia mais rígido (tipo *stiff*).

Durante a seleção da via biliar que será puncionada, dá-se preferência para o segmento 3 (mais que o 2). O segmento 3 é acessado pela pequena curvatura do corpo gástrico e permite um melhor controle endoscópico da liberação da prótese. No segmento 2, a abordagem é pela cárdia, o que dificulta a visão endoscópica da liberação.[32]

Uma vez dentro da via biliar, o mandril é retirado e a bile deve ser aspirada confirmando o bom posicionamento da ponta da agulha. Em seguida, o contraste é injetado e uma colangiografia é obtida, permitindo um bom delineamento da obstrução.

Com a configuração dos ductos biliares e o nível da obstrução bem determinados, um fio-guia longo (450 cm) é passado pela agulha e avançado para as vias biliares intra-hepáticas. Deve-se tentar enfaticamente a passagem do fio-guia pela estenose e sua progressão para o duodeno. Se isso ocorrer, o procedimento deve ser transformado em um rendez-vous, com a colocação de uma prótese transpapilar por CPRE.[32] Se a passagem do fio para o duodeno não for possível, o mesmo deve ser "enrolado" na região do hilo. Para evitar "descascar" o fio, pode-se empregar uma agulha sem bisel ou um fio-guia com a extremidade flexível tipo "mola". A agulha é retirada, deixando-se o fio-guia no interior da via biliar, sob controle ecográfico e fluoroscópico. A tampa de borracha do canal operador deve ser passada sobre o fio impedindo que o gás saia.

Vários acessórios podem ser empregados para dilatar o trajeto fistuloso formado: dilatadores de passagem (dilatadores de Soehendra de 6 a 10 Fr), balões de dilatação (4 a 8 mm), extratores de próteses (7 a 10 Fr), papilótomo de ponta (*needle-knife*) e cistótomo (6 a 10 Fr). A dilatação com o papilótomo de ponta apresenta maior risco de complicações, principalmente pneumoperitônio e sangramento).[26] Atualmente, os cistótomos são os acessórios de escolha para a dilatação do trajeto, pois estão sempre no mesmo eixo do fio-guia. Deve-se empregar corrente de corte pura, de forma rápida.

Após a dilatação do trajeto, uma prótese deve ser passada (Fig. 69-4 e Vídeo 69-2). Podem ser empregadas próteses plásticas de 6 a 10 Fr ou próteses metálicas. Os ecoendoscópios modernos permitem a passagem de uma prótese de 10 Fr com relativa facilidade graças à presença do elevador. Entretanto, próteses mais finas (7 ou 8,5 Fr) são mais fáceis de serem manipuladas. Embora não existam estudos comparando as próteses plásticas com as metálicas, as últimas apresentam uma série de vantagens: maior diâmetro (até 10 mm), maior tempo de patência, menor risco de fístula biliar, maior poder de tamponamento, reduzindo o risco de sangramento da parede gástrica. Vale lembrar que as próteses metálicas devem ser total ou parcialmente recobertas. Próteses não cobertas aumentam o risco de fístula, sendo contraindicadas.

As desvantagens das próteses metálicas são: custo, encurtamento da mesma após liberação e obstrução de ramos secundários da via biliar esquerda.

A migração precoce das próteses metálicas recobertas é um problema desafiador, que aumenta a morbimortalidade do procedimento. Para evitar tal complicação, alguns especialistas recomendam a passagem de uma prótese plástica double *pigtail* pelo

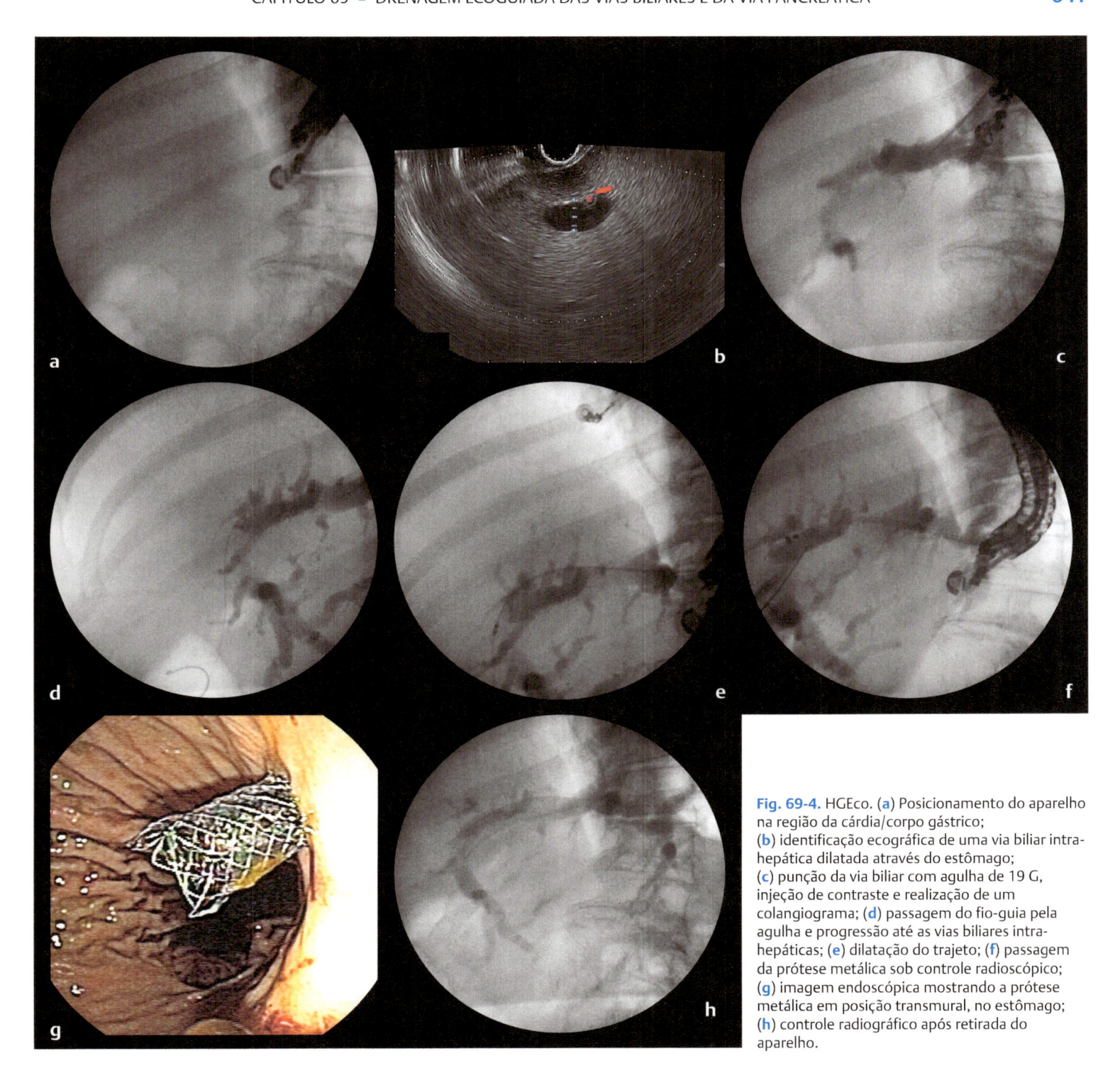

Fig. 69-4. HGEco. (a) Posicionamento do aparelho na região da cárdia/corpo gástrico; (b) identificação ecográfica de uma via biliar intra-hepática dilatada através do estômago; (c) punção da via biliar com agulha de 19 G, injeção de contraste e realização de um colangiograma; (d) passagem do fio-guia pela agulha e progressão até as vias biliares intra-hepáticas; (e) dilatação do trajeto; (f) passagem da prótese metálica sob controle radioscópico; (g) imagem endoscópica mostrando a prótese metálica em posição transmural, no estômago; (h) controle radiográfico após retirada do aparelho.

interior da metálica. Essa prótese plástica funcionaria como uma âncora, mantendo a metálica em posição.[27]

Com a utilização de próteses metálicas recobertas, deve-se atentar para o risco de obstrução de ductos biliares intra-hepáticos. O comprimento da prótese deve ser bem escolhido para minimizar esse risco. Recentemente, uma prótese "híbrida" foi desenvolvida para esse tipo de procedimento.[36] Essa prótese de Nitinol tem a porção distal (3,5 cm) revestida por silicone para prevenir vazamento de bile. Existem flaps laterais nessa parte recoberta para minimizar as chances de migração. A porção proximal da prótese não é recoberta, prevenindo o risco de obstrução de ductos secundários. Os tamanhos dessa parte proximal variam entre 1,5 e 5,5 cm.

Uma nova prótese plástica de 8 Fr também foi empregada com sucesso na HGEco em 23 pacientes.[37] Mais séries são necessárias antes de se advogar sem uso.

Resultados

No geral, o sucesso técnico da HGEco varia entre 65% e 100% (média 82%), com sucesso clínico oscilando entre 87% e 100% (média 97%). A taxa média de complicações é de 25%.[32,38] Na revisão de Iwashita et al. (n = 158), o sucesso técnico foi de 87%, com uma taxa de complicações precoces de 27%.[21]

Os resultados de algumas das maiores séries de HGEco encontram-se listados no Quadro 69-4.

As taxas de complicações da HGEco são, em geral, mais elevadas que as da CDEco. Isso reflete a maior complexidade técnica desse procedimento quando comparada com a drenagem do colédoco. Na revisão de Ogura et al., a taxa de complicações da HGEco foi de 23%.[38] De todas as complicações, a mais temida é a migração da prótese, que pode ser fatal.

Quadro 69-4. Resultados da HGEco

Autor	n	Sucesso técnico (%)	Sucesso clínico (%)	Prótese(s)	Complicações
Park et al.	31	31/31 (100)	27/31 (87)	PP e PM	6 pneumoperitônios
Vila et al.	34	22/34 (65)	22/22 (100)	ND	4 bilomas, 4 perfurações, 3 sangramentos, 2 hematomas, 1 abscesso
Attasaranya et al.	13	11/13 (85)	11/11 (100)	PP e PM	1 complicação grave, 5 complicações menores
Kawakubo et al.	20	19/20 (95)	ND	PP e PM	2 fístulas biliares, 2 migrações, 1 sangramento, 1 colangite, 1 biloma
Song et al.	10	10/10 (100)	10/10 (100)	PM híbrida	2 pneumoperitônios, 1 sangramento leve
Paik et al.	28	27/28 (96)	24/27 (89)	PM	1 migração, 1 pseudoaneurisma
Artifon et al.	25	24/25 (96)	22/24 (91)	PM	3 sangramentos leves, 1 biloma, 1 bacteremia
Umeda et al.	23	23/23 (100)	23/23 (100)	PP	3 episódios de dor abdominal, 1 sangramento
Poincloux et al.	66	65/66 (96)	61/65 (94)	PP e PM	5 fístulas biliares, 2 pneumoperitônios, 2 sepse, 1 hematoma
Park et al.	20	20/20 (100)	18/20 (90)	PM	3 complicações moderadas, 2 complicações leves
Geral	**270**	**252/270 (93)**	**218/252 (87)**	**PP e PM**	**63**

PP: prótese plástica; PM: prótese metálica; ND: não divulgado.
Modificado de Ogura et al., Park et al. e Iwashita et al.[21,32,38]

Passagem Anterógrada de uma Prótese Biliar Transpapilar

Na passagem anterógrada de uma prótese biliar transpapilar (PA-PBT), uma prótese biliar metálica é colocada na via biliar distal através da punção das vias intra-hepáticas. Essa técnica é útil para pacientes com obstrução biliar e com anatomia alterada cirurgicamente ou nos casos de obstrução maligna do tubo digestivo alto, onde não é possível o acesso até a região da papila maior (impedindo a realização de um *rendez-vous*).[39]

Técnica

Após a administração profilática de um antimicrobiano, um aparelho setorial com a função Doppler colorido é introduzido até o estômago, sempre empregando-se uma bomba de insuflação de gás carbônico (CO_2). Após um exame completo das vias biliares e dos vasos da região, com o aparelho na região da cárdia ou da pequena curvatura do corpo gástrico, a via biliar intra-hepática esquerda é puncionada sob controle ultrassonográfico. Utiliza-se uma agulha de 19 G, que permite a passagem de fio de 0,035 polegada, preenchida com contraste iodado.

Uma vez dentro da via biliar, a bile deve ser aspirada confirmando o bom posicionamento da ponta da agulha. Em seguida, o contraste é injetado e uma colangiografia é obtida, permitindo um bom delineamento da obstrução.

Com a configuração dos ductos biliares e o nível da obstrução bem determinados, um fio-guia longo (450 cm) é passado pela agulha e avançado para as vias biliares intra-hepáticas. A agulha é retirada, deixando-se o fio-guia no interior da via biliar, sob controle ecográfico e fluoroscópico. A tampa de borracha do canal operador deve ser passada sobre o fio impedindo que o gás saia.

Vários acessórios podem ser empregados para dilatar o trajeto fistuloso formado: dilatadores de passagem (dilatadores de Soehendra de 6 a 10 Fr), balões de dilatação (4 a 8 mm), extratores de próteses (7 a 10 Fr), papilótomo de ponta (*needle-knife*) e cistótomo (6 a 10 Fr).

Após a dilatação do trajeto, o fio-guia é manipulado até que ele vença a estenose e alcance o duodeno. Em seguida, uma prótese metálica é passada, desobstruindo a via biliar. Todos os acessórios são removidos após confirmação da boa drenagem biliar (Fig. 69-5).

Essa técnica também pode ser empregada para estenoses biliares benignas. Nesse caso, em vez de se colocar uma prótese metálica, dilata-se a estenose com balão.[21]

A passagem anterógrada de prótese através da punção de uma via biliar extra-hepática é possível, mas tecnicamente desafiadora.[3,40,41]

Resultados

No geral, o sucesso técnico da PAPBT gira em torno de 77%, com uma taxa de complicações de aproximadamente 5%.[21]

Os resultados de algumas séries de PAPBT encontram-se listados no Quadro 69-5.

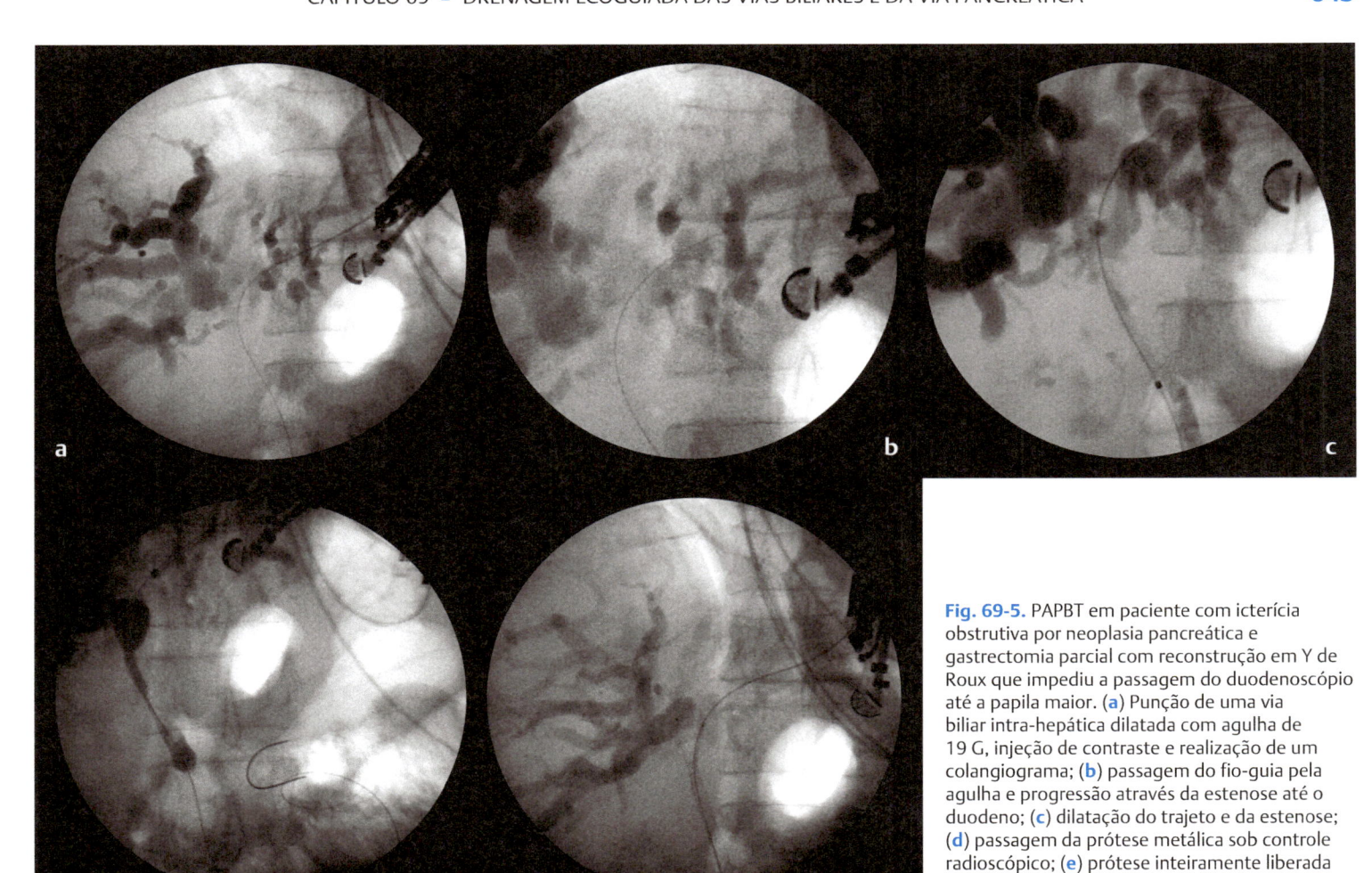

Fig. 69-5. PAPBT em paciente com icterícia obstrutiva por neoplasia pancreática e gastrectomia parcial com reconstrução em Y de Roux que impediu a passagem do duodenoscópio até a papila maior. (**a**) Punção de uma via biliar intra-hepática dilatada com agulha de 19 G, injeção de contraste e realização de um colangiograma; (**b**) passagem do fio-guia pela agulha e progressão através da estenose até o duodeno; (**c**) dilatação do trajeto e da estenose; (**d**) passagem da prótese metálica sob controle radioscópico; (**e**) prótese inteiramente liberada garantindo uma boa drenagem do contraste para o duodeno.

Quadro 69-5. Resultados da PAPBT

Autor	n	Sucesso (%)	Taxa complicações (%)	Complicações
Nguyen-Tang et al.	5	5/5 (100)	0	–
Artifon et al.	1	1/1 (100)	0	–
Park et al.	1	1/1 (100)	0	–
Shah et al.	16	13/16 (81)	1/16 (6)	1 hematoma hepático
Iwashita et al.	2	2/2 (100)	1/2 (50)	1 pancreatite
Park et al.	14	8/14 (57)	0	–
Geral	39	30/39 (77)	2/39 (5)	

Modificado de Iwashita et al.[21]

Revisões Sistemáticas, Meta-Análises e Recomendações (*Guidelines*)

Recentemente, diversas revisões sistemáticas (com ou sem meta-análise) avaliaram os resultados das drenagens biliares ecoguiadas. É sempre bom lembrar que, apesar da EE apresentar excelentes resultados, ela nunca deverá suplantar uma boa técnica de CPRE.[15]

Fabri et al. revisaram 27 estudos sobre DBEco totalizando 1.088 pacientes. O sucesso técnico variou de 70 a 100%, com média de 91%. As taxas de sucesso clínico variaram entre 70 e 100%, com uma média de 87%. As complicações oscilaram entre 3 e 77%, com média de 29%.[10]

Wang et al. analisaram 42 estudos (1.192 pacientes) sobre DBEco. O sucesso técnico acumulado foi de 94,71%, com um sucesso funcional de 91,66% e uma taxa de eventos adversos de 23,32%.[8]

As principais complicações da DBEco foram: sangramento (4,03%), fístula biliar (4,03%), pneumoperitônio (3,02%), migração da prótese (2,68%), colangite (2,43%), dor abdominal (1,51%) e peritonite (1,26%). Dez estudos compararam as drenagens transgástricas com as transduodenais. Quando comparada com a drenagem transgástrica, a drenagem transduodenal mostrou um OR agrupado de 1,36 para sucesso técnico (IC95%: 0,66 a 2,81 – p > 0,05), 0,84 para sucesso funcional (IC95%: 0,50 a 1,42 – p > 0,05) e 0,61 para taxa de eventos adversos (IC95%: 0,36 a 1,03 – p > 0,05). Esses números indicam que não existe diferenças entre os resultados das duas abordagens.[8]

Khan et al. analisaram 20 estudos (envolvendo 1.186 pacientes) sobre DBEco. A taxa agrupada ponderada de sucesso técnico foi de 90%, com 17% de complicações. Uma considerável heterogeneidade foi observada (I^2 = 77%).[4] Nos estudos de alta qualidade, a taxa de sucesso foi de 94%. Nos modelos de metarregressão, estenose biliar distal e drenagem transpapilar mostraram as maiores taxas de sucesso técnico, enquanto o acesso intra-hepático esteve associado a mais eventos adversos.[4] A abordagem extra-hepática foi significativamente mais segura que a intra-hepática (OR 0,35). A CDEco mostrou menos eventos adversos que a HGEco (OR 0,40).

Em nosso meio, Uemura comparou de forma sistemática a CDEco e a HGEco.[42] Foram incluídos 10 estudos, sendo dois randomizados, dois prospectivos e seis retrospectivos, totalizando 434 pacientes. A CDEco foi realizada em 226 e a CDEco, em 208. As taxas de sucesso técnico foram de 94,1% (CDEco) e 93,7% (HGEco). O sucesso clínico foi observado em 88,5% e 84,5%, respectivamente. Não foram observadas diferenças significativas entre as técnicas (tampouco quanto às taxas de eventos adversos).[42]

Sharaiha et al. avaliaram nove estudos (483 pacientes) comparando as DBEco com a drenagem percutânea após falha da CPRE.[6] Não foi observada diferença quanto ao sucesso técnico entre os dois procedimentos (*Odds Ratio* [OR] = 1,78; intervalo de confiança de 95% [IC95%]: 0,69-4,59; I^2 = 22%) mas a DBEco foi associada a um maior sucesso clínico (OR = 0,45; IC95%: 0,23-0,89; I² = 0%), menor número de eventos adversos (OR = 0,23; IC95%: 0,12-0,47; I² = 57%), e menor taxa de reintervenção (OR = 0,13; IC95%: 0,07-0,24; I² = 0%). Não houve diferença no tempo de internação hospitalar após os procedimentos, com uma diferença média-padrão agrupada de -0,48 (IC95%: -1,13 a 0,16). A DBEco foi mais custo-efetiva, com uma diferença média-padrão agrupada de -0,63 (IC95%: -1,06 a -0,20).[6]

Em 2016, a Federação Europeia de Sociedades de Ultrassom em Medicina e Biologia emitiu uma série de recomendações sobre as DBEco. As principais são:[43]

A) Em pacientes com icterícia obstrutiva maligna e falha da CPRE, a drenagem ecoguiada das vias biliares pode ser considerada uma alternativa à drenagem percutânea e/ou cirurgia (nível de evidência 2b; grau de recomendação B – forte consenso: 100%);
B) Nas intervenções biliares ecoguiadas, as vias de acesso e drenagem devem ser escolhidas dependendo da indicação, nível da obstrução, condições anatômicas do trato digestório alto e experiência do operador (nível de evidência 2b; grau de recomendação B – forte consenso: 100%).
C) A escolha da prótese (metálica ou plástica) dependerá da experiência do operador e da rota de acesso. Se as próteses metálicas foram escolhidas, deve-se optar pelas recobertas para prevenir fístula biliar (nível de evidência 3b; grau de recomendação B – forte consenso: 100%).
D) A DBEco é um procedimento tecnicamente difícil, com elevado risco associado e só deve ser realizado por endossonografista experiente, após cuidadosa avaliação das modalidades terapêuticas alternativas (nível de evidência 2a; grau de recomendação B – forte consenso: 100%).
E) Se a DBEco falha, uma drenagem biliar imediata deve ser conseguida por técnica alternativa (nível de evidência 5; grau de recomendação C – forte consenso: 100%).

Drenagem Ecoguiada da Vesícula (DVEco)

A colecistectomia permanece o tratamento padrão ouro para os pacientes com colecistite aguda calculosa. Entretanto, alguns indivíduos apresentam muitas contraindicações à abordagem cirúrgica e necessitam de uma terapia alternativa, quer seja por radiologia (colecistostomia percutânea) ou por endoscopia (drenagem vesicular endoscópica). Esses tratamentos alternativos podem ser temporários (uma "ponte" até a cirurgia) ou definitivos, dependendo da gravidade e do prognóstico. Também estão indicados para pacientes com neoplasia avançada que comprometa o ducto cístico.[16]

A drenagem percutânea envolve a manutenção e a troca frequente dos cateteres e costuma ser associada a intenso desconforto e complicações (retirada inadvertida do dreno, fístula biliar, peritonite, colecistite recorrente). A drenagem endoscópica é conseguida com a passagem de uma prótese plástica ou um dreno biliar pela CPRE.[44]

A DVEco é uma nova técnica alternativa para o tratamento da colecistite aguda nos pacientes que não podem ser encaminhados para a cirurgia.[10,16,44-50]

Técnica

Após a administração profilática de um antimicrobiano, um aparelho setorial com a função Doppler colorido é introduzido até o estômago e o duodeno, sempre empregando-se uma bomba de insuflação de gás carbônico (CO_2). Após um exame completo das vias biliares e dos vasos da região, identifica-se o ponto de maior contato entre as paredes da vesícula e do estômago (corpo e antro) ou duodeno (bulbo). O ideal é que a punção seja feita nesse ponto. Entretanto, isso não é sempre anatomicamente possível. Sob controle ultrassonográfico, punciona-se a vesícula empregando-se uma agulha de 19 G, que permite a passagem de fio de 0,035 polegada. Pode-se, também, empregar um papilótomo de ponta (needle-knife).

Uma vez dentro da vesícula, o estilete é removido e a bile é aspirada confirmando o bom posicionamento da ponta da agulha. Em seguida, o contraste é injetado e uma colecistografia é obtida.

Um fio-guia longo (450 cm) é passado pela agulha e avançado para a vesícula. A agulha é retirada, deixando-se o fio-guia no interior da vesícula, sob controle ecográfico e fluoroscópico. A tampa de borracha do canal operador deve ser passada sobre o fio impedindo que o gás saia.

Vários acessórios podem ser empregados para dilatar o trajeto fistuloso formado: dilatadores de passagem (dilatadores de Soehendra de 6 a 10 Fr), balões de dilatação (4 a 8 mm), extratores de próteses (7 a 10 Fr), papilótomo de ponta (needle-knife) e cistótomo (6 a 10 Fr).

Após a dilatação do trajeto, uma prótese plástica tipo double pig-tail ou metálica é passada, garantindo uma boa drenagem biliar. Recentemente, as próteses metálicas autoexpansíveis com aposição luminal (LAMS) começaram a ser utilizadas nessa situação. A mais conhecida delas é a Axios (Boston Scientific).

Resultados

No geral, o sucesso técnico da DVEco varia entre 94,9 e 98%, com uma taxa de complicações que oscila entre 15,2 e 16%.[10,16]

Os resultados de algumas das maiores séries de DVEco encontram-se listados no Quadro 69-6.

Jang et al. compararam a DVEco com a drenagem percutânea em 59 pacientes com colecistite aguda.[51] As duas técnicas mostraram taxas similares de sucesso técnico (97 e 97%), sucesso clínico (100 e 96%) e complicações (7 e 3%). O grupo EE apresentou menos dor no pós-procedimento.[51]

O consenso da Federação Europeia de Sociedades de Ultrassom em Medicina e Biologia afirma que para pacientes com colecistite aguda que não podem ser submetidos à colecistectomia, a DVEco pode ser considerada equivalente à drenagem trans-hepática percutânea (nível de evidência 1b; grau de recomendação B – forte consenso: 100%).[43]

DRENAGEM PANCREÁTICA

A drenagem pancreática ecoguiada (DPEco) consiste na formação de uma comunicação entre o ducto pancreático principal (DPP) e o estômago (pancreaticogastrostomia) ou duodeno (pancreaticoduodenostomia).[16,50,52] Essa comunicação servirá para reduzir a pressão intraductal, uma das causas da dor na pancreatite crônica.[53] Ao se melhorar a drenagem ductal, alivia-se a dor (em até 60% dos pacientes).[52] Isso pode ser conseguido por cirurgia ou por endoscopia.

Após falha na drenagem pancreática por CPRE, a EE permite um acesso ao DPP. As técnicas de drenagem ductal são semelhantes às empregadas para a drenagem de coleções pancreáticas (p. ex., pseudocistos).[53]

As principais indicações de DPEco após falha da CPRE são:[53]

A) Estenose da anastomose pancreaticojejunal ou pancreaticogástrica após pancreatectomia com episódios recorrentes de pancreatite aguda.
B) Estenose do DPP por pancreatite crônica.
C) Após pancreatite aguda ou trauma pancreático.

Existem duas técnicas de DPEco: 1. drenagem transmural ecoguiada do DPP e 2. RDVEco para a CPRE.[52]

Quadro 69-6. Resultados da DVEco

Autor	n	Sucesso (%)	Complicações (%)
Jang et al.	30	29/30 (96,7)	2 (6,7)
Choi et al.	63	62/63 (98,4)	7 (11,1)
Walter et al.	30	27/30 (90)	6 (20)
Kahaleh et al.	35	32/35 (91,4)	9 (25,7)
Geral	**158**	**150/158 (94,9)**	**24 (15,2)**

Modificado de Dhir et al.[16]

Técnicas

Os primeiros passos das duas técnicas são semelhantes.

Após a administração profilática de um antimicrobiano, um aparelho setorial com a função Doppler colorido é introduzido até o estômago e o duodeno, sempre se empregando uma bomba de insuflação de gás carbônico (CO_2). Após um exame completo do pâncreas e dos vasos da região, identifica-se o segmento do DPP dilatado mais próximo do transdutor. Sob controle ultrassonográfico e fluoroscópico, punciona-se o DPP empregando-se uma agulha de 19 G, que permite a passagem de fio de 0,035 polegada. Em geral, o balão insuflado fica no bulbo e a extremidade do canal operador permanece no antro.

Uma vez dentro do DPP, o contraste é injetado e uma pancreatografia é obtida. Um fio-guia longo (rígido, de 450 cm) é passado pela agulha e avançado para o DPP. A agulha é retirada, deixando-se o fio-guia no interior do DPP, sob controle ecográfico e fluoroscópico. A tampa de borracha do canal operador deve ser passada sobre o fio impedindo que o gás saia.

Nesse ponto, se o fio-guia vence a estenose e sai pela papila maior, pode-se passar para o RDVEco semelhante ao descrito para a via biliar. De forma breve, o fio-guia é enrolado no duodeno, o ecoendoscópio é retirado e um duodenoscópio é passado até a papila. Apreende-se o fio-guia, permitindo um acesso ao DPP.

Nos casos onde o fio-guia não consegue ser passado pela estenose e não atinge o duodeno, deve-se dilatar o trajeto da punção para permitir a passagem anterógrada de uma prótese (drenagem transmural). Vários acessórios podem ser empregados para dilatar o trajeto fistuloso formado: dilatadores de passagem (dilatadores de Soehendra), balões de dilatação, extratores de próteses, papilótomo de ponta (*needle-knife*) e cistótomo (6 a 8 Fr). A preferência é pelo uso do cistótomo, com corrente de corte.[53]

Após a dilatação do trajeto, uma prótese plástica de 7 Fr e 8 cm é posicionada. Essa prótese deverá ser trocada por duas de 7 Fr ou uma de 8,5 Fr 1 mês após o procedimento inicial.

Resultados

A DPEco é mais difícil e desafiadora que a DBEco.[10] Assim, os resultados tendem a ser menos encorajadores. No geral, o sucesso técnico da DPEco varia entre 70 e 90% (média 78%), com uma taxa de complicações que oscila entre 7 e 55%.[10,52]

Os resultados de algumas das maiores séries de DPEco encontram-se listados no Quadro 69-7.

O consenso da Federação Europeia de Sociedades de Ultrassom em Medicina e Biologia afirma que a DPEco pode ser considerada após falha da CPRE em pacientes com obstrução benigna do ducto pancreático, papila inacessível ou síndrome da cauda pancreática desconectada (nível de evidência 4; grau de recomendação C – forte consenso: 100%).[43]

Quadro 69-7. Resultados da DPEco

Autor	n	Sucesso técnico (%)	Sucesso clínico (%)	Complicações (%)
Will *et al.*	12	67	50	43
Tessier *et al.*	36	92	69	55
Kahaleh *et al.*	13	77	77	15
Barkay *et al.*	21	48	86	10
Ergum *et al.*	20	90	72	20
Shah *et al.*	25	86	100	16
Vila *et al.*	19	-	-	26
Kurihara *et al.*	14	93	93	7
Fuji *et al.*	45	73	53	24

Modificado de Giovanini e Fabbri *et al.*[10,53]

CONCLUSÃO

Ao evoluir de uma técnica puramente diagnóstica para um procedimento terapêutico minimamente invasivo, a EE ampliou seus horizontes no campo da endoscopia intervencionista. As drenagens biliar e pancreática ecoguiadas apresentadas nesse capítulo são procedimentos fascinantes, minimamente invasivos, que vêm ganhando aceitação rapidamente nos últimos anos como uma alternativa para a descompressão biliar ou pancreática nos casos de falha da CPRE. Por exigirem *expertise* em EE, CPRE e passagem endoscópica de próteses, ainda são restritas a poucos centros terciários. Entretanto, em mãos experientes, são técnicas muito eficazes, com taxas de complicações relativamente baixas. Grandes estudos randomizados comparativos são aguardados ansiosamente. Revisões sistemáticas e metanálises recentes mostram resultados consistentes e encorajadores.[54-57] Independente disso, já sabemos que essas drenagens conferem benefícios logísticos, econômicos, anatômicos e fisiológicos quando comparadas com cirurgia ou drenagem percutânea. O procedimento pode ser feito na mesma sessão da CPRE, de uma forma mais econômica que a cirurgia, permitindo uma drenagem interna mais confortável para os pacientes.

REFERÊNCIAS BIBLIOGRÁFICAS

1. Khashab MA, Dewitt J. EUS-guided biliary drainage: is it ready for prime time? Yes! Gastrointest Endosc. 2013;78(1):102-5.
2. Moole H, Bechtold ML, Forcione D, Puli SR. A meta-analysis and systematic review: Success of endoscopic ultrasound guided biliary stenting in patients with inoperable malignant biliary strictures and a failed ERCP. Medicine (Baltimore). 2017;96(3):e5154.
3. Kahaleh M, Artifon EL, Perez-Miranda M, Gupta K, Itoi T, Binmoeller KF et al. Endoscopic ultrasonography guided biliary drainage: summary of consortium meeting, May 7th, 2011, Chicago. World J Gastroenterol. 2013;19(9):1372-9.
4. Khan MA, Akbar A, Baron TH, Khan S, Kocak M, Alastal Y et al. Endoscopic Ultrasound-Guided Biliary Drainage: A Systematic Review and Meta-Analysis. Dig Dis Sci. 2016;61(3):684-703.
5. Kahaleh M. Training the next generation of advanced endoscopists in EUS-guided biliary and pancreatic drainage: learning from master endoscopists. Gastrointest Endosc. 2013;78(4):638-41.
6. Sharaiha RZ, Khan MA, Kamal F, Tyberg A, Tombazzi CR, Ali B et al. Efficacy and safety of EUS-guided biliary drainage in comparison with percutaneous biliary drainage when ERCP fails: a systematic review and meta-analysis. Gastrointest Endosc. 2017;85(5):904-14.
7. Nakai Y, Isayama H, Yamamoto N, Matsubara S, Kogure H, Mizuno S et al. Indications for endoscopic ultrasonography (EUS)-guided biliary intervention: Does EUS always come after failed endoscopic retrograde cholangiopancreatography? Dig Endosc. 2017;29(2):218-25.
8. Wang K, Zhu J, Xing L, Wang Y, Jin Z, Li Z. Assessment of efficacy and safety of EUS-guided biliary drainage: a systematic review. Gastrointest Endosc. 2016;83(6):1218-27.
9. Giovannini M, Moutardier V, Pesenti C, Bories E, Lelong B, Delpero JR. Endoscopic ultrasound-guided bilioduodenal anastomosis: a new technique for biliary drainage. Endoscopy. 2001;33(10):898-900.
10. Fabbri C, Luigiano C, Lisotti A, Cennamo V, Virgilio C, Caletti G et al. Endoscopic ultrasound-guided treatments: are we getting evidence based - a systematic review. World J Gastroenterol. 2014;20(26):8424-48.
11. Iwashita T, Lee JG. Endoscopic ultrasonography-guided biliary drainage: rendezvous technique. Gastrointest Endosc Clin N Am. 2012;22(2):249-58, viii-ix.
12. Ogura T, Chiba Y, Masuda D, Kitano M, Sano T, Saori O et al. Comparison of the clinical impact of endoscopic ultrasound-guided choledochoduodenostomy and hepaticogastrostomy for bile duct obstruction with duodenal obstruction. Endoscopy. 2016;48(2):156-63.
13. Luz LP, Al-Haddad MA, Sey MS, DeWitt JM. Applications of endoscopic ultrasound in pancreatic cancer. World J Gastroenterol. 2014;20(24):7808-18.
14. De Lisi S, Giovannini M. Endoscopic ultrasonography: Transition towards the future of gastro-intestinal diseases. World J Gastroenterol. 2016;22(5):1779-86.
15. Holt BA, Hawes R, Hasan M, Canipe A, Tharian B, Navaneethan U et al. Biliary drainage: role of EUS guidance. Gastrointest Endosc. 2016;83(1):160-5.

16. Dhir V, Isayama H, Itoi T, Almadi M, Siripun A, Teoh AY et al. Endoscopic ultrasonography-guided biliary and pancreatic duct interventions. Dig Endosc. 2017.
17. Mallery S, Matlock J, Freeman ML. EUS-guided rendezvous drainage of obstructed biliary and pancreatic ducts: Report of 6 cases. Gastrointest Endosc. 2004;59(1):100-7.
18. Dhir V, Bhandari S, Bapat M, Maydeo A. Comparison of EUS-guided rendezvous and precut papillotomy techniques for biliary access (with videos). Gastrointest Endosc. 2012;75(2):354-9.
19. Park DH, Jeong SU, Lee BU, Lee SS, Seo DW, Lee SK et al. Prospective evaluation of a treatment algorithm with enhanced guidewire manipulation protocol for EUS-guided biliary drainage after failed ERCP (with video). Gastrointest Endosc. 2013;78(1):91-101.
20. Iwashita T, Yasuda I, Mukai T, Iwata K, Ando N, Doi S et al. EUS-guided rendezvous for difficult biliary cannulation using a standardized algorithm: a multicenter prospective pilot study (with videos). Gastrointest Endosc. 2016;83(2):394-400.
21. Iwashita T, Doi S, Yasuda I. Endoscopic ultrasound-guided biliary drainage: a review. Clin J Gastroenterol. 2014;7(2):94-102.
22. Itoi T, Dhir V. EUS-guided biliary rendezvous: slow, hesitant, baby steps forward. Gastrointest Endosc. 2016;83(2):401-3.
23. Ogura T, Higuchi K. Technical tips of endoscopic ultrasound-guided choledochoduodenostomy. World J Gastroenterol. 2015;21(3):820-8.
24. Vila JJ, Perez-Miranda M, Vazquez-Sequeiros E, Abadia MA, Perez-Millan A, Gonzalez-Huix F et al. Initial experience with EUS-guided cholangiopancreatography for biliary and pancreatic duct drainage: a Spanish national survey. Gastrointest Endosc. 2012;76(6):1133-41.
25. Sarkaria S, Sundararajan S, Kahaleh M. Endoscopic ultrasonographic access and drainage of the common bile duct. Gastrointest Endosc Clin N Am. 2013;23(2):435-52.
26. Park DH, Jang JW, Lee SS, Seo DW, Lee SK, Kim MH. EUS-guided biliary drainage with transluminal stenting after failed ERCP: predictors of adverse events and long-term results. Gastrointest Endosc. 2011;74(6):1276-84.
27. Sarkaria S, Lee HS, Gaidhane M, Kahaleh M. Advances in endoscopic ultrasound-guided biliary drainage: a comprehensive review. Gut Liver. 2013;7(2):129-36.
28. Khashab MA, Valeshabad AK, Afghani E, Singh VK, Kumbhari V, Messallam A et al. A comparative evaluation of EUS-guided biliary drainage and percutaneous drainage in patients with distal malignant biliary obstruction and failed ERCP. Dig Dis Sci. 2015;60(2):557-65.
29. Kunda R, Perez-Miranda M, Will U, Ullrich S, Brenke D, Dollhopf M et al. EUS-guided choledochoduodenostomy for malignant distal biliary obstruction using a lumen-apposing fully covered metal stent after failed ERCP. Surg Endosc. 2016;30(11):5002-8.
30. French JB, Coe AW, Pawa R. Endoscopic ultrasound-guided choledochoduodenostomy with a lumen-apposing, self-expandable fully covered metal stent for palliative biliary drainage. Clin J Gastroenterol. 2016;9(2):79-85.
31. Yamao K, Hara K, Mizuno N, Hijioka S, Imaoka H, Bhatia V et al. Endoscopic ultrasound-guided choledochoduodenostomy for malignant lower biliary tract obstruction. Gastrointest Endosc Clin N Am. 2012;22(2):259-69, ix.
32. Park DH. Endoscopic ultrasonography-guided hepaticogastrostomy. Gastrointest Endosc Clin N Am. 2012;22(2):271-80, ix.
33. Burmester E, Niehaus J, Leineweber T, Huetteroth T. EUS-cholangio-drainage of the bile duct: report of 4 cases. Gastrointest Endosc. 2003;57(2):246-51.
34. Park SJ, Choi JH, Park DH, Choi JH, Lee SS, Seo DW et al. Expanding indication: EUS-guided hepaticoduodenostomy for isolated right intrahepatic duct obstruction (with video). Gastrointest Endosc. 2013;78(2):374-80.
35. Ogura T, Sano T, Onda S, Imoto A, Masuda D, Yamamoto K et al. Endoscopic ultrasound-guided biliary drainage for right hepatic bile duct obstruction: novel technical tips. Endoscopy. 2015;47(1):72-5.
36. Song TJ, Lee SS, Park DH, Seo DW, Lee SK, Kim MH. Preliminary report on a new hybrid metal stent for EUS-guided biliary drainage (with videos). Gastrointest Endosc. 2014;80(4):707-11.
37. Umeda J, Itoi T, Tsuchiya T, Sofuni A, Itokawa F, Ishii K et al. A newly designed plastic stent for EUS-guided hepaticogastrostomy: a prospective preliminary feasibility study (with videos). Gastrointest Endosc. 2015;82(2):390-6 e2.
38. Ogura T, Higuchi K. Technical tips for endoscopic ultrasound-guided hepaticogastrostomy. World J Gastroenterol. 2016;22(15):3945-51.
39. Committee AT, Maple JT, Pannala R, Abu Dayyeh BK, Aslanian HR, Enestvedt BK et al. Interventional EUS (with videos). Gastrointest Endosc. 2017;85(3):465-81.
40. Kedia P, Gaidhane M, Kahaleh M. Endoscopic guided biliary drainage: how can we achieve efficient biliary drainage? Clin Endosc. 2013;46(5):543-51.
41. Puspok A, Lomoschitz F, Dejaco C, Hejna M, Sautner T, Gangl A. Endoscopic ultrasound guided therapy of benign and malignant biliary obstruction: a case series. Am J Gastroenterol. 2005;100(8):1743-7.
42. Uemura RS. Coledocoduodenostomia ou hepaticogastrostomia ecoguiadas nas obstruções biliares malignas: revisão sistemática e metanálise. Tese de Doutorado. São Paulo: Universidade de São Paulo; 2017.
43. Fusaroli P, Jenssen C, Hocke M, Burmester E, Buscarini E, Havre RF et al. EFSUMB Guidelines on Interventional Ultrasound (INVUS), Part V - EUS-Guided Therapeutic Interventions (short version). Ultraschall Med. 2016;37(4):412-20.
44. Itoi T, Coelho-Prabhu N, Baron TH. Endoscopic gallbladder drainage for management of acute cholecystitis. Gastrointest Endosc. 2010;71(6):1038-45.
45. Law R, Baron TH. Endoscopic ultrasound-guided biliary interventions: an update on recent developments. Curr Opin Gastroenterol. 2016;32(3):232-7.
46. Khara HS, Gross SA. Endoscopic ultrasound. Gastrointest Endosc. 2014;80(3):384-7.
47. Dhir V, Paramasivam RK, Lazaro JC, Maydeo A. The role of therapeutic endoscopic ultrasound now and for the future. Expert Rev Gastroenterol Hepatol. 2014;8(7):775-91.
48. Subtil JC, Betes M, Munoz-Navas M. Gallbladder drainage guided by endoscopic ultrasound. World J Gastrointest Endosc. 2010;2(6):203-9.
49. Perez-Miranda M, De la Serna-Higuera C. EUS access to the biliary tree. Curr Gastroenterol Rep. 2013;15(10):349.
50. Sharma V, Rana SS, Bhasin DK. Endoscopic ultrasound guided interventional procedures. World J Gastrointest Endosc. 2015;7(6):628-42.
51. Jang JW, Lee SS, Song TJ, Hyun YS, Park DY, Seo DW et al. Endoscopic ultrasound-guided transmural and percutaneous transhepatic gallbladder drainage are comparable for acute cholecystitis. Gastroenterology. 2012;142(4):805-11.
52. Irisawa A, Hikichi T, Shibukawa G, Takagi T, Wakatsuki T, Takahashi Y et al. Pancreatobiliary drainage using the EUS-FNA technique: EUS-BD and EUS-PD. J Hepatobiliary Pancreat Surg. 2009;16(5):598-604.
53. Giovannini M. Endoscopic ultrasonography-guided pancreatic drainage. Gastrointest Endosc Clin N Am. 2012;22(2):221-30, viii.
54. Li DF, Zhou CH, Wang LS, Yao J, Zou DW. Is ERCP-BD or EUS-BD the preferred decompression modality for malignant distal biliary obstruction? A meta-analysis of randomized controlled trials. Rev Esp Enferm Dig. 2019 Nov 15;111 [Epub ahead of print].
55. Miller CS, Barkun AN, Martel M, Chen YI. Endoscopic ultrasound-guided biliary drainage for distal malignant obstruction: a systematic review and meta-analysis of randomized trials. Endosc Int Open. 2019 Nov;7(11):E1563-E1573. Epub 2019 Nov 11.
56. Han SY, Kim SO, So H, Shin E, Kim DU, Park DH. EUS-guided biliary drainage versus ERCP for first-line palliation of malignant distal biliary obstruction: A systematic review and meta-analysis. Sci Rep. 2019 Nov 12;9(1):16551.
57. Hathorn KE, Bazarbashi AN, Sack JS et al. EUS-guided biliary drainage is equivalent to ERCP for primary treatment of malignant distal biliary obstruction: a systematic review and meta-analysis. Endosc Int Open. 2019 Nov;7(11):E1432-E1441.

ANASTOMOSES ECOGUIADAS

CAPÍTULO 70

Fernando Pavinato Marson ▪ Frank Weilert

INTRODUÇÃO

O desenvolvimento da ecoendoscopia terapêutica possibilitou a realização de procedimentos de drenagens com a criação de anastomoses através do uso de próteses, que possibilitam a drenagem tanto da via biliar, incluindo a vesícula biliar, quanto da drenagem de coleções abdominais e até mesmo do estômago.[1] O primeiro relato de uma nova técnica para a criação de uma anastomose ecoguiada foi realizado por Giovannini em 2001.[2]

Na via biliar, a criação das anastomoses coledocoduodenal, hepáticogástrica e colecistogástrica permitem a drenagem da via biliar em pacientes selecionados, nos quais o procedimento de CPRE não teve sucesso, ou não foi factível por causa de obstrução duodenal.[3] Outra modalidade de anastomose ecoguiada é a criação de uma anastomose gastrojejunal, na qual uma comunicação entre o estômago e o jejuno é estabelecida através da ecoendoscopia terapêutica.

O auxílio ao acesso ductal que pode ser provido pela ecoendoscopia nos casos de falha na canulação do colédoco ou ducto pancreático através das técnicas de *rendez-vous* ecoguiado e implantação anterógrada de próteses autoexpansíveis resulta na chamada drenagem **"anatômica"**. Entretanto, a criação de anastomoses ecoguiadas resulta em um tipo de drenagem chamada de **"não anatômica"**, decorrente da criação de uma nova comunicação ou fístula mediante a utilização de próteses endoscópicas. A anastomose ecoguiada é sempre feita em local anatômico em que não há presença de tumor, diminuindo as chances de obstrução da anastomose pelo crescimento do tumor nos pacientes metastáticos, como ocorre nas drenagens realizadas por CPRE, consideradas **"anatômicas"**.

Nesse cenário, um marco no desenvolvimento da ecoendoscopia terapêutica foi desenvolvimento dos *LAMS (Lumen apposing metal stent)*. Os LAMS são próteses autoexpansíveis revestidas que têm como principal característica o formato em ioiô, sendo estruturada por dois discos unidos por um eixo (*saddle*) que entram em aposição à medida que ocorre a expansão da prótese. Diferentemente das próteses metálicas autoexpansíveis cilíndricas, os LAMS foram desenvolvidos por Binmoeller em 2011 especificamente para a criação de uma comunicação entre dois lúmens não aderentes no tubo digestivo guiados por ecoendoscopia.[4] Tais próteses estão disponíveis nos tamanhos de 8, 10, 15 e 20 mm (com variações de disponibilidade nos diferentes países). O tamanho do eixo (*saddle*) é padronizado em 10 mm. Entretanto, uma versão da prótese com *saddle* mais longo, de 15 mm, estará disponível para drenagens com aposição de paredes mais distantes ou móveis, como é o caso da gastrojejunostomia ecoguiada, por causa da motilidade do intestino. Todos os procedimentos de criação de anastomoses ecoguiadas devem ser realizados com ecoendoscópio setorial linear com canal de trabalho terapêutico por ecoendoscopistas treinados.

COLEDOCODUODENOSTOMIA E HEPATICOGASTROSTOMIA ECOGUIADAS

A primeira anastomose ecoguiada foi realizada em um paciente com icterícia obstrutiva e uma massa na cabeça do pâncreas com insucesso na canulação durante a CPRE. Foi realizada uma comunicação entre o colédoco distal e o duodeno utilizando uma prótese plástica de 10 Fr após punção e passagem de fio-guia por ecoendoscopia. Atualmente, as drenagens ecoguiadas são majoritariamente realizadas com próteses metálicas revestidas ou LAMS, em decorrência do menor risco de migração, obstrução e vazamento de bile para a cavidade abdominal (Vídeo 70-1). Entretanto, a coledocoduodenostomia pode ser realizada adequadamente com próteses metálicas cilíndricas (Fig. 70-1).

A indicação primária para acesso ecoguiado transduodenal do colédoco ocorre no contexto da obstrução biliar distal maligna com impossibilidade de drenagem pela CPRE (devido a papila duodenal maior inacessível ou por falha na canulação ou passagem da prótese). Conceitualmente, a punção ecoguiada do colédoco através do bulbo duodenal é uma opção atrativa porque cria uma anastomose coledocoduodenal em área de tecido normal, com ausência de tumor, acima da extensão proximal do tumor que invade o colédoco (Figs. 70-2 e 70-3). A prótese do tipo LAMS com ponta com cautério praticamente substituiu o uso de próteses biliares plásticas (propensas a vazamento) e o uso de próteses biliares cilíndricas

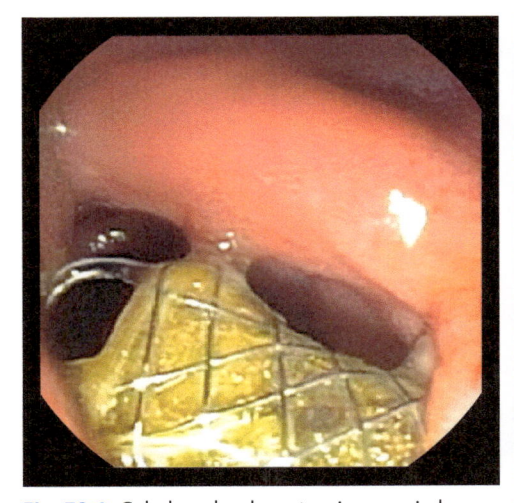

Fig. 70-1. Coledocoduodenostomia ecoguiada com prótese metálica cilíndrica.

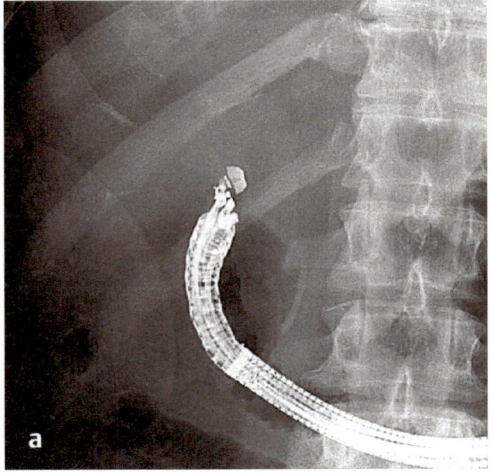

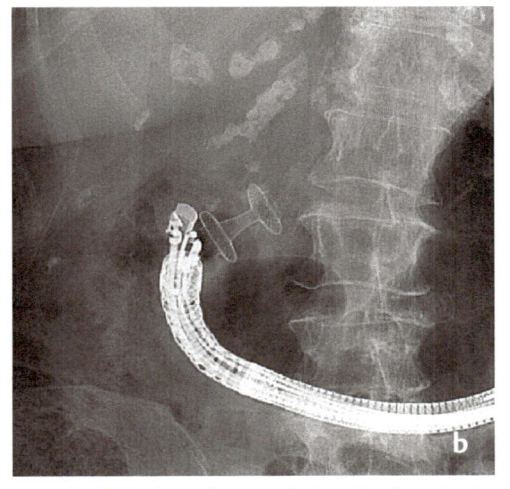

Fig. 70-2. (a) Radiografia pré-coledocoduodenostomia ecoguiada. (b) Radiografia pós-coledocoduodenostomia ecoguiada.

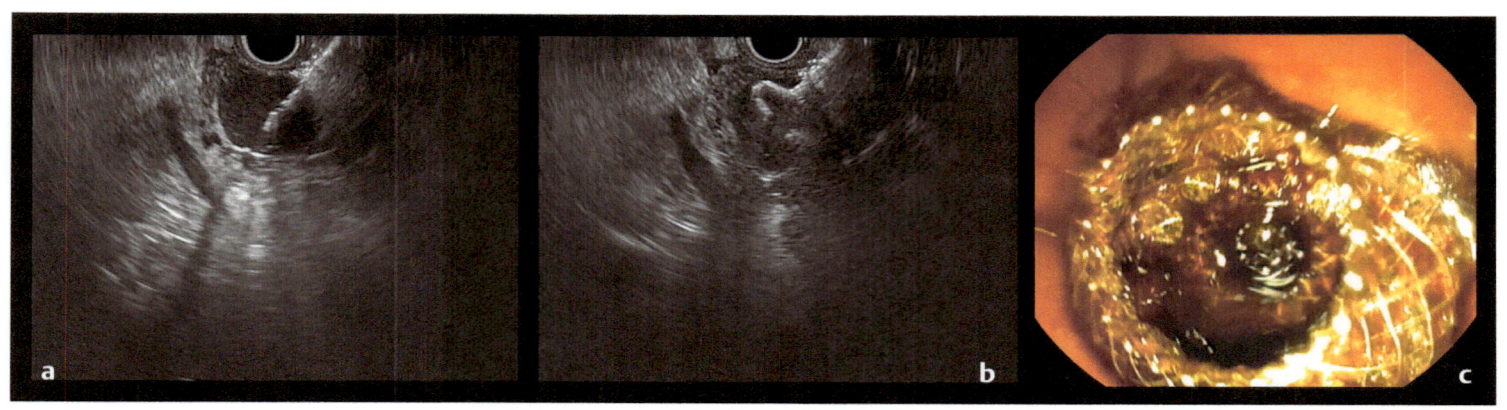

Fig. 70-3. (a) Punção ecoguiada do colédoco dilatado. (b) LAMS com *flange* proximal aberta (intracoledociano). (c) LAMS completamente disparado (*flange* distal intraluminal).

(propensas a migração) para as coledocoduodenostomias ecoguiadas. Entretanto, essas próteses podem ser eventualmente utilizadas por dentro das LAMS para manter o eixo de drenagem em casos com menor grau de dilatação biliar extra-hepática,[5] em razão da drenagem não ser coaxial nas coledocoduodenostomias, para evitar o risco de drenagem insuficiente e colangite. Tal situação, é mais frequente quando há invasão duodenal.[6] Tecnicamente, a prótese do tipo LAMS com cautério na ponta é vantajosa pelo fato de evitar a punção com fio-guia e a troca de acessórios sobre este fio-guia, que aumentam o tempo de procedimento e o risco de insucesso. O tamanho das próteses do tipo LAMS utilizadas variam entre 8 e 10 mm para coledocoduodenostomias. Uma das vantagens da drenagem ecoguiada é ausência de risco de pancreatite pós-CPRE e menor tempo de procedimento, levando a sugestão que este procedimento poderia substituir a CPRE em casos selecionados.[7] Estudo clínico randomizado que comparou diretamente a drenagem ecoguiada com CPRE na drenagem biliar primária de pacientes com adenocarcinoma pancreático publicado por Bang *et al.* demonstrou resultados similares em relação a eventos adversos, taxa de sucesso técnico, sucesso clínico e necessidade de reintervenção.[8] Nos pacientes com o mesmo diagnóstico, Anderloni *et al.* demonstrou alta taxa de sucesso técnico (> 93%) e sucesso clínico (> 97%).[6] Tais procedimentos só devem ser realizados por endoscopistas treinados tanto em CPRE como em ecoendoscopia terapêutica.

A limitação da coledocoduodenostomia é ser limitada às obstruções do colédoco distal e com anatomia normal, não sendo possível a sua realização nos casos de obstruções mais proximais, como nos tumores de Klatskin ou em pacientes com anatomia alterada sem acesso ao duodeno, como nas gastrectomias distais.[9] Entretanto, a hepaticogastrostomia ecoguiada envolve a criação de uma comunicação do ducto hepático esquerdo com o estômago proximal. Pela maior distância, as próteses mais utilizadas são as próteses metálicas cilíndricas (SEMS) ou plásticas. A hepaticogastrostomia está associada a maior risco de migração da prótese e da peritonite biliar.[10] Entretanto, há evidências de que a coledocoduodenostomia e a hepaticogastrostomia apresentam altas taxas de sucesso técnico e clínico e que a escolha entre elas deve ser operador dependente ou baseada na anatomia do paciente.

DRENAGEM ECOGUIADA ENDOSCÓPICA DA VESÍCULA BILIAR

A drenagem endoscópica transmural da vesícula biliar nos pacientes com alto risco cirúrgico apresenta grau crescente de importância e aceitação em razão do avanço das técnicas de drenagem ecoguiadas. Séries de casos recentes evidenciam igualdade na taxa de sucesso técnico, com vantagens de recuperação clínica mais rápida, ausência de drenos externos e menor taxa de colecistite recorrente.[11-13] Outras técnicas mais tradicionais utilizadas nos pacientes com alto risco cirúrgico são a drenagem transpapilar da vesícula biliar com prótese plástica no ducto cístico através de CPRE e a drenagem radiológica percutânea.

As modalidades clássicas para a vesícula biliar são o tratamento cirúrgico e a drenagem radiológica. Entretanto, pela proximidade da vesícula biliar com o duodeno, esta é facilmente acessível por ecoendoscopia. A drenagem interna ecoguiada da vesícula biliar representa uma mudança de paradigma importante. Os primeiros relatos de drenagens ecoguiadas da vesícula biliar foram publicados por Baron *et al.* e Kwan *et al.* em 2007.[14,15] Estas drenagens iniciais foram realizadas com próteses biliares plásticas, que possuem um risco inerente de vazamento de bile. Umas das principais vantagens dos LAMS são a quase completa ausência de vazamentos decorrentes do seu formato e do fato de serem recobertos (Fig. 70-4).

As vantagens dessas drenagens foram demonstradas em múltiplas séries de casos. A internalização de dreno de colecistostomia percutânea foi demonstrada por Minaga *et al.*, onde foi demonstrado sucesso técnico superior a 90% na internalização e remoção destes drenos em 17 de 19 pacientes.[16] A drenagem da vesícula biliar em

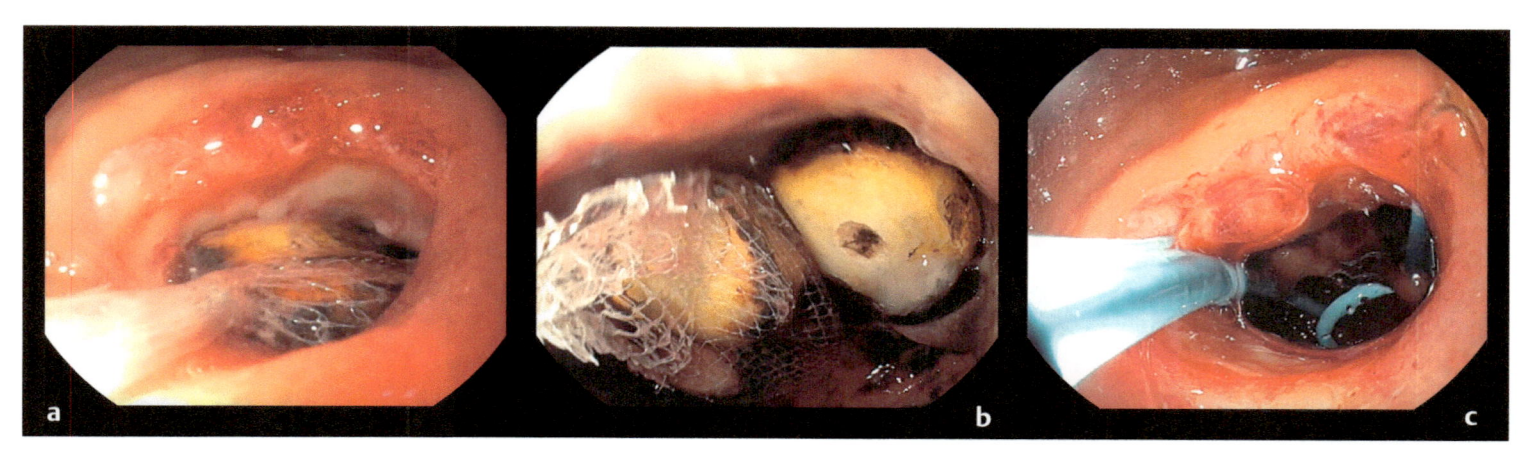

Fig. 70-4. (a) Anastomose colecistoduodenal ecoguiada (pós-retirada de LAMS). (b) Retirada de cálculos biliares com rede transanastomose colecistodudoenal. (c) Colocação de prótese duplo *pig-tail* em anastomose colecistoduodenal.

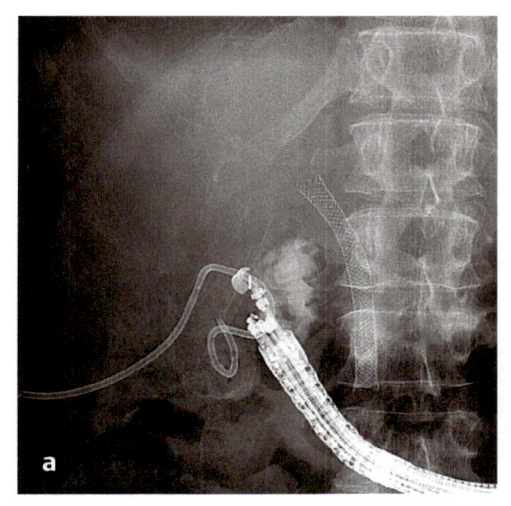

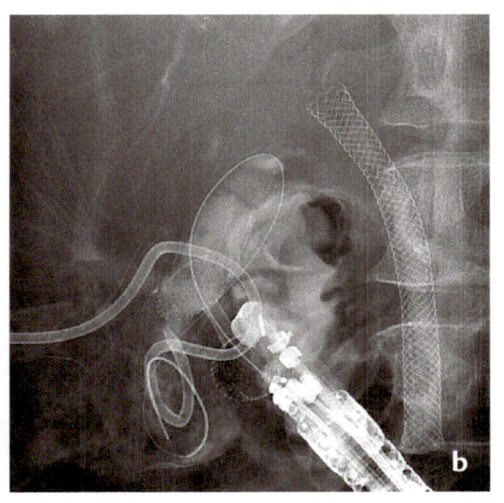

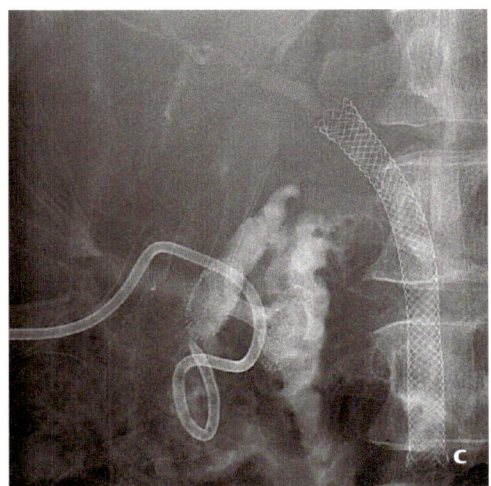

Fig. 70-5. (a) Dreno externo na vesícula biliar colocado por radiologia intervencionista. (b) Anastomose colecistoduodenal com LAMS utilizando fio-guia. (c) Remoção do dreno biliar externo após drenagem interna com LAMS.

pacientes com insucesso da CPRE ou insucesso na coledocoduodenostomia ecoguiada foi demonstrado por Imai *et al.*, que confirmou a patência do ducto cístico e realizou as drenagens utilizando próteses metálicas cilíndricas com sucesso técnico de 100% e clínico maior que 90%.[17] Entretanto, nesta série houve casos de obstrução da extremidade distal tubular da prótese por impactação. As próteses do tipo LAMS são menos propensas a tal tipo de obstrução. Dollhopf *et al.* publicou uma série de 75 pacientes com alto risco cirúrgico colecistite aguda com resolução da colecistite em mais que 95% dos casos e menos de 3% de eventos adversos relacionados ao procedimento.[11] Cho *et al.* demonstrou patência cumulativa em 1 ano de 95% e Higa *et al.* demonstrou recorrência da colecistite em aproximadamente 2,6%.[13,18] Ademais, estudos recentes demonstram que a colecistectomia cirúrgica é factível mesmo após a sua drenagem ecoguiada, possibilitando assim que o procedimento cirúrgico seja realizado no momento mais apropriado.[19] A criação de uma colecistogastrostomia segura através da prótese do tipo LAMS proporciona tanto a migração espontânea de cálculos biliares, como o acesso endoscópico ao interior da vesícula biliar com remoção endoscópica dos cálculos que não migraram espontaneamente através da prótese (Vídeos 70-2 e 70-3).[20]

Desse modo, algumas situações clínicas com possíveis vantagens na indicação de drenagem ecoguiada da vesícula biliar podem ser resumidas da seguinte forma:

- Colecistite aguda em pacientes sem condições clínicas para colecistectomia cirúrgica.
- Internalização de dreno de colecistostomia percutânea (Fig. 70-5).
- Insucesso ou impossibilidade de coledocoduodenostomia ecoguiada por causa da presença de vasos interponentes ou de invasão tumoral do bulbo duodenal com ducto cístico patente em pacientes com obstrução maligna da via biliar distal (Vídeo 70-4).

GASTROJEJUNOSTOMIA ECOGUIADA

A técnica cirúrgica é tradicionalmente a preferencial para a realização da gastrojejunostomia nos pacientes com obstrução maligna da via de saída gástrica (*gastric outlet syndrome*). Entretanto, há um risco de complicações de até 40% com a técnica cirúrgica.[21] A gastrojejunostomia ecoguiada, que também pode ser chamada de gastroenterostomia ecoguiada, é um procedimento emergente, que possibilita a criação de uma anastomose gastrojejunal com a utilização de uma prótese do tipo LAMS através de uma punção ecoguiada.[22,23] Em comparação com a técnica cirúrgica, a gastrojejunostomia ecoguiada apresenta menor taxa de complicações,[24] menor tempo de hospitalização e início mais precoce da alimentação. A técnica ecoguiada tem sido utilizada principalmente para o tratamento da obstrução maligna da via de saída gástrica, mas também para a sua obstrução benigna em casos selecionados e para o tratamento da síndrome de alça aferente.[25,26] Estudo multicêntrico comparou a técnica ecoguiada com LAMS com a gastrojejunostomia laparoscópica e concluiu que a eficácia das duas técnicas foram similares, entretanto a técnica ecoguiada teve número de complicação significativamente menor.[24] Outro estudo multicêntrico comparou a técnica ecoguiada com a gastrojejunostomia cirúrgica e concluiu que a técnica cirúrgica teve maior sucesso técnico (100%) que a técnica ecoguiada (87%), mas demonstrou similaridade no sucesso clínico e necessidade de reintervenção.[27]

Para a realização da técnica de gastrojejunostomia ecoguiada, é necessário distender o jejuno com líquido, porque as alças contêm ar que causam artefatos na imagem ecográfica. Este passo pode evitado em ocorrências de síndrome da alça aferente em casos selecionados. O formato da prótese LAMS favorece a criação de uma fístula (anastomose) gastrojejunal através a aposição do lúmen gástrico e entérico proporcionado pela prótese. Existem diversas variações da técnica da gastrojejuntostomia ecoguiada,[28] entretanto, todas terminam com a passagem de uma prótese do tipo LAMS após distensão da alça enteral.

REFERÊNCIAS BIBLIOGRÁFICAS

1. Itoi T, Binmoeller KF. EUS-guided anastomosis. Gastrointest Endosc Clin N Am. 2012;22(2):371-7, xi.
2. Giovannini M, Moutardier V, Pesenti C, Bories E, Lelong B, Delpero JR. Endoscopic ultrasound-guided bilioduodenal anastomosis: a new technique for biliary drainage. Endoscopy. 2001;33(10):898-900.
3. Shah JN, Marson F, Weilert F, Bhat YM, Nguyen-Tang T, Shaw RE et al. Single-operator, single-session EUS-guided anterograde cholangiopancreatography in failed ERCP or inaccessible papilla. Gastrointest Endosc. 2012;75(1):56-64.
4. Binmoeller KF, Shah J. A novel lumen-apposing stent for transluminal drainage of nonadherent extraintestinal fluid collections. Endoscopy. 2011.
5. El Chafic AH, Shah JN, Hamerski C, Binmoeller KF, Irani S, James TW et al. EUS-Guided Choledochoduodenostomy for Distal Malignant Biliary Obstruction Using Electrocautery-Enhanced Lumen-Apposing Metal Stents: First US, Multicenter Experience. Dig Dis Sci. 2019.
6. Anderloni A, Fugazza A, Troncone E, Auriemma F, Carrara S, Semeraro R et al. Single-stage EUS-guided choledochoduodenostomy using a lumen-apposing metal stent for malignant distal biliary obstruction. Gastrointest Endosc. 2019;89(1):69-76.
7. Dhir V, Itoi T, Khashab MA, Park DH, Yuen Bun Teoh A, Attam R et al. Multicenter comparative evaluation of endoscopic placement of expandable metal stents for malignant distal common bile duct obstruction by ERCP or EUS-guided approach. Gastrointest Endosc. 2015;81(4):913-23.
8. Bang JY, Navaneethan U, Hasan M, Hawes R, Varadarajulu S. Stent placement by EUS or ERCP for primary biliary decompression in pancreatic cancer: a randomized trial (with videos). Gastrointest Endosc. 2018;88(1):9-17.
9. Itonaga M, Hatamaru K, Kitano M. EUS-guided hepaticogastrostomy. Dig Endosc. 2018;30(4):548.

10. Minaga K, Kitano M, Yamashita Y, Nakatani Y, Kudo M. Stent migration into the abdominal cavity after EUS-guided hepaticogastrostomy. Gastrointest Endosc. 2017;85(1):263-4.
11. Dollhopf M, Larghi A, Will U, Rimbaş M, Anderloni A, Sanchez-Yague A et al. EUS-guided gallbladder drainage in patients with acute cholecystitis and high surgical risk using an electrocautery-enhanced lumen-apposing metal stent device. Gastrointest Endosc. 2017;86(4):636-43.
12. Chan JHY, Teoh AYB. Current Status of Endoscopic Gallbladder Drainage. Clin Endosc. 2018;51(2):150-5.
13. Higa JT, Sahar N, Kozarek RA, La Selva D, Larsen MC, Gan SI et al. EUS-guided gallbladder drainage with a lumen-apposing metal stent versus endoscopic transpapillary gallbladder drainage for the treatment of acute cholecystitis (with videos). Gastrointest Endosc. 2019;90(3):483-92.
14. Baron TH, Topazian MD. Endoscopic transduodenal drainage of the gallbladder: implications for endoluminal treatment of gallbladder disease. Gastrointest Endosc. 2007;65(4):735-7.
15. Kwan V, Eisendrath P, Antaki F, Le Moine O, Devière J. EUS-guided cholecystenterostomy: a new technique (with videos). Gastrointest Endosc. 2007;66(3):582-6.
16. Minaga K, Yamashita Y, Ogura T, Takenaka M, Shimokawa Y, Hisa T et al. Clinical efficacy and safety of endoscopic ultrasound-guided gallbladder drainage replacement of percutaneous drainage: A multicenter retrospective study. Dig Endosc. 2019;31(2):180-7.
17. Imai H, Kitano M, Omoto S, Kadosaka K, Kamata K, Miyata T et al. EUS-guided gallbladder drainage for rescue treatment of malignant distal biliary obstruction after unsuccessful ERCP. Gastrointest Endosc. 2016;84(1):147-51.
18. Cho DH, Jo SJ, Lee JH, Song TJ, Park DH, Lee SK et al. Feasibility and safety of endoscopic ultrasound-guided gallbladder drainage using a newly designed lumen-apposing metal stent. Surg Endosc. 2019;33(7):2135-41.
19. Saumoy M, Tyberg A, Brown E, Eachempati SR, Lieberman M, Afaneh C et al. Successful Cholecystectomy After Endoscopic Ultrasound Gallbladder Drainage Compared With Percutaneous Cholecystostomy, Can it Be Done? J Clin Gastroenterol. 2019;53(3):231-5.
20. Chan SM, Teoh AYB, Yip HC, Wong VWY, Chiu PWY, Ng EKW. Feasibility of per-oral cholecystoscopy and advanced gallbladder interventions after EUS-guided gallbladder stenting (with video). Gastrointest Endosc. 2017;85(6):1225-32.
21. Medina-Franco H, Abarca-Pérez L, España-Gómez N, Salgado-Nesme N, Ortiz-López LJ, García-Alvarez MN. Morbidity-associated factors after gastrojejunostomy for malignant gastric outlet obstruction. Am Surg. 2007;73(9):871-5.
22. Tyberg A, Perez-Miranda M, Zerbo S, Baron TH, Kahaleh M. Endoscopic ultrasound-guided gastrojejunostomy: a novel technique. Endoscopy. 2017;49(10):E252-E3.
23. Binmoeller KF, Shah JN. Endoscopic ultrasound-guided gastroenterostomy using novel tools designed for transluminal therapy: a porcine study. Endoscopy. 2012;44(5):499-503.
24. Perez-Miranda M, Tyberg A, Poletto D, Toscano E, Gaidhane M, Desai AP et al. EUS-guided Gastrojejunostomy Versus Laparoscopic Gastrojejunostomy: An International Collaborative Study. J Clin Gastroenterol. 2017;51(10):896-9.
25. Chen YI, James TW, Agarwal A, Baron TH, Itoi T, Kunda R et al. EUS-guided gastroenterostomy in management of benign gastric outlet obstruction. Endosc Int Open. 2018;6(3):E363-E8.
26. Brewer Gutierrez OI, Irani SS, Ngamruengphong S, Aridi HD, Kunda R, Siddiqui A et al. Endoscopic ultrasound-guided entero-enterostomy for the treatment of afferent loop syndrome: a multicenter experience. Endoscopy. 2018;50(9):891-5.
27. Khashab MA, Bukhari M, Baron TH, Nieto J, El Zein M, Chen YI et al. International multicenter comparative trial of endoscopic ultrasonography-guided gastroenterostomy versus surgical gastrojejunostomy for the treatment of malignant gastric outlet obstruction. Endosc Int Open. 2017;5(4):E275-E81.
28. Dawod E, Nieto JM. Endoscopic ultrasound guided gastrojejunostomy. Transl Gastroenterol Hepatol. 2018;3:93.

NEURÓLISE DO PLEXO CELÍACO

CAPÍTULO 71

Rogério Colaiácovo ▪ Natan Kenji Watanabe

INTRODUÇÃO

O câncer de pâncreas é um tumor bastante prevalente no trato gastrointestinal. Nos EUA é o segundo mais frequente neste segmento. No momento do seu diagnóstico, menos de 20% são candidatos à cirurgia, e a taxa de sobrevida em 5 anos é próxima de 5%. A dor é um sintoma frequente, presente em 70-80% dos pacientes no momento do seu diagnóstico, com difícil controle, mesmo utilizando-se doses altas de analgésicos, cujos efeitos colaterais podem impactar a qualidade de vida.[1]

A dor também é um sintoma bastante comum nos pacientes com pancreatite crônica, entretanto, o mecanismo exato da dor para esta doença ainda não está completamente elucidado.

Muitas teorias têm sido propostas, como: a hipertensão ductal por obstrução, aumento da pressão parenquimatosa, estímulo dos terminais nervosos por reação inflamatória local ou, até mesmo, fatores genéticos. Entretanto, nenhuma teoria pode, isoladamente, explicar a origem da dor, sugerindo um mecanismo multifatorial. Assim como acontece no adenocarcinoma do pâncreas, o controle da dor é muito difícil, mesmo com a utilização de terapias combinadas que incluem opioides, tramadol, enzimas pancreáticas suplementares, octreotide ou antioxidantes.[2]

O plexo celíaco é a maior estrutura nervosa simpática do abdome superior, sendo responsável pela inervação de órgãos abdominais, como: fígado, vesícula biliar, via biliar, baço, rins, suprarrenais, intestino delgado, porção proximal do cólon, mesentério e pâncreas.[3] Está localizado no espaço retroperitoneal, posteriormente ao estômago, nas faces anterolaterais da aorta, na origem do tronco celíaco.

A ecoendoscopia (*endoscopic ultrasound* – EUS) é uma técnica que combina a ultrassonografia de alta resolução com a endoscopia (Fig. 71-1). É conhecida para a obtenção de biópsias aspirativas ecoguiadas com agulha fina (*endoscopic ultrasound fine needle aspiration* – EUS-FNA) em tempo real, nos tumores pancreáticos (Figs. 71-2 e 71-3).

A neurólise do plexo celíaco (*endoscopic ultrasound-guided celiac plexus neurolysis* – EUS CPN) é uma técnica de ablação química utilizada para controle e alívio da dor abdominal de origem oncológica (Fig. 71-4). Este procedimento visa interromper a transmissão dos estímulos dolorosos dos nervos aferentes para a medula espinal, proporcionando uma redução mais duradoura da sensação álgica.

Um procedimento análogo à CPN é o bloqueio do plexo celíaco (*endoscopic ultrasound-guided celiac plexus block* – EUS CPB) que é reservado para controle temporário da dor refratária, decorrente de doenças benignas pancreáticas, como a pancreatite crônica. Neste caso, são utilizadas substâncias para inibir a transmissão do estímulo doloroso.

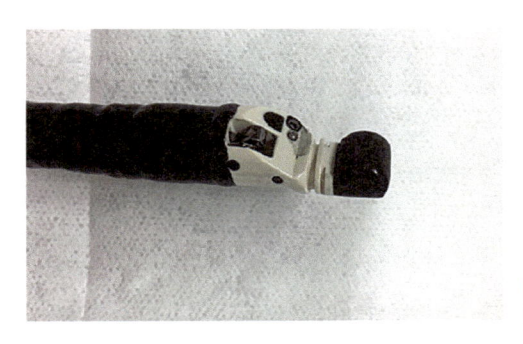

Fig. 71-1. Ecoendoscópio setorial.

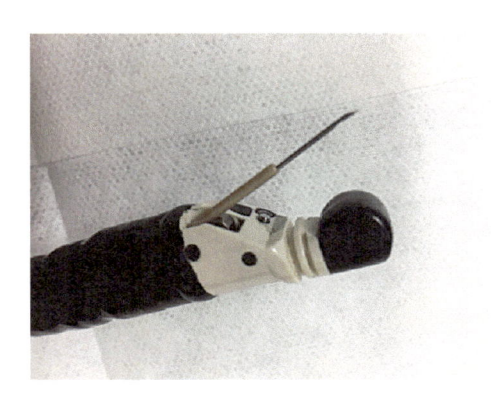

Fig. 71-3. Ecoendoscópio com agulha de punção.

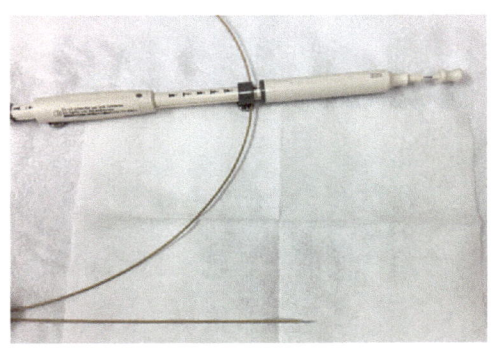

Fig. 71-2. Agulha fina para punções ecoguiadas.

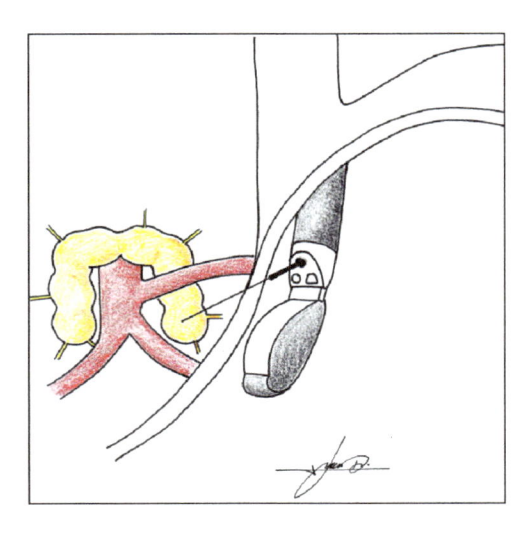

Fig. 71-4. Ilustração da neurólise do plexo celíaco. (Agradecimentos ao colega Felipe Daróz Galvão Freire Moreira).

As duas técnicas (CPN e CPB) podem também ser realizadas por tomografia, fluoroscopia e ultrassonografia por rota posterior.

O desenvolvimento da ecoendoscopia setorial permitiu o acesso por via anterior, com a introdução de agulha de punção pela pequena curvatura e/ou parede posterior do estômago, demonstrando algumas vantagens em relação aos outros métodos, como: a melhor visualização das estruturas anatômicas; a proximidade com o plexo celíaco com acesso anterior, evitando, desta forma, lesões neurológicas descritas na rota posterior; o acompanhamento, em tempo real, da instilação das substâncias neurolíticas; a possibilidade de aquisição de biópsias de tumores pancreáticos na mesma sessão.

TÉCNICA

Inicialmente, o paciente deve ser devidamente hidratado com 500 a 1.000 mL de solução fisiológica. Esta medida simples tem como objetivo a expansão volêmica, prevenindo o paciente a quadros de hipotensão, causados por estimulação parassimpática da técnica. Monitorização da frequência cardíaca, pressão arterial e oximetria devem ser mantidas durante todo o procedimento e após sua finalização.

O procedimento é realizado sob sedação profunda, devidamente monitorizada por anesthesiologista.

O ecoendoscópio setorial é posicionado na região proximal do corpo gástrico, localizando a emergência do tronco celíaco (primeiro ramo da aorta abaixo do pilar diafragmático) (Fig. 71-5). O plexo celíaco se localiza nas faces anterolaterais direita e esquerda da base do tronco, sendo, algumas vezes (63-88% dos casos) identificado o gânglio celíaco, como uma estrutura hipoecoica e nodular (Fig. 71-6).[4-6]

Após o posicionamento e estabilização do aparelho, a punção é realizada utilizando-se uma agulha fina (FNA), mais comumente de 22 G ou de 20 G (Fig. 71-7). Há, ainda, a possibilidade da utilização de agulhas dedicadas para CPN, com fenestrações laterais, que tem como objetivo a punção única, com distribuição bilateral e uniforme do fármaco.

Algumas técnicas distintas podem ser empregadas: punções única e central; punção bilateral do tronco celíaco; punção direta do gânglio celíaco; punção bilateral da artéria mesentérica superior.

Após a punção, realiza-se a aspiração da agulha com pressão negativa, para certificar-se que estruturas vasculares não foram acometidas. No caso da neurólise, 1-20 mL de anestésico bupivacaína a 0,25% ou lidocaína a 1% (Fig. 71-8) são injetados previamente para reduzir o desconforto do procedimento. Na sequência, realiza-se a injeção de 10 mL de álcool "absoluto" (etanol ≥ 98%) no centro do plexo, ou divididos em doses iguais, bilateralmente, até atingir-se o mesmo volume total (Fig. 71-9).

No caso do bloqueio do plexo celíaco, são instilados inicialmente 10-20 mL de bupivacaína, seguidos de 80 mg de triancinolona.

Durante a aplicação das medicações, observa-se uma nuvem ecogênica se formar e expandir, à medida que o volume injetado aumenta (Fig. 71-10 e Vídeo 71-1).

Após o término do procedimento, o paciente deve ser mantido sob monitorização dos parâmetros de frequência cardíaca, pressão arterial, oximetria, temperatura e escores de dor por 2-4 horas.

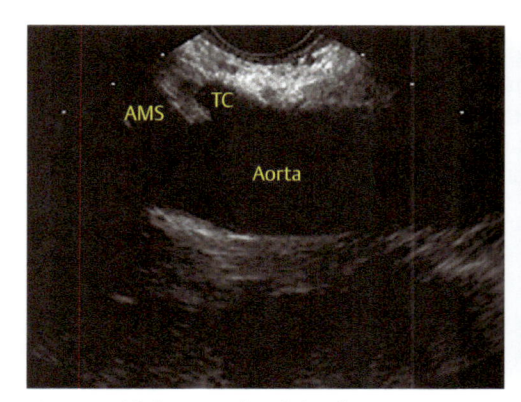

Fig. 71-5. Visão ecoendoscópica da aorta com as suas primeiras ramificações abdominais. TC: tronco celíaco; MAS: artéria mesentérica superior.

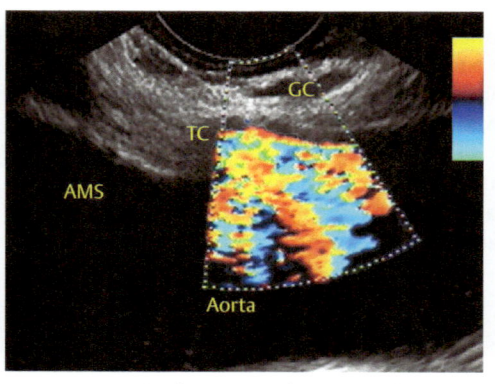

Fig. 71-6. Região do tronco celíaco com efeito Doppler e visualização do gânglio celíaco (GC).

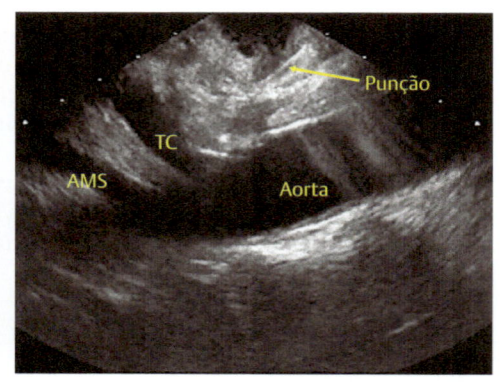

Fig. 71-7. Punção do plexo celíaco com agulha fina ecoguiada. AMS: artéria mesentérica superior; TC: tronco celíaco.

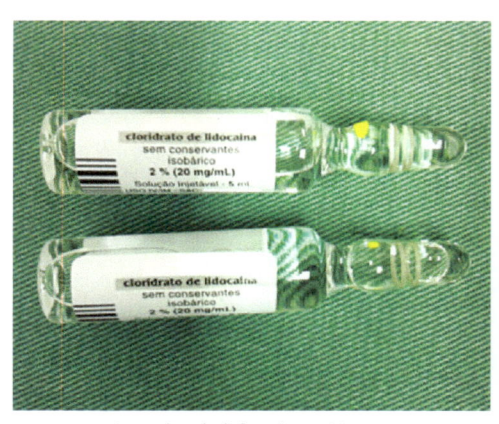

Fig. 71-8. Ampolas de lidocaína a 2%.

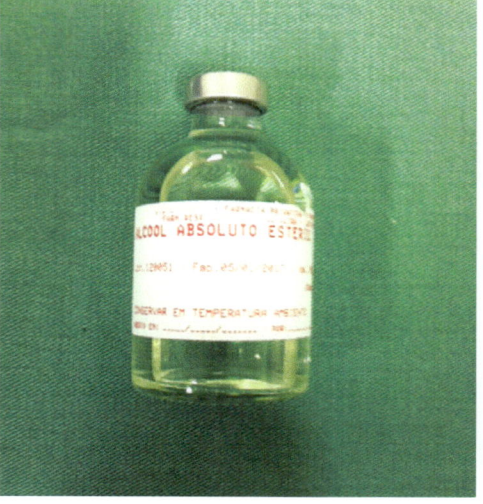

Fig. 71-9. Frasco de álcool absoluto.

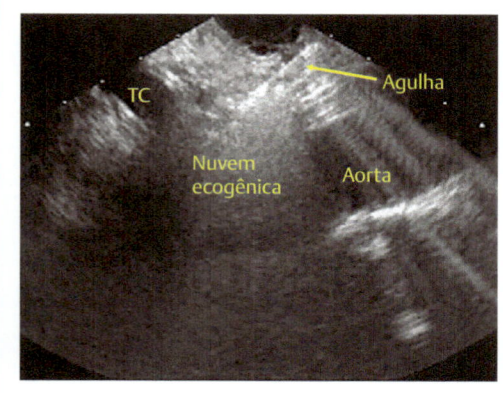

Fig. 71-10. Formação de nuvem ecogênica durante aplicação das medicações. TC: tronco celíaco.

EFICÁCIA DA NEURÓLISE (CPN) E DO BLOQUEIO (CPB)

Uma série de estudos demonstrou bons resultados, considerando-se a melhora clínica do quadro álgico. Em metanálise publicada por Puli *et al.*, foram comparados os dados de pelo menos 8 estudos para CPN, e 9 de CPB.[2] Houve alívio da dor em 80,12% (95% CI = 74,47-85,22) dos pacientes com câncer de pâncreas, enquanto em pacientes com pancreatite crônica, o alívio da dor foi observado em 59,45% (95% CI = 54,51-64,30).

Resultado semelhante foi observado por Kaufman *et al.*,[4] que avaliaram mais 5 estudos em pacientes com câncer pancreático e outros 6 em pacientes com pancreatite crônica, obtendo-se melhora da dor em 72,54% e 51,46% respectivamente.

O melhor momento a se indicar a CPN também é motivo de debate na literatura. Em trabalho randomizado, duplo-cego e controlado, Wyze *et al.* concluem que a EUS-CPN reduz a dor e a utilização de morfina em até 3 meses, nos pacientes com adenocarcinoma de pâncreas.[1] Neste estudo, os autores sugerem que a neurólise possa ser considerada precocemente, naqueles pacientes com dor, alguma sobrevida e inoperáveis, que seriam submetidos à ecoendoscopia diagnóstica ou para estadiamento, aproveitando-se a mesma sessão.

Com relação à técnica a ser empregada, se injeção única central, ou bilateral do plexo, a literatura se mostra com resultados bastante conflitantes, com muitos trabalhos não randomizados ou não controlados.[8,9] O único trabalho randomizado e controlado que aborda este tema, realizado por Le Blanc *et al.*, não mostra diferenças estatísticas entre os métodos no alívio da dor, concluindo que a injeção central deveria ser desejável, em detrimento da bilateral, para se evitar uma eventual complicação desta última, que é a possível lesão vascular da glândula suprarrenal esquerda.[10]

Doi *et al.*, avaliaram a eficácia da CPN, em comparação à neurólise do gânglio celíaco (NGC). Dos 34 pacientes designados para a NGC, em quatro (4) a localização do gânglio não foi possível, sendo transferidos para a técnica convencional. Os autores obtiveram melhora do nível da dor em 73,5% dos pacientes submetidos à alcoolização do gânglio celíaco *versus* 45,5% do grupo controle (p = 0,026).[6]

COMPLICAÇÕES

As principais complicações relacionadas com o procedimento são quadros de dor imediata à instilação da solução (29,4-36%) e hipotensão (até 33%).[6] Também foram descritos casos de abscesso retroperitoneal, diarreia transitória, gastroparesia, hemorragia retroperitoneal, perfuração gástrica, embriaguez transitória.

Alvarez-Sanchez *et al.* analisaram 20 artigos, compreendendo 1.142 pacientes submetidos à CPN e CPB, encontrando complicações em 7% dos bloqueios (N = 481) e 21% das neurólises (N = 661).[11] Na maioria dos casos, as complicações foram pequenas e autolimitadas, durando menos que 48 h, entre elas a diarreia, a hipotensão e o aumento da dor local nos primeiros dois dias, revertida com o uso de analgésicos. Complicações maiores foram raras, observadas em 0,2% das neurólises e 0,6% dos bloqueios, sendo elas o abscesso, o sangramento retroperitoneal e hematoma gástrico.

CONSIDERAÇÃO DOS AUTORES

Tanto a CPN quanto a CPB são procedimentos invasivos, não isentos de complicações, devendo ser reservadas a casos devidamente selecionados. Médicos endoscopistas com experiência em ecoendoscopia e punções ecoguiadas estão habilitados a realizar o procedimento.

Recomenda-se que estes procedimentos sejam realizados sob internação hospitalar, anestesia monitorizada por anestesiologista e avaliação multidisciplinar. O cuidado com a técnica impacta definitiva e positivamente no resultado final.

REFERÊNCIAS BIBLIOGRÁFICAS

1. Wyse JM, Carone M, Paquin SC et al. Randomized, double-blind, controlled trial of early endoscopic ultrasound-guided celiac plexus neurolysis to prevent pain progression in patients with newly diagnosed, painful, inoperable pancreatic cancer. J Clin Oncol. 2011;29:3541-6.
2. Puli SR, Reddy JB, Bechtold ML, Antillon MR, Brugge WR. EUS-guided celiac plexus neurolysis for pain due to chronic pancreatitis or pancreatic cancer pain: a meta-analysis and systematic review. Dig Dis Sci. 2009;54(11):2330-2337.
3. Choudhary NS, Puri R. EUS-guided celiac plexus neurolysis/block. J Dig Endosc. 2013;4:99-102.
4. Gleeson FC, Levy MJ, Papachristou GI et al. Frequency of visualization of presumed celiac ganglia by endoscopic ultrasound. Endoscopy. 2007;39:620-624.
5. Gerke H, Silva RG Jr, Shaumoun D et al. EUS characteristics of celiac ganglia with cytologic and histologic confirmation. Gastrointest Endosc. 2006;64:35-39.
6. Doi S, Yasuda I, Kawakami H et al. Endoscopic ultrasound-guided celiac ganglia neurolysis vs. Celiac plexus neurolysis: A randomized multicenter trial. Endoscopy. 2013;45:362-9.
7. Kaufman M, Singh G, Das S et al. Efficacy of endoscopic ultrasound-guided celiac plexus block and celiac plexus neurolysis for managing abdominal pain associated with chronic pancreatitis and pancreatic cancer. J Clin Gastroenterol. 2010;44:127-34.
8. Sahai AV, Lemelin V, Lam E et al. Central vs bilateral endoscopic ultrasound-guided celiac plex bloc or neurolysis: a comparative study of short-term effectiveness. Am J Gastroenterol. 2009;104:326-9.
9. Téllez-Avila F, Romano-Munive A, Ramirez-Luna M et al. Central is as effective as bilateral endoscopic ultrasound-guided celiac plexus neurolysis in patients with unresectable pancreatic câncer. Endos Ultras. 2013;2:153.
10. Leblanc JK, Al-Haddad M, McHenry L et al. A prospective, randomized study of EUS-guided celiac plexus neurolysis for pancreatic cancer: one injection or two? Gastrointest Endosc. 2011;74:1300-7.
11. Alvarez-Sanchez MV, Jenssen C, Faiss S et al. Interventional endoscopic ultrasonography: an overview of safety and complications. Surg Endosc. 2014;28:712-3.

DILATAÇÕES ENDOSCÓPICAS

CAPÍTULO 72

Joel Fernandez de Oliveira

INTRODUÇÃO

As estenoses podem ocorrer em todo o trato gastrointestinal a partir de etiologias benignas e malignas, sendo disponível uma grande variedade de dispositivos e técnicas para seu tratamento.

O primeiro relato de dilatação de esôfago foi descrito no século XVII pelo anatomista Willis, que empregava um osso de baleia envolto em esponja para tratar disfagia, mas foi a partir da introdução dos endoscópios de fibra óptica de década de 1960 que a técnica se popularizou, principalmente após o advento das sondas de Savary-Gilliard, na década de 1970.

TIPOS DE DILATADORES

A dilatação é realizada pela aplicação de forças expansíveis contra uma estenose luminal. A seleção de diferentes tipos de dilatadores depende da preferência do operador e das características da estenose. Os diâmetros dos dilatadores são medidos em milímetros ou em French. O tamanho em milímetros pode ser convertido em French na proporção de 1:3 (p. ex., 15 mm = 45 Fr). Os dilatadores podem ser divididos em duas categorias: dilatadores do tipo sonda rígida (diâmetro fixo) e dilatadores tipo balão.

Os dilatadores tipo sonda exercem forças radiais e também causam um efeito de cisalhamento, que exercem forças longitudinais à medida que avançam através de uma estenose. Estes ainda possibilitam a percepção tátil para determinar a quantidade de resistência encontrada.

Dentre os dilatadores fixos, os do tipo Maloney variam em tamanho de 16 a 60 Fr. Eles podem ser passados para o esôfago às cegas ou sob orientação fluoroscópica. Estes podem ser usados sem sedação e inclusive na autodilatação em pacientes selecionados. Esses dilatadores não devem ser usados para estenoses estreitas e complexas, epela possibilidade de que possam dobrar acima da estenose e resultar em perfuração, na prática clínica, são pouco utilizados atualmente.[1,2]

Os dilatadores fixos mais utilizados são os de polivinil, tipo Savary-Gilliard. Eles têm uma ponta mais cônica e rígida do que os dilatadores de Maloney e um núcleo oco central para passagem de um fio-guia e também variam em tamanho de 16 a 60 Fr. Os dilatadores de Savary-Gilliard são marcados com uma banda radiopaca no nível do seu diâmetro máximo para visualização radiográfica durante a fluoroscopia (Fig. 72-1).[1,2]

Os dilatadores tipo balão exercem apenas força radial e são feitos de polietileno. Podem ter tamanho único ou múltiplo, podendo ser usados sobre um fio-guia (*over-the-wire* – OTW) ou passados pelo endoscópio (*through the endoscope* – TTS).[1,2]

Os balões de tamanhos múltiplos podem expandir em até 3 diâmetros e são úteis para dilatações sequenciais, com o uso de um único acessório. Balões menores (até 20 mm), tipo TTS, são usados para dilatação de estenoses em esôfago ou pós-gastroplastia Y de Roux, enquanto balões maiores (30 a 40 mm), tipo OTW, são usados para dilatação pneumática em pacientes com acalasia ou com estenose pós-gastroplastia vertical. Os balões TTS são usados mais comumente do que os dilatadores OTW pela sua facilidade de manuseio, sem necessidade de se retirar o endoscópio para passagem do balão (Figs. 72-2 e 72-3).[1,2]

Os índices de complicações maiores, em geral, são similares em ambos os tipos de dilatador, ocorrendo em cerca de 0,5% das sessões. Outras complicações descritas são hemorragia, pneumonia de aspiração, bacteremia e complicações relativas à sedação.[1]

PREPARAÇÃO

Os pacientes em programação de dilatações endoscópicas devem realizar jejum de sólidos por 8 horas e líquidos claros 2 horas antes do procedimento, entretanto, tendo em vista a possibilidade de estase, esse período pode ser prolongado. Uma possibilidade é a passagem prévia de sonda nasogástrica, ou mesmo sonda de Fouchet (especialmente nos pacientes com acalasia severa), além da realização do procedimento sob intubação orotraqueal para proteção de vias aéreas.

Sempre importante também a interrupção dos agentes anticoagulantes/antiplaquetários de acordo com as orientações da ASGE,[3] tendo em vista que esse procedimento apresenta um maior risco de sangramento.

"REGRA DO 3"

Aplicada inicialmente nas dilatações esofágicas com sondas rígidas. Estima-se o diâmetro da anastomose e a sonda de diâmetro mais próximo é escolhida. Aumenta-se o diâmetro a cada 1 mm, não ultrapassando 3 mm em cada sessão. Caso ocorra dor ou sangramento importante deve interromper a sessão e proceder a revisão endoscópica. Apesar dessa regra não ser validada na dilatação com balões, nos quais aparentemente podem ultrapassar esse limite de 3 mm com segurança,[4] ela é utilizada na prática diária.

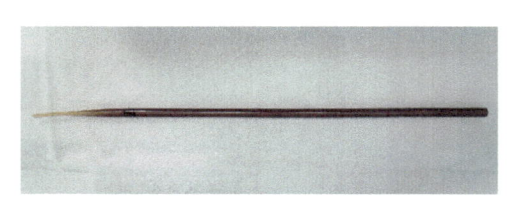

Fig. 72-1. Sonda de dilatação tipo Savary-Gilliard.

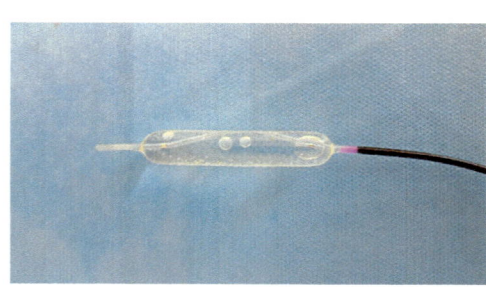

Fig. 72-2. Dilatador tipo balão TTS.

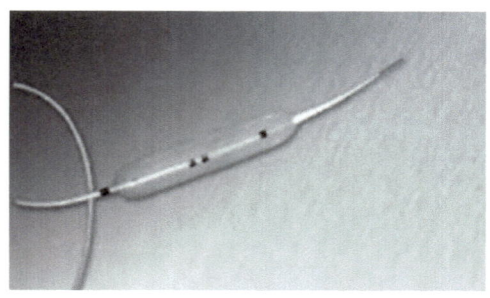

Fig. 72-3. Dilatador tipo balão OTW.

ESÔFAGO

A dilatação esofágica é realizada para o tratamento do estreitamento anatômico documentado e, às vezes, funcional do esôfago causado por uma variedade de condições benignas e malignas. O objetivo é melhorar o quadro de disfagia e prevenir a recorrência da estenose.

A forma mais comum de estenose esofágica, é a estenose péptica, sequela da esofagite de refluxo. Outras causas benignas comuns incluem anel de Schatzki, estenose actínica, congênita, cáustica, anastomótica, pós-dissecção submucosa (ESD) extensa e esofagite eosinofílica. As causas menos comuns de estenoses benignas do esôfago incluem sequelas de terapia endoscópica de varizes, reação ao contato com corpo estranho (alendronato de sódio) e esofagite infecciosa.[5]

Durante a avaliação endoscópica de uma estenose esofágica, amostras de biópsia devem ser coletadas para excluir malignidade, quando esse diagnóstico é suspeito com base na apresentação clínica ou no aspecto endoscópico.

Em pacientes jovens com disfagia com ou sem anormalidades endoscópicas, especialmente com histórico de impactação alimentar, devem ser obtidas biópsias para exclusão de esofagite eosinofílica.[5] Recomenda-se que a dilatação nesses casos seja reservada para pacientes com estenose dominante, bem como para aqueles que permanecem sintomáticos, apesar da terapia medicamentosa adequada. Dor pós-procedimento e lacerações mucosas são comuns, no entanto, a taxa de perfuração é de 1%.[6] Não há definição do melhor acessório para dilatação.

Com relação ao anel de Schatzki, estes em geral necessitam de dilatações amplas (16 a 20 mm) sendo a incisão com eletrocautério, ou mesmo a biópsia nos quatro quadrantes, opções terapêuticas.[1]

As estenoses podem ser classificadas em simples, as quais são mais curtas (≤ 2 cm), com diâmetro ≥ 12 mm e as complexas que podem ser assimétricas, múltiplas e intransponíveis ao aparelho, necessitando em geral de controle fluoroscópico para realização do procedimento.

Técnica de Dilatação

- **Sondas rígidas:** posiciona-se o fio-guia em antro proximal e retira-se o endoscópio na mesma proporção tempo em que progride o fio a fim de se mantê-lo na mesma posição. Com o fio-guia estável, apoiando seu segmento distal, passa-se a sonda termoplástica seguindo a "regra do 3". A extensão do pescoço pode facilitar a passagem das sondas.
- **Balões TTS:** o balão é introduzido pelo canal de trabalho e locado sob visão direta. Para evitar migração sua insuflação deve ser lenta e o aparelho deve ser mantido logo acima do limite proximal do balão. Se o procedimento for realizado sob radioscopia, o balão deverá ser insuflado com contraste diluído (uma parte de contraste para três de água), sendo que a perda da "cintura" do balão indica sucesso do procedimento (Figs. 72-4 a 72-18).
- **Balão OTW (dilatação de acalasia):** indicado no megaesôfago graus I e II, ou nos pacientes sem proposta cirúrgica. Consiste na ruptura do esfíncter esofágico inferior com balões pneumáticos de 30 (preferencialmente) a 40 mm, sob controle fluoroscópico, entretanto a visualização endoscópica isolada também pode ser realizada. Embora o alívio a curto prazo da disfagia seja bom (85%), a recorrência a longo prazo pode ultrapassar 50%,[7] sendo o risco de perfuração 3% e mortalidade de 1% (Figs. 72-19 a 72-21).[8]

Outras opções de tratamento endoscópico para acalasia são injeção de toxina botulínica, utilizada principalmente em pacientes em condições clínicas ruins, porém apresenta baixas taxas de remissão comparadas com a dilatação pneumática (89% vs. 38%) e a miotomia endoscópica perioral (POEM), que tem apresentado taxas de sucesso clínico na ordem de 99%.[9,10]

Uma metanálise de 36 estudos demonstrou que a miotomia laparoscópica teve uma resposta a longo prazo mais durável (geralmente definida como bom ou excelente controle de sintomas) em 10 anos, em comparação com a dilatação pneumática (79,6% vs. 47,9%).[11]

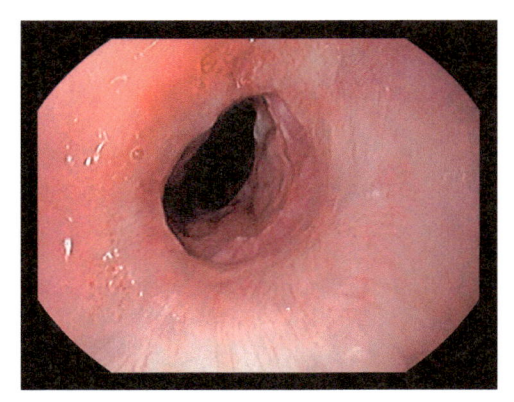

Fig. 72-4. Estenose de esôfago 4 semanas após ESD circunferencial.

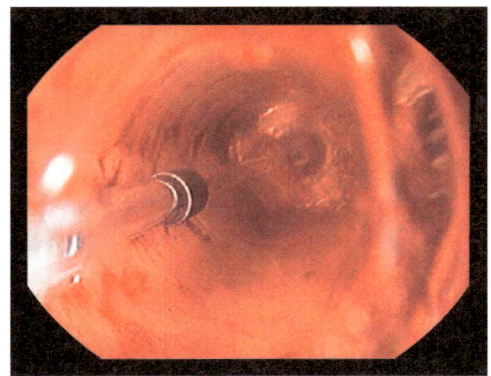

Fig. 72-5. Dilatação balonada de estenose de esôfago após ESD.

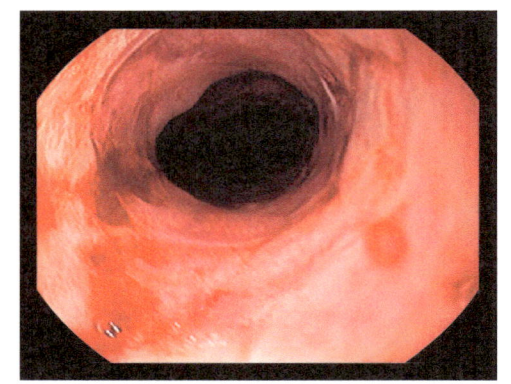

Fig. 72-6. Aspecto endoscópico após dilatação balonada.

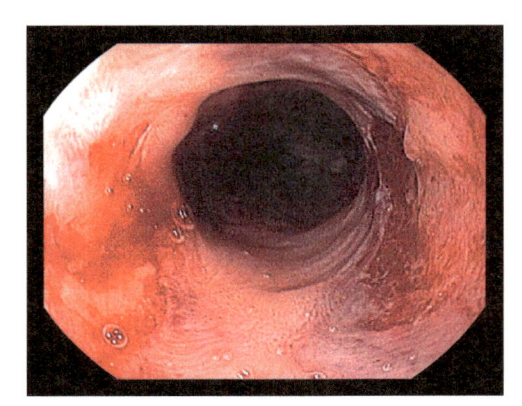

Fig. 72-7. Aspecto endoscópico após dilatação com sondas de Savary Gilliard.

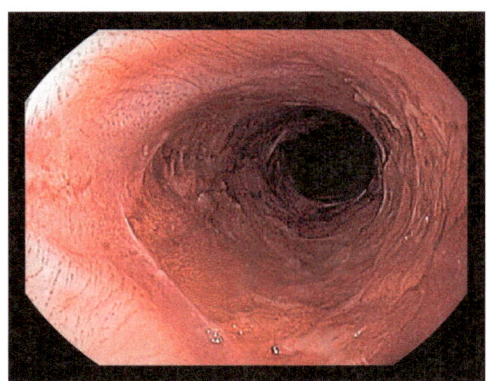

Fig. 72-8. Aspecto endoscópico 7 meses após ESD; ausência de estenose.

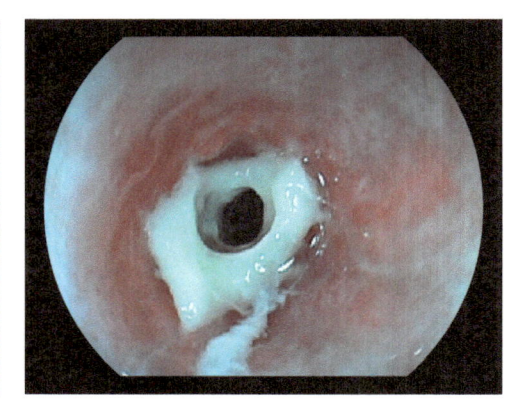

Fig. 72-9. Estenose cáustica de esôfago.

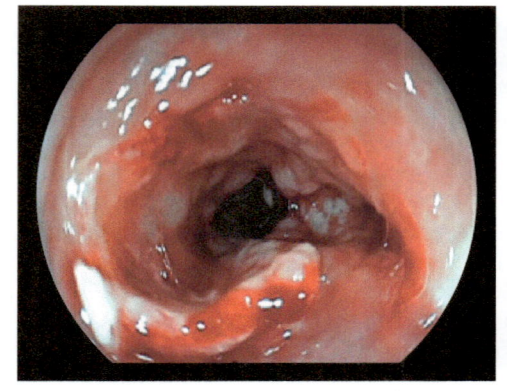

Fig. 72-10. Aspecto endoscópico após dilatação.

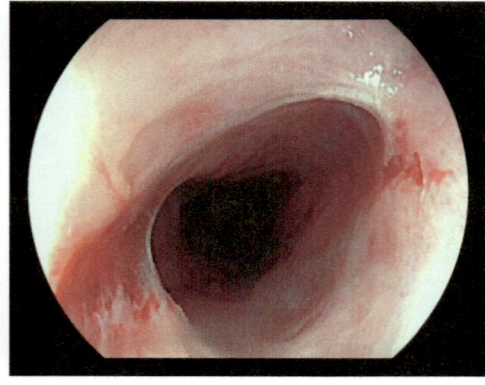

Fig. 72-11. Aspecto final do tratamento após 2 meses.

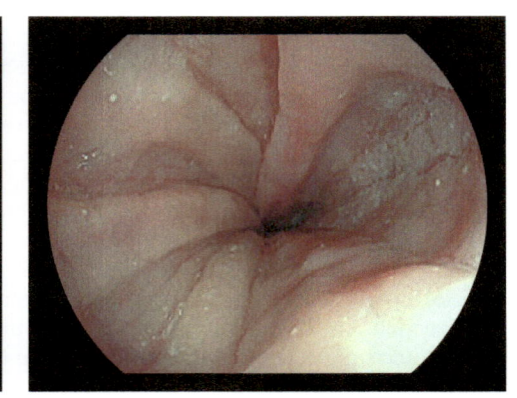

Fig. 72-12. Esofagite eosinofílica.

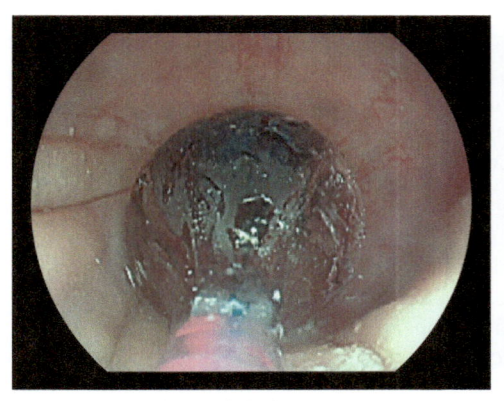

Fig. 72-13. Insuflação do balão.

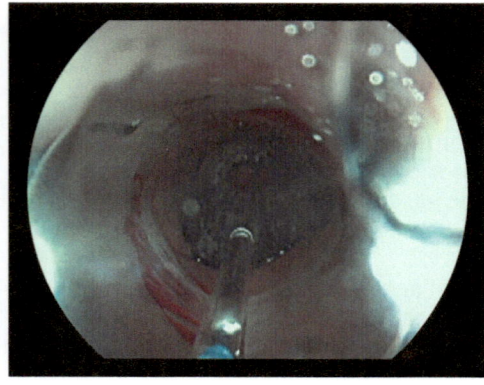

Fig. 72-14. Dilatação com balão.

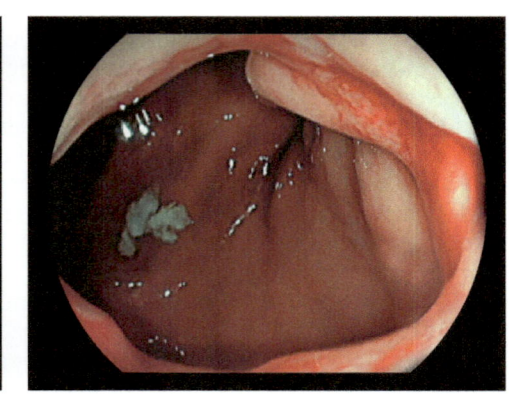

Fig. 72-15. Aspecto final.

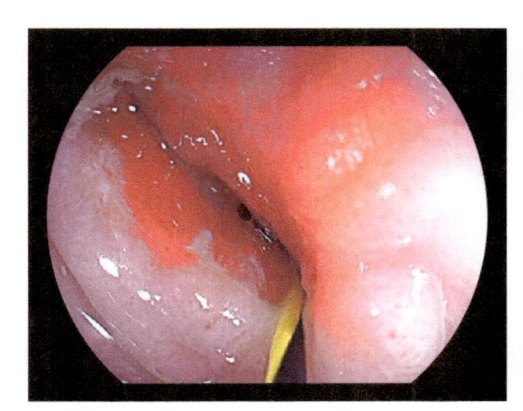

Fig. 72-16. Estenose de anastomose esofagogástrica; passagem de fio-guia.

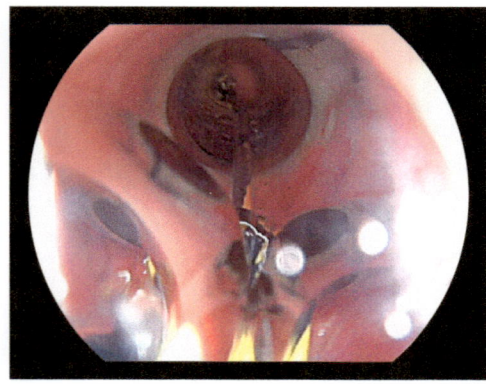

Fig. 72-17. Dilatação balonada.

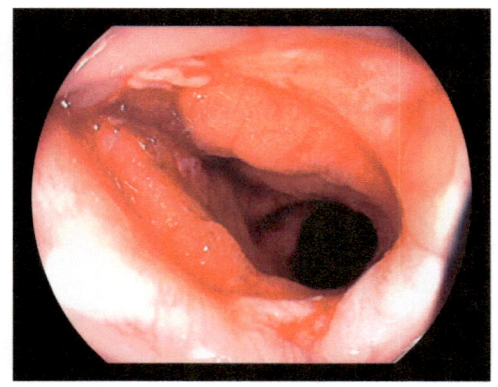

Fig. 72-18. Aspecto pós-dilatação.

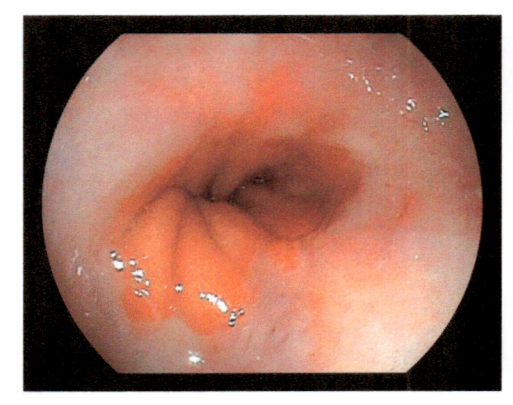

Fig. 72-19. Esôfago distal com acalasia.

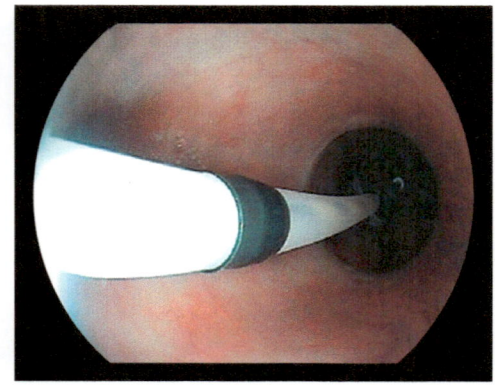

Fig. 72-20. Dilatação com balão OTW.

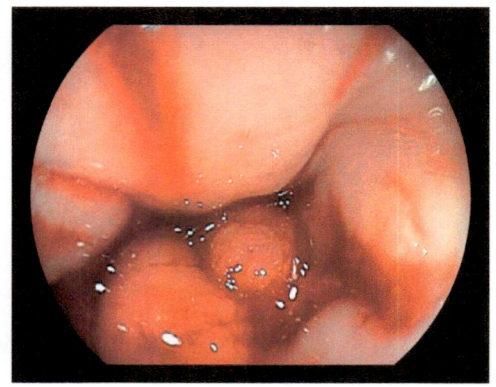

Fig. 72-21. Aspecto após dilatação de cárdia.

Resultados

Em uma série de casos com 321 pacientes submetidos a 2.750 dilatações de esôfago, foi obtida resposta clínica em 92% dos pacientes pós-operatórios, 84% das lesões cáusticas, 81% dos pacientes pépticos e 58% das lesões actínicas. Ausência de disfagia foi obtida em 68, 38, 67 e 27% destes, respectivamente. As estenoses que necessitaram de menos sessões de dilatação foram as pépticas, seguidas das pós-operatórias. As estenoses actínicas e as cáusticas foram as que menos responderam ao tratamento endoscópico.[12]

Dois estudos randomizados e controlados compararam as sondas rígidas com os balões TTS para estenoses benignas do esôfago. Esses ensaios, incluindo um total de 379 pacientes, não encontraram diferenças na eficácia e segurança entre as duas técnicas no seguimento de 1 ano.[13,14]

Estenoses Refratárias e Recorrentes

Estenoses refratárias são as que não se obtém sucesso na dilatação até 14 mm em até 5 sessões com intervalos de 2 semanas. Estenoses recorrentes consistem no insucesso em se manter um diâmetro luminal adequado por 4 semanas, após se atingir o diâmetro-alvo de 14 mm.

A principal terapia nesses casos é a injeção de local de corticoide. O uso de triancinolona (40 mg) na úlcera formada após dilatação da estenose demonstrou aumentar o diâmetro pós-dilatação, pois isto promove uma diminuição local de deposição de colágeno e a formação fibrose local.

Outra opção de tratamento é o uso de próteses que apesar do risco de migração (26%) e importante dor local, apresentam em algumas séries taxas de sucesso de 46% nas estenoses benignas refratárias.[15]

Perfuração Pós-Dilatação

A taxa de perfuração para estenoses esofágicas após dilatação varia de 0,1 a 0,4% e é maior com estenoses complexas e estenoses actínicas.[16] Essa complicação deve ser suspeitada se houver dor intensa ou persistente, dispneia, taquicardia ou febre. O exame físico pode revelar crepitação subcutânea do tórax ou da região cervical. Embora uma radiografia de tórax possa indicar uma perfuração, um resultado normal do estudo não exclui esse diagnóstico e pode ser necessário um esofagograma (contraste solúvel) ou uma tomografia de tórax com contraste para definição diagnóstica. Demonstrou-se que o uso de *stents* metálicos recobertos de grande diâmetro são eficazes no manejo de perfurações após a dilatação de estenoses esofágicas benignas e malignas.[17]

GASTROPLASTIA EM Y DE ROUX

O diâmetro tradicional da anastomose gastrojejunal varia de 10 a 15 mm, sendo definido como estenose o diâmetro menor de 10 mm, que impossibilita a passagem do aparelho-padrão de 9,8 mm.

A estenose de anastomose é a mais comum complicação encontrada, ocorrendo em 7,3% dos procedimentos, sendo diagnóstica em geral 30 dias após o procedimento.[18]

O tratamento é realizado através de dilatação balonada com balões do tipo TTS com aumentos graduais de 3 mm por procedimento e diâmetro máximo de 15 mm, evitando dessa forma alargar demais a anastomose, o que poderia comprometer o aspecto restritivo da cirurgia (Figs. 72-22 a 72-24).

Dilatadores do tipo Savary-Gilliard não devem ser utilizados pelo risco de perfuração jejunal.

A taxa de sucesso desse tratamento é de 95%, com 92% desses casos resolvidos em até quatro sessões de dilatação. As complicações encontradas foram perfuração em 3,1% e sangramento em 1,5%, sendo que a presença de segmento isquêmico tem associação com os casos de perfuração. A presença de fístula e segmento isquêmico tem associação com falha na dilatação.[19]

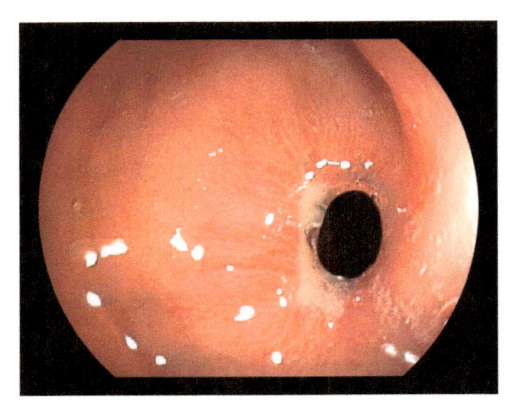

Fig. 72-22. Estenose de anastomose gastrojejunal.

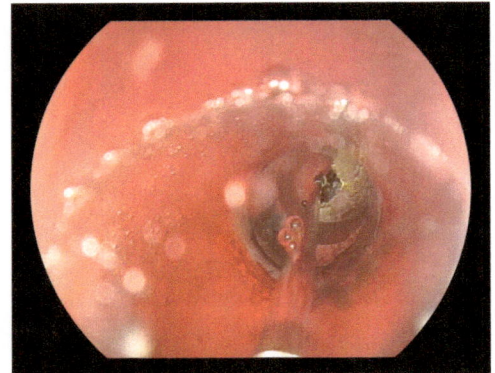

Fig. 72-23. Dilatação endoscópica com balão tipo TTS.

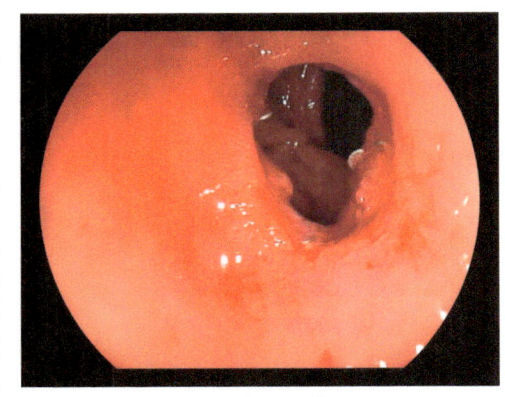

Fig. 72-24. Aspecto final após dilatação.

GASTROPLASTIA VERTICAL

Com a popularização dessa técnica, também se passou a observar uma maior prevalência de suas complicações, sendo a incidência de estenose de 0,1 a 3,9%.[20] O mecanismo da estenose consiste no desalinhamento da linha de grampos, ou da própria estenose anatômica do tubo gástrico.

A endoscopia é geralmente uma das melhores alternativas para identificar as características da estenose além da realização do tratamento dessa complicação, com eficácia de 44 a 94%.[20,21]

O procedimento deve ser realizado com um balão OTW (balão Rigiflex® de 30 a 35 mm) em sessões consecutivas de dilatação, com incrementos graduais na pressão de dilatação de 15 a 25 psi. Este deve ser realizado sob orientação radiológica, sendo visualizada a correção do eixo do tubo gástrico.

Existem também na literatura relatos de tratamento com stents metálicos, porém com resultados contraditórios, especialmente em decorrência da migração da prótese e da baixa tolerância do paciente causada pela dor abdominal.[22]

Na falha do tratamento endoscópico, em geral após duas tentativas de dilatação, o tratamento cirúrgico deve ser optado. Este pode consistir desde uma simples dissecção das aderências com a liberação completa do tubo gástrico, até a conversão a gastroplastia em Y de Roux (Figs. 72-25 a 72-27).

ESTÔMAGO E DUODENO

A incidência de estenose nessas regiões diminuiu significativamente nas últimas décadas em razão da descoberta do *Helicobacter pylori* e da utilização dos inibidores de bomba de prótons, já que 90% dos casos ocorriam por doença ulcerosa péptica (DUP).

As estenoses benignas do estômago e duodeno ocorrem principalmente no piloro, além da DUP, outras causas são doença de Crohn, ingestão caustica e tuberculose, sendo passíveis de dilatação para melhora dos sintomas. Em razão da sua localização, estes são usualmente dilatados com o balão TTS usando a técnica tradicional.

Nos casos de obstrução duodenal (em geral segunda e terceira porções) por pancreatite crônica, a dilatação endoscópica não é eficaz.[23]

PONTOS-CHAVE

- A dilatação endoscópica está indicada na grande maiores das estenoses benignas do esôfago, estômago e duodeno.
- Controle fluoroscópico deve ser realizado nas estenoses complexas.
- Dilatadores tipo sonda e balão são igualmente eficazes nas estenoses de esôfago, sendo os primeiros mais baratos por causa da reutilização do material.
- "Regra do 3" deve ser seguida em especial nas dilatações de esôfago.
- Injeção de corticoide local pode ser realizada nos casos refratários ou recorrentes em esôfago.
- Dilatação com balão OTW na cárdia é efetiva no tratamento da acalasia.
- Dilatação com balão TTS deve ser realizada na estenose de anastomose gastrojejunal (gastroplastia em Y de Roux).
- Dilatação com balão OTW é efetiva no tratamento de estenose pós-gastroplastia vertical.
- Após realização de dilatação no esôfago, estômago e duodeno (em pacientes não gastrectomizados) o uso de inibidor de bomba de prótons pode ser benéfico.

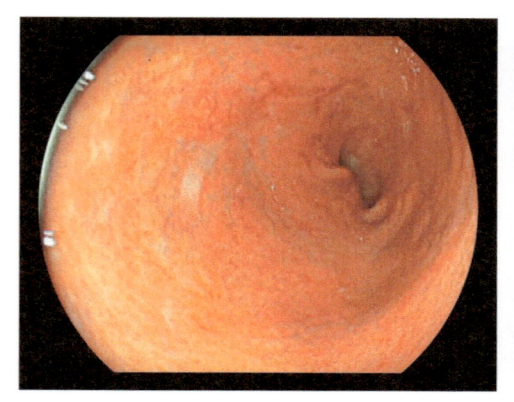

Fig. 72-25. Aspecto endoscópico da gastroplastia vertical.

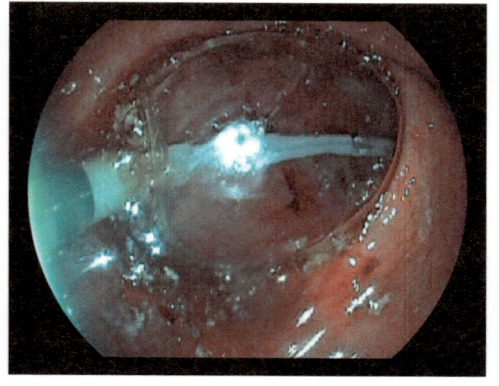

Fig. 72-26. Dilatação com balão OTW.

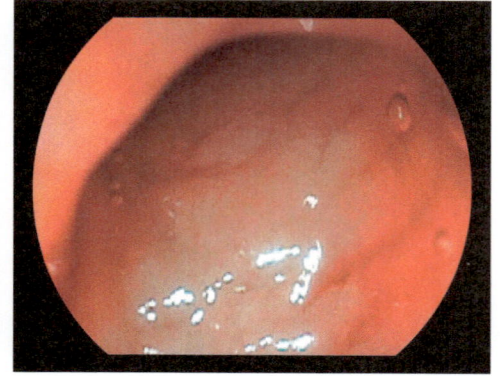

Fig. 72-27. Aspecto final.

REFERÊNCIAS BIBLIOGRÁFICAS

1. Pasha SF, Acosta RD, Chandrasekhara V, Chathadi KV, Decker GA, Early DS et al. The role of endoscopy in the evaluation and management of dysphagia. Gastrointest Endosc. 2014;79(2):191-201.
2. Siddiqui UD, Banerjee S, Barth B, Chauhan SS, Gottlieb KT, Konda V et al. Tools for endoscopic stricture dilation. Gastrointest Endosc. 2013;78(3):391-404.
3. Acosta RD, Abraham NS, Chandrasekhara V, Chathadi KV, Early DS, Eloubeidi MA et al. The management of antithrombotic agents for patients undergoing GI endoscopy. Gastrointest Endosc. 2016;83(1):3-16.
4. Kozarek RA, Patterson DJ, Ball TJ, Gelfand MG, Jiranek GE, Bredfeldt JE et al. Esophageal dilation can be done safely using selective fluoroscopy and single dilating sessions. J Clin Gastroenterol. 1995;20(3):184-8.
5. Egan JV, Baron TH, Adler DG, Davila R, Faigel DO, Gan SL et al. Esophageal dilation. Gastrointest Endosc. 2006;63(6):755-60.
6. Dellon ES, Gibbs WB, Rubinas TC, Fritchie KJ, Madanick RD, Woosley JT et al. Esophageal dilation in eosinophilic esophagitis: safety and predictors of clinical response and complications. Gastrointest Endosc. 2010;71(4):706-12.
7. Müller M, Keck C, Eckardt AJ, Werling S, Wehrmann T, König J et al. Outcomes of pneumatic dilation in achalasia: Extended follow-up of more than 25 years with a focus on manometric subtypes. J Gastroenterol Hepatol. 2018;33(5):1067-74.
8. Metman EH, Lagasse JP, d'Alteroche L, Picon L, Scotto B, Barbieux JP. Risk factors for immediate complications after progressive pneumatic dilation for achalasia. Am J Gastroenterol. 1999;94(5):1179-85.
9. Bansal R, Nostrant TT, Scheiman JM, Koshy S, Barnett JL, Elta GH et al. Intrasphincteric botulinum toxin versus pneumatic balloon dilation for treatment of primary achalasia. J Clin Gastroenterol. 2003;36(3):209-14.
10. Shiwaku H, Inoue H, Yamashita K, Ohmiya T, Beppu R, Nakashima R et al. Peroral endoscopic myotomy for esophageal achalasia: outcomes of the first over 100 patients with short-term follow-up. Surg Endosc. 2016;30(11):4817-26.
11. Weber CE, Davis CS, Kramer HJ, Gibbs JT, Robles L, Fisichella PM. Medium and long-term outcomes after pneumatic dilation or laparoscopic Heller myotomy for achalasia: a meta-analysis. Surg Laparosc Endosc Percutan Tech. 2012;22(4):289-96.
12. Raymondi R, Pereira-Lima JC, Valves A, Morales GF, Marques D, Lopes CV et al. Endoscopic dilation of benign esophageal strictures without

fluoroscopy: experience of 2750 procedures. Hepatogastroenterology. 2008;55(85):1342-8.
13. Saeed ZA, Winchester CB, Ferro PS, Michaletz PA, Schwartz JT, Graham DY. Prospective randomized comparison of polyvinyl bougies and through-the-scope balloons for dilation of peptic strictures of the esophagus. Gastrointest Endosc. 1995;41(3):189-95.
14. Scolapio JS, Pasha TM, Gostout CJ, Mahoney DW, Zinsmeister AR, Ott BJ et al. A randomized prospective study comparing rigid to balloon dilators for benign esophageal strictures and rings. Gastrointest Endosc. 1999;50(1):13-7.
15. Thomas T, Abrams KR, Subramanian V, Mannath J, Ragunath K. Esophageal stents for benign refractory strictures: a meta-analysis. Endoscopy. 2011;43(5):386-93.
16. Clouse RE. Complications of endoscopic gastrointestinal dilation techniques. Gastrointest Endosc Clin N Am. 1996;6(2):323-41.
17. Siersema PD, Homs MY, Haringsma J, Tilanus HW, Kuipers EJ. Use of large-diameter metallic stents to seal traumatic nonmalignant perforations of the esophagus. Gastrointest Endosc. 2003;58(3):356-61.
18. Carrodeguas L, Szomstein S, Zundel N, Lo Menzo E, Rosenthal R. Gastrojejunal anastomotic strictures following laparoscopic Roux-en-Y gastric bypass surgery: analysis of 1291 patients. Surg Obes Relat Dis. 2006;2(2):92-7.
19. de Moura EGH, Orso IRB, Aurélio EF, de Moura ETH, de Moura DTH, Santo MA. Factors associated with complications or failure of endoscopic balloon dilation of anastomotic stricture secondary to Roux-en-Y gastric bypass surgery. Surg Obes Relat Dis. 2016;12(3):582-6.
20. Manos T, Nedelcu M, Cotirlet A, Eddbali I, Gagner M, Noel P. How to treat stenosis after sleeve gastrectomy? Surg Obes Relat Dis. 2017;13(2):150-4.
21. Shnell M, Fishman S, Eldar S, Goitein D, Santo E. Balloon dilatation for symptomatic gastric sleeve stricture. Gastrointest Endosc. 2014;79(3):521-4.
22. Márquez MF, Ayza MF, Lozano RB, Morales M del M, Díez JM, Poujoulet RB. Gastric leak after laparoscopic sleeve gastrectomy. Obes Surg. 2010;20(9):1306-11.
23. Rana SS, Bhasin DK, Chandail VS, Gupta R, Nada R, Kang M et al. Endoscopic balloon dilatation without fluoroscopy for treating gastric outlet obstruction because of benign etiologies. Surg Endosc. 2011;25(5):1579-84.

CAPÍTULO 73
ANATOMIA PATOLÓGICA DE INTERESSE AO ENDOSCOPISTA

Heinrich Seidler

ESÔFAGO (FIGS. 73-1 A 73-47)

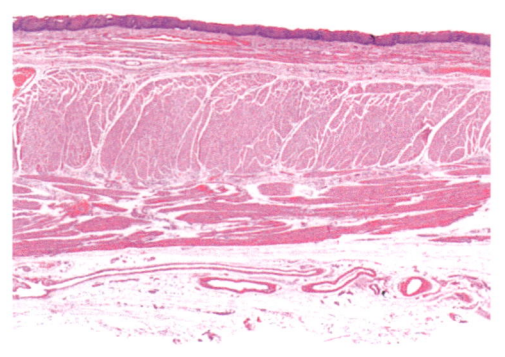

Fig. 73-1. Parede de esôfago, exibindo organização em camadas: mucosa, submucosa, muscular e adventícia. A mucosa é formada por três camadas: revestimento epitelial, lâmina própria e muscular da mucosa. A biópsia endoscópica geralmente mostra apenas o revestimento epitelial da mucosa.

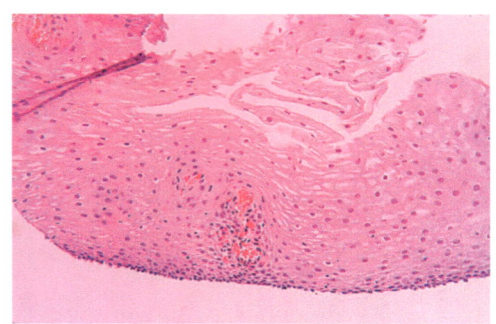

Fig. 73-2. Epitélio escamoso do esôfago normal. Revestimento epitelial composto por células escamosas estratificadas não queratinizadas. A camada basal contém as células-tronco. As células epiteliais sofrem maturação gradual em direção à superfície. A invaginação da lâmina própria contendo vasos capilares forma as papilas.

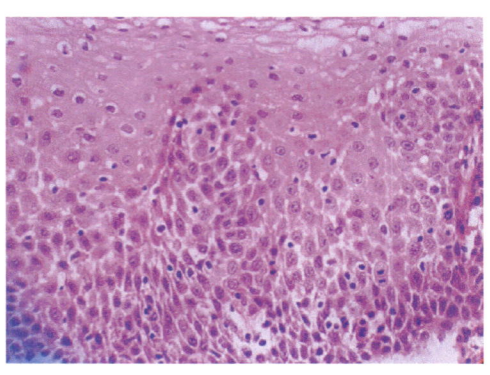

Fig. 73-3. Esofagite. Epitélio escamoso apresenta hiperplasia basal, alongamento das papilas e dilatação do espaço intercelular.

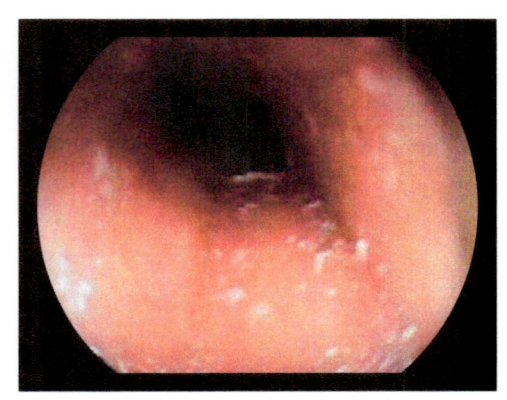

Fig. 73-4. Aspecto endoscópico da esofagite eosinofílica. Os pontos brancos correspondem às coleções de eosinófilos. (Cortesia da Dra. Stefania Burjack Gabriel.)

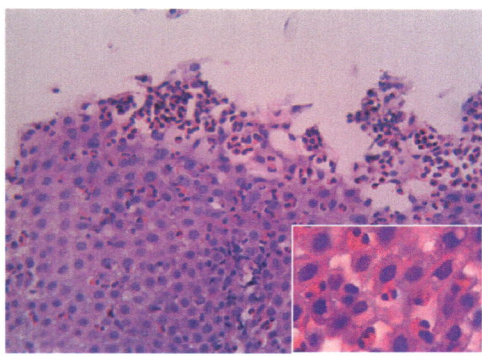

Fig. 73-5. Esofagite eosinofílica. Epitélio escamoso apresenta infiltrado eosinofílico elevado, exibindo formação de coleções. Detalhe mostrando aspecto granular dos eosinófilos.

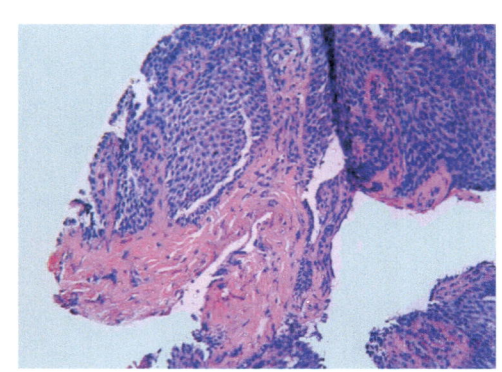

Fig. 73-6. Esofagite eosinofílica com fibrose subepitelial. Mucosa apresenta reação epitelial distinta, com hiperplasia basal e basofilia do citoplasma do epitélio, acompanhado de depósito de colágeno denso na lâmina própria.

CAPÍTULO 73 ■ ANATOMIA PATOLÓGICA DE INTERESSE AO ENDOSCOPISTA   661

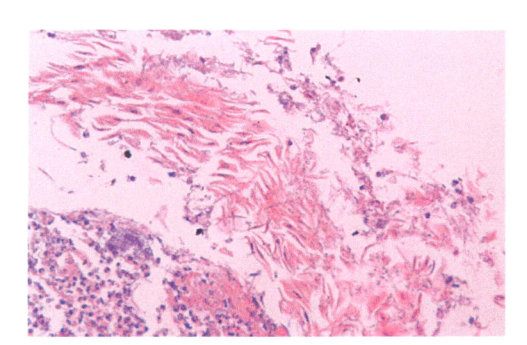

Fig. 73-7. Esofagite fúngica, cândida. Crescimento de pseudo-hifas e esporos entre células epiteliais descamadas.

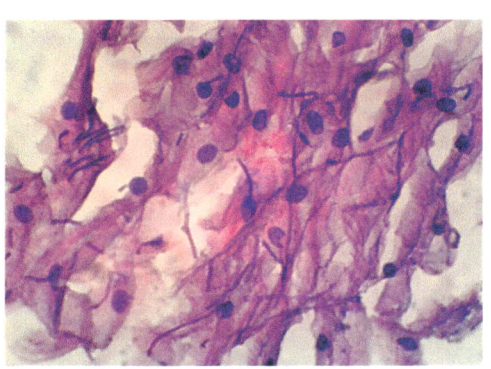

Fig. 73-8. Esofagite fúngica, cândida. Detalhe apresentando o crescimento de pseudo-hifas entre células epiteliais.

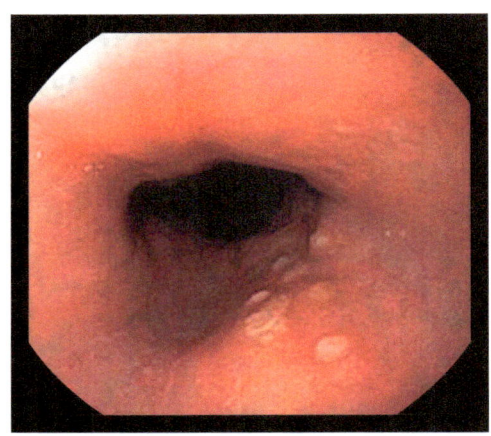

Fig. 73-9. Esofagite herpética, aspecto endoscópico. Múltiplas ulcerações rasas, arredondadas e bem delimitadas, com bordos ligeiramente elevados e área central não exsudativa. (Cortesia da Dra. Soraya Sbardellotto Braga.)

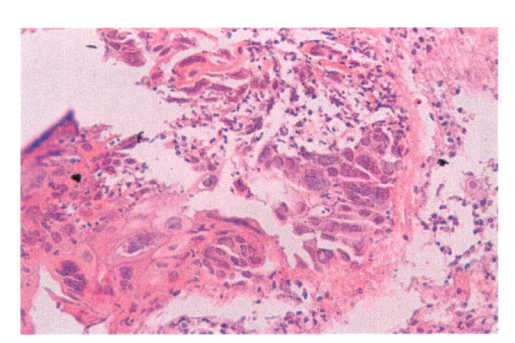

Fig. 73-10. Esofagite herpética. Alterações citopáticas são encontradas em células descamadas e na borda da úlcera (ao contrário do CMV que apresenta alterações nas células da base da úlcera). As alterações citopáticas são caracterizadas pela inclusão nuclear, causando homogenização da cromatina (núcleo em vidro fosco). Multinucleação e moldagem do núcleo também são feições características.

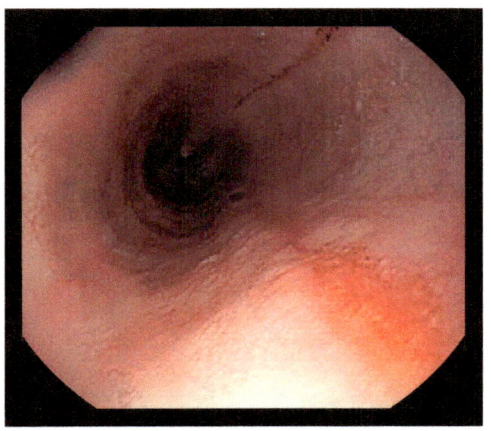

Fig. 73-11. Esofagite por CMV, aspecto endoscópico. Múltiplas ulcerações de tamanho variável. Tipicamente são focais e discretas no esôfago distal, mas podem apresentam tamanho grande, penetrante e linear, principalmente no contexto de imunossupressão, como transplante e AIDS.

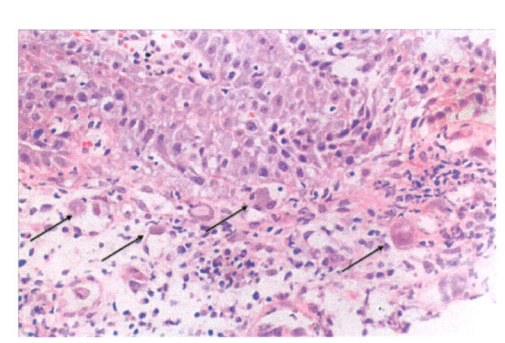

Fig. 73-12. Esofagite por CMV. Alterações citopáticas são encontradas em células estromais e endotélio vascular presentes no estroma e na base da úlcera. As alterações citopáticas são caracterizadas pelo aumento do volume nuclear, inclusão nuclear e no citoplasma, adquirindo aspecto eosinofílico. As células endoteliais infectadas ao aumentarem de volume se projetam para o lúmen do vaso, causando obstrução do fluxo sanguíneo e lesão isquêmica.

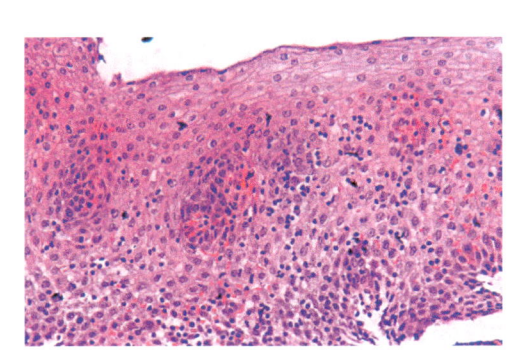

Fig. 73-13. Esofagite linfocítica. Infiltrado linfocítico intraepitelial elevado, sem atipia do tecido linfoide. Endoscopicamente pode apresentar alterações similares à esofagite eosinofílica.

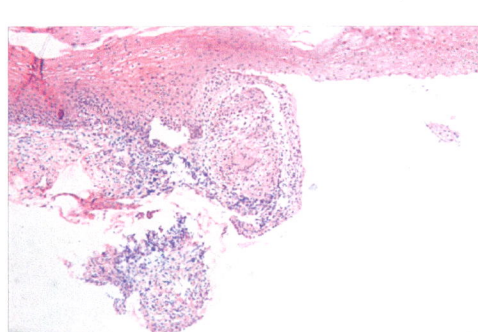

Fig. 73-14. Esofagite granulomatosa. Paciente com história de doença de Crohn. Formação do granuloma não caseoso na lâmina própria, subjacente ao epitélio, com presença de células gigantes multinucleadas. Diagnósticos diferenciais incluem tuberculose, infecção fúngica, corpo estranho e sarcoidose.

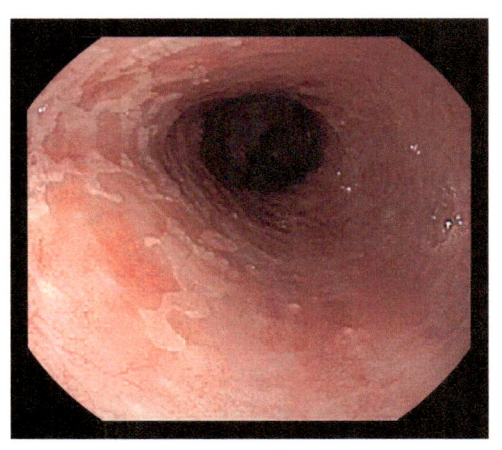

Fig. 73-15. Leucoplasia esofágica, aspecto endoscópico. (Cortesia da Dra. Zuleica Barrio Bortolli.)

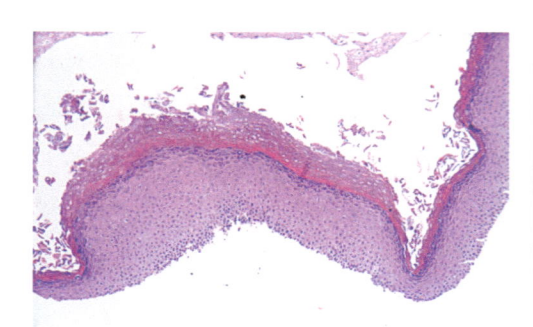

Fig. 73-16. Leucoplasia esofágica. Aspecto histológico de metaplasia epidermoide. Epitélio escamoso apresenta hiperceratose, paraceratose e hipergranulose; mantendo organização regular, sem atipia nuclear.

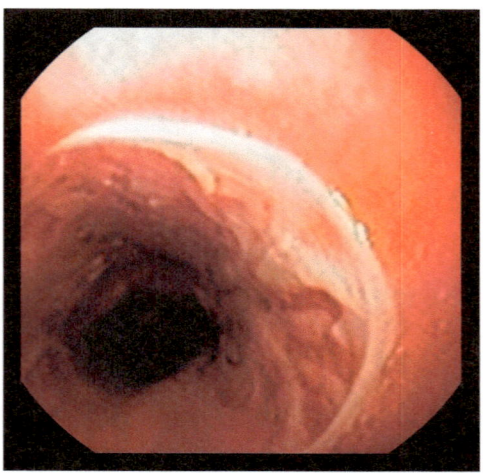

Fig. 73-17. Esofagite dissecante superficial, aspecto endoscópico.

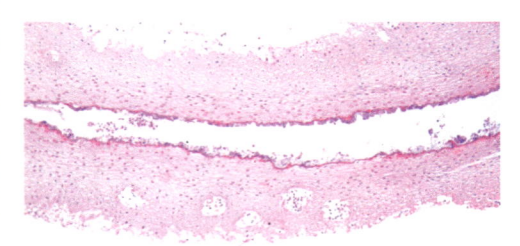

Fig. 73-18. Esofagite dissecante superficial, aspecto histológico. Revestimento epitelial apresenta clivagem e descamação da camada média e superficial, com formação de coleções de neutrófilos no ponto de dissecção. Epitélio pode apresentar aderência de biofilme de bactérias na superfície. Lesão geralmente causada por medicamentos. Diagnósticos diferenciais com lesão térmica, mecânica e dermatoses vesicobolhosas.

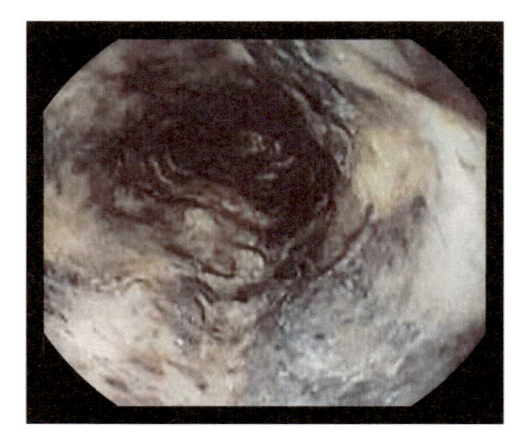

Fig. 73-19. Esôfago negro, aspecto endoscópico. (Cortesia do Dr. Sussumu Hirako.)

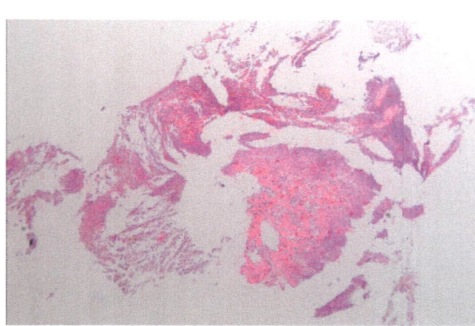

Fig. 73-20. Esôfago negro, aspecto histológico. Necrose completa da mucosa, com depósito de exsudato fibrinopurulento sobre o tecido necrótico e acúmulo de pigmento no exsudato.

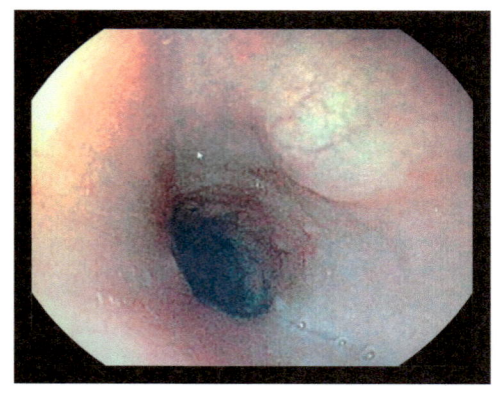

Fig. 73-21. Cisto de duplicação do esôfago. Aspecto endoscópico. (Cortesia do Dr. Eduardo Lobo.)

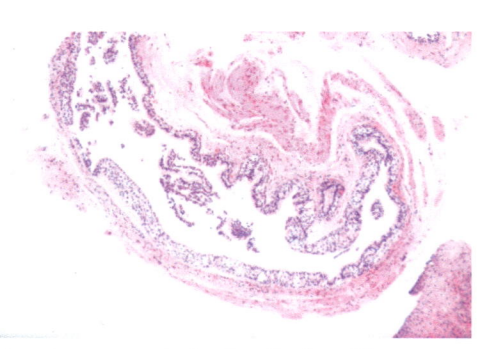

Fig. 73-22. Cisto de duplicação do esôfago. Aspecto histológico, detalhe do cisto, apresentando revestimento epitelial interno e camada muscular externa. O revestimento epitelial caracteriza a formação e a reconstituição das camadas epitelial e muscular caracteriza a duplicação da parede.

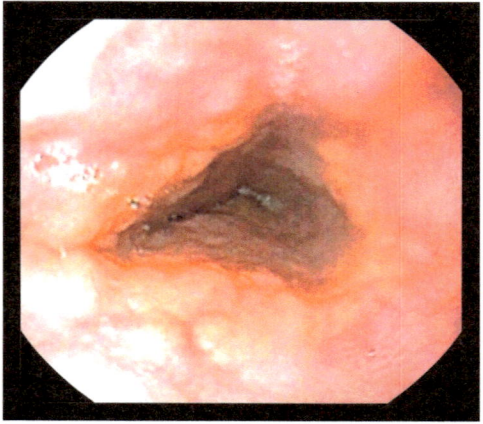

Fig. 73-23. Heterotopia gástrica em esôfago, aspecto endoscópico. (Cortesia da Dra. Stefania Burjack Gabriel.)

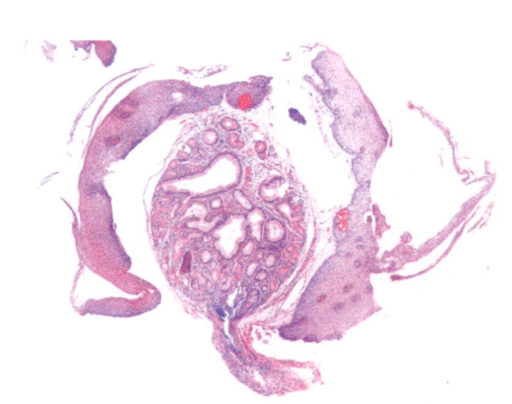

Fig. 73-24. Heterotopia gástrica em esôfago. Lesão formada por glândulas gástricas na lâmina própria recobertas por epitélio escamoso.

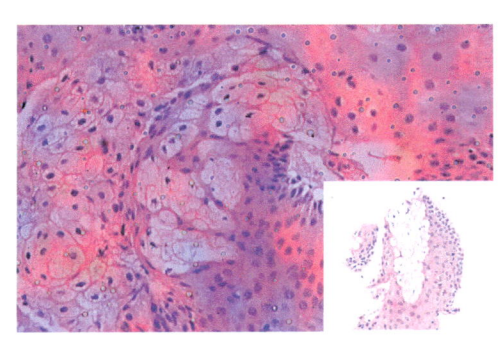

Fig. 73-25. Xantoma esofágico. Lesão formada por acúmulo de macrófagos, exibindo citoplasma volumoso, espumoso, e núcleo pequeno, sem atipia. Aspecto histológico idêntico à ectopia de glândulas sebáceas (imagem inserida).

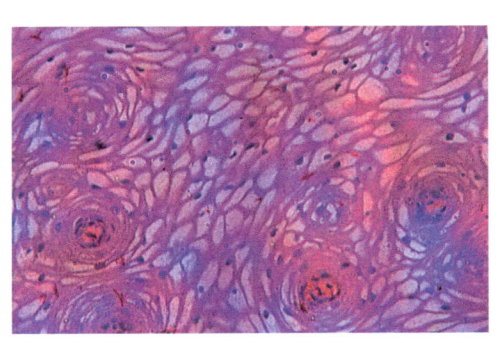

Fig. 73-26. Acantose glicogênica. Lesão formada por hiperplasia epitelial e acúmulo de glicogênio no citoplasma das camadas média e superficial.

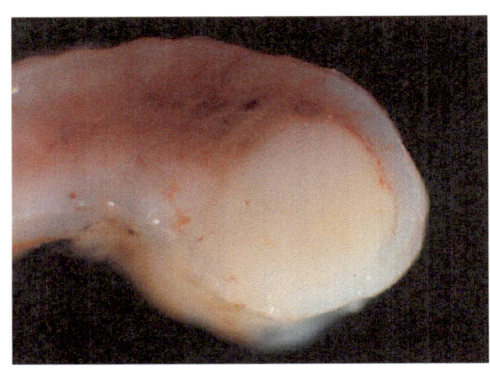

Fig. 73-27. Tumor de células granulares. Aspecto macroscópico ao perfil de corte evidenciando o caráter subepitelial da lesão.

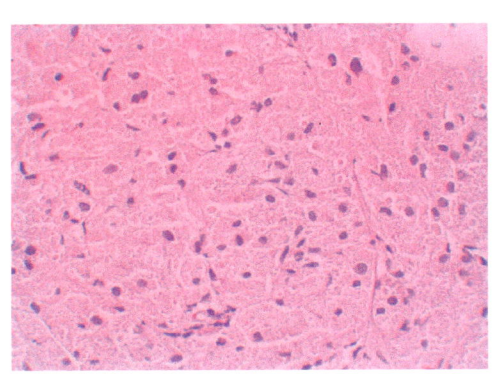

Fig. 73-28. Tumor de células granulares. Lesão geralmente benigna formada por proliferação de células mesenquimais atípicas na lâmina própria; exibindo citoplasma volumoso, granular, eosinofílico, contendo núcleo geralmente pequeno e redondo.

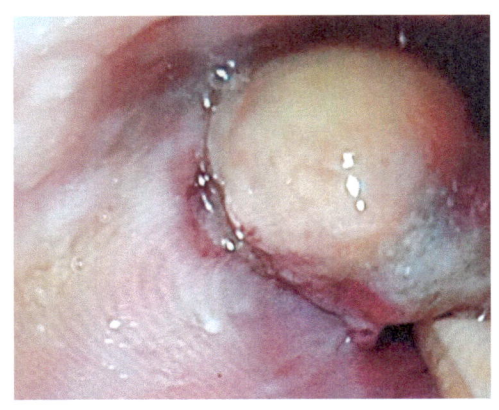

Fig. 73-29. Carcinossarcoma. Aspecto endoscópico. (Cortesia da Dra. Raissa F. Ribeiro e Dra. Liliana Mendes.)

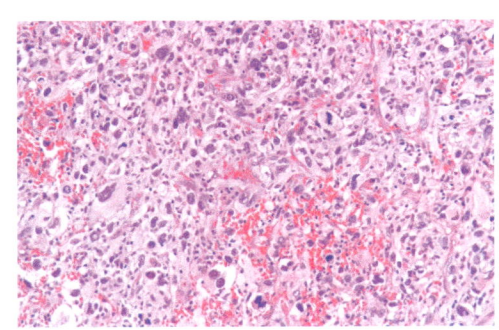

Fig. 73-30. Carcinossarcoma. Variação fusiforme do carcinoma de células escamosas, exibindo crescimento em duas linhas celulares: epitelial e mesenquimal. Componente mesenquimal apresenta marcada atipia celular, com intenso pleomorfismo nuclear e multinucleação. Imuno-histoquímica pode auxiliar na identificação dos dois componentes celulares.

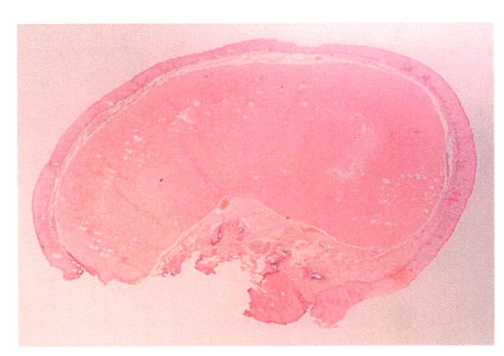

Fig. 73-31. Leiomioma. Lesão subepitelial, origem na muscular da mucosa, recoberta por epitélio escamoso normal.

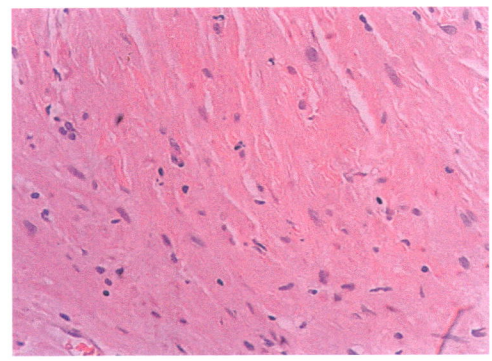

Fig. 73-32. Leiomioma. Detalhe exibindo tecido formado por fascículos de células fusiformes entrelaçadas, composto por células contendo núcleos alongados com baixa atipia. Atividade mitótica indistinta.

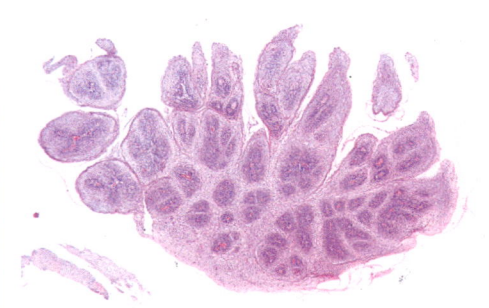

Fig. 73-33. Papiloma de células escamosas. Lesão benigna formada por lesão gerada por epitélio escamoso hiperplástico, sem atipia, recobrindo papilas delgadas e ramificadas, sem atipia nuclear.

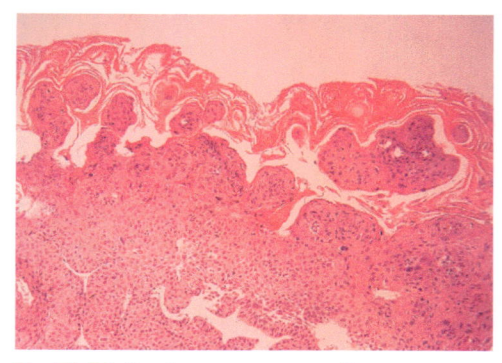

Fig. 73-34. Carcinoma verrucoso. Tumor apresentando crescimento em placas sólidas e papilas, composto por epitélio escamoso com baixa atipia celular, exibindo extensa ceratinização da superfície.

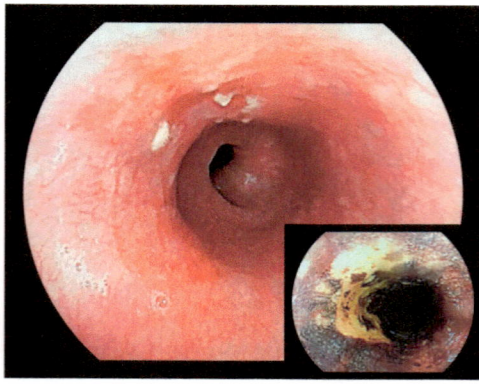

Fig. 73-35. Lesão plana discreta no esôfago. Coloração com iodo evidencia área de descoloração, indicando área suspeita de neoplasia. (Cortesia do Dr. Rodrigo Vilaça, Dr. Jorge Biassus, e Dr. Técio Couto.)

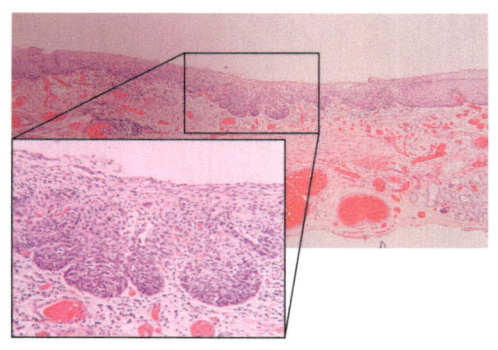

Fig. 73-36. Carcinoma de células escamosas em displasia. Tecido maligno apresenta crescimento em papilas expansivas. Epitélio adjacente apresenta perda da organização em camadas e perda da maturação.

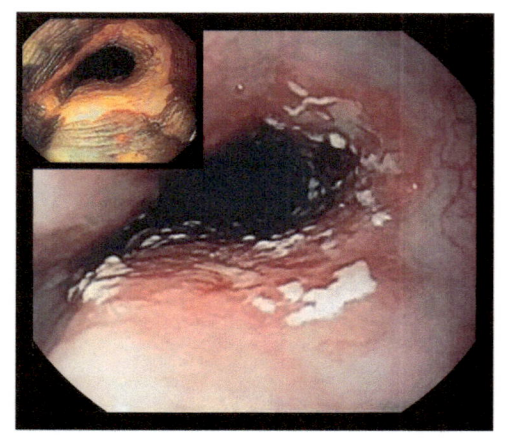

Fig. 73-37. Carcinoma de células escamosas. Lesão plana, levemente eritematosa, com placas brancas. Lugol revela área não corada pelo iodo, evidenciando a extensão da lesão. (Cortesia Dra. da Maria Auzier Freitas e Dra. Juliana Calixto.)

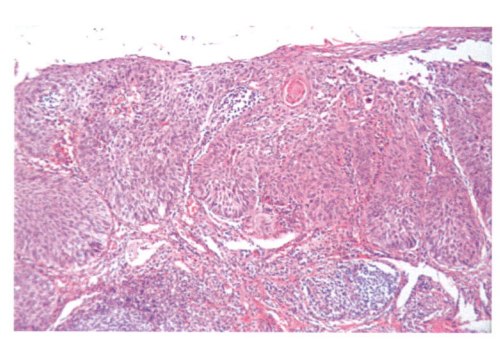

Fig. 73-38. Carcinoma de células escamosas. Tecido maligno apresenta crescimento invasivo em placas sólidas, papilas expansivas e ninhos celulares, composto por células poligonais atípicas, exibindo maturação escamosa e formação de pérolas de queratinas.

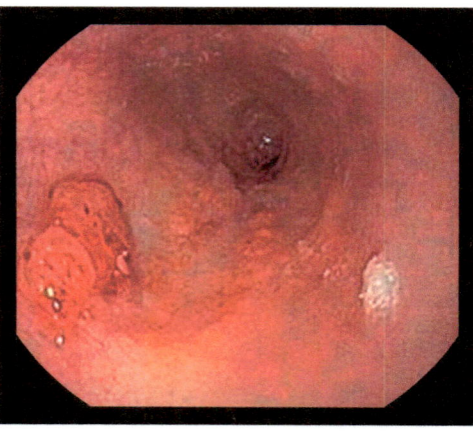

Fig. 73-39. Carcinoma escamoso basaloide. Lesão polipoide. (Cortesia do Dr. Luiz Roberto.)

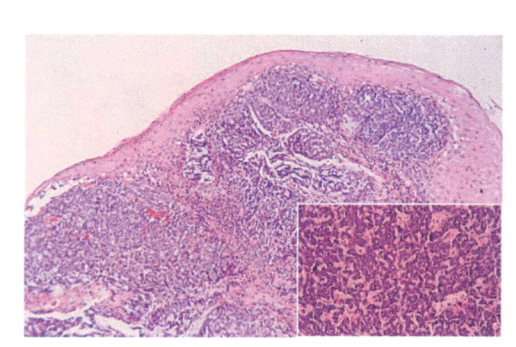

Fig. 73-40. Carcinoma escamoso basaloide. Tecido neoplásico apresenta crescimento subepitelial, composto por células imaturas de aspecto basaloide.

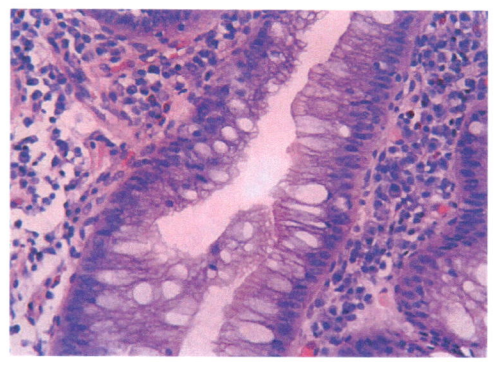

Fig. 73-41. Esôfago de Barrett. Mucosa esofágica apresenta metaplasia intestinal especializada, com células caliciformes intermitentes entre células absortivas intermediárias.

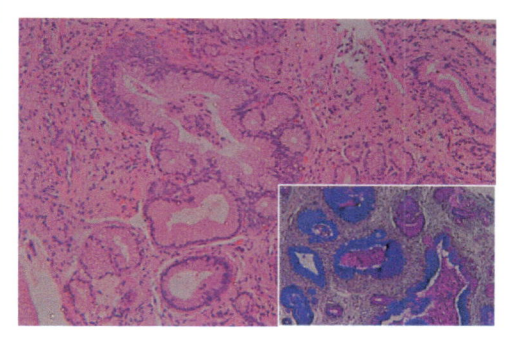

Fig. 73-42. Esôfago de Barrett. A mucosa esofágica aparece revestida por epitélio colunar glandular sem células caliciformes. Em alguns casos, a coloração por PAS-*Alcian Blue* evidencia expressão de mucina intestinal.

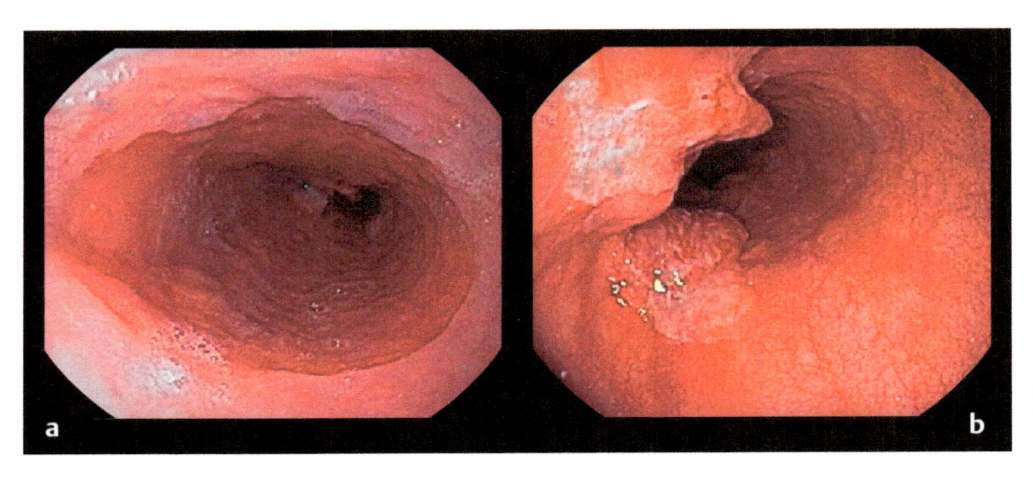

Fig. 73-43. Adenocarcinoma em esôfago de Barrett. (Cortesia do Dr. Wendel dos Santos Furtado, Dr. Aquiles Vianna.)

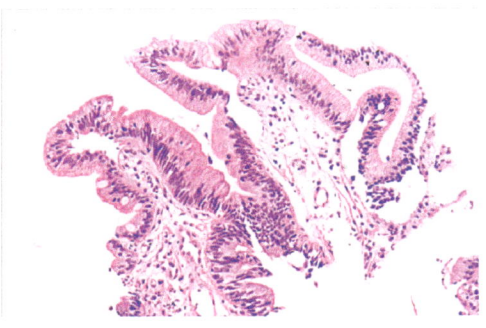

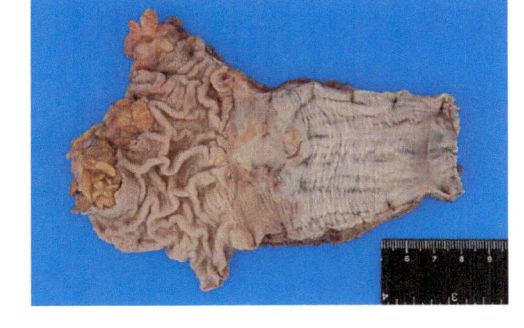

Fig. 73-45. Lesão ulcerada em esôfago de Barrett.

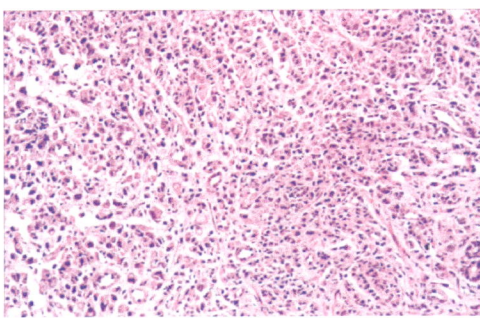

Fig. 73-44. Adenocarcinoma em esôfago de Barrett. Tecido maligno apresenta crescimento infiltrativo difuso, com características de adenocarcinoma pouco coesivo. Adenocarcinoma em Barrett pode apresentar os mesmos tipos histológicos que no adenocarcinoma gástrico. Mucosa adjacente à lesão apresenta esôfago de Barrett com displasia.

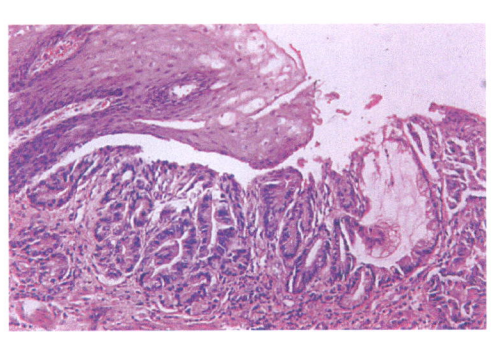

Fig. 73-46. Adenocarcinoma bem diferenciado em esôfago de Barrett.

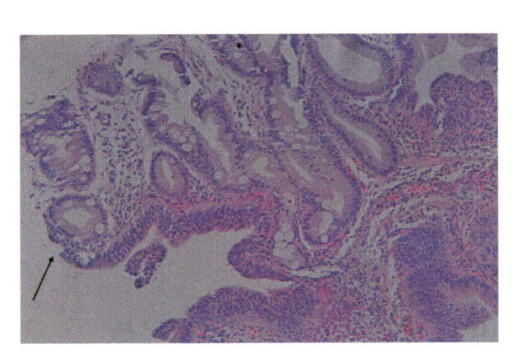

Fig. 73-47. Displasia em esôfago de Barrett. Mucosa metaplásica pode apresentar alterações reativas acentuadas pela lesão inflamatória química, confundindo com displasia. É importante então a avaliação fora dessas situações de lesão da mucosa. Epitélio displásico apresenta formação de *front* com epitélio não neoplásico (*seta*).

ESTÔMAGO (FIGS. 73-48 A 73-129)

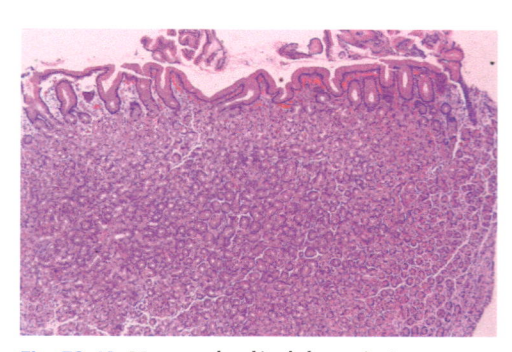

Fig. 73-48. Mucosa de glândulas oxínticas (fúndicas) normal. Mucosa gástrica apresenta dois compartimentos: foveolar superficial e glandular profundo. A porção glandular na mucosa de corpo e fundo é composta por glândulas oxínticas (produtoras de ácido). A lâmina própria da mucosa normal apresenta uma estrutura microvascular e células inflamatórias mononucleares. Neutrófilos não aparecem fora dos vasos em uma mucosa normal.

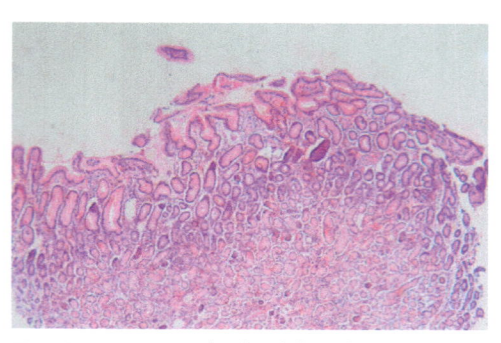

Fig. 73-49. Mucosa de glândulas pilóricas normal. A porção glandular na mucosa de antro é composta por glândulas pilóricas, revestidas por células produtoras de muco. A proporção entre fovéolas e glândulas é 1:1 e a densidade glandular é menor quando comparada com a mucosa oxíntica. O compartimento foveolar é basicamente similar nas mucosas de antro, corpo e fundo.

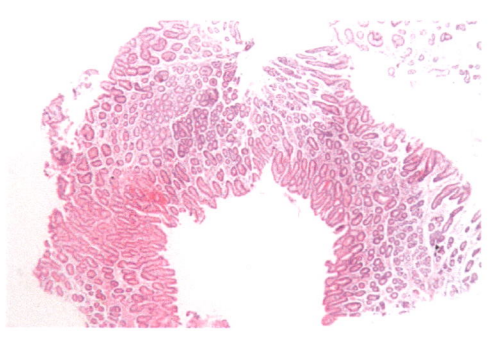

Fig. 73-50. Gastropatia reativa. Lesão causada por AINE, refluxo biliar/alcalino, álcool, uremia, radiação, quimioterapia, hipertensão portal, massa subjacente. Mucosa apresenta hiperplasia foveolar, edema e congestão vascular, sem inflamação significante.

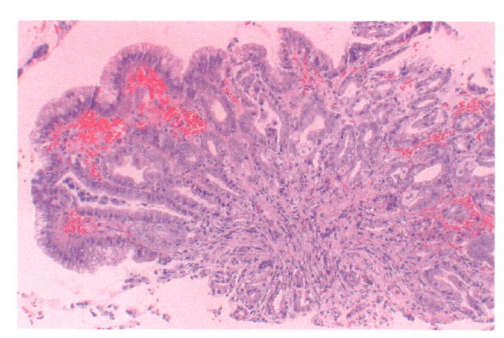

Fig. 73-51. Gastropatia reativa, tecido de erosão/úlcera. Mucosa apresenta alterações reativas e regenerativas, exibindo hiperplasia foveolar com reação epitelial, mantendo organização regular e maturação preservada, sem atipia nuclear. Na lâmina própria, edema e congestão vascular, sem inflamação significante. Reação epitelial acentuada pode apresentar aspecto similar a displasia.

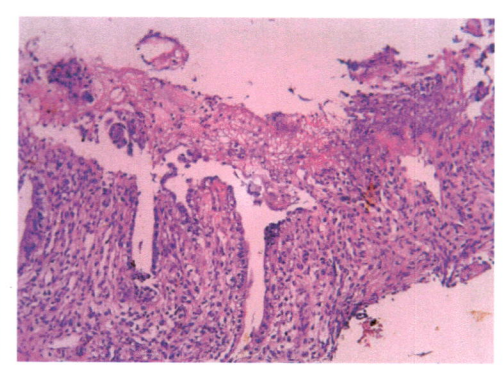

Fig. 73-52. Gastropatia erosiva. Mucosa apresenta erosão da superfície com depósito de exsudato fibrinoso. Mucosa viável apresenta alterações reativas e infiltrado inflamatório leve.

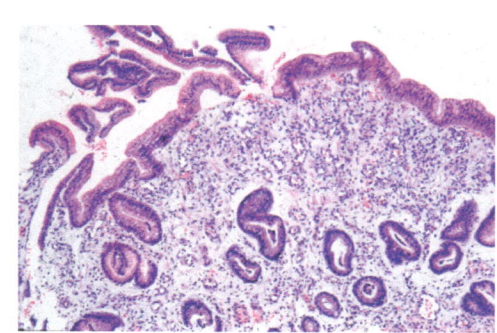

Fig. 73-53. Gastropatia congestiva. Paciente com hipertensão portal. Mucosa apresenta aspecto reativo, proliferação e congestão vascular.

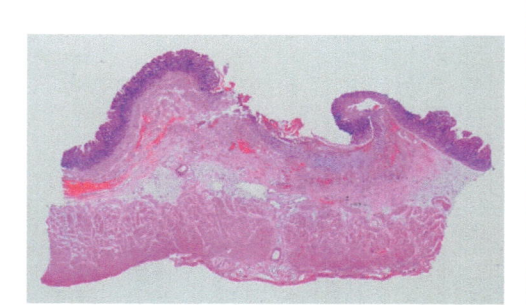

Fig. 73-54. Úlcera péptica. Visão panorâmica da parede gástrica, observando-se necrose da mucosa, depósito de exsudato sobre a superfície e infiltrado inflamatório no leito da úlcera.

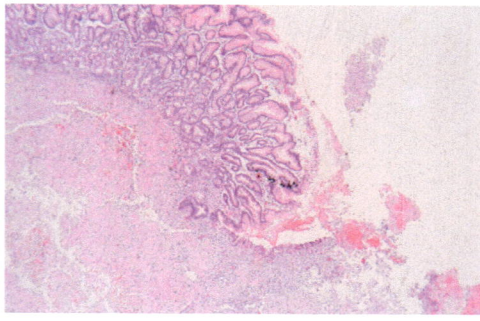

Fig. 73-55. Úlcera péptica. Tecido de borda e leito da úlcera. Borda apresenta alterações reativas da mucosa viável e regenerativas do epitélio, sem inflamação significante da mucosa adjacente à úlcera.

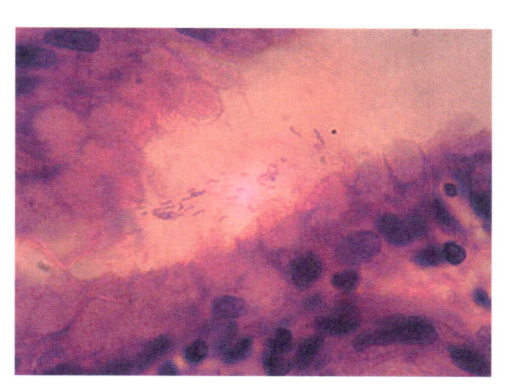

Fig. 73-56. *Helicobacter pylori.*

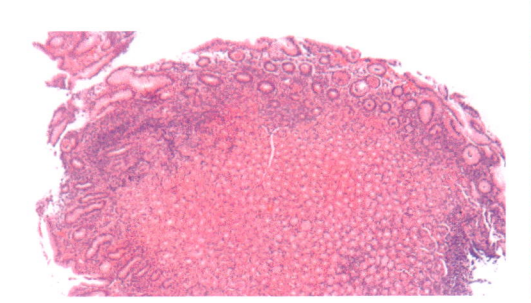

CAPÍTULO 73 ■ ANATOMIA PATOLÓGICA DE INTERESSE AO ENDOSCOPISTA

Fig. 73-57. Gastrite ativa. Mucosa apresenta infiltrado inflamatório misto na lâmina própria, preferencialmente superficial, com formação de agregados linfoides. Revestimento epitelial aparece levemente reativo. Mucosa sem atrofia.

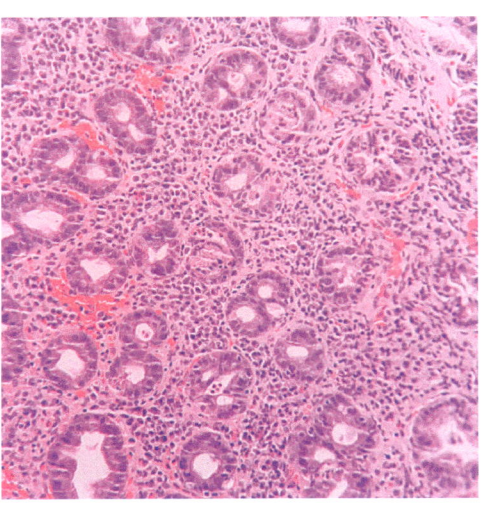

Fig. 73-58. Gastrite ativa. Detalhe mostrando infiltrado inflamatório misto na lâmina própria e infiltrado neutrofílico intraepitelial. Neutrófilos não ocorrem fora de vasos em uma mucosa normal e apresentam vida curta no tecido (48 h), servindo então de marcador histológico de atividade.

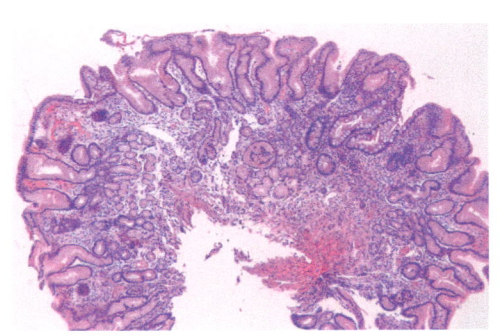

Fig. 73-59. Gastrite atrófica. Mucosa apresenta diminuição da densidade glandular, encurtamento das glândulas remanescentes (afastamento da muscular da mucosa) e mudança da composição celular, com metaplasia pseudopilórica e intestinal.

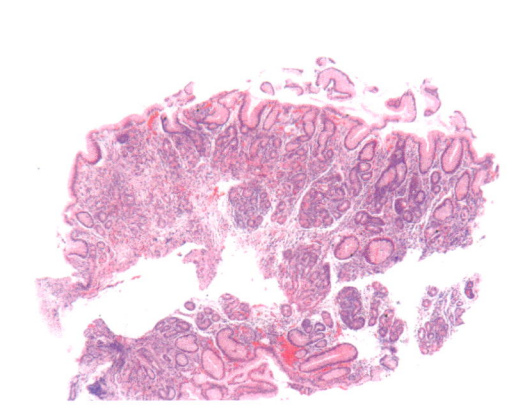

Fig. 73-60. Gastrite autoimune. Gastrite autoimune é caracterizada por uma resposta imunológica citotóxica direcionada contra as bombas de prótons (autoantígeno). Como essa bomba está presente nas células parietais, e essas células distribuídas na mucosa oxíntica, ocorre um direcionamento da resposta inflamatória para a região coberta por essa mucosa (corpo e fundo).

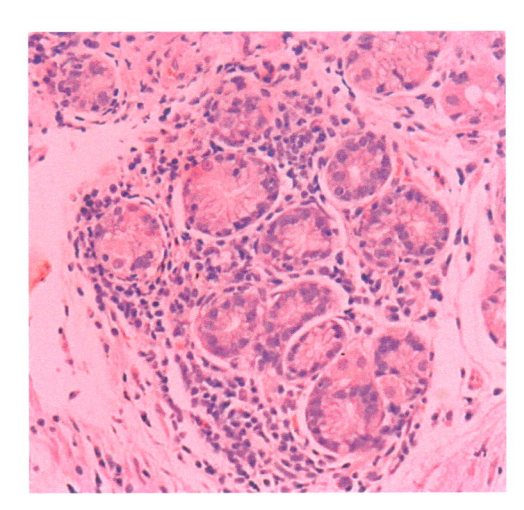

Fig. 73-61. Gastrite autoimune. Detalhe mostrando infiltrado inflamatório mononuclear distribuído na porção profunda da mucosa, exibindo organização periglandular dos linfócitos, associado a lesão epitelial e atrofia glandular.

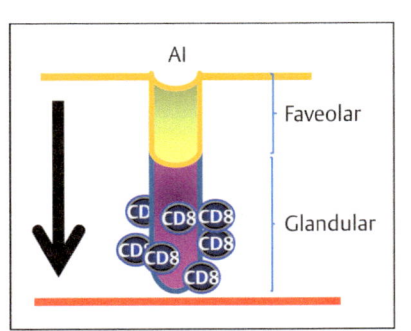

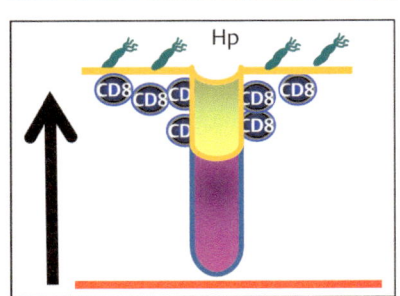

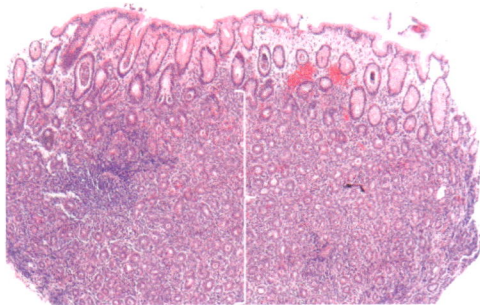

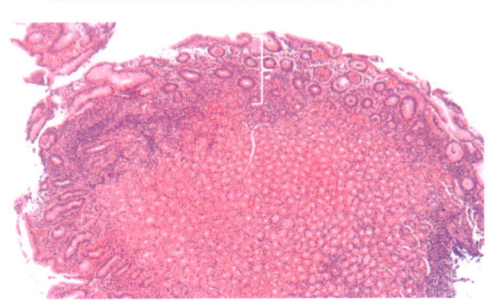

Fig. 73-62. Padrão de inflamação na gastrite. Esse diagrama mostra uma comparação entre o padrão de distribuição do infiltrado inflamatório na gastrite autoimune (profundo) e a gastrite por *Helicobacter pylori* (superficial). Na gastrite autoimune ocorre quimiotaxia dos linfócitos em direção às células parietais, que estão distribuídas na porção basal (glandular) da mucosa. Na gastrite por *H. pylori*, existe um direcionamento das células inflamatórias em direção ao epitélio foveolar, uma vez que existe adesão do *H. pylori* (antígeno) a essas células.

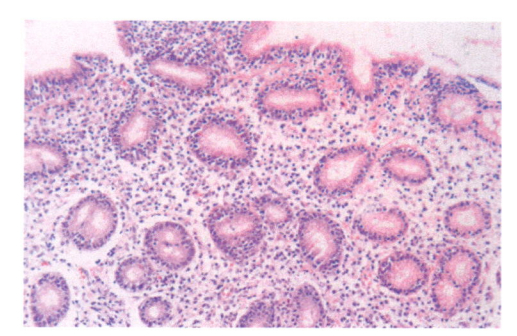

Fig. 73-63. Gastrite linfocítica. Mucosa apresenta aumento do infiltrado linfocítico intraepitelial no epitélio foveolar (> 20/100 células epiteliais), sem atipia, sem lesão linfoepitelial. Em geral ocorre predomínio desse infiltrado na mucosa oxíntica, e nesses casos geralmente está associada à colonização por *H. pylori* (normalmente em baixa densidade de colonização). Predomínio da linfocitose no antro favorece associação com doença celíaca.

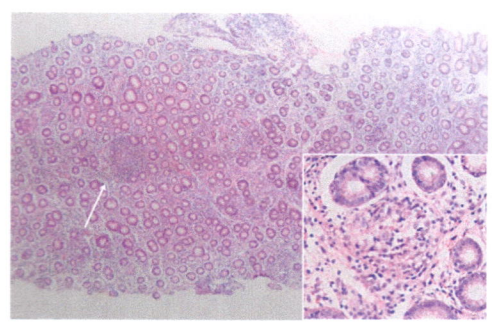

Fig. 73-64. Gastrite granulomatosa. Padrão histológico não específico. Pode ocorrer em doença de Crohn, sarcoidose, infecções (TB, fungo, parasitas), vasculite, reação medicamentosa, desordem vascular do colágeno. O caso apresentado é de um paciente com doença de Crohn, exibindo inflamação heterogênea e múltiplos granulomas não caseosos. Mesmo paciente da esofagite granulomatosa.

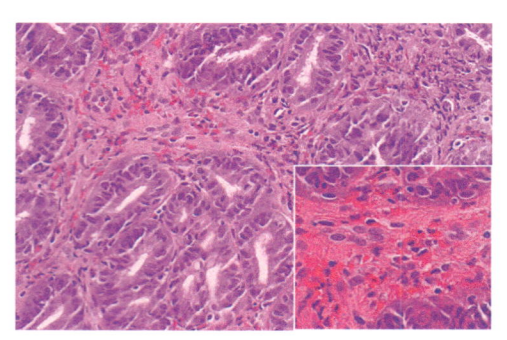

Fig. 73-65. Gastrite eosinofílica. Mucosa apresenta infiltrado eosinofílico elevado, exibindo formação de coleções e degranulação. Antro é mais comumente acometido e a mucosa é geralmente envolvida de modo heterogêneo, sendo necessárias várias biópsias. O infiltrado pode acometer todas as camadas da parede. A eosinofilia pode resultar de reações alérgicas a alimentos, medicamentos ou a parasitas; síndromes hipereosinofílicas, vasculite de Churg-Strauss; e forma idiopática.

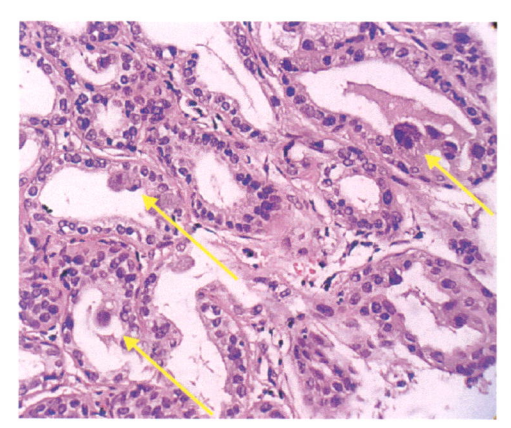

Fig. 73-66. Gastrite por CMV. Infecção viral com tropismo para o epitélio glandular. Célula com alterações citopáticas apresentam aumento do volume, com projeção para o lúmen da glândula, e eosinofilia do citoplasma. Paciente imunossuprimido, sem inflamação significante da mucosa.

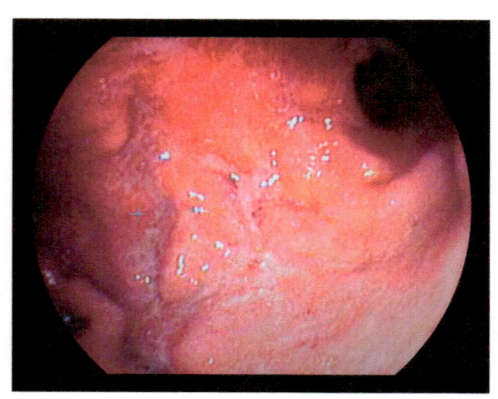

Fig. 73-67. Gastrite por sífilis. Lesão apresenta aspecto endoscópico variável, de lesões ulceradas discretas a lesões ulceradas com aspecto infiltrativo, simulando linite plástica. (Cortesia do Dr. Hermes G. de Aguiar Jr.)

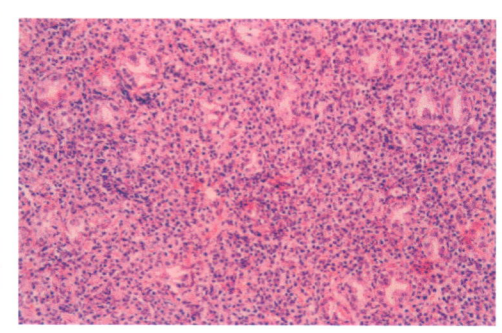

Fig. 73-68. Gastrite por sífilis. Mucosa apresenta denso infiltrado inflamatório associado à destruição glandular. Treponema não é visualizado ao HE. Imuno-histoquímica permite a detecção do antígeno na mucosa.

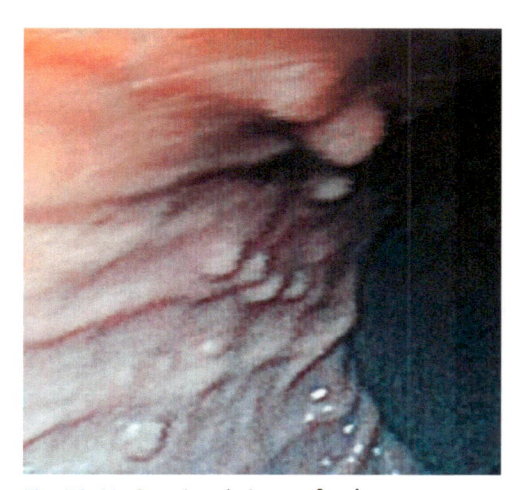

Fig. 73-69. Gastrite cística profunda, aspecto endoscópico.

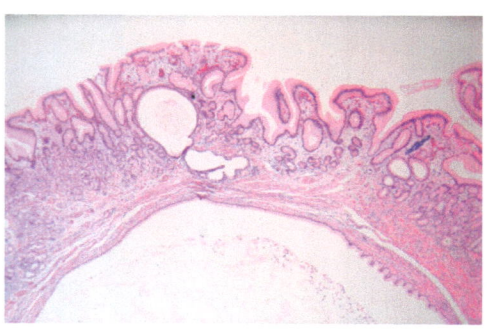

Fig. 73-70. Gastrite cística profunda. Lesão benigna formada por descolamento de glândulas gástricas para a submucosa. As glândulas apresentam dilatação cística e revestimento por epitélio maduro, sem atipia.

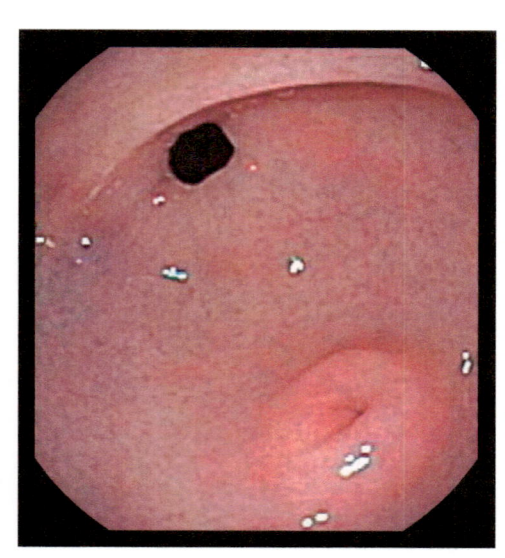

Fig. 73-71. Pâncreas ectópico, aspecto endoscópico. Lesão elevada com umbilicação central.

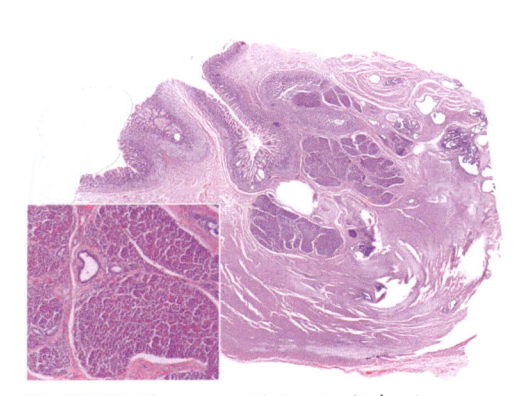

CAPÍTULO 73 ■ ANATOMIA PATOLÓGICA DE INTERESSE AO ENDOSCOPISTA 669

Fig. 73-72. Pâncreas ectópico. Lesão benigna formada por todas as estruturas do pâncreas original, incluindo células acinares e estruturas ductais.

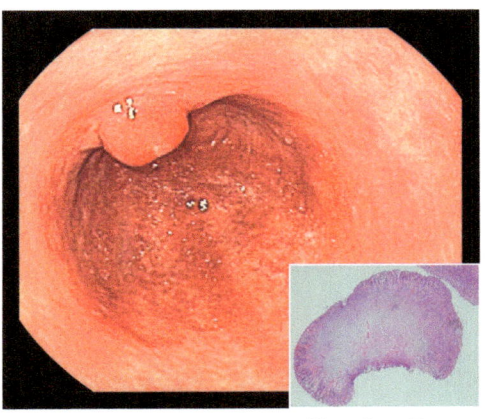

Fig. 73-73. Pólipo inflamatório fibroide. Pólipo geralmente solitário, séssil, sem características distintivas.

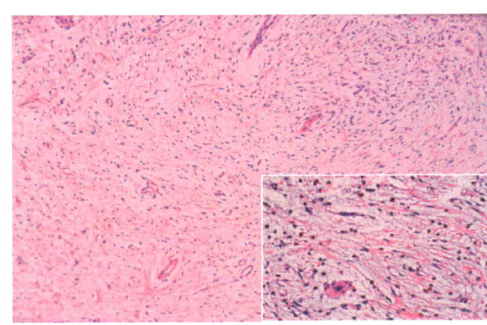

Fig. 73-74. Pólipo inflamatório fibroide, aspecto histológico. Lesão benigna formada por proliferação de células fusiformes, sem atipia nuclear, exibindo organização perivascular. Tecido permeado por infiltrado eosinofílico elevado. Lesão apresenta origem na submucosa com extensão para a mucosa.

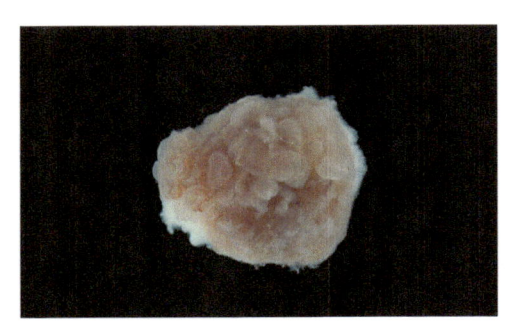

Fig. 73-75. Pólipo hiperplásico, aspecto macroscópico. Lesão aparece edemaciada, podendo ser friável e eritematosa. Pode acontecer de modo isolado ou múltiplo. Predominam no antro.

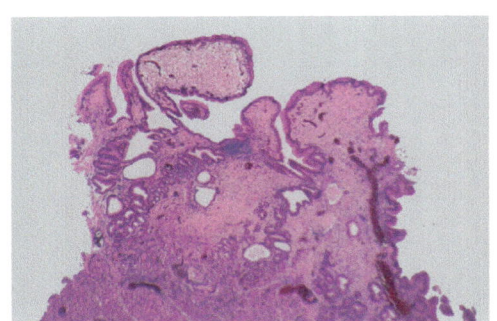

Fig. 73-76. Pólipo hiperplásico, aspecto histológico. Lesão benigna formada por proliferação do epitélio foveolar sem atipia, acompanhado de edema na lâmina própria. Aspecto histológico similar ao da gastropatia reativa, doença de Menetrier, Cronkhite-Canada.

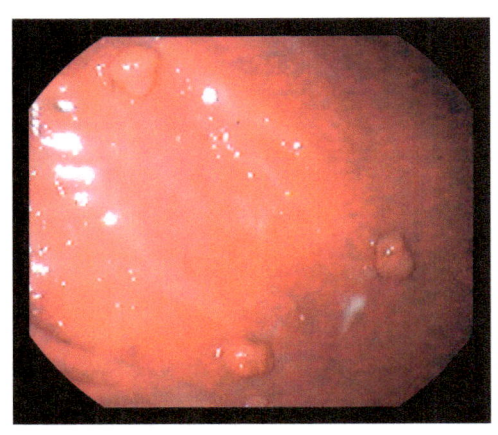

Fig. 73-77. Pólipo de glândulas fúndicas, aspecto endoscópico.

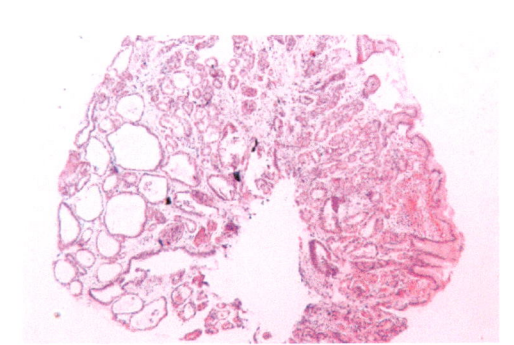

Fig. 73-78. Pólipo de glândulas fúndicas, aspecto histológico. Lesão benigna formada por hiperplasia e dilatação cística das glândulas fúndicas, sem atipia.

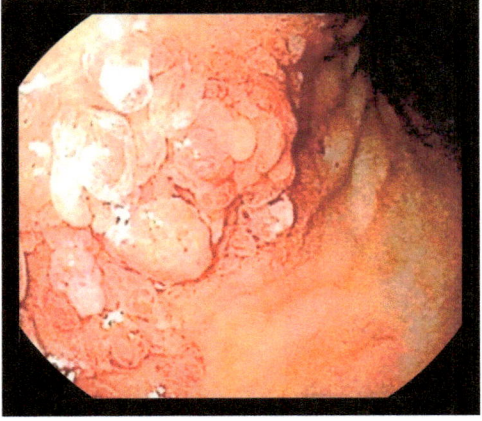

Fig. 73-79. Múltiplas lesões elevadas em gastrite atrófica.

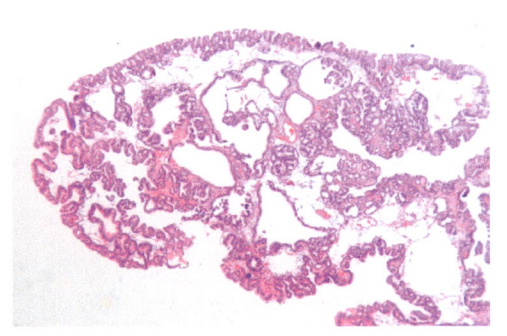

Fig. 73-80. Adenoma de glândulas pilóricas. Tecido adenomatoso apresenta crescimento em túbulos tortuosos, variáveis em calibre; revestidos por epitélio cuboidal em alta densidade, formando segmentos com contorno serrilhado/micropapilar intraluminal. Epitélio apresenta fenótipo gástrico.

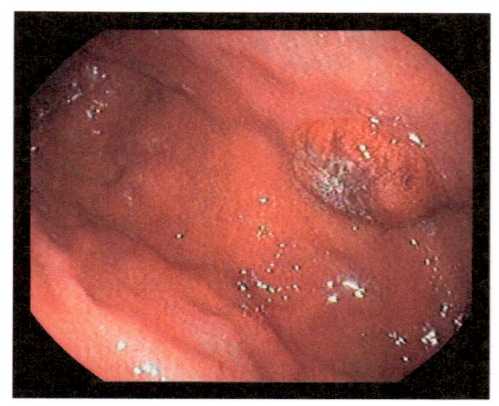

Fig. 73-81. Sarcoma de Kaposi. Lesão elevada, violácea. Pode aparecer isolada ou em múltiplas lesões. Pode preceder lesões cutâneas. Ocorre em pacientes HIV (+). (Cortesia do Dr. Jorge Alberto Biasuz.)

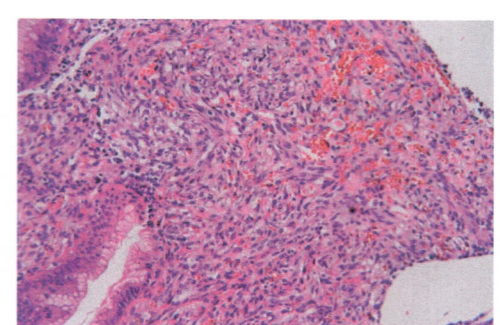

Fig. 73-82. Sarcoma de Kaposi em mucosa gástrica. Lesão consiste em proliferação de vasos sanguíneos com formato irregular e proliferação compacta e entrelaçada de células fusiformes, contendo núcleo alongado com atipia de baixo grau. Lesão causada por Herpesvirus humano 8 (HVH 8). Imuno-histoquímica para HVH 8 pode ajudar no diagnóstico diferencial da lesão.

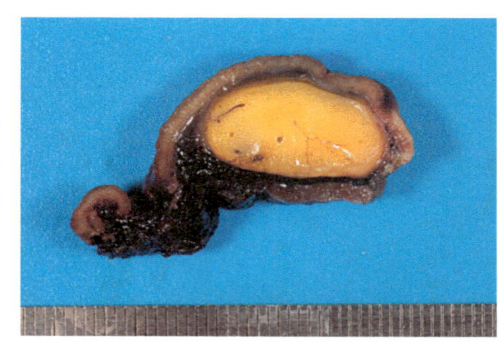

Fig. 73-83. Lipoma. Aspecto macroscópico, perfil de corte, evidenciando lesão amarelada, bem delimitada, de caráter submucoso, recoberto pela mucosa.

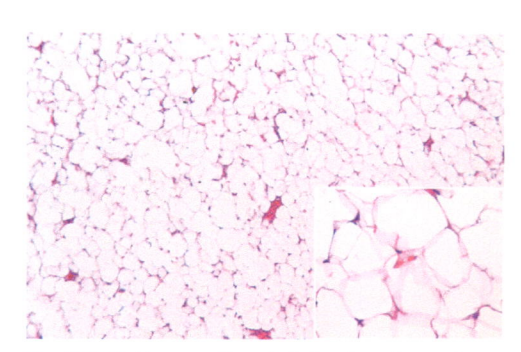

Fig. 73-84. Lipoma. Neoplasia benigna formada por proliferação de adipócitos maduros, sem atipia nuclear.

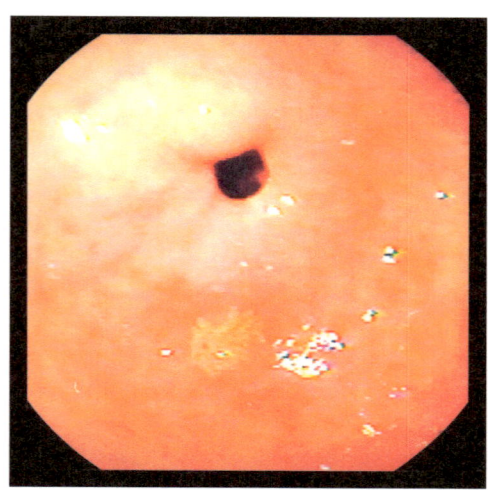

Fig. 73-85. Xantoma. Placa branco-amarelada, ligeiramente elevada.

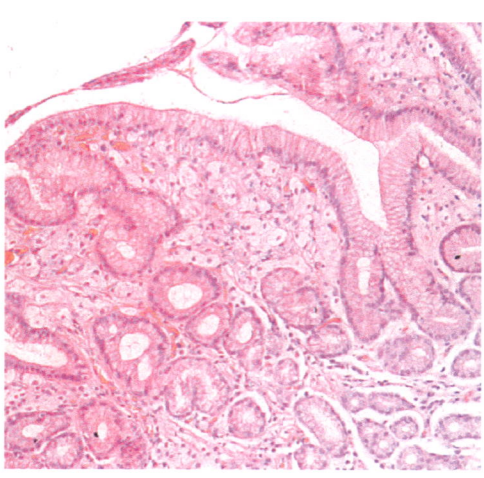

Fig. 73-86. Xantoma. Lesão benigna formada por acúmulo de macrófagos promovendo expansão da lâmina própria. Macrófagos apresentam citoplasma volumoso e espumoso, contendo núcleo pequeno, sem atipia.

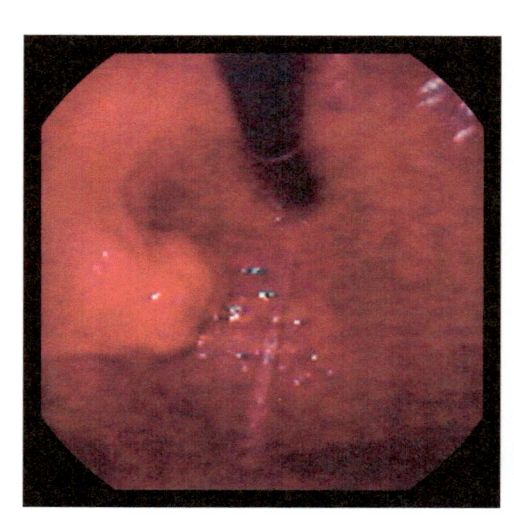

Fig. 73-87. GIST, aspecto endoscópico. Lesão submucosa com ulceração central. (Cortesia do Dr. Sussumu Hirako.)

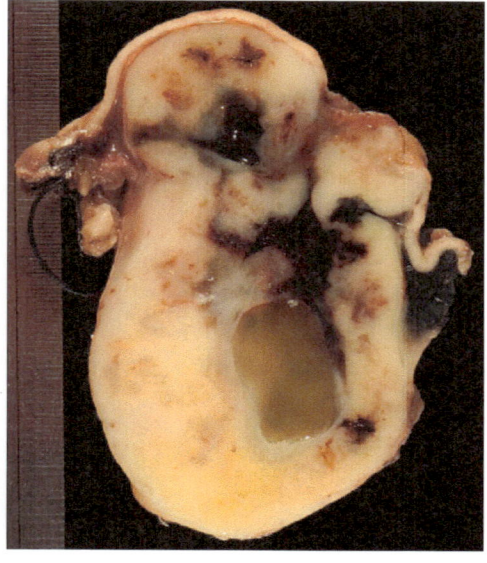

Fig. 73-88. GIST, aspecto macroscópico. Perfil de corte da lesão evidencia caráter submucoso. Lesão apresenta crescimento preferencialmente para a porção externa (cavidade abdominal) do estômago. Lesão recoberta pela mucosa.

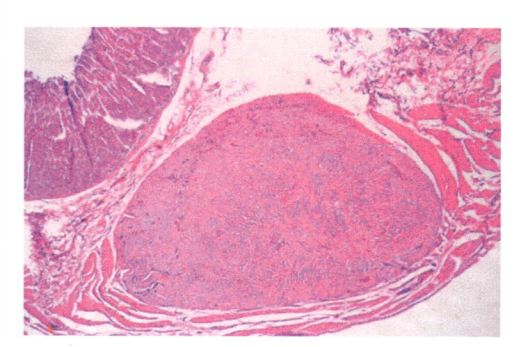

Fig. 73-89. GIST. Lesão diminuta, evidenciando origem na musculatura própria da parede gástrica. (Origem nas células de Cajal.)

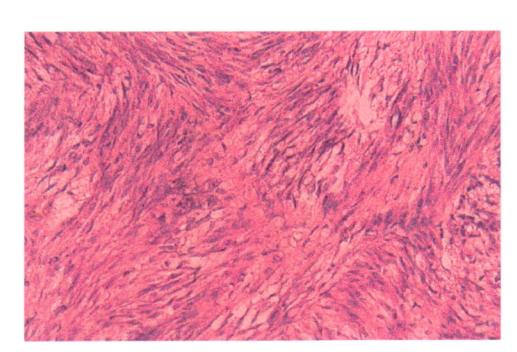

CAPÍTULO 73 ■ ANATOMIA PATOLÓGICA DE INTERESSE AO ENDOSCOPISTA

Fig. 73-90. GIST, aspecto microscópico. Neoplasia formada por células epitelioides e/ou células fusiformes com núcleo atípico.

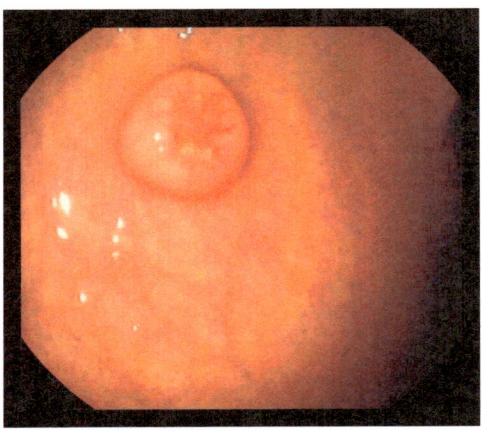

Fig. 73-91. Leiomioma. Lesão submucosa com ulceração central. (Cortesia do Dr. Alexandre Khodr Furtado.)

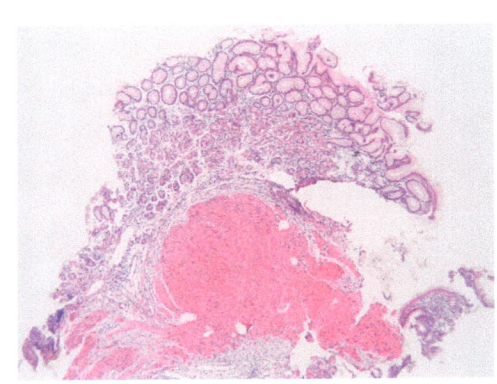

Fig. 73-92. Leiomioma. Lesão benigna com origem na muscular da mucosa, exibindo crescimento em fascículos de células fusiformes entrelaçadas, composto por células fusiformes com baixa atipia.

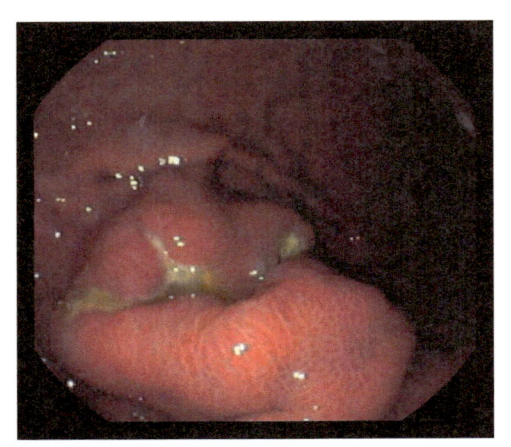

Fig. 73-93. Melanoma, metástase gástrica. Lesão ulcerada gástrica recoberta por mucosa normal. Lesão pode ou não apresentar pigmentação. (Cortesia da Dra. Ana Carolina Benvindo Lopes.)

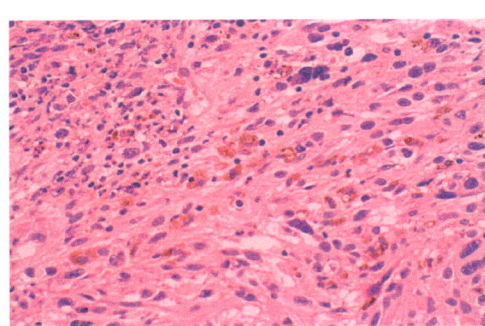

Fig. 73-94. Melanoma, metástase gástrica. Tecido maligno apresenta crescimento denso ou difuso de células exibindo citoplasma amplo, carregados de pigmento marrom, e núcleo grande, irregular. Tecido maligno pode não apresentar pigmentação.

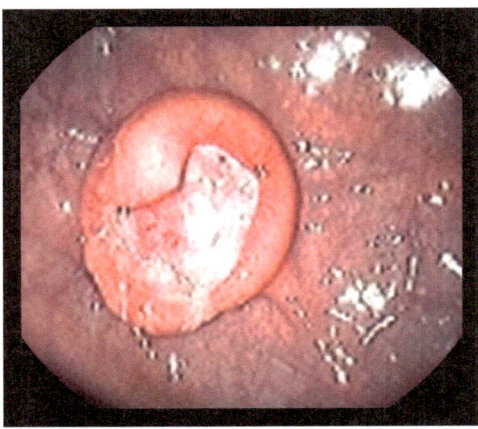

Fig. 73-95. Linfoma. Grande massa submucosa, ulcerada, com aspecto infiltrativo. (Cortesia do Dr. Rodrigo Vilaça.)

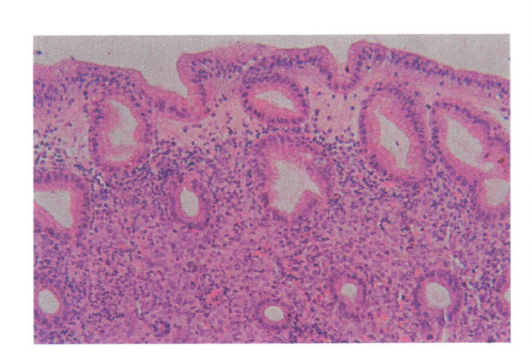

Fig. 73-96. Linfoma de células B grandes. Neoplasia maligna formada por linfócitos atípicos grandes, em alta densidade, associada à destruição da arquitetura original da mucosa, sem lesão linfoepitelial.

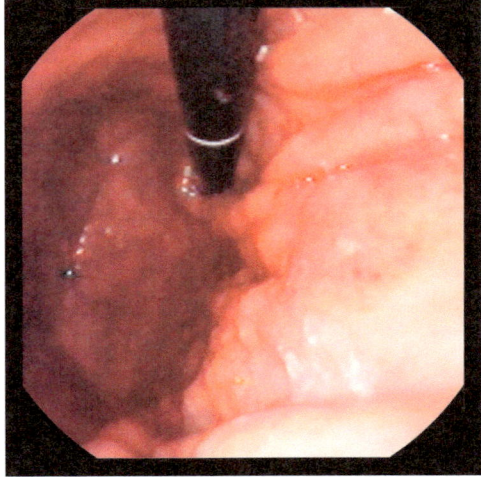

Fig. 73-97. Linfoma MALT. Mucosa apresenta aspecto infiltrativo, com alargamento das pregas. Presença de úlcera da mucosa sugere transformação do linfoma para neoplasia de alto grau. (Cortesia do Dr. Columbano Junqueira Neto.)

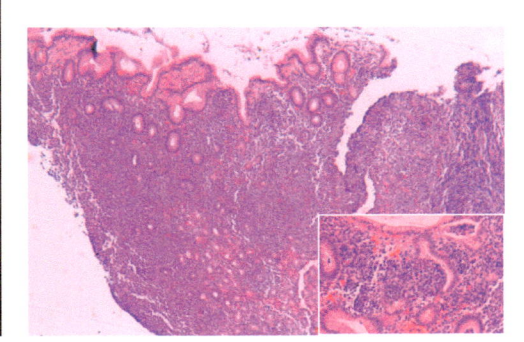

Fig. 73-98. Linfoma MALT. Neoplasia maligna de crescimento indolente, formado por denso infiltrado linfoide na lâmina própria, composto por linfócitos pequenos, centrócitos e grupos dispersos de células grandes, com irregularidade nuclear. Tecido linfoide exibe infiltrado linfocítico intraepitelial em agregados associado à destruição glandular (lesão linfoepitelial, detalhe).

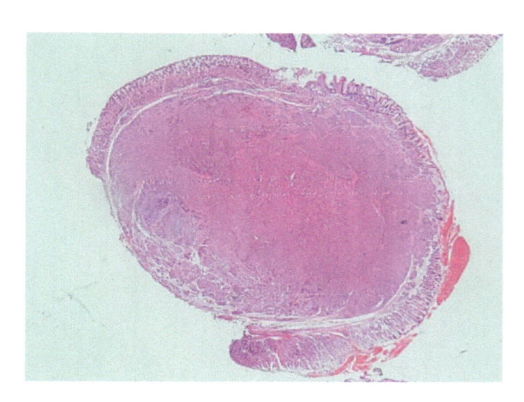

Fig. 73-99. Tumor neuroendócrino bem diferenciado. Tumor apresenta origem na mucosa, mas crescimento preferencial na submucosa. A avaliação da lesão ressecada envolve diagnóstico, grau, invasão angiolinfática e margens.

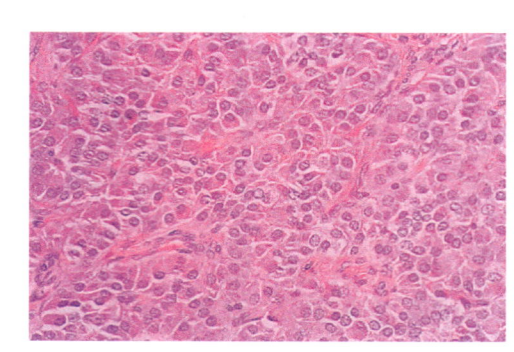

Fig. 73-100. Tumor neuroendócrino bem diferenciado. Tumor compostos por células homogêneas com citoplasma basofílico e núcleo arredondado, contendo cromatina finamente granular. Grau da neoplasia é determinado pela atividade mitótica, avaliado pela contagem de figuras mitóticas ou (preferencialmente) pelo Ki-67.

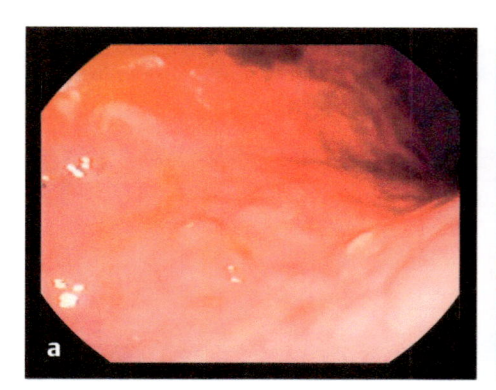

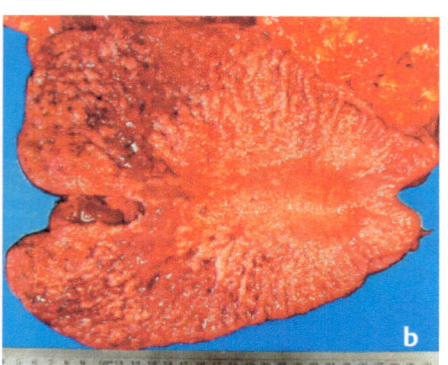

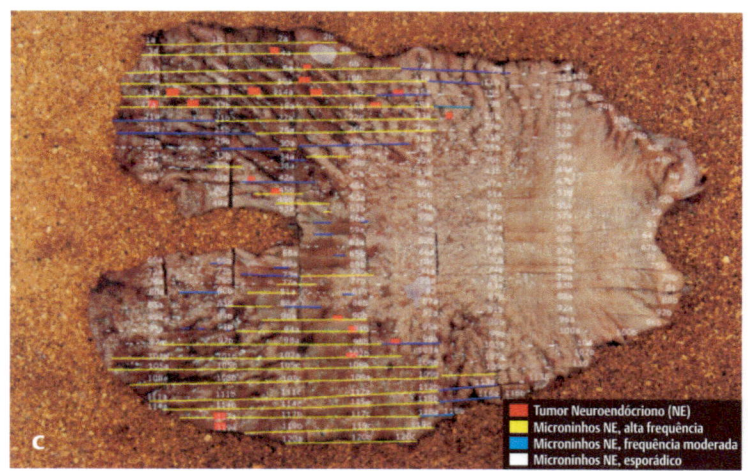

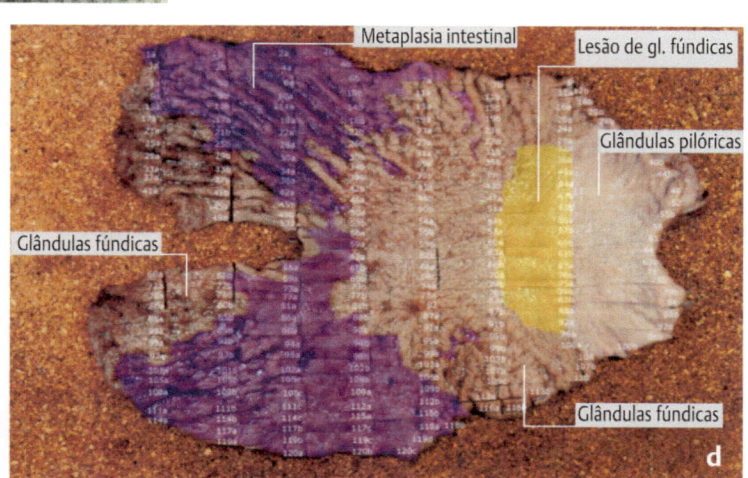

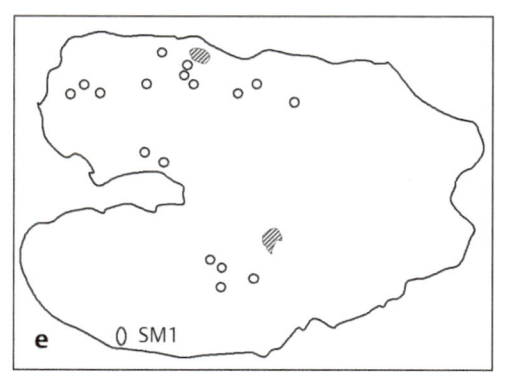

Fig. 73-101. (a) Tumor neuroendócrino. Paciente com gastrite atrófica e múltiplas lesões elevadas. O contexto da emergência da neoplasia é fundamental para o comportamento biológico: I) associado à gastrite autoimune; II) associado à gastrinoma; III) esporádico. Desse modo é fundamental a amostragem da mucosa de antro e corpo não neoplásica. (b) Peça a fresco. Atrofia de pregas. (c) Mapeamento da distribuição da atrofia (marcado como metaplasia intestinal). (d) Mapeamento da distribuição da proliferação neuroendócrina. (e) Mapeamento da distribuição dos tumores neuroendócrinos.

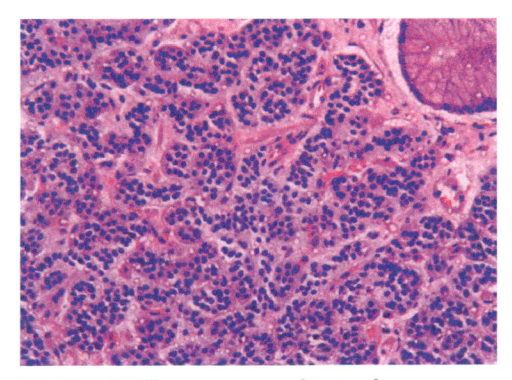

CAPÍTULO 73 ■ ANATOMIA PATOLÓGICA DE INTERESSE AO ENDOSCOPISTA

Fig. 73-102. Tumor neuroendócrino bem diferenciado.

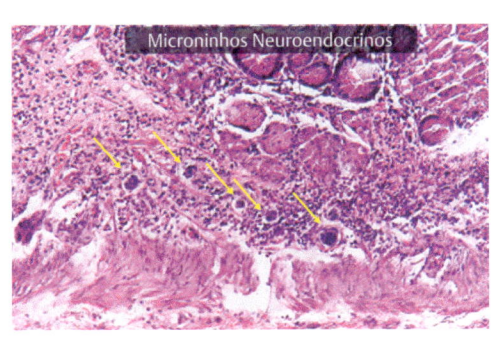

Fig. 73-103. Hiperplasia neuroendócrina.

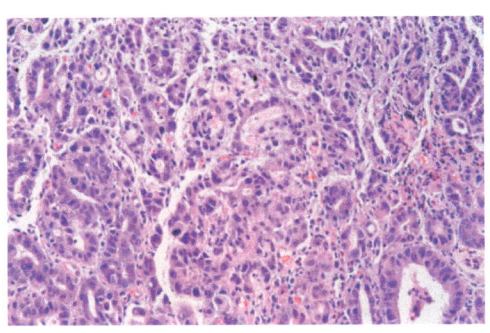

Fig. 73-104. Principais tipos histológicos de câncer gástrico. Adenocarcinoma tubular. Adenocarcinoma tipo intestinal pela classificação de Lauren e diferenciado de Nakamura.

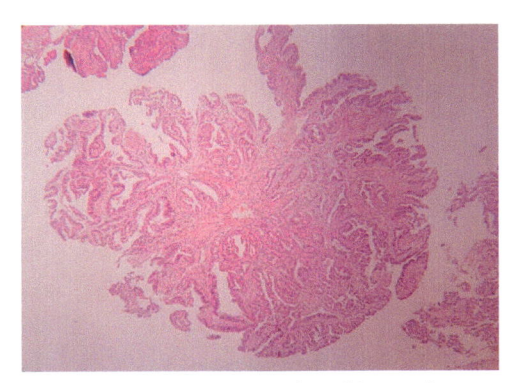

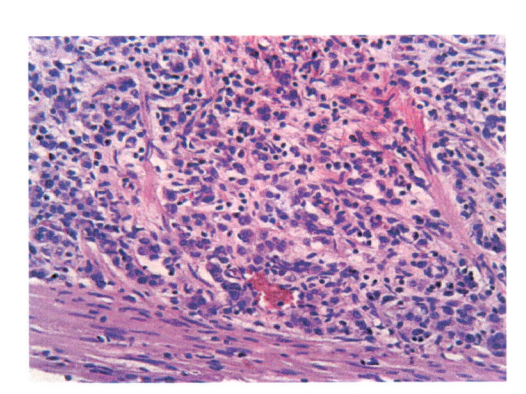

Fig. 73-105. Principais tipos histológicos de câncer gástrico. Adenocarcinoma papilar. Adenocarcinoma tipo intestinal pela classificação de Lauren e diferenciado de Nakamura.

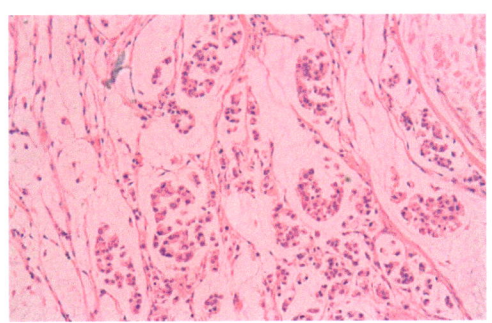

Fig. 73-106. Principais tipos histológicos de câncer gástrico. Adenocarcinoma mucinoso. Adenocarcinoma tipo intestinal/difuso pela classificação de Lauren e diferenciado/indiferenciado de Nakamura.

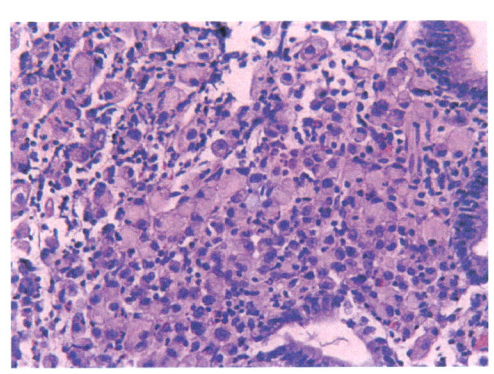

Fig. 73-107. Principais tipos histológicos de câncer gástrico. Adenocarcinoma pouco coesivo, variante anel de sinete. Adenocarcinoma tipo difuso, pela classificação de Lauren e indiferenciado de Nakamura.

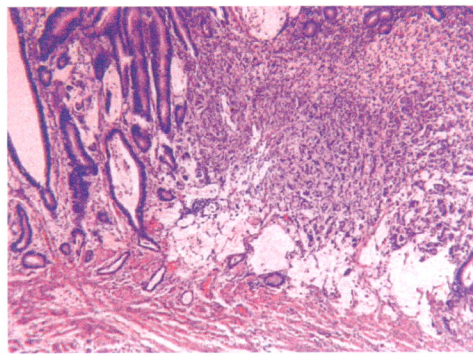

Fig. 73-108. Principais tipos histológicos de câncer gástrico. Adenocarcinoma pouco coesivo, SOE. Adenocarcinoma pouco coesivo sem células em anel de sinete. Adenocarcinoma tipo difuso, pela classificação de Lauren e indiferenciado de Nakamura.

Fig. 73-109. Principais tipos histológicos de câncer gástrico. adenocarcinoma misto (componentes tubular, pouco coesivo e difuso). Adenocarcinoma tipo misto pela classificação de Lauren.

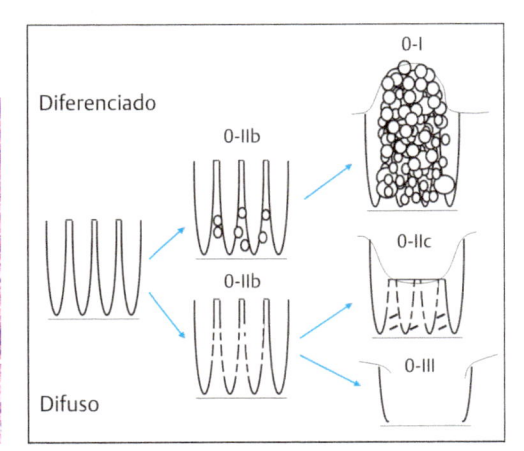

Fig. 73-110. Padrão de apresentação macroscópica do câncer precoce. Os tumores diferenciados por manterem adesão intercelular, crescem formando novas estruturas (tubular, papilar) que ocupam espaço, determinando lesão elevada (0-IIb, 0-I; 0-IIa). Os tumores difusos são caracterizados pela perda da adesão intercelular, causando desintegração das glândulas e desabamento do epitélio de superfície (0-IIc) e exposição ao ataque ácido formando uma lesão escavada (0-III).

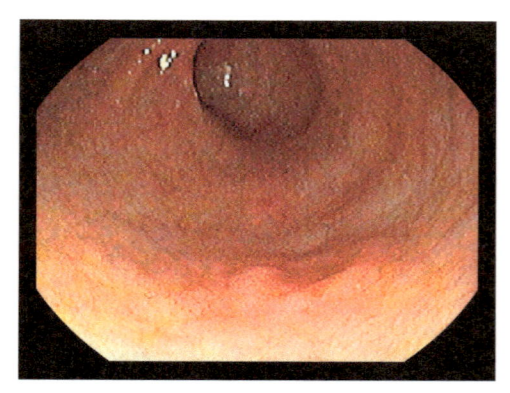

Fig. 73-111. Adenoma gástrico em mucosa atrófica. Lesão plano elevada. (Cortesia da Dra. Camila Diniz.)

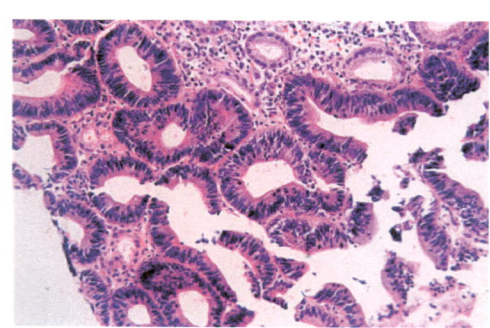

Fig. 73-112. Adenoma gástrico. Tecido neoplásico apresenta crescimento em túbulos tortuosos, revestidos por epitélio colunar atípico imaturo, exibindo aumento da relação núcleo/citoplasma, citoplasma eosinofílico, aumento do volume nuclear e pseudoestratificação.

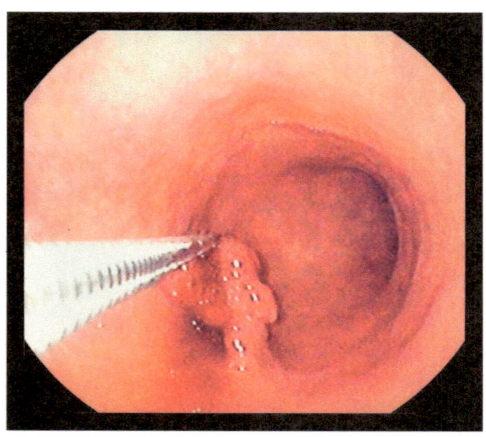

Fig. 73-113. Lesão tipo 0-I. (Cortesia do Dr. Mauro Birche de Carvalho.)

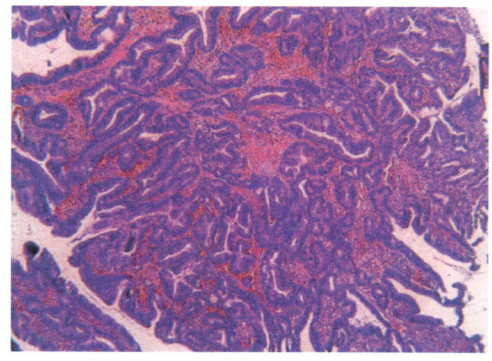

Fig. 73-114. Adenocarcinoma tubular bem diferenciado. Tecido maligno apresenta crescimento invasivo em túbulos irregulares, revestidos por epitélio atípico.

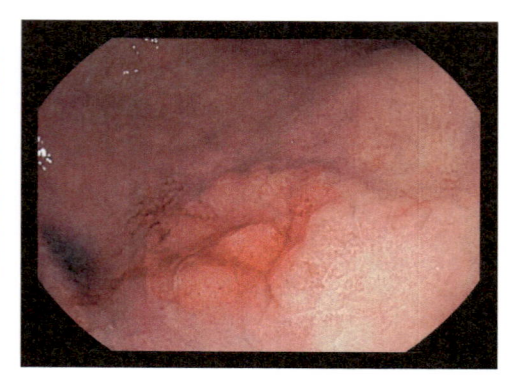

Fig. 73-115. Lesão tipo 0-IIa + IIb. (Cortesia do Dr. Flavio Ejima e Reinaldo Falluh Filho.)

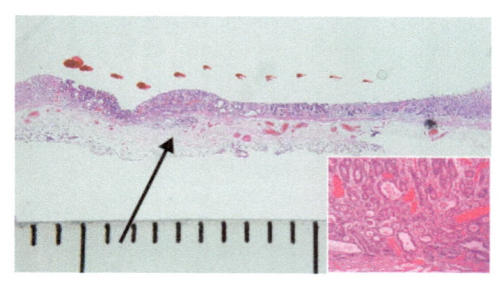

Fig. 73-116. Adenocarcinoma tubular bem diferenciado com invasão focal da submucosa.

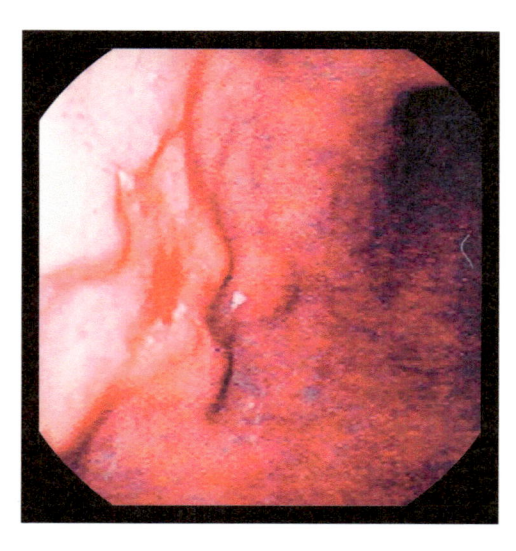

Fig. 73-117. Lesão tipo 0-IIc. (Cortesia do Dr. Sussumu Hirako.)

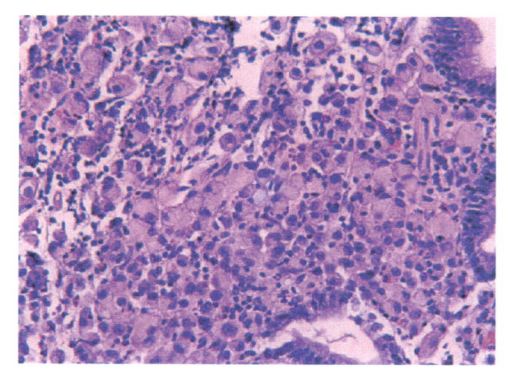

Fig. 73-118. Adenocarcinoma pouco coesivo, variante anel de sinete.

CAPÍTULO 73 ▪ ANATOMIA PATOLÓGICA DE INTERESSE AO ENDOSCOPISTA 675

IIb - Lesão plana, sem alteração do relevo

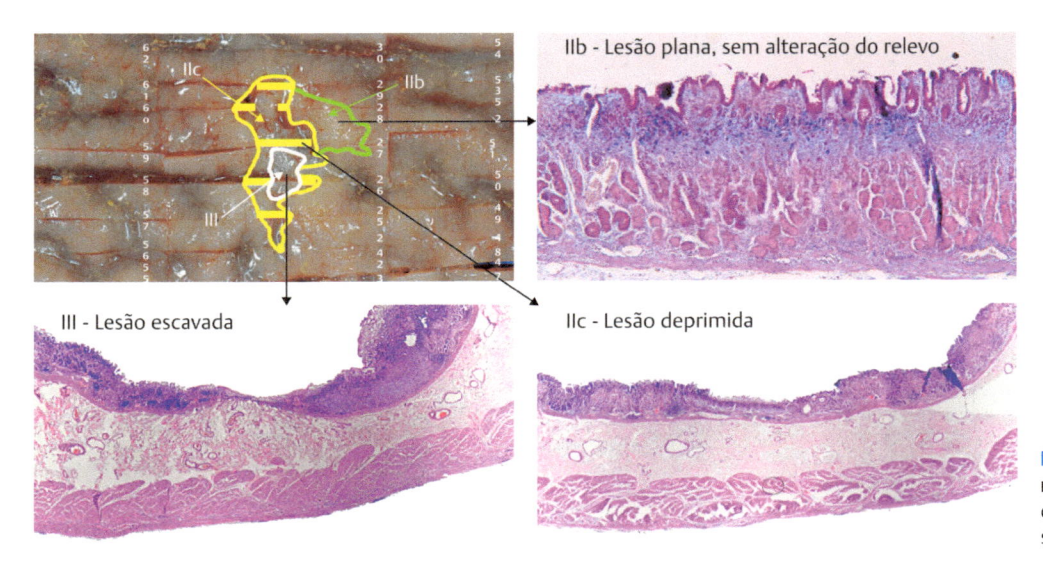

III - Lesão escavada

IIc - Lesão deprimida

Fig. 73-119. Mapeamento da lesão após ressecção cirúrgica: revela lesão 0-IIc + 0-III + 0-IIb, com crescimento de células em anel de sinete subjacente ao epitélio foveolar (0-IIb).

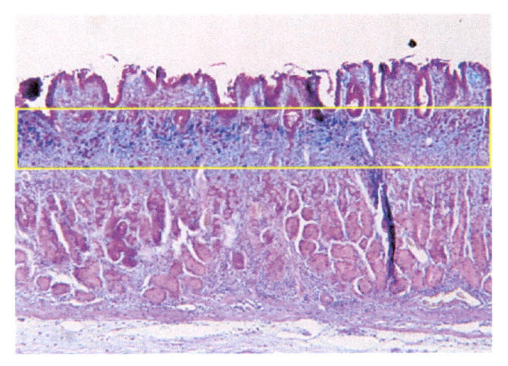

Fig. 73-120. 0-IIb: Crescimento de células em anel de sinete (evidenciadas pela coloração *Alcian Blue*) na região de colo das glândulas, subjacente ao epitélio de superfície íntegro, de modo que não ocorre alteração do relevo.

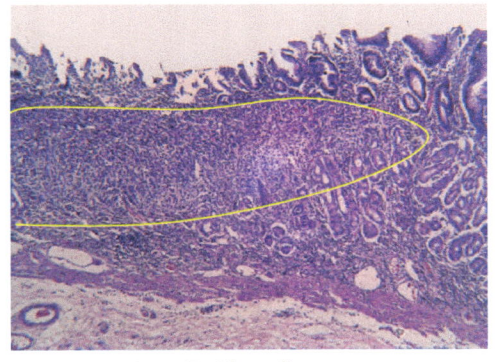

Fig. 73-121. 0-IIc: Tecido maligno apresenta perda da adesão celular (pouca coesão), com desintegração das glândulas e desabamento do epitélio de superfície. Tecido maligno presente na base da lesão deprimida.

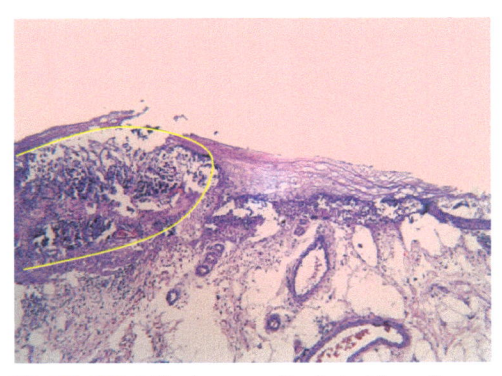

Fig. 73-122. 0-III: degeneração do tecido maligno, com formação de úlcera. Leito da úlcera formado por tecido necrótico recoberto por exsudato fibrinoso, sem tecido neoplásico viável. Tecido neoplásico viável presente na borda da úlcera.

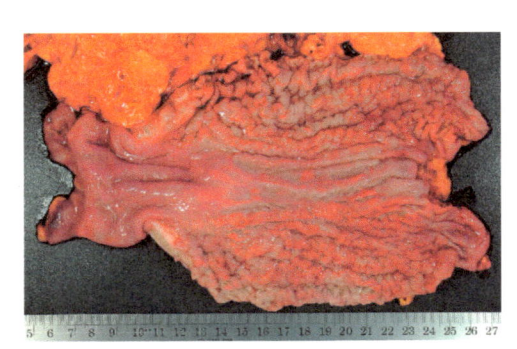

Fig. 73-123. Linite plástica.

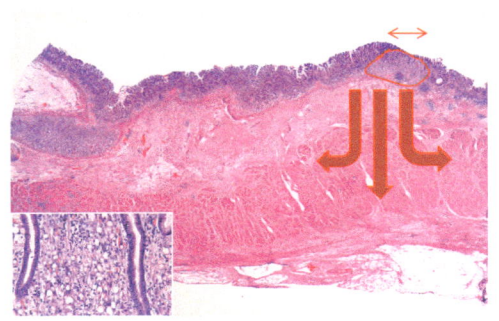

Fig. 73-124. Linite plástica. Tumor apresenta origem em foco da mucosa, mas crescimento preferencialmente subjacente à mucosa. Adenocarcinoma pouco coesivo.

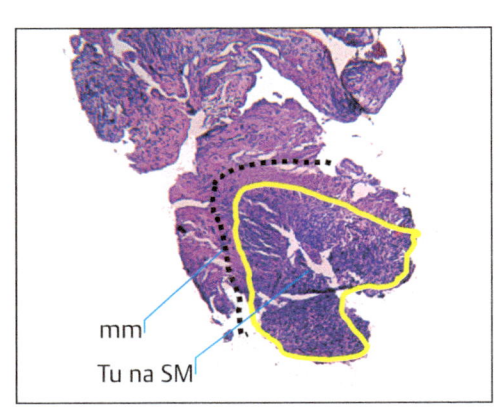

Fig. 73-125. Linite plástica. Biópsias endoscópicas frequentemente não mostram tecido neoplásico por conta da distribuição do tecido maligno subjacente à mucosa.

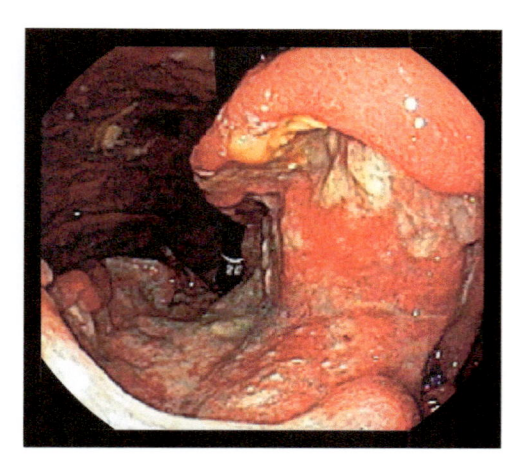

Fig. 73-126. Lesão ulcerada. (Cortesia do Dr. Lucas Andrade Caldas.)

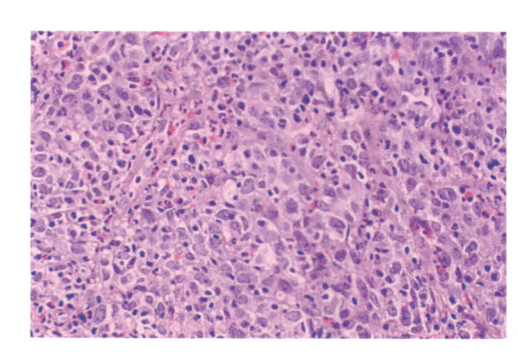

Fig. 73-127. Carcinoma indiferenciado. Diagnóstico diferencial com linfoma de alto grau e carcinoma neuroendócrino.

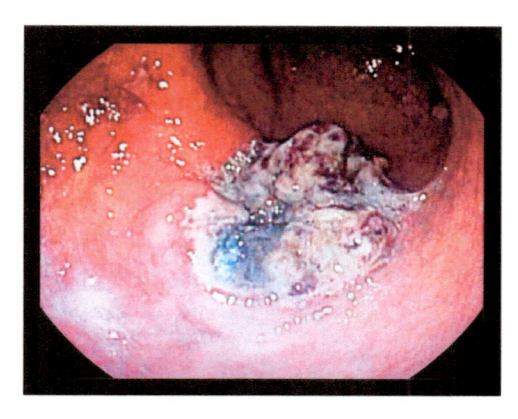

Fig. 73-128. Lesão ulcerada com áreas escuras. (Cortesia do Dr. Flávio Hayato Ejima.)

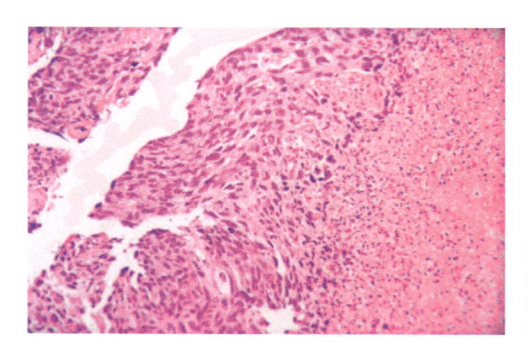

Fig. 73-129. Carcinoma adenoescamoso do estômago. Tipo histológico incomum.

ÍNDICE REMISSIVO

Entradas acompanhadas por um *f* ou *q* em itálico indicam figuras e quadros, respectivamente.

A

Abcesso(s)
  perianais, 476
Abrikossoff
  tumor de, 54
Acalasia, 16, 87*f*
  achados endoscópicos na, 16*f*
  manometria de, 16*f*, 17*f*
    convencional, 16*f*
Acantose
  glicogênica, 663*f*
Acesso(s)
  nutricionais, 570-576
    GEP, 571
    GJEP, 575
    JEPD, 575
    SNE, 570
Acessório(s)
  para ESD, 546
    bisturi elétrico, 547
    bomba de CO$_2$, 547
    cap, 547
    de hemostasia, 547
    facas, 546
    knives, 546
AD (Angiodisplasia), 161
Adenocarcinoma, 269*f*
  bem diferenciado, 550*f*
    restrito à mucosa, 550*f*
  de TEG, 49
  difuso, 155*f*
    de Lauren, 155*f*
  do reto distal, 477*f*
  em EB, 29*f*, 35*f*, 665*f*
    avançado, 35*f*
    imuno-histoquímica de, 29*f*
    bem diferenciado, 665*f*
  ESD em, 543*f*
  mamário, 157*f*
    metástase de, 157*f*
      simulando linite plástica, 157*f*
  microtubular, 542*f*
    padrão gástrico-foveolar, 542*f*
  misto, 673*f*
  mucinoso, 673*f*
  no ID, 268
    associado à DC, 268*f*
    características, 268
    localização, 268
  papilar, 673*f*
  pouco coesivo, 673*f*, 674*f*
    SOE, 673*f*
    variante anel de sinete, 673*f*
  tubular, 673*f*, 674*f*
    bem diferenciado, 674*f*
      invasão focal da submucosa, 674*f*
Adenoma(s)
  de glândulas, 669*f*
    pilóricas, 669*f*
  de papila duodenal, 232*f*, 344*f*
    maior, 232*f*
  duodenal, 231
    de segunda porção, 232*f*
  gástrico, 541*f*, 674*f*
    com displasia, 541*f*
      de alto grau, 541*f*
    em mucosa atrófica, 674*f*
  no ID, 276
    com degeneração, 276*f*
  papilar, 343-347
    ampulectomia endoscópica, 346
    complicações, 347
      pancreatite, 347
      perfuração, 347
      sangramento, 347
    diagnóstico endoscópico, 343
    estadiamento TNM, 345
    tratamento endoscópico, 344
      indicações do, 344
      resultados do, 347
  serrilhado, 457
    diagnóstico endoscópico, 458
      de displasia, 458
      de invasão na lesão serrilhada, 458
    e pólipo hiperplásico, 457
      diagnóstico diferencial entre, 457
    pólipo serrilhado, 458
      classificações de, 458
    tradicional, *ver* TSA
ADS (Arcada Dentária Superior), 4
AE (Adenocarcinoma de Esôfago), 24-38, 40
  conduta, 37
  diagnóstico, 48
    de TEG, 49
  epidemiologia, 24, 48
  fatores de risco, 48
  intramucoso, 38*f*
  rastreamento, 48
  seguimento, 37
  tratamento endoscópico, 49
    paliativo, 50
AE (Atresia de Esôfago), 89, 90*f*
  em adultos, 94
    acompanhamento, 94
    vigilância, 94
  tratamento, 90, 92
    cirúrgico, 90
    endoscópico, 92
Afecção(ões)
  anorretais, 472-481
    afecções proctológicas, 473
      descrição no laudo
        da colonoscopia, 481
      principais, 473
        de interesse para o endoscopista, 473
    aspectos anatômicos, 472
      do canal anal, 472
      do reto distal, 472
    doença hemorroidária interna, 480
      sintomática, 480
        tratamento endoscópico da, 480
      retrovisão na avaliação do reto distal, 480
        resultados da, 480
        técnica da, 480
    proctológicas, 509
      na HDB, 509
Afecção(ões) Congênita(s)
  do esôfago, 89-98
    AE, 89
    AV, 96
    duplicação esofágica, 95
    EB, 96
    estenose, 94
    fenda, 95
      laríngea, 95
      laringotraqueoesofágica, 95
Afecção(ões) Vascular(es)
  do estomago, 161-165
    angioectasias, 161
    GAVE, 165
    lesão de Dieulafoy, 163
    síndrome, 164
      de Blue Rubber-Bleb Nevus, 164
    SK, 165
    SKTW, 164
    THH, 163
  do duodeno, 161-165
    angioectasias, 161
    GAVE, 165
    lesão de Dieulafoy, 163
    síndrome, 164
      de Blue Rubber-Bleb Nevus, 164
    SK, 165
    SKTW, 164
    THH, 163
AG (Acantose Glicogênica), 6
  com cromoscopia, 6*f*
    digital, 6*f*
  com luz branca, 6*f*
Agenesia
  pancreática, 355
Agulha
  de punção, 651*f*
    ecoendoscópio com, 651*f*
  fina, 651*f*
    para punções ecoguiadas, 651*f*
AIDS
  esofagites na, 87
    infecciosas, 87
AINE (Anti-Inflamatórios Não Esteroides)
  duodenite por, 222
Alteração(ões)
  anastomóticas, 177
  do remanescente gástrico, 177
  neuro-hormonais, 597
    BTA, 597

Amiloidose, 224
Ampulectomia
  endoscópica, 346
    ablação térmica, 346
    ajustes no eletrocautério, 346
    injeção de submucosa, 346
    papilotomia, 346
    peça cirúrgica, 346
    posicionamento de próteses, 346
    ressecção endoscópica, 346
    técnica endoscópica, 346
Anastomose(s)
  biliodigestiva, 177f
  colorretal, 520f
    coto vascular em, 520f
  ecoguiadas, 647-649
    colecistoduodenal, 648f
    coledocoduodenostomia, 647
    drenagem endoscópica, 648
      da VB, 648
    gastrojejunostomia, 649
    hepaticogastrostomia, 647
  esofágica, 92
    complicações pós-operatórias, 92
  esofagocólica, 93f
    estenose de, 93f
  esofagocolônica, 105f
    estenose de, 105f
  esofagoesofágica, 90f, 104f
    cervical, 91f
      única, 91f
    cologástrica, 91f
    complicações, 90f
    de AE distal, 104f
      esofagectomia com, 104f
    estenose de, 92f, 105f
      anelar, 105f
  esofagojejunal, 104f
    deiscência de, 106f
    em Y de Roux, 104f
  faringoesofagiana, 104f
    após laringectomia, 104f
  gastroduodenal, 173f, 178f
    estenose de, 178f
    terminolateral, 174f
      isoperistáltica, 174f
  gastrojejunal, 177f, 599
    estenose da, 599
      tratamento endoscópico, 599
  linha de, 510f
    sangramento da, 510f
      precoce, 510f
  pancreatojejunal, 177f
Anatomia
  do ID, 303-308
    acesso endoscópico, 303-308
    cirurgicamente modificada, 303-308
      CPRE em, 305f
  patológica, 660-676
    de interesse ao endoscopista, 660-676
      esôfago, 660-665
      estômago, 666-676
Anatomia Endoscópica
  ângulo, 390
    esplênico, 390
    hepático, 390
  canal anal, 389
  ceco, 390
  do cólon, 389-392
    ascendente, 390
    descendente, 390
    sigmoide, 390
    transverso, 390
  do íleo terminal, 389-392
  do reto, 389-392
    ecoendoscopia, 391
      da parede retal, 391

flexura, 390
  esplênica, 390
  hepática, 390
  junção retossigmoide, 389
Ancilostoma duodenale
  na mucosa, 285f
    do delgado alto, 285f
Ancilostomíase, 220, 284
Ancilostomose, 284f
ANCs (Coleções Necróticas Agudas), 381
Anel
  de pólipo sentinela, 21f
  de restrição, 600
    deslizamento, 600, 602f
      tratamento endoscópico, 602
    dilatação de, 602f
      com balão pneumático, 602f
    extrusão, 600
      tratamento endoscópico, 602
    intolerância ao, 602
      tratamento endoscópico, 602
    migração do, 601f
    tratamento de, 603f
  de Schatzki, 12f, 21f
Anemia
  ferropriva, 505
    conduta na, 505
Angiectasia(s), 265f, 266f, 502f
  gástricas, 518f
  no cólon, 399, 400f
  vascular, 509f
    sangramento de, 509f
      em jato, 509f
Angiodisplasia(s), 399
Angioectasia(s), 161
  de ceco, 161f
  na camada submucosa, 161f
Angiografia
  na HDM, 505
Ângulo
  anatomia endoscópica do, 390
    esplênico, 390
    hepático, 390
Anisaquíase
  casos clínicos, 202
Ankaferd BloodStopper
  tamponamento com, 522
    na hemostasia, 522
Anomalia(s) Ductal(is), 349-355
  congênitas, 349, 354
  de vias biliares, 349
    atresia, 353
    cistos, 351
    ductos biliares, 349
    papila maior, 349
  de pâncreas, 354
    agenesia pancreática, 355
    anular, 355
    cisto, 355
    divisum, 354
Anti-inflamatório(s)
  não hormonais, 131
    gastropatia por, 131
Antro
  com diferentes graus de contração, 116f
  normal, 123f
    magnificação do, 123f
  pré-pilórico, 114f
  proximal, 125f
    grande curvatura do, 125f
      xantoma na, 125f
  retroflexão no, 115f
Anuscopia, 509f
Anuscópio
  avaliação com, 472f
  do canal anal, 472f
APC (Coagulação com Plasma de Argônio)
  terapêutica com, 491f
  na HDA, 491f

APFCs (Coleções Agudas Peripancreáticas), 381
ARF (Ablação por Radiofrequência), ver RFA
Argônio
  cauterização pelo, 518f
    aspecto após, 518f
    de MAV, 518f
    jejunal, 518f
  plasma de, 518
    hemostasia com, 518
      na hemorragia não varicosa, 518
Árvore
  biliar, 314f
    normal, 314f
Ascaridíase
  fisiopatologia, 281
  sinais, 282
  sintomas, 282
Ascaris Lumbricoides
  infecção no ID por, 281
Ascite
  pandreática, 361
ATC (Angiografia por Tomografia Computadorizada)
  na HDM, 504
Atresia
  de esôfago, 92f
    com fístula distal, 92f
  de vias biliares, 353
    cintilografia de, 354f
    classificação de, 353f
Atrofia(s)
  das vilosidades, 231f
    duodenais, 231f
  do ID, 295-301
    doenças inflamatórias e, 295-301
      celíaca, 299
      DC, 295
  vilositárias, 240-248
    duodenal, 242f, 243f
      parcial, 244f
      total, 243f
    intestinal, 240q
      doenças que apresentam, 240q
AV (Anéis Vasculares), 96

B

Bactéria
  doença infecciosa por, 190
    sífilis gástrica, 190
Balão(ões)
  ajustável, 580
    de 1 ano, 580
    Spatz3, 580f
  de 6 meses, 579
  de ar, 580
    Helioscope, 580f
    implante, 588
    remoção, 589
  de Sengstaken-Blakemore, 501
    na HDAV, 501
  disponíveis no Brasil, 579q
  duplo, 580
  Elipse, 581
  gástrico, 579f
    moldes atuais, 579f
  líquidos, 581
    ajustáveis, 586
      implante, 586
      remoção, 586
    convencionais, 581
      implante, 581
    não ajustáveis, 581
  Oballon, 580
  orogástrico, 582f
    introdução do, 582f
    remoção, 584
  outros tipos de, 580

preenchimento do, 583f
técnicas, 581
  de implante, 581
  de remoção, 581
  Transpyloric Shuttle, 581
Banda
  gástrica, 600
    ajustável, 600f
    deslizada, 600
    migrada, 600, 601f
    tratamento endoscópico, 600
Bateria
  ingestão de, 554
BIG (Balão Intragástrico), 578
  ajustável, 580
    de 1 ano, 580
      Spatz3, 580f
    de 6 meses, 579
    de ar, 580
      Helioscope, 580f
    duplo, 580
    Elipse, 581
    história do, 579f
    Oballon, 580
    outros tipos de, 580
    técnicas, 581
      de implante, 581
      de remoção, 581
      Transpyloric Shuttle, 581
Billroth
  gastrectomias a, 173, 174
    I, 173
    II, 174
Biomarcado(es)
  no EB, 29
Biópsia(s)
  duodenais, 248f
    na DC, 248
      material obtido por, 248
        cuidados no preparo do, 248
        limitações do, 248
Bismuth-Corlette
  classificação de, 337f
    da EBM, 337f
Bisturi
  elétrico, 547
  para ESD, 547
Black
  esophagus, 78
Blue Rubber-Bleb Nevus
  síndrome de, 164
Bomba
  de CO_2, 547
    para ESD, 547
  de prótons, 132
    inibidores de, 132
      alterações por uso de, 132
Bormann
  classificação de, 155q
    úlceras, 156f
      hemorrágica, 157f
BRTO (*Baloon Occluded Retrograde Transvenous Obliteration*)
  na HDAV, 501
Brunner
  glândulas de, 229
    hiperplasia de, 229
BTA (Injeção de Toxina Botulínica)
  disposição das, 597f
  resultados, 597
  técnica, 597
Bulbo
  duodenal, 215f, 216f, 218f, 228f, 230f, 236f
    com edema, 218f
      de mucosa, 218f
    com enantema, 218f
    com erosões, 218f
    metaplasia gástrica no, 228f

mucosa do, 230f
  fissuras na, 230f
  parede anterior do, 236f
    TNE de, 236f

C

Cálculo(s), 321-327
  apresentação, 321
  avaliação de litíase, 322
    de acordo, 322
      com a dificuldade de tratamento, 322
    nas vias biliares, 327
    técnicas de, 327
  coledocolitíase, 323f
  diagnóstico, 321
  e lama biliar, 322f
  em barril, 324f
  em colédoco, 325f
    múltiplos, 325f
  em via biliar, 324f
  grandes, 327f
    e síndrome de Mirizzi, 327f
  imagem falsa de, 327f
  intra-hepático, 324f
  no cístico, 324f
  no infundíbulo, 324f
  pigmentados, 321f
  retirada de, 322f
Campylobacter jejuni
  colite, 290
Canal
  anal, 389, 418ff, 419f, 472
    anatomia endoscópica do, 389
    condiloma no, 418f, 419f
  pilórico, 114f
    aspectos anatômicos do, 472
    avaliação do, 472f
      com anuscópio, 472f
    neoplasia de, 476f
    úlcera do, 479f
      herpética, 479f
      luética, 479f
Câncer
  gástrico. 673f
    tipos histológicos de, 673f
      principais, 673f
    precoce, 673f
      padrão de apresentação, 673f
        macroscópica, 673f
Cancroide, 479
Candida
  esofagite por, 82
    aspecto endoscópico, 82q
    classificação de Kodsi, 83f
Cândida, 661f
Candidíase
  esofagiana, 83f
    associada à úlcera, 83f
    por CMV, 83f
  intestinal, 290f
    aspecto endoscópico da, 290f
Cap
  para ESD, 547
Carcinoma
  adenoescamoso, 676f
    do estômago, 676f
  de células escamosas, 550, 664f
    do esôfago, 550
      ESB no, 550
    em displasia, 664f
  escamoso, 664f
    basaloide, 664f
  gastrointestinal, 451q
    classificação morfológica para, 451q
      de Paris/japonesa, 451q
  indiferenciado, 676f
  verrucoso, 664f
Carcinossarcoma, 663f

Cateter
  de ablação, 633f
    focal, 633f
  injetor, 490f
    para terapêutica endoscópica, 490f
      na HDA, 490f
CCE (Cápsula Endoscópica de Cólon), 258f, 260
CCR (Câncer Colorretal)
  avançado, 462-470
    endoscopia no, 462-470
      diagnóstico, 462
      escolha do local para biópsias, 464
      estadiamento dos tumores, 466
      localização dos tumores, 463
        por colonoscopia, 463
      tatuagem, 465
      ultrassonografia endorretal, 467
      uso de próteses endoluminais, 470
CDEco (Coledocoduodenostomia Ecoguiada), 639f
  prótese metálica, 647f
    cilíndrica, 647f
  resultados, 639, 640q
  técnica, 638
CDEIS (Índice Endoscópico de Gravidade para Doença de Crohn), 410q
CE (Cápsula Endoscópica), 256-261
  aspirada, 260f
    radiografia da, 260f
  complicações, 260
  contraindicações, 259
  de cólon, *ver* CCE
  de delgado, 259f
  exame, 258, 281f
    do ID, 281f
    preparo do, 258
    técnica do, 258
  futuro, 260
  indicações, 259
  na DC, 246
  retida, 260f
    radiografia com, 260f
  sistemas, 256
CE (Corpos Estranhos)
  retirada de, 553-560
    diagnóstico, 553
    impactação, 559
      de bolo alimentar, 559
    ingestão, 554
      de bateria, 554
      de ímãs, 559
      de moedas, 558
      de objetos pontiagudos, 556
      de objetos rombos, 558
      tempo para intervenção
        endoscópica na, 554q
    situações especiais, 560
      bezoares, 560
      CE nas vias biliares, 560
      ingestão de pacotes de narcóticos, 560
CE (Cromoendoscopia), 29
CEC (Carcinoma Escamocelular), 40-50
  diagnóstico, 40
    classificação, 43, 45q, 46, 47q
      endoscópica, 45q
      macroscópica, 46, 47q
      microscópica, 43
      subclassificação do tipo 0, 47q
    cromoscopia, 41
  epidemiologia, 40
  fatores de risco, 40
  rastreamento, 40
  tratamento endoscópico, 49
    indicação, 49q
    manejo pós-ressecção, 49q
Carcinoma
  espinocelular, 549f
    de esôfago, 549f
      restrito à mucosa, 549f

CECDAI (*Capsule Endoscopy Crohn's Disease Activity Index*), 298, 299q
Ceco
    anatomia endoscópica do, 390
Célula(s)
    B, 671f
        grandes, 671f
            linfoma de, 671f
    escamosas, 663f
        papiloma de, 663f
    granulares, 54, 663f
        tumores de, 54, 663f
CET (Enterografia Computadorizada), 264
CFP (Coleções Fluidas Pancreáticas), 625
    na PA, 626q
        classificação de Atlanta 2012, 626q
CG (Câncer Gástrico)
    avançado, 155-159
        aspecto endoscópico, 155
            classificação de Bormann, 155q
        coletando biópsias, 158
        laudo endoscópico, 158
    forma indiferenciada de, 136f
    precoce, 135-153
        classificação morfológica, 144
        com IEE, 148
        diagnóstico de, 148, 153
            algoritmo adaptado para, 148
            diferencial, 153
                com linfoma MALT, 153
            informações úteis para, 148
        exame endoscópico, 138
            preparo prévio ao, 138
        imagem de, 138f
        patogênese, 135
        relação do, 136
            com gastrite atrófica, 136
            com *H.pylori*, 136
            com metaplasia intestinal, 136
CI (Colopatia Isquêmica), 420-425
    alterações de, 422f
        histológicas, 424f
        na colopatia, 423f
        radiográficas, 422f
        tomográficas, 423f
    anatomia do cólon, 420
        arterial, 421f
        vascular, 420
    apresentação clínica, 422q
    causas, 421q
    classificação, 424q
        endoscópica, 424q
        de Favier, 424q
    condições predisponentes, 421q
    diagnóstico da, 422
    epidemiologia, 421
    etiologia, 421
    gravidade, 422q
        critérios de, 422q
    manejo da, 425f
        algoritmo de, 425f
    na HDB, 508
    patogênese, 421
    prognóstico, 424
    quadro clínico, 421
    tratamento, 422q, 424
        cirúrgico, 424q
            indicações, 424q
        opções de, 422q
Cianoacrilato
    injeção de, 521f
        na variz gástrica, 521f
Cintilografia
    na HDM, 505
Cirurgia(s) Bariátrica(s)
    complicações, 599-612
        tratamento endoscópico das, 599-612
            anel de restrição, 600
            banda gástrica, 600

deiscências, 603
estenose da anastomose gastrojejunal, 599
fístulas, 603
Cisto(s), 57
    biliopancreáticos, 349-355
        de colédoco, 352f
        de ducto pancreático, 355
    de duplicação, 662f
        do esôfago, 662f
    de retenção, 57f
    de vias biliares, 351
        classificação de, 351f
Citomegalovirose, 220
Clamídia, 479
CLE (Endomicroscopia Confocal), 29
    de EBND, 33f
Clipe(s)
    em cirurgias bariátricas, 603
        nas fístulas, 603
    metálicos, 490f, 516
        na hemorragia, 516
            não varicosa, 516
        terapêutica com, 490f
            na HDA, 490f
    montados em *cap*, 522
        na hemostasia, 522
CMV (Citomegalorvírus)
    colite por, 292
    esofagite por, 84, 85f, 86f r, 661f
    gastrite por, 668f
    infecção pelo, 204
        aspectos, 204f
            endoscópicos, 204f
            histopatológicos, 204f
        casos clínicos, 204
CNE (Carcinoma Neuroendócrino), 235
CO (Cromoscopia Óptica), 30
    classificação endoscópica por, 31
        do EB, 31
    de EBND longo, 30f
CO_2 (Dióxido de Carbono)
    bomba de, 547
        para ESD, 547
Coagulação
    com plasma de argônio, *ver APC*
Coagulopatia(s)
    na HDB, 510
Colangiopancreatoscopia
    com dois operadores, 365
        procedimento endoscópico, 365
    por operador único, 366
        com sistema de visualização direta, 366
        SpyGlass™, 366
    técnicas disponíveis para, 364q
        comparação entre, 364q
Colangioscopia, 364-374
    eventos adversos, 374
    indicações clínicas, 368
    orientada, 366f
        por fio-guia, 366f
    preparo do paciente, 367
    técnicas de exame, 365
        colangiopancreatoscopia, 365
            com dois operadores, 365
            com operador único, 366
        direta, 365
            procedimento endoscópico, 365
        videocolangioscopia, 364f
            direta, 364f
Colangite
    conduta na, 340
Coleção(ões)
    pancreáticas, 615q
        líquidas, 615q
            classificação de Atlanta de, 615q
Colédoco
    dilatado, 648f
        punção do, 648f
            ecoguiada, 648f

Coledocoduodenostomia
    ecoguiada, *ver CDEco*
Coledocolitíase, 323f
    síndrome de Mirizzi e, 326f
Coledoscopia
    de cisto, 353f
    de colédoco, 353f
Colite(s)
    Campylobacter jejuni, 290
    infecciosas, 290, 414-419
        fúngicas, 417
        gonorreia, 417
        HIV, 415
        HPV, 418
        retites distais, 416
        sífilis, 417
        TB, 415
        virais, 417
    na HDB, 508
        DII, 508
        infecciosas, 508
    por CMV, 292
    por *Shigella*, 414f
    pseudomembranosa, 292, 293f, 415f
    rotavirus-induzida, 292
    segmentar, 397
        associada à diverticulose, 397
Cólon, 387-482
    afecções anorretais, 472-481
    anatomia endoscópica, 389-392
        ascendente, 390
        descendente, 390
        do cólon, 389-392
        do íleo terminal, 389-392
        do reto, 389-392
        sigmoide, 390
        transverso, 390
    CCR, 462-470
        avançado, 462-470
            endoscopia no, 462-470
    CI, 420-425
    colites infecciosas, 414-419
    criptas do, 430q
        padrão de abertura das, 430q
            classificação de Kudo, 430q
    DII, 405-413
    divertículo de, 516f
        com sangramento ativo, 516f
    doença diverticular do, 393-397
        complicações, 394
        definições, 393
        epidemiologia, 393
        fisiopatologia, 393
    ESD de, 551
    infecção do, 290
        infecções do ID que podem se associar a, 290
            colites, 290
                Campylobacter jejuni, 290
                infecciosas, 290
                por CMV, 292
                pseudomembranosa, 292, 293f
                rotavirus-induzida, 292
            enterocolites, 290
                por *Salmonella*, 290
                por *Yersinia*, 290
    lesões não polipoides de, 447-460
        adenoma serrilhado, 457
        aspectos históricos, 447
        classificação morfológica das, 451
            das criptas, 453
            JNET, 453
            para carcinoma gastrointestinal, 451q
            vasculares, 453
        comportamento biológico, 447
        diagnóstico das, 448
            endoscópico, 448
        incidência, 447
        LST, 456

lesões vasculares do, 399-404, 455q
   angiectasias, 399, 400f
   angiodisplasias, 399
   classificação de alterações, 455q
   de Dieulafoy, 403
   hemangiomas, 403
   proctocolopatia, 402
     por radiação, 402
   varizes, 403
moléstia do, 507
   diverticular, 507
pólipos, 426-444, 516f
   classificação de Kudon, 430q
     achados usuais, 430q
     padrão de criptas, 430q
   colorretais, 426-444
Colonoscopia
   laudo da, 481
     descrição no, 481
     de afecções proctológicas, 481
   localização por meio da, 463
     dos tumores, 463
       no CCR avançado, 463
Complexo
   MAI, 220
Condiloma(s)
   no canal anal, 418f, 419f
Conduta
   na colangite, 340
Corpo
   gástrico, 114f, 121f, 123f
     de aspecto normal, 114f
     mucosa do, 122f, 123f
       elementos da, 122f
       vênulas coletoras do, 122f
       aranjo normal de, 122f
CPB (Bloqueio do Plexo Celíaco/*Celiac Plexus Block*), 651
   eficácia do, 653
CPN (Neurólise do Plexo Celíaco/*Celiac Plexus Neurolysis*), 651-653
   complicações, 653
   eficácia da, 653
   técnica, 652
CPRE (Colangiopancreatografia Retrógrada Endoscópica), 174, 311, 321, 329, 336, 343, 349, 365, 378
   com anatomia modificada, 305f
   na EBM, 337
     abordagem diagnóstica da, 337
     conduta na colangite, 340
     drenagem bilateral, 340
       versus unilateral, 340
     EUS, 341
       drenagem biliar ecoguiada, 341
         coledocoduodenal, 341
         hepatogástrica, 341
       próteses biliares, 339
         conduta na obstrução da, 340
     RFA, 340
CPRM (Colangiorressonância), 321
   cistos na, 352f
     de colédoco, 352f
     da via biliar, 350f, 351f
       cistos de, 351f
       demonstrando trifurcação, 350f
Crioterapia
   de EB, 33
Cripta(s)
   padrão de abertura das, 430q
     classificação de Kudo, 430q
       do cólon, 430q
       do reto, 430q
Criptosporidíase
   casos clínicos, 203
Criptosporidiose
   aspectos, 203f
     endoscópicos, 203f
     histopatológicos, 203f

casos clínicos, 203
Cromoscopia
   com ácido acético, 29f, 48f
     área nodular após, 48f
   com Lugol, 41f
     em mucosa sem alterações, 41f
     nas lesões neoplásicas, 41f
   no CEC, 41
Cryptosporidium parvum
   ciclo evolutivo do, 286f
   infecção no ID por, 285
Cytomegalovirus
   infecção no ID por, 290

D

DAG (Displasia de Alto Grau), 25
   EB com, 37
     conduta, 36
     seguimento, 36
DB (Doença de Behçet), 75
   úlcera de esôfago em, 75f
DBC (Ducto Biliar Comum), 312, 314
DBE (Enteroscopia com Duplo Balão), 303, 304f
DBG (Displasia de Baixo Grau), 25, 36f
   EB com, 36, 37f
     conduta, 36
     RFA em, 37f
     seguimento, 36
DC (Doença Celíaca), 224, 230, 240-248, 299
   acurácia diagnóstica na, 242
     técnicas endoscópicas para, 242
       cápsula endoscópica, 246
       CE, 244
       CO, 245
       cromoendoscopia digital, 245
       enteroscopia, 247
       MI, 244
       técnica de imersão em água, 242, 243f
   adenocarcinoma associado à, 268f
   aspectos endoscópicos na, 241
   histologia na, 247
     biópsias na, 248
       material obtido por, 248
         cuidados no preparo do, 248
         limitações do, 248
       classificação de Marsh-Oberhuber, 247, 301q
         modificada, 247q, 301q
     imagens, 300f
       de CE, 300f
       de enteroscopia, 300f
       de duplo balão, 300f
     lesão na, 301f
       de jejuno, 301f
       deprimida, 301f
       ulcerada, 301f
DC (Doença de Crohn), 223, 295, 477, 508
   CECDAI, 200q
   cicatricial, 408f
     com ponte mucosa, 408f
     com pseudopólipos, 408f
   de íleo, 407f
   diagnóstico de, 407
     características fundamentais, 407
   EL, 298q
   imagens, 295f
     de CE, 295f
     de enteroscopia, 296f
       de duplo balão, 296f
   recidiva pós-operatória na, 411q
     após ressecção ileocólica, 411q
     escore para, 411q
   úlceras, 407f
     estreladas, 407f
     longitudinais, 407f
     multiformes, 407f
DC (Ducto Cístico), 314, 317f, 318f

Deiscência(s)
   nas cirurgias bariátricas, 603
     clipes, 603
       hemorragia após procedimentos, 611
         tratamento endoscópico, 611
     matriz epitelial, 603
     oclusor septal cardíaco, 609
     PMAE, 605
     prótese plástica, 608
       modelo *pigtail*, 608
     septostomia, 606
       associada à dilatação balonada, 606
       não associada à dilatação balonada, 606
     terapia a vácuo, 606
Dermatite
   perianal, 417f
     por gonococo, 417f
Derrame
   pleural, 361
DHC (Ducto Hepático Comum), 314
DHD (Ductos Hepáticos Direito), 314, 316f
   classificação de Huang, 315f
DHE (Ductos Hepáticos Esquerdo), 314, 316f
   classificação de Huang, 315f
Diarreia
   aguda, 280q
     maiores causas de, 280q
Dieulafoy
   gástrico, 516f
   lesão de, 63, 163, 266f, 403, 488f, 502f, 519f
     do reto, 403f
     gástrica, 519f
       com sangramento ativo, 519f
DII (Doenças Inflamatórias Intestinais), 405-413, 508
   atividades das, 408
     avaliação de, 408
       escore da RCU, 408
   DC, 407
     diagnóstico de, 407
       características fundamentais, 407
   RCU, 405
     diagnóstico de, 405
       características fundamentais, 405
Dilatação(ões)
   balonada, 606
     septostomia associada à, 606
     septostomia não associada à, 606
   endoscópicas, 654-658
     duodeno, 658
     esôfago, 655
       estenoses, 657
         recorrentes, 657
         refratárias, 657
       perfuração pós-dilatação, 657
       resultados, 657
       técnica, 655
     estômago, 658
     gastroplastia, 657
       em Y de Roux, 657
       vertical, 658
     pontos-chave, 658
     preparação, 654
     regra dos 3, 654
     tipos de dilatadores, 654
Dilatador(es)
   tipos de, 654
Disabsortiva
   na doença metabólica, 592
   na obesidade, 592
     dispositivo de exclusão duodenal, 592
       mecanismo de ação, 593
       terapia de aspiração, 593
Displasia
   em EB, 665f
   grau indeterminado de, 36
     EB com, 36
       conduta, 36
       seguimento, 36

Dispositivo
 de exclusão duodenal, 592
  mecanismo de ação, 593
Dissecção
 da submucosa, 549
  híbrida, 549
Divertículo(s)
 colônicos, 303f
  anatomia, 303f
  vascularização, 303f
 de cólon, 394f, 516f
  com sangramento ativo, 516f
  largo, 394f
 definições, 393
 dentro do divertículo, 394f
 duodenais, 233
 esofagianos, 101-102
  de tração, 102
   do terço médio, 102
  de Zenker, 101f
  epifrênico, 102
  faringoesofagiano, 101
  pseudiverticulose, 102
   intramural, 102
 evertido, 397f
 intraluminal., 233f
  anatomia do, 233f
 verdadeiro, 303f
Diverticulose
 aguda, 395f
 complicações, 394
  colite associada à, 397
   segmentar, 397
  complicada, 395
   abscesso, 396
   fístulas, 396
   obstrução, 396
   perfuração livre, 396
  recorrente, 395
  sangramento, 396
  situações especiais, 397
 fisiopatologia, 393
Diverticulotomia
 complicação da, 101f
 de Zenker, 102f
DJBL (Duodenal-jejunal Bypass Liner), 592
DM (Dermatomiosite), 74
DME (Distúrbios Motores do Esôfago), 15-22
 acalasia, 16
 EED, 17
 EQN, 18
 esôfago em britadeira, 18
 MEI, 19
 OFJEG, 19
 primários, 15q, 16q
  classificação dos, 15q, 16q
   de Chicago 3.0, 16q
DMTC (Doença Mista do Tecido Conjuntivo), 74
Documentação
 fotográfica, 138
  sistematização da, 138
   no CG precoce, 138
Doença(s)
 de Crohn, ver DC
 de Whipple, 221, 288, 289f
  caso clínico, 289
  histologia, 289f
  mucosa do delgado na, 289f
 dermatológicas, 75
  black esophagus, 78
  EB, 75
  eritema multiforme, 77
  necrose esofagiana, 78
   aguda, 78
  PPN, 78
  PV, 77
  SSJ, 77
 diverticular, 393-397

do cólon, 393-397
 complicações, 394
 definições, 393
 epidemiologia, 393
 fisiopatologia, 393
do tecido conjuntivo, 74
 DB, 75
 DM, 74
 DMTC, 74
 ESP, 74
 outras, 75
 polimiosite, 74
em estômago, 190-210
 infecciosas, 190-210
  bactéria, 190
  fungo, 197
  vírus, 204
 parasitárias, 190-210
  anisaquíase, 202
  criptosporidíase, 203
  criptosporidiose, 203
  estrongiloidíase gástrica, 198
enxerto, 225
 versus hospedeiro, 225
hemorroidária, 473
 interna, 474q
  classificação colonoscópica, 474q
  mamilos hemorroidários, 474f
infecciosas, 280
 do ID, 280
 e a endoscopia, 280
inflamatórias, 295-301
 do ID, 295-301
  celíaca, 299
  DC, 295
  e atrofias, 295-301
metabólica, 578-597
 tratamento endoscópico, 578-597
  alterações neuro-hormonais, 597
  disabsortiva, 592
  restrição, 578
que apresentam atrofia, 240f
 vilositária, 240f
 intestinal, 240f
sexualmente transmissíveis, 478
 cancroide, 479
 clamídia, 479
 donovanose, 479
 gonorreia, 479
 granuloma inguinal, 479
 herpes, 479
 HPV, 478
 sífilis, 479
sistêmicas, 74q
 com manifestações esofágicas, 74q
Donovanose, 479
DPEco (Drenagem Pancreática Ecoguiada), 644
 resultados, 645
 técnicas, 645
D-POEM (Septotomia do Divertículo
 Esofágico), 562
 descrição da técnica, 565
 tratamento, 564
DPP (Ducto Pancreático Comum), 312, 318f, 320f
 intervenções sobre o, 629
Drenagem(s)
 biliar, 341, 350f
  ecoguiada, 341
  EUS, 341
   coledocoduodenal, 341
   hepatogástrica, 341
 ecoguiada, 635-645
  das vias biliares, 635-645
   algoritmo de, 635f
   coledocoduodenostomia, 638
   DVEco, 644
   hepaticogastrostomia, 638
   meta-análises, 643

 PA-PBT, 642
   RDVEco, 636
   recomendações, 643
   revisões sistemáticas, 643
  da via pancreática, 635-645
   DPEco, 644
 endoscópica, 615-623, 648
  da VB, 648
  de pseudocistos, 615-623
   acompanhamento, 623
   comparação entre próteses, 622
   complicações, 623
   resultados, 623
   técnica, 616
   vantagens da, 616
 na EBM, 340
  bilateral, 340
   versus unilateral, 340
  habitual, 350f
  variações, 350f
 pancreática, 644
  ecoguiada, ver DPEco
 transpapilares, 363q
  de FP, 363q
   complicações das, 363q
DRGE (Doença do Refluxo Gastroesofágico), 90f
 de longa data, 11f
 esofagite por, 8-14
  classificação de, 9q
   critérios de Los Angeles, 9q
   Savary-Miller modificada, 9q
  complicações, 12
   EB, 14
   estenose péptica, 12
  diagnóstico, 8
  fisiopatologia, 8
  manifestações clínicas, 8
  papel da biópsia, 12
DRNE (Doença do Refluxo Não Erosiva), 8
Droga(s)
 vasoativas, 495
  na HDAV, 495
DTNC (Dor Torácica Não Cardíaca), 18
Ducto(s), 311-320
 biliar, 338f, 349
  anomalias de, 349
  comum, ver DBC
  invasão do, 338f
   neoplasia pancreática com, 338f
 cístico, ver DC
 hepático, 316f, 317f
 pancreáticos, 318, 320f
  divisum, 320f
   incompleto, 320f
  normal, 318f
  principal, ver DPP
  uncinado, 319f
Duodenite(s)
 alérgica, 223
 amiloidose, 224
 ancilostomíase, 220
 citomegalovirose, 220
 classificação de, 218q
 complexo MAI, 220
 conduta, 218-225
 diagnósticos diferenciais, 218-225
 doença, 221, 223-225
  celíaca, 224
  de Crohn, 223
  de Whipple, 221
  enxerto versus hospedeiro, 225
 eosinofílica, 223
 espru colagênico, 223
 estrongiloidíase, 218
 giardíase, 219
 hemorrágica, 222
  actínica, 222
  por radiação, 222
 HSV, 220

lesão duodenal, 222
  alcóolica, 222
  linfocítica, 223
  PHS, 224
  por AINE, 222
  por *H. pylori*, 218
  sarcoidose, 224
  TB, 221
  varicela-zóster vírus, 220
Duodeno, 213-249
  afecções vasculares do, 161-165
    angioectasias, 161
    GAVE, 165
    lesão de Dieulafoy, 163
    síndrome, 164
      de *Blue Rubber-Bleb Nevus*, 164
    SK, 165
    SKTW, 164
    THH, 163
  dilatação no, 658
    endoscópica, 658
  duodenites, 218-225
    alérgica, 223
    amiloidose, 224
    ancilostomíase, 220
    citomegalovirose, 220
    complexo MAI, 220
    conduta, 218-
    diagnósticos diferenciais, 218-
    doença, 221, 223-225
      celíaca, 224
      de Crohn, 223
      de Whipple, 221
      enxerto *versus* hospedeiro, 225
    eosinofílica, 223
    espru colagênico, 223
    estrongiloidíase, 218
    giardíase, 219
    hemorrágica, 222
      actínica, 222
        por radiação, 222
    HSV, 220
    lesão duodenal, 222
      alcóolica, 222
    linfocítica, 223
    PHS, 224
    por AINE, 222
    por *H. pylori*, 218
    sarcoidose, 224
    TB, 221
    varicela-zóster vírus, 220
  ESD no, 550
  lesões duodenais, 228-234
    benignas, 228-234
  linfomas primários de, 155-159
    achados endoscópicos, 159
    aspecto endoscópico, 155
    coletando biópsias, 158
    laudo endoscópico, 158
  normal, 215-217
    avaliação endoscópica do, 215-217
      anatomia, 215-217
      descrição endoscópica, 215-217
      técnica de exame, 215-217
  SK no, 234*f*
Duplicação
  esofágica, 95
    congênita, 96*f*
DVEco (Drenagem Ecoguiada da Vesícula)
  resultados, 644
  técnica, 644

E

EB (Enteroscopia com Balão), 502
  na HDM, 504
EB (Epidermólise Bolhosa), 75, 77*f*, 96, 97*f*
  adquirida, 75*f*, 76*f*
  e LES, 76*f*
  congênita, 97*f*
    estenose secundária à, 97*f*
      de esôfago, 97*f*
EB (Esôfago de Barrett), 14, 24-38, 664*f*
  adenocarcinoma em, 29*f*, 665*f*
    bem diferenciado, 665*f*
    imuno-histoquímica de, 29*f*
  aprimoramento de imagem, 28
    CE, 29
    CO, 30
    classificação endoscópica por, 31
    endomicroscopia confocal, 32
    EUS, 32
    MI, 30
  associado ao adenocarcinoma, 50*q*
    ressecção endoscópica do, 50*q*
      manejo após, 50*q*
  biomarcadores, 29
  C & M de Praga, 28
    critérios endoscópicos, 28
  conduta, 36
    com grau indeterminado, 36
      de displasia, 36
    DAG, 37
    DBG, 36
    EBND, 36
    fluxograma de, 38*f*
  curto, 27*f*, 48*f*
  definição, 24
  diagnóstico, 48
  displasia em, 665*f*
  epidemiologia, 25
  ESB no, 549
  esofagite erosiva, 26
    endoscopia na vigência de, 26
  estudo endoscópico, 26
  histologia, 28
  ilhas de mucosa escamosa, 27*f*
  JEC, 25
  lesão em, 665*f*
    ulcerada, 665*f*
  longo, 30*f*, 48*f*
  protocolo de biópsias, 28
    Seattle, 28
  rastreamento, 48*q*
  seguimento, 36
    com grau indeterminado, 36
      de displasia, 36
    DAG, 37
    DBG, 36
    EBND, 36
  TEG, 25
  terapêutica, 33
    crioterapia, 33
    EMR, 33
    ESD, 34
    fotodinâmica, 33
    RFA, 34
  tratamento endoscópico do, 50, 631-634
    ARF, 631, 632
      princípios da, 631
      estratégias, 631
      indicações, 631
      manejo pós-ressecção, 50*q*
      principais diretrizes sobre, 631*q*
EBD (Epidermólise Bolhosa Distrófica), 96
EBDN (Esofago de Barrett Não Displásico), 25
EBJ (Epidermólise Bolhosa Juncional), 96
EBM (Estenose Biliar Maligna), 336-341
  abordagem diagnóstica, 336
    biópsia, 337
    classificação, 337
      de Bismuth-Corlette, 337*f*
    colangioscopia, 337
    CPRE, 337
      abordagem diagnóstica da, 337
      conduta na colangite, 340
      drenagem bilateral, 340
        versus unilateral, 340
    drenagem biliar ecoguiada, 341
      EUS, 341
    próteses biliares, 339
      conduta na obstrução das, 340
    RFA, 340
    escovado citológico, 337
    EUS, 336
    FNA, 337
    FNB, 337
EBMTs (Terapias Endoscópicas Bariátricas e Metabólicas), 578
EBND (Esôfago de Barrett Não Displásico)
  CLE de, 33*f*
  conduta, 36
  longo, 30*f*
    CO de, 30*f*
  seguimento, 36
EBS (Epidermólise Bolhosa Simples), 96
Ecoendoscópio
  com agulha de punção, 651*f*
  setorial, 651*f*
Ectasia(s)
  vasculares, 63, 165, 509
    antral, 165
    na HDB, 509
EDA (Endoscopia Digestiva Alta), 40
  na EoE, 72
  na HDAV, 495
    classificação das varizes, 495
    controle do sangramento, 498
      agudo, 498
      crônico, 499
    profilaxia primária, 498
  pré-medicação na, 138
EDB (Enteroscopia de Duplo-Balão)
  diagnóstico por, 504*q*
    especificidade de, 504*q*
    sensibilidade de, 504*q*
    valores preditivos de, 504*q*
      negativo, 504*q*
      positivo, 504*q*
Edema
  de áreas gástricas, 123*f*, 124*f*
    enantema associado a, 123*f*
      purpuriforme, 123*f*
  de mucosa, 218*f*
    bulbo duodenal com, 218*f*
EED (Espasmo Esofagiano Difuso), 17
  esofagomanometria de, 18*f*
    convencional, 18*f*
  MAR, 18
EEI (Esfíncter Esofagiano Inferior), 5, 6*f*, 8, 15, 74
EES (Esfíncter Esofagiano Superior), 4, 15
EIDCE (Enteroscopia do Intestino Delgado com Cápsula Endoscópica), 502
  diagnóstico por, 504
    da HDM, 504
    especificidade de, 504*q*
    sensibilidade de, 504*q*
    valores preditivos de, 504*q*
      negativo, 504*q*
      positivo, 504*q*
EIO (Enteroscopia Intraoperatória)
  na HDM, 504
EL (Escore de Lewis), 298*q*
EMR (Mucosectomia), 49
  de EB, 33
    terapêutica, 34*f*
    em DAG, 34*f*
Enantema
  bulbo duodenal com, 218*f*
  difuso, 124*f*
  purpuriforme, 123*f*, 124*f*
    associado a edema, 123*f*
      de áreas gástricas, 123*f*
Endomicroscopia
  confocal, 32

Endoscopia
  na esofagite erosiva, 26
Enterite
  por MAC intestinal, 288f
Enterocolite(s), 290
  no cólon, 290
    por *Salmonella*, 290
    por *Yersinia*, 290
Enteroscopia
  equipamentos, 253-255
    assistida por acessórios, 253
  exame normal, 253-255
  técnicas, 253-255
    assistida por balão, 254
    espiral, 254
Enteroscópio(s)
  com duplo balão, 304f
  especificações de, 303q
entero-TC (Enterografia por Tomografia Computadorizada)
  na HDM, 504
Enxerto
  versus hospedeiro, 225
    doença do, 225
EoE (Esofagite Eosinofílica), 71-79, 81f
  aspecto endoscópico da, 660f
  com fibrose subepitelial, 660f
  complicações, 73
  definição, 71q
    critérios diagnósticos, 71q
  EDA, 72
  esofagite por HSV associada à, 84
  esofagografia, 71
  prognóstico, 73
  tratamento, 73
Epitélio
  escamoso, 660f
    do esôfago, 660f
      normal, 660f
EQN (Esôfago em Quebra-Nozes), 18
  manometria de, 19f
    esofágica, 19f
      com amplitude de canais, 19f
  MAR, 19
  pHmetria esofagiana, 19
    prolongada, 19
Eritema
  multiforme, 77
Erosão(ões)
  bulbo duodenal com, 218f
Escara
  pós mucosectomia, 510f
Esclerodermia, 74
Esclerosante(s)
  na hemorragia, 515
  não varicosa, 515
Escleroterapia
  por injeção, 521
    na hemostasia, 521
      de hemorragia varicosa, 521
ESD (Dissecção Endoscópica Submucosa), 49, 105, 441, 540-551, 562
  acessórios necessários, 546
    bisturi elétrico, 547
    bomba de CO$_2$, 547
    cap, 547
    de hemostasia, 547
    facas, 546
    knives, 546
  câncer gástrico, 550
  cólon, 551
  de EB, 34
  duodeno, 550
  em adenocarcinoma, 543f
  esôfago, 549
    carcinoma, 550
      de células escamosas, 550
    EB, 549
  híbrida, 549

preparação da peça, 549
realização da, 549
  condições difíceis para, 549
ressecção após, 49f
  leito de, 49f
técnica, 548
ESGE (Sociedade Europeia de Endoscopia Gastrointestinal), 117
  sequência proposta pela, 118f
    de documentação fotográfica, 118f
Esofagite(s), 487f, 660f
  actínica, 65
  cáustica, 66
    aguda, 66f
    endoscopia, 66
      na fase aguda, 66
      na fase tardia, 67
    tratamento, 66
  dissecante superficial, 662f
    aspecto, 662f
      endoscópico, 662f
      histológico, 662f
  erosiva, 26, 27f
    endoscopia na, 26
    epitelização colunar após, 27f
  fúngicas, 661f
  granulomatosa, 661f
  herpética, 84f, 661f
    aspecto endoscópico, 661f
  infecciosas, 81-88
    EoE, 81f
    microrganismos isolados nas, 81q
    outras, 87
    e AIDS, 87
    por *Candida*, 82
      aspecto endoscópico, 82q
    por CMV, 84, 85f, 86f
    por papiloma, 86
    por vírus do herpes, 84
  linfocítica, 661f
  medicamentosa, 69
  não infecciosas, 71-79
    outras, 71-79
      doenças, 74, 75
        dermatológicas, 75
        do tecido conjuntivo, 74
  por CMV, 661f
    aspecto endoscópico, 661f
  por DRGE, 8-14
    classificação de, 9q
      critérios de Los Angeles, 9q
      Savary-Miller modificada, 9q
    complicações, 12
      EB, 14
      estenose péptica, 12
    diagnóstico, 8
    fisiopatologia, 8
    manifestações clínicas, 8
    papel da biópsia, 12
  ulcerada, 85f
Esôfago, 1-109
  AE, 24-38
  afecções congênitas do, 89-98
    AE, 89
    AV, 96
    duplicação esofágica, 95
    EB, 96
    estenose, 94
    fenda, 95
      laríngea, 95
      laringotraqueoesofágica, 95
  anatomia patológica do, 660-665
    de interesse ao endoscopista, 660-665
  aspecto normal, 3-7
    AG, 6
    flebectasia, 6
    heterotopia, 6
      mucosa gástrica, 6
    normal, 4

aspectos pós-operatórios, 104-109
CEC, 40-50
cisto do, 662f
  de duplicação, 662f
dilatação no, 655
  endoscópica, 655
    estenoses, 657
      recorrentes, 657
      refratárias, 657
    perfuração pós-dilatação, 657
    resultados, 657
    técnica, 655
distal, 5f, 11f, 24f, 25f, 104f
  adenocarcinoma no, 104f
    anastomose esofagogástrica de, 104f
  epitelização colunar em, 24f, 25f
divertículos, 101-102
  esofagianos, 101-102
DME, 15-22
EB, 24-38
em britadeira, 18
  MAR, 19
em saca-rolhas, 17f
EoE, 71-79
ESD no, 549
  carcinoma, 550
    de células escamosas, 550
  EB, 549
esofagite, 8-14, 71-79, 81-88
  infecciosas, 81-88
  não infecciosas, 71-79
    outras, 71-79
  por DRGE, 8-14
hérnia hiatal, *ver* HH
heterotopia em, 662f
  gástrica, 662f
    aspecto endoscópico, 662f
lesões no, 59-63, 65-69
  vasculares, 59-63
    de Dieulafoy, 63
    ectasias, 63
    varizes, 59
  externas, 65-69
    esofagite, 65, 66
      actínica, 65
      cáustica, 66
      medicamentosa, 69
negro, 662f
neoplasias malignas do, 40-50
  outras, 40-50
    AE, 48
parede do, 660f
proximal, 24f, 104f
  ilhas de mucosa gástrica em, 24f
    ectópica, 24f
  prótese no interior do, 104f
    fonatória, 104f
  superior, 77f
    estenose de, 77f
TB de, 87f
torácico, 5f
tumores do, 52-57
  benignos, 52-57
    abordagem, 52f
    classificação, 52q
    extraesofagianos, 57
    GIST, 54
    intraluminais, 54
    intramurais, 53
Esofagografia
  estenose na, 92f
    de anastomose esôfagoesofágica, 92f
  na EoE, 71
ESP (Esclerose Sistêmica Progressiva), 74
Especificação(ões)
  de enteroscópios, 303q
  de *overtube*, 303q
Espru
  colagênico, 223

Estenose(s)
  actínica, 65f
  biliar, 329-334
    benigna, 329-334
      colangite esclerosante primária, 333
      pós-operatório, 329
      pós-transplante hepático, 329
      secundária à PC, 334
  cáustica, 67f
    tardia, 68f
  congênita, 94
    do esôfago, 94
  da anastomose, 178f, 329f, 599
    biliar, 329f
      pós-transplante hepático, 329f
        colocação de próteses
          plásticas, 332f
        dilatação da, 332f
    gastroduodenal, 178f
    gastrojejunal, 599
      tratamento endoscópico, 599
  de esôfago, 77f, 85f, 97f
    por CMV, 85f
    total, 85f
    secundária à EB, 97f
      congênita, 97f
    superior, 77f
  esofágica, 67f
    por lesão cáustica, 67f
  esofagojejunal, 106f
    estenostomia de, 106f
      com Hybrid Knife, 106f
  no esôfago, 73f, 657
    recorrentes, 657
    refratárias, 657
  péptica, 12
    de esôfago, 13f
Estenostomia
  de estenose esofagojejunal, 106f
    com Hybrid Knife, 106f
Estômago, 111-211
  afecções vasculares do, 161-165
    e duodeno, 161-165
  anatomia patológica do, 666-676
    de interesse ao endoscopista, 666-676
  carcinoma do, 676f
    adenoescamoso, 676f
  CG, 135-153, 155-159
    avançado, 155-159
    precoce, 135-153
  dilatação no, 658
    endoscópica, 658
  doenças em, 190-210
    infecciosas, 190-210
    parasitárias, 190-210
  gastrites, 122-133
  infecção, 122-133
    por H.pylori, 122-133
  metaplasia intestinal, 122-133
  normal, 113-121, 660f
    anatomia, 113
      divisão simplificada, 113f
      regiões anatômicas, 115f
      variações anatômicas, 113f
    epitélio do, 660f
      escamoso, 660f
    orientação endoscópica, 113
  operado, 173-183
    alterações, 177
      anastomóticas, 177
      do remanescente gástrico, 177
    gastrectomias, 173
      a Billroth I, 173
      a Billroth II, 174
        com reconstrução a Y de Roux, 175
        subtotal, 175
        total, 175

gastroenteroanastomose, 176
gastroplastias, 179
  complicações após, 182
  disabsortivas, 180
  restritivas, 179
  técnicas mistas, 181
GDP, 176
piloroplastias, 176
vagotomias, 176
parede do, 660f
tumores, 185-189
  estromais, 185-189
  gástricos, 185-189
    benignos, 185-189
UGD, 167-171
Estrongiloidíases, 218
  gástrica, 198
    aspecto, 198f, 201f
      endoscópico, 198f
      histopatológico, 201f
    casos clínicos, 198
Etanolamina
  injeção de, 521f
    na variz esofágica, 521f
EUS (Ultrassonografia Endoscópica), ver USE
EVT (Terapia Endoscópica a Vácuo), 606
  sonda de, 608f
Exame Endoscópico
  preparo prévio ao, 138
    pré-medicação, 138
      na EDA, 138
  sistematização do, 116, 138
    conhecimento, 119
    técnica, 116
      pontos cegos, 116
      preparo, 116
      uso de anticolinérgicos, 116
Exclusão
  duodenal, 592
    dispositivos de, 592

F
Faca(s)
  para ESD, 546
FB (Fístulas Biliares), 356
  diagnóstico, 357
    cintilografia, 357
    CPER, 357
    RM, 357
    TC, 357
  etiologia, 356
  localização das, 356
  quadro clínico, 357
  sintomas associados às, 357q
  tratamento(s), 357
    possíveis, 358q
Fenda
  laríngea, 95
  laringotraqueoesofágica, 95
Fibrose
  subepitelial, 660f
    EoE com, 660f
Fissura(s)
  anal, 475, 509f
    aguda, 475f
    com sangramento, 475f, 509f
    ativo, 509f
  na mucosa, 230f
    do bulbo duodenal, 230f
Fístula(s)
  biliares, ver FB
  biliopancreáticas, 356-363
  distal, 92f
    atresia de esôfago com, 92f
  do ducto cístico, 358f
  em gastrectomia, 606f
    vertical, 606f

fechamento de, 608f
  pós-sleeve, 608f
gastrocutânea, 610f
induzida pela PMAE, 50f
na porção distal, 109f
  do esôfago, 109f
    em pós-operatório, 109f
nas cirurgias bariátricas, 603
  clipes, 603
  hemorragia após procedimentos, 611
    tratamento endoscópico, 611
  matriz epitelial, 603
  oclusor septal cardíaco, 609
  PMAE, 605
  prótese plástica, 608
    modelo pigtail, 608
  septostomia, 606
    associada à dilatação balonada, 606
    não associada à dilatação balonada, 606
  terapia a vácuo, 606
pancreáticas, ver FP
perianais, 476
pós-gastrectomia, 610f
  vertical, 610f
traqueoesofágica, 90f
  recorrente, 90f
  traqueoesofágica, 93f
Flebectasia(s), 6, 63f
Flexura
  anatomia endoscópica da, 390
  esplênica, 390
  hepática, 390
FNA (Agulha Fina de Aspiração)
  na abordagem diagnóstica, 337
    da EBM, 337
FNB (Agulha Fina de Biópsia)
  na abordagem diagnóstica, 337
    da EBM, 337
FP (Fístulas Pancreáticas)
  complicações, 362, 363q
    das drenagens transpapilares, 363q
  diagnóstico, 360
  etiologia, 360
  formas de apresentação, 360
  tratamento, 361
    ascite pandreática, 361
    derrame pleural, 361
    endoscópico, 361q
    fístulas externas, 361
    pseudocísticos comunicantes, 361
      pequenos, 361
Fungo
  doença infecciosa por, 197
    histoplasmose gástrica, 197

G
Gardner
  síndrome de, 278
Gastrectomia(s)
  a Billroth, 173, 174
    I, 173
    II, 174, 178f
  com reconstrução, 175
    a Y de Roux, 175
    subtotal, 175
    total, 175
  vertical, 606f
    fístula em, 606f
Gastrinoma
  duodenal, 237f
Gastrite(s), 122-133
  ativa, 667f
  atrófica, 119f, 126, 128f, 132, 136, 550f, 667f, 669f
    aberta, 128f
    autoimune, 132
    crônica, 126

fechada, 127f
  múltiplas lesões em, 669f
    elevadas, 669f
    relação com, 136
      do CG, 136
autoimune, 667f
cística, 668f
  profunda, 668f
    aspecto endoscópico, 668f
e MI, 129
eosinofílica, 668f
granulomatosa, 668f
linfocítica, 668f
outras formas de, 131
padrão de inflamação na, 667f
por CMV, 668f
por refluxo alcalino, 132f
por sífilis, 668f
relacionada com *H. pylori*, 123
  baixa relação, 123
  sem relação, 123
  sistema Sydney, 131
    classificação de, 131
Gastroenteroanastomose, 176
Gastrojejunostomia
  ecoguiada, 649
Gastropatia(s)
  congestiva, 666f
  outras formas de, 131
    alcalina, 131
    hipertensiva, 132
      leve, 132f
      portal, 132
    hipertróficas, 131
    por anti-inflamatórios, 131
      não hormonais, 131
  reativa, 666f
Gastroplastia(s)
  complicações após, 182
  disabsortivas, 180
    cirurgia, 180, 181
      de Duodenal Switch, 181
      de Scopinaro, 180
    em Y de Roux, 657
  na doença metabólica, 590
  na obesidade, 590
  restritivas, 179
    técnica de Sleeve, 179
      vertical, 179
        banda gástrica ajustável, 180
          com anel, 179f
          com bandagem, 179
  técnicas endoscópicas, 591
    resultados, 592
  técnicas mistas, 181
    derivação gastrojejunal tipo *bypass*, 181
      com anel, 181
      sem anel, 181
    vertical, 658
GAVE (Ectasia Vascular Antral Gástrica), 165
GDP (Gastroduodenopancreatectomia), 176
  com preservação pilórica, 177f
  com reconstrução, 177f
    em alça única, 177f
GEP (Gastrostomia Endoscópica Percutânea)
  complicações, 574, 575q
  contraindicações, 571
    absolutas, 571q
    relativas, 571q
  cuidados, 572, 574
    no pós-operatório, 574
    no pré-operatório, 572
  indicações, 571
    principais, 571q
  jejum para realização da, 572q
    recomendações de, 572q
  técnica operatória, 572
    de Ponsky, 573f

GI (Trato Gastrointestinal)
  linfoma primário do, 270
    características, 270
    localização, 270
Giardia lamblia
  ciclo evolutivo da, 286f
  infecção no ID por, 286
Giardíase, 219
GIST (Tumor Estromal Gastrointestinal), 54, 185, 274f, 277
  aspecto, 670f
    endoscópico, 670f
    macroscópico, 670f
    microscópico, 671f
  características, 273
  de esôfago, 55f
  gástrico, 522f
    ulcerado, 522f
      sangramento em, 522f
  localização, 273
GITNE (Tumor Neuroendócrino Gastrointestinal), 270
GJEP (Gastrojejunostomia Endoscópica Percutânea), 575
  sonda de, 575f
Glândula(s)
  de Brunner, 229
    hiperplasia de, 229
  fúndicas, 669f
    pólipo de, 669f
      aspecto endoscópico, 669f
  gástrica, 119f
    microarquitetura da, 119f
  pilóricas, 669f
    adenoma de, 669f
Gold Probe
  terapêutica com, 492f
  na HDA, 492f
Gonorreia, 479
  colite por, 417
G-POEM (Piloromiotomia Gástrica), 562
  na gastroparesia, 565
    descrição da técnica, 565
    tratamento, 565
  na rotação, 566
    após GVL, 566
      descrição da técnica, 566
      tratamento, 566
GPVH (Gradiente de Pressão Venosa Hepática), 59
Granuloma
  inguinal, 479
GVE (Gastroplastia Vertical Endoscópica), 590f
GVL (Gastrectomia Vertical Laparoscópica), 562
  rotação após, 566
    G-POEM na, 566
      descrição da técnica, 566
      tratamento, 566

H

H. pylori (*Helicobacter pylori*), 666f
  duodenite por, 218
  gastrite relacionada com, 123
    baixa relação, 123
    sem relação, 123
  infecção por, 122-133
  relação com, 136
    do CG, 136
Hamartoma(s)
  duodenal, 232f
    pediculado, 232f
  no ID, 278
HDA (Hemorragia Digestiva Alta), 485-493
  apresentação clínica, 485
  causas de, 485q
    principais, 485q

classificação, 488
  de Forrest, 488q
etiologias, 485
terapêutica endoscópica, 490
  cateter injetor, 490f
  clipes metálicos, 490f
  com APC, 491f
  com *gold probe*, 492f
  com sutura, 493f
  hemospray, 492f
  ligaduras elásticas, 491f
HDAV (Hemorragia Digestiva Alta Varicosa), 494-501
  diagnóstico, 494
  EDA na, 495
    classificação das varizes, 495
    controle do sangramento, 498
      agudo, 498
      crônico, 499
    profilaxia primária, 498
  falha terapêutica, 501
    condutas na, 501
      balão de Sengstaken-Blakemore, 501
      BRTO, 501
      stents, 501
      TIPS, 501
  profilaxia secundária, 501
  quadro clínico, 494
  tratamento clínico, 494
    drogas vasoativas, 495
    hemocomponentes, 494
      transfusão de, 494
    infecção, 495
      profilaxia de, 495
    medidas iniciais, 494
HDB (Hemorragia Digestiva Baixa), 399, 507-512
  afecções proctológicas, 509
  causa de, 507, 510
    actínicas, 510
    outras, 510
    principais, 507q
  CI, 508
  coagulopatias, 510
  colites, 508
    DII, 508
    infecciosas, 508
  colonoscopia, 507
  ectasias vasculares, 509
  medicamentosa, 510
  moléstia diverticular, 507
    do cólon, 507
  neoplasias, 509
  pós-polipectomia, 510
    endoscópica, 510
  quadro clínico, 507
  tratamento endoscópico, 511
    métodos mecânicos, 511
    terapia por injeções, 511
    termocoagulação, 511
HDM (Hemorragia Digestiva Média), 502-505
  conduta, 505
    anemia ferropriva, 505
    hematoquezia, 505
    melena, 505
    sangramento, 505
      evidente, 505
      oculto, 505
    sangue oculto nas fezes, 505
  diagnóstico, 504
    angiografia, 505
    ATC, 504
    cintilografia, 505
    EB, 504
    EIDCE, 504
    EIO, 504
    entero-TC, 504
  etiologia, 502, 503q
    por grupo etário, 503q

SGIO, 505f
    algoritmo no, 505f
Helminto(s)
    infecção por, 281, 285
        ancilostomíase, 284
        ascaridíase, 281
        Strongyloides stercoralis, 283
Hemangioma(s)
    de cólon, 403, 404f
    no ID, 278
Hematoquezia
    conduta na, 505
Hemobilia, 488f
Hemoclipe(s)
    tratamento com, 510f
Hemocomponente(s)
    transfusão de, 494
        na HDAV, 494
Hemorragia
    após procedimentos bariátricos, 611
        tratamento endoscópico de, 611
    digestiva, 171, 483-512
        alta, ver HDA
            varicosa, ver HDAV
        baixa, ver HDB
        média, ver HDM
        na UGD, 171
    não varicosa, 515
        hemostasia endoscópica na, 515
            modalidades térmicas, 518
            terapia de injeção, 515
    varicosa, 520
        hemostasia endoscópica na, 520
            escleroterapia por injeção, 521
            ligadura elástica, 520
            obliteração, 521
Hemorroida(s)
    internas, 473q
        classificação, 473q
            proposta por Goligher, 473q
Hemospray
    terapêutica com, 492f
        na HDA, 492f
Hemostasia
    acessórios de, 547
        para ESD, 547
    em úlcera, 517f
        duodenal, 517f
            crônica, 517f
    endoscópica, 515-522
        hemorragia, 515
            não varicosa, 515
            varicosa, 518
        outras abordagens, 522
            agentes tópicos, 522
            clipes em *cap*, 522
            próteses metálicas, 522
            sutura endoscópica, 522
    térmica, 511f
        com *Gold Probe*™, 511f
Hepaticogastrostomia, 638
    ecoguiada, ver HGEco
Hérnia
    hiatal, ver HH
Herpes, 479
    vírus do, 84
        esofagite por, 84
            associada à EoE, 84
Heterotopia
    com cromoscopia, 7f
        digital, 7f
        com luz branca, 7f
    de mucosa gástrica, 6
    gástrica, 228, 229f, 662f
        de mucosa, 228f, 229f
        duodenal, 228
        em esôfago, 662f
            aspecto endoscópico, 662f

HGEco (Hepaticogastrostomia Ecoguiada), 641f, 647
    resultados, 641, 642q
    técnica, 640
HH (Hérnia de Hiato), 15-22
    MAR na, 22f
    mista, 22f
    paraesofágica, 22f
    por deslizamento, 12f, 21f
    tipos de, 20f
        I, 21
        II, 22
        III, 22
        IV, 22
Hiperplasia, 229
    de glândulas de Brunner, 229
    foveolar, 124f
        pólipo de, 124f
    neuroendócrina, 673f
    nodular linfoide, 229
Hipertensão
    portal, 494q
        etiologias da, 494q
Histologia
    na DC, 247
        biópsias na, 248
            material obtido por, 248
                cuidados no preparo do, 248
                limitações do, 248
            classificação de Marsh-Oberhuber, 247
                modificada, 247q
Histoplasmose
    gástrica, 197
        aspecto endoscópico, 197f
        casos clínicos, 197
HIV (Vírus da Imunodeficiência Humana), 414
    colite por, 415
HNPCC (Câncer Colorretal Hereditário sem Polipose), 268
Hospedeiro
    doença enxerto *versus*, 225
HPV (Papilomavírus Humano), 414, 478
    colite por, 418
    com magnificação, 418f
        anal, 418f
        retal, 418f
    lesão por, 478f
        em retrovisão, 478f
    neoplasias intraepiteliais, 419f
        retais, 419f
HSV (Vírus *Herpes simplex*), 220
    duodenite por, 220
    esofagite por, 84f

I

ID (Intestino Delgado), 251-308
    anatomia, 303-308
        acesso endoscópico, 303-308
        cirurgicamente modificada, 303-308
    CE, 256-261
    doenças inflamatórias, 295-301
        e atrofias, 295-301
    edema do, 225f
    enteroscopia, 253-255
        equipamentos, 253-255
        exame normal, 253-255
        técnicas, 253-255
    hemorragia no, 263q
        causas de, 263q
    lesões do, 161q, 164f, 263-266
        hemorrágicas, 164f
            classificação das, 264f
        vasculares, 161q, 263-266
            classificação de Yano *et al.*, 161q
    padrão vascular do, 225f
        indistinto, 225f

poliposes de, 268-278
    PAF, 277
    PJS, 277
tumores de, 268-278, 280-293
    adenocarcinoma, 268
    benignos, 275
        adenomas, 276
        características, 276
        desmoides, 277
        hamartomas, 278
        hemangiomas, 278
        leiomiomas, 276
        lipomas, 277
        localização, 275
    doenças infecciosas do, 280
        e a endoscopia, 280
    GIST, 273
    infecção(ões) do, 280
        causas de, 280
        principais, 281
        que podem se associar
            a do cólon, 290
    lesões metastáticas, 275
    linfoma primário, 270
        do GI, 270
    melanoma, 275
    resumo, 278
    TNE, 270
IEE (Endoscopia de Imagem Avançada)
    CG com, 148
        precoce, 148
Ileíte
    de refluxo, 407f
Íleo
    terminal, 389-392
        anatomia endoscópica do, 389-392
Ímã(s)
    ingestão de, 559
Imagem
    aprimoramento de, 29
        CE, 29
        CO, 30
            classificação endoscópica por, 31
        endomicroscopia confocal, 32
        EUS, 32
        MI, 30
Impactação
    de bolo alimentar, 559
        retirada da, 559
Infecção(ões)
    do ID, 280
        bacterianas, 287
            atípicas, 288
            doença de Whipple, 288
            MAC, 288
            micobactérias, 288
            Mycobacterium tuberculosis, 287
            Yersinia enterocolítica, 289
        causas de, 280
            quadro clínico, 280
        fúngicas, 290
            Cytomegalovirus, 290
            Microsporidia, 290
        por helmintos, 281, 285
            ancilostomíase, 284
            ascaridíase, 281
            Strongyloides stercoralis, 283
        por protozoários, 285
            Cryptosporidium parvum, 285
            Cyclospora cayetanensis, 287
            Giardia lamblia, 286
            Isospora Belli, 286
        principais, 281
            enfoque ao aspecto endoscópico, 281
        que podem se associar a do cólon, 290
        colite, 290
            Campylobacter jejuni, 290
            por CMV, 292

pseudomembranosa, 292, 293f
rotavirus-induzida, 292
colites infecciosas, 290
enterocolites, 290
por *Salmonella*, 290
por *Yersinia*, 290
por *H.pylori*, 122-133
profilaxia de, 495
na HDAV, 495
Inflamação
duodenal, 218q
aparências endoscópicas da, 218q
classificação das, 218q
Ingestão
de CE, 554
de bateria, 554
de ímãs, 559
de moedas, 558
de objetos, 556, 558
pontiagudos, 556
rombos, 558
tempo para intervenção
endoscópica na, 554q
Inibidor(es)
de bomba de prótons, 132
alterações por uso de, 132
Injeção(ões)
de cianoacrilato, 521f
na variz gástrica, 521f
de etanolamina, 521f
na variz esofágica, 521f
terapia por, 511
na HDB, 511
Intussuscepção
jejunogástrica, 178f
IPCLs (Alças dos Capilares Intrapapilares), 42
tipo A, 44f
tipo B1, 44f
tipo B2, 45f
tipo B3, 45f
IPSID (Doença Imunoproliferativa do Intestino Delgado), 270
Isospora Belli
ciclo evolutivo da, 287f
infecção no ID por, 286

J

JBPA (Junção Biliopancreática Anômala), 349
JEC (Junção Escamocolunar), 25
coincidente com TEG, 25f
com epitelização colunar, 24f
marcos anatômicos da, 25f
epitelização colunar com, 25f
Jejuno
interposição com, 91f
anatomia pós-operatória da, 91f
varizes de, 502f
JEPD (Jejunostomia Endoscópica Percutânea Direta), 575
JES (Sociedade Japonesa de Esôfago), 43
Junção
retossigmoide, 389
anatomia endoscópica da, 389

K

Kerckring
pregas de, 217f, 230f
serrilhamento das, 230f
Kindler
síndrome de, 96
Knives
para ESD, 546
Kodsi
classificação de, 83f
esofagite, 83f
por *Candida*, 83f

L

LAMS (Prótese Metálica Autoexpansível tipo Carretel/*Lumen-Apposing Metal Stent*), 629
com flange proximal, 648f
aberta, 648f
completamente disparado, 648f
Laringe
aspectos normais da, 4f
estruturas da, 4f
principais, 4f
Laringectomia
anastomose após, 104f
faringoesofagiana, 104f
Leiomioma(s), 53, 186, 663f, 671f
imagem endoscópica, 53f
no ID, 276
Leopard print pattern, 42f
LES (Lúpus Eritematoso Sistêmico), 74
EB adquirida e, 76f
Lesão(ões)
adenomatosa, 343f
da papila duodenal, 343f
maior, 343f
após ressecção cirúrgica, 675f
mapeamento da, 675f
Bormann, 155f
de Dieulafoy, 63, 163, 266f, 403, 488f, 502f, 519f
com sangramento ativo, 488f
gástrica, 519f
duodenais benignas, 228-234
adenomas, 231
DC, 230
diagnóstico diferencial de, 233
divertículos, 233
heterotopia gástrica, 228
hiperplasia, 229
de glândulas de Brunner, 229
nodular linfoide, 229
linfangiectasia, 229
lipoma, 231
metaplasia gástrica, 228
pólipos hamartomatosos, 232
pseudomelanose, 230
duodenal, 222
alcóolica, 222
elevadas, 669f
em gastrite atrófica, 669f
múltiplas, 669f
em EB, 665f
ulcerada, 665f
gástrica, 121f, 167f, 168q, 185f
classificação proposta, 168q
subepitelial, 185f
ulcerada péptica, 167f
em atividade, 167f
hemorrágicas, 264f, 265f
do ID, 264f, 265f
classificação das, 264f
tratamento das, 265f
metastáticas, 275
no ID, 275
características, 275
neoplásicas, 41f, 509f
cromoscopia nas, 41f
com Lugol, 41f
do reto médio, 509f
no esôfago, 46f, 59-63, 65-69
externas, 65-69
esofagite, 65, 66
actínica, 65
cáustica, 66
medicamentosa, 69
infiltrativa, 46f
difusa, 46f
polipoide, 46f
protusa, 47f
superficial, 47f
deprimida, 47f
elevada, 47f
plana, 47f
ulcerada, 46f
ulceroinfiltrativa, 46f
vasculares, 59-63
de Dieulafoy, 63
ectasias, 63
varizes, 59
ulcerada, 676f
com áreas escuras, 676f
vasculares, 161q, 263-266, 399-404, 485f
do cólon, 399-404
angiectasias, 399, 400f
angiodisplasias, 399
de Dieulafoy, 403
hemangiomas, 403
proctocolopatia por radiação, 402
varizes, 403
do GI, 485f
do ID, 161q
classificação de Yano *et al.*, 161q
Leucoplasia
esofágica, 661f, 662f
aspecto endoscópico, 661f, 662f
Ligadura(s)
elásticas, 491f, 520
na hemostasia, 520
de hemorragia varicosa, 520
terapêutica com, 491f
na HDA, 491f
Linfangiectasia
duodenal, 229
difusa, 229f
focal, 230f
Linfogranuloma, 417f
retal, 416f
SK e, 416f
retite distal por, 416f
Linfoma(s)
de células B, 671f
grandes, 671f
difuso, 158f
de grandes células, 158f
duodenal, 159f
folicular, 159f
gástrico, 158
apresentações endoscópicas, 159f
MALT, 671f
primários, 155-159, 270
de duodeno, 155-159
achados endoscópicos, 159
aspecto endoscópico, 155
coletando biópsias, 158
laudo endoscópico, 158
de estômago, 155-159
achados endoscópicos, 159
aspecto endoscópico, 155
coletando biópsias, 158
laudo endoscópico, 158
do GI, 270
características, 270
localização, 270
Linite
plástica, 157f, 675f
adenocarcnima mamário com, 157f
metástase de, 157f
com estenose, 157f
no antro proximal, 157f
em pele de leopardo, 157f
Lipoma(s), 188, 670f
duodenal, 231
de segunda porção, 231f
no ID, 277
Litíase
avaliação de, 322
de acordo, 322
com a dificuldade de tratamento, 322

nas vias biliares, 327
   técnicas de, 327
Loeffler
  síndrome de, 283
LST (Lesões de Crescimento Lateral)
  classificação, 456q
    de Paris/japonesa, 456q
  com depressão, 459f
  com enantema, 459f
  de reto, 545f
    granular, 545f
      homogênea, 545f
  do tipo plano, 457f
    pseudodeprimido, 457f
  misto, 457f
    da forma granular, 457f
  no cólon, 456
  parcialmente recoberta, 457f
    por muco, 457f
  tipo granular, 456f
    homogêneo, 456f
  tipo não granular, 456f, 457f
    plano, 456f
    pseudodeprimida, 457f
Lugol
  cromoscopia com, 41f
    em mucosa sem alterações, 41f
    nas lesões neoplásicas, 41f
  peça corada com, 49f

MAC (*Mycobacterium avium complex*)
  infecção no ID por, 288
  intestinal, 288f
    enterite por, 288f

M

MAI (*Mycobacterium Avium Intracellulare*)
  complexo, 220
Mallory-Weiss
  síndrome de, 487f
MALT (Tecido Linfoide associado à Mucosa), 270
  linfoma do, 122, 153
    CG precoce com, 153
      diagnóstico diferencial do, 153
Mamilo(s)
  hemorroidários, 474f, 509f
    internos, 509f
      com sangramento ativo, 509f
Manometria
  esofágica, 19f
    com amplitude de canais, 19f
MAR (Manometria de Alta Resolução), 19f
  classificação pela, 16q
    de Chicago 3.0, 16q
      dos DME primários, 16q
  contrações prematuras na, 18f
    intercaladas, 18f
      com ondas peristálticas normais, 18f
  de acalasia, 17f
  MEI na, 20
  na HH, 22f
  no EED, 18
  OFJEG na, 19f
Matriz
  epitelial, 603
    nas fístulas, 603
      em cirurgias bariátricas, 603
MAV (Malformação Arteriovenosa), 263, 266f
  jejunal, 518f
    cauterização de, 518f
      pelo argônio, 518f
MEI (Motilidade Esofagiana Ineficaz), 19
  MAR na, 20
Melanoma
  metástase gástrica, 671f
  metastático, 233f
    duodenal, 233f

no ID, 275
  características, 275
Melena
  conduta na, 505
Metallic silver sign, 43f
Metaplasia
  epidermoide, 662f
    aspecto histológico, 662f
  gástrica, 228
    duodenal, 228
      no bulbo, 228f
    intestinal, 122-133, 136
      apresentação de, 129f
        clássica, 129f
        tipo enantema em retalho, 129f
      área de, 131f
      estadiamento de, 129q
        pelo sistema OLGIM, 129q
      protocolos, 128
        OLGA, 128
        OLGIM, 128
      relação com, 136
        do CG, 136
Metástase
  de adenocarcinoma, 157f
    mamário, 157f
      simulando linite plástica, 157f
  gástrica, 671f
    melanoma, 671f
MI (Magnificação de Imagem), 30
Micobactéria(s)
  atípicas, 288
    outras, 288
      infecção no ID por, 288
Microarquitetura
  da glândula gástrica, 119f
  da mucosa gástrica, 120f
    correspondência da, 120f
Microsporidia
  infecção no ID por, 290
Mioblastoma, 54
Mirizzi
  síndrome de, 325f, 326f
    classificação da, 325f
    e coledocolitíase, 326f
    e grandes cálculos, 327f
    e via biliar, 326f
      com compressão, 326f
      com drenagem, 326f
Modalidade(s) Térmica(s)
  de hemostasia, 518
    na hemorragia não varicosa, 518
      plasma de argônio, 518
    sondas, 519
      de aquecimento, 519
      monopolares, 519
      multipolares, 519
Moeda(s)
  ingestão de, 558
Moléstia
  diverticular, 507
    do cólon, 507
Mucosa
  atrófica, 674f
    adenoma gástrico em, 674f
  de glândulas, 666f
    oxínticas, 666f
      normal, 666f
    pilóricas, 666f
  do corpo gástrico, 123f
  esofagiana, 72f
    opalescência da, 72f
  gástrica, 6, 120f, 122, 124f, 670f
    heterotopia de, 6
    microarquitetura da, 120f
      correspondência da, 120f
    modularidade da, 124f
    normal, 122
    SK em, 670f

não corada, 42f
  transformação da, 42f
sem alterações, 41f
  cromoscopia em, 41f
    com Lugol, 41f
Mucosectomia, 525-538
  convencional, 525
    acessórios, 527
    complicações, 530
      dor pós-procedimento, 531
      perfuração, 531
      prevenção de, 530
      sangramento, 531
      síndrome pós-polipectomia, 531
    dicas práticas, 532
    eficácia, 532
    indicação, 525
    pós-procedimento, 532
    solução de injeção, 525
    técnica, 528
    unidade eletrocirúrgica, 527
  de lesão visível, 631f
    no esôfago de Barrett, 631f
      com auxílio, 631f
        de alça de polipectomia, 631f
        da ligadura elástica, 631f
  em bloco, 441f
  escara após, 510f
  ESD, 441
  recuperação do espécime, 441
  ressecção, 532
    sob imersão d'água, 532
  underwater, 532
    complicações, 537
      perfuração, 537
      prevenção de, 537
      sangramento, 537
    definição, 532
    histórico, 532
    indicação, 532
    infusão de líquido, 533f
    pós-procedimento, 537
    recorrência, 537
    técnica, 534
      preparo intestinal, 534
    unidade eletrocirúrgica, 533
    vantagens, 537
      versus desvantagens, 537
Músculo
  cricofaríngeo, 5f
Mycobacterium tuberculosis
  infecção no ID por, 287

N

Necrose
  esofagiana, 78
    aguda, 78
  pancreática, 625
    definição de, 625
NED (Necrosectomia Endoscópica Direta), 625
  técnica da, 627
Neoplasia(s) Maligna(s)
  do esofago, 40-50
    outras, 40-50
      AE, 48
Neoplasia(s)
  carcinoide, 440
  de canal anal, 476f
  gástrica, 116f, 488f
    avançada, 116f, 488f
      com sangramento ativo, 488f
  intraepiteliais, 419f
    retais, 419f
      HPV, 419f
  mesenquimal, 273f
    fusocelular, 273f
  na HDB, 509

neuroendócrinas, 235q, 440
　gastrointestinais, 235q
　　classificação histológica, 235q
pancreática, 338f
　com invasão do ducto biliar, 338f
precoce, 568
　TES na, 568
　　descrição da técnica, 568

O

Obesidade
　tratamento endoscópico, 578-597
　　alterações neuro-hormonais, 597
　　　BTA, 597
　　disabsortiva, 592
　　　dispositivo de exclusão duodenal, 592
　　　terapia de aspiração, 593
　　restrição, 578
　　　BIG, 578
　　　gastroplastia, 590
Objeto(s)
　ingestão de, 556, 558
　　pontiagudos, 556
　　rombos, 558
Obliteração
　na hemostasia, 521
　de hemorragia varicosa, 521
Obstrução
　biliar, 338f, 339f
　　maligna, 338f
　　pós-transplante, 339f
　　　hepático, 339f
　da prótese, 340
　　conduta na, 340
　na UGD, 171
Oclusor
　septal, 609
　　cardíaco, 609
OCT (Tomografia de Coerência Óptica), 29
OFJEG (Obstrução Funcional da Junção Esofagogástrica), 19
　MAR na, 19f
OGIB (Sangramento GI de Origem Obscura), 263
OLGA (*Operative Link for Gastritis Assessment*)
　protocolo, 128
　sistema, 129q
　　estadiamento pelo, 129q
　　　de atrofia da mucosa gástrica, 129q
Opalescência
　da mucosa esofagiana, 72f
Orofaringe
　úlcera em, 77f
Óstio(s)
　diverticulares, 508f
　　com sangramento ativo, 508f
　vaso no interior do, 508f
Overtube
　aparelho com, 304f
　　balões inflados, 304f
　especificações de, 303q

P

PA (Pancreatite Aguda)
　necrosante, 625-629
　　tratamento endoscópico da, 625-629
　　　definição de necrose pancreática, 625
　　　escolha do tratamento, 627
　　　intervenção, 626
　　　　indicação de, 626
　　　　tempo de, 626
　　　intervenções sobre o DPP, 629
　　　　LAMS, 629
　　　técnica da NED, 627
　　　uso de PAME, 628
　　　　biliar, 628
　　　　esofágica, 628

PAF (Pólipose Adenomatosa Familiar), 231, 268, 343
　no ID, 277
　　síndrome, 278
　　　de Gardner, 278
　　　de Turcot, 278
　polipose duodenal na, 231q
　　classificação para, 231q
　　de Spigelman, 231q
Pâncreas, 309-385
　adenoma papilar, 343-347
　anatomia normal, 311-320
　　ductos, 311-320
　　　DPP, 312, 318f, 320f
　　　normal, 318f
　　　uncinado, 319f
　　papilas, 311-320
　　　duodenais, 312
　　　e região ampular, 312
　anomalias, 349-35
　　congênitas de, 354
　　　agenesia pancreática, 355
　　　anular, 355
　　　cisto, 355
　　　divisum, 354
　　ductais, 349-355
　cálculos, 321-327
　cistos biliopancreáticos, 349-355
　divisum, 320f
　　ductos incompleto, 320f
　ectópico, 188, 668f, 669f
　　aspecto endoscópico, 668f
　fístulas biliopancreáticas, 356-363
　pancreatoscopia, 364-374
　PC, 376-385
　tumores papilares, 343-347
Pancreatoscopia, 364-374, 381f
　eventos adversos, 374
　indicações clínicas, 368, 373
　preparo do paciente, 367
　técnicas de exame, 365
　　colangiopancreatoscopia, 365
　　　com dois operadores, 365
　　　com operador único, 366
PA-PBT (Passagem Anterógrada de uma Prótese Biliar Transpapilar), 643f
　resultados, 642, 643q
　técnica, 642
Papila(s), 311-320
　duodenal, 215f, 232f, 312, 313f, 343f, 344f, 349
　　aspecto da, 313f
　　e região ampular, 312
　　maior, 232f, 343f, 344f, 349
　　　adenomas de, 232f
　　　anomalias de, 349
　　　biópsia de, 344f
　　　lesão adenomatosa da, 343f
　　hipertróficas, 473f
Papiloma, 55
　de células escamosas, 663f
　de esôfago, 55f, 86f
　esofagite por, 86
Papilotomia, 346
　endoscópica, 347f
　leito cirúrgico de, 347f
　vigilância após, 347
Parasita(s)
　doença por, 198
　　anisaquíase, 202
　　criptosporidíase, 203
　　criptosporidiose, 203
　　estrongiloidíase gástrica, 198
Parede
　retal, 391
　　ecoendoscopia da, 391
PC (Pancreatite Crônica), 376-385
　com compressão, 385f
　　da via biliar, 385f

estenose secundária à, 334
　biliar, 334
papel da endoscopia na, 379
　coleções peripancreáticas, 381
　　com necrose, 381
　　sem necrose, 381
　diagnóstico, 379
　pseudocistos, 383
　tratamento, 384, 385
　　da dor, 384
　　da icterícia, 385
sistema M-ANNHEIM, 379q
　de classificação da, 379q
　índice de severidade, 379q
PC (Pseudocisto Pancreático), 615
Pênfigo
　bolhoso, 78f
Perfuração
　na UGD, 171
　pós-dilatação, 657
　　no esôfago, 657
Peristalse
　de corpo intacta, 19f
PF (Pênfigo Foliáceo), 77
PHDSPJ (Pólipos Hamartomatosos Duodenais Solitários do tipo Peutz-Jeghers), 232
pHmetria
　esofagiana, 19
　　prolongada, 19
PHS (Púrpura de Henoch-Schönlein), 224
Piloro
　amplo, 116f
　simétrico, 116f
Piloroplastia(s), 176
　a Heineke-Mikulicz, 176f
Pink color sign, 42f
PJS (Síndrome de Peutz-Jeghees)
　no ID, 278
Plasma
　de argônio, 518
　　hemostasia com, 518
　　　na hemorragia não varicosa, 518
PMAE (Prótese Metálica Autoexpansível), 50
　com válvula, 50f
　　antirrefluxo, 50f
　fistula induzida pela, 50f
　liberação da, 50f
　　aspecto fluoroscópico após, 50f
　nas fístulas, 605
　　de cirurgia bariátrica, 605
　overgrowth, 50f
　recoberta, 50f
　　parcialmente, 50f
　　totalmente, 50f
　tipos de, 605f
　uso de, 628
　　na PA necrosante, 628
　　　biliar, 628
　　　esofágica, 628
PMI (Pseudomelanose Intestinal), 230
PN (Pancreatite Necrosante), 625
Pó
　hemostático, 522
　　na hemostasia, 522
POEM (Miotomia Endoscópica/*Per-Oral Endoscopic Myotomy*), 562
　na acalasia, 563
　　descrição da técnica, 563
　　tratamento, 563
POET (Ressecção de Tumores da Muscular Própria do TGI/*Per-Oral Endoscopic Tunneling Resection*), 562
　descrição da técnica, 567
　tratamento, 567
Polimiosite, 74
Polipectomia
　alças de, 435

com alça, 435f
  a frio, 435f
  quente, 435f
com diatermia, 437f
  em pólipo pediculado, 437f
com pinça de biópsia, 434f
complicações da, 437
  perfuração, 439
  sangramento, 438
    profilaxia de, 438
  síndrome pós-polipectomia, 437
contraindicações, 433
endoscópica, 510
  hemorragia após, 510
indicações, 433
tipos de alça para, 436f
  rotatória, 435f
Pólipo(s)
  colorretal(is), 426-444
    acessórios, 433
      equipamentos e, 434
    aspectos técnicos, 433
    classificação, 428q
      de Sane, 431f
      JNET, 431f
      para lesões serrilhadas, 432q
    com aberturas, 429f
      de glândulas em bastão, 429f
    diagnóstico, 426
      aspecto morfológico, 427
      distribuição dos vasos sanguíneos, 431
      origem histológica, 428
      padrão de abertura de criptas, 429
      tamanho, 426
    diminuto, 427f
    gigante, 427f
    grande, 427f
    mucosectomia, 441
      em bloco, 441f
      ESD, 441
      recuperação do espécime, 441
    neoplasia, 440
      carcinoide, 440
      neuroendócrina, 440
    pediculado, 428f
    pequeno, 427f
    polipectomia, 437
      complicações da, 437
    séssil, 428f
    subdivisões dos, 429q
    tatuagem endoscópica, 443
    tratamento, 433
      do câncer precoce, 442
      polipectomia, 433
  de cólon, 516f
  de glândulas fúndicas, 669f
    aspecto endoscópico, 669f
  de hiperplasia foveolar, 124f
  fibrovascular, 56
  hamartomatosos, 232
    duodenais, 232
  hiperplásico, 457, 458f, 669f
    adenoma serrilhado e, 457
      diagnóstico diferencial entre, 457
    aspecto, 669f
      endoscópico, 669f
      histológico, 669f
    e serrilhado, 458f
      diferenciação entre, 458f
  inflamatório, 56, 669f
    fibroide, 669f
      aspecto endoscópico, 669f
  sentinela, 21f
    anel de, 21f
  serrilhado, 458
    classificações de, 458
      com cromoscopia, 458
      com MI, 458

sésseis, 126f
  de glândulas fúndicas, 126f
  em corpo proximal, 126f
Polipose
  duodenal, 231q
    na PAF, 231q
      classificação de Spigelman para, 231q
      recomendações para manejo da, 231q
Porção
  duodenal, 216f, 217f
PPN (Pênfigo Paraneoplásico), 78
Prega(s)
  circulares, 217f
  de Kerckring, 217f, 230f
    serrilhamento das, 230f
Procedimento(s)
  terapêuticos, 513-676
    acessos nutricionais, 570-576
    anastomoses ecoguiadas, 647-649
    anatomia patológica, 660-676
      de interesse ao endoscopista, 660-676
    CE, 553-560
      retirada de, 553-560
    dilatações endoscópicas, 654-658
    drenagem ecoguiada, 635-645
      da via pancreática, 635-645
      das vias biliares, 635-645
    drenagem endoscópica, 615-623
      de pseudocistos, 615-623
    ESD, 540-551
    hemostasia, 515-522
      endoscópica, 515-522
    mucosectomia, 525-538
    neurólise, 651-653
      do plexo celíaco, 651-653
    TES, 562-568
      tratamento por, 562-568
    tratamento endoscópico, 578-597, 625-629, 631-634
      da doença metabólica, 578-597
      da PA necrosante, 625-629
      das complicações, 599-612
        das cirurgias bariátricas, 599-612
      do EB, 631-634
      obesidade, 578-597
Proctite
  aguda, 478
    aspecto endoscópico da, 478
Proctocolopatia
  por radiação, 402
Proctopatia
  actínica, 402f, 477, 510f
    com sangramento ativo, 510fi
Prótese(s)
  fonatória, 104f
    no interior do esôfago, 104f
      proximal, 104f
  metálica, 106f, 522
    na hemostasia, 522
    recoberta, 106f
      colocação de, 106f
        sobre a área de deiscência, 106f
      fixação de, 107f
  plástica, 608
    modelo pigtail, 608
    duplo, 609f
Prótese(s) Biliar(es)
  modelos, 339
    plástica, 339
      versus metálica, 339
  obstrução da, 340
    conduta na, 340
  tamanho, 339
Protozoário(s)
  infecção por, 285
    Cryptosporidium parvum, 285
    Cyclospora cayetanensis, 287
    Giardia lamblia, 286
    Isospora Belli, 286

Pseudiverticulose
  intramural, 102
Pseudocístico(s)
  comunicantes, 361
    pequenos, 361
  drenagem endoscópica de, 615-623
    acompanhamento, 623
    comparação entre próteses, 622
    complicações, 623
    guiada por EE, 616
      vantagens da, 616
    resultados, 623
    técnica, 616
Pseudomelanose
  duodenal, 230
Punção(ões)
  agulha de, 651f
    ecoendoscópio com, 651f
  ecoguiadas, 651f, 648f
    agulha fina para, 651f
    do colédoco dilatado, 648f
PV (Pênfigo Vulgar), 77

R

Radiação
  duodenite por, 222
    hemorrágica, 222
  proctocolopatia por, 402
RCU (Retocolite Ulcerativa)
  atividade da, 408
    escore de, 408
  com sangramento espontâneo, 508f
  diagnóstico de, 405
    características fundamentais, 405
      mais comuns, 405
  extensão da, 405q
    classificação de, 405q
  lesão focal na, 407f
    periapendiceal, 407f
RCUI (Retocolite Ulcerativa Inespecífica), 414, 508
RDVEco (Rendez-Vous Ecoguiado), 637f
  indicação, 636
  resultados, 637, 638q
  técnica(s), 636
    diferentes, 636q
      comparação entre as, 636q
Reconstrução
  do esôfago, 91f
    técnica de, 91f
  gastrectomias com, 175
    a Y de Roux, 175
      subtotal, 175
      total, 175
Refluxo
  alcalino, 132f
    gastrite por, 132f
REM (Ressecção Endoscópica da Mucosa), 525, 540
Remanescente
  gástrico, 177
    alterações do, 177
Rendu-Osler-Weber
  síndrome, 163f
Ressecção
  cirúrgica, 675f
    lesão após, 675f
      mapeamento da, 675f
  sob imersão d'água, 532
    complicações, 537
      perfuração, 537
      prevenção de, 537
      sangramento, 537
    definição, 532
    histórico, 532
    indicação, 532
    infusão de líquido, 533f
    pós-procedimento, 537

recorrência, 537
    técnica, 534
        preparo intestinal, 534
        unidade eletrocirúrgica, 533
        vantagens, 537
            versus desvantagens, 537
Restrição
    no tratamento endoscópico, 578
        da doença metabólica, 578
        da obesidade, 578
            BIG, 578
Retirada
    de CE, 553-560
        diagnóstico, 553
        impactação, 559
            de bolo alimentar, 559
        ingestão, 554
            de bateria, 554
            de ímãs, 559
            de moedas, 558
            de objetos, 556, 558
                pontiagudos, 556
                rombos, 558
            tempo para intervenção
                endoscópica na, 554*q*
        situações especiais, 560
            bezoares, 560
            CE nas vias biliares, 560
            ingestão de pacotes de narcóticos, 560
Retite(s)
    distais, 416
        colite por, 416
        por linfogranuloma, 416*f*
Reto
    anatomia endoscópica do, 389-392
        parede retal, 391
    criptas do, 430*q*
        padrão de abertura das, 430*q*
            classificação de Kudo, 430*q*
    distal, 472, 473*f*, 477*f*, 480
        adenocarcinoma do, 477*f*
        aspectos anatômicos do, 472
        em retrovisão, 473*f*
        lesão do, 480*f*
            ulcerada, 480*f*
        neoplasia de, 480*f*
        retrovisão na avaliação do, 480
            resultados, 480
            técnicas, 480
    médio, 509*f*
        lesão neoplásica do, 509*f*
    pólipos, 430*q*
        classificação de Kudon, 430*q*
        achados usuais, 430*q*
RFA (Ablação por Radiofrequência), 35*f*
    circunferencial, 632*f*
        cateter-balão para, 632*f*
    de EB, 34, 631, 632
        princípios da, 631
    gerador para, 632*f*
    na EBM, 340
RGE (Refluxo Gastroesofágico), 48
Rotavírus
    colite por, 293*f*

S

Salmonella
    enterocolite por, 290
    no cólon, 290
Sangramento
    após polipectomia, 516*f*
    ativo, 488*f*, 508*f*, 509*f*, 510*f*, 516*f*, 519*f*, 521*f*
        divertículo de cólon com, 516*f*
        fissura anal com, 509*f*
        lesão de Dieulafoy com, 488*f*, 519*f*
            gástrica, 519*f*
        mamilos hemorroidários com, 509*f*
        neoplasia gástrica com, 488*f*
            avançada, 488*f*
        óstios diverticulares com, 508*f*
        proctopatia com, 510*f*
            actínica, 510*f*
        úlcera com, 488*f*, 508*f*
            gástrica, 489*f*
            isquêmica, 508*f*
        variz esofágica com, 521*f*
    controle no, 498, 505
        evidente, 505
        na HDAV, 498
            agudo, 498
            crônico, 499
        oculto, 505
    em jato, 509*f*, 517*f*
        de angiectasia vascular, 509*f*
        em úlcera de anastomose, 517*f*
        após *bypass* gástrico, 517*f*
    em porejamento, 516*f*
        após lavagem, 516*f*
    espontâneo, 508*f*
        RCU com, 508*f*
    GIST gástrico, 522*f*
        ulcerado, 522*f*
    na diverticulose, 396
    na linha de sutura, 611*f*
        pós-cirurgia bariátrica, 611*f*
    precoce, 510*f*
        da linha de anastomose, 510*f*
    tardio, 510*f*
        na HDB, 510*f*
Sangue
    oculto, 505
        nas fezes, 505
            conduta no, 505
Sarcoidose, 224
SBE (Enteroscopia com Balão Único), 303
Schatzki
    anel de, 12*f*
Sengstaken-Blakemore
    balão de, 501
        na HDAV, 501
Septostomia, 607*f*
    associada à dilatação balonada, 606
    não associada à dilatação balonada, 606
Serrilhamento
    das pregas, 230*f*
        de Kerckring, 230*f*
SES-CD (Escore Simplificado de Atividade para Doença de Crohn), 411*q*
SGIO (Sangramento Gastrointestinal Obscuro), 502
    algoritmo no, 505*f*
Sífilis, 479
    colite por, 417
    gástrica, 190
        aspecto endoscópico, 191*f*
        casos clínicos, 190
    gastrite por, 668*f*
Síndrome(s)
    de *Blue Rubber-Bleb Nevus*, 164
    de Gardner, 278
    de Kindler, 96
    de Loeffler, 283
    de Mallory-Weiss, 487*f*
    de Mirizzi, 325*f*, 326*f*
        classificação da, 325*f*
        e coledocolitíase, 326*f*
        e grandes cálculos, 327*f*
        e via biliar, 326*f*
            com compressão, 326*f*
            com drenagem, 326*f*
    de Turcot, 278
    poliposas, 278*q*
        visão geral das, 278*q*
    Rendu-Osler-Weber, 163*f*
SIRI (Síndrome Inflamatória da Recuperação Imunológica), 415, 416*f*
Sistema
    Sydney, 131
        alterações endoscópicas pelo, 131*q*
        classificação de gastrites, 131
SK (Sarcoma de Kaposi), 165
    aspecto(s), 207*f*
        citológico, 207*f*
        endoscópicos, 208*f*
        histopatológicos, 209*f*
    casos clínicos, 208
    e linfogranuloma retal, 416*f*
    em mucosa gástrica, 670*f*
    no duodeno, 234*f*
SKTW (Síndrome de Klippel-Trenaunay-Weber), 164
SNE (Sonda Nasoenteral), 570
    em posição, 570*f*
        gástrica, 570*f*
        pós-pilórica, 570*f*
        segunda porção duodenal, 570*f*
    esofagite erosiva, 570*f*
        intensa, 570*f*
    técnica de inserção, 571
        por via endoscópica, 571
Solução
    de adrenalina, 515
        na hemorragia, 515
            não varicosa, 515
Sonda(s)
    de gastrojejunostomia, 575*f*
    na hemostasia, 519
        da hemorragia não varicosa, 519
        de aquecimento, 519
        monopolares, 519
        multipolares, 519
Spigelman
    classificação de, 231*q*
        para polipose duodenal, 231*q*
        na PAF, 231*q*
SPJ (Síndrome de Peutz-Jeghers), 232
SSA (Adenoma Séssil Serrilhado), 457
SSJ (Síndrome de Stevens-Johnson), 77
SSS (*Systematic Screening Protocol*), 116, 117*f*
Stent, 629
    na HDAV, 501
Strongyloides stercoralis
    ciclo biológico do, 283*f*
    infecção no ID por, 283
        caso clínico, 283
Submucosa
    híbrida, 549
        dissecção da, 549
Sutura
    endoscópica, 493*f*, 522
        na hemostasia, 522
        terapêutica com, 493*f*
            na HDA, 493*f*

T

Tamponamento
    com Ankaferd BloodStopper, 522
        na hemostasia, 522
Tatuagem
    endoscópica, 443
TB (Tuberculose)
    colite por, 415
    de esôfago, 87*f*
    duodenite por, 221
    intestinal, 287*f*
        mucosa do delgado na, 288*f*
Tecido
    conjuntivo, 74
        doenças do, 74
            DB, 75
            DM, 74

DMTC, 74
ESP, 74
outras, 75
polimiosite, 74
de erosão, 666f
TEG (Transição Esofagogástrica), 48
adenocarcinoma de, 49
JEC coincidente com, 25f
marcos anatômicos da, 25f
epitelização colunar com, 25f
Terapia
aspirativa, 596q
contraindicações à, 596q
de aspiração, 593
contraindicações, 596
indicações, 596
na doença metabólica, 593
na obesidade, 593
resultado, 597
técnica, 594, 595
endoscópica, 594
de injeção, 515
na hemorragia não varicosa, 515
clipes metálicos, 516
esclerosantes, 515
solução de adrenalina, 515
fotodinâmica, 33
de EB, 33
por injeções, 511
na HDB, 511
Termocoagulação
na HDB, 511
TES (Tunelização Endoscópica Submucosa)
tratamento por, 562-568
descrição da técnica, 562
D-POEM, 564
G-POEM, 565
na gastroparesia, 565
na rotação pós GVL, 566
na neoplasia precoce, 568
descrição da técnica, 568
POEM, 563
na acalasia, 563
na POET, 567
THH (Telangiectasia Hereditária Hemorrágica), 163
TIPS (Tratamento Radiointervencionista)
na HDAV, 501
TNE (Tumor Neuroendócrino), 187, 268
bem diferenciado, 672f, 673f
classificação histológica, 187q
de parede anterior, 236f
do bulbo duodenal, 236f
duodenais, ver TNE-D
gastrointestinais, ver GITNE
no ID, 270
características, 270
localização, 270
tratamento de, 440f
algoritmo, 440f
endoscópico, 440f
no reto distal, 440f
TNE-D (Tumor Neuroendócrino Duodenais)
aspecto de , 236f
ecoendoscópico, 237f
endoscópico, 236f
características clinicopatológicas, 235
classificação histológica, 235
com acometimento ampular, 237f
com ulceração central, 237f
conduta, 235-239
diagnóstico, 235-239
epidemiologia, 235, 236q
estadiamento, 235
prognóstico, 235
seguimento, 238
tratamento, 238, 239f
endoscópico, 238, 239f

TNE-GI(Tumor Neuroendócrino), 235
Tração
do terço médio, 102
divertículo de, 102
Transplante
hepático, 329, 339f
estenose biliar após, 329
benigna, 329
da anastomose, 329f
Tratamento Endoscópico
da doença metabólica, 578-597
alterações neuro-hormonais, 597
BTA, 597
disabsortiva, 592
dispositivo de exclusão duodenal, 592
terapia de aspiração, 593
restrição, 578
BIG, 578
gastroplastia, 590
da PA necrosante, 625-629
DPP, 629
intervenções sobre o, 629
intervenção, 626
indicação de, 626
tempo de, 626
LAMS, 629
necrose pancreática, 625
definição de, 625
NED, 627
técnica da, 627
tratamento, 627
escolha do, 627
uso de PAME, 628
biliar, 628
esofágica, 628
das complicações, 599-612
das cirurgias bariátricas, 599-612
anel de restrição, 600
banda gástrica, 600
deiscências, 603
estenose da anastomose
gastrojejunal, 599
fístulas, 603
do EB, 631-634
ARF, 631, 632
princípios da, 631
estratégias, 631
indicações, 631
principais diretrizes sobre, 631q
obesidade, 578-597
alterações neuro-hormonais, 597
BTA, 597
disabsortiva, 592
dispositivo de exclusão duodenal, 592
terapia de aspiração, 593
restrição, 578
BIG, 578
gastroplastia, 590
TSA (Adenoma Serrilhado Tradicional), 457
Tumor(es)
colorretais, 462f
avançados, 462f
apresentação macroscópica dos, 462f
de células, 663f
granulares, 663f
papilares, 343-347
ampulectomia endoscópica, 346
complicações, 347
pancreatite, 347
perfuração, 347
sangramento, 347
diagnóstico endoscópico, 343
estadiamento TNM, 345
tratamento endoscópico, 344
indicações do, 344
resultados do, 347
proctológico, 476
Turcot
síndrome de, 278

U

UCCIS (Índice Colonoscópico de Gravidade da Colite Ulcerativa), 408, 409q
UCEIS (Índice de Gravidade Endoscópica da Colite Ulcerativa), 408
UGD (Úlcera Péptica Gastroduodenal), 167-171
complicações, 171
hemorragia digestiva, 171
obstrução, 171
perfuração, 171
definição, 167
diagnóstico diferencial, 171
diagnóstico endoscópico, 168
biópsias, 170
características endoscópicas, 168
papel na avaliação, 170
da cromoscopia digital, 170
da magnificação, 170
vigilância, 170
epidemiologia, 168
etiopatogênese, 168
Úlcera(s)
aftoides, 408f
no cólon, 408f
antral, 169f
em atividade, 169f
Bormann, 156f
hemorrágica, 157f
com bordas elevadas, 508f
em forma de vulcão, 508f
com coágulo aderido, 489f
com coto vascular, 489f
visível, 489f
com fibrina, 490f
com sangramento ativo, 489f, 508f
em babação, 489f
gástrica, 488f, 508f
isquêmica, 508f
de anastomose, 517f
sangramento em jato em, 517f
após bypass gástrico, 517f
de boca anastomótica, 177f, 178f
Forrest IIA, 178f
marginais, 177f
de esôfago, 75f
em DB, 75f
duodenal, 171f, 486f, 517f
complicada, 171f
crônica, 517f
hemostasia em, 517f
em orofaringe, 77f
esofagiana, 81f
por comprimido, 81f
esofágicas, 69f
gástrica, 169f, 487f, 489f
cicatrizada, 169f
com coto hematina, 489f
gastroduodenais, 170q
classificação de Sakita, 170q
na DC, 407f
estreladas, 407f
longitudinais, 407f
multiformes, 407f
péptica, 666f
USE (Ultrassonografia Endoscópica), 32, 321
cistos na, 353f
de colédoco, 353f
na EBM, 336
drenagem biliar ecoguiada, 341
coledocoduodenal, 341
hepatogásca, 341
USG (Ultrassonografia Abdominal), 321

V

Vácuo
endoluminal, 608f
intracavitário, 608f

terapia a, 606
  nas fístulas, 606
    das cirurgias bariátricas, 606
Vagotomia(s), 176
Varicela-Zóster
  vírus, 220
    duodenite por, 220
Variz(es)
  classificação das, 495
  com sangramento ativo, 521*f*
    esofágica, 521*f*
    gástrica, 521*f*
  de jejuno, 502*f*
  de reto, 403*f*
  esofagianas, 59
    de grosso calibre, 63*f*
    erradicadas, 62*f*
      ligaduras elásticas, 62*f*
    imagens de, 59*f*
  esofágicas, 495*q*, 496*f*
    classificação de, 495*q*
      de Baveno, 495*q*
  esofagogástricas, 494*q*, 497*f*
    surgimento de, 494*q*
  gástricas, 497*q*
    classificação de, 497*q*
      de Sarin, 497*q*
  no cólon, 403
Vaso
  no interior do óstio, 508*f*
VB (Vesícula Biliar), 314
  drenagem da, 648
    endoscópica, 648
    dreno externo na, 649*f*
Via
  pancreática, 635-645
    drenagem ecoguiada, 635-645
      DPEco, 644

Via(s) Biliar(es), 309-385
  adenoma papilar, 343-347
  anatomia normal, 311-320
    ductos, 311-320
      DBC, 312
    papilas, 311-320
      duodenal, 312
      e região ampular, 312
  anomalias, 349-355
    congênitas de, 349
      atresia, 353
      cistos, 351
      ductos biliares, 349
      papila maior, 349
    ductais, 349-355
  cálculos, 321-327
  cistos biliopancreáticos, 349-355
  colangioscopia, 364-374
  drenagem ecoguiada das, 635-645
    algoritmo de, 635*f*
    coledocoduodenostomia, 638
    DVEco, 644
    hepaticogastrostomia, 638
    meta-análises, 643
    PA-PBT, 642
    RDVEco, 636
    recomendações, 643
    revisões sistemáticas, 643
  estenose biliar, 329-334
    benigna, 329-334
    maligna, *ver EBM*
  fístulas biliopancreáticas, 356-363
  litíase nas, 327
    técnicas de avaliação de, 327
  síndrome de Mirizzi e, 326*f*
    com compressão, 326*f*
    com drenagem, 326*f*
  trifurcação da, 350*f*
    CPRM da. 350*f*

  tumores papilares, 343-347
Videocolangioscopia
  direta, 364*f*
Vírus
  do herpes, 84
    esofagite por, 84
      associada à EoE, 84
  doença infecciosa por, 204
    CMV, 204
    SK, 207

W

Whipple
  doença de, 221, 288, 289*f*
    caso clínico, 289
    histologia, 289*f*
    mucosa do delgado na, 289*f*
WON (Necrose Pancreática Encistada/ *Walled-Off Necrosis*), 381, 625

X

Xantoma, 670*f*
  esofágico, 663*f*
  na grande curvatura, 125*f*
    do antro proximal 125*f*

Y

Yersinia
  enterocolite por, 290
    no cólon, 290
  enterocolítica, 289
    infecção no ID por, 289

Z

Zenker
  divertículo de, 101*f*
  diverticulotomia de, 102*f*